Cohen's COMPREHENSIVE THORACIC ANESTHESIA

Cohen 综合胸科麻醉学

原著 [美] Edmond Cohen
主译 陈向东 杨建军 吴镜湘

中国科学技术出版社
·北 京·

图书在版编目（CIP）数据

Cohen 综合胸科麻醉学 / (美) 埃德蒙·科恩 (Edmond Cohen) 原著；陈向东，杨建军，吴镜湘主译. 北京：中国科学技术出版社，2025. 6. -- ISBN 978-7-5236-1180-7

Ⅰ. R655；R614

中国国家版本馆 CIP 数据核字第 2024L0L309 号

著作权合同登记号：01-2024-4164

策划编辑 延 锦 黄维佳
责任编辑 延 锦
装帧设计 佳木水轩
责任印制 徐 飞

出 版 中国科学技术出版社
发 行 中国科学技术出版社有限公司
地 址 北京市海淀区中关村南大街 16 号
邮 编 100081
发行电话 010-62173865
传 真 010-62179148
网 址 http://www.cspbooks.com.cn

开 本 889mm × 1194mm 1/16
字 数 1231 千字
印 张 44
版 次 2025 年 6 月第 1 版
印 次 2025 年 6 月第 1 次印刷
印 刷 北京盛通印刷股份有限公司
书 号 ISBN 978-7-5236-1180-7/R・3395
定 价 398.00 元

Elsevier (Singapore) Pte Ltd.
3 Killiney Road, #08-01 Winsland House Ⅰ, Singapore 239519
Tel: (65) 6349-0200; Fax: (65) 6733-1817

ISBN-13: 978-0-323713016

This translation of *Cohen's Comprehensive Thoracic Anesthesia* by Edmond Cohen was undertaken by China Science and Technology Press and is published by arrangement with Elsevier (Singapore) Pte Ltd.
Cohen's Comprehensive Thoracic Anesthesia by Edmond Cohen 由中国科学技术出版社进行翻译，并根据中国科学技术出版社与爱思唯尔（新加坡）私人有限公司的协议约定出版。

《Cohen 综合胸科麻醉学》(陈向东　杨建军　吴镜湘，译)
ISBN: 978-7-5236-1180-7

译者名单

主　译　陈向东　杨建军　吴镜湘

译　者（以姓氏笔画为序）

马继龙　甘肃省人民医院
马露琳　四川大学华西医院
王一鸣　郑州大学第二附属医院
王古岩　首都医科大学附属北京同仁医院
王迎斌　兰州大学第二医院
王海英　遵义医科大学附属医院
尹灵子　宁夏医科大学总医院
白文娅　昆明医科大学第一附属医院
刘　虎　安徽医科大学第一附属医院
刘　畅　华中科技大学附属武汉市中心医院
刘　星　宁夏医科大学总医院
刘文捷　南华大学附属第二医院
刘芮竹　吉林大学第三临床医院（中日联谊医院）
刘泽文　鄂州市中心医院
刘学胜　安徽医科大学第一附属医院
刘程曦　南华大学附属第二医院
刘慧敏　武汉大学人民医院
孙琪荣　四川大学华西医院
杜　伟　河北医科大学第四医院
李　娜　宁夏医科大学总医院
李　超　河北医科大学第四医院
李　斌　郑州大学第一附属医院
李　鹏　四川省人民医院
李　燕　石河子大学第一附属医院
李龙云　吉林大学第三临床医院（中日联谊医院）
李治松　郑州大学第二附属医院
李雪霏　四川大学华西医院
张宏伟　四川省肿瘤医院
杨　艺　南华大学附属第二医院
杨建军　郑州大学第一附属医院
吴镜湘　上海交通大学医学院附属胸科医院

余　海　四川大学华西医院
陈　兵　重庆医科大学附属第二医院
陈元敬　重庆医科大学附属第二医院
陈向东　华中科技大学同济医学院附属协和医院
陈璟莉　华中科技大学附属武汉市中心医院
邱郁薇　上海交通大学医学院附属胸科医院
邵建林　昆明医科大学第一附属医院
罗　聪　中南大学湘雅二医院
罗天元　遵义医科大学附属医院
孟庆涛　武汉大学人民医院
赵欣宇　哈尔滨医科大学附属肿瘤医院
胡春华　首都医科大学附属北京同仁医院
倪新莉　宁夏医科大学总医院
奚春花　首都医科大学附属北京同仁医院
郭宇豪　宁夏医科大学总医院
郭明炎　中山大学孙逸仙纪念医院
唐　蓉　兰州大学第二医院
黄　河　重庆医科大学附属第二医院
黄锦文　甘肃省人民医院
曹铭辉　中山大学孙逸仙纪念医院
阎文军　甘肃省人民医院
彭　媛　上海交通大学医学院附属胸科医院
韩　非　哈尔滨医科大学附属肿瘤医院
曾志英　南华大学附属第二医院
湾美萱　首都医科大学附属北京同仁医院
雷　迁　四川省人民医院
戴茹萍　中南大学湘雅二医院

内容提要

本书引进自 ELSEVIER 出版集团，由 Edmond Cohen 博士与来自世界各地的胸科麻醉专家共同打造。全书共六篇 55 章，通过大量临床病例及海量图表，全面描述了与肺、胸膜、膈肌和食管相关的复杂手术，以及气管切开、食管切除、纵隔肿块、SVC 综合征等 20 种疾病手术的关键麻醉流程，讨论了新的肺隔离装置、术后并发症的新信息及调节肺循环的新型药物。本书内容翔实，图文并茂，系统全面，技术和观点前沿，可作为胸科麻醉住院医师、专科医师，以及经验丰富临床医师便查易用的参考资料。

主译简介

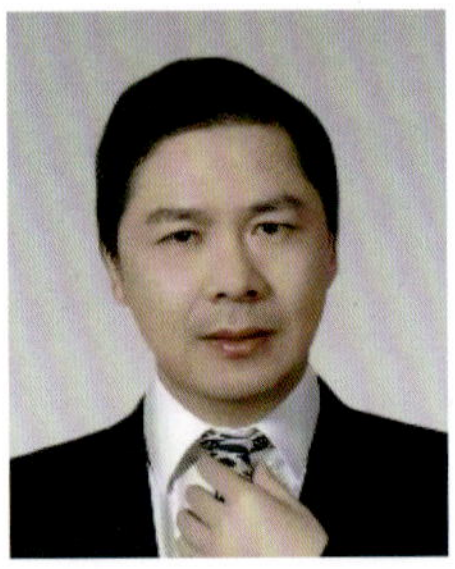

陈向东

医学博士，二级教授，主任医师，博士研究生导师。华中科技大学同济医学院附属协和医院麻醉科主任，麻醉复苏教育部重点实验室及麻醉与危重病学教研室主任。世界麻醉联盟 WFSA 疼痛委员会委员，中国医师协会麻醉医师分会副会长，中华医学会麻醉学分会基础与生命科学组组长，中国心胸血管麻醉学会围术期康复分会副主任委员，中国整形美容协会麻醉与镇静镇痛分会副会长；中国研究型医院学会麻醉专业委员会常务委员，教育部学位与研究生教育评审专家，中国科技部、国家卫生健康委员会、中国科协及中华医学会新型冠状病毒肺炎科研成果学术交流平台学术委员会委员，湖北省医师协会麻醉学医师分会会长，湖北省医学会麻醉学分会候任主任委员，湖北省欧美同学会医药卫生委员会副会长，湖北省政协委员，湖北省致公党省委常务委员，武汉市临床重点专科评审专家，《中华麻醉学杂志》《*Anesthesiology*（中文版）》常务编委，《临床麻醉学杂志》《国际麻醉学与复苏杂志》编委，*JATM* 主编，*WJCCM* 英文期刊编辑部成员。在日本札幌医科大学及美国 Virginia 大学留学 10 余年。主持美国和日本研究基金和中国国家自然科学基金 10 余项。荣获 2017 年湖北省科学技术进步奖二等奖第一名（麻醉药物调控神经系统机制研究及应用）。主要研究方向为麻醉药物和疼痛分子机制，在 *PNAS*、*Journal of Neuroscience*、*British Journal of Anaesthesia* 和 *Anesthesiology* 等期刊收录 SCI 论文 60 余篇，论文总被引用 2000 次以上。

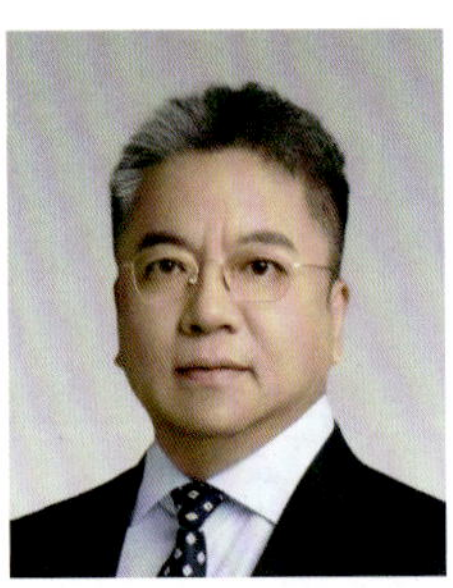

杨建军

二级教授，博士研究生导师。郑州大学第一附属医院麻醉与围术期及疼痛医学部主任，郑州大学神经科学研究院副院长。中国精准医学学会常务理事，中国老年医学学会麻醉学分会副会长，中华医学会麻醉学分会常务委员，中国神经科学学会麻醉与脑功能分会常务委员，中国医师协会麻醉学分会常务委员，中国神经科学学会感觉与运动分会常务委员，教育部高等学校临床医学类专业教学指导委员会麻醉学专业教学指导分委员会委员，河南省医学会麻醉学分会主任委员。主持国家自然科学基金 6 项。发表 SCI 论文 305 篇。主编《麻醉相关知识导读》《疼痛药物治疗学》《麻醉学问系列丛书》，主审《产科输血学》，参编、参译著作 30 余部。

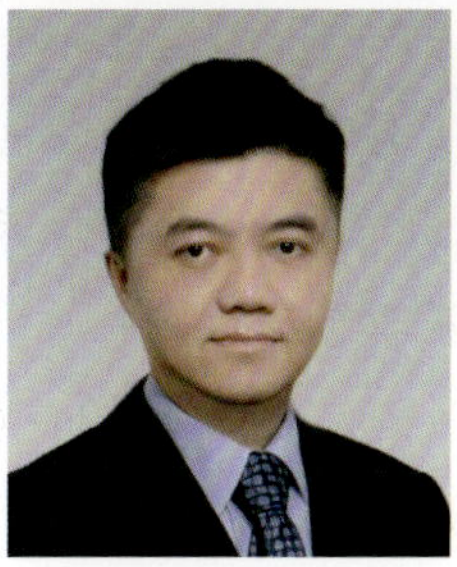

吴镜湘

主任医师，博士研究生导师。上海交通大学医学院附属胸科医院麻醉科主任兼支部书记，中国心胸血管麻醉学会理事暨胸科麻醉分会副主任委员，中国中西医结合学会麻醉专业委员会常委，中华医学会麻醉学分会心胸学组工作秘书，中国医师协会麻醉科医师分会委员，中国抗癌协会肿瘤麻醉与镇痛专业委员会委员，上海市医学会麻醉科专科分会委员、心胸学组副组长，“国际麻醉与患者预后研究联盟”会员，《上海医学》通讯编委，《麻醉安全与质控》青年编委，《中国临床医学》《中国医学科学院学报》《国际麻醉与复苏》等期刊审稿人。擅长心胸疑难手术麻醉、肺保护性通气、无痛气管镜，以及微创胸外科快通道麻醉与加速康复等，主要研究方向是癌症痛机制及心胸麻醉与镇痛。主持国家自然科学基金面上项目 2 项、省部级课题 5 项，参研多项国际、国内多中心重大合作课题。发表文章 110 余篇，其中 SCI 收录论文 60 余篇（包括 *Lancet*、*International Journal of Surgery*、*Acta Biomaterialia* 等知名期刊）；主编《醉仁心胸》，主译《胸外科麻醉原理与实践》，参编《胸科手术学》《内脏痛基础与临床》（第 1 版和第 2 版）、《心血管麻醉与围术期处理》《围术期医学》等专著。

补充说明

书中参考文献条目众多，为方便读者查阅，已将本书参考文献更新至网络，读者可扫描右侧二维码，关注出版社医学官方微信“焦点医学”，后台回复“书号 9787523611807”，即可获取。

本书收录图表众多，其中部分图表存在第三方版权限制的情况，为保留原文内容完整性计，存在第三方版权限制的图表均以原文形式直接排录，不另做中文翻译，特此说明。

原书编著者

原　著

Edmond Cohen, MD, FASA
Professor of Anesthesiology and Thoracic Surgery
Director of Thoracic Anesthesia
Department of Anesthesiology, Perioperative and Pain Medicine
Icahn School of Medicine at Mount Sinai
New York, New York

参编者

Anoushka M. Afonso, MD, FASA
Assistant Professor
Department of Anesthesiology and Critical Care
Memorial Sloan Kettering Cancer Center
New York, New York

Felice Eugenio Agrò
Professor of Anesthesia and Intensive Care
Chairman of Postgraduate School of Anesthesia and Intensive Care
Director of Department of Anesthesia, Intensive Care and Pain Management
Policlinico Universitario "Campus Bio-Medico" of Rome
Rome, Italy

David Amar, MD
Professor of Anesthesiology
Director of Thoracic Anesthesia
Program Director, Thoracic Anesthesia Fellowship
Memorial Sloan Kettering Cancer Center;
Weill Cornell Medical College
New York, New York

Omar Ben Amer, MS, MD
Clinical Assistant Professor of Anesthesiology
Department of Anesthesiology
Sidney Kimmel Medical College at Thomas Jefferson University
Philadelphia, Pennsylvania

Wolfgang Baar, MD
Department of Anesthesiology and Critical Care
Medical Center-University of Freiburg
Freiburg, Germany

Elizabeth Cordes Behringer, MD
Professor of Anesthesiology
Cardiac Surgical Intensivist-Anesthesiologist
Division of Cardiovascular Surgery and Critical Care
Kaiser Permanente Los Angeles Medical Center
Los Angeles, California

Astrid Bergmann, MD, PhD, DESA
Senior Consultant in Cardio-Thoracic Anesthesia
Department of Anesthesiology and Intensive Care Medicine
Otto-von-Guericke-University
Magdeburg, Germany;
Research Anesthesiologist
Department of Medical Sciences
Hedenstierna Laboratory
Uppsala University
Uppsala, Sweden

Daniel Blech, MD
Anesthesiology Fellow
Department of Anesthesiology
Icahn School of Medicine at Mount Sinai
New York, New York

Marcelle Blessing, MD
Assistant Professor of Anesthesiology
Department of Anesthesiology
Yale University School of Medicine
New Haven, Connecticut

Jay B. Brodsky, MD
Professor of Anesthesiology
Department of Anesthesiology, Perioperative and Pain Medicine
Stanford University School of Medicine
Stanford, California

David Bronheim, MD
Professor of Anesthesiology
Director of the Post Anesthesia Care Unit
Department of Anesthesiology, Perioperative, and Pain Medicine
Icahn School of Medicine at Mount Sinai
Mount Sinai Hospital
New York, New York

Javier H. Campos, MD
Professor and Executive Medical Director
Perioperative Services
Department of Anesthesia
University of Iowa Health Care
Iowa City, Iowa

Maria Castillo, MD
Assistant Professor
Department of Anesthesiology, Perioperative and Pain Medicine
Icahn School of Medicine at Mount Sinai
New York, New York

Michael Charlesworth, MBChB, FRCA, FFICM
Consultant
Department of Cardiothoracic Anaesthesia
Critical Care and ECMO
Wythenshawe Hospital, Manchester University
NHS Foundation Trust
Manchester, United Kingdom

Grant H. Chen, MD, MBA
Assistant Attending
Department of Anesthesiology and Critical Care Medicine
Memorial Sloan Kettering Cancer Center
New York, New York

Edmond Cohen, MD, FASA
Professor of Anesthesiology and Thoracic Surgery
Director of Thoracic Anesthesia
Department of Anesthesiology, Perioperative and

Pain Medicine
Icahn School of Medicine at Mount Sinai
New York, New York

Anahita Dabo-Trubelja, MD, FASA
Associate Attending
Anesthesiology and Critical Care
Memorial Sloan Kettering Cancer Center
New York, New York

Marcelo Gama de Abreu, MD, MSc, PhD, DESA
Professor of Anesthesiology
Department of Anaesthesiology and Intensive Care Medicine
Pulmonary Engineering Group
University Hospital Carl Gustav Carus at Technische Universität Dresden
Dresden, Germany

Dawn P. Desiderio, MD
Professor of Anesthesiology
Anesthesiology and Critical Care Medicine
Memorial Sloan Kettering Cancer Center
New York, New York

Qinglong Dong, MD
Professor of Anesthesiology
Director of Anesthesia
Department of Anesthesiology
Guangzhou Medical University 1st Affiliated Hospital
Guangzhou, China

Lily Eaker, BA
Clinical Research Coordinator
Department of Orthopedic Surgery
Icahn School of Medicine at Mount Sinai
New York, New York

James B. Eisenkraft, MD
Professor of Anesthesiology
Department of Anesthesiology, Perioperative and Pain Medicine
Icahn School of Medicine at Mount Sinai;
New York, New York

Mohamed R. El Tahan, MD, Msec, MBBch
Professor of Anesthesiology
Department of Anaesthesia and Surgical Intensive Care
Mansoura University
Mansour, Egypt

Gregory W. Fischer, MD, FASA
Professor and Chairman
Department of Anesthesiology and Critical Care Medicine
Memorial Sloan Kettering Cancer Center
New York, New York

Raja Flores, MD
Ames Professor of Cardiothoracic Surgery
Chairman, Department of Thoracic Surgery
Department of Thoracic Surgery
Icahn School of Medicine at Mount Sinai
Mount Sinai Health System
New York, New York

Jonathan Gal, MD, MBA, MS, FASA
Associate Professor
Department of Anesthesiology, Perioperative, and Pain Medicine
Icahn School of Medicine at Mount Sinai;
System Director, Clinical Revenue Initiatives
Department of Clinical Business Intelligence and Implementation
Mount Sinai Health System
New York, New York

Funda Gök
Associate Professor of Anesthesiology
Anesthesiology and Reanimation
Necmettin Erbakan University
Meram School of Medicine
Konya, Turkey

Diego Gonzalez-Rivas, MD, FECTS
Consultant Thoracic Surgeon
Thoracic surgery and lung transplantation unit
Coruña University Hospital
Coruña, Spain;
Chief Thoracic surgery
Thoracic Surgery
Shanghai Pulmonary Hospital
Shanghai, China

Manuel Granell Gil, MD
Professor of Anesthesiology
University of Valencia;
Chief Section of Anesthesiology
Anesthesiology, Critical Care and Pain Relief
Consorcio Hospital General Universitario of Valencia
Valencia, Spain

Nicole Ginsberg, MD
Clinical Assistant Professor
Department of Anesthesiology, Perioperative Care and Pain Medicine
New York University Langone Medical Center
New York, New York

Amitabh Gulati, MD
Associate Attending
Memorial Sloan Kettering Cancer Center
Department of Anesthesiology and Critical Care Medicine
New York, New York

Thomas Hachenberg, MD, PhD
Professor of Anesthesia
Chair, Department of Anesthesiology and Intensive Care Medicine
Otto-von-Guericke-University
Magdeburg, Germany

Paul Ryan Haffey, DO
Anesthesia Pain Medicine
Department of Anesthesia
New York Presbyterian/Weill Cornell Medicine Tri-Institutional Pain Fellowship
New York, New York

Andres Hagerman, MD
Physician
Division of Anaesthesiology
Department of Anaesthesiology, Pharmacology, Intensive Care, and Emergency Medicine
Geneva University Hospitals
Geneva, Switzerland

Timothy J. Harkin, MD
Associate Professor of Medicine, Pulmonary, Critical Care and Sleep Medicine
Departments of Medicine and Thoracic Surgery
Icahn School of Medicine at Mount Sinai
New York, New York

Jianxing He, MD, PhD
Professor of Thoracic Surgery
Director of Thoracic Surgery
Department of Anesthesiology
Guangzhou Medical University 1st Affiliated Hospital
Guangzhou, China

Jiaxi He, MD, PhD
Attending Thoracic Surgeon
Thoracic Surgery
Guangzhou Medical University 1st Affiliated Hospital
Guangzhou, China

Patrick Hecht, MD, FRCPC
Clinical Assistant Professor
Department of Anesthesiology, Pharmacology and Therapeutics
University of British Columbia
Vancouver, Canada

Johannes Hell, MD
Department of Anesthesiology and Critical Care
Medical Centre University of Freiburg
Freiburg, Germany

Karl D. Hillenbrand, MD
Assistant Professor of Anesthesiology
Department of Anesthesiology
University of Virginia
Charlottesville, Virginia

Leila Hosseinian, MD
Associate Professor
Anesthesia and Critical Care
Loyola University
Chicago, Illinois

Benjamin M. Hyers, MD
Anesthesiology Fellow
Department of Anesthesiology, Perioperative and Pain Medicine
Icahn School of Medicine at Mount Sinai
New York, New York

Jacob C. Jackson, MD
Assistant Attending
Anesthesiology and Critical Care Medicine
Memorial Sloan Kettering Cancer Center
New York, New York

Daniel Kalowitz, MD, MBA
Attending Anesthesiologist
Anesthesia Associates of Morristown
Morristown Medical Center

Morristown, New Jersey

George W. Kanellakos, MD, FRCPC
Assistant Professor
Department of Anesthesia, Pain Management and Perioperative Medicine
Faculty of Medicine
Dalhousie University
Halifax, Canada

Waheedullah Karzai, MD
Professor of Anesthesiology
Head, Department of Anesthesia, Critical Care and Emergency Medicine
Zentralklinik Bad Berka
Bad Berk, Germany

Steven P. Keller, MD, PhD
Assistant Professor of Medicine
Division of Pulmonary and Critical Care Medicine
Johns Hopkins Hospital
Baltimore, Maryland

Mark S. Kim, MD
Clinical Assistant Professor of Anesthesiology
Co-Director of Liver Transplantation Anesthesiology
Department of Anesthesiology
Sidney Kimmel Medical College at Thomas Jefferson University
Philadelphia, Pennsylvania

Alf Kozian, MD, PhD
Professor of Anesthesiology
Department of Anesthesiology and Intensive Care Medicine
Otto-von-Guericke-University
Magdeburg, Germany

Moritz A. Kretzschmar, MD, PhD, DESA
Clinical Professor of Anesthesiology
Anesthesiology and Intensive Care Medicine
Otto-von-Guericke University
Magdeburg, Germany

Dong-Seok Lee, MD
Assistant Professor of Thoracic Surgery
Department of Thoracic Surgery
Icahn School of Medicine at Mount Sinai
Mount Sinai Health System
New York, New York

Jonathan Leff, MD, FASE
Professor of Anesthesiology
Montefiore Medical Center
Albert Einstein College of Medicine
Bronx, New York

Eric Leiendecker, MD
Assistant Professor of Anesthesiology
Department of Anesthesiology, and Critical Care Medicine
Emory University and the Emory Critical Care Center
Atlanta, Georgia

Shuben Li, MD, PhD
Professor of Thoracic Surgery
Guangzhou Medical University 1st Affiliated Hospital
Guangzhou, China

Lixia Liang, MD
Professor of Anesthesiology
Department of Anesthesiology
Guangzhou Medical University 1st Affiliated Hospital
Guangzhou, China

Marc Licker, MD
Professor of Anesthesiology
Division of Anaesthesiology
Department of Anaesthesiology, Pharmacology, Intensive Care, and Emergency Medicine
Geneva University Hospitals
Geneva, Switzerland

Hui Liu, MD
Attending Anesthesiologist
Department of Anesthesiology
Guangzhou Medical University 1st Affiliated Hospital
Guangzhou, China

Jens Lohser, MD, MSc, FRCPC
Clinical Professor of Anesthesiology
Department of Anesthesiology, Pharmacology and Therapeutics
University of British Columbia
Vancouver, Canada

Baron Lonner, MD
Professor of Orthopedic Surgery
Chief of Minimally Invasive Scoliosis Surgery
Icahn School of Medicine at Mount Sinai
Mount Sinai Hospital
New York, New York

Torsten Loop, MD
Professor of Anesthesia
Department of Anesthesiology and Critical Care
Medical Center-University of Freiburg;
Faculty of Medicine
University of Freiburg
Freiburg, Germany

Karen McRae, MDCM
Associate Professor of Anesthesiology
Department of Anesthesia and Pain Management
Toronto General Hospital;
University of Toronto
Ontario, Canada

Massimiliaino Meineri, MD, FASE
Professor of Anesthesiology
Director, Perioperative Echocardiography
Director, Arnold and Lynne Irwin Cardiovascular Anesthesia imaging Centre
University Health Network - Toronto General Hospital

Jacob Michael Lurie, MD, MPH
Physician
Department of Anesthesiology
NewYork Presbyterian/Weill Cornell Medical Center
New York, New York

Jeffrey J. Mojica, DO
Clinical Assistant Professor of Anesthesiology
Department of Anesthesiology
Sidney Kimmel Medical College at Thomas Jefferson University
Philadelphia, Pennsylvania

Nicole Morikawa, MD
Montefiore Medical Center
Albert Einstein College of Medicine
Bronx, New York

Jo Mourisse, MD, PhD
Professor of Anesthesiology
Cardio-thoracic Anesthesiologist
Radboud University Medical Centre
Anesthesiology, Pain and Palliative Medicine
Radboud University Medical Centre
Nijmegen, Netherlands

Allen Ninh, MD
Department of Anesthesiology, Perioperative, and Pain Medicine
Icahn School of Medicine at Mount Sinai
Mount Sinai Hospital
New York, New York

John Pawlowski, MD, PhD
Assistant Professor of Anesthesiology
Department of Anesthesia
Beth Israel Deaconess Medical Center
Harvard School of Medicine

Boston, Massachusetts

Alessia Pedoto, MD, FASA
Clinical Professor of Anesthesiology
Department of Anesthesia and Critical Care Medicine
Memorial Sloan Kettering Cancer Center
New York, New York

Elena Biosca Pérez, MD
Anesthesiology and Critical Care Specialist
Anesthesiology, Critical Care and Pail Relief
Consorcio Hospital General Univesitario of Valencia
Valencia, Spain

Chiara Piliego, MD
Department of Anesthesia, Intensive Care and Pain Management
Policlinico Universitario "Campus Bio-Medico" of Rome
Rome, Italy

Ruth Martínez Plumed
Anesthesiology and Critical Care Specialist
Anesthesiology, Critical Care and Pail Relief
Consorcio Hospital General Univesitario of Valencia
Valencia, Spain

Wanda M. Popescu, MD
Professor of Anesthesiology
Department of Anesthesiology
Yale School of Medicine
New Haven, Connecticut

Neal Rakesh, MD, MS
Anesthesia Pain Medicine
Department of Anesthesia
New York Presbyterian/Weill Cornell Medicine Tri-Institutional Pain Fellowship
New York, New York

Alessandra Della Rocca, MD
Anesthesiology
Department of Surgical, Medical and Molecular Pathology and Critical Care Medicine
University Pisa
Pisa, Italy

Giorgio Della Rocca, MD
Professor of Anesthesiology
Department of Medical Area
University of Udine
Udine, Italy

Cesar Rodriguez-Diaz, MD
Assistant Professor of Anesthesiology
Department of Anesthesiology Perioperative, and Pain Medicine
Icahn School of Medicine at Mount Sinai Hospital
New York, New York

Benjamin S. Salter, DO
Assistant Professor of Anesthesiology
Anesthesiology, Perioperative and Pain Medicine
Icahn School of Medicine at Mount Sinai
New York, New York

Kei Satoh, MD
Cardiothoracic Anesthesia Fellow
Department of Anesthesiology
Yale University School of Medicine
New Haven, Connecticut

Thomas Schilling, MD, PhD, DEAA
Professor of Anesthesia
Department of Anesthesiology and Intensive Care Medicine
Otto-von-Guericke-University
Magdeburg, Germany

Travis Schisler, MD, FRCPC
Clinical Assistant Professor
Department of Anesthesiology, Pharmacology and Therapeutics
University of British Columbia
Vancouver, Canada

Eric S. Schwenk, MD, FASA
Associate Professor of Anesthesiology and Orthopedic Surgery
Department of Anesthesiology
Sidney Kimmel Medical College at Thomas Jefferson University
Philadelphia, Pennsylvania

Evren Şentürk, MD, EDIC
Assistant Professor of Anesthesiology and Critical Care
Anesthesiology and Reanimation
School of Medicine
Koc University
Istanbul, Turkey

Mert Şentürk, MD
Professor of Anesthesiology
Anesthesiology and Reanimation
Istanbul University, Istanbul Faculty of Medicine
Istanbul, Turkey

David M. Shapiro, MD
Associate Attending Anesthesiologist
Department of Anesthesiology
Greenwich Hospital, Yale New Haven Health
Greenwich, Connecticut

Archit Sharma, MD, MBA
Clinical Assistant Professor in Anesthesia
University of Iowa Carver College of Medicine
Iowa City, Iowa

George Silvay, MD, PhD
Professor of Anesthesiology
Department of Anesthesiology, Perioperative, and Pain Medicine
Icahn School of Medicine at Mount Sinai
New York, New York

Theodore C. Smith, MD
Professor Emeritus of Anesthesiology
Department of Anesthesia
Loyola University Stritch School of Medicine
Maywood Illinois

Jamie L. Sparling, MD
Anesthesiology and Critical Care Medicine
Harvard Medical School
Massachusetts General Hospital
Boston, Massachusetts

Jessica Spellman, MD, FASE
Associate Professor of Anesthesiology
Columbia University Irving Medical Center
New York New York

Andrew C. Steel, BSc., MBBS, MRCP, FRCA, EDIC, FRCPC, FFICM
Interdepartmental Division of Critical Care Medicine
Department of Anesthesiology and Pain Medicine
Faculty of Medicine
University of Toronto;
Department of Anesthesiology and Pain Medicine
Toronto General Hospital
Ontario, Canada

Breandan Sullivan, MD
Associate Professor of Anesthesiology
Department of Anesthesiology and Critical Care Medicine
University of Colorado School of Medicine
Aurora, Colorado

Zerrin Sungur, MD
Professor of Anesthesiology
Anesthesiology and Reanimation
Istanbul University, Istanbul Medical Faculty
Istanbul, Turkey

Lauren Sutherland, MD
Assistant Professor of Anesthesiology
Columbia University Irving Medical Center
New York, New York

Laszlo L. Szegedi, MD, PhD
Professor of Anesthesiology
Department of Anesthesiology
C.U.B. Hospital Erasme, Université Libre de Bruxelles (U.L.B.)
Brussels, Belgium

Emily G. Teeter, MD, FASE
Associate Professor of Anesthesiology
Department of Anesthesiology
University of North Carolina at Chapel Hill
Chapel Hill, North Carolina

Richard Templeton, MBChB, FRCA, FFICM
Consultant
Department of Cardiothoracic Anaesthesia
Critical Care and ECMO
Wythenshawe Hospital, Manchester University
NHS Foundation Trust
Manchester, United Kingdom

Robert H. Thiele, MD
Associate Professor
Anesthesiology and Biomedical Engineering
University of Virginia
Charlottesville Virginia

Stefan van der Heide, MD
Cardiothoracic Surgeon
Cardiothoracic Surgery
Radboud University Medical Centre
Nijmegen, Netherlands

Marcos F. Vidal Melo, MD
Professor of Anaesthesia
Harvard Medical School
Massachusetts General Hospital
Boston, Massachusetts

Eugene R. Viscusi, MD
Professor of Anesthesiology
Chief of Pain Medicine
Department of Anesthesiology
Director, Acute Pain Management
Sidney Kimmel Medical College of Thomas Jefferson University
Philadelphia, Pennsylvania

Elizabeth May Vue, MD
Assistant Program Director of Adult Cardiothoracic Anesthesiology Fellowship
Montefiore Medical Center;
Assistant Professor
Anesthesiology
Albert Einstein College of Medicine
Bronx, New York

Spencer P. Walsh, MD
Instructor in Anesthesiology
Weill Cornell Medical College
New York, New York

Menachem M. Weiner, MD
Professor of Anesthesiology
Department of Anesthesiology, Perioperative and Pain medicine
Director of Cardiac Anesthesia
Icahn School of Medicine at Mount Sinai
New York, New York

Alexander White, MD, FRCPC
Interdepartmental Division of Critical Care Medicine
Department of Anesthesiology and Pain Medicine
Faculty of Medicine
University of Toronto;
Department of Anesthesiology and Pain Medicine
Toronto General Hospital
Toronto, Ontario
Canada

Roger S. Wilson, MD
Chairman, Emeritus
Department of Anesthesiology and Critical Care Medicine
Memorial Sloan Kettering Cancer Center
New York, New York

Jakob Wittenstein, MD
Department of Anaesthesiology and Intensive Care Medicine
Pulmonary Engineering Group
University Hospital Carl Gustav Carus at Technische
Universität Dresden
Dresden, Germany

Uzung Yoon, MD, MPH
Assistant Professor of Anesthesiology
Co-Director of Liver Transplantation Anesthesiology
Department of Anaesthesiology
Thomas Jefferson University Hospital
Philadelphia, Pennsylvania

原书序

胸科麻醉的发展

心胸麻醉是麻醉学中最大、最复杂的亚专业，风险非常高，患者通常有肺部、心脏和全身性共病，手术过程可能会给麻醉医师带来重大挑战。在心胸麻醉的广阔领域内，胸科麻醉已发展成为一个独立于心脏麻醉的领域。随着肺癌和食管癌等更加复杂手术的数量不断增加，以及其他胸内疾病（包括纵隔肿块、气管病变和胸部创伤）新治疗方法的出现，胸科麻醉的重要性在20世纪80年代就已显而易见。这促使我于1983年出版了*Thoracic Anesthesia*，致力于改善接受非心脏胸外科手术患者的管理。该书描述了当时使用的麻醉药，如硫喷妥钠和氟烷，以及可重复使用的红色橡胶双腔导管麻醉技术。*Thoracic Anesthesia*是我于1979年出版的专著*Cardiac Anesthesia*的姊妹篇。在大多数从业者都是通才的时代，这些专著在麻醉学亚专业备受争议，但它们为新的亚专业提供了简单、独特的术语。在接下来的40年里，Marshall、Benumof和Slinger编写的其他有关胸外科麻醉的教科书描述了该领域的进一步发展，现在*Cohen's Comprehensive Thoracic Anesthesia*呈现了这个公认的亚专业的现代技术水平。

1983—1998年，我在纽约市西奈山医学院和西奈山医院麻醉科担任教授兼系主任。Cohen博士是我们的早期住院医师之一，后来他决定加入我们非常受欢迎的“心胸奖学金”项目，其中大多数研究员都专注于心脏外科手术麻醉。了解到他在胸外科的发展潜力，我建议他作为胸科麻醉专家专注于非心脏胸外科手术的麻醉。如今Cohen博士已成为该领域的全职教授和教育领袖之一，他在世界各地讲学，在各种重要的麻醉会议上组织技术研讨会，并在该领域广泛出版著作，最终编纂了这部重要且应时的专著。

本书共六篇55章，所述内容涵盖了整个围术期。广泛性肺部疾病患者的术前准备一直是一个具有挑战性的领域，尚未引起足够的重视。最近，引入了胸部康复学，包括胸部物理治疗和运动训练，似乎有助于减少呼吸道并发症和住院时间，并改善预后。在许多胸外科手术中，肺隔离至关重要。Cohen博士为此推出了一种新型支气管封堵器。这些类型的支气管封堵器及新型一次性双腔导管在纤维支气管镜引导下放置，可用于视频辅助或机器人胸外科手术及标准开胸手术等新手术方式。本书详细讨论了所有这些技术及其相关的生理变化。

胸外科手术会给患者带来非常痛苦的急性术后经历，并且可能随后出现慢性疼痛综合征。为减轻术后疼痛，胸段硬膜外麻醉、椎旁阻滞和肋间阻滞已被使用多年，并已取得一些成绩。然而，近年来，新的筋膜平面阻滞，如前锯肌平面阻滞和竖脊肌平面阻滞已被引入，并在许多实践中取代了一些过时的技术。这些新的阻滞技术似乎更容易执行，也更安全，并且对许多患者来说非常有效。它们现在已成为许多机构术后加速康复方案的一部分。

过去几年，全球经历了COVID-19大流行，这次大流行对胸外科手术麻醉产生了巨大影响。多个国际组织均已制订了这些患者及其手术的管理指南。插管和拔管等产生气溶胶的操作使我们面临更大的风险，并需要手术室和重症监护病房引入许多新的隔离设备。CDVID-19 大流行进一步扩大了医院对手术室和重症监护室重症患者管理人员的需求，同时还应进一步提高这些管理人员的地位。

我担任 *Journal of Cardiothoracic and Vascular Anesthesia*（JCVA）主编至今已有 35 年，Cohen 博士在此期间的大部分时间里担任编委会的高级成员，帮助扩大胸科麻醉方面的发文量。作为作者和编辑，他一直是非常积极的参与者，因为该领域已进一步扩展到肺移植和用于术中及术后支持的体外膜肺氧合新技术。我非常感谢他为胸科麻醉专业所做的一切，包括他作为 *JCVA* 编辑的领导作用，以及现在作为胸外科及相关手术麻醉教科书最全面作者的引领作用。

Joel A. Kaplan, MD
Professor of Anesthesiology
University of California San Diego
Dean Emeritus, School of Medicine
University of Louisville

译者前言

目前国内胸外科手术技术飞速发展，对胸科麻醉的要求也越来越高。引进翻译本书旨在为国内麻醉医生提供胸科麻醉实践及精准管理方面更全面的内容，帮助大家更好地借鉴参考，进而实现胸科麻醉精准管理。本书并非为了取代其他胸科麻醉著作，而是为了对胸科麻醉精细化操作及管理提供更多证据。

本书共六篇 55 章。第一篇为术前评估，包括呼吸系统的解剖相关性、放射学和外科医生视角的胸部肿瘤分类，以及肺部病理生理学和低氧性肺血管收缩等内容。第二篇和第三篇主要涵盖了术前评估和准备、氧离子和血流动力学监测，以及支气管镜检查和高频通气在胸外科手术中的作用。第四篇则描述了单肺通气的术中管理、肺隔离方法、通气策略、液体管理和儿科患者护理。第五篇综述了急慢性疼痛管理的多模式方法和包括使用体外通气治疗在内的术后并发症。第六篇介绍了临床场景和病例管理的大量细节，如电视胸腔镜、机器人手术、无管胸腔手术，以及老年患者和心脏病患者肺切除的管理；其他手术还包括外科手术和内镜肺减容术、食管手术、囊性纤维化、肺移植术、气管切除术、纵隔镜检查、气管支架，以及加速胸部手术后康复的外科管理；最后还讨论了经食管超声心动图和超声在胸外科手术中的应用。

本书中文版的出版离不开全国众多大型医院麻醉科多个教授团队的大力支持，其中包括郑州大学第一附属医院、上海交通大学医学院附属胸科医院、四川大学华西医院、中南大学湘雅二医院、首都医科大学附属北京同仁医院、武汉大学人民医院、中山大学孙逸仙纪念医院、郑州大学第二附属医院等，在此感谢每位译者的辛苦付出。参与本书翻译的每个团队在遵照本书原著基础上，结合自身团队在胸科麻醉方面的丰富经验，提供了胸科麻醉精准管理的不同视角及胸科麻醉方面的独到见解，可为国内众多麻醉同仁提供有益参考。

华中科技大学同济医学院附属协和医院　陈向东

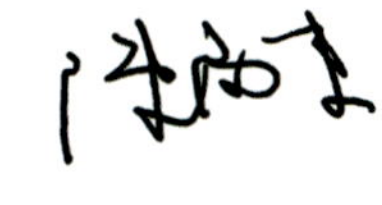

原书前言

我刚开始从事麻醉实践时，胸科麻醉并不是一个独立的亚专业。如今40年过去了，它已成为最具挑战性的亚专业之一，其中包括肺隔离和监测功能的设备、对术中单肺通气管理的新理解及术后疼痛管理的重大创新。多年来，胸外科研讨会和胸外科专题讨论会已成为全球麻醉会议中不可或缺的一部分。胸科麻醉文献现在已成为许多临床医生图书馆中不可或缺的一部分。

我编写本书的目的不是要取代任何胸科麻醉著作，而是希望在麻醉实践的关键领域和快速扩展的亚专业方面提供更全面的内容。我希冀本书的构思能对胸科麻醉领域做出真正的贡献，吸引需要必要技能和更新胸科麻醉原理的临床医生。本书的独特之处在于它重新定义了作为麻醉医生我们应该如何实现精准的患者管理。围术期管理是线性讨论，就像我们在医院环境中遇到这些情况一样。

本书共六篇55章。第一篇为术前评估，包括呼吸系统的解剖相关性、放射学和外科医生视角的胸部肿瘤分类，以及肺部病理生理学和低氧性肺血管收缩的内容。第二篇和第三篇主要涵盖了术前评估和准备、氧离子和血流动力学监测，以及支气管镜检查和高频通气在胸外科手术中的作用。第四篇则阐述了单肺通气的术中管理、肺隔离方法、通气策略、液体管理和儿科患者护理。第五篇综述了急慢性疼痛管理的多模式方法和包括使用体外通气治疗在内的术后并发症。第六篇介绍了临床场景和病例管理的大量细节，如电视胸腔镜手术、机器人手术、无管胸腔手术，以及老年患者和心脏病患者肺切除的管理；其他手术包括外科手术和内镜肺减容术、食管手术、囊性纤维化、肺移植术、气管切除术、纵隔镜检查、气管支架，以及胸外科手术后的加速康复外科；最后还讨论了经食管超声心动图和超声在胸外科手术中的应用。

我要感谢各位编者的细致工作，其中许多人是所在机构的胸科主任。本书的编者团队是真正的国际化团队，参与者来自英国、加拿大、德国、西班牙、意大利、土耳其、沙特阿拉伯、比利时、瑞士、荷兰和中国等众多国家。这个多元化的编者团队提供了广泛的视角，所有编者都坚持本书的目标，即关注执业临床医生。他们成功简化了胸科麻醉中的困难概念。每个人都取得了令人钦佩的成功，并获得了我们希望为麻醉学领域做出积极贡献的成果。

如果没有Elseiver出版社的支持，本书是不可能顺利出版的。我要感谢Sarah Barth编辑，她对该项目充满热情，克服了种种困难，并使本书的出版成为现实。我还要感谢策划编辑Deborah Poulson在整个过程中提供的建议和指导。此外，还要感谢负责监督生产和印刷的高级项目经理Beula Christopher。

最后，感谢我的妻子Myra和我的孩子Jennifer和Adam，他们欣然接受了我将本书的写作工作融入我们的家庭，而不是将本书视为入侵者。

献　词

谨以本书献给我的父母 Naomi 和 Eliyahu Cohen，以及我的兄弟 Avraham。愿他们的记忆中充满祝福。

感谢我的家人，我的妻子 Myra，我的孩子 Jennifer 和 Adam，他们无尽的支持和爱使本书的出版成为可能。

目 录

第五篇　术后管理

第六篇　特定麻醉注意事项

第一篇　术前评估

Preoperative Assessment

第1章 胸科麻醉与外科手术的发展

The Development of Thoracic Anesthesia and Surgery

Marcelle Blessing　Kei Satoh　Edmond Cohen　著

马露琳　陈向东　译

胸外科手术麻醉的历史是麻醉发展史的重要组成部分，因为当代胸科麻醉代表了麻醉学各个方面进步的顶峰。具备术前评估、气道管理、术中监测、药物使用、区域麻醉和重症监护技术和专业知识对胸科麻醉医师来说至关重要。胸外科手术麻醉技术已经发展了 100 多年，并且仍在进步和完善。由于麻醉和外科手术技术的进步，现在通常可对伴有并发症的虚弱患者常规进行过去不被考虑的复杂胸部手术。

在全身麻醉技术，特别是正压通气和气管插管控制呼吸技术进步之前，很少进行侵入胸壁的手术，因为这对患者来说很危险，而对外科医师来说也很困难。由于安全进行开胸手术的独特挑战，胸科麻醉的发展在麻醉史上相对较晚。在 20 世纪初，胸外科手术经常尝试通过局部麻醉来进行。打开胸壁后造成的气胸通常被认为是致命的。但是后来这一观点被否定了，因为在第一次世界大战期间，发现胸部大开口的士兵可以生存下来。

19 世纪 40 年代引入了吸入麻醉，但又过了 100 年，胸外科麻醉才取得了很大进展。胸外科只有在胸科麻醉取得进展后才能作为一个专科蓬勃发展；没有其他外科亚专业的发展如此依赖麻醉技术的改进。尽管胸腔内手术已成为常规，但是胸外科医师和麻醉医师仍然保留了一种独有的关系。外科医师和麻醉医师之间的协作在胸外科手术中尤其重要。

如今，胸科麻醉知识比以往任何时候都重要；随着胸外科手术范围的扩大，其麻醉实践的范围也随之扩大。单肺通气（one lung ventilation，OLV）是胸科麻醉的关键，对于越来越多的肺部、食管、纵隔、脊柱和心脏手术的胸部入路至关重要。胸内手术的微创入路严重依赖 OLV，以获得充分的手术暴露。由于目前有各种双腔气管导管和支气管封堵器可供选择，OLV 可安全可靠地用于几乎所有患者。掌握肺隔离技术后，除了解所需的工具外，胸科麻醉医师还应充分学习 OLV 的生理学，以预防单肺通气造成肺内分流引起低氧血症。

一、胸科麻醉的早期历史

John W. Strieder 是 20 世纪初一位经验丰富的胸外科医师，他生动地描述了胸科麻醉的“美好时光”：手术期间常常是外科医师和即将窒息的患者之间的一场赛跑，这是令人沮丧的[1]。罗马百科全书编纂者 Aurelius Cornelius Celsus（公元前 25 年—公元 50 年）早在 2000 年前就提出，进入胸腔会给患者带来独特的危险。在 *De Medicina* 中，Celsus 这样描述：“因为腹部其实并不那么重要，它可以在人还在呼吸的时候就被打开；但当刀真正刺入胸部时……那个人立刻失去了生命[2]。”这是对“气胸问题”的早期描述：打开胸腔立即引起开放性气胸。当肺直接暴露于大气时，由于失去正常的胸膜内负压，肺将迅速萎陷。此外，空气将在两个肺之间转移，称为“摆动呼吸”（pendulluft），并且萎陷的肺将矛盾地在呼气期间膨胀而在吸气期间萎陷。甚至可能会发生纵隔剧烈的左右运动，称为“纵隔摆动”，这可能会压迫非手术肺。侧卧位时可引起“纵隔移位”和低血压。毫无疑问，呼吸和血流动力学的损害将随之而来，原因是患者将难以维持自主呼吸。因此，直到20世纪30年代，大多数胸外科手术仅限于胸腔外。只有极少数简短的胸腔内手术在患者没有发生窒息的情况下完成。

在19世纪40年代发明吸入麻醉后，大多数外科领域蓬勃发展，随之而来的是全身麻醉的发展。直到20世纪30年代，吸入麻醉的实施主要是通过面罩或开放滴注，有或没有氧化亚氮的情况下使用乙醚或氯仿麻醉。由于患者通常会保留自主呼吸，因此他们可以通过自主呼吸控制麻醉深度。那时肌肉松弛药尚未开发，气管插管被认为是一种有创性操作，只有少数专家使用。大多数胸外科手术与2000年前的Celsus相同：主要为脓胸、肺脓肿和结核的治疗。因为缺少抗生素，患者经常会出现大量分泌物及剧烈咳嗽。因此通常只对患者进行轻度麻醉，以保持咳嗽反射完整，避免胃内容反流入气管及及时清除分泌物。想象一下一个被轻度麻醉的患者在无保护的气道中由于分泌物而窒息的悲惨场景，就并不奇怪为什么直至20世纪胸外科仍然处于萌芽时期。因此胸外科的发展需要更好的手术条件和改进的麻醉技术。

在发现抗生素之前，大多数胸外科手术都是为了治疗感染，打开胸膜腔并不总是导致开放性气胸，因为长期感染通常会导致肺和胸壁之间的粘连，并伴有房性脓胸。这些粘连的效用是已知的，并且有时在手术前尝试重复抽吸以促进粘连形成。此外，可以将空气或水作为刺激物注入胸膜腔，以促进术前粘连形成[3, 4]。“Muller手柄”是另一种用于防止气胸问题的原始方法：当胸腔打开时，外科医师会将肺拉入伤口以堵塞开胸切口[5]。肺切除经常以分期的方式进行，并且具有非常高的死亡率。套扎器或止血带技术将用于促进快速切除，然后需要再次手术以移除坏死组织。剩余坏死组织导致的败血症并不罕见。1922年的一篇综述报道了肺叶切除术的死亡率为42%，而涉及一个以上肺叶的病例死亡率高达70%[6]。显然，外科医生和患者需要更安全，更少伤害的解决方案。

二、差压式呼吸法

德国外科医师Ernst Ferdinand Sauerbruch开发了第一个有希望解决“气胸问题”的方法。1893年，他的导师Johann von Mikulicz-Radecki督促他解决开放性气胸手术的问题。他提出的解决方案即是压差呼吸，后成为胸外科通气管理的主要方法，一直沿用至第二次世界大战。通过狗的实验研究，Sauerbruch发现，在开胸手术期间，保持自发通气，如果暴露在低于大气压10cmH_2O的压力下，肺不会萎陷[7]。在对狗进行了实验性开胸手术后，他将这项技术应用于人类（图1-1）。为了维持负压，需要一个大的负压室，以维持正常的胸腔内负压。患者和手术团队被放置在钢制负压室内，同时患者的头部被放置在负压室外并暴露于大气中。当负压直接施加到肺时，患者可维持自主呼吸且肺将保持充气状态。

Sauerbruch将他的气室技术作为一种生理学方法来倡导，压差呼吸被广泛采用。然而，Sauerbruch的方法是非常不切实际的，因为需要大的、昂贵的负压室。操作条件也不太理想。Rudolph Nissen描述了这种操作套件的局限性：“外科医师及其助手们活动空间很小；负压室内温度太高，外科团队无法忍受；最后，无法与麻醉医师取得满意沟通。”[8]因为麻醉医师位于负压室外患者气道处，只能在泵的巨大声响中通过电话与腔室内的外科医师进行交流。

Sauerbruch的同事Ludolph Brauer同时开发了一种更实用的替代方法，即利用压差来维持肺充气。他使用压差呼吸的替代方法与Sauerbruch的一起发表。Brauer的方法使用正压室来增加肺内压。Brauer的腔室只是一个大盒子，在麻醉诱导后将患者的头部放置在其中，并且通过患者自主呼吸氧气

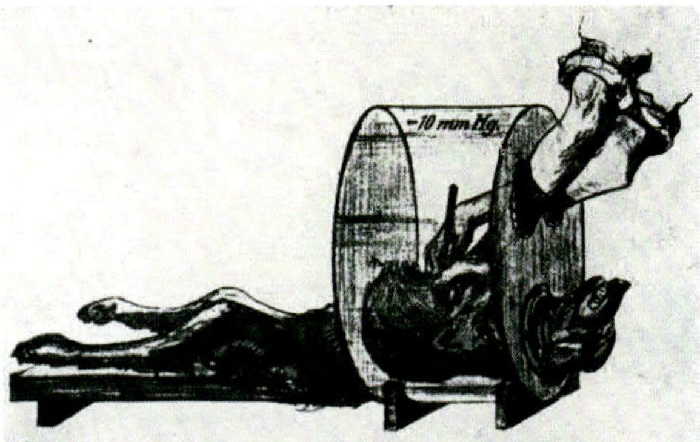

▲ 图1-1 Sauerbruch的实验负压箱，用于对狗进行胸廓切开术；狗的胸部被封闭在盒子里，压力为 -10mmHg（1904年）

引自Mushin WW, Rendell-Baker L, eds. *The Principles of Thoracic Anesthesia*. Springfield, IL: Charles C Thomas, 1953. Copyright Wiley-Blackwell.

和氯仿来维持麻醉。在打开胸腔之前，将压缩空气添加到腔室中以将压力升高到大气压力以上，这将防止开放性气胸的发展。在手术过程中，麻醉医师将无法进入患者头部腔室[7]。Brauer 的设计类似于为提供持续气道正压（continuous positive airway pressure，CPAP）或用于治疗呼吸衰竭的无创通气而开发的专用头盔[9]。

虽然 Brauer 的正压技术比 Sauerbruch 的简单，但 Sauerbruch 在欧洲和美国都有他的信徒。1909 年，美国外科医师 Willy Meyer 发明了他自己的"通用压差室"，这是 Sauerbruch 负压室的改良版[10]。它包括正压室和负压室。整个房间的体积为 1000 立方英尺，最多可容纳 17 人。患者、麻醉医师和助手可以被封闭在负压室内的正压室中。通过使用两个腔室，可以通过向头部施加正压、向开放胸部施加负压或两者都施加来维持正常的胸膜内负压。Meyer 描述"如果通用压力中的压差由部分真空和部分压力组成，则只有患者暴露于全压差，而所有其他人仅暴露于组件……麻醉医师接触正压部分，而外科医师接触到负压部分，这进一步降低了对腔室的使用者产生有害影响的任何可能性。这是美国唯一一个为此目的建造的负压室，Meyer 也用它来改善伤口引流和术后肺扩张[11]。

正压和负压方法都依赖于维持肺外和肺内空气之间的压力梯度，也就是所谓的压差呼吸。压差呼吸法成功地防止了以前开胸术后不可避免的开放性气胸；然而，它注定要成为历史的遗迹，因为它提供了非常危险的不充分通气。通气不足、高碳酸血症、低氧血症和静脉回流受阻是长期病例中的重大问题，临床恶化并不罕见。Meyer 将不明原因的休克归因于高碳酸血症，他建议应用与自主呼吸相协调的压力节律性变化来帮助通气。

值得注意的是，尽管这种在开胸状态下保持呼吸的方法在现代读者看来非常麻烦，但 Sauerbruch 和他的追随者认为气管插管是不切实际和不安全的。Meyer 认为，"对于日常手术来说，将插管和面罩结合起来显然是不够的，也是危险的，因此他们不值得优先考虑用于患者"[10]。

三、气管插管和气管内麻醉

气管充气麻醉是一种预防开放性气胸发生的替代方法，20 世纪初在美国开始流行。这种新方法显然是我们今天使用的气管内麻醉的先导。由于人们对气管插管的常规使用普遍持怀疑态度，其发展并非一帆风顺。气管插管和机械通气并不是新发现；在插管、喉镜检查和正压通气的发展中，许多先驱者值得赞扬，特别是考虑到他们面临很多质疑。

1543 年，Andreas Vesalius 使用气管插管对猪进行正压通气。他进行了气管切开术，将一根芦苇插入猪的气管，并在胸廓切开术期间向管中吹气以提供人工通气，从而防止了可能致命的开放性气胸。然而他的发现没有引起广泛关注，后来才被重新发现。1788 年，Charles Kite 将弯曲的金属套管盲法插入气管，使溺水患者苏醒过来。在吸入麻醉发展后不久，就有早期的爱好者试图将这些复苏技术应用于麻醉。1869 年，Friedrich Trendelenburg 在头部和颈部手术中使用带有充气套囊的气管切开管来管理氯仿。苏格兰外科医师 William MacEwan 被认为是第一个使用口腔气管插管进行麻醉的人。1878 年 7 月 5 日，MacEwan 将一根软性金属导管放入一名清醒患者的喉部，该患者将在格拉斯哥皇家医院切除口腔肿瘤[12]。1885 年，对早期使用插管无意识的儿科医师 Joseph O'Dwyer 对患有白喉的儿童进行了盲法气管插管[13]。O'Dwyer 设计了一种具有圆锥形尖端的刚性管，可以封闭喉部以促进正压通气。1893 年，Fell 将 O'Dwyer 的金属导管连接到波纹管和 T 形件上，创造了 Fell-O'Dwyer 装置。Fell 使用该设备为阿片类引起的呼吸抑制提供通气支持（图 1–2）。

直到 19 世纪 90 年代，人们对将气管内麻醉技术应用于胸外科手术以防止气胸问题产生兴趣。1896 年，法国外科医师 Tuffier 和 Hallion 报道了他们使用气管插管和人工通气的方法对动物进行开胸手术[12]。他们使用了一种带有风箱的装置，用于肺部的节律性充气，以及一个可以控制呼气阻力程度的水阀，这是现代使用呼气末正压通气（positive end expiratory pressure，PEEP）的先驱。受到 Tuffier 和 Hallion 的启发，Rudolph Matas 对 Fell-O'Dwyer 装置进行了修改，使其适合在手术中使用。Matas 确信，这样的设备将是胸部病例的理想选择。他的改进包括增加了一个量筒，用于输送精确体积的气体，以及一个水银压力计，用于测量肺内压力。他还将其改造成一个简单的麻醉机，增加了一个喉内插管，由一个旋塞连接到一个橡胶管和

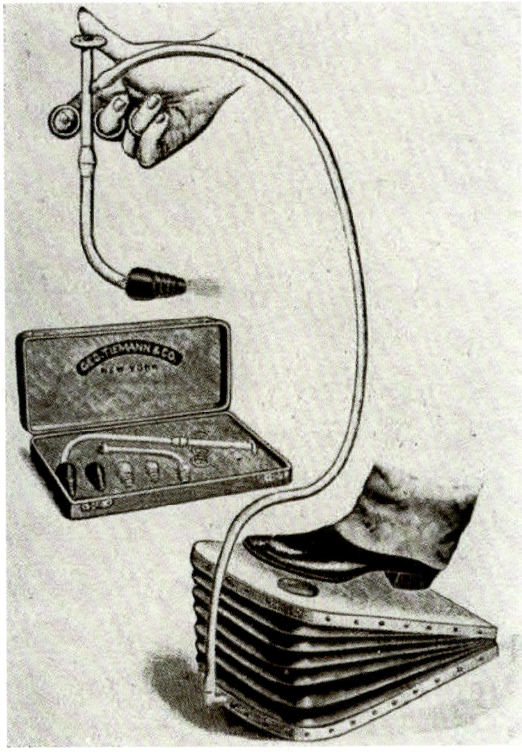

▲ 图 1-2 **Fell-O'Dwyer 仪器（约 1888 年）**

O'Dwyer 的喉管有一个弯曲的直角，并使用了适合的、可互换的、不同尺寸的锥形头，旨在安全地融入喉部；为操作者的手指提供了指环，在充气时操作者的拇指放在呼气口上（引自 Mushin WW, Rendell-Baker L, eds. *The Principles of Thoracic Anesthesia*. Springfield, IL: Charles C Thomas，1953. Copyright Wiley-Blackwell）

漏斗，可用于管理氯仿 [14]。

这些气管内技术的早期使用者使用尺寸与气管相似的气管内导管，通过气管进行吸气和呼气。1907 年，Barthélemy 和 Dufour 使用了一种称为“气管吹入”的新方法 [12]。将细管置于气管中，并在正压下将气体连续吹入气管的下部。呼出气体在气管导管和气管壁之间排出。美国生理学家 Meltzer 和 Auer 在动物研究中广泛使用了这种技术，并表明通过将空气和乙醚连续吹入插入气管的管中，可以麻醉狗并使其存活。气体交换仍然会发生，“没有任何正常的或人工的有节奏的呼吸运动”，因为呼出的气体会从气管周围逸出 [15]。这基本上是对 Brauer 持续施加正压的方法的改进；然而由于通过将插管放置在气管中显著地减小了无效腔量，因此尽管气体交换仍然没有最优化，但是气体交换得到了明显改善。

纽约市的胸外科医师 Charles Elsberg 熟悉 Meltzer 和 Auer 的研究，并将这种方法应用于胸外科手术。他首先用气管吹入法使一位发绀无脉的肌无力患者复苏。该技术是成功的，因为她恢复了自主循环；然而，她却没有恢复意识，因此最终停止了复苏。Elsberg 改进了 Meltzer 和 Auer 的仪器，用电动机代替波纹管。他还通过可卡因局部麻醉喉部后，使用 Killian 支气管镜或 Chevalier Jackson 喉镜将气管插管置于可视化状态下 [16]。1910 年 2 月，Elsberg 主持了历史上第一次使用气管吸入麻醉进行胸廓切开术 [17]。胸外科医师 Howard Lilienthal 邀请了 Elsberg 帮助他治疗一名有 13 个月排痰性咳嗽病史的屠夫。该患者初步诊断为肺脓肿，Lilienthal 想尝试为其进行手术治疗。打开胸膜时，气管内施加 15mmHg 的压力，发现并注意到肺部此时呈现 2/3 的容量，且肺部呈斑驳及玫瑰粉色样。

施加不同的压力，可使肺萎陷和肿胀。Elsberg 每 2～3 分钟周期性地中断吹入气体，以使肺萎陷并促进二氧化碳排出，因此类似于现代正压通气。在这一具有里程碑意义的手术取得成功后，Elsberg 在所有需要全身麻醉的手术中推广了气管吹入法。仅 1 年后，他就发表了使用该技术麻醉 200 多名患者的经验 [18]。Elsberg 的气管吹入法与 Sanders 于 1968 年首次引入的硬质支气管镜检查期间氧气吹入的现代实践非常相似 [19]。

四、气管内插管和喉镜检查

在 Elsberg 取得成功之后，气管吹入麻醉成为 20 世纪 20 年代和 30 年代美国胸外科最流行的麻醉方法。在欧洲，压差麻醉仍然是胸外科手术的首选。气管吹入法在欧洲仅在头颈部手术中流行，因为面罩或手下垂技术可能会干扰手术野。欧洲未广泛采用气管吹入技术的一个主要原因是 Sauerbruch 在欧洲的统治地位极高，他不愿意采取任何其他方法。Sauerbruch 的助手 Giertz 在动物身上进行了实验，表明肺部有节奏的充气优于压差呼吸。他还指出，压差麻醉会导致通气不足、高碳酸血症、静脉回流受损和循环衰竭 [7]。尽管气管吹入法优于其他方法，但远未达到完美。如果气流中断，则会发生二氧化碳积聚。这可通过修改 Elsberg 的装置来解决的，该装置周期性地停止气流以允许肺萎陷。此外，气压伤的发生是可能的，当危险的肺内高压发生时，气体回流受阻。可能发生肺泡破裂和手术肺气肿，被称为“风瘤”，可能是由于在细气管吹入导管周围发生喉痉挛时呼出气体的排出中断造成的[12]。

常规使用气管内技术的另一个障碍是常规盲法放置气管内导管。20 世纪 20 年代，直接喉镜仪器已经存在，但很少使用。盲置需要相关技巧，使用不当可造成创伤，并导致硬质导管引起的气道撕裂。柏林的一位医生 Alfred Kirstein 在 1895 年发明了第一个直接喉镜；在 1895 年之前，直接观察喉部被认为是不可能的。Kirstein 的“自动喉镜”并不用于麻醉，但它却是许多喉镜的原型[20]。1913 年，Chevalier Jackson 开发了自己的喉镜，并在一篇具有里程碑意义的论文中描述了喉镜的正确定位和技术[21]。1941 年，Robert Miller 创造了当前仍被大众熟悉的 Miller 刀片，其起源显然源于 Kirstein 和 Jackson 的喉镜。Sir Robert Macintosh 于 1943 年发布了他的弯曲喉镜，由于其易于使用，直到今天仍然是世界上最受欢迎的喉镜镜片。

气管导管的改进与直接喉镜的发展同时发生。第一次世界大战导致许多战士需要重建受伤的头部和颈部。1919 年，英国麻醉医师 Ivan Magill 和 Stanley Rowbotham 被分配到英国陆军部队工作。在提供畅通无阻的面部和气道通路的压力下，他们成了盲探鼻插管的专家。他们拒绝了流行的吹气技术，并使用更大的管，允许通过管进行吸气和呼气。Magill 发明的大口径红色橡胶管可以防止扭转，并根据上气道的轮廓进行调整。在引入塑料管之前，它们一直是标准的气管内插管器件。

下一步是开发套囊气管导管。没有这一点，正压控制通气将是无效的。在 19 世纪，有零星的尝试者使用袖口管。1871 年，Trendelenburg 使用了带套囊的气管切开导管，1893 年 Eisenmenger 和 1910 年 Dorrance 也进行了类似尝试[22]。这些尝试都没有引起人们对带套囊的气管导管的兴趣。1928 年，Guedel 和 Ralph Waters 推出了带可拆卸充气套囊的气管导管，并成为常规使用套囊气管导管的强烈倡导者（图 1-3）[23]。Guedel 示范了他著名的“浸泡狗”，以显示管的密封效果。他把插了管并注射了镇静药的狗浸在一个水箱里，狗毫发无伤地从里面出来[24]。这种管子不仅有助于控制正压通气，还可以防止胃内容物的吸入，不再需要患者保持轻度麻醉以保持咳嗽反射。随着麻醉深度的加深，气管可

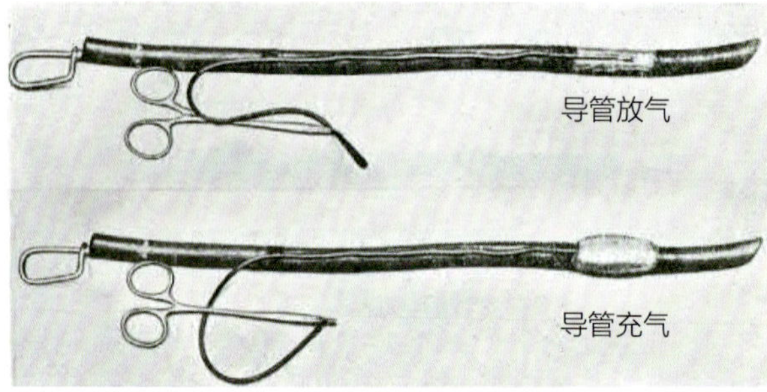

▲ 图 1-3 **Guedel 和 Waters“新的气管内导管”（1928 年）；图中显示的是导管被放气，然后被充气；该导管有 14 英寸长，由橡胶制成**

引自 Mushin WW, Rendell-Baker L, eds. *The Principles of Thoracic Anesthesia*. Springfield, IL: Charles C Thomas, 1953. Copyright Wiley-Blackwell.

以被抽吸，操作条件也得到改善。通过过度通气，即使没有肌肉松弛，也常常可以抑制自主呼吸。控制通气和防止胃内容物吸入是患者通气策略的一个历史性里程碑。

尽管到 1930 年，克服“气胸问题”所需的气道管理的所有组成部分都已存在，但不幸的是，这些方法并没有立即得到广泛使用。Sauerbruch 的压差呼吸直到第二次世界大战仍在欧洲普遍使用。带套囊的气管导管最初被认为是不必要的，并且花了很多年才获得广泛批准。1948 年，对 309 例胸外科病例的麻醉进行了回顾，主张常规使用头高足低位以促进无套囊气管导管周围分泌物的引流，仍不建议常规使用控制性正压通气[25]。

五、胸外科的里程碑

胸外科在 20 世纪 20 年代进展缓慢。20 世纪 30 年代麻醉技术的改进使胸外科手术取得了一些进展。1929 年，Harold Brunn 使用个体结构结扎技术取代了用于肺切除的两段式套扎或止血带技术。这项新技术减少了并发症，如漏气、张力性气胸、出血和坏死残留组织的感染[26]。1931 年，Rudolph Nissen 进行了第一次二期全肺切除术，随后在 1933 年，Evarts Graham 进行了一期全肺切除术治疗肺癌[27, 28]。

胸外科的发展轨迹在改变。开胸术的风险很大，因此只用于治疗顽固性感染，但现在开胸术在治疗恶性肿瘤方面的作用可能会蓬勃发展，使其在治疗感染方面的作用黯然失色。20 世纪 30 年代，

通过闭合式胸腔造口术增加了常规术后胸膜引流，也有助于手术进展。食管外科的进步也发生在20世纪30年代。1933年，日本成功实施了第一次经胸食管切除术，胸内食管胃吻合术[29]。随着胸科麻醉的改进，胸外科开始蓬勃发展。

六、区域麻醉下的胸外科手术

早在20世纪40年代之前，就有倡导者提出运用胸外科手术的区域麻醉技术来进行麻醉。区域麻醉的支持者声称其较为安全，因为它保持了咳嗽反射的完整性和维持自主通气。这些仍然是区域麻醉的有效价值。在1936年的胸科麻醉综述中，Magill将脊髓麻醉描述为一种适用于各种胸外科手术的优秀技术，甚至是肺切除术！他认识到区域麻醉对合作的患者是最好的，今天仍然如此。清醒的患者可以更容易地协助屏气，因为在全身麻醉期间不常规控制通气[30]。但是并不是每个人都如此信任胸外科手术的脊髓麻醉。Nosworthy就曾说过："我喜欢我的麻醉技术，它可使整个情况都在我的掌握之中。但当胸外科手术在脊髓麻醉下进行时，我并不觉得我有能力应付任何紧急情况"[31]。Nosworthy继续描述了在脊髓麻醉下开胸术期间咳嗽反射不足和频繁呼吸困难的问题。有趣的是，由于担心正压通气有可能损伤肺实质，不插管胸外科手术目前正得到广泛的普及。

七、单肺通气的出现

20世纪30年代，直接喉镜、气管插管、带套囊气管导管和控制通气的结合为OLV的发展奠定了基础。为防止污染或手术暴露而进行的肺隔离是下一个前沿技术。肺部手术仍然频繁感染，而从感染的肺部溢出大量分泌物是一个常见的原因。Gale和Waters于1931年首次将OLV用于胸外科手术[32]。他们使用经热水软化的长标准橡胶Guedel-Waters管进行侧弯，将其置于气管内，然后盲目推进至任一支气管，直至遇到阻力。在暴露于环境压力的情况下，除了通过肺隔离预防"气胸问题"，这种肺隔离技术还提供了不动肺和安静的手术视野。他们的技术在其简单性方面具有优势，但由于盲置困难且插管定位可能不稳定，因此没有被广泛应用。

Rovenstine试图改进Gale和Waters的支气管内技术。1936年，他描述了使用带有两个套囊的单腔支气管导管，可以对一个肺或两个肺通气[33]。支气管插管由编织丝制成，在热水中成型，形成侧向弯曲，然后盲法进入任一支气管，如Gale和Waters所述。如果仅在隆突上方对上套囊充气，则双肺可以通气。当充气时，支气管套囊将闭塞另一个主支气管，从而启用OLV。由于放置的困难和不稳定性，这种管也没有得到广泛的普及。

八、支气管封堵术

支气管封堵器的最初使用也始于20世纪30年代。通过放置异物以阻塞肺或肺叶的预期支气管中的通气，通气将被中断，并且阻塞物远端的未通气肺将萎陷。Archibald在1935年描述了支气管阻断器的首次使用；他在肺叶切除术中使用了一个连接在橡胶导管末端的可充气气囊来阻塞受影响肺的主支气管，并防止脓液溢出污染健侧肺。他使用X线片来确认位置是否适当[34]。由于其复杂性，这种特殊的X线引导技术并没有得到普及，但是，使用球囊进行支气管阻塞具有巨大的潜力，经过多次改进，至今仍在使用。

Magill改进了Archibald的设计。1936年，他使用了类似的支气管封堵器，但使用气管镜将其置于直视下，从而消除了对X线引导的需要。他的支气管封堵器是一根远端带有球囊的长管，与气管内导管并排插入。Magill建议使用封堵器来控制分泌物，它有一个用于阻塞肺的抽吸导管。Magill意识到封堵器可以通过引起手术肺的肺不张来改善手术显露。他建议在局部麻醉咽喉后但在全身麻醉诱导前放置，以便在诱导期间抽吸分泌物。此外，Magill还设计了一种用于肺隔离的支气管导管；他的支气管导管也在直视下被放置，是通过导管管腔使用内镜完成的[30]。在目前使用的塑料支气管封堵器开发之前，许多其他器械被用于提供支气管封堵。1938年，Crafoord使用带状纱布棉塞控制分泌物进行"支气管填塞"。使用硬质支气管镜将棉塞插入选定的支气管，而健侧肺通过隆突处的气管导管通气[35]。这些技术都不常用，因为它们需要相当强的技术及经验。Thompson的支气管封堵器于1943年推出，是所有封堵器的原型。它有一个通管丝，并通过硬质支气管镜放置，它由两个融合在一起的管子组成。一根管子给纱布覆盖的气球充气，另一根用来对阻塞的支气管进行抽吸[36]。

在 20 世纪 50 年代，开发了几种单腔气管导管，其中包含支气管封堵器：Steurtzbecher 于 1953 年，Vellacott 于 1954 年，Macintosh 和 Leatherdale 于 1955 年，Green 于 1958 年发明[37-39]。这些是支气管封堵导管（Univent tube）的前身，它是第一种现代气管导管，具有支气管封堵功能。支气管封堵导管是一种带有小内腔的大型气管导管，其中包含一个可回缩的套囊支气管封堵器[40]。在手术结束时，一旦不再需要 OLV，封堵器可回缩至其内腔，插管的功能与传统的单腔导管相同。虽然这种设计很方便，但支气管封堵导管的外径大于相同内径的单腔导管，因此放置时更容易造成创伤，并可能导致气流阻力增加[41]。

Fogarty 栓子切除导管、Swann-Ganz 导管和 Foley 导管都已尝试用作支气管封堵器。Fogarty 导管主要设计用于血管外科手术，在许多病例报告中被描述为可成功实现支气管封堵[42]。然而，由于其并非设计用于此用途，因此在此用途上存在局限性。其低容量、高压力的球形套囊会损伤支气管黏膜，并且没有用于抽吸或吹入氧气的连通通道。定位可能是困难的，特别是在左主支气管中，因为没有用于引导它的转向装置。临床实践中使用的所有现代球囊头端支气管封堵器都解决了这些设计缺陷[43-45]。所有球囊均使用低压、高容量套囊，以减少支气管创伤，并且所有球囊均预期在 4.0mm 软性纤维支气管镜引导下放置。

九、双腔支气管导管

双腔导管（double lumen tube，DLT）的第一个已知描述可以追溯到 1889 年，当时 Head 使用具有两个腔的导管来研究犬的呼吸生理学。1949 年，Bjork 和 Carlens 设计了第一个用于胸外科手术的 DLT，尽管它最初是用于差异性支气管肺活量测定，以评估肺切除术后的预测残余肺活量[46]。由于支气管内放置是盲法进行的，因此在设计中包括了隆突钩，以夹持隆突并辅助放置（图 1-4）。Bryce-Smith 在 1959 年改进了 Carlens 导管，取消了隆突钩，因为它在实践中并不有助于放置[47]。这两种导管都可用于右侧或左侧手术，只有少数例外，因为通气可以通过气管或支气管腔进行，这取决于手术显露所需的部位。

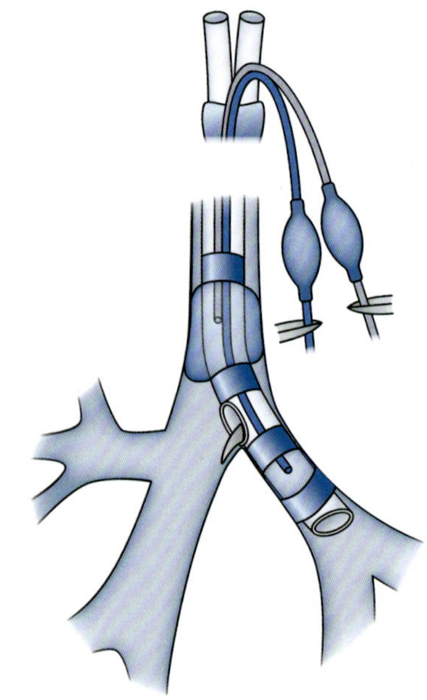

▲ 图 1-4 Bjork 和 Carlens 双腔导管（1949 年）；这是第一种用于左主支气管插管的双腔支气管导管；注意隆突钩的存在

引自 Mushin WW, Rendell-Baker L, eds. *The Principles of Thoracic Anesthesia.* Springfield, IL: Charles C Thomas, 1953. Copyright WileyBlackwell.

由于左侧 DLT 不能用于左全肺切除，其中左主支气管靠近隆突处被切断，因此只能运用右侧 DLT。早期 DLT 均为左侧，因为在不闭塞右上叶支气管开口的情况下用支气管内腔插管右主支气管是具有挑战性的。1960 年，Bryce-Smith 和 Salt 描述了一种右侧 DLT，其中包括支气管套囊中的一个狭缝，用于右上叶通气，White 设计了一种右侧版本的 Carlens 导管，在支气管套囊中有一个通气孔可通向右上肺[48, 49]。

早期 DLT 体积庞大，难以使用，并且具有潜在危险。扭结导致的闭塞、隆突钩造成的创伤、OLV 期间的高气道阻力和盲探放置困难都是常见并发症。1962 年，Robertshaw 引入了一种与目前使用的 DLT 非常相似的新型 DLT[50]。他去除了隆突钩，并引入了新型横截面 D 形管腔，与旧的圆形管腔相比，该管腔提供了更大的横截面积并降低了气流阻力。一次性塑料 DLT 已经取代了较旧的红色橡胶管，但在世界上许多资源稀缺的地方，仍然使用红色橡胶可重复使用的管。值得关注的是，一家欧洲公司（P3 Medical，Bristol UK）目前正在生产一次性红色橡胶 Robertshaw 设计 DLT。

直到 20 世纪 80 年代，软性纤维支气管镜才可用于在手术室（operating room，OR）中精确定位 DLT。值得注意的是，DLT 在软性支气管镜发展之前已经被使用了 30 年，且放置基本上是盲探的，依赖于临床检查。如今使用小型软性支气管镜（4.0mm）用于精确评估 DLT 或支气管内阻断器的定位是临床常见的实践。较新的视频支气管镜用摄像机取代了纤维支气管镜，在外部监视器上投射更高质量的视频图像。事实上，几乎所有的支气管封堵器都依赖于支气管镜检查来正确定位。使用软性支气管镜，侧卧位定位后可再次确认定位，并可在术中重新评估。此外，支气管镜可用于评估不寻常的气道解剖结构，喉镜检查困难气道，并用于引导肺归位。由于这些原因，软性支气管镜检查已成为胸科麻醉的常规检查，并被广泛认为是安全有效放置 DLT 的关键[51, 52]。目前，有几家公司已经推出了各种一次性纤维支气管镜检查，无须进行设备清洁和维护。

十、机械通气

虽然“气胸问题”是通过对肺部施加正压来解决的，但在机械通气和肌肉松弛的发展之前，间歇正压通气的常规使用是不切实际的。机械通气呼吸机直到 20 世纪 60—70 年代才在手术室常规使用，只是在重症监护病房接受之后。Meltzer 和 Auer 在他们的气管吹入动物研究中使用的箭毒，但直到 1942 年 Griffith 和 Johnson 将其用于阑尾切除术时，箭毒才被用作人体全身麻醉药的一部分[53]。Harroun 将箭毒与氧化亚氮和吗啡一起用作胸外科手术的全身麻醉药，这是一种有用的新技术，因为它包含了一种允许使用电烙术的不易燃剂[54]。箭毒很快被更安全的神经肌肉药所取代，神经肌肉阻滞成为全身麻醉的常规组成部分。肌肉松弛药通过抑制自主呼吸促进控制通气的使用，基本上取代了过去使用的过度通气方法。

早期呼吸机的例子已经在这里提到，例如 1892 年的 Fell-O'Dwyer 装置，以及 Matas 通过结合测压和吸入麻醉递送将 Fell-O'Dwyer 装置修改成原始麻醉机。斯堪的纳维亚外科医师和麻醉医师的创新填补了早期呼吸机和现代呼吸机之间差距。Giertz 是 Sauerbruch 的学生，他证明了间歇性通气优于持续的气管吹气，并于 1934 年启发瑞典耳鼻咽喉科医师 Frenckner 研制了“Spiropulsator”，用于间歇充气肺。Frenckner 的同事，Crafoord，增加了一个储液袋，允许自主呼吸，以防止患者在肌肉未松弛时发生人机对抗[55]。在局部麻醉插管后，Crafoord 和 Frenckner 的患者在胸外科手术期间使用“Spiropulsator”进行通气。这种呼吸机的使用在斯堪的纳维亚地区很普遍，但在 20 世纪 30—40 年代其他地方对控制通气的兴趣有限（图 1–5）。

1952 年，哥本哈根的脊髓灰质炎流行病淹没了 Blegdam 的医院，3000 名患者出现脊髓灰质炎，其中 1/3 出现瘫痪。面对如此多需要呼吸支持的患者，医院向麻醉医师 Bjorn Ibsen 寻求帮助。Ibsen 主张对虚弱的儿童进行气管切开术和提供控制通气，以提高他们的生存率[56]。起初，医院几乎没有机械通气呼吸机，所以医学生轮班挤压呼吸袋，直到获得更多的呼吸机。Ibsen 的积极治疗是成功的；患者存活率急剧上升，至此现代重症监护病房诞生，而之前常用的铁肺相关治疗被抛弃。一旦呼吸机可以在手术室内外使用，术后通气支持也是不可避免的。

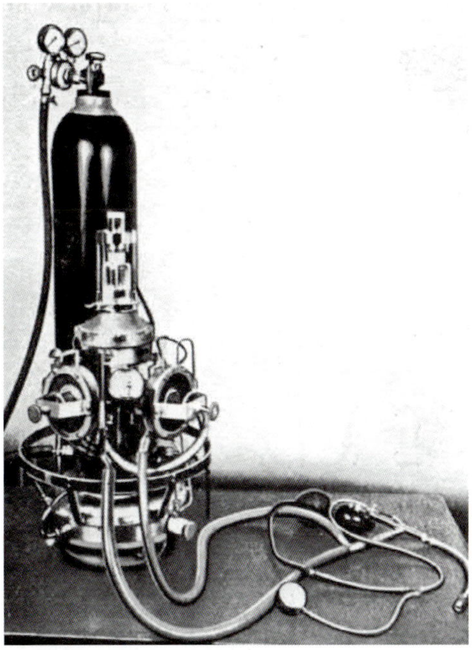

▲ 图 1–5 Frenckner Spiropulsator（1934 年）注意带套囊的气管内导管位于右侧

引自 Mushin WW, Rendell-Baker L, eds. *The Principles of Thoracic Anesthesia*. Springfield, IL: Charles C Thomas, 1953. Copyright Wiley-Blackwell.

1955 年，Björk 和 Engstrom 在他们最虚弱的胸外科手术患者中使用术后机械通气[57]。在手术室外接受后，机械通气终于在 20 世纪 60 年代在手术室获得接受。

十一、术中监测的改进

如今复杂的术中患者监护仪无处不在，并且由美国麻醉医师协会授权使用；然而，在 20 世纪 60 年代之前，术中监测仅包括观察颜色、触诊和听诊。麻醉医师只能依靠血压袖带、心电图和食管听诊器来判断生命体征。低氧血症仅通过外周发绀的存在来检测，通常是一种晚期、主观和不可靠的体征。尽管外周动脉、肺动脉和中心静脉压的准确有创监测的发展有助于指导手术室的护理，但无创氧合和通气监测仪的发展已成为所有类型的手术（尤其是 OLV）提供安全麻醉的关键要素。1942 年，Glen Millikan 开发了第一个耳血氧计，旨在供第二次世界大战中的飞行员使用，以警告他们因氧气供应失败而导致的缺氧。1972 年，日本工程师 Takuo Aoyagi 发明了第一台脉搏血氧仪，除了血氧仪外，还可以测量脉搏[58]。脉搏血氧仪在 20 世纪 80 年代获得了手术室的认可。Severinghaus 宣称："脉搏血氧仪可以说是在麻醉、恢复和重症监护期间监测患者健康和安全方面最重要的技术进步。"[59] 毋庸置疑，脉搏血氧仪已成为 OLV 期间最重要的监测设备。可以密切和连续地监测及识别经肺分流引起的潜在低氧血症。

二氧化碳监测的历史反映了脉搏血氧仪的发展。1943 年首次应用红外吸收法测量呼出的二氧化碳，但直到 20 世纪 80 年代，二氧化碳描记术才在术中被广泛使用[60]。它实际上消除了意外食管插管的发生率。有了良好的无创氧合和通气监测仪，直接测量动脉血气的需求已经减少，但尚未消除。两者都提供快速和连续的气体交换指南，并在需要直接血气测量时帮助指导。

更多的监测器目前还在研发。随着肺导管的普及率下降，已经使用各种技术开发了几种用于评估心输出量的无创方法：经胸生物阻抗监测器、食管多普勒和动脉脉搏波分析监测器。这些技术中的每一种都有其自身的局限性，并且只有时间才能证明它们是否会在监测胸外科患者中得到普及。

十二、改善通气

1956 年，英国引入了氟烷，由于种种原因，它迅速取代了醚和环丙烷。其良好的安全性、高效性、较少的有毒气味、不可燃性和快速诱导的良好动力学特性使其优于先前的麻醉药[61]。氟烷的效力消除了在 OLV 期间补充氧化亚氮的需要。没有氧化亚氮，低氧血症发生的可能性较小。由于氟烷能够引起肝毒性和心律失常，它已在很大程度上被新的强效挥发性药物所取代，如异氟烷、七氟烷和地氟烷。在 OLV 期间，使用不含氧化亚氮的强效吸入剂的做法仍然很常见。

即使在 OLV 期间进行 100% 氧气输送，低氧血症仍然很常见，因为血液可通过非通气侧肺分流。CPAP 和 PEEP 是两种用于手术室外呼吸支持的通气操作，均用于改善 OLV 的氧合。1971 年，CPAP 首次被描述用于患有特发性呼吸窘迫综合征的婴儿[62]。CPAP 可应用于非通气侧肺，通过呼吸暂停氧合来改善氧合，自 20 世纪 80 年代以来一直用于此目的。其局限性在于可能会干扰手术显露，因此在胸腔镜手术中的使用有限[63]。PEEP 通常用于通气侧肺，以改善氧合并防止 OLV 期间的肺不张[64]。高频喷射通气（high frequency jet ventilation，HFJV）也用于 OLV 期间的手术侧肺，以改善氧合[65]。HFJV 使用从高压源输送的新鲜气体通过小导管或硬质支气管镜以高速率（呼吸 100～150 次 / 分）喷射进入气道。由于潮气量很小，肺在手术区域内仍然萎陷。HFJV 在许多情况下都是有用的，例如，支气管胸膜瘘患者的通气，气管狭窄患者或接受气管手术的患者。如今，HFJV 的使用已扩展到手术室外，在需要最大限度减少胸壁运动的手术中发挥作用，例如心脏消融术、立体定向肿瘤消融术和体外冲击波碎石术[66]。

十三、术后镇痛的研究进展

疼痛管理的进步改善了接受胸外科手术的患者的护理。严重的疼痛是由开胸手术切口引起的，开胸术后疼痛通过干扰肺功能的恢复而对术后恢复产生深远的影响。此外，胸外科手术后急性疼痛治疗不充分可能导致慢性疼痛的发展。麻醉医师和胸外科医师意识到急性疼痛管理不当对发病率的影响，引发了多种疼痛管理方式的发展。在 20 世纪 80 年代之前，患者的唯一选择是全身性阿片类药，经常行肌内注射。如今，可选择包括全身阿片类药，非阿片类镇痛药，区域神经阻滞，硬膜外局部麻醉和硬膜外阿片类药等药物。所有这些都可以使用患者自控进行镇痛。近期，术后镇痛的重点转向非阿片类镇痛药和非硬膜外区域麻醉，试图优化术后镇痛，且最大限度地减少不良反应。在各种可用的药物和多模式镇痛的可能性之间，患者的选择是众多的，并且镇痛方案可以根据患者的需要单独定制。

在硬膜外神经阻滞中，引用阿片类是区域麻醉的早期改进。胸段硬膜外麻醉曾被尝试用于开胸术后疼痛，但仅限于使用局麻药，且时常会引起低血压，因此这种方法未进行常规使用[67]。第一个提倡将阿片类使用于神经麻醉的是 Rudolf Matas，他在 1900 年将吗啡与可卡因结合用于脊髓麻醉，以减少可卡因对中枢神经系统的兴奋作用[68]。1979 年，Behar 等首次描述了硬膜外吗啡用于治疗疼痛，并指出其作用持续时间延长[69]。许多研究已证明硬膜外镇痛优于静脉阿片类镇痛。因此，使用阿片类联合低剂量局麻药的胸段硬膜外麻醉成为开胸术后患者的金标准，使用硬膜外导管进行术后疼痛管理有助于急性疼痛的管理，并扩大了麻醉医师的围术期作用[70, 71]。目前经常使用微创手术技术，因此，微创镇痛一直是关注的焦点。椎旁阻滞作为胸段硬膜外麻醉的替代方法已受到关注。许多研究已经证明了两种技术的镇痛等效性，而椎旁阻滞的副作用始终较少[72]。

然而，尽管椎旁阻滞已成为胸段硬膜外麻醉的流行替代方案，但它仍然是一种深度阻滞，具有许多与硬膜外镇痛相同的局限性和禁忌证，并增加了气胸的风险。这引起了学界对筋膜平面的新兴趣，其具有更好的功效性及更高的安全性。常规使用超声进行区域麻醉有助于刺激筋膜平面阻滞的发展。已用于胸外科手术的筋膜平面块包括前锯肌、竖脊肌和胸大小肌。然而需要进一步研究，有研究发现前锯肌阻滞可改善开胸术和电视胸腔镜外科手术（video-assisted thoracoscopic surgery，VATS）患者的镇痛效果，在某些情况下可能与椎旁阻滞作用相当[73-75]。竖脊肌阻滞用于胸外科手术的有效性证据仍局限于病例研究和小型试验；然而，大多数报告表明，它是有效的，并发症的风险较低[76]。但是，与乳房手术相比，胸大肌阻滞不太适用于胸外科手术，它们已被用作其他镇痛方式的辅助手段[77]。肋间阻滞也可以在胸外科手术之前或之后进行，用于术后镇痛，通常由外科医师从胸腔内进行。这些区域阻滞模式渐渐在自主呼吸无管患者的手术中盛行。

十四、拓宽视野：当前胸外科手术麻醉的范围

胸外科手术在数量和复杂性上都有所增加，而护理这些患者的麻醉方法的质量和多样性的增加对此做出了贡献。肺癌仍然是一个主要的公共健康问题，2019 年美国估计有 228 150 例肺癌新发病例[78]。自抗生素开发以来，恶性肿瘤一直是肺部手术最常见的适应证。然而，非恶性疾病的重要手术，如肺移植和肺减容术（lung volume reduction surgery，LVRS），现在在医学中心也常规进行，从而使最虚弱的患者也有机会接受手术治疗。肺移植已从 1988 年在美国进行的 33 例移植增加到 2019 年的 2501 例[79]。移植的最常见适应证是严重慢性阻塞性呼吸道疾病（如 COPD），其次是特发性肺纤维化、囊性纤维化、α_1- 抗胰蛋白酶缺乏症和原发性肺动脉高压。LVRS 是 COPD 患者尝试降低衰弱症状的频率和严重程度的一种选择；然而，由于手术和康复费用高，改善有限，术后发病率和死亡率高，手术仍存在争议。替代的非手术方法包括内镜肺减容术，包括支气管内插入支气管瓣膜、注射组织纤维蛋白胶、支气管内支架插入或弹簧圈插入，这些方法是治疗终末期肺气肿的非手术方法。

对肺功能受损患者的手术治疗，除了需要麻醉医师的围术期管理，还增加了麻醉医师及疼痛医师在手术期前后参与的需求。对胸外科手术患者进行仔细的术前评估是至关重要的，以便能够适当地调整麻醉管理，并且制订适当的术后管理计划。麻醉医师越来越多地参与到疼痛管理，以及需要术后重症监护患者的管理之中。由于麻醉医师在护理接受胸外科手术的患者时扮演的角色多种多样，因此对这些患者的护理体现了麻醉医师作为围术期医师的扩展角色。

由于提供安全有效的胸科麻醉的主要障碍已经被克服，麻醉医师现在能够更好地完善他们的麻醉管理，以改善短期和长期结果。加速术后康复（enhanced recovery after surgery，ERAS）方案的发

展是麻醉医师在优化所有护理阶段中扩大作用的另一个例子。在 ERAS 方案中，重点不仅包括术中管理，还包括术前优化、术后疼痛管理，以及麻醉对术后恢复、愈合和结局的影响。ERAS 协议，已经在其他外科专业建立，旨在减少术后并发症，并通过多学科实施多种循证措施，促进更快的恢复。

ERAS 胸外科手术指南通常包括预防急性肺损伤的措施。随着 OLV 麻醉管理的改善，OLV 期间的术中低氧血症发生率显著减少。然而，尽管手术死亡率有所改善，但急性肺损伤的发生率并未伴随类似的改善。OLV 的理想通气策略仍然存在争议，但大多数从业者都同意的保护性肺通气策略的常见组成部分是小潮气量、使用 PEEP 和复张策略，以限制实质损伤并减轻机械通气的促炎作用。过去，OLV 期间应用潮气量高达 10～12ml/kg 以补偿非通气肺是一种常见做法。目前对大潮气量风险的认识有利于在 5～6ml/kg 内使用较小潮气量通气[80]。优化吸入氧分数（FiO_2）是另一个感兴趣的领域。所有接受胸外科手术的患者使用 100% FiO_2 曾经是标准。由于低氧血症在 OLV 期间变得更加可预防，因此降低 FiO_2 水平的兴趣越来越大，研究表明高 FiO_2 水平可能导致更多心律失常、呼吸衰竭和肺动脉高压[81]。

在胸外科手术中，挥发性麻醉与全静脉麻醉的优点一直存在争议。虽然一些研究表明挥发性麻醉药对手术的促炎作用具有保护作用，但其他研究表明丙泊酚和挥发性麻醉药在主要术后并发症方面没有差异[82-84]。麻醉管理对肿瘤复发的影响也越来越受关注，这被认为部分是由免疫反应的麻醉调节介导的。例如，有限的临床前研究报道称，丙泊酚可能有助于 T 辅助细胞的抗肿瘤激活[85]。此外，由于肺癌细胞上存在 μ 阿片受体，因此使用阿片类可能会促进肺癌进展[86]。区域麻醉也可以通过免疫调节防止癌症复发。目前，要最终评估这些麻醉因素对癌症进展的影响，还需要更多的研究，目前没有明确的建议。

胸外科的一个主要进步是微创技术的发展。20 世纪 80 年代腹腔镜在微创腹部手术中的成功，以及内镜视频系统和器械的改进，促使胸外科医师开发自己的手术微创技术。自 20 世纪 90 年代初以来，VATS 已被广泛实施，并且越来越多地取代传统的开放方法用于更复杂的手术。VATS 需要使用 OLV 进行最佳肺隔离，以获得充分的手术显露，因为外科医师对手术肺的回缩有限。VATS 相对于开放技术的优势包括术后疼痛更少、住院时间更短、术前功能恢复更快、患者满意度更高[87]。患者对微创手术需求的增加迫使外科医师更灵活地使用这些技术。现有数据证实早期肺癌的 VATS 肺叶切除术后的生存率相当于开胸术[88]。微创食管切除术和纵隔手术通常通过 VATS 进行。摄像技术的改进和新的专业仪器使外科医师能够突破传统 VATS 手术的界限，并开始进行单切口手术。胸外科手术的机器人辅助技术也越来越普遍，但这些微创技术的益处和实用性需要进一步定义（图 1-6）。

所有这些微创手术技术都严重依赖于 OLV，因此刺激了肺隔离新技术的发展，特别是支气管封堵器的激增。Arndt 封堵器（Cook Critical Care，Bloomington，IN）于 1994 年被推出，是导丝式的，需要同轴放置，以便在纤维支气管镜引导下放置。2004 年，引入了 Cohen 头端偏转支气管封堵器（Cook Critical Care）。它具有用于弯曲封堵器尖端的旋转轮，并且可以在同轴或平行支气管镜引导下放置。Fuji Systems 现在还生产支气管封堵器，即 Uni 封堵器，其本质上是单独销售的支气管封堵导管的支气管封堵器。EZ 封堵器（EZ blocker bv，Rotterdam，Netherland）具有一种新颖的设计，其特征在于分叉的远端，允许交替肺隔离，并且可以在不需要纤维支气管镜检查的情况下定位。支气管封堵器管理方面的最新进展包括 VivaSight SL（Ambu Inc Columbia，MO，US）单腔导管，该导管配有远端摄像头，可在直视下放置支气管封堵器，无须进行软性支气管镜检查[89]。

对理想 DLT 的探索仍在继续完善。现在至少有五家不同的制造商生产各种尺寸的用于右支气管或左支气管的 DLT。Silbroncho 是一种由硅橡胶制成的左侧 DLT，带有金属丝增强头端。Silbroncho 的建议优势包括较小的套囊以防止左上叶闭塞，软性加强头端旨在防止支气管管腔扭结或压迫闭塞[90]。VivaSight DL 类似于单腔和支气管封堵器版本，在气管管腔末端提供高分辨率摄像头，通过在隆突水平提供插管的实时视图来确认放置，并减少了对软性支气管镜检查的需求。在麻醉医师远离患者头部的情况下，它可能是有用的，并且 DLT 正确位置的连续视图是有帮助的（图 1-7）。

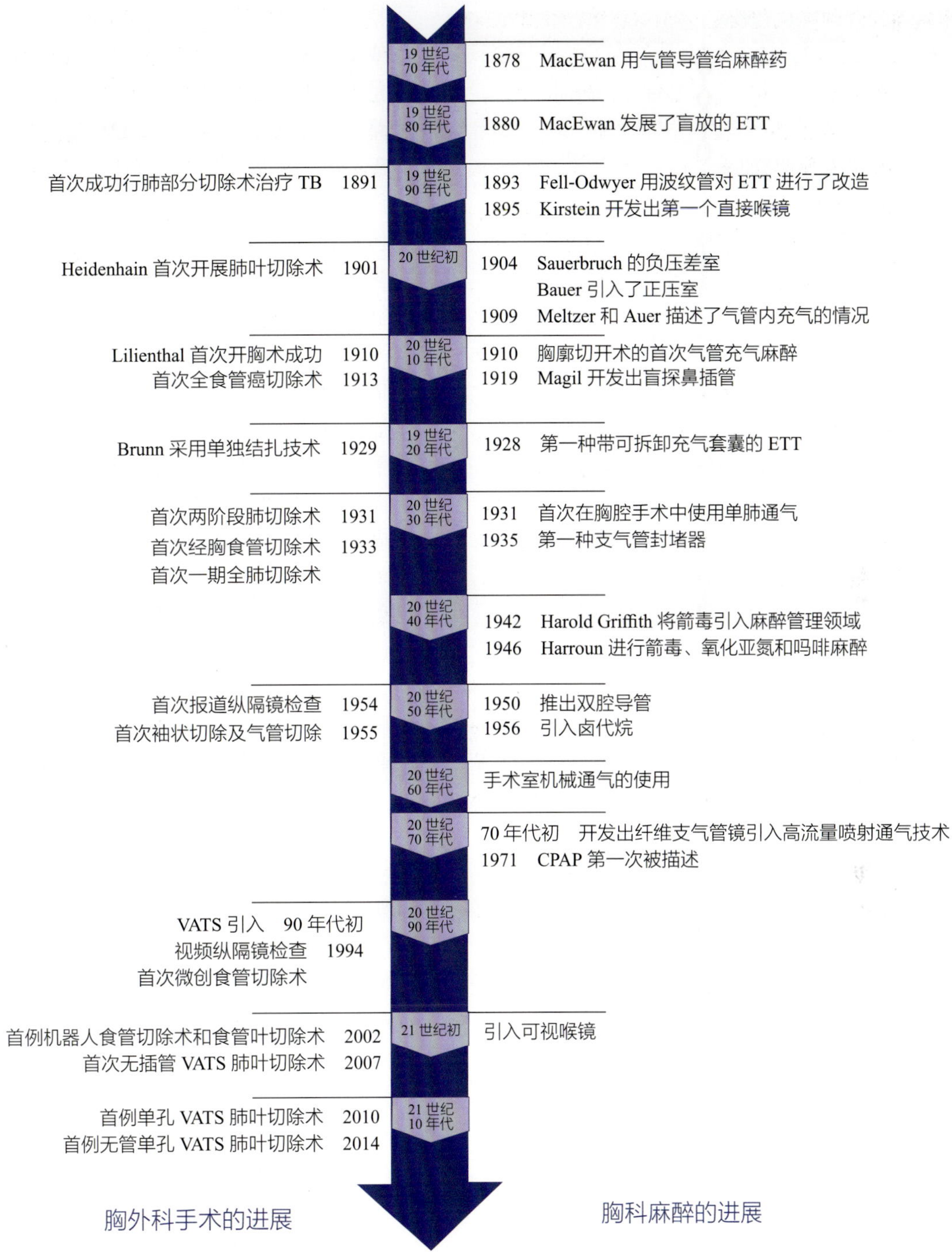

▲ 图 1-6　胸外科手术和麻醉发展的里程碑

CPAP. 持续气道正压；ETT. 气管导管；OLV. 单肺通气；VATS. 电视胸腔镜外科手术

视频技术的改进已经导致新的视频集成气道设备的激增。软性视频支气管镜在图像质量和分辨率方面不断改进，现在可由几家公司作为一次性使用的一次性设备获得，以努力降低与可重复使用的内镜相关的成本和维护。在许多情况下，视频喉镜已经取代了用于困难气道插管的软性支气管镜，并且已经被用于放置 DLT。视频喉镜检查可确保患者的气道不受距离的影响，潜在地减少感染的传播。因

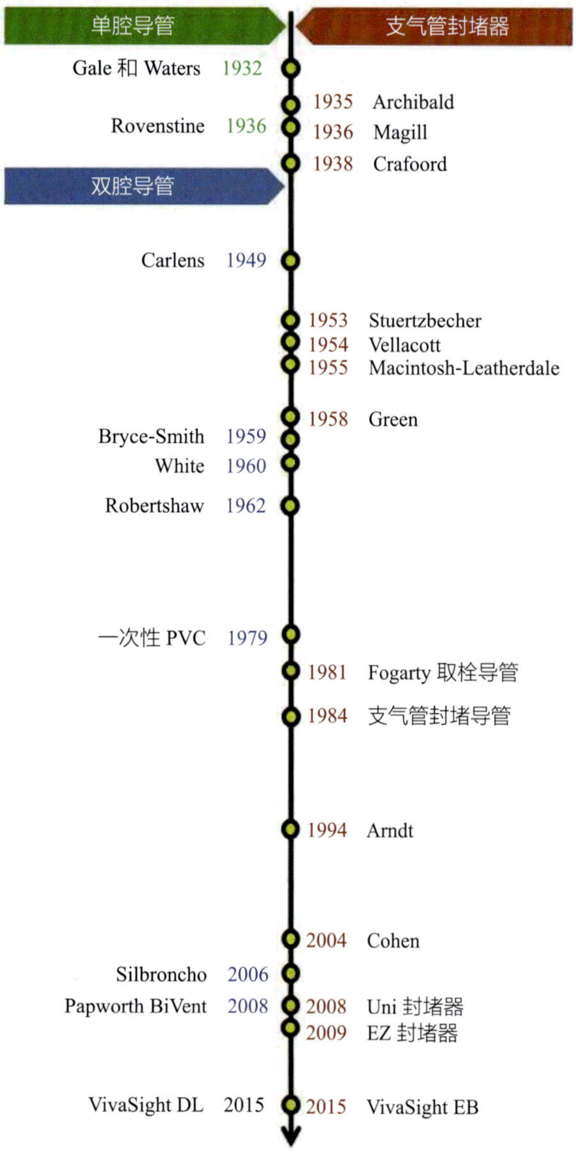

▲ 图 1-7 肺隔离技术的发展史

PVC. 聚氯乙烯

此，视频喉镜在 COVID-19 大流行期间被广泛使用。

随着支气管封堵器和 DLT 的阵列现已可用，提供 OLV 比以往更容易、更安全、更通用。目前，随着支气管封堵器和 DLT 的出现，提供 OLV 比以往更容易、更安全、更通用。由于 DLT 的可用性和更适合肺隔离的支气管封堵器的多样性，目前单腔气管导管仅很少用于成人 OLV。然而，它们仍然经常用于儿童，因为婴儿和幼儿相对较小的气道无法容纳 DLT。最小尺寸 DLT 为 28Fr，可囊括青少年患者。对于可通过 5.0Fr 治疗的儿科患者，使用阿恩特封支气管堵器（Cook Medical，Bloomington IN）或 Uniblocker 支气管封堵器（Fuji Medical，Japan）是可行的。脊柱、心脏、食管和血管手术中胸腔入路使用的增加也促进了 OLV 工具和技术的普及。用于心脏手术的机器人辅助技术，包括机器人二尖瓣修复术、房间隔缺损修复术和心包手术越来越多地使用 OLV[91]。如此广泛地需要 OLV 的手术使得大多数麻醉医师必须使用这些技术，因为如果没有足够的肺隔离暴露，这些手术技术可能是不可能的。

今天，随着无管胸外科手术的引入，对 OLV 的依赖受到了挑战。无管手术的定义可以从避免气管插管到避免所有导管和管路，包括胸管和导尿管。手术是在自主通气的患者或使用气道喉罩（LMA）或在区域麻醉下进行的。在气管内导管和肌肉松弛应用之前，咳嗽反射曾经是胸外科医师手术操作的障碍，雾化利多卡因或神经阻滞可以减弱咳嗽反射。结合多种新型微创技术，2014 年对一名未插管患者进行了第一例单孔 VATS 肺叶切除术，回顾了 20 世纪上半叶用于开胸麻醉的区域麻醉[92]。随着胸外科的进步，我们开始看到过去的启示，新科技和技术克服了过去使手术如此危险的问题，并补充了旧技术的回归。当然，历史正在重演！

麻醉医师也经常参与其他类型的胸外科手术。支气管和气管的肿瘤经常用支架和（或）激光疗法治疗。通常由于恶性原因，气道支架植入术用于缓解严重气道阻塞患者的症状已变得越来越普遍。这些手术可能需要特殊的通气技术，如 HFJV 或 Sanders 注射系统。此外，支架现在经常由介入肺病学家在手术室外放置，这对麻醉医师提出了独特的挑战。当在全身麻醉下进行时，气管切除术需要交叉视野插管和间歇通气。然而，作为无管时代的一部分，最近有报道称在区域和脊髓麻醉下进行气管切除术，包括颈部硬膜外麻醉[93]。体外膜肺氧合（extracorporeal membrane oxygenation，ECMO）技术的改进使其成为治疗这些困难肿瘤的更容易的选择，允许更好的手术条件，同时根据需要维持氧合和血流动力学支持。Novalung 是一种无泵肺辅助设备，可用于更轻松地清除二氧化碳，尽管与传统 ECMO 相比，其氧合能力较差[94]。

前纵隔肿块对麻醉医师来说也是特别具有挑战性的，因为它们可能导致气道的外源性压迫和严重阻塞。前纵隔肿物患者可能需要麻醉进行诊断或治疗，麻醉管理需要基于术前仔细评估气道压迫的可能性，并需要与胸外科医师密切合作。随着ECMO的普及，对于麻醉诱导时心血管和呼吸功能衰竭风险最高的患者，目前推荐使用ECMO预插管。

结论

如果没有麻醉技术的改进，胸外科医师现在常规进行的手术的多样性和复杂性是不可能的。在过去的100年里，麻醉学家已经改进了固定气道、肺隔离、生理监测和通气技术的方法，使其达到以下程度，即对身体虚弱的患者进行复杂的手术麻醉似乎很容易。胸外科在麻醉技术的改进下蓬勃发展。未来的胸科麻醉医师将能够提供最安全的麻醉，不仅有利于手术，而且还能优化短期恢复和长期结果。

第2章 生理功能的解剖学相关性

Anatomic Correlates of Physiologic Function

Theodore C. Smith　Edmond Cohen　著
马露琳　陈向东　译

呼吸和循环系统在将氧气从大气运输到线粒体，以及将二氧化碳从细胞运输到大气中起主要作用。它们通过对流和扩散的交替步骤来完成这些任务。呼吸系统提供氧气的前两个步骤，从大气对流和扩散到血流中。解剖学特征最好通过评估其在几种功能中的作用来理解（表2–1）。该结构包括一个空气调节子系统、一个泵和一个奇妙的可分解的对流系统，它终止于灌注良好、密排的多面体空气空间，巧妙地将一个非常大的区域与血液和气体之间的最薄的屏障结合在一起，为通常被动的呼气提供动力。

本章强调形式和功能是相互关联的。因此，它不遵循一个明显的解剖结构。

一、肌肉驱动的空气泵

呼吸由两组肌肉（3块为吸气肌，3块为呼气肌）完成，分别位于躯干（胸部加上腹部，在古希腊语中称为胸部）的骨骼和软组织结构。古希腊语的胸部上以胸骨、肋骨、脊柱、肋间肌、腹壁肌、锁骨和带状肌为界，下以盆底为界。肌肉对骨骼和软组织器官的作用提供主动的吸气，在实质和胸部储存能量进行被动呼气，并在需要时提供主动呼气（表2–1）。

吸气肌由膈肌、肋间外肌和辅助肌组成，包括颈部带状肌和竖脊肌（图2–1）[1, 2]。膈肌是一个圆顶结构，由中央肌腱组成，肌纤维向外辐射，附着在剑突、第7～12根肋骨和椎体上。在膈神经的控制下，收缩使圆顶形状变平，增加了肺的从头至尾的（CC）维度。同时，它使肝脏、脾脏和胃向前和向后移位，通过肋骨的被动运动增加，增加胸部的前后径（AP）和左右径（S-S）或侧径（图2–2）。

胸腔容积也通过肋间外（斜）肌的作用而增加。这些肌肉的纤维从一根肋骨的上端到下一根肋骨的下端呈斜向上和向后运动。3种类型的运动源于略有不同的构形：①前2或3根肋骨；②中间肋骨；③最下2对肋骨：泵把手、水桶把手和卡钳运动。前3或4根肋骨位于主要由后向前倾斜的平面内。当它们向上运动时，它们增加了AP和CC的直径。这种运动就像一个泵把手。接下来的6或7根肋骨位于越来越向侧面倾斜的平面内。当它们运动时，由于这些肋骨在胸骨处的关节引起的水桶把手运动，以及在脊柱处，S-S直径增加。第11和第12肋主要向外移动，辅助于内脏的压力，以及向上移动，如卡钳或钳口，主要增加S-S径[3]。

尽管膈肌或肋间外肌能够独立供给潮气量和约一半的肺活量，但大部分的辅助肌仅起辅助作用。椎旁肌可使脊柱后凸变直，颈部带状肌抬高胸廓入口。颈部的带状肌肉，包括最重要的胸锁乳突肌，也包括从舌头到舌骨到甲状腺到环状软骨到胸骨的肌肉，通常被称为吸气的辅助肌肉，它们能够增加约10%的吸气能力。正常情况下，吸气时，随着每次呼吸，它们具有阶段性的张力增加(即等长收缩)，这可以起到稳定胸廓入口的作用。每次抬起下方肋骨时，都使得外部肋间S-S增加。当锁骨和第一肋骨可以被看见向上和向外移动时，在自主通气或机械通气中，可以确定它代表增加的潮气量[4]。

表 2-1　与肺功能测试相关的解剖学和生理学

主要功能	可测试生理学	解剖特征	适用实验
通气	泵	骨骼	视诊、透视
	导管	肌肉	PI_{max}、PE_{max}、肺活量
	可舒张组织	气道	气道阻力、用力呼气量
		小气道	流量—容积环
		肺泡管	肺容积、闭合容积
弥散	泵	右心室	前后负荷、射血分数、室壁分数、室壁运动、心排量
交换	分布		
	气体	肺泡相互依赖	胸部 X 线片
	血液	气道形态学	A-a 差异 DO_2、CO_2
	表面	流体静力梯度	DL 一氧化碳
		血管效力	
		肺泡面	毛细血管容积 惰性气体通气—灌注分布
防御	过滤	鼻咽	检查
	湿化	上皮	钽运输
	黏液纤毛运输	喉	咳嗽反射
	与内脏分离	细胞类型	支气管刷洗、灌洗
	免疫机制		
控制	感受器	颈动脉体	多沙普仑
		主动脉体	
		脊髓 • 呼吸中枢 • 腹外侧面 • 刺激物与 J 受体	通气反应 • 二氧化碳 • 缺氧
	反馈	迷走神经	呼吸型
		中枢连接	对负荷响应

DL. 肺扩散容量；PE_{max}. 最大呼气压力；PI_{max}. 最大吸气压力

吸气肌也具有呼气功能。首先，通过拉伸呼气肌，它们在启动时增加其收缩性。其次，它们伸展肺，并且在大潮气量下也伸展胸腔，储存用于呼气的弹性能量。最后，它们的作用在呼气时缓慢而渐进地下降，对呼气流量产生制动作用，使呼气流量问题最小化，并有增加平均肺容积的趋势（图 2-3）。

呼气肌由腹壁肌肉、肋间肌和上肢和胸部的许多其他肌肉组成。呼气肌通常不参与安静呼气。它们显著增加喷嚏或咳嗽时的呼气流量，并且可以将肺容量降低到功能残气量以下，达到残气量。参与

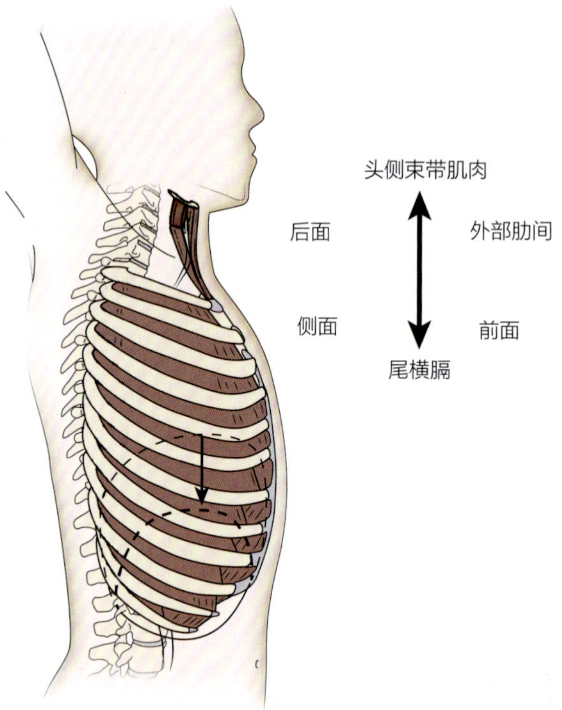

▲ 图 2–1　吸气肌

主要吸气肌为膈肌、肋间外肌，其次为颈部带状肌，尤其是胸锁乳突肌和三斜角肌；肩胛带和竖脊肌的肌肉在深吸气末可能起次要作用

主动呼气的肌肉最重要的是腹壁的肌肉（腹外斜肌、腹内斜肌、腹直肌和腹横肌）、肋间内肌（其纤维比外斜肌更垂直）；以及起作用最小的胸椎和脊柱的肌肉，其向前拉动肩部和屈曲脊柱（并可称为呼气的附属肌肉）。这些肌肉在麻醉过程中通常没有什么作用，但在咳嗽时起作用。在苏醒时或在麻醉较浅的情况下，腹部组件可以在呼气结束时被启动。这种腹斜肌的呼气末紧缩将腹壁向前推进，可能被误认为是一种吸气活动。试图用复苏袋(Ambu-bag 或等同物）辅助呼吸的护理人员可能会因此导致不同步，并且他们的努力可能会适得其反。

二、肺容量：解剖决定因素

肺容积的命名最初基于 4 个独立的容积：残气量（residual volume，RV）、补呼气量（expiratory reserves volume，ERV）、潮气量（tidal volume，V_T）和补吸气量（inspiratory reserves volume，IRV）。增加了第五个重叠肺容积闭合气量（closing volume，CV）。可以增加两个或更多个容积以获得容量。

功能残气量（functional residual capacity，FRC）= RV + ERV

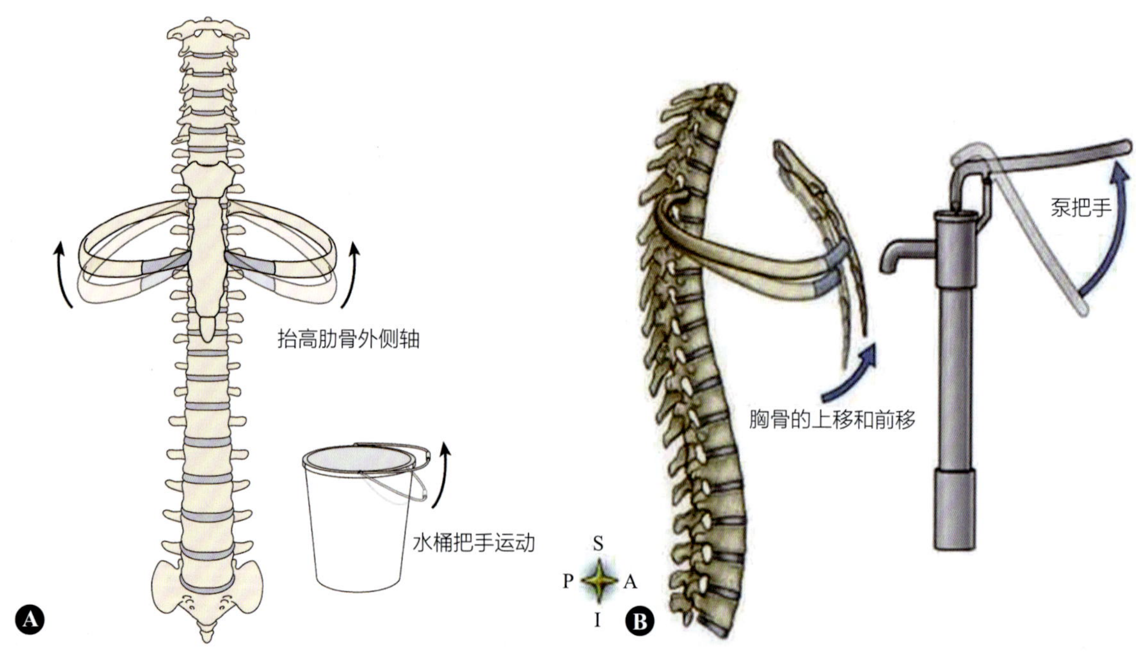

▲ 图 2–2　肋骨的运动

A. 斜角肌，附着于前 2 根肋骨，胸锁乳突肌附着于胸骨和锁骨，颈部其他带状肌抬起胸廓入口，像泵把手一样扩大头尾径。肋间外肌像水桶把手一样提起中间肋骨，扩大了肋骨的左右径和前后径；B. 肋间下缘和膈肌在肋骨上的附着提升肋骨并将其向上和向外推，辅助于膈肌下方器官的压力，特别是肝脏、胃和脾脏

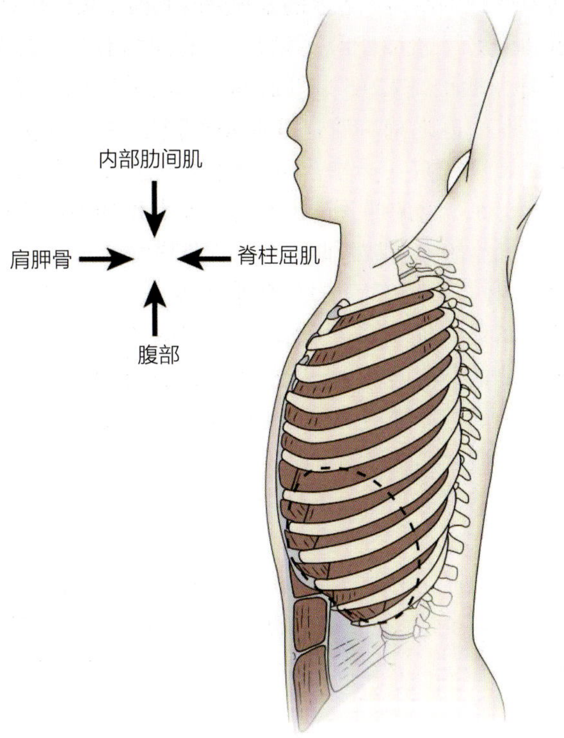

▲ **图 2–3　呼气肌**

主要的呼气肌是将肋骨往下拉的肋间肌，将内脏往上推的腹壁肌，以及在呼气的极端情况下，将脊柱弯曲的肩腰肌和脊柱肌；吸气肌做功时储存的弹性回缩能量提供了呼气力量的主要部分

吸气量（inspiratory capacity，IC）= V_T + IRV

肺活量（vital capacity，VC）= ERV + V_T + IRV

总肺活量（total lung capacity，TLC）= RV + ERV + V_T + IRV

闭合容量（closing capacity，CC）= CV + RV

当将肺脏和内脏从体内取出，所有肌肉放松或瘫痪时，胸廓的体积比 FRC 大几百毫升。类似地，当肺从胸腔中取出并与大气相通时，它们的体积减小多达数百毫升。

静止位置，即 FRC，是通过将实质的力量等同于进一步萎陷，而胸腔的力量则倾向于重新扩张而设定的。此时，呼气肌稍微伸展超过其静止长度，并可收缩以减少胸部从 FRC 到 RV 的气体量，但这种收缩的极限在儿童和年轻人中与老年人有所不同（见后文）（图 2–4）。

VC 是由胸椎、肋骨、脊柱和膈肌的最大偏移量决定的。从 FRC 来看，IC 受肌肉缩短和肋骨伸展的限制，而非肺顺应性。然而，ERV 和 RV 在不同年龄阶段受到的限制不同。在成人中，RV 代表所有小气道因失去拴系效应而关闭时肺内气体的体积（见后文）。在儿童中，最大呼气量时切除肺的 RV 略小于胸膜腔容积。因此，胸腔压力始终为负值。随着年龄的增长，肺组织闭合能力的增加使其在最大呼气时高于骨性胸廓的最小容积。现在呼气时产生正的胸膜压力[5, 6]。

三、上呼吸道

从鼻孔和嘴唇到喉部的传导通道不仅起着简单的传导功能，而且起着重要的防御功能。它们过滤、加温和加湿吸入的气体，并用作防止刺激性物

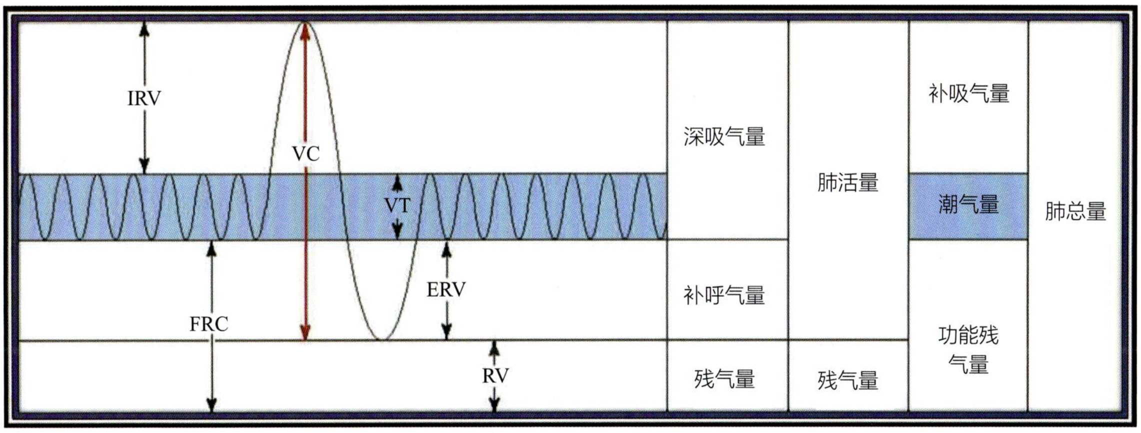

▲ **图 2–4　肺容量的组成**

肺部气体空间被分为 4 个独立的容积：残气量、补呼气量（ERV）、潮气量（V_T）和补吸气量；第 5 种容积，即闭合气量，通常是 ERV 的一部分，但随着年龄的增长、卧床和疾病的发生，可能扩大到包括 TV 的一部分；一个容量是两个或更多容积的总和

质进入更脆弱的肺实质的缓冲器。在静息呼吸期间，通过鼻呼吸获得热量和湿度的最大储存。在呼吸过度时，最小的呼吸功决定了口呼吸，牺牲了喉上空气调节。骨骼、肌肉和黏膜结构提供这些优化和切换。

气道的鼻部分具有软骨和骨的框架，其内部在漏斗形前庭中覆盖有含毛鳞状上皮及在较深腔中的纤毛假复层呼吸上皮。入口是一对由鼻翼软骨和中隔软骨前缘构成的椭圆形开口。被称为鼻毛的毛发在开口处形成粗网，以过滤大颗粒。当轻轻移动它们时会引起喷嚏。呼吸过度时，横纹肌的滑脱 [面神经（第Ⅶ对脑神经）控制下的鼻肌] 使入口某种程度扩张。鼻孔可以变窄，如在吸气中，当伴随增加的吸气气流的压力降低导致侧向（软骨）壁向内移动时，使通道变窄并产生将气流引导到更大部分的腔室顶部中的射流。这有几个功能：改善嗅觉，清除分泌物进入咽部，并将干燥的冷气引导到潮湿温暖的表面（图 2–5）。

在前庭之外，腔室开放成两个双侧对称的腔室，硬腭为底，鼻中隔为内侧壁，上颌骨为外侧壁，有 3 个弯曲的骨性突起，被称为鼻甲。在空腔中，气流的方向被弯曲，并且气流被鼻甲进一步分解。内侧 – 外侧表面的面积约为 150cm^2，它们之间的距离很少超过几毫米，除了沿腔底，内侧、外侧和下侧的边界之间可能有多达 1cm 的距离。因此，腔底是推进纤维内镜和气道的明显选择路线。黏膜下层的血管非常丰富，类似于勃起组织。这些容器为鼻子的调节功能提供所需的热量和水。鼻泪管和鼻窦口位于鼻甲下方。

嗅觉神经由上皮细胞中的双极神经元提供，其

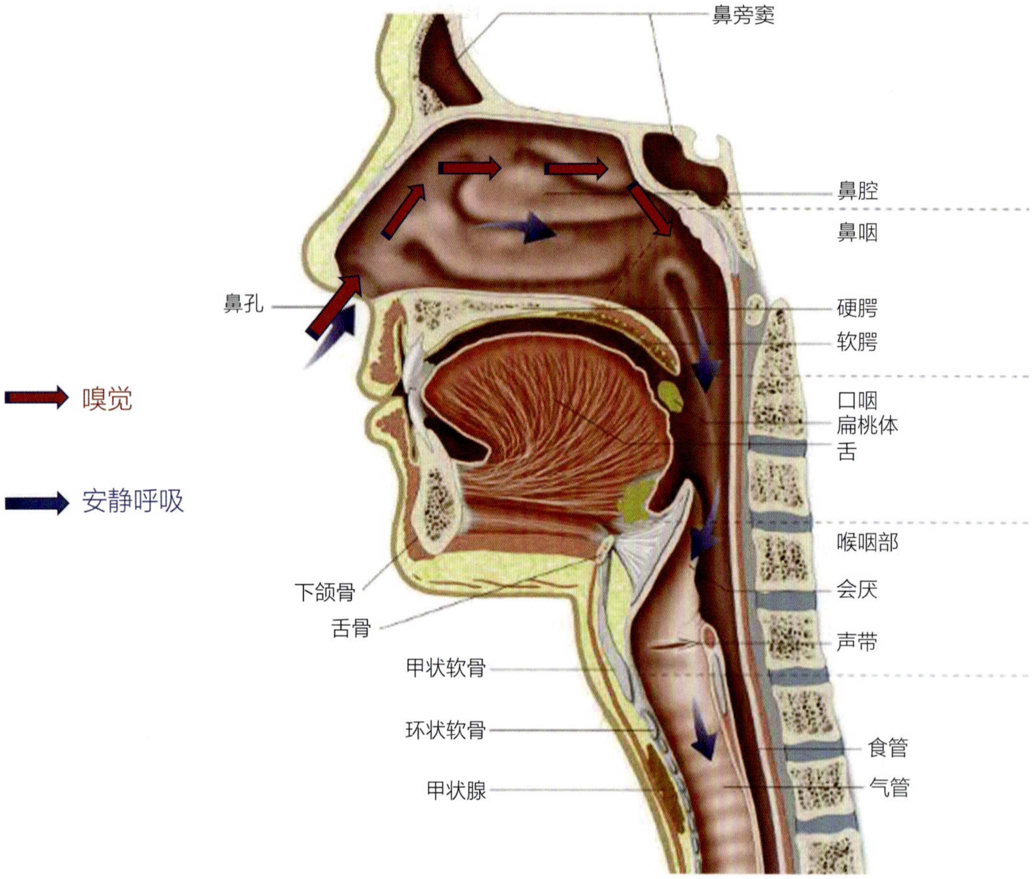

▲ 图 2–5　鼻

在安静的呼吸中，吸气气流流过鼻甲并绕过鼻甲（促进加湿），在咽部急剧弯曲 [大的悬浮颗粒撞击咽淋巴环（Waldeyer's ring）处黏膜，其下有淋巴组织]，并在体温下进入下咽部，几乎完全加湿，并清除掉大的颗粒；嗅觉将吸入的气体引向嗅觉神经发源地的阁楼；吸气加湿时的表面卷曲促进了肺泡呼出物中大部分湿度的凝结，从而节约了水分

轴突穿过筛板到达嗅球，并与嗅神经（第Ⅰ对脑神经）的轴突形成突触。感觉由三叉神经（第Ⅴ对脑神经）的前两个分支提供，它们在进入黏膜前已广泛分支。面部表情和情绪的运动神经支配来自面神经（第Ⅶ对脑神经）。自主神经支配来自颈部（交感神经）神经节，其动脉供应（颈外动脉和副交感神经的分支）来自第Ⅴ对脑神经。通过自主神经反射，寒冷、干燥的吸入气体增加了黏膜中的血液流量和体积，为气体提供热量和水分。

鼻咽从后鼻孔开始，在此气流可形成另一急弯。惯性将悬浮颗粒带入后部黏膜毯，其中丰富的淋巴组织供应（咽淋巴环）促进防御。引流中耳的咽鼓管开口于侧壁。鼻咽上方以颅底为界，后方以脊柱为界。当软腭和舌头放松时，鼻咽是气道的一个广泛开放的部分，其横截面积是气管的2～3倍。

由鼻产生的对气流的阻力几乎是总气道静止阻力的一半。主要原因是湍流模式和由鼻夹造成的狭窄空间。如前所述，前庭产生的阻力是可变的，然而，由于嗅闻期间侧鼻软骨的瓣膜塌陷，气流减少。鼻翼张开可以对抗这种塌陷，减少阻力，同时传达情绪。相比之下，从后鼻孔通过鼻咽的气流阻力是可忽略的（鼻呼吸）或无限的（即关闭时）。这种类似瓣膜的功能是由软腭的作用引起的：当软腭升高时，它密封鼻咽，气体以非常小的流动阻力穿过口腔和咽。

当软腭在静息呼吸中放松时，口咽只是鼻咽的垂直延续。随着转换到口腔呼吸和舌根的向前运动时，它成为气道中阻力最低和横截面积最大的部分。它作为一个温和的曲线引导气流进入喉部。

下咽由两个漏斗状的腔隙组成，即梨状窝，位于喉的两侧。食管入口通常由环咽肌关闭。喉上神经恰好位于鼻窦前外侧壁的黏膜下，在此处可被两个局部麻醉药浸湿的纱布堵塞。这与其余的感觉神经支配相反：没有一个其他的解剖可识别的位点作为神经供应大面积黏膜的标志。因此，将几个局部麻醉药浸泡的棉签放在鼻子或喉咙中进行局部麻醉并不能产生令人满意的局部麻醉[7]。

鼻、口和咽解剖的次要功能是使语言和歌曲产生丰富的质量和多样性，并在吞咽期间封闭气道。这些结构－功能关系的细节可以在别处找到。作者遗憾地指出，新生儿可以同时做到这两点，也就是说，吮吸和唱歌，或者至少呼吸和吞咽。新生儿具有非常弯曲且相对较长的会厌，会厌向上延伸到软腭，以提供气体通过口咽进出鼻的密封运输，并使液体横向围绕喉部偏转至食管。这种能力在婴儿期就消失了。更糟糕的是，在整个余生中，那些使吸气和进食分离越来越不确定的反射的丧失会慢慢加速（图2-6）。

在此位置的功能解剖结构可以用大写字母F表示，其中嵌入了4个气门。鼻翼外侧软骨随着通过鼻孔的气流的增加而向内移动，以加速气流速度并将其向上引导到鼻上顶（V_1）。这在一定程度上被面部肌肉所阻止，面部肌肉会使外部的鼻孔变硬并打开。软腭和舌根一起运动打开鼻咽部呼吸，分开运动促进口咽部呼吸（V_2）。口唇和牙齿支配口的入口（V_3）。喉是第4个阀门，将在下文进行描述。这些瓣膜是肺脏防御的第一道防线。

在口呼吸期间该部分气道的体积约为1ml/kg，在鼻呼吸期间为1.5ml/kg。这些数字表示气管造口术实现的无效腔减少。上气道在休息时提供约一半的气道阻力，在呼吸过度和口呼吸时提供1/3或更少的气道阻力。克服这种阻力的呼吸功通常约占基

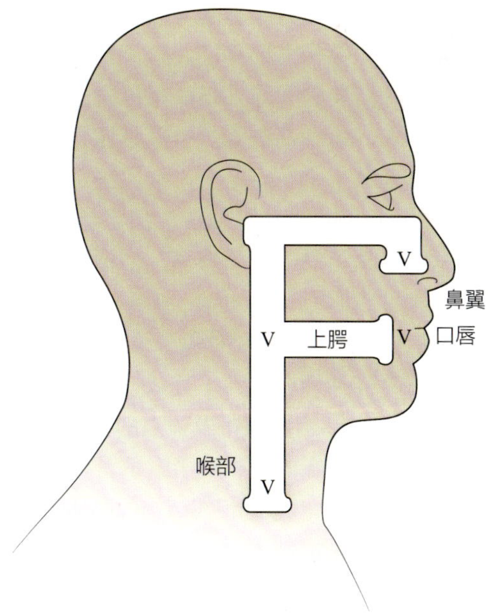

▲ 图2-6 气道阀门

在4个独立的部位可使气道变窄或关闭；在鼻部，鼻孔扩张器的松弛和与快速吸气气流相关的空气动力通过鼻翼软骨的向内运动来缩小孔径；在唇部，口轮匝肌即使在下颌骨部分张开的情况下也能闭口；鼻呼吸时可抬高软腭封闭鼻咽（如吹起一个封闭的气球时），或提拉软腭封闭口腔；喉是一个复杂的阀门，有3个独立的构造

础代谢需氧量的 1%。通过气管造口术或经喉气道绕过上气道本身通常不会提供明显的治疗效果。它确实将加热和加湿吸入的气体及在呼气时保存热量和水的负担转移到了另一个设计不太优雅的地方。

综上所述，上呼吸道是一个具有调节功能（加热、加湿和过滤）、防御功能（咳嗽、打喷嚏和吞咽），以及某些高级文明功能（包括演讲、唱歌和哭、笑等情感表达）的主动管道。它对某些疾病过程提供轻微的补偿。矛盾的是，它可以增加气道阻力，从而控制肺容量并改变口腔的等压点（噘唇呼吸）。在胸科麻醉的实践中，了解这些解剖学相关性有助于呼吸困难的诊断和评价，有助于纤维支气管镜检查的诊断适应证和插管辅助，以及急诊和术后患者的管理。

四、喉

虽然更常见的观点是将声门裂视为上下气道的分界部分，但本节将把喉作为一个整体来考虑，将上下气道分开，并将舌骨作为一个喉部结构。喉简单来讲是阀门，其在呼吸期间打开，在吞咽期间关闭，并且在发声期间处于中间状态。当需要增加腹内压时（如排便、提升）它起着次要但至关重要的作用。因为这个结构需要移动、打开和关闭，所以它具有必要的结构和力量。最值得注意的是，它有三种闭合方式，每种都更安全：声带像百叶窗一样关闭喉部，会厌折叠在声门上，会厌底部周围的结构向上并将前庭折叠（假声带）向下推到真声带上。这就像存款箱设施中的箱锁、格栅和巨大的金库门。

喉由 1 块骨、3 块不成对和 3 块成对的软骨、9 块内在肌肉、各种外在肌肉（其数量取决于所走的距离）、连接这些肌肉的韧带及适当的神经和血管组成。其运动既是内在的（相对于喉部其他部位的运动），也是外在的（相对于相邻结构的整体运动）。

舌骨与喉的通常描述无关。然而，它与甲状软骨的上缘的连接非常牢固，就像环状软骨通过坚韧的膜状韧带与甲状软骨的下缘连接一样。两侧各有一个孔，喉上神经和血管通过该孔。这为神经阻滞提供了第二个部位，位于舌骨大角（后）下方和前方各 1cm 处，深度刚好在皮下。在更深处推进的针可感觉到坚韧的韧带。喉外的几个肌肉起源于或附着于舌骨上，并且容易通过其名称中的“hyo”来识别（例如，肩胛舌骨肌、舌骨甲状肌等）。它们是呼吸辅助肌的一部分，参与吞咽活动。从舌骨中心到会厌中心还有一条小而恒定的韧带。在一些重建中，它似乎可以防止会厌向后和向下旋转以覆盖声门，但它要么足够长，要么足够低，以允许会厌在喉关闭的三种机制中的一种机制中折叠在喉上（图 2-7）[8]。

会厌是一个复合弯曲的勺形软骨，即在水平截面上向内凹，在垂直截面上向后凹。它是三个不成对的软骨之一；甲状软骨和环状软骨是另外两个。Fink 曾指出，外在肌肉对这种复合弯曲的作用导致了一种折叠运动，它使会厌的游离顶部像德国啤酒杯上的铰链盖一样向下覆盖在喉前庭上[9]。吞咽时颈部的喉部抬高进一步促进了这种运动，这种运动是喉部上方的背带肌肉［颏肌、舌肌、舌骨肌、茎突肌、肩胛甲状肌（omothyroid），以及其他甲状软骨肌］共同努力的结果。因为这些动作是作为吞咽动作的一部分被编程到运动皮质中的，所以它们是规则且可靠的阀门机制。在最大的自主努力下，它们在会厌的根部聚集组织在一起。这种球阀是三种关闭构造中最坚固的。会厌的下表面由迷走神经（第Ⅹ对脑神经）翻转，迷走神经（第Ⅹ对脑神经）还通过内收声带的杓状软骨的旋转（最弱的阀门构造）内在地调节关闭声门的肌肉。另外，会厌上表面由支配舌咽神经（第Ⅸ对脑神经）的分支构成。Macintosh 推测，与刺激受第Ⅸ对脑神经支配的下咽黏膜相比，用直片喉镜刺激下表面（第Ⅹ对脑神经）更可能通过迷走神经中的运动纤维引起喉痉挛。与涉及一个核团的简单反射相比，麻醉更可能需要阻断两个不同核团之间神经元连接的反射。这一推理诱导了 MacIntosh 喉镜片的设计，没有公布的数据证实了这一猜想。

甲状软骨是不成对软骨中的第二个，是一个大致呈螺旋状的圆柱形结构，构成喉的前壁和侧壁的主要部分。它的大小和顶部前方突出的缺口提供了一个容易观察或可触及的地标。会厌的基底部由甲状软骨中线刚好位于声带起源上方的一条坚韧的韧带紧紧地束缚在中线的内侧面。甲状腺通过一组允许旋转的真关节与环状软骨连接，就像中世纪骑士头盔的面罩在头盔上旋转一样。这改变了声带上的张力，从而改变了音调[10]。

环状软骨是最后一个不配对的软骨，也是气道

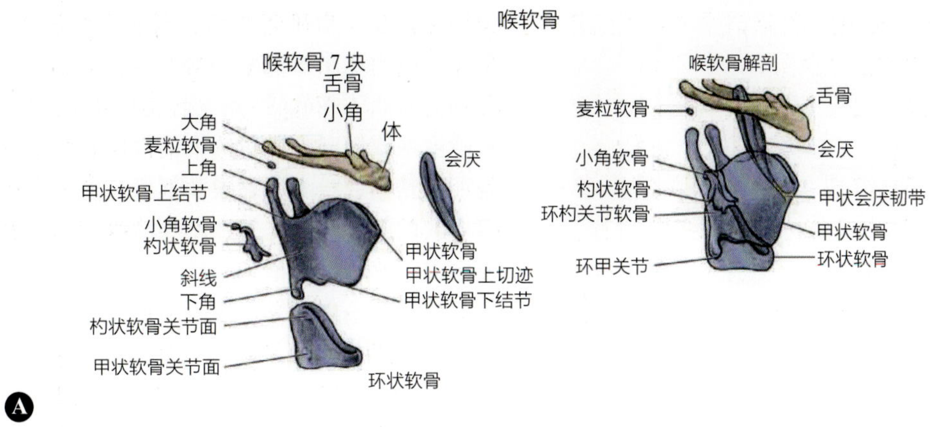

由 McGraw-Hill 公司提供 © 2005

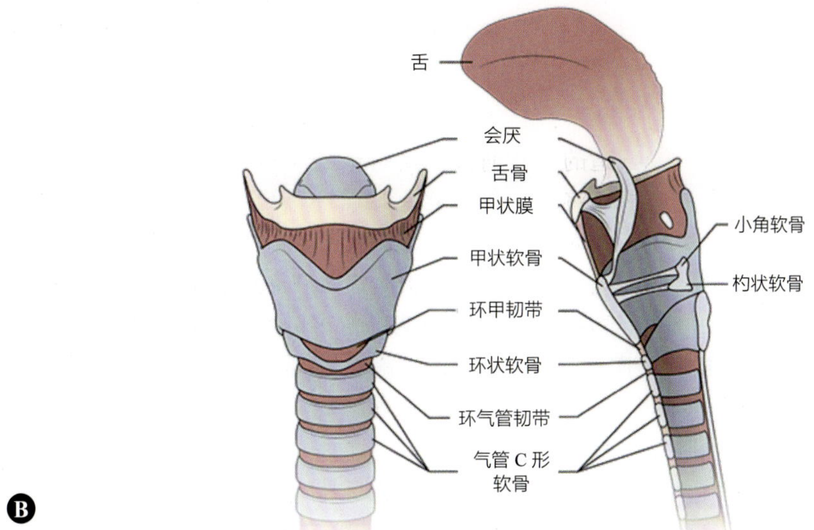

▲ **图 2-7　喉的前部和侧面视图**

引自 Hicks GH. *Cardiopulmonary Anatomy and Physiology.* Philadelphia: WB Sanders, 2000.

中唯一一个完全圆形的软骨。当它的前弧线（就在甲状腺下方）被发现并向后压迫时，宽阔的后弧线压迫并封闭食管，使其紧贴下颈椎体。Sellick 展示了在超过 100mmHg 压力下的能力。

环甲膜是一条中线，几近无血管的纤维层，介于之上的甲状软骨和之下的环状软骨之间，其侧面为环甲肌。它很少被甲状腺组织覆盖因为可在环状软骨下方发现甲状腺组织。它存在于皮下，容易通过触诊甲状软骨切迹和圆形的环状软骨作为标志点进行定位。该膜可用于紧急外科气道通气、喷射通气、逆行气管插管技术，以及喉和气管的表面麻醉。

五、下呼吸道

气管、支气管和细支气管是不参与气体交换的主要传导通道。它们还被用作备用的热和湿度交换器（在呼吸过度或当气管插管绕过上气道时），并作为肺防御吸入颗粒的一部分。终末细支气管、呼吸性细支气管和肺囊泡是进行气体交换的地方。解剖细节在不同水平对它们的通畅性有不同的贡献。他们的布局最大限度地减少了呼吸做功。在支气管镜检查中对某些特征的识别可以对图像进行定位（图 2-8）。

支气管壁的基本结构包括黏膜、基底膜、弹性

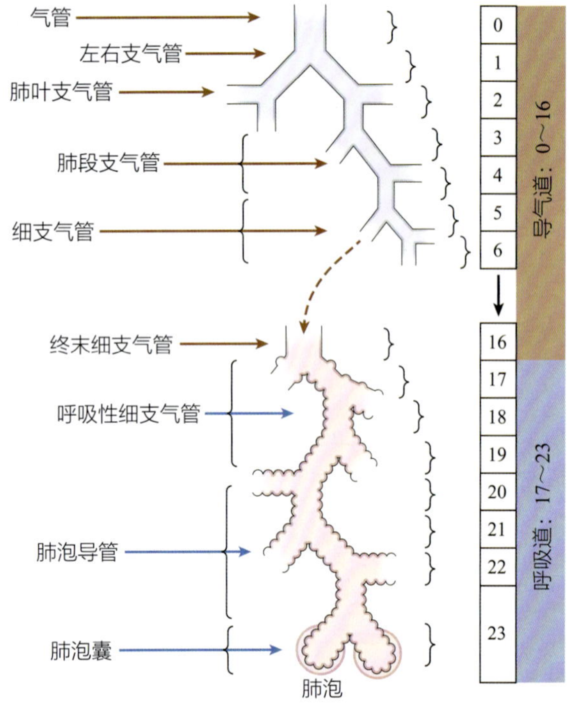

▲ **图 2-8 气管、支气管和细支气管是不参与气体交换的主要传导通道；它们还被用作备用的热和湿度交换器（在呼吸过度或当气管插管绕过上气道时），并作为肺防御吸入颗粒的一部分；终末细支气管、呼吸性细支气管和肺囊泡是进行气体交换的地方；解剖细节在不同水平对它们的通畅性有不同的贡献；他们的布局最大限度地减少了呼吸做功；在支气管镜检查中对某些特征的识别可以对图像进行定位**

组织的黏膜下层、无横纹支气管肌，最后是含有软骨的外纤维层。气管和大支气管的衬里上皮分为几层：基底层，其位于界限分明的基底膜上，纺锤形细胞的中间区，以及散布有分泌黏液的杯状细胞的柱状纤毛细胞的表面层。在细支气管中，上皮变成立方形和纤毛，杯状细胞较少。肺泡内衬有一层上皮，这层上皮非常薄，除了细胞核外，在常规制备的组织学标本中通常是不可见的。电子显微镜和特殊染色技术表明，上皮实际上是完整的，尽管离细胞核只有 0.2μm 的厚度，并且位于细微的基底膜上。因此，在肺毛细血管树中，肺泡空气与血液被一层极细的膜分离开，该膜由 4 层组成：毛细血管壁、毛细血管基底膜、肺泡基底膜和肺泡上皮细胞（图 2-9）。

气管的开放性主要由 C 形软骨环维持，C 形软骨环抵抗大多数生理力，在吸气时趋于使胸外气管塌陷，在用力呼气时趋于使胸内气管塌陷。气管壁在后方由水平排列的平滑肌组成，胆碱能神经支配的气管肌不在软骨的末端，而是向上走行。当最大限度地收缩时，软骨的末端被拉成略微重叠的排列，但是当放松时，黏膜和气管可被经气管的压力推入胸内气管腔内，如在剧烈咳嗽声门打开后产生的压力。它不是像活塞一样向内运动，也不是对称的，而是在一边比另一边更多，产生一个阴阳样的形状，将任何黏液和被困住的黏膜颗粒推入一团，就像橡皮泥一样。加速空气流动和减小截面积的结合产生了足够的空气动力，将成团的黏液滴提升到气流中并将其排出。在安静呼吸时，假复层黏膜纤毛的协同作用使黏液和撞击碎片以每小时几厘米的速度向喉部移动。吸入麻醉药抑制这一动作（图 2-10）[11, 12]。

支气管的通畅是通过软骨板和软骨弧的组合实现的，这些软骨弧由更厚的环绕平滑肌连接（与气管相比）。虽然位于肺实质内，但肺组织和支气管之间几乎没有或根本没有纤维或弹性束的连接。在气道和血管周围的潜在空间中有一个淋巴毛细血管网络，就好像古老森林中包裹橡树的藤蔓网络一样。随着淋巴从实质向肺门移动，这些毛细血管的总横截面积减少。随着淋巴液从实质向肺门移动，这些毛细淋巴管的总横截面积减小。因此，增加的淋巴液流量在肺门处遇到一个有效的阻塞点。在肺水肿的发生中，第一个效应是肺门或其附近的淋巴管扩张，形成水肿液的血管周围和支气管周围袖套。毛细血管从肺门或其附近开始渗出。该过程的持续进展导致肺泡不规则水肿向气道和血管周围扩散，包括动脉和静脉，伴随着可变的压迫。气道压缩使人喘息；血管压迫是使气体和血液分布不均。

细支气管的通畅是通过解剖学上不同的方法来维持的。细支气管相对较薄的壁内没有软骨，仅有较少的环状平滑肌。然而，他们周围没有潜在的空间。壁内的胶原纤维和弹性蛋白纤维与实质结构、肺泡导管和肺泡的结缔组织融合。这些组织束排列于细支气管径上。它们随着肺变大而伸展，随着肺变小而放松。事实上，肺区域的闭合容量就是这种径向束缚非常松弛以至于对细支气管壁没有支持的容积。如与气流相关的腔压降低（文丘里效应）或邻近肺泡的正压，随后细支气管便会在较小的压力下塌陷（关闭）。

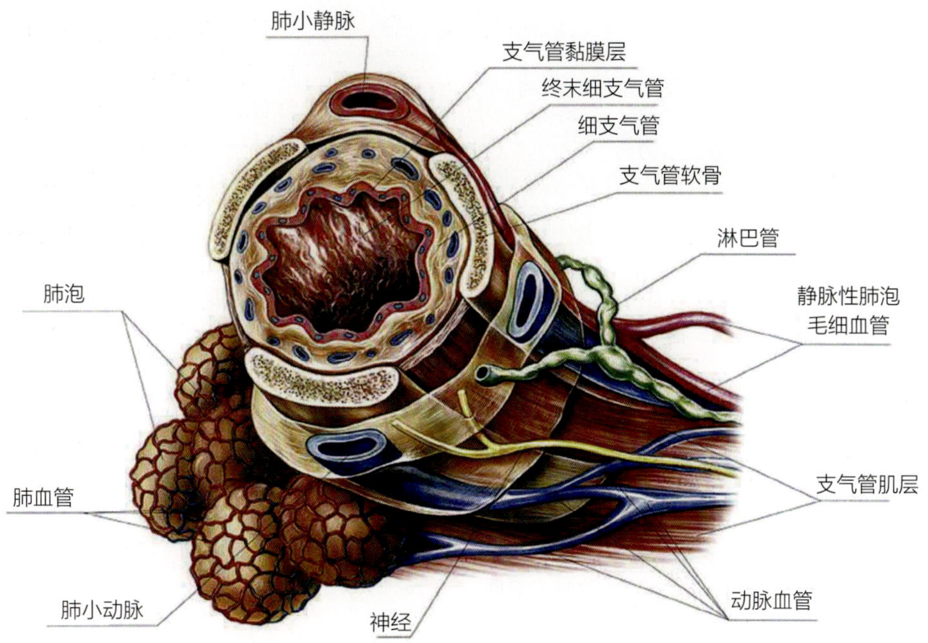

A

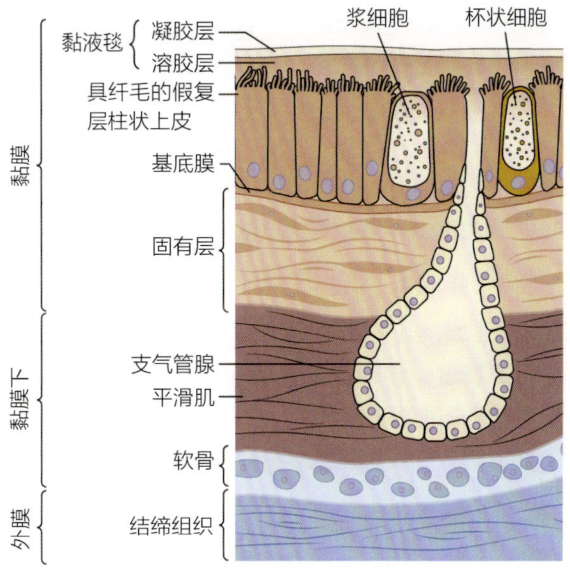

B

▲ 图 2-9 支气管壁的基本结构包括黏膜、基底膜、弹性组织的黏膜下层、无横纹支气管肌，最后是含有软骨的外纤维层

气管和大支气管的衬里上皮分为几层：基底层，其位于界限分明的基底膜上，纺锤形细胞的中间区，以及散布有分泌黏液的杯状细胞的柱状纤毛细胞的表面层；在细支气管中，上皮变成立方形和纤毛，杯状细胞较少；肺泡内衬有一层上皮，这层上皮非常薄，除了细胞核外，在常规制备的组织学材料中通常是不可见的（图 A 引自 Lung Anatomy, a photograph by Asklepios Medical Atlas；图 B 引自 Hicks GH. *Cardiopulmonary Anatomy and Physiology.* Philadelphia: WB Saunders; 2000.）

通过 FRC 下方胸壁的正常回缩，通过通气给肺泡带来比血液摄取氧气和麻醉药更多的气体，通过惰性气体（如氮气）的存在，以及相邻的空气空间在各个方向的拉力来维持肺泡气体空间的通畅性。如果到肺单位的气道关闭（由于塌陷、肿瘤、分泌物或异物），远端气室的持续灌注继续清除氧气。当肺泡二氧化碳张力等于混合静脉血时，二氧化碳扩散停止；这经常在停止通气后不到 1min 内发生。一种惰性气体，如氮气（甚至氧化亚氮的浓度与混合静脉血的浓度相等），可以显著减缓塌陷的速度，

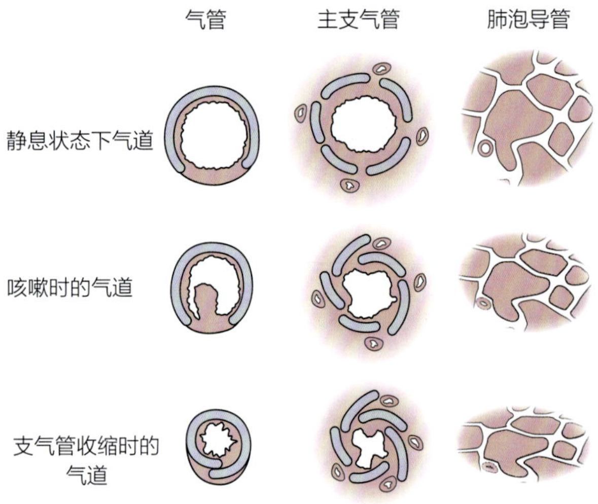

▲ **图 2-10　气道横断面**

静止时（上排）、咳嗽时（中排）和支气管收缩时（下排）；从左到右显示了气管、主支气管和肺泡，被绘制成完全不同的比例；在咳嗽的早期，如果肌肉相对松弛，气管腔可能会被气管肌短暂内陷；但如果收缩，气管腔就会被软骨完全包围；在支气管中，软骨板通常是分开的，但在咳嗽时由于空气动力可能部分重叠，或者在支气管收缩时可能卡在一起；肺泡管直径主要由当前的肺容量决定，由于相邻肺泡小面的拴系作用，肺泡管在总肺活量时广泛开放，但由于缺氧或肺栓塞等肺收缩，肺泡管的直径几乎被拉闭

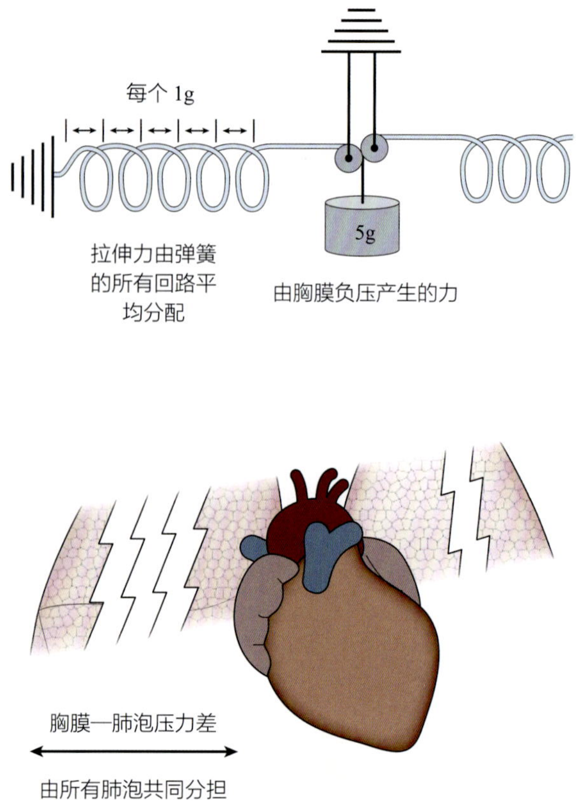

▲ **图 2-11　肺相互依赖**

肺的扩张在整个薄壁组织中是相当均匀的，即使力只施加在胸膜表面；它可以被形象化为两个弹簧被类似于运动的胸部边界（膈肌和肋骨笼）的力拉伸；如果每个弹簧环是结构一致的，每个环都将平等地膨胀，将膨胀力分配给所有的环；当然，如果一个环更硬（类似于局部疾病或瘢痕），平均分摊的力会导致较少的扩张

因此需要几个小时，但最终结果仍是肺不张。高浓度的氧气和麻醉气体，尤其是氧化亚氮，其分压远高于混合静脉水平，加速了衰竭的速度。在 100% 氧气的情况下，8～10min 就会出现完全肺不张。相邻肺泡的拉伸倾向于保持肺气室的开放，这类似于拉伸弹簧，称为“相互依赖”。施加在弹簧上的总力是由每个环共同承担的，而不是集中在接近末端的地方。防止气室被液体浸没的保护将在后面描述（图 2-11）[13, 14]。

气道设计基本上是二分的分支，尽管这有时会有所不同。并不是所有的分支都是平等的。在每一个分支上，小分支的面积之和超过大分支，尽管它们一起传导相同的气流。因此，从气管到肺泡的气流线速度逐渐减小。从基础的空气动力学分析，当上级气道的两个分支大小相等且分支成 60° 时，呼吸做功最小。但是，如果两个分支不相等，较大的分支应该是母轴更直接的延续。这种关系在实际中是存在的，始于隆突。右支气管与气管轴（距中线 20°～25°，而左支气管 40°～50°）均呈较大、较小角度。支气管的长度由它所供应的气室的距离决定。例如，下叶支气管在中叶（在右边）或上叶—舌叶（在左边）的小隆突后几乎立即形成上段支气管。然后它们下降 4～6cm 到基底段支气管，几乎立即在所有方向增殖。它们在 1cm 内产生亚段支气管。从大隆突到远端肺泡管共有 20 多个分支点，其截面积呈指数增长，对流流速呈指数下降（图 2-12）[15]。

因此，肺实质可以被划分为可识别的部分，命名为气道。左右肺服务于主支气管。每侧被分成叶：右肺的上中下叶，左肺的上下叶（左上叶的舌叶与右中叶类似）。肺叶被外部可见的完整或近似完整的裂隙分隔。这一体系在其他物种中差异较大。例如，在狗中，根据舌叶分离的完全程度，通

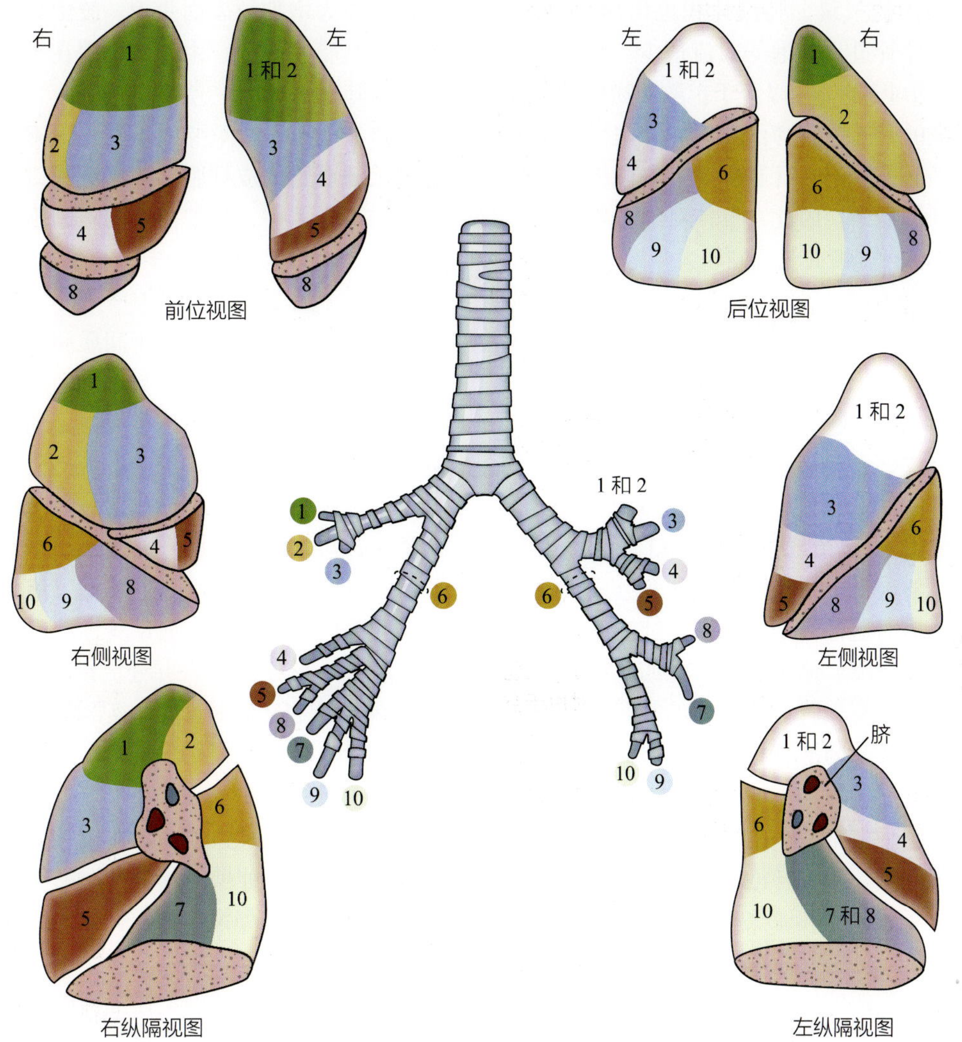

▲ 图 2-12　气管支气管树

气管分为右主支气管和左主支气管，又继续分为上叶、右肺的中叶（左肺为左上叶的一部分的舌叶）和下叶；每个肺叶然后分成两个或更多的段，有段支气管编号和命名；因此，1 为尖段、2 为后段（在左肺通常与 1 融合）、3 为前段，形成上叶；在右侧 4 为外侧段、5 为内侧段，构成中叶，而在左肺相应的位置为上叶的上、下舌段；通常没有一个清晰的裂隙将舌叶与左上叶的其余部分分开；在右肺，下叶由编号为 6 的背段和编号分别为 7、8、9 和 10 的内侧底段、前底段、外底段和后底段组成；左肺无清晰的 7– 内侧底段，其被向前扩张 10 或内侧扩张 8 所占；因此有 18 个肺段，10 个在右肺，8 个在左肺（因为 1 和 2，以及 7 和 8 在左肺分别被融合成一个肺段）（引自 Hicks GH. *Cardiopulmonary Anatomy and Physiology.* Philadelphia: WB Saunders, 2000.）

常有 4 个右叶和 2 个或 3 个左叶。这对于麻醉医师来说，只有在动物实验室中进行支气管镜检查才是重要的。

将肺叶分为段，每段有一个命名为肺段支气管（并且经常被编号）。然而，其间没有裂隙，甚至没有筋膜平面。取而代之的是相邻两肺段的主要静脉引流是分割肺段的解剖学特征。外科医师在肺段切除术中遵循这些静脉；这解释了在这些手术中，与肺叶切除相比，通常更高的失血量和更大的初始肺功能损失。肺段支气管的名称和编号见图 2-12。亚段支气管可以被识别并给出一个小写字母来识别它们。因此，右肺下叶后底段的 3 个亚段支气管将被鉴定为 rtB[10]a、b 和 c。

随着胸腔在吸气时的扩大，肺泡导管的展开容纳了大部分增加的气量，肺泡体积也增加。因此，通过远端肺泡导管进入肺泡的对流很少。然而，其尺寸非常小（几十微米），以至于扩散的物理过程可以在一次呼吸的时间内将肺泡导管和肺泡体积中的气体混合在一起，肺泡导管和肺泡远端位于单个终末细支气管的体积中。因此，气体对流现象和气道阻力被限制在从终末细支气管到较大气道的通道内。

六、气室与气体交换

气体交换开始于呼吸性细支气管，为终末细支气管的分支和次分支（图 2-13A）。内衬纤毛状、假复层柱状上皮、分泌黏液的杯状细胞、黏液，以及功能不明的 Clara 细胞。环形平滑肌纤维较少。支气管也有一个或多个真性肺泡开口直接进入管腔。在远端，随着每个呼吸性细支气管分成其他结构，有越来越多的这样的开口进入以肺泡壁为边界的通道的进一步分支。最终，开口是如此之多以至于它们之间不再有支气管上皮存在的空间。这些通道被称为肺泡管。与肺泡管相邻的肺泡面的边缘有几股平滑肌环绕它们作为框架。干预极少，静息音极少。然而，这种三维的平滑肌可以收缩、拉扯附着在其上的肺泡壁，减少肺泡管的横截面积和顺应性，从而减少气体体积和通气量。引起这种收缩的刺激包括缺氧、高碳酸、胆碱能刺激、气溶胶、变应原和邻近薄壁组织的低灌注（通过一个不确定的机制）。碱中毒使反应迟钝：呼吸性碱中毒 pH=7.6 使反应减半［二氧化碳分压（PCO_2=20mmHg）］，而 pH=7.8 使反应完全消失（PCO_2=10mmHg）。

肺泡是多边形的空间，几乎平面的壁（通常）有 5～7 个面。壁上覆盖着非常扁平的细胞，称为Ⅰ型肺泡细胞，位于基底膜上。通常，每个肺泡小面与两个相邻的肺泡接壤。上皮夹着几微米宽的间隙。这个空间包含弹性蛋白和胶原纤维的网络，这给了它的拉伸强度，但对弹性贡献很小。肺毛细血管编织成网，扫描电镜显示其约占每个小面面积的一半。在横断面上，它们似乎不对称地位于间质的中心，而是从侧面到侧面迂回延伸，并略微突出到肺泡间隙中。最好的类比是一种三维渔网，一条条长长的海带在网（毛细血管）里织进织出。整个“网”被一层衰减膜覆盖，这个膜就像折扣硬件展示中的小物品的收缩塑料薄膜。这层膜是肺的脂质衬里层，当被吸气拉伸时，它储存了大部分的呼气能量，作为增加的表面张力。膜中含有退化的板层小体及其脂质成分，由偶尔出现在Ⅰ型肺泡细胞中的Ⅱ型肺泡细胞产生[16, 17]。

肺泡壁有一个重要的不对称因素，Ⅰ型肺泡细胞和毛细血管内皮细胞共用基底膜，从而增强了肺泡壁的不对称性，毛细血管内皮细胞在此隆起进入肺泡腔，这被称为“薄边”。大部分气体交换通过这边扩散（图 2-13B 和 C）。

毛细血管的另一侧位于间质间隙内，在那里毛细血管有自己的基底膜，与该侧的肺泡细胞的基底膜分开。间质间隙中偶尔可见游走的白细胞、弹性蛋白和胶原纤维及间质液。后者部分来源于毛细血管内皮细胞的胞饮作用，小部分来源于内皮细胞与其紧密连接之间的渗漏，部分来源于水通过细胞的扩散，水肿来源于毛细血管渗漏。液体沿着毛细血管厚侧的间质流向包含最小气道、小动脉或小静脉的肺泡壁 T 形或 Y 形合并处。在此处，还发现有开放的淋巴管伴随着气体和血液导管向肺门走行。

尽管肺实质中存在“弹性”纤维，但这些纤维的伸展对肺弹性的贡献很小，除非肺体积非常大。这些纤维相当坚硬，它们像蛇皮袋一样展开，而不是像橡皮筋一样伸展。肺弹性回缩很大一部分归因于流体薄膜，该薄膜含有一种称为表面活性物质的脂类表面活性分子，主要是磷脂酰肌醇。表面活性物质确实降低了空气 - 流体界面的表面张力，但更重要的是要了解表面活性物质在低肺容量时产生的可变张力更小。脂质是由Ⅱ型肺泡细胞产生的。如果空气 - 水（组织）界面没有正常的表面张力，肺就会收缩到非常小的体积，变得肺不张。虽然这种“肺的脂质衬里层”将表面张力从 72dyn/cm 降低到 20dyn/cm 以下，但两个肺泡小平面相遇处曲面的表面张力仍然提供了肺弹性回缩的主要部分。

七、肺血管系统

肺有两个完全独立的大血管树：肺动脉树和肺静脉树，以及第三个小得多的下层结构，支气管动脉循环。但是无支气管静脉；支气管毛细血管的血液流入肺静脉。在胚胎学上，肺芽开始于前肠上皮的腹侧凸起；它被包裹在来源于第六鳃弓并提供支气管动脉的间充质组织中。它向胸内尾侧生长，并与第六鳃弓的主要血管一起分裂成左右芽，最终成为肺动脉。相反，肺静脉起源于心前区的外翻，因为原始的腹侧血

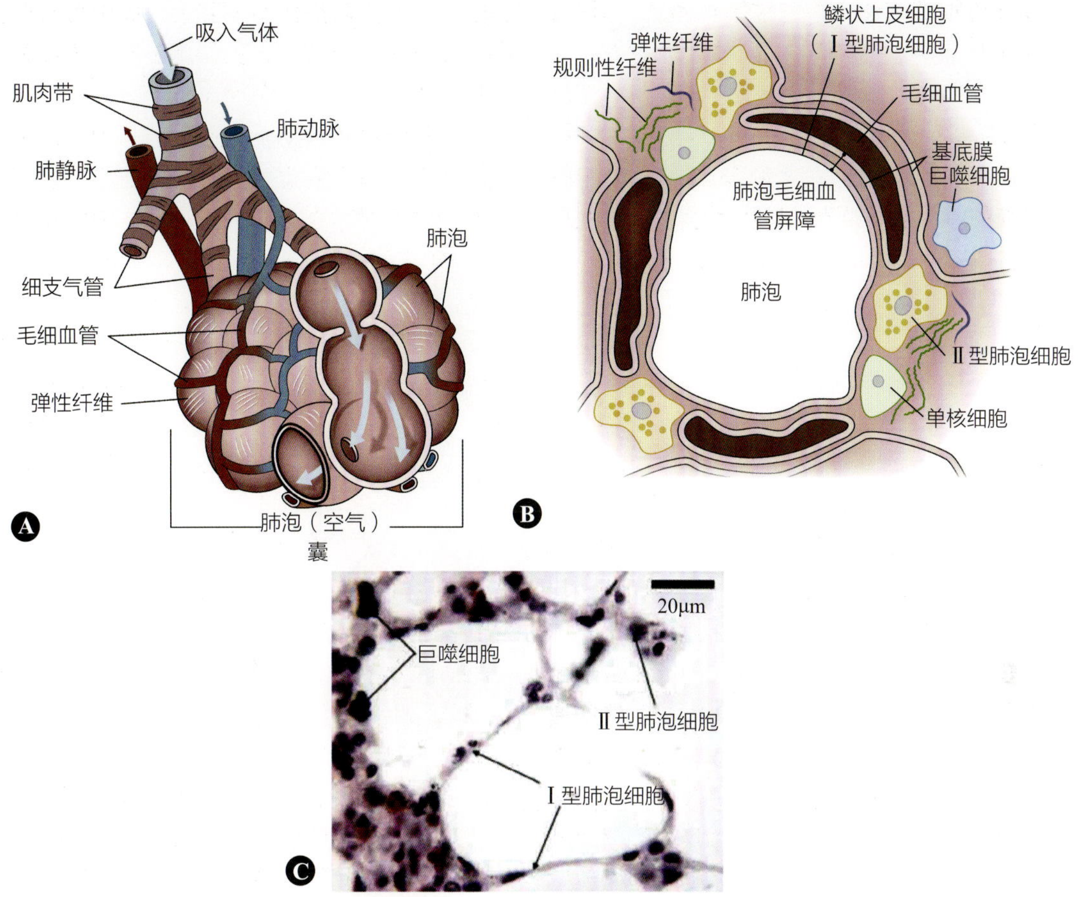

▲ **图 2-13　A. 横切面三个肺泡面的交界处；B. 精细的肺泡膜的壁由弹性蛋白和胶原纤维的核心组成，其中有少量游走的白细胞支持一网状的毛细血管，这些毛细血管在气室中的壁很薄，用于气体交换，而另一侧的壁较厚；C. 薄的内皮细胞铺满毛细血管腔，同样薄的Ⅰ型肺泡上皮细胞铺满肺泡表面，挤压气室，这些较薄的细胞具有共同的基底膜，Ⅱ型肺泡细胞产生一种表面活性物质，在曲率区域引起回缩力**

图 B 引自 Dave Carlson；图 C 引自 Histology Guide © Faculty of Biological Sciences, University of Leeds.

管折叠成 S 形结构，成为心脏[18]。静脉血管向外侧生长到肺芽的胸部部分，最终形成毛细血管，将不同的动脉和静脉血管联合起来。结果是动脉和气道的配对，从肺门开始，随着三维分形树状结构向远端进行分支在一起，就像在成熟的肺中一样。静脉采取一个完全独立的路径到气体交换空间。仅在肺门处可见动、静脉和气道三联。外科医师在肺段和亚肺段切除的解剖中使用肺段静脉作为标志。除大叶水平外，人肺内没有清晰的筋膜平面[19,20]。

虽然肺动脉比肺静脉有更厚的壁和更多的平滑肌，但与全身血管相比，两者都是相对肌肉薄弱的。两者都包裹在比毛细血管稍大的淋巴管网络中。它们相对没有胶原附着到它们所经过的薄壁组织上，一直延伸到终末细支气管以外的初级肺单位水平。

八、神经支配

躯体感觉、植物交感神经和副交感神经在肺中均有表现，但三者相对稀疏。躯体感觉主要局限于气管和隆突。因此，与双肺兼气管移植相比，双侧的单肺移植作为两个独立的肺后，气道清除咳嗽反射主要保留。叶支气管下方黏膜内有少量刺激性受体介导神经。很少有交感神经可以从神经干的第 3 节和第 4 节通过交感神经节追踪到。α 肾上腺素脉冲确实扩张气管支气管树的平滑肌，但交感神经在血管系统中的作用很少，这部分归因于血管平滑肌相对较少（图 2-14）。

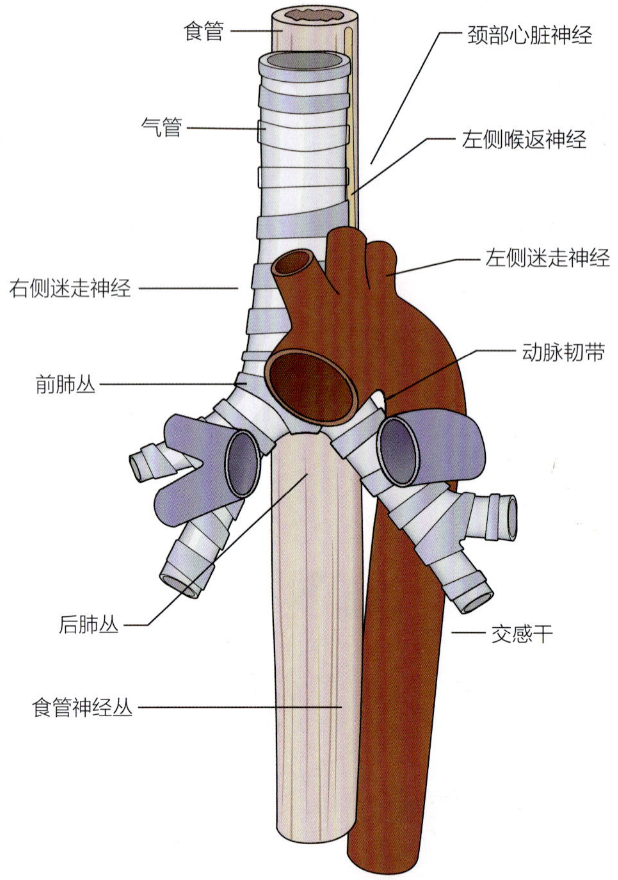

▲ 图 2-14 肺的躯体感觉、植物交感神经和副交感神经支配

副交感神经系统包括传出和传入肺实质的迷走神经纤维，后者占优势。毛细血管受体对血液和空气刺激物，以及间质水体积均有反应。与呼吸同步发射的膨胀（拉伸）和放气感受器在调节呼吸模式中发挥次要作用。这些传入活动在正常人体中很少有明显的中枢神经系统整合。这种反射（Hering-Breuer 反射）在动物尤其是啮齿类动物中表现得更为突出（改编自 *Netter RH: Atlas of Human Anatomy.* Netter Basic Science 7th Edition.）

第3章 胸部放射学

Radiology of the Thorax

Javier H. Campos　Archit Sharma　著

马露琳　陈向东　译

放射性影像在胸外科手术患者的术前、术中、术后评估和诊断中起着重要作用。在对胸外科手术患者进行术前访问评估时，临床医师必须对疾病有所了解，同时熟悉放射学研究，以便能够识别异常的气道解剖结构或对气道的损害，或者在选择肺隔离装置时，必要时使用气管支气管树的卡尺测量。成功的术前评估的一个重要组成部分是了解正常的气管支气管解剖学[1]。本章将重点回顾正常的气管支气管解剖学、放射学影像和胸部超声，特别是对参与胸外科患者护理的麻醉医师有意义。

一、正常气管支气管解剖

气管是一个软骨和纤维肌肉结构，从环状软骨的下侧面延伸到隆突的水平[2]。成人气管平均长15cm。气管由16～22个C形软骨环组成，形成前壁和侧壁，并通过气管膜壁向后连接，膜壁缺乏软骨，由气管肌支撑。

正常气管的平均直径男性为22mm，女性为19mm。男性冠状面直径13～22mm，矢状面直径13～27mm。女性冠状面平均直径10～21mm，矢状面10～23mm[3]。男性和女性气管壁厚度约3mm，气管腔常呈卵圆形。

气管位于中线位置，但常可在主动脉弓水平向右偏斜，在主动脉粥样硬化、高龄或存在严重慢性阻塞性肺疾病（chronic obstructive pulmonary disease，COPD）的情况下移位程度更大。随着COPD或年龄的增长，气管侧径可能减小，前后径相应增大。反之，COPD也可能导致气管环软化，气管前后径减小[4]。环状软骨是气管最狭窄的部位，男性平均直径17mm，女性平均直径13mm。

气管在隆突处分叉进入左右主支气管。一个重要的事实是，气管腔在向隆突进展时会略微变窄。气管分叉前位于胸骨角水平，后位于第5胸椎水平。右主干支气管自右上叶支气管分支点后继续分为中间支气管。男性从气管隆嵴到右上叶支气管分支点的平均距离为2.0cm，而女性约为1.5cm。在一般人群中，每250人中就有1人可能有右上叶支气管的异常分支点从右侧气管隆嵴上方伸出[5]。右主支气管直径男性平均17.5mm，女性平均14.0mm。右上叶支气管的3个分叉由顶、前、后三分叉组成。从气管隆嵴到左上、左下叶分叉处的平均距离男性约为5.0cm，女性约为4.5cm。左主支气管长于右主支气管，分为左上叶和左下叶支气管。左上叶支气管有上、下两个分支[6]。

二、胸部X线片

在接受胸部、食管或心脏手术的患者中，最常见的检查是胸部X线片。胸部X线摄影的标准常规包括后前位（posterior-anterior，PA）投影的直立X线片和左侧X线片，两者都是在充分吸气的情况下获得的。正常胸腔包含4种容易识别的射线密度，即空气、脂肪、水，以及钙和其他金属（包括骨骼、肉芽肿和血管的钙化）。肺，大部分是空气，含有一些水、血管、支气管、神经、淋巴管、肺泡壁和间质组织，提供了一个自然的对比，这是胸部放射学的基础。评估胸部X线片包括检查这些密度的任何变化。

放射科医师通常考虑胸部X线片的两个特征：

轮廓征和总和。根据所涉及的肺的某一部分或许多部分，通过对偏侧膈的正常表面的影响来观察 X 线吸收的变化。如果降主动脉看不到，那么这表明异常量的充气肺不再触及解剖部位。发生这种情况的部分原因是肺泡腔完全或部分充满液体，通常是血液、脓液或水，或者部分原因是肺萎陷，降低了空气和软组织的正常比例。后一种情况的最终结果将是 X 线光束所揭示的不透明度的增加。心脏边界和膈肌因其与充气肺的界面而通常可见。当相邻肺不通气时，受影响肺的不透明组织在视觉上与心脏的软组织混浊区混合，心脏边界不再可见。这就是所谓的轮廓征。总和的定义是肺组织的多层叠加的结果，因此最终的视觉效果是 X 线照射某一特定部位所经过的大量组织。当胸膜间隙、间质间隙甚至肺实质中的液体混浊对肺的正常结构有附加影响时，就可以观察到这种情况。评估胸部 X 线片最重要的技能是了解正常的解剖变异、特殊的病理变化模式和异常状态的常见体征。侧卧位 X 线片通常用于确定胸腔积液的存在或流动性。这些观点也可以用来检测小气胸，特别是在卧床和不能坐或站立的患者。基于平板探测器的新一代数字 X 线系统的兴起，这些系统提供了良好的图像质量和非常快速的直接获取数字图像。

（一）肺病和胸部 X 线片

胸部 X 线片中可以检测和诊断异常的基本潜在变化通常是肺混浊的改变。这些改变可能是由技术因素、生理变化或病理机制造成的[8]。影响胸部的疾病可以被认为是使胶片变浅（增加不透明度）或使胶片变暗（增加透明度）的疾病。

对于 X 线片上不透明度增加的胸部疾病，首先检查以影片不透明度局灶或整体增加为标志的情况。这些情况包括肺不张、肺水肿、急性呼吸窘迫综合征等。

1. 肺部肿块和胸部 X 线片

肺肿瘤在胶片上表现为不透明，尽管通常是一个多样轮廓的更聚焦的区域。然而，较小的病变可能很难观察到，尤其是当有骨骼或其他软组织覆盖时。图 3-1A 显示一位 68 岁男性的 PA 胸部 X 线片，右下叶有肺肿瘤。肿块在右半侧胸廓的第 8 和第 9 肋骨之间清晰可见。图 3-1B 显示侧位胸部 X 线片，右半侧胸廓有圆形肿块。

2. 纵隔肿块和胸部 X 线片

为了了解纵隔肿块和影像学，熟悉纵隔的解剖是很重要的。纵隔位于两个胸膜腔之间（见第 53 章）。它从颈部根部和胸腔入口向下延伸至单侧膈肌。它被横胸平面分为上、下纵隔，横胸平面是一个假想平面，由胸骨角向前水平延伸至第 4 胸椎后缘。下纵隔分为前、中、后三个部分。前纵隔包括胸腺、气管、食管、血管和动脉，以及淋巴结；该区域的任何异常生长都会影响到邻近部位。此区域的肿块可压迫气管支气管树和（或）主要血管（上腔静脉和肺血管）。中纵隔是心脏和心包所占的空

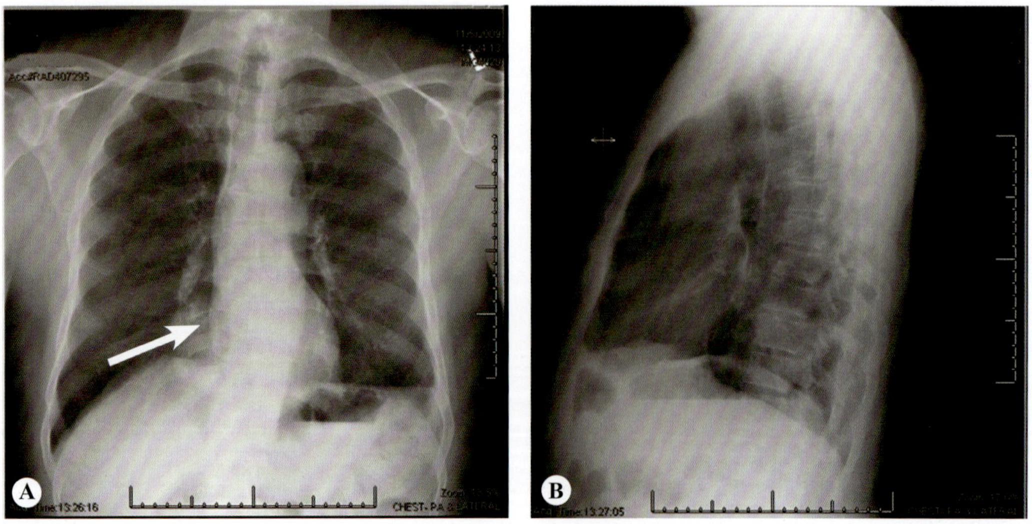

▲ 图 3-1 **A.** 一位 68 岁男性右下叶肺肿瘤（箭）的后前胸部 X 线片，肿块可见于右半侧胸廓的第 8 和第 9 肋骨之间；**B.** 侧位胸部 X 线片显示右半侧胸廓有圆形肿块

间[9, 10]。图 3-2A 显示纵隔解剖示意，图 3-2B 为胸部侧位正常片，显示纵隔肿块的潜在位置。前纵隔累及多种肿瘤和其他病变。胸腺瘤是前纵隔最常见的原发肿瘤[11]。

对于怀疑前纵隔肿块的患者的放射学研究，最初的研究通常是标准的双平面胸部 X 线片，这将识别高达 97% 的纵隔肿瘤。胸部 X 线也提供关于占位大小和位置的重要信息[12]。

此外，尤其在这一组患者中，必须特别注意胸部侧位片，以确定肿块的整体范围和邻近结构的潜在累及。钡剂食管造影有助于判断是否有食管或气管支气管受累。图 3-3A 显示 PA 胸部 X 线片左半胸前纵隔肿块。图 3-3B 食管造影侧位 X 线片显示纵隔肿块，但未损害气管支气管树。图 3-4A 显示一名患有严重后凸侧凸的女性患者，PA 胸部 X 线片显示右半胸后纵隔肿块；图 3-4B 为相应的侧位片，图 3-4C 为肿瘤切除后便携式 PA 胸部 X 线片。

3. 肺大疱

肺气肿的特征是终末细支气管远端的空气间隙永久性增加，超过正常大小。组织破坏，导致参与空气交换的肺泡表面丧失，有时还会导致邻近正常肺的严重移位。成人肺气肿的许多病例与吸烟密切相关。晚期肺气肿患者最引人注目的图像是明显的恶性充气，胸部前后径增加，膈面变平，影片黑度普遍增加。血管形态也有变化，衰减的血管变薄并散开。

大疱区通常被认为是大的、薄壁的气囊，尤其是顶端。肺大疱定义为肺实质内因破坏过程而形成的直径 1cm 或更大的充满空气的空间。极少数情况下，一个或多个肺大疱扩大到占据半胸的 1/3 以上。巨大肺大疱这个术语随后被应用。这些易膨胀的储存器在吸气时被优先填充，导致邻近的、更正常的肺实质塌陷[13, 14]。图 3-5A 显示了一个肺气肿患者，图 3-5B 为同一患者的侧位胸部 X 线片。图 3-6 显示了一例肺大疱患者的 PA 胸部 X 线片和侧位片。图 3-7 显示的胸部 X 线片中一个巨大的肺大疱占据右半胸的 2/3 以上并压迫下方的肺。

4. 气胸

气胸是在肺和胸壁之间的胸腔内存在空气。原发性气胸发生在其他没有任何肺部疾病的健康患者。继发性气胸发生在有潜在肺部疾病的受试者。尽管原发性气胸患者没有潜在的肺部疾病，但胸膜下肺小泡和肺大疱可能在发病机制中发挥作用。它经常是创伤的结果，尽管有时漏气的来源不能轻易

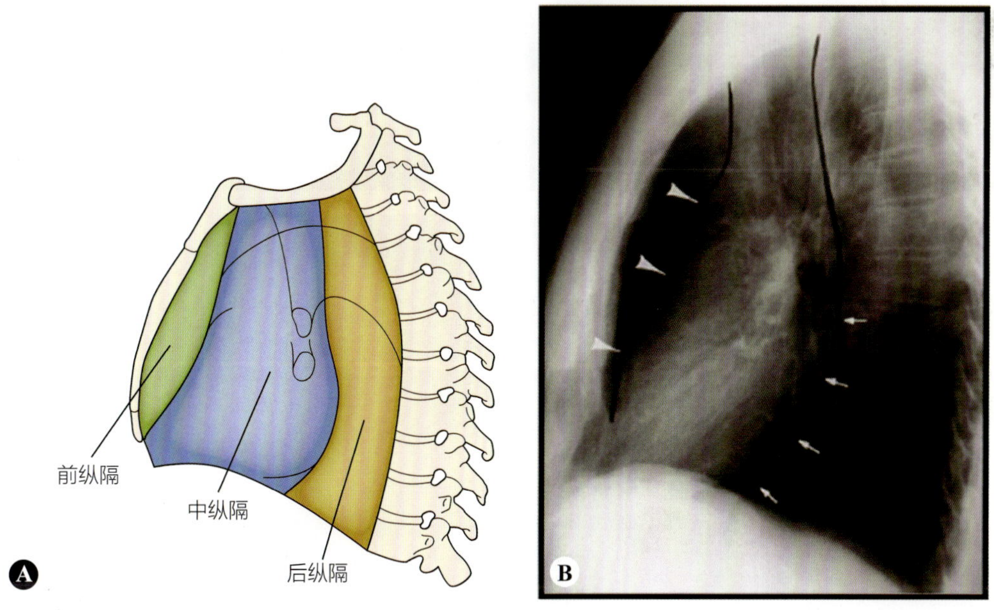

▲ **图 3-2 A. 纵隔解剖；B. 显示纵隔肿块潜在位置的胸部侧位正常 X 线片；左侧箭头表示纵隔肿块生长的潜在区域，右侧箭表示后纵隔肿块生长的潜在区域**

经许可引自 Campos JH. Managing the patient with an anterior mediastinal mass. In: Cohen NH, ed. *Medically Challenging Patients Undergoing Cardiothoracic Surgery.* Baltimore: Lippincott Williams &Wilkins, 2009:285-302.

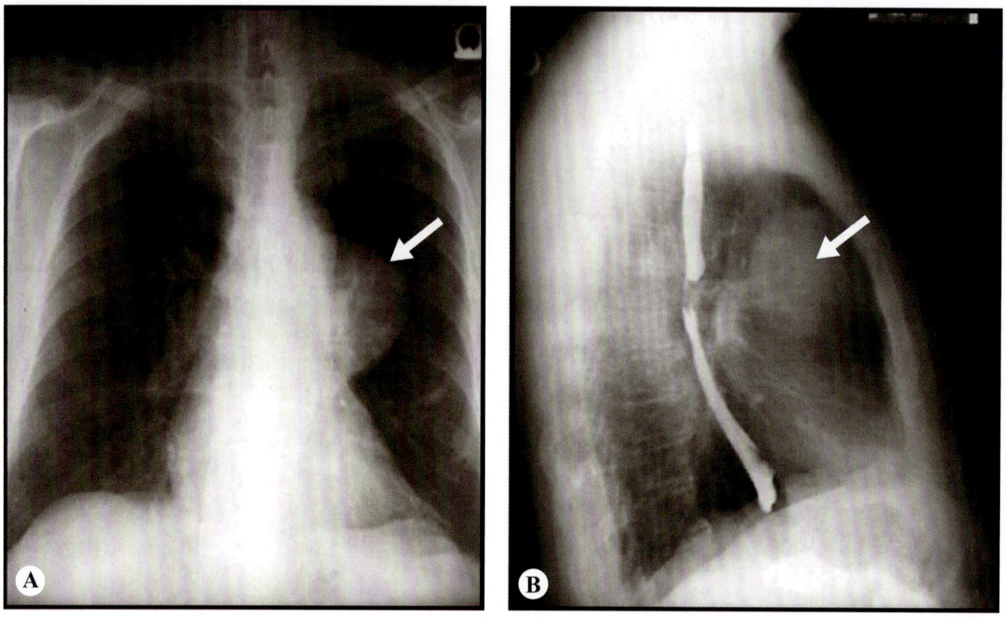

▲ 图 3-3 **A.** 在后前位胸部 **X** 线片上，左半侧的前纵隔肿块（箭）；**B.** 侧位片与食管对比，显示纵隔肿块（箭），而不损害气管支气管树

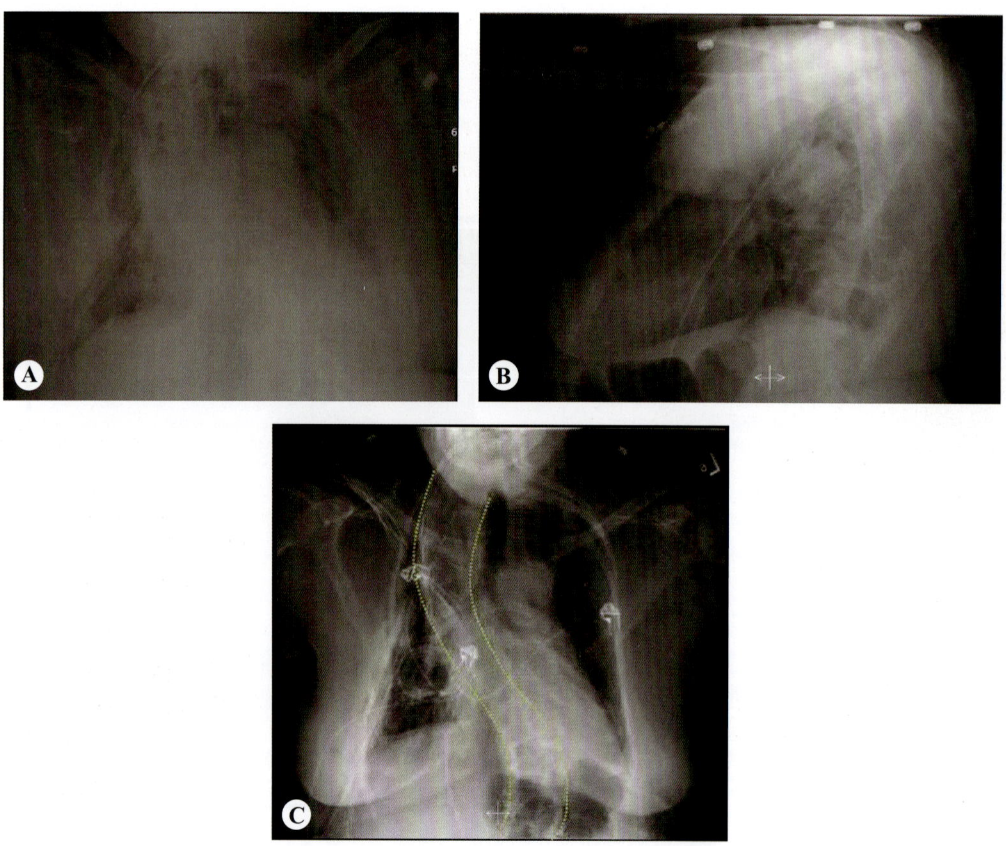

▲ 图 3-4 **A.** 在一位女性严重脊柱后凸的后前位胸部 **X** 线片上发现右半侧后纵隔肿块；**B.** 显示后纵隔肿块的侧位片；**C.** 切除后纵隔肿块后，在术后急症监护病房拍摄的便携式后前胸部 **X** 线片；黄色圆点表示胸椎的轮廓，显示严重脊柱后凸

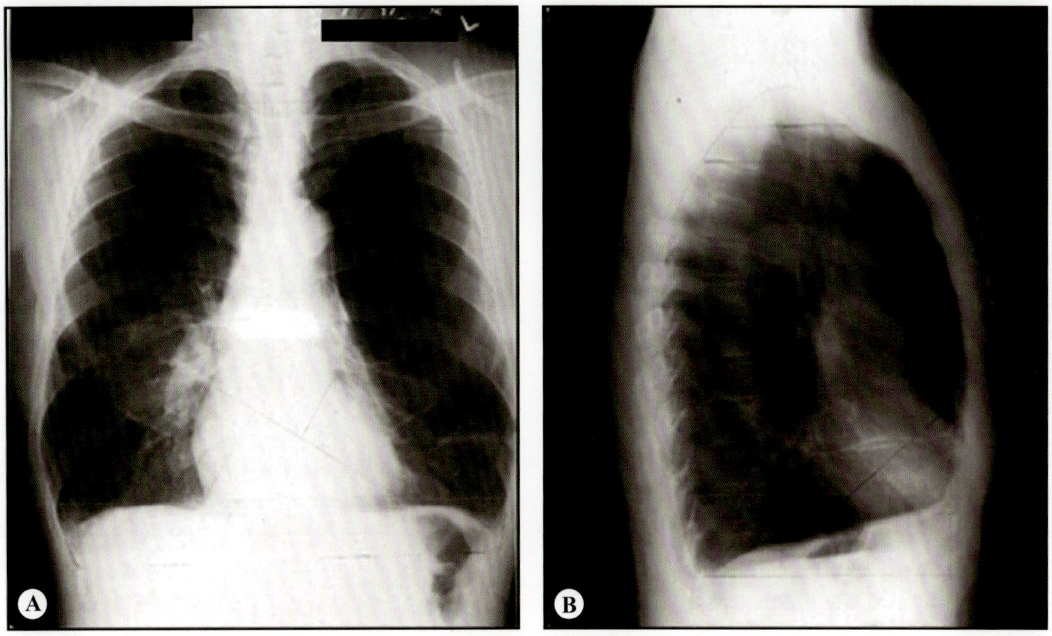

▲ 图 3-5　**A.** 肺气肿患者的后前胸 X 线片，有明显的恶性充气，胸部前后径增加，膈肌两侧变平，影片黑度普遍增加；**B.** 同一患者的侧位胸部 X 线片

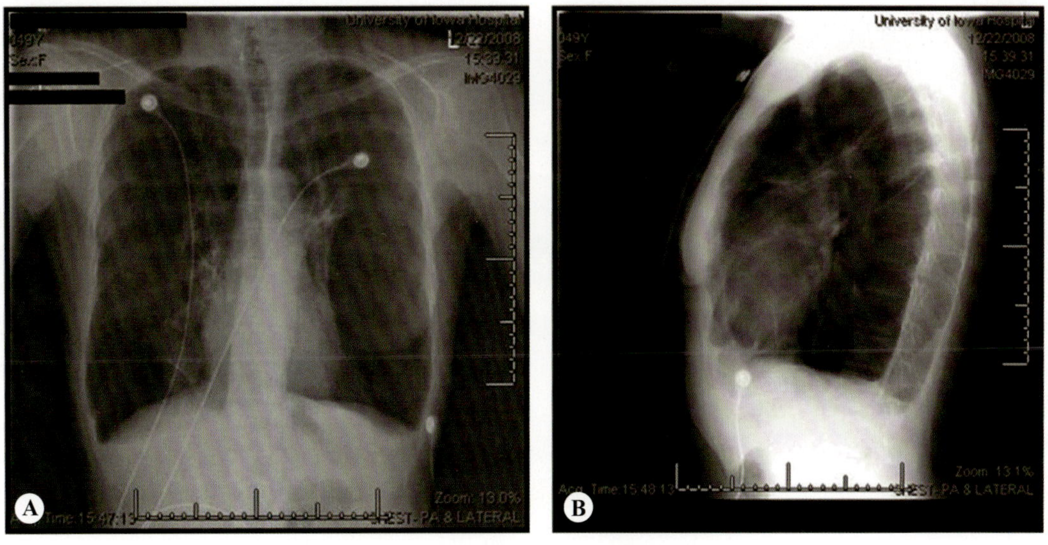

▲ 图 3-6　**A.** 一位左半胸有肺大疱的患者的后前胸部 X 线片；**B.** 同一患者的侧位片

地被发现。

气胸的影像学诊断通常是直接的。内脏胸膜线可见，无远端肺纹理。在标准侧位片上，可在胸骨后位置或覆盖椎体上方看到脏层胸膜线，与胸壁平行 [15, 16]。

侧位胸部 X 线片可见气胸；尽管呼气相切面的价值存在争议，但当临床怀疑较高且吸气相显示正常时，许多临床医生仍然发现呼气相切面在小气胸的检测中有用。英国胸外科学会指南根据脏胸膜面（肺缘）到胸壁的距离将气胸分为小气胸和大气胸：＜2cm 归为小气胸，＞2cm 归为大气胸 [17]。肺周围小的空气环实际上转化为相对较大的肺容积损失，2cm 深的气胸约占半胸的 50%。

仰卧位时，胸膜腔内的空气通常最容易在心膈隐窝肺基处可见，并可扩大肋膈角。图 3-8 显示一位右侧气胸患者的胸部 X 线片。

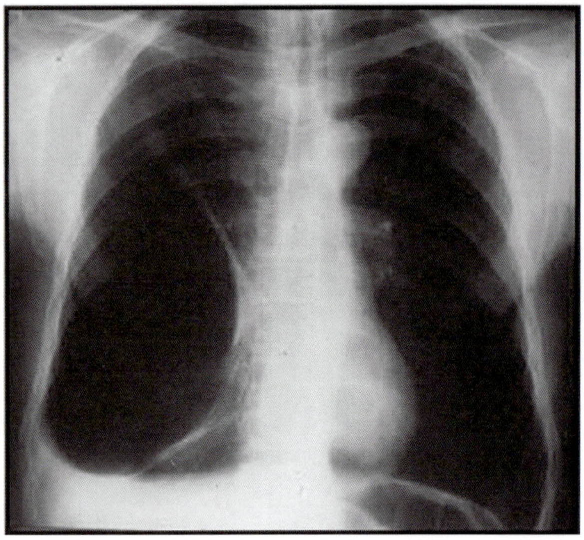

▲ 图 3-7 胸部 X 线片示一个巨大的肺大疱占据了右半胸的 2/3 以上，并压迫了下面的肺

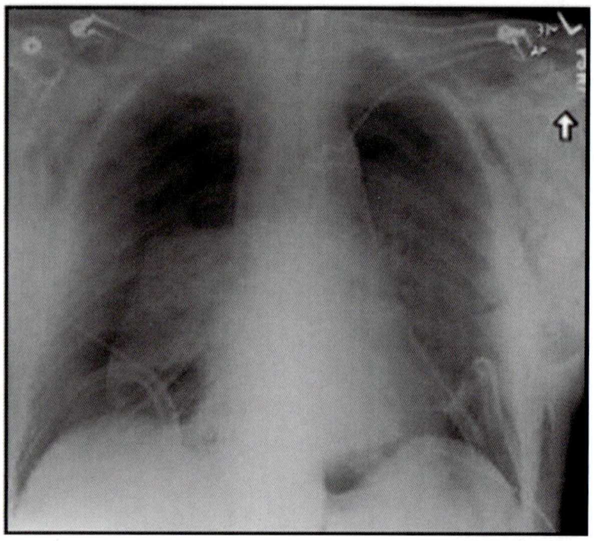

▲ 图 3-8 一位右侧气胸和双侧胸管患者的胸部 X 线片

几个众所周知的伪影可以模拟气胸的存在，在评估胸部影像学时应该始终记住。肩胛骨的内侧边界可以模仿肺边缘，但可以与骨的其他部分保持连续性，揭示其真正的性质。覆盖在胸壁的皮肤褶皱可以模拟脏胸膜线，在上部区域相对缺乏肺标记，可以导致错误的诊断。然而，一旦发现，图像的真实性质就很明显了。皮肤皱褶通常出现在胸腔外，是直的或只有极小的弯曲，不像真正的脏胸膜线那样与胸壁平行。皮肤皱褶也形成一条致密的线，一边锋利，另一边模糊，与不太致密的脏胸膜线形成对比。肋骨下缘常可见放射不透明线，可模拟脏胸膜线。这些通常被称为伴随阴影，尽管有些人将这个术语限制在伴随第 1 和第 2 肋骨的密度。它们是由突出的胸膜外脂肪或肋下沟引起的。

当吸气和呼气时胸腔内压力超过大气压时，就会发生张力性气胸。它被认为是由单向阀系统的操作造成的，在吸气时将空气吸入胸腔，在呼气时不允许空气流出。张力性气胸形成常常，但不总是，预示着患者的心肺状态突然恶化，与静脉回流受阻、心输出量减少和低氧血症有关。气胸中张力的发展不依赖于气胸的大小，张力性气胸的临床情况可能与胸部 X 线片发现的相关性较差[18, 19]。在张力性气胸的极端情况下，气胸导致纵隔和肺明显移位进入对侧半胸，造成显著的血流动力学紊乱。

5. 胸腔积液

胸腔积液不累及肺实质；它可能是 X 线光束路径中大量吸收材料的来源，导致胶片上的不透明。大量的胸腔积液在胸部 X 线片上很容易被发现，但少量的胸腔积液很容易被忽视，特别是在便携式胸部 X 线片上，因为患者几乎总是仰卧或半直立，积液可以聚集在肺下位置，也可以聚集在后肋膈角的深处，隐藏在视野之外。通常较小的积液被视为一种面纱样的混浊，在基底部最明显，并向肺尖部逐渐变细。图 3-9 为 1 例男性患者，左侧胸腔积液较多，占左侧胸腔的 2/3。

（二）胸管放置

一般来说，适当使用胸管可使聚集的空气和液体在胸膜腔内完全引流，并使肺充分扩张并占据整个胸膜腔，从而保护肺和胸膜腔免受后续并发症的影响。胸外科患者通常使用胸管。实践中主要使用 3 种类型：① 20～30Fr 的大口径胸管；②小口径胸管；③猪尾导管。典型和最常见的管有侧孔和端孔，以及在胸部 X 线片上可以清楚看到的不透明标记。胸管可能不经意放置在主裂隙、肺实质内，或者在心尖部放置过高，这会对肺造成严重的疼痛或损伤。

为了评估胸管的位置，前后位胸部 X 线片或侧位片是有用的[20]。在某些情况下，胸部计算机体层成像（CT）扫描对评估胸管位置有价值；例如，当怀疑异位但在 X 线片上未被证实时[21]。图 3-10 显示了一位女性患者的胸管放置在右半胸。

外科肺气肿是肋间管引流术的常见并发症[22]。

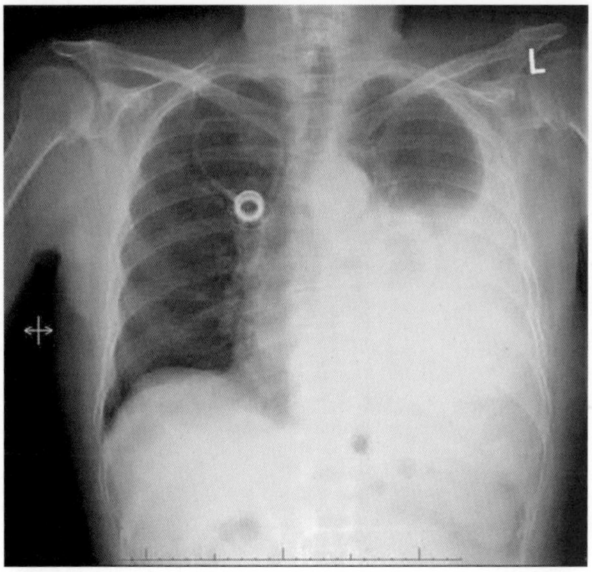

▲ 图 3-9　一位男性患者的胸部 X 线片，左半侧胸腔积液较大，占左侧胸腔的 2/3；右半胸的输液口装置也很明显

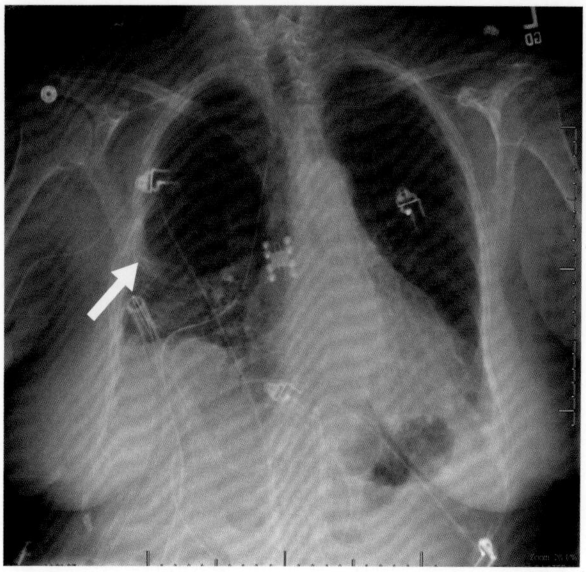

▲ 图 3-10　胸部 X 线片显示右半胸内有胸管；在第 6 肋间隙水平处可以清楚地看到管的尖端（箭）；从右臂静脉到上腔静脉入口还有一条经外周静脉插入的中心静脉导管（PICC）线

与气胸相关的外科肺气肿的发展涉及皮下组织中充满空气的间隙。这可能存在定位不当、扭结、堵塞或夹紧的管子。同样，一个小管子在存在非常大的泄漏时可能会导致外科肺气肿。任何错误的胸管都应该在胸部 X 线片上可见。如果肺气肿导致气道阻塞或胸腔受压，则可能导致严重的呼吸功能不全。治疗通常是保守的，但在危及生命的情况下，皮肤切开减压和大口径改良皮下胸引流均被成功使用。

（三）既往肺叶切除术

切除一部分肺会产生一些类似于肺段性肺不张的变化，即一部分肺不再存在，而剩余的部分肺叶，以及该侧的其他肺叶，会扩张以填充空间。胸部 X 线片将显示叶间裂的移位和膈肌的抬高。可能存在肺门移位。通常在胸外科手术最常见的标志是在切除部位的胸膜表面存在精细的金属缝合线。如果在急性切除术后出现胸管，它将在胸部 X 线片上可见，任何肋骨截骨术也是如此。

肺叶切除术后患者往往会出现受累半胸较大的初始畸形和中线结构的部分移位。如在肺不张的情况下，应存在非受累肺叶的代偿性过度膨胀。图 3-11 显示了一位女性患者的胸部 X 线片，她做了左下叶切除术。

肺叶切除术后的一个重要信息是幕状膈征，表示上叶塌陷。这是肺上叶切除术后患者胸部 X 线片上的常见表现。右肺上叶切除术后较左肺上叶切除术后更常见，直立位较仰卧位 X 线片更常见。有研究表明，约 70% 的患者在右肺上叶切除术后 1 个月或 1 个月以上，50% 的患者在左肺上叶切除术后胸部 X 线片上可预期出现幕状膈 [23]。图 3-12 显示一名右肺上叶切除的患者显示薄的幕状膈。

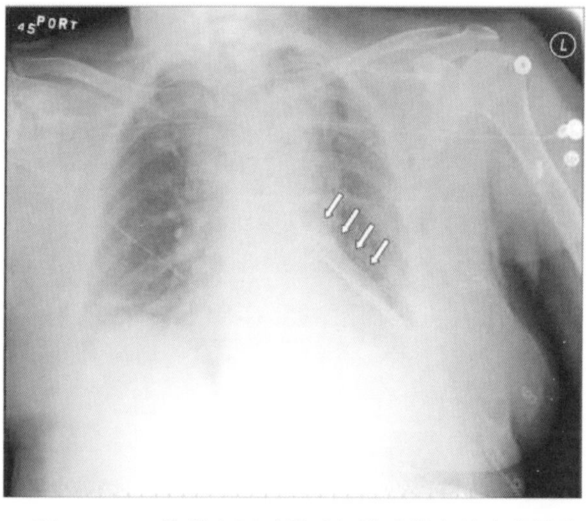

▲ 图 3-11　一位做左下叶肺叶切除术的女性患者的胸部 X 线片；箭指示装订线，双侧肺叶切除术后浸润也很明显

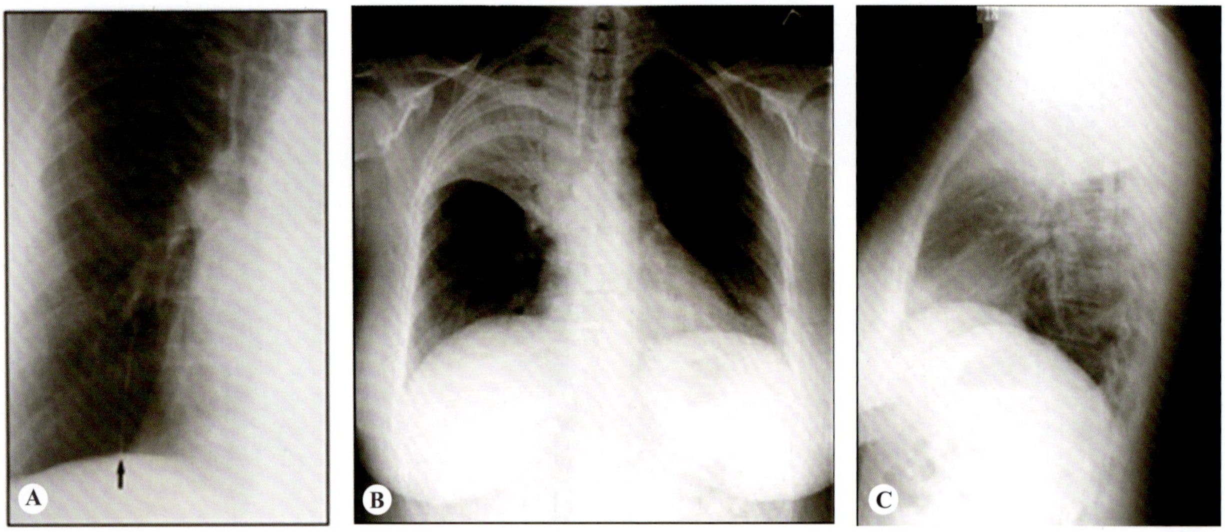

▲ 图 3-12 A. 一例右肺上叶切除患者的胸部 X 线表现为细幕状膈（箭）；B. 右肺上叶切除术后无膈肌旁线胸部 X 线片；C. 同一患者的侧位胸部 X 线片

（四）肺切除术

切除整个肺会导致更剧烈的影像学变化，并随着时间的推移而演变。最初，患侧在肺门和胸壁显示预期的术后变化，肺组织完全缺失，留下一个非常严峻的、充满空气的腔，心脏和膈肌的边缘非常锋利。全肺切除术后，术侧半胸内的空气逐渐被重吸收并被液体替代，出现净容量损失。因此，气管和纵隔逐渐向手术侧移位。在术后即刻，远手术侧的纵隔移位预示着对侧肺不张或手术侧空气或液体的异常积聚[24]。快速的纵隔移位可提示存在具有“活瓣”效应的漏气，形成张力性气胸。侧卧健侧膈通常有一定的抬高，心脏和其他中线结构向手术侧偏移，因为剩余的肺膨胀以占用部分空间。渐渐地，半胸充满液体，如果患者是直立的，则显示出明显的空气液体水平，如果患者是仰卧位，则显示出更细微的不透明度增加。图 3-13 为一例左全肺切除患者的前后位及侧位胸部 X 线片。

（五）单腔气管导管

开胸手术后，需要拍胸部 X 线片评估肺膨胀情况、胸管放置情况，如患者仍需气管插管，则需要正确放置气管导管。单腔气管导管的合适位置，如胸部 X 线片所示，导管远端位于气管隆嵴上方约 3cm 处。所有气管导管都有不透明的标记物，可以在放射图上清晰识别。图 3-14A 为一例男性患者，行右肺上叶切除术，术后留置单腔气管导管。图 3-14B 为同一患者单腔气管导管的重建。

（六）双腔气管导管

对于任何涉及肺隔离装置的胸部外科手术，麻醉医师必须在术前检查气管支气管解剖学，以确定是否存在异常解剖学。PA 胸部 X 线片可以评估气管支气管解剖结构的阴影及支气管分叉。据估计，在 75% 的胶片中，可见左侧主干支气管阴影。此外，胸部 X 线片可用于确定左侧双腔导管（DLT）的适当大小。Brodsky 等[25]报道，在术前 PA 胸部 X 线片上测量锁骨水平气管直径可用于确定合适的左侧 DLT 大小。图 3-15 显示了在锁骨水平的气管宽度的测量，以从胸部 X 线片估计左侧 DLT 的适当大小。此外，胸部 X 线片将允许可视化已放置的 DLT。每个管腔的尖端用不透光的标记物识别。图 3-16A 显示一位左侧 DLT 患者的胸部 X 线片。注意，支气管内腔大约在左侧主支气管的气管隆嵴下方 2cm。图 3-16B 显示 DLT 重建，在胸部 X 线片上有标记。

（七）术后急性肺损伤

急性肺损伤（acute lung injury，ALI）可能使胸外科手术复杂化，是术后死亡的主要原因。据估计，胸外科手术后 ALI 的发生率为 4.2%[26, 27]。在 Licker 等的研究中，26 位作者发现了肺切除术后 ALI 的双相分布模式[26]。术后第 1～3 天为原发性 ALI，术后第 3 天以后为继发性 ALI。

临床表现为严重的呼吸功能不全，进行性低氧血症，常规治疗包括 O_2 治疗无效。一例 ALI 患者的胸部 X 线片显示斑片状单侧或双侧浸润和依赖性

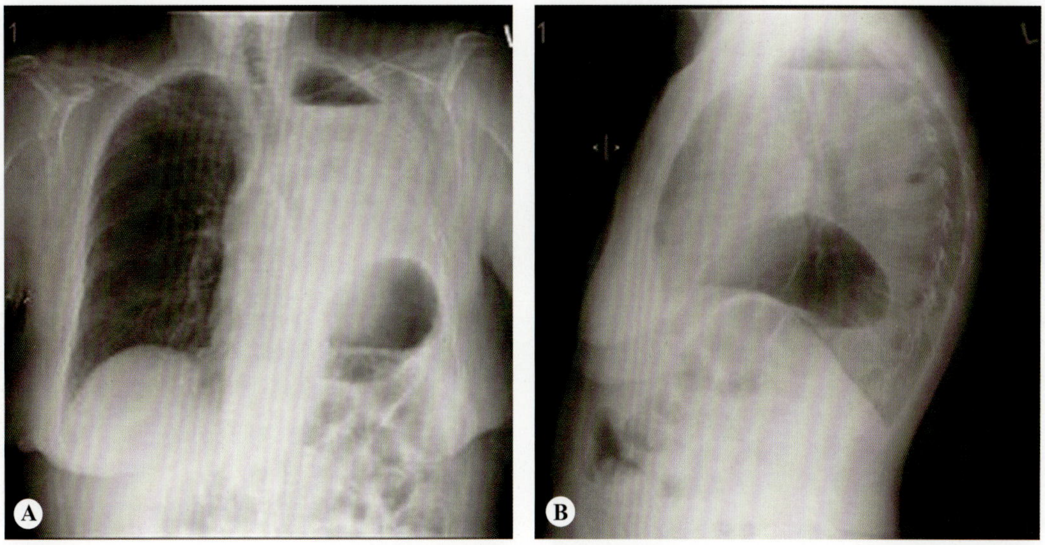

▲ 图 3-13 A. 左肺切除术后患者的前后位胸部 X 线片：左半胸的白色图像对应液体；B. 侧位胸部 X 线片

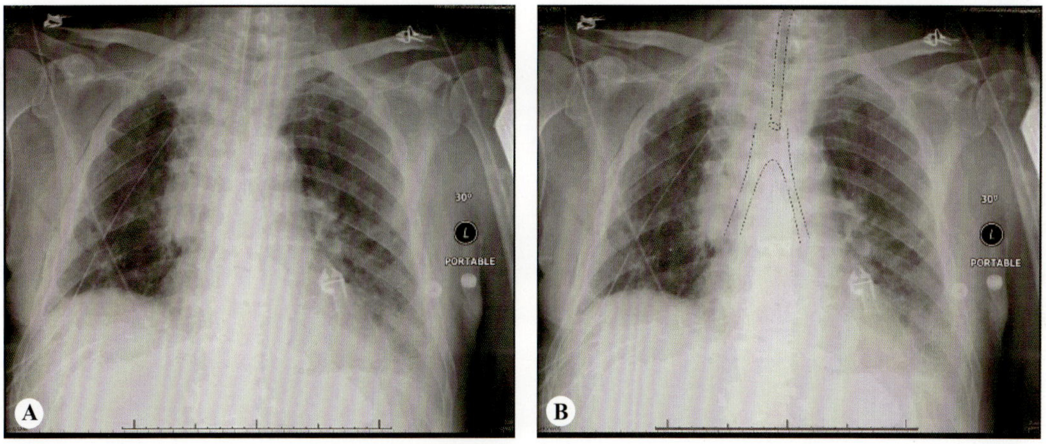

▲ 图 3-14 A. 一位接受右上叶切除手术的男性患者的胸部 X 线片，他在术后期间仍用单腔气管插管；B. 同一患者的单腔气管导管重建，注意单腔气管导管尖端应放置在气管隆嵴上方 3cm 处

肺水肿，以及肺不张区域。图 3-17 为 60 岁女性患者左肺下叶切除术后 72h 的胸部 X 线片。患者出现 ALI，间质水肿进行性加重。X 线片显示经左颈内静脉引入的单腔气管导管和肺动脉导管，以及肺叶切除术后 ALI 导致的典型间质性肺水肿的双侧弥漫性蓬松混浊。

三、计算机体层成像与肺部疾病

胸部 CT 扫描是在标准胸部 X 线片发现异常后作为诊断性研究使用的[28]。CT 检查的常见适应证包括肺癌分期、孤立性肺结节、肿块或浑浊、弥漫浸润性肺疾病、纵隔增宽、纵隔肿块或其他纵隔异常，如胸膜异常、胸壁病变和创伤等。CT 还为临床医师提供有价值的资料，包括气管支气管树的任何层面的气道压迫，以及血管压迫的诊断[29-32]。

CT 扫描是在深吸气和全肺容量下进行的。对于常规的胸部螺旋 CT 扫描，通常推荐 2.5～5mm 的切片。较薄（1～2.5mm）的切片可用于研究肺实质的精细细节。在常规研究中，视野调整到胸部的大小，但对于需要更仔细检查的较小解剖部分，可能会选择较小的视野。此外，增强 CT 扫描对可疑的血管异常，如肺栓塞也很有用。最近扫描仪技术的改进导致了螺旋或螺旋容积 CT 的引入。

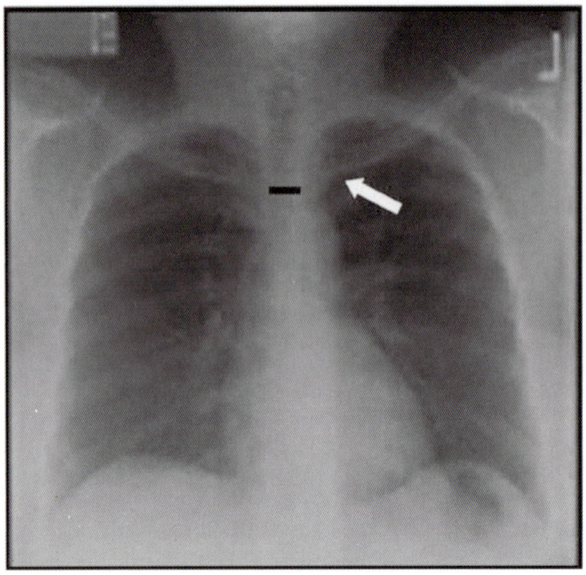

▲ 图 3-15　测量锁骨水平的气管宽度，从胸部 X 线片上估计左侧双腔导管的适当大小；箭指向气管的阴影

四、计算机体层成像与肺肿块、纵隔肿块、胸腔积液和心包积液

胸部 CT 扫描将确认胸部肿块的存在，并在许多情况下确定具体位置。图 3-18A 显示一位右肺肿块女性患者胸部 CT 扫描结果。图 3-18B 显示相应胸部 X 线片，右上叶可见肺肿块。此外，胸部 CT 扫描将确定纵隔肿块的精确大小及位置，任何邻近结构的受累，以及气道［气管和（或）支气管］的受压程度。在评估 CT 扫描时，重要的是确定肿块的位置，确定其与邻近结构的关系，评估气管和（或）血管压迫的范围和程度，以及评估气管和支气管水平的气道通畅程度。CT 扫描还可以精确测量气道直径和气管压缩的精确水平和范围。在 70kg，170cm 高的人中，气管的平均横截面直径为 18～23mm。CT 上气管直径缩小 10mm 对应于该水平的气管横截面积减少 50%。图 3-19 显示了一例左半胸前纵隔肿块患者的胸部 CT 扫描。图 3-20 为一例左侧前纵隔巨大肿块致左主支气管入口受压患者胸部 CT 扫描结果。

胸部 CT 扫描可以精确识别任何肺外液体的位置，无论是在周围胸膜间隙还是叶间裂。图 3-21 显示了一位左半侧胸腔积液患者的胸部 CT 扫描。CT 扫描对诊断心包积液也非常有用，因为这种方法可以确定准确的位置。图 3-22 示心包积液；注意心包囊内的液体。

使用连接到多排 CT（MDCT）扫描仪的工作站对气道进行三维（3D）重建，可以提供评估气道的进一步信息。MDCT 提供全肺的高空间分辨率图像，没有任何解剖间隙。该技术包括通过所探索的体积，在不同角度，根据所涉及的气道，在每个视图中投影具有最低价值变化的体素。如果怀疑气管支气管损伤，可以通过将 3D 螺旋 CT 技术聚焦在

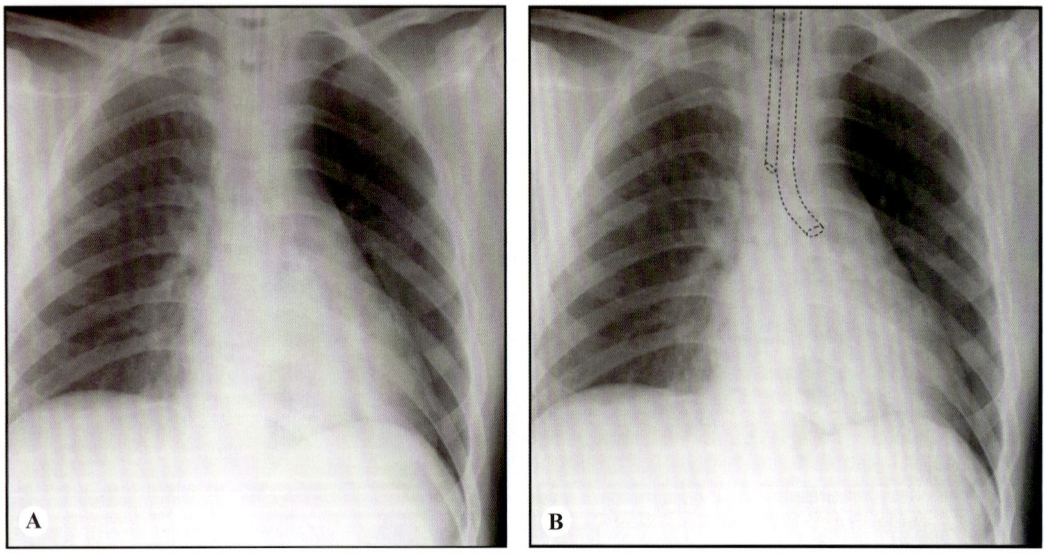

▲ 图 3-16　A. 一位左双腔导管（DLT）患者的胸部 X 线片，注意，支气管内腔大约在左侧主支气管的气管隆嵴下方 2cm；B. DLT 的重建，以虚线表示

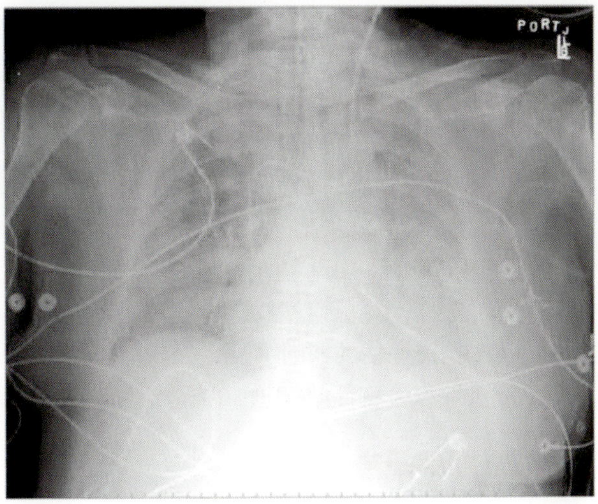

▲ 图 3-17 **一例急性肺损伤患者胸部 X 线片示肺间质水肿 72h 后进展；置入单腔气管导管，可见经左颈内静脉引入的肺动脉导管；也显示了肺叶切除术后典型的间质性肺水肿的双侧弥漫性蓬松性混浊**

气管支气管树上，对气道进行三维成像[33]。该技术用于分析气管支气管树的狭窄或扭曲，但也可以通过显示肺叶和段支气管的管壁缺陷和（或）位置异常来诊断气管支气管损伤[34, 35]。

胸部 3D 扫描也可用于识别淋巴结。虚拟支气管镜的发展引起了人们对引入基于 CT 的计算机绘图技术进行肺癌分期的兴趣。在虚拟支气管镜检查中，三维 CT 图像作为胸部的高分辨率数字图像副本[36]。气道腔内效果图可沿中轴线路径生成，用于虚拟内镜的视频支气管镜离线仿真，内视图由放射学图像生成。

气管支气管树的成像有了很大的改善，在很大程度上是因为 CT 的进步，全容积各向同性体素成像和先进的三维可视化后处理软件的相关改进[37]。因此气道成像已经成为医生可以用来计划介入手术的工具，如支架置入、手术和后续随访。

胸外科手术患者纵隔肿块较大，气道严重损害，需要放置气道支架；因此，术前对有支架的患者复查 CT 以评估气道的通畅性是至关重要的[38]。图 3-23 显示了纵隔肿物患者的气管支架。

五、胸部多排计算机体层成像

现代 MDCT 扫描仪可以提供非常大的、高分辨率的胸部三维容积图像。为了更全面地观察 3D MDCT 胸部图像中包含的信息，许多 3D 可视化技术被设计出来。三维 MDCT 图像提供了气道树的各节段的视图，计算所提取的气道的中心轴，并定义了所分割的气道树的腔内表面和外表面，以及用于渲染的感兴趣区域的外表面[39]。

MDCT 和三维重建气管支气管树的优点之一是，它可以让我们了解扭曲的气管支气管解剖结构或气道随年龄的变化。图 3-24 为一位男性患者胸部 MDCT 扫描。

六、磁共振成像与肺病

MRI 产生表面上与 CT 扫描相似的图像。与 CT 扫描相比，MRI 提供了更高的对比分辨率，并为组

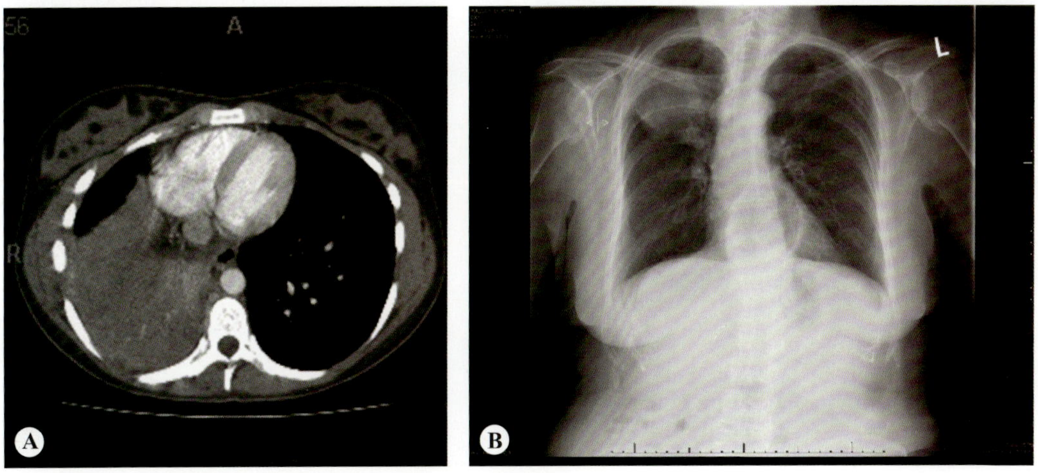

▲ 图 3-18 **A. 胸部计算机体层成像，诊断为肺假瘤；B. 显示同一患者右上叶肺肿块的胸部 X 线片，诊断为右上叶腺癌**

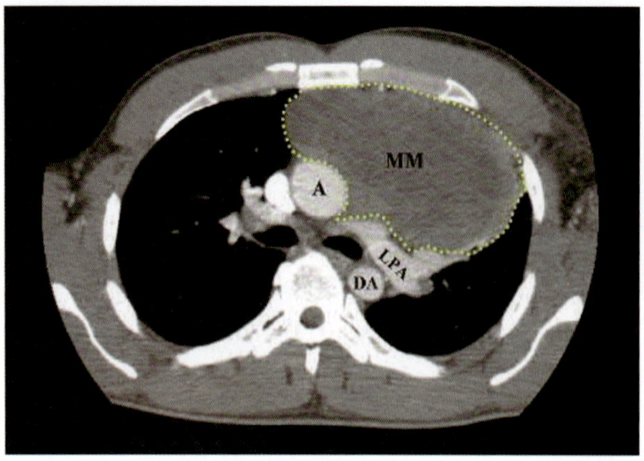

▲ **图 3-19 胸部计算机体层成像，左半胸（虚线包围着质量块），前纵隔肿物较大；本例患者诊断为纵隔肿物，分类为弥漫性 B 细胞淋巴瘤**

A. 升主动脉；DA. 降主动脉；LPA. 左肺动脉；MM. 纵隔肿物；

织定征提供了潜力[40]。此外，使用改进的屏气 3D 梯度回波技术的肺实质疾病的 MRI 可以对广泛的实性和非实性肺实质疾病进行成像，具有可重复的高图像质量、有效抑制伪影、高分辨率和可视化[41]。3D 梯度回波技术可以更好地显示外周和中心实质、肺动脉心脏和食管。

MRI 产生计算机生成的图像，通常在横断面方向，但也有直接的矢状面或冠状面，组织显示为不同的黑、白和灰色。MRI 扫描主要依靠对不同组织中质子（水）量的评估。成像是通过将患者置于强大的磁场中，用特定频率的无线电波询问身体来完成的；然后听取回应。通过改变无线电波的频率，物体可以在多个平面成像，而不仅仅是在轴向截面。直接矢状位和冠状位图像使放射科医师能够以比 CT 扫描更清晰的方式评估肺实质[42]、纵隔结构和胸壁的受累情况。此外，对于 CT 扫描不能解决解剖问题的患者，或者需要了解纵隔肿物与其他重要器官的关系，包括心脏或大血管的浸润情况，MRI 是 CT 扫描评估的辅助手段[31, 43, 44]。图 3-25 显示了纵隔肿块患者胸部的 MRI 扫描。

七、胸部超声

超声成像已经成为评估和诊断肺部疾病的一种有价值的工具，其优点是能够在患者床边以无创的方式进行，并且不使患者暴露于任何辐射。超声检查对胸腔积液、肺实质疾病和气胸的检测相当敏感。Lichtenstein 等[45]描述了肺超声扫描的两种方案：紧急床旁肺超声（bed-side lung ultrasound in emergency，BLUE）用于快速诊断危及生命的呼吸衰竭，以及肺声像图限制液体给药（FALS）方案[45]。大多数方案建议在不同区域对半胸进行成像，以便进行彻底和快速的检查。

胸膜腔的正常解剖由两层胸膜组成：脏胸膜和壁胸膜。在正常呼吸过程中，这两层相互滑动，这可以被理解为肺部滑动[46]。由此产生的图像通常被描述为一条“行军蚂蚁”线，被视为一条来回

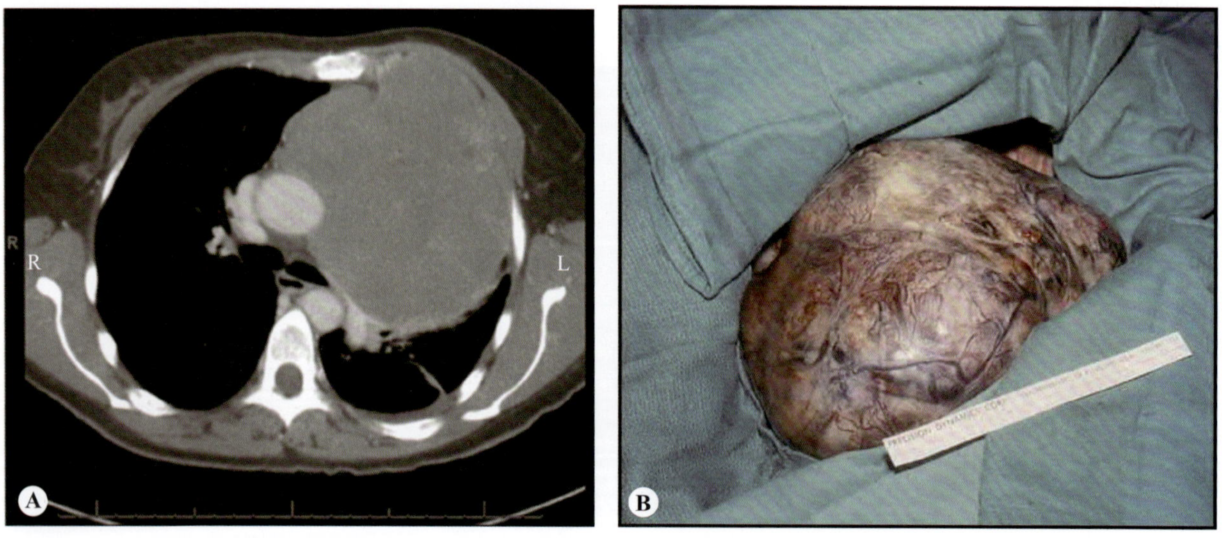

▲ **图 3-20 A. 胸部计算机体层成像显示左侧前纵隔大肿块，导致左侧主支气管入口受压，这个患者的诊断是生殖细胞肿瘤；B. 左半胸纵隔大肿块**

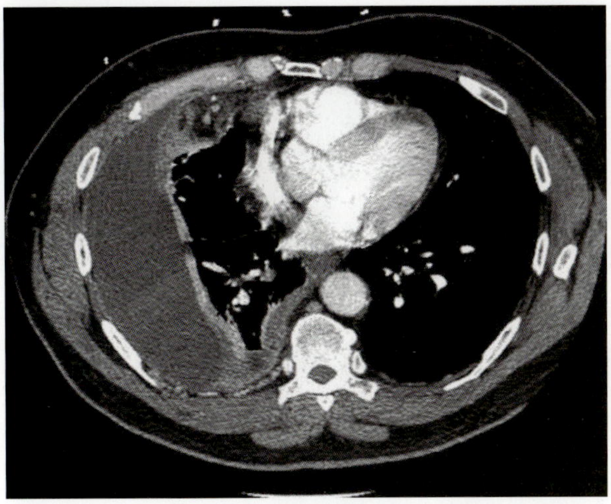

▲ 图 3-21　胸部计算机体层成像显示左半胸有大量胸腔积液

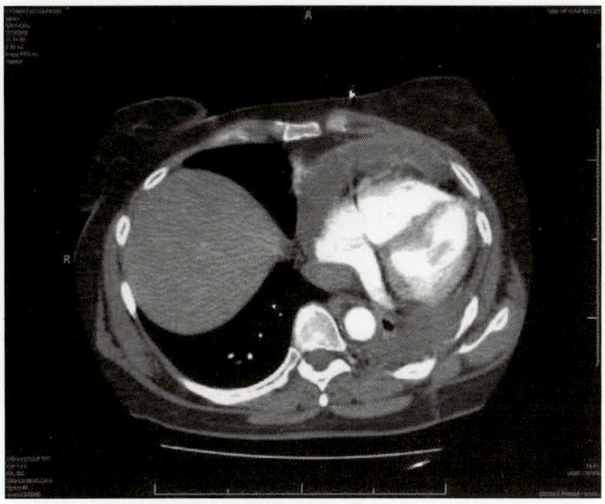

▲ 图 3-22　计算机体层成像显示心包积液；注意心包囊内的液体

移动的黑白点线。无肺滑动可发生在气胸胸腔积液、胸膜切除 / 胸膜固定术和支气管插管的情况下；所有这些条件都阻止了胸膜表面之间的滑动。图 3-26 为超声图像上两肋间胸膜交界处可见的肺滑动。

无肺滑动是诊断气胸的标志；运动模式（M-mode）评估胸膜运动变化常用于诊断。超声对气胸的检出比胸部 X 线片有更高的敏感性 [47]。气胸使空气进入两胸膜层之间，造成胸膜滑动的缺失（图 3-27）。这种没有滑动的情况在超声图像上形成了一系列黑白相间的水平线，称为“条形码标志”或“平流层标志”。具有完整胸膜滑动的正常肺表现为“海岸征”，胸膜滑动表现为沙粒样外观，皮下组织表现为海浪样外观。图 3-27 显示了海岸征和条码征的胸部超声图像。

A 线（图 3-28A）是在胸膜线下方可见的多条水平等距线，描述了超声束与胸膜表面相互作用时正常肺内的混响现象。B 线（图 3-28B）是由于间隙中存在流体而形成的高回声混响伪影。与 A 线不同的是，它们在本质上是垂直的，从胸膜线开始，并跨越图像的整个深度，给出“彗星尾巴”或“肺火箭”的外观。在每个解剖侧的两个以上区域中存在三条以上的 B 线定义了肺间质综合征和肺间质中液体含量增加的诊断 [48]。

超声是一种高灵敏度的检测胸腔积液的工具，与胸部 X 线片相比，它能够检测到胸腔内仅有 5～15ml 的液体，而胸部 X 线片需要至少 250ml 的液体来消除肋膈角。由于液体向下吸引，检查最好在肺的重力依赖部位进行。图 3-29 描述了超声检查中显示的不同结构；部分肺脏通过液体也可见。

胸、肺超声对缺氧患者的诊断和治疗非常有用。鉴于其易获取性、移动性、快速性、可重复性和缺乏辐射性，它比胸部 X 线片有明显的优势。它仍然依赖于操作者，需要一个结构化团队，如由美国胸外科医师学院提出的那样 [49]。此外，经胸超声诊断气胸在术中是可行的 [50, 51]。

结论

放射学研究在胸外科患者的诊断和治疗中发挥着重要作用。胸部 X 线片可以识别扭曲的气管支气管解剖，肺肿块或肺萎陷的存在，可以帮助放置胸管和气管导管，在张力性气胸的情况下可以显示肺膨胀或纵隔移位。胸部 CT 扫描可以识别和精确定位肺肿块、纵隔肿块或存在液体和受损的邻近结构，以及气道支架的精确定位 [52]。

MDCT 影像和三维重建可以更精确的识别气管支气管解剖结构。在对胸外科患者进行术前评估时，必须对所有放射学诊断结论进行评估。在诊断或解剖不明确的情况下，麻醉医师必须与胸外科医师或放射科医师一起探讨复核 [53]。

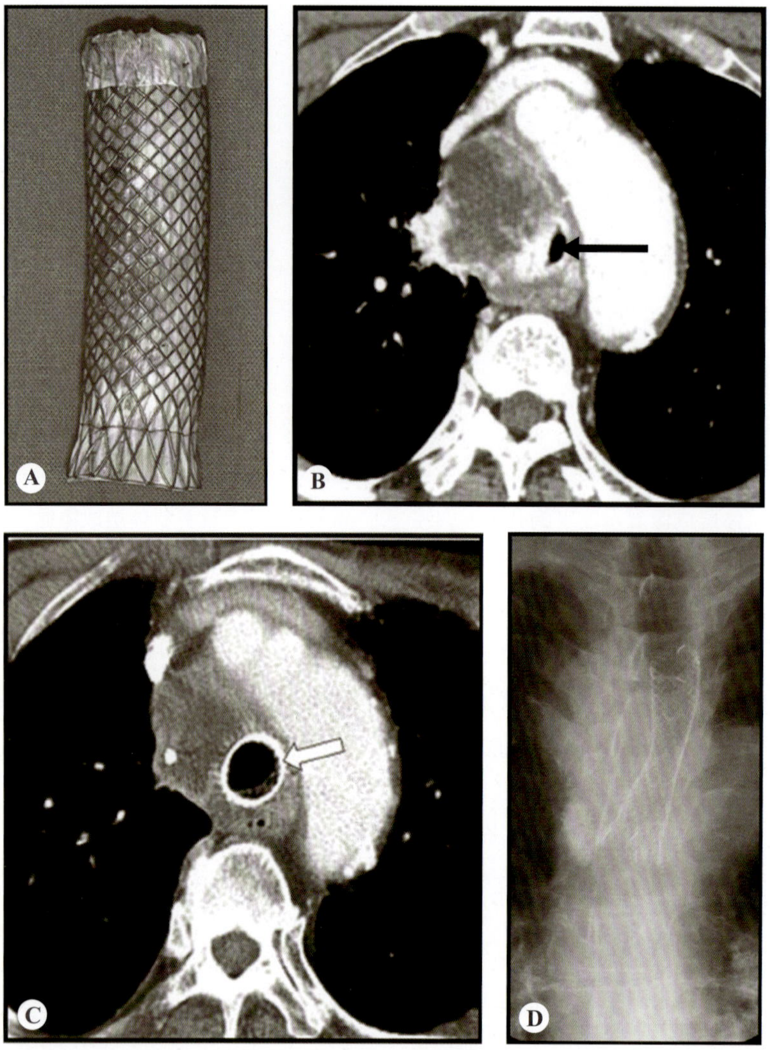

▲ 图 3-23　显示纵隔肿物患者气管支架的图像

A. 金属可膨胀支架；B. 计算机体层成像（CT）扫描显示纵隔肿块压迫气管（箭）；C. 气管内放置气道支架（箭）；D. 支架到位的胸部 X 线片

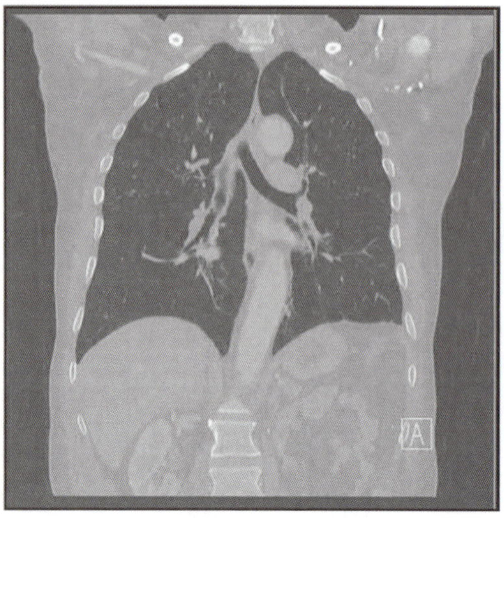

◀ 图 3-24　一位男性患者胸部的多排计算机体层成像

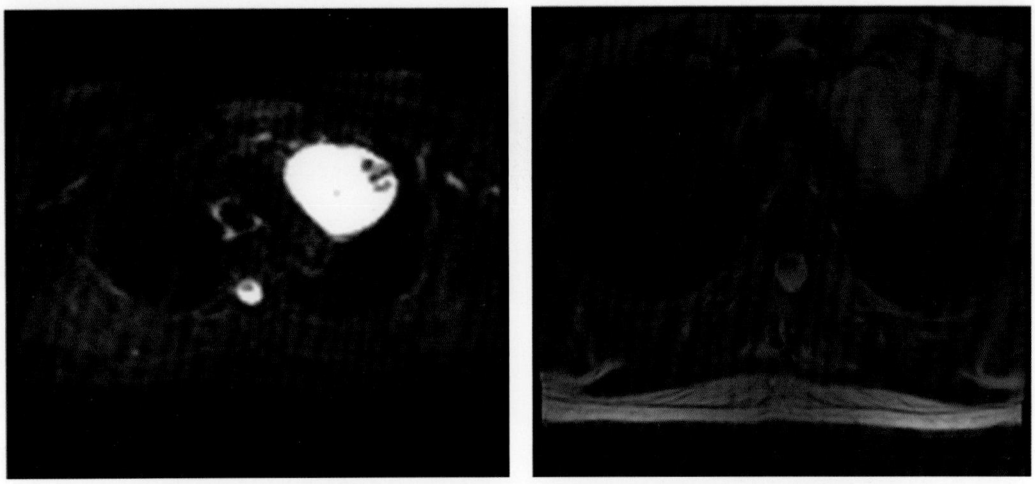

▲ 图 3-25 纵隔肿块患者胸部磁共振成像，患者被诊断为神经鞘瘤

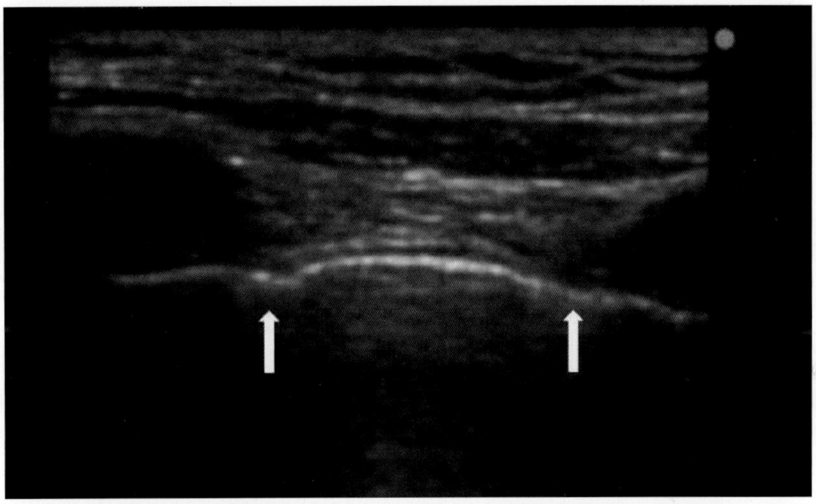

▲ 图 3-26 胸部超声：箭指向两肋骨之间胸膜界面可见的肺滑动

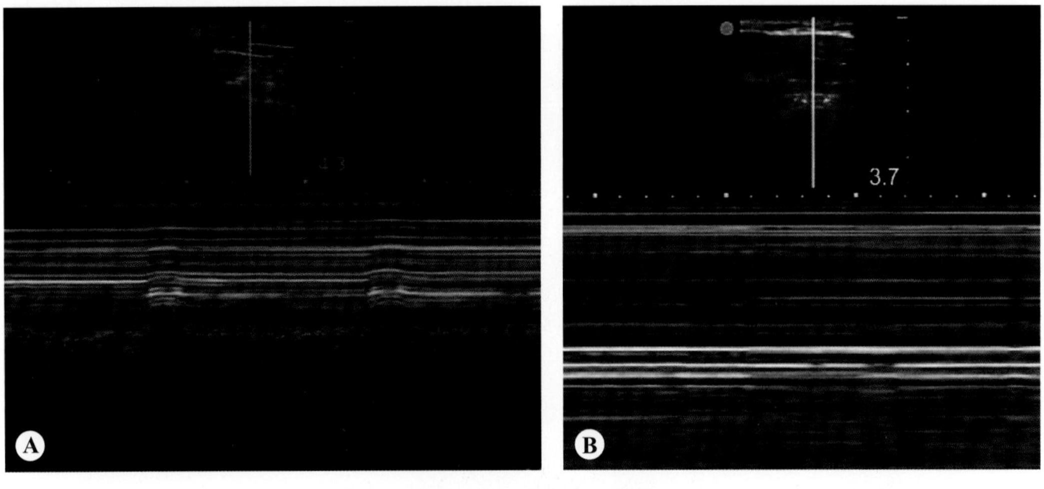

▲ 图 3-27 胸部超声图像

A. 由于胸膜滑动，出现海岸征，外观类似沙子和波浪；B. 在气胸破裂胸膜表面后无肺滑动时的条形码标志

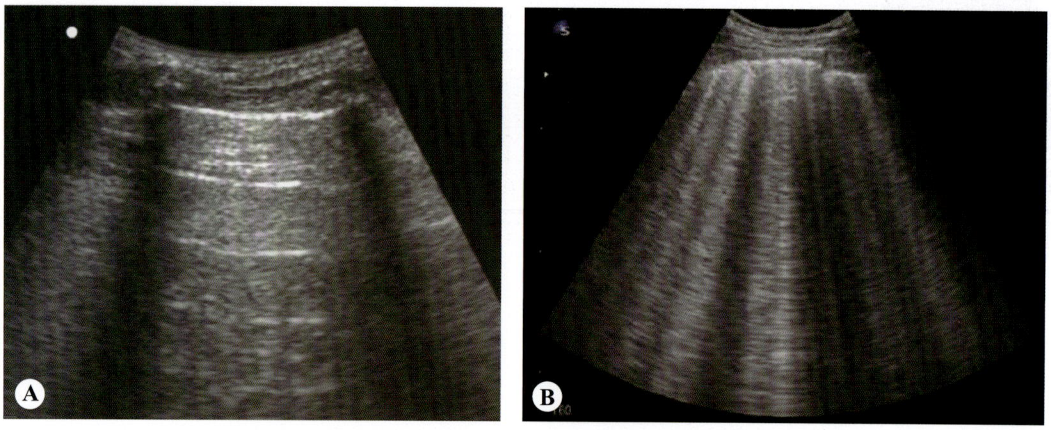

▲ 图 3-28　肺超声图像

A. A 线，平行、等距、水平，描绘正常肺；B. 垂直的 B 线，给出彗星尾巴的外观，并描绘肺水肿

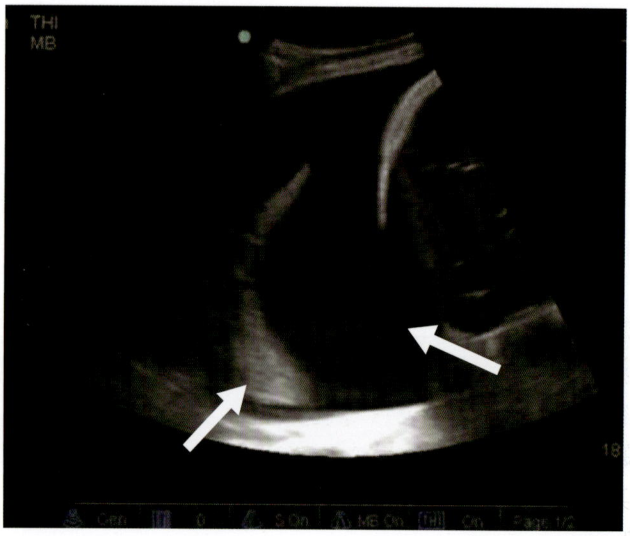

▲ 图 3-29　右上象限超声检查，描绘膈肌上方大量胸腔积液（右箭）；左边可见萎陷的肺（左箭）

第 4 章　胸内肿瘤的现状与分类

Intrathoracic Tumors: Current Status and Classification

Dong-Seok Lee　Raja Flores　著

李　燕　译

胸部肿瘤学涵盖了广泛的疾病范畴。胸腔内，各种各样的良性肿瘤和恶性肿瘤可以在不同解剖部位与不同器官系统之间生成发展。本章将主要关注最常见的胸部恶性肿瘤的外科治疗。

一、一般诊断原则

除了全面的病史检查外，放射学检查是胸外科医师必不可少的工具。标准的胸部 X 线片可以展示出整体概况——它既能显示较大的病变，也可显示出较小病变的后遗症，如积液或梗阻后肺不张。不同的影像可以提供额外的信息。计算机体层成像（CT）使较小的病变可视化，并帮助确定大小、位置、深度，以及与其他结构的关系。磁共振成像（MRI）仅限于评估神经受累或区分纵隔结构，相比于 CT，其通常不能提供更多的信息。MRI 多被用来评估脑转移瘤。正电子发射计算机体层成像（PET）已经成为胸部恶性肿瘤分期的标准，它在转移性疾病的检测方面比传统成像更准确。

二、肺癌

肺实质内的肿瘤可由原发肺部病因或转移性疾病引起。本部分的重点仍然是原发性肺癌，其中非小细胞和小细胞癌占 90% 以上。吸烟仍然是患肺癌的唯一最重要的风险因素，与不吸烟的人相比，吸烟的风险增加了 20 倍。其他风险因素包括辐射、其他环境毒素和肺纤维化，它们具有协同作用。

大多数患者没有症状，一旦出现局部浸润或转移性疾病才会出现症状。典型症状包括咳嗽、咯血、胸痛或呼吸困难。局部结构受累可导致特定的症状，如声音嘶哑（由于喉返神经侵犯），上腔静脉（superior vena cava，SVC）综合征（由于 SVC 阻塞导致面部和上肢肿胀），以及 Pancoast 综合征（由于肺上沟肿瘤侵犯而导致的肩痛和霍纳综合征）。

CT 成像使肺癌的检测发生了革命性的变化，它能使较小的肿瘤得以发现，从而使早期疾病的治疗成为可能。国际早期肺癌行动计划显示，在筛查期间被诊断为肺癌的患者中，85% 为临床 Ⅰ 期疾病，那些在确诊后 1 个月内接受手术切除的患者的 10 年生存率估计为 92%[3]。因此，肺癌筛查已被认为是肺癌诊断和治疗的关键。美国预防医学工作组（Preventive Services Task Force）建议 55—80 岁有每年 30 包吸烟史的患者进行肺癌筛查。

肺癌只有通过组织活检才能确诊。既往行外科手术取组织活检，但在最近，通过经支气管或经胸途径用针进行的创伤性较小的活检。一旦确诊为恶性，就要根据临床分期来决定适当的治疗方法。肺癌分期以肿瘤转移（tumor node metastasis，TNM）分期系统为基础（表 4–1）。除了 PET 和 MRI 外，临床上可能还需要纵隔分期来评估肿瘤是否扩散。纵隔镜检查是实现纵隔分期的经典方法，但支气管内超声检查因其创伤小且可评估 N_1 结节而得到越来越多的应用。

手术为可切除的非小细胞肺癌患者提供了最好的治愈机会。对于不适合手术或拒绝手术的患者，可以提供立体定向体部放射治疗等局部治疗。因此，区别可操作性和可切除性很重要。可操作性要

表 4-1 肺癌分期、肿瘤淋巴结转移分期（第 8 版）

TNM 分期		
原发肿瘤（T）	T_0	没有原发肿瘤
	Tis	原位癌（鳞癌或腺癌）
	T_1	肿瘤≤3cm
	T_1mi	微侵袭性腺癌
	T_{1a}	中央呼吸道浅表播散性肿瘤[a]
	T_{1a}	肿瘤≤1cm
	T_{1b}	肿瘤>1cm 但≤2cm
	T_{1c}	肿瘤>2cm 但≤3cm
	T_2	肿瘤>3cm 但≤5cm 或肿瘤累及脏胸膜[b]、主支气管（非隆突）、肺不张至肺门[b]
	T_{2a}	肿瘤>3cm 但≤4cm
	T_{2b}	肿瘤>4cm 但≤5cm
	T_3	肿瘤>5cm 但≤7cm 或侵及胸壁、心包、膈神经；或者同一叶内有单独的肿瘤结节
	T_4	肿瘤>7cm 或肿瘤侵及纵隔、隔膜、心脏、大血管、喉返神经、隆突、气管、食管、脊柱；或者同侧不同叶的肿瘤结节
区域淋巴结（N）	N_0	没有区域淋巴结转移
	N_1	同侧肺或肺门结节的转移
	N_2	同侧纵隔或隆突下淋巴结转移
	N_3	对侧纵隔、肺门或锁骨上淋巴结的转移
远处转移（M）	M_0	无远处转移
	M_{1a}	恶性胸膜或心包积液[‡]或胸膜或心包结节或对侧叶单独的肿瘤结节
	M_{1b}	单发胸外转移
	M_{1c}	多发性胸外转移（1 个或多于 1 个器官）

亚分期					
T/M	**亚分期**	**N_0**	**N_1**	**N_2**	**N_3**
T_1	T_{1a}	$Ⅰ_{A1}$	$Ⅱ_B$	$Ⅲ_A$	$Ⅲ_B$
	T_{1b}	$Ⅰ_{A2}$	$Ⅱ_B$	$Ⅲ_A$	$Ⅲ_B$
	T_{1c}	$Ⅰ_{A3}$	$Ⅱ_B$	$Ⅲ_A$	$Ⅲ_B$
T_2	T_{2a}	$Ⅰ_B$	$Ⅱ_B$	$Ⅲ_A$	$Ⅲ_B$
	T_{2b}	$Ⅱ_A$	$Ⅱ_B$	$Ⅲ_A$	$Ⅲ_B$

（续表）

亚分期					
T/M	亚分期	N_0	N_1	N_2	N_3
T_3	T_3	Ⅱ$_B$	Ⅲ$_A$	Ⅲ$_B$	Ⅲ$_C$
T_4	T_4	Ⅲ$_A$	Ⅲ$_A$	Ⅲ$_B$	Ⅲ$_C$
	M_{1a}	Ⅳ$_A$	Ⅳ$_A$	Ⅳ$_A$	Ⅳ$_A$
M_1	M_{1b}	Ⅳ$_A$	Ⅳ$_A$	Ⅳ$_A$	Ⅳ$_A$
	M_{1c}	Ⅳ$_B$	Ⅳ$_B$	Ⅳ$_B$	Ⅳ$_B$

a. 任何大小但局限于气管或支气管壁的浅表性播散性肿瘤；‡. 肺不张或梗阻性肺炎累及肺门；这类肿瘤按照以下分类：若＞3cm 且≤4cm 为 T_{2a}，若＞4cm 且≤为 5cm 为 T_{2b}

b. 细胞学阴性的、非出血性的、渗出性的、临床判断并非癌症引起的胸腔积液应被排除在外

引自 Detterbeck FC. The eighth edition TNM stage classification for lung cancer: what does it mean on main street? *J Thorac Cardiovasc Surg*. 2018, 155(1):356-359.

考虑到患者的共病及能否接受手术。可切除性要考虑到切除实质的程度，以及患者根据其肺功能状态对切除的耐受性。例如，患者可能有一个相对较小的癌灶位于中央，需要进行全肺切除术，但患者只能忍受肺叶切除术。

临床Ⅰ期和Ⅱ期癌症应直接进行手术治疗。Ⅲ期癌症涉及的范围很广。N_3 病变的Ⅲ期癌症不适合手术。多学科方法是治疗非 N_3 疾病Ⅲ期癌症的最佳策略，治疗范围从迅速手术到诱导治疗，其次是手术到最终的化学治疗加或不加放射治疗。诱导治疗可由单独化学治疗或放化疗组成，通常由医疗机构或外科医生决定。目前有一些关于免疫疗法在新辅助疗法中的作用研究。Pembrolizumab（Keytruda）最近被 FDA 批准，是一种可能刺激免疫系统攻击癌细胞的药物样本。Ⅳ期癌症是指全身治疗，手术是为了缓解症状。

一旦决定继续手术，就必须考虑切除的范围和手术方法。肺叶切除术被认为是手术切除的金标准。肺癌研究小组报道了 1995 年度局部区域复发率的增加和有限切除与肺叶切除相比存活率下降的趋势[4]（图 4-1）。然而，随着肺癌筛查的出现和较小癌症的发现，这一点受到了挑战，因为最近的研究表明复发率和总存活率没有显著差异[5]。作者考虑对直径＜2cm、解剖上可行且标准化摄取值较低的癌症患者进行肺叶下切除（图 4-2）。局部晚期疾病，如胸壁侵犯（图 4-3）或大血管侵犯，可能需要扩大切除。

开胸是肺切除的标准方法。然而，电视胸腔镜外科手术（VATS）和机器人手术等微创技术正得到越来越多的应用。微创手术提供了短期的好处，如更少的疼痛，更短的住院时间和更少的并发症[6, 7]。VATS 似乎也提供了更好的长期结果[8]。

肺癌术后并发症发生率约为 35%[9, 10]，主要不良事件发生率为 9.1%[11]。主要的并发症发生在心脏和肺部。已开发了几种风险模型来尝试预测患者的围术期风险[12]。围术期死亡率为 1.5%～2.5%。

三、食管癌

食管癌是最常见的食管原发恶性肿瘤。鳞状细胞癌在世界范围内更常见，与吸烟和酒精高度相关，但在美国腺癌更常见，肥胖、胃食管反流病和巴雷特化生的增加是其危险因素。因为食管横跨 3 个解剖区域（颈部、胸部和腹部），所以确定癌症的位置在指导治疗中至关重要。颈段食管癌主要采用化学治疗和放射治疗。中下段食管癌提供手术、化学治疗和放射治疗等多种治疗方法。

患者通常表现为吞咽困难和体重减轻。可以通过内镜获得诊断。直接可视化提供了信息，如肿块的大小和位置，组织诊断是通过活组织检查钳获得的。一旦确诊，就必须确定临床分期（表 4-2）。在食管癌中，放射状侵犯的深度比大小在分期上更为重要。因此，确定 T 和 N 分期的最佳方法是超声内

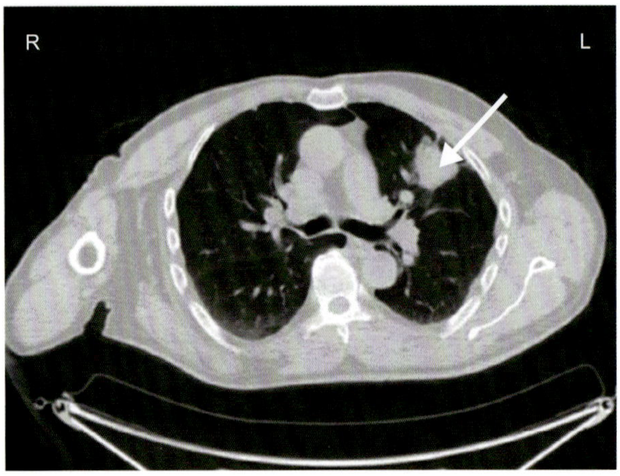

▲ 图 4-1　**70 岁男性，左肺上叶肿块 3cm；他接受了左肺上叶切除术；病理为 4cm $T_{2a}N_0$ 腺鳞癌**

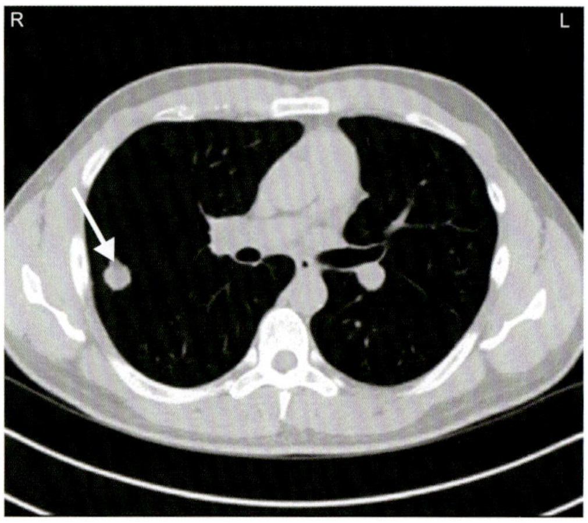

▲ 图 4-2　**男性，37 岁，右肺上叶肿块 2cm；他接受了胸腔镜手术，右肺上叶后叶节段切除术；病理为 1.7cm $pT_{1b}N_0$ 腺癌**

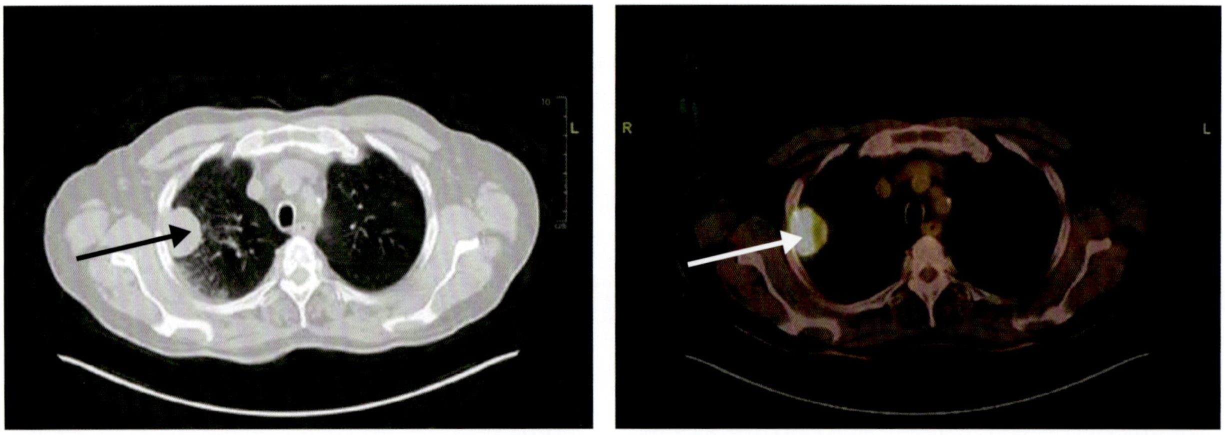

▲ 图 4-3　**一位 73 岁男性的 CT 扫描（左），在正电子发射计算机体层成像（右）上有 4.2cm 的右肺上叶高代谢；注意到胸壁侵犯，他接受了右肺上叶切除胸壁切除和重建；病理为 7cm T_3N_0 多形性癌**

镜（endoscopic ultrasound，EUS）。通过超声内镜引导细针穿刺抽吸（fine needle aspiration，FNA）的组织活检也可对可疑的淋巴结进行。EUS 和 EUS-FNA 在准确诊断 T 分期和 N 分期方面分别具有很高的灵敏性和特异性。然而，T_2 病变的诊断仍然是具有挑战性的，准确率约为 30%，因为肿瘤的上行和下行侵犯都可能发生[14]（图 4–4）。必要时行支气管镜检查，以排除呼吸道侵犯。

局限于黏膜的肺癌（T_{1a}）可以用黏膜内切除治疗，但手术切除仍然是早期食管癌的标准治疗方法。临床上患有 T_1 期癌症的患者应该直接进行手术。考虑到 EUS 对于 T_2 病变的诊断的不确定性，临床上 T_2 期癌可以继续手术或诱导治疗。笔者倾向于直接进行手术。更多的局部晚期可切除癌症应该接受卡铂和紫杉醇的新辅助化学治疗和 41Gy 放射治疗，因为荷兰食管癌放化疗和手术研究（CROSS）试验表明，通过诱导治疗，完全切除率和总存活率都有所提高。作者随机分配了可切除肿瘤的患者，接受单纯手术或每周接受卡铂和紫杉醇治疗 5 周，然后进行手术。他们前瞻性地招募了总共 366 名患者，178 名被随机分配到放化疗后再手术，188 名被分配到单纯手术组。放化疗 – 手术组 92% 的患者在切除边缘（R_0）1mm 范围内无肿瘤发生，而手术组为 69%（$P<0.001$）。放化疗 – 手术组的总体存活率明显好于单纯手术组[15]。肿瘤外科原则要求进行 R_0 切除术，并留有 10cm 以上的适当切缘，以

表 4-2 食管癌分期 TNM 分期（第 8 版）

分 期		标 准
T 分期	Tx	肿瘤无法进行评估
	T_0	没有发现原发肿瘤
	Tis	高级别上皮内瘤变 / 异型增生
	T_1	肿瘤侵及黏膜固有层、黏膜肌层或黏膜下层
	T_{1a}[a]	肿瘤侵及固有层或黏膜肌层
	T_{1b}[a]	肿瘤侵及黏膜下层
	T_2	肿瘤侵及固有肌层
	T_3	肿瘤侵及食管纤维膜
	T_4	肿瘤侵及邻近结构
	T_{4a}[a]	肿瘤侵及胸膜、心包、奇静脉、膈肌或腹膜
	T_{4b}[a]	肿瘤侵及其他邻近结构，如主动脉、椎体或气道
N 分期	Nx	无法评估区域淋巴结节
	N_0	无区域淋巴转移
	N_1	1～2 个区域淋巴结的转移
	N_2	3～6 个区域淋巴结的转移
	N_3	7 个或 7 个以上区域淋巴结转移
M 分期	M_0	无远处转移
	M_1	有远处转移
腺癌分化分期（G）	Gx	无法评估分化
	G_1	分化好，>95% 的肿瘤由结构良好的腺体组成
	G_2	中分化，50%～95% 的肿瘤有腺体形成
	G_3[b]	分化差，肿瘤由巢和片状细胞组成，占肿瘤的 50% 以下，表现为腺体形成
鳞状细胞癌分化分期（G）	Gx	无法评估分化
	G_1	分化好，明显角化，有角化珠形成，少量非角化基底样细胞，肿瘤细胞呈片状排列，有丝分裂数低
	G_2	中等分化，不同的组织学特征，从角化不全到角化不良，一般来说，不形成角化珠
	G_3[c]	分化差，主要由基底样细胞组成，形成大小巢，并伴有频繁的中央坏死，这些巢由片状或铺路状排列的肿瘤细胞组成，偶尔出现少量角化不全或角化细胞

（续表）

分 期		标 准		
鳞状细胞癌位置分期（L）[d]	Lx	位置未知		
	上段	颈段食管至奇静脉下缘		
	中段	奇静脉下缘至下肺静脉下缘		
	下段	下肺静脉与胃的下缘，包括食管与胃交界处		
临床分期		**cT**	**cN**	**cM**
鳞状细胞癌	0	Tis	N_0	M_0
	Ⅰ	T_1	N_{0-1}	M_0
	Ⅱ	T_2	N_{0-1}	M_0
		T_3	N_0	M_0
	Ⅲ	T_3	N_1	M_0
		T_{1-3}	N_2	M_0
	$Ⅳ_A$	T_4	N_{0-2}	M_0
		T_{1-4}	N_3	M_0
	$Ⅳ_B$	T_{1-4}	N_{0-3}	M_1
腺癌	0	Tis	N_0	M_0
	Ⅰ	T_1	N_0	M_0
	$Ⅱ_A$	T_1	N_1	M_0
	$Ⅱ_B$	T_2	N_0	M_0
	Ⅲ	T_2	N_1	M_0
		T_{3-4a}	N_{0-1}	M_0
	$Ⅳ_A$	T_{1-4a}	N_2	M_0
		T_{4b}	N_{0-2}	M_0
		T_{1-4}	N_3	M_0
	$Ⅳ_B$	T_{1-4}	N_{0-3}	M_1

a. 亚分类

b. 如果对“未分化”癌症的进一步检测发现腺体成分，则将其归类为腺癌 G_3

c. 如果对“未分化”癌症的进一步检测发现鳞状细胞成分，或者如果在进一步检测后它们仍未分化，则将其归类为鳞状细胞癌 G_3

d. 定位以食管肿瘤的中心为标准

引自 Rice TW, Patil DT, Blackstone EH. 8th edition AJCC/UICC staging of cancers of the esophagus and esophagogastric junction: application to clinical practice. *Ann Cardiothorac Surg*. 2017, 6(2):119-130.

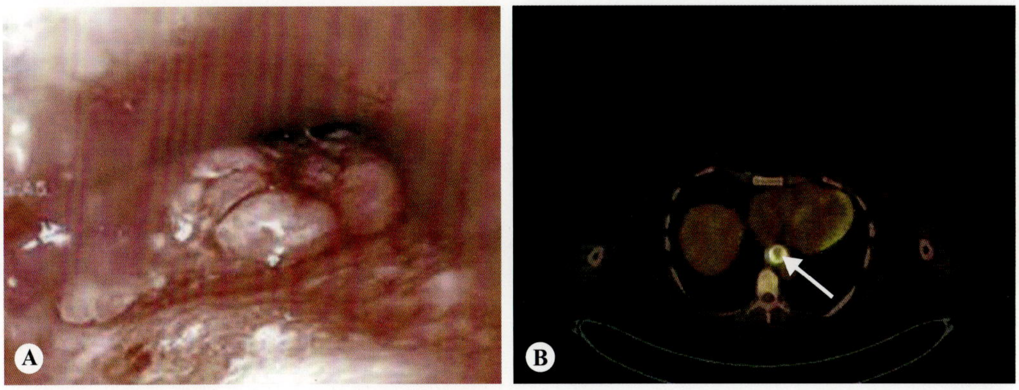

▲ 图 4-4　患者女性，35 岁，诊断为食管下段临床 T_2N_0 腺癌；行 Ivor-Lewis 食管切除术；病理为 pT_3N_2 腺癌；随后行辅助放化疗（A 和 B）；B. PET 扫描图像

及进行局部区域清除。外科医生的偏好、肿瘤的位置、患者的因素，以及遵守肿瘤学原则的能力决定了手术的类型。中段和远端食管癌可以通过建立颈部吻合的全胸段食管切除术来切除。这是通过三切入路（McKeown）或经颅入路实现的。远端食管癌可以通过胸腔内吻合术切除部分胸段食管。新的食管通常是使用胃作为管道的第一选择来重建的，但如果胃不能使用，也可以使用结肠或空肠。

McKeown 食管切除术始于左侧卧位。进行开胸手术，从第 5 肋间隙进入右胸。肺下韧带和奇静脉被分开。然后将食管从胸腔入口处向下移动到食管裂孔，并切除所有食管周围组织。施行区域胸腔淋巴清扫术。胸腔关闭，患者仰卧。行正中线剖腹手术，将胃整体移出，注意保留胃外膜血管。施行区域性腹部淋巴清扫术。笔者通常进行幽门成形术作为胃引流程序，胃被管状连接到导管中。放置喂养空肠造口管以供营养。然后做一个左侧颈部切开，并向下解剖到食管。一旦颈部食管被移位，胸段食管和管状胃就被拉入颈部。切除食管，在颈段食管和胃之间进行手工缝合吻合术。

经颈部及膈肌裂孔食管切除术可以切除胸段食管而不会造成胸腔食管切除术的发病率。这是通过进行剖腹手术和左颈颈部切开，并通过手指从颈部和腹部钝性剥离来移动食管实现的。因此，对于更虚弱且不太可能耐受单肺通气的外科候选人来说，这可能更有利。然而，这种技术的主要缺点是不能进行区域淋巴清扫，这可能对预后有一定的价值。

传统的微创 Ivor-Lewis 食管切除术包括开腹和右开胸切除食管，然后胸腔内吻合胃导管，近端食管位于近纵隔水平。

Ivor-Lewis 食管切除术开始时处于仰卧位。行剖腹手术后，胃可以像以前一样活动。笔者在施行 Ivor-Lewis 食管切除术时，不会在腹部形成胃管，也不会放置喂养空肠造口管。然后患者转到左侧卧位，进行右侧开胸手术。通过第 5 肋间间隙进入胸腔，胸段食管活动至奇静脉水平。胃被完整地带进胸腔，并与食管吻合。

食管切除术围术期 30 天的发病率和死亡率分别为 33.1% 和 3.1%[11]。肺部并发症是最常见的并发症，但最可怕的并发症是吻合口瘘和管道缺血。据报道，吻合口瘘高达 30%，可能与吻合口张力和导管灌流不良有关。因此，颈部吻合的吻合口瘘发生率高于胸部吻合（12.9% vs. 9.3%）也就不足为奇了[16]。然而，颈部吻合口瘘很容易通过引流颈部伤口和提供局部伤口控制来处理。相比之下，胸腔瘘需要更多的有创干预，要么重新手术进行局部控制，要么放置食管支架。管道缺血发生在 9% 的患者中[17]，可表现为吻合口瘘或完全缺血。完全缺血的患者病情极其严重，有感染性休克的迹象。高度怀疑出现上述情况时，应及时行内镜检查确认了诊断。急诊手术切除导管和近端食管改道是有必要的。

四、纵隔肿瘤

在评估纵隔肿瘤时，了解纵隔解剖结构是很重要的（见第 34 章）。这是因为某些肿瘤倾向于出现在特定的纵隔间隔室。后纵隔间隙通常表现为神经源性肿瘤，为良性神经鞘瘤。中纵隔间隙表现为囊肿、淋巴瘤或食管病变。前纵隔间隙是纵隔肿块最常见的部位，通常表现为胸腺病变、淋巴瘤、生殖细胞肿瘤或甲状腺病变。

纵隔病变可能是偶然发现的，或者患者可能伴有与肿块效应相关的症状（呼吸困难、喘鸣、吞咽困难、疼痛）或全身症状。体检可能会发现睾丸肿块。CT 成像显示了肿块的确切位置，甚至可以根据其放射学表现提出特定的诊断。生化指标可能会提供参考价值，因为某些前纵隔肿块可能含有肿瘤标志物：生殖细胞肿瘤中的甲胎蛋白和 β- 人绒毛膜促性腺激素，胸腺肿瘤中的抗乙酰胆碱受体抗体，以及淋巴瘤中的乳酸脱氢酶。

组织诊断可通过活检或手术切除来实现。如果不确定肿块是否是淋巴瘤，通常会进行活检，在这种情况下不需要手术。应该进行穿刺活检，如果不够充分，可进行前纵隔切开术以获取更多组织。在评估淋巴结结构以确定淋巴瘤亚型方面，FNA 是不够的。生殖细胞肿瘤的阳性肿瘤标志物足以用于诊断，并通常有助于推动治疗。包膜良好且具有典型胸腺瘤征象的病变直接行手术切除治疗。

手术方法取决于病变的大小和位置。大多数位于前纵隔的肿瘤可通过胸骨切开术进行手术。不过，也有可能需要进行半翻盖式或翻盖式胸廓切开术。中纵隔和后纵隔肿瘤通常采用开胸手术。病变较小的所有空间均可考虑采用微创方法

（一）胸腺肿瘤

胸腺肿瘤是前纵隔最常见的肿块。除上述症状外，有胸腺损害的患者还可能出现副肿瘤综合征，如重症肌无力。胸腺瘤在 CT 扫描上是典型的均匀、边界清楚的病变（图 4-5）。少数的胸腺癌表现为异质的、不规则的肿块，可能会侵犯周围组织。

胸腺瘤是一种相对温和的肿瘤，按组织学分类。世界卫生组织（WHO）根据组织病理学将胸腺瘤分为五种亚型，具有预后意义，因为 A 型患者预后最好，而 B_3 型患者预后最差（表 4-3）。胸腺肿瘤的分期以 TNM 分期系统为基础。然而，Masaoka-Koga 分期系统（表 4-4）保留了重要的临床和预后意义，因此它被常规使用[18, 19]。

对于术前认为可以进行 R_0 切除的患者，手术

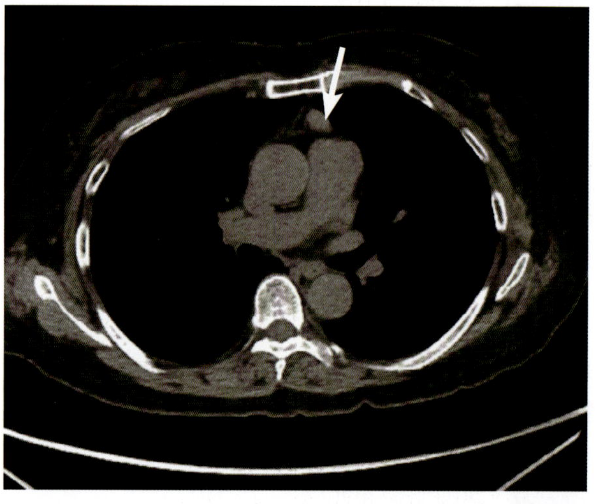

▲ 图 4-5 **63 岁女性患者，前纵隔肿块 1.5cm，疑似胸腺瘤；接受了胸腔镜手术，胸腺切除；病理显示为 WHO B_2 型胸腺瘤**

表 4-3 世界卫生组织胸腺瘤分类	
	胸腺瘤亚型
A	稀疏或无未成熟淋巴细胞
AB	梭形上皮细胞 ± 上皮样 / 多角形肿瘤细胞，局灶性或弥漫性未成熟淋巴细胞
B_1	胸腺样结构伴有不同皮质区域和髓质岛（必需），散在上皮细胞，未成熟淋巴细胞密集，低倍镜下“蓝色”外观
B_2	散在或聚集的上皮细胞密度增加（≥3 个相邻细胞），中等密度的未成熟淋巴细胞群，低倍镜下“蓝色”外观
B_3	片状上皮细胞，稀疏或（极少）缺乏未成熟淋巴细胞群，低倍镜下“粉红色”外观

引自 den Bakker MA, Roden AC, Marx A, et al. Histologic classification of thymoma: a practical guide for routine cases. *J Thorac Oncol*. 2014, 9:S125-S130.

表 4-4 胸腺瘤的 Masaoka 分期系统

分期	描述
Ⅰ期	不侵及包膜
Ⅱ期	A：显微镜下见侵及包膜
	B：肉眼可见侵及包膜
Ⅲ期	侵及邻近器官
Ⅳ期	A：胸膜和（或）心包播散
	B：淋巴或血行转移

应作为初始治疗方法。重要的是要排除重症肌无力的存在，因为在围术期必须小心谨慎，避免这些患者出现呼吸衰竭。这些患者术前甚至可能需要血浆置换或静脉注射免疫球蛋白，并需要在重症监护下进行术后监测。在没有转移的情况下，对于无法进行 R_0 切除的可切除患者，在给予诱导化学治疗后进行手术。胸腺瘤合并包膜侵犯和胸腺癌患者接受术后放射治疗（图 4-6）。

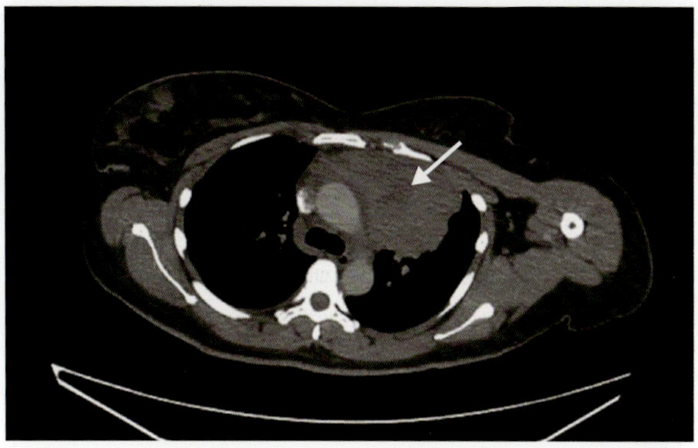

▲ **图 4-6 40 岁女性患者，前纵隔肿物 9.2cm，活检病理为 WHO B_1 型胸腺瘤，她经左半锁骨下开胸行手术切除，病理示 WHO B_3 型胸腺瘤，她进一步接受了化学治疗和放射治疗**

（二）生殖细胞肿瘤

生殖细胞肿瘤包括畸胎瘤（成熟和未成熟）、精原细胞瘤和非精原细胞瘤。精原细胞瘤通常伴有巨大的转移性疾病，通常不适合手术治疗。成熟畸胎瘤不存在肿瘤标志物。这些癌症需要立即手术切除。未成熟畸胎瘤和非精原细胞瘤常伴有异常的肿瘤标志物。最好的治疗方法是以铂类为基础的化学治疗。残留肿块在治疗至肿瘤标志物正常后进行手术切除（图 4-7）。

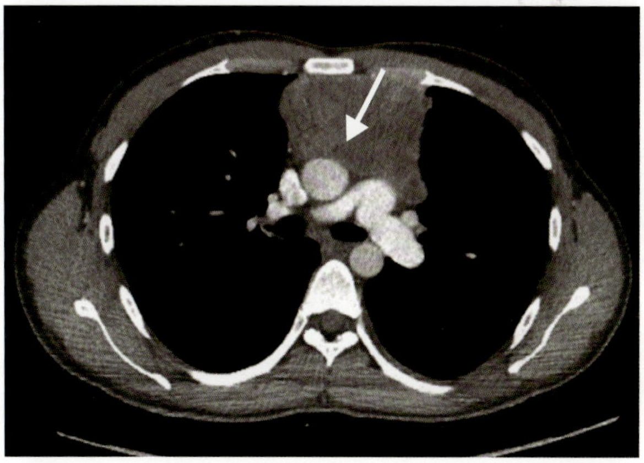

▲ **图 4-7 25 岁男性患者，非精原细胞性卵黄囊瘤伴血清甲胎蛋白（AFP）升高，他接受了 4 个周期的化学治疗，AFP 恢复正常，残余包块经胸骨行手术切除**

五、恶性胸膜间皮瘤

恶性胸膜间皮瘤（malignant pleural mesothelioma，MPM）是最常见的原发胸膜恶性肿瘤。这是一种罕见但具有侵袭性的疾病。根据美国疾病预防控制中心的数据，间皮瘤在美国 50 个州的发病率为（0.58～1.65）/10 万人。它主要是由吸入石棉纤维引起的，但从接触到恶性发展有一个长达几十年的潜伏期。患者通常没有症状，但可出现咳嗽、呼吸急促和限制性肺部疾病的症状。

该疾病通常情况下先是偶然的可疑性诊断。胸部 X 线片可显示胸腔积液或胸膜增厚和（或）容量减少的迹象。胸部 CT 提供了更好的疾病范围的可视化。集成的 PET-CT 可以对疾病进行临床分期，还可以提供预后价值。尽管没有普遍接受的 MPM 分期系统，TNM 分期是最常用的。图 4-8 显示了间皮瘤的不同阶段。通常会进行胸腔穿刺术，但体液细胞学的诊断率相当低，因为最终需要组织活检来确认 MPM 的诊断。这是通过外科胸腔镜术实现的，患者的不适感最小。由于 MPM 有很高的种植手术部位的可能性，所以在胸壁外侧开出一个 10mm 的小切口，与之后的开胸手术是一样的。

尽管任何肿瘤切除的目标都是彻底去除恶性肿瘤（包括肉眼和微观上的），但这在 MPM 中通常是不可能的。由于疾病的弥漫性，微小病变总是会遗留下来。因此，手术切除在 MPM 治疗中的作用存在一定程度的不确定性，对于最佳治疗策略仍存在很

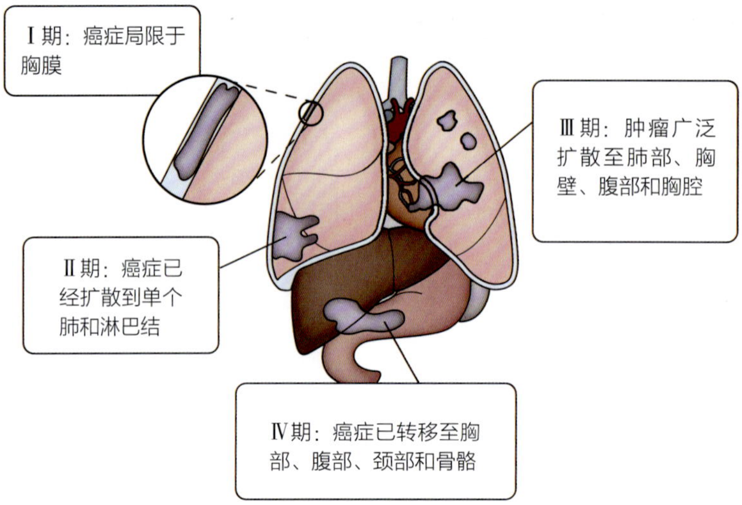

▲ 图 4-8　间皮瘤分期

引自 Mesothelioma. com

大争议。对监测、流行病学和最终结果数据库的回顾显示，只有 22% 的患者进行了癌症导向手术，并且手术的范围很广。然而，手术与化学治疗和放射治疗一样，应被视为治疗 MPM 的有效辅助手段。姑息性手术，如胸膜固定术或长期留置导管，可能会为这些患者提供一些暂时的症状缓解。如果计划进行手术切除，在确认病变仅限于一侧胸腔而不累及纵隔或膈肌后，必须仔细地进行术前检查（图 4–9）。除影像检查外，患者还应接受广泛的心肺评估 [22]。

胸膜外全肺切除术（extrapleural pneumonectomy，EPP）和胸膜部分切除术 / 去顶减压术（pleurectomy decortication，P/D）是间皮瘤的两种主要切除策略。术前评估可能有助于阐明哪种策略是首选的。肺功能测试较差的患者可能不适合接受 EPP，但可能会耐受 P/D。放射学研究可能表明，EPP 是可取的，但 EPP 与 P/D 的最终决定仍是外科医师在直接可视化下在手术室做出的临床决定，因为肉眼疾病的程度并不总是与放射学结果相关。Ⅰ期病变的患者是 P/D– 脏胸膜受累有限的壁胸膜疾病的理想选择。Ⅱ期患者从 EPP 中获益更多，因为它的特点是巨大的病变侵犯肺实质 [23]。对于一些没有经验的外科医生来说，疾病的进展程度及理想的手术方式甚至可能很难辨别。

经第 6 肋间隙扩大后外侧开胸行 EPP 手术。第 6 肋骨被移除。任何先前的活检点都在开胸手术的范围内切除，因为有复发的风险。进行钝性手指分离，并实现壁胸膜、肺、膈肌和心包的整体切除。膈肌和心包用补片重建。

对于不能耐受全肺切除术的患者，胸膜切除和去顶减压术是一种有效的选择。与 EPP 相似，在第 6 肋间通过扩大的后外侧开胸进入胸腔，并切除第 6 肋骨。钝性分离是为了实现壁胸膜、膈肌和心包的整体切除。采用钝性和锐性分离相结合的方法去除脏胸膜，保留肺脏。这可能会导致术后长时间的漏气。使用假体补片重建膈肌和心包。

EPP 的倡导者认为，它可以更彻底地减少细胞，同时允许进行大剂量放射治疗，而不会对受影响的半侧胸腔造成肺损伤。与此同时，P/D 的倡导者认为，在提供足够的减瘤术的同时，它与较低的发病率和死亡率有关。关于这两种技术的优越性的数据有限。一项前瞻性研究显示，P/D 患者的 5 年生存率为 30%，EPP 患者的 5 年生存率为 9%，与接受 EPP 的患者相比，接受 P/D 治疗的患者的中位生存率几乎是其两倍 [24]。如前所述，MPM 的特点使其难以仅通过手术治疗。因此，必须采取多模式办法。化学治疗方案主要以铂类为基础。放射治疗的剂量受到胸腔内结构的限制，但使用 EPP 可以达到 45Gy。其他几种辅助药物正在研究中，包括高温胸腔内化学治疗、光动力疗法和基因疗法。

随着手术技术和围术期护理的改进，在有经验的中心，EPP 的初始高死亡率已降至 5% 以下 [25]。P/D 围术期死亡率总体上好于 EPP。房性心律失常是

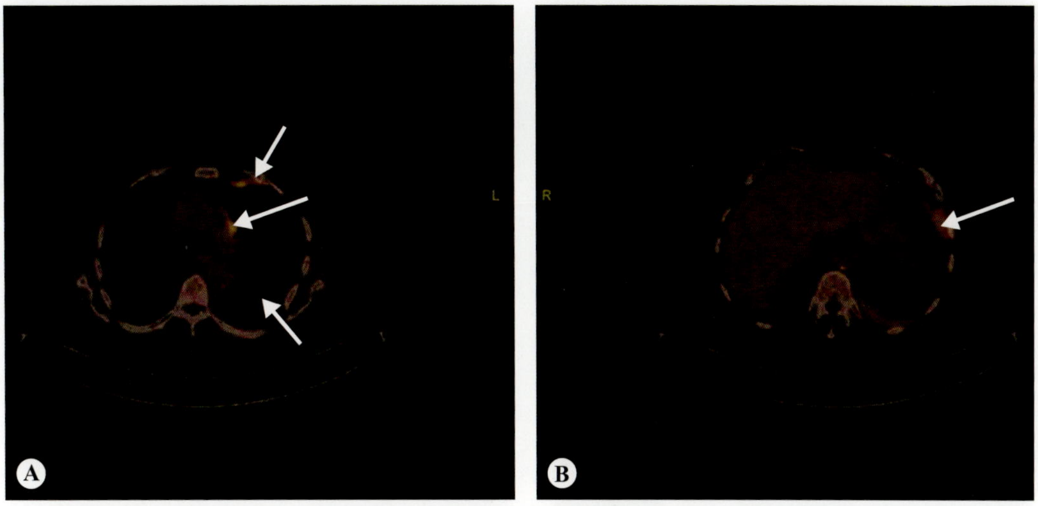

▲ 图 4-9 77 岁男性患者，因“呼吸困难伴左侧胸腔积液”就诊

A. PET 上显示高代谢胸膜肿块；胸膜活检提示恶性胸膜间皮瘤；B. PET 发现可疑腹腔淋巴结，活检证实为转移

最常见的并发症，发生在高达 44% 的患者中。技术上的并发症通常涉及补片重建的问题，如心脏压塞或是心脏或胃疝。术后脓胸很少发生，但假体补片的存在使处理变得复杂。支气管胸膜瘘很少发生[26]。

两种手术方式的复发模式不同。P/D 患者倾向于同侧半胸局部复发，而 EPP 患者则发生远端复发。多模式治疗将中位生存期提高到 38 个月，总体来说，5 年生存率为 12%[27]，切缘完整、胸膜外淋巴结阴性、上皮样组织学改变的患者可提高长期存活率[28]。

六、气道肿瘤（见第 42 章）

呼吸道恶性肿瘤是罕见的，其症状可能被误认为是其他原因导致的。最常见的症状包括咳嗽、呼吸困难、喘息和咯血。CT 影像可显示病变本身或梗阻后肺不张。近端呼吸道肿瘤应该接受厚度为 1mm 的 CT 影像，以最好地评估病变的长度和大小。明确的诊断是通过支气管镜检查实现的，它将提供病变的可视化确认及组织活检。最常见的病因是鳞状细胞癌和腺样囊性癌。鳞状细胞癌具有侵袭性，侵袭到气管壁以外的结构，并在早期转移。腺样囊性癌更具潜伏性，沿神经浸润和播散。

早期诊断是治疗的关键。理想的治疗方法是手术切除，但这可能无法实现。对于那些不适合手术的患者，可以提供放射治疗和局部消融内镜治疗。气管切除的原则是分段切除重建。切除后必须保留足够的长度才能成功重建。长达一半的气管可以安全地切除和重建。

治疗方法取决于癌症的位置。累及上段气管的高位病变可通过颈领切口入路，而下段气管病变可经右开胸或胸骨切口入路。手术和麻醉团队之间的沟通尤其重要，因为横断呼吸道需要跨视野的通气。一旦肿瘤切除，气管必须充分活动以实现无张力吻合术。如果不充分，可以通过松解操作获得更长的长度，如上部病变的舌骨上或舌骨下松解，下部病变的肺门松解。

并发症通常是呼吸道并发症，但最可怕的并发症是吻合口裂开。通过仔细选择患者、仔细处理气管周围组织和保留气管血供、无张力吻合术、从患者的下巴到胸部的缝线以保持颈部弯曲和术后早期吻合口的张力来尽量减少这种风险。据报道，吻合口裂开的风险低至 5%，围术期死亡率为 1%[29]。

七、胸壁肿瘤

恶性胸壁肿瘤为骨肉瘤（软骨肉瘤、骨肉瘤）或软组织肉瘤。这些病变表现为无症状或疼痛的胸壁肿块。彻底的病史和体格检查可提示肿块是良性还是恶性。恶性病史可能提示为转移性病变，而质地坚硬、静止的肿块可能提示恶性肿块累及骨质（图 4-10）。

CT 扫描提供了关于这些肿瘤的大量信息。它可以显示肿瘤的大小、位置、侵袭深度、邻近的结

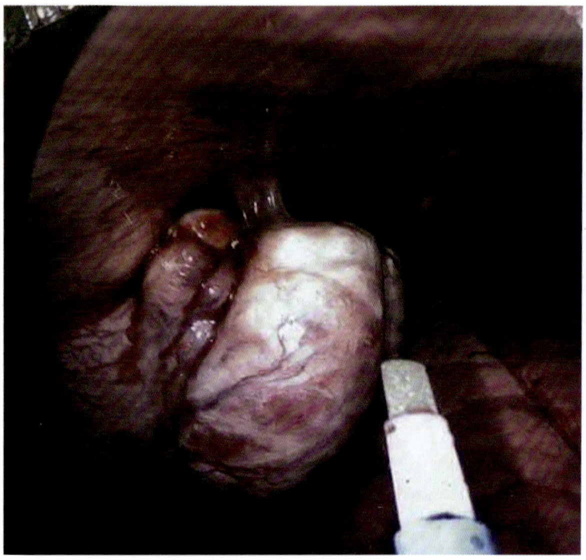

▲ 图 4-10 41 岁女性患者，右胸内有 6.1cm×5.1cm×3.9cm 大的胸膜孤立纤维性肿块，伴有邻近右第 7 肋内侧的侵蚀和重塑

构关系和潜在的受累情况，并可以评估肺实质下的转移灶。MRI 仅选择性用于评估脊髓后方病变以评估脊髓受累情况，用于评估臂丛或锁骨下血管受累情况。最终诊断是通过组织活检得到的。首先尝试通过 CT 引导下的穿刺活检。如果无法确定结果，就进行手术切开活检。对于直径＜4cm 的小病变，可以进行边缘为 2cm 的切除活检。

尽管胸壁肉瘤对化学治疗和放射治疗耐药，但一些外科医生更倾向进行诱导治疗，希望能够缩小肿瘤的大小。理想情况下，这样可以进行更彻底的切除，并对微转移疾病立即进行系统治疗。除非肿瘤累及重要结构，否则笔者倾向于立即手术切除，然后进行辅助治疗，因为诱导治疗的益处有限，最有可能的治愈方法是完全切除，然后对微转移灶进行辅助治疗。虽然及时手术切除是原发胸壁肿瘤的标准治疗方法，但也有一些是首先进行内科治疗的。浆细胞瘤通常对辐射有反应，手术是二线治疗。尤因肉瘤对化学治疗敏感，因此这些患者在手术切除前接受诱导化学治疗。

手术切除胸壁肿瘤的原则是完全切除，恢复胸壁硬度以维持呼吸力学和保护胸壁下结构，封闭胸膜间隙，并放置足够的软组织覆盖。手术入路取决于病变的位置。侧方或后方病变可从外侧卧位切开。如果肿瘤累及椎管，脊柱外科医师在患者俯卧位下，使肿瘤脱离脊髓。采取标准的后外侧开胸手术。如果没有肌肉受累，则分离背阔肌，前移并保留前锯肌。如果累及肌肉，则将它们与标本一起采集。从距离肿瘤下缘的一根肋骨处进入胸腔，检查是否有胸膜疾病。用吻合器将任何与肿瘤贴壁的肺从剩余的肺中楔入游离。识别肿块的边界，并注意在划分肋骨前识别和连接每个肋间束。因此，肿瘤被整块游离，并具有足够的手术切缘。前部病变通过前侧开胸入路，患者处于俯卧位。涉及胸骨需要进行胸骨切开术。如果皮肤没有受累，则在病变上切开，并抬起一块皮瓣。如果皮肤受累，就会在肿块周围做一个椭圆形的切口。所有的尝试都是为了达到 4cm 的手术边缘，但这可能是无法实现的。

肩胛骨体下面的胸壁缺陷可以不受影响。否则，任何超过 5cm 的缺陷或重要结构（心脏、大血管）上的缺陷都需要重建。肩胛骨尖端的任何大小的缺陷也可以重建，以防止肩胛骨尖端被卡住。用 2mm 的聚四氟乙烯（GORE-Tex）补片将其固定在周围的肋骨和软组织上，并用 Prolene 缝线将其闭合。在补片上切开小的穿孔，以最大限度地减少浆膜瘤形成的机会。如果重要结构上存在前部缺陷，则使用聚丙烯（Marlex）甲基丙烯酸甲酯夹层进行重建。这种“三明治”的制作方法是在两张补片之间涂上一层甲基丙烯酸甲酯，并在补片变硬时轻轻地勾勒出轮廓。这是固定在周围的软组织和骨结构与 Prolene 缝合（图 4-11）。后方的缺损很大程度上不需要软组织瓣来覆盖补片。这是最常见的前部损伤所需要的。在整形外科医生的帮助下，有几种皮瓣覆盖的选择，从简单的局部皮肤推进皮瓣到带蒂肌皮瓣或游离肌皮瓣。直接放置在补片上的皮瓣必然会坏死。最常用的肌肉群是胸肌瓣和阔筋膜瓣。较少见的是使用直肌和外斜肌来覆盖胸壁软组织。胸壁软组织覆盖。

通过术前造影了解解剖结构，是避免术中并发症的最佳方法。如果成像显示肿瘤与锁骨下血管关系密切，则必须在手术中实现近端和远端控制。术后并发症主要是呼吸道并发症，通过有效的疼痛控制和积极的胸部理疗可以将其降至最低。考虑到补片的存在，感染性并发症尤其令人担忧。在最初的手术中，通过清除所有不能存活的组织，并确保覆盖的软组织瓣有良好的血液供应，可以最大限度地

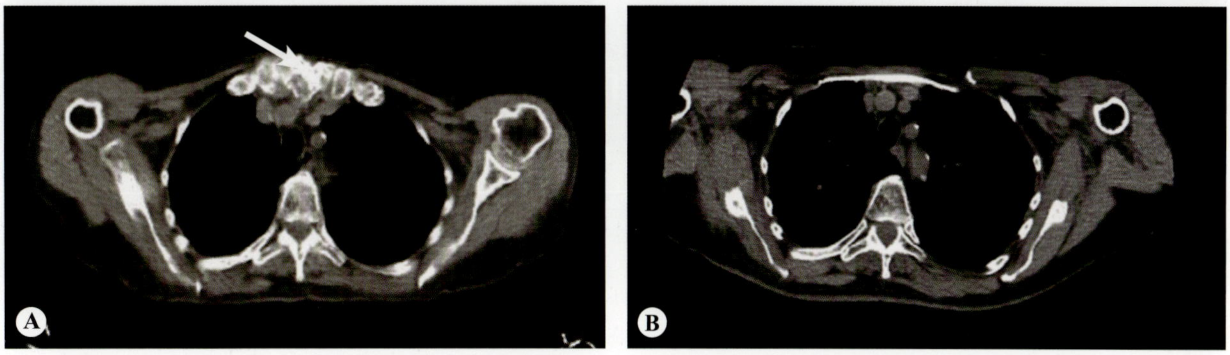

▲ 图 4-11 A. 80 岁胸锁软骨肉瘤患者；B. 术后 4 年随访，采用甲基丙烯酸甲酯网片重建

减少这种情况。任何采集的引流，适当的静脉注射抗生素，以及对坏死组织的清创术是必要的，并且可以避免移除补片，但不幸的是，经常需要移除补片。影响预后的因素包括足够的手术边缘、组织学和肿瘤的组织学分级[30, 31]。5 年总生存率超过 60%，5 年无病生存率超过 45%[31, 32]。

结论

从良性肿瘤到恶性肿瘤，胸腔内肿瘤的数量远远超过本章所提到的肿瘤。然而，诊断工作仍然相同。在明确治疗前，必须进行组织活检和临床分期，以确定最佳治疗方案。此外，尽管肿瘤种类繁多，但手术原则仍然相同，专家对相关解剖结构的了解对手术规划非常重要。通常需要胸外科、肿瘤内科和肿瘤放射科的多学科参与。

声明

两位作者没有利益冲突披露。

第5章 麻醉学中的肺病理生理学和肺力学

Pulmonary Pathophysiology and Lung Mechanics in Anesthesiology

Jamie L. Sparling　Marcos F. Vidal Melo　著

李　燕　译

胸科麻醉的实施，除了涉及肺功能受损的患者外，还需要通气量的动态变化，从而影响灌流和换气/灌流匹配。因此，胸科麻醉医师必须对正常的肺生理及病理生理状态有一个透彻的了解。此外，医生必须非常熟悉机械通气对正常肺和损伤肺的影响，以便能够根据胸外科手术的动态需要及肺损伤的演变来管理机械通气。肺力学是通过测量压力和流量来表达肺功能[1]。在本章中，回顾了正常的肺组织结构和生理功能，肺力学的概述，肺功能的临床测试，以及麻醉药对这些因素的影响和意义。

一、肺的结构要领

（一）气管、支气管壁结构

气管从C_6水平的环状软骨延伸至$T_{4/5}$水平的隆突，在该水平分支进入左右主干支气管。气管长度女性约12cm，男性约14cm，平均直径女性为（19 ± 1.5）mm，男性为（22 ± 1.5）mm。右侧主干支气管比左侧主干支气管短、宽、垂直。它的长度为1.4～1.8cm，而左侧为4.4～4.9cm；因此，右肺一般更容易发生误吸。

右肺有3个叶：上叶、中叶和下叶。左肺有2个叶：上叶和下叶，舌叶是左肺上叶的“舌状”延伸。肺叶被脏胸膜覆盖，并被胸膜折叠隔开，右侧形成水平和斜裂，左侧为斜裂。每个肺叶都有一条肺叶支气管或次级支气管，以及肺叶血液供应。肺叶又进一步分为支气管段，支气管段又有专门命名的支气管和血液供应。右肺和左肺各有10个肺段，尽管文献中对这些肺段的命名略有不同（图5–1）[2, 3]。

气管在隆突处发出分支形成初级或主支气管，然后进一步分支进入叶支气管和段支气管。这些气道含有软骨环，帮助它们保持开放。一旦气道分支成细支气管，管壁就由平滑的肌肉构成，而在呼吸性细支气管的水平上，管壁只由上皮细胞组成。这标志着从通过细支气管的传导气道（包括口咽和鼻咽）过渡到参与气体交换的呼吸气道，包括呼吸细支气管和肺泡[2]。平均而言，肺有23级分支，见图5–2[4]。

（二）呼吸系统

呼吸性细支气管的末端是肺泡，肺泡是肺的功能单位，由肺泡管和肺泡囊组成。肺泡看起来像一串葡萄，每个葡萄可能含有多达2000个小泡。总体而言，人类肺由大约3亿个肺泡组成，为气体交换创造了40～80m^2的表面积[2, 4]。肺泡包含肺泡Ⅰ型细胞、肺泡Ⅱ型细胞和肺泡巨噬细胞。肺泡Ⅰ型细胞是鳞状细胞，由非常薄的肺泡壁组成，以促进气体交换，它们覆盖了肺泡95%的表面积。肺泡Ⅱ型细胞为立方体，含有板层小体，分泌肺表面活性物质，这是一种磷脂膜，可降低肺泡表面张力，促进肺扩张。肺泡巨噬细胞是一种清道夫，能吞噬整个肺部的异物，在免疫学上起着关键作用[2, 3]。

二、肺容量

（一）术语

在任何给定时间点的肺容量取决于肺和胸壁结构、膈肌和呼吸辅助肌肉的活动、个体的大小，以及测量容量的环境条件（温度、压力、湿

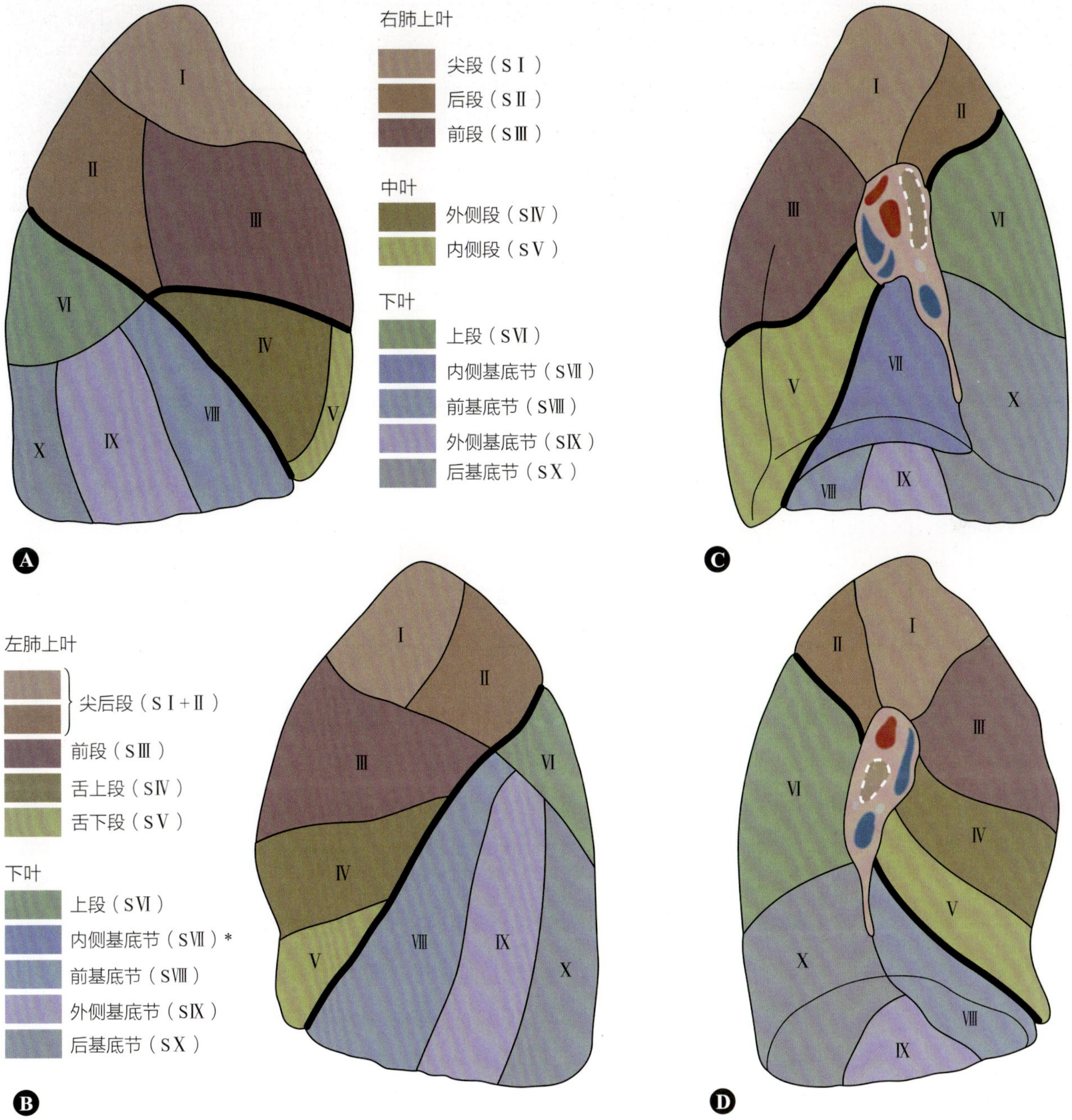

▲图 5-1 胸膜、肺、气管和支气管

右肺和左肺的支气管肺段，上色表示不同的区域；A. 右肺，侧位；B. 左肺，侧位；C. 右肺，内侧；D. 左肺，内侧（引自 Standring S, Anand N, Birch R, et al. *Gray's Anatomy: The Anatomical Basis of Clinical Practice*. 41st ed. New York: Elsevier, 2016: Fig. 54.6.）

度）。使用呼吸量测定法测量的标准肺体积与肺容量以体温、大气压、饱和水蒸气表示，并与通过个人年龄、性别和身体大小预测的肺容积进行比较[5]。肺容积的测量被表示为“体积”或“容量”，其中体积不细分，而容量是两个或更多标准肺体积的总和。值得注意的是，与气流相关的呼吸功能测量相比，肺容量与患者功能损害的相关性更好[6]。

（二）潮气量

潮气量（V_T）是每次呼吸时吸入和呼出的气体的体积。在安静呼吸的情况下，70kg 的成年人每次呼吸约 500ml，即预测体重的 5～7ml/kg。潮气量在几种情况下可以显著增加（例如，在运动期间），

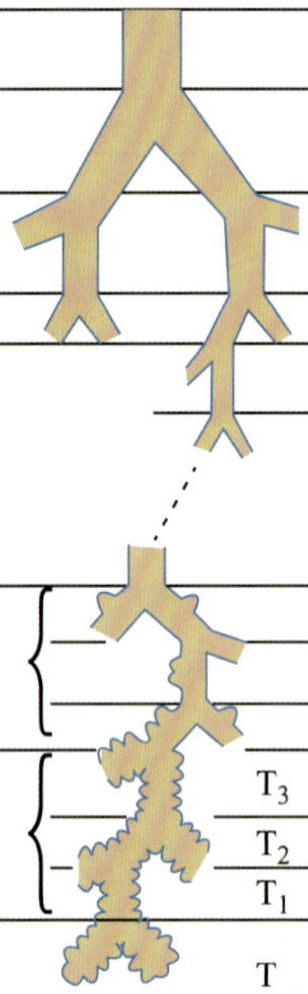

	分支		直径（cm）	长度（cm）	数量（个）	总横截面积（cm^2）
通气区	气管	0	1.80	12.0	1	2.54
	支气管	1	1.22	4.8	2	2.33
	↓	2	0.83	1.9	4	2.13
		3	0.56	0.8	8	2.00
	细支气管	4	0.45	1.3	16	2.48
	↓	5	0.35	1.07	32	3.11
	终末细支气管	↓ 16	↓ 0.06	↓ 0.17	↓ 6×10^4	↓ 180.0
过渡与呼吸区	呼吸性细支气管	17	↓	↓	↓	↓
		18				
		19	0.05	0.10	5×10^5	10^3
	肺泡管 T_3	20	↓	↓	↓	↓
	T_2	21				
	T_1	22				
	肺泡囊 T	23	0.04	0.05	8×10^6	10^4

▲ **图 5-2　人体肺内气道分支示意，尺寸大致相同**

引自 Levitzky MG. *Alveolar Ventilation. Pulmonary Physiology*. 9th ed. New York, NY: McGraw-Hill Education, 2017.

这是通过增加膈肌和呼吸辅助肌肉的做功来实现。

（三）残气量

用力最大呼气后留在肺部的气体量称为残气量（RV）。它是由胸壁向外扩张和肺向内反冲两者之间的平衡及呼气肌产生的力决定的。对于体重 70kg 的成年人来说，正常的 RV 约为 1.5L，但由于用力呼气时动态的呼吸道塌陷，气体可能会滞留在肺泡内。因此，在肺气肿时，肺的向内反冲减弱，气体滞留量增加，RV 可能会变得更大[5]。

（四）补呼气量和补吸气量

补呼气量（ERV）是功能残气量（FRC）和 RV 之间的差值，即在正常潮气呼气结束时可以强制呼出的气体量。同样，补吸气量（IRV）是指从正常潮气吸入结束时开始可以强制吸入的气体的体积。在健康的 70kg 成年人中，ERV 约为 1.5L，而 IRV 约为 2.5L[5]。

（五）功能残气量

FRC 是正常潮气呼气结束时留在肺内的气体体积，因此它是 RV 和 ERV 的总和。它是由肺的向内反冲和胸壁向外扩张的平衡，以及呼吸肌的张力水平决定的。对于一个健康的 70kg 重的成年人来说，FRC 约为 3L[5]。向内反冲与向外扩张完全平衡的点被称为松弛体积（Vr）。视情况而定，FRC 可能等于、大于或小于 Vr。例如，在阻塞性肺疾病中，当下一次吸气努力开始时，放松的呼气可能是不完全的，导致 FRC 大于 Vr[7]。

肺过度充盈导致 RV 和 FRC 增加。肺气肿导致肺弹性降低，从而导致静止性恶性肺胀。呼气末正压通气（PEEP）过高也可能引起。动态过度充气是由于吸入气体呼出不完全而导致的空气滞留。有趣的是，在机械通气期间，尽管 PEEP 增加了慢性阻塞性肺疾病（COPD）患者的恶性膨胀风险，它还可以导致慢性阻塞性肺疾病患者的恶性膨胀减少，因为气道在其作用下被“支架打开”[8]。

（六）肺总量

肺总量（TLC）是最大吸气后肺内气体的最大容量；因此它是 RV、ERV、V_T 和 IRV 的总和。对于一个健康的 70kg 成年人来说，TLC 约为 6L。肺活量（VC）是指在用力吸气后用力呼气时呼出的气体的最大容量。因此，VC 是 V_T、IRV 和 ERV 的总和。健康的 70kg 成年人的 VC 约为 4.5L。

图 5-3 显示了标准肺体积和容量之间的关系，以及 70kg 成年人的平均值。

（七）闭合容量和闭合气量

闭合容量（CC）是小气道开始关闭时的肺容量。CC 是闭合气量（CV）和 RV 之和[9]。通常，CC<FRC，所以正常潮气呼吸时，呼吸道不会关闭。然而，年龄[10]、仰卧位、妊娠[11]和肥胖[12]，还有其他条件都会增加 CC。较大 CC 时的呼吸道关闭增加了低氧血症的可能性。使用氮气洗涤试验测量 CV，见图 5-4[13]。在这种方法中，受试者吸入 100% 氧气，然后通过单向阀呼气，测量氮气含量和呼出气体的体积。氮含量为零的曲线的初始部分是无效区，在那里没有发生气体交换。当患者以 VC 呼气接近 RV 时，氮含量会增加。CV 是坡度变化终点和 RV 之间的体积。CC 是测量的 CV 和 RV 的总和[14]。CC 随着年龄的增长而增加，CC 超过 FRC，导致正常潮气呼吸时小气道关闭。直立患者约 66 岁发生这种转变，仰卧位患者发生这种转变的年龄更早（约 44 岁），而 FRC 不随年龄变化（图 5-5）。

（八）麻醉的影响

人们普遍认为，仰卧位及随后用神经肌肉阻滞药诱导全身麻醉会降低 FRC，据报道减少了 9%[15]。这种 FRC 的减少在诱导后持续发生，在整个麻醉过程中进展较慢，在肥胖患者中进一步加重[16]。与仰卧位相比，坐位总是增加 FRC，即使在全身麻醉下也是如此，因为它有利于膈肌的尾部移位[17]。

重要的是，吸气和 V_T 的增加可能会在麻醉状态下暂时性地募集巩固的肺容积，但不足以使膨胀不全的肺保持开放。这一概念已经在实验和人体上得到了验证。在一项对接受单肺通气的猪的研究中，在组织学检查中，呼吸的肺经历了严重的 V/Q 不匹配、过度灌流和肺泡损伤[18]。

此外，V_T 为 10ml/kg 的潮气量肺复张增加了正常充气（而不是固有）的通气肺的容积，但应用周期性复张与启动损伤性免疫反应有关[19,20]。同样，在兔模型中，高 V_T 和零呼气末正压的肺通气导致更高的平均肺动脉压（MPAP）、更大的肺重量和更高的血栓烷 B_2，均提示急性肺损伤（ALI）[21]。在病态肥胖患者中，通过使用计算机体层成像（CT）扫描与动脉氧分压（PaO_2）/ 吸入氧分压来比较单独手法肺复张、单独增加呼吸末正压和手法肺复张后增加呼吸末正压的影响。与动物实验类似，手法肺复张仅暂时改善呼吸功能，呼气末正压本身不能复张肺，而手法复张与增加呼气末正压联合应用改善 PaO_2/FiO_2 值，在 CT 上显示减少肺不张[22]。

三、呼吸力学

（一）跨肺压

跨肺压（transpulmonary pressure，P_L）代表整

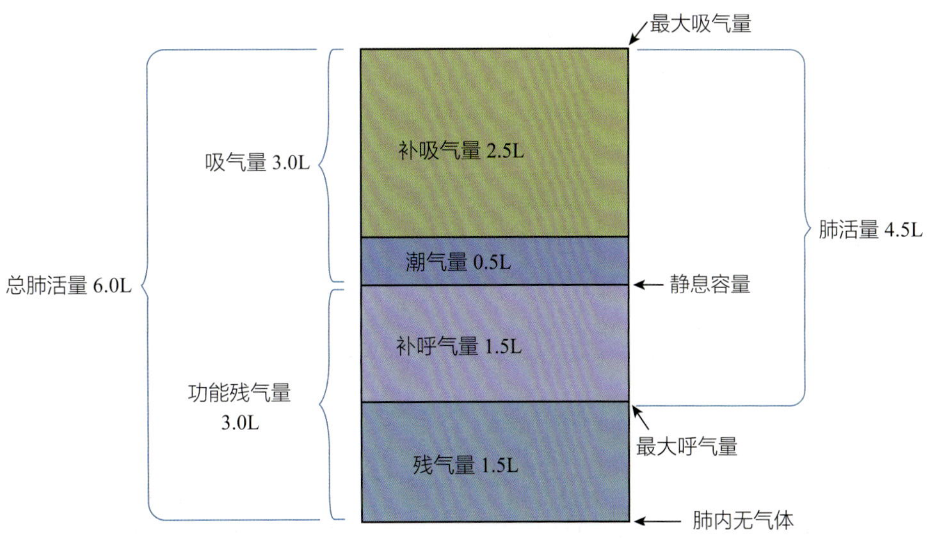

▲ 图 5-3 标准肺体积和容量；图中显示了体重 70kg 的成年人（直立或坐直）的典型数值

引自 Levitzky MG. *Alveolar Ventilation. Pulmonary Physiology*. 9th ed. New York, NY: McGraw-Hill Education, 2017.

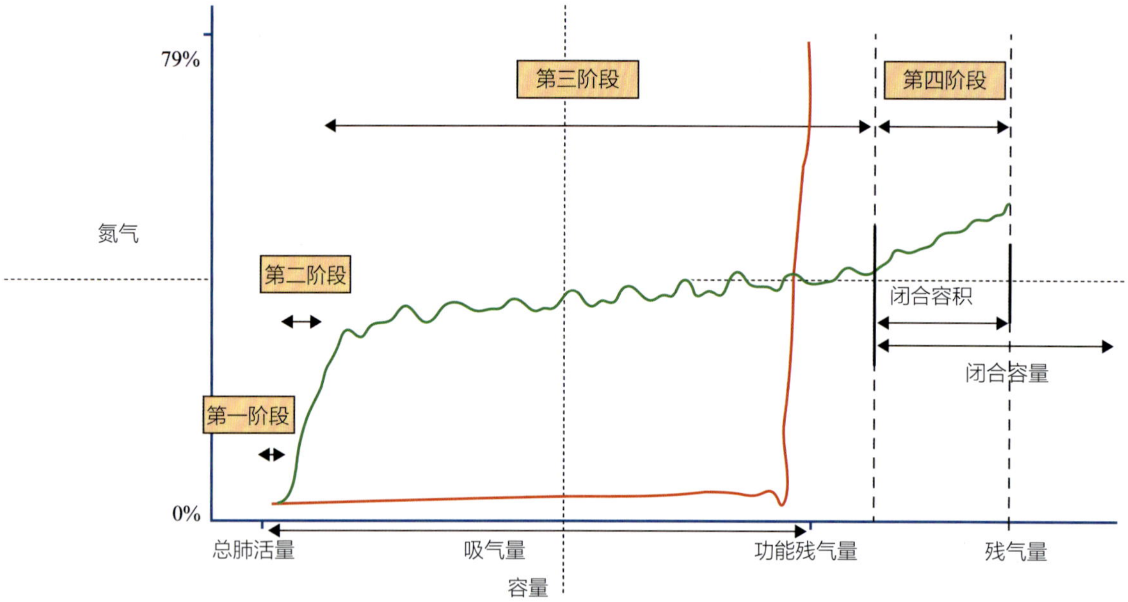

▲ 图 5-4 使用单次氮气冲刷技术测量闭合容量和闭合气量

在单次呼吸氮气冲洗技术中获得的示踪，在该技术中，100% 吸氧通常从残气量（RV）开始；受试者呼吸室内空气，直到切换到 RV 的氧源，呼气至肺总量（TLC），然后呼出相当于肺活量（VC）的呼气至 RV；第一阶段由氮气为 0% 时呼出的气体体积表示，表明空气来自没有发生气体交换的传导通道；这代表了解剖无效腔的一部分；第二阶段是传导气道和肺泡气之间的过渡；第三期，肺泡平台，在正常人中几乎是一个平台，反映了肺泡气的呼出；心源性振荡表明，由于心脏对肺组织的压缩，呼出的空气成分发生了变化；第三阶段结束时的斜率变化表明第四阶段的开始，这标志着闭合气量；这种斜率的变化是由于带有稀释氮气的肺泡单位（重力依赖肺区）前面的小气道关闭或变窄所致；解剖无效腔是由通向 A 区 =B 区的体积确定的；闭合容量（CV）是从第三期到第四期的斜率变化点与 RV 之间的体积；CC=CV+RV；RV 必须独立确定 [引自 Gilmour I, Burnham M, Craig DB. Closing capacity measurement during general anesthesia. *Anesthesiology*. 1976, 45(5):477-482.]

个肺的扩张压力，这是呼吸道压和胸膜压之间的差值。这是一个基本的概念，因为它代表了有效促进空气流动和扩张肺部的压力。在吸气末时，如果呼吸流量为 0，且有一个明显的气道压平台期，则吸气末 $P_L=P_{plat}$– 吸气末 $P_{胸膜}$代表作用于肺泡单位的压力。在呼气结束时，在没有自发性 PEEP 的情况下，压力将表示为呼气末 P_L=PEEP– 呼气末 $P_{胸膜}$。P_L 的概念变得更加重要，因为吸气性 P_L 是指在提供潮气呼吸的同时可能导致牵张性肺损伤的压力；而呼气末 P_L 是通过保持正值来防止呼气末肺萎陷。

不幸的是，P_L 的评估在临床实践中并不常见，因为与呼吸道压力的测量相比，胸膜压力的测量并不简单。然而，胸膜压力可以使用食管气囊来估算，气囊可以是独立的，也可以固定在食管胃管上，放置在食管下 1/3 处 [23–25]（图 5-6）。这些食管胃管一般有 100cm 长，放置正确的气囊的平均深度为 35～45cm。导管通过三向旋塞连接到压力传感器，根据设备将球囊膨胀到标准体积，这是必要的，以防止由于球囊壁的被动后坐而产生的伪影。此外，球囊应该足够长，以避免区域差异，提供食管压力的平均测量来估计胸膜压力。虽然食管气囊的使用代表了肺压力监测准确性的提高，但它也不是没有局限性。伪影可能源于纵隔重量、胸膜压力的重力梯度及呼气末时的呼吸道关闭 [23]。此外，关于是否应将食管压力测量直接作为 PEEP 调整时胸膜压力的绝对估计 [26]，或是否应使用食管压力的变化来计算胸壁和肺弹性，然后用来设置 PEEP 的水平，文献中存在相当大的争议 [27]。尽管用食管气囊测量的经肺压力指导的呼吸机策略在一小部分急性呼吸窘迫综合征（ARDS）患者中氧合作用与顺应性有所改善 [28]，随后对中到重度 ARDS 患者进行的一项大型试验表明，接受食管气囊引导 PEEP 的患者和接受经验性高 PEEP-FiO_2 设置的患者在死亡和脱离机械通气的天数方面没有显著差异 [29]。这些发现不支持在 ARDS 中进行食管气囊引导的 PEEP 滴定。在患有 3 级肥胖 [体重指数（BMI）≥40kg/m^2]

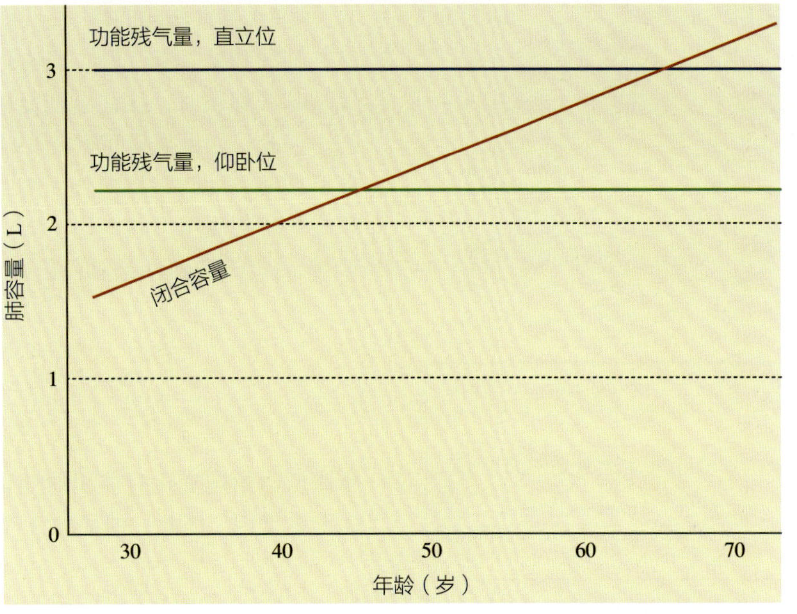

▲ **图 5-5　年龄和位置对闭合容量的影响及其与功能残气量的关系**

闭合容量随着年龄的增长而增加；尽管它在年轻时低于功能能力，但在晚年超过了这一水平；这意味着小气道闭合的易感性增加，仰卧位比直立位更容易闭合（引自 Butterworth JF, Mackey DC, Wasnick JD. *Morgan & Mikhail's Clinical Anesthesiology*. 5th ed. www.accessmedicine.com.）

和呼吸窘迫综合征的危重患者中，一项回顾性分析比较了由呼吸窘迫综合征网表确定的低 PEEP/ 高 FiO_2 的标准呼吸机设置方案和基于肺复张操作、食管测压和血流动力学监测的个性化方案确定的“肺抢救”管理策略[29]。接受标准方案的患者 28 天死亡率几乎是“肺抢救”队列患者的 2 倍［31% vs. 16%，P=0.012；风险比（HR）=0.32；95%CI 0.13～0.78］。

在机器人辅助的腹腔镜手术中，食管测压可以帮助描绘施加到肺部和施加到胸壁的增加的驱动压力的部分；与气腹相关的弹性增加，胸壁（E_{CW}）明显大于肺部（E_{LS}）[30]。在这种及其他对肺去复张易感性高的围术期条件下，通过适当地滴定 PEEP，这可能会改善开放肺的能力。

（二）驱动压

驱动压（ΔP）是平台压（P_{plat}）和 PEEP 之间的差值（图 5-7）。驱动压也可以用呼吸系统顺应性（C_{rs}）归一化的 V_T 来表示——也就是说，ΔP 与呼吸中肺体积（V_T）的变化除以初始容量成正比，在一定程度上 C_{rs} 与肺容量成比例变化。体积的变化除以初始体积，定义为体积应变。因此，从生理学角度讲，ΔP 之所以重要，是因为它提供了对肺的整体体积应变的粗略测量[31-33]。

最近的研究表明，这样的生理学考虑在临床环境中可能非常重要。与 V_T 相比，驱动压与 ARDS[32, 34] 和外科患者[33, 35, 36] 的相关临床结果有更好的相关性。事实上，在接受非心胸手术的患者中，在不与 V_T 相关联的情况下[33, 35]，术中 ΔP 的增加与术后重大肺部并发症风险的增加直接相关，此外，与平台压和驱动压相关的住院死亡的相对风险见图 5-8。在急性呼吸窘迫综合征患者中也发现了这种关系，与 V_T 相比，ΔP 升高与死亡率之间的相关性更大[32]（图 5-9）。这一发现在对使用标准肺保护通气的中重度 ARDS 患者的观察数据的二次分析中得到了证实[37]。V_T 或 PEEP 的变化对死亡率没有影响。相比之下，高于 29cmH$_2$O 的平台压或 19cmH$_2$O 的驱动压，死亡风险依次递增。

在胸科麻醉下，常规肺保护性通气［单肺通气（OLV），V_T=6ml/kg 理想体重，PEEP 5cmH$_2$O，肺复张动作］与 ΔP 导引机械通气（同样的 V_T 和复张，个体化 PEEP 在 OLV 期间产生最低的 ΔP）比较，ΔP 导引组肺炎和急性呼吸窘迫综合征的发生率较低[38]。回顾性分析接受胸外科手术的 OLV 患者的资料（医院电子病历和胸外科医师学会数

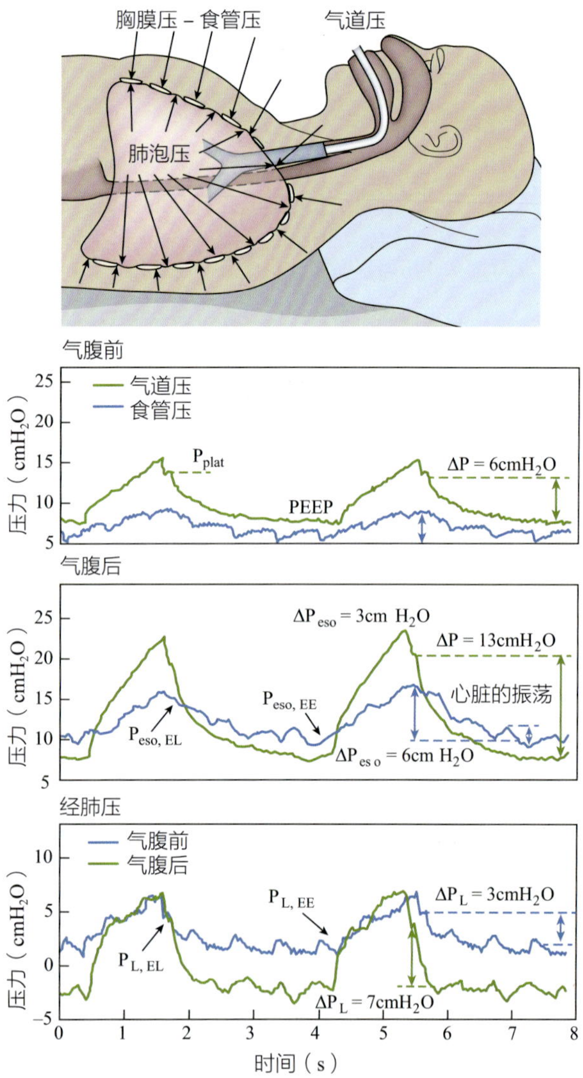

▲ 图 5-6　使用食管气囊测量经肺压力

气球位于食管的下 1/3 处；跨肺压（P_L）是使用食管球囊压力测量（PESO，绿线）估计的气道开放压（蓝线）和胸膜压之间的差值；在这种情况下，气腹的建立使驱动压 [ΔP= 平台压（P_{Plat}）- 呼气末正压（PEEP）] 发生了显著变化，为 $7cmH_2O$，而 ΔP_L 仅增加了 $4cmH_2O$；这说明了一个事实，即呼吸道压的变化并不完全传递到肺部；取而代之的是，它们也分布到胸壁；EE. 结束呼气；EL. 结束吸气 [引自 Williams EC, Motta-Ribeiro GC, Vidal Melo MF. Driving pressure and transpulmonary pressure: how do we guide safe mechanical ventilation? *Anesthesiology*. 2019, 131(1): 155-163.]

据库）表明，ΔP，当与 V_T 一起建模时，可预测主要发病率，而 V_T 单独与呼吸系统并发症呈负相关 [39]。这意味着低 V_T 本身并不意味着减少术后肺部并发症，而低 V_T 结合减少 ΔP 的策略可能是相关的 [39]。

（三）弹性与顺应性

肺和胸壁具有弹性，当它们通过自发或机械通气从基线移位时，往往会恢复到它们的组合平衡状态。因此，如果胸膜间隙在 FRC 处打开，肺将向内向后回缩，而胸壁将向外回缩扩张。弹性是给定体积变化时膨胀压力的变化（$E=\Delta P/\Delta V$）。整个呼吸系统（E_{RS}）的弹性是肺（E_L）和胸壁（E_{CW}）的弹性之和

$$E_{RS}=E_L+E_{CW}$$

顺应性是弹性（$C=\Delta V/\Delta P$）的倒数；也就是膨胀压力给定变化时体积的变化。顺应性往往在临床上更常用。因此，前面的方程可以交替地表示为

$$\frac{1}{C_{RS}}=\frac{1}{C_L}+\frac{1}{C_{CW}}$$

其中 C_{RS}、C_L 和 C_{CW} 分别是呼吸系统、肺和胸壁的顺应性。

在容积控制的机械通气过程中，通常会出现峰值吸气压（PIP），如果提供吸气暂停（即吸气结束时的一段时间无气流），则会出现平台压（P_{plat}）（图 5-7）。峰值吸气压和平台压之间的差异是由动力因素造成的，特别是呼吸道阻力。动态顺应性（C_{dyn}）定义为使用 PIP 计算的顺应性

$$C_{dyn}=\frac{V_T}{PIP-PEEP}$$

其中 PEEP 是呼气末正压（图 5-7）。因此，除了胸壁的特性，C_{dyn} 还将肺本身的扩张性与呼吸道的阻力合并，以全面量化顺应性。静态顺应性（C_{stat}）旨在通过使用 P_{plat} 来消除顺应性计算中的动态气流依赖分量

$$C_{Stat}=\frac{V_T}{P_{Plat}-PEEP}$$

肺顺应性代表肺实质的可扩张性；它在不同的疾病状态下会发生变化。肺实变、肺不张、肺水肿、间质性疾病或纤维化、气胸、手术切除、大量积液和插管时顺应性降低。在肺气肿中，由于弹性组织的丢失，它会增加。此外，肺顺应性以非线性方式依赖于肺容积。当肺容积适中时，肺顺应性最高，而在肺容积低或高的极端时，肺顺应性最低。这种关系表现在肺的压力 - 体积曲线上（图 5-10）。

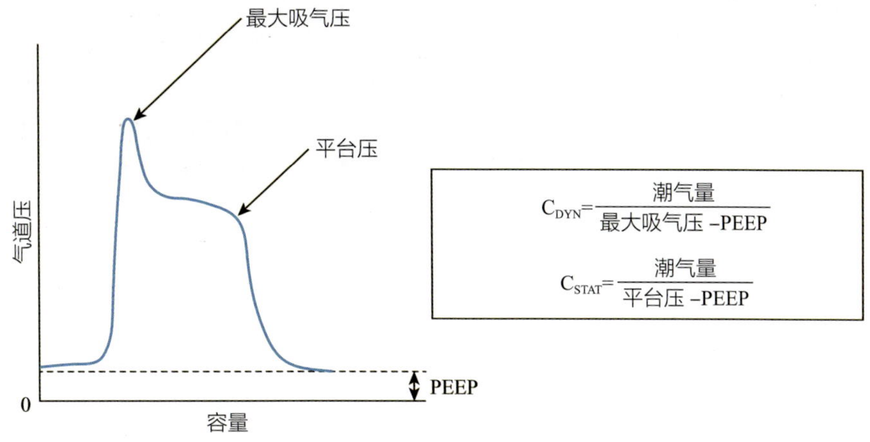

正压通气的潮气量示意

▲ **图 5-7　容积控制通气时的平台压示意**

平台压（P_{plat}）是在容量控制通气期间吸气暂停结束时测得的呼吸道压；驱动压（ΔP）是 P_{plat} 与呼气末正压（PEEP）的差值；动态顺应性（C_{dyn}）是通过峰值吸气压（PIP）和呼气末正压（PEEP）之间的差来归一化潮气量（V_T）来计算的；静态顺应性（C_{stat}）是通过根据 P_{plat} 和 PEEP 之间的差异对 V_T 进行归一化来计算的；经许可引自 Barbeito A, Shaw AD, Grichnik K: Thoracic Anesthesia: www.accessanesthesiology.comCopyright © The McGraw-Hill Companies, Inc.

该曲线还表明在相同体积（或压力）下，压力－容积关系及顺应性在吸入与呼气时不同，这种现象被称为滞后现象。

要计算肺的顺应性，需要减去胸壁的贡献。因此，肺顺应性（$C_L=\Delta V_L \Delta P_L$）可估计为

$$C_L=\frac{V_T}{[(P_{awEI}-P_{asEI})]-[(P_{awEE}-P_{asEE})]}$$

其中 P_{awEI} 是吸气末时的气道压，P_{esEI} 是吸气末时的食管压，P_{awEE} 是呼气末时的气道压，而 P_{esEE} 是呼气末时的食管压，如前所述，使用食管测压仪测量。

胸壁顺应性反映了构成胸壁的肌肉、骨骼和软组织的可扩张性。胸壁顺应性会随着腹部压力的增加（如充气、腹腔室综合征）、胸壁水肿、胸部畸形、肌肉紧张度、广泛的胸腹瘢痕、仰卧位和肥胖而降低。胸壁顺应性可以通过连枷胸、肌肉放松和直立姿势来增加。通过对胸膜压力的估计，胸壁顺应性（C_{CW}）可以计算为

$$C_{CW}=V_T/(P_{esEI}-O_{esEE})$$

使用的变量如前所定义。

（四）阻力

阻力是与流体流动相反的摩擦力，可以用驱动压与空气流量之比（$R_{aw}=\Delta P/V$）来计算。气道阻力是由气道的大小、气体的黏度，以及流动是层流还是湍流所决定的，而这是由雷诺数预测的，Re

$$Re=\frac{\rho uL}{\mu}$$

其中 ρ 是流体/气体密度（kg/m^3），u 是速度（m/s），L 是长度（m），μ 是黏度（kg/ms）。当 Re<2300 时，流动以层流为主，当 Re>2900 时，以湍流为主。

层流在长圆柱管中的流动服从泊松定律，该定律适用于传导气道。阻力在层流中相对较低，计算公式如下

$$R=\frac{8Lu}{\pi r^4}$$

其中 L 是长度（m），u 是速度（m/s），r 是半径（m）。因此，在确定阻力时，呼吸道半径尤其重要；如果半径减半，阻力就增加 16 倍。病理状态，如气管狭窄和支气管痉挛，会增加阻力，增加呼吸功。降低混合气体的密度（例如，通过与氦混合，“氦氧混合气”）可以改善阻力，并导致呼吸功减少。

由于对半径的依赖，单个小气道比大气道具有更高的阻力。然而，由于呼吸道的分支很多，总体阻力取决于存在的平行气道的数量，而中等大小的

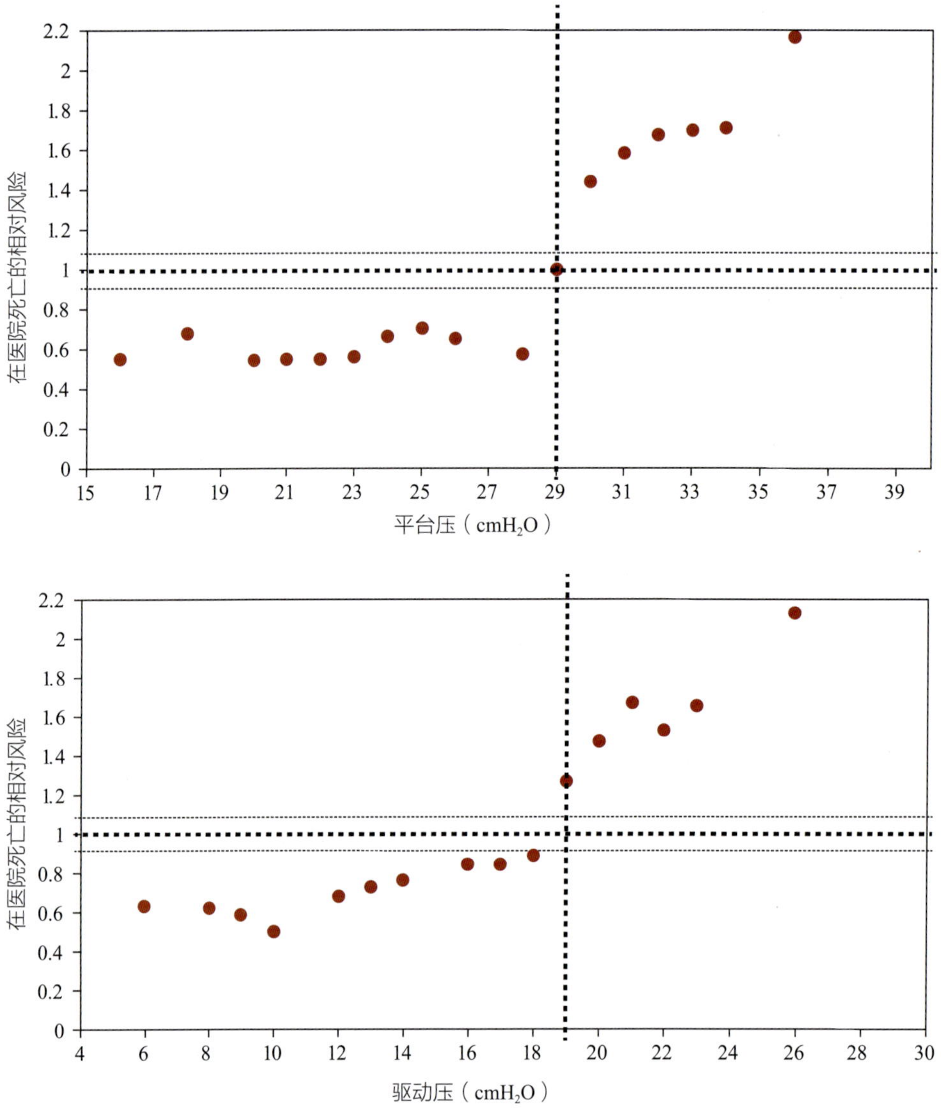

▲ 图 5-8　按平台压和驱动压分位数计算的住院死亡相对风险

根据潮气量（未显示）、呼气末正压（PEEP；未显示）、平台压和驱动压的分位数在急性呼吸窘迫综合征诊断后 24h 对 478 名重症监护病房患者进行评估；潮气量和呼气末正压对死亡率无影响；发现平台压截止值为 29cmH_2O，驱动压截止值为 19cmH_2O，超过这两个数值，压力越高，住院死亡风险越高 [引自 Villar J, Martin-Rodriguez C, Dominguez-Berrow AM, et al. A quantile analysis of plateau and driving pressures: effects on mortality in patients with acute respiratory distress syndrome receiving lung-protective ventilation. *Crit Care Med*. 2017, 45(5): 843-850.]

气道具有总体最大的阻力（图 5-2）。

（五）应力和应变

应力的定义是力除以施加压力的面[31]。肺应力可以通过经肺压（P_L）来估计。在没有患者用力的情况下，这在吸气末时会更高，在呼气末时会更低。应变是其大小相对于材料初始大小的变化。根据这一定义，肺容积应变可计算为肺容积（dV）与静息肺容积（V_0）的变化之比，即 dV/V_0[40]。假设为线性关系，肺应力和应变通过特定的肺弹性 K 相互关联。

$$\text{应力}\ (P_L)=K\times \text{应变}\left(\frac{dV}{V_0}\right)$$

实验研究表明，当应力和应变超出正常生理极限时，肺会释放炎性细胞因子和介质，这些物质指示、引起和加重肺损伤。非常大的 V_T 有利于大应

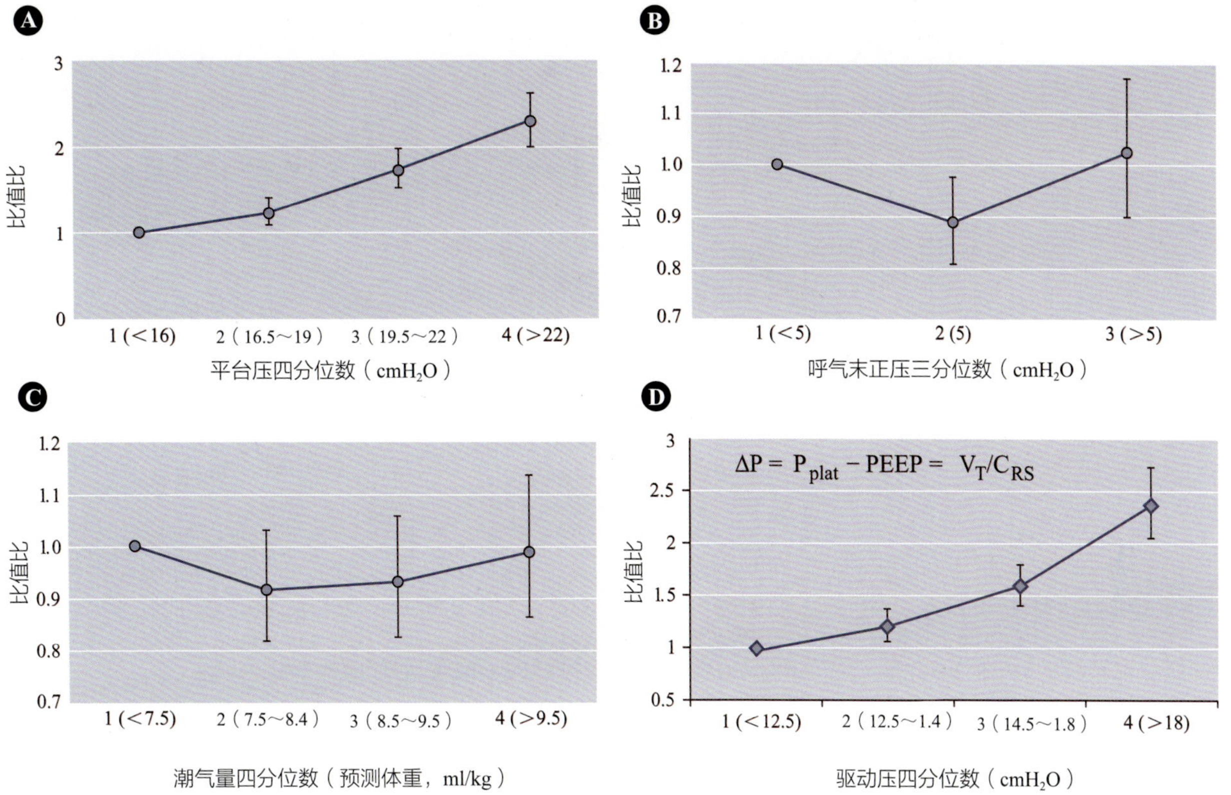

▲ 图 5-9　多变量 Logistic 回归分析检验术中呼吸机参数的影响和术后肺部并发症的风险

约 69 265 名在普通气管内麻醉下接受非心脏手术的患者按平台压（四分位数，A 组）、呼气末正压（PEEP；三分位数，B 组）、潮气量（四分位数，C 组，和驱动压四分位数，D 组）进行分层；术后肺部并发症（包括肺水肿、呼吸衰竭、肺炎和重新插管）的优势比随着平台压和驱动压的增加而增加（引自 Ladha K, Vidal Melo MF, McLean DJ, et al. Intraoperative protective mechanical ventilation and risk of postoperative respiratory complications: hospital based registry study. *BMJ*. 2015, 351:h3646.）

变，无论是通过自主呼吸还是机械通气，都可能产生肺损伤 [41, 42]。当在起初正常的动物肺中应用机械通气超过 48h 后，肺扩张达到约 TLC 时，损伤发生了，也就是说，这时应变将是（TLC–FRC）/FRC[40, 43, 44]。在代表一般临床条件的实验中，这些大容积不存在 [45]。这表明在存在额外的损伤性触发因素（即全身炎症）时，肺组织对应变的敏感性增加 [46, 47]。一项大型动物研究模拟了中重度 ARDS［呼吸系统顺应性 =（14.0 ± 4.9）ml/cmH$_2$O；PaO$_2$/FiO$_2$=92 ± 59］与肺表面活性物质耗竭和呼吸机相关肺损伤（VILI），并使用 CT 量化容积应变，以支持在这些极端肺损伤病例中应变与局部炎症之间的关系 [48]。

应力近似为扩张空隙的经肺压，但肺的局部应力会因重力和其他产生异质性肺扩张的因素而变化。这将在整个肺部产生应力分布。例如，在均匀扩张的肺中，整个肺的肺泡压力是相同的，但当肺不均匀扩张时（例如，当气室因阻塞或关闭而彼此隔离时），肺泡压力将不会完全均匀 [49]。这种异质性的存在导致区域应力值大于整体水平 [45]。这意味着，即使全肺压力很低，局部应力也可能很高，甚至达到损害的程度 [45, 50]。

（六）机械功率

一个多世纪以来，应力和应变一直被用作确定材料失效的标准。使用的另一个变量是能量 [51]。与这些传统方法一致，最近有通过量化机械通气过程中输送到肺部的能量，以此作为衡量机械通气造成肺损伤风险。机械功率是单位时间从呼吸机传递到呼吸系统的能量，以 J/min 表示。通过呼吸率（RR）、I/E 和潮气量（V_T）拟议出的机械通气肺的方程为

MP=0.098 × RR × V_T ×［峰值吸气压 –

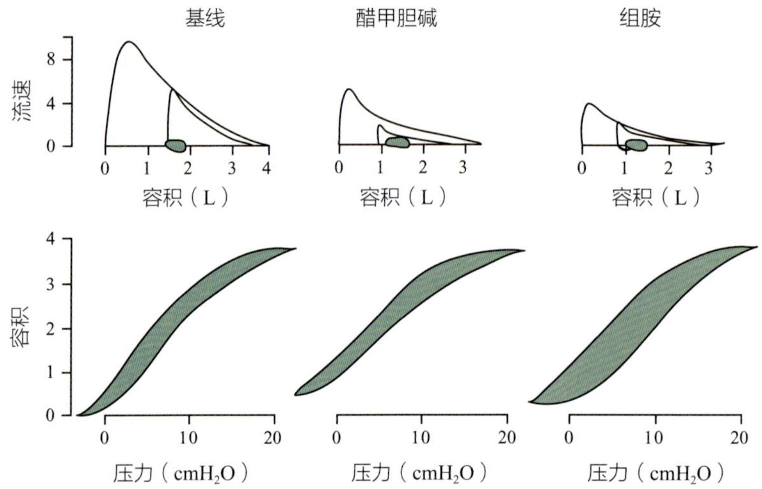

▲ 图 5-10 肺压力－容积曲线

在健康人中，经肺压力－容积曲线呈 S 形，在容积和压力的低端和高端具有较低的顺应性（ΔV/ΔP），并且具有更线性的中间区域；基线（B）；使用醋甲胆碱不会改变压力－容积曲线（MCH）的性质；然而，组胺增加了滞后面积，这表明对肺组织特性（HIS）有影响 [引自 Pellegrino R, Violante B, Crimi E, Brusasco V. Effects of aerosol methacholine and histamine on airways and lung parenchyma in healthy humans. *J Appl Physiol* (1985). 1993, 74(6): 2681-2686.]

12（平台压 –PEEP）]

式中 0.098 是 cmH_2O、L、L/min 换算成 J/min 的系数，RR 是呼吸频率，V_T 是潮气量（L）。术语（平台压 –PEEP）为驱动压。

这个等式的有趣之处在于，它包含了呼吸机产生 VILI 的已知原因（例如，V_T、ΔP、气流、PEEP、RR），因此可以作为一个单独的量值来预测 VILI 的风险 [52]。可以使用呼吸机上的软件连续测量功率，这与早期在正常人和 ARDS 患者中计算的量非常一致 [52]。这一概念的临床验证仍有待于确定。

（七）去复张和过度膨胀的测量

正如肺不张对肺有害一样，肺泡过度膨胀使肺处于 ALI 和明显气压伤的风险中（图 5-11）。如前所述，在受损肺中，局部肺充气是不均匀的，因此肺不张区域可能与正常通气区并存，甚至是过度扩张 [53, 54]。肺泡塌陷和过度扩张可以通过将动态呼吸系统弹性（$E_{rs,dyn}$）划分为体积依赖（E_1）和体积非依赖（E_2）分量并通过下面公式计算 $\%E_2$ 来模拟。

$$\%E_2=\frac{(100E_2V_T)}{(E_1+E_2V_T)}$$

在一项对 ALI 患者的研究中，$\%E_2$ 值>30% 表示过度扩张，通常发生在临床设定的 PEEP 水平的 40%[55]。相反，负值的 $\%E_2$ 代表肺不张，所有腹胀患者在 PEEP 为 $5cmH_2O$ 时均可出现该值 [55]。

另一种测量肺膨胀的方法是压力指数，它使用呼吸机的压力—时间曲线来测量吸气过程中顺应性的动态变化 [1]。因此，压力指数提供了有关肺泡塌陷和复张的信息，有助于预防机械通气的有害影响。压力指数是通过将恒定吸气流量的容量控制通气过程中的压力—时间曲线拟合到以下功率方程来确定的。

$$P_{TP}=a\times 时间^{b}+c$$

其中系数 a 表示时间 0 到时间 1 间隔内的压力时间关系的斜率，系数 c 是时间 0 处的压力值（跨肺压）。

系数 b 是描述曲线形状的压力指数（b=1 表示直线曲线，b<1 表示顺应性随时间递增，b>1 表示顺应性随时间递减）。应用这一概念选择最适合的 PEEP 作为滴定 PEEP 值，得到 a b=0.9～1.1（即近似均匀扩张的呼吸系统）[56, 57]。当压力指数>1.1 时，遭受极度充气的肺量增加，而压力指数<0.9 的值对应于肺不张。压力指数<0.9 或>1.1 的数值与 VILI 恶化和炎症因子（如 IL-6、巨噬细胞炎症蛋白 –2）的释放相关 [58]。

将这些概念应用于研究压力指数引导的 PEEP

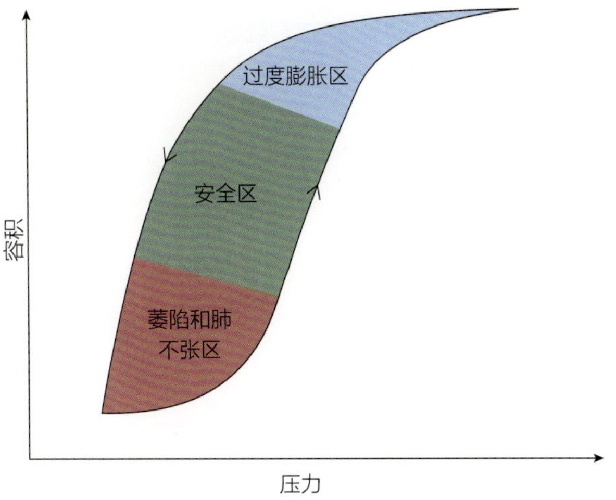

▲ **图 5-11 呼吸机相关肺损伤的危险区域与肺压力和容积的函数关系**

呼吸机相关肺损伤发生在肺容积的高和低两个极端；在过度膨胀区，损害是由流体堆积、表面活性物质降解和机械破坏造成的；在去皮和肺不张区域，肺损伤是由于反复闭合和再扩张的创伤，通过激活炎性级联反应和局部低氧血症而产生的；较高的呼气末正压（PEEP）和较小的潮气量使通气量能够在安全区内进行（引自 Froese AB. High-frequency oscillatory ventilation for adult respiratory distress syndrome: let's get it right this time. *Crit Care Med*. 1997, 25:906-908.）

滴定对俯卧位肺力学和血流动力学的影响，以解决在仔猪模型中灌洗所致的严重肺损伤[56]。仔猪在俯卧位全肺复张后进行了减量 PEEP 试验。压力指数 PEEP 是指气道压压力指数为 1 的水平，而开胸肺 PEEP 是指在 CT 下确定保持肺开放所需的水平。作者发现，俯卧位时呼吸系统弹性和肺弹性均有改善，但胸壁弹性与呼吸系统弹性的比值在俯卧位时较高。开肺组和应激指数引导组在 PEEP、塌陷肺体积、过度充气肺体积、氧合指数和动脉二氧化碳分压（$PaCO_2$）方面无显著差异。作者认为，在所研究的模型中，压力指数可以用来滴定俯卧位的 PEEP。

（八）麻醉效果

全身麻醉诱导会因为肌肉张力的丧失和 FRC 的降低，从而降低肺顺应性[59]。关于肌松药对整体呼吸系统顺应性的影响有许多不同的报道。一些研究发现，肌肉麻痹由于类似的原因会降低顺应性[60]，但当麻痹症促进改善呼吸机同步性时，顺应性会增加[61]。此外，麻醉状态下的体位会影响顺应性，假设下半身与胸部水平在同一水平，俯卧位会提高顺应性[59]。由于纵隔和腹部内容物的重量，侧卧位会使顺应性变差[59]。某些手术操作也可能影响顺应性，腹部后缩和气腹使顺应性变差，而腹壁提升术、胸骨劈开和胸骨提升术都能提高顺应性[62]。

四、肺内气体交换

（一）通气

通气是指气体在吸气过程中大量进入肺部，在呼气过程中流出肺部，从而将氧气输送到肺部并将二氧化碳从肺部排出。灌注是混合静脉血通过肺血管床的血液循环。因此，PaO_2 和 $PaCO_2$ 由肺泡通气量和灌注量之间的平衡决定，这一比值称为 V/Q。平均每个个体的总通气量（V）和总灌注量（Q）范围为 4～6L/min，因此整个肺的 V/Q 为 0.8～1.2[5]。然而，除了肺泡单位的平均值，大量肺泡单位的存在意味着最佳的气体交换取决于每个肺泡单位的 V 和 Q 的匹配。

即使在健康的条件下，整个肺的 V/Q 也有一定程度的异质性[63]。在静息时，由于重力，依赖区域的胸膜压力较高（较少为负），从而导致较低的跨肺压、较少的膨胀、较大的顺应性和较低的肺泡容量[64]。相反，在 FRC 以上的肺容量中，胸膜压力的垂直梯度导致肺的重力依赖区比有吸气的非重力依赖区更膨胀和顺应性较低，也就是说，与非重力依赖区相比，重力依赖区的依赖程度更大，因为所有区域的气道压力变化幅度相同[65]。值得注意的是，在健康人体中，不同体位（仰卧位、侧卧位）在垂直轴上的通气量差异是恒定的[65]。当肺活量介于 RV 和 FRC 之间时，非重力依赖性肺的膨胀大于依赖性肺的膨胀，这是由于重力作用以外的原因，即不仅重力依赖性肺的顺应性较低而且气道关闭。因此，在正常呼吸期间，大部分 V_T 将被输送到肺的重力依赖区，在那里肺泡较少膨胀，更顺应[65]。

（二）灌注

肺的重力依赖程度越高，单位体积的灌注量也越大。这是由静水效应引起的，一方面，较高的静水压力会导致更多的肺泡毛细血管充盈和扩张，降低血管阻力，从而导致更大的血流量。另一方面，肺的非重力依赖区有较低的静水压力，导致较少的充盈和扩张，降低流动阻力，因此导致较少的灌流[5, 66]。图 5-12 说明重力对直立肺的通气和灌流的影响。

（三）通气 – 血流灌注匹配

通气和血流灌注关系的改变会导致 V/Q 不匹配。在一种极端情况下，在没有血液灌注的情况下进行通气称为肺泡无效腔。如果没有血液流过肺泡毛细血管，就不会发生气体交换，因此肺泡中的气体含量与吸入的气体相同。肺泡无效腔出现在肺的上部（重力依赖性最小），由气道压力和局部血管压力平衡决定。其他血流灌注受阻的情况，如肺血栓栓塞症、空气栓塞、术中夹闭或结扎肺血管也会导致无效腔。

在另一个极端，在没有通气的情况下进行灌注称为分流。如果肺泡单位的通气受阻（最常见的是在 OLV、黏液堵塞或肺不张期间），混合静脉血的气体含量将与未通气单位的肺泡内气体含量相平衡。一旦达到平衡，就不能进行进一步的气体交换，肺泡最终可能会坍塌，这取决于局部压力和气体含量。更高的 FiO_2 可能会加速这种崩塌。由于肺内右向左分流，来自心脏右侧的非含氧混合静脉血将与输送到左侧心脏的含氧血液混合。

图 5–13 显示了不同 V/Q 的区域如何影响 PaO_2。

（四）肺血流量

肺血流量（pulmonary blood flow，PBF）是指在无明显心内分流的情况下，从右心室泵出的全部混合静脉血。PBF 与心输出量（CO）相近，为 3.5～4.0L/（min · m^2）。肺也由支气管循环供应，支气管血液循环由通过支气管动脉输送的含氧血液组成，其由胸主动脉或肋间动脉发出，占 CO 的一小部分（约 2%）。支气管血液循环供养气管支气管树，并向下延伸到终末细支气管[5]。更多的远端结构通过与肺泡的密切接触直接扩散而获得氧气供应。

PBF 穿过约 28 个二歧分枝的肺动脉，直到肺毛细血管[4]。肺毛细血管直径约为 6μm，因此红细胞必须在正常直径约 8μm 的基础上轻微变形才能通过，这将增加接触表面。单个红细胞在穿过肺的过程中会穿过几根毛细血管。肺毛细血管共同构成 50～100m^2 的气体交换表面积。

（五）肺血管阻力

肺血管阻力（pulmonary vascular resistance，PVR）是指通过肺血管床的阻力，其计算公式如下。

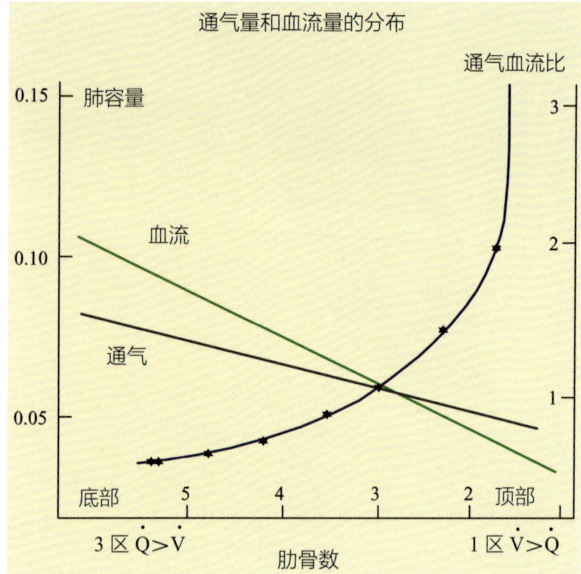

▲ **图 5–12　直立犬肺的通气量、灌注量和通气 – 血流灌注比的分布**

引自 West JB. *Ventilation/ Blood Flow and Gas Exchange*. 5th ed. Oxford: Blackwell, 1990.

$$PVR=\left(\frac{MPAP-MLAP}{CO}\right)\times 80$$

其中 MPAP 是平均肺动脉压（mmHg），平均左心房压（MLAP）是左心房平均压（mmHg），CO 是心输出量（L/min）。PVR 最常见的表达形式是 dyn · s/cm[5]。

PVR 既由肺循环中血管平滑肌的张力决定，也由许多外部因素决定。肺的体积对肺泡和肺泡外血管的影响是不同的。肺泡血管在较大的肺容量时被拉伸（即其长度增加而直径减小），从而导致更高的流动阻力。相反，肺泡外血管会因胸膜内负压和放射状牵引而扩张，因此当肺容量较大时，这些血管的阻力会降低。对总 PVR 的净影响是一条将 PVR 和肺容量联系起来的 U 形曲线，在 FRC 附近 PVR 最低（图 5–14）。

PBF 也会影响 PVR，血流量增加会降低 PVR。这可以用两种机制来解释：扩张和复张。扩张，即随着 PBF 的增加，跨壁压力增加，血管扩张，因此其半径增加，流动阻力减少。复张，即随着 PBF 的增加，MPAP 超过了以前未灌注的肺毛细血管的开放压力，为 PBF 产生额外的平行的途径并降低 PVR。类似地，更多依赖重力的肺区域将经历更大的扩张和复张，从而降低局部 PVR。相反，间质压

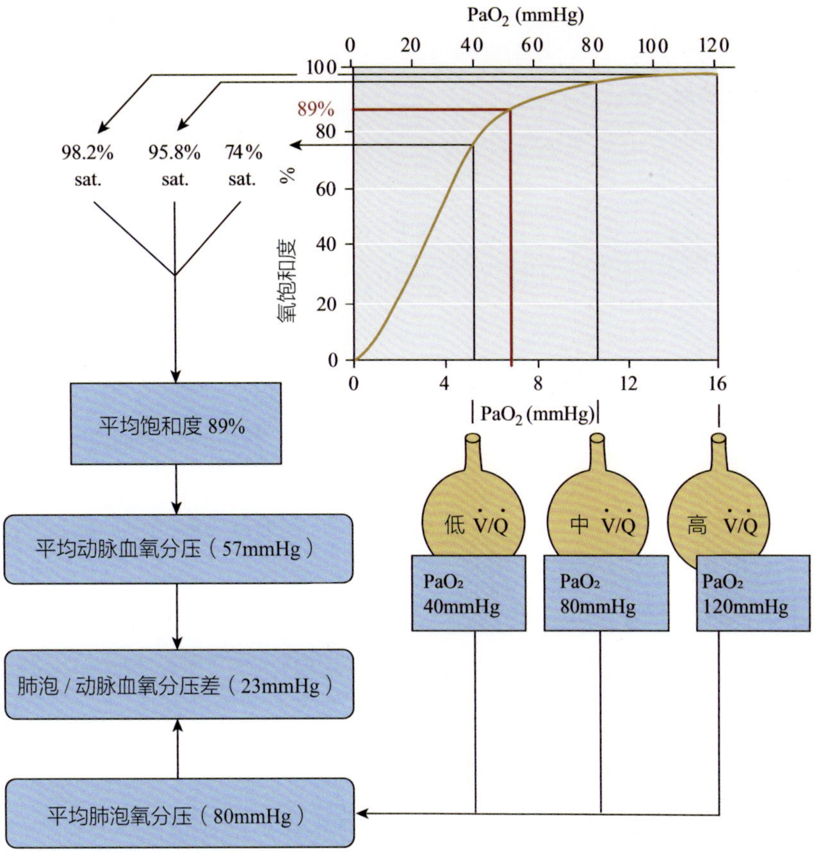

▲ 图 5-13　不同通气 - 血流灌注量（V/Q）的效果

动脉血氧分压（SaO_2）的区域；在本例中，肺由低、中、高 V/Q 三个区域组成，每个区域的血流灌注相等；由此得出的平均动脉饱和度约是饱和度的平均值（严格地说，是含氧量的加权平均值）；由于氧解离曲线的非线性形状，相应的动脉血氧分压不是分压的平均值；相反，它是较低的动脉血氧分压（PaO_2），对应于循环中的平均动脉血循环血红蛋白饱和度（SaO_2）=89%（改编自 Lumb AB. *Nunn's Applied Respiratory Physiology*. 6th ed. Philadelphia, PA: Elsevier/ Butterworth Heinemann, 2005: Fig. 8.13.）

力增加会压缩肺毛细血管，增加 PVR。增加 PVR 的其他因素包括血液黏度增加，如红细胞增多症，这会增加所有血管床的阻力。

许多体液因素也会影响 PVR。实验证明去甲肾上腺素[67]、肾上腺素[68]、α 受体激动药（如去氧肾上腺素）[69]、前列腺素（PG）$F_{2\alpha}$[70, 71]、PGE_2[72]、血栓素[73]、内皮素[74]、血管紧张素[74]和组胺[75]均可增加 PVR。乙酰胆碱[76]、β 受体激动药[77]、PGE_1[71]、PGI_2[78]、一氧化氮[79]和缓激肽[80]均可降低 PVR。此外，缺氧、高碳酸血症和酸中毒增加了 PVR[81]，这将在第 15 章低氧性肺血管收缩中进一步讨论。

（六）通气量与灌注量匹配的测量

呼吸机血流灌注扫描

V/Q 值：20 世纪 60 年代以来，扫描一直被用来评估患者的通气和血流灌注的总体分布。扫描是通过让患者吸入放射性气体（如 ^{133}Xe、^{81m}kr、^{99m}Tc）获得的，并使用伽马相机捕获图像。类似地，将带有放射性示踪剂的白蛋白［^{99m}Tc- 大聚集白蛋白（MAA）］注射到血流中，并使用伽马相机捕获血流图像。这些图像被叠加，通常与胸部 X 线片，以解释任何解剖异常。V/Q 扫描可以识别不匹配的通气区和灌注区，通常用于识别肺血栓栓塞症。V/Q 扫描也可用于计划肺切除，通过允许估计术前对被切除区域的通气和灌流的贡献，确保肺切除后剩余的 VC 将保持消除 CO_2 的能力[82]。

（七）扩散

扩散是指物质从浓度较高的区域到浓度较低的区域的净运动。扩散遵循菲克第一定律

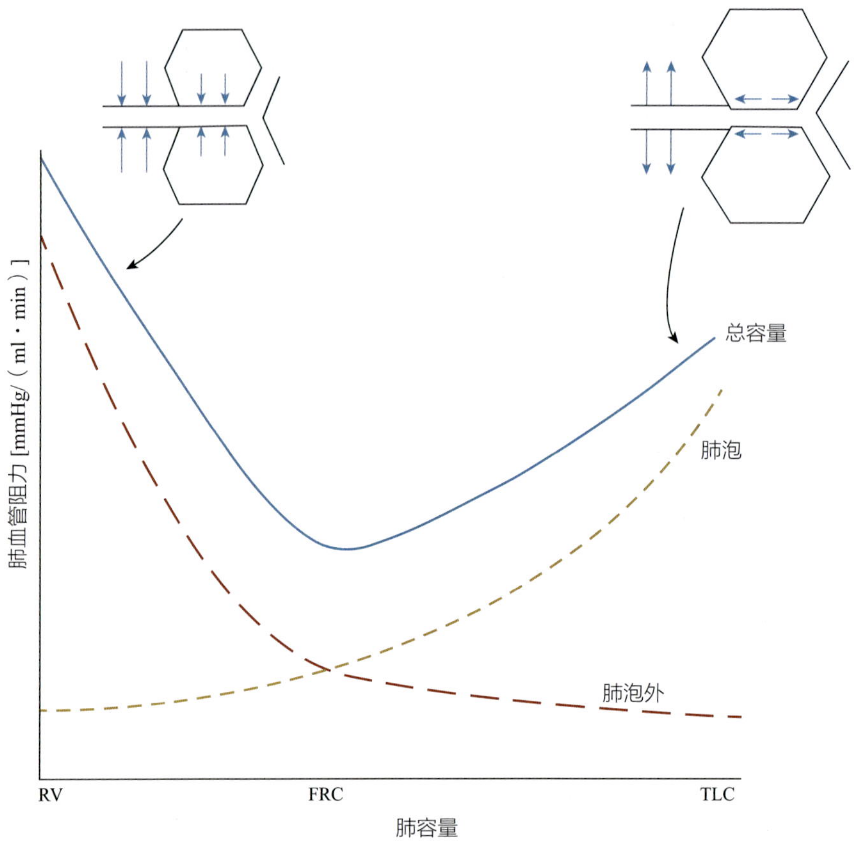

▲ **图 5-14 肺容量对肺血管阻力（PVR）的影响**

最小的 PVR 出现在中等肺体积，在肺泡外血管压缩和肺泡内血管拉伸之间达到平衡；FRC. 功能残气量；RV. 残气量；TLC. 肺总量（引自 Levitzky MG. *Alveolar Ventilation. Pulmonary Physiology*. Chapter 3, 9th ed. New York, NY: McGraw-Hill Education，2017. All rights reserved.）

$$J=-D\frac{d\varphi}{dx}$$

其中 J 是扩散通量（在设定时间段内流经单位面积的物质的量），D 是扩散系数，φ 是浓度，x 是长度。

氧气、二氧化碳，以及其他气体（如麻醉药）在肺泡－毛细血管膜上的扩散，在肺泡－毛细血管屏障增厚的情况下可能是“扩散受限的”，例如间质性肺病或肺水肿。

（八）低氧血症和高碳酸血症的测量

低氧血症可由以下 5 种生理状态中的任何一种引起：①呼吸不足；② V/Q 不匹配；③向右向左分流；④扩散受限；⑤扩散－灌注不匹配。低氧血症可以通过几种不同的方法进行评估。

1. 血氧饱和度（SpO_2）

SpO_2 指的是用脉搏血氧仪测量的外周动脉血氧饱和度。脉搏血氧仪利用含氧和脱氧血红蛋白对光的不同吸收。大多数脉搏血氧仪在 660nm 和 940nm 处发光，其中 660nm 被脱氧血红蛋白吸收较好，而 940nm 被氧合血红蛋白吸收较好。这两个波长的吸收比率根据每个脉搏血氧仪的动脉血氧饱和度进行了经验校准。这些设备通常在 70%～100% 的 SpO_2 范围内的标准偏差为 ±2%[83]。脉搏血氧饱和度自 1986 年以来一直是美国麻醉医师协会监测的标准，现在也是麻醉安全实践国际标准的一部分[84]，也是世界卫生组织安全手术检查表的一部分[85]。请注意，测量的 SpO_2 对应于循环血红蛋白的动脉饱和度（SaO_2）的估计。更具体地说，是与换能器吸收的光覆盖的区域内血液的性质有关的估计。因此，显示的是该场内的血液，而不是组织氧合。

2. 分流

围术期低氧血症的一个主要原因是从右向左分

流。当混合静脉血液从右心循环进入左心循环而不进行氧合时，就会发生这种情况。右向左分流可发生在心脏和肺水平，可能是由解剖因素引起的，如心内分流、肺动静脉畸形和肺血管扩张，如在肝肺综合征期间。在自主呼吸的正常人中，肺内右向左分流可以忽略不计。一小部分是由支气管和肺静脉引流引起的[86]。当用 100% FiO_2 测量时，由于氧气吸收不张，会增加 2%～5% 的 CO[87, 88]。如前所述，肺源性分流的发生是因为肺部区域有灌流但无通气，也就是说，由于肺泡单元的塌陷或气体滞留，导致没有肺泡 - 毛细血管气体交换。使用氧气作为测量气体，当呼吸 FiO_2 为 1.0 时，分流分数可以用以下公式来估计。

$$\frac{Q_s}{Q_t}=\frac{(C_cO_2-C_aO_2)}{(C_cO_2-C_vO_2)}$$

式中 Q_s 为生理分流，Q_t 为心输出量，C_cO_2 为肺末毛细血管氧含量，C_aO_2 为动脉氧含量，C_vO_2 为混合静脉氧含量。分流方程要求 FiO_2 呼吸为 1.0 的原因是，当 FiO_2 为 1.0 时，毛细血管饱和度无法测量，并被假设为 100% 饱和[89]。

静脉混合液是一个与分流相关的概念；它表示需要添加的混合静脉血的计算量，以解释观察到的肺毛细血管末梢血氧分压和动脉血氧分压的差异。静脉混合液产生于参与低效气体交换的肺部区域，但仍有一定程度的气体交换发生。

3. PaO_2/FiO_2 值

另一种量化低氧血症程度的方法是通过表达 PaO_2/FiO_2 值，即动脉血氧分压 PaO_2 与吸入氧浓度 FiO_2 的比值。PaO_2/FiO_2 值取决于分流、无效腔和 FiO_2，但假设 FiO_2 为 0.21，正常的 PaO_2/FiO_2 值约为 475mmHg。根据柏林标准，使用 PaO_2/FiO_2 作为急性呼吸窘迫综合征的严重程度分级标准：轻度（200mmHg＜PaO_2/FiO_2≤300mmHg）、中度（100mmHg＜PaO_2/FiO_2≤200mmHg）和重度（PaO_2/FiO_2≤100mmHg）[90-92]。

SpO_2/FiO_2 值最近被认为是 PaO_2/FiO_2 值的无创性替代指标。在 ARDS 患者中，与线性或对数线性方程相比，使用非线性方程描述氧解离曲线的 SpO_2 测量结果更接近 PaO_2[93, 94]。然而，SpO_2 估计受到血管升压药的使用的影响，更好的临床验证有待进一步验证。

4. A–a 梯度

肺泡 - 动脉血氧梯度，或 A–a 梯度，是描述氧合损伤的另一种常用指标，表述如下。

$$\text{A–a 梯度}=P_AO_2-P_aO_2$$

式中，P_AO_2 是肺泡氧分压，PaO_2 是动脉氧分压。P_AO_2 可以使用肺泡气体方程来计算。

$$P_AO_2=(FiO_2[P_{atm}-P_{H_2O}])-\frac{P_aCO_2}{R}$$

其中 FiO_2 是氧气的吸入分数，P_{atm} 是环境大气压，P_{H_2O} 是大气中水的分压，$PaCO_2$ 是二氧化碳的动脉分压，R 是呼吸商（一个无量纲的数字，将身体产生的二氧化碳的量与同一单位时间内消耗的 O_2 的量联系起来）。对于呼吸环境空气的受试者，可以使用下面的等式来估计正常的 A–a 梯度[95]。

$$\text{A–a 梯度}=2.5+0.21\times(\text{年龄})$$

5. 无效腔

如前所述，无效腔代表呼吸系统中呼吸但不参与气体交换的区域。无效腔可定义为解剖无效腔和生理无效腔。解剖无效腔相当于呼吸系统中生理上不参与气体交换的传导部分（鼻、咽、气管和支气管）的气体体积。正常的解剖无效腔约为正常 V_T 的 30%（500ml 呼吸约为 150ml）。生理性无效腔由解剖无效腔与肺泡无效腔之和构成。肺泡无效腔是肺泡区的气体体积，这些肺泡区接受了通气，但由于缺乏或不匹配的肺泡灌流而没有交换气体，这一概念意味着浪费了通气量。完全没有血流将意味着对应于 V/Q= ∞ 的情况下的过度通气；或者，可能存在与灌注相关的过度通气的肺泡单位，即以高通气血流灌注比率的形式浪费通气。在这两种情况下，浪费通气的区域都会产生低肺泡二氧化碳分压（P_aCO_2）的气体，最终降低平均呼末二氧化碳分压（P_eCO_2）的值。在数量上，这些效应允许估计生理无效腔，例如通过玻尔方程估计，如下所示。

$$\frac{V_D}{V_T}=\left(\frac{P_aCO_2-P_eCO_2}{P_aCO_2}\right)$$

其中，V_D 是生理无效腔，V_T 是潮气量，P_aCO_2 是动脉二氧化碳分压[96]。V_D/V_T 值是一种衡量机械通气效率的指标。正常值约为 0.33，较高的值表示通气效率低下。在机械通气过程中，由于 V/Q 不匹配的增加和传导气道的潜在扩张，V_D/V_T 增加。在 COPD[97] 和 ARDS[98] 等疾病中，它也会增加。在后者中，它被认为是预后不良的标志 [99, 100]。

五、肺功能测试

（一）第 1 秒用力呼气容积

第 1 秒用力呼气容积（FEV_1）是呼气流速对呼吸道阻力变化最敏感的时间段。FEV_1 也表示为预测值的分数或与强制肺活量（FVC）的比值。FEV_1 是肺切除术后心肺发病率的预测因子。FEV_1 低于预测值的 60%，已被证明可以预测肺癌手术患者的围术期死亡率和呼吸系统发病率 [101]。

术后预测 FEV_1（$ppoFEV_1$）被用来提供这样的围术期预测因子。它是术前 FEV_1 乘以代表手术后预期肺功能下降的系数的乘积（$ppoFEV_1=FEV_1 \times f$）。这个因子 f 可以根据每个肺叶对 FEV_1 的解剖贡献的期望值或根据区域通气量和灌注量的测量来计算。解剖贡献可计算为 f=（1–y/z），其中 y 是要切除的功能肺段的数目，z 是功能段的总数。在完整的肺中，z=20，见图 5–1，它显示了每个肺叶的 z 值：右上叶 =3，右中叶 =2，右下叶 =5，左上叶 =5，左下叶 =5[102, 103]。

$ppoFEV_1$ 与肺切除后数天的 FEV_1 相关性较低，因为肺切除后并发症的发生率最高。在一项前瞻性分析中，对于心肺疾病总发病率为 22% 的接受肺叶或全肺切除术的患者，$ppoFEV_1$ 与术后疼痛评分和止痛类型具有相似的预测价值。术后第 1 天测量的 FEV_1 是预测心肺并发症最重要的变量，其次是患者的年龄和 $ppoFEV_1$。然而，这种术后 FEV_1 不能用来为手术决策提供信息，因为它在术前是不可用的 [104]。

尽管这些与预后的关系已经被观察到，但指南在选择患者进行手术方面的能力有限。这是由于这些参数在预测 COPD 患者术后并发症方面的表现有限，可能与肺体积缩小效应有关 [105, 106]。回顾分析 500 多例接受肺叶或全肺切除术的患者，FEV_1 预测 70% 或以上的患者与 FEV_1 预测 70% 以下的患者的发病率没有显著差异。因此，FEV_1 作为高危患者选择标准的作用受到质疑 [105]。

（二）用力肺活量

FVC 是用力肺活量。它要求受试者尽力最大吸气至 TLC，然后做出最大的用力呼气，只留下 RV。

在正常人中，$FEV_1/FVC>0.8$；阻塞性肺疾病（如哮喘或 COPD）患者的 FEV_1/FVC 降低。FEV_1/FVC 被认为是来自较大呼吸道的阻力。FEV_1/FVC 降低（<70%）预测术后呼吸道并发症，包括长期氧疗和肺切除术后肺不张 [107]。最近，术前 FEV_1/FVC 低于正常下限（LLN）比 $FEV_1/FVC<0.70$ 提供了更准确的风险分层，导致延长氧疗时间增加 3 倍，术后延长停留时间增加 50%（与 FEV_1/FVC 在 LLN 和 0.70 之间的受试者相比）[108]。此外，与 FEV_1/FVC 在 LLN 和 0.70 之间的受试者相比，术前 FEV_1/FVC 低于 LLN 的患者预测的总体生存率和无病生存率更差 [109]。

（三）25%～75% 用力肺活量

$FEV_{25\%\sim75\%}$，又称用力（中期）呼气流速，是测量呼吸道阻力的替代指标。$FEV_{25\%\sim75\%}$ 是指在 FVC 曲线上最大呼气量的 25% 和 75% 之间绘制的直线的斜率。因阻塞性疾病导致阻力增加的患者，斜率会变浅。$FEV_{25\%\sim75\%}$ 被认为是来自中小型呼吸道的阻力。$FEV_{25\%\sim75\%}$ 尚未被证实为胸外科手术患者预后的预测指标。然而，至少有一项研究表明，用力（中期）呼气流速（在本研究中定义为 $FEV_{50\%\sim75\%}$）预示着心脏手术患者的呼吸机支持时间延长 [110]。

（四）一氧化碳的扩散能力

肺对 X 物质的弥散量（DL_X）是指它被肺吸收的速率，即肺泡和肺毛细血管之间的单位分压差。

$$DL_X=\frac{\dot{V}_X}{P_{Ax}-P_{\bar{C}x}}$$

其中 V_X 是气体 x 摄取量（ml/min），P_{Ax} 是肺泡内 x 的分压（mmHg），$P_{\bar{C}x}$ 是肺毛细血管内 x 的平均分压（mmHg）。

在临床上，一氧化碳是用来测量肺弥散能力的气体，因为它在血液中具有很高的溶解度。这样，当吸入一氧化碳时，它很快就会被血红蛋白吸收，血液中的分压保持在低水平，因此，在血液停留在肺毛细血管的整个过程中，肺泡和肺毛细血管之间的分压差保持得很好。以这种方式，扩散被推定为受肺泡毛细血管屏障的扩散率的限制。也就是说，一氧化碳弥散量（diffusion capacity of carbon monoxide，DLCO）是扩散受限的，而不是灌流受限。DLCO 可以使用单次呼吸或稳态技术来测量。

间质性肺疾病（如特发性肺纤维化、结节病、系统性硬化症）、弥散表面积减少（肺气肿、肿瘤、低心排状态）及 V/Q 不匹配状态时，DLCO 减少。在后一种情况下，DLCO 的减少不仅受肺泡 – 毛细血管膜本身的性质影响，但由于 V/Q 不匹配导致吸入的一氧化碳在肺部分布不均，与低肺泡一氧化碳分压区域导致较低的一氧化碳吸收和整体 DLCO 测量[111]。

DLCO 与术后死亡率和肺部并发症有关[112–114]，以及与长期生存[115]和剩余生活质量有关[116]。60% 的预测值已被用作术后风险的截断值。术后预测 DLCO（ppoDLCO）的计算方法与 $ppoFEV_1$ 相似，与预后的相关性也相似。在电视胸腔镜外科手术（VATS）肺叶或节段切除术中的一项大型回顾分析证明了 DLCO 的预测价值，该分析表明男性、DLCO＜60% 的预测值及手术时间超过 150min 与 90 天死亡率有关[117]。

机器人辅助胸腔镜肺叶切除术：值得注意的是，接受这种新手术方式患者的临床数据仍然有限。最近的一项研究表明肺部并发症的发生率很低（13%）[118]。肺功能检查（PFT）在接受机器人肺叶切除术的患者中仍然有用，对肺功能较差的患者尤其有价值。当预计 FEV_1＜60%、DLCO＜50%、$ppoFEV_1$＜50% 或 ppoDLCO＜50% 时，术后肺部并发症增加[118]。

（五）心肺运动试验

术前肺切除的风险也通过运动能力进行评估。这是由三种成分决定的：肺、心血管和骨骼肌。受试者使用跑步机或固定自行车进行锻炼，同时通过连接到口罩的传感器测量他们吸入和呼出的气体含量。在心肺运动试验（CPET）中，最大摄氧量［VO_{2max}，以 O_2ml/（kg・min）消耗表示］是在递增运动中测量的 VO_2。尽管工作量增加，但氧气仍处于平台期。VO_{2max} 与 CO 和骨骼肌血流量相关[119]。已有多项研究使用不同的界值来预测肺切除术后的发病率和死亡率。VO_2＜65% 或 VO_{2max}＜16ml/（min・kg）是肺切除术后心肺并发症的预测指标[120]。

VO_2 与术后效果之间的联系促使人们采取干预措施来提高容氧量，并期望这些措施能改善术后效果。康复训练是一个术语，用来描述患者在手术前为改善术后结果而实施的此类计划。康复治疗包括生活方式干预，如锻炼、减压、认知训练、戒烟和营养补充。实施这些干预措施可以优化患者的术前体能，改善预后，促进康复。CPET 是预测术后发病率和死亡率的金标准技术，可以用来衡量康复锻炼计划对心肺功能的改善。在其他手术中，康复治疗已经显示出发病率和死亡率的降低，但对于胸外科手术，康复治疗仍在评估之中。增加了 VO_2 在选择性肝转移瘤切除术和大的腹部手术之前，氧气已经被证明是高强度的间歇训练[121, 122]。在肺切除术中，康复训练也被证明能改善 VO_2 氧气和其他 CPET 措施，但可能不会改善通气效率[123]。

由于 CPET 既耗费时间又耗费资源，另一种评估运动能力的方法是 6min 步行试验（6MWD），它测量受试者在 6min 内可以步行的距离，是有氧能力和耐力的指标。安排胸镜肺叶切除术的患者进行为期 2 周的多模式预康复计划，使 6MWD 提高了 60m 以上[124]。然而，到目前为止，尽管有氧运动能力和生理终点有所改善，但预康复计划对患者结果的影响喜忧参半。一项回顾研究考察了接受 VATS 肺叶切除术的患者和没有接受过 13 个月康复治疗的患者，结果显示，接受康复治疗的患者术后肺部并发症较少（42% vs. 80%，P=0.04）[126, 127]。相反，在一项前瞻性研究中，患者在手术前等待期（平均 =25 天）期间随机接受高强度间歇训练计划，在研究的主要终点，死亡率和住院期间肺部死亡率的组合（35.5% vs. 50.6%，P=0.08）没有统计学上的显著差异，尽管有这样的趋势[127, 128]。在同一项研究中，预康复组的肺部并发症减少，主要是由于肺不张发生率的减少[128]。

（六）关于术前评估的建议

美国胸科医师学会目前对 PFT 的相关建议如下。支持该建议的证据的力度包括在每一项声明之后[102]。

1. 对于考虑手术的肺癌患者，建议同时测量所有患者的 FEV_1 和 DLCO，并计算术后预测 $ppoFEV_1$ 和 ppoDLCO（1B 级）。

2. 对于正在考虑手术的肺癌患者，如果 $ppoFEV_1$ 和 ppoDLCO 都超过 60% 预测值，则不建议进行进一步的检查（1C 级）。

3. 在考虑手术的肺癌患者中，如果 $ppoFEV_1$ 或 ppoDLCO＜60% 预测值而两者均大于 30% 预测值，建议进行低技术运动试验（爬楼梯或穿梭行走试验）（1C 级）。

4. 在考虑手术的肺癌患者中，无论是 $ppoFEV_1$ < 30% 预测值，还是 ppoDLCO < 30% 预测值，进行正式的 CPET，测量最大氧耗量（VO_{2max}）是推荐的（1B 级）。

5. 对于考虑手术的肺癌患者，在 SWT 上步行少于 25 次或（<400m）或在症状限制爬楼梯试验中爬升<22m 时，建议执行常规 CPET 并测量 VO_{2max}（1C 级）。

6. 在考虑接受手术的肺癌患者中，如果患者的 VO_{2max}<10ml/（kg・min）或低于预计的 35%，则建议他们接受微创手术、叶下切除术或非手术治疗方案的咨询（1C 级）。

7.对于正在考虑手术并被认为是高危的肺癌患者（根据拟议的函数算法定义，即$ppoFEV_1$或ppoDLCO< 60% 预测值和 VO_{2max}<10ml/（kg・min）或<35% 预测值，建议术前或术后进行肺康复（1C 级）。

在目前的临床实践中，使用这些指南测量 FEV_1 和 DLCO 似乎是相当一致的。然而，尽管有这样的指南，在术前心肺评估实践中仍然有很大的差异 [129]。这种缺乏依从性对结果的影响尚不清楚。

结论

在本章中，我们回顾了在胸外科手术中对接受机械通气的患者进行安全护理所必需的一些重要概念。对正常肺结构和功能的了解有助于在术前和术后根据手术切除的程度决定适当的呼吸机参数。肺容量等术语给出了一个标准的命名法来描述患者的肺功能基线损害。对呼吸力学的概述有助于阐明患者潜在的病理生理学，保护患者免受医源性肺损伤，并适应胸外科手术的动态需求。对肺气体交换的全面了解有助于围术期对低氧血症和高碳酸血症的评估和鉴别诊断。最后，回顾肺功能检查及其在预测胸外科手术后肺部结果中的作用，并为肺癌患者肺切除术的循证指南提供决策参考。

第 6 章 侧卧位生理和单肺通气

Physiology of the Lateral Position and One-Lung Ventilation

Edmond Cohen 著

孟庆涛 刘慧敏 译

胸外科手术一般采用侧卧位。为了理解侧卧位时通气血流灌注（Qs/Qt）的分布情况，以及分流的程度静脉血掺杂程度。肺泡通气 / 血流灌注值分布是供应以特定 VA/Q 值运行的每个肺单位集合的通气总量与血流灌注总量的曲线图[1, 2]。本章将讨论直立位和侧卧位时通气和血流灌注的分布及通气血流灌注比，并重点讨论与胸外科手术和单肺通气（OLV）相关的问题。肺生理学见第 5 章和第 7 章，低氧性肺血管收缩（hypoxic pulmonary vasoconstriction，HPV）的详细讨论见第 15 章。

一、低氧血症

低氧血症的原因如下：①设备故障；②通气不足；③功能残气量（FRC）降低；④心输出量（CO）降低；⑤抑制 HPV；⑥右向左分流增加。

通气不足的原因见图 6-1。除了肺内分流，通气不足是导致低氧血症的第二个原因。由于通气和血流灌注比值是动脉血氧分压（PaO_2）的决定因素之一，在通气不足而血流正常的患者中，氧供减少而氧耗保持不变，会导致 PaO_2 降低。在呼吸空气的清醒患者中，通气不足会导致 $PaCO_2$ 升高至危险水平，而导致严重的低氧血症。在麻醉过程中，可以通过额外吸入氧浓度超过 21% 的气体，来提高肺泡氧分压（PaO_2），进而维持动脉血氧合。

呼吸系统
- 气道梗阻（上呼吸道或下呼吸道）
- 肺、胸膜、胸壁顺应性降低

脑干
- 外伤、出血、缺氧引起脑干损伤
- 梗死、感染
- 代谢性脑病
- 镇静药（麻醉）

脊髓损伤
- 高位脊髓 / 硬膜外
- 创伤、肿瘤、横贯性脊髓炎
- 神经根损伤

神经
- 创伤
- 神经病变（吉兰 – 巴雷综合征）
- 运动神经元疾病
- 神经肌肉接头
- 重症肌无力
- 神经肌肉阻滞药

呼吸肌
- 疲劳
- 失用性萎缩
- 肌病
- 营养不良

▲ 图 6-1 通气不足的原因

氧级联反应见图 6-2，应该将充分气体交换的几个必要因素考虑为低氧血症的原因：弥散障碍、肺内分流率、HPV 和 V/Q 匹配程度等。

1. 弥散障碍

肺泡新鲜气体和肺毛细血管血液进行 O_2 和 CO_2 交换，气体交换面积约 140m^2，约为一个网球场大小。肺动脉最终分支为肺毛细血管，可覆盖 85%～95% 的肺泡表面，肺泡与肺毛细血管之间仅

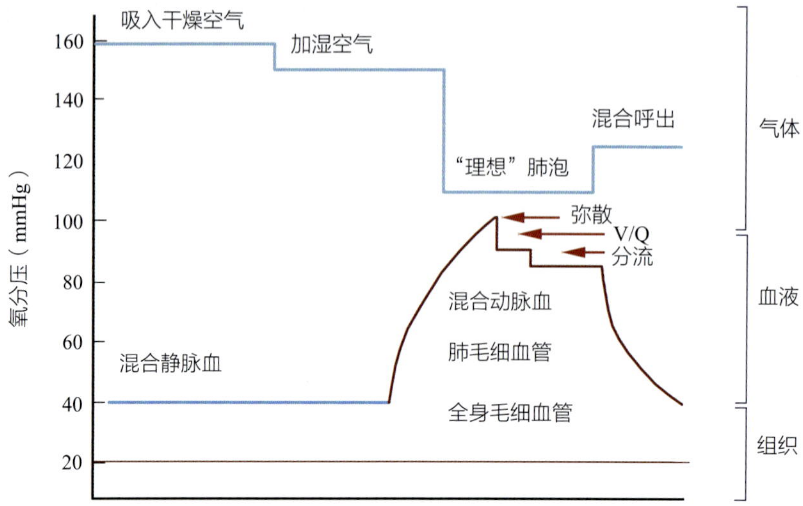

▲ 图 6-2　氧级联反应

有一层厚为 1.0mm 的肺泡 – 毛细血管膜，可使气体在膜之间迅速交换[3]。图 6-3 中，通常红细胞在 0.25～0.75s 通过毛细血管，以完成气体交换。肺间质性疾病患者由于肺泡 – 毛细血管膜增厚，弥散阻力增加，从而出现弥散障碍，这类患者在静息时 PaO_2 正常，但在运动后，由于 PAO_2 和呼气末二氧化碳分压（$PeCO_2$）之间平衡失调而导致肺泡 – 动脉血氧分压差（PA-aO_2）增加，出现低氧血症。低氧血症可通过吸入 O_2 迅速纠正，虽然不能改变弥散障碍，但是可以提高 PAO_2。

2. 肺内分流率

关于肺内分流的内容见第 5 章和第 7 章。简而言之，肺内分流（Qs/Qt）是分布到非通气单位的血流占 CO 的比例。最典型表现是在单肺通气期间，血流经过非通气肺泡，导致肺内分流[4, 5]。如分流公式所示（图 6-4），动脉血氧合取决于分流率和混合静脉血氧含量（Cv-O_2）。通过提高氧含量或混合静脉氧饱和度（Sv-O_2），以及通过增加血红蛋白浓度、减少耗氧量或增加 CO，来提高毛细血管中的氧含量（CaO_2），可以改善由大量分流所致的低氧血症[6]。

在三室模型中，分流方程量化了没有进行气体交换而到达左心的血液量，量化了静脉血掺杂占肺总血流量的分数。分别通过测定动脉和肺动脉（经肺动脉导管）中的混合静脉血来获得动脉含氧量（CaO_2）和混合静脉血氧含量（Cv-O_2）。CaO_2 是假定动脉血氧饱和度为 100% 情况下计算的（基于理想肺泡气体方程）。

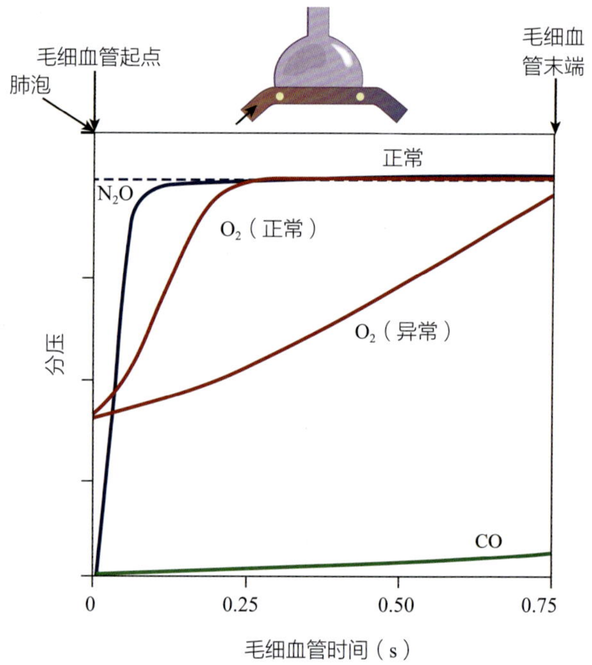

▲ 图 6-3　正常情况下，红细胞在 0.25～0.75s 通过毛细血管，以完成气体交换；由于肺泡 – 毛细血管膜增厚，弥散阻力增加，肺间质疾病患者通常会出现弥散障碍

然而，分流本质上是通气肺泡和非通气肺泡的血流量之间的比值。无效腔方程式展示了一个简单的比值概念，分流方程涉及毛细血管中的氧气，而无效腔方程涉及通气肺泡中的二氧化碳。

二、直立位通气

（一）灌注分布[7, 8]

读者应该熟悉直立位的生理学（图 6-5）。

直立位血流量取决于肺泡压（P_A）、肺动脉压（Pa）和肺静脉压（Pv）之间的关系。需要注意以下方面。

(1) 血流量呈重力依赖性。

(2) 整个肺的 P_A 压力相等。

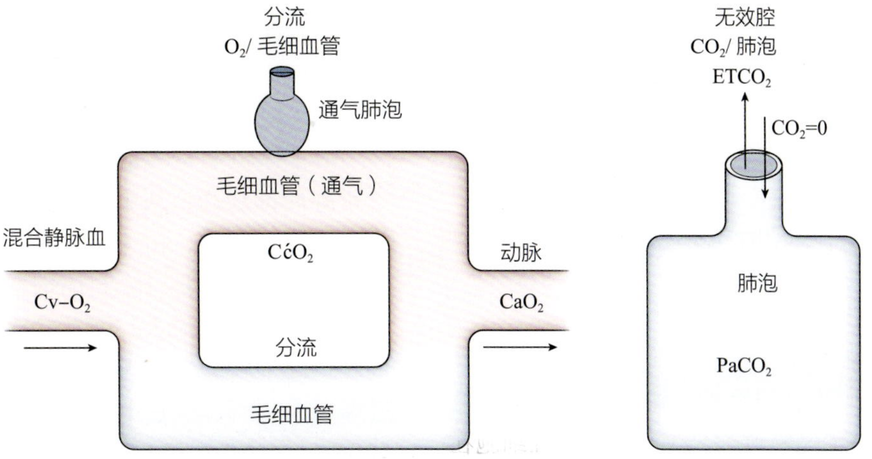

$$\% \frac{Qs}{Qt} = \frac{C\acute{c}O_2-CaO_2}{C\acute{c}O_2-CsvO_2} \qquad Vd/Vt = \frac{PaCO_2-ETCO_2}{PaCO_2-0}$$

▲ 图 6-4 分流实质上是通气肺泡和非通气肺泡的血流量比值

无效腔方程式展示了一个简单的比值概念；分流方程涉及毛细血管中的氧气，而无效腔方程涉及通气肺泡中的二氧化碳。$ETCO_2$. 呼气末二氧化碳；$PaCO_2$. 动脉二氧化碳分压

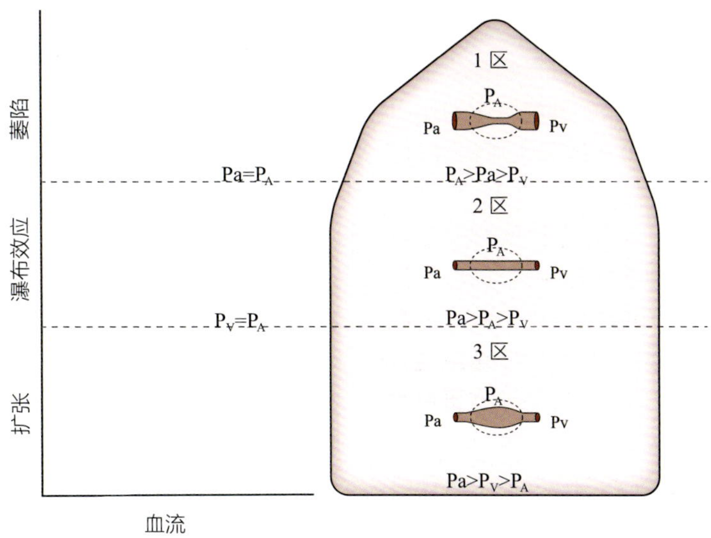

▲ 图 6-5 直立位肺血流分布

由于流向肺的血流分布取决于重力，肺血流主要流向肺的重力依赖部分，1 区：P_A>Pa>Pv，在肺尖，肺泡血管（Pa 和 Pv）中的压力低于 P_A 中的压力，从而导致血管塌陷和灌注不良；2 区：Pa>P_A>Pv，随着肺动脉和肺静脉压力的增加，肺动脉和肺静脉的血流呈间歇性流动，与瀑布类似，上游河流（Pa）通过大坝（P_A）流向下游河流（Pv），P_A 间歇性阻碍肺动脉和静脉之间的血流；3 区：Pa>Pv>P_A，是肺重力最依赖区，大部分肺血流灌注都是在这个区域进行的，因此血管在该区域明显扩张，因平均 Pa 和 Pv 压力都很高，超过 P_A 肺泡压，因此对血流的阻碍作用不大；Pa. 肺动脉压；P_A. 肺泡压；Pv. 肺静脉压

(3) 由于垂直静水压梯度，肺动脉和肺静脉的绝对压力在重力依赖区更大，血液在肺底部的压力最大。

(4) Pa 压力始终高于 Pv 压力。

因为肺的血流分布是重力依赖性的，血流主要流向肺的重力依赖区。血流量取决于 Pa 和 Pv 之间的压差。影响血流分布的因素有以下几个。

1. 1 区：P_A＞Pa＞Pv

在肺尖，肺泡血管中的压力（Pa 和 Pv）低于 P_A 中的压力，会导致血管塌陷和灌注不良。直立位时近肺尖处，肺小动脉和小静脉内腔中的实际压力每垂直上升 1cm 会下降 1.0cmH_2O。假设肺尖处的肺泡高于左心房水平 20cm，这些肺泡的平均 P_A 为 0cmH_2O。此时塌陷的肺泡被认为是一个无效腔。

2. 2 区：Pa＞P_A＞Pv

随着肺动脉和肺静脉压力的增加，在重力较依赖区域中肺血流呈间歇性。就像瀑布一样，上游的河流（Pa）流动越过大坝（P_A）到达下游河流（Pv）。P_A 间歇性地阻止肺动脉和静脉之间的血液流动。除了肺动脉和静脉的压力外，血流量还取决于呼吸和心动周期。在 2 区中，随着高度下降，每降低 1cm，肺小动脉、毛细血管和小静脉中的静水压力同比升高 1.0cmH_2O，此时肺泡压力的挤压力成比例的减小。

3. 3 区：Pa＞Pv＞P_A

是肺的重力最依赖区域，大部分血流都集中在这里，因此该区的血管明显扩张。肺静脉中的压力超过肺泡压力，此时肺泡压力无法阻止血流通过，因为平均 Pa 和 Pv 压力过高，甚至超过了 P_A。因此，沿着整个肺泡血管，跨壁压（P_{TM}）梯度为正，倾向于使其扩张。当在第 3 区向下移动时，高度每下降 1cm，小动脉、毛细血管和小静脉中的静水压上升 1.0cmH_2O。由于呼吸运动时 P_A 不会随着肺部高度的变化而变化，因此肺泡血管压力逐渐增加会产生越来越大的 P_{TM}，导致血管越来越扩张。

肺分区是生理性的，而非解剖学分区，这些区域之间的边界既不固定，也不是解剖学上定义的，正压通气后，P_A 压力增加，锻炼后 Pa 压力增加，边界上移。

（二）影响血流分布的其他因素

CO 和肺容量的变化可以显著影响肺血流的分布，无论是单独作用，还是通过调节上述流量决定因素。CO 增加导致整个肺血流分布更加均匀，其机制是肺动脉压升高和重力梯度降低而导致 HPV 减弱。

肺容量的变化会改变血流的分布。当肺容量为 FRC 时，肺血管阻力（PVR）最低；当肺容量低于 FRC 时，由于肺泡外血管的直径减小，肺循环的阻力增加，可能是由于在低肺容量下支撑这些血管的牵引力的丧失造成的；在肺容量高于 FRC 时，PVR 因毛细血管的拉伸而增加。

三、通气分布 [1, 2, 7, 8]

由于体位和重力的作用，直立体位下肺泡通气量肺底部最高，从肺底部到肺尖逐渐下降。肺是一个弹性器官，由于肺的重量，它在胸腔中外观呈钟形。胸腔是一个封闭的空间，胸膜与肺叶的距离在肺尖处更大，因此在直立时，胸膜内的负压（P_{IP}）在肺尖处比底部更大。肺组织无论在底部还是尖部，气道的固有机械特性相同。当肺处于 FRC 时，在肺底部 P_{IP} 只有 −2.5cmH_2O，与肺尖部相比，肺泡相对膨胀不足；而肺尖 P_{IP} 可能是 −10cmH_2O，肺泡相对膨胀。然而，由于肺底部在 FRC 时通气不足，因此处于压力－容积曲线的陡峭部分（图 6–6）。

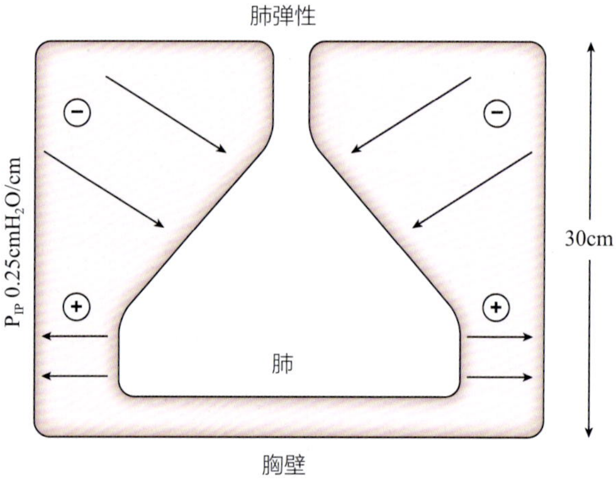

▲ 图 6–6　通气分布

肺是一个弹性器官，由于肺的重量，它在胸腔中往往呈钟形；由于胸腔是一个封闭的空间，胸膜和肺叶距离在肺尖处更大；因此，在直立时，胸膜内的负压（P_{IP}）在肺尖比基底部更大；当肺处于 FRC 时，在肺底部 P_{IP} 只有 −2.5cmH_2O，与肺尖部相比，肺泡相对膨胀不足；而肺尖 P_{IP} 可能是 −10cmH_2O，肺泡相对膨胀通气主要分布在肺底部顺应性更好的区域，1区肺尖处的肺泡由于胸膜内负压已经膨胀，因而其顺应性较差。相比之下，肺底部的肺泡扩张较少，更具顺应性。在相同的肺泡内压增量下，肺底的肺泡接受了潮气量的主要部分。由于通气和灌注主要指向肺的依赖部分，因此其保持了良好的肺通气/血流灌注匹配[9]。

四、通气/血流灌注匹配

V/Q 匹配对于肺的正常气体交换至关重要。为了完成正常的气体交换，通气肺泡必须靠近肺毛细血管，肺毛细血管血流流经通气肺泡。V/Q 表示通气（V 以 L/min 为单位）与灌注或血流（Q 以 L/min 为单位）的比值。如果通气的肺泡附近毛细血管没有血流，或者有血流的毛细血管不在通气的肺泡附近，都属于无效通气或者是无效血流。对于整个肺而言，V/Q 的平均正常值为 0.8，即整个肺都需要通气（L/min）是肺血流（L/min）的 80%。但是，在整个正常肺中，V/Q 并不是均匀地为 0.8，如第 3 肋水平面以上的区域具有较高的 V/Q，其他区域的 V/Q 则较低。当 V/Q 的平均值为 0.8 时，此时正常动脉 PaO_2 为 100mmHg，动脉 $PaCO_2$ 为 40mmHg。

通气和血流的不均匀分布会导致气体交换障碍。通气时无血流灌注的肺泡被视为“无效腔”，未通气但有灌注的毛细血管则代表“分流”。在肺内不同的区域，可能存在高 V/ 低 Q、高 V/Q、低 V/ 高 Q、低 V/Q 之间的各种分布。在直立位时，通气和血流量的变化取决于重力效应，重力效应导致血流量在底部最高，在顶部最低；通气的区域变化与血流的相同，底部通气最多，顶部通气最少。血流的变化比通气的变化更大[9]。

顶部（1 区）的 V/Q 值最高，血流量最低，通气量最低，但通气量相对灌注量较高，PaO_2 较高，$PaCO_2$ 较低。

底部（3 区）的 V/Q 值较低，血流量最高，通气量最高，但通气量相对灌注量较低，PaO_2 较低，$PaCO_2$ 较高，是气体交换的主要场所。在 2 区中，V/Q 比介于两者之间（图 6–7）。

图 6–8 显示血流、通气和 V/Q 值的曲线图，图中显示血流和通气在第 3 肋处交叉（比值 =1）。在该肋下方，V/Q 值<1.0，在第 3 肋上方迅速增加（>3）[1, 2, 10, 11]。

五、灌注与通气的分形分布

灌注分形分布

如本章所述，肺血流分布是重力依赖的，但受

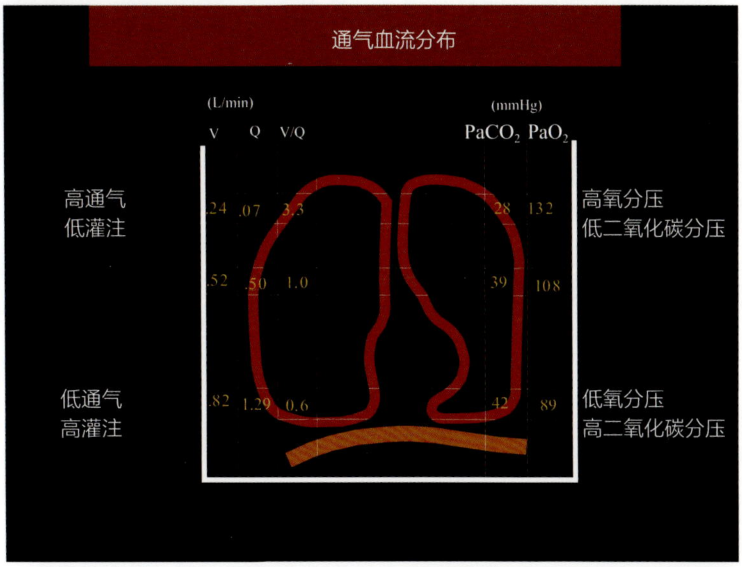

▲ 图 6–7　**顶部（1 区）具有最高的通气/血流灌注（V/Q），血流量最低，通气量最低，但通气量相对于灌注较高，PaO_2 较高，$PaCO_2$ 较低；底部（3 区）具有较低的 V/Q，最高的血流量和通气量，但相对于灌注而言通气量较低，因而其具有较低的 PaO_2 和较高的 $PaCO_2$，是气体交换的主要场所；在 2 区中，V/Q 值介于两者之间；$PaCO_2$. 动脉血二氧化碳分压；PaO_2. 动脉血氧分压**

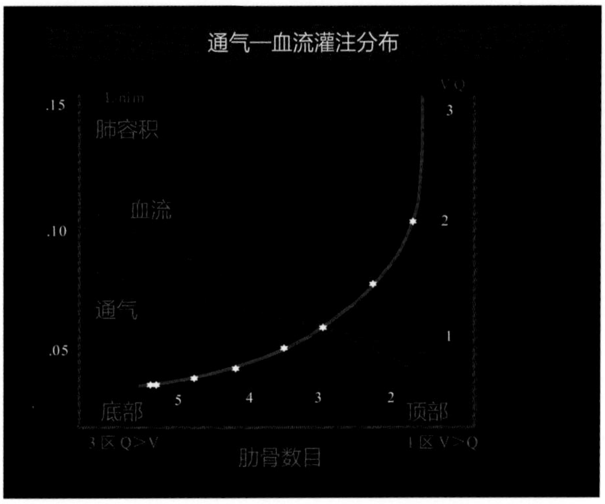

▲ **图 6-8　血流、通气和通气 - 血流灌注比值（V/Q）的曲线图：血流量和通气在图中第 3 肋处交叉（比值 =1）。在该肋之下，V/Q 值＜1.0，而在第 3 肋之上迅速增加（＞3）**

到血流灌注和通气分形分布模型的质疑。

在人体内，约 5L/min 的血液走行在大约 3 亿个肺泡周围的单个红细胞层中。如果考虑到单支血管的分叉，则肺血管网络的结构则更加复杂。肺血管树由许多分支组成，每个分叉结构相似但大小不同。这种自相似性也称为分形（拉丁文 *frangere*，意为“打破，破裂”；*fractus*，“残碎的”），它强调了一种可能性，即欧几里得几何中的几何对象（直线、三角形）维度为整数，而自然物体可能具有分数维度（如 1.5 或 2.3）[12, 13]。

肺血管由于其树状结构，在每个分叉处，都会发生轻微不均匀的血流分布，由于一系列分支的存在，异质性被放大。血管树使血液向肺实质分布，因此，我们可以合乎逻辑地做出假设，这种分布的结果，即灌注异质性，也是分形的。因此，在不同的放大倍数下，异质性的统计测量也具有自相似性（即分形）。肺灌注的异质性取决于测量技术的分辨率。可以直观地通过低分辨率比高分辨率隐藏更多的分支（这些都是异质性的来源）来理解。

有效的气体交换依赖于区域通气和血流灌注的紧密匹配。鉴于本研究在小区域内观察到了高度的异质性，通气和血流灌注只有密切相关才能实现这种匹配。在正常肺组织中，必须通过以下三种机制之一得以实现：①区域血流灌注与通气主动匹配，②区域通气与血流灌注主动匹配，或③固有肺结构被动匹配通气与血流灌注。正常肺组织中，肺底部血管张力最小，这表明血管调节对于未损伤的肺维持接近的 V/Q 匹配并不重要。机体更倾向于通过肺部结构被动匹配肺通气和血流灌注，因为这种机制需要的能量最少。一个优化设计的系统在正常功能期间是不需要主动反馈机制的。

分形分布网络为通气和灌注提供了几个固有优势。分形结构是填充三维结构的最有效方法，并提供最节能的底物运输。

一项评估重力对血流影响的动物研究模型中，使用离心机三倍或多倍重力离心血液，同时用荧光微球追踪血流分布。Chornuk 等 [14] 评估了在高重力作用下，正压呼吸（pressure breathing during G，PBG）时从头部到尾部的惯性力（+G）对局部肺血流分布的影响。使用空军研究实验室离心机，将未麻醉的猪随机暴露于各种重力下：从 0G（静息）、+3G、+6G 到 +9G，有 / 无抗 G 力服和 PBG。将荧光微球注射到肺血管系统中作为局部肺血流的标志物。将肺组织切除、干燥并制作成约 2cm^3 的切片，测量每片组织的荧光。随着重力从 0G 增加到 +3G，血流从颅骨和肺门区域转移到肺底及其周围区域。当使用抗 G 力服的压力增加 +6G 和 +9G 时，血流分布会重新向颅骨和肺门区域转移。血流灌注不均匀随着重力的增加而增加，而在较高的抗 G 力服压力下降低，肺血流分布不受 PBG 的影响。图 6-9 中，当动物暴露于 1G 或 3G 时，肺内的血流分布相似，从而能得出结论：几乎 60% 的血流分布

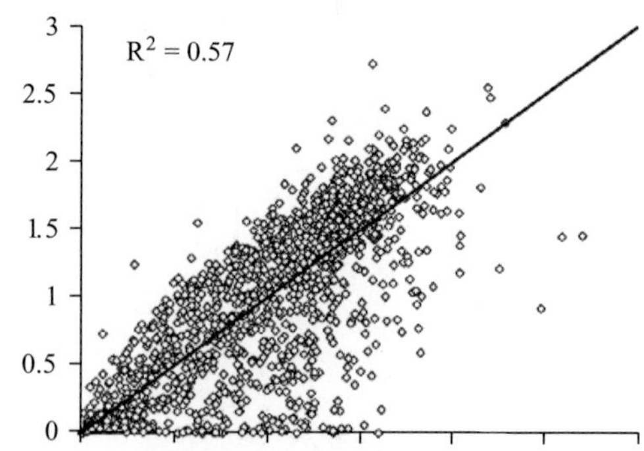

▲ **图 6-9　当动物暴露于 1G 或 3G 时，肺内血流分布相似，从而得出结论，几乎 60% 的血流分布是由肺的解剖分形结构引起的，而不是由重力决定的；解剖结构是肺血流的主要决定因素**

引自 Chornuk MA, Bernard SL, Burns JW, et al. Effects of inertial load and countermeasures on the distribution of pulmonary blood flow.*J Appl Physiol*. 2000, 89(2):445-457.

是由肺结构解剖分形造成的，而不是重力，解剖结构是肺血流量的主要决定因素。对各区域血流变化的分析表明，60% 以上的血流变化是由肺血管结构引起的，惯性力和抗 G 力服对血流变化的影响小于 20%。

Altemeier 等 [15] 评估了肺通气的分形分布。肺血流灌注的高分辨率测量揭示了大量的空间异质性都是分形分布的，血管树是决定局部血流量的主要因素。最近一项使用气溶胶沉积物的研究显示了类似的通气异质性，它与血流灌注密切相关，作者假设通气具有类似于血流灌注的分形特征，通过使用气溶胶和注射荧光微球测量了处于麻醉机械通气状态下的俯卧位和仰卧位猪的局部通气和血流灌注。计算每个簇的变异系数以确定分形尺寸，在最小肺段，局部通气和血流灌注高度相关，通气和血流灌注的异质性之间没有显著差异（图 6-10），通气具有类似于血流灌注的分形特性。尽管通气和血流灌注存在异质性，但通过密切相关保持了有效的气体交换。他们认为一个可能的解释是支气管和血管结构有着相似的几何结构。

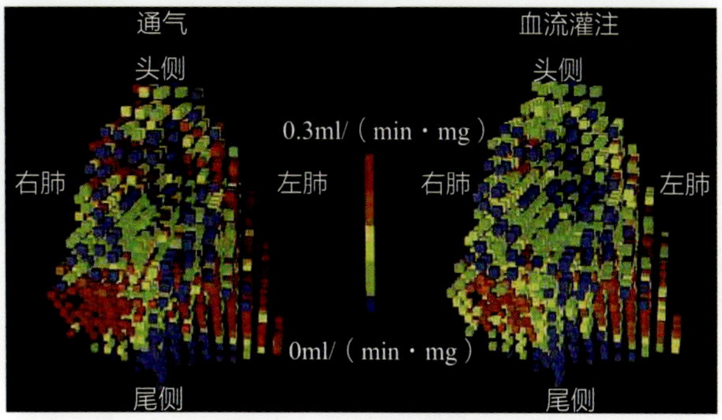

▲ **图 6-10 通气的分形分布**

肺血流高分辨率测量显示了大量的空间异质性呈分形分布，血管树是影响局部血流的主要决定因素；最近使用气溶胶沉积物的研究显示了类似的通气异质性具有与肺血流灌注相似的分形特性；尽管通气和血流存在异质性，但通过密切相关保持了有效的气体交换（引自 WA Altemeir, Mckinney SI, Glenny RW. Fractal nature of regional ventilation distribution. *Appl Physiol*. 2000, 88:1551-1557.）

六、侧卧位

胸外科手术麻醉与侧卧位相关，因为除纵隔肿物切除术或气管切除术外，手术通常在侧卧位进行。有几个因素会影响侧卧位通气和血流灌注的分布。双肺通气时，全身麻醉诱导和开胸会导致血流灌注（Q）、通气（V）和 V/Q 的分布发生巨大改变。在讨论每种具体情况之前，先探讨侧卧位对血流和通气分布的影响。

（一）侧卧位的血流灌注分布

侧卧位的血流与直立位相似，并且与重力有关。侧卧位 P_A、P_a 和 P_v 之间的关系与直立位相似。无论患者是清醒麻醉还是麻痹状态，侧卧位的血流分布基本没有变化。侧卧位时随着肺的重力依赖性增加，肺血流量也会增加重力依赖区的肺（依赖肺）血流量比非重力依赖区的肺（非依赖肺）多。因此，当考虑各种临床情况下的 V/Q 时，血流灌注的分布主要朝向肺的重力依赖区。通气分布则在不同临床情况下会发生变化。

与直立位相比，影响侧卧位血流分布的因素有两方面。首先，因为血流受重力影响，侧卧位的垂直静水压力梯度比直立位小（图 6-11）；其次，在侧卧位时，肺血流灌注在 1 区较少，2 区和 3 区较多，1 区肺血流减少导致患者无效腔减少 [16, 17]。

直立位时，分流到肺的血液被分成两部分：55% 流向有 3 个肺叶的右肺，45% 流向有 2 个肺叶的左肺。右侧卧位时，约 65% 流入右侧依赖肺，35% 入左肺。左侧卧位时，左侧依赖肺接受总血流量的 55%，而右肺接受 45%（图 6-12）。无论哪一侧肺，血流都是依赖重力的，对血流进行平均化都是合理的，可以假设 60% 血液流向依赖肺，40% 流向非依赖肺。

（二）仰卧位和侧卧位的通气分布

Froese 等深入评估了体位和膈肌是否处于麻痹状态对膈肌运动和肺容积变化的影响 [18]。在健康志愿者中，通过荧光透视法评估了仰卧位和侧卧位时膈肌运动的位置和模式。对患者在清醒、仰卧位、侧卧位自主呼吸或膈肌麻痹状态时进行研究，尤其是评估了两个组成部分：膈肌位置和位移模式的变化。

图 6-13 显示了在仰卧位自主呼吸和膈肌麻痹状态时的局部膈肌位移。清醒受试者的自主通气主要表现为膈肌依赖部分的运动，麻醉引起呼气末膈肌位置向头侧偏移，这种移位在膈肌重力依赖区最为明显，尽管有这种移位，膈肌运动仍然主要在依赖区。主动收缩的膈肌能够在重力依赖区产生更大的力，有两种机制：第一，无论在仰卧位还是侧卧位，膈肌在重力依赖区都具有较小的曲率半径，因

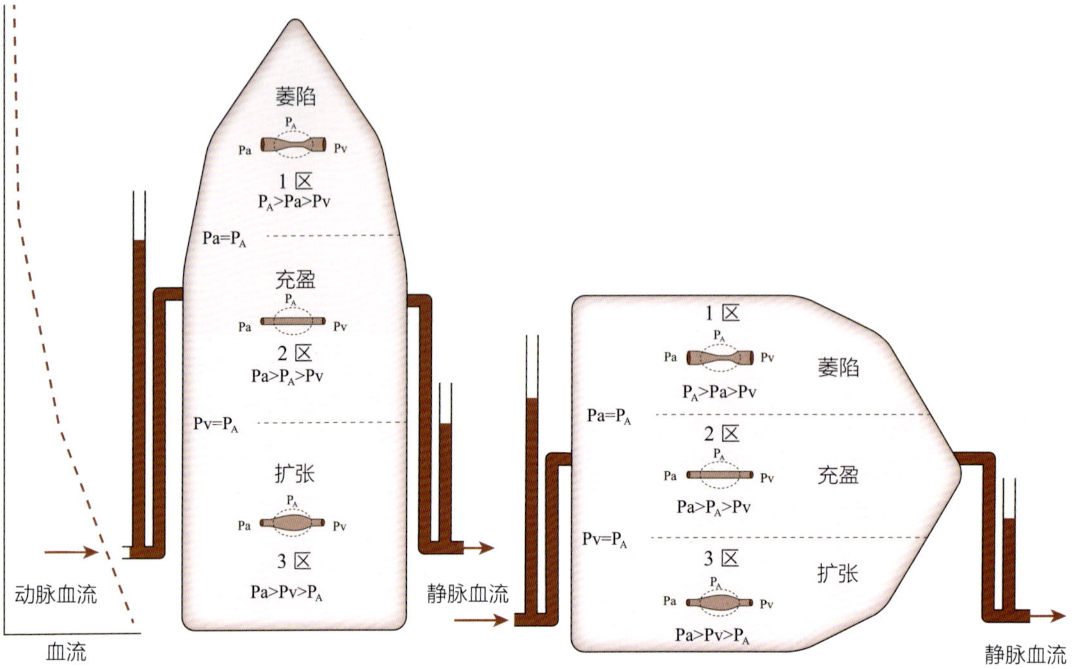

▲ **图 6-11　侧卧位血流分布**

由于血流灌注依赖于重力，与直立位相比，侧卧位的垂直流体静水压力梯度较小；因此，在侧卧位时，1 区血流较少，2 区和 3 区血流较多，1 区肺血流减少导致患者无效腔减少（Pa. 肺动脉压；P_A. 肺泡压；Pv. 肺静脉压）

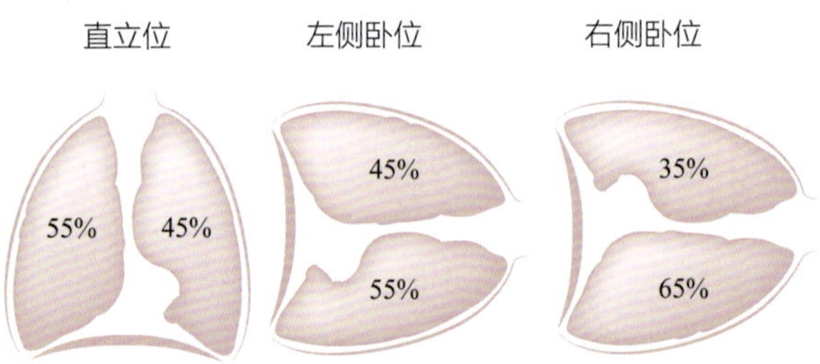

▲ **图 6-12　直立位和侧卧位的血流分布**

直立位时，肺部的血液分布是分开的：55% 流向有 3 个肺叶的右肺，45% 流向有两个肺叶的左肺；右侧卧位时，约 65% 至右侧依赖肺，35% 至左肺；左侧卧位时，左侧依赖肺接收总血流量的 55%，而右肺接收 45%；无论哪一侧，血流都是重力依赖的，对血流进行平均化都是合理的；可以假设 60% 流向依赖肺，40% 流向非依赖肺

此对于相同的膈肌张力，重力依赖区会产生更大的压力（拉普拉斯定律）。第二，肌肉产生的等长力随着其静息长度的增加而增加。不仅是膈肌在重力依赖区更弯曲，而且由于长度 / 张力关系，它也会进一步拉伸，因此产生更大的力。在膈肌麻痹的受试者中，大部分头侧移位发生在非重力依赖区，而重力依赖区的移位极小。

图 6-14 显示了清醒、麻醉和自主呼吸或膈肌麻痹患者在侧卧位时的局部膈肌位移。在这种体位时，膈肌的上、中、下三个水平，将根据总位移的百分比进行评估。尽管腹部内容物的重量推动膈肌下部的重力依赖区移位，但无论是在清醒还是麻醉状态下，在自主通气时，这部分膈肌的移位依然是最大的。在麻痹状态下，位移模式是相反的，上膈肌的位移大于下膈肌的位移，当膈肌麻痹时，它的运动不再由主动收缩决定，膈肌承受的胸侧相对均匀的压力与腹内容物的静水压力梯度相反。因此，施加的正压通气使膈肌在腹压最小的位置（即非重力依赖区）优先移位。

综上所述，膈肌位移的分布取决于是否由外力作用于被动的膈肌而使膈肌主动收缩所产生。

七、侧卧位、清醒、自主呼吸的患者

（一）闭合胸腔

侧卧位可以保持合适的 V/Q 匹配，因为大部分血流因重力作用被导向依赖肺，并且通气也主要集中在依赖肺。血流和通气的分布与直立位相似（见前文），但发生了 90° 的变化。

未麻痹的依赖侧膈肌保留了与肺接触并维持依

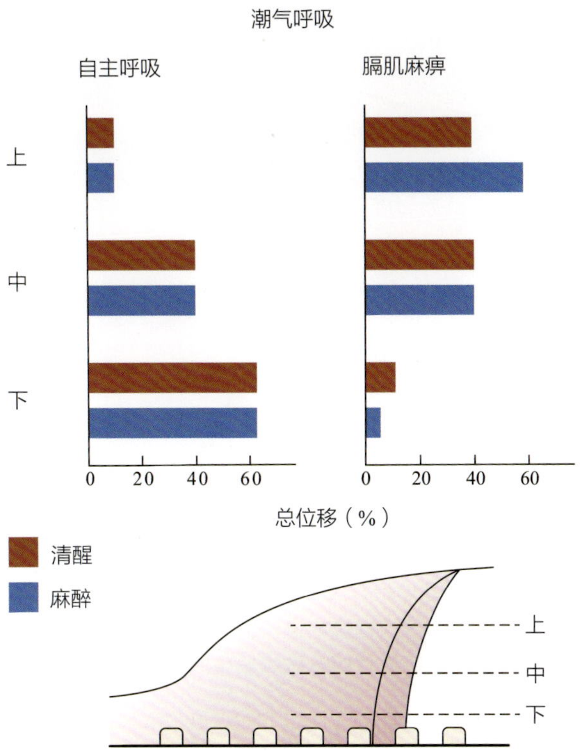

▲ **图 6-13　自主呼吸和仰卧位膈肌麻痹时局部膈肌的移位**

将膈肌移位分为上、中、下三个水平进行分析；清醒受试者的自主通气是以膈肌依赖运动为主要特征；麻醉引起呼气末膈肌位置向头侧偏移，这种移位在肺重力依赖区最为明显；尽管有这种移位，膈肌运动仍然主要在依赖区（引自 Froese AB, Bryan AC. Effects of anesthesia and paralysis on diaphragmatic mechanics in man. *Anesthesiology*. 1974, 42:242.）

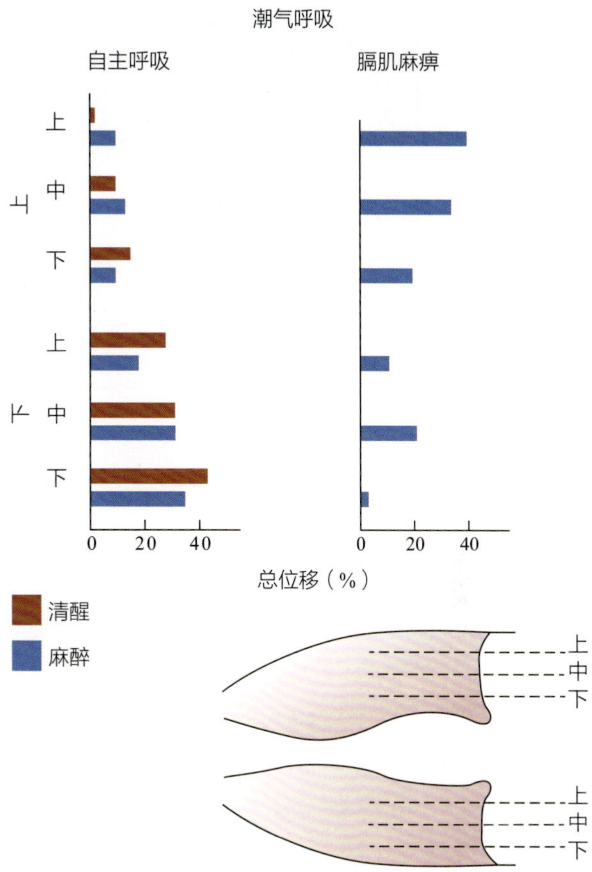

▲ **图 6-14　清醒、麻醉和自主呼吸或膈肌麻痹状态的患者侧卧位时局部膈肌移位**

将膈肌移位分为上、中、下三个水平进行分析；尽管腹部内容物的重量推动膈肌下部的重力依赖区移位，但无论是在清醒还是麻醉状态下，在自主通气时，这部分膈肌的移位依然是最大的；在麻痹状态下，位移模式是相反的，上膈肌的位移大于下膈肌的位移，当膈肌麻痹时，它的运动不再由主动收缩决定（引自 Froese AB, Bryan AC. Effects of anesthesia and paralysis on diaphragmatic mechanics in man. *Anesthesiology*. 1974, 42:242.）

赖肺的适当容积，与非依赖侧的半侧膈肌相比，腹部内容物易将依赖侧膈肌推向胸腔（图 6-15）。

图 6-16 显示了仰卧位和侧卧位时，膈肌未麻痹和麻痹的患者中各半侧膈肌的运动情况。在未麻痹患者中，膈肌的主动有效收缩可防止依赖肺的功能残气量减少。由于腹部内容物压力的增加，弯曲弧度较大的依赖肺的半侧膈肌更有效地收缩来维持与依赖肺的容量交换。侧卧位与直立位时一样，重力会使胸腔形成压力梯度而影响通气分布。依赖肺位于压力 – 容积曲线相对陡峭的部分，而非依赖区肺位于曲线相对平坦的部分。因此，在跨肺压变化相同时，依赖肺可接收绝大部分的潮气量 [18-21]。

总之，在清醒、自主呼吸的侧卧位患者中，潮气量更优先分配到主要接收重力依赖血流的依赖肺。双肺 V/Q 分布没有改变，与直立或仰卧位患者相似。分流程度受影响不大，它主要取决于患者的年龄及闭合容量（CC）和 FRC 之间的关系。

（二）开放胸腔

控制性正压通气是最常用的方法：①提供充足的通气；②确保开胸手术期间气体交换。在大多数情况下，胸外科手术是在全身麻醉下通过使用双腔导管或支气管封堵器进行的。近年来，也有使用胸腔镜在开胸且保持自主呼吸的患者中进行一些诊断和治疗，如肺活检、复式探查和活检、随机楔形切除术、孤立性肺病灶切除术、滑石粉胸膜固定术或胸膜剥脱术等都可以在视频辅助胸腔镜下进行。近年来，这种方法越来越流行，并且是在患者保持自

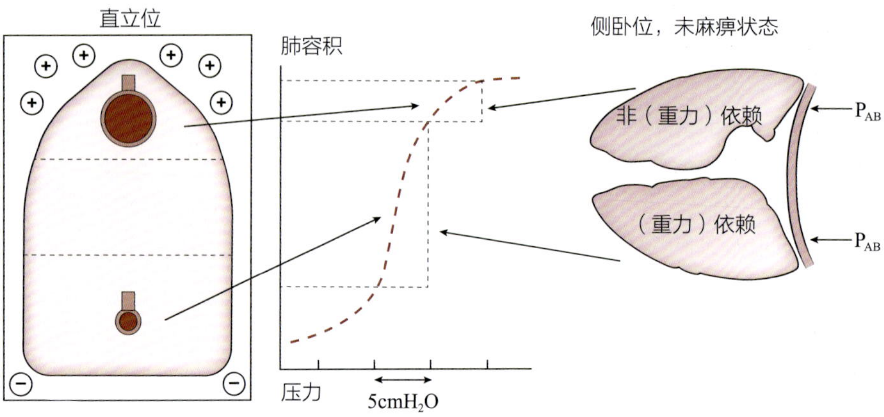

▲ 图 6-15　在清醒直立的患者中，胸膜腔压力在肺的重力依赖部分是最大的，因此该区域的肺泡受压最大，容积最小；肺尖处胸膜腔压力为负，肺泡受压最小，容积最大；当肺泡容积的这些区域差异转化为局部跨肺压力-肺泡容积曲线时，小的、依赖性肺泡位于曲线的陡峭部分（斜率大），而大的、非依赖性肺泡位于曲线的平坦部分（斜率小）；该图中，局部斜率等于局部顺应性；因此，对于给定且相等的跨肺压变化，肺的重力依赖区比非依赖区可接收更多的潮气量；侧卧位时，重力会使胸腔形成压力梯度，从而同样影响通气的分布；依赖肺位于压力-容积曲线相对陡峭的部分，非依赖肺位于相对平坦的部分；因此在侧卧位时，依赖肺依旧接收大部分潮气量

$P_{AB.}$ 腹内物压（引自 Benumof JL. Physiology of the open chest and one-lung ventilation. In: Kaplan JA, ed. *Thoracic Anesthesia.* 2nd ed. New York: Churchill Livingstone, 1991.）

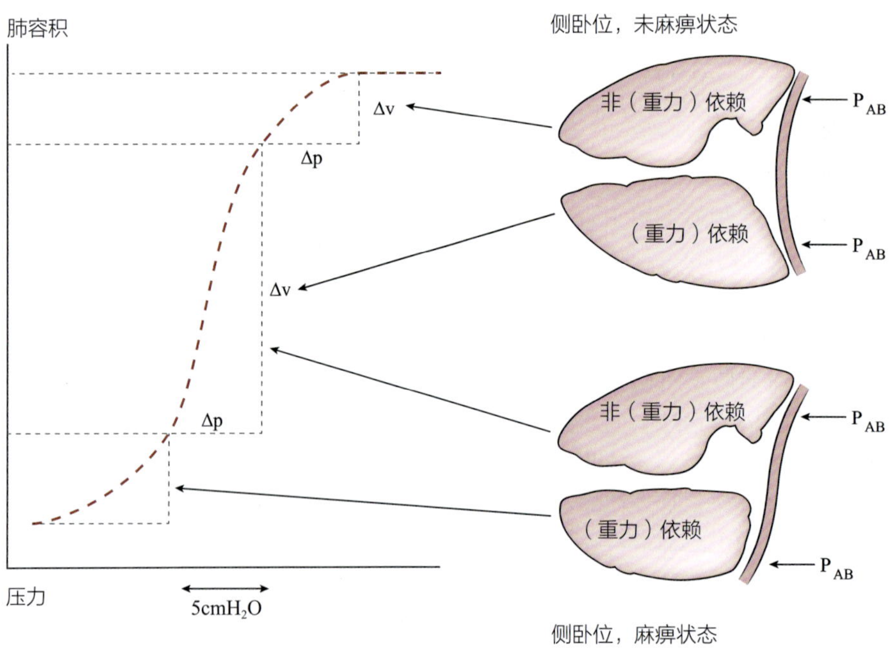

▲ 图 6-16　麻醉后膈肌未麻痹患者侧卧位（右上）和麻醉后膈肌麻痹患者侧卧位（右下）通气分布

膈肌麻痹导致双肺的肺容量减少，非依赖肺从平坦、不顺应部分移动到压力-容积曲线陡峭、顺应部分，重力依赖区的肺从陡峭、顺应部分移动到平坦、不顺应部分；因此，侧卧位麻醉患者非依赖肺（灌注最少）潮气量多，依赖肺（灌注最大）潮气量少；P_{AB}. 腹内物压；V. 肺泡容积（引自 Benumof JL. Physiology of the open chest and one-lung ventilation. In: Kaplan JA, ed. *Thoracic Anesthesia*. 2nd ed. New York: Churchill Livingstone, 1991.）

主呼吸而不需要气管插管的情况下进行，即所谓的“无管手术”，在大多数情况下，仅使用喉罩（LMA）管理气道。无管手术的优点是患者不需要接受正压通气。机械通气有许多潜在的副作用，例如气压伤、容积伤、多种促炎介质的释放，导致肺不张及潜在的咽喉或气管损伤。此外，避免使用肌松药将减少由于膈肌功能障碍引起的肺不张，维持 V/Q，消除残留肌松药对神经肌肉接头的阻滞效果，同时还能减少术后恶心呕吐等并发症。此类患者可以行肋间神经阻滞或胸段硬膜外麻醉，因此能保持自主呼吸，且利于某些肺部检查。一旦开胸，暴露于大气压的肺如果不进行正压通气，便会塌陷。因此，对每位患者，我们都应仔细考虑全身麻醉与区域麻醉带来的益处和风险，患者的选择标准我们也应该仔细考虑。胸腔镜可对开放的胸腔进行充分密封，然而在大多数情况下，外科医生为了能够充分显露手术视野，通常会故意松开密封以产生气胸和肺萎陷（第 37 章详细描述了无管手术）。

在保持自主呼吸的开胸患者中，可能发生两种重要的并发症：纵隔摆动和反常呼吸。

1. 纵隔摆动

当胸腔密闭时，肺组织向内的回缩力与胸壁向外的牵拉力保持平衡。这使得每个半侧胸腔内负压相等。只有纵隔的重量才可能会对下肺造成一定的压迫。当胸腔开放时，完整半胸的胸腔内负压相对于开放半胸变为正压，会导致纵隔向下移动并推向依赖性胸腔。在吸气时，依赖肺的向下运动进一步增加了负压，导致纵隔进一步向下移位。在呼气时，依赖肺的横膈肌向下移动，在依赖肺的完整半胸内产生一个相对正压，将纵隔向上推起（图 6–17）[22, 23]。在开胸时，依赖肺的潮气量减少量等于开胸产生的吸气位移量。在年轻患者中，纵隔摆动很明显，因为纵隔结构的移位随着年龄的增长会减弱。在静息状态下时，纵隔摆动很小，随着呼吸增强，纵隔摆动也会更加明显，这可能会影响心脏的充盈，并引起低血压。其临床表现与休克相似，患者可出现低血压、心动过速和出汗。通过持续正压通气辅助患者呼吸，或在严重情况下，通过置入喉罩或气管内插管，消除纵隔摆动引起的通气和循环改变。

通常认为反射介导了纵隔摆动，在纵隔和肺门周围进行操作可能会刺激迷走神经，引起心动过缓、低血压和支气管痉挛，并增加气道分泌物。在肺门处行肺神经丛局麻浸润、颈部迷走神经阻滞或使用阿托品可减轻这些反应的严重程度。

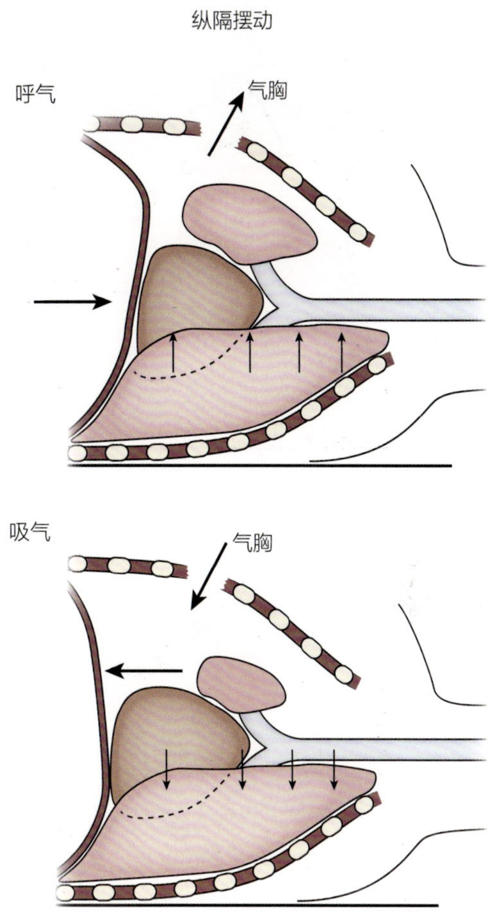

▲ 图 6–17 开胸侧卧位保持自主呼吸患者的纵隔摆动

开胸后患侧胸腔暴露在大气压之下；吸气时，完整半胸胸腔内的负压导致纵隔向下移动；呼气时，闭合的完整半胸胸腔内的相对正压使纵隔向上移动（纵隔摆动）（引自 Tarhan S, Moffitt EA. Principles of thoracic anesthesia. *Surg Clin North Am*. 1973, 53:813.）

2. 反常呼吸

当一侧胸腔暴露在大气压下，吸气只增加通气侧的完整半胸胸腔内的负压。气体由气管进入完整半胸的肺。在呼气时，相对于暴露的开放半胸的大气压力，上升的半侧膈肌在完整的依赖的半胸胸腔内产生了正压，气体从依赖肺转移入非依赖肺，依赖肺在呼气时反常地扩张。这种进入非依赖肺的反向气体流动被称为“反常呼吸”。往返于两侧肺的气体称“摆动气”。“摆动气”代表无效通气，导致高碳酸血症和低氧血症（图 6–18）[24]。经验表明，

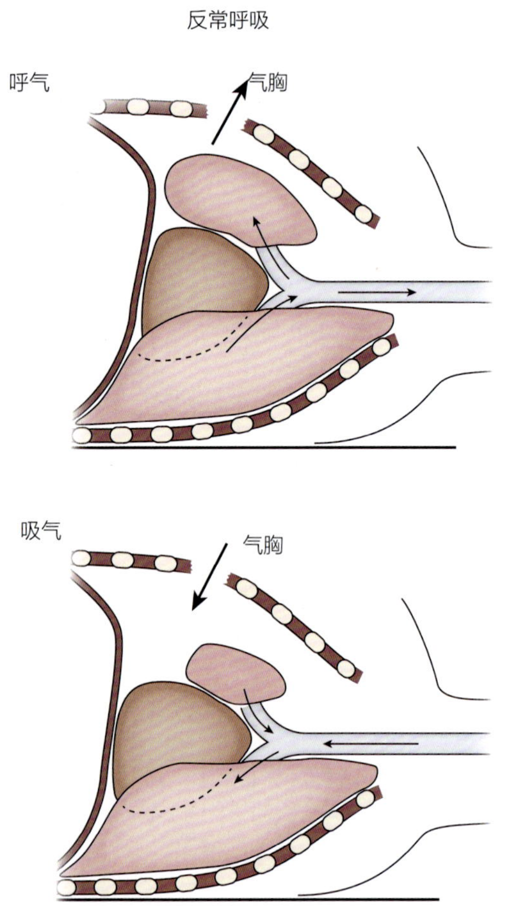

▲ 图 6-18 开胸侧卧位保持自主呼吸的患者反常呼吸

开胸后患侧胸腔暴露在大气压之下；在吸气期间，气体从开放半胸的非依赖肺进入封闭半胸的依赖肺，而从大气压进入开放半胸的空气导致开放半胸的肺塌陷（反常呼吸）；在呼气期间，气体从依赖肺进入非依赖肺，并从开放半胸呼出；因此，开放半胸的非依赖肺在呼气时会扩张（引自 Tarhan S, Moffitt EA. Principles of thoracic anesthesia. *Surg Clin North Am*. 1973, 53:813.）

当自主呼吸发生 1h 以上时，上述变化就很明显。如前所述，患者的反常呼吸可以通过面罩正压给氧或喉罩辅助通气来控制。

八、侧卧位、麻醉状态的患者

（一）闭合胸腔

麻醉诱导和麻痹不会显著改变血流分布情况，但对通气有显著影响。在麻醉患者中，依赖肺接受大部分血液灌注，但大部分潮气量会进入非依赖肺，通气分布发生变化，导致 V/Q 显著失调。全麻诱导后 FRC 降低，在侧卧位时，依赖肺的 FRC 减少更为明显，原因如下。

1. 麻醉引起肺容积减少导致两侧肺在压力 – 容积曲线上的容量进一步减少。健侧肺不再位于压力 – 容积曲线最初陡峭的部分，而是位于曲线较低、较平坦的部分。相反，患侧肺在顺应性曲线上的位置更陡，并接收大部分潮气量[25, 26]。

2. 如果麻醉与麻痹和机械通气相关，膈肌则不再主动收缩，也就不再为通气提供任何优势。

3. 纵隔向下移动防止依赖肺膨胀。

4. 依赖肺受腹部内容物的压力较大，干扰了该肺的扩张。

依赖肺容积减少将对 V/Q 产生影响，导致分流显著增加，因为非依赖肺通气良好但灌注不良（V/Q>1），而依赖肺则灌注良好但通气不良（V/Q<1）。

（二）开放胸腔

依赖肺仍然接受绝大多数血流灌注，开胸会进一步导致 V/Q 失调。低氧血症可能是由于非依赖肺相比于依赖肺，不再受胸廓限制后能更自由地扩张。因此，患侧肺处于过度换气状态，但血流灌注不足。

麻醉对双肺通气时 V/Q 的影响最不利。手术对非依赖肺牵拉、挤压可以为依赖肺带来更多的血液，进而可以减轻低氧血症的情况。然而，全身麻醉诱导和使用肌松药会进一步降低 FRC。膈肌松弛后，腹腔内容物的压力导致膈肌向头侧移位（在依赖肺更为明显），导致气体向非依赖肺转移，由于大部分血流继续流向依赖肺，V/Q 进一步失调。在压力 – 容积曲线上，两侧肺都移位到较低的静息容积。非依赖肺位于曲线的顺应性更好的部分，获得了大部分潮气量[21, 27]。此外，依赖肺受纵隔压迫、支气管导管对位不佳，都会造成 FRC 的减少。

九、单肺通气的生理学

侧卧位时，全身麻醉、应用肌松药、腹部内容物和纵隔压迫都会导致 FRC 减少。因此，依赖肺不再处于压力 – 容积性曲线的陡峭部分，也不再接受大部分的潮气量。单肺通气（one lung ventilation，OLV）时，非依赖肺未进行机械通气，所有的潮气量都直接进入依赖肺，这种情况下，灌注的分布是决定分流程度的重要因素。通过非依赖的血流变成右向左分流，增加了依赖肺的血流[28, 29]。OLV 导致 V/Q 进一步失调，肺泡 – 动脉血氧分压差增大。

在估算由 OLV 引起的分流程度时，需要知道在侧卧位时，约 40% 的心排血量流入非依赖的、不通气的肺，约 60% 流入依赖肺。此外，血流通过非依赖肺的分流百分比还取决于 HPV 反应。其实，HPV 是一种保护性反射，血管收缩可将血液从非依赖缺氧肺转移到通气肺，从而降低静脉血的混合程度 [18]。当 HPV 反应完整时，通过非依赖肺的跨肺分流约为心排量的 23%[21]，假定双肺通气期间的 Q_S/Q_T 在两个肺之间平均分布（每个肺 5%），非依赖肺血流占总体血流量的 35%，无限制的 HPV 可以将非依赖血流减少 50%。许多研究都证明与双肺通气相比，固定 FiO_2（1）浓度后，在 PAO_2 较低的情况下，单肺通气导致肺泡—动脉氧分压差增大 [23, 30–36]。

多个因素影响灌注和通气的分布，导致肺泡 – 动脉氧分压差（1）P（A–a）O_2 出现较大变化，这是由跨肺分流所致。

图 6–19 显示了双肺通气与单肺通气时流向非依赖肺和依赖肺的血流分数的典型值，以及两种情况下 PaO_2 和 Q_S/Q_T 的变化。假设双肺通气时的 Q_S/Q_t 在两肺之间平均分配（每肺 5%），单肺通气在非通气侧形成了强制性右向左分流（在双肺通气时是不存在的）。无分流的情况下，有 35% 的血流会流入非依赖肺，而 HPV 的介入将使肺血流减少 50%，因此它的肺血流是（35%/2）=17.5%；在此基础上，通过患侧肺的强制性分流又可增加 5%，故通过非依赖肺的分流为 22.5%。加上依赖肺的 5% 分流，单肺通气时总分流为 22.5%+5%=27.5%，此时 PaO_2 约 150mmHg（FiO_2=1）[21]。

十、依赖肺不张

单肺通气时，依赖肺不张是导致麻醉期间低氧血症的众多因素之一。造成依赖肺不张的原因有许多 [37]。

由于依赖肺内存在缺氧区，全身血管阻力增加干扰了肺通气，导致流向依赖肺的血流量减少，这部分血液可直接进入非依赖肺。肺部疾病的严重程度决定了肺血管阻力和 Q_S/Q_T 值 [38, 39]。

当吸入高浓度氧时，依赖肺可能会发生吸收性肺不张，该区域的 V/Q 值下降 [39, 41]。

由于全身麻醉诱导和维持、纵隔内容物压迫和肺分泌物等，使依赖肺容积减少 [17–19]。

长时间侧卧位可能导致液体渗出到依赖肺中，

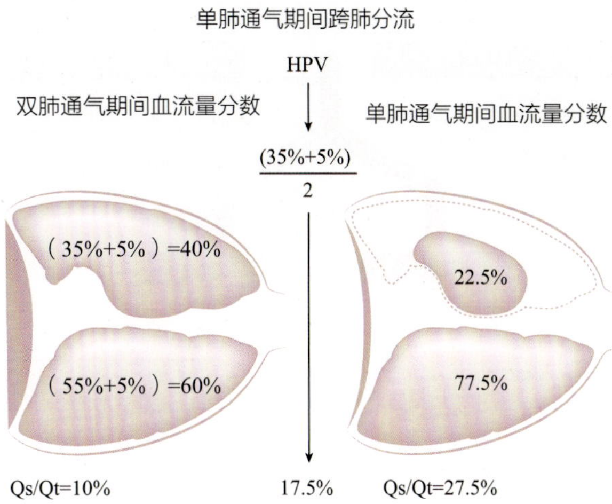

▲ **图 6–19 双肺通气与单肺通气**

假设双肺通气时 Q_S/Q_T 在两肺之间平均分布（每肺 5%）；HPV 是在双肺通气时将非依赖肺总血流 35% 减少 1/2 至 17.5%；因此，通过非依赖肺的总血流量（强制性分流）为 22.5%（引自 Benumof JL. Special physiology of the lateral decubitus position, the open chest, and one-lung ventilation. In: Benumof JL, ed. *Anesthesia for Thoracic Surgery*. Philadelphia: WB Saunders, 1987:112）

导致依赖肺 FRC 减少，气道闭合增多。

十一、缺氧性肺血管收缩

缺氧性肺血管收缩（hypoxic pulmonary vasoconstriction，HPV）是一种保护性自动调节机制，指通过肺血管系统的主动收缩，血液从膨胀不全的肺流出（图 6–20）[29, 42–44]，详见第 15 章。它是肺循环中血管平滑肌对低 PaO_2 的反射性收缩。肺血管的这种收缩机制代表它与体循环血管有着本质区别，后者在缺氧情况下通常表现为血管扩张。肺动脉平滑肌细胞的相关研究证实，即使这些细胞被分离出来了也能发生 HPV。

PaO_2 与缺氧严重程度的关系表明，当小部分肺处于缺氧状态时，HPV 对 PaO_2 的影响较小，因为此时血液分流较少；而当大部分肺处于缺氧状态时，没有足够的通气良好区域用来让缺氧区域的血液分流。因此，就 PaO_2 而言，缺氧区是否存在正常 HPV 反应并不重要，当肺缺氧量为 30%～70% 时，如发生在 OLV 时，存在正常 HPV 反应的 PaO_2 与没有 HPV 的 PaO_2 才可能存在较大差异。

下面列出的几个因素可能抑制 HPV，从而导致动脉血氧饱和度进一步恶化。

低 V/Q 值或氮气肺通气。大部分急性肺不张的

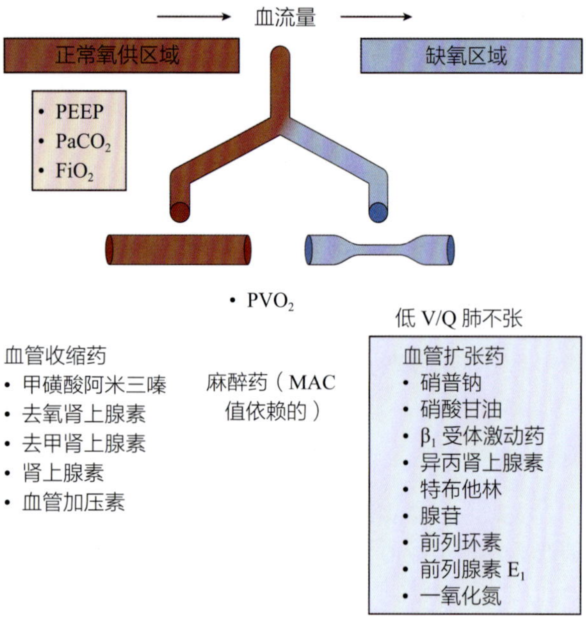

▲ 图 6–20　影响 HPV 反应程度的因素

HPV. 缺氧性肺血管收缩；FiO_2. 吸入氧浓度；MAC. 最低肺泡有效浓度；$PaCO_2$. 动脉血二氧化碳分压；PEEP. 呼气末正压通气；PvO_2. 混合静脉血氧分压

血流减少都是由 HPV 引起，用氮气对萎陷的肺泡进行复张和通气并不能增加肺血流量，而用氧气通气则能使肺血流恢复到肺萎陷前的状态[45–47]。

血管扩张药，如硝酸甘油[48–50]、硝普钠[51–53]、钙通道阻断药、β_2 受体激动药[54–56] 等都可抑制 HPV。

血管收缩药，尤其是那些能够收缩正常氧供区域肺血管的药物。

肺血管阻力高（平滑肌不能收缩以对抗高血管压力）或者肺血管阻力低（更多的肺区域处于 1 区状态，导致 PVR 增加）。当肺血管压力正常时，HPV 最强。

当 SvO_2 正常时，HPV 才是最强的。当 SvO_2 较高时，氧气发生逆向扩散，使 HPV 阈值以上的氧分压升高。低 SvO_2 时，会降低通气良好区域肺泡氧分压，使 HPV 升高，抵消了塌陷肺中 HPV 导致的血流分流[57–59]。

碳酸氢根在正常范围时，对 HPV 影响很小；高碳酸血症增加 PVR、降低 HPV 反应；低碳酸血症则是由依赖肺过度通气引起的，因此肺在正压通气期间会增加 PVR、降低 HPV 反应。

选择 OLV 时，必须考虑对氧合和 HPV 造成的影响。正常情况下，非通气的非依赖肺萎陷会导致该肺反射性的 HPV 机制激活，导致局部 PVR 增加，血流转移到其他氧合较好的肺血管床。

吸入麻醉药和 HPV[59–66]：吸入麻醉最小肺泡有效浓度（1MAC）的平均效果是降低 20%～30% 的 HPV 反应（图 6–21）。根据 Domino 等的研究表明[67]，使用 1MAC 的异氟醚可使 HPV 降低 21%，患侧肺预期血流量从 20% 增加到 24%。图 6–22 显示接受胸外科手术麻醉患者中肺分流百分比和肺不

缺氧性肺血管收缩反应减少百分比 =22.8%（肺泡异氟烷浓度）–5.3=22.8(1.15)–5.3=21%

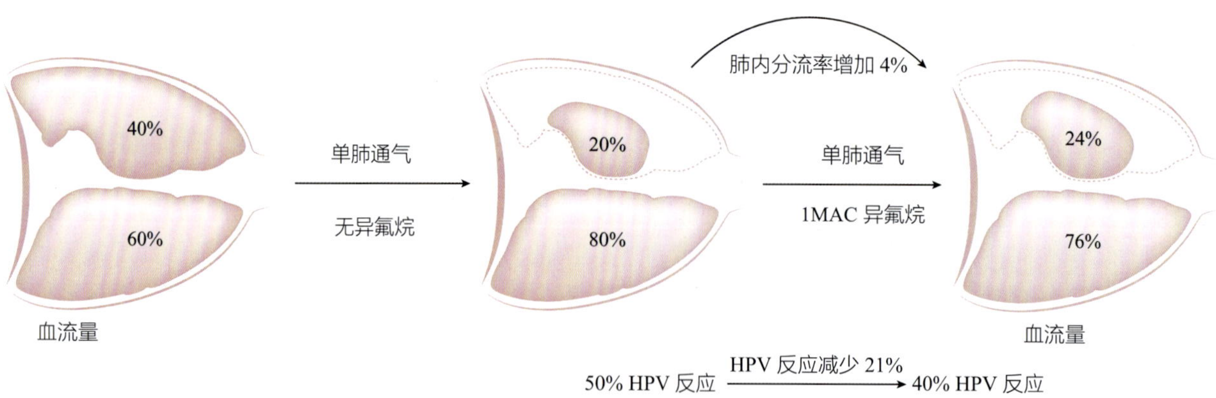

▲ 图 6–21　1MAC 异氟烷对正常肺单肺通气（OLV）时分流的影响

双肺通气时，非依赖肺 / 依赖肺血流量比为 40%/60%（左）；当双肺通气变成 OLV 时（如非依赖肺不张状态），HPV 使流向非依赖肺的血流量减少 50%；非依赖肺 / 依赖肺血流量比现在是 20%/80%（中）；根据 Domino 等的研究，使用 1MAC 异氟烷应可使 HPV 反应降低 21%；因此，患侧健侧肺血流量比值将变为 24%/76%，这表示通过肺的总分流增加了 4%（右图）；MAC. 最低肺泡有效浓度

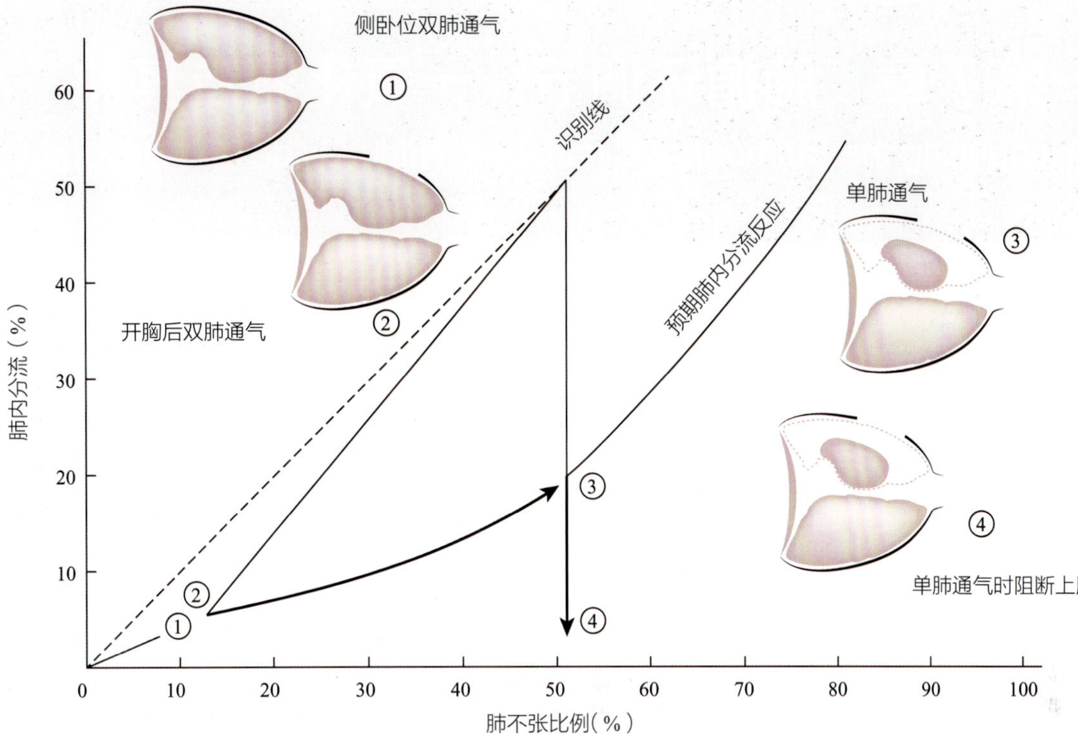

▲ 图 6-22 对接受胸外科手术的麻醉患者进行肺内分流测定

在①中，分流<5%，患者侧卧位双肺通气；在②中，只有胸腔被打开时才会轻微增加；在③中，肺萎陷，只有依赖肺存在肺换气；在没有 HPV 的情况下，肺分流增加，但不沿着预期的 45° 直线增加；在④中，上肺门被阻断，分流量恢复到依赖肺的预期值（引自 Kerr LH, Smith AC, Prys-Roberts C, Meloche R. Observation during endobronchial anesthesia. II. Oxygenation.*Br J Anaesth*. 1974, 46;84）

张比例。在①中，侧卧位，分流<5%；在②中，当胸腔打开时，分流略有增加；在③中，当上肺萎陷时，分流不沿同一条线变化而是由 HPV 反应引起；在④中，结扎患侧肺的肺动脉后，分流恢复到依赖肺的预期值。

十二、手术操作

压迫或牵拉非依赖肺抑制 HPV 反应。最近研究表明，肺部创伤后可释放具有血管舒张作用的前列腺素，从而抑制 HPV。因此，手术操作和切除肺会降低 HPV 的效果。

十三、单肺通气时的二氧化碳

OLV 对 $PaCO_2$ 的影响小于对动脉氧合的影响，流经非依赖肺的血液因为不参与气体交换会潴留部分二氧化碳，当血液流经过度通气的依赖肺时，会释放额外的二氧化碳来代偿。此外，动静脉血中二氧化碳分压的差别较小，$PaCO_2$ 约为 40mmHg，而 $PvCO_2$ 约为 45mmHg，这一差别仅为 5mmHg。因此，分流增加引起的静脉血混合对动脉血氧的影响大于对动脉血二氧化碳的影响。通气侧肺不能摄取足够的氧气来代偿非通气侧肺，因此，PAO_2 与 PaO_2 相差较大。

肺是一个复杂的器官，具有多种功能。经过多年的研究，部分功能仍未研究清楚。

第 7 章　肺循环调节：一氧化氮及其他

Modulating the Pulmonary Circulation: Nitric Oxide and Beyond

Thomas Schilling　Astrid Bergmann　著
孟庆涛　刘慧敏　译

胸外科手术通常都需要分离患者的气道，然后将一侧肺排除在通气之外[也就是单肺通气(OLV)]，以利于手术操作[1]。然而，由于非通气侧的萎陷肺的持续灌注，OLV 会导致肺内分流增加。此外，肺不张区域血液氧合不足，会增加静脉混合和导致肺通气 / 血流灌注（V_A/Q）值失调[2]。手术过程中患者往往处于侧卧位，此时通气侧肺的血流可占心输出量的 60% 以上，而在非通气侧的肺血流仅占心输出量不到 40%。

在侧卧位 OLV 时，由于非依赖肺没有任何通气，加上该区域血流持续灌注，参与气体交换的心输出量百分比进一步减少，可能导致总肺内分流增加 30%～35%。

某些麻醉药也可能导致 CO 减少和肺血管阻力（pulmonary vascular resistance，PVR）增加，这些因素也会影响肺血流分布，导致 V_A/Q 值失调更明显。失血、双腔导管对位不佳或支气管封堵器对位不佳等会导致肺泡通气受损，严重时甚至发展为肺水肿或吸收性肺不张，也会增加肺内分流[3]。

据报道，在接受胸外科手术的患者中，约有 10% 的患者在使用高吸入氧浓度的情况下，动脉氧饱和度下降到 90% 以下，其被定义为低氧血症[4]。OLV 期间低氧血症通常不严重，然而，如果纠正措施不及时，也可能会危及生命[5]。对于低氧血症的治疗方法包括对通气患者应用 PEEP、CPAP 及向非通气肺间断给予纯氧[6]。此外，建议使用较高潮气量（6～8ml/kg），并保证血红蛋白浓度正常[3]。

此外，在 OLV 期间，建议采用肺复张策略，复张通气侧肺中通气不良的肺泡，并尽量减少血液向非通气侧肺分流[7, 8]。但这一措施可能会增加肺部的机械应力，包括更高的驱动压力、肺泡张力和肺泡周期性开放闭合所产生的剪切力造成的萎陷伤[9]，甚至可导致显著的弥漫性肺损伤[10]。

单纯调整呼吸参数往往不能改善氧合，特别是在患有阻塞性或限制性肺疾病[11]或肺动脉高压[12]的患者中。因此，目前临床上已经对术中危及生命的 OLV 并发症管理进行了不同的尝试，并鼓励寻找辅助或替代药物治疗。

HPV 是肺血管系统对急性和持续肺泡缺氧的重要反应。HPV 作为一种生理性的防御机制，在 OLV 过程中发挥着重要作用，可通过减少非通气肺的灌注来加快 HPV 发生，并增加血流灌注到通气侧肺[13]，从而改善 V_A/Q，减少低氧血症。通过 HPV，肺血流从非通气的低氧血症转向通气较好区域。因此，在 OLV 期间，HPV 减少流向塌陷肺区域的血流量，是由肺泡 PaO_2 调节控制的（图 7-1）。

在 OLV 期间，许多麻醉药（如浓度在 1MAC 以上的吸入麻醉药）和其他因素会减少 HPV 的调节作用，从而导致动脉氧合受损和低氧血症[14, 15]。因此，麻醉医师可以尝试使用各种药物和技术来增加 HPV 的反应，减少肺内分流。

许多临床研究已经评估了通过血管扩张药增加通气区域灌注分布的可能性，即吸入一氧化氮（NO）或雾化吸入前列环素（PGI_2，伊洛前列素）到通气侧肺，并联合血管收缩药（如阿米三嗪或去氧肾上腺素），减少非通气区域的灌注[13]。

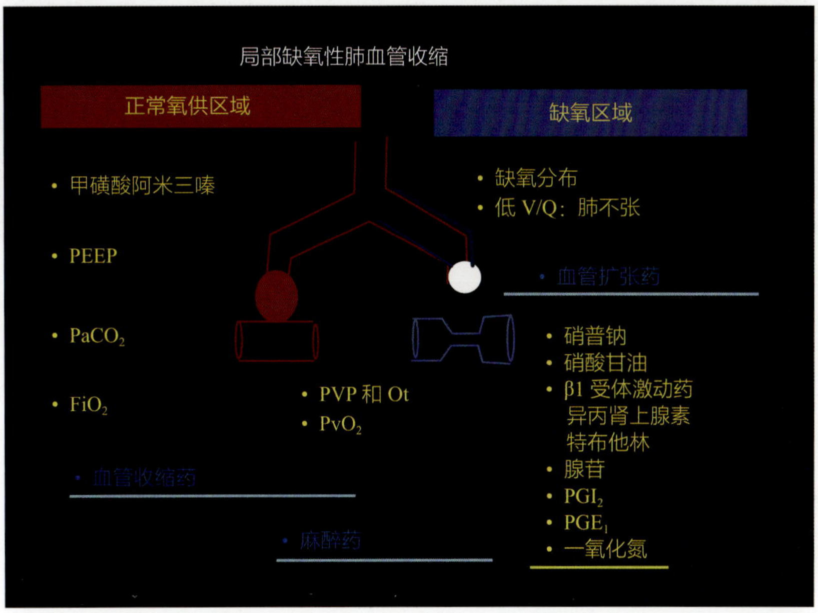

▲ **图 7-1 概述缺氧性血管收缩及其对肺的影响，以及在生理或病理生理条件下的影响**

FiO_2. 吸入氧浓度；PEEP. 呼气末正压通气；PVP. 肺血管压力；PvO_2. 静脉血氧分压；$PaCO_2$. 动脉血二氧化碳分压；PGI_2. 前列腺素 I_2；PGE_1. 前列腺素 E_1；Qt. 肺内分流（引自 Courtesy of Edmond Cohen M. D）

右美托咪定作为一种高选择性 α_2 受体激动药，在 OLV 期间还具有镇静、镇痛、抗炎和器官保护等作用[16]，该药可抑制交感神经过度激活，引起心率减慢、血压降低和心肌耗氧量降低。

一、肺循环应用生理学

（一）概述

呼吸和循环协调向周围器官和组织输送代谢所需的氧气，并消除代谢过程中产生的二氧化碳，肺循环主要作用是当血液在流经肺泡之间时进行气体交换。

由于肺循环中肺组织和肺血管的可扩张性较大，血流阻力较小，肺血容量的变化范围较大，故肺循环血管有贮血库的作用。

肺循环与肺泡通气量密切相关，以实现最佳的气体交换。所有静脉血回流都经过右心室、肺，通过肺泡进行气体交换后进入左心房和左心室，肺接收整个心输出量，而肺血流量大约与肺泡通气量相匹配。虽然呼吸和循环周期都是阶段性的，但它们的频率完全不同（静息状态时呼吸频率约 15 次 / 分，心率约 80 次 / 分）。因此，为实现最佳的气体交换，在体位变动、运动、全身麻醉等状态下都需要对呼吸循环进行不同的调整。

尽管由于支气管静脉和肺静脉血的混合，左心室的供血量略多于右心室，但经过多次呼吸周期后，两个心室的输出量大致相同。这种解剖分流占左心输出量不到 2%。然而，即使总心输出量增加 1 倍，在肺血管扩张的情况下，平均肺动脉压（mean pulmonary arterial pressure，MPAP）几乎没有增加。

肺在血管收缩和舒张变化时，具有维持 PVR 稳定的功能，其机制是在肺动脉和静脉压力相对小幅度增加的情况下增加肺血容量，当体位变动（如胸外手术时）时，可观察到双肺的血液向通气侧肺区域转移。

肺循环的自动调节能力相对较差，因此，监测和控制血压非常重要。在双肺通气（two lung ventilation，TLV）向 OLV 转变过程中可能发生的机械通气方式或心脏功能的变化，会被动地影响储气量和通气量变化，并调节血压和血流。

（二）术中肺循环监测

胸外科手术患者术中管理的关键是减少肺血管阻力和心肌氧耗，以保留心肌灌注和氧供。麻醉诱导、机械通气、侧卧位、OLV、肺动脉阻断、失血和全身麻醉苏醒期都是术中管理的关键时期。低氧血症、高碳酸血症、酸中毒、高血容量、低体温和过度的交感神经刺激均可导致肺灌注分布不均。

胸外科手术患者的标准监测通常包括带有自动 ST 段分析的心电图、体温、SpO_2 和 $EtCO_2$（表 7-1）。

表 7-1　正常成人静息状态下血流动力学典型数值

心输出量（L/min）		4～6
心率（次/分）		80
右心房压（mmHg）		4～6
肺动脉压（mmHg）	收缩压	20～25
	舒张压	10～12
	平均压	14～18
肺楔压（mmHg）		6～9
全身动脉压（mmHg）		120/80
平均压		90～100
肺血管阻力（U）		0.70～0.95

大部分胸外科手术患者术中处于侧卧位且进行 OLV，需要行动脉穿刺来进行的监测连续血压和血气分析。然而，对于是否需要进行中心静脉导管和肺动脉导管（pulmonary artery catheter，PAC）穿刺置管是有争议的，并且在大多数情况下不作为常规。对于有明显心脏功能下降或已知肺动脉高压的患者，PAC 可同时测量中心静脉压（CVP）、肺动脉压（pulmonary artery pressure，PAP）、心输出量和混合静脉氧饱和度（mixed venous oxygen saturation，SvO_2），这些指标都是可以评估肺循环和肺血管扩张药对 HPV 影响的有效监测。

然而，使用 PAC 监测并没有减少死亡率、住院时间或重症监护病房费用[17]。相反，一项回顾性数据研究表明，在接受心脏手术的患者中，PAC 与死亡率的增加存在相关性[18]。尽管如此，对于接受胸外科手术的高危患者，PAC 的使用还是很有帮助，应仅在特定的高危胸外科手术患者的血流动力学治疗管理中应用。

经食管超声心动图（transesophageal echocardiography，TEE）是对右心室压力负荷、PAP 和容积状态评估的一种检测方法，尤其适用于肺移植和其他高危胸外科手术患者[19, 20]。超声心动图对这些生理因素的评估十分重要，因为右心肥厚或扩张和左心室充盈减少可能导致冠状动脉灌注受限和缺血，术中缺血可导致右心衰竭。

（三）肺血管阻力

在麻醉中，肺循环调节由 PVR 调控，PVR 是指正常的血管肌肉张力，表现为血管收缩或血管舒张。肺毛细血管前肌性动脉和小动脉作为阻力血管，是调节肺血管舒缩活动的主要部位。在 OLV 期间，多个因素如机械通气时大潮气量（V_T）、缺氧、高碳酸血症、氧化亚氮（N_2O）、异氟烷和地氟烷等都可通过增加 PVR 影响肺循环和右心功能。相反，高 FiO_2、低碳酸血症和静脉麻醉药可能起肺血管扩张药的作用。

PVR 可通过 $R=(P_{PA}-P_{LA})/Q_T$ 来计算，其中 R 表示 PVR，$P_{PA}-P_{LA}$ 为肺动脉与左心房平均压差值（mmHg）。常用肺楔压（P_{PW}）代替 P_{LA}，Q_T 为肺平均血流量（ml/s）。PVR 以 R（阻力）为单位。对于正常肺循环，R 值约为 0.1mmHg/（L · min）。PVR 也可以用 $dynes \cdot s \cdot cm^{-5}$ 为单位。因此，若以该单位表示，则需在计算方程上乘以 1332，正常值在 100 左右。

（四）通气引起的肺血流动力学改变

与体循环血压相比，肺循环血压相对较低，薄壁的肺血管与肺部肺泡紧密接触。机械正压通气中可以观察到，外界压力的微小变化就会对血流动力学产生相当大的影响，在 OLV 时，因为具有更高的驱动压力，对血流动力学的影响更加明显。从血流动力学的角度来看，机械通气的主要特征是正压通气（positive-pressure ventilation，PPV）和 PEEP。在 PPV 期间，气道压随吸气过程增加，呼气时迅速恢复到 PEEP（或大气压）。

在健康人群中，高 PEEP 可引起每搏量、心输出量和中心血容量减少，而心率不受影响。肺动脉压升高，肺泡压升高可能导致肺动脉后壁压力超过左心房压。较高的跨肺压或肺水肿引起肺不张需要较高水平的 PEEP 才能改善。然而，在压力较高时，肺气压伤的风险大大增加。

当正常肺承受 PEEP 时，心输出量减少，因为静脉回流（前负荷）到右心室减少，左心室前负荷减少，可能导致左右心室功能同时受影响。此外，大脑中心血管抑制机制和前列腺素局部释放可能参与其中。

（五）肺血管阻力的调节

PVR 受血管内皮释放物质的生理调节：肺血管扩张药如 NO（图 7–2）、内源性前列环素，以及肺血管收缩药如内皮素 –1 和血栓素。由于血管舒张调节的平衡，肺循环是一个低压力、低阻力系统，尽管肺循环接受与体循环相同的心输出量，但由于其阻力低（肺循环的阻力仅约为体循环阻力的 1/10），肺循环的压力也更低。血管扩张药可调节血管阻力，而内皮素 –1 可长期调节血管张力。内源性 NO 可以扩张通气侧肺的血管，提高灌注，减少分流。

二、肺血管扩张药的使用（见第 36 章）

一般情况下，吸入型肺血管扩张药优于静脉型药物，因为后者通常伴随着全身阻力下降（表 7–2）。

一般而言，急性缺氧如 OLV 期间，肺动脉压会升高。心输出量变化可引起肺灌注分布变化。低氧血症的升压反应在几秒内开始，通常在 3min 内达到峰值，并随着缺氧持续逐渐减弱，严重的酸中毒可增强缺氧引起的升压反应。

实验表明，OLV 期间，可以通过药物使通气侧肺血管扩张，非通气侧肺血管收缩来调节肺血流，从而增加 PaO_2[21]。

急性缺氧时肺血管收缩的部位主要在毛细血管前段，累及肺小动脉。急性缺氧所致的血管收缩可被多种支气管扩张药和血管扩张药抑制，如吸入麻醉药、硝酸甘油、硝普钠，内皮源性血管扩张药如前列环素静脉注射可以减少甚至消除缺氧引起的升压反应。同样，吸入 NO 可以抑制缺氧所致的血管收缩，而 NO 合酶抑制药（NOS）可以通过阻断内源性 NO 的合成来增强缺氧的升压反应[22]。

（一）前列环素

前列环素是花生四烯酸代谢的一种代谢产物，已被确定为调节肺循环张力的主要决定因素。前列环素（PGI_2）是一种有效的肺和全身血管扩张药和抗血栓药，由前列腺素合成酶作用于前列腺素，内过氧化物 PGH_2 在肺血管内皮中形成。刺激内皮细胞和缓激肽可促进内皮细胞释放前列环素。血栓素 A_2 是一种有效的肺血管收缩药，且可刺激血小板聚集，前列环素拮抗血栓素 A_2 的作用，血栓素和前列环素分泌不平衡可能导致肺动脉高压。

前列环素可刺激细胞腺苷酸环化酶，从而增加细胞内环磷酸腺苷（cAMP）的浓度，导致肺血管扩张和 PAP 降低，并改善动脉氧合；还可增加心脏收缩力，抑制血小板活化[23]。伊洛前列素是一种前列环素类似物，有静脉注射［依前列醇和维勒特里（Veletri）］、皮下注射（曲前列醇）和口服［赛乐西帕（Selexipag）］剂型。曲前列醇有不同的给药方式，

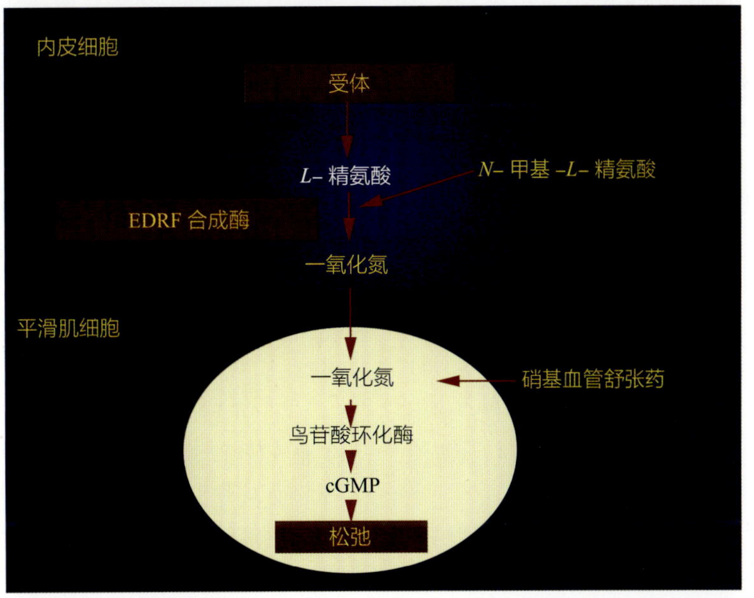

▲ 图 7–2　一氧化氮途径：从在内皮细胞中的合成到在平滑肌细胞中的作用

cGMP. 环磷酸鸟苷；EDRF. 血管内皮舒张因子（图片由 Edmond Cohen M.D. 提供）

表 7-2 临床上应用的肺血管扩张药				
药 物	给药途径	剂 量	对 PVR 影响	对 SVR 影响
NO	吸入	20～80ppm	↓	0
伊洛前列素	吸入	20～25mg	↓	(0)
伊洛前列素	静脉注射	1.25～2.5ng/(kg·min)	↓	↓
西地那非	口服	20mg	↓	(↓)
西地那非	静脉注射	10mg	↓	(↓)

PVR. 肺血管阻力；SVR. 全身血管阻力

但如果不通过静脉给药，易产生严重不良反应[24, 25]。

伊洛前列素可以通过雾化吸入，也可以静脉注射，半衰期很短（5～25min），因此伊洛前列素每天需使用 6～8 次，该药可有效降低 PVR，停药后仅有轻微反弹反应。

在胸外科手术中，伊洛前列素可诱导肺血管床选择性舒张，改善 OLV 期间的动脉氧合，从而改善 V/Q[13]。胸腔镜手术中，在 OLV 期间初始氧饱和度降至 80% 以下后，吸入依前列醇至通气侧肺，可使氧饱和度在 OLV 时增加至 92% 以上[26]。

Choi 等研究发现了吸入伊洛前列素对 OLV 期间氧合的影响。将 72 例计划择期行胸腔镜肺叶切除术的患者分为吸入蒸馏水雾化（对照组）、10μg 伊洛前列素（IL-10 组）或 20μg 伊洛前列素（IL-20 组），在不同时期进行动、静脉血气及血流动力学分析，发现在开始 OLV 和恢复双肺通气时三组的 PaO_2 变化相似，IL-10 组的 PaO_2 与对照组无明显变化，而 IL-20 组的 PaO_2 在给药后 10min、20min 和 30min 显著高于对照组[27]。

目前的研究结果建议可通过使用雾化吸入伊洛前列素来减少 OLV 期间低氧血症的发生率。适当剂量的伊洛前列素可使肺循环血管扩张，降低肺动脉压，增加肺扩张区域的灌注，而不会引起全身性低血压或其他不利的血流动力学变化。因此，伊洛前列素有利于失代偿性肺动脉高压合并右心衰竭患者在 OLV 期间改善氧合。

伊洛前列素可与吸入 NO 联合使用，达到协同作用[28]，单独使用 NO 对动脉氧合的影响不显著，而伊洛前列素可以持续改善动脉氧合[29, 30]，且可应用于急性呼吸衰竭患者[31]。

（二）吸入一氧化氮

一氧化氮（NO）是首个被发现参与细胞信号传导的内源性气体分子，广泛存在于人体内，参与多种生理过程，包括调节血压和血流分布。吸入性一氧化氮可与氧相互作用形成二氧化氮，也与超氧自由基（O_2^-）和亚铁血红蛋白（如鸟苷酸环化酶和血红蛋白）发生反应，吸入性一氧化氮半衰期短。

内源性 NO 是内皮 NO 合成酶（eNOS）在内皮细胞中将一种胍基氮（*L*- 精氨酸）分解成 *L*- 瓜氨酸和 NO 产生的，在血管扩张激动剂或剪切应力的作用下，钙调蛋白的抑制药从小窝蛋白移位，从而激活内皮 NO 合成酶。

NO 迅速扩散到通气侧肺区域的肺血管平滑肌细胞中，通过激活鸟苷酸环化酶和增加环磷酸鸟苷（cGMP）对肺血管系统产生血管舒张作用，并可减少血小板聚集（图 7-2）。

合成 NO 作为一种连续吸入的气体，选择性地扩张肺血管，从而改善 V_A/Q 失调，增加因肺内分流而减少的氧合。吸入应用的优势是基于对肺血管的特定作用。由于一氧化氮的快速失活和短半衰期，吸入型一氧化氮（iNO）不会影响全身血管系统，从而防止全身性低血压、器官低灌注和缺血风险。

在 OLV 过程中，一氧化氮只进入通气的肺泡，在通气侧肺区域引起局部血管舒张，使流过这些区域的血液增加，这与 HPV 产生的效果一致，都能促进血液流向通气侧肺[32]。然而，大多数研究发现，在 OLV 期间单独应用 iNO 是无效的[30, 33]。另外，已经证明 iNO 联合静脉注射阿米三嗪限制了 OLV 期间 PaO_2 下降[34]，在胸外科择期手术患者中，

iNO 应用既不能显著降低肺动脉压正常的患者的平均肺动脉压，也不能在不缺氧的情况下改善氧合。然而，iNO 对单肺通气期间有肺动脉高压和低氧血症的患者是有效的[29]，但并不是所有的患者都能从肺血管压力降低和随后的灌注再分配中获益，有些患者没有受益或者受益很小（“无反应者”）。此外，当给药中断时，存在 iNO 反弹现象的风险，即肺血管阻力增加[35, 36]。

目前只有美国食品药品管理局批准使用 iNO 治疗与肺动脉高压相关的新生儿缺氧性呼吸衰竭，但许多机构“超标准”将 iNO 用于治疗右侧心肺功能受损的重症成人患者[37]。尽管欧洲专家委员就 iNO 使用发表声明[38]，称没有证据支持在 OLV 期间常规使用 iNO 能够预防或逆转低氧血症，但一些严重低氧血症的患者可能会从这种药物中受益。关于 iNO 和 PEEP 使用的数据有所不同：以前的数据表明，iNO 只有在与高 PEEP 一起使用时才会影响低氧血症[39]，而其他数据表明，在严重低氧血症患者不使用 PEEP 的情况下，它也是有帮助的[29]。

（三）阿米三嗪

甲磺酸阿米三嗪是一种二苯甲基哌嗪衍生物，是颈动脉体上的外周化学感受器的激动药，也是增强 HPV 的呼吸兴奋药（图 7–3）。该药通过改善 COPD 患者的 V_A/Q 匹配，在增加动脉氧合的同时降低动脉二氧化碳分压，因此，这种物质首先被用于 COPD 患者口服，以推迟、中止甚至避免长期的氧疗。重度 COPD 和中度低氧血症的患者使用阿米三嗪治疗 12 个月后，PaO_2 有小幅度但显著的改善，在 33% 的治疗患者中，观察到了气体交换的临床重要改善[40]。

阿米三嗪可能通过增强非通气区域 HPV 来纠正由 OLV 引起的 V_A/Q 不匹配，从而改善氧合[41–45]。阿米三嗪对肺循环的血流动力学影响与剂量相关[45, 46]，如果在 OLV 期间联合使用 iNO，预计不会出现严重的肺动脉高压[45]。然而，阿米三嗪的不良反应是肺血管阻力升高，如果使用过量和持续时间过长，可能会导致右心功能不全。

该药物于 20 世纪 80 年代在欧洲推出，但由于存在严重的不良反应，如周围神经病变和呼吸困难，其临床应用一直受到限制。阿米三嗪不良反应的严重程度似乎是剂量依赖性的，多项研究表明，即使在较低剂量下，阿米三嗪仍可保持其改善氧合

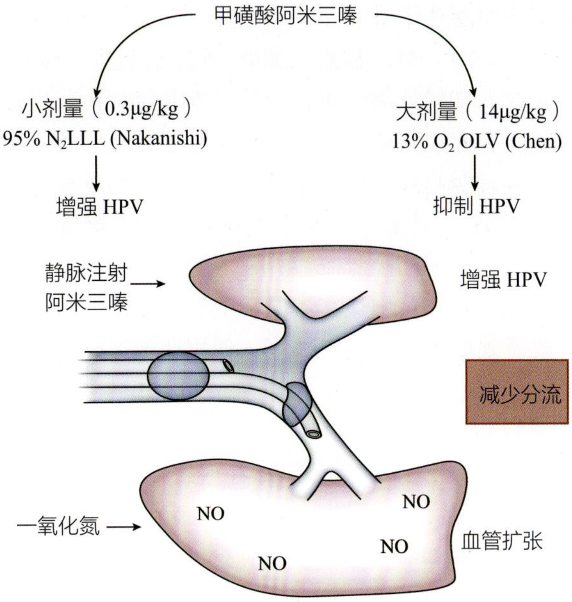

▲ 图 7–3 不同剂量阿米三嗪对肺的影响

HPV. 缺氧性肺血管收缩；NO. 一氧化氮；OLV. 单肺通气；LLL. 左肺下叶［引自 Payen D, Muret J, Beloucif S, et al. Inhaled nitric oxide, almitrine infusion, or their coadministration as a treatment of severe hypoxemic focal lung lesions. *Anesthesiology* 1998, 89(5): 1157-1165.］

的能力，从而降低不良反应的发生率。在一项双盲安慰剂对照研究中，对 25 例居住在海拔 1500m 的 COPD 合并中度低氧血症患者进行口服甲磺酸阿米三嗪（50mg，每日 2 次）的疗效和安全性进行了长期评价，13 例服用阿米三嗪的患者［基线 PaO_2 为（54.3 ± 4.9）mmHg］和 12 例服用安慰剂的患者［基线 PaO_2 为（53.0 ± 4.1）mmHg］定期进行动脉血气监测。得出结论，在海拔 1500m 的低氧血症 COPD 患者中，阿米三嗪可长期改善动脉血氧分压，提示小剂量的阿米三嗪对动脉血氧分压也有同样的影响，但不良反应较少[47]。相反，在开胸行 OLV 时，阿米三嗪不能改善七氟烷麻醉患者的动脉氧合[48]。

尽管之前研究认为较低剂量阿米三嗪有很好的疗效，但在临床实践中阿米三嗪的使用仍很少。但作为一种改善胸外科手术期间急性低氧血症引起 V_A/Q 不匹配的手段，人们仍对该药联合 NO 增强 HPV 的效果还是很感兴趣。

（四）磷酸二酯酶 –5 抑制药

磷酸二酯酶抑制药可以增加心脏收缩力、诱导血管扩张，同时抑制血小板聚集。磷酸二酯酶 –3 抑制药米力农、依诺酮和氨力农通过抑制 cAMP 的

分解来实现其作用。

与 iNO 一样，磷酸二酯酶 –5 抑制药西地那非、他达拉非和伐地那非通过抑制 cGMP 降解途径发挥作用，引起血管扩张。特别是西地那非被广泛用于治疗肺动脉高压。尽管有静脉或口服给药途径，磷酸二酯酶 –5 抑制药主要影响肺部，因为靶受体的分布导致有限的全身血管扩张。尽管它们的血管扩张作用在肺循环中比在体循环中更明显，但对低血压患者强烈建议谨慎使用[49]。使用西地那非可以治疗 iNO 脱机期间不必要的反弹效应，并且可以在停止 iNO 治疗之前给药[50]。

（五）内皮素受体拮抗药

内皮素受体拮抗药波生坦（Bosentan）、安贝生坦（Ambrisentan）和马西坦（Macitentan）是临床上使用最多的内皮素受体拮抗药，它们竞争性地抑制内皮素与内皮素系统的受体 A 和 B 的结合，从而减少肺血管收缩。一般来说，需要服药数周，直到达到所需的血浆水平。除了降低肺循环阻力，它们还具有抗增殖和抗纤维化的作用。

因此，内皮素受体拮抗药不宜用于急性围术期治疗。然而，在肺动脉高压患者中，这类物质经常作为常规伴随用药。

（六）钙通道阻滞药

在某些情况下，钙通道阻滞药硝苯地平、地尔硫草和氨氯地平通常用于全身高血压和冠状动脉疾病（COPD 的共病），并已用于对 iNO 或前列环素等肺血管扩张药有反应的肺动脉高压患者[51]。钙通道阻滞药的主要缺点是非选择性血管扩张，术中可能导致显著的全身低血压并伴有心输出量减少。因此，它在胸外科手术中的使用受限。

三、不同血管活性物质的应用

许多内源性和外源性物质被用来改变肺阻力血管的张力，主要是肺小动脉和小动脉，其中给药途径决定了肺血管扩张药对 HPV 的影响。这些药包括不同的血管扩张药，如乙酰胆碱、缓激肽或异丙肾上腺素，以及血管收缩药如儿茶酚胺、血管紧张素Ⅱ、组胺或 5- 羟色胺。

尽管它们是强大的全身血管活性药，但它们不像肺血管扩张药那样效果可预测。

改善右心功能并可能会影响肺循环的药

在 OLV 期间，右心后负荷急剧增加可能伴随慢性肺动脉高压、右心肥厚或扩张和心功能不全[52]，可能需要使用针对降低肺动脉压，维持足够的冠状动脉灌注量和右心室射血功能的药物。

为此，肾上腺素受体激动药（α_1 受体激动药去甲肾上腺素、β_1 受体激动药多巴酚丁胺）和血管加压素受体激动药、磷酸二酯酶 –3 抑制药（依诺酮和米力农）及钙增敏药［左西孟旦（Levosimendan）］可能是有帮助的。血管收缩药选择性地增加全身阻力，同时对肺循环阻力影响轻微[53]，但这些药的给药需要行动脉血压监测以预防血压突然变化。

磷酸二酯酶 –3 抑制药在增加心肌收缩能力的同时降低肺血管张力，全身血管阻力降低所产生的负面影响可以通过应用血管收缩药来补偿，米力农是最常用的磷酸二酯酶 –3 抑制药的代表，它在静脉和吸入形式下都可用[54]。

左西孟旦增加钙敏感性，导致心脏收缩能力和输出量增加，并在不影响心肌耗氧量的情况下，通过减少肺循环阻力而实现全身血管扩张，虽然右心功能可能会得到改善，但伴随的全身性低血压需要引起注意[55]。

结论

除了麻醉药对肺循环的影响外，还有许多临床使用的药物会影响肺血流灌注的分布、肺循环阻力和 V_A/Q 匹配，其中一些已经被证明直接改变 HPV 反应。关于这些药物在胸科麻醉中的作用，许多药物缺乏全面的药效学数据。因此，很难从它们的一般作用推论到术中情况，特别是在胸外科手术中，不同的血管活性药对 HPV 的潜在影响可能是有害的。例如，血管紧张素受体阻滞药和血管紧张素转换酶抑制药可以减弱急性缺氧时 HPV 反应。

吸入型肺血管扩张药是选择性的，分布在通气良好的肺区，随后增加肺血流量，其目的是增强通气不良区域的 HPV 反应。吸入 NO、吸入 PGI_2（前列腺素 I_2）和西地那非通过调节 HPV 反应来控制肺动脉高压和改善右心室后负荷[56, 57]。iNO 可以抑制 COPD 患者的 HPV 反应，但在 OLV 期间，它能使通气侧肺血管扩张，使肺血流向这些区域转移，而不改变 HPV 反应。在伴有慢性缺氧的疾病中，HPV 机制钝化，当使用 iNO 等干预措施时，产生的有益效果有限。

阿米三嗪和 iNO 不作为常规使用，但它们联合使用可以显著改善 OLV 期间的氧合 [58, 59]，因此当其他治疗方法无法改善低氧血症时，可以考虑作为替代治疗。

在试图通过改善心肌收缩力尤其是右心室来调节 HPV 反应时 [52]，使用磷酸二酯酶抑制药，如米力农，将同时扩张肺血管 [60]。不同的血管扩张药（如硝普钠、硝酸甘油和肼屈嗪）可通过抑制保护性 HPV 反应使动脉血氧分压迅速降低。增加心输出量可能会增加全身氧输送和混合静脉血氧分压，因此对 V_A/Q 匹配的整体影响可能是有益的。

在接受胸外科手术的患者中，气体交换障碍具有复杂的病因、高度的变异性，并可能在整个手术过程中发生变化。肺力学效应和控制肺血流分布的某些方面已经确立，但机械通气之间的相互作用，特别是在 OLV 期间，还知之甚少。急慢性药物干预的影响尚未得到令人满意的结果。在了解更多细节之前，很难确定它们在胸科麻醉中的确切作用。

声明

本工作得到德国 Otto-von-Guericke 克大学的支持，作者声明无利益冲突。

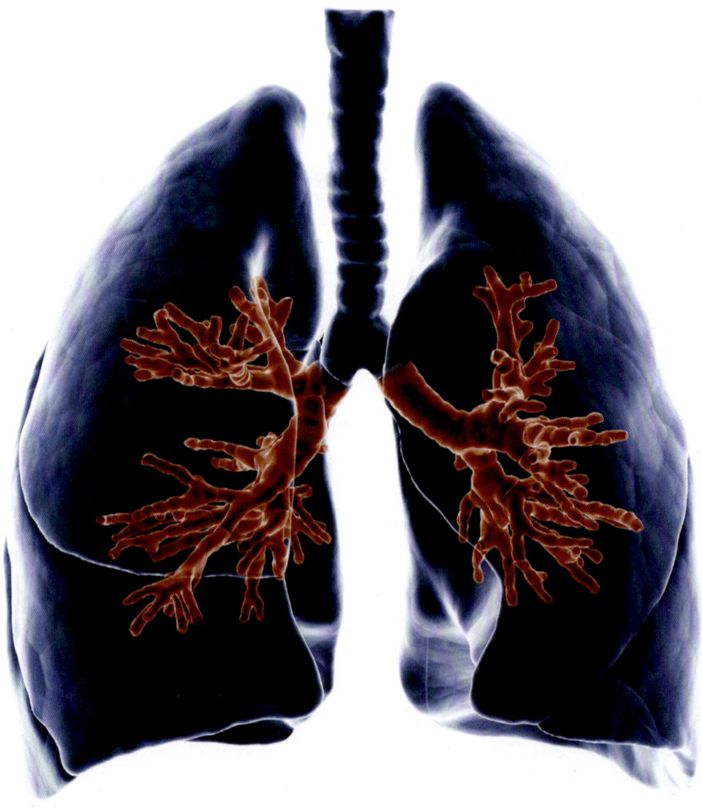

第二篇　术前准备

Preoperative Preparation

第 8 章　术前风险评估
Preoperative Evaluation: Assessment of Preoperative Risk

Allen Ninh　David Bronheim　著
李　超　杜　伟　译

胸外科手术前全面评估的主要目的是评估围术期与麻醉和手术相关的风险，识别、修正和优化可能影响围术期转归的共病的治疗，并为制订合适、个体化的麻醉方案提供依据。除此之外，术前评估的重点还包括患者健康教育和获取知情同意，旨在为临床医生对特殊患者提供充足的术前准备，避免手术当天的延误或取消。所有接受胸外科手术的患者，无论年龄、拟行手术方式或基础疾病的程度如何，都应全面评估患者的共病。评估的内容包括但不限于患者潜在肺部疾病的严重程度、是否存在心血管疾病、营养状况，以及任何有可能改善患者术后转归的情况。

对于麻醉医师，术前评估应包括：美国麻醉医师协会（ASA）分级、初步的麻醉计划和可能采用的辅助措施，一些特殊的监测也需要考虑在内（如动脉导管、中心静脉导管、肺动脉导管、术中食管超声心动图、神经监测），以及术后是否需要机械通气或进入重症监护病房的可能性[1]。使用修订心脏风险指数（revised cardiac risk index，RCRI）和衰弱指数有助于风险分层。本章将重点介绍计划进行胸外科手术患者的术前评估和相关独立危险因素，以及用于评估手术风险的工具。这些患者的术前康复将在下一章中论述（见第 9 章）。

一、术前评估

有针对性地关注既往手术和麻醉经历在内的病史是术前评估的基础。评估导致患者需要手术的现病史和重要的既往史，重点包括所有既往和当前的诊疗情况。特别注意运动耐量、手术史和麻醉史、当前用药情况、药物过敏史和个人史（包括吸烟、饮酒和吸毒）。随后必须进行全面的体格检查，包括细致的气道评估，特别是预期需要提供肺隔离的情况下。根据病史和体格检查进行相关术前检查[如心电图、超声心动图、心肌负荷试验、肺功能检查（PFT）、心肺运动试验]，并在术前追踪结果。最后总结患者整体健康状况，利用不同的术前风险评估工具，对患者的整体手术风险进行分层，例如 ASA 身体状况分级（表 8-1）、RCRI，以及胸外科手术患者的胸部修订心脏风险指数（ThRCRI）。

（一）年龄（见第 38 章）

老年患者是外科手术中的主要增长人群[2]。年龄已多次被证明是手术风险和术后并发症的独立危险因素，从而导致发病率和死亡率的增加[3-5]。此外，年龄是术后心房颤动较为突出的危险因素之一。术后肺部并发症在 50 岁后增加[6]。肺癌主要是老年人所患的疾病。在美国，高达 2/3 的新诊断患者的年龄在 65 岁及以上，平均年龄为 71 岁[7]。由于年龄是不可改变的危险因素，老年肺部恶性肿瘤患者的风险不成比例地增加。尽管没有确定不能进行手术的年龄上限，但生理年龄可能比实际年龄更能预测术后转归。心肺储备充足且无其他显著危险因素的老年患者，手术风险仍在可接受范围内。

（二）心血管疾病

心脏并发症是胸外科手术患者围术期发病率和死亡率的第二大常见原因，仅次于肺部疾病[8]。据

表 8-1 美国麻醉医师协会身体状况分级体系

分 级	定 义
ASA Ⅰ	正常健康的患者
ASA Ⅱ	轻度全身性疾病患者
ASA Ⅲ	严重全身性疾病患者
ASA Ⅳ	威胁到生命的严重全身性疾病患者
ASA Ⅴ	濒死患者，如果不进行手术，预计无法存活
ASA Ⅵ	脑死亡患者，其器官被摘除用于捐赠

在 ASA 身体状况分级中添加“E”表示紧急手术，延迟治疗将对生命或身体构成重大威胁（经许可引自美国麻醉医师协会 ASA 身体状况分级体系，网址 https://www.asahq.org/standards-and-guidelines/asa-physical-status-classification-system）

报道，大型肺部手术后心脏不良事件的发生率为 10%～15%[9]。由于吸烟会使心脏病的发病率增加到 60% 以上并导致肺癌，这一结论并不令人惊奇[10]。由于胸腔内手术本身会增加心脏并发症的风险，因此即使是无症状的患者也应在手术前进行心电图检查，并且建议所有 65 岁以上的患者进行术前心电图检查。既往有心绞痛症状、疑似瓣膜病、心律失常、呼吸短促或心脏病史应进行适当的评估和无创心脏检查。

修订心脏风险指数（RCRI）可以预测手术后的主要心脏并发症，例如心搏骤停、完全性心脏传导阻滞、急性心肌梗死、肺水肿，以及非心脏手术后的心脏相关性死亡。RCRI 有助于评估患者的术前危险因素：缺血性心脏病、充血性心力衰竭、脑血管疾病、胰岛素依赖和肾功能不全，以及手术性质（表 8-2 和表 8-3）[11, 12]。RCRI 也仍然广泛用于胸外科手术患者的评估。RCRI 最初在少数胸外科手术患者中得到验证，随后被证明能够对该人群的风险进行分层。然而，ThRCRI 是 RCRI 的修改和验证版本，ThRCRI 推荐使用于脑血管疾病、冠状动脉缺血、肾脏疾病和计划进行的肺切除术作为危险因素，可以更有效地对胸外科手术的心脏风险进行分层（表 8-4 和表 8-5）[13, 14]。计划进行肺切除的患者，ThRCRI 评分为 2～2.5 分（C 级风险）或超过 2.5 分（D 级风险）的患者手术风险显著增高，

表 8-2 修订心脏风险指数

危险因素	分 数
高危手术（胸内、腹腔内、大血管手术）	1
缺血性心脏病史	1
充血性心力衰竭病史	1
脑血管病史	1
胰岛素依赖型糖尿病	1
肾功能障碍（肌酐＞2mg/dl）	1

经许可引自 Lee TH, Marcantonio ER, Mangione CM, et al. Derivation and prospective validation of a simple index for prediction of cardiac risk of major noncardiac surgery. *Circulation*. 1999, 100:1043-1049.

表 8-3 修订心脏风险指数评分体系及解释

RCRI 分数	重大不良心脏事件的风险
0	3.9%
1	6.0%
2	10.1%
≥3	15%

经许可引自 Duceppe E, Parlow J, MacDonald P, et al. Canadian Cardiovascular Society Guidelines on perioperative cardiac risk assessment and management for patients who undergo noncardiac surgery. *Can J Cardiol*. 2017, 33:17-32.

表 8-4 胸部修订心脏风险指数

危险因素	分 数
肺切除术	1.5
缺血性心脏病史	1.5
脑血管病史	1.5
肾功能障碍（肌酐＞2mg/dl）	1

经许可引自 Brunelli A, Varela G, Salati M, et al. Recalibration of the Revised Cardiac Risk Index in lung resection candidates. *Ann Thorac Surg*. 2010, 90:199-203.

心脏并发症发生率高达 23%[13, 15]。除了用于风险分层外，最近，ThRCRI 还被用于筛选哪些胸外科手术患者需要在术前进行心脏评估。

表 8-5 胸部修订心脏风险指数风险等级

胸部修订心脏风险指数分数	风险等级	重大不良心脏事件的风险
0	A	1.5%
1～1.5	B	5.8%
2～2.5	C	19%
≥2.5	D	23%

经许可引自 Brunelli A, Varela G, Salati M, et al. Recalibration of the Revised Cardiac Risk Index in lung resection candidates. *Ann Thorac Surg*. 2010, 90:199-203.

（三）心房颤动风险评估（见第 22 章）

术后心房颤动（postoperative atrial fibrillation，POAF）是胸外科手术后常见并发症，通常发生在术后 2～4 天[7, 8, 16]。2014 年美国胸外科协会发布的《胸外科手术围术期心房颤动和心房扑动的预防和管理指南》指出，"POAF 的诱发因素包括：年龄、局部缺血、心房扩张、容量超负荷和心力衰竭病史。列出了治疗 POAF 的目标心率和控制方法。对血流动力不稳定的患者可能需要心脏电复律。预防 POAF 的药物包括胺碘酮、地尔硫草、他汀类（用于抗炎）和镁补充剂。预防性使用地高辛并无治疗作用[17]。最近出现了一种基于脑钠肽的改良预测模型，该模型结合了手术范围、脑钠肽基线升高、年龄、体重指数（BMI）和心房颤动史来预测 POAF[18]。脑钠肽或类似物可能很快会成为胸外科手术前评估标准中的指标，从而更明确地指导使用胺碘酮、地尔硫草和 β 受体拮抗药等药物，积极预防 POAF。

（四）哮喘

近年来，尽管没有研究专门评估严重哮喘在胸外科手术中风险的研究，但是严重哮喘预示着围术期术后肺部并发症的增加[19]。因此，记录哮喘发作和支气管扩张药给药的频率、吸入或口服类固醇药的需求、急诊就诊、住院的次数和频率，以及加重期间气管插管和进入重症监护室的需求等病史，将有助于对哮喘患者的严重程度、围术期恶化的可能性及发生术后肺部并发症的可能性进行分类。在术前评估时，患者出现的活动性喘息虽然通常是可逆的，这是推迟手术的相对指征。因为即使是对支气管扩张药治疗有良好反应也不能逆转支气管树的炎症变化，并可能持续数周之久。围术期哮喘恶化的风险可以通过在手术之前持续有效的吸入支气管扩张药和类固醇来降低，并在整个围术期持续使用[20]。

（五）慢性阻塞性肺疾病

慢性阻塞性肺疾病（chronic obstructive pulmonary disease，COPD）是胸外科手术人群中最常见的共病状态，也是美国第三大死亡原因。据估计，美国目前有 380 万成年人被诊断患有 COPD，并且在普通人群和吸烟人群中都很普遍。COPD 与肺泡腔异常和永久性扩张有关，肺泡壁的破坏导致气体交换表面积减小、空气滞留和末端细支气管远端气腔的过度充气。以上将导致肺部呼吸力学受损、高碳酸血症、呼吸困难和缺氧。COPD 是一种进行性衰弱疾病，在其最后阶段会极大地影响患者的生活质量，并增加医疗费用。

COPD 是一个统称，指的是两种主要的肺部疾病状态：慢性支气管炎和肺气肿。这两种疾病的特征都是黏液分泌过多和气道炎症。COPD 最常见的病因是吸烟，很少由空气污染物或刺激物引起。虽然这两种情况可能表现出相似的症状，如呼吸困难、咳嗽、痰液分泌增多和呼吸时发出哮鸣音，但它们之间有明显的区别。慢性支气管炎是由于气道的反复炎症和支气管树的狭窄导致空气流动困难引起的；而肺气肿主要影响肺泡囊，慢性炎症导致肺泡膜破裂，气体交换受阻和空气滞留增加。与哮喘不同的是，支气管扩张药不能完全逆转这些病症，且由于肺泡破坏是永久性的，肺功能也无法恢复至正常状态。除了患者病史和体格检查结果外，还可以根据《全球阻塞性肺疾病倡议》中制订的 PFT 预测值的标准对 COPD 的严重程度进行分类[21]。COPD 是预测术后肺部并发症的主要危险因素，包括术后肺炎、机械通气时间延长，以及需要再次气管插管的呼吸衰竭。严重的COPD也可能导致右心室功能不全或肺心病，使术中治疗复杂化。COPD患者也更容易出现心肌梗死或心搏骤停等非肺部不良后果[22]。

（六）阻塞性睡眠呼吸暂停

阻塞性睡眠呼吸暂停（obstructive sleep apnea，OSA）的特征是由于上呼吸道组织塌陷直接导致的低通气（呼吸浅慢）或呼吸暂停（呼吸停止）。这会导致间歇性缺氧和高碳酸血症。增加OSA发生可能性的因素包括：肥胖（BMI＞35kg/m^2）、颈围过大（＞40cm）、年龄（＞50岁）和男性。症状包括鼾声响亮、白天嗜睡、伴侣观察到的呼吸暂停发作和高血压[23]。根据STOP-BANG［疲劳（tired）、观察（observed）、压力（pressure）、体重指数（BMI）、年龄（age）、颈围（neck size）、性别（gender）］评分，具有上述3种或3种以上特征的患者是OSA的高危人群。如上所述，STOP-BANG问卷由8个与睡眠呼吸暂停临床特征相关的二分类项目（是/否）组成，它是为满足对可靠、简洁、易用的筛查工具的需求而专门开发的，见表8-6[24]。颅面部特征异常的患者，如悬雍垂增大、巨舌或小下颌畸形，也易发生咽部气道塌陷。OSA的正式诊断是通过睡眠实验室的夜间多导睡眠记录仪，通常要求患者在家中睡觉时佩戴正压通气装置（双水平气道正压或持续气道正压）。术前评估时应记录这些设备上常规设置的理想时间，因为术后通常需要继续使用这些设备。

表8-6 STOP-BANG阻塞性睡眠呼吸暂停筛查问卷调查

你大声打鼾吗？	是/否
你是否经常在白天感到疲倦、疲劳或困倦？	是/否
在你睡觉时他人是否观察到你呼吸暂停或窒息？	是/否
你是否患有（或正在接受治疗）高血压？	是/否
BMI＞35kg/m^2	是/否
年龄≥50岁	是/否
颈围＞40cm	是/否
男性	是/否

符合3个或3个以上的特征为阻塞性睡眠呼吸暂停高风险（经许可引自Chung F, Yegneswaran B, Liao P, et al. STOP questionnaire: a tool to screen patients for obstructive sleep apnea. Anesthesiology. 2008, 108:812-821. Chung F, Subramanyam R, Liao P, et al. High STOP-BANG score indicates a high probability of obstructive sleep apnoea. *Br J Anaesth*. 2012, 108:768-775.）

（七）吸烟

吸烟是COPD和心脏病的公认危险因素，并且增加患肺癌和食管癌的风险高达20倍[25, 26]。吸烟者术后肺部并发症发生率增加，与年包数呈正相关。在Matsuoka等的一项大型回顾性研究中，评估了1248例接受肺叶切除术的胸外科手术患者术前吸烟习惯与术后肺部并发症之间的关系。吸烟者术后并发症的发生率高于非吸烟者，且呼吸系统相关并发症的发生率随年包数的增加而增加。然而，术前戒烟时间与术后并发症的发生率无相关性[27]。因此，与未戒烟患者相比，已戒烟的患者发生术后呼吸相关并发症的风险较低，但最佳的戒烟时间尚不清楚[28]。一些胸外科医师要求患者在手术前至少戒烟2周，但大多数胸外科医师由于担心戒烟期间病情恶化延误手术而不要求戒烟[29]。

（八）肥胖

肥胖（BMI≥30kg/m^2），通常伴随代谢综合征，导致机体生理变化如肺容积减少、加剧通气－血流灌注比例失调，这两者都会导致低氧血症[30]。在全身麻醉下，这种情况会更加明显，在需要单肺通气的胸外科手术患者中更是如此[31]。然而，肥胖似乎并不会增加术后肺部并发症的风险。

（九）营养不良

所有非急诊胸外科手术患者术前均应进行营养风险评估。由于绝大多数计划做胸外科手术的患者是食管癌或肺癌患者，因此在癌症相关体重减轻或恶病质的情况下，BMI是营养不良的简单替代指标。体重过轻（BMI＜18.5kg/m^2）的患者术后更容易发生肺部并发症，如肺漏[31, 32]。术前血清白蛋白水平已被确定为胸外科手术后患者预后的独立预测因素。低白蛋白水平可见于营养不良，但不能作为诊断依据，伴有肝硬化、慢性肾脏疾病或肾病综合征也可能导致低蛋白血症。然而，低蛋白血症与肺癌切除术后的患者的生存率降低相关[33]。在接受肺叶切除术的肺癌患者中，低蛋白血症通常可预测术后肺泡胸膜瘘引起的长期漏气[34]。此外，术前血清白蛋白水平较低的患者在全肺切除术后更容易发生支气管胸膜瘘及相关并发症[35]。手术后，充足的营养对于伤口愈合至关重要。营养风险高的患者应在手术前优化其营养状况。

二、肺切除术患者的术前评估

肺切除术通常用于肺恶性肿瘤的诊断和治疗，而较少用于治疗肺大疱、支气管扩张、并发感染性肺疾病和创伤性肺损伤。在肺癌患者中，使用计算机体层成像（CT）、磁共振成像（MRI）、支气管镜检查或纵隔镜检查进行详细的解剖分期对于确定肿瘤的范围至关重要。在进行肺切除术之前，应进行内科专家、外科医师和麻醉医师的多学科评估，然后征求患者的意见。肺切除手术的目标是最大限度地提高治愈率，最小化复发率，并在术后保持足够的残余肺功能。

（一）肺功能检查：肺量计法和弥散量

在准备手术时，肺切除术的患者必须接受基本的肺功能检查（pulmonary function test，PFT）。PFT 的作用是根据患者的术前肺功能和残余肺的预测功能，进一步确定呼吸系统并发症和死亡风险。肺量计法是最常见和最容易进行的肺功能评价，通常与肺容积测量和运动测试一起进行。肺量计法测量是在最大限度吸气之前的用力呼气期间随时间推移而呼出的空气量（图 8–1）。呼出的总量被称为用力肺活量（FVC），第 1 秒内呼出的量称为第 1 秒用力呼气容积（FEV_1）。FEV_1 与 FVC 的比值以百分数表示，是哮喘、COPD 和间质性肺病等常见肺部疾病的主要诊断指标（图 8–2）。在健康成年人中，FEV_1/FVC 为 70%～80%，并随着年龄的增长而下降。

在接受大型肺部手术的患者中，FEV_1 已被证明可以预测包括死亡率在内的术后并发症。FEV_1＜60% 的患者更容易在术后发生呼吸系统并发症[36]。FEV_1＜30% 的患者的发病率为 43%，当 FEV_1＞60% 时，发病率下降至约 12%。此外，在评估手术患者时，通过测定一氧化碳弥散量（DLCO）来评估肺实质功能，这在临床上也很有价值。该测试测量了肺部将气体从吸入的空气运输到肺毛细血管中红细胞的能力。DLCO 通常被用作许多肺部疾病的严重程度指标，有助于诊断限制性肺部疾病和肺血管疾病。这在肺气肿患者中尤其重要，由于肺泡被

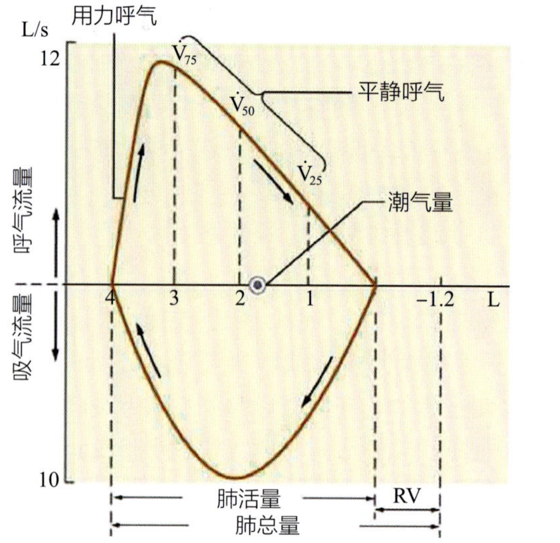

▲ 图 8–1　正常受试者的流量 – 容积环

$\dot{V}_{75}$、$\dot{V}_{50}$ 和 $\dot{V}_{25}$ 分别代表呼出 75%、50% 和 25% 肺活量时的瞬间流速；RV. 残气量（经许可引自 Goudsouzian N, Karamanian A. *Physiology for the Anesthesiologist.* 2nd ed. Norwalk, CT: Appleton-Century-Crofts，1984.）

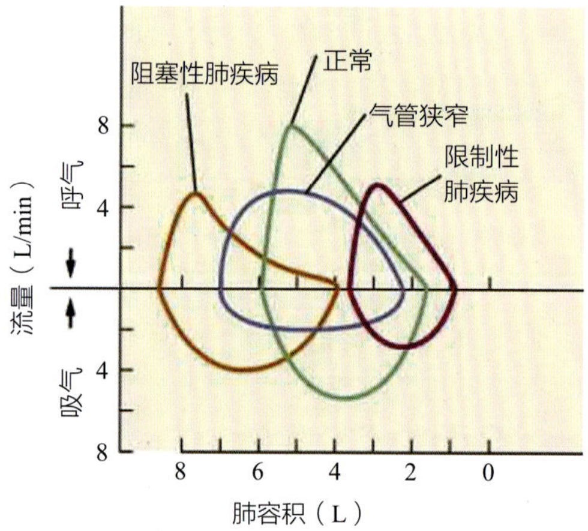

▲ 图 8–2　在正常受试者、慢性阻塞性肺疾病（COPD）患者、阻塞性（气管狭窄）患者和限制性（肺纤维化）患者中，不同的流量 – 容积环

注意 COPD 患者的凹型呼气和阻塞性患者的平坦吸气曲线（引自 Goudsouzian N，Karamanian A. *Physiology for the Anesthesiologist*. 2nd ed. Norwalk, CT: Appleton-Century-Crofts, 1984.）

破坏，气体交换表面积往往显著减少。在术前评估中，DLCO 对风险分层很有用，因为它可以预测肺切除术和肺减容术后患者的不良预后[37]。事实上，DLCO 已被证实是一个比 FEV_1 更能预测术后并发症的指标[38, 39]。PFT 包括肺量计法和 DLCO，作为

基线术前检查的一部分，以最大限度地增加可用于决策的术前指标[40]。

（二）预测术后肺功能

由美国胸科医师学会、英国胸外科学会、欧洲呼吸学会 / 欧洲胸外科学会制定的指南建议，当 PFT 结果用于术前评估时，可使用 FEV_1 和 DLCO 的绝对值（单一截止值）和百分比预测值来评估术前风险。目前对肺叶切除术和全肺切除术的建议是术前使用支气管扩张药后，FEV_1 分别＞1.5L 和＞2L，或者术前 FEV_1＞80%[40]。然而，与绝对值相比，百分比预测值与预后的相关性更好，因为它更好地考虑了患者的个体差异，如年龄、性别和种族[41]。因此，评估拟行肺切除术的患者时，肺功能的百分比预测值更有用。百分比预测值可以通过两种方法计算，这取决于肺切除的范围，包括肺叶切除术的解剖分段法或全肺切除术的血流灌注法。

在肺叶切除术的解剖分段法中，术后预测 FEV_1 值（PPO FEV_1）和术后预测 DLCO 值（PPO DLCO）由被切除的功能性肺段的数量和功能性肺段的总数决定。功能性或无阻塞肺段可通过术前 CT 扫描或支气管镜检查确定。肺通常由 19 个肺段组成；右肺由 10 个肺段组成，左肺由 9 个肺段组成（表 8-7）。在肺活量测定和 DLCO 检测之后，可以使用以下公式估算术后预测值百分比，其中 y 为要切除的功能性或无阻塞肺段的数量，z 为功能性肺段的总数。

表 8-7 肺段

肺	肺段数量
右肺	**(10)**
右上叶	3
右中叶	2
右下叶	5
左肺	**(9)**
左上叶	5
左下叶	4

$$\text{PPO FEV}_1 = \text{术前 FEV}_1 \times (1-y/z)$$

$$\text{PPO DLCO} = \text{术前 DLCO} \times (1-y/z)$$

在肺切除术的血流灌注法中，对肺部进行放射性核素灌注扫描，以测量可能切除的肺部的总灌注量。在进行肺量计法和 DLCO 测试后，可以使用以下公式计算术后预测值百分比。

$$\text{PPO FEV}_1 = \text{术前 FEV}_1 \times (1-\text{待切除肺的总灌注的比例})$$

$$\text{PPO DLCO} = \text{术前 DLCO} \times (1-\text{待切除肺的总灌注的比例})$$

利用计算出的 PPO FEV_1 或 PPO DLCO 与预测正常 FEV_1 或 DLCO 的比值，分别将 PPO FEV_1 和 PPO DLCO 表示为百分比，即 %PPO FEV_1 和 %PPO DLCO。

$$\%\text{PPO FEV}_1 = \text{PPO FEV}_1 / \text{预测的正常 FEV}_1 \times 100\%$$

$$\%\text{PPO DLCO} = \text{PPO DLCO} / \text{预测的正常 DLCO} \times 100\%$$

在没有心肺疾病的情况下，%PPO FEV_1 或 DLCO 为 60% 或以上的患者为低危人群，无须进一步检查即可直接行手术治疗。%PPO 值 30%～60% 的患者为中危人群，需要通过测力测试进行进一步评估。%PPO 值＜30% 的患者为高危人群，需要接受进一步的心肺运动试验（CPET）（图 8-3）[40]。

（三）测力测试

测力测试由爬楼梯测试（stair climbing test，SCT）和穿梭行走测试（shuttle walk test，SWT）组成。SCT 是中危人群的首选功能筛查测试。爬楼高度超过 22m 且无心肺不适的患者可行肺切除术。与爬楼高度超过 22m 的患者相比，爬楼低于 12m 的患者，心肺并发症的风险增加 2 倍，死亡率增加 13 倍[42]。SWT 是通过让患者在两个标记物（通常间隔 10m）之间来回行走，速度逐级增加。能完成 400m SWT 则认为适合手术[40]。这两种功能检查中的任何一项失败都表明患者需进行额外的心肺运动试验（CPET）。

（四）心肺运动试验

心肺运动试验（CPET）是一种安全可靠的检查，可以客观地评估负荷下的心脏和肺部功能。无法进行术前 CPET 检查表明患者的有氧能力有限，可能不适合进行胸外科手术。虽然 CPET 指标很多，但评估是否适合肺切除术最关键的是最大氧耗量（VO_{2max}），它被定义为身体在工作负荷不断增加

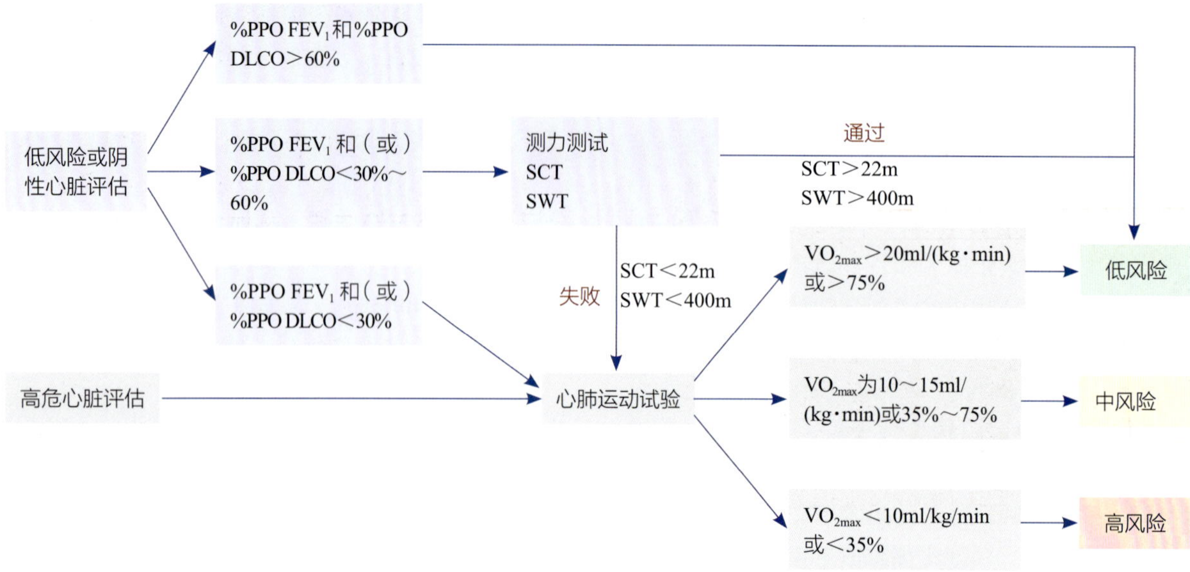

▲ 图 8-3　肺切除术的术前生理评估概述：ACCP 循证临床实践指南（2013）

DLCO. 一氧化碳弥散量；FEV_1. 第 1 秒用力呼气容积；PPO. 术后预测；SCT. 爬楼梯测试；SWT. 穿梭行走测试；VO_{2max}. 最大氧耗量（经许可引自 Brunelli A, Kim AW, Berger KI, Addrizzo-Harris DJ. Physiologic evaluation of the patient with lung cancer being considered for resectional surgery: diagnosis and management of lung cancer, 3rd ed: American College of Chest Physicians Evidence-Based Clinical Practice Guidelines. *Chest*. 2013, 143.）

情况下的最大摄氧量。因此，VO_{2max} 反映了心血管反应和整体心肺功能的上限。在接受肺切除术的患者中，围术期并发症与较低的 VO_{2max} 相关，危险因素分层定义如下。

(1) VO_{2max}＞20ml/(kg·min)或预测值超过75%可以安全地进行择期肺切除术，且预后良好[40, 43]。

(2) 与 VO_{2max}＞75%的患者相比，VO_{2max}在10～15ml/(kg·min)或预测值在 35%～75%的患者，围术期发病率和死亡率的风险增加。

(3) VO_{2max}＜10ml/(kg·min)或＜35%，术后发病率和死亡率极高，通常被认为是肺叶切除术解剖分段法的相对禁忌证。此时，可能需要缩小原计划的切除范围，或可能需要采取非手术治疗方式。

有趣的是，在肺切除术前，通过精细的运动计划来优化心肺功能，似乎可以减轻低 VO_{2max} 的风险[44]。

三、分侧肺功能检测

（一）定量肺灌注显像（通气—血流灌注扫描）

美国胸科医师学会和英国胸外科学会指南目前建议：对于肺功能检查处于临界值的患者（即 FEV_1＜60%），可使用通气（V）或血流灌注（Q）扫描来评估和预测计划进行肺切除术患者术后肺功能[45]。

然而，对于两者的优劣，或者是否应该结合两种扫描来指导手术决策，目前还没有达成共识[46, 47]。通气扫描是通过让患者吸入雾化的放射性标记气溶胶进行的，与血流灌注扫描相比，通常需要更少的放射性物质。血流灌注扫描是通过在几个呼吸周期内静脉注射放射性示踪剂进行的。放射性示踪剂从肺泡（V 扫描）或肺循环（Q 扫描）摄取中发出的辐射，随后被闪烁相机在前视图和后视图中捕获。有时还会获得一个单光子发射 CT（SPECT-CT）图像。然后对含有放射性示踪剂的感兴趣区域进行粗略评估（图 8-4），并使用软件计算肺不同区域的放射性示踪剂摄取量，产生放射性示踪剂摄取百分比[48, 49]。摄取百分比可应用于肺功能测定结果，以预测术后 FEV_1 和 DLCO。虽然通气和血流灌注扫描都低估了术后的实际肺功能，但与血流灌注扫描相比，通气扫描预测的肺功能似乎与实际术后肺功能的相关性更好[46]。

（二）单侧肺动脉阻断

单侧肺动脉阻断（unilateral pulmonary artery occlusion，UPAO）目前很少进行，但它可以用作肺切除术后心肺功能的术前预测指标，尤其是右心室功能。UPAO 测试包括使用肺动脉球囊导管选择

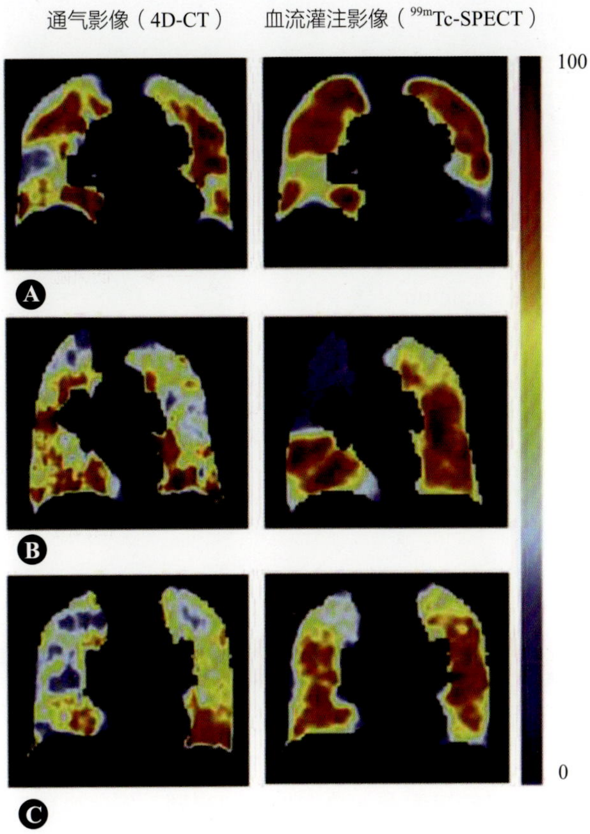

▲ **图 8-4　A. 四维计算机体层成像通气和单光子发射计算机体层成像血流灌注（^{99m}Tc 大颗粒聚合白蛋白），通气量与血流灌注量一致；B. 通气量大于血流灌注量；C. 血流灌注量大于通气量**

经许可引自 Nakajima Y, Kadoya N, Kimura T, et al. Variations between dose-ventilation and dose-perfusion metrics in radiation therapy planning for lung cancer. *Adv Radiat Oncol*. 2020, 5:459-465.

性地阻断肺动脉或肺叶动脉，模拟术后呼吸情况，即可用于气体交换的肺血管床减少，并测量右心的动态变化，以适应手术后肺动脉压的变化。这样可以评估手术患者的心肺储备及其术后出现潜在危及生命的并发症的可能性，例如急性呼吸衰竭、肺动脉高压和肺源性心脏病。然而，因为它是一种有创测试，所以有一定风险。手术过程中肺动脉球囊导管错位或球囊导管不慎移位可导致手术相关的心脏事件，包括心律失常和心搏骤停 [50]。肺血栓形成也是该手术的并发症 [51]。

四、单肺通气期间血饱和度下降的预测

手术涉及食管、肺、主动脉、腔静脉、纵隔和胸椎的各种胸外科手术都需要单肺通气（OLV）。当不是绝对需要时，在安全的情况下，OLV 通常仍然是首选。OLV 通过肺萎陷优化手术视野，使术者最大限度地接近手术目标。在 OLV 期间，只有一个肺通气，但两个肺都有血流灌注。这必然会使肺分流增加造成 V/Q 失调，从而导致不同程度的低氧血症。此外，胸外科手术通常需要将患者置于侧卧位。在侧卧位，通气侧肺被纵隔和腹部结构压迫，导致不同程度的通气不足。识别出 OLV 期间氧饱和度降低风险较高的患者非常重要，可以让麻醉医师和外科医师之间就术中计划进行更充分的讨论和准备。对于风险较高的患者，可采取预防措施，如个体化呼气末正压通气、积极的肺复张或对非通气侧肺的持续气道正压通气，防止血氧饱和度下降，但相对降低了手术视野显露的程度。

OLV 期间血氧饱和度下降的最重要的预测指标是自主呼吸双肺通气时的动脉血氧分压（PaO_2）。自主呼吸双肺通气时的 PaO_2 与 OLV 期间的 PaO_2 水平直接相关 [52]。因此，在双肺通气时血气样本显示 PaO_2 较差的患者中，术中 OLV 时患者发生低氧血症的可能性更高。在尝试预测 OLV 期间的血氧饱和度时，手术侧也很重要。鉴于右肺大于左肺，OLV 期间的氧合在左侧开胸术期间更好，即左肺萎陷，右肺通气 [52, 53]。由于通气肺的灌注依赖于重力，患者的体位和灌注分布在氧合中也起到重要作用。OLV 期间，侧卧位患者比仰卧位患者氧合更好，因为通气—血流灌注匹配得到改善 [54]。在手术部位对侧曾进行过肺切除的患者在 OLV 期间低氧血症的风险较高，因为可用于气体交换的通气侧肺组织较少 [55]。肥胖患者由于腹部和肋骨周围过多的脂肪组织会给胸腔造成外部负荷，破坏了正常的胸壁和呼吸力学，功能残气量降低，也更容易在 OLV 术中发生低氧血症 [31]。

结论

理想的术前评估应以目标为导向，以证据为基础。术前评估应针对患者进行个体化定制。识别高危患者可以有针对性地优化术前共病，有助于麻醉医师和外科医师做出围术期决策。麻醉医师和外科医师必须确保对每位手术患者进行全面评估，将患者安全最大化，围术期发病率和死亡率最小化。

第9章 胸外科手术的预康复

Prehabilitation for Thoracic Surgery

Michael Charlesworth　Richard Templeton　著
李　超　杜　伟　译

肺癌占所有癌症病例总数的30%，肺癌患者的预后正在逐步改善[1]。ⅠA～ⅡA期肺癌患者接受联合化学治疗和手术治疗的5年生存率超过50%[1]。肺癌筛查项目越来越多地识别出可行肺切除术的患者[2]。肺切除术与术后肺部并发症高发生率相关[3]，这些并发症本身与生存率降低、发病率增加、重症监护时间延长和住院时间延长有关[4, 5]。在围术期，加速术后康复方案和术后肺康复现已广泛开展[6–8]，但术前康复或预康复（prehabilitation）是一个相对较新的概念。胸部预康复的目的是降低手术患者的围术期风险，或者在某些情况下，可使以前不适合手术的患者达到可手术的标准。对于这部分人群，存活的机会可能会增加[9]。在本章，我们将讨论如何通过风险预测、共享决策和一系列可以整合到术前路径中的多模式术前干预措施来实现这一目标。

一、风险预测

接受胸外科手术的患者通常伴有呼吸系统和（或）心血管疾病共病。最广泛用于风险分层的方法是术前肺功能检查[10]。通过测量第1秒用力呼气容积（FEV_1）来评估呼吸力学，可以直接反映术后肺部并发症的发生率。肺部气体交换能力是通过测量一氧化碳弥散量（DLCO）进行评估，与术后死亡率相关。最后，可以使用功能测试来评估心肺储备，例如穿梭行走或心肺运动试验。

术前肺功能检查有助于指导手术切除的范围。对于FEV_1和DLCO值超过80%的患者，可直接进行肺切除术。如果其中任何一个值低于80%，则需要进行运动测试来测量最大氧耗量（VO_2），如果VO_2或预测的术后氧耗量<35%或<10ml/（kg・min），则不建议进行肺叶切除术或全肺切除术[11]。对于姑息性手术，如肺减容术或气道支架置入术，尽管确实存在患者选择的问题，但还要根据具体情况评估风险与获益决定是否进行手术[12]。手术与否和手术切除范围是在对患者的生理功能评估之后决定的，这与风险预测、知情同意、共同决策和康复相结合。

目前有一系列的体系用于胸外科手术前对患者进行风险分层[13]。这些体系均有一定缺陷。取而代之的更全面的方法是，不仅考虑患者心肺储备功能，更要考虑其他方面来更好地了解患者围术期风险。这些额外的措施可以帮助我们识别出“危险信号”，以指导我们决定计划进行手术的患者是否属于高风险类别。这些指标包括但不限于：低（和高）体重指数[14]、自理能力低、重度尼古丁依赖、重度酒精依赖、短距离行走能力严重受限（无法完成6min步行测试）或爬楼梯、严重的慢性心脏病、呼吸系统共病和阻塞性睡眠呼吸暂停、贫血、骨骼肌减少症和衰弱。风险评估是所有预康复计划中不可或缺的一部分，但即使存在风险，预康复也应用于所有患者。

二、共同决策与知情同意

共同决策可以定义为根据患者的价值观和选择及临床医生的专业知识进行量身定制护理的过

程[15]。当共同决策的概念与知情同意、风险评估和决策辅助工具或协议合并在一起时，通常会出现混淆[16]。尽管人们普遍认同共同决策在围术期的积极作用，但主要是时间阻碍了其实施。在患者同意手术后的很长一段时间内，如果患者在手术当天早上才第一次见到麻醉医师，术前评估会更侧重于信息检索及选择更安全的麻醉药。出于这个原因，必须重新设计围术期路径，以便在术前麻醉门诊和手术前后很长时间内让患者与麻醉医师接触，共同决策的过程甚至可以延伸到术后直至出院。因此，它是所有预康复计划不可或缺的一部分。

三、预康复

术前阶段是有针对性干预的理想时间，旨在改善所有手术患者的术后结局。目的是恢复手术后的身体和心理功能。它适用于所有计划进行手术的患者，并不仅仅限于高风险或低风险的患者。它可以被定义为“在癌症诊断和急性治疗开始之间发生的癌症连续护理过程，包括建立基线功能水平的身体和心理评估，识别损伤，并提供促进身心健康的干预措施，以减少未来损伤的发生率和（或）严重程度”[17]。可是，它也带来了许多挑战。具体来说，对于等待肿瘤切除的胸外科手术患者，在诊断和手术之间的时间有限，其他相关的医院预约或治疗可能会给患者带来身体和心理上的负担。预康复必须是多模式的。它是几种干预措施收益的总和，这些干预措施本身是互补的[18]。它需要投入资源、基础设施、组织，并会获得手术效果、资金价值和公共健康的长期收益[19]。在此，我们描述了多模式胸外科手术预康复计划的各种组成部分。

（一）锻炼

大多数已发表的与胸外科手术预康复相关的证据主要集中在实施锻炼计划干预[9]。大多数计划包括有氧训练、阻力训练和呼吸肌训练，包括有监督或无监督的训练计划[4]。虽然近期两项高质量系统评价表明肺癌患者的术前运动计划可能是有益的[4, 5]，但纳入的证据质量为低至中等级别。关于这些证据是否可以应用于低风险人群及组织实施这些计划所需的资源也存在疑问。最近，Tew 等发布了大型非心脏手术的患者术前运动训练指南[20]。该指南提供了一个有用的运动样本计划，旨在减少胸外科手术患者术后并发症的发生率。然而，作者得出结论，成功实施预康复计划可能具有挑战性。目前存在着一系列制度化的文化和态度障碍，这可能会在不同程度上影响术前计划。患者相关因素包括动机、时间、经济和对共病的担忧。与系统相关的障碍包括：缺乏强调锻炼获益的教育机会、基础设施不足，以及对潜在计划交付的可行性和成本效益的担忧。

（二）营养

低 BMI 是接受肺切除术患者已知的危险因素[21]。这是一个可改变的危险因素，现有数个评分系统来检测营养不良[22]。每一次和患者互动都是一个可以强调优化营养状态重要性的机会。关于围术期营养不良还没有公认的定义。虽然营养过剩的患者有术后并发症的风险，但营养不良的肺癌患者可能患有肌肉萎缩且储备有限，无法应对手术的损伤。避免营养不良和营养支持是围术期的基本目标，这可以通过筛查、转诊到营养学家和营养康复来实现[23]。可以采取口服营养补充剂、维生素、免疫营养、蛋白质和碳水化合物的形式。

图 9-1 为美国强化康复协会和围术期质量倡议关于手术强化康复途径中营养筛查和治疗的联合共识声明。经过文献回顾，他们开发并提出了围术期营养筛查（perioperative nutrition screen，PONS）。PONS 是营养不良通用筛查工具的改良版本，现已用于围术期。PONS 根据患者的 BMI、最近的体重变化、最近报告的饮食摄入量下降和术前白蛋白水平来确定是否存在营养风险。此外，PONS 还包括术前白蛋白水平的评估，因为这是术后并发症（包括发病率 / 死亡率）的预测因素之一[24]。

外科营养指南，如欧洲临床营养和代谢学会、美国肠外肠内营养学会和美国围术期恢复质量倡议，都提供了选择营养筛查工具、营养不良评估工具和营养不良及高危患者治疗的细节。全面的营养评估包括了解营养不良的个人原因并纠正摄入充足食物的障碍。被确定为营养不良或有风险的患者需要个性化的治疗计划，其中可能包括治疗性饮食或强化食品。

图 9-2 展示的是杜克大学围术期增强团队项目。根据该流程，任何被评估为有营养不良风险的患者（PONS 评分≥1）都会被转诊给营养师进行评估，

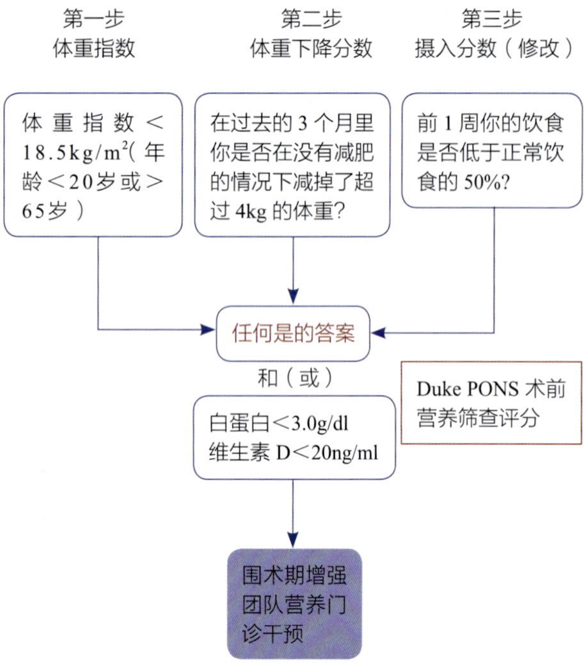

▲ 图 9-1 围术期营养筛查（PONS）

PONS 根据患者的体重来确定营养风险的存在，最近的体重变化表明了最近的饮食下降，摄入量和术前白蛋白水平；此外，PONS 还包括对术前白蛋白水平的评估，因为这是术后并发症的一个预测因素，包括发病率 / 死亡率（引自 Gillis C, Wischmeyer PE. Pre-operative nutrition and the elective surgical patient: why, how and what? *Anaesthesia*. 2019;74: 27-35.）

并接受营养护理。

一项针对 15 项随机对照试验（包括 3831 名接受各种外科手术的营养不良患者）的 Meta 分析发现，围术期营养支持可降低感染性和非感染性并发症的发生率及将住院时间缩短约 2 天[25]。

一项 Cochrane 综述纳入了 13 项随机对照试验（包括 548 名患者），研究胃肠道手术中的术前营养治疗，发现与无营养或标准营养相比，术前免疫增强营养可显著减少术后总并发症。

总的来说，这些研究表明，营养缺乏和营养补充都会对手术恢复产生影响[23]。

（三）心理学

目前为止，康复计划主要关注身体功能，而术前心理康复往往被忽视[26]。Park 等发现，肺癌患者术后心理困扰和抑郁发生率较高，并且在术后增加。他们前瞻性地招募了 278 名患者，平均年龄 62 岁。246 名（89%）患者行胸腔镜切除术。术前焦虑和抑郁症的患病率分别为 8%（n=22）和 12%（n=32），术后分别为 9%（n=26）和 19%（n=54）（分别为 P=0.37 和 P＜0.001）。性别、年龄、婚姻状况、晚期临床阶段、酗酒、吸烟状况、住院时间、肺功能和术前共病与术后焦虑和抑郁无关。他们得出的结论是，术后心理困扰，特别是抑郁症，在肺癌手

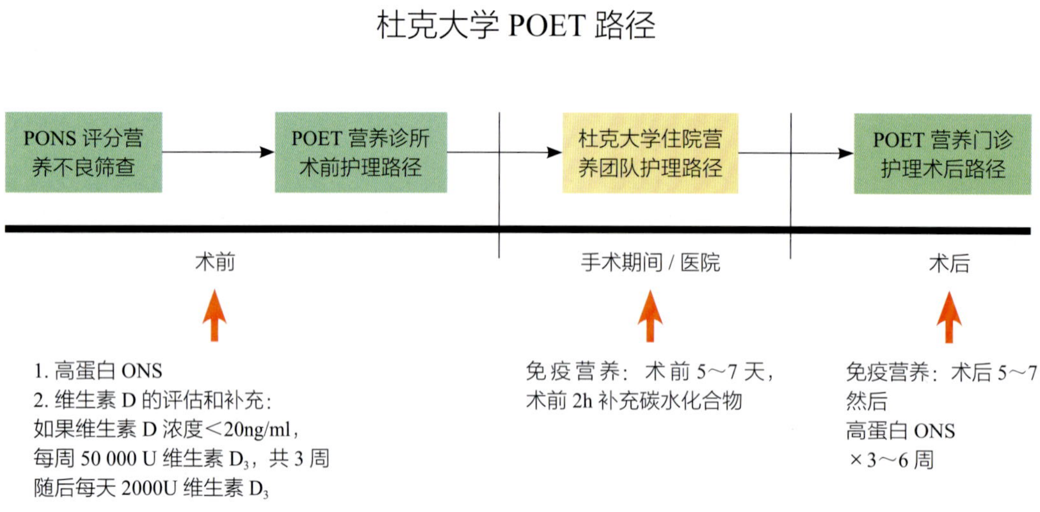

▲ 图 9-2 杜克大学围术期增强团队（POET）针对有临床围术期营养不良风险患者处理流程

任何被评估为有营养不良风险的患者（围术期营养筛查评分≥1）都要由营养师进行评估，并根据该流程接受营养护理；ONS. 口服营养补充剂；PONS. 围术期营养筛查（引自 Gillis C, Wischmeyer PE. Pre-operative nutrition and the elective surgical patient: why, how and what? *Anaesthesia*. 2019, 74:27-35.）

术治疗后增加。术后焦虑和抑郁因术后残留症状而加重[27]。

尽管在大手术前进行心理准备和（或）干预似乎是合乎逻辑的，但目前没有足够的证据证明这是否有益[28]。目前这是一个迫切需要高质量前瞻性试验的领域，其中包括基线心理评估数据。

（四）戒烟和呼吸系统的优化

吸烟状况与远期死亡率和肺切除术后肺部并发症的发生率密切相关[29, 30]。

尽管术前阶段有可能成为"可教育时刻"，但在此类患者中戒烟计划的成功率很低[31, 32]。Lugg等评估了462名患者，其中111名（24%）为当前吸烟者，55名（12%）为以往吸烟少于6周的患者，245名（53%）为以往吸烟持续6周或更长时间的患者，51名（11%）为不吸烟的患者[33]。共有60名（13%）患者发生术后肺部并发症（PPC）。与从不吸烟者相比，当前吸烟者的PPC发生率更高（22% vs. 2%，P=0.004），重症监护病房转入率更高（14% vs. 0%；P=0.001），住院时间中位数更长（6^5 vs. 5^2；P=0.001）。然而，不同吸烟状况的两组之间的长期生存率没有显著差异。结论是，当前吸烟者有更高的PPC发生率，这可以在戒烟后降低。尽管如此，应向所有等待行胸外科手术的吸烟者提供戒烟建议和支持。重点：利用与患者的所有接触时间来讨论戒烟问题；了解患者的成瘾程度；开具适当的尼古丁替代疗法处方；并为患者提供戒烟指导[9]。其他干预措施包括深呼吸练习和吸气肌肉训练计划[34]。

（五）贫血

目前有多种关于围术期管理和改善贫血的指南[35-38]。计划进行大手术的患者中有很大一部分是贫血患者。与一般人群相比，围术期贫血更常见于接受大型择期手术患者中。其与术后发病率和死亡率的增加有关，也与住院时间延长和30天死亡率的增加有关[39]。

缺铁性贫血是癌症手术患者中最常见的贫血，具有复杂的病理生理学，包括营养缺乏和慢性炎症[35]。最好的诊断方法是血清铁蛋白＜100μg/L，或转铁蛋白饱和度＜20%[35]。虽然世界卫生组织将男性贫血的阈值定义为130g/L，女性为120g/L，但女性更有可能出现贫血，也更有可能需要在围术期进行异体输血。已有学者建议，在对所有患者进行术前评估时，将该阈值提高到至少130g/L以上[40]，笔者完全支持这一点。

如果可行，应至少在择期手术前4周发现贫血并进行分类，并在可能的情况下实施适当的药物治疗。输血应保留给严重贫血、持续出血和（或）生理储备差的患者。缺铁性贫血的治疗方法是补充铁剂[41]。术前有足够时间的话，可以考虑口服铁剂，通常需要6周左右。如果不耐受或如果有更紧急者，应静脉注射铁剂。根据笔者的经验，对于血红蛋白＞130g/L、铁蛋白＜100μg/L或转铁蛋白饱和度＜20%的患者，应考虑静脉注射铁剂。这已被证明是安全和有效的[42]。不推荐常规使用促红细胞生成素，在英国也没有获得使用许可，其与不良结局相关[43]。可以在初级或中级医疗机构中建立铁门诊来提供这项服务。最后，必须牢记的是，可以通过结合几种血液保护策略来更好地实现大型外科手术不使用抗生素治疗和不使患者面临并发症风险的目标。

（六）糖尿病

糖尿病是一种发病率不断上升的多系统疾病。这是一个可改变的危险因素，可以在术前进行改善，术后结局也有明显的改善[44]。糖尿病的患病率正在上升。国际糖尿病联合会的最新估计显示，全世界患糖尿病的人数约为4.25亿，即每11个成年人中就有一个糖尿病患者。预计到2045年，这个数字将上升到近7亿。在最近发表的一项澳大利亚单中心前瞻性研究中发现，在54岁以上接受住院手术的7565名患者中，有2047名（27%）患有糖尿病，界定糖化血红蛋白（HbA1c）＞48mmol/mol（6.5%）；2825名（37%）为糖尿病前期，界定HbA1c为39～47mmol/mol（5.7%～6.4%）；只有2457名（32%）血糖正常。糖尿病可能被确诊或未确诊，但目前英国没有对计划进行手术的患者进行糖尿病筛查。一些人认为，这是错失的良机。国际糖尿病联合会目前估计，全世界有超过2.1亿人未确诊糖尿病[45]。与同样情况下的非糖尿病患者相比，糖尿病患者（无论是确诊还是未确诊）的住院时间更长、并发症更多，术后重症护理、术后通气的要求更高，甚至有更高的死亡率和治疗费用。在外科手术患者中，住院时间比无糖尿病患者高出45%。更好地控制糖尿病患者血糖的策略包括：调整降血糖药、开始胰岛素治疗、持续皮下注射胰岛素。也就是说，精细的术前评估和沟通是最好的干预措施[44]。手术团队的转诊信应详细说明相关病理和当前的 HbA1c，但有证据表明这些并不是所有人都能做到的[46]。如果糖尿病控制不佳，应寻求糖尿病专家团队的早期建议。

（七）心脏

胸外科手术患者中并发心脏疾病的患病率很高。证据表明，并发心脏疾病是胸外科手术患者中最重要的危险因素之一[47, 48]。据估计，全球每年约有 2 亿台大型手术。不同国家的总体并发症发生率不同，但可能在 10% 左右，心脏并发症目前是导致发病和死亡的主要原因之一。在一项使用肌钙蛋白水平的研究中，心脏并发症占术后死亡率的 40%。主要的心脏不良事件包括：急性心肌缺血或心肌梗死、心绞痛、充血性心力衰竭、房室传导阻滞、心律失常和心搏骤停。即大多数接受胸外科手术的患者应该在手术前进行经胸超声心动图检查，特别是有心电图异常、高血压、慢性心力衰竭，以及使用心脏植入式电子设备的患者，应对以上情况进行优化管理[49]。

（八）衰弱和老年综合评估

衰弱在某种程度上也是一个可改变的风险因素，但它的评估不同于那些已经讨论过的因素，因为它不是器官特异性的。目前，对衰弱没有公认的定义，但有许多工具来测量，包括临床衰弱量表[50]、Edmonton 衰弱量表[51] 和其他一些工具等[52]。衰弱评估可以使围术期方案更加合理，例如微创手术、分阶段手术或使用“损伤控制”方法。目前迫切需要高质量的围术期干预试验，以在术前减轻或逆转任何接受大手术的患者的衰弱[53]。

过去，80 岁以上的患者很少进行大手术。随着外科手术技术和围术期护理的进步，即使年龄很大，外科手术也可能是一个可行的治疗方法。虽然实际年龄本身对预测手术结果的影响很小，但与年龄相关的生理储备功能下降是不可避免的，并影响所有器官系统。综合老年病评估需要围术期团队的所有成员，以及老年病学家、护士、治疗师和营养师之间的合作。包括对下列组成部分的评估：共病、药物、营养、心理健康、谵妄的危险因素、功能能力、社会环境和家庭环境。有充分的证据表明，它在提高老年胸外科手术患者的预后方面有积极的作用[54]。

（九）口腔卫生

不良口腔卫生情况会增加术后肺部并发症的风险，证据表明，改善口腔卫生可降低胸外科手术患者的这种风险。这种廉价而有效的患者主导的干预应成为预康复途径的一部分。在一项 972 名患者的研究中，对 466 名进行干预即遵循口腔卫生建议，506 名是对照组。接受干预的患者中，405 名（86.9%，95%CI，83.3%～89.8%）遵守了口腔卫生建议。64 名（12.6%）对照组患者和干预组 36 名（7.7%)（P=0.015）患者术后需接受抗生素治疗。结论是，让患者参与口腔卫生计划是可行的，从而减少心脏直视手术后需要抗生素的患者数量，这可能有助于降低成本[55]。

四、理想的胸外科围术期流程

传统上，围术期流程侧重于在考虑手术治疗后开始第一次正式的生理评估和手术前的风险评估[56]。笔者提出了一种现代化新流程，即从医院门诊开始预康复和优化。这些远早于术前评估和手术前（图 9–3）。

有效地护理肺癌患者需要密切和协调的合作。不仅仅是医疗保健提供者（外科医生、麻醉医师、医生、护士、理疗师、营养师和药剂师在围术期中发挥重要作用），还有患者和他们的朋友和家人。应动员患者在管理其疾病方面发挥积极作用。对于医疗保健团队来说，每一次与患者的互动都应被视为一个“可教育时刻”的机会，以支持和指导患者解决其可改变的风险因素。

在笔者所在医学中心，通过每周“外科学校”活动支持患者教育和预康复过程（图 9–4）。这些是会诊医师主导的会议，鼓励患者和支持他们的成员一起参加。在这些活动中，医生、理疗师、专科护士和营养师提供关于患者如何解决其可改变的风险因素的教育课程。患者也表示愿意与社区健身中心合作，在那里他们可以通过术前和术后健身计划得到帮助。还帮助患者为其提供进一步教育材料的定制网站和应用程序。

结论

未来接受胸外科手术的患者数量无疑将继续增加，而术前阶段提供了一个理想的机会来改善一系列问题：潜在的健康问题、围术期的预后、手术的

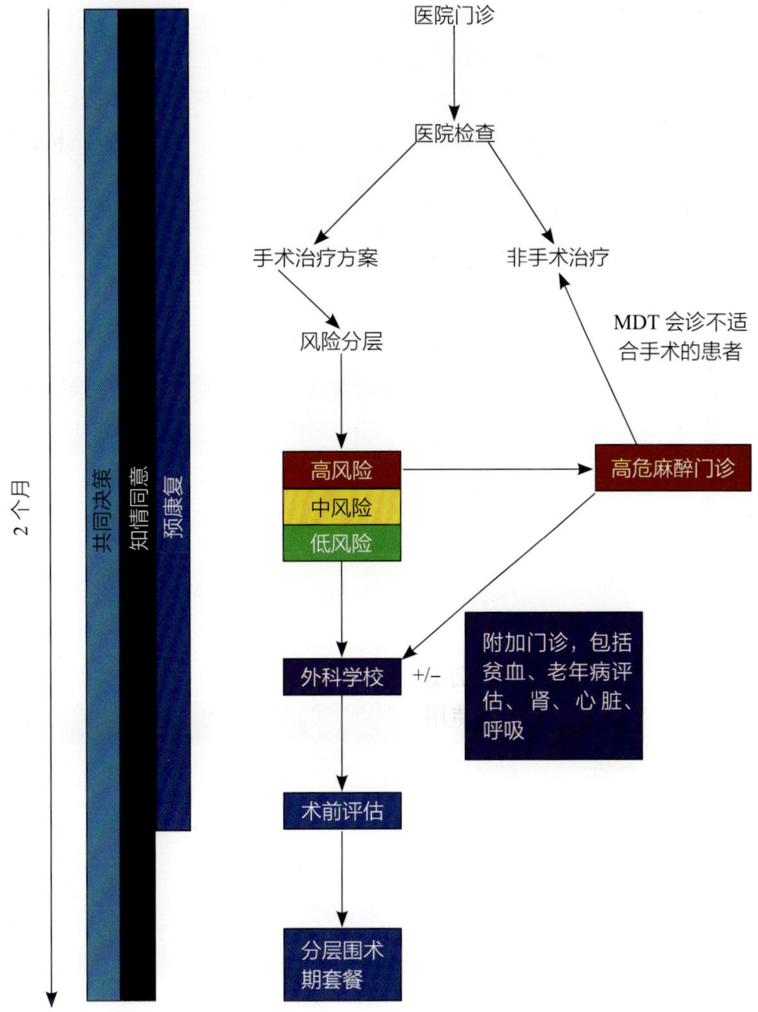

▲ **图 9-3　促进胸外科手术患者康复的理想流程**

多模式预康复从医院门诊延伸到术前评估；它整合了共同决策、知情同意、风险分层和术前优化的所有方面；MDT. 多学科（康复）综合小组

成本效益，以及提高公共健康水平。其关键是有效的培训和教育，这将使患者能够在手术前优化生理状况，并恢复到与病前状态相似的健康和功能水平。关于预康复的累积影响及跨越实施障碍，仍需高质量前瞻性的数据证实。

声明

感谢英国曼彻斯特大学 NHS 基金会信托基金 Wythenshawe 医院心胸麻醉和重症监护科。无利益冲突或外部资助。

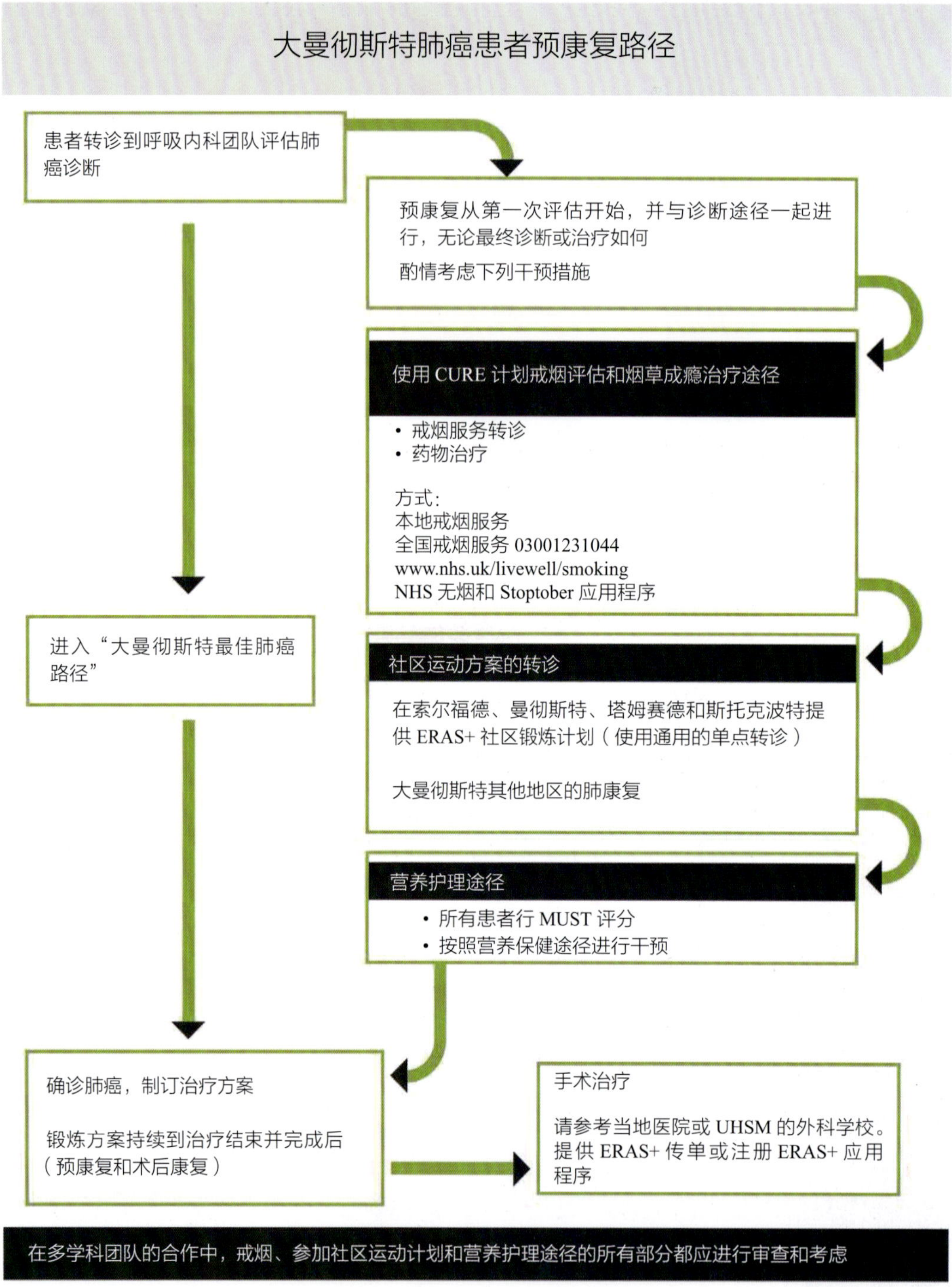

▲ **图 9-4　大曼彻斯特肺癌预康复路径**

CURE. 对话、理解、替换、专家和循证治疗；ERAS. 加速术后康复；UHSM. 南曼彻斯特大学医院

第三篇　术中准备

Intraoperative Preparation

第 10 章　胸外科手术的体位

Positioning in Thoracic Surgery

Alessia Pedoto　Nicole Ginsberg　著
黄　河　陈　兵　译

患者体位的摆放对于手术术野充分显露至关重要。患者体位也反过来直接影响术中麻醉管理。患者的体位摆放除了为术中提供充分的视野，还应该尽量减少潜在的伤害和损伤，特别是在全身麻醉期间发生体位改变时，由于患者在麻醉中处于无意识状态，缺乏自我保护机制，容易造成损伤。麻醉医师在围术期体位摆放及体位变换中担负着关键的角色，负责确保患者的安全。

理想情况下，患者的体位应该既有利于外科手术的操作，提供对手术部位的最佳手术视野，又便于麻醉医师对患者的管理。最佳体位不应该干扰呼吸或循环，也不应该造成过度的神经压力或肌肉不适。

胸外科手术常见的体位包括仰卧位、侧卧位或俯卧位，也可在这些体位的基础上加入屈曲或反 Trendelenburg 位（头高足低位）来进一步做体位摆放，这通常是在麻醉后进行。在术前就应该做好预防长期和短期损伤的详细术中计划。若患者在术前存在神经病变或神经损伤相关的活动范围受限，应做细致地评估和记录。不幸的是，只有不到 10% 的体位性损伤被明确识别[1]。因此应该仔细评估被认为有体位性损伤风险的患者，如老年人、糖尿病患者或极端体重指数（BMI）的患者。在活动范围显著受限的情况下，应该在患者清醒时检查最终的手术体位，以避免在全身麻醉诱导后改变体位时造成重大或永久性损伤。此外，若存在任何担忧或限制都应该与外科医生沟通，采取替代的体位。

本章的目的是描述在胸部非心脏手术中常用的体位，突出每种体位所涉及的挑战和生理变化，并讨论如何预防可能的并发症。

一、胸部非心脏手术的体位

胸部非心脏手术通常涉及多种体位，这些体位通常在患者麻醉后摆放。

（一）仰卧位

一般情况下，全身麻醉通常在仰卧位诱导。为了便于插管，将头颈部放在吸气位（嗅花位），双臂靠在身体两侧。视频喉镜的使用及手术室内纤维支气管镜的应用，使插管不再过于依赖最佳体位。然而，在诱导之前应该注意颈部僵硬或任何术前颈部损伤的存在。应特别关注患者的最后手术体位，通常是侧卧位加屈曲位。双腔导管（DLT）或支气管封堵器（BB）应在翻身之前正确放置，并在最终手术体位摆放好后进行重新检查。静脉置管、气管插管和尿管应固定好并具有足够的长度以确保可以安全地移动。

在仰卧位进行的胸部非心脏手术包括食管胃切除术、纵隔肿瘤手术或气管疾病手术。在仰卧位时，手臂可以是外展、躺放或固定在头部上方（“举手”）。当手臂外展时，应保持<90°，并固定以防止滑脱，特别是在需要反 Trendel-enburg 位（头高足低位）的情况下需特别注意。应在所有压力点下加软垫进行保护，并消除任何直接对皮肤施加的压力。如果手臂躺放在患者两侧，应保持中立姿势，拇指向上，手掌向内[2]。应固定手臂以防止滑动，同时避免导致远端低灌注的情况。此外，动脉

或静脉输液管路上的旋塞开关等应该加垫以防止对皮肤造成压力损伤。手举起的体位（肘部90°屈曲，肩部90°外展）可能会导致臂丛神经牵拉，这曾在尸体研究中观察到[3]。在胸骨切开手术中，通常在肩胛骨水平处放置肩垫，以展开锁骨并促进胸骨的切开。头部应固定，避免过度伸展或旋转，以防止臂丛神经损伤[4]。为了支撑头部并保护免受接触压力，应在头部下放置枕头或保护性泡沫垫。头部悬垂会对颈椎脊髓施加压力，从而可能导致术后神经损伤。在对患者进行准备和铺巾之前，应检查所有的静脉输液管路，以确认畅通无阻。如果置入了硬膜外导管，还应确保硬膜外给药通路通畅。

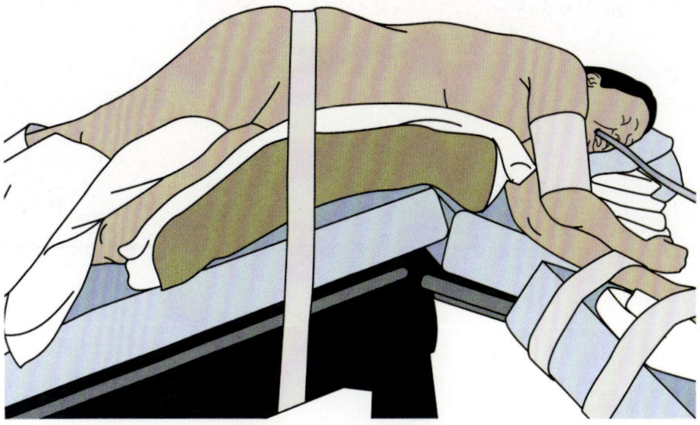

▲ **图 10-1 用胶带固定的侧卧位加屈曲位的患者**
使用沙袋防止患者的侧向移动；侧卧位时，侧卧的下肢略屈曲，非侧卧的下肢保持伸直，双膝之间放置枕头以防止常见的腓总神经压迫

（二）侧卧位

侧卧位常用于大多数胸外科手术，一般在全身麻醉诱导插管完成后将患者翻转至该体位(图10-1)。麻醉团队应该监督翻身过程，以避免导管和气道设备的移位或滑脱。在侧卧位时，任何可能导致患者受伤的不自然姿势，即使是暂时的也应避免。移动患者的工作人员应注意防止在翻身过程中受伤[5-7]。一旦处于侧卧位，应给所有压力点垫上垫子，并固定患者以防止滑动或跌落。术中也应频繁进行检查，并根据需要对原始位置进行调整。在侧卧位进行胸外科手术时，至少应在将患者放置在侧卧位之前建立两个静脉通路。在侧卧位放置后再建立静脉通路可能具有重大挑战性，并且耗时较长。

下肢（图10-1）：侧卧时位于下面的腿应稍微屈曲，膝盖下垫垫子以避免压迫腓总神经。上面的腿通常保持伸直，在两腿之间放置枕头以避免压迫上面腿的腓总神经。隐神经应该没有任何压迫。应避免压迫血管，因为对于外周血管疾病患者，可能导致缺血。通常使用胶带或魔术贴带将髋部固定在床上，以防止旋转和脱位，或出现远端低灌注。由于侧卧时位于下面的腿部承受了压力和腹股沟静脉回流减少，有下肢发生间隔综合征的报道[8-10]。已有研究指出，手术时间较长（>5h）、BMI>40kg/m^2[11]、低静脉回流和低灌注等多种风险因素可能是其发生的风险因素。臀部区域也存在风险，因为臀肌是被分隔的。在年轻的高BMI患者中，经过长时间的侧卧位后报告了臀部间隔综合征的病例[12, 13]。

上肢应处于中立位置（图10-2）[14]。侧卧时位于下面的手臂应该靠在垫子上的手臂板上，并向外展开小于90°。在肘部下方垫垫子可以防止尺神经受压。手腕应处于中性位置，以避免桡神经损伤。通常在T_4水平的腋窝下方放置一个“腋窝卷”以释放空间，避免臂丛神经损伤和血管压迫[15]。在放置卷垫之后及在覆盖手术物之前，医护人员应检查卷垫是否向头部移位，特别是如果调整了体位后需再次检查卷垫的位置。将脉搏血氧仪放置在侧卧时位于下面的手臂上可以作为充分灌注的指标[16]。侧卧时位于上面的手臂可以悬挂在抗拉带上（图10-2A）或靠在板上（图10-2B）。在这两种情况下，应避免肘关节的过度屈曲或肩的过度伸展，以防止臂丛神经或尺神经损伤。上肢体位摆放所用的垫子放置不当也可能导致压迫性损伤，并可能遮挡术中患者的气管导管或液体通路。如果固定不好，枕头和手臂可能会滑动到不自然的位置。如果将胶带过紧地绕过肘部，可能会直接对尺神经施加压力，导致术后神经病变。最后，上肢可以放置在手术室手术台靠近面部的位置（图10-2C），但前提是有足够的空间保持中立位并避免手术过程中的坠床。这会使接近胸部难度增加，术中胸部检查具有挑战性。

颈部应处于中立位置，并由凝胶或泡沫枕头及床单或枕头提供支撑，当床位弯曲时也要提供支撑。在覆盖手术铺巾之前，应从侧面进行仔细评估颈椎位置，确认中立位置（图10-3）。如果患者存在任何颈椎限制，应极度谨慎地保持头部处于中立位置。如果使用商用设备来帮助保持颈椎中立位

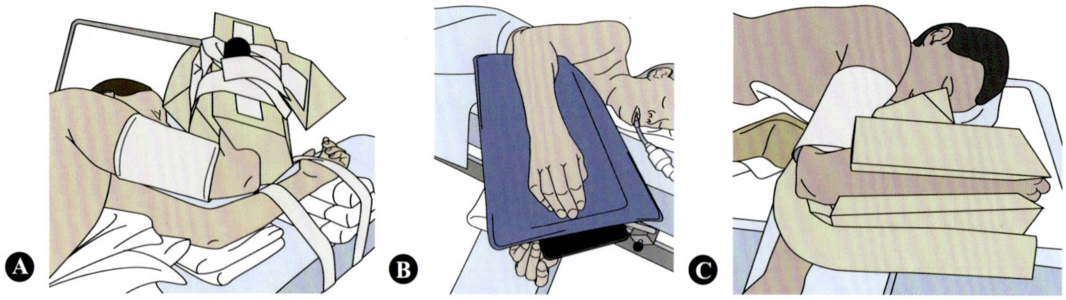

▲ 图 10-2　上肢处于中立位置

下垂的手臂用垫子支撑在一个中立位置的手臂板上，肘部和手腕处要垫好垫子；非下垂的手臂可以放在抗拉带上（A），放在板子上（B）或靠近床面放在脸旁边（C）；在所有情况下，都应使用垫子并保持中立位

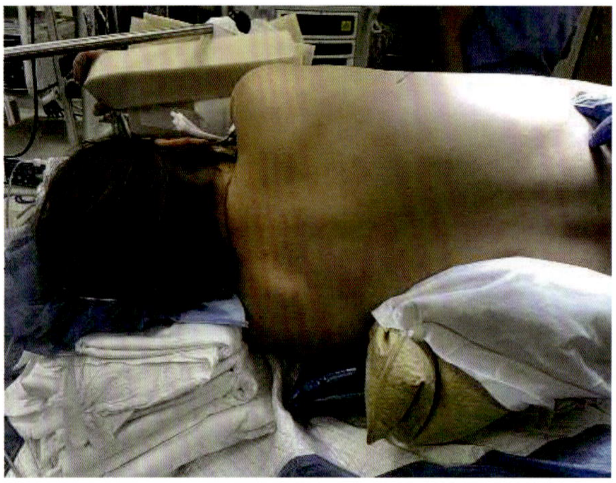

▲ 图 10-3　颈部应保持中立位置，并从侧面进行检查

置，应选择适合特定患者尺寸的设备。应特别注意避免对下方的耳和眼睛施加压力。在侧卧位时，眼内压力增加的报道较多，侧卧时位于下方的眼睛的压力更高，在返回仰卧位之前仍然持续[17]，而使用七氟醚时情况会更加严重。Yamada 等[18]对 28 名侧卧位手术患者的眼内压进行了评估，随机将其分为七氟醚组和异丙酚组。在手术过程中的几个时间点记录了两眼的眼内压，并在两组之间进行了比较。在七氟醚组中，转为侧卧位 1h 后，无论是侧卧时位于上方的眼睛还是下方的眼睛的眼内压都显著增加。眼内压增加至 28mmHg 或更高的患者数量在七氟醚组中高于异丙酚组。作者得出结论，异丙酚可能比七氟醚更适合维持侧卧位的麻醉。

在拔管之前，手术床应解除弯曲，甚至可以调至坐姿以促进自主通气。如果需要在患者苏醒之前进行支气管镜检查，应在仰卧位或半坐卧位进行，并将双腔导管（如果使用）更换为单腔导管或喉上气道装置（在食管切除术的情况下，为了避免可能误吸最好选单腔导管），以适应 6.0mm 的纤维支气管镜。在长时间侧卧位的情况下，由于静脉回流减少，面部可能会水肿。在更换双腔导管时应采取所有的预防措施，首先将患者放置在最佳吸气位置（嗅花位）。应满足严格的拔管标准，因为在这种情况下可能很难重新插管。如果使用支气管封堵器进行单肺隔离，则可以在其取出后进行软性支气管镜检查。

（三）屈曲位

床位弯曲的目的是将髋部远离胸部，促进肋骨之间的空间张开。通常通过使用肾形支架或调节手术台的弯曲程度（图 10-1）来实现。弯曲点应位于髂嵴的水平位置，避免直接对髋部骨结构进行压迫，以防止缺血或坏死，尤其是对于年长或消瘦的患者。在依赖性髂嵴下方放置保护性的泡沫垫或凝胶垫[16]。在腰部弯曲时，可能会对腹部器官和下腔静脉施加压力，从而导致静脉回流减少而出现低血压。由于肥胖患者的体型特点，可能难以将其固定在手术台上。如果患者没有得到适当固定，可能会从手术台上摔下。使用真空沙袋或正确放置和固定在手术台上的凝胶卷来稳定患者，避免潜在的事故。所有的压力点下应放软垫，以避免压迫性损伤[16]，同时要避免由于绷带过紧而导致的远端缺血。

（四）反 Trendelenburg 位

这个姿势通常用于上腹部的手术，如微创食管切除术、Nissen 胃底折叠术或食管肌层切开术，因为它通过将腹部内容物向尾部方向移位来促进器官显露（图 10-4）。在防止患者从手术台上滑落方面需要非常小心。可以使用防滑凝胶床垫、胸部和骨盆绷带及软垫脚板来实现这个目的[16]。无论选择何种设备来固定患者，都应始终避免过大的压力可能造成的伤害[16]。由于额外使用了腹腔气压，下肢静脉回流减少导致的显著低血压可能会发生。需要频繁进行血压测量，可以通过无创或有创监测器进行。由于头部位于心脏上方，存在潜在的脑部低灌注的风险。在管理平均动脉压（mean arterial pressure，MAP）时应考虑到这一点。每增加 2.5cm 的垂直高度，MAP 会下降 2mmHg[19]。

（五）俯卧位

俯卧位有时被用于微创手术中的胸部食管解剖和重建，因为它位于后方位置（图 10-5）[20, 21]，与其他方法相比，它具有卓越的手术人体工程学和生理学优势[22]。

将患者转至俯卧位的最大挑战是避免监测器、导管和气管插管的脱落。单腔导管通常足够，因为重力的作用，肺的呼吸运动是向前进行的，通气加快这一变化。由于双腔导管的形状和硬度保持正确位置且避免弯曲或脱落会更困难，因此，如果需要肺隔离，选择支气管封堵器可能更好[23]。头部通常放置在柔软的泡沫成型面罩或商用设备（Proneview[TM]，Mizuho OSI，Tokyo，Japan）上，眼睛、鼻子和下巴不受压迫，并放置在适当的凹槽中。手术过程中可以使用镜子进行定期检查[16]。面部应该位于心脏上方，以避免面部水肿，面部水肿与术后视力严重损失有关，特别是当与大量静脉输液同时使用时[14]。头部仍应保持中立位置，因为旋转角度超过 60°～80° 与颈动脉和椎动脉受压有关[16]。双臂应根据外科医生和器械的需要进行安置，通常左臂贴着身体，右臂抬高至头部上方（90°～100° 外展）。肩膀和肘部应弯曲至 90° 以下，颈椎保持中立状态。通过从锁骨延伸至髂嵴的凝胶支撑物来固定胸部和腹部，以减轻对胸部的压力[14]。应避免腹部受压，以免导致横膈向头部位移和功能残气量（FRC）的减少。乳房、髂嵴和生殖器应免受压迫。尿管应固定好，以免对生殖器造成牵拉。还应随时准备好专用的担架，以便在紧急情况下快速转为仰卧位。

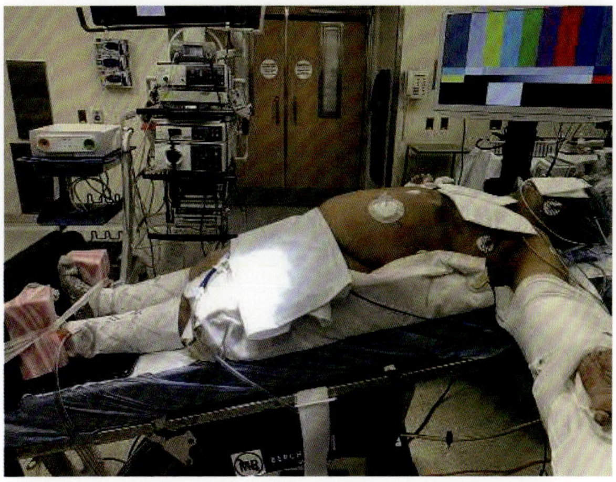

▲ **图 10-4　反 Trendelenburg 位；上肢处于中立位置，垫有衬垫并固定；双脚用泡沫箱保护，并固定在脚板上以防止滑动**

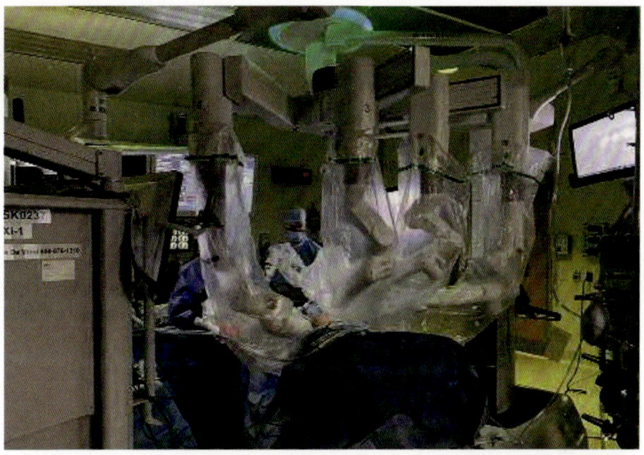

▲ **图 10-5　在清洁消毒和铺单之后，机器人对接到位**

二、机器人手术及相关体位

机器人辅助胸腔非心脏手术在全球范围内和美国持续受到青睐[24]，这是由于其优势的不断报道[25, 26]。为了这些手术，患者的体位应该有利于手术进入，便于机器人对接和操作，并避免受伤。除了确保患者在床上处于中立位置外，还必须避免机器人手臂对患者的脸部和肩部的直接压迫[26]。在某些医疗机构中，床位会旋转 90°，并远离麻醉工作站以适应机器人操作。在这种情况下，需要延长麻醉管路和静脉输液管道。在患者被遮盖并与机器人手臂对接到位之后，操作可能非常困难（图 10-5）。在转动患者之前，应事先放置所有必要的导管，以便更加轻松和安全地进行操作。如果机器人摄像头的热灯与遮盖物接触，可能会引发烧伤或火灾。需要额外警惕，并定期检查头部位置、面部外观和导管位置。

机器人手术中特有的体位如下。

(1) 极度屈曲体位：这种体位可能在肺部或膈肌手术中是必需的，以便机器人对接并便于机械臂自由运动，同时避免对患者施加直接压力。床位屈曲点应位于侧腹部，以打开肋间隙。

(2) 极度头高足低位：在胃结构的腹部解剖过程中采用此体位。该体位有助于将腹部器官向下移位，从而使胃结构暴露出来。这种体位再加上腹腔气腹的建立可能会引起明显的低血压，需要频繁或持续进行血压测量。直到回到仰卧位之前，常使用容量复苏或更常见的血管活性药进行血流动力学支持[27, 28]。在这些情况下，已提出目标导向的液体疗法作为容量的指导工具，尤其是为了避免上气道水肿[29]。然而，由于体位改变、胸内压力变化和单肺通气的影响，有些医务人员对数据的可靠性表示质疑。

(3) 半侧卧位：这种体位常用于微创胸腺切除术（图 10-6A 和 B）。患者仰卧位，胸部在肩胛骨水平处放置一个填充气囊或填充的沙袋，使仪器插入胸腔的一侧的体位上升 30°。同侧的手臂向外展开，肩膀向后滚动，并固定在身体下方的床上，以便使机器人臂能够进入胸腔[30]。这个体位有可能导致臂丛神经拉伸损伤。在手术开始前，应识别并排除机器人臂对肩膀的直接压迫，并进行必要的调整。手术过程中应定期检查，确认机器人臂没有与患者直接接触。

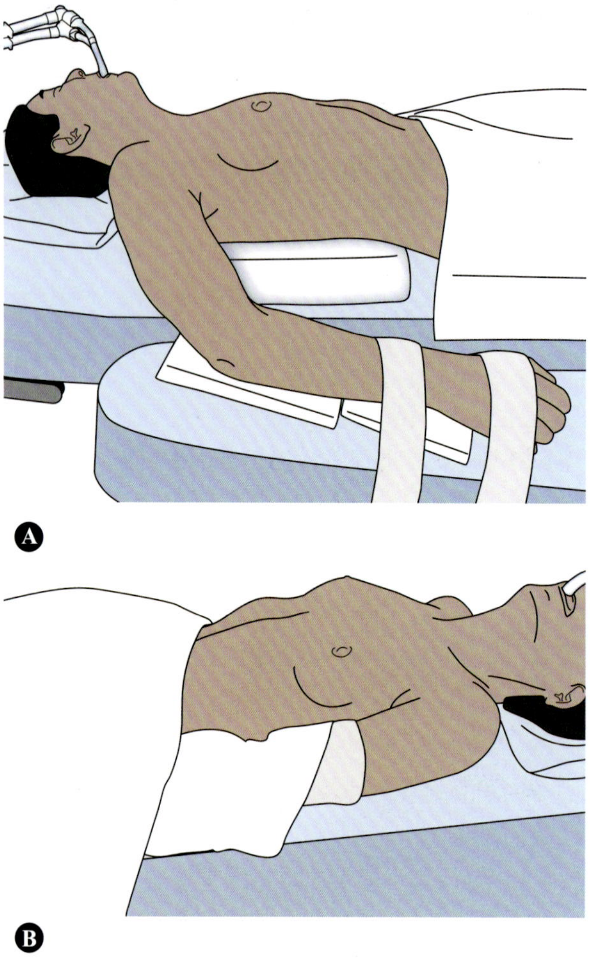

▲ 图 10-6 为微创胸腺切除手术患者的体位

A. 半侧卧位，胸部下放置垂直的凝胶垫；同侧手臂以中立姿势放在手臂支架上，稍微弯曲并远离胸部，以便机器人的插孔进入；B. 对侧手臂藏起来；放置肩垫以展开锁骨；为可能的胸骨切开术标记、消毒和铺盖手术区域

三、体位相关并发症

体位性神经损伤（positional nerve injury，PNI）可能涉及法律责任。对麻醉医师来说，PNI 仍然是最常见的导致诉讼的原因之一，因为它可能导致患者永久性的不良后果和残疾。Grant 等[31]对美国麻醉医师协会（ASA）闭合索赔数据库中 1996—2015 年的索赔案例进行了评估，并发现了 75 例与全身麻醉后体位性神经病变相关的案例。患者年龄范围从 23—94 岁，手术类型涵盖了各种情况。神经损伤的严重程度从“轻微”到“严重”。其中 56% 的案例涉及臂丛神经，发生在仰卧位并展开手臂的情况下，76% 的案例导致永久性损伤，其中 92% 的病例归因于医务人员缺乏知识。24% 的 PNI 索赔案被认为是暂时性的，而 76% 是永久性的。ASA 关于预防体位性神经病变的实践建议更新强调正确的体位和软垫减压，以及仔细的术前病史和体格检查[14, 16]。

有多个因素被认为会导致与体位有关的神经损伤（PNI）（表 10-1）[2]。然而，大多数数据来自观察性研究，确定了骨科、妇科、普通外科和心脏手术等为最高风险的手术类型。表 10-2 总结了最常受影响的神经。

预防 PNI 需要整个护理团队的仔细规划，并应从术前阶段开始进行详细的病史、体格检查和受影响神经的记录。如果出现 PNI，患者可能在手术后 1～7 天报告症状[17]。任何投诉都应该被记录下来，进行调查，并请求神经内科专家的咨询。肌电图可以帮助区分单神经损伤和多神经损伤的鉴别诊

表 10-1　周围神经损伤的危险因素

手术相关	患者因素	生理因素
• 操作者失误 • 记录错误 • 咨询延误 • 手术创伤 • 诊断延误 • 出血或凝血障碍 • 液体外渗	• 高血压 • 糖尿病 • 抽烟 • 既往神经根病变 • 解剖异常	• 低血压 • 低血氧 • 容量不足 • 低体温 • 电解质失衡

引自 Practice Advisory for the Prevention of Perioperative Peripheral Neuropathies 2018. An updated report by the American Society of Anesthesiologists Task Force on prevention of perioperative peripheral neuropathies. Anesthesiology. 2018, 128(1):11-26.
O'Connor D, Radcliffe J. Patient positioning in anaesthesia. Anaesth Intens Care Med. 2018, 19(11):585-590.
Grant I, Brovman EY, Kang D, Greenberg P, Saba R, Urman RD. A medicolegal analysis of positioning-related perioperative peripheral nerve injuries occurring between 1996 and 2015. *J Clin Anesth*. 2019, 58:84-90.

表 10-2　神经损伤

神经损伤	受影响的神经	机　制	危险因素	表　现
尺神经	C_7，C_8～T_1	• 在内髁直接施加压力 • 长时间的前臂屈曲	• 男性 • 中位年龄 50 岁	手术后 28 天内，第 5 指有刺痛 / 感觉异常，对手部的收缩和外展力量减弱
臂丛	C_5～T_1	• 直接压力 • 拉伸 • 直接损伤（胸骨切开过程中的牵开器）		侍者小费手位 + 爪手状 + 尺神经分布区域的麻木感
桡神经	C_5～T_1	• 止血带、血压袖带 • 头架压迫 • 手臂支架不平		腕下垂 + 后臂 / 手部的麻木感
正中神经	C_5～T_1	直接压迫		手掌区域和第 3～5 个手指的感觉异常
坐骨神经（腓总神经最常见）	L_4～S_3	• 拉伸 • 压迫 • 直接损伤	截石位 • 蛙腿姿势 • 45—50 岁男性 • 糖尿病	膝关节屈曲无力，足下垂
腓浅神经	S_1～S_2，L_4～L_5	对腓骨头的压迫		足背屈和外翻障碍

引自 Lalkhen AG, Bhatia K. Perioperative peripheral nerve injuries. *Contin Educ Anaesth Crit Care Pain*. 2011, 12(1):38-42.

断。任何亚急性损伤都可能发展成复杂性区域疼痛综合征。初始推荐的治疗方法包括镇痛药、固定夹板和物理治疗，对于更严重的情况，可以进行神经松解、交感神经阻滞或神经移植[14]。

皮肤和组织损伤可能是由于摩擦、压力引起的损伤、溃疡及间隔综合征引起的。风险因素包括老年、极端的 BMI（过高或过低）、手术时间过长、低血压、使用血管活性药和糖尿病。由于不当体位而引起的并发症包括神经病变和褥疮，其中灌注减少可导致组织缺血和随后的组织损坏[16]。减压似乎是预防这些损伤的最佳方式，因此建议在可能的情况下进行频繁的体位变换[2]。易受损伤的区域包括骨性突出部位（如髂骨、坐骨结节和肘部），应适当垫软垫。三通阀、静脉导管连接器和导线也可能成为压力损伤的潜在点，因此应该垫软垫，尤其是在包裹或收拢手臂时[7]。目前尚不清楚凝胶泡沫与记忆泡沫或其他材料相比是否更能预防压力性溃疡。如果可能，应该抬高压力点，避免接触硬表面。任何塑料表面都应该被覆盖，以避免术中过热和起泡。

深静脉血栓的形成可能由于长时间不动而导致静脉瘀血，进而可能引发肺栓塞[7]。为预防这种并发症，常采用预防性的弹力袜、气动压迫靴及皮下注射低分子肝素。Ahmed 等[32]（2018 年）报道了欧洲麻醉学会最新的指南，该指南指出，在胸外科手术中，患有肺癌的患者具有发生术后血栓栓塞的高风险。围术期静脉血栓栓塞的危险因素包括年龄超过 70 岁、输注超过 4IU 红细胞 / 新鲜冰冻血浆 / 冷沉淀物、机械通气持续时间超过 24h，以及术后并发症，如急性肾损伤、感染 / 败血症和神经事件。建议在短期内采用机械压迫装置和低剂量阿司匹林辅以低分子肝素，以避免肝素引起的血小板减少症。如需要长期预防，应使用低分子肝素，并根据肾功能进行剂量调整。没有癌症的胸外科手术患者被认为具有低静脉血栓栓塞的风险，而被诊断为原发性或转移性癌症的胸外科手术患者应被认为具有高静脉血栓栓塞的风险。对于低风险患者，建议使用间歇性气压治疗作为机械预防措施，而对于高风险患者，应在间歇性气压治疗中加入药物预防措施[32]。

间隔综合征在胸外科手术中是罕见的，但在手术时间超过 5h 的情况下仍有可能发生。也报道了在仰卧位时间隔综合征[10]，可能与手术人员斜靠在患者身上有关。在侧卧位时，下肢的压力和下肢屈曲对腹股沟区静脉的阻塞导致缺血和静脉回流受阻。在髋部屈曲的侧卧位髋、肾手术中报道过间隔综合征[33]。在侧卧位时，对于非重力依赖侧的髂嵴进行紧固带的过度固定以防止摔落可能会降低灌注并导致间隔综合征的发生，尤其是手术时间较长的情况下。

围术期视力丧失是与俯卧位相关的一种罕见但严重的并发症。两个常见原因是中央视网膜动脉阻塞和缺血性视神经病变[34]。前者通常是由于对眼睛施加直接外部压力引起眼内压力增加和视网膜缺血。后者似乎与手术时间过长、大量失血、低血压及大量晶体液复苏有关。在这两种情况下，预防这些并发症的最佳策略是正确的体位和频繁的术中检查[35]。

四、特殊注意事项

（一）在紧急情况下改变体位

屈曲侧卧位下的心搏骤停需要迅速恢复至仰卧位以进行成功的心肺复苏。床位的恢复和翻身需要迅速进行，需要医护人员的协调。机器人手术可能会延迟体位的恢复，因为还需要额外的步骤来“解锁”机器人。此外，如果使用机器人手术台（如 Trumpf™ TruSystem，Saalfeld，Germany），在能够改变体位之前还必须将其与机器人本身解除配对。这个内置的安全步骤是防止机器人锁定时意外改变床位姿势，以避免对患者造成伤害。然而，在紧急情况下，解锁、解除配对和改变手术台位置会消耗宝贵的时间，延迟心肺复苏的开始。如前所述，如果患者处于俯卧位，则应随时准备好床位或担架将患者转为仰卧位。

设备故障可能会阻碍机器人解锁或改变手术台位置的迅速进行。这两种情况都曾在美国食品药品管理局的制造商和用户设备经验（MAUDE）数据库中报告为紧急情况和对患者的伤害原因[36]。2000—2013 年，共发现 20 起设备故障事件，其中心胸外科手术的死亡率最高（6.4%），转为常规手术（16%）或重新安排手术时间（2.8%）的比例也较高，与其他情况相比。

（二）胸部病例体外膜肺氧合的体位（见第 28 章）

在肺切除、移植[37]、肺灌洗[38]、气道[39–41]或纵隔[42]肿瘤切除等胸外科手术中，体外膜肺氧合（ECMO）被用作辅助手段以促进氧合。通常在全身麻醉诱导之前或之后的仰卧位进行导管置入。在改变体位时，必须非常小心以避免导管脱位。改变体位期间导管脱位、出血和空气栓塞是主要关注的问题[43]。对于俯卧位，有大量的数据可供参考[43]，而关于侧卧位使用静脉—静脉 ECMO 的病例报告也有描述[44–46]。

（三）肥胖患者的体位（见第 49 章）

在肥胖患者中，由于膈肌和腹部内容物的头部移位，不应在仰卧位进行全身麻醉诱导，这会导致顺应性、功能残气量和呼吸频率增加，呼吸急剧变浅和可能出现困难的面罩通气。理想情况下，患者应处于半坐卧位[47–49]或反特伦德伦堡位[50, 51]（图 10–7A），注意避免滑动和跌倒。腹部脏器的向下移位使膈肌得到减载，可改善功能残气量和肺顺应性。理想情况下，胸骨应与耳对齐，以便进行最佳的喉镜显露[52]。应适当支撑双臂以预防臂丛神经损伤（图 10–7B）。可能需要长的绑扣带来将患者固定在床上，以防止摔倒。

在全身麻醉诱导后改变体位尤其具有挑战性，通常需要额外的帮助和协调。安全的患者体位应该不以工作人员受伤为代价[4]。一旦处于侧卧位，需要适当大小的腋窝卷以减轻腋窝的压力。固定患者在正确的位置上可能会有困难。沙袋可能不够大，无法防止患者滚动或滑动。凝胶卷可能由于患者的体型和手术台的尺寸而无法正确安装。前后的托架可能在手术区域内，因此不可选用。如果在髋部使用额外的胶带或绑扣带，则必须确保它们不要过紧，以防止远端缺血或导致间隔综合征。为了保持头部处于中立位置，可能需要额外的毯子和泡沫枕头，因为患者的颈部和躯干较短（图 10–7C）。可能需要额外的臂板来正确固定依赖侧的手臂。术中定期检查体位是必要的，以及时发现可能导致位置性神经损伤的任何位置变化。可能需要有创监测来管理血压，因为无创装置在改变体位后可能不适合或会脱落。前臂处的无创性血压袖带读数可能不准确[53, 54]。连续无创血压设备（例如 ClearSight® Edwards Lifesciences Corporation，Irvine，CA）可能是这类患者群体中动脉穿刺的可行替代方案，在肥胖手术中取得了不错的结果。Rogge 等[55]在 35 例严重肥胖患者（中位 BMI=47kg/m^2）进行腹腔镜肥胖手术期间，同时记录无创（ClearSight system，Edwards Lifesciences Corporation，Irvine，CA）和有创动脉压力数据长达 45min。他们得出结论，无创技术（ClearSight system）的平均动脉压和舒张期动脉压的准确性和精确性较好，但对收缩期动脉压的精准性一般。在误差网格分析中，超过 99% 的血管卸载技术衍生的动脉压力测量结果被归类为无风险或低风险区域。

与仰卧位相比，侧卧位时呼吸力学和血流动力学可能会有所改善，这是由于腹部的前移，导致总的呼吸顺应性更好[51]。纵隔的重量和通气侧肺的运动幅度减小，特别是在采用保护性肺通气时，可能导致肺不张的增加。在手术的这个阶段建议使用呼

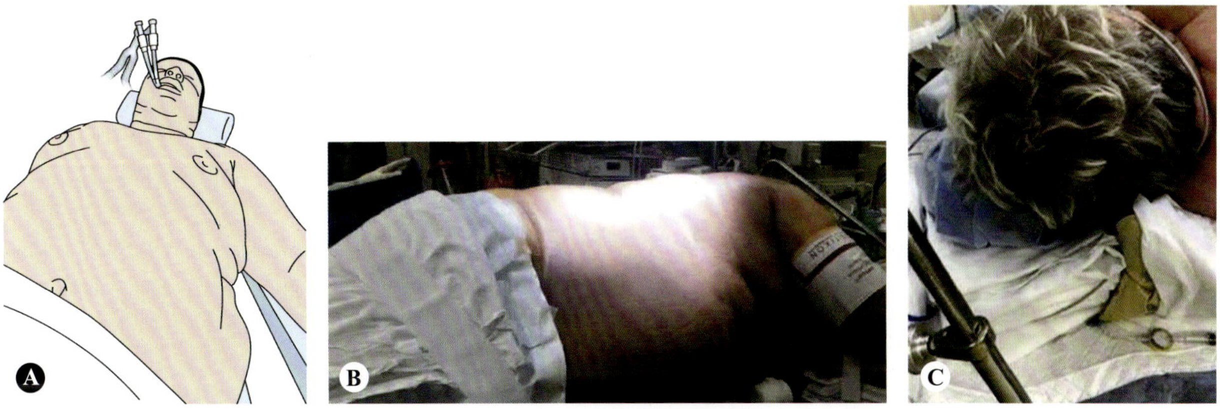

▲ 图 10–7 肥胖患者的体位

A. 小幅度反 Trendelenburg 位有助于插管，下腹部脂肪的下移改善呼吸机械特性和插管条件；B. 侧卧位，下腹部脂肪的下移；C. 头部处于中立位置，需使用多层毯子垫头

气末正压通气和肺复张操作 [56]。

如果腹部和胸部不受限制，避免压迫下腔静脉、股动脉和胸壁，通常肥胖患者能较好地耐受俯卧位。除了将极度肥胖的患者转成俯卧位，正确放置凝胶卷也可能具有挑战性。

结论

胸部非心脏手术的体位是一个动态过程，麻醉医师的角色是促进和监督必要的步骤以防止损伤。详细的术前评估以排除既往疾病、全面了解患者的活动范围限制，并积极参与指导自然体位和非自然体位的判断，在预防长期后遗症方面至关重要。根据 ASA 的索赔数据库，体位性神经损伤仍然是诉讼的首要原因，有相当比例的患者发展成永久性后遗症。麻醉医师在患者体位方面具有丰富的知识和技能。作为一个多学科合作的一部分，我们的努力应该集中在预防此类灾难性后果上，从术前开始行动，持续到整个围术期。

第 11 章　氧合及通气的监测

Monitoring of Oxygenation and Ventilation

Benjamin M. Hyers　James B. Eisenkraft　著

黄　河　陈元敬　译

在胸外科手术麻醉过程中，可发生许多生理学变化，包括氧合和通气的改变。无论患者接受监护麻醉（MAC）、区域麻醉还是全身麻醉，麻醉医师都需要对每个患者进行细致的监测，以优化管理并避免并发症的发生。“警觉”是美国麻醉医师协会（ASA）的座右铭。氧合和通气的监测非常重要，特别是在胸科麻醉中，大多数情况下需要进行单肺通气（OLV）。麻醉医师应熟悉各种监测氧合和通气的方法，并正确解读数据。

美国麻醉医师协会采用了两项基本麻醉监测标准[1]。标准 I 要求在所有全身麻醉、区域麻醉和 MAC 过程中，合格的麻醉医师必须始终在手术室内。标准 II（框 11–1）要求在所有麻醉过程中持续评估患者的氧合、通气、循环和体温。本章将探讨各种监测氧合和通气的方法，并强调它们在胸科麻醉中的重要性。

一、氧合

（一）氧气级联反应

氧气级联反应是指氧气从大气中传递到细胞线粒体的过程和路径。它包括四个步骤：①氧气从大气（或呼吸回路）进入肺泡空间；②氧气从肺泡通过肺毛细血管扩散到血液中；③载氧的血液从肺流向全身循环；④氧气从全身循环通过扩散进入每个目标组织细胞。在这个过程中的任何一步被干扰的病理情况都可能导致低氧血症，从而引起组织和器官功能障碍[2]。在这个过程中，可以在多个位置监测患者的氧合情况。

肺泡中氧分压（P_AO_2）在健康患者呼吸空气时大约为 100mmHg。这可以通过使用肺泡气体方程来（公式 11–1）计算。

$$P_AO_2=FiO_2\times(P_{atm}-P_{water})-(P_ACO_2/R) \quad \text{（公式 11–1）}$$

其中 FiO_2 是吸入空气中氧气的浓度（21%），P_{atm} 是大气压（海平面上为 760mmHg），P_{water} 是体温下水的饱和蒸汽压力（37℃时为 47mmHg），P_ACO_2 是动脉血中的二氧化碳分压（40mmHg），R 是呼吸商（通常为 0.8）。

低氧血症是由于肺部存在通气 – 血流灌注比（V/Q）失调引起的。肺部中通气但无血流灌注的区域称为无效腔，而通气不足但有血流灌注的肺部区域称为分流。无效腔和分流是 V/Q 比值的极端两端。肺血管表现出一种称为低氧性肺血管收缩（HPV）的现象，这是一种保护性机制，它将血液从通气不良且缺氧的肺部区域转移到通气良好的区域，以尽量减小 V/Q 失调。这是胸外科手术中减少单肺通气过程中肺间分流的重要机制（见第 15 章）。

红细胞通过肺毛细血管床的大约传输时间为 0.7s。肺部具有四个特点，来确保氧气从肺泡转移到肺毛细血管的高效传递：较大的氧分压（PO_2）梯度、较大的气体交换表面积及较薄的扩散屏障、氧气的高扩散系数，以及氧气与血红蛋白的快速结合。当氧气从肺泡扩散到血液时，它立即进入红细胞并结合到血红蛋白上。这使血液中的 PO_2 保持较

框 11-1　美国麻醉医师协会基本麻醉监测标准

标准Ⅱ

在所有麻醉过程中，应持续评估患者的氧合、通气、循环和体温。

- **氧合**
  - **目的**

确保在所有麻醉过程中，患者吸入气体和血液中的氧浓度充足。

  - **方法**
    - 吸入气体：每次使用麻醉机进行全身麻醉时，应使用氧气分析仪测量患者呼吸系统中的氧气浓度，并使用低氧浓度限值警报器[a]。
    - 血氧饱和度：在所有麻醉过程中，应使用脉搏血氧饱和度等定量方法来评估氧合情况。当使用脉搏血氧仪时，脉搏音的变化和低阈值报警声应能被麻醉医师或麻醉护理团队人员听到。为评估颜色，需要足够的照明和暴露患者[a]。
- **通气**
  - **目的**

确保在所有麻醉过程中为患者进行充分的通气。

  - **方法**
    - 应持续评估每位接受全身麻醉的患者的通气是否充分。定性的临床征象，如胸廓活动、观察储气罐呼吸囊和听诊呼吸音均有帮助。除非因患者、手术或设备的性质而无效，否则应持续监测呼出二氧化碳的存在。强烈建议对呼出气体量进行定量监测[a]。
    - 当插入气管内管或喉罩时，必须通过临床评估和检测呼出气体中二氧化碳的存在来验证其正确位置。应从插入气管内管/喉罩的时间开始，直到拔管/拆除或开始转移到术后护理位置，持续使用定量方法，如容量描记法、容量测量法或质谱法进行连续的呼气末二氧化碳分析。当使用容量描记法或容量测量法时，呼气末二氧化碳报警声应能被麻醉医师或麻醉护理团队人员听到[a]。
    - 当通气由机械呼吸机控制时，必须持续使用能够检测呼吸系统组件断开的装置。该装置在超过报警阈值时必须发出声音信号。

a. 在特殊情况下，负责的麻醉医师可以放弃标记为（a）的要求；建议在这种情况下，在患者的医疗记录中注明（包括原因）。

低，这对于氧气从肺泡向血液中扩散是必要的[3]。

（二）氧气分析仪

在麻醉工作站上，最重要的监测设备可能是带有低氧浓度警报的氧气分析仪，因为它持续监测患者从呼吸回路中吸入的氧气浓度（FiO_2）。这是必不可少的，如果无意中向患者输送低氧混合气体，它会报警提醒麻醉医师。在普遍使用氧气分析仪之前，由于患者无意中接收到低氧混合气体，曾发生过许多并发症和不良结果[4]。这种情况可能是由于氧气管道中输送低氧气体（如氮气、氧化亚氮），“安全故障报警系统”失效，氧化亚氮－氧气比例联动调节系统失效，系统泄漏或低流量麻醉中氧气流量不足等导致。氧气分析仪必须进行校准，如果工作站无法自动执行校准，设置低氧浓度警报限值和可听见的报警音量是很重要的。患者吸入混合气体的取样点应始终位于环形呼吸回路的吸气单向阀下游。

两种最常用的氧气分析仪是燃料电池和顺磁氧气分析仪。燃料电池氧气分析仪本质上是一个作为氧气电池的电化学电池。氧气通过覆盖燃料电池传感器的透氧膜从呼吸回路扩散出来。氧气首先在阴极处被还原为负氢氧根离子。然后，负氢氧根离子在阳极处氧化金属。整体化学反应产生电流，并产生与呼吸回路中 PO_2 直接成正比的电压潜能。结果通常显示在麻醉监护仪上，以总吸入气体混合物的百分比表示。燃料电池分析仪通过将其暴露于海平面上的室内空气（21%）进行校准。该分析仪实际上测量的是分压而不是百分比。如果它在海平面上校准为 21%，然后暴露于环境压力较低（即高海拔地区）的室内空气（体积仍为 21%），它的读数将低于21%。标准燃料电池氧气分析仪响应较慢（约30s），并测量平均氧气浓度。暴露在氧气中会导致燃料电池逐渐磨损，需要定期更换。

顺磁氧气分析仪对变化的氧气浓度有非常快的反应。通过在患者气道（即环形呼吸系统的Y形管附近）取样气体，它可以提供每一次呼吸运动的吸入和呼气末氧气浓度的监测。氧分子是顺磁性的，会被磁场吸引。这些分析仪有两个室，一个取样室和一个参比室，两者之间由敏感的压力传感器隔开。参比室接收室内空气，取样室接收从呼吸回路抽吸出来的气体。电磁铁快速开启和关闭，产生一个变化的磁场，导致氧分子被吸引和激发。这在压力传感器中产生压力差，该压力差直接与取样气体与参考气体（室内空气）之间的氧气分压差异成正比。压力差被转换为直流电压，该电压直接与PO_2成正比。顺磁氧气分析仪在气体取样途径中需要安装一个除水器，因为水蒸气的存在可能会影响其功能。由于顺磁氧气分析仪的快速响应，可以监测每一次呼吸运动的氧气浓度，其图形显示被称为氧气图。由于氧气和二氧化碳（CO_2）在呼吸过程中的运动方向相反，氧气图是一张与容量波形相反的镜像图。监测吸入和呼气末氧气浓度有助于确定麻醉诱导前患者吸入100%氧气的预充氧。理想的预充氧是呼气末氧浓度为95%，呼气末CO_2浓度为5%。

（三）血氧的监测

血液中的动脉氧含量（CaO_2）由两个组成部分组成：结合在血红蛋白中的氧和溶解在血液中的氧。其表示如下（公式11–2）。

$$CaO_2=[1.34\times Hgb\times(SaO_2)]+(0.003\times P_aO_2) \quad \text{（公式 11–2）}$$

1.34是血红蛋白（Hgb）的氧结合能力，单位为ml，即每克血红蛋白所结合的O_2。Hgb是以每100ml血液中血红蛋白的克数为单位的血红蛋白浓度。SaO_2是动脉血红蛋白的饱和度百分比，0.003是正常体温下O_2在血液中的溶解系数，P_aO_2是动脉血中的氧分压，单位为mmHg。

公式11–2的第一部分（方括号内）表示结合在血红蛋白上的氧，公式11–2的第二部分表示溶解在血液中的氧。总氧含量的主要贡献者是结合在血红蛋白上的氧，因为溶解成分具0.003的转化系数。公式11–2还可用于确定混合静脉血氧含量（CvO_2）。通过忽略溶解成分，假设SaO_2为100%，混合静脉饱和度（SvO_2）为75%，血红蛋白浓度为15g/100ml血液，CaO_2约为20mlO_2/100ml血液，而静脉氧含量（CvO_2）为15mlO_2/100ml血液。

动脉氧含量与血红蛋白浓度和血氧饱和度成正比。血氧饱和度和P_aO_2之间的关系可由氧—血红蛋白解离曲线表示，该曲线呈S形。在成年人中，50%、75%和90%的血氧饱和度所对应的P_aO_2的数值分别为27mmHg、40mmHg和60mmHg。由于氧—血红蛋白解离曲线呈S形，当P_aO_2为90mmHg或更高时，饱和度都接近100%。某些生理条件可以使氧—血红蛋白解离曲线向右移动，从而促进组织中的氧释放。这些条件包括酸中毒、高碳酸血症、2,3–二磷酸甘油酸（2,3–DPG）浓度增加和高温。相反，与上述这些生理条件相反的情况及胎儿血红蛋白的存在会使曲线向左移动，增加血红蛋白对氧的亲和力并减少氧向组织的释放。每分钟传递给外周组织的氧气量（氧流量）可以通过将CaO_2乘以心输出量来计算。

$$O_{2del}=CaO_2\times \text{心输出量}\times 10 \quad \text{（公式 11–3）}$$

O_{2del}是以mlO_2/min为单位的由动脉血向组织传递的氧气量。10是必要的转换因子，因为CaO_2的单位是每ml O_2/100ml血液，而心输出量的单位是每分钟的血液升数。用CvO_2替换公式11–3中的CaO_2，得到返回心脏的mlO_2/min。可以通过使用Fick方程，通过传出的氧减去返回的氧气量来计算氧耗（VO_2）。

$$VO_2=\text{心输出量}\times(CaO_2-CvO_2)\times 10 \quad \text{（公式 11–4）}$$

公式11–4将氧耗与心输出量、总血红蛋白浓度、动脉血红蛋白饱和度和混合静脉饱和度相关联。

在使用单肺通气（OLV）的胸外科手术过程中，氧合情况受到多种因素的影响，包括血压、氧耗、麻醉对肺动脉高压的影响、气道力学及气道反应性、已有的肺部疾病、通气血流比匹配和心输出量。尽管使用了高FiO_2，但在OLV期间仍可能出现明显的氧饱和度下降。这是由于非通气肺中的不可避免的分流加上通气肺中存在的肺内分流所致。患者通常在侧卧位进行开胸术和胸腔镜手术。在这种体位下，由于纵隔大血管的压迫和肺内分流，氧饱和度可以迅速发生变化。

（四）脉搏氧饱和度监测

脉搏血氧仪是一种无创监测仪器，能够提供连续实时的动脉血红蛋白饱和度与氧气的估计值，可用于警示麻醉医师患者存在明显的低氧血症。对患者基本无风险，这项技术彻底改变了麻醉学的实践方式。它监测动脉血液中的氧气水平，有助于确认肺部是否能够将氧气从肺泡传递到血液中。然而，脉搏血氧仪并不能保证足够的氧气被输送和被身体组织利用。

1. 工作原理

脉搏血氧仪的工作原理是光学体积描记术，从而光学检测探头位置处的体积脉动变化，而光谱测光术则确定脉搏动脉血液中已饱和氧气的血红蛋白比例（氧合血红蛋白）。光谱测光术是 Beer-Lambert 朗伯定律的应用，该定律将溶质浓度（在本例中为氧合和脱氧血红蛋白）与透过溶液传输的光的强度（在本例中为血液）相关联。标准的脉搏血氧仪探头包含两个发光二极管（LED）和一个光电探测器，它们通常相对放置，在被监测的动脉床（通常是指尖或耳垂）之间隔开。LED 发出的光分别为 660nm 和 940nm，因为脱氧血红蛋白在 600～750nm 内（红光波段）最大限度地吸收光，而氧合血红蛋白在 850～1000nm 内（红外波段）最大限度地吸收光。LED 每秒开关数百次，并且在搏动流动（动脉收缩期）和非搏动流动（舒张期）期间，光电探测器测量每个波长处的吸收值。从搏动流动中测得的吸收值（脉搏加入吸收）被认为来自动脉血液，而非搏动流动由静脉血和背景组织的吸收引起（图 11-1）。光电探测器测量两个波长处的光吸收度，软件将每个波长处的搏动流吸收值除以非搏动流吸收值，生成一个比值 R。根据经验算法，将吸收比值 R 与饱和度读数 SpO_2 相关联。常用的脉搏血氧仪探头放置位置包括手指、脚趾、耳垂和鼻翼。

2. 优势及缺陷

脉搏血氧仪与直接采集和分析实验室中的动脉血样和血气分析仪相比，在监测氧合情况方面具有明显的优势，它能够提供无创且快速而连续的数据。这在进行单肺通气的胸外科手术中尤为重要。即使患者呼吸 100% 的氧气，低氧血症也可能突然发生，而脉搏血氧仪可以立即提供患者的动脉血红蛋白氧饱和度的可靠数据，特别是在单肺通气时，麻醉医师可以得到提醒，并尽早采取纠正低氧血症的措施，例如通过施加呼气末正压通气（PEEP）到通气肺或持续气道正压通气（CPAP）到未通气肺，或恢复两肺通气来改善氧合情况等。

脉搏血氧仪也有一些缺陷。由于它是基于一定量基础上的氧合血红蛋白和脱氧血红蛋白的相对含量来估计氧饱和度，它无法测量动脉血氧张力。这意味着它需在动脉氧分压接近氧—血红蛋白解离曲线陡峭部分的数值（60～70mmHg）的时候才能检测到低氧血症。此外，在监护器上显示的饱和度值（SpO_2）是对前 3～6s 数据的平均值。这种延迟可能导致麻醉医师在低氧血症事件发生后近 1min 才做出反应。氧－血红蛋白解离曲线的 S 形状也使脉搏血氧仪无法检测高氧血症，因为在接近或超

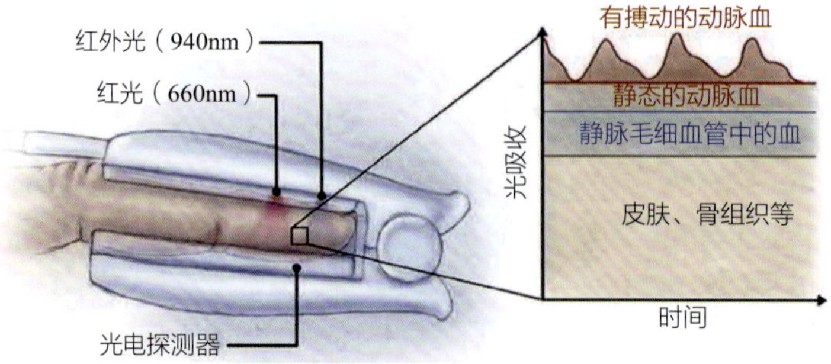

▲ 图 11-1　脉搏血氧测量的物理原理

光束穿过的组织大部分具有静态的吸收模式，但动脉血液的体积（光的吸收）随脉搏当时间变化 [引自 ACE Question. *ASA Monitor*. 2020, 84(8):12.]

过 100% 的饱和度时，曲线是平坦的。根据制造商的说法，SpO_2 读数的标准差（SD）在 70%～100% 为 +2%。这意味着如果 SpO_2 读数为 95%，则有 68% 的可能性 SaO_2（实际同时采集的动脉血样在实验室中用共测血红蛋白仪测得的氧饱和度）将为 93%～97%（即 +1SD），有 95% 的可能性 SaO_2 将为 91%～99%（即 +2SD）。脉搏血氧仪是根据使用共测法在暴露于逐渐降低氧浓度的健康志愿者中测得的 SaO_2 数据进行经验校准的，以获得下降至约 70% 的饱和度。低于此值的脉搏血氧值是根据这些数据的趋势所估计出来的，因此可靠性较低。

3. 并发症

由于脉搏血氧仪是一种无创的监测设备，局部并发症非常罕见。有报道称，在重症患者身上应用脉搏血氧仪探头时可能会造成手指受伤。然而，更有可能是由潜在的病理原因引起的，如低灌注和使用血管活性药。

4. 虚假读数和误差来源

在使用脉搏血氧仪时，存在许多潜在的误差来源，可能导致数据不可靠。麻醉医师应该怀有高度的警惕性，以便尽早进行故障排除。首先，进行一个简单快速的测试，以确定错误是否源于设备，即麻醉医师可以将脉搏血氧仪探头放置在自己身上，与患者的相同位置。误差的来源可以大致分为三类：波形不足、虚假正常和升高的氧饱和度读数，以及虚假低的氧饱和度读数。

(1) 波形不足：为了提供可靠的数据，脉搏血氧仪必须有足够的脉动流产生足够的光电容积波形。该波形类似于动脉压力波形，包括收缩压波峰后的切迹。不正确的探头放置、运动或噪声伪影、低灌注和低体温都可能导致波形不足。通常，由此产生的误差是虚假低的 SpO_2 读数。在胸外科手术期间，由于肺实质或纵隔操作引起的心律失常也可能干扰脉搏血氧仪的读数。

脉搏血氧仪假设两个 LED 的两种波长（660nm 和 940nm）能够穿过组织并被另一侧的光电检测器检测到。探头放置不当或与患者皮肤贴合不良可能会阻止部分光线穿过组织，而是绕过组织。这被称为"半影效应"，可能导致虚假高或低的 SpO_2 读数。这可能发生在儿童和婴儿等手指较小的患者身上。不建议将脉搏血氧仪探头放置在同侧无创血压袖带的位置，因为会出现间歇性的血流减少。通过使用不同的手指或耳部探头，通常可以解决这些问题，以确保 LED 和光电检测器的最佳对准。

低信噪比（即 LED 的光线达到光电检测器与杂散光之比）通常会导致正常脉搏血氧仪波形丧失，并导致虚假低读数或无读数和错误信息。这可能是由于颤抖、抽搐和患者运动，以及在神经生理监测期间，当肢体在肌电图或体感诱发电位监测期间受到刺激时发生的。现代脉搏血氧仪受运动伪影的影响较小。低灌注和颤抖也可能导致虚假低的 SpO_2 读数，因为脉搏血氧仪依赖于脉动血流。这在重症患者、周围血管疾病患者和使用血管加压药的患者中常见。研究表明，指尖脉搏血氧仪 SpO_2 测量可能受到外周血管张力的影响，与温度无关。当收缩压接近 80mmHg 时，脉搏血氧仪的准确性显著降低。对于低体温的情况，通过给患者加温可以解决这个问题。另一种解决办法是切换到耳探头。

(2) 虚假正常和升高的氧饱和度读数：脉搏血氧仪在各种情况下可能显示虚假正常或升高的 SpO_2 读数，最常见的原因是一氧化碳（CO）中毒。这可能发生在火灾暴露或慢性重度吸烟者中。一氧化碳与血红蛋白的亲和力比氧气更高。在 CO 中毒中，血红蛋白主要与 CO 结合而不是与氧气结合，而由于血液中的氧主要来自于与血红蛋白结合的氧，这时患者可能会出现危及生命的低氧血症。CO 在 660nm 波长范围内吸收光线，与氧合血红蛋白类似，并在红外区域相对透明。因此，脉搏血氧仪无法区分氧合血红蛋白和碳氧血红蛋白。在这种情况下，应使用实验室共氧合血红蛋白测定或脉搏共氧合血红蛋白测定（使用多波长而不是双波长脉搏血氧仪）来测量碳氧血红蛋白水平。

脉搏血氧仪理论预测，皮肤色素不应影响 SpO_2，但在黑皮肤人群中，SpO_2 往往较 SaO_2 高。这种正偏差（SpO_2-SaO_2）在一项研究中报道为（3.56 ± 2.45）%，与脱氧饱和度成比例增加。该偏差在 $SaO_2>80\%$ 时被认为很小，并且可能没有一般的临床意义，但在深色皮肤中，在较低的 SaO_2 水平上观察到了高达 8% 的偏差。在监测黑皮肤患者的 SpO_2 时，可能会有"隐性低氧血症"。在监测黑皮肤患者的 SpO_2 时，可以考虑将低 SpO_2 报警阈值提高到 94%，如果氧合情况存在疑问，可以抽取动脉血样进行分析。

(3) 虚假低氧饱和度读数：脉搏血氧仪也可能显示虚假低的 SpO_2 读数，原因有很多，包括高铁血红蛋白、严重贫血、静脉瘀血、皮肤色素、黑色、绿色或蓝色的指甲油，以及某些静脉注射染料。这些异常血红蛋白和染料在 660nm 波段吸收光线（类似于脱氧血红蛋白），导致脉搏血氧仪显示虚假低的 SpO_2 读数。在手术室中，最常见的原因是探头放置不当、使用深色指甲油和静脉注射染料（如亚甲蓝、吲哚菁绿、荧光素、异砜蓝）。通过改变探头的位置，侧向放置探头以使穿过黑色指甲，或使用耳探头可以解决这些问题。

总的来说，脉搏血氧仪是一种有用的无创监测设备，用于评估氧饱和度。然而，它存在一些限制和潜在的误差来源。麻醉医师在使用脉搏血氧仪时应保持警惕，了解可能的并发症和误差来源，并采取适当的措施来排除故障并确保准确的监测。在疑问或不确定的情况下，可以考虑使用其他监测方法或进行血气分析以获取更准确的氧合状态信息。

（五）共氧测定法

传统的脉搏血氧仪只使用两个光波长，并假设血液中只存在氧合血红蛋白和脱氧血红蛋白来确定动脉饱和度。当怀疑存在异常血红蛋白时，应抽取动脉血样进行分析，使用多波长的实验室共氧合（cooximetry）血红蛋白测定仪（现代的共氧合血红蛋白测定仪使用>100 个光波长）来检测并准确测量存在的血红蛋白种类。

（六）氧储备指数

氧储备指数（oxygen reserve index，ORi）是一种无创连续监测仪，类似于脉搏血氧仪，使用多波长脉搏共氧测定法显示介于 1 和 0 之间的数值。1 表示存在充足的氧储备，而 0 表示没有氧储备。它的目的是提供对患者在中度高氧范围（$100mmHg < P_aO_2 \leq 200mmHg$）的氧合状态的了解，这是脉搏血氧仪无法实现的，因为氧血红蛋白解离曲线变平并接近于 SpO_2 为 100% 的 $P_aO_2 > 90mmHg$ 时（图 11-2）。因此，基本的脉搏血氧仪只能提供患者在正常氧合和低氧状态下的氧合状态的了解。当给患者输氧导致高氧状态时，需要进行动脉血气监测来测量 P_aO_2 以评估患者的氧合状态。这需要时间，并且只提供间断的数据。同时监测标准脉搏血氧和 ORi 可以扩大对患者氧合状态的观察范围。

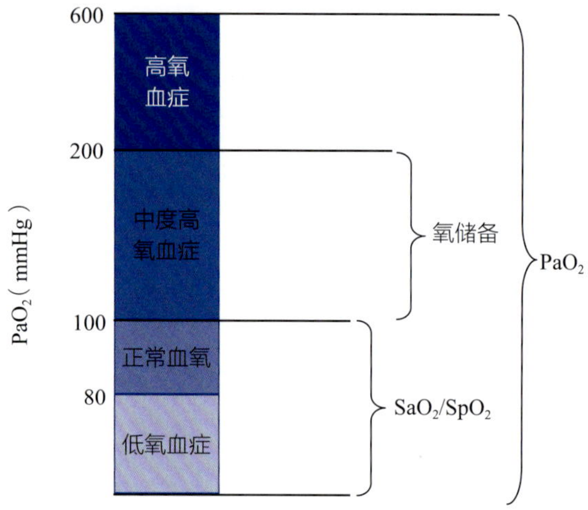

▲ **图 11-2　可通过动脉血氧饱和度（SaO_2）/ 氧饱和度（SpO_2）的百分比、氧储备指数和动脉氧分压（P_aO_2）评估的氧合状态（经过 Masimo 许可修改）**

在接受单肺通气手术的患者中，与仅使用标准脉搏血氧仪相比，使用 ORi 可能是监测氧合的更好方法。研究表明，在 $P_aO_2 < 240mmHg$ 时，ORi 呈正相关。研究还显示，在成人和儿科患者诱导麻醉时，ORi 在 SpO_2 之前下降。Koishi 等认为，在单肺通气过程中，ORi 的下降显著早于 SpO_2，平均反应时间为 200s；他们还证实 ORi 与 P_aO_2 在单肺通气过程中高度相关。这些研究的局限性包括各种因素，包括样本量小和极端的排除标准。虽然还需要开展更多的研究，但这些初步研究表明 ORi 可能是胸外科手术期间非常有用和有益的监测仪器。

二、通气

（一）二氧化碳级联

二氧化碳级联实际上是氧级联的相反过程。二氧化碳由细胞新陈代谢产生，并通过浓度梯度进入血液。它通过三种不同的机制在血液中传输：①以溶解形式存在于血浆中；②作为碳酸氢盐（HCO_3^-）存在；③结合到血红蛋白形成碳酸血红蛋白。约 10% 的二氧化碳以约 45mmHg 的分压溶解在血浆中。另外 10% 的二氧化碳以碳酸血红蛋白的形式结合到血红蛋白上。绝大多数二氧化碳会扩散到毛细血管红细胞中，并被碳酸酐酶转化为碳酸（H_2CO_3）。碳酸随后迅速解离为氢离子和碳酸氢盐。这些物质之间处于平衡状态，见公式 11-5。

$$CO_2+H_2O \leftrightarrow H_2CO_3 \leftrightarrow H^+ + HCO_3^- \quad \text{（公式 11-5）}$$

组织中二氧化碳的持续产生根据勒夏特列原理推动了该反应向右方向进行。血红蛋白通过结合 H^+ 起到缓冲作用，而碳酸氢盐通过 HCO_3^-/Cl^- 交换体系从红细胞转运到血浆中，进一步推动该反应向右方向进行。

当血液返回肺部时，反应会发生逆转，使二氧化碳能够沿浓度梯度扩散到肺泡中，然后被呼出。这被称为霍尔丹效应。血红蛋白在结合氧气时变得更酸性，导致质子解离。氢离子的增加促使碳酸氢盐重新进入红细胞，并迫使反应向左方向生成二氧化碳。此外，血红蛋白结合氧气会降低对二氧化碳的亲和力，促使其解离。

（二）呼吸频率和潮气量测量

患者的分钟通气量（MV）是呼吸频率和潮气量的乘积。直接观察呼吸频率可以用于监测通气情况，但由于存在多种挑战，如观察者间的差异性、准确测量所需的时间和一些混淆因素（如上呼吸道梗阻会导致胸壁运动），因此监测呼吸频率的其他方法对麻醉医师更有价值。呼吸可以通过气流传感器直接测量，或者间接测量，考虑到胸部尺寸变化或呼吸音的变化。在手术室中，监测呼吸最实用的方法是使用二氧化碳描记图（capnography），稍后将进行讨论。

无效腔

无效腔是潮气量中不参与气体交换的部分。它对应于肺部中通气良好但未灌注的区域。生理学上的无效腔包括三个组成部分（图 11–3）：机械 / 设备、解剖和肺泡无效腔。机械部分由人工气道（如气管导管、喉罩气道、“鹅颈”延长管）和位于患者气道与呼吸电路 Y 管之间的任何其他物体组成。解剖部分包括填充气道（气管、支气管和支气管细支气管）的气体体积，这些部位不进行气体交换。肺泡部分包括通气良好但未灌注的肺泡。在胸外科手术中，机械无效腔可能增加，可能达到 50ml（取决于制造商），因为通常在双腔导管（DLT）和 Y 管之间放置额外的连接器。当这与 OLV 期间发生的分流相结合时，可能会导致气体交换显著受损。

OLV 可能使患者容易受到机械通气引起的肺损伤，如过度膨胀（过度通气）。为了降低肺损伤的风险，潮气量可以减小。然而，随着潮气量的减小，每次呼吸中不参与气体交换的比例会增加，因为设备和解剖无效腔保持恒定，肺泡通气减少。在考虑到通气变化对无效腔的影响时，麻醉医师可以平衡肺泡通气和肺保护通气设置，以降低肺损伤的风险。

（三）肺活量测定

肺活量测定在手术室和重症监护病房用于评估通气和气道问题[33]。手术室中的肺活量测定通常以图形形式显示（肺活量曲线）。通常有四个变量在起作用：时间、容积、流量和压力。肺活量曲线以视觉形式显示其中的两个变量。通常时间显示在 x 轴上，而体积、流量或压力显示在 y 轴上。容积 – 时间曲线将吸气 / 吸入显示为上升斜坡，呼气显示为下降斜坡。使用这些曲线可以识别内源性呼气末正压通气（auto-PEEP）、强制呼气、呼气支路泄漏和流量传感器校准错误。

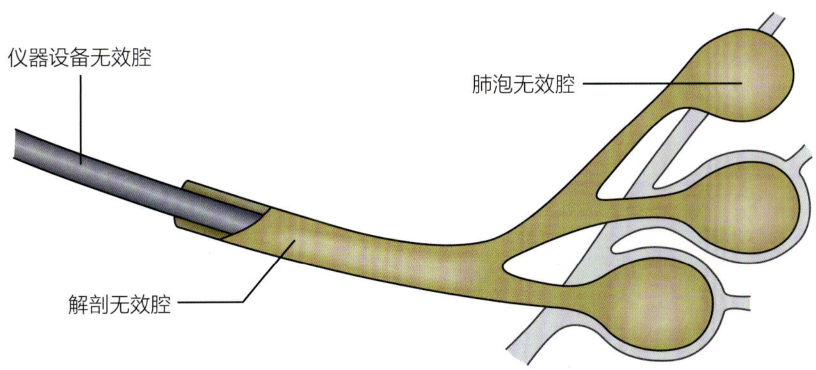

▲ **图 11–3　麻醉患者无效腔的三个组成部分：机械 / 设备无效腔、解剖无效腔和肺泡无效腔**

引自 Berry JM, Eisenkraft JB. Monitoring ventilation. In: Ehrenwerth J, Eisenkraft JB, Berry JM, eds. *Anesthesia Equipment: Principles and Applications*. 3rd ed. New York: Elsevier, 2021.

流量 - 时间曲线在使用控制通气时可以呈现许多不同的形状，包括方形、减速、下降斜坡或正弦流量模式。通气类型决定这些曲线的形状。例如，压力控制或压力支持通气模式产生减速或下降的模式。在这种情况下，峰值流量会在早期达到最大值，并在达到设定的压力后逐渐减小。而容量控制通气模式则产生方形的流量模式，导致吸气时间较短，呼气时间较长。最大吸气压值高会增加与呼吸机相关的肺损伤的风险，这在胸外科手术中使用单肺通气时尤其不可取。

压力 - 容积环图以压力为 x 轴，容积为 y 轴。其形状和特征取决于所使用的通气模式。负压只会在自主通气时出现。机械通气时，压力 - 容积环图顺时针移动；自主通气时，逆时针移动。

顺应性定义为单位压力变化下的容积变化；阻力定义为单位流量的压力。分泌物、气管导管弯曲及导致气道直径减小的阻塞物都会增加气道阻力。电路中阻力的增加会导致压力 - 容积环的弯曲和扩大，而低肺顺应性会导致压力 - 容积环的斜率减小（图 11–4）。这在单肺通气或意外的支气管内插管发生时会发生。呼气流量的减少也可见。

（四）气道压

在监测通气时，测量气道压非常重要。压力传感器可以检测机械问题，如呼吸电路断开或气管导管阻塞、电路泄漏、吸气支路弯曲、新鲜气体流线弯曲或断开、废气排放系统压力过低和过高、电路压力过高及压力传感软管的弯曲。还可以监测气道和肺泡压。

在机械通气过程中，气道正压提供横膈膜内充气梯度，输送潮气量。这种压力可能是恒定的，也可能在呼气相期间变化。气道压与呼吸周期的时间积分除以总周期时间的结果等于平均气道压。平均气道压最接近肺泡压，并与肺泡通气、静脉回流、动脉氧合和气压伤风险相关。气道峰压是包括克服潮气量管理流阻力和肺固有特性（顺应性）所需的总气道压。肺和胸壁顺应性、部分梗阻、分泌物和气管导管阻力都会影响气道峰压。平台压是在吸气暂停时测量的，此时没有气流，因此没有阻力。

患者体位和机械通气过程中使用的不同通气模式会影响气道压。在胸外科手术中，患者通常被放置在侧卧位。腹腔内压增加和侧向胸壁运动受限都会导致气道压力增加，因为肺顺应性降低。容量控制通气模式可以提供设定的潮气量，因为压力会增加，直到达到该容量（或压力限制）。急性呼吸窘迫综合征或其他肺顺应性降低的疾病可能需要较高的气道压来输送所需的潮气量。压力控制通气模式涉及设置一个压力，输送的潮气量不仅取决于肺和胸壁顺应性，还取决于气道阻力。肺顺应性较低的患者可能无法获得足够的潮气量，导致低通气。压力支持通气模式应用一个设定的正压，当患者做吸气努力时，这个正压将在吸气期间保持不变。输送的潮气量取决于设定的压力、气道阻力和顺应性，

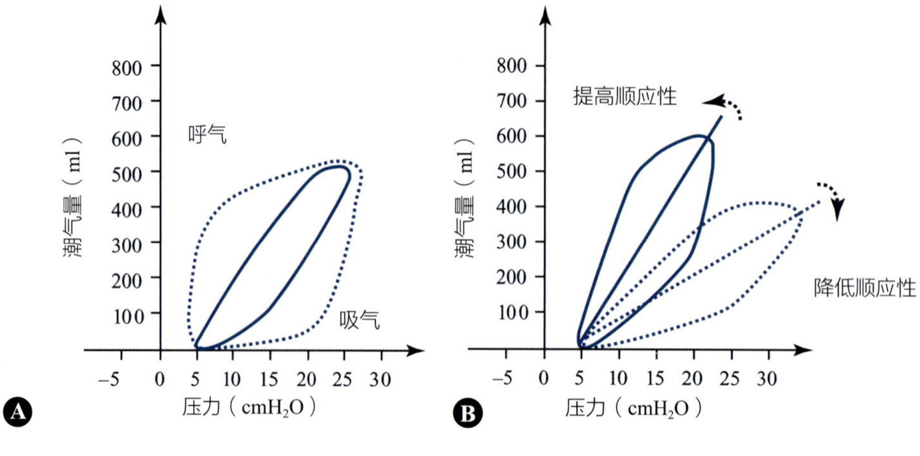

▲ **图 11–4　压力 – 容积环，以潮气量为纵轴**

实线表示正常的环；A. 虚线环所示的弯曲和扩大表示气道阻力增加；B. 虚线环所示的斜率降低表示顺应性降低（引自 Berry JM, Eisenkraft JB. Monitoring ventilation. In: Ehrenwerth J, Eisenkraft JB, Berry JM, eds. *Anesthesia Equipment: Principles and Applications.* 3rd ed. New York: Elsevier, 2021.）

以及吸气时间和努力。

（五）呼气末二氧化碳浓度

呼气末二氧化碳浓度的测量被认为是对通气最重要的监测之一。二氧化碳浓度测量可以通过吸气的气体中的二氧化碳浓度来实现。数据可以显示为呼气末二氧化碳的连续、时间依赖的图形（称为呼气末二氧化碳波形图）。血气分析是二氧化碳浓度监测的“金标准”，但这需要进行有创操作（如动脉导管插入），而且重要的是，需要时间处理每个样本[40]。由于二氧化碳水平可能迅速波动，所以呼气末二氧化碳的连续监测使得这种监测对于麻醉患者通气的监测至关重要。

二氧化碳的测量可以通过二氧化碳分析仪（二氧化碳测量器）进行。二氧化碳分析仪可以位于气道本身（主流法）或靠近麻醉工作站（旁流采样法）。主流法或在线法将二氧化碳分析仪置于气道中，使气体分析在现场进行。旁流法包括通过一个小管道以约 200ml/min 的速率对呼气气体进行采样，将这些气体传送到二氧化碳分析仪中。尽管有几种测量二氧化碳的方法，但最常见的方法是使用红外（IR）辐射吸收，因为二氧化碳在 4.3nm 的红外光谱上强烈吸收。吸收的红外光量与二氧化碳的分压成正比，可以通过将测量的吸收与已知的二氧化碳标准浓度进行比较来计算二氧化碳的分压。其他测量二氧化碳的技术包括质谱、分子相关光谱、拉曼光谱和光声光谱，但这些技术更昂贵，现在很少使用。

了解正常呼气末二氧化碳波形的外观很重要，因为与正常形状相异的变体可能表明病理问题。这在胸科麻醉中尤为重要，因为典型的患者通常具有严重的肺病理和长期吸烟史，这可能导致手术室内的异常呼气末二氧化碳波形。典型的呼气末二氧化碳波形（图 11-5）具有特征性的形状，具有彼此衔接的吸气和呼气段。0 期发生在吸气期间，呼气末二氧化碳趋近于 0。呼气段通常分为三个阶段。Ⅰ期在吸气结束后立即发生。随着肺部的回缩，来自装置和解剖无效腔的气体通过二氧化碳采样点。Ⅱ期以呼气末二氧化碳波形中的急剧上升为特征，表示二氧化碳丰富的肺泡气体取代来自装置和解剖无效腔的无二氧化碳气体。α 角度分离了Ⅱ期和Ⅲ期，并与肺泡顺序排空和通气 / 血流灌注匹配相关。Ⅲ期发生在呼气末二氧化碳波形略微上升的平台阶段，表示从气体交换的肺泡中呼出二氧化碳丰富的气体。在此期间，二氧化碳浓度会略微上升，因为二氧化碳持续排出到肺泡中，并且具有较低通气 / 血流灌注（相对较高的 PCO_2）的肺泡的排空较晚。β 角紧随Ⅲ期，正常情况下为 90°。这表示吸气期，

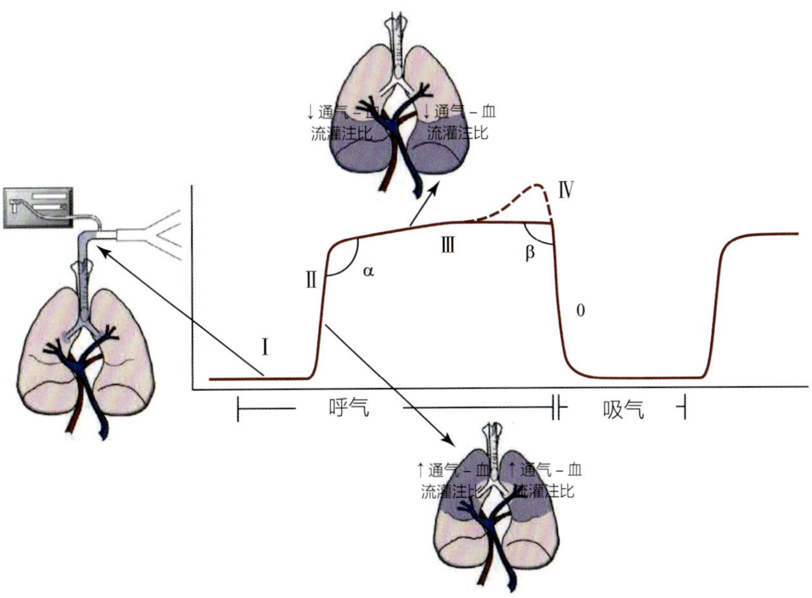

▲ 图 11-5　在控制机械通气期间，直立肺的典型二氧化碳波形图

引自 Gravenstein N, Jaffe MB. In: Ehrenwerth J, Eisenkraft JB, Berry JM, eds. *Anesthesia Equipment: Principles and Applications*. 3rd ed. New York: Elsevier, 2021.

当无二氧化碳气体经过二氧化碳采样点时发生。

在某些情况下，呼气末二氧化碳波形的特征形状会发生变化。在0期呼气末二氧化碳浓度超过零，暗示二氧化碳重吸，可能由不完全关闭的单向（吸气或呼气）阀、用尽的二氧化碳吸附剂、气体通过吸附剂通道或校准不完善的呼气末二氧化碳浓度计引起。当Ⅱ期的上升变得倾斜或呈S形时，这表明气体流动受阻（例如，气管导管弯曲、慢性阻塞性肺疾病、急性支气管痉挛）。随着通气/血流灌注匹配恶化，α角度和Ⅲ期的斜率增加。这可能是由于气道阻力、功能残气量、二氧化碳产生或心输出量的改变引起的。如果由于功能失常的吸气阀、二氧化碳重吸和低潮气量－高呼吸频率设置引起，β角度增加，呼气末二氧化碳浓度可能无法返回基线。呼气末二氧化碳监测还可以检测食管插管、呼吸回路断开、心输出量变化和肺栓塞。连续呼气末二氧化碳监测被认为是检测呼吸回路断开的最敏感方法，尽管低压警报反应更快。这确保问题可以在 SpO_2 和心率发生变化之前得到解决。

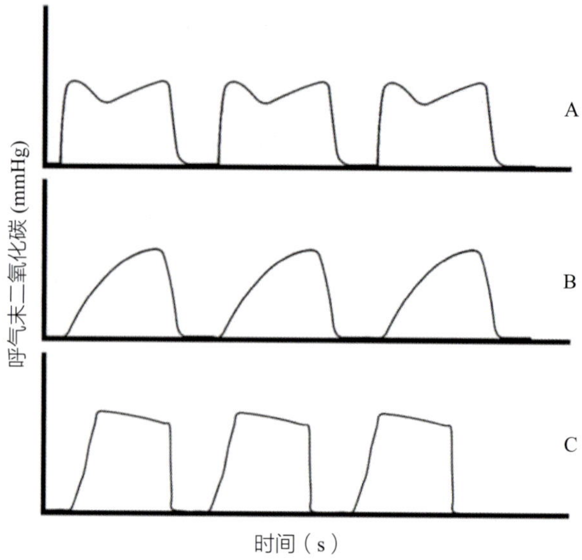

▲ **图 11–6　胸外科手术过程中常见的二氧化碳波形图**
A. 双相二氧化碳波形图；B. Ⅲ期斜率增加的二氧化碳波形图；C. Ⅲ期相反的二氧化碳波形图

图11–6显示了在胸外科手术过程中可能看到的三种特殊呼气末二氧化碳波形。“A”显示了一种双相呼气末二氧化碳波形。这种情况发生在肺部存在不同的通气/血流灌注和呼气时间常数时。当患者在侧卧位接受双肺通气时，上部非重力依赖肺具有高通气/血流灌注、低气道阻力和低二氧化碳浓度，而下部重力依赖肺具有低通气/血流灌注、较高气道阻力和较高二氧化碳浓度。呼气末二氧化碳波形的第一部分来自非重力依赖肺的呼出气体（含低二氧化碳），呼气末二氧化碳波形的第二部分来自重力依赖肺的呼出气体（含较高二氧化碳）。在单肺移植后，也可以看到双相呼气末二氧化碳波形，因为存在具有不同时间常数的两个不同的肺泡群体。“B”显示了一个Ⅲ期斜率增加的呼气末二氧化碳波形，代表V/Q分布较大或存在阻塞。“C”显示了逆向的Ⅲ期呼气末二氧化碳波形，可能在患有肺气肿的患者中出现。

通常，在呼气末二氧化碳监测中，采样气体通常位于气管插管的近端，以确保监测来自两侧肺部的呼气气体。然而，如果一侧肺部存在严重病理情况，这种方法可能不如双重呼气末二氧化碳监测有帮助。只要双腔气管插管正常放置，双重呼气末二氧化碳监测可以单独监测每侧肺部的呼气末二氧化碳浓度。Bhavani-Shankar等建议将每个气体采样线连接到一个与连接到呼气末二氧化碳浓度计的线相连的三通阀上。这样，麻醉医师可以同时监测来自两侧肺部或单独监测来自每侧肺部的呼气末二氧化碳浓度。对于无法耐受足够时间以达到稳态的单肺通气患者，双重呼气末二氧化碳监测非常有用，因为可以分别确定每侧肺部的通气/血流灌注状态。

结论

麻醉医师在手术过程中使用各种监测设备来评估患者的氧合和通气状况。这些设备包括脉搏血氧饱和度监测、肺功能检测、气道压力监测和呼气末二氧化碳监测。这些实时连续监测设备可以及早向麻醉医师发出危险信号，有助于确保患者的安全。由于在单肺通气期间发生的生理变化可能非常迅速，因此这些监测设备在此时尤为重要，因为氧合和通气方面的危及生命的变化可能会迅速发生。麻醉医师应熟悉这些监测设备的使用方法，并正确解读其数据。

第 12 章　胸外科手术患者的血流动力学监测

Hemodynamic Monitoring in Thoracic Surgical Patients

Karl D. Hillenbrand　Robert H. Thiele　著

阎文军　马继龙　译

胸外科的快速发展给麻醉学科带来了许多挑战，其中之一就是血流动力学监测。胸外科患者从因难治性胃食管反流需行腹腔镜 Nissen 胃底折叠术的相对健康的成人，到需行全肺切除术的合并有严重动脉粥样硬化和慢性阻塞性肺疾病的肺癌患者，再到需行肺移植的患者。其 30 天死亡率从肺楔形切除术不到 1%、全肺切除术近 4%，到肺移植死亡率 6%[1, 2]。相比之下，冠状动脉旁路移植术的 30 天死亡率则仅为 1%[3]。密切的心肺交互作用，使得这些人的血流动力学监测和管理更加复杂。各种共病、手术创伤、胸外科手术对氧合和血流动力学的影响及监测相关挑战，使得胸外科手术麻醉成为麻醉医师最具挑战性和自我价值体现的手术麻醉管理。

一、血压监测

（一）振荡法

在发达国家，振荡法是迄今为止手术室内测量血压最流行的方法。美国学术医疗中心的数据显示，84% 的手术患者仅使用了振荡法测量血压[4]。振荡法的工程原理最早由 Marey 于 1876 年描述[5]。利用振荡仪技术，将袖带压力充气至超过收缩压（systolic blood pressure，SBP），从而阻断流向肢体的所有血流。在这动脉闭塞的压力下，听诊时无科氏音（Korotkoff sound）出现，传递到袖带的脉搏搏动压力最小（图 12–1）。后逐渐（或逐步）将袖带放气直到压力低于舒张压（diastolic blood pressure，DBP）。随着袖带内压力的减小，血液开始流入肢体，从而产生袖带压力的振荡，可以测量和记录。Posey 等指出，袖带内振荡最大时的袖带压力与平均动脉压（mean arterial pressure，MAP）密切相关[6]。这种确定收缩压和舒张压的算法被所有制造商采用。

与经典听诊无创测压方法相比，振荡法的引入使麻醉医师在手术室环境中的工作更加方便：它更加自动化（使得麻醉医师从听诊无创测压中解放，得以完成其他任务），使用它所需的技能和培训更少，对患者体位要求较低且在嘈杂的手术室环境下也能轻松使用，而在许多体位下进行远端动脉频繁听诊是困难或无法完成的。

动脉内置管血压测量，导管位置无特殊限制（只要传感器换能器的水平不改变，测量的血压不会随肢体移动而改变），其与右心房的相对位置无关，而振荡法血压测量则与之不同，其袖带需保持特定位置。因此，在胸外科手术患者麻醉管理中，解读血压值时必须要考虑袖带相对于关注器官的位置。鉴于胸外科手术中经常使用侧卧位，放置血压袖带的肢体可能高于或低于心脏和脑部等血压管理关注的主要器官。动脉系统没有瓣膜，因此其动脉系统的压力因重力作用随位置升高呈线性下降。然而，鉴于血压是以毫米汞柱（mmHg）为单位计量的，而汞的密度远高于血液，必须应用一种校正因子（每厘米校正 0.74mmHg）来衡量这些变化的影响。因静水学效应，患者侧卧位时将血压袖带从术侧肢体转移到非手术侧肢体上，测得的血压值会发生显著改变[7]，但被关注器官（大脑、心脏）的实际血压并无改变（图 12–2）。

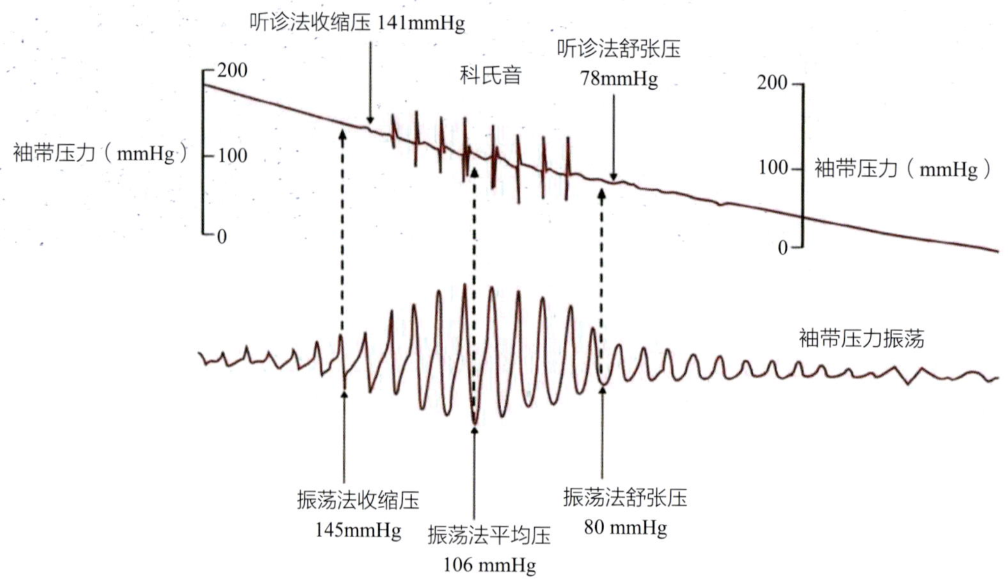

▲ 图 12-1　当血压袖带从 200mmHg 下降到 0mmHg 时，叠加的科氏音（上）和测量的袖带压力（下）；袖带压力振荡最大的点非常接近平均动脉压

引自 Karsten Bartels, Stephen A Esper, Robert H Thiele. Blood Pressure Monitoring for the Anesthesiologist: A Practical Review. *Anesth Analg*. 2016, 122(6):1866-1879 (John Wiley & Sons).

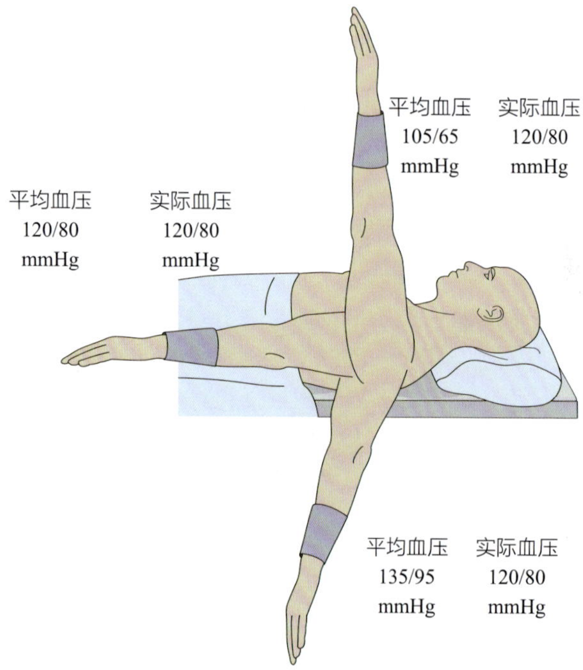

▲ 图 12-2　动脉导管测压与肢体位置无关，只要换能器高度与右心房齐平，导管即可准确测量；相反，血压袖带只能测量特定位置的血压，因此血压袖带相对于右心房的位置变化会影响测量

目前已将振荡法血压监测与作为金标准的有创动脉血压监测进行了广泛的比较。一项对 15 310 例非心脏手术患者麻醉的单中心回顾性分析研究发现，这些患者同时采用了有创动脉血压监测和振荡法进行监测。MAP 为 75mmHg，MAP 的标准偏差为 ± 12.5mmHg，振荡法最准确，相当于 95% 置信区间约 ± 25mmHg（Bland-Altman 分析）。当 MAP 偏离该值较大时，振荡法的准确性进一步下降 [8]。

（二）张力测定法

1963 年，Pressman 和 Newgard 发表了第一篇描述动脉张力测定法的文章 [9]。这是最早开发出来并描述的连续无创血压监测，这一概念后来被 O'Rourke 进一步确定 [10]。张力测定法主要是通过使用一个压力感应装置压平（扁平）浅动脉，最常见的是桡动脉 [11]。只有可以压缩的动脉（如桡动脉）才能进行评估。当动脉被压缩到扁平状态时，监测器感知的压力与动脉内压力相似，由此产生的压力波形与真实的动脉内压力波形非常相似 [12]。但张力测定法不能进行绝对压力测量，因此需要另一设备（如血压袖带）进行校准 [12]。使用频域数学分析（例如，快速傅里叶变换）等传递函数，可以将外周动脉相关描记“转换”为中央动脉血压的估计值[13]。

如果在“大”动脉处进行测量，张力测定法对可能影响其他无创连续血压测量方法的因素具有相对的抵抗力（见下文），如血管收缩。张力测定法已在超过1600名患者中进行验证，包括超过15 000次单次血压测量[14]，但在手术室使用是不切实际的，因为该方法需要手腕不受限制以放置笔状“压力计”。

由于基础技术是完善的，仅是实际仪器比较大而笨重，因此已经有研究者努力将张力测定仪进行微型化，以便于在手术室环境中使用。多组测试结果显示其相对误差较低（6.3mmHg，范围为4.8～12.6mmHg）[15-19]，一致性区间（约为±12.4mmHg，范围为±9.4～±24.7mmHg）其可媲美一般无创设备，甚至略好[20]。最近的一项大型Meta分析对于有心血管疾病患者的张力测定法的准确性提出了一些质疑。这项Meta分析的结果发现，连续无创动脉压力监测设备的准确性和精确性低于可接受范围，这可能对依据连续无创动脉压力制定医疗决策所致的临床结果产生影响[21]。

（三）容积恒定法

1973年，Penaz首次描述了容积恒定法，这是一种可以提供每搏实时信息的无创血压测量方法[22]。该方法将一个超速充气袖带放置在带有红外传感器和发射器的手指上游。通过使用袖带和红外传感器之间反馈回路，周期性地给袖带充气和放气，以使红外辐射的强度几乎恒定（即手指的血容量保持不变）。理论上，如果袖带内的压力与动脉血压完全匹配，则手指血容量（和红外光吸收）的变化是最小的。因此，维持红外光吸收变化率最小的压力波形被认为基本接近动脉血压（图12-3）。

这些设备需要定期进行校准，利用袖带远端检测到的振荡在MAP附近最大的原理（见“振荡法”部分）。当外部袖带压力接近血压时，动脉壁承受的张力最小，被称为“无负荷”状态。基于容积恒定法的各市售设备在实现血管无负荷状态的算法方面存在差异。

由于容积恒定法依赖于小血管和远端肢体灌注，因此容易受到低灌注期和血运不畅的影响（如休克）[6, 7]，并且低体温[23]将影响血压测量的准确性。

不同情境下，容积恒定法和张力测压法之间一致性的各项研究呈现出不同的结果。2014年一项针对这两种技术进行的Meta分析表明其整体准确性

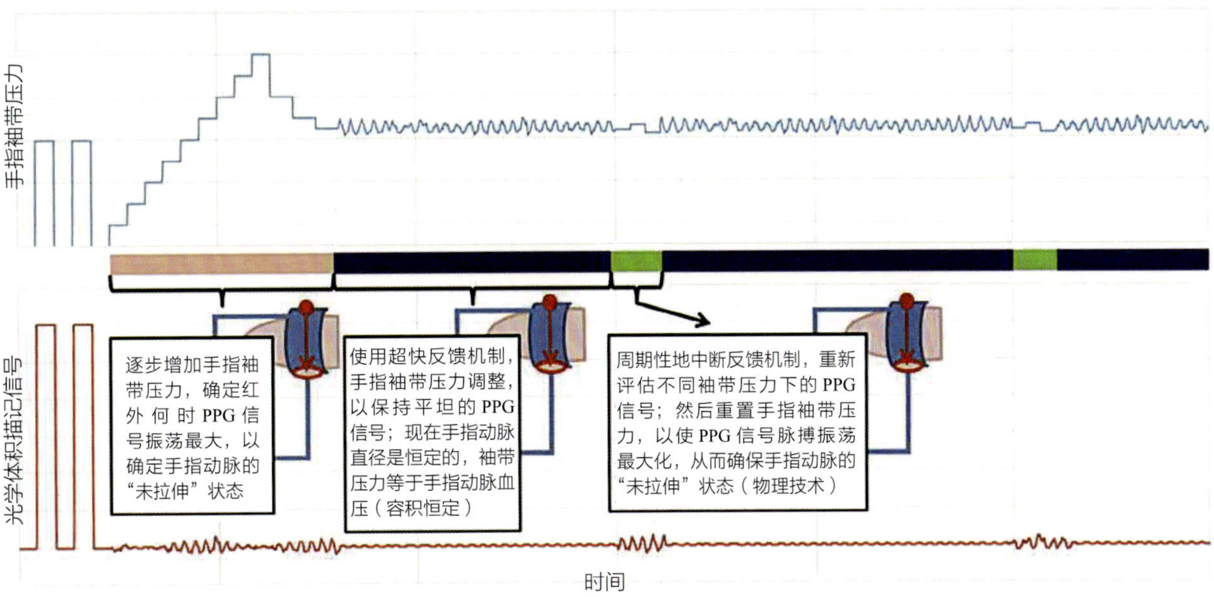

▲ **图12-3　使用容积恒定法进行无创血压测量时的手指袖带（蓝色）和光电脉搏信号（红色）**

在光电脉搏信号装置和手指袖带之间的反馈机制改变手指压力，以试图保持光电脉搏信号平坦——由此手指袖带内的压力波形非常接近动脉内血压；为了重新校准，手指袖带会定期放气；PPG. 光学体积描记[引自Bartels K, Thiele RH. Advances in photoplethysmography: beyond arterial oxygen saturation. *Can J Anaesth*. 2015, 62(12):1313-1328. License Number 4722100482584.]

略低于有创无创技术[20]。当然，这种准确性下降可以通过这些设备提供的连续测量来抵消，这是其重要优势。随着技术的不断改进，其提供无创每搏血压值的潜力是值得期待，并对有显著液体变化和血流动力学波动的大型手术（如胸外科手术）具有重要意义。

（四）动脉置管测压法

当需要进行连续准确的血压监测时，最常用的方法是经动脉内置入导管测压。这种技术在胸外科手术患者中特别实用，因为它还可以在术中取样进行动脉血气分析。本章不详细介绍动脉生理学，可在其他地方查阅到相关内容[24]。动脉内血压监测主要有以下相关的关键点。

首先，对动脉内血压监测的基础工程原理有基本的了解是合理使用该技术的必要条件。动脉内血压监测器使用“Wheatstone 电桥”压力计来估计动脉内的压力。这种压力通过不间断的液柱传输，液柱从动脉内导管开始，延伸到换能器，在换能器处终止[25, 26]。连接动脉内导管和换能器的管道的物理特性（长度、直径、可扩张性）影响压力波形的外观。

要准确测量波形的相关特性（收缩压和舒张压），测量系统必须具有合理的动态响应，这可以通过测量自然频率固有频率（f_n，施加压力脉冲后的振荡频率）和阻尼系数（ζ，振荡波形衰减所需时间）来确定。f_n 和 ζ 都可以使用“冲击测试实验”来确定。f_n 是两个波峰之间的时间的倒数（以秒为单位），ζ 是两个连续振幅的比例（A_2/A_1）。通过将 f_n 和 ζ 绘制在“动态响应图”上，可以确保测量系统的充分性[27, 28]（图 12-4）。

一般来说，临床医师应该使用硬性、短小的通道将压力监测器连接到动脉内导管上，并且要严格避免气泡。气泡会影响动脉示踪的阻尼系数。需要注意的是，平均动脉压（MAP）读数不会受到动态响应不足的影响，只会受到波形的形状及由此得出的收缩压和舒张压的估算值影响。

其次，血压波形的形状高度依赖于心血管系统的物理特性及测量位置（图 12-5）。

僵硬、顺应性差的血管会改变动脉波形，这是前向和后向（来自反射位置）行进波面的融合[24]。一个常见的临床错误是看到极高的收缩压并将其归因于“鞭打”（即欠阻尼系统），而实际上动脉测量系统的动态响应很好。这在有严重心血管疾病和动脉粥样硬化的患者中特别常见，尤其是在外周部位（如桡动脉）测量血压时。

再次，虽然动脉内导管的感染率较低（大约是每天 1.7/1000 导管留置天数），但与非隧道式中心静脉置管感染率相当（每天 2.7/1000 导管留置天数）[29–31]。通过无菌插管技术和使用氯己定浸渍敷料可以降低感染的风险[32]。

二、中心静脉压

传统观念认为中心静脉压（central venous pressure，CVP）代表前负荷，并在各种目标导向治疗的算法中作为容量管理的指导[33]。但后期更严谨的生理学研究证明，CVP 与血容量之间无相关性，CVP 的变化与血容量的变化之间也没有关系，而且 CVP 与液体反应性也没有关系[34]。除了复杂的生理相互作用联系将全身静脉系统与左心室舒张末期容积联系在一起（包括左心室的顺应性、胸内压力、肺动脉和二尖瓣功能、肺血管阻力和右心室功能）[35, 36]之外，医务人员本身在换能器放置方面存在广泛的差异[37]，这也增加了测量中的技术误差。胸外科患者中最复杂的问题是术中侧卧位对 CVP 的影响，应在右心房水平测量 CVP——临床和影像学研究都证实，在转换体位至侧卧位时必须特别注意换能器的高度[38–40]。

鉴于人们对容量动态指标的越发重视（请参考下文的“液体反应性”），以及置入中心静脉导管的已知风险，CVP 在作者所在的机构很少被用作生理治疗指导。不幸的是，目前尚无关于其使用率的大型研究数据库可用[41]。

CVP 监测的一个相对较新的用途是肺动脉搏动指数（pulmonary artery pulsatility index，PAPi）（图 12-6），其可能在极高风险的胸外科患者（如肺移植患者）手术中意义更大。PAPi 的理念是将全身静脉系统和肺动脉的数据结合起来，可以为医生提供更多右心室功能的信息。如前所述，单一 CVP 与左心室充盈的相关性较小，与之不同的是，全身静脉系统和肺动脉之间间隔的解剖结构更少。PAPi 的定义是（肺动脉收缩压 – 肺动脉舒张压）/CVP，本质上是将肺动脉脉压（与右心室每搏功有关）与 CVP 进行比较。功能正常的右心室无须高的右心房压力即可产生足够的心输出量。相反，衰竭的右心室需

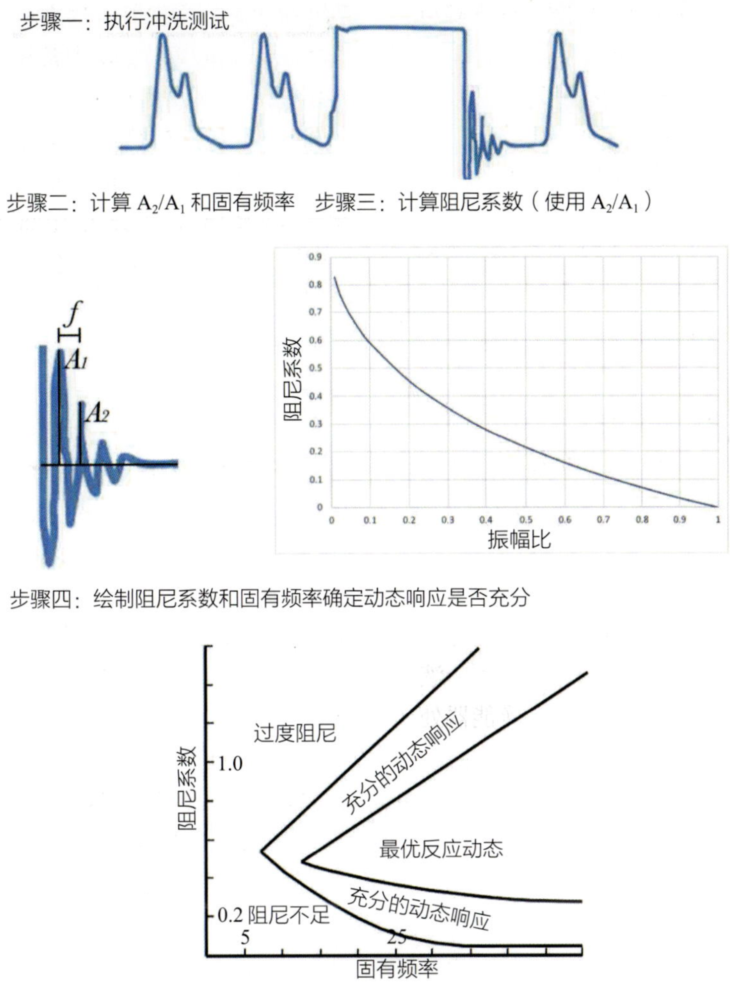

▲ 图 12-4　为确保动脉内血压追踪的准确性，需要测量动态响应

通过进行冲洗测试，计算固有频率和阻尼系数，然后在动态响应图上定位压力监测系统，可以实现这一目标；[Roach JK, Thiele RH. Perioperative blood pressure monitoring. *Best Pract Res Clin Anaesthesiol*. 2019, 33(2):127-138 (Elsevier).]

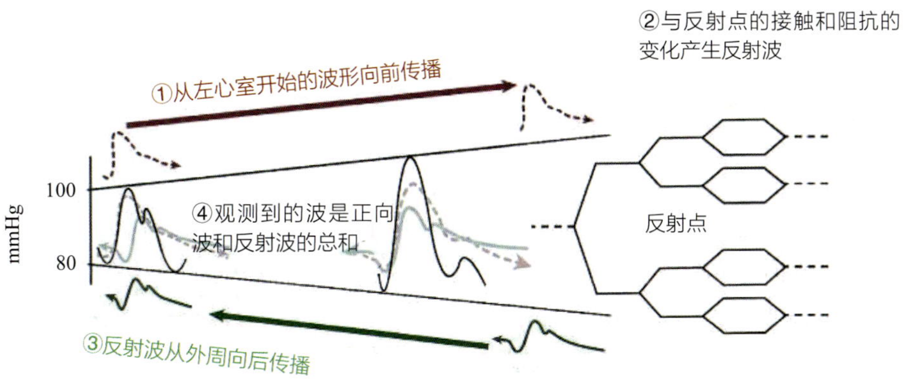

▲ 图 12-5　动脉内血压波形为正向行波和反向波前之和，受分支点（反射部位）和顺应性变化的影响

引自 Roach JK, Thiele RH. Perioperative blood pressure monitoring. *Best Pract Res Clin Anaesthesiol*. 2019, 33(2):127-138 (Elsevier).

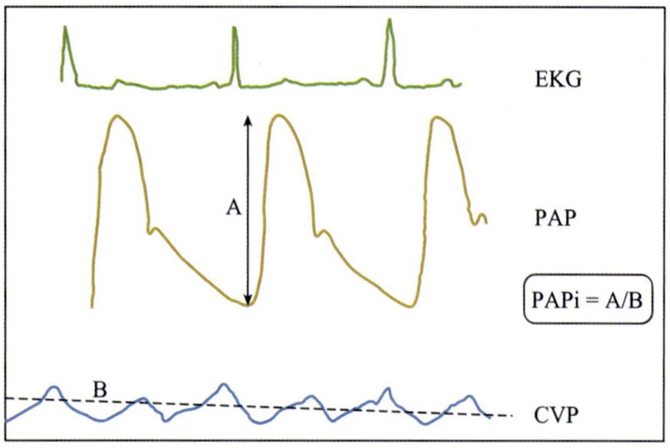

▲ **图 12-6　肺动脉搏动指数（PAPi）是一个相对较新的指标，用来衡量右心室对中心静脉压（CVP）的压力输出**

A. 肺动脉收缩压 – 肺动脉舒张压；B. 中心静脉压；EKG. 心电图

要更高的右心房压力方可产生足够的心输出量。虽然这一指标提出时间较近，但它似乎可以预测多种患者群体的右心室功能障碍。包括在左心室辅助装置植入后[43]，紧急经导管主动脉瓣置换术后[44]，以及预测晚期心力衰竭患者的不良事件[45]，尤其是在右侧心力衰竭患者中应用[46]，在某些特殊的胸外科手术患者群体中可能有用。

三、肺动脉压

肺动脉导管（PAC）除了提供心输出量（cardiac output，CO）信息外，还可以提供实时 CVP 和肺动脉压信息。这对因其肺部疾病的病理或术中过程中可能出现、加重或恶化肺动脉高压的胸外科患者尤其重要。PAC 提供的数据可以用来解释患者右心室功能的一些信息。传统的心脏多普勒可能会误报肺动脉压力值，因此对于患有肺动脉高压的患者，PAC 价值更高[47, 48]。但 PAC 放置可能带来的潜在收益必须与其风险相平衡，包括肺动脉破裂（尤其是在患有肺动脉高压的患者中）、对心脏瓣膜的损害、心内膜炎、心律失常，还包括心室颤动、导管打折、血管内血栓形成、血管狭窄和导管相关的血液感染等。此外，多项研究[49-51]未能证明重症监护病房（intensive care unit，ICU）患者可从 PAC 中获益，然而，这些研究并没有专门针对胸外科手术患者。由于缺乏有效证据证明患者可从中受益，且近年来无创监测技术的不断改进，北美 ICU 中 PAC 的使用量已经急剧下降[52, 53]，尽管这一趋势似乎目前正在逆转[54]。最近的 Meta 分析表明，使用 PAC 可使接受大手术的重症患者的死亡率有所下降[55, 56]。尽管 PAC 的未来尚未确定，但它仍然是麻醉医师可用的重要工具，尤其是有助于患有肺动脉高压或右心功能障碍的患者。在胸外科手术患者中，PAC 的常见用途通常限于肺移植。

四、心输出量监测

前文讨论的血压测量在很大程度上是为了测量重要器官的氧气供应（delivery of oxygen，DO_2），重要器官的氧供对麻醉医师来说非常重要，血压充当着末端器官灌注的替代指标，其优势在于可简易直接测量，但并不能充分反应氧供。尽管平均动脉压（MAP）在手术中是机体 CO（从而是全身氧供）的一个关键组成部分，但由于全身血管阻力不同[57]（图 12-7），因此 MAP 与 DO_2 之间的相关性并不高。准确的测量 CO，直接影响机体氧气供应，其一直是麻醉医师想要而较难获得的生理参数。

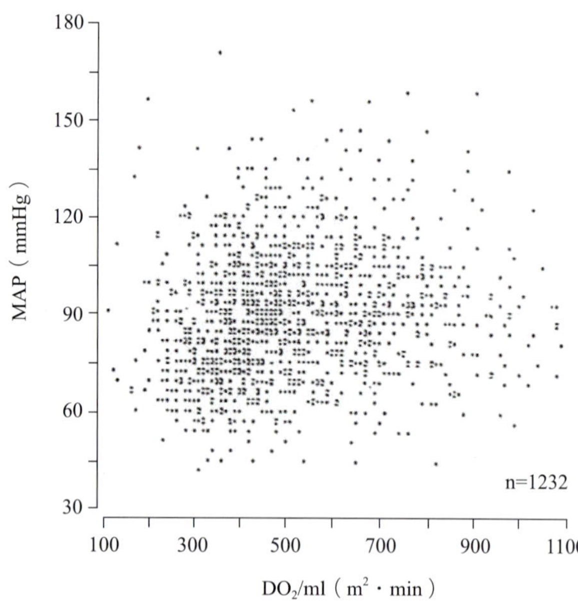

▲ **图 12-7　在接受大血管手术的患者中，平均动脉压（MAP）和氧转运（DO_2）基本上没有关系；因此，虽然血压对灌注至关重要，但平均动脉压并不是一个可靠的替代指标**

引自 Karsten Bartels, Stephen A Esper, Robert H Thiele. Blood Pressure Monitoring for the Anesthesiologist: A Practical Review. *Anesth Analg*. 2016, 122(6):1866-1879 (Wolters Kluwer –> Springer）

（一）肺动脉热稀释法和经肺热稀释法

当前 CO 监测的金标准是肺动脉热稀释法，该法由 Fegler 于 1954 年首次发表[58]。这项技术是基于先前使用稀释的方法来监测 CO，涉及染料或其他化学物质，如锂。热稀释技术的优点是能够反复使用，而不用担心体内异物水平的增加。肺动脉热稀释需要放置肺动脉导管 PAC，准确测量需要测量右心室流出道前后的温度。在肺动脉导管放置完成并得到验证后，注入已知体积和温度的注射液（通常为晶体液）并与患者的血液混合。PAC 尖端的热敏电阻测量温度随时间变化，并利用曲线下的面积计算 CO：注射液体团的总热量已知（基于晶体液的温度、体积和比热），并且可以使用一系列复杂的方程（称为 Stewart-Hamilton 方程[59]）将肺动脉中的温度分布转换为右心室输出。从定性的角度来看，高 CO 会产生较高但短暂的温度变化，因为冷晶体液在 PAC 尖端快速流过，而低 CO 则会导致温度变化更加缓慢和延长，因为血液流动更慢，冷流体有更多的时间与血液混合。

肺动脉热稀释法有一定的局限性。它假设所有的血流都是向前且串联的，至少在心脏右侧如此。三尖瓣反流和心内分流可能会导致注入物的热量延迟到达或者直接绕过热敏电阻器，从而产生错误的 CO 值。液体注射速度不可太慢或太快，以免注入物和患者血液在热敏电阻器之前无法充分混合，且患者血液与注入物之间必须有足够的温差，方可在热敏电阻器上产生可测量的温度变化。尽管注射物的温度似乎不会改变测量的 CO 值，但与使用室温注射液相比，更冷的注入物（即 0℃）确实减少了所获值的变异性，但这需要额外的设备成本。同样，注射更多的注射液可以提高结果的可靠性[60]。

为了获得更连续的信息反馈，医生可以放置一个连续心输出量（continuous cardiac output，CCO）PAC 监测。通过这种方法，PAC 在导管中央包含一个定期加热的细丝，用于加热血液。随后，导管顶端的热敏电阻器测量这种温度变化，并以类似于之前描述的间歇性热稀释法计算 CO。由于与这些温度变化相关的“热质量”小于 10ml 室温（或更低）晶体质量的热质量，必须在一定时间内进行大量读数并取平均值——因此 CCO PAC 通常有多达 5min 的时间延迟，这限制了其在临床紧急情况下的使用[61-63]。

CO 测量是否可以改善临床结局一直颇具争议，这主要由一系列大型随机对照试验（randomized controlled trial，RCT）引发，当时这些试验结果无法证明在危重患者中使用 PAC 能够改善患者死亡率[51, 64, 65]。尽管这些研究存在有研究设计和方案实施依从性的问题，但是对 PAC 使用的影响是不可争议的。到 2004 年，美国 PAC 使用已经降至 1.99/1000 人次的水平[52]。加拿大最近的数据也表明，PAC 使用量同样有下降趋势[53]。但也有证据表明，PAC 使用量减少的趋势在开始逆转[54]。

鉴于缺乏高质量的数据表明 PAC 可以改善患者结局，以及对放置 PAC 的风险和成本的认识不断增加，因此在开发可准确测量 CO 的无创 PAC 技术方面投入了大量精力。一个显著的标志是尝试测量肺动脉以外的其他地方的温度变化，而经肺热稀释 CO（transpulmonary thermodilution CO，TDCO）正在进行这方面的尝试。将室温的晶体液注入右心房，在液体团穿过肺部和左心房 / 心室后，在大动脉中测量温度变化。但这些附加结构的传输，以及并非所有 CO 都通过测量位置（如股动脉、腋动脉或肱动脉）等原因，使得测量变得更加复杂。然而，两种实验金标准总体比较，以及动物和人类的热稀释研究[66-79]表明，经肺热稀释测量可能不劣于肺动脉热稀释测量[80]。

尽管如此，TDCO 设备需要放置中心静脉导管，并进行大动脉置管，因此人们更关注开发只需放置一根桡动脉导管（微创）或完全无须导管（无创）的 CO 监测器。虽然本章将回顾撰写本文时可用技术，但这个领域的变化速度非常快，读者还需要阅读最新的文献，以了解更新的发展。

（二）动脉波形分析

除 FloTrac（Edwards Lifesciences，Irvine，CA）外，大多数动脉波形分析设备都是基于 Otto Frank 开发的 Windkessel 模型[81]。Frank 的模型做出了 3 个假设，首先，允许进行血流的数学建模，即在稳态下，一个心脏周期内进出血管的血量必须相同（质量守恒）；其次，左心室下游的血管具有一定的顺应性；最后，血流是单向的。最简单的数学模型只包含两个元素—电阻器和电容器，但已提出了包括主动脉输入阻抗和电感等其他附加元素的模型[82]。有关 Windkessel 模型数学特征的更多细节，请参阅有关此主题的详细描述[83]（图 12–8）。

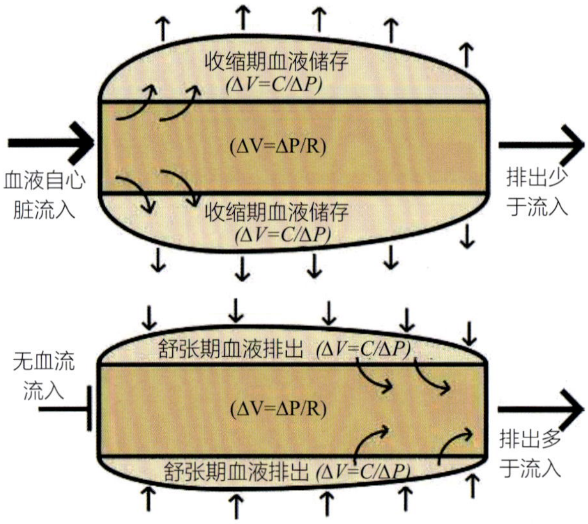

▲ **图 12-8 Frank 发展的 Windkessel 模型假设主动脉为电容器，只允许单向流动**

在心脏收缩期，大部分血液通过主动脉，但血压升高导致主动脉扩张，血液储存在这个"电容容器"中；在舒张期，主动脉瓣关闭，血压下降，主动脉收缩，血液向下游排出（License Number 4722101307490）

动脉波形分析仪的一个关键共同特征是，其试图根据波形的形状估计心血管系统的特征（例如血管阻力，通常在基础方程中称为"k"）。现实情况是，这些变化不能完全通过波形的形状来解释。动脉血管阻力、顺应性和其他描述性特征会随时间推移而变化，不考虑或者不能考虑 k 的变化的设备被称为"未校准"的动脉波形分析仪。此类设备包括 LiDCO Rapid（LiDCO Rapid Group PLC，London，UK）和 ProAQT（Pulsion Medical Systems，Munich，Germany）。FloTrac 类似于一种未校准的动脉波形分析仪器，但是它不是使用解析（Windkessel 模型）技术，而是使用基于非常大的数据集将特定特征（如峰度）的动脉波形与血流动力学变量相关联的经验技术。这种经验技术与解析技术的根本不同之处在于它不寻求基于潜在生理真相的方程，而是专注于现实世界的表现 [84]。

然而，由于 k 值会随着时间推移而变化，尤其是在血流动力学不稳定的患者中，未经校准的波形分析设备（无论是解析还是经验）的准确性可能不可靠 [71, 85–91]。特别是在胸外科手术中，这些设备在接受单肺通气（OLV）和肺移植的患者群体中一致性很差 [93]。最近，Koichi Suehiro 等比较了在单肺通气时使用 Vigileo™-FloTrac™ 系统与热稀释肺动脉漂浮导管估算的 CO，确定了该系统在追踪 16 名患者 OLV 期间去氧肾上腺素诱导的 CO 变化方面的可靠性。他们得出结论是，Vigileo™-FloTrac™ 系统在单肺通气期间估算 CO 和跟踪去氧肾上腺素诱导的 CO 变化是不可靠的 [92]。另外两种已经被开发出来使用动脉血压追踪测量每搏量的技术——长时间间隔分析法 [94–96] 及压力记录解析法 [97, 98]。这两种技术在与既往成熟的技术相比较之前，都需要进一步的验证。

为了提高精度，一些动脉波形分析设备可以定期重新校准从而进行另一个不受前面影响的 CO 测量。这样，监测器可以补偿动脉阻力和顺应性的变化，而动脉阻力和顺应性的变化将反过来改变k。PulseCO(LiDCO Group PLC，London，UK）使用锂稀释法 [99]，而 VolumeView（Edwards Lifesciences，Irvine，CA）[100] 和 PiCCO（Pulsion Medical Systems，Munich，Germany）[101] 则使用经肺热稀释法。与未校准的设备 [102] 相比，校准的波形分析仪在精确度方面有显著提高，但是，必须权衡这一优势与额外增加的有创损伤和（或）成本增加及复杂性之间的关系。PulseCO 系统的一个优势是它还可以相对精确地计算血管外肺水 [103]（见后文）。

（三）基于超声多普勒监测技术

近几十年来，超声作为诊断工具和生理监测方面的使用得到了大幅提升。多普勒原理为基于超声的 CO 计算提供了基础。根据多普勒原理，当运动物体（如红细胞）遇到入射波（即超声波）时，反射波的频率会根据公式发生改变

$$v = c \times \Delta f/2f_0 \times \cos(\theta)$$

其中 v 是计算出的速度，θ 是入射波与物体运动方向之间的角度，c 是波速，Δf 是频率变化量，f_0 是入射波的频率 [80]。

尽管本章节未讨论正规二维（或三维）经食管超声心动图（TEE），但有一些商业上可用的超声设备如 CardioQ（Deltex Medical，Chichester，UK）可置入食管中，仅进行多普勒测量来计算降主动脉血流。尽管不如 TEE 提供的完整全套选项（如二维和彩色成像等）那么强大，但 CardioQ 设备允许医生在掌握相关专业知识较少的情况下进行连续的

CO 监测。

当前研究发现食管多普勒监测与动物[104, 105]和人类[105-107]的 Fick CO 测量，以及人类热稀释技术有良好的相关性[107-109]。也有部分数据支持在单肺通气期间使用食管多普勒监测与热稀释技术有良好一致性[110, 111]。Diaper 等使用食管多普勒监测（echo-TDM）技术和经肺热稀释技术测量择期行肺癌切除术患者的心脏指数（cardiac index，CI），该设备在记录 CO 的绝对值和变化方面似乎是有用、安全和相当可靠的。食管多普勒监测与热稀释技术之间的一致性似乎也位于临床可接受的范围内。其他衍生的多普勒参数可提供关于循环容量（校正的射血时间）和室壁收缩力（血流加速度和峰值速度）等其他有用信息。作为 PAC 的替代品，它可以指导肺切除手术患者的血流动力学管理和液体输注[110]。

食管多普勒监测存在一些限制：首先，它只能测量降主动脉的血流量，可能忽略供应心脏、大脑和上肢的血流变化。其次，目前市售的探头仅能测量随时间变化的血流速度。要获得容积测量值（即，每搏输出量和 CO），必须知道多普勒测量处主动脉直径，这目前仅能通过形态学确定，可能会增加其他误差来源。最后，虽然置入食管探头比置入 PAC 更微创，但理论上传统 TEE 依然存在并发症发生风险[112]，即使因探头较小，风险可能较低。最后，多普勒测速仪测量速度的准确性高度依赖于发射光束与测量对象（即血流）速度之间的入射角度。当角度为 0° 时，准确度最高，但角度超过 20° 后准确性明显降低。显然，在食管手术中无法使用食管多普勒监测，但其为计划以微创方式测量 CO 的麻醉医师提供了额外的工具。

（四）生物阻抗和生物电抗

生物电抗是一种相对较新的无创 CO 测量方法，是基于较旧的生物阻抗技术的改进而开发出来的。生物阻抗技术基于胸部在电压作用下对电流的自然阻力，这一电阻（当施加振荡电压时称为阻抗）随心跳所致的胸腔内空气和液体量的变化而变化。通过测量电流阻抗的变化，旨在通过生物阻抗技术的设备无创测量 CO 和每搏输出量[113-115]。尽管其在最初在动物模型中呈现出良好的前景[116-121]，但生物阻抗技术在手术环境中准确性不足[122-125]，这是因为它过多依据假设，在手术环境中太容易受到干扰的影响，主要干扰来源是电干扰。为了改进这一点，无创心输出量监测（NICOM，Cheetah Medical，Vancouver，WA）使用阻抗的相位分量，而不是传统的生物阻抗监测器所使用的振幅分量[126]。然而，涉及生物反应阻抗的临床研究过少，故还不能对其准确性得出结论[126-129]。

五、液体反应性

正如后文所讨论的（见第 21 章），液体优化治疗在胸外科手术患者中至关重要。液体超负荷和肺水肿具有高并发症发生率和死亡率[130-133]，并且较难控制，尤其是在肺减容手术的患者中。因此，无论是胸外科领域还是其他领域，都需要非常重视如何进行合理的液体管理。一般而言，麻醉医师会给予患者静脉输注液体，使心脏功能处于 Frank-Starling 曲线的平台部分，目的是“优化”（而非“最大化”）每搏量、CO 和氧供——给予超过优化点的液体将导致血流动力学变量变化很小，并使患者面临液体超负荷和肺水肿的风险，特别是在肺切除术后。因此，液体优化管理的关键在于尝试预测患者在 Frank-Starling 曲线上的位置，以及液体输注是否会改善每搏量和 CO，即患者“液体反应性”的问题（图 12-9）。

事实上，20 世纪 90 年代和 21 世纪初的一系列 RCT 研究表明，通过食管多普勒引导液体复苏以最大化每搏量，可以减少重大手术患者住院时间和并发症发生率[134-138]，以及患者术后转入 ICU 的概率[139]。这些好处并不仅限于食管多普勒技术，使用动脉波形分析[140-145]和其他液体反应性指标也可以得到类似的益处，这将在后面进行讨论。最终的 Meta 分析数据表明，目标导向液体复苏与改善患者预后相关[55, 56, 145]，尽管目前尚无单一的大型多中心 RCT 明确证明这一点。

（一）呼吸变异性

预测液体反应性的最常见方法之一是分析随呼吸变化的动脉波形：常用收缩压变异度、脉压变异度（pulse pressure variation，PPV）或每搏量变异度（stroke volume variation，SVV）。许多麻醉监护仪都可以进行这种分析并显示其结果，尽管麻醉医师也能通过估计进行较为准确的视觉判断[146]。PPV（或其他提到的方法）基于这样一个概念：患者接受正压通气时促使胸腔内压力变化，而静脉回心血量与胸腔内压力呈反比变化。每次呼吸有效地提供了一

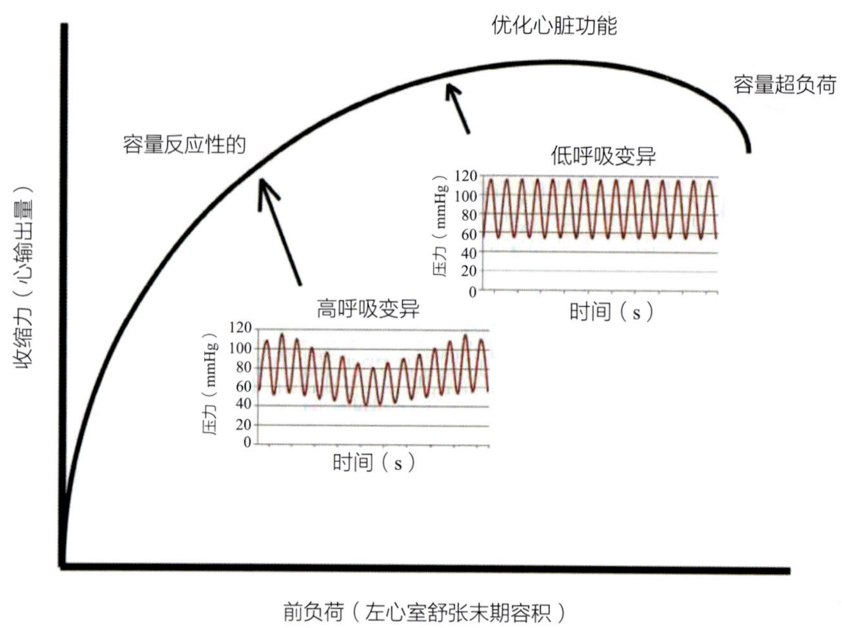

▲ **图 12-9　动脉呼吸变异提供了患者在 Frank-Starling 曲线上相对位置的一些信息；需要注意的是，有些情况例如右心室衰竭时存在动脉呼吸变异，但患者无液体反应性**

（引自 License Number 4722100804187）

次“模拟”液体输注，预测患者对液体输注的反应。

然而，使用 PPV 确定液体反应性在胸外科手术中可能会出现以下并发症。首先，PPV 监测需要在高于 8ml/kg IBW 的潮气量下进行 [38, 39]，这比在单肺通气期间进行保护性肺通气所使用的潮气量要大得多。专门针对单肺通气期间呼吸变异对液体反应性预测的研究结论不一，有些研究表明在 8ml/kg 情况下有预测性 [147, 148]，有些则相反 [149]，还有一些研究表明在潮气量低至 6ml/kg 时亦具有预测性 [150, 151]。与常规通气策略相比，OLV 时使用呼吸变异对液体反应性会因灵敏度和特异性降低而减弱。在胸外科手术中使用 PPV 的另一个限制是术中胸腔通常是开放的，降低了胸内压力变化对向血管系统的传递，并进一步降低了呼吸变异对液体反应性的预测性。de Waal 等在一项纳入 22 名计划进行冠状动脉旁路移植术患者研究中，评估了 PPV 和 SVV 在开放胸腔和闭合胸腔条件下预测液体反应性的能力，记录了 PPV 和 SVV（均使用 PiCCO 系统）。液体反应阳性的定义是，在容量负荷后，每搏指数增加 12% 或更多。结论显示，动态前负荷指标 PPV 和 SVV 可预测在闭合胸腔条件下的液体反应性，而所有静态和动态前负荷指标下均无法预测开胸条件下的液体反应性 [152]。

（二）微量补液法

衡量胸外科手术患者液体反应性的一个潜在途径是“小剂量”或“微量”注射技术，该技术仅给予 50ml 液体并测量血流动力学反应。虽然该技术可行度尚未在特定的胸外科手术患者中得到具体验证，但已用于神经外科手术、肝移植手术和心脏手术的患者 [153–155]。这种技术并非连续的，需要注射液体及操作者干预，但如果在 3h 内每 10 分钟进行一次，则仅需要共 900ml 静脉输液。

六、血管外肺水

血管外肺水（extravascular lung water，EVLW）指患者肺部血管以外的液体，正常量为 3～7ml/kg。在肺水肿的情况下，这个值可以增加到超过 10ml/kg[156]。引起 EVLW 的原因包括毛细血管静水压的增加（即左心室功能障碍或液体超负荷）和毛细血管渗透性增加，多见于急性呼吸窘迫综合征 [157]。鉴于 EVLW 可作为预测肺水肿和急性肺损伤（acute lung injury，ALI）的相关指标，研究者们热衷于如何准确、廉价和快速测量 EVLW。在食管切除手术 [158, 159]，及其他危重病患等患者中 [160]，发现 EVLW 可以预测动脉血氧分压/吸入氧分压值（PaO_2/FiO_2）、肺顺应性、肺损伤评分 [158] 甚至死亡率 [160]。

EVLW 也有助于早期识别肺移植后患者的肺移植功能障碍等问题[161]。随着大量的研究表明液体超负荷和 ALI 之间存在关联，而 ALI 又与高并发症发生率和死亡率有关[130–133, 159, 162–164]，准确 EVLW 测量来指导液体复苏，可显著改善目前胸外科患者的围术期管理。

评估 EVLW 的金标准是通过重量测定法来计算，即从肺的总水分含量（在尸体解剖后测定）中将肺的血容量减去（尸检）[165]。鉴于计算肺的总水分含量需要比较湿肺质量和干肺质量，这种方法显然不能在临床上应用。确定 EVLW 最常用的床旁技术是双指示剂稀释技术。这样，可弥散的指示剂（如加热或冷却的盐水）和不可弥散的指示剂（如染料标记的白蛋白）都被注射并通过肺部。在肺内，指示剂具有不同的分布体积，因为可弥散的指示剂将与所有肺水（包括血管内和血管外）达到平衡，而不可弥散的指示剂只会与血管内的水达到平衡。通过动脉导管检测指示剂浓度和通过肺的时间，然后计算出 EVLW。然而这种技术耗时、昂贵，因此很少实施。还有许多其他的方法，尝试以不同的精确度无创地测量 EVLW，包括胸部 X 线、磁共振成像、计算机体层成像和正电子发射体层扫描。然而，考虑到时间、费用、辐射暴露和（或）缺乏准确性，这些方法在临床上并没有得到大规模的应用[166]。

理论上，生物阻抗可以用于确定 EVLW，但正如前文所述，该技术仍需要改进[167–169]。当前有一种新型床旁 EVLW 测量技术，即 PiCCO（Pulsion Medical Systems，Munich，Germany）系统，该系统能够使用单个指示剂（冷盐水）通过经肺热稀释计算 EVLW。该系统与重量法显示出良好的相关性[157]，是非常有前景的，但它确实也存在一些缺点。首先，使用经肺热稀释是有创的，需要放置中心静脉和中心动脉导管。其次，由于该系统是基于通过肺部的血流灌注，因此它只能测量肺部灌注较好区域的 EVLW。过高的呼气末正压、低心输出量以及肺栓塞等阻塞性疾病可能会使计算不准确。最后，部分研究者认为在肺切除的情况下，经肺热稀释可能存在不准确性。

有证据表明，电阻抗体层成像（electrical impedance tomography，EIT）可以测量 EVLW[170, 171]。EIT 通过从胸部周围的电极（多达 32 个）向胸部施加电流，从而估计胸部特定位置的电阻抗。类似于生物阻抗设备使用阻抗数据来估计每次心跳时流入和流出胸部的液体，EIT 设备能够使用生物阻抗测量来估计血管外液体的量（即不随每次心跳而改变）[171]。尽管 EVLW 本身不是一个血流动力学变量，但它最终可能有助于制定与液体管理相关的血流动力学决策，以及指导正性肌力药的使用。尽管最初并不是为术中使用而设计的，但有报道称，EIT 可用于决定个体化的 PEEP 在胸外科手术中，包括单肺通气时[172]。

结论

血流动力学监测是胸外科手术患者管理的重要组成部分。许多患者存在心血管共存病，使得他们处于围术期并发症的高风险中，并解释了其个位数百分比的 30 天死亡率（取决于手术类型）。准确的血压测量在这一人群中很重要，并且传统上需要具有良好动态响应的动脉内导管。与动脉导管测压相比，无创振荡袖带测压产生的误差约为 ±25mmHg（95% 置信区间），当需要精准的血压测量时，不应使用此方法。未来其他无创技术的进步，如容积恒定法，可提供脉搏振荡法和有创动脉导管之间的折中解决方案。中心静脉压和肺动脉压测量主要局限于行肺移植手术的胸外科患者，尽管 PAPi 的发展可能有一天会扩大这些测量，应用于已知右心室功能障碍行胸外科手术者。除肺移植外，胸外科手术的患者很少进行 CO 监测；超声多普勒监测是准确的，但由于侧卧位和（或）食管定位而使其变得复杂；动脉波形分析设备难以处理血管阻力的变化；更新的算法可能能够更好地处理这些变化，但还需要进一步的研究。液体反应性越来越被认为是一项重要的血流动力学变量，其作为液体管理的指导，而非液体监测的终点，但在单肺通气、肺保护通气或开胸手术的患者中使用具有挑战性。在此类患者群体中，迷你补液法虽然不是连续的，但可能是最可靠的。通过肺热稀释或 EIT 测量血管外肺水，尽管不是传统的血流动力学监测的终点，但可能有助于指导制定液体管理决策，以及正性肌力药的使用。

第13章 硬质和软性支气管镜检查在胸科麻醉中的应用

Flexible and Rigid Bronchoscopy in Thoracic Anesthesia

Manuel Granell Gil　Elena Biosca Pérez　Ruth Martínez Plumed　著
邵建林　白文娅　译

本就十分复杂的心肺相互影响，加上异常的分泌物和手术对肺胸壁动力学的损害，使得围术期低氧血症、低血压及高血压、心律失常、高碳酸血症和酸中毒成为常见的威胁。根据定义，支气管镜检查是一种对气管支气管树进行可视化检查的操作。这门学科是呼吸系统疾病诊断和治疗方面最重要的进步之一，被认为是肺病学的重要工具[1]。

支气管镜检查起源于19世纪末。在这之前，直接探查远端呼吸道被认为是一种过于危险的操作。尽管如此，1887年，德国弗莱堡大学耳鼻喉科专家Gustav Killian博士对一位呼吸困难、咳嗽、咯血和异物吸入的患者进行了第一次直接喉镜检查。使用Kirstein喉镜，Killian能够直观地检查主支气管，并观察到患者肺部存在固体异物。通过食管镜检查和可卡因局部麻醉，Killian成功地取出了异物。历史上认为Killian是现代支气管镜检查之父。

后来，北美医生Chevalier Jackson博士提出了一种不需要喉镜的替代方案：自主硬质支气管镜。这种自带光源的仪器在远端装有一个小灯泡，可以看见支气管内病变，提供了明显的优势。这被认为是支气管镜检查最重要的进步之一，为可视化诊断提供了更大的可能性，并提供了可能的治疗方法。

1966年，日本医生Shigeto Ikeda博士推出了第一个包含光纤的软性支气管镜，彻底改变了支气管内镜手术，此后，硬质支气管镜的使用大幅减少。到20世纪末，治疗技术的多样性有所增加，包括使用激光、支气管内植入物、支架和支气管修补术，即所谓的介入支气管镜检查。

目前麻醉医师在关于支气管镜检查的各种临床情况下使用可软性支气管镜（flexible bronchoscopy，FB），其中最常见的包括引导插管或定位双腔导管（DLT）和（或）支气管封堵器最佳位置来进行肺隔离和(或)分离。此外，允许使用FB进行气管插管，支气管镜检查在困难气道的管理中是有用并且必要的。使用这类器械的其他场景包括心胸外科重症监护病房（ICU）和介入性肺炎手术。

一、硬质支气管镜检查

硬质支气管镜检查（rigid bronchoscopy，RB）是一种有创操作，可同时对气道进行通气、充氧、检查和干预。

（一）构成

硬质支气管镜是由一个末端呈斜面的中空金属管组成。在近端，内镜的“头部”有三个端口：一个为光源接口，一个为工作接口，另一个用于通气（侧孔）。硬质支气管镜的长度在33cm（气管镜）~43cm（支气管镜），而直径可能在3～14mm。硬质支气管镜在远端有开孔，用于在选择性插管时允许侧孔通气。

（二）适应证

这些仪器是复杂病例的理想选择，可以更好地控制呼吸道、呼吸、血液、分泌物，并获得大量样本。

RB 用于放置坚硬的硅胶气管支架，用于管腔塌陷的主要治疗或重建稳定的喉或气管结构来防止塌陷。

它们经常用于取出异物和肺介入手术，如支架置入，气管和支气管狭窄的扩张，以及激光消融。这种手术通常在全身麻醉下进行，同时需要神经肌肉阻滞（图 13–1）。

二、软性支气管镜检查

在过去的 25 年里，软性光导纤维纤维支气管镜（flexible fiberoptic bronchoscope，FFB）已经成为胸科麻醉医师临床工作中必不可少的工具。对于精确定位经胸超声心动图，它是硬质插入式支气管镜合格的"继任者"。它被用于引导插管、定向吸引、短期气道管理及围麻醉期的治疗工具。纤维支气管镜检查是应用最广泛的检查，它具有无创、操作简单，并发较低（0.1%～2.5%），死亡率几乎为零（＜0.05%）的特点[2]。

正如 Ikeda 在 1968 年所描述的那样，FB 的发展彻底改变了支气管病学，气道到肺段支气管的可视化，并用于指导肺隔离和分离操作。此外，FB 还可用于多种肺部疾病的诊断。

（一）构成

FFB 是一种灵活的仪器，长度在 50～60cm，由光纤制成，并包裹在乙烯基覆盖物中。内部包含一条工作通道，最后具有 2.5cm 可操纵的角度。成人 FBB 外径通常在 5.2～6mm，工作管为 2.0～2.8mm。2.0～4.0mm 的小尺寸 FFB 是可用的，最近作为一次性使用推出。软性视频支气管镜在远端有一个数字芯片，可以将图像传输到视频处理器以供外部监控。新一代 FFB 具有更新的光学元件，更大的工作通道，更大的刚度和更薄的外形，更容易用于评估或定位装置在支气管或小支气管肺段内的最佳位置，并且在使用过程中更不容易阻碍通气，也不容易造成随之而来的空气潴留和气压伤。了解正常心肺功能和肺部疾病病理知识的胸科麻醉医师应该掌握使用光纤仪器作为精确定位气道病理动力学的辅助手段，来直接控制 DLT、EET 或支气管封堵器（bronchial blocker，BB）的放置[3]。

FFB 连接了一个外部光源。图像处理器连接装置允许调整光的强度、颜色和亮度，也能存储图像。大多数麻醉医师更喜欢使用外部监视器，他们认为这样更舒适，在使用中允许放大图像，同时也能作为一个有用的教学工具。

现有的便携式的 FFB 包括一个嵌入头部的小屏幕，它使用电池为设备供能，还能调节光线强度。这对于内镜中心以外的操作尤其有用，例如在 ICU，急诊室或手术室。

（二）适应证

麻醉医师术中应用 FB 的适应证包括与一般气道、肺隔离和（或）分离有关的操作。后者还与胸外科手术中单肺通气（OLV）的要求有关；例如，插入 DLT 或 BB。此外，FB 在整个胸外科手术并发症的诊断和治疗过程中都是重要的工具。

FB 也被认为是一种诊断手段，并且一直是肺病学中最基本治疗手段中的重点，用于从纵隔和肺实质，以及其他呼吸道异常中获得活检标本。因此，大量治疗技术成为可能，包括使用冷冻疗法（图 13–2）和使用柔性探针的冷冻活检，氩气等离子体

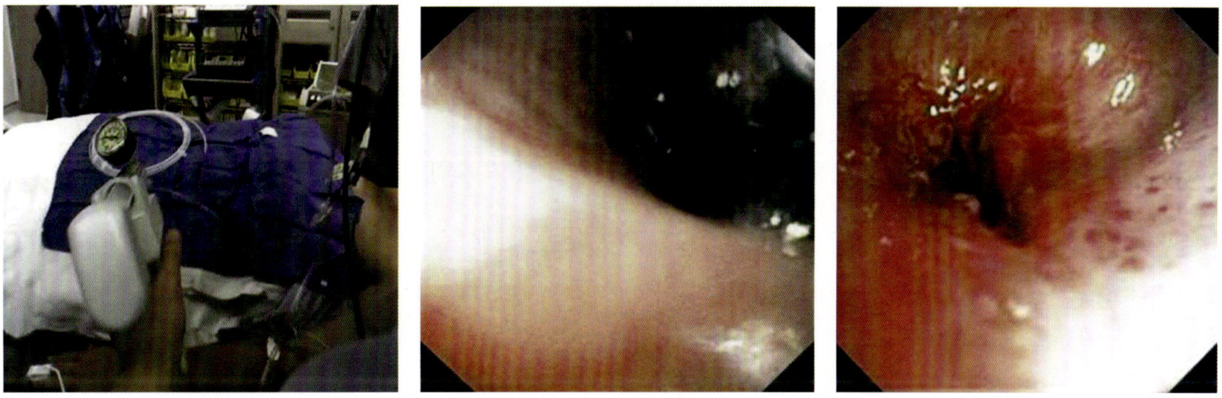

▲ 图 13–1　气管狭窄球囊扩张
图片由 Edmond Cohen 提供

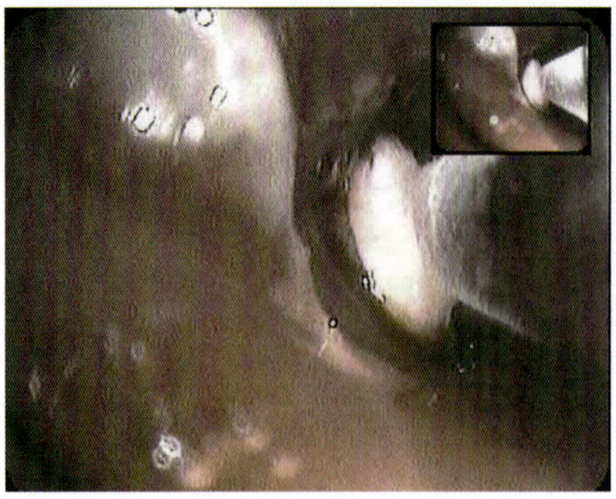

▲ 图 13–2　冷冻疗法

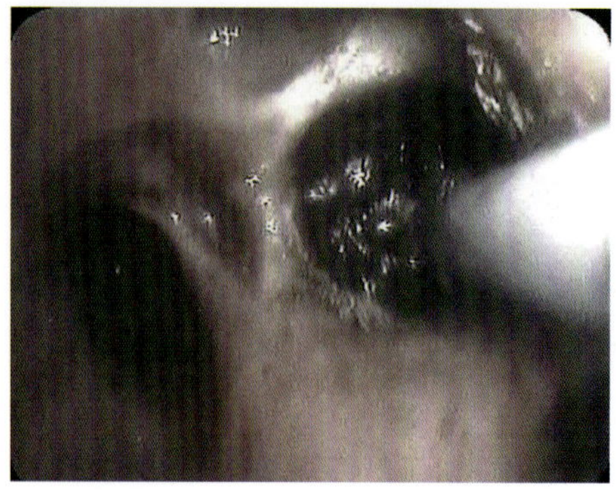

▲ 图 13–3　氩气作用于肿瘤组织

凝固（图 13–3）和电烙。在其他情况下，也包括植入假体支架和用于放置单向气道瓣膜以治疗肺气肿的装置。虽然这些技术中的许多可以在适度镇静下成功地进行，但这些手术的复杂性和较长的持续时间，以及保证患者耐受性和舒适性的必要性，通常使全身麻醉成为必要。麻醉的类型将取决于手术的难度和持续时间，以及患者的配合程度[3]。

（三）禁忌证

考虑到各种疾病的风险收益比和技术本身的禁忌，禁忌证很少。

一些临床情况被认为是特别高风险的，如不稳定型心绞痛患者急性心肌梗死后 4 周内出现严重心律失常。其他的情况包括难治性低氧血症和存在未受控制的凝血功能障碍的严重肾衰竭患者，以及患者拒绝。

三、软性支气管镜检查在胸外科手术中的应用

（一）术前诊断

软性器械的优点是它可以在解剖结构周围操纵和引导。FFB 不够坚硬，无法强行通过障碍和异物。因此，不应尝试像使用硬质器械那样抬起或移动组织。通过双手控制尖端前进或调整角度，沿着最方便，阻力最小的路径达到其目标。到达目标位置后，根据其提供的信息，进行直接药物涂擦或抽吸肺冲洗液。术前纤维支气管镜诊断是一项基本程序，用来评估肿瘤类型、可切除的可能性，以及可能干扰 OLV 隔离器放置的气管或主干病变[4]。

一旦病灶被定位，活检钳可以通过工作通道获得组织学样本进行分析。通过涂刷该区域可获得纯细胞学性质的样本。此外，在支气管镜检查难以定位病变的情况下，可以通过对该区域的盲刷及支气管肺泡灌洗（bronchoalveolar lavage，BAL）来获取远端样本。在微生物诊断病例样本中，BAL 是非常重要的，而刷检和活检也是可行的来源[5]。

在对气道进行评估后，可以评估放置常规气管导管（endotrac-heal tube，ETT）的可能性，以及导管的大小。此外，可以考虑使用喉罩或喷射通气装置进行通气的可能性。因此，FB 提供的信息在这些情况下都具有很大的价值。

（二）气道管理

与其他普通人群相比，经常接受胸外科手术的患者更容易出现上、下气道异常。因此，这些患者可能存在困难气道（difficult airway，DA）[6]。尽管有其他设备可用于气道管理，如视频喉镜，但 FB 被认为是 DA 病例气管内插管的“金标准”[6]。

1. 软性支气管镜在困难气道中的应用

胸外科手术中 DA 的处理和分离的需要可能是一个挑战。在出血、感染、气管支气管瘘等高危情况下，确保气道安全始终是重中之重[7]。

对于 DA，使用 FB 进行清醒插管是“金标准”。在必须进行肺隔离的情况下，可以使用导管更换管放置 DLT。此外，可以通过单腔导管放置 BB 以提供肺隔离。只有在那些被评估为无面罩通气困难的患者中，才能将在视频喉镜引导下插入 DLT 作为主要选择[6, 8, 9]。

在患者清醒时通过 FB 直接插入 DLT 并不是一件容易的事情，因为该装置远端成为角形态，使其正确放置及操作通过声带都很困难。

该操作成功的关键在于患者在介入前要做好充分的准备。除非有明确的禁忌证，一般推荐使用止涎类药物，特别是胸外科手术，因为很大一部分吸

烟和（或）慢性支气管患者基底分泌物增加。同样，其他常见的措施包括一定程度的镇静，允许自发通气和 1% 利多卡因局部浸润气道，允许消除咳嗽反射和喉痉挛[10]。

2. 软性支气管镜用于双腔导管的正确定位（见第 16 章和第 17 章）

为了获得足够的 OLV，有两种主要装置可用，包括 BB 和 DLT。当用于肺隔离装置的精确放置、选择性气管支气管抽吸和灌洗和其他困难气道的管理时，FFB 提供诊断和治疗信息。胸外科手术操作胸内结构，可能会改变气管支气管结构和分泌物，可能需要术中支气管镜检查。ETT 和 DLT 被分泌物阻塞、错位和（或）弯折可表现为临床支气管痉挛，伴有潮气量减少、空气潴留或术中“分流”增加。由于这些原因，OLA 期间低氧血症需要重复内镜检查以确认 EBT 或 BB 位置。

DLT 的位置不正确是 OLV 期间低氧血症的最常见原因之一。这就需要在盲插法后检查双腔导管位置。虽然传统上是通过目视检查和监测来完成的，但据报道有 35% 的错位率，这使得这些技术的可靠性受到质疑。如果条件允许，目前的做法建议使用 FFB[11]（图 13-4）。考虑右侧 DLT 错位率增加与右主支气管开口的潜在阻塞具有特别的相关性。右肺上叶的入口距离隆突不到 2cm，为正确的位置提供了一个狭窄的安全边缘。这需要经常监测。为了检查左侧 DLT 的位置，通过气管腔引入 FFB，观察隆突，以确保看到支气管套囊半月形边缘。这将确保左上叶不被支气管管腔尖端阻塞。

在位置改变或气体交换发生任何变化，以及手术期间气道压力增加后，建议使用 FB 检查隔离装置的位置。

有直径 6mm、5mm、4.9mm 和 3.9mm 等不同尺寸的 FFB 可供选择。在使用 37Fr 的 DLT 时，3.9mm 很容易通过，然而，在使用 35Fr 的 DLT 时可能难以适用。在这种情况下，可以使用 2.2mm 的无吸引管的 FFB。

另一个值得注意的设备是最近推出的内置高分辨率摄像头的 DLT，在整个操作过程中伴随着连续的视频流，有助于正确定位导管。这也可以在不需要纤维支气管镜的情况下进行[12]。

3. 软性支气管镜与支气管封堵器的应用

对于 BB，FB 在其插入和放置中起着重要的作用。FB 对于确保套囊在直视下充气后正确的位置和有效的密封，从而防止漏气也是非常重要的。当通过单腔导管同时置入 FFB 和 BB 时，其应具有足够的直径为 7.5～8.0mm。

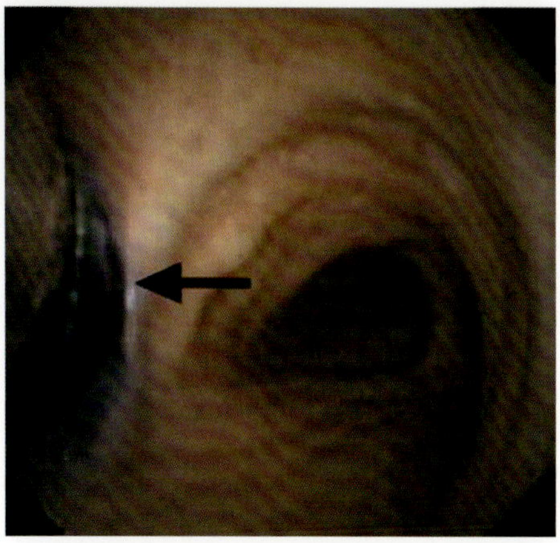

▲ **图 13-4 使用软性支气管镜检查左双腔导管位置（箭表示该视图下半月形蓝色支气管套囊）**
图片由 Edmond Cohen 提供

BB 配备了一个 3 端口，使其耦合到麻醉回路，置入 FFB 及 BB。每个 BB 的插入都有一些特定的规格参数。

对于其他类型 BB 的放置，建议 FFB 距隆突 2～4cm（图 13-5），以保证外部操作下的 BB 最终位置的正确可视化[13]。

虽然在某些情况下 FB 可以被配备摄像头的 TET 所取代，但分泌物（如血液）的出现会导致管腔雾化，在某些情况下可能需要 FB。

最后，与 DLT 的情况一样，如果患者体位发生变化，以及通气改变或缺乏最佳萎陷条件，则应通过 FB 检查 BB 的最佳位置[14]。

（三）胸外科手术后

胸外科手术通常会有很高比例的患者可能会在手术后立即出现严重并发症，因此需要 ICU 监护，而 FB 是诊断和治疗并发症的重要工具。

1. 咯血

胸外科术后小出血是比较常见的。然而，如果出血持续增加，则有必要进行支气管镜检查，以确定出血的位置和量。呼吸道出血对内镜医师来说是一个特殊的问题。血液会模糊视野，同时也会造成气道阻塞和空气潴留。较小的 FFB 在使用过程中不太可能加剧这些问题，但其吸引通道较小且相对无

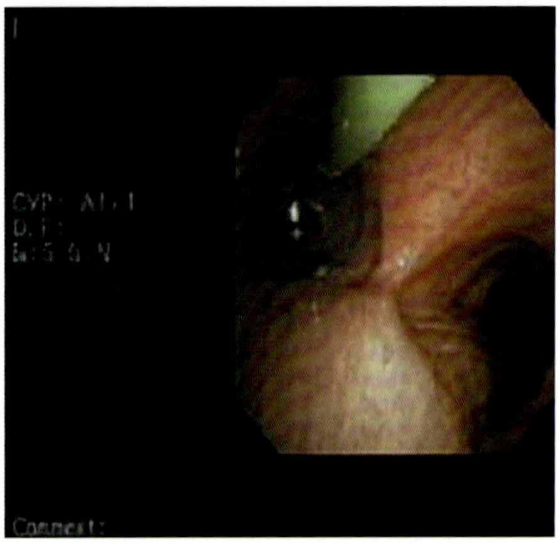

▲ 图 13-5　使用软性支气管镜检查支气管封堵器的位置
图片由 Edmond Cohen 提供

效，超薄器械没有内部通道，而 4mm 插管和便携式器械只有 1～1.5mm 通道。

在治疗咯血时，可以使用硬度大或大口径软性支气管镜，以确保在此过程中正确吸血。出血使 FB 使用变得困难，除非通过灌洗和吸引有效清除了血液和血凝块。尽管存在这些问题，但 FB 在这种情况下仍是最有用的工具。当胸部 X 线显示双侧肺损伤时，可以确定肺出血源是局灶性还是弥漫性。

这些病例最初可通过灌注带有血管收缩药和凝血药的冷生理性血清进行治疗。如果出血持续，那么可能有必要阻塞受累的支气管。如果可以确定出血的来源为肺段支气管，则应将支气管镜光源打开，并进行持续抽吸或激光光凝。在不能确定来源的情况下，可以通过 BB 充气球囊或用 DLT 或促凝药材料建立的肺隔离来阻塞支气管管腔 [15]。在这些措施无效的情况下，手术治疗是必要的。

2. 肺不张

肺不张被认为是术后最常见的并发症之一。

常见于手术肺的同侧，通常由遗留的支气管分泌物引起。

主要危险因素包括慢性阻塞性肺疾病（COPD）、疼痛控制不良、神经肌肉松弛、胸壁切除术、腹胀、表面活性物质改变、纤毛黏膜清除率和膈肌运动减弱。

使用 FB，即使是亚节段支气管也可以提取导致肺不张的分泌物或黏液。微生物学分析可用于特定的抗生素治疗实施。切除手术后清除吻合口残留的血液和分泌物尤其重要 [16]。

3. 气道漏气的治疗

术后气道漏气仍然是肺切除术后常见的并发症，也是导致住院率、呼吸系统疾病发病率和费用增加的主要原因。支气管内瓣膜可用于治疗持续性张力性气胸，用于实现支气管的功能性关闭，从而使得引起此种情况的肺泡裂伤闭合愈合 [17]。活瓣系统（spiration valve）是唯一被美国食品药物管理局批准用于处理持续气道漏气（通常定义为 6 天以上）的瓣膜。食品药品管理局将持续气道漏气定义为超过 6 天。活瓣系统是一种微创手术，为外科和肺科医师提供了一种限制远端气流进入受损肺的新方法（图 13-6）。它是管理长期气道漏气的主动选择。该瓣膜是一个伞状的单向阀，在柔性支气管镜引导下借由导管输送放置。

4. 支气管胸膜瘘的治疗（见第 45 章）

支气管胸膜瘘是胸外科术后最严重的并发症之一。在全肺切除术后的发生率为 0.8%～15%，肺叶切除术后不到 1%。大支气管胸膜瘘（BPF）患者的麻醉管理在技术上是困难的，由于自主呼吸通气模式已经受损，当自主通气丧失时可能无法进行通气。更常见的是，大支气管胸膜瘘会导致肺容量不足，当肺下部部分萎陷通气血流失调和（或）限制性通气时导致的高碳酸血症。既往的化学治疗和放射性治疗、类皮质激素治疗、肿瘤的小范围切除、过长的支气管残端、右侧全肺切除术，以及术后延长机械通气被认为是导致支气管瘘管出现的因素。

传统的瘘管治疗是通过永久性开胸手术和日常治疗来帮助伤口的二次闭合。其他选择包括高度侵袭性的手术替代，如肌肉或网膜的放置。

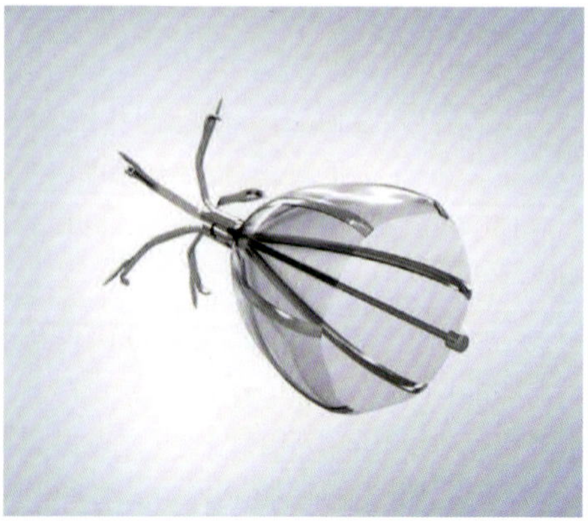

▲ 图 13-6　活瓣系统
图片由 Courtesy of Edmond Cohen and Spiration, Inc. 提供

然而近年来，专家们选择经支气管内闭合这种类型的病变。内镜治疗的可能性是多样化的：反复烧灼、放置组织黏合剂、支架及单向瓣的放置。采用介入心脏学中动脉导管闭合的技术，在支气管镜下放置该装置，以实现支气管瘘的闭合[18]。肺隔离是治疗单侧巨大支气管胸膜瘘的关键。软性纤维支气管镜辅助下胸腔镜肺隔离手术常用于更小的持续性支气管胸膜瘘。此外，对于较大的开放性胸部病变，可以在正压通气和支气管内控制的同时建立直接手术填塞。脓胸是一种并发症，通常与瘘管有关，特别是那些较大且出现较晚的瘘管。脓胸的存在增加了患者的呼吸系统疾病发病率，部分作者认为它掩盖了内镜技术的成功，比如治疗瘘管。因此专家建议手术治疗。

5. 气管外伤

气管外伤很少与经口气管插管操作相关。但在双腔气管导管插管后其发生率较高，约为1%。破裂通常发生在术后的第1个小时内，临床表现为面部、颈部和胸部的皮下气肿，以及咯血、发绀。支气管镜检查及计算机轴位体层成像被认为是可选的诊断方法。

这种病理是罕见的；然而，如果不进行诊断或者治疗，它会产生很高的病死率。应该尽早使用支气管镜检查。

虽然治疗可能是有争议的，但是现代专家正在强制使用保守和期待的药物治疗、放射学控制及支气管镜检查[19, 20]。

当在胸外科手术中发现损伤时，立即进行修复手术是最佳选择。对于直径<2cm的病变，大多数采取观望的态度，对于直径>2cm的病变，则倾向于根据病情的临床进展进行手术治疗。

6. 肺叶或肺段的扭转

肺扭转被定义为肺实质在其血管蒂上的旋转。这是一种严重的并发症，通常会导致患者死亡，早期诊断和治疗可以降低死亡率并减少与其相关疾病的发病率。

大多数肺扭转累及右肺中叶，继发于右肺上叶的肺叶切除术。在右肺上叶手术过程中切除中叶血管蒂导致中叶可以自由移动。为了避免这种并发症，外科医师通常在肺叶切除术后把中叶固定在右肺下叶上。其他肺叶的扭转也被关注到，比如肺叶切除术后的右肺下叶和右肺中叶，左肺上叶切除术后的左肺下叶，左肺下叶切除术及肺小舌切除术后的左肺上叶。

支气管镜检查通常是为了排除肺部阴影的其他改变，如因分泌物滞留引起的支气管内梗阻。计算机体层成像（CT）提供了高分辨率的数据，对病变解剖位置的间质—肺泡改变更具敏感性[21]。手术干预是治疗方式之一，并且切除是否受影响部分的肺组织取决于其是否发生了坏死。

四、介入性肺病学

（一）诊断和治疗技术

支气管镜检查可以定位病灶并且可以获得病理解剖学和微生物学分析的样本。其中一些病变在宏观上难以看见，比如支气管黏膜的侵袭前病变。在这种病例中，自发荧光作为支气管镜检查白光的补充，与经典支气管镜白光检查相比，其相对灵敏度高达4.25（95%CI，2.00～16.00）[22]。

从气道外采集样本，尤其是淋巴结肿大的穿刺，传统上是基于支气管内视角对淋巴结位置的了解而盲穿进行的。这增加了穿刺相邻结构的风险，降低了疗效并且增加了并发症[23]。

然而，将超声设备纳入内镜的可能性使得支气管内超声检查（EBUS）等技术得到发展。EBUS是一种允许在软性支气管镜中结合使用常规支气管镜和超声的技术。它可以评估靠近呼吸道的病变，也可以在EBUS引导下通过位于支气管镜末端的探针进行经支气管针吸活检（TBNA）（EBUS-TBNA）。根据美国医师学会（American College of Physicians，ACCP）和欧洲肿瘤医学学会（European Society of Medical Oncology）等国际指南，多项研究推荐EBUS-TBNA作为肺癌诊断和分期的主要工具。

这个手术可在门诊进行并且是微创的，但是它需要在全身麻醉或者是深度镇静下完成。

对于这个治疗技术而言，通常系统地使用区域阻滞，虽然许多干预可以在硬质支气管镜和纤维支气管镜下完成，但是硬质支气管镜的耐受性较差。

治疗性支气管镜手术被认为是比相应的外科手术创伤性更小。然而，其存在的风险不应该被低估。这些患者通常有多种共病，麻醉风险高，因此常常被排除在外科手术候选者之外。另外，许多干预措施是紧急的或是在紧急情况下，在这种情况下患者可能并不适合这种手术。由于这些手术的高并发症发生率和死亡率，因此对麻醉医师来说，这些患者的麻醉管理是一个巨大的挑战[26]。

（二）支气管镜检查的麻醉

根据 ACCP 的建议，除非有禁忌证，所有接受支气管镜检查的患者都应该接受一定程度的镇静，以提高手术的耐受性和舒适度[27-29]。

因此，在麻醉前访视时需要对患者进行术前评估，强调患者的共病、基础肺功能，以及由于解剖特征、阻塞性肿块的存在、既往放射治疗史、气道狭窄而可能出现的困难气道[30]。手术前喘鸣的存在提示可能存在气道狭窄或者声带受累。在这种病例中，CT 扫描或者磁共振成像有助于突出患者的病理。美国麻醉医师协会（ASA）标准监测，如氧分压分析仪、脉搏血氧仪、血管造影、压力和流量传感器、心电图、无创压力和温度通常就足够。

无论是全身麻醉［脑电双频指数监测（bispectral index monitoring，BIS）值为 40～60 的情况下］还是镇静（BIS 值为 60～85 的情况下）都建议使用催眠监测，因为它可以减少镇静药的剂量，以便早期恢复[30]。

总的来说，尽管吸入麻醉药有支气管扩张和抗炎的作用，但是全静脉麻醉（TIVA）比吸入麻醉更可取。这是由于开放气道手术过程中产生的持续泄漏，导致难以监测吸入的麻醉成分，从而影响催眠的深度，以及空气污染和污染颗粒的扩散[27, 30]。

可以考虑使用抗胆碱能药来减少分泌物（取决于患者的心脏共病），尽管 ACCP 通常不建议这样做[31]。然而这样可能在哮喘患者的支气管热成形术中起更大的作用[32]。

同样，使用皮质类固醇（甲泼尼龙 1mg/kg 或地塞米松 0.1mg/kg）预防气道水肿似乎是合理的，虽然对其实施没有明确的建议，但是其系统使用被认为是有争议的[30]。

1. 软性支气管镜检查

使用哪种麻醉方式取决于所用的支气管镜检查技术、病例的复杂性、患者的共病，以及支气管镜医师和麻醉医师的经验。相对禁忌证可考虑镇静，如严重胃食管反流史、误吸风险、呼吸衰竭或极度焦虑[33]。

呼吸道（声门和声门上区）的局部麻醉对轻度或中度镇静下进行的手术具有补充作用[34]。其中包括声带，表面麻醉后气道的保护性反射被抑制，并且可以持续 2～4h。可以调整镇静药剂量来避免咳嗽和恶心反射。利多卡因因其见效快、持续时间短而被广泛使用。

对肺功能稳定并且合作的患者和在短而简单的手术中使用镇静药，被认为既能使患者舒适又能更好耐受手术[27]。此外，大多数镇静药减弱了支气管镜进入引起的血流动力学反应，实现了更好的心血管稳定性。

镇静药是最好能实现快速起效和作用时间短的药物。丙泊酚似乎是单独用药的首选[35]，虽然对于这些手术的理想镇静方法没有明确的推荐。但 2 种甚至 3 种药物联合使用，如咪达唑仑、芬太尼、瑞芬太尼、右美托咪定和氯胺酮，似乎比单一用药更有优势[28]。当考虑到这些药物的必要剂量和代谢个体间存在差异时，调整剂量和个体化被认为是避免呼吸抑制发生的关键[29]。右美托咪定是一种选择性的 α_2 受体激动药，提供保留意识的镇静和镇痛，并且没有呼吸抑制。右美托咪定还具有止涎药的特性，因此它可能对那些呼吸抑制高风险的患者特别有用。此外，这种药物与其他药物（异丙酚、阿片类药物）联合使用似乎比单独使用效果更好[36]。但需要考虑其不良反应包括心动过缓和较长的恢复时间，这可能限制其在门诊手术中的使用[35]。它的使用因其产生的分泌物增加、对交感神经系统的刺激，以及可能产生幻觉（使用苯二氮䓬类可以避免）而受到限制[34]。

最后，麻醉方法的选择从根本上取决于手术的种类、其持续时间，患者的共病和肺储备，以及支气管镜医师和麻醉医师的偏好[27]。

2. 硬质支气管镜检查

与软性支气管镜检查相比，硬质支气管镜检查有更大的不适，对气道产生更强烈的刺激，因此需要全身麻醉[27]。除了使用神经肌肉阻滞药外，还经常包括全身麻醉。如果必须在镇静状态下进行，建议对声门上和声门区域进行局部麻醉，以耐受软性支气管镜进入并减少心血管反应。

当使用喷射通气作为通气方式时推荐行 TIVA。最常用的药物组合是丙泊酚和瑞芬太尼。其他药物的联合使用，如右美托咪定和氯胺酮也是有效的，虽然它们在镇静方面的作用更大。吸入性麻醉主要用于气管狭窄或异物的诱导，使用七氟醚维持自主通气，直到气道安全。

使用神经肌肉监测仪监测神经肌肉阻滞的逆转被认为是最重要的。由于新斯的明的胆碱能作用（分泌物的增加），推荐选择使用 Sugammadex 作为逆转药物，因而不能使类固醇类型的去极化神经肌肉阻滞药。

（三）通气技术

维持开放的气道和通气并与内镜医师共享气道对麻醉医师来说是一个挑战，特别是在肺储备有限的情况下。由于在这些干预措施中气体交换受损的风险很高，因此充分的预充氧被认为是必不可少的。

1. 软性支气管镜检查

在镇静下进行的手术过程中，补充氧气是必要的。这可以通过多种方式完成；经鼻插管，流量可在 2～5L/min；安置牙垫，通过牙垫放置支气管镜，流量可高达 10L/min；给低氧饱和度患者供氧通过高流量供氧系统给氧（30～70L/min）[37]；使用专门设计的面罩进行无创机械通气[38]。后者对先前有呼吸衰竭的患者特别有用，证明了其相对于其他形式的氧气治疗的优越性[27, 38, 39]。

如果使用全身麻醉，应使用喉罩（LMA）或气管导管来保证气道安全。在这两种情况下，为了补偿通气过程中持续的泄漏，建议采用 12～15L/min 的高流量和高吸入氧分数（FiO_2）（前提是在手术中没有使用激光或电灼）。

一般来说，除非在禁忌证中另有说明，大多数支气管镜医师更倾向于使用喉罩（第 2 代）而不是气管导管，特别是当病变位于声带下方时。喉罩可以吸引胃内容物，方便进入和检查声带和近端气管，并在气管软化的情况下观察气管壁的呼吸运动，这是使用气管导管无法做到的。它也是 EBUS 的首选方法，因为它便于进入气管旁淋巴结[27, 30]。通常一些医生更喜欢 i-Gel®[30]，尽管其他医生使用其他喉罩差别不大，如 AuraGain®。根据患者的解剖结构，推荐的尺寸是 4～5 号。除 EBUS 外，建议使用神经肌肉阻滞药来避免在淋巴结活检期间的所有运动，其余手术中可以避免使用[30]。由于使用气管导管会增加喉痉挛的风险，因此考虑将声门部位局部麻醉与喉罩结合使用。

在选择 TET 的情况下（例如，支气管误吸的高风险，长时间手术或估计高通气压力），大尺寸的气管导管可以让支气管镜通过和充分的通气。EBUS 推荐使用直径＞8.0mm 或 8.5mm 的气管内导管。此外，似乎较小的口径可能有利于自身的呼气末正压通气[33]。当怀疑声门或气管狭窄时，可以使用标准的气管导管同时使用更小直径的支气管镜，或比通常口径更小的内置镜头[40]或使用喉罩。

2. 硬质支气管镜检查

目前使用硬质支气管镜检查的过程中有两种可能的通气方式：正压通气和喷射通气。传统上，采用预充氧、脱氮和 100% 氧气来预防低氧。当血氧饱和度低于 92% 时，支气管镜医师必须取出硬质支气管镜，给患者进行人工通气。如今，由于酸碱平衡和气体交换改变的风险增加[27, 33]，并不鼓励这种做法，并且连续放入和取出支气管镜会增加气道刺激。

可以通过将管道连接到硬质支气管镜的外部端口来实现正压通气。呼吸暂停期间的人工通气通常根据支气管镜医师的要求进行。重要的是要尽量减少支气管镜周围的泄漏，可以通过使用高流量新鲜气体、堵塞自由端口、必要时在口腔中放置盐水纱布来完成。一种常见的并发症是高碳酸血症伴随氧饱和度降低的肺换气不足。这是这些患者最常用的通气方法[35]。

另一种选择是喷射通气。根据伯努利原理，它通过一个连接到支气管镜的狭窄导管（12～16G）在高压（0.3～3bar）下释放气体来使气道充气。这可以手动实现，呼吸频率为 15～30/min，也可以机械实现，频率在 60～120/min，小潮气量（小于解剖无效腔量），以及一个被动抽吸系统。其他需要考虑的参数有通气驱动压（最佳条件在 18～25mmHg；＜35mmHg）[35]，吸呼比为 30%，FiO_2（如果存在低氧血症的为 1 激光手术为 0.3）。主要并发症是空气滞留和气压伤、气胸、纵隔气肿、皮下气肿和气体交换改变。电子喷射通气系统（Monsoon Jet Ventilator，Acutronic Medical Systems），其导管可以测量压力，当超过既定阈值时可以阻塞通气，从而避免与手动喷射通气相关的大多数并发症（见第 14 章）。

完成该手术后，最好在深度催眠下取出硬质支气管镜，用气管内导管或喉罩代替，或辅助手动面罩通气，直至恢复自主通气。合理的拔管方式和准备是困难气道指南的一部分。在这种情况下，紧急再插管不是一种良好选择。另外，在急性情况下，拔管试验可能是非常合适的。硬质支气管镜可以用作氧气注入或喷射通气的通道，当患者拔管试验失败时，可以在其上进行重新插管。如果对拔管后的气道控制有任何担忧，应进行“分阶段拔管”。空心导管可以通过抽吸通道进入气管的已知区域，作为分阶段再插管的占位器。大多数成年患者可以在拔管后耐受较小的3～4mm的导管，特别是在麻醉技术中使用麻醉镇痛药的情况下。

结论

硬质支气管镜是胸外科手术的重要组成部分，在各种气道和肺部疾病的治疗中至关重要。20世纪80年代，光导纤维气管镜检查作为诊断和后来的治疗性医疗器械的自然引入，为麻醉医师和其他气道专家开辟了广泛的气道应用。认识到纤维支气管镜在麻醉实践中的潜在用途后，全球主要的光纤仪器制造公司开始销售专门的小外径气管插管和一次性光导纤维支气管镜。麻醉医师已经熟练掌握了肺隔离和其他专门的胸外科手术，有了更广泛有效的器械，可以更精确地处理上、下气道问题。在双腔气管导管和越来越多种类的支气管封堵器促进的各种胸部和非胸外科手术中，纤维支气管镜被广泛用于肺隔离。软性纤维支气管镜在解决气道问题方面非常有用，例如气道困难患者的肺隔离，支气管胸膜瘘的控制，支气管内出血的填塞。

第 14 章　高频通气在胸科麻醉中的应用

High-Frequency Ventilation: Applications in Thoracic Anesthesia

Jakob Wittenstein　Marcelo Gama De Abreu　著
湾美萱　奚春花　王古岩　译

高频通气（high-frequency ventilation，HFV）是不同于常规机械通气的通气技术总称，其特点为呼吸机频率超过 60 次 / 分，等于或低于无效腔的潮气量（V_T），以及更低的气道峰压、更低的跨肺压和更大的功能储备容量[1]。HFV 有四种类型：高频喷射通气（HFJV）、高频振荡通气（high-frequency oscillatory ventilation，HFOV）、高频叩击通气（high-frequency percussive ventilation，HFPV）和高频正压通气（表 14–1）。本章将介绍 HFV 的不同模式及其在胸科麻醉中的应用。

由于高呼吸频率和小潮气量，HFV 表现出一些特殊性。重要的是，气体交换的机制不同于常规机械通气。在 HFV 过程中，气体交换是由泰勒弥散、对流扩散、心源性混合、分子扩散、气体摆动和容积运动决定的[2]。关于 HFV 期间气体交换机制的详细描述超出了本章的范围，可以在其他地方找到[3]。

HFV 在胸科手术中有不同的适应证，包括硬质支气管镜检查、气道狭窄、影像学及立体定向和导管消融、支气管胸膜瘘的治疗和心脏手术后的呼吸治疗等。HFV 可能的禁忌证包括过度肥胖、严重阻塞性肺疾病，以及每当使用开放式通气系统时（如在使用 HFJV 期间）相关的吸入性肺炎的风险增加。成功应用 HFV 必不可少的条件是谨慎的或者筛选、密切的监测、充足的技术知识和受过良好训练的团队。应根据本单位专业知识和可用设备来选择具体的 HFV 技术。

一、高频通气的类型、应用及设备

（一）高频喷射通气

HFJV 从高压气源通过气道中的小口径套管或导管、气道装置或支气管镜输送气体，随后被动呼气。HFJV 通过以 60～300 次 / 分的呼吸频率输送的 1～3ml/kg 预测体重（PBW）潮气量以维持氧合和通气，该潮气量接近于或低于解剖无效腔。气道压与时间记录见图 14–1。由于高压力，出现了一种独特的噪声。在气管插管或气管中放置一个小套管（通常为 14～16G）或导管，使气道与外界连通，以便向气道输送由呼吸机产生的喷射气体。如果导管足够长，可以将其放置在支气管的远端，从而能够进行近端手术[4]。HFJV 禁用于那些因使用开放气道但未禁食且缺乏误吸保护的患者[5]。混合气体在通过压力调节器后，到达由四个电磁阀组成的管汇处，其构成了所施加的气体容积一部分[6]。套管尖端处的高流量和高压力可从周围空气中卷入气体。因此，设定的喷射吸入氧浓度不等于气管内吸入氧浓度。在启动 HFJV 时，驱动压设置在每平方英寸 25～30psi。根据呼吸系统的顺应性，潮气量可达 2～3ml/kg PBW。此外，可以选择吸气分数（定义为吸气时间除以吸气和呼气时间的总和），且大多初始设置值为 30%。一般选择呼吸频率为 100～150 次 / 分。在美国，最多只能允许 HFJV 呼吸 150 次 / 分。呼吸频率的增加会导致更小的潮气量，因为吸气时间缩短。如有必要，可增加呼气末正压通气（PEEP），从而减少膈肌偏移，使肺部几乎保持静止状态。呼气是一个随着持续的壁式气体流出的被动过程，可以避免呼吸道污染。但这种流出气无法避免反流误吸的发生。

（二）叠加高频喷射通气

叠加 HFJV 结合高频和低频喷射通气，其采用了双倍的或双喷射技术。气道压力与时间记录见图

表 14-1　不同类型的高频通气

类　型	技　术	设　置
• 高频喷射通气	• 高压源 • 小口径套管或导管	• V_T=1-3ml/kg PBW • RR=60～300/min • 驱动压 =35psi
• 叠加高频喷射通气	• 结合高频和低频的喷射通气 • 双腔导管	• V_T 取决于气道峰压 • 高 RR≥600/min • 较低 RR=10～30/min
• 高频振荡通气	• 振荡泵或振荡隔膜呼吸机 • 气管导管	• V_T≤2ml/kg PBW • RR=180～900/min
• 高频叩击通气	• 气动力的、时间循环的、压力限制的且有吸气呼气振荡的呼吸机 • 气管导管	• V_T 取决于气道峰压 • 振荡 RR≥900/min • 压力控制 RR=10～15/min

PBW. 预测体重；psi. 每平方英寸的压力；RR. 呼吸频率；V_T. 潮气量

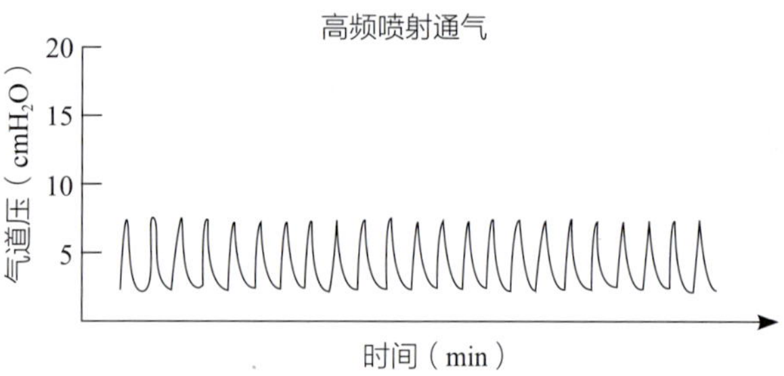

▲ 图 14-1　高频喷射通风期间气道压与时间记录的图示，其被定义为小潮气量（1～3ml/kg PBW）和呼吸频率为 60～300 次 / 分的通气，来自高压源的气体通过气道中的小口径套管或导管输送，随后被动呼气

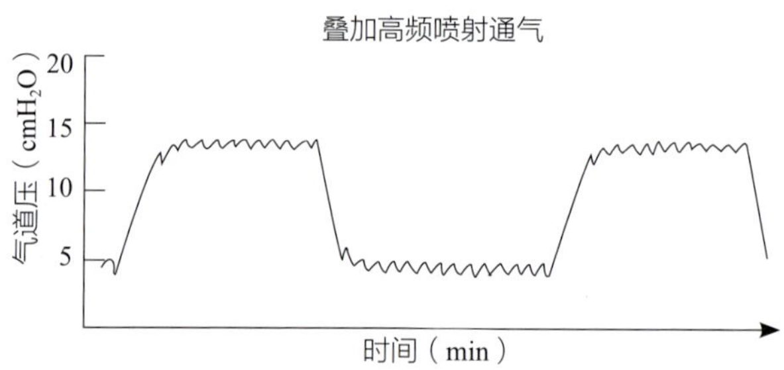

▲ 图 14-2　叠加高频喷射通气期间气道压与时间记录的图示，其被定义为高频与低频喷射通气的结合，使用双倍或双喷射技术

14-2。由此增加了每分通气量，也改善了 CO_2 的清除。虽然是低频通气促进了 CO_2 的清除，但高频对氧合非常重要。该技术与常规通气时一样，可以在较低的气道压力下实现足够的气体交换 [7]。通气一般通过两个不同的管腔进行输送，因此两种通气模式可以单独调整 [7]。

（三）Sanders 喷射通气（手控喷射通气）

Sanders 喷射通气发明于 1967 年，其使用高压气源，通过小口径导管在短时间内将气源注入开放气道。图 14-3 中，该技术使用一个手动操作阀（手控喷射通气），将其连接到 100% 的氧气，并使用一个以 50psi 或更低的压力限制装置向患者输送气体，其呼吸频率通常在 10～14 次 / 分 [8]。呼吸频率和呼吸持续时间由麻醉医师决定，麻醉医师需监测胸廓的起伏和 O_2 饱和度，以确定在手术期间的氧合和

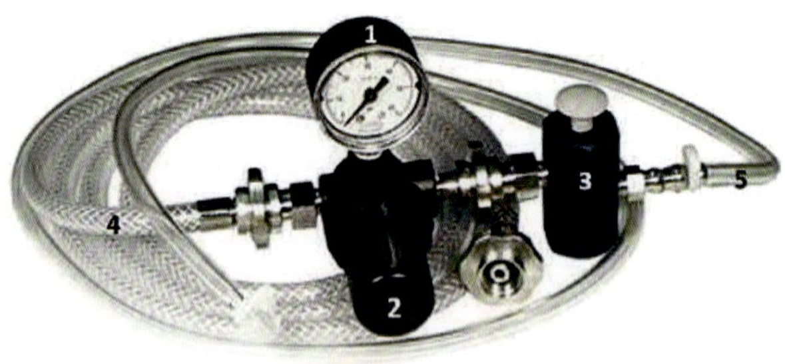

▲ 图 14-3　Sanders 喷射通气

1. 压力表；2. 可调压力调节阀；3. 输送加压气体的手动杆；4. 氧气供应连接处；5. 不可塑的喷射通气管

通气是否足够 [9]。

（四）高频振荡通气

HFOV 在一个振荡泵或振荡隔膜片的基础上，通过气管导管以 180～900 次 / 分的呼吸频率输送气体。气道压与时间记录见图 14-4。采用电机驱动的

活塞泵或隔膜产生高频正弦波[2]。该隔膜片的变形由所设定的工作压力决定。其产生的潮气量通常低于解剖无效腔（≤2ml/kg PBW）。潮气量受呼吸频率的影响，呼吸频率越高，吸气时间越短，且导致潮气量更小。潮气量的大小还取决于气管导管的尺寸、呼吸系统的阻力及顺应性。压力振幅或潮气量的大小主要决定 CO_2 的消除[10]。加热和加湿后的气体以高达 60L/min 的流速垂直于隔膜或泵持续输送，即所谓的偏流。气道压围绕着一个由呼气阀和偏流确定的恒定平均气道压而振荡，此振荡通过气管导管和气道传送。然而，随着肺泡内的最小压力波动，振荡也随之减弱。与 HFJV 和常规通气相比，该类型的呼气是一个主动过程。当隔膜片或泵向后移动时，气体会主动从肺部排出。因此，与 HFJV 相比，在 HFOV 期间出现空气滞留并不太常见。

（五）高频叩击通气

HFPV 是 HFV 的一种特殊搏动形式，其以呼吸频率高达 900 次 / 分输送小潮气量。潮气量由气动力的、时间循环的、压力限制的呼吸机在吸气和呼气振荡期间提供。气道压力和时间记录见图 14-5。基本上，HFOV 围绕两种不同的压力水平振荡，即吸气和呼气的气道压。在气管导管的末端有一个滑动文丘里管，即调相管，其充当吸气和呼气阀，并由高压供气所驱动。高频振荡低于潮气量的呼吸叠加在常规的吸气 – 呼气压控制周期上，该周期通常设定呼吸频率为 10～15 次 / 分。在呼气阶段，肺部被动排空，直到达到预设的 PEEP。尽管在 HFOV 和 HFJV 期间，CO_2 的消除可能是个问题，但在 HFPV 期间，由于分钟通气量的增加，CO_2 的清除能力也随之增强。与其他类型的 HFV 相比，更大的优势包括加强了分泌物的清除[1]。

（六）高频正压通气

HPPV 在 HFV 中很少使用，其通过传统呼吸机输送，并将呼吸频率设置在呼吸机的上限附近。气道压与时间记录见图 14-6。对于 HPPV 来说，不需要特殊的设备，但最高的呼吸频率是有限的。

（七）应用

HFV 可以通过导管（HFJV）或气管导管（HFOV 和 HFPV）或直接通过具有适当连接器的特殊喉镜或支气管镜（HFJV）应用于声门上或声门下。声门上气道通路常由外科医师建立。通气质量取决于外科医师使气流与气道保持一致的能力，这受到手术优先级别和解剖异常的影响[11]。

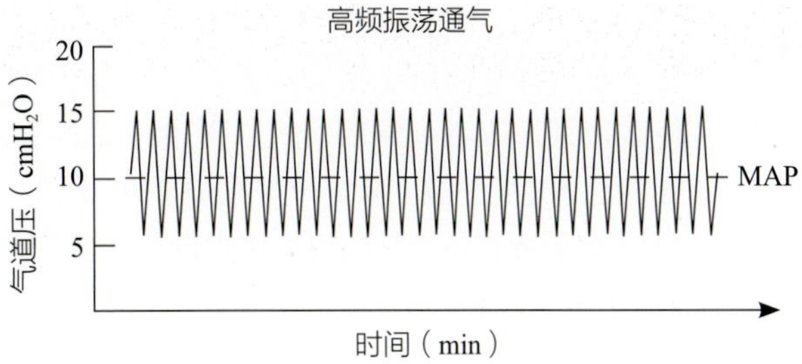

▲ 图 14-4　高频振荡通气期间气道压与时间记录被定义为小潮气量（≤2ml/kg PBW）和 180～900 次 / 分的呼吸频率（高频正弦波）的通气，通过气管导管由活塞泵或隔膜输送气体；MAP. 平均气道压

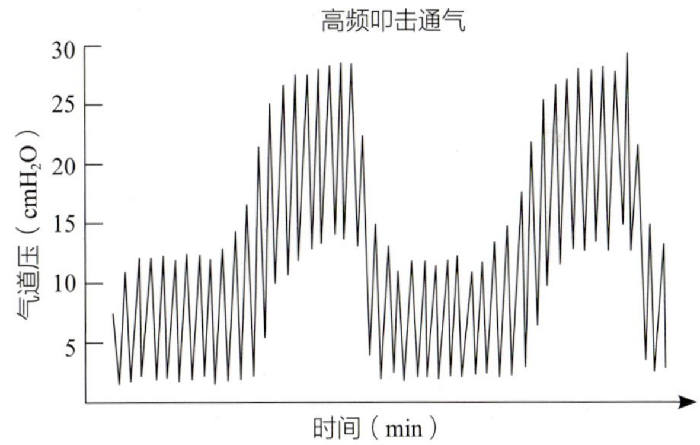

▲ 图 14-5　高频叩击通气期间气道压与时间记录被定义为小潮气量和高达 900 次 / 分的呼吸频率的通气，通过气管导管由一台气动的、时间循环的、压力限制的，并伴吸气呼气振荡的呼吸机输送气体

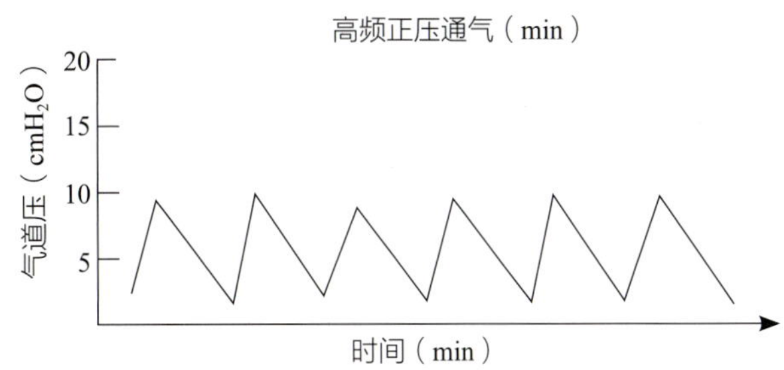

▲ 图 14-6　高频正压通气期间气道压与时间记录被定义为呼吸频率设置在呼吸机上限附近用常规呼吸机进行通气

声门下入路主要用于直接喉镜检查困难或手术视野模糊的情况。它可以防止胃内容物和血液对肺部污染，因为来自肺部持续的气流能保护远端

气道。

经气管通路特别适用于因无法放置气管导管的呼吸道肿瘤患者，或者头颈部疾病放射治疗后的患者，当气管已发生变化或作为一种紧急救助手段。然而，经气管通路是一种比声门上或声门下 HFV 风险性更高的方法，因为建立气道是有风险的（例如，气管创伤、纵隔气肿）[11]。

（八）设备

HFOV 和 HFPV 装置可连接到气管导管上。对于 HFJV 来说，呼吸机可以连接到小口径导管或套管、支气管封堵器或特殊的喉镜或支气管镜上。HFJV 依赖于从肺部排出的被动气流，与之相反的是在 HFOV 中呼气是一个主动过程。

HFJV、HFOV、HFPV 需要配备一台专用呼吸机。有几种不同的喷射呼吸机可供选择。较新的型号具有内部或外部气体的气候顺应（气体的加热和湿化），并可以测量气道压。如果暂停压力（在喷射通气的输送之间测量到的套管尖端的压力）超过了预设的最大压力，则会激活安全警报，呼吸机停止通气以避免气压伤。此外，喷射导管或喷射套管也是必要的。

对于 HFOV 来说，呼吸机通过电磁驱动膜或振荡泵产生高频呼吸。更新型的 HFOV 呼吸机包括容量保证模式。而 HFPV 则由位于气管导管末端的调相管所产生。

在麻醉诱导和手术结束直至麻醉完全恢复时，置入喉罩是有帮助的[4]。

Hunsaker Mon 喷射通气管

图 14-7 中的 Hunsaker Mon 喷射通气导管于 1994 年问世，具有自我对中和激光保护的功能，用于声门下的自动喷射通气[12]。该导管长约 35.5cm，有两个腔，并且耐受激光。通过较小的管腔，可持续测量气道压并间歇测量呼气末 CO_2，这是 Hunsaker 导管安全性的体现，因此气压伤的风险可以降到最低。该导管的末端有一个绿色的塑料网，能使射流保持在气管的中心，以最大限度地减少射流直接损伤气管壁和通过黏膜引起纵隔气肿或气胸。然而，在有喉部生长物的情况下，特别是有声带息肉时，Hunsaker 导管的网罩可能会在插管过程中被卡住。麻醉医师和外科医师都应该警惕这种可能出现的并发症[13]。该导管本身是由不易燃的含氟塑料构成。有关激光使用和气道火灾的更多详细信息见包装说明书。

二、胸外科手术中高频通气的适应证

HFV 有许多优势，如提高可见度，减少气道内的空间冲突。当出现主支气管胸膜瘘时，由于气道峰压较低，气体泄漏减少，并能最大限度地降低与常规潮气量有关的活动度，适用于成像及提供类似于静态的手术视野[2]。减少手术视野的运动范围可以缩短介入时间并降低对周围器官的损害。因此，HFV 在胸外科手术中具有广泛的适应证（表 14-2）。

尽管 HFV 具有以上优势，但对于严重阻塞性肺疾病患者，因气道阻塞，呼气时间延长，HFV 应慎重考虑或完全避免。HFV 的高呼吸频率会缩短呼气时间，这可能导致呼气末空气潴留，同时伴随持续增加的内源性呼气末正压通气（auto-PEEP）及增加的气压伤风险。

（一）硬质支气管镜检查

诊断和治疗性硬质支气管镜检查通常在深度镇静或全身麻醉下进行。麻醉技术主要包括超短效的静脉注射镇静药、催眠药和肌松药（如丙泊酚、瑞

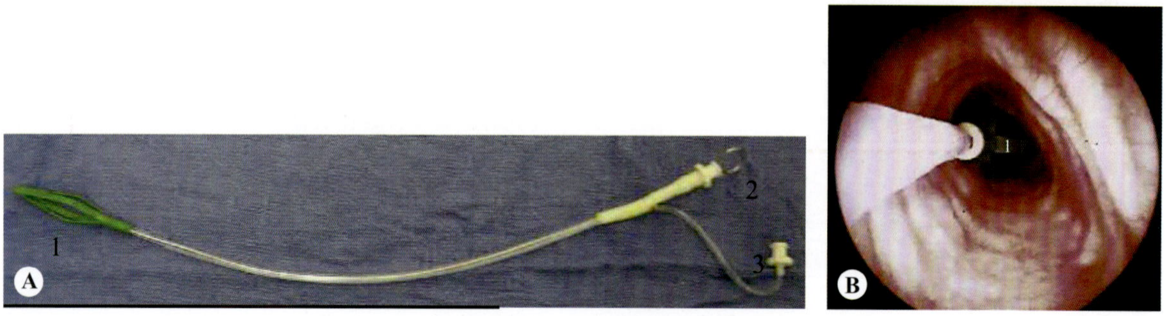

▲ 图 14-7　**A. Hunsaker Mon** 喷射管；**1.** 导管远端的网罩，使导管在气管内处于中心位置，因此，避免了喷射口与黏膜的接触；**2.** 气管插管的金属导丝；**3.** 监测口，持续监测气道压及间歇监测呼气末二氧化碳；**B.** 处于原位的 **Hunsaker** 管

表 14-2　高频通气的适应证

- 硬质支气管镜检查
- 气道阻塞性肿瘤的手术
- 气管或隆突切除术
- 不能面罩通气不能气管插管的情况
- 非通气侧肺通气
- 影像学检查、立体定向手术和导管消融术
- 出现支气管胸膜瘘时的通气
- 心脏手术后的通气支持

芬太尼、维库溴铵或顺阿曲库铵）。通常，HFV 用于呼吸机支持。图 14-8 和图 14-9 中，HFJV 可以与支气管镜相连接，从而为介入医生提供操作空间。可替代的通气技术是窒息氧合合并间歇正压通气、自发辅助通气、控制通气和手控喷射通气。当全身麻醉时，可放置喉罩或支气管导管，以便适当脱离呼吸机直到麻醉完全恢复[9]。应考虑肌松的拮抗作用以保证呼吸系统的快速恢复。支气管镜检查风险增加的因素包括颈椎不稳定和颈椎活动度减小（放置支气管镜时，需要极度倾斜），下颌张口度减小，以及咽部疾病。这些因素阻碍了支气管镜的安全通过[9]。

（二）气道阻塞性肿瘤

声门下或气管狭窄可经内镜检查。在气道内使用显微仪器时，由 HFJV 提供的清晰的视野是很重要的，有两种可能的通气方法。在狭窄部位前通气时，导管放置在狭窄的近端。此时需要更高的压力和更长的吸气时间以确保通气能够通过狭窄处；当导管或人工气道置于狭窄远端（狭窄部位后通气）时，管腔会进一步缩小，从而更加限制了呼气通过狭窄处。此时应调整 I : E 值，使呼气时间足够长，以避免空气潴留、内源性 PEEP 的形成和气压伤[14]。此外，因为肺内压通常高于呼吸机所测量的呼气末气管内压力，暂停压力警报应设置在较低水平。

对于严重的气道狭窄，应考虑使用经气管 HFJV，为术中气管造口术提供替代方案。二氧化碳排除可能是一个问题，因为通过狭窄处时呼出气流量减少。此时，叠加 HFJV 可有效增加肺容量并维持气体交换，还有益于严重气道阻塞的情况[15]。常规插管应随时准备好作为备用方案。对于大多数病态肥胖患者必须谨慎使用 HFJV，因为胸壁上脂肪的重量进一步限制了气道和肺容量[16]。然而一项小型回顾性试验指出，肥胖患者和非肥胖患者的并发症相似[16]。在所有患者中，使用头高足低位可以降低膈肌上的腹压，从而改善通气。

（三）气管和隆突切除术

HFJV 为气管切除术提供了一种有前景的通气技术，其使用一种所谓的管中管技术，通过气管导管推进喷射导管[17]。对于隆突切除术期间的单肺通气（OLV），HFJV 可以安全应用于未阻塞的支气管封堵器[18]。此时，支气管封堵器可经气管导管推进，并连接到喷气式呼吸机上。支气管封堵器必须

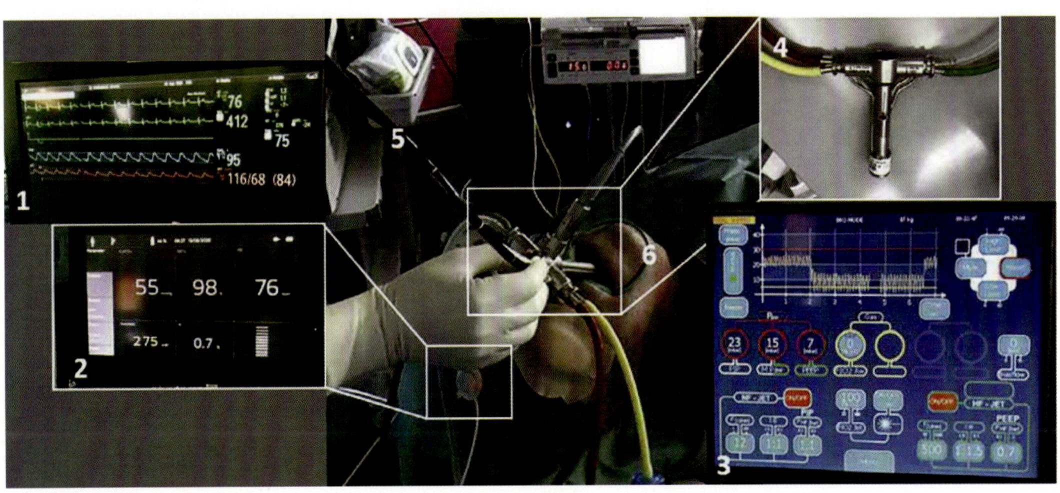

▲ 图 14-8　使用叠加高频喷射通气的硬质支气管镜检查

1. 监测（心电图、脉搏血氧、有创血压）；2. 经皮 CO_2 监测；3. 叠加高频喷射通气的显示器；4. 呼吸机与硬质支气管镜间的连接器；5. 可弯支气管镜；6. 牙齿保护

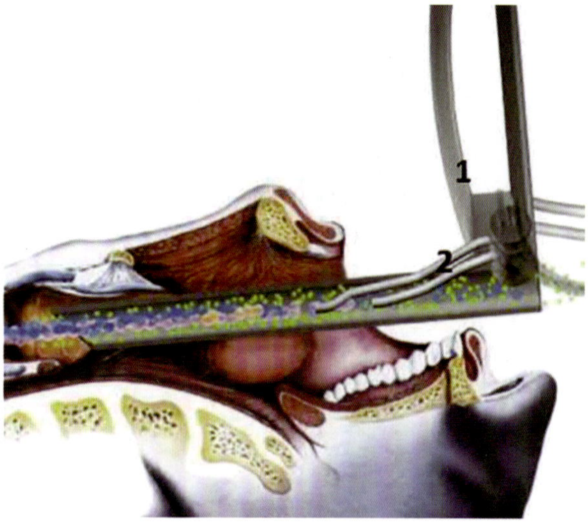

▲ 图 14-9 使用叠加高频喷射通气的硬质支气管镜检查

1. 硬质支气管镜；2. 低频和高频喷射通气，蓝色，从上呼吸道吸入的空气；绿色，沿气管壁连续的呼出气；黄色和紫色，来自喷射呼吸机的低频和高频射流（引自 CARL REINER GmbH, Wien. Bedienungsanleitung CTNI-910-D05 Stand: 2015.07.01 https://docplayer.org/19296349-Twinstream-bedienungsanleitung.html.）

畅通，从而能够被动呼气，且避免潜在的气胸。在罕见的高危患者中，可替代的方法是体外循环，但可导致较高的出血风险或长时间的单腔导管放置。单腔导管可能会干扰手术视野，也会因反复插入和取出导致气道损伤[18]。

（四）不能面罩通气不能气管插管的情况

"不能面罩通气不能气管插管"的情况是可预料的，尤其是当存在声门下狭窄时。此时可通过经气管行 HFJV。可使用 Seldinger 技术将 14 号导管通过环甲膜置入气管行通气[19]。为确保安全性，可在麻醉诱导前于局部麻醉下置入导管[19]。

术前气道阻塞是导致氧合困难的主要因素。在紧急情况下，使用配备有气管压力控制的喷气呼吸机进行经气管氧合造成的医源性损伤低于气管切开术，因气管切开术并发症发生率较高[19]。但工作人员需要接受良好的培训，以便在紧急情况下能够安全置入套管[20]。

（五）非通气侧肺的通气

在 OLV 期间，HFV 可用于手术侧肺通气[21]。此时，选择性地应用低驱动压 HFV 对手术侧肺行通气可改善动脉氧合，而在胸腔镜期间仅对手术入路有最低的限制[22]。与持续气道正压通气（CPAP）相比，在部分肺切除时应用 HFPV 不仅能改善氧合，还能缩短住院时间[23]。由于 HFPV 期间的脉冲样流型，可避免肿物经黏膜转移。此外，与在开胸期间用于手术侧肺的 $2cmH_2O$ 和 $5cmH_2O$ 的 CPAP 相比，HFJV 可以改善右心室功能[24]。另外，双肺的 HFJV 不仅行肺部干预，也为心脏提供了足够的手术条件[25]。与使用双腔导管和常规机械通气的 OLV 相比，在微创和全内镜冠状动脉旁路移植术[25]及开胸术期间[26]，使用单腔导管 HFJV 形成更高的动脉血氧分压和更低的峰值吸气压。

（六）影像学检查、立体定向手术和导管消融术

HFJV 限制胸部结构的活动在最小范围[27]，从而为肺部病变的放射治疗提供了独特的优势，既减少了辐射暴露和本身剂量，又降低了对周围组织的损伤。因此，可以减少长期辐射的不良反应[28]。然而，由于 HFV 通常需要气管插管，故应限于单次分割照射或分次治疗[29]。此外，HFV 可导致背侧肺不张，使病变与正常肺组织难以区分。HFJV 可以成功地用于冷冻消融术，特别是当目标组织靠近膈肌且需要俯卧位时。采用管中管技术的 HFJV 可以作为维持气体交换的通气技术，同时能保持肺部几乎处于静止状态[30]。

为了避免全身麻醉，可以在患者处于镇静状态并存在自主呼吸时，将一根未堵塞的鼻喷射导管（直径＜2mm，两个通道，一个用于气体输送，另一个用于气体和压力监测）通过鼻子插入气管。

常规机械通气过程中，在因心房颤动隔离肺静脉期间，呼吸周期内的胸内压力波动会使消融导管从接触点移位。HFV 最大限度地降低了导管在左心房接触点的移动范围。因此，可以减少射频应用的次数，以及 X 线透视时间和总消融时间[32]。一项前瞻性注册登记研究显示，与标准通气相比，在使用射频、力敏导管进行心房颤动肺静脉隔离的患者中，HFJV 与改善预后相关。Sivasambu 等评估了 84 例 HFJV 患者和 84 例匹配对照患者的 1 年数据，结果显示 84 例 HFJV 患者中有 26 例（31%）、84 例对照组中有 42 例（50%；P=0.019）出现了房性心律失常的复发。在阵发性心房颤动患者中，HFJV 组和对照组心律失常复发率分别为 27.3% 和 47.3%（P = 0.045）。值得注意的是，HFJV 病例中使用血管升压药显著高于标准通气（79.7% vs. 22.4%；P=0.001）[33]。HFJV 所引起的并发症发生率低于其

手术本身[32]。但高昂的成本依然阻碍 HF 在消融术中的广泛应用[34]。

(七)支气管胸膜瘘

支气管胸膜瘘是气管支气管树和胸膜腔之间的一种持续贯通，如果需要正压通气，这对麻醉医师来说可能是一个挑战。在常规机械通气过程中，必须尽量减少通过瘘口的气流，以避免张力性气胸。常规机械通气因其高压和由此导致的瘘管内大量空气泄漏可能会使患者处于危险中。此时，可以考虑 HFV，因较低的平均气道压和较小的潮气量，理论上肺泡扩张减少且气体泄漏最少[35]。然而，情况并非总是如此[36]。

HFOV 结合自主呼吸活动是另一种良好的胸科麻醉方法[37]。自主呼吸降低了张力性气胸的风险，同时优化了通气和灌注匹配。HFOV 结合自主呼吸活动可增加分钟通气量，而对平均气道压的影响相对较小，导致极低的经瘘管漏气量[37]。

(八)心脏手术后使用

心脏手术后常发生术后呼吸衰竭[38]。与常规机械通气相比，在此类手术人群中，HFPV 产生了更有效的气体交换[39]。此外，HFPV 不仅可以改善氧合，而且能改善心脏手术后的血流动力学[40]。最后，对于常规机械通气难治的低氧血症，HFPV 可作为心脏手术术后的抢救手段[41]。

三、禁忌证

气管狭窄导致横截面减少超过 80% 是 HFV 的绝对禁忌证，因为呼气流量限制会增加气压伤的风险[42]。当在开放气道下使用 HFJV 时，重要的是患者禁食和排除可增加反流误吸的风险。病态肥胖因胸壁更僵硬在 HFV 过程中气体交换不足的风险增加，但肥胖本身并不是绝对禁忌证。此外，因呼气受限，限制性和阻塞性肺疾病是相对禁忌证。手术前必须筛查禁忌证，并建议与外科医师或介入医师共同谨慎制定方案。

四、设置与监测

在 HFV 期间，胸部几乎是静止的，会掩盖临床评估，同时增加听诊工作。双侧胸部的喷射音应该相等。标准监测应包括脉搏血氧测定。通气（排除二氧化碳）评估更加困难。在使用开放系统时，例如 HFJV 期间，如果 HFJV 暂停，或使用由高频和低频通气组成的混合模式，则呼气末 CO_2 可以测定。因此，在大多数情况下，推荐放置动脉留置导管以定期测量动脉血气。另外，也可以使用连续经皮二氧化碳描记图[9]（图 14-8）。

此外，在 HFJV 期间，呼吸机参数如潮气量和呼吸系统顺应性，无法直接测出。只能测量气道压，并且可以设置压力限制。此外，驱动压、呼吸频率、吸气与呼气时间比（I：E）或吸气分数、FiO_2（喷射 FiO_2）、偏流、平均气道压（HFOV）和 PEEP 均能设置。

(一)驱动压

在 HFJV 过程中，由于是开放系统，设定的驱动压高于气道压。可以根据动脉二氧化碳分压（$PaCO_2$）滴定驱动压，并以 5psi 的增量增加到值至最大 40psi。在 HFOV 过程中，驱动压力决定潮气量，从而决定通气量。增加驱动压力会增加排除二氧化碳作用。

峰值吸气压，振荡持续气道正压：在 HFPV 期间，峰值吸气压通常设定为约 2/3 的常规机械通气时使用压力，振荡持续气道正压为 5cmH_2O。

(二)潮气量

在 HFOV 期间，一些呼吸机允许容量保证模式。因此，可以预先设置潮气量，呼吸机将根据需要调整输送的驱动压，以达到设定的潮气量。

(三)呼吸频率

在 HFJV 期间，呼吸频率通常选择在 90～150 次 / 分[43]。随着呼吸频率的增加，潮气量减少。HFV 期间呼吸频率的增加可导致 $PaCO_2$ 的升高，因为减少了气体排出时间和潮气量。在 HFOV 期间，初始呼吸频率可设定在 500 次 / 分左右。对于 HFPV 来说，可将压力控制的呼吸频率初始设定为 15 次 / 分，振荡频率初始设定为 500 次 / 分。

(四)吸入氧浓度

对于胸外科手术中所有类型的 HFV，初始的 FiO_2 应设置为 1.0，并根据氧合情况进行调整。在 HFJV 期间，由于高流量及由此产生的声门上区域的空气卷入，所设置的 FiO_2 数值不等于较低的气管内 FiO_2[42]。

(五)吸气分数、吸呼时间比

增加吸气时间和潮气量，氧合和通气可以得到改善，而延长呼气时间将会加强 CO_2 的消除[42]。在 HFJV 期间，可以将吸气分数滴定测量为气体交换，以 5% 的增量增加吸气分数，最高达 40%。在 HFPV 期间，振荡及压力控制周期的 I∶E 初始设定为 1∶1。在 HFOV 期间，I∶E 无法设置，由呼吸机决定。

（六）偏流

HFOV 期间，在干预开始时设置 20L/min 的偏流，并可根据需要增加流量。

（七）平均气道压

HFOV 的主要原理是使用恒定的平均气道压来保持肺部开放。HFOV 期间的初始平均气道压可设置为 5cmH$_2$O，高于常规通气时的终末平均气道压。在 HFOV 期间，平均气道压对氧合十分重要，其由偏流和设定的呼气末压力决定的。

五、麻醉注意事项

因喷射通气系统的开式回路，需要全静脉麻醉技术[9]。HFV 主要用于短小手术，为了让麻醉快速起效，同时也能快速消除，需使用短效或超短效麻醉药。可以考虑使用肌松药来改善手术条件。罗库溴铵或顺阿曲库铵的半衰期较短，应优先使用。使用肌松药时，需监测肌松恢复，比如运用 4 个成串刺激行监测。如果在手术结束时出现持续肌肉松弛，强烈推荐使用乙酰胆碱酯酶抑制药或抗毒蕈碱药或用舒更葡糖拮抗罗库溴铵。可以使用丙泊酚和瑞芬太尼行催眠和镇痛，也可以使用依托咪酯或氯胺酮搭配芬太尼、阿芬太尼或瑞芬太尼。前瞻性临床试验结果显示，与卤族麻醉药相比，全静脉麻醉中存在术中知晓的风险更高[44]。因此，在 HFV 中行全静脉麻醉时，应采用基于脑电图的监测，如脑电双频指数（BIS），来监测麻醉深度及避免出现术中知晓。手术结束时，可以使用喉罩促进麻醉顺利恢复。

六、风险与收益

HFV 具有多种优点，如最小的胸廓移动度，更优的手术视野，减少气道内的空间冲突，以及使用较低的气道压而改善氧合和血流动力学（表 14-3）。此外，也可以减少通过支气管胸膜瘘的空气泄漏。

术者应该知道，HFV 除了正面效应外也会带来风险。尤其是如果使用声门上的入路，应该仔细检查导管位置。插管或错位进入食管可导致严重的气体潴留和胃穿孔[45]。在使用 HFJV 时，一旦呼吸机检测到阻塞物，通气会自动停止。如果无法正确地重新放置喷射导管，应立即准备替代的气道通路，以避免氧饱和下降。在喉部或近端气管介入治疗期间，应立即使用仍在原位的 Kleinsasser 喉镜和气道交换导管进行再插管[5]。

表 14-3 高频通气与传统机械通气对比的优缺点

	优 点	缺 点
生理	• 气道压力降低 • 更小的血流动力学损害	• 气压伤风险 • 通过喷嘴膨大处对吸入气冷却和干燥 • 气体交换的效果难以预测 • 因气体摆动使无效腔增加
外科	• 声带 / 术野最小幅度移动 • 改善可视性和手术入路 • 激光手术中避免 ETT 点燃	• ENT 手术中更低的气道污染可能性 • 手术碎屑对呼出气的污染
麻醉	• 适用于低阻力大量的气道泄漏 • 紧急气管喷射通气 • 气道手术中多种应用选择	• 吸入麻醉常不现实 • 如果使用麻醉气体会对手术室的空气造成污染 • 输送的 FiO$_2$ 是多因素的，无法直接设置 • 仅监测间歇的呼气末 CO$_2$ • 压力测量可能不具有代表性 • 需要高气流 • 需要湿化

ENT. 耳鼻喉；ETT. 气管导管；FiO$_2$. 吸入氧浓度；改编自 Evans E, Biro P, Bedforth N. Jet ventilation. *BJA Educ*. 2007, 7:2-5.

HFV 期间因小潮气量通气，排除 CO_2 可能是一个问题。可通过降低呼吸频率、增加驱动压力和吸气时间，能够改善通气。另外，叠加 HFJV 和 HFPV 可提供更高的分钟通气量。

由于 HFV 过程中的呼吸频率高、呼气时间变短，可能导致内源性 PEEP，从而持续存在动态过度充气、气压伤（颈部气肿，张力性气胸）和血流动力学不稳定的风险。当存在气道狭窄时，风险会进一步增加 [46]。因此，横截面在 20% 以下的狭窄是 HFJV 的禁忌证。HFV 期间高呼吸频率可能导致机械能的增加。较高的机械能与较差的临床结局相关 [47]。事实上，在急性呼吸窘迫综合征的患者中，与常规机械通气相比，HFV 与更高的死亡率有关 [48]。然而，HFV 和机械能关系的研究仍然不足。

HFJV 中一个可怕的并发症是坏死性气管支气管炎。然而，如果对气体加热和加湿，则该风险可以降低。在现代的喷射呼吸机中，内置有加湿系统。总之，并发症的数量少与 HFV 病例数直接相关 [11]。

结论

与传统机械通气相比，HFV 在胸外科手术中具有一些优势。在谨慎筛选患者、排除禁忌证、团队受到良好训练及准备好备用方案后，并发症的发生率相对较低。

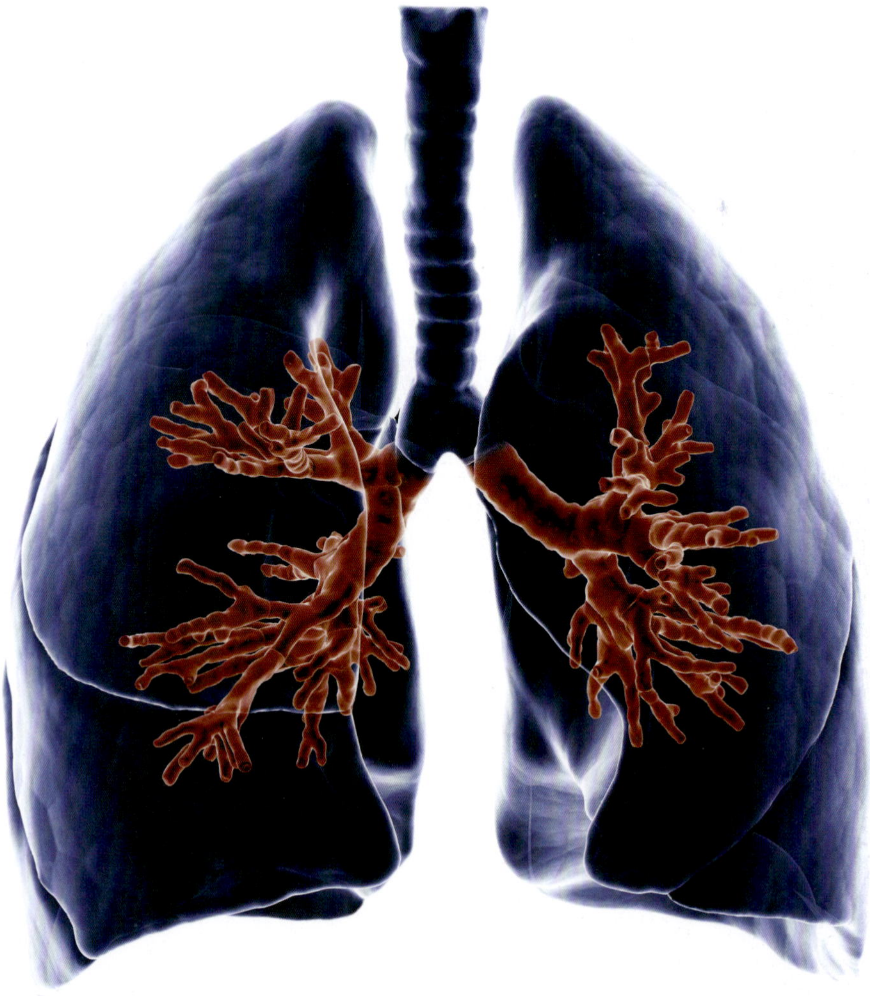

第四篇　术中管理

Intraoperative Management

第 15 章 麻醉、机械性通气及低氧性肺血管收缩

Anesthesia, Mechanical Ventilation, and Hypoxic Pulmonary Vasoconstriction

Andres Hagerman　Marc Licker　著

罗天元　王海英　译

单肺通气（OLV）是胸外科癌症切除、支气管肺瘘或出血治疗、肺移植手术及胸部检查和诊断所需的标准步骤[1]。近 30 年来，由于肺隔离技术的掌握、对 OLV 相关生理学的深入了解、保护性肺通气策略的应用及微创手术技术的提高，胸外科手术术中低氧血症的发生率有所下降，术后的临床转归得到较大改善[2]。

低氧性肺血管收缩（hypoxic pulmonary vasoconstriction，HPV）是肺血管平滑肌细胞（vascular smooth muscle cell，VSMC）的固有特性，也是一种重要的自我调节机制，有助于确保 OLV 期间合适的气体交换。1946 年，von Euler 和 Liljestrand 首次描述了肺循环和体循环中相反的缺氧反应，分别表现为肺血管收缩和血管舒张[3]。从个体发育上来看，哺乳动物的 HPV 是由于胚胎时期肺中灌满羊水导致缺氧时，而机体为确保胎儿氧合的需要演变而来的[4]。事实上，肺 VSMC 感受低氧张力后会触发 HPV，从而维持高肺血管阻力（pulmonary vascular resistance，PVR），并将含氧的胎盘血液通过卵圆孔和动脉导管直接转流到全身动脉。在出生后的第一次呼吸中，肺 VSMC 中感知到肺泡部分氧分压（PO_2）或 P_AO_2 上升，HPV 反应中断，通过低肺循环阻力使未经氧合的血流分布到所有通气的肺区域，而卵圆孔和动脉导管关闭以防止右向左分流。

尽管正常条件下对健康肺部的影响很小，但 HPV 在胸外科手术和肺部疾病治疗的单肺通气过程中发挥重要作用，可以减少肺内分流和维持血液氧合[5]。在接受清醒纤支镜检查的志愿者中，通过肺部显像和静脉注射 ^{99m}Tc 标记的白蛋白可以很好地证实 HPV 反应。左下肺支气管使用带套囊的导管充气封堵后，在 80～300s 内，P_AO_2 和肺泡内二氧化碳分压（P_ACO_2）（在球囊封堵端以远的位置）接近混合静脉水平，下肺叶血流减少 50% 并重新分布到肺的其他部位。

在肺炎、肺不张、哮喘、慢性阻塞性肺疾病、急性呼吸窘迫症的患者中，HPV 是关键的自我调节机制，通过调整肺不同部位的通气 – 血流灌注比（V/Q）减轻低氧血症[6]。相反，当全肺缺氧（例如，高海拔、睡眠呼吸暂停、肺纤维化）时，由于右心室后负荷的进行性增加，导致肺动脉高压和急性肺心病，HPV 可能是有害的。

麻醉医师应该了解 HPV 的基础知识和在各种生理和病理条件下的作用，其中包括 OLV，以及包括麻醉药在内的围术期药物可能对这种保护性反射造成的影响。

一、低氧性肺血管收缩的生理学

（一）不同组织的缺氧信号

从系统发育上看，哺乳动物的稳态氧感应系统（homeostatic O_2 sensing system，HOSS）对低氧环境形成了多组分防御机制，旨在防止细胞损伤、缓解氧分压下降和调节能量代谢。HOSS涉及多种基因的同步转录调控，并且在很大程度上由缺氧诱导因子（HIF）和转录因子（如核因子κB，即NF-κB，和活化蛋白-1）调节，它们是氧稳态和炎症过程的“主要调节器”[7]。HOSS需要特定的细胞网络，如VSMC（肺动脉和胎盘动脉、动脉导管）、内皮细胞（EC）、颈动脉体的血管内皮细胞、肾肌成纤维细胞、肾上腺髓质嗜铬细胞和气道上皮细胞。当暴露于缺氧环境时，这些特殊组织通过线粒体氧化还原或细胞质缺氧诱导因子（HIF）检测局部环境中的低氧张力，并协调反应以优化氧气的摄取和输送（图15-1）[8]。在颈动脉和主动脉体的Ⅰ型血管球细胞中，低氧张力抑制电压门控钾通道（Kv），导致膜去极化和细胞外 Ca^{2+} 通过电压门控 Ca^{2+} 通道（VGCC）流入，从而触发神经介质的释放和更快的通气驱动。在肾脏中，低氧含量（例如，O_2 输送和 O_2 利用的异常）抑制脯氨酸-4-羟化酶结构域蛋白，从而激活HIF信号产生促红细胞生成素，进一步增强红细胞生成。缺氧介导的儿茶酚胺、血管内皮生长因子和促红细胞生成素释放，通过使心输出量（CO）增加、血管生成和血红蛋白（Hb）浓度升高而增强组织 O_2 输送。

HPV反应主要发生在直径<900μm的肺小动脉和静脉血管中，其中静脉收缩占PVR总效应的20%。位于肺泡隔膜内的可收缩间质细胞通过收缩肺泡壁，有助于轻度减少毛细血管血流量并增加PVR[9]。血管内皮细胞（EC）通过局部释放血管扩张药［一氧化氮（NO）、前列环素（PGI_2）］和血管

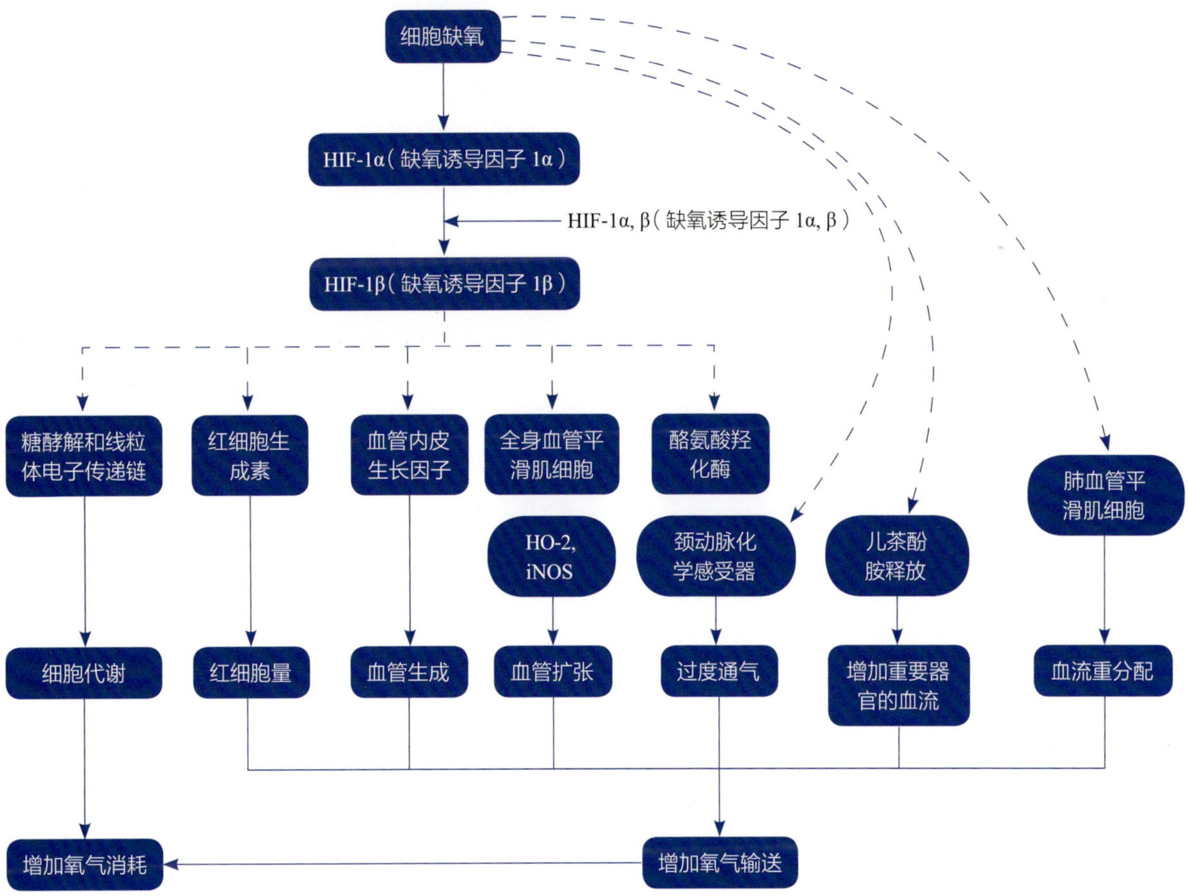

▲ 图15-1 氧感应和细胞响应

HIF. 缺氧诱导因子；HO. 血红素加氧酶；iNOS. 诱导型一氧化氮合酶

收缩药［内皮素（ET）、环氧二碳三烯酸（EET）、血栓素 A_2（TXA_2）和血小板活化因子］来调节 HPV，而与肺动脉相比，肺静脉对血管收缩药刺激的敏感性更高[10, 11]。

在体外通气/血流灌注肺中，肺泡氧张力和血氧张力是独立改变的，Marshall 等证明 PVR 的急性升高主要由低 P_AO_2 触发，少由感知混合静脉血氧分压（$P_{mv}O_2$）触发[12, 13]。HPV 的刺激效应（PO_2S）根据下式建模：$PO_2S = P_AO_2^{0.62}+P_{mv}O_2^{0.38}$。

当肺 VSMC 或独立肺组织局部的 PO_2 水平递减时，HPV 在氧张力达 85～90mmHg 的阈值时产生，在氧张力为 65～70mmHg（约为 P_AO_2 和 $P_{mv}O_2$ 的中间值）时达到最大值，此后逐渐下降并在约 5mmHg 时停止（图 15–2）[14]。

肺血管 O_2 感应区从毛细血管前小动脉直到肺动脉上端，根据血管的大小产生不同的血管收缩反应[15]。小动脉（直径<0.5mm）充分暴露于 P_AO_2（来自外部）和 $P_{mv}O_2$（来自内部），而由全身血液通过滋养血管供血的大动脉（直径 0.5～2mm）暴露于 P_aO_2（来自外部）和 $P_{mv}O_2$（来自内部）。因此，通过肺动脉壁产生的 O_2 浓度梯度是 HPV（PO_2S）的真正刺激因素，这种刺激在小动脉中占主导地位。而在大动脉中，HPV 反应并不那么显著，主要在全身性低氧血症发生时被激活（P_aO_2<40～50mmHg），然而此时支气管动脉和体循环血管一样表现为扩张。

（二）低氧性肺血管收缩的时间进程

肺 VSMC 暴露于低氧环境时发生双相血管收缩反应。早期阶段立即开始，在 5～20min 达到高峰，这与细胞内钙浓度瞬间升高相关。第 2 阶段发展更为缓慢，在 60～120min 达到第二个高峰，这是肌纤维钙敏化与血管收缩化合物（ET-1 和 EET）释放增加及内皮细胞 NO 生成减少的结果（图 15–3）[14]。在严重缺氧的情况下，可能不会存在持续的血管收缩反应。如果在早期缺氧期后（<20min）或期间恢复正常氧合，HPV 将中断，使得 PVR 和肺血流恢复正常，改善 V/Q 值。相反，在长时间缺氧后，尽管再次恢复正常氧合，HPV 需几个小时后才会消失，会导致更严重的通气–血流灌注（V/Q）失调，从而导致更大的肺泡–动脉氧分压差（P_{A}-$_{a}O_2$）。而再次发生缺氧反应（同侧肺）时会发生更强烈的 HPV 反应。

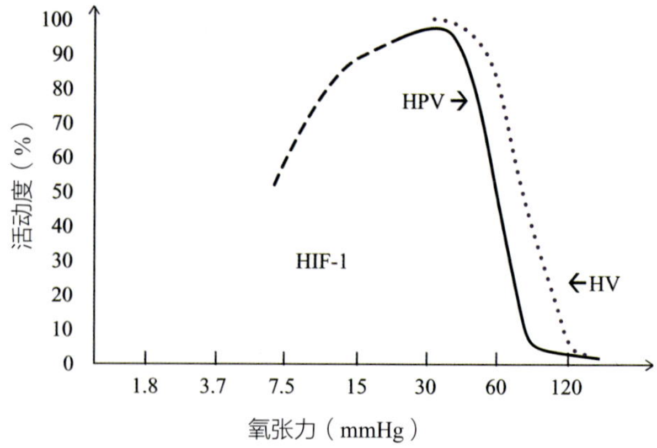

▲ 图 15–2　对低氧张力的生理反应阈值
HIF. 缺氧诱导因子；HPV. 低氧性肺血管收缩；HV. 低氧通气

发生肺不张和持续的 HPV 都被认为是胸外科手术后早期发生低氧血症的原因。同样地，在双侧胸腔手术和第二阶段开始后，通气侧肺可能会出现 V/Q 失衡，这归因于残留的 HPV 反应滞后于重新氧合开始的时间。

（三）低氧性肺血管收缩的氧感应及效应机制

在真核细胞中，线粒体发挥着能源站的作用，主要利用氧气将营养物质转化为腺苷三磷酸（ATP）形式的化学能，并在肌肉收缩、离子传递、神经冲动传导和化学合成的过程中提供能量。一系列的氧化还原反应涉及烟酰胺腺嘌呤二核苷酸（NADH）和还原型黄素腺嘌呤二核苷酸（$FADH_2$）在电子传递链（ETC）上的电子转运。因为即使在非常低的氧分压水平（–7mmHg）下，线粒体呼吸也会继续产生 ATP，所以 ATP 浓度的变化不太可能诱发缺氧反应[16]。在氧化磷酸化过程中，O_2 作为 ETC 的最终电子受体并形成 H_2O，同时在 ETC 过程中的多个位点，一些泄漏的电子与 O_2 发生反应，形成活性氧（ROS），如超氧化物和过氧化氢。

在肺 VSMC 中，检测低氧的最可行机制是线粒体对 PO_2 敏感的能力，可以改变 ROS 的产生和（或）改变细胞质氧化还原状态。在缺氧条件下 ETC 产生的 ROS 是减少还是增加仍存在争议，但有强有力的证据表明，HPV 是由线粒体信号触发的，它启动了一个涉及膜和肌节钾和钙通道受体的协调反应，以增加细胞质的钙浓度[17]。正如 Smith 和 Schumacker[17] 提出的，线粒体中的 ROS（图 15–4）转移到细胞质中，引起细胞内钙动员的几种途径：

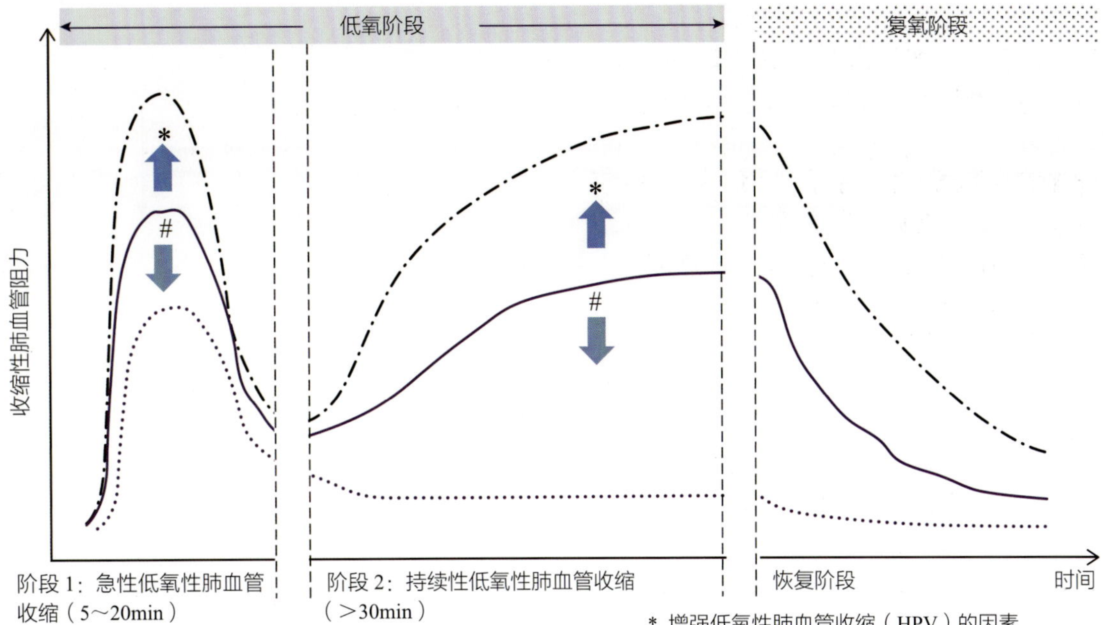

#. 抑制低氧性肺血管收缩（HPV）的因素
- 内皮受损
- 血管扩张（过多体液，肺动脉高压）
- 高热
- 碱中毒，低碳酸血症碱中毒
- 脓毒症，全身炎症反应综合征
- 超过30%的肺容积暴露在低氧环境下
- 肺泡氧分压（P_AO_2）< 40mmHg，通气/血流灌注（V/Q）< 0.3

*. 增强低氧性肺血管收缩（HPV）的因素
- 内皮完整（第2阶段）
- 年龄
- 低体温
- 酸中毒，高碳酸血症
- 红细胞
- 少于30%的肺容积暴露在低氧环境下
- 肺泡氧分压（P_AO_2）为50～80mmHg，通气/血流灌注（V/Q）约为0.4

▲ **图15-3　低氧性肺血管收缩（HPV）的时间进程和影响因素**

V/Q. 通气/血流灌注

①抑制电压门控钾通道（K_V）导致膜去极化，促进电压门控钙通道（VGCC）开放；②激活磷脂酶C（PLC）生成二酰甘油（DAG）和三磷酸肌醇（IP_3），分别刺激膜受体操作通道（ROC）和肌节 IP_3 受体释放钙；③通过半胱氨酸残基氧化激活雷诺丁受体（ryanodine receptor，RyR）。此外，可通过增加腺苷一磷酸（AMP）与ATP的比例，低氧张力刺激AMP激酶（AMPK），导致RyR的激活和肌浆网（SR）中 Ca^{2+} 的进一步释放。最后，胞内 Ca^{2+} 浓度的升高诱导钙与钙调蛋白结合，随后激活肌球蛋白轻链（MLC）激酶，使得肌球蛋白磷酸化，并最终引起VSMC收缩。

激活Rho激酶和MLC激酶后，肌纤维蛋白对钙致敏作用变得更加敏感，导致肺VSMC持续收缩。除了直接作用于钙通道外，ROS还影响细胞质氧化还原状态，也就是氧化还原蛋白谷胱甘肽（GSSG/GSH）和烟酰胺腺嘌呤二核苷酸（NAD/NADH）的比例。根据氧化还原假说，缺氧引起线粒体释放的ROS较少，促进细胞质从氧化状态转变为还原状态，从而通过抑制电压门控钾通道（Kv）和打开电压门控钙通道（VGCC）触发 Ca^{2+} 动员。

当暴露于缺氧环境中时，肺VSMC和体循环VSMC具有相同的钙介导的血管张力变化效应机制，而肺VSMC还具有检测低 O_2 张力并传递信号动员肌原纤维蛋白附近的 Ca^{2+} 的独特特性[18]。与体循环VSMC相比，肺VSMC的线粒体更靠近细胞膜，因此肺VSMC中线粒体和Kv通道之间具有更好的结构和功能耦合可以解释肺VSMC独特的 O_2 敏感性和HPV反应。

（四）低氧性肺血管收缩机制的神经体液调节

间歇或持续暴露于慢性缺氧条件（例如，肺部疾病、高原）意味着压力改变，缺氧环境通过刺激交感神经和肾素-血管紧张素-醛固酮系统（SNS和RAAS），导致全身和肺动脉压（PAP）升高。

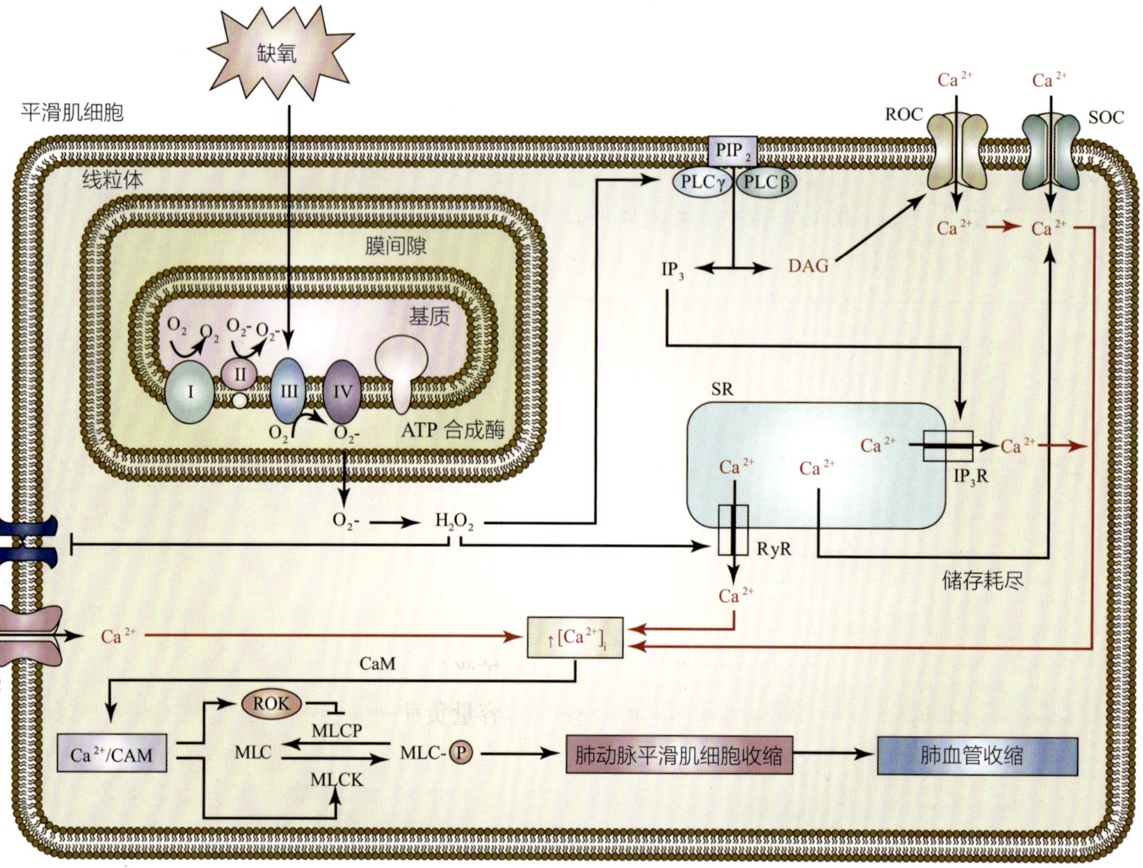

▲ 图 15-4 氧感应和细胞反应

ATP. 腺苷三磷酸；CaM. 钙调蛋白；CRAC. 钙释放活化的 Ca^{2+}；DAG. 二酰甘油；IP3. 肌醇 1,4,5– 三磷酸；PLCγ. 磷脂酰肌醇二磷酸酯酶；PLCβ. 磷脂酰肌醇二磷酸酯酶 β；KV. 电压门控钾通道；VDCC. 电压依赖性钙通道；MLC. 肌球蛋白轻链；MLCK. 肌球蛋白轻链激酶；MLCP. 肌球蛋白轻链磷酸酶；PIP_2. 磷脂酰肌醇二磷酸；PLC. 磷脂酶 C；ROCC. 受体激活的 Ca^{2+} 通道；ROS. 活性氧；RyR. 雷诺丁受体；IP3R. IP3 受体；SR. 肌浆网；VDCC. 电压依赖性 Ca^{2+} 通道；ROC. 受体操控的钙通道；SOC. 存储操控的钙通道 [引自 Smith KA, Schumacker PT. Sensors and signals: the role of reactive oxygen species in hypoxic pulmonary vasoconstriction. *J Physiol*. 2019;597(4):1033-1043.]

气道和肺血管受自主神经纤维和感觉神经纤维支配，去甲肾上腺素能和胆碱能神经末梢分布密度最高的是在肺外动脉和肺门动脉周围，向外周分布逐渐减少（动脉直径＞60～80μm）[19]。副交感神经通路的迷走神经发源于脑干的疑核，而交感神经发源于颈部中下段神经节和胸段前五对神经节。刺激迷走神经引起内皮释放 NO 和血管活性肠肽（VIP）引起轻度血管舒张。刺激交感神经引起血液中靠近动脉壁的交感神经末梢的去甲肾上腺素（NE）和来自肾上腺髓质的肾上腺素释放。NE 刺激 $α_1$ 肾上腺素受体（AAR-1）引起血管收缩，这是由腺苷酸环化酶的抑制和 Gq/11 蛋白和 PLC 的联合激活，从而产生 IP_3 和 DAG，进而使得细胞内 / 细胞外 Ca^{2+} 释放增加所产生的结果。相反，肾上腺素通过刺激 $β_1$ 和 $β_2$ 肾上腺素受体（BAR-1 和 BAR-2），随之激活 CAMP 依赖性蛋白激酶途径，以及使 EC 释放 NO，从而产生有效的血管舒张作用。在正常和无应激的生理条件下，交感神经和迷走神经在肺血管舒缩性张力中的作用是可以忽略不计的，因为在接受化学物质、药物处理或麻醉交感神经切除术的动物中，PVR 基本保持不变。然而，在缺氧条件下，肺 β 受体介导的血管舒张效应已被证实要比 α 受体介导的血管收缩效应更占优势，在一定程度上减弱了强效的急性 HPV[20]。例如，在睡眠呼吸暂停患者中，β 受体介导的肺动脉舒张效应抵消了 HPV，减轻了 PVR 的升高，从而减轻了右心室的负荷。实验数据表明，HPV反应被α受体拮抗药增强，被β受体拮抗药减弱，上述临床发现得到了证实[21]。

低氧刺激已被证实可增加肾脏球旁细胞中肾上腺素能受体（AAR-1和BAR-1）的活性，通过血管紧张素转换酶（ACE）的作用，导致肾素分泌增加和血管紧张素Ⅱ（Ang Ⅱ）的释放，血管紧张素Ⅱ主要存在于肺毛细血管内皮和其他组织（如脑、心）中。在VSMC中，Ang Ⅱ对血管紧张素受体1型和2型（AT-1和AT-2）产生双重作用：①通过刺激AT-1的G蛋白，引起PLC的激活，随后IP_3和DAG的形成引起Ca^{2+}动员产生血管收缩效应；②通过刺激AT-2引起环鸟苷单磷酸（cGMP）增加和随后NO的释放产生血管舒张效应[22]。长期接受ACE抑制药治疗的患者中HPV减弱证明了Ang Ⅱ的收缩作用占主导地位[23]。

总之，有强有力的证据支持，缺氧诱导的SNS和RAAS刺激导致全身心血管和肾脏变化（如心动过速、高血压、少尿），由于肺β_2受体介导的血管扩张效应占据主导地位，一定程度上减轻了α_1和AT-1受体介导的血管收缩效应，HPV反应减弱[24]。有意思的是，在双侧肺移植患者中，尽管已丧失自主神经支配，HPV反应仍然存在[25]。

（五）内皮细胞对低氧性肺血管收缩的调节

根据不同的实验环境，剥离肺动脉内皮细胞可能会抑制或增强HPV反应，而这些相反反应的原因尚不清楚[26]。然而，EC通过感知低氧张力并释放活性血管舒张和收缩物质，有助于调节血管张力。

完整肺部的实时荧光成像显示，低氧条件会引起毛细血管内皮细胞膜发生去极化，并通过间隙连接和连接子蛋白（Cx40）逆行传播至供血小动脉。与内皮细胞信号平行而类似的反应通过其他连接子蛋白（Cx43）由毛细血管前VSMC向上游传播[27]。越来越多的证据表明，由于NO水平降低、ET-1和EET产生增加，内皮细胞释放的血管活性物质增强了急性HPV的第二阶段，而PGI_2介导的血管舒张效应被TXA_2介导的VSMC收缩效应所抵消。

长时间缺氧时，内皮细胞的增殖可能与VSMC有丝分裂因子的释放有关，加上产生的ET-1剂量依赖性地介导Kv和瞬时受体电位通道的过表达，从而促进肺动脉高压（PH）的发展[28]。

（六）低氧性肺血管收缩反应的生理变化

在海平面呼吸空气的健康个体中，肺血管几乎完全扩张，吸入NO——一种选择性肺血管扩张剂——并不能改善氧合，这表明在正常条件下HPV反应是未被激活的。

1. 肺循环

与体循环相比，肺血管具有更大的扩张性和复张性，以适应更高的血流量和容量，同时减弱肺循环压力的升高。与体循环相比，肺循环的压力-流量关系不是线性的，这是因为其血管系统具有更大的扩张性和潜在的复张性。因此，肺循环可以适应不断变化的血流条件，同时尽可能减少PAP的变化[29]。例如，CO的减少（如头高位、失血）会导致肺血管驱动压大程度下降，而其本身的血管舒缩张力保持不变[30]。相反，随着整个循环压力的增加，其压力-流量曲线变得更加线性，因为根据定义，完全扩张的血管不会再扩张。因此，当左心房压力随着容量负荷或头低位而增加时，肺血管低氧收缩的能力无法有效地重新分配血流或降低传导能力。

肺容积对PVR的影响呈抛物线U形曲线。PVR在功能余气量（FRC）时达到最低点，并且在更高的充气压力下增加，因为肺泡毛细血管受到增高的肺泡压力的“挤压”，或者当肺容积在低于FRC时进行，肺外血管会变形和部分阻塞，对血流提供更大的阻力。胸外科OLV手术中的患侧肺完全性肺萎陷，导致机械性血管阻塞，致使血流分布到通气侧肺。

除了P_AO_2水平外，HPV的强度还取决于基础血管张力和暴露于缺氧环境的肺容积。当PVR较低（接近FRC）时，会发生更强的HPV反应，当肺部过度扩张或完全塌陷时，HPV会降低。从动物研究中，笔者了解到，如果超过40%的肺暴露于缺氧环境，重分布到非缺氧区域的血流减少，这表明PAP的增加倾向于克服HPV引起的局部小动脉阻力的增加[31]。

2. 物理因素：钙、二氧化碳、pH、温度

肺动脉对血浆钙浓度的变化不太敏感[32]。在离体血灌注犬肺中，需要严重的低血钙才能诱导血管舒张，且无法影响HPV反应。相反，急性高钙血症无法调节压力-流量曲线和PVR，表明术中通过右侧静脉导管给予氯化钙是安全的。

随着全身低温的发展（37℃→27℃），体循环

阻力和 PVR 增加，主要是由于心脏抑制、CO 降低和血管舒缩张力增强[33]，而 HPV 随着中心温度的下降呈线性下降[34]。低碳酸血症和代谢性碱中毒时也可观察到 HPV 减弱。相反，在离体通气灌注肺中，高碳酸血症伴随呼出 NO 减少，这和 HPV 反应增强有关[35]。

3. 衰老

随着年龄的增长，氧化应激和促炎过程成为全身动脉粥样硬化的致病机制，临床上表现为高血压、冠状动脉疾病和心力衰竭。同样地，低肺循环压力表现为与年龄相关的动脉和静脉扩张性降低，同时左心室顺应性降低，导致 PAP 增加。随着氧化应激的增加，抗氧化能力的降低与内皮功能障碍和血管外胶原沉积有关[36]。因此，与年轻的健康人相比，老年人运动时的 PAP 不成比例增加的程度更大，内皮细胞释放的血管舒张物质减少，血管壁硬化及左心室舒张功能不全。在老年人中，CO 增加的幅度减少与骨骼肌中较高的 O_2 摄取有关，同时在高强度有氧运动期间，$P_{mv}O_2$ 的下降幅度增大可能是使 HPV 增强和 PAP 进一步升高的刺激因素。

中年受试者暴露于中度肺泡缺氧环境（P_AO_2 约 50mmHg）20min 后，PAP 明显增加，相比年轻人增加了 9mmHg，并且心率和 CO 也是类似的变化。这种年龄相关的增强性肺动脉高压反应可以通过更高敏感性的氧气感应装置、更容易进入细胞的钙离子，以及更高活性的钙离子 / 钙调蛋白依赖性肌轻链激酶来解释，这些因素共同导致肺血管平滑肌的持续收缩反应[37]。

4. 海拔

与肺不张或肺炎时的局部性肺血管舒缩反应不同，低压低氧的全身性肺血管舒缩反应引起不同程度的肺动脉高压，可能与易感患者出现间质和肺泡水肿有关[38]。所谓的"高原肺水肿"通常发生在未适应高原环境的健康个体在到达海拔 2500m 以上地区的 1～5 天内，也发生在适应了高海拔环境、但从低海拔地区返回的高原居民[39]。高原肺水肿的肺部影像显示水肿呈斑块状或结节状分布于肺部，而支气管肺泡灌洗液显示富含蛋白质的渗出物，伴有轻度出血、中性粒细胞增多和前炎性细胞因子，与肺血管舒缩反应的异质性分布及肺泡 – 毛细血管屏障破坏引起的炎症相关。此外，由于缺氧时上皮钠通道和与（BAR-2）信号通路相关的钠 / 钾（Na^+/K^+）ATP 酶蛋白的表达和活性降低，从而使肺泡液清除机制受损。

5. 遗传学

流行病学研究表明，早期缺氧暴露与后续肺血管高敏性反应的发生之间存在关联[40]。当低海拔地区的居民暴露在急性低压缺氧条件下时，可出现短暂的围生期缺氧且易发生严重的 HPV。同样，玻利维亚高海拔居民的先兆子痫的发生表明，由于氧化应激增强和 NO 生物利用度受损，他们的后代对 HPV 反应更敏感。

生活在高海拔地区的人群中发现了不同的适应性表型。与汉族低海拔地区的居民相比，藏族高海拔居民表现出 HIF 转录系统的低反应性，其特征是肺血管舒缩反应减弱、呼气一氧化氮浓度高、肺动脉少见肥厚变化及血红蛋白浓度的轻微增加[41]。安第斯高原人与西藏人相比，表现出其他生理特征，如缺氧通气反应减弱，红细胞增多，肺容量更大，肺弥散更好。这些不同的适应性解决方案反映了在缺氧环境中生存所选择的不同进化路径[42]。

二、病理条件下低氧性肺血管收缩的变化

在临床环境中，HPV 反应的强度可以通过比较低氧和正常 / 高氧条件下的生理指标进行估计：①恒流条件下 PAP 的比值；② P_aO_2 的变化；③测量或计算肺内分流（Q_S/Q_T）；④使用影响 HPV 药物时前后 V/Q 值的离散度。多重惰性气体消除技术（MIGET）是利用溶解在生理盐水中的六种示踪气体，通过静脉注射等方式追踪动脉、呼出气和混合静脉浓度之间的关系[43]。通气和灌注的分布表示为 V_A/Q 值的函数，并以通气和灌注分布的标准差（LogSD Q 和 LogSD V）为特征，提供了总体 V_A/Q 失衡的指标。根据 Riley 和 Cournand 的说法，V/Q 散点的钟形曲线最初支持三个肺单位的理论：一个是理想气体交换单位（V/Q 接近 0.8～1），一个是真性分流单位（V/Q＜0.005），一个是"无效腔通气"单位（V/Q＞100）[44]。目前，MIGET 模型包括 50 个单位，每个单位都有预定义的 V/Q 值，它提供了一种理论上可行的方法来理解肺气体交换的变化，同时也考虑到"静脉掺杂"的极低 V/Q 单位的参与。

（一）慢性肺部疾病

在慢性肺部疾病（如 COPD、间质纤维化、囊性纤维化、支气管扩张）中，已知缺氧应激可诱导肺血管细胞增殖（成纤维细胞、VSMC）和血管重塑（细胞肥大、成纤维细胞分化为成肌细胞、胶原和弹性蛋白的细胞外沉积），导致偏心性管壁增厚和肺动脉高压的发展（约 10% 的 COPD 患者）。HPV 对肺动脉高压的贡献在肺动脉高压的早期形成阶段最为重要，此时氧疗有助于减轻缺氧引起的血管收缩，而在后期阶段，由于血管重塑的不可逆性，氧疗效果较差。

COPD 患者气流阻塞的严重程度与低氧血症无关，这在很大程度上取决于 V/Q 分布的异质性（分流和低 V/Q 单位）。Melot 等证明在 COPD 患者中，苯磺酸阿米替林有助于 P_aO_2 升高（+13%）和减轻 V/Q 失衡[45]。而硝苯地平，一种 Ca^{2+} 通道阻滞药，通过抑制 HPV 导致血流从正常 V/Q 单元转移到低 V/Q 肺泡单位，导致 P_aO_2 降低（–15%）。在 EC 和肺 VSM 中，与 HPV 相关的 NADPH 氧化酶调节亚基（p22phox）表达的不同表型已经被确定[46]。在一项 71 例终末期 COPD 患者的小型队列研究中，发现血管中 NADPH 氧化酶调节亚基（p22phox）的表达与平均肺动脉压及氧合指数（PaO_2/FiO_2）呈正相关。这些发现表明了不同的表型：p22phox 的低表达与 HPV 减少和 PAP 降低有关[47]。相比之下，p22phox 的高表达与持续的 HPV 相关，这有助于改善 V/Q 比例，但代价是出现肺动脉高压，并可能最终导致肺心病。

（二）哮喘

对哮喘患者使用多重惰性气体消除技术（MIGET）和肺部正电子发射体层成像 / 计算机体层成像的研究表明，支气管收缩的不均匀分布与区域性的低氧和 V/Q 比例失调相伴，导致低氧血症发生[48]。在患者呼吸室内空气时，乙酰胆碱引起的支气管收缩导致低通气区血流量减少约 30%，正常 / 高通气区血流量增加约 10%。研究发现，在相同的患者中，吸入 80% 的氧气会使平均血流再分配减少 50%。由于 HPV 的功效，血流从缺氧的低 V/Q 区转移到正常和高 V/Q 区。此外，由于收缩的气道、肺血管和肺实质之间的机械和生物相互作用，血流也从非缺氧肺区（低 V/Q 区）重新分布。

（三）阻塞性睡眠呼吸暂停

在没有慢性心肺疾病的情况下，约 30% 的阻塞性睡眠呼吸暂停（OSA）患者存在肺动脉高压（PH）[49]。虽然在清醒时表现为正常的血氧饱和度，但这些患者在睡眠时反复出现短时间的血氧饱和度下降，通常伴随觉醒。间歇性缺氧 / 高碳酸血症刺激的累积效应导致交感神经系统（SNS）的激活、红细胞增多症和全身动脉和肺动脉的血管重塑。PH 的机制包括：左心室前负荷增加（毛细血管后 PH）、持续的 HPV 反应和以 VSMC 增殖和不对称内膜增生（毛细血管前 PH）为特征的血管变化。反复的短时间缺氧通过刺激内皮细胞使缩血管物质（如 ET-1）释放，使位于 VSMC 的依赖于蛋白激酶 C-β 的肌纤维 Ca^{2+} 敏化，并使线粒体合成 ROS，最终增强肺血管收缩的反应性。

（四）急性呼吸窘迫综合征

胸外科术后，早期或延迟性的急性肺损伤（ALI）或急性呼吸窘迫综合征（ARDS）发生在 2%～5% 的患者中，这是导致术后死亡的重要原因[50]。早期形式的 ALI 或 ARDS 发生在术后 3 天内，主要与呼吸机相关肺损伤（VILI）和先前存在的发病因素有关，而延迟形式的 ALI 或 ARDS 则与术后并发症有关，如败血症（如肺炎、脓胸）或大量输血。围术期液体过量是两种形式损伤的独立危险因素[51]。

在大多数 ARDS 患者中，可观察到轻度至中度 PH 伴不同程度的右心室功能障碍。这与氧合障碍（PaO_2/FiO_2 下降）相关，是死亡的独立危险因素。

PH 的发展主要与以下机制有关[52]：①肺毛细血管—肺泡屏障的破坏，其特征是细胞间内皮间隙、组织因子和促炎介质的释放引起间质和肺泡水肿；②早期机械性血流阻塞，由于增强的促凝血和抗纤溶活性引起微血栓形成；③ HPV 反应取决于 V/Q 失衡的程度和分布；④由于纤维细胞增生进入肺动脉、静脉和淋巴管壁，引起血管迟发性机械性阻塞。

在脓毒症的实验小鼠模型中，与对照组相比，HPV 反应减弱了 50% 以上，这是由于 ATP 敏感的 K^+ 通道活性增强，随后钾外排增加，Ca^{2+} 动员减少所致，而 Kv 通道和前列腺素途径未受影响[53]。脓毒症中，广泛的血管扩张和对血管活性药的反应性差，这与 NF-κB 和依赖 NO 通路的激活，以及主动脉、脑、冠状动脉、肠系膜和肺 VSMC 中 K_{ATP} 通道的过度表达有关。已证明吸入纯氧可使 ARDS 患者的 PAP 减少 10%～15%，这种治疗使临床医生能够揭示 HPV 在通气不良单元而非完全塌陷肺泡中的重要性[54]。在吸入纯氧和需要体外膜肺氧合支持治疗的严重急性呼吸窘迫综合征（ARDS）患者中，Benzing 等观察到，当 $P_{mv}O_2$ 从 46mmHg 增加到 84mmHg 时，PVR 降低了 29%，表明了非通气单元对 HPV 的反应性。有意思的是，在一些 ARDS 患者中使用吸入血管扩张药（NO 或 PGI_2）被证明可以通过将血流重新分配到 V/Q 值最高的肺区域增加 PaO_2，从而降低 PAP 和减少肺内分流[55]。

三、麻醉与机械通气在气体交换中的作用

（一）肺灌注（见第 6 章）

肺部血流并不是均匀分布的，这是因为跨壁血管压力是由不同的相互作用力产生的（图 15-5）：①血管内压力［分别为肺动脉和静脉压（P_{pa} 和 P_{pv}）］，它取决于右心室输出压、左心室前负荷和重力随心脏中部到肺上部和下部的距离变化的改变（基线水平或 P=0，P_{pa} 垂直距离每增加 1cm 增加 1mmHg）；②以肺泡压（P_{Alv}）、肺间质压（P_{Is}）、纵隔和腹部器官重量为代表的血管外压力。基于这些血管内和血管外压力之间的相互作用，一个肺部模型具有四个不同灌注区，被称为 West 区，已被具体阐述。仰卧位时，1 区位于肺最腹侧 / 上部区域，代表"无效腔"，P_A 超过 P_{pa} 和 P_{pv}，毛细血管未灌注。2 区的特点是：向肺中间区域移动时，由于重力作用 P_{pa} 和 P_{pv} 升高，而 P_A 保持不变，因此毛细血管血流量是由 P_{pa}-P_A 梯度决定。在 3 区，由于重力的进一步增加导致血流完全由 P_{pa}-P_{pv} 梯度决定，而不受 P_A 的影响。在第 4 区，血管外压力与间质性肺水肿相关，导致由 P_{pa}-P_{Is} 梯度驱动的血流模式。

根据患者体位、液体负荷、心功能和通气方式的不同，肺部区域可以在不同的灌注区域之间移动。例如，开始机械通气时（高 P_A），部分 2 区转化为 1 区，特别是在吸气期，反之，在拔管和恢复负压自主通气后会出现相反的情况。

（二）肺容积通气

在成人仰卧位麻醉诱导后，功能残气量（FRC）减少 0.5～1.0L，这是由于呼吸肌张力降低、无阻力的肺弹性回缩力，以及腹部和纵隔器官的重量将膈肌向上移动（图 15-6）。FRC 的降低在很大程度上与麻醉药类型或神经肌肉阻滞药的使用无关，但会

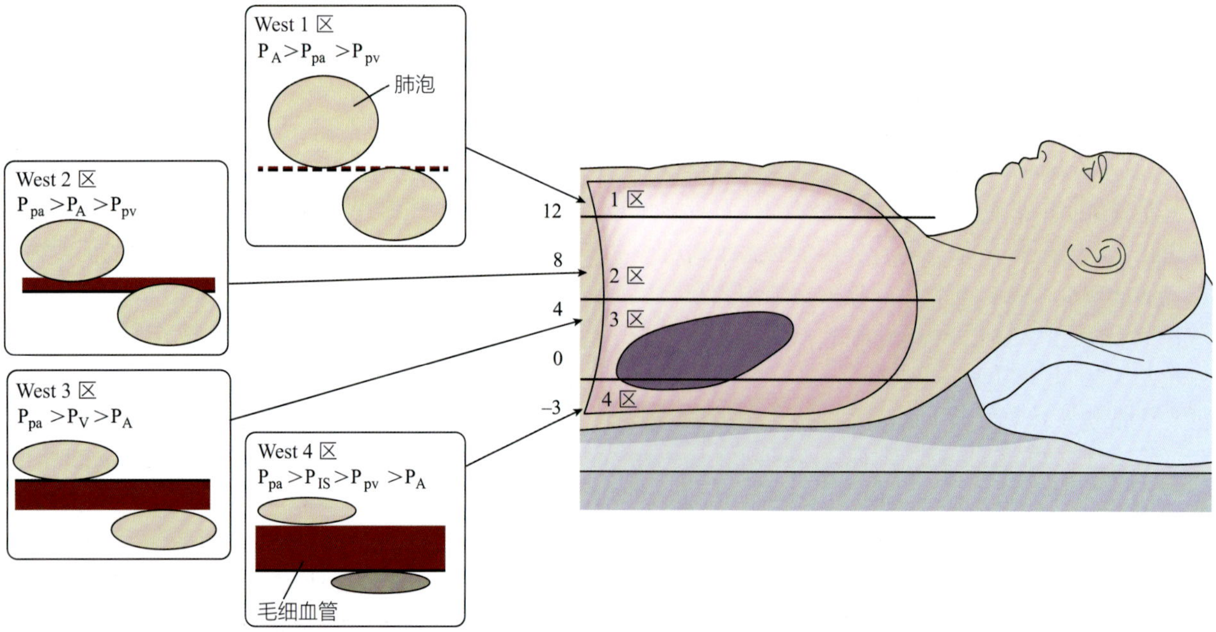

▲ **图 15-5** 根据肺动脉压（**Ppa**）、肺静脉压（**Ppv**）、肺泡压（P_A）和间质压（P_{IS}），显示了患者处于仰卧位时肺血流在四个区域的分布

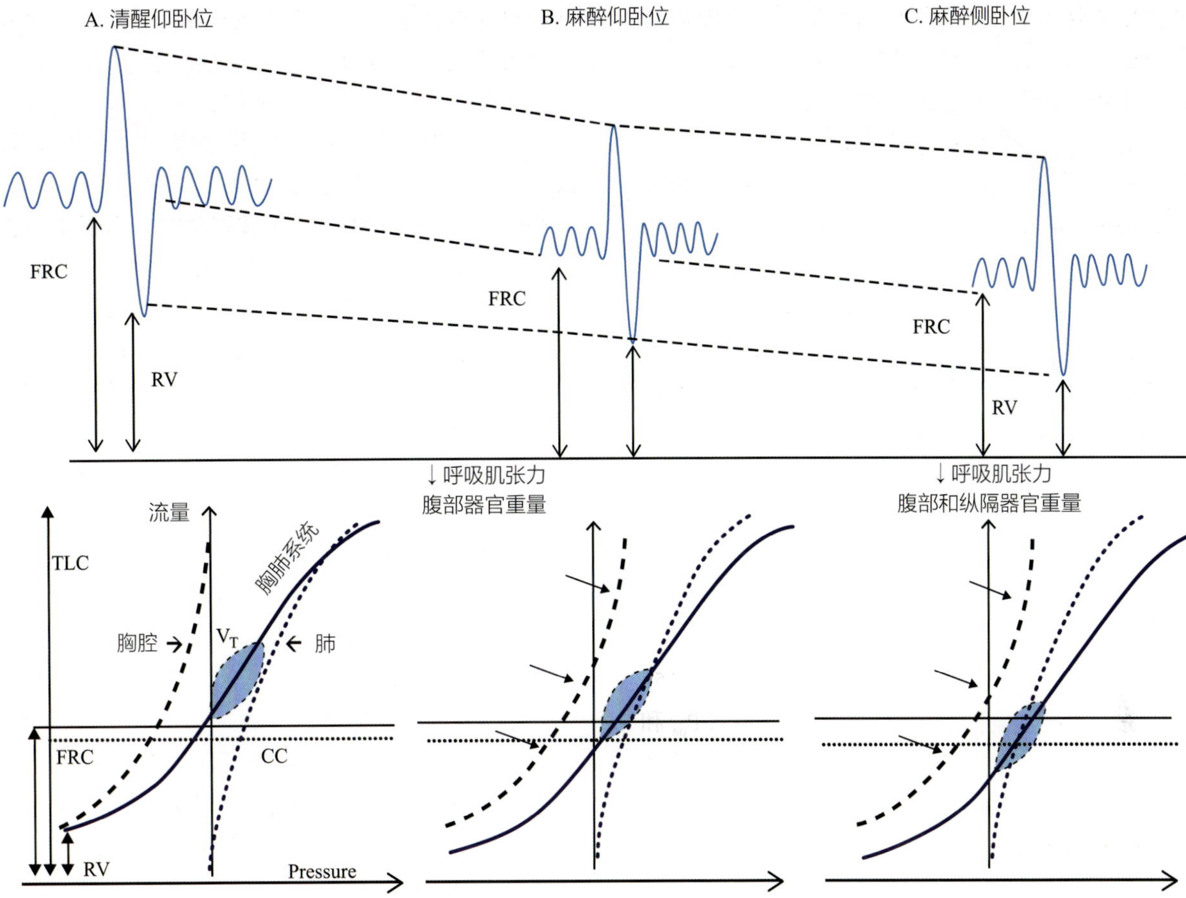

▲ 图 15-6　围术期肺容积的变化

CC. 闭合容量；FRC. 功能残气量；RV. 残气量；V_T. 潮气量；TLC. 肺总量

因妊娠、病态肥胖、头低位和腹胀加重。

当 FRC 接近肺的闭合容量（CC）时，在整个呼吸周期或呼气过程中，在大多数肺通气区的小气道逐渐关闭，导致肺泡全部或部分萎陷。“压缩性”肺不张在麻醉诱导后几分钟内形成，而“吸收性”肺不张在高 V/Q 的区域出现得较快，特别是当肺泡含有高浓度吸入氧时。在平稳的麻醉过程中，伴混合静脉血的部分 / 全部萎陷的肺泡可扩大至肺容积的 25%。

呼吸系统的无效腔（V_D），即不参与 O_2 和 CO_2 交换的气体容积，在麻醉下机械通气的患者中，由于通气管路的添加和非通气区域的过度膨胀，V_D 倾向于增加，导致更大的 V/Q 不匹配[56]。生理性无效腔（V_{DPhys}）的变化可通过容积二氧化碳描记图和 Enghoff 方程进行评估（图 15-7）：V_{DPhys}/V_T=（P_aCO_2−P_ECO_2）/P_aCO_2，式中 P_aCO_2 为动脉血二氧化碳分压；P_ECO_2 为平均呼气二氧化碳压。

相反，肺泡通气量（V_{Alv}=V_T−$V_{D\text{-}Physiol}$）能更好地反映通气效率，它代表了肺泡中参与气体交换的部分。

（三）综合通气和灌注改变

通过使用 MIGET 对 V/Q 值分布的综合分析，结合肺部成像（如计算机体层成像、磁共振、电阻抗体层成像）观察血流和气体运动，通过热稀释法测量肺内分流（Q_S/Q_T），计算 $P_{A\text{-}a}O_2$ 梯度，以及通过气压测定法和容积二氧化碳描记图计算无效腔通气（V_D），人们对肺部气体交换有了更深入的了解。

在多室肺模型中，每个肺单元的氧张力取决于特定的 V/Q 值（图 15-8）。由于最强的肺血管收缩作用发生在 P_AO_2 为 65～70mmHg 时，结合血红蛋白 -O_2 解离曲线的特性，HPV 在 V/Q 值适度降低（约 0.4）的肺单位中效应最强[57]。相比之下，尽管低 $P_{mv}O_2$ 值可以部分补偿和激活 HPV 反应，肺萎陷区低 P_AO_2 产生的刺激较弱。

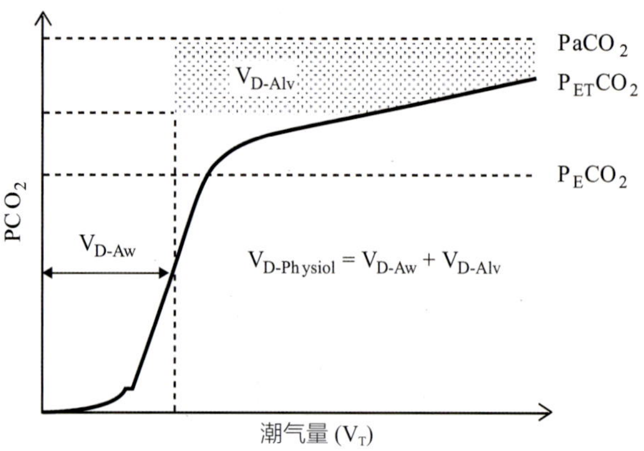

▲ **图 15–7 根据 Enghoff 方程计算无效腔容积（VD）**

$PaCO_2$. 动脉二氧化碳分压；$P_{ET}CO_2$. 呼气末二氧化碳分压；P_ECO_2. 平均呼气二氧化碳分压；V_{D-Aw}. 气道（解剖）无效腔；V_{D-Alv}. 肺泡无效腔；V_{D-Phys}. 生理无效腔

在自主呼吸的志愿者中，Nyren 等应用单光子发射计算机体层成像显示，1 个最低肺泡浓度（MAC）的七氟烷麻醉导致类似的腹侧—背侧通气分布，与清醒状态相比，具有 V/Q 值异质性更大和 V/Q 值中位数更小的趋势[58]。同样，在正压机械通气时，与自主呼吸相比，V/Q 值的弥散范围更广，而通气优先向肺腹侧区域分布，而重力倾向于使血流向背侧区域分布，但在最下层区域，由于间质压力作用，使得灌注减少[59]。

在机械通气麻醉开始后，随着 FRC 向肺 CC 下降，肺通气部位的小气道发生周期性（或永久性）关闭，导致低 V/Q 区域和 V/Q 值分布的更大异质性，肺组织中剪切应力的增加与呼吸机相关肺损伤（VILI）有关。长时间机械通气时，反复的“周期性”肺泡开放已被证实会引起炎症反应，伴随着中性粒细胞的激活、细胞因子、ROS 和促凝因子的释放，以及表面活性剂的形成受损[60]。VILI 导致与呼吸功增加相关的不同程度的术后限制性肺综合征，这为肺不张和肺炎的发展创造了条件，尤其是在高危患者中。

使用氧氮混合通气（$FiO_2<80\%$）和呼气末正压通气（PEEP）配合复张策略已被证明可以最大限度地减少肺不张，并通过减少 FRC 损失和优化 V/Q 值来改善呼吸顺应性和血液氧合[61]。肺不张的程度和低 V/Q 肺区域已被证明与肺内分流和肺摄氧量受损相关，无论是在健康的还是患病的肺中，表现为在 $P_{A-a}O_2$ 梯度增加和低 P_aO_2[62]。值得注意的是，在正常或轻度缺氧条件下，肺血流的异质性可能不足以刺激健康患者肺部发生 HPV 反应[63]。

四、胸外科手术中的单肺通气和气体交换

血液氧合的有效性在很大程度上取决于 V/Q 的均匀分布和肺泡 – 毛细血管层的完整性（表面积、间质液、炎症）。

从双肺通气切换到 OLV 常会导致 P_aO_2 降低（–30%～50%），这是由于可用于气体扩散的表面积减少，以及非通气侧肺进行的不同程度的肺内分流[2]。由于 O_2– 血红蛋白解离曲线呈 S 形，只有当 P_aO_2 降至 7.5～8.5kPa 以下时，少数患者才会出现严重的氧饱和度下降（＜90%）。

患者体位、手术操作和 HPV 反应都可以通过改善 V/Q 值及减少术侧分流改善血液氧合（图 15–9）[1, 64]。需要注意的是，术中低氧血症最常见的原因是双腔导管（DLT）或支气管封堵器（BB）的位置不当。

（一）体位

仰卧位时，CO 在肺部的分布与肺的大小成比例，左侧约占总 CO 的 45%，右侧约占 55%。当将患者从仰卧位移至侧卧位时，包括静脉和毛细血管血容量的血流，部分从非通气区转移到通气区[65]。通气区接受较大比例的 CO（+5%），这是由重力通过肺循环产生垂直压力梯度所造成的，从通气区的底部到非通气区的顶部，PAP（和静脉压）下降了 10～20mmHg。与灌注相似，重力也会影响通气的分布：胸膜压力随肺部区域从下到上的变化中，每增加 1cm 约下降 $0.25cmH_2O$，大部分 V_T 被输送到肺的中部区域。这个生理概念支持将患有单侧低氧性肺疾病的危重患者采取“健肺朝下”的体位，以促进 V/Q 匹配的临床实践。

（二）开胸、肺隔离和单肺通气

在手术开始时，术侧（非通气侧）肺被“隔离”于通气回路以外，吸气压力（P_{Insp}）只作用于通气侧肺。依通气侧半胸纵隔和腹部器官的重量导致胸膜压力增高，进而进一步降低 FRC；因此，需要更高的 P_{Insp} 以传递 V_T（与仰卧位相比），驱动压力保持不变（$\Delta P = P_{Insp} - P_{胸膜}$）。

在开胸后 10～20min 内，由于肺弹性回缩力和胸膜负压的丧失，非通气肺自发地趋于萎陷。还有其他措施可能促进肺部萎陷，即：①肺隔离前使用

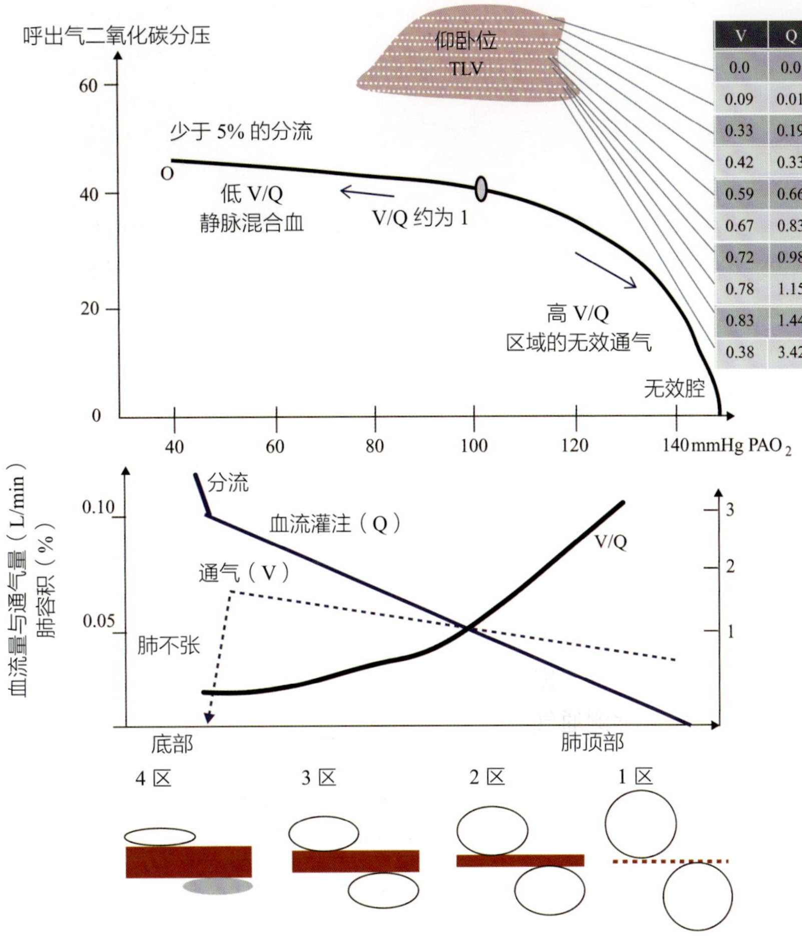

V	Q	V/Q	P_AO_2	P_ACO_2
0.0	0.0	∞	140	0
0.09	0.01	9.0	135	9
0.33	0.19	1.74	121	34
0.42	0.33	1.27	114	37
0.59	0.66	0.89	102	40
0.67	0.83	0.81	98	41
0.72	0.98	0.73	95	41
0.78	1.15	0.68	92	42
0.83	1.44	0.58	89	43
0.38	3.42	0.11	22	45

▲ **图 15-8 仰卧位时肺内血流灌注（Q）和通气（V），V/Q，以及肺泡内氧分压（P_AO_2）和二氧化碳分压（P_ACO_2）的分布情况**

TLV. 双肺通气

100% O_2 进行机械通气以增强吸收性肺不张；②暂时断开呼吸机（1～2min），气囊放气，便于肺泡气体清除；③外科医师进行外部肺挤压。

侧卧位肺隔离后，通气侧肺的灌注因非通气侧肺“缺氧”所激活的 HPV 反应而增加，而与支气管肺泡组织萎陷同时发生的机械性血管关闭起次要作用[66]。这些机制最大限度地减少了术侧肺中的分流（Q_S/Q_T）和静脉血混合（从 40%～50% 降至 20%～25%），并有助于将肺血流重新转流到通气侧肺[67]。通气侧肺中肺血管的扩张性和可复张性减弱了 PAP 和右心室后负荷的增加；同时为气体交换提供更大的毛细血管面积，以减轻扩散能力的下降。由于增加的毛细血管血流趋于与通气侧肺的肺泡通气相匹配，V/Q 值沿垂直向上的距离增加，大多数情况下，OLV 期间可以确保充分的气体交换。

实际上，只要肺内分流分数低于总 CO 的 15%～20%，低氧血症就可以通过增加 FiO_2 得到很好的改善，而当分流超过 20% 时，P_aO_2–FiO_2 曲线的斜率会减小，当分流超过 30% 时，P_aO_2–FiO_2 曲线的斜率会趋于平缓（图 15-10）[68, 69]。在通气侧肺应用肺复张策略和 PEEP 滴定有助于使肺不张区域重新通气，以及维持 FRC，减少静脉混合，并通过减少肺泡组织的循环开放 / 闭合降低剪切应力和张力[70]。与仰卧位下双肺通气的相比，在侧卧位进行 OLV 时，由于血管受外力压迫及相应的胸膜腔压力增高，为了维持 FRC，需要更高的外部 PEEP 水平[71]。这些较高的 PEEP 水平并不会进一步增加分流（Q_S/Q_T）。事实上，Spadaro 等报道，与使用

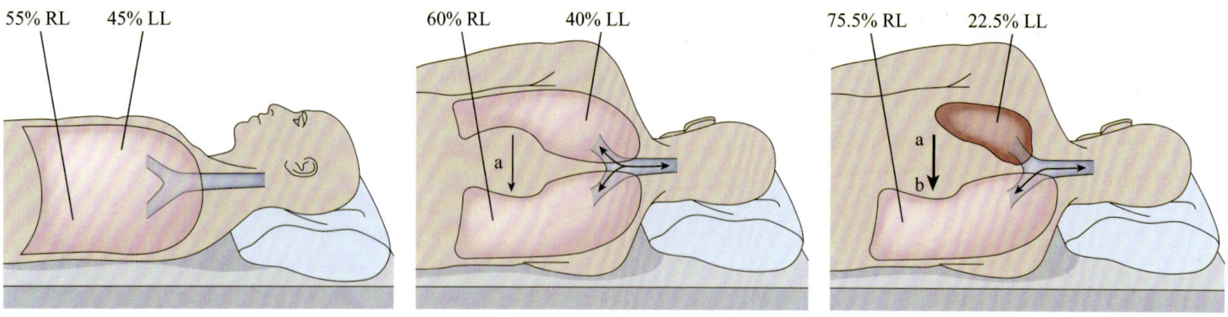

仰卧位，闭胸		
双肺通气	分流	无分流
	血流百分比	
左肺	2.5	42.5
右肺	2.5	55.5

A

右侧卧位，闭胸		
双肺通气	分流	无分流
	血流百分比	
左肺	1	39
右肺	4	56

B

右侧卧位，开胸		
双肺通气	分流	无分流
	血流百分比	
左肺	20	0
右肺	<5	75

C

▲ **图 15-9　肺部血流的分流和非分流变化，仰卧位（A），右侧卧位（B），单肺通气（C）**

A. 重力；B. 低氧性肺血管收缩、胸膜负压丧失、肺弹性回缩、手术操作；LL. 左肺；RL. 右肺

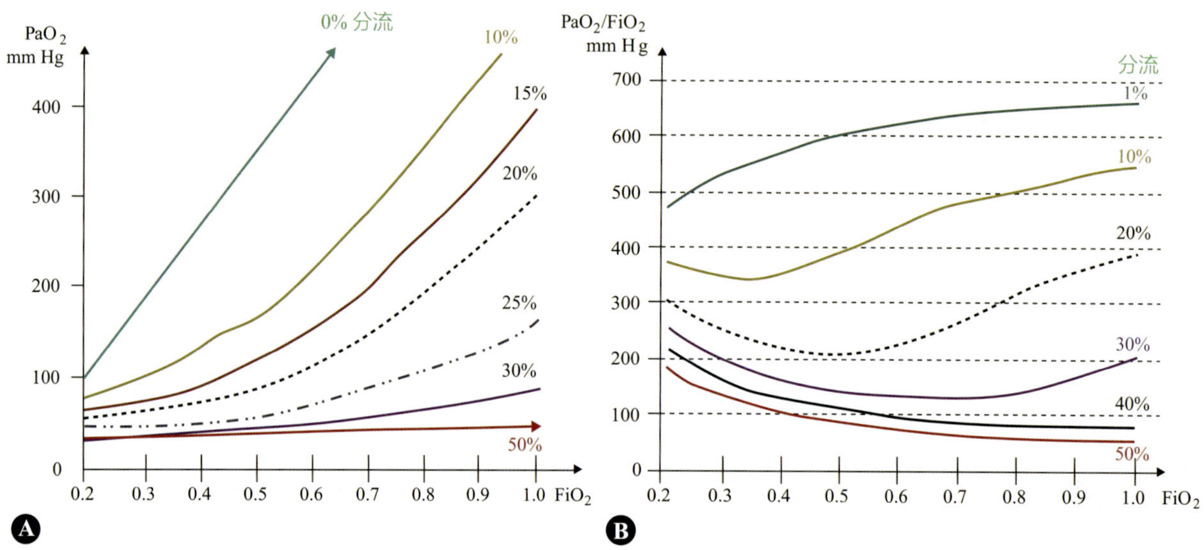

▲ **图 15-10　描述了在不同肺内分流情况下动脉血氧分压（PaO_2）或 PaO_2/ 吸入氧分数（FiO_2）与 FiO_2 之间的关系的等分流图**

[改编自 Feiner JR, Weiskopf RB. Evaluating pulmonary function: an assessment of PaO_2/F_IO_2. Crit Care Med. 2017, 45(1):e40-e48. Benatar SR, Hewlett AM, Nunn JF. The use of iso-shunt lines for control of oxygen therapy. *Br J Anaesth*. 1973，45(7): 711-718.]

5cmH_2O 或 0cmH_2O 的 PEEP 相比，在 OLV 中，应用 10cmH_2O 的 PEEP 及小 V_T 可降低分流分数和驱动压，同时改善氧合[72]。

通过窒息氧合技术对非通气侧肺应用持续气道正压通气（CPAP）是逆转低氧血症的有效方法，可以增加血气交换表面积，减少 HPV 反应[73]。

五、全身麻醉、镇痛药和心血管药的影响（表 15-1）

去神经肺动脉的体外研究和离体灌注肺的体内

表 15-1　围术期药物和麻醉管理对心血管反应及低氧性肺血管收缩的影响

药物类别	HR	MAP	SVR	PVR	CO	HPV	Raw
静脉麻醉药							
氯胺酮	+	+	+	+/0	+	0	–
依托咪酯	0	0	0	0	0	0	0
异丙酚	0/–	–	–	0	–	0	0
咪达唑仑	0/–	0/–	0/–	0	0/–	0	0
镇痛药							
阿片类	0	0	0	0	0	0	0（+）
右美托咪定	–	–	–	0	–	0	0
非甾体抗炎药	0	0	0	0	0	（–/0/+）	0
吸入麻醉药							
异氟烷	0/–	–	–	–	–	–	–
七氟烷	0/–	–	–	–	–	–	–
地氟烷	0/–	–	–	–	–	–	–
正性肌力药、血管收缩药、支气管扩张药							
多巴酚丁胺，多巴胺	+	+/0/–	0/–	0/–	+	–	0
去氧肾上腺素	0/–	+	+	+	0/–	0	0
米力农	0	0	0	0	0	0	0（–）
沙丁胺醇	+	+/0/–	+	0/–	+	–	–
抗高血压药							
CCB	0/–	–	–	0/+	–	0	0
NTG、NPS	0/+	–	–	–	+	–	0
ACEI、ATA	0	–	–	0/–	+	0/–	0/（+）
β受体拮抗药	–	–	0/+	0/+	–	0	0/（+）

0. 没有变化；+. 略微增加；++. 增加；+++. 显著增加；–. 减少；ACEI. 血管紧张素转换酶抑制药；ATA. 血管紧张素Ⅱ受体拮抗药；CCB. 钙通道阻滞药；CO. 心输出量；HPV. 低氧性肺血管收缩；HR. 心率；MAP. 平均动脉压；NPS. 硝酸盐；NTG. 硝酸甘油；PVR. 肺血管阻力；Raw. 气道阻力；SVR. 全身血管阻力

实验，均强烈支持挥发性麻醉药对 HPV 具有剂量依赖性抑制作用，而静脉麻醉药对 HPV 的影响较小[74]。在使用完整动物模型的研究中，HPV 的效果与 CO 呈负相关，且由挥发性麻醉药的心脏抑制和血管扩张作用共同决定。HPV 的直接抑制可以部分被 CO 的减少所抵消，CO 减少会导致血流分流，并且由于 $P_{mv}O_2$ 水平较低而导致血管反应性增强。

在大鼠离体灌注肺模型中，静脉注射氯胺酮、氟哌利多和巴比妥酸盐等药物对 HPV 反应无影响[75]。在长期仪器检测的犬模型中，氯胺酮被证明可以保护 HPV，而丙泊酚通过抑制 K_{ATP} 通道介导的肺血管舒张作用而轻度增强 HPV[76]。

在胸外科手术 OLV 期间，吸入麻醉药可引起轻度至中度的 HPV 抑制，而静脉麻醉药物可使 HPV 保持甚至增强。一项包括 23 个随机对照试验的 Meta 分析表明，与静脉麻醉相比，挥发性麻醉药可以引起更高的肺内分流（Q_S/Q_T =33% vs. 27%，平均差值为 –5.4%）、更高的心脏指数（3.2 vs. 2.9L/min，平均差值为 0.19L/min）和单肺通气期间更低的氧合指数（P_aO_2，平均差值为 –27mmHg）。这些数据证实，挥发性麻醉药在临床剂量范围内（0.5～1.5MAC）会轻微影响肺的氧气摄取，这是由 HPV 反应减弱及随之的肺内分流 / 静脉混合增加所导致的。除了造成轻微的血液氧合受损外，挥发性麻醉药还具有诱导支气管扩张的优点，这对于 COPD 患者及使用 DLT 或 BB 进行上气道插管时尤其有价值[77]。此外，据报道，与静脉麻醉相比，OLV 期间使用挥发性麻醉药的患者，肺泡炎症介质释放大幅度减少，同时血小板和白细胞在肺毛细血管内皮中的黏附减少[78, 79]。因此，吸入麻醉似乎可以更好地保护肺泡毛细血管屏障，从而减少缺血再灌注损伤，减轻氧化应激，减少毛细血管的泄漏和水肿的形成。然而，尽管七氟烷已被证明可以保护多种器官的内皮糖萼，但与胸外科手术期间使用丙泊酚麻醉的患者相比，硫酸肝素和黏结蛋白聚糖 1 的全身释放所造成的内皮糖萼损伤并未减弱[80–82]。

动物研究表明，使用阿片类（如吗啡、芬太尼、舒芬太尼、丁丙诺啡）不会损害肺循环对缺氧的反应能力[83, 84]。临床数据也证实，在 OLV 期间，阿片类对 HPV 的反应和血液氧合无影响。

右美托咪定是一种 α_2 受体激动药，已被证明可以保持（或增强）HPV 反应，同时通过减少术中阿片类和麻醉药的需求来促进快速恢复[85, 86]。使用右美托咪定的患者氧合改善和良好的临床结果可能归因于减轻手术期交感应激反应、提高肺动态顺应性、减少挥发性麻醉药的需求，以及通过降低白细胞介素（IL）–6 的释放和抑制 Toll 样受体 4/NF-κB 通路来降低氧化应激和抗炎作用[87–89]。

非甾体抗炎药对 HPV 反应的影响很小，因为非选择性环加氧酶（COX）抑制药能够维持血管收缩性介质（TXA_2）和血管舒张性介质（PGI_2）之间的平衡[90]。PGI_2 的产生主要与急性缺氧中 COX-1 活性及慢性缺氧中的 COX-2 活性相关。据报道，在暴露于缺氧环境的受试者中使用 COX-2 抑制药塞来昔布（Celexocib）可以减弱 HPV，因为 PGI_2 的血管扩张效应不会被较低浓度的 TXA_2 所对抗。相反，在慢性缺氧性肺部疾病患者中，当给予 COX-2 抑制药时，由于 PGI_2 活性降低，HPV 反应增强[91, 92]。

（一）心血管药的作用

正性肌力药，比如多巴酚丁胺、多巴胺和肾上腺素，刺激心脏 BAR-1 和血管 BAR-2，增加心室收缩力，减少心室后负荷。由此引起氧输送和氧供的增加，可能会改善心力衰竭患者的肾、内脏或脑功能。然而，BAR-2 介导的肺血管扩张作用减弱了 HPV 反应，导致增加的肺血流更多地分布在通气不良的肺区域，肺内分流增加，表现为 $P_{A-a}O_2$ 梯度增大和氧供下降[93]。

去氧肾上腺素是一种作用于 AAR-1 的激动药，具有肺和全身血管收缩作用。麻黄碱是一种从麻黄植物中提取的生物碱，它具有刺激交感神经末梢释放 NE，及直接作用于 AAR 和 BAR 的多重效应。在 OLV 期间，Tanaka 等已表明，用去氧肾上腺素或麻黄碱治疗低血压可以有效地恢复正常血压，在保持（或改善）血液氧合的同时不增加 Q_S/Q_T[94]。同样，Doering 等报道，在一些 ARDS 患者中，持续输注去氧肾上腺素有助于氧合改善（PaO_2 平均增加 15mmHg），说明 AAR-1 激动药在增强 HPV 的同时，PAP 轻微增加且不改变 CO[95]。

吸入 BAR-2 激动药，如沙丁胺醇或特布他林，支气管痉挛性疾病患者中常发生氧饱和度降低，归因于 V/Q 值的更大异质性，在同一肺区域增加的血流量和肺泡通气不匹配[96]。

大多数降血压药，如 NO 供体（硝酸甘油、硝普钠）、磷酸二酯酶抑制药、AAR-1、CCB、ACE 抑制药（ACEi）和血管紧张素受体拮抗药（ATA），都通过作用于 EC 来源的调节介质、肺 VSMC 中的信号转导通路以限制 Ca^{2+} 动员和基因转录来减弱 HPV。这些药物的血管扩张作用特别有助于降低“固定”PH 的患者的右心室负荷。有意思的是，已经证明在吸入低氧混合物的志愿者中使用 ACEi 或 ATA 治疗可以减轻急性肺动脉高压反应[23, 97]。然而，在长期使用 ACEi 治疗的心力衰竭患者后，观察到氧合的改善，这表明药物引起的 V/Q 比例失调作用有限，而改善氧气输送至呼吸肌的效果更为显著[98]。

非选择性β受体拮抗药，如普萘洛尔（心得安），已被证明可以通过阻断依赖于BAR-2的肺血管扩张效应和减少依赖于BAR-1的心室收缩效应来增加低氧血症危重患者的氧含量[99]。心输出量减少和随之降低的混合静脉氧张力（$P_{mv}O_2$）增强低V/Q肺区域的HPV反应[100]。

苯磺酸阿米替林（Almitrine Besylate），二苯甲哌嗪的衍生物，最初用于改善COPD患者的气体交换，它通过化学反射调节刺激增加分钟通气量、优化V/Q匹配及增强HPV反应来实现[101]。在急性呼吸衰竭患者中，静脉注射阿米替林可在短期内改善血液氧合，特别是与选择性血管舒张药（如吸入NO和PGI_2）联合使用时，但由于使用后出现乳酸酸中毒、PH恶化和肝功能障碍，目前已放弃使用该药物[102]。在胸外科手术中，全静脉麻醉（TIVA）下阿米替林可减轻甚至逆转OLV期间P_aO_2的下降，但七氟烷麻醉下并非如此，七氟烷麻醉下肺内P_aO_2保持不变，这表明挥发性麻醉药抵消了阿米替林的血管收缩作用[103-105]。

（二）胸段硬膜外麻醉

去甲肾上腺素交感神经末梢主要分布在中等大小的肺动脉周围，而在体循环中，则在小动脉周围密度较高。在平卧位的非应激个体中，交感–肾上腺素能系统几乎没有被激活。因此，胸段硬膜外麻醉除了由于内脏和皮肤区域的血管扩张效应导致的平均动脉压轻度降低外，阻断交感传出神经会产生轻微的血流动力学变化[106]。

在应激事件（如运动、出血、疼痛）中，交感–肾上腺通路的激活导致全身血管收缩（AAR-1）、心脏活动增强（BAR-1），以及肺循环血管扩张和骨骼肌主动收缩（BAR-2）。重要的是，胸段硬膜外麻醉（thoracic epidural anesthesi，TEA）引起的心脏和血管交感神经驱动减弱，即使是低剂量的局麻药（LA）也会导致迷走神经占优势，同时压力反射反应减弱，使患者对突然失血的耐受性降低[107]。

据报道，胸段硬膜外麻醉对血氧合作用的影响因局麻药剂量、全身麻醉方案和当前血流动力学状况而异，可能没有影响、受损或增强[108-111]。罗哌卡因的浓度（0.75%、0.5%和0.25%）与肺内分流引起的低氧血症之间存在剂量–反应关系[112]。在最高浓度的罗哌卡因（0.5%～0.75%）中，强效的交感神经阻滞引起明显的心脏抑制和对大的肺动脉α_1肾上腺素抑制。TEA导致的心输出量降低、随之降低的混合静脉氧张力及对挥发性麻醉药的需求下降，减轻了HPV的抑制作用。在常规胸外科麻醉中使用最低浓度的局麻药，心脏抑制不明显，而HPV反应几乎没有受到影响或得到保持，特别是TIVA时。

（三）全身麻醉药的选择

全球范围内，大多数胸外科手术是在吸入麻醉下进行的[113]。胸外科麻醉医师通过以下几个理由进行选择：①能够简单可靠地控制麻醉的深度；②松弛控制气道中的支气管肌张力；③增强肌肉松弛效果；④保护器官减轻缺血再灌注和感染引起的损伤。

在心脏手术中，使用挥发性麻醉药进行麻醉预处理（异氟烷、地氟烷或七氟烷）尽管有减少心肌损伤和缩短重症监护病房停留时间的证据，但并未提供更好的生存率[114, 115]。在胸外科手术中，一项对23项随机对照试验（RCT）进行的Meta分析显示，与接受TIVA的患者相比，接受挥发性麻醉药的患者术后肺部并发症（PPC）减少了50%，且纳入的受试者总数足以支持这种肺部保护性效应[116]。与这些发现一致的是，一项对接受非心脏手术的患者（n=124 497）的多中心队列研究分析，包括4880例胸部手术，表明挥发性麻醉药对PPC具有剂量依赖性的保护作用，同时接受高剂量吸入麻醉药的患者30天内的死亡率降低，住院费用减少[117]。虽然使用吸入麻醉药与改善术后早期临床结局相关，但这种麻醉–器官预处理并不能转化为更好的长期结果。与TIVA相比，使用挥发性药物麻醉的患者癌症复发率更高，长期生存率降低，无论其伴发疾病负担、手术严重程度和转移的存在与否[118, 119]。实验数据表明，挥发性麻醉药对细胞免疫（如自然杀伤细胞活性）有抑制作用，并上调HIF、胰岛素生长因子和血管内皮生长因子的转录，这些因子对于术中肿瘤细胞的“播散”、淋巴管的重塑和血管新生诱导的肿瘤生长至关重要，而这些因素都可能促进肿瘤后期的复发和转移[120]。相比之下，丙泊酚对宿主免疫的抑制程度较低，因为自然杀伤细胞的活性得到很好的保持。此外，丙泊酚已被证明在由HIF调节中断引起的非小细胞肺癌中具有抗肿瘤作用[121]。同时给予低剂量氯胺酮可能是一种可以减轻手术引起的免疫抑制的有价值的方法，通过其镇痛和抗炎作用，降低白细胞反应性，减少 ROS 生成和细胞因子过度产生，同时保持 IL-2 活性，这是细胞和体液免疫反应的关键调节因子 [122]。

一项包括 7800 例接受肺癌、食管癌或乳腺癌切除术的患者的系统评价发现，与吸入麻醉相比，TIVA 可以延长无复发生存时间（风险比 =0.78，95% CI，0.65～0.94）[123]。考虑到患者群体的异质性、不同的手术方式，以及回顾性的研究性质（1 个随机对照试验，5 个队列研究），需大型随机试验来证实或反驳麻醉药的免疫调节作用。

OLV 开始时往往伴有 PaO_2 的下降，但严重低氧血症的发生率很低，许多干预措施已被证明可有效用于改善血液氧合和预防缺氧引起的器官功能障碍 [124]。

HPV 反应是一种在 OLV 期间最大限度地减少肺内分流的局部反应，并倾向于优化通气侧肺的 V/Q 值。我们应注意 DLT/BB 的正确放置，麻醉药、镇痛药和心血管药的作用，以及通气模式或者体位和手术操作，所有这些因素都可能影响 HPV 和肺血流分布（图 15–11）。

由于吸入麻醉具有预处理和保护器官的作用，高危患者可能从中受益。相反，当患者出现低氧血症和（或）出现需要术后通气支持的术中并发症时，可能需要从吸入麻醉转为使用 TIVA。目前，尚没有强力的科学证据推荐仅使用某一种特定的麻醉方案。仍然需要进一步设计良好的临床研究来证明麻醉预处理是否能够转化为更好的生活质量和增加生存率。

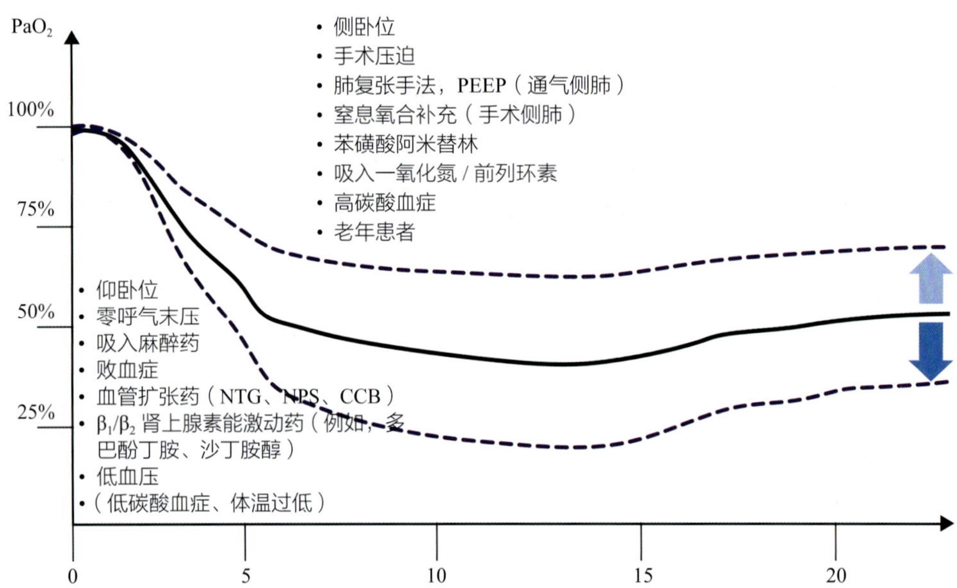

▲ 图 15–11　单肺通气开始后动脉 PO_2 的时间进程及特定因素的影响

CCB. 钙通道阻滞药；NPS. 硝普钠；NTG. 硝酸甘油；PaO_2. 动脉氧分压；PEEP. 呼气末正压

第 16 章 肺隔离：双腔气管导管和支气管封堵器

Separation of the Lung: Double-Lumen Endotracheal Tubes and Endobronchial Blockers

Javier H. Campos 著

罗天元 王海英 译

肺隔离技术旨在为接受胸部、纵隔、心脏、血管、食管或选择性脊柱手术的患者提供术野显露和单肺通气（OLV）[1-3]。肺隔离可以通过两种不同的技术实现。第一种是双腔气管导管（DLT）技术。该设备由一次性聚氯乙烯材料或硅胶材料制成[4, 5]。DLT 是一种分叉管，具有气管内腔和支气管内腔，可用于选择性地实现右肺或左肺的分离[6, 7]。随着时间的推移，对 DLT 进行了一些改进，以提高放置质量和患者使用的安全性。新设计的 VivaSight® DLT 具有集成摄像头，可持续监视管道在气管内的位置[8]。此外，还有气管内心输出量监测器（endotracheal cardiac output monitor，ECOM）–DLT®，其具有多个灵活表面传感器连接到 DLT 的气管囊上，当连接到监测器时，可通过生物阻抗法测量主动脉血流。根据算法，它可以记录心输出量、每搏量和全身血管阻力[9]。第二种技术涉及使用气管封堵器阻塞主支气管，使阻塞点远端的肺部塌陷[10, 11]。目前，有几种支气管封堵器可供临床使用，以实现肺隔离和提供 OLV。最初，使用带有内置支气管封堵器的单腔气管插管，例如，扭矩控制封堵器 Univent[12]。目前，支气管封堵器可独立通过单腔气管导管使用。有几种可供选择：导线引导型的支气管封堵器（Arndt 封堵器）[13]（Cook Critical Care，Bloomington，IN）、Cohen 尖端偏转内支气管封堵器（Cook Critical Care，Bloomington，IN）[14]、Fuji Uniblocker[15]（Fuji Corp，Tokyo Japan）或 EZ 封堵器[16, 17]（Teleflex Medical，Morrisville，NC）。

肺隔离和单肺通气（OLV）的最常见适应证包括提供稳定的术野显露，或者用于肺部隔离，以防止来自术侧肺部血液或脓液的污染，并在实施不同肺通气或维持气道气体交换时使用，例如支气管胸腔瘘及肺部冲洗[18]。

一、双腔气管导管

有左侧和右侧两种版本的 DLT，它们是基于左、右主支气管独特的解剖结构而设计。DLT 由数家制造商提供：Mallinckrodt Broncho-Cath（密苏里州圣路易斯市）、Sheridan Sheri-I Bronch（纽约州阿格尔）、Rüsch（佐治亚州杜鲁斯）、Portex（新罕布什尔州基恩市）、VivaSight DLT（密苏里州圣路易斯市，Ambu 公司）、Silbroncho（日本，Fuji 公司）和 ECOM-DLT（加利福尼亚州圣胡安卡皮斯特拉诺）。DLT 的尺寸因制造商不同而有一定差异。最小尺寸为法标（Fr）26，依次是法标（Fr）28、32、33、35、37、39 和 41。表 16-1 显示了不同尺寸 DLT 的外径和内径，以及建议可使用的纤维支气管镜的尺寸。

（一）DLT 型号选择

一个适当尺寸的 DLT 是指管体能够毫无阻力地通过声门，并且在气管内轻松前进，而支气管部分

表 16-1　不同尺寸 DLT 的外径和内径，以及推荐使用的纤维支气管镜的尺寸

DLT 尺寸（Fr）				
尺　寸	外径（mm）	支气管导管内径（mm）	气管导管内径（mm）	纤维支气管镜外径（mm）
26	8.7	3.5	3.5	2.2
28	9.3	3.2	3.1	2.2
32	10.7	3.4	3.5	2.2
35	11.7	4.3	4.5	3.5 或 4.2
37	12.3	4.5	4.7	3.5 或 4.2
39	13.0	4.9	4.9	3.5 或 4.2
41	13.7	5.4	5.4	3.5 或 4.2

DLT. 双腔气管导管；经许可引自 Campos J. Lung isolation. In: Slinger P, ed. *Principles and Practice of Anesthesia for Thoracic Surgery*. Switzerland: Springer Nature, 2019:283-309.

能够毫无困难或阻力地进入所选择的支气管。如果 DLT 的尺寸过小，则需要更大的气管内囊体积(即>3.0ml ）才能有效封堵，这可能会增加移位的可能，或者因为 DLT 长度过短而无法正确放置在目标支气管中，从而导致肺隔离失败。此外，如果 DLT 的尺寸过小，则可能会向支气管深部移位，导致气道损伤或气胸发生，尤其是气管和支气管腔同时插入一侧支气管时，过大的潮气量则会导致单个肺叶过度充气 [19, 20]。图 16-1 展示了一个尺寸过小的左侧 DLT 向远端移位至左主支气管，导致气胸，并造成右肺和左肺下叶无法通气。

此外，与较大的 DLT 相比，尺寸过小的 DLT 可能产生过大的气道阻力，并增加内源性呼气末正压通气 [21]。成人尸体解剖的研究发现，环状软骨环的直径始终不超过声门的直径。如果 DLT 通过声门时遇到阻力，那么 DLT 在通过环状软骨环时也可能会遇到阻力 [22]。过大尺寸的 DLT 可能会对气道造成损伤 [23]，因此选择适当的尺寸对于预防并发症非常重要。

选择适当尺寸的 DLT 存在一定的挑战性，目前缺乏客观指南和共识来确定最佳尺寸的选择方法。一些研究根据患者的身高和性别来选择左侧 DLT 的型号。然而，使用这种方法，无法准确预测亚洲人群的左侧 DLT 的适宜尺寸 [24]。一些研究报告称，术前胸部锁骨水平的气管前后径测量可以用于确定适当的左侧 DLT 尺寸。这些方法导致使用较大左侧 DLT（男性为 41Fr，女性为 39Fr）的比例增加了 90%[25]。然而，Chow 等在亚洲患者中使用了与 Brodsky 等相同的研究方法 [26]，发现这种方法的可靠性较低。在 Chow 等的研究中，对于适当左侧 DLT 尺寸的总体阳性预测值，男性为 77%，女性为 45%。这种方法及根据患者性别和身高来选择 DLT 尺寸的方法似乎在身材矮小的患者中使用受限。

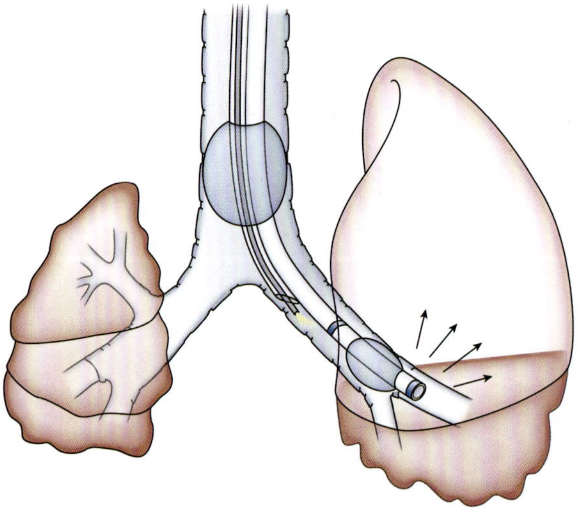

▲ 图 16-1　一个尺寸过小的左侧 DLT 向远端移位至左主干支气管，导致气胸，并造成右肺和左肺下叶无法通气

Amar 等进行的一项有趣的研究显示 [27]，无论

患者的体型或性别如何，使用较小的 DLT（35Fr 左侧 DLT）而不是传统的大尺寸 DLT（即 39Fr 或 41Fr）与临床术中结局无关。该研究纳入了 300 名接受肺隔离的胸外科手术患者，在该研究中，只有 51 名（35%）接受 35Fr DLT 的患者为男性，92 名（65%）为女性。实际上，女性通常使用 35Fr DLT；但 35Fr 是否适合所有患者仍然不清楚。

基于 CT 扫描生成的气管支气管解剖三维重建图像，结合 DLT 的叠加透明度评估也是一种预测左侧和右侧 DLT 适宜尺寸的方法[28]。

另一个选择是使用气管超声测量结合临床参数来选择合适的左侧 DLT 尺寸。Roldi 等将患者仰卧位，将超声探头放置在胸锁关节上方，以毫米为单位对气管直径进行测量[29]。图 16-2 显示了放置在颈部垂直方向的气管超声检查线性探头（图 16-2A），在该横断面上测量外部气管直径（mm）（图 16-2B）。他们的研究表明，患者的身高、性别，以及使用气管超声测量气管直径可以优化左侧 DLT 型号的选择，显著减少过大和过小 DLT 的使用。该方法的一个局限性是需要具备气管超声检查的专业知识。

这些研究提供的信息表明，胸部 X 线片、CT 扫描和气管超声成像除了在评估异常气管支气管解剖时具有价值，还是选择适当 DLT 尺寸的有价值的评估工具。在放置 DLT 之前，应仔细审查这些图像和测量结果。特别要注意观察后前位的胸部 X 线图像，以评估气管支气管解剖的影像和支气管分叉情况。据估计，在 75% 的影像中可以看到左主支气管的阴影。图 16-3 显示了一位 60 岁患有严重慢性阻塞性肺疾病（COPD）的男性患者发生的解剖学改变，可以观察到偏曲的气管和狭窄的支气管。在放置 DLT 之前，识别出异常的解剖学结构非常重要[30]。

（二）双腔气管导管插管方法

图 16-4 展示了使用 DLT 进行肺隔离的最常见适应证。麻醉医师在 DLT 插管时通常采用两种技术。第一种是盲插技术，DLT 经直接喉镜引导后插入，当支气管套囊经过声门后将其转向左侧（用于左侧 DLT）或右侧（用于右侧 DLT），继续推进直至预计的门齿深度，对于身高不低于 170cm 的男性和女性患者而言，插入深度大约为 29cm[31]。第二种技术是使用纤维支气管镜进行引导插管，将 DLT 引导至选定的主支气管，然后引导支气管导管管腔进入。Boucek 等进行的一项研究比较了盲插技术和纤维支气管镜引导技术[32]，结果显示，在采用盲插技术的 32 名患者中，30 名患者首次插管便成功插入。相比之下，在采用纤维支气管镜引导技术的 27 名患者中，只有 21 名患者在第一次尝试便成功插入，而最终成功插入的患者数量为 25 名。此外，每组中还有两名患者需要采用其他方法进行导管放置。图 16-5A 展示了盲插技术方法，图 16-5B 展示了使用纤维支气管镜引导技术放置左侧 DLT 的方法。

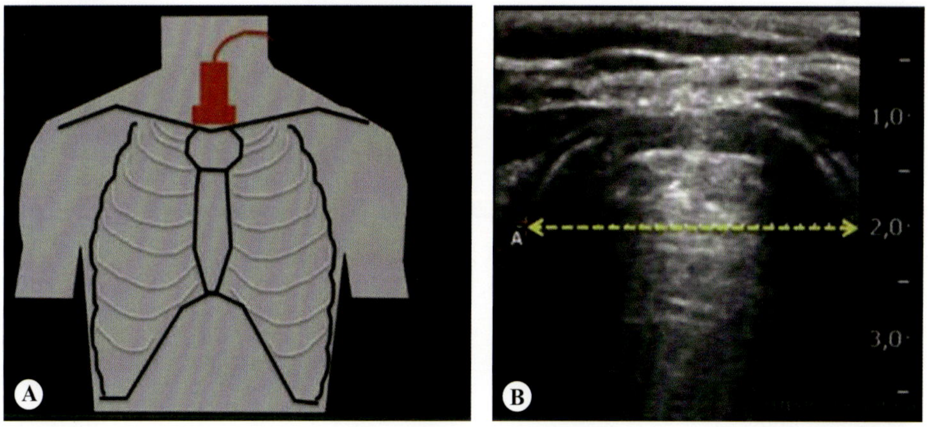

▲ 图 16-2　A. 放置在颈部垂直方向的气管超声检查线性探头；B. 在该横断面上测量外部气管直径（mm）

经许可引自 Roldi E, Inghileri P, Dransart-Raye O, et al. Use of tracheal ultrasound combined with clinical parameters to select left double-lumen tube size: a prospective observational study. *Eur J Anaesthesiol.* 2019, 36:215-220.

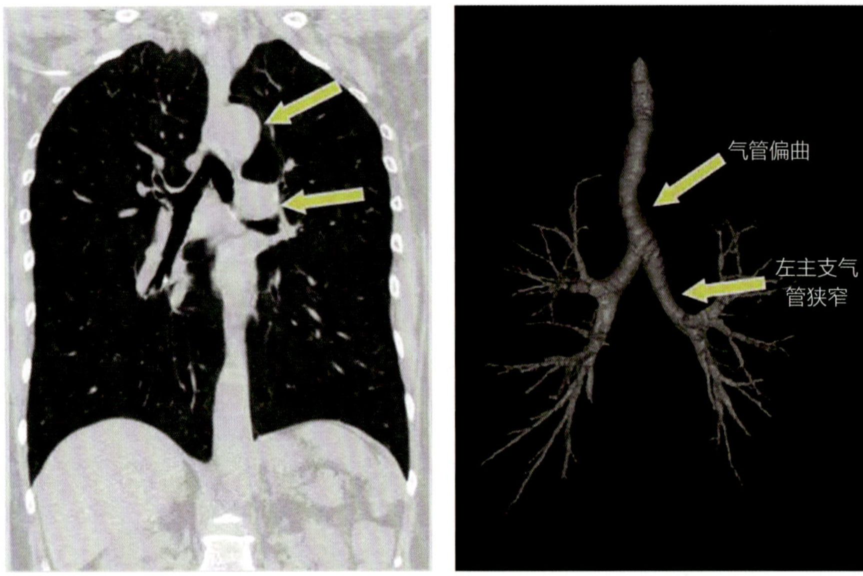

▲ 图 16-3　**显示了一位 60 岁患有严重慢性阻塞性肺疾病（COPD）的男性患者发生的解剖学改变，可以观察到气管偏曲和支气管狭窄**

经许可引自 Campos JH. Update on tracheobronchial anatomy and flexible fiberoptic bronchoscopy in thoracic anesthesia. *Curr Opin Anaesthesiol*. 2009, 22:4-10.

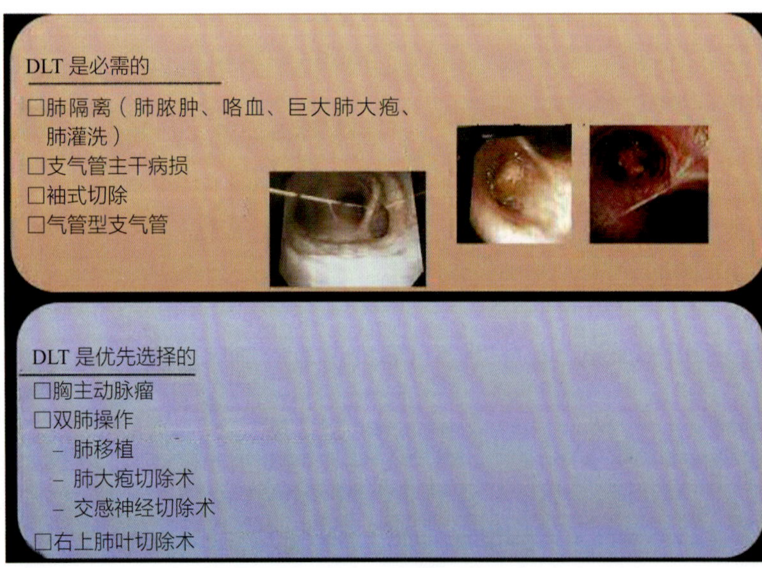

▲ 图 16-4　**使用 DLT 进行肺隔离的常见适应证**

近年来，视频喉镜已被作为管理预期或意外困难气道患者的重要工具。临床研究表明，视频喉镜可以改善喉部结构的可视化，并且在首次尝试中便于 DLT 的插入[33]。在 Purugganan 等的研究中[34]，比较了 C-MAC 视频喉镜与标准 Macintosh 和 Miller 喉镜在正常气道患者 DLT 插管中的应用。作者表明，视频喉镜与使用 Miller 喉镜时通过 DLT 插管的视野相似。相比之下，Macintosh 喉镜组报告了更高的 DLT 困难插管率。Russell 等进行的另一项研究比较了 GlideScope® 和 Macintosh 喉镜在 DLT 插管中的效果[35]，结果显示与 GlideScope® 相比，使用 Macintosh 喉镜的总体支气管插管成功率更高。此外，在 Macintosh 组中，术后声音变化的发生率较低，因此作者不推荐在正常气道患者中常规使用

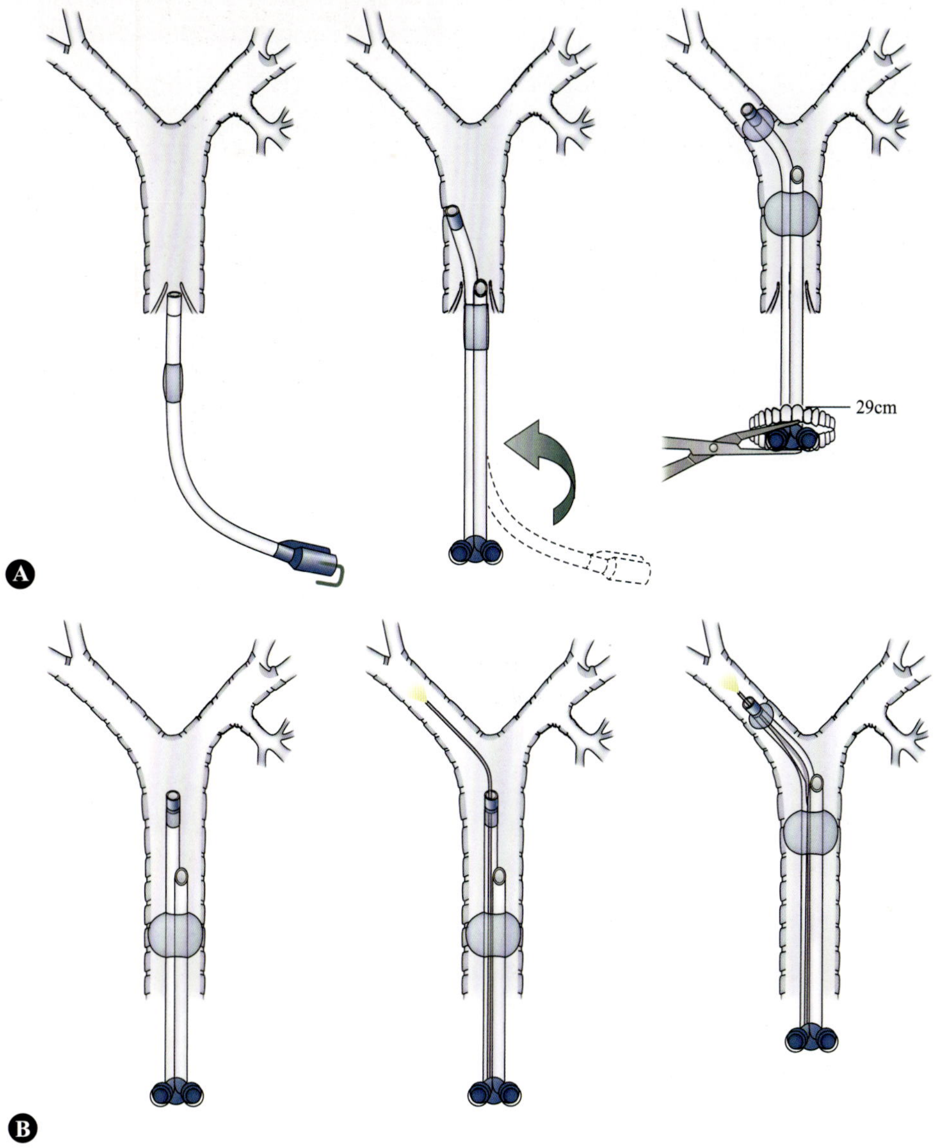

▲ 图 16-5 **A. 左侧双腔气管导管（DLT）插管的盲法技术，（左）经直接喉镜暴露后将 DLT 置入声门以内；（中）DLT 向左旋转 90°；（右）DLT 进入左主支气管，距门齿水平的深度约为 29cm。B. 左侧 DLT 插管的纤维支气管镜引导技术；（左）DLT 通过直接喉镜显露后通过声门；（中）纤维支气管镜通过支气管内腔推进；直视下观察气管隆嵴和左主支气管；（右）在纤维支气管镜的帮助下，DLT 向左旋转 90°；将导管推进到左主干支气管中的最佳位置**

经许可引自 Campos JH. How to achieve successful lung separation. *SAJAA*. 2008, 14:22-26.

GlideScope® 进行 DLT 插管。相反，Chastel 等的研究显示使用 Airtraq DL® 视频喉镜可改善正常气道患者插入 DLT 时的会厌上部的显露情况 [36]。在使用 Airtraq DL® 视频喉镜时，患者被评为 Cormack 和 Lehane Ⅰ级（根据 Cormack-Lehane 分级系统），与 Macintosh 喉镜相比。El-Tahan 等最近的研究比较了 Macintosh 喉镜与视频喉镜（GlideScope®、Airtraq® 和 King Vision® 视频喉镜）的效果 [37]，结果显示在 DLT 插管时，所有四种喉镜的首次成功率相似。然而，Macintosh、GlideScope® 和 King® 视频喉镜组有 DLT 气囊破裂的情况，而在 Airtraq® 组中没有。各组之间的咽喉痛发生率没有差异。

Liu 等对 12 项研究进行了系统综述和 Meta 分析[38]，比较了视频喉镜与 Macintosh 喉镜在 DLT 插管中的应用。他们得出结论，视频喉镜在 DLT 插管中优于 Macintosh 组。值得注意的是，作者发现在使用视频喉镜插管时，DLT 首次插入时的错误放置率增加，可能是因为麻醉医生注意力转向监视屏幕而忽视了对 DLT 旋转方向的定位。DLT 没有专门的引导针，在使用像 GlideScope 这样的无通道视频喉镜设备时，在插管前应将 DLT 弯曲为类似喉镜片的形状。总的来说，掌握视频喉镜进行 DLT 插管的方法也需遵从学习曲线规律，取决于操作者的经验和喉镜检查的临床必要性。

（三）左侧双腔气管导管插管

左侧双腔气管导管插管是实现肺隔离的最常用手段，因为与右侧双腔气管导管插管相比，它具有更高的安全范围[39–42]。左侧双腔气管导管插管的适应证包括肺隔离，即需要使肺部塌陷的胸腔手术。在一些情况下，左侧双腔气管导管插管是必需的，以保护通气侧肺不受对侧肺部感染的影响，例如肺脓肿、肺囊肿、肺出血或支气管肺泡灌洗。此外，当存在支气管胸膜瘘或巨大肺大疱时，左侧双腔气管导管插管用于控制和维持气道气体交换。如果存在困难气道或阻塞，使左主支气管入口无法插入，则禁止使用左侧双腔气管导管插管。框 16–1 显示了左侧双腔气管导管插管的适应证和禁忌证。

（四）左侧双腔气管导管的放置技术

左侧双腔气管导管插管和定位可以采用以下两种技术：盲法技术和纤维支气管镜引导技术。在盲法技术中，左侧双腔气管导管通过声门（气管导管套囊）后，逆时针旋转 90° 并向前置入，直至导管尖端进入左主支气管。在纤维支气管镜引导技术中，气管导管套囊通过声门后，使用纤维支气管镜引导导管向下进入左主支气管。可通过气管内腔置入纤维支气管镜观察充气的气管导管套囊所在的位置以确认气管导管对位是否正确，其充气量不超过 3ml，位于气管隆嵴下 5～10mm 处。另一个重要的观察点是支气管管腔内的成像视图，通过将纤维支气管镜置入支气管侧导管腔并推进至导管蓝色套囊之前，观察其通畅性；随后观察气管导管尖端的远端视图，可以清晰地看到支气管隆嵴和左上叶、左下叶的开口。通过纤维支气管镜识别气管支气管解剖结构对于确保成功放置左侧双腔气管导管非常重要。

框 16–1　左侧双腔支气管导管插管的适应证和禁忌证

左侧双腔气导管插管的适应证

任何需要通过胸腔进行手术暴露并伴有肺萎陷的手术。

- 预防和保护对侧肺不受污染（肺脓肿或囊肿、肺出血或支气管肺泡灌洗）
- 控制和保持气道气体交换的连续性（例如，支气管胸膜瘘）

实施差异性肺通气［例如，对通气侧肺施加呼气末正压通气（PEEP），对非通气侧肺施加持续气道正压通气（CPAP）或无呼吸氧输送］[41]

左侧双腔气管导管插管的禁忌证

- 任何无法通过声门的双腔气管导管尺寸
- 左主支气管存在任何梗阻、压迫或缺失
- 刚完成气管切开术的患者

要确定放置左侧 DLT 时右侧主支气管的位置，需要将纤维支气管镜经气管隆嵴向右侧下方推进 1～2cm，此时可以在侧壁的 3—4 点钟方向看到右上叶（RUL）支气管的开口。将纤维支气管镜推进至右上叶支气管内部，可以清晰地看到三个开口（尖段、前段和后段）。这是气管支气管树中唯一具有 3 个开口解剖结构的地方[42]。识别右上叶支气管口应该成为胸科麻醉中常规支气管镜检查的一部分，因为在有分泌物且处于侧卧位时，往往不容易识别正确的头部定位。图 16–6 显示了最常用的左侧 DLT。图 16–7 显示了通过纤维支气管镜观察到的左侧 DLT 插管时的最佳对位位置。图 16–8 显示了正确的 DLT 的对位位置，纤维支气管镜检查下可见半月形的蓝色支气管套囊位于气管隆嵴处，而不正确的位置时，无法观察到支气管套囊边缘。

（五）VivaSight 双腔气管导管

ETView Medical（Ambu）设计了一种新的设备，即 VivaSight DLT，其具有集成的高分辨率摄像头。该摄像头嵌入气管管腔末端并连接到监视屏幕，可对气管隆嵴进行连续观察。此外，该 DLT 还具有集成的冲洗系统，可在原位清洁摄像头镜头[43]。VivaSight DLT 的主要优势在于它可以连续显示

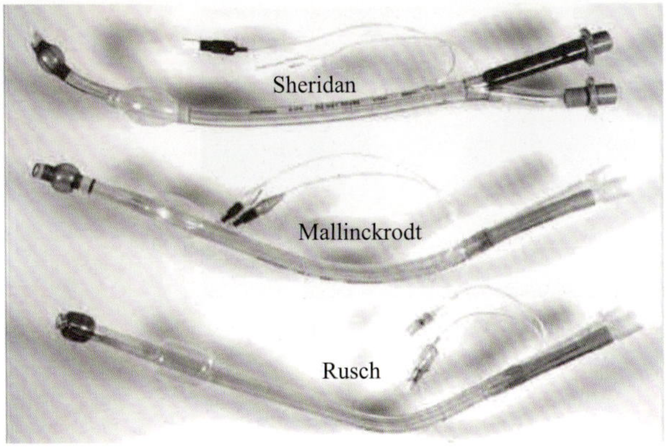

▲ 图 16-6　显示了最常用的 DLT

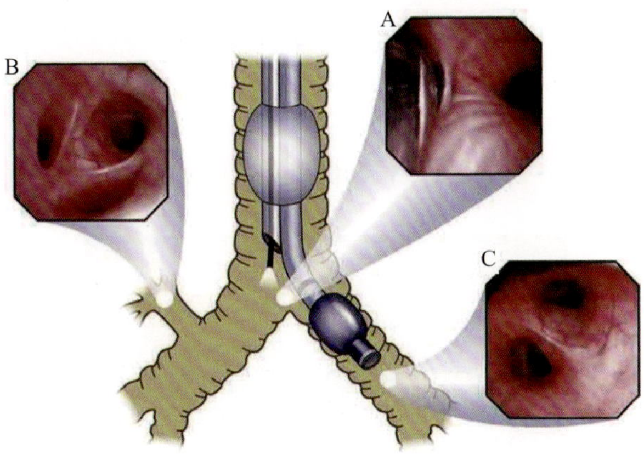

▲ 图 16-7　纤维支气管镜检查下左侧双腔气管导管插管的最佳位置

A. 从气管腔内观察到右侧主支气管的畅通入口；B. 从气管腔内观察到右上叶支气管；C. 从支气管腔内观察到左上叶（上方）和左下叶（下方）支气管

经许可引自 Campos JH. Current techniques for perioperative lung isolation in adults. *Anesthesiology*. 2002, 97:1295-1301.

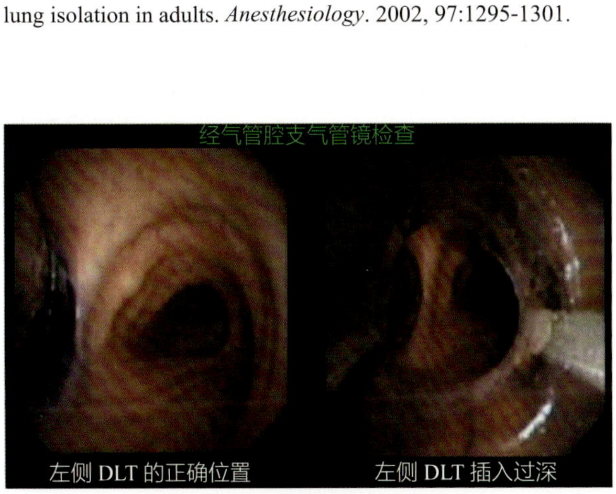

▲ 图 16-8　显示了正确的 DLT 的对位位置，纤维支气管镜检查下可见半月形的蓝色支气管套囊位于气管隆嵴处，而不正确的位置时，无法观察到支气管套囊边缘

DLT 的位置，由此可立即纠正 DLT 在气管隆嵴水平上的任何位置错误[44]。为了保证 VivaSight 摄像头的良好视野，建议在插入前使用除雾溶液[45]。图 16-9 显示了 VivaSight DLT 系统和监视器视图。在 Massot 等的一项前瞻性单中心研究中[46]，研究对象为 76 名患者，其中 99% 的患者在气管插管后 VivaSight DLT 处于正确位置；然而，在手术期间，有 40 名患者（53%）发生了导管位置移位。这些移位可以通过 VivaSight DLT 嵌入式摄像头的实时图像轻松纠正，而无须使用纤维支气管镜检查。

Levy-Faber 等的一项前瞻性研究中比较了在 71 名成年患者中使用 VivaSight DLT 和传统 DLT 进行插管的所需时间[47]。使用 VivaSight DLT 进行气管插管时，从插管至正确定位的时间中位数显著缩短，为 51s［42～60（35～118）s］，而传统 DLT 为 264s［233～325（160～490）s］（$P<0.0001$）。在接受 VivaSight DLT 插管的患者中，无一例需要在插管或手术过程中使用纤维支气管镜。他们得出结论称，与传统 DLT 插管相比，VivaSight DLT 能够实现更快速的插管。

VivaSightDLT 使用中的一个不足是分泌物可能遮蔽摄像头；分泌物吸引并用生理盐水冲洗可以在一定程度上缓解该问题。不幸的是，所有以前的研究都显示使用 VivaSight DLT 会导致更多的声音嘶哑和不适。临床医师应注意，将摄像头连接在离体条件下长时间使用可能会导致光源附近的管道部分融化。VivaSight DLT 仅适用于左侧双腔气管插管，并且其放置方式与传统 DLT 插管类似。

（六）右侧双腔气管导管

右侧 DLT 有特定的临床适应证。框 16-2 列出了使用右侧 DLT 的适应证。右主支气管与左主支气管之间的解剖差异决定了右侧和左侧 DLT 设计方式的不同。由于右主支气管较左支气管短，并且右上肺支气管起源于距离气管隆嵴 1.5～2.0cm 处，使用右侧支气管内插管技术必须考虑到右上肺支气管开口的位置和潜在阻塞的可能。右侧 DLT 采用了带有通气开口孔的改良通气套囊，该开口孔与右上肺支气管开口相配合，允许对右上肺进行通气。图 16-10 显示了 Mallinckrodt 右侧 DLT。

Ehrenfeld 等回顾性地检索了胸外科麻醉自动化麻醉信息管理系统，比较了胸科麻醉医师使用 Mallinckrodt 右侧和左侧双腔导管的频率[48]。他们

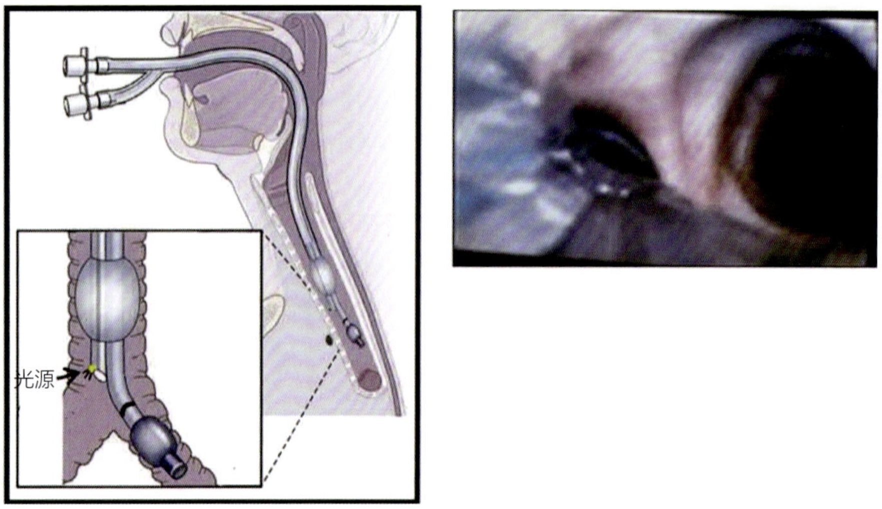

▲ 图 16-9　显示了一种左侧的 **VivaSight DLT®**，以及连接到监视摄像头时的最佳位置图像

经许可引自 Campos JH, Hanada S. DLT with incorporated fiberoptic bronchoscopy. In: Rosenblatt WH, et al. *Master Techniques in Upper and Lower Airway Management*. Lippincott Williams and Wilkins, 2015:250-251.

框 16-2　右侧 DLT 的适应证和禁忌证

右侧双腔导管的适应证

- 放置左侧双腔导管存在禁忌
- 左主支气管入口的解剖结构畸形，可能由于支气管内或外部压迫引起
- 因下行胸主动脉瘤而压迫左主支气管入口
- 左肺移植手术
- 左侧袖状切除术
- 左肺切除术

右侧双腔导管的禁忌证

- 右上叶支气管异常，起源位置高于气管隆嵴

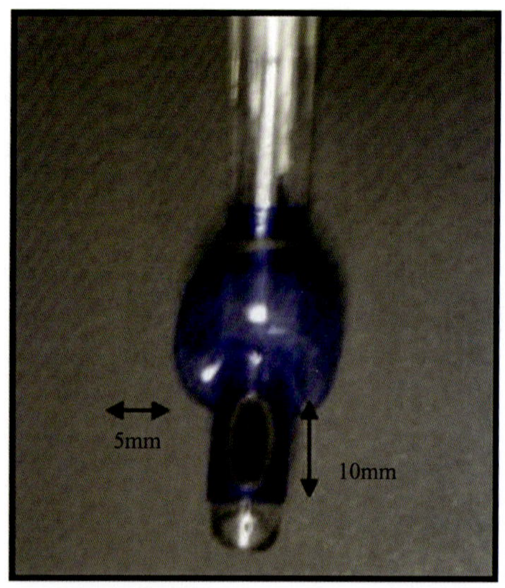

▲ 图 16-10　**Mallinckrodt** 右侧双腔导管，含有一个便于右上叶支气管通气的开口

研究了肺和胸壁手术患者低氧血症［脉搏氧饱和度（SpO_2）<90%］、高碳酸血症［呼气末二氧化碳分压（$EtCO_2$）>45mmHg］和高气道压力（峰值吸气压>35cmH_2O）的发生率、持续时间和严重程度。右侧（*n*=241）和左侧（*n*=450）双腔导管几乎只用于与手术相对侧的一侧。低氧血症、高碳酸血症或高气道压力的发生率或持续时间没有差异。

由于右侧 DLT 存在额外的通气孔，用于对位右上叶支气管进行通气，所以右侧 DLT 插管需要进行精确的最佳定位。为了增加右侧 Broncho-Cath DLT 插管的安全性，右上叶支气管通气孔的开口被加宽，并且由侧面通气孔的扩大区域组成，这种修改增加了开口与右上叶支气管之间的对准度[49]。

（七）右侧 DLT 的插管技术

右侧 DLT 插管的首选定位技术是纤维支气管镜引导技术。在经过直接喉镜暴露，将右侧 DLT 通过声门之后，纤维支气管镜通过支气管侧内腔进一步推进。在推进 DLT 之前，需要确定气管隆嵴、右主支气管开口和右肺上叶支气管开口的位置，然后

将 DLT 顺时针旋转 90° 向右，并在纤维支气管镜的引导下推进。右侧 DLT 插管的最佳位置是使支气管侧内腔开口与右肺上叶支气管的 3 个肺段保持良好对位。从支气管侧内腔可以清晰地看到右肺中叶支气管和右肺下叶支气管。从气管侧视图来看，右侧 DLT 插管的最佳定位是在气管隆嵴下方，可以看到充气的支气管蓝色套囊边缘，并完整地看到左主支气管的开口。图 16-11 显示纤维支气管镜通过支气管侧或气管侧观察右侧 DLT 插管时的最佳对位。

（八）听诊、软性纤维支气管镜检查和超声成像在放置双腔气管导管时的应用

研究证据强烈表明，仅凭听诊来确认 DLT 插管的位置是否正确可能并不可靠。然而，在使用纤维支气管镜检查之前，必须常规应用听诊和夹持操作来测试 DLT 插管的位置。对于左侧 DLT 插管，支气管侧内腔应深入气管隆嵴以下，进入左主支气管，对于身高 170cm 的人，导管距门齿水平的深度约为 29cm。当两个导管套囊均充气且夹闭气管侧内腔的连接器时，应该听不到右侧胸部的呼吸音（右侧血气胸）。如果双肺均在通气，表示插管深度不够，支气管侧顶端仍位于气管隆嵴以上。完成该步骤后进行双肺通气，夹闭支气管侧内腔的连接器时，应该听不到左侧胸部的呼吸音（左侧血气胸）。如果这些操作不成功，或者呼吸音和双腔气管导管的位置令人困惑，那么纤维支气管镜检查应该优先进行。在 Klein 等的一项研究中[50]，使用盲法技术对 200 名患者进行了插管，最初通过听诊和夹闭双腔气管导管连接器的一个端口来确认插管的位置。另一位具有纤维支气管镜检查专业知识的麻醉医师重新确认了 DLT 的插管位置，结果发现有 35% 的插管位置错误，而仅凭听诊无法检测到这些错误位置，但通过纤维支气管镜检查最终纠正了所有检测到的错误位置。

Campos 等进行的一项针对肺隔离经验有限的非胸科麻醉医师使用肺隔离设备（双腔气管导管或支气管封堵器）的研究显示[51]，即使使用了纤维支气管镜进行引导，仍有 38% 的未被察觉的位置错误。可能的原因是缺乏纤维支气管镜使用技巧和对气管支气管解剖的认识不足。

纤维支气管镜检查对于确保 DLT 的放置和定位达到 100% 的成功率是重要且必需的，前提是麻醉医师能够正确识别气管支气管解剖结构，并具备纤维支气管镜检查技能。Belis 等的针对胸科麻醉医师的研究显示[52]，104 名患者接受了左侧 DLT 插管，他们首先仅通过听诊来调整 DLT 的位置。然后，一位有纤维支气管镜使用经验的医生再进行最佳位置

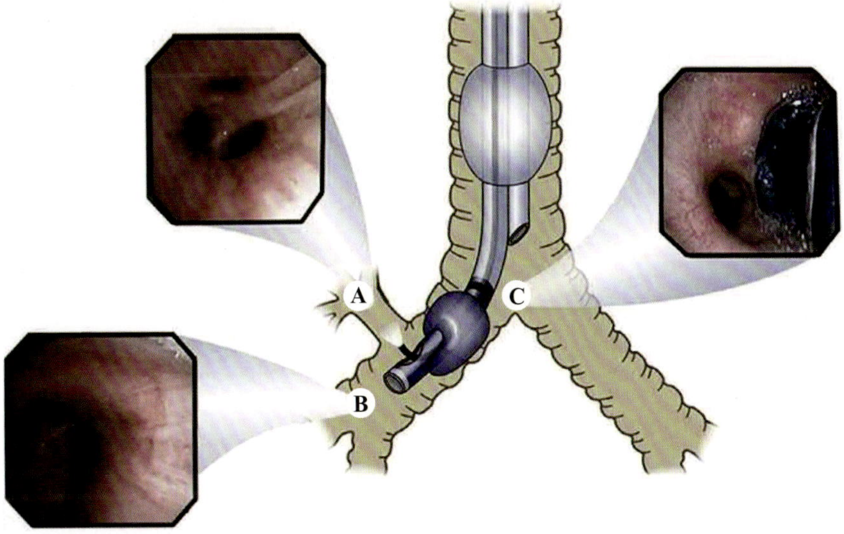

▲ 图 16-11　右侧双腔支气管插管的最佳位置

A. 当纤维支气管镜从位于支气管腔内的侧开口中观察时，可见右上肺叶支气管的 3 个分段（尖段、前段和后段）；B. 当纤维支气管镜通过支气管腔时，可见右肺中叶和右肺下叶通畅的支气管入口视野；C. 当纤维支气管镜通过气管导管腔时，右侧可见充气的蓝色支气管气囊边缘位于隆突处，左侧可见通畅的左主支气管入口（经许可引自 Campos J. Lung isolation. In: Slinger P, ed. *Principles and Practice of Anesthesia for Thoracic Surgery*. Switzerland: Springer Nature, 2019:283-309.）

的确认，发现 37% 的患者在放置 DLT 时存在不容易被发现的错位。所有的位置错误都可以通过纤维支气管镜引导进行纠正。该研究结果表明，即使是有经验的麻醉医师也不能仅仅依靠听诊结果来确定 DLT 的最佳位置，而必须使用纤维支气管镜来获得最佳定位[53]。表 16-2 列举了纤维支气管镜检查在 DLT 定位中的应用。

（九）应用超声技术评估双腔气管导管插管的位置和功能

超声技术已广泛应用于气道管理的各个方面。先前的研究应用了肺部超声征象，如肺滑动和肺脉搏，用于评估通气的区域分布，并报道了肺部超声检查作为一种无创技术，在确认 DLT 插管后实现肺隔离方面的有效性[54]。

Álvarez-Díaz 等进行的一项研究比较了择期胸外科手术中肺部超声和临床方法用以确认选择性左侧 DLT 定位的能力[55]。该研究连续纳入了 105 名患者，在经盲法插管后，通过临床方法和超声检查确认导管的位置。超声确认是通过观察肺部滑动、膈肌运动和肺脉搏征象来获得的。最后，使用纤维支气管镜检查作为确认管道位置的参考标准。临床方法的灵敏度为 84.5%，特异度为 41.1%。超声方法的灵敏度为 98.6%，特异度为 52.9%。研究结果表明，肺部超声在确认左侧双腔导管的对位方面优于临床方法。然而，在确认导管的错位方面，两种方法之间的差异无法明确。

Parab 等进行了一项涉及 100 名患者的前瞻性随机对照研究[56]，比较了听诊和肺部超声在评估单侧通气患者的 DLT 位置方面的作用。结果显示，与听诊组（n=47）相比，肺部超声组（n=44）在评估 DLT 位置以确认肺隔离方面的敏感性明显提高（94.1% vs. 73.3%），并且与仅使用听诊相比，肺部超声是纤维支气管镜检查更好的辅助技术。

Hu 等评估了 103 名需要使用 DLT 插管的患者[57]，比较了超声检查和听诊在仰卧位和侧卧位时确定 DLT 插管最佳位置的准确性。该研究中依次进行听诊，肺部超声检查（由另一位研究人员进行），纤维支气管镜检查。研究结果显示，与听诊相比，超声检查确定左侧 DLT 插管的准确性为 84% vs. 59%。当使用右侧 DLT 插管时，超声检查的准确性为 89%，而仰卧位听诊的准确性为 67.4%。作者得出结论，肺部超声即时评估在确定 DLT 插管的位置方面优于听诊。

肺部超声检查的肺滑动征可用于通气状况的评估。肺滑动征是指肺脏的脏胸膜和壁胸膜在通气过程中相互滑动，表明肺部处于通气状态。当肺滑动征消失时，表示该侧胸腔无通气。此外，胸膜间隙出现明显的搏动运动，这是肺萎陷的征象。另外，当超声探头切换到 M 模式时，可以进行两项观察，一个是伴随着胸膜滑动的海岸线征，表明肺部通气。而相反的是条形码征和胸膜无滑动征，表明肺部无通气。胸部超声检查可以通过使用线性探头在胸廓的特定参考点进行，这些参考点位于胸廓中线第 2～4 肋间隙和腋前线第 5～6 肋间隙。然而，肺部超声检查仍然存在一些限制，它需要肺部超声检查方面的专业知识来准确解读结果。而严重慢性阻塞性肺疾病、胸膜粘连或极度肥胖等患者在进行肺部扫描时可能会面临困难。之前的两项研究建议，肺部超声检查应作为一种辅助观察方法，以提高双腔气管导管最佳位置的确认，而并非取代纤维支气

表 16-2　纤维支气管镜检查在 DLT 定位中的应用

作　者	患者数	评估终点	结　果
Klein et al.[50] Anesthesiology. 1998;88:346-350	200 例左侧或右侧 DLT（前瞻性）	听诊 / 钳夹技术（2 名麻醉师） FOB	• 35% 错位率 • FOB 纠正所有错位
Bellis et al.[52] Eur J Cardiothorac Surg. 2011; 40: 912-916	104 例左侧 DLT（前瞻性）	听诊 / 钳夹技术（内镜医师） FOB	• 37% 未察觉的错位率 • FOB 纠正所有错位
Campos et al.[115] Euro J Anaesthesiol. 2011;28:169-174	• 60 例 DLT • 27 例非胸科麻醉（前瞻性）	麻醉模拟器或计算机 DVD 培训	• 23% 未察觉的错位率 • FOB 引导放置失败

DLT. 双腔气管导管；FOB. 纤维支气管镜

管镜检查。图 16–12A 显示了肺部超声检查的示例。通过观察胸膜运动和滑动征，评估胸膜滑动征。图 16–12B 显示了 M 模式超声图像的海岸线征，表示肺部通气。图 16–12C 显示胸膜无滑动征，图 16–12D 显示 M 模式的条形码征，表示肺部无通气。

（十）新型的双腔气管导管插管技术

日本东京的 Fuji Systems 公司推出了由硅胶材料制成的 Silbroncho DLT。该导管的独特特点在于其带有钢丝加强的支气管导管末端，可以防止左主支气管导管因外部受压而坍塌或扭曲。较短的支气管顶端套囊可以提供更大的安全范围，避免阻塞左上叶支气管。由于支气管顶端较短，这种导管需要插入到气管隆嵴下方 20mm 处，使支气管导管的外侧气囊在气管隆嵴下方可以看到，以防止导管脱位。该管道的一个优点是在左主支气管对外伸展呈 90° 角时，可以防止支气管导管的扭曲和阻塞。这种解剖变化可见于先前接受过左上叶切除术并需进行再次手术的患者，左下叶将向上扩张以填补胸腔空隙，导致左主支气管的上升旋转。目前有右侧和左侧的 Silbroncho® 产品可供选择[5, 58]。

最近由 Kwon 等进行的一项研究纳入了 108 名需要 OLV 的患者[5]，比较了聚氯乙烯（n=54）和硅胶材料的 Silbroncho 左侧 DLT（n=54）在侧卧位时的位移情况。结果显示，两种 DLT 的移位发生率相似（DLT 组为 35.4%，Silbroncho 组为 34.6%），并且两种装置在侧卧位后成功进行肺隔离所需要重新调整导管位置的比例也相似。因此，在 OLV 期间使用左侧 Silbroncho DLT 较传统的左侧 DLT 并没有优势。Silbroncho DLT 的尺寸包括 33Fr、35Fr、37Fr 和 39Fr。图 16–13A 显示了左侧的 Silbroncho DLT，它是一种带有加固钢丝的双腔支气管导管。图 16–13B 显示了右侧的 Silbroncho DLT。

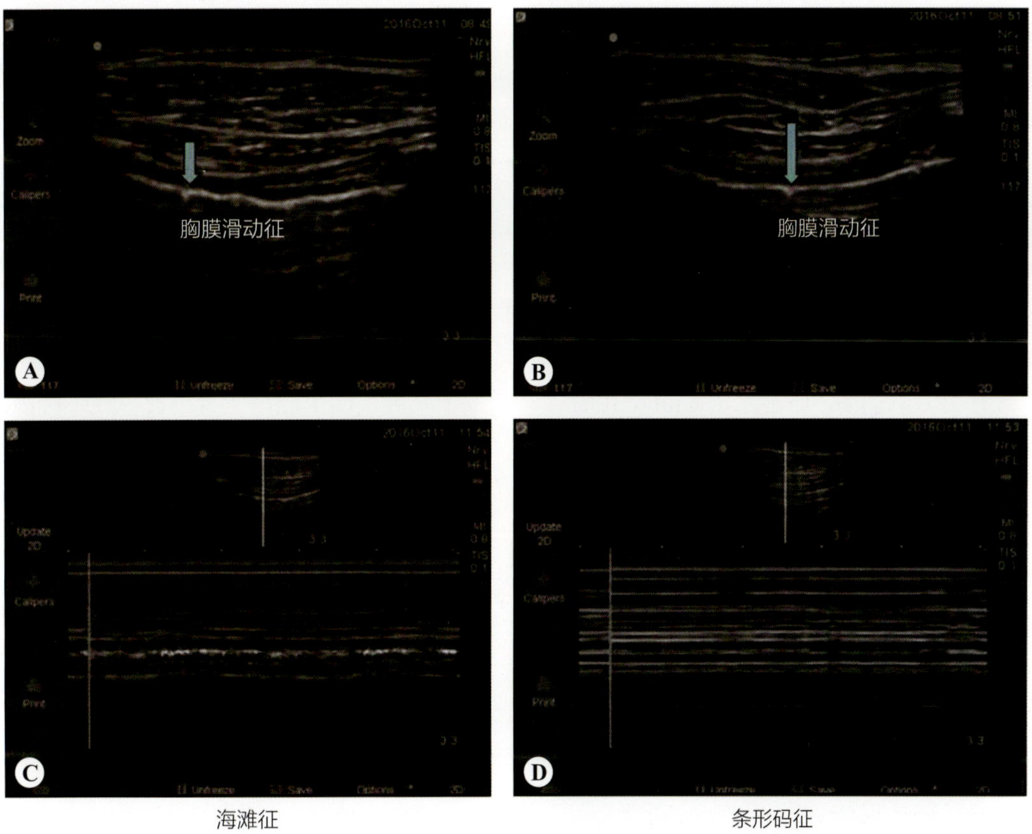

▲ **图 16–12 A.** 肺部超声检查，通过观察胸膜的运动来评估胸膜滑动征，即壁胸膜和脏胸膜之间的运动；**B.** M 型超声显示海滩征，表示肺部存在通气；**C.** 胸膜滑动征消失；**D.** M 型超声显示条形码征，表示无通气

经许可引自 Hu WC，Xu L，Zhang Q，et al. Point-of-care ultrasound versus auscultation in determining the position of double-lumen tube. *Medicine*. 2018, 97:e9311.

一种相对较新的 DLT 被称为 VivaSight DLT，它配置有集成的高分辨率摄像头。摄像头嵌入在气管侧导管腔的末端，连接到外部视频显示屏，可以连续观察气管隆嵴和支气管导管的蓝色套囊[43]。这种 VivaSight DLT 的优势在于实时的图像显示，可以连续监测气管导管的位置，在机器人胸外科手术、需要 OLV 的脊柱手术或俯卧位患者中，这可能是有益的，因为这些情况下气道管理可能受限。该设备可以通过持续监测 DLT 位置来提高患者的安全性。使用 VivaSight DLT 的局限性包括光源可能会被分泌物遮挡。然而，该设备具有一个额外的通道，可以使用盐水或空气清洁镜头[45]。

ECOM-DLT（ECOM Medical，Inc.，San Juan Capistrano，CA）是另一种新一代的双腔气管导管。它在套囊和管道上装有多个软性传感电极，可以持续测量靠近气管的升主动脉的生物阻抗信号。当该设备连接到 ECOM 监测器并与动脉导管一起使用时，可以提供持续的心输出量测量（图 16–14）。尽管这种新型 ECOM-DLT 尚未与其他技术进行比较，但基于原始的 ECOM ETT，在胸外科手术患者中使用单腔 ECOM 气管导管有望推导血流动力学参数[59]。

（十一）Cliny 右侧双腔气管导管

Cliny®（Create Medic Co.，Ltd. Yokohama，Japan）是一种新设计的右侧双腔气管导管。它具有长斜向的支气管套囊和两个通气孔，以促进右肺上叶支气管的通气。支气管套囊的近端部位位于气管导管侧开口的正对面。Cliny® DLT 在右主支气管非常短的患者中非常有用[60]。图 16–15 显示了 Cliny® 右侧双腔气管导管。

Papworth BiVent 导管（P3 Medical，Bristol，UK）实质上是一种可置于气管隆嵴处的分体式单腔导管，其含有预先测量的封堵器，可以插入手术一侧（尚未在美国获得批准使用）。图 16–16 显示了 Papworth BiVent 导管[61]，它是一种模仿旧的非一次性使用的红色橡胶 DLT 而制成的一次性红色橡胶 Robertshaw DLT，在术中不易移位（P3 Medical，Bristol，UK）。图 16–17 显示了一种一次性红色橡胶 Robertshaw DLT。

（十二）DLT 置管中的并发症

使用 DLT 最常见的问题和并发症是位置不当和气道损伤。DLT 位置不当时肺萎陷失败，导致正压通气期间气体滞留，或者可能使部分通气侧肺萎陷而导致低氧血症。位置不当的常见原因是支气管套囊移位，可由过度充气、支气管的手术操作或患者体位变动期间或之后的头颈部伸展而引起[62]。

在 DLT 插管或患者侧卧位复位过程中，气道损伤及气管膜部或支气管膜部破裂是比较罕见的并发症[63, 64]。这些并发症大部分情况下可能发生在插管和手术的过程中，或在拔管时[65–67]。另一个已经报道的问题是双侧气胸或通气侧肺张力性气胸[68, 69]。Fitzmaurice 和 Brodsky 进行了 25 年的文献回顾[70]，发现大部分气道损伤与选择尺寸不合适的 DLT 有关，特别是女性使用的一次性的 35Fr DLT。尺寸偏小的 DLT 向远端移位进入支气管时，可导致较大的导管主体进入支气管，从而引发气管撕裂或破裂。使用 DLT 期间的气道损伤可能表现为意外的漏气、皮下气肿、DLT 腔内大量出血，或外科医师可以直接看到突出到手术区域的气管或支气管套囊。如果

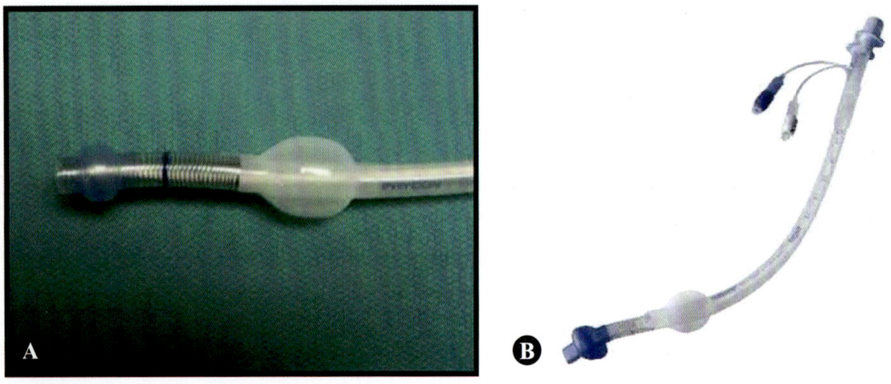

▲ 图 16–13 A. 左侧的 Silbroncho DLT®，这是一种带有钢丝的加强型双腔导管（DLT）；B. 右侧的 Silbroncho DLT®

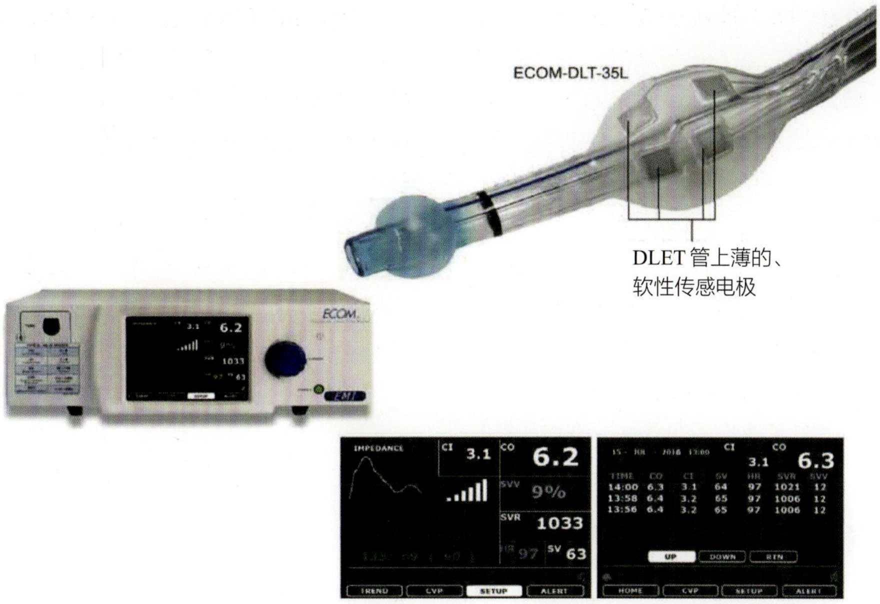

▲ 图 16-14　**ECOM-DLT 在气囊和导管上安置有多个电极，可以连续测量从升主动脉中得到的生物阻抗信号，包括心输出量**

（经许可引自 Slinger PD, Campos JH. Anesthesia for thoracic surgery. In: Miller MD, et al., eds. *Miller's Anesthesia*. ed 9. Saunders, 2020:1648-1716.）

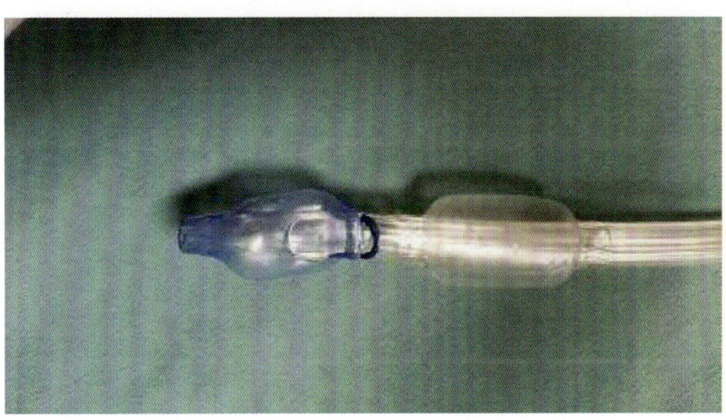

▲ 图 16-15　**Cliny® 右侧双腔导管**

出现上述任何一种问题，应进行支气管镜检查并手术修复。

Knoll 等报道使用 DLT 时的良性并发症[71]，和支气管封堵器相比，DLT 组术后声音嘶哑的发生率显著更高，但支气管损伤的发生率两组之间无差异。Clayton-Smith 等进行了一项囊括 10 年随机对照试验的系统回顾和 Meta 分析[39]，比较了胸外科手术中 DLT 和支气管封堵器的应用和不良事件。他们发现，支气管封堵器所需的定位时间稍长，而实现肺萎陷的时间和肺萎陷的质量与 DLT 相似。然而，与支气管封堵器相比，DLT 与更多患者出现喉咙痛、声音嘶哑和较轻的气道损伤有关。图 16-18 显示了左侧 DLT 插入导致左主支气管近端损伤的情况。

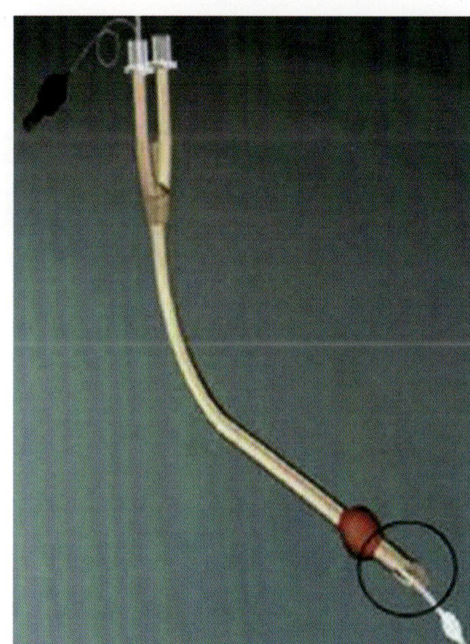

▲ 图 16-16　**Papworth BiVent 导管**

引自 Ghosh S, Falter F, Klein AA, Arrowsmith JE. The Papworth BiVent tube: initial clinical experience. *J Cardiothorac Vasc Anesth*. 2011, 25:505-508.

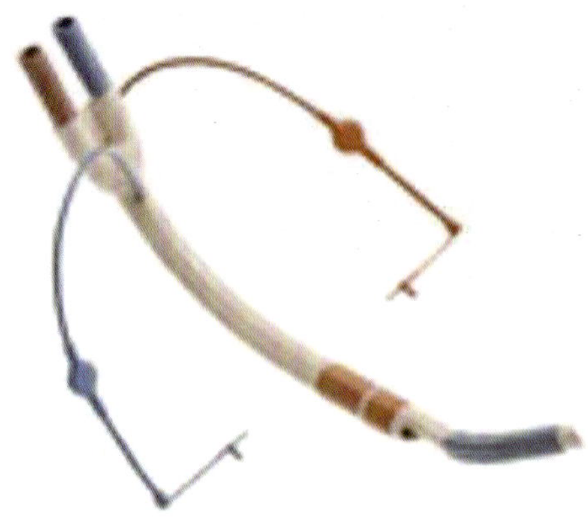

▲ **图 16-17　一次性红色橡胶 Robertshaw 双腔导管**

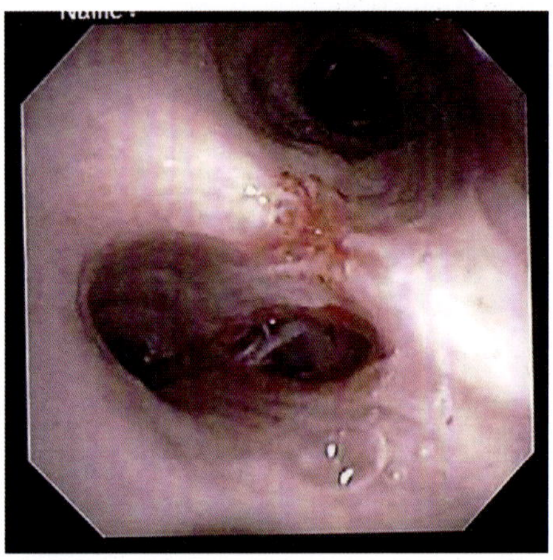

▲ **图 16-18　左侧双腔导管插管导致左主支气管近端部位损伤**

图片由 Edmond Cohen MD 提供

此外，一项比较亚洲患者人群中 DLT 与支气管封堵器（Coopdech®、Arndt®、Univent®）在胸外科手术中的肺隔离研究报道称，支气管封堵器组的喉咙痛或声音嘶哑发生率较低[72]。一项前瞻性随机研究表明，在使用 DLT 之前使用地塞米松 0.1mg/kg 或 0.2mg/kg 能够减少喉咙痛和声音嘶哑的发生率，效果可持续 24h[73]。

二、支气管封堵器

实现肺隔离的另一种方法是通过阻塞主支气管使其在阻塞处远端发生肺萎陷[10]。如果需要，支气管封堵器也可以用于选择性的肺叶萎陷[74-78]。目前，临床上有几种支气管封堵器可用于肺分离；这些设备主要通过传统的单腔气管导管独立使用，或与之同时使用。

支气管封堵器的适应证包括：促进手术视野显露，防止肺出血时对对侧肺的污染，或应用于差异性肺通气[74]。具体的支气管封堵器适应证（框 16-3）。

框 16-3　支气管封堵器的特定适应证

- 困难气道
- 口腔开口受限
- 经鼻腔气管插管
- 清醒经口气管插管
- 已插管患者的肺隔离
- 气管切开患者的肺隔离
- 选择性叶段阻塞
- 术后可能需要机械通气的患者

（一）独立的支气管封堵器在肺隔离中的应用

可以将独立的封堵器通过现有的单腔气管导管中进行放置来实现肺隔离。常用的支气管封堵器包括带引导线引导的 Arndt® 封堵器[14]，Cohen® 尖端偏转支气管封堵器，Fuji 的 Uniblocker®[15]，以及 EZ 封堵器®（Teleflex Medical, Morrisville, NC）[16, 17] 等，或者不同版本的已经连接到单腔气管导管上的支气管封堵器［扭力控制封堵器——支气管封堵导管（Univent tube）］[12]。图 16-19 显示了 Arndt 封堵器、Cohen 封堵器、Uniblocker 和 EZ 封堵器。

1. Arndt® 封堵器

Arndt® 封堵器是一种独立阻塞器[12]，连接到直径为 5.0Fr、7.0Fr 或 9.0Fr 的导管上，有 65cm 和 78cm 两种长度可供选择，内腔直径为 1.4mm。9.0Fr 的 Arndt® 封堵器在导管的远端具有侧孔，便于肺部膨胀。Arndt® 封堵器具有高容积、低压力的充气套囊，形状可以是椭圆形或球形。与其他封堵器相比，Arndt® 封堵器的一个独特特点是内腔中含有一根柔性尼龙线，从导管的近端穿过并延伸至远端，形成一个小的柔性线环。该阻塞器配备有多孔连接器，可容纳封堵器和纤维支气管镜。Arndt® 封堵器的线环与纤维支气管镜相连接，作为引导线可将封堵器导入支气管。要使 Arndt® 封堵器正常工作并能够通过成人纤维支气管镜操作，必须选择适当尺寸的气管导管。对于可用于 40kg 患者的 7Fr 封堵器，需要使用内径为 7.5mm 的单腔气管导管，而较大的

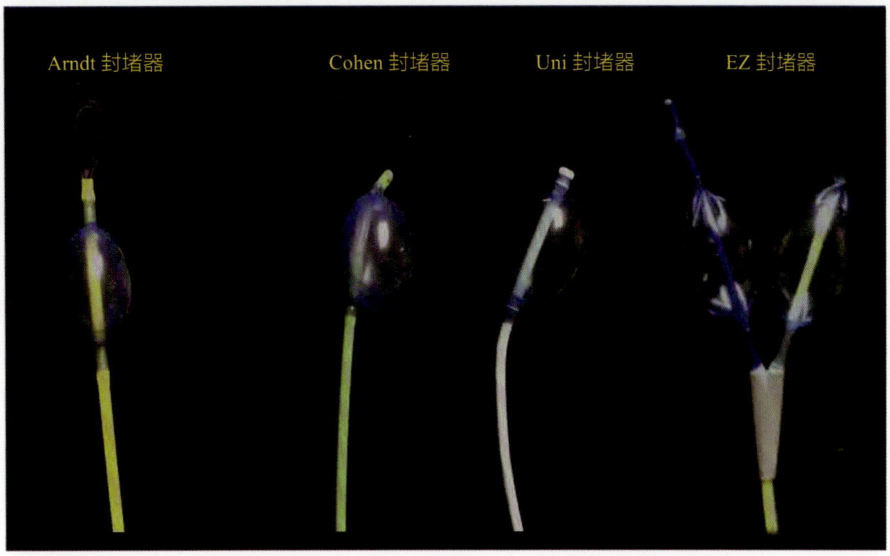

▲ 图 16–19 **Arndt 封堵器、Cohen 封堵器、Uniblocker 和 EZ 封堵器**

9Fr Arndt® 封堵器最好与内径为 8.0mm 的单腔气管导管配合使用。图 16–20A 显示了通过单腔气管导管将 Arndt® 封堵器放置在适当位置的过程，纤维支气管镜通过引导线环进行推进。图 16–20B 显示了 Arndt® 封堵器的最佳位置。

Arndt® 封堵器与其他封堵器一样，具有以下优点：可用于已经气管插管 [79]、困难气道需要的经口或鼻清醒插管 [80]、急性胸部创伤需要单肺通气的患者 [81, 82]。此外，Arndt® 封堵器可用于有选择性肺叶通气要求的先前进行全肺切除术后的患者的选择性肺叶封堵 [83]，或者在严重肺出血期间进行选择性阻断 [84]。图 16–21A 显示使用支气管封堵器进行选择性肺叶阻断。图 16–21B 显示在先前进行对侧全肺切除术的患者中使用 Arndt® 封堵器进行选择性肺叶阻断的情况。

2. Arndt® 封堵器的放置方法

Arndt® 封堵器的放置方法是通过现有的单腔气管导管将其插入。为了便于通过导管插入，封堵器和纤维支气管镜均需进行润滑。对于右侧主支气管插管，建议使用球形封堵器；对于左侧主支气管插管，可使用椭圆形或球形封堵器。

Arndt® 封堵器的放置是将支气管封堵器插入气管插管内，并使用纤维支气管镜和导丝引导将封堵器固定引导入一侧主支气管。纤维支气管镜必须向远端推进足够深，以使 Arndt® 封堵器在推进过程中进入支气管。当封堵套囊被推送进支气管入口后，撤回纤维支气管镜，并用 4～8ml 的气体对封堵套囊进行充分充气以达到完全的支气管阻塞。

对于右侧主支气管阻塞，Arndt® 封堵器可以独立于导丝环前进，在纤维支气管镜的可视化下观察其进入右侧主支气管。在将患者转换为侧卧位之前，封堵器的套囊应该先放气，并进一步推进 1cm 以避免在改变患者体位时被滑出；在侧卧位后再次确认放置位置。不建议在封堵器套囊充气时改变患者体位，除非进行肺隔离以防止健肺的污染。可以撤回导丝环进而将 1.4mm 的通道转换为吸引口用于加速肺萎陷。Arndt® 封堵器的最新版本具有锥形装置，连接在中央通道上便于吸引 [85, 86]。确保导丝环被移除，避免导丝环包含在支气管的缝合线中 [87]。在左侧或右侧支气管中，Arndt® 封堵器的最佳位置是封堵器球囊的外表面位于气管隆嵴下至少 5mm 处的目标支气管内并获得适当的密封，阻塞左侧支气管时，封堵球囊可以适当置入更深。

3. Cohen® Flexitip 封堵器

Cohen® 封堵器是一种独立的支气管内封堵器，仅有 9.0Fr 周径和 65cm 长度的规格，内腔直径为 1.4mm。该设备配备了一个球形的高容低压气囊。在导管的远端附近有两个侧孔，用于促进肺泡排气。Cohen® 封堵器依靠位于最近端的旋转装置，可使封堵器远端的柔性尖端能够偏转到所需的支气管。这个装置在尖端有预先倾斜的设计，以便于插入目标支气管 [11–14]。在 55cm 标记处有一个扭力把

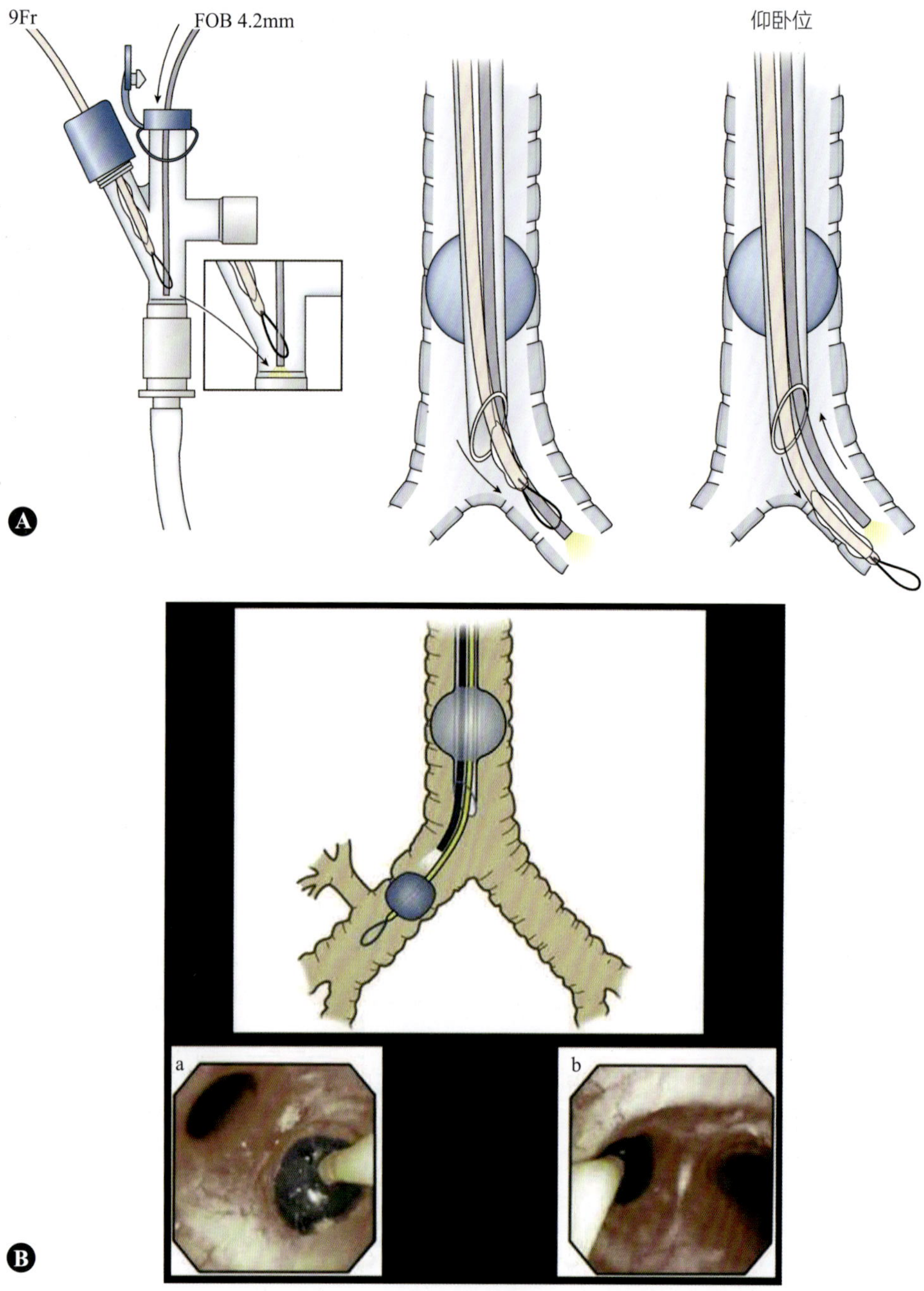

▲ 图 16-20 A. 通过单腔气管导管将 Arndt® 封堵器置入，纤维支气管镜（FOB）引导线环进入左主支气管；B. 右主支气管和左主支气管中支气管封堵器的最佳位置，完全充气时封堵器气囊的近端缘大致位于气管隆嵴以下 5～10mm 处；a. 右主支气管中的支气管封堵器；b. 左主支气管中的支气管封堵器

经许可引自 Campos J. Lung isolation. In: Slinger P, ed. *Principles and Practice of Anesthesia for Thoracic Surgery*. Switzerland: Springer Nature, 2019:283-309.

手，可以旋转封堵器。扭力把手可以移动并定位到多孔适配器的位置，以实现紧密密封，避免封堵器的移动或气体泄漏。在气囊上方的远端尖端上有一个黑箭，当用纤维支气管镜观察时，可指示尖端偏转的方向。这种 Cohen® 封堵器还配备了一个多孔适配器，以便在安装时实现气密密封。Cohen® 封堵

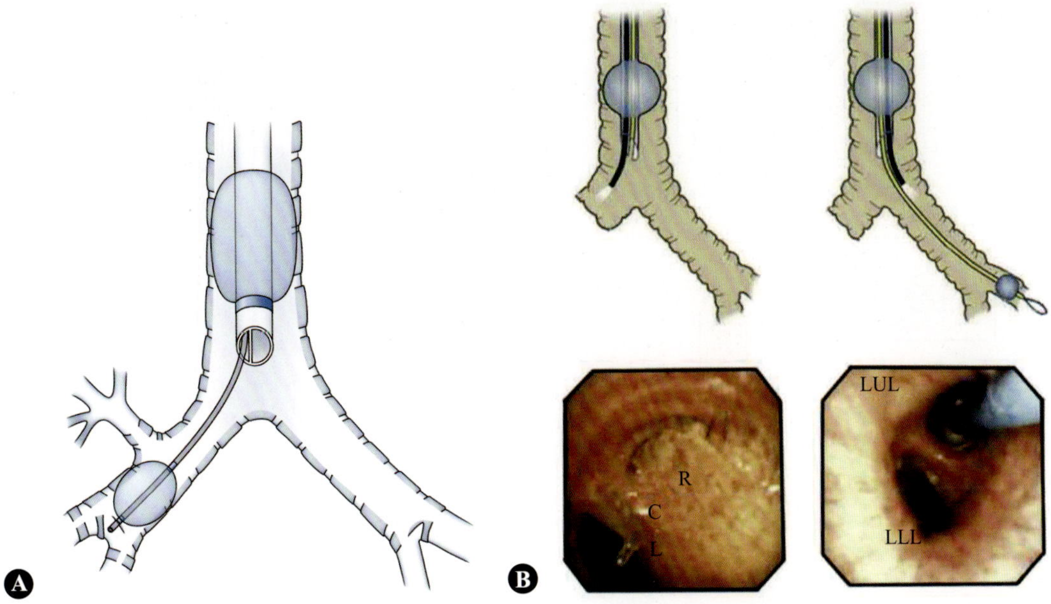

▲ **图 16–21 A. 使用 Univent® 导管进行选择性肺叶阻断，其中封堵器阻塞了中间支气管；B. 先前进行了肺切除术的患者，选择性阻塞左肺上叶支气管**

C. 气管隆嵴；L. 左主支气管；LLL. 左肺下叶支气管；LUL. 左肺上叶支气管；R. 右主支气管

器的使用适应证与 Arndt® 封堵器相同。图 16–22A 显示了 Cohen® Flexitip 封堵器。图 16–22B 显示了通过单腔气管导管放置的 Cohen® Flexitip 封堵器。

4. Cohen® Flexitip 封堵器放置方法

Cohen® 封堵器通过 8.0mm 内径的单腔气管导管进行推进。在插入之前，需要检查并完全抽空封堵器气囊。与所有封堵器一样，这种封堵器需要润滑以便于插入和通过单腔气管导管。

放置 Cohen® 封堵器是将支气管内封堵器通过气管导管置入，并使用纤维支气管镜观察封堵器进入主支气管的方向。对于阻塞右主支气管，最佳位置是通过纤维支气管镜观察到充气气囊（4～8ml 空气）的外表面位于的气管隆嵴下方至少 5mm 处的右主支气管内。

为了将封堵器引导到左主支气管，可以通过使单腔气管导管的尖端靠近左主支气管的开口处，然后将 Cohen® 封堵器向左旋转来实现。在封堵器进入左支气管后，将单腔气管导管向外拔出几厘米。另一种方法是将头部转向右侧，使左主支气管向中线靠近。这个动作有助于将 Cohen® 封堵器放置到左主支气管中。纤维支气管镜镜检下封堵器气囊的外表面位于隆突下至少 5mm 处的左主支气管中被视为最佳位置。

5. Fuji Uniblocker®

Fuji Uniblocker® 是一种冰球棍形状的独立支气管封堵器，型号为 5.0Fr 和 9.0Fr，长度为 65cm，气囊采用具有气体屏障特性的硅胶制成，以减少气体向气囊内或外扩散。该新型支气管封堵器的最大气囊充气量为 6ml，其在体外测试时的传递压力＜30mmHg，不超过与支气管黏膜相关的推荐安全限制[88]。此外，Fuji Uniblocker® 还配备了一个旋转连接器，可使纤维支镜容易进入，并可在封堵器定位过程中持续通气。Fuji Uniblocker® 是具有扭矩控制功能的封堵器，其内置的转轴使其能够引导导管进入目标支气管。Narayanaswamy 等[15]进行的一项研究比较了 Fuji Uniblocker® 与 Arndt® 和 Cohen® 封堵器的使用情况，其中外科医师对所使用的肺隔离设备保持盲法。该研究显示，根据外科医师的评分，在胸腔镜或开胸术中使用封堵器时的术野暴露情况与左侧 DLT 的效果相当；然而，与左侧 DLT 相比，包括 Fuji Uniblocker® 在内的支气管封堵器在定位上需要更长的时间，并且需要术中重新定位。Lizuka 等的另一份报道研究了胸腔镜手术患者中 Fuji Uniblocker® 的应用[89]，左侧手术相比右侧手术可达到更好的肺萎陷质量，因为使用封堵器进行右侧阻塞可能难以完全封闭右上肺支气

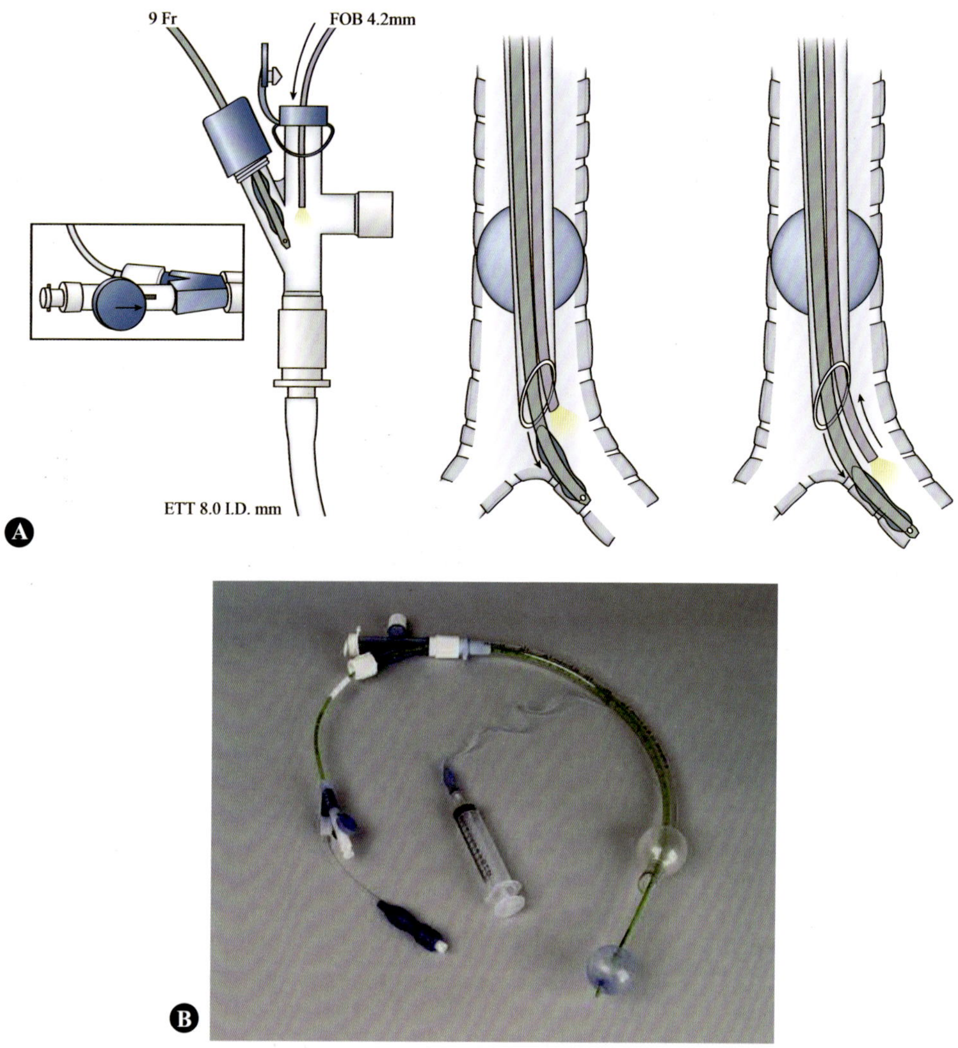

▲ **图 16-22 A. 独立支气管封堵器：Cohen Flexitip 封堵器插入左主支气管；B. Cohen Flexitip 封堵器通过单腔气管导管**

FOB. 纤维支气管镜；（图 A 经许可引自 Campos J. Lung isolation. In: Slinger P, ed.*Principles and Practice of Anesthesia for Thoracic Surgery.* Switzerland: Springer Nature, 2019:283-309.）

管。Fuji Uniblocker® 的使用指征与 Arndt® 封堵器相同。如果需要，在小儿患者中，Fuji Uniblocker® 和 Cohen® 封堵器可以轻松通过声门或气管切开部位放置，然后通过纤维支气管镜确认封堵器的位置。正如前面提到的，它也有适用于小儿患者的 5.0Fr 尺寸。

6. EZ 封堵器

EZ 封堵器是一种独立的支气管封堵器，尺寸为 7.0Fr，由聚氨酯材料制成。EZ 封堵器的制造商在其远端设计了一个 Y 形末端。远端的两个分支均配有可充气的气囊和中央通道以便进行吸引。此外，每个分支都采用颜色编码（黄色或蓝色），以便与相匹配的导引气囊进行轻松识别。EZ 封堵器通过附加在单腔气管插管上的封闭的多孔适配器的一个端口插入。单腔气管导管的最佳尺寸应为 7.5 或 8.0mm 的内径，以便使封堵器和纤维支气管镜能够同时通过。

EZ 封堵器的多孔适配器可连接到单腔气管导管的连接口上，并包含两个额外的开口，一个用于推进封堵器，另一个用于通过纤维支气管镜。

7. EZ 封堵器放置方法

在将 EZ 封堵器插入单腔气管导管和多孔连接

器的腔道之前，应对其进行检测和润滑。推进封堵器后，Y 形末端应位于气管隆嵴处，每个独立的顶端应位于右侧和左侧主支气管的开口处，只有需要进行肺隔离的一侧气囊需在纤维支气管镜直视下进行充气。当气囊的尖端进入支气管后，在软性纤维支气管镜的直视下进行气囊充气。但是 EZ 封堵器的气囊有时需要充入 10～14ml 的气体才能阻塞左侧或右侧支气管。当气囊的外表面在支气管入口下方 5～10mm 处可见时被认为是适当和最佳的位置。EZ 封堵器的常见问题是两个分支最初都易进入右侧主支气管。这就需要将封堵器撤回至气管隆嵴以上，并在纤维支气管镜的直视下重新置入。因此，单腔气管导管的远端应至少在隆突上方 4cm 处。封堵器两个分支起源的远端 Y 形连接必须牢固地固定在气管隆嵴之上，以尽可能减少手术过程中封堵器的移位。图 16-23 显示了 EZ 封堵器定位的最佳位置。

8. VivaSight® 单腔气管导管联合的引导性支气管封堵器

VivaSight® 单腔气管导管（ETView LTD., Ambu）是新一代的气管导管，其尖端内置了高分辨率成像摄像头和光源。光源的优点在于连接到显示器时，可以在无纤维支气管镜辅助下实时显示支气管封堵器的位置和放置过程[90]。图 16-24A 显示了连接到视频监视器的 VivaSight® 单腔气管导管和电缆。图 16-24B 显示了在 VivaSight® 单腔气管导管内使用的独立支气管封堵器。

Qiu 等报道了一名患有气管中部肿瘤的患者使用 VivaSight® 单腔气管导管进行管理的病例。报告显示，在患者插管后对气管进行了连续的可视化监测，气管导管正确放置于肿瘤上方，然后使用高分辨率摄像头和光源，在右主支气管上放置了支气管封堵器，这是一种管理患者气管切除和重建的新方法。VivaSight® 单腔气管导管可以实时、连续地监测支气管封堵器的位置。这种新技术也存在一些局限性，包括光源尖端可能存在分泌物，这可能会遮挡视频监视器上气管隆嵴的视图。

9. 扭矩控制 Univent® 封堵器

Univent® 导管是由一根单腔气管导管和一颗内置的、可移动的支气管封堵器组成，且封堵器由柔软的非乳胶材料制成，并包含了一个容易引导进入支气管的转动轴。封堵器的倾斜尖端位于前方的独立通道中，无法与导管分离。支气管导管的充气气囊具有高压低容特性，如果进行选择性肺叶封堵，则需要约 2ml 的气体进行密封；如果需要完全封堵支气管，则需要 4～8ml 的气体。支气管封堵器具有 2mm 直径的导管，可用于吸引或给氧，应在导管插入前予以关闭。Univent® 封堵器的优势在于它在直接喉镜暴露困难或出现意外困难气道插管的患者中具有实用性[91-94]。如果患者需要术后通气支持，可以保留 Univent 导管。然而，导管的外径相对较大（8.0mm 导管的外径＞13mm），这并不是长

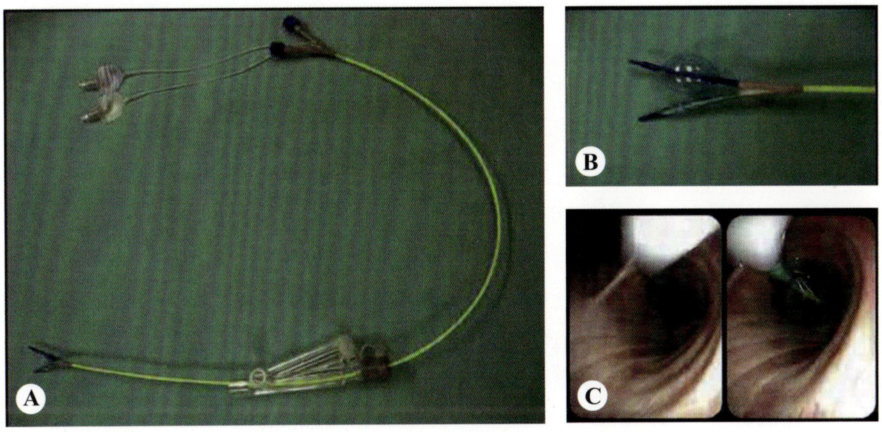

▲ 图 16-23　EZ 封堵器的最佳位置

A. EZ 封堵器和多端口适配器；B. 显示了 Y 形末端，一个气囊完全充气，另一个放气；C. 显示了 Y 形末端位于气管隆嵴上，右侧气囊完全充气（经许可引自 Campos J. Lung isolation. In: Slinger P, ed. *Principles and Practice of Anesthesia for Thoracic Surgery*. Switzerland: Springer Nature, 2019:283-309.）

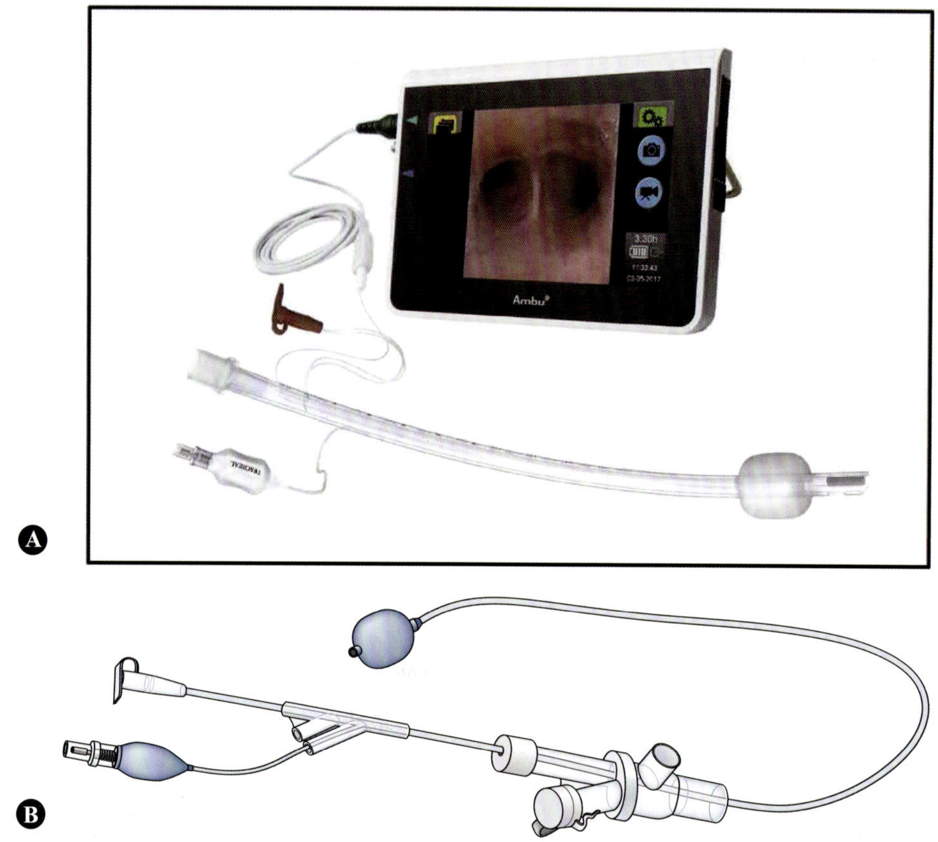

▲ 图 16-24　**A. 带有连接到视频监视器的 VivaSight® 单腔气管导管；B. 独立支气管封堵器在 VivaSight® 单腔气管导管内的使用**

期通气的最佳选择。

Univent® 封堵器的放置同其他单腔气管导管一样简单。首先，润滑支气管封堵器以便于通过。然后，将封堵器完全收回到导管管腔内。通过直接喉镜暴露进行常规气管插管，然后通过 Portex 旋转适配器将纤维支气管镜插入气管导管内，最后在直视下，将封堵器引导至目标支气管。

（二）支气管封堵器使用中的并发症

使用支气管封堵器可能会出现一些并发症，但这些并发症较使用 DLT 时轻微。在 Univent 的扭力控制封堵器中曾报道过结构性并发症，在 50 根导管中有 2 根封堵器帽连接器发生断裂 [95]。也有报道显示由于解剖结构异常而导致无法实现肺隔离的情况，例如右上肺支气管的开口位于气管隆嵴之上，或者支气管内无法形成密封 [96, 97]。在右肺上叶切除术中曾报道封堵器被吻合器缝合的情况 [98]，与外科团队就手术一侧是否使用支气管封堵器进行沟通非常重要。由于封堵器无法与主气管导管相分离，有研究报道了 Univent 封堵器气囊相关的潜在危险并发症，封堵器气囊在靠近气管导管腔处被错误的充气，由此阻断了所有气流而导致呼吸停止 [99]。

Arndt® 封堵器的并发症包括通过多端口连接器撤回封堵器时发生气囊破裂 [100]。建议在不需要使用独立支气管封堵器时，应将其与多端口连接器一起移除，而不是通过连接器的端口撤出，以防止杂质进入到单腔气管导管。使用 Arndt® 封堵器时还报告了一例近乎致命的并发症，充气状态的封堵器气囊脱落进入患者的气管，导致气道完全性梗阻。严重的气体潴留导致正在进行胸降主动脉瘤破裂手术的患者脉搏消失，将支气管封堵器的气囊迅速放气才解决了该问题 [101]。

另一起报道的 Arndt® 封堵器的并发症是外科医生在左下肺切除缝合过程中意外切断引封堵器导丝和尖部的一部分，因为导丝过细，不容易引起外科医师的注意。这种并发症需要在拔管期间支气管封堵器移除失败时再次手术探查 [87]。

Ueda 等对 302 名患者在胸科麻醉中使用支气管封堵器实现单肺通气的安全性和有效性进行了回顾性研究 [102]。他们提取了麻醉记录中的变量，包括使用的设备类型、手术类型和部位、单肺通气的具体适应证、Mallampati 评分、插管途径，以及使用支气管封堵器的相关并发症。使用的支气管封堵器包括 Arndt 导丝引导型、Univent、Cohen Flexitip、Fogarty 导管和 Fuji 等。在 251 名患者中，216 名（86%）Mallampati 评分为Ⅰ/Ⅱ，35 名（14%）评分为Ⅲ/Ⅳ。未发现与支气管封堵器相关的并发症。他们得出结论，支气管封堵器可以安全地用于实现单肺通气，且在特定情况下具有优势。

Honikman 等最近的报道讨论了 3 例使用 Fuji 封堵器 [103]，术后气囊无法放气的情况。其中两例患者在拔管期间不得不同时拔除充气状态的支气管封堵器和单腔气管导管。建议在使用前测试封堵器的导引和气囊，确保注入的空气能被抽出并使气囊完全放气。当比较肺隔离过程中的累积并发症数据时，与双腔支气管导管相比，支气管封堵器的并发症较少。

最近有一份关于使用 EZ 封堵器导致支气管穿孔的报道 [104]。在一名接受放射治疗的患者中报道了该并发症。在该病例中，EZ 封堵器被盲目地推进到单腔气管导管中，两个远端均位于气管隆嵴以下的右主支气管内。封堵器的一个尖端穿破了支气管壁，在开胸手术中可见其位于支气管外部。为防止此类并发症的发生，在纤维支气管镜的引导下推进封堵器非常重要。

三、肺隔离期间肺萎陷

每位麻醉医师都面临的挑战是如何正确放置肺隔离装置，并不确保其有效运作，从而提供良好的肺萎陷和稳定的手术视野。在一项研究中，比较了左侧 DLT、Univent® 扭力控制封堵器和 Arndt® 导丝引导封堵器，结果显示 DLT 时肺萎陷的平均时间为 17min（无须吸引即自主肺萎陷），而 Univent® 或 Arndt® 支气管封堵器的时间为 19～26min（辅助吸引）。Narayanaswamy 等进行的一项研究涉及左侧 DLT 与 Arndt®、Cohen® 或 Fuji® 封堵器的比较 [15]，结果显示手术显露程度在所研究的各种装置中均是一致的。肺萎陷的质量由外科医师进行评分，他们对所使用的肺隔离装置不知情。支气管封堵器的定位时间较长（比 DLT 长 2min），且在术中需要重新定位的概率更高。需要强调的是，这两项研究中均至少有一位在肺隔离装置方面具有丰富经验的高级胸科麻醉医师参与。

一项研究表明 [105]，使用吸入氧分数（FiO_2）为 1.0 的氧气对萎陷肺进行去氮化是改善单肺通气期间手术条件的有效策略。相反，双肺通气和单肺通气之前使用空气作为吸入气体混合物会延迟肺萎陷。

最近一项涉及使用支气管封堵器的研究表明，与使用 100% 的氧气对照组相比，使用 N_2O/O_2（FiO_2=0.5）混合气中的氧化亚氮会促进开胸后的肺萎陷。在该研究中，两组在单肺通气期间均进行了吸引辅助 [106]。另一项在肥胖病患者中比较左侧 DLT 和 Arndt 导丝引导型封堵器进行单肺通气的研究显示，在插管和肺萎陷方面，两种装置并没有明显的差异 [107]。

最近，Bussières 等在 40 名患者中比较了 Fuji 封堵器与左侧 DLT 在视频辅助胸腔镜手术中的应用 [108]。通过术中外科医师对肺萎陷质量的评估（对所使用的设备类型保持盲法）及术后对不同手术阶段肺萎陷图像的回顾，作者认为与左侧 DLT 相比，支气管封堵器获得肺部萎陷的所需时间更短，并且质量更好。在支气管封堵器组中，外科医师在 78% 的情况下错误地猜测了所使用的设备类型，而在 DLT 组中为 50%。

综合所有的研究和建议，所有麻醉医师均应熟悉肺隔离技术中支气管封堵器 [109, 110] 和 DLT[1, 2] 的使用。这应该成为每个从业者“工具箱”的一部分。编辑报道、科学证据和辩论主题均支持这一建议。表 16-3 显示了 DLT 和支气管封堵器的优缺点。

四、未来肺隔离的发展趋势

胸外科、心外科、食管外科及微创外科手术的进步导致麻醉医师对肺隔离技术的要求增加。先前的研究表明，经验有限的麻醉医师常常无法正确放置肺隔离装置。增加临床经验可以降低这种失败率。然而，在进行相对较少的胸外科手术的医疗中心工作的麻醉医师的经验可能受到限制。因此，改进非临床培训方法至关重要。

改善临床技能的两个重要途径在全球范围内均可实现。第一个是参加在大多数麻醉协会的麻醉会

表 16-3 DLT 和支气管封堵器的优缺点

	双腔气管导管（DLT）	支气管封堵器 (Arndt®、Cohen®、Fuji®、EZ 封堵器®)
优势	• 管径粗，便于吸引 • 对于需要绝对肺隔离以保护肺部免受污染的情况，是最佳选择 • 从双肺通气转换到单肺通气及逆转非常容易和可靠	• 如果单腔导管的尖端位于气管隆嵴以上，容易识别解剖结构 • 适用于困难气道 • 插管过程中很少发生气囊损坏 • 如需机械通气（术后），无须更换导管
劣势	• 选择合适的尺寸较为困难 • 喉镜暴露的插管过程更困难 • 插管过程中可能损坏气管导管气囊 • 罕见的严重气管支气管损伤	• 吸引通道较细 • 从单肺通气转换到双肺通气，然后再转回单肺通气时会更加困难和复杂 • 设备维护工作量大（手术过程中频繁脱位或漏气）

议期间提供的各种胸科工作坊和胸科研讨会。在这些会议上，与会者可以熟悉所提供的各种肺隔离装置，包括支气管封堵器和双腔导管。一对一的“亲自操作”将有助于这些装置的实际使用，并可与专家教师进行互动。

第二个工具是麻醉模拟器。这些模拟器在大多数机构中都可获得，并已用于增强学习和提高技能 [111, 112]，通常在经验丰富的临床医师的指导下进行。这些肺隔离技术的教育方法包括在经验丰富的胸科麻醉医师指导下使用气道模拟器进行培训。另一种选择是在纤维支气管镜模拟器上进行肺隔离技术的培训 [113, 114]，特别适用于不经常进行胸外科手术的麻醉医师。一项涉及胸科经验有限的麻醉医师的研究比较了模拟器插管模型与基于计算机教学材料的左侧 DLT 放置方法，结果显示麻醉医师经这两种教学方法培训后进行 DLT 插管的效果是类似的 [115]。

另一项涉及麻醉科住院医师使用 DLT 和支气管封堵器进行的高保真模拟肺隔离的研究表明，他们在放置肺隔离装置方面的表现非常成功 [116]。一项旨在教授高年级医学生基本的类似模型研究显示，视频教学和基于模拟的方法在培训初学者掌握肺隔离技术方面相似且非常成功 [117]。该研究报告还指出，如果不进行实践，所掌握的技能会逐渐减退。无论使用何种方法来教授肺隔离技术，胸外科手术经验有限的麻醉医师应定期进行实践，以保持其技能水平。

www.thoracicanesthesia.com 网站上提供了一个免费的在线支气管镜模拟器，可用于学习气管、支气管解剖结构（图 16–25）。

结论

成功进行肺隔离的基本原则包括：①在术前评估中通过胸部前后位 X 线和术中采用纤维支气管镜识别气管、支气管解剖结构；②熟悉并具备纤维支气管镜的使用技巧；③熟悉和掌握双腔气管导管和支气管封堵器的使用。

由于其更大的安全范围，左侧双腔气管导管是肺隔离最常用且最容易使用的装置。对于左侧肺切除或无法放置左侧 DLT 插管禁忌时，如左侧主支气管被肿瘤占位，建议使用右侧双腔气管导管插管。对于气道异常困难或已气管切开造口的患者，支气管封堵器是首选。支气管封堵器的放置需要更长的时间，并且更容易在术中移位。在肺萎陷之前的双肺通气期间，使用 FiO_2 为 1.0 的纯氧促进氮气排空可促进肺萎陷。每次放置肺隔离装置（无论是 DLT 还是支气管封堵器）均需要听诊和夹管操作，并通过纤维支气管镜进行确认，以便肺隔离能达到 100% 的成功率。通过使用纤维支气管镜技术，在仰卧位和侧卧位时，或者在需要重新定位时，可以实现这些装置的最佳定位。目前有许多新型装置可供临床使用，最好将其中几种作为临床医师“工具箱”中的一部分，并根据临床需要使用它们。

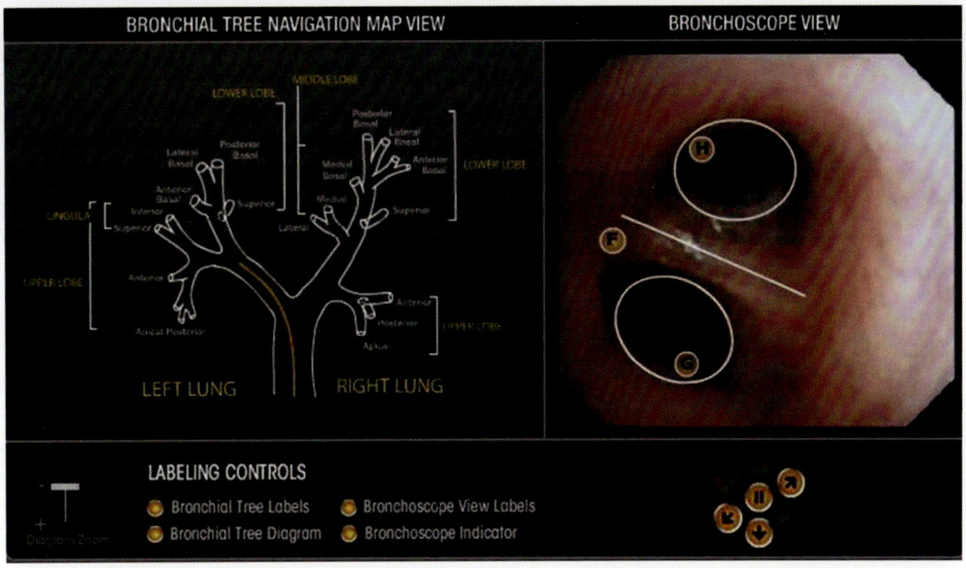

▲ **图 16-25　在 www.thoracicanesthesia.com 上的免费在线支气管镜模拟器**

用户可以通过点击“支气管镜视图（Bronchoscopic View）”下的亮光方向箭头来导航气管支气管树，实时观看视频；点击“支气管镜视图”上的标签可以获得所见解剖细节；同时“支气管树导航地图（Bronchial Tree Navigational Map）”（左侧）显示了支气管镜在气道中的实时位置，以橙色线条表示（引自 www.thoracicanesthesia.com）

第 17 章　胸科麻醉中困难气道患者的肺隔离

Lung Isolation in Patients With a Difficult Airway in Thoracic Anesthesia

Javier H. Campos　著

罗天元　王海英　译

对于存在困难气道的胸外科患者来说，可以通过使用带有支气管阻塞器的单腔气管导管或双腔气管导管（DLT）来实现单肺通气（OLV）[1-4]。据估计，因原发性肺癌进行胸外科手术的患者中，有5%～8% 的患者同时患有咽癌(通常位于会厌区域)，其中许多患者曾接受过广泛的气道或颈部手术 [3]。此外，有些患者曾接受过颈部放射治疗或气道手术，例如半下颌切除术或半舌切除术，导致气管插管困难，尤其是由于上气道解剖结构变异而难以实现 OLV。解剖变异的位置可能位于气管隆嵴处或者位于隆突以远的位置，例如压迫左主支气管的降主动脉瘤，或者位于支气管隆嵴附近的支气管内或支气管外肿瘤，使左侧 DLT 的插入变得困难或无法插入 [5]。

一、困难气道的术前评估

困难气道指经普通喉镜检查评级为Ⅲ级（仅能看到会厌）或Ⅳ级（仅能看到软腭的一部分）的气道。图 17-1 展示了气道解剖学和改良 Mallampati 评级的Ⅲ级和Ⅳ级气道。一旦确认存在困难气道，应对患者进行详细检查。若有既往麻醉记录，应检查患者的气道管理史；嘱患者尽可能将口张大并伸直舌进行检查，还应注意下颌间隙的长度；仔细评估上下颌咬合的程度及摆放嗅探位的能力。对于无法张开口的患者，因可能采用经鼻气管插管，所以还需评估鼻腔通畅程度 [6]。对于已实施气管切开的患者，在考虑使用特定的装置更换气管造口套管以实现 OLV 时，必须评估造口的入口和周径 [7]。此外，根据手术的类型和时间、手术期间液体转移程度，初始未被归类为困难的气道可能因继发气道水肿、分泌物和初始插管导致喉部损伤而变得困难。另外，10% 可以使用单腔管插管的患者可能难以插入 DLT，取决于张口度、舌的大小和牙齿的情况。

另一类在单肺通气的困难气道患者是指那些由于主支气管开口处受压或腔内肿瘤导致解剖畸形的患者，通过查看胸部 X 线和多层次计算机体层成像，确定主支气管的直径和解剖结构进而排除扭曲或压迫的存在 [8]。在某些情况下，选择特定的单肺通气装置前使用软性的纤维支气管镜检查以评估气道的解剖扭曲程度是必要的。框 17-1 列出了单肺通气中潜在的困难气道风险情况。

二、困难气道和肺隔离：确保气道安全的主要目标

对于需要进行单侧肺通气且存在困难气道的患者，最主要目标是使用单腔气管导管开放气道。在麻醉诱导过程中，存在任何可能失去对气道控制的患者，都需要在充分表面麻醉的基础上使用纤维支气管镜进行清醒气管插管。对于无通气困难的患者，可以在麻醉诱导后使用支气管镜或其他视频喉镜，如 C-MAC 喉镜、GlideScope、King 视频喉镜或 Airtraq。所有这些设备都被证明有助于暴露会厌和声带 [9-11]。

三、上呼吸道异常和肺隔离

术前评估可以识别拟行 OLV 的患者可能出现

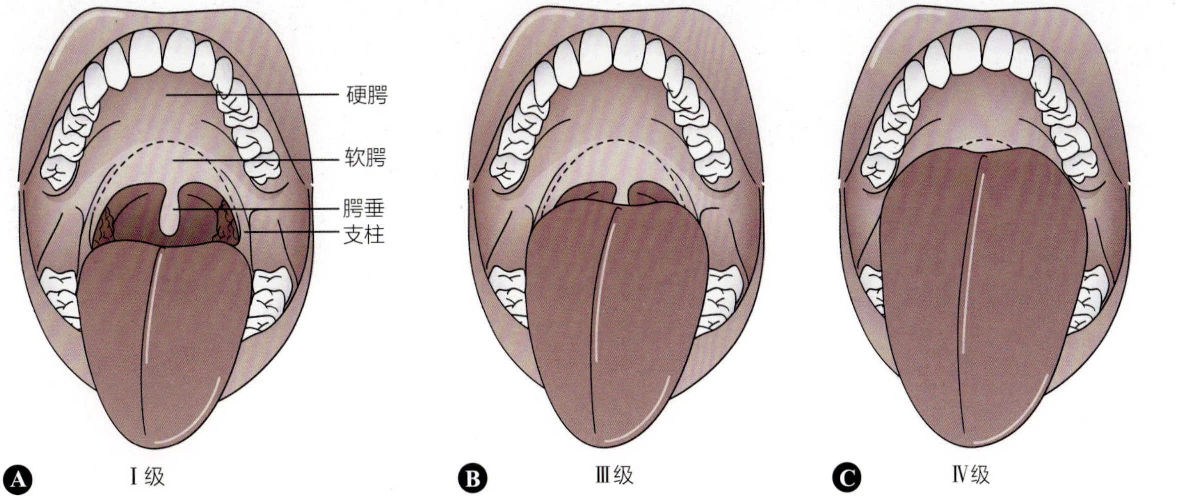

▲ **图 17-1　改良 Mallampati 气道分级**

A. 正常气道解剖结构；B. Ⅲ级，仅可见软腭及悬雍垂基底部；C. Ⅳ级，软腭也不可见（译者注：此处原著有误，已修改）

框 17-1　单肺通气期间存在困难气道潜在风险的患者

上呼吸道

- 脖子短，颈围增加>42cm
- 上颌前突，下颌骨后缩
- 颈椎活动受限和脊髓受压
- 下颌张开受限，即慢性牙关紧闭
- 颈部放射治疗
- 半舌切除术 / 半下颌骨切除术
- 舌、口腔和会厌巨大肿瘤

下呼吸道

- 气管切开
- 气管或支气管内的解剖结构扭曲
- 右或左主支气管入口受压

由既往手术、放射治疗引起的气道畸形所导致的困难气道。在这些情况下，有多种方法可用于实现 OLV。如前所述，第一步是在患者清醒时经口使用纤维支气管镜插入单腔气管导管建立气道。

在准备清醒纤维支气管镜插管时，应对患者进行鼻导管吸氧，并全面监测患者心电图、血压和脉搏血氧饱和度等。使用喷雾或雾化剂的所有局部麻醉药应进行定量，以避免药物过量引起并发症，如癫痫。此外，这些患者需要使用抑制唾液分泌的药物，如格隆溴铵。

将 5% 利多卡因软膏涂抹在压舌板上，让患者将其放置在口中 5min，拿出压舌板后，使用黏膜雾化装置将 4% 利多卡因直接喷洒到咽部、喉部和声带上进行舌后部麻醉。当患者出现咳嗽反射时，很可能麻醉药已经进入声带。

紧接着吸出气道中积聚的所有残余分泌物。为了测试咽反射是否被抑制，可以将后端浸润有 5% 利多卡因软膏的 Berman 通气道沿舌中部推进，直至完全插入口腔内。使用 Berman 通气道的优点是它有助于观察会厌并允许光纤观察镜及引导的单腔导管直接通过。此外，使用刚性喉套管可以避免因患者牙齿而导致光纤观察镜受损。纤维支气管镜必须放置在中线位置，以使单腔气管导管在尝试插管时朝向后方。在某些情况下，将单腔气管导管逆时针旋转 90° 回撤可使导管尖端脱离声带，从而便于进入气管。

在患者单腔气管导管和纤维支气管镜置入气管后，应通过纤维支气管镜直接观察气管环和气管隆嵴，以及单腔气管导管在气管内的位置[12]。患者使用单腔气管插管后，应使用独立的支气管阻塞器实现单肺通气。

常用的独立支气管阻塞器可以通过单腔气管导管内或外使用，包括 5.0Fr、7.0Fr 和 9.0Fr 的导线引导型 Arndt 支气管阻塞器，9.0Fr 的 Cohen Flexitip 支气管阻塞器，4.5Fr 和 9.0Fr 的 Fuji Uniblocker，以及 7.0Fr 的 EZ 封堵器 [13]。如果患者因既往手术无法张口而无法经口插管，则可以选择清醒经鼻插管，需注意经鼻插管的事项，如使用血管收缩药、局部麻醉药，以及置入单腔气管导管。确定气道建立成功后，可以在纤维支气管镜的直视下将支气管堵塞器推进到目标支气管 [14]。

当使用独立支气管阻塞器时，尤其是 9.0Fr 的尺寸（推荐可接受的最小单腔气管导管内径为 8.0mm），软性的纤维支气管镜和支气管阻塞器之间需要有足够的空间，以便在单腔气管导管内进行引导。如果只能放置内径为 7.0mm 或 7.5mm 的单腔管，仍然可以放置 9.0Fr 的阻塞器。在充分润滑阻塞器后，应先使用盲法进行推进，使阻塞器气囊超过单腔气管导管的尖端，然后再置入纤维支气管镜进行准确定位。这将避免阻塞器气囊（限制因素）和支气管镜同时进入狭窄的单腔气管导管内。相比于 Arndt 导丝引导型支气管阻塞器，Cohen Flexitip、Fuji Uniblocker 或 EZ 封堵器的优点在于，在将其推进到目标支气管时，纤维支气管镜可以看到阻塞器远端的尖端，并将其引导到至选定的支气管内。Arndt 阻塞器远端的尖端会环绕在纤维支气管镜上，直到脱离时才能看到。由于该阻塞器是盲法推进的，它可能会卡在气管导管的 Murphy 孔或气管隆嵴处。在困难气道患者中使用阻塞器的一个优点是，除了通过插入单腔气管导管实现单肺通气外，如果需要术后通气支持，独立支气管阻塞器可以在手术结束时轻松地移除 [15]。阻塞器的气囊应仅在患者转为侧卧位时才充气。实现成人支气管完全密封所需的气体量为 5～8ml。EZ 封堵器需要更多的气体才能实现密封 [16]，最好在纤维支气管镜的直视下对阻塞器气囊进行充气。

在左侧或右侧支气管中，阻塞器的最佳位置是其气囊外表面位于气管隆嵴以下至少 10mm 处，并实现适当的密封。图 17–2 显示了通过单腔气管导管放置 Fuji Uniblocker 的最佳位置。第 16 章图 16–23 显示了 EZ 封堵器的最佳位置。阻塞器气囊充气后，可以连接阻塞器导管到吸引器，同时观察呼吸机风箱。如果呼吸机风箱未能充满，表明充气的支气管气囊未能充分密封主支气管腔，潮气量正在减少。

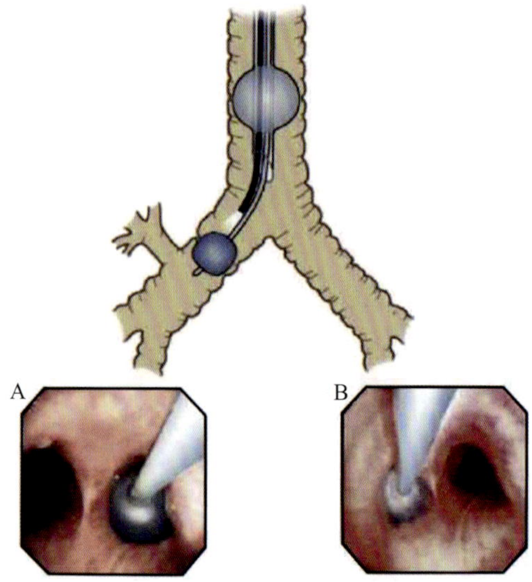

▲ **图 17–2 Fuji Uniblocker 通过单腔气管导管的最佳位置**
A. 右主支气管中 Fuji Uniblocker 的充气囊；B. 左主支气管中 Fuji Uniblocker 的充气囊

四、喉罩和支气管阻塞器在困难气道中的应用

在困难气道患者中，联合使用喉罩和独立支气管封堵器也是实现单肺通气的一种选择。ProSeal 喉罩已经与支气管封堵器一起用于解决胸腔镜手术中困难气道患者的单肺通气难题 [17, 18]。

五、双腔气管导管在困难气道患者中的应用

使用 DLT 插管比使用单腔气管导管更加困难。DLT 的尺寸较大、刚性较高，并且没有尖端斜面，可能会遮挡声门的视野。在实际操作中，有两种方法可以将 DLT 应用于困难气道患者。第一种方法是使用气道局部麻醉，在 DLT 的支气管腔内置入纤维支气管镜进行引导和推进 [19]。这种技术的局限性在于放置较长的 DLT 时可供操作的纤维支气管镜长度有限。第二种方法是通过辅助照明设备或视频喉镜，增加会厌、声带和导管推进的可视化。有报道使用可塑形的照明导丝，将其放置在 DLT 的支气管腔，灯泡的尖端位于气管导管的远端，用于处理气道困难的患者 [20]。

过去曾有一种名为 WuScope 的纤维喉镜原型（现已不再商业化），用于在气道异常解剖的患者中放置 DLT[21]。该纤维喉镜的优点是因为双腔气管导

管被包裹在喉镜片中，可以防止喉镜检查过程中气管导管气囊的破裂，而局限性是仅适用于较小尺寸的 DLT，如 35～37Fr[22]。

六、双腔气管导管的换管技术

在清醒经纤维支气管镜引导或麻醉诱导后插入单腔气管导管的患者，可使用换管器将现有的单腔导管更换为 DLT 从而实现肺隔离。

换管器需要具备中空的中心通道和通用连接器以便于通入氧气。换管导管的远端应具备柔软的尖端，避免损伤气道，长度要足够长，并有外部标记以控制插入深度。对于 DLT，换管导管的长度应至少达到 83cm。Aintree 换管器的内径较大，可允许纤维支气管镜进行引导。此外，14Fr 的换管导管可用于 39Fr 和 41Fr 的 DLT，而 11Fr 的换管导管可用于 35Fr 或 37Fr 的 DLT。

在进行换管之前，应在体外对换管导管、单腔气管导管和 DLT 的组合进行测试[23]。嗅探位有助于换管，润滑换管导管后，将其插入单腔气管导管内，换管导管不应插入超过距离唇部 24cm 的深度，以避免意外破裂或切割气管、支气管或肺[24, 25]。在抽空气囊后，将单腔气管导管拔出，然后经换管导管推进 DLT 的支气管腔。在换管过程中最好使用视频喉镜以便在直视下引导 DLT 通过声门[26]。图 17-3 显示了双气道换管器技术。图 17-3A 显示了视频喉镜；图 17-3B 显示了通过声门的换管导管视图；图 17-3C 显示 DLT 经两根 11Fr 换管导管推进，一根穿过气管腔，一根穿过支气管腔。

如果无视频喉镜可用，则在换管期间让助手进行标准喉镜暴露可部分对齐口咽和声门的排列并促进换管。通过听诊、呼气末二氧化碳（$ETCO_2$）波形及纤维支气管镜检查，可以明确 DLT 最终的正确位置。在困难气道患者中放置 DLT 的另一种方法是使用探条。不幸的是，其中一些探条材料在通过 DLT 内腔时会发生剪切[27-29]，而制造商也在其说明书中明确指出探条引导器不适用于 DLT。

最近的一项研究调查了 3 种不同品牌的 DLT（Mallinckrodt BronchoCath、Silbroncho 和 P3 DLT）[30]，并在模拟的体外模型中比较了四种品牌探条的表现。作者报道称，探条的品牌、DLT 的品牌和大小都影响了探条通过 DLT 管腔时的剪切程度。当探条与 Silbroncho DLT 一起使用时，剪切程度最小。作者还称，当 Frova 探条与 Mallinckrodt DLT 一起使用时，剪切程度比与其他品牌的 DLT 联用时更为严重。虽然探条在单腔气管导管插管过程中有帮助，但要注意不正确的使用，特别是在放置 DLT 时，剪断的探条碎片可能会引起短期气道阻塞，并可能导致长期并发症。探条的剪切程度不仅取决于其物理特性，还取决于所使用的 DLT。Frova 探条与 Mallinckrodt DLT 合用时风险特别高。此外，与 Silbronco DLT 一起使用时，Bougie 的剪切程度较小。图 17-4 显示了双腔气管导管和探条。

七、双腔气管导管更换为单腔气管导管

在手术结束时，可以使用双气道交换导管将 DLT 更换为单腔气管导管。一项使用双气道交换导管将 DLT 更换为单腔气管导管的研究显示，与使用单气道交换导管相比，气管插管在声门受阻的概率降低，单腔气管导管的置入成功率更高。

双气道导管置换涉及多种技术。最常见的是

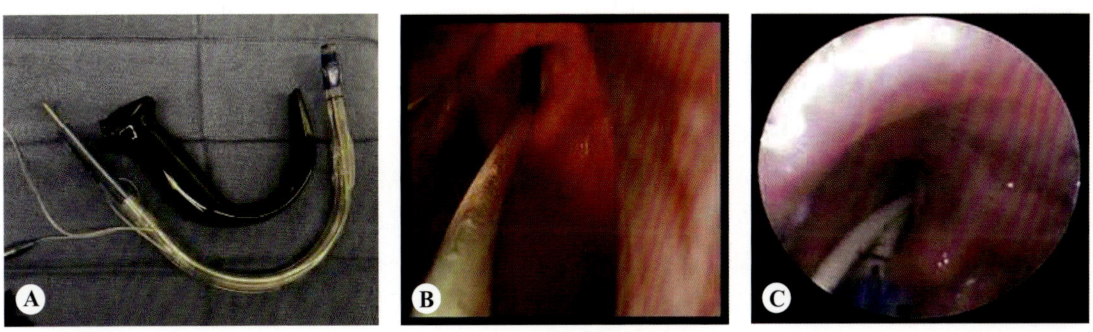

▲ 图 17-3 双气道换管器技术

A. 视频喉镜，弯曲型的 DLT；B. 通过声门观察气道交换导管；C. 使用两根 11Fr 气道交换导管引导 DLT，一根穿过气管腔，一根穿过支气管内腔

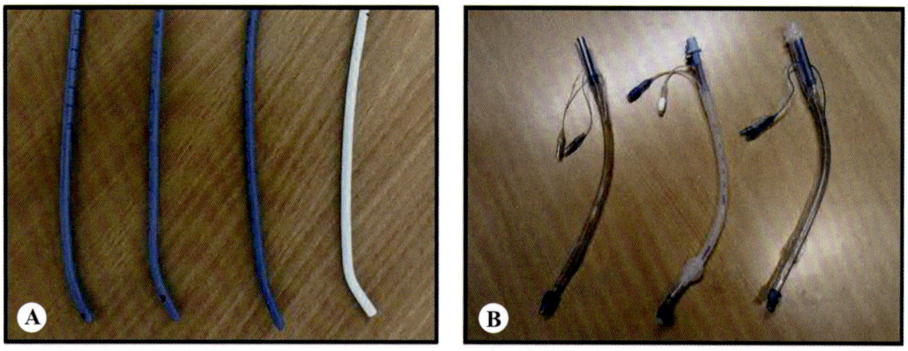

▲ 图 17-4 A. 探条，从左向右依次为 Frova、P3、PROACT 和 Portex；B. 双腔导管，从左向右依次 Mallinckrodt Broncho-Cath、Silbronco 和 P3

引自 Luther DGP, Robertson HF, Suchett-Kaye I, et al. Double-lumen tracheal tubes and bougies: a bench study to investigate factors that influence the risk of shearing. *Anaesthesia*. 2019, 74:891-895.

使用双直径同轴气道置换导管，它由一个外直径为 4.0mm 的置换器和一个外直径为 7.0mm 的置换器组成。该设备可以提供更坚硬的引导线，用于更换 DLT 为单腔气管导管。在气管导管置换技术中，建议使用视频喉镜来观察正确的置换过程，并将舌从导管处移开。第二种技术是使用两根来自 Cook Critical Care 的 11.0Fr、83cm 长的气道置换导管。一根导管经 DLT 的支气管管腔通过，确保置换器的尖端不会突出 DLT 的尖端；第二个置换导管经气管管腔通过，由于两个置换导管的刚性增加，两根导管可以轻松地引导新的单腔气管导管。为了使该技术发挥作用，必须使用内径为 8.0mm 的单腔气管导管。图 17-5 显示了来自 Cook Critical Care 的 Aintree 气道导管。

八、气管切开术患者的肺隔离技术

对于气管切开术后的患者，需要进行特殊的气道管理，因为患者气道已经变短，或者全喉切除术后限制了口咽气管插管。传统的 DLT 在气管切开术的患者中使用受限，因为 DLT 过长、外直径过大且过于僵硬，或者气管切口可能太小难以适应 DLT，这可能会造成气道损伤。在管理气切患者的肺隔离装置时，需要考虑以下因素：在气切管插入后 7 天内的早期造口阶段 [31]，在试图拔除 Shiley 管时，气道可能会立即丧失，而不同于已长期存在且形成良好的气切造口 [32]。所有这些因素在通过气管造口放置适当的气道隔离装置时都很重要 [7]。

对于已留置气管造口且处于早期阶段的患者，

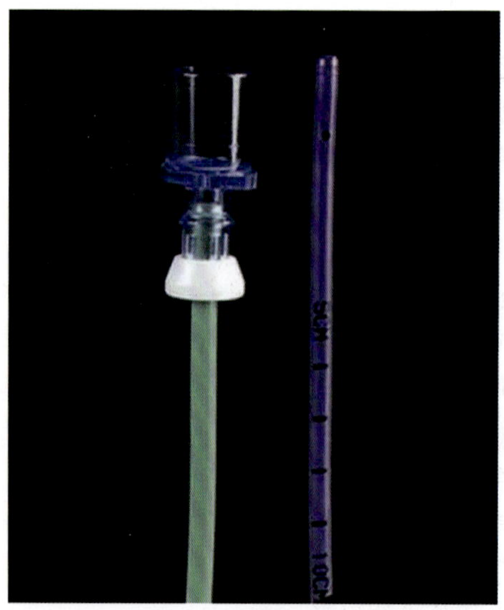

▲ 图 17-5 Cook Aintree 气道导管（Cook Critical Care）用于交换双腔气管导管和单腔气管导管

近期的修订版本有一个柔软的远端（紫色）尖端，以试图降低在更换管子期间损伤远端气道的风险（右）；近端较硬的绿色端（左）具有可拆卸的连接器，用于紧急通气；所示为标准的 15mm 外径呼吸回路连接器

可以使用带有支气管阻塞器的 Shiley 管。相反，对于长期存在的气管切开术切口的患者，可以使用单腔气管导管，并将其引导至目标支气管，进行肺部隔离。另一种选择是使用单腔气管导管，随后通过内腔或外腔放置独立的支气管阻塞器，使用纤维支气管镜引导以达到支气管阻塞器的最佳位置。已报道在患有气管切开术的患者中使用 Arndt 导丝引导的支气管阻塞器、Cohen Flexitip 封堵器、Fuji

Uniblocker 和 EZ 封堵器进行单肺通气，并取得了良好的效果[7, 33]。在气管切开术中也可以使用 DLT，然而，除非存在 DLT 的绝对适应证，否则推荐首选使用支气管封堵器[34]。对于所有这些情况，建议使用小尺寸的纤维支气管镜（即外径为 3.5mm）。在欧洲，可以使用适应切口的短曲 DLT（Portex）实现肺隔离（请注意，此管目前在美国没有注册）。图 17-6 和图 17-7 显示了存在气管切开术的患者，在此患者中使用了 Cohen 支气管封堵器实现单肺通气。表 17-1 列举了基于 70 例气管切开术患者肺隔离数据所形成的建议，已获得 Campos 等的许可。

九、下气道解剖异常患者的肺隔离

在处理困难气道和单肺通气时，还需要考虑另一类重要患者，即存在下呼吸道异常的患者，特别是远端气管或支气管病变的患者。常见的左侧 DLT 使用禁忌的情况包括左主支气管的管腔内肿瘤或压迫左主支气管入口的降主动脉瘤（图 17-8）。在这种情况下，应使用纤维支气管镜引导放置右侧 DLT。

另一类需要单肺通气的下呼吸道异常患者是既往行肺叶切除术的患者。这些患者可能存在解剖结构扭曲，这可能导致在识别右侧和左侧支气管时出现困难，因为失去了解剖标志物[35]。对于这些患者，在放置肺隔离装置之前，需要使用纤维支气管镜对气管和支气管进行完整的检查，以正确识别气管支气管树的解剖结构。图 17-9 显示了一例既往行肺叶切除术的患者，右上肺切除术后缺失的（吻合）分段支气管。

十、手术后拔管和机械通气

困难气道患者的术后拔管是一项挑战。图 17-10 显示了手术结束时拔管或换管的方法。在拔管之前需要考虑的因素包括气道黏膜水肿、出血、分泌物或插管过程中的咽部撕裂情况、手术持续时间及术中的输液量。应保持对气道的持续可控，以防需要再次插管。可以在拔管之前使用气道导管交换器将单腔气管导管或双腔气管导管拔出（阶段性拔管）[36]。另一种选择是在喉镜或视频喉镜的直视下使用气道导管交换器将双腔气管导管换成单腔气管导管[37–39]。在某些情况下，困难气道患者使用双腔气管导管可能需要术后机械通气。对这些患者的拔管选项是先抽空 DLT 的两个套囊，将导管退至气管隆嵴以上，然后再对套囊进行充气从而进行双肺通气，特别是考虑到将 DLT 转换为单腔气管导管的过程存在风险时。这只是作为最后的选择，因为重症监护室的工作人员并不总是熟悉 DLT 的管理，并且可能引发潜在的并发症。

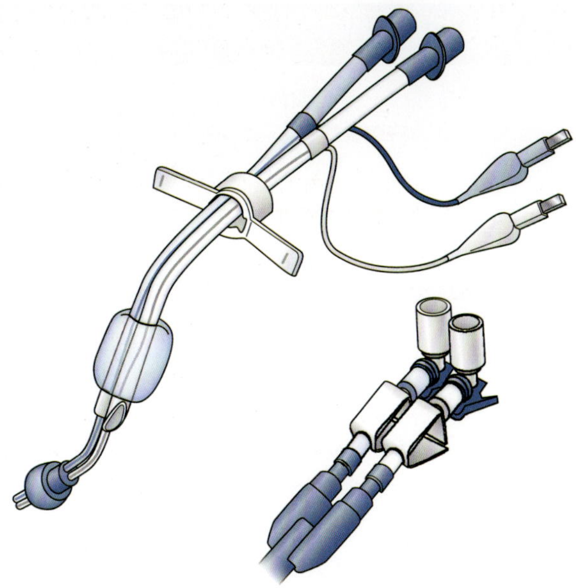

▲ 图 17-6 气管切开适用型双腔气管导管（在欧洲有售）

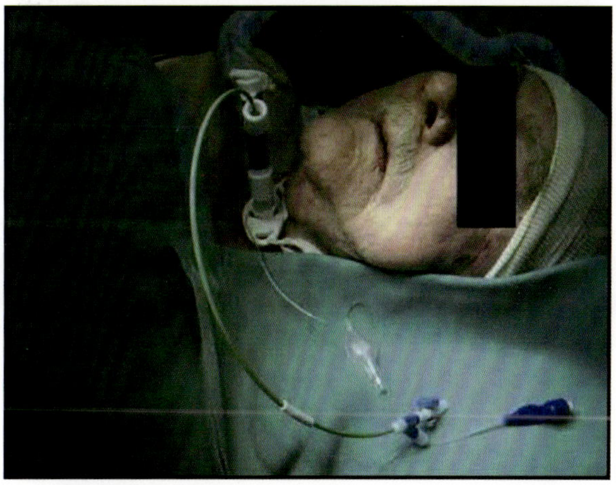

▲ 图 17-7 一名接受了气管切开术的患者，使用 Cohen 封堵器实现单肺通气

结论

在需要单肺通气的患者中，术前评估中关键的一步是识别和确定可能存在的困难气道[40]。建立

表 17-1 对现有气管切开术患者进行肺隔离管理的建议

早期阶段 行气管切开术<7 天	晚期阶段 气管切开术>7 天
原位 Shiley 带套囊低压气管切开套管	• 评估气管切开造口 • Shiley 气管切开套管内径 6 或 8mm 或 SLT 内径 7.5 或 8.0mm
考虑使用支气管封堵器	考虑在腔内或腔外放置支气管阻塞器
Arndt 封堵器、Cohen 封堵器、EZ 封堵器（基于专业知识）	Arndt 封堵器、Cohen 封堵器、EZ 封堵器、Fuji-Uniblocker（基于专业知识）
纤维支气管镜，外径 3.5mm 或 4.2mm	纤维支气管镜，外径 3.5mm 或 4.2mm
	通过气管造口推进 SLT 以阻塞主支气管或通过左侧 DLT

DLT. 双腔气管导管；SLT. 单腔气管导管；经许可引自 Campos JH, et al. Lung isolation techniques in patients with early stage or long-term tracheostomy: a case series report of 70 cases and recommendations. J Cardiothorac Vasc Anesth. 2019, 33:433-439.

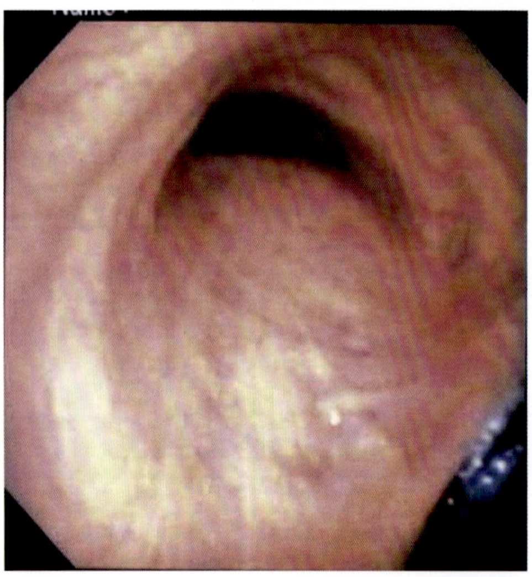

▲ 图 17-8 使用纤维支气管镜观察气管隆嵴的视图
左侧，胸主动脉瘤压迫左主支气管入口；右侧显示双腔气管导管支气管套囊的蓝色边缘（由 Edmond Cohen 医学博士提供）

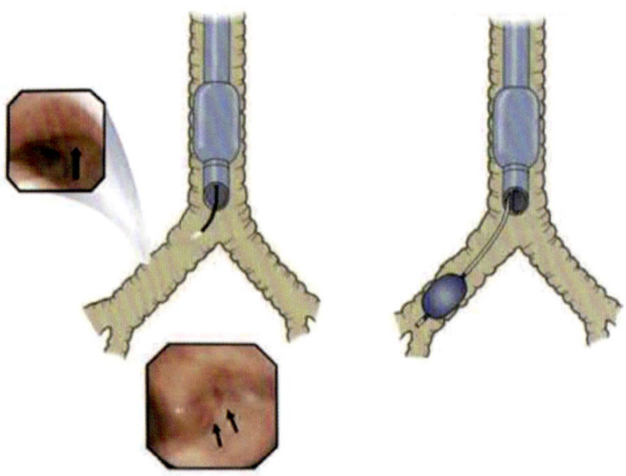

▲ 图 17-9 一名曾接受过肺叶切除术的患者，右肺上叶切除术后节段性支气管缺失；箭指示缝合线
经许可引自 Campos JH. Update on selective lobar blockade during pulmonary resections. *Curr Opin Anaesthesiol*. 2009, 22:18-22.

气道最安全方法是在纤维支气管镜引导下经口或经鼻置入单腔气管导管，而且在这些患者中，最好使用独立的支气管封堵器来实现肺隔离[41]。另一种选择是经气道交换技术置入 DLT。对于气切术后的患者，建议通过单腔气管导管或 Shiley 气切套管使用独立的支气管封堵器。建议在使用这些装置之前、使用时和使用后均用纤维支气管镜进行检查[7, 42]。

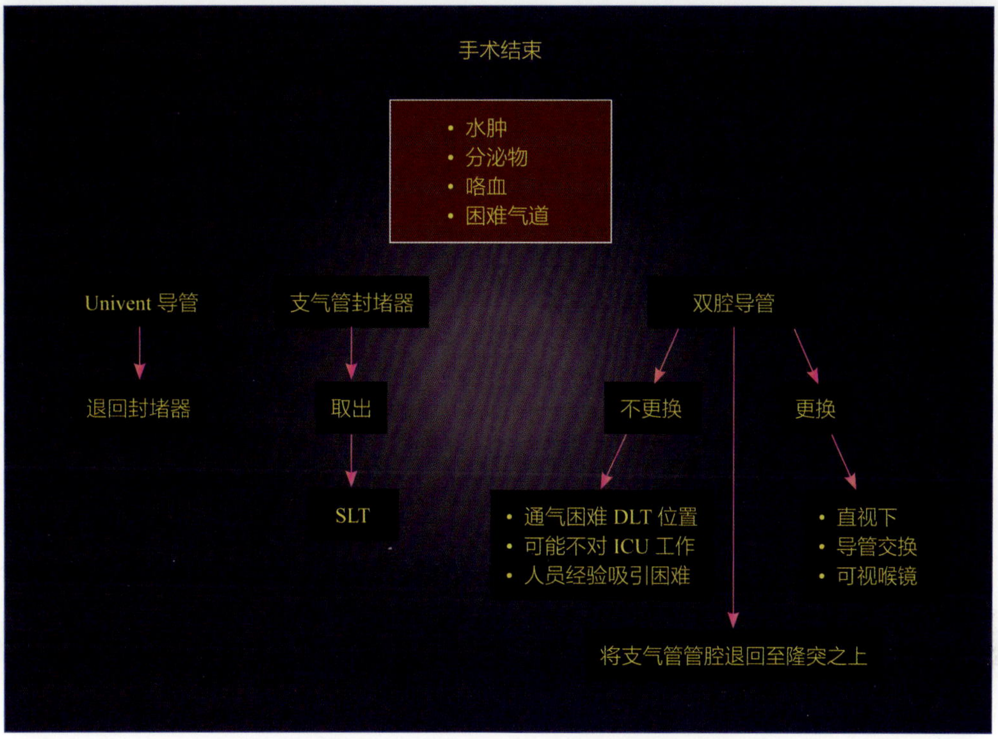

▲ 图 17-10　手术结束时拔管或换管的方法

DLT. 双腔气管导管；ICU. 重症监护病房；SLT. 单腔气管导管

第 18 章　围术期肺损伤的病理生理学

Pathophysiology of Perioperative Lung Injury

Alexander White　Andrew C. Steel　著

张宏伟　余　海　译

术后肺并发症是术后并发症和死亡的重要原因[1]。全球每年约有 2.3 亿次大手术。围术期肺并发症非常常见，发生率高达 59%。其中约 2.7% 的手术患者会发生严重急性肺损伤（acute lung injury，ALI），导致术后呼吸衰竭[2]。各类手术术后发生肺并发症的风险并不相同，例如食管手术（23.8%）术后并发症的风险明显高于大多数的骨科手术。即使发生 ALI 的患者康复出院，其长期预后相较于未发生 ALI 的患者仍然更差。一项为期 2 年随访的研究表明，围术期发生 ALI 的患者康复后平均每年需要再入院 2 次和每次长达 6 天的住院治疗[2]。另一项研究报告称，胸外科手术患者术后 30 天和 90 天的死亡率分别为 27%[3] 和 55%[4]。

过去有多种不同的术语表述“围术期肺损伤”，包括“渗透性肺水肿”和“术后肺损伤”[5]。目前围术期肺损伤的定义采用的是 2012 年柏林定义[6]（表 18–1），即手术后立即发生的急性呼吸窘迫综合征（ARDS），虽然这个定义仍存在争议，但它是目前最为广泛和普遍认可的定义。

（一）流行病学

1821 年 Laennec 首次将 ARDS 描述为一种非心力衰竭性肺水肿。接下来，直至 1967 年 Ashbaugh 及其同事[8] 提出“急性呼吸窘迫综合征（ARDS）”定义前，“双侧肺炎”和“休克肺”等多种术语被用于描述此综合征。ARDS 可能是由肺内或肺外机制导致，其病因往往是多因素的。最常见的病因是严重的细菌性 / 病毒性肺炎、非肺源性脓毒症、误吸和创伤。表 18–2 列出了一些不常见的 ARDS 病因。围术期肺损伤是诸多复杂因素相互作用的结果，包括患者的生理状况、潜在的外科诊断和技术、以及与机械通气的相互作用。尽管 ARDS 是一种常见疾病，但鉴于许多临床疾病与 ARDS 相似，所以诊断时，应予以鉴别，尤其是在缺乏诱因的情况下（表 18–3）[9]。

已经表明一些共病和暴露因素（过度饮酒[10]、吸烟[11]、环境污染物[12]）会增加 ALI 风险并与 ALI 预后不良有关。来自美国和英国的数据表明，与死亡率、种族和性别之间也存在相关性。非裔、亚裔、少数民族患者及男性患者的 ALI 死亡率要高于白人和女性患者[13]。除了社会不平等外，导致这种生物学差异的原因尚不清楚。Erickson 及其团队发现，这是由于美国非裔患者就诊时的病情更重，但无法解释美国西班牙裔患者也同样增加[13]。

（二）影像学

ARDS 的胸部 X 线片表现为双侧弥漫性肺泡浸润，尽管已被证明存在明显的个体差异，但这一情况可能并不明显[14]。随着病情的恶化，肺实变会变得更加明显[14]。计算机体层成像（CT）扫描比胸部 X 线提供更详细的 ARDS 患者肺损伤多样性特征信息。CT 扫描获得的信息可以帮助量化病变的程度与部位[15]。

早期 ARDS 典型的 CT 表现为[15, 16]：①正常（或接近正常）含气的极少有明显病理改变的肺野，绝大多数为肺的不通气区域，在患者仰卧位时这些表现以腹侧肺野为著；②中肺野见磨玻璃密度影，即能明确分辨出支气管和血管的密度增高模糊影；③在肺通气区域（背侧肺野）呈实变影，当支气管血管阻塞后可

表 18-1　急性呼吸窘迫综合征的柏林定义			
氧　合	轻　度	中　度	重　度
时间	在已知临床损伤后 1 周以内起病		
胸部影像	双肺模糊影不能完全用胸腔积液或者肺叶塌陷解释		
病因	不能完全用心源性肺水肿解释		
PaO_2/FiO_2	200～300，使用 PEEP 或 CPAP≥5cmH_2O	100～200，使用 PEEP≥5cmH_2O	＜100，使用 PEEP≥5cmH_2O

胸部影像可以是传统的胸部 X 线片或胸部计算机体层成像
FiO_2. 吸入氧浓度；PaO_2. 动脉血气的氧分压；PEEP. 呼气末正压通气

表 18-2　急性呼吸窘迫综合征的不同病因	
肺　内	肺　外
肺炎	脓毒症
误吸	创伤
肺挫伤	急性胰腺炎
脂肪栓塞	体外循环
溺水	输血相关的急性肺损伤
吸入性损伤	颅内出血
再灌注综合征	

表 18-3　急性呼吸窘迫综合征的鉴别诊断	
疾　病	可能有助于区别于 ARDS 的特征性表现
充血性心力衰竭	通常为中央对称性间质和肺泡模糊影；胸腔积液，肺静脉充血
特发性肺纤维化	牵拉性支气管扩张，蜂窝状，主要在基底部，散在磨玻璃影
隐匿性机化性肺炎	双侧周围性模糊影；弥漫性或斑片状磨玻璃影，斑片状含气腔模糊影和小结节
非特异性间质性肺炎	间质模糊影，对称，边缘，胸膜下
肉芽肿性多血管炎	咯血；肺泡和间质模糊影；多发结节直径 2～8cm，常伴有空洞，可能伴有肾小球肾炎
弥漫性肺泡出血	咯血；弥漫性肺泡浸润，通常为双侧，含血灌洗液回流增加
肺出血 – 肾炎综合征	咯血；可能表现为急性肾衰竭，含血灌洗液回流增加
急性超敏性肺炎	接触致敏原后几个小时内发病
急性嗜酸粒细胞肺炎	嗜酸性细胞增多
药源性肺病	已知接触胺碘酮、博来霉素或其他肺毒性药

见含气支气管征，表现为均匀的密度增高影。

肺部超声（lung ultrasound，LUS）越来越多地用于辅助诊断 ARDS，并有助于鉴别其他肺部病变（见第 54 章）。已证明 LUS 能够识别 ARDS 主要病理学改变，具有较高的敏感性和特异性[17]。2012 年发表了 LUS 应用的国际循证指南[18]。推荐将 LUS 作为评估和鉴别肺纤维化、肺水肿和 ARDS 的辅助工具[18]。

这些指南总结的 LUS 四个主要超声征象如下。

(1) 正常含气肺组织：表现为肺滑动征和与胸膜线平行的伪影，即 A 线。

(2) 肺泡 – 间质综合征：表现为出现起自胸膜线的 3 个或以上离散的激光样的垂直高回声混响伪影，一直延伸到屏幕底部而不消退，并随肺滑动同步移动，称为 B 线。

(3) 肺实变：表现为胸膜下组织样回声区域与回声较差区域交错，表明存在动态含气支气管征。

(4) 胸腔积液：表现为壁胸膜和脏胸膜之间的无回声腔隙，伴积液内肺的呼吸运动[18, 19]。

与 CT 扫描相比，LUS 在诊断 ARDS 方面显示出较高的敏感性和特异性（分别为 82.7%～92.3% 和 90.2%～98.6%）[19]。鉴于 LUS 具有便携、无辐射和容易迅速被初学者掌握使其在许多情况下成为诊断 ARDS 的一种理想辅助工具。

一、正常肺

肺泡毛细血管屏障将肺泡气体与肺血流分隔。为了使得气体充分而迅速地扩散，肺泡毛细血管屏障必须很薄且具有很大的表面积。肺泡毛细血管屏障的外层由肺泡上皮细胞构成，内层是内皮细胞。两细胞层由各自的基底膜支撑，并由肺间质腔（气体交换区的“潜在腔隙”）隔开。Ⅰ型肺泡细胞大而扁平，覆盖了大约肺表面积的 95%。这些细胞在外部界面（肺泡表面）上形成薄层，并通过紧密的细胞间连接与相邻细胞结合。立方形的Ⅱ型肺泡细胞是较为复杂且代谢活跃的肺泡细胞；其功能包括：损伤后表面活性物的产生、增殖和向Ⅱ型肺泡细胞分化，以及钠和氯离子的转运[20]。肺内皮细胞排列在肺实质内的毛细血管中（图 18–1）。

二、肺损伤的病理生理学

1977 年，在 Marianne Bachofen 和 Ewald Weibel 发表的关于脓毒血症所致的呼吸功能不全的重要论著中首次描述了 ARDS 时肺损伤的病理学[21]。自此，大量的基础和临床研究致力于了解 ALI 的发病机制和临床结局相关因素。

（一）基因型

已投入大量资金来研究确定 ARDS 遗传因素：增加 ALI 的易感性或明确基因亚型。确定“ALI 基因”的目的是识别风险人群，并根据相应亚型匹配恰当的干预措施。

尽管没有确定特定的 ARDS 基因，但也成功筛选出一些与导致较高死亡的病理机制相关的候选基因，例如肺血管通透性和血管生成素 2 基因（angiopoietin 2 gene，ANGPT2）[22]。

（二）病理表型

ALI 的病理表型是“弥漫性肺泡损伤”（图

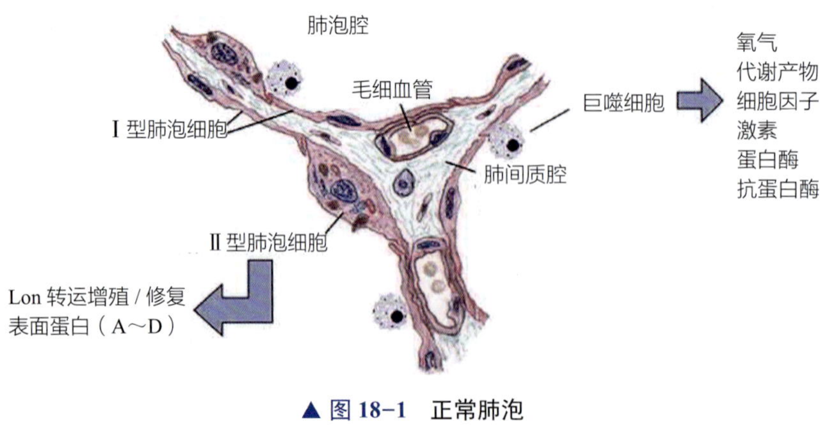

▲ 图 18–1 正常肺泡

由薄的Ⅰ型肺泡细胞（可进行气体交换）和Ⅱ型肺泡细胞（产生肺表面活性物质）组成的连续单层结构（改编自 Adeniji K, Steel AC. Effects of intraoperative fluid management on postoperative outcomes after lobectomy. *Anesthesiol Clin*. 2012, 30:573-590.）

18–2)。导致肺水肿形成的肺泡上皮细胞损伤和血管通透性增加的程度，是一个重要的结局预测指标。在发生ALI的前7天内，从患者肺部的活检显示出细胞死亡、上皮增生、炎症、凝血障碍和纤维蛋白溶解等组织学特征。另外，还有肺泡细胞浸润，含有大量中性粒细胞、巨噬细胞和红细胞。ALI时正常的Ⅰ型和Ⅱ型肺泡细胞的肺泡上皮发生解剖和功能性破坏。选择性限制溶质运动的紧密屏障受损，并被富含纤维蛋白的透明渗出物所覆盖[23]。

(三)水肿形成

肺泡内液体的重吸收取决于Ⅰ型和Ⅱ型肺泡细胞屏障的完整性和良好功能。这一单层细胞连接为紧密连接和黏附连接，两者对来自含气腔的离子和液体的转运都至关重要。上皮完整性丧失和Ⅱ型细胞的损伤将破坏正常的液体和细胞转运，导致肺泡腔液体转运受损[24]、肺炎患者发生脓毒症休克，以及肺泡表面活性物质的生成障碍[26]。

(四)表面活性物质的生成

Ⅱ型肺泡细胞是更为复杂的肺泡上皮细胞。它是一种代谢高度活跃的细胞，最重要的功能是合成和分泌肺表面活性蛋白。有A～D四种表面活性蛋白，其作用是降低肺泡表面张力，保持肺泡开放状态。Ⅱ型肺泡细胞发生功能障碍时，会导致不均匀的肺泡萎陷，低蛋白D水平与死亡率增加相关。

表面活性物质的释放最初受大容量通气的影响。但是，肺泡表面积增加使表面活性物质释放速度增加，最终超过生成速度[27]。较大潮气量也增加了大量聚集在上皮细胞上的表面活性物质的转化。然后基底膜破坏，导致肺泡出血[28]。最后，增加的肺泡肺水肿液含有使表面活性蛋白失效的血清蛋白和蛋白酶[29]。

肺泡内积液会迅速损伤充足的通气，导致通气–血流灌注比例失调和肺内分流引起的低氧血症。当给予高浓度氧气时，由去氮所致的再吸收性肺不张引发的额外右向左分流也会导致低氧血症[30]。当出现大量含蛋白质的肺水肿液、细胞浸润和有功能活性的表面活性物质减少都将导致肺顺应性的显著降低。

(五)体液因子

ALI/ARDS启动了一个复杂的细胞因子和其他促炎物质网络，加重炎症反应。ALI患者受损肺的剪切应力和拉伸会诱导和加重由内皮细胞、上皮细胞和巨噬细胞释放促炎细胞因子诱发的炎症反应。具体而言，ALI/ARDS时核因子κB[白介素–8(IL-8)和1b(IL-1b)和肿瘤坏死因子(TNF-α)]上调。IL-8与抗IL-8形成复合物，这种复合物是细胞迁移的强力趋化剂。TNF-α是一个重要的促炎细胞因

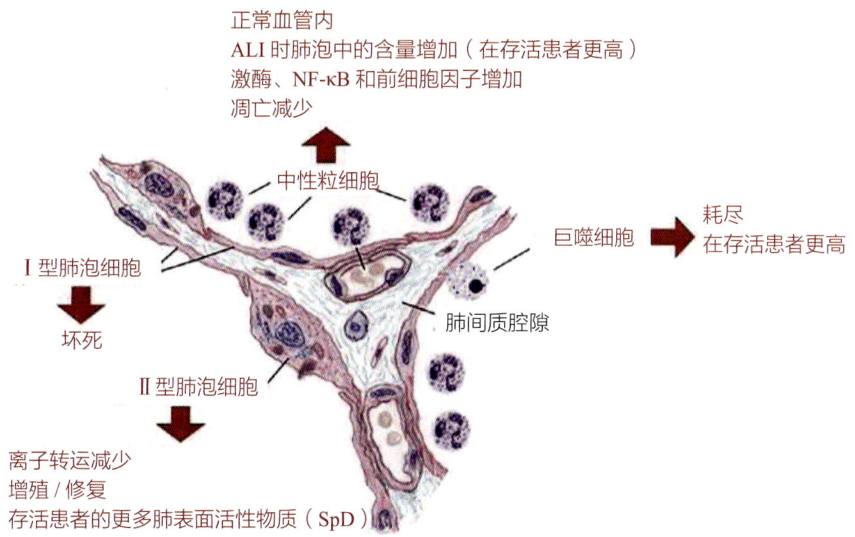

▲ 图18–2 受损的肺泡

炎症级联反应对肺泡毛细血管屏障的细胞组分的影响(红箭);ALI. 急性肺损伤;NF-κB. 核因子–κB;SpD. 肺表面活性物质蛋白D(经许可引自Adeniji K, Steel AC. Effects of intraoperative fluid management on postoperative outcomes after lobectomy. *Anesthesiol Clin*. 2012, 30:573-590.)

子，负责膜通透性和 IL-1b 生成增加。细胞膜受损还会引起细胞内钙离子增加，导致膜的变形。这进一步激活了参与旁分泌信号和因子生成的基因，如转化生长因子 1 和碱性成纤维细胞生长因子。负责合成胶原蛋白、纤维连接蛋白和基质金属蛋白酶的基因也被激活或上调[31, 32]。不仅促炎性细胞因子的产生在 ALI/ARDS 很重要，促炎和抗炎介质（例如，IL-1 受体拮抗药、可溶性 TNF 受体和抗 IL-8、IL-10 和 IL-11 自身抗体）之间的平衡也具有至关重要的作用。此外，细胞因子的生物活性，不能反映组织病理生理的静态水平，可能是有效免疫调节治疗的关键。

目前尚不清楚这种体液反应是促炎基因激活的直接原因，还是其启动或继发于细胞坏死和细胞膜暴露[33]。似乎肺损伤诱导细胞死亡机制决定了肺对损伤的反应。应激改变了细胞凋亡和坏死之间的重要平衡。低机械应力主要引起肺组织细胞凋亡。高应激（例如高氧）更多的是导致细胞坏死（继发于毒性氧代谢产物）[34]。凋亡（程序性细胞死亡）在保护肺免受机械应力影响方面发挥重要作用，对于维持肺泡 – 上皮的完整性至关重要。它受关键的丝裂原激活蛋白激酶细胞膜 – 细胞核转导通路的抑制。因此，见于高压力通气策略的丝裂原激活蛋白激酶的过表达会抑制损伤较小的促凋亡机制[35]。

这一点很重要，因为凋亡发生时并不释放细胞内容物。而坏死会引起细胞膜破裂，从而导致核碎片的释放和炎症反应。如前所述，炎症反应是趋化性的，启动和激活多形核白细胞。这些中性粒细胞迁移至肺实质，巨噬细胞迁移至肺泡腔。通常，机械通气患者的支气管肺泡灌洗液（bronchoalveolar lavage，BAL）中有较少的中性粒细胞（<5%），因为它们应该存在于血管内。而 ALI 患者中，这一比例迅速上升至 60% 以上。在 ALI 幸存患者的第 7 天和第 14 天，肺泡灌洗液中中性粒细胞有更高的浓度值，尽管在创伤人群并未发现这一现象。与存活患者相比，死亡患者的巨噬细胞也降低，因此其对于炎症的正常消退也很重要。

（六）微血栓形成

ALI 患者的肺活检标本除了存在毛细血管内皮损伤外，还有肺毛细血管内微血栓。因此，凝血系统的异常激活可能与 ALI 的发病机制有关。ALI 的体液反应激活了促凝和抗纤溶途径，有利于微血栓形成时的纤维蛋白沉积。BAL 标本中组织因子和Ⅷ a 因子水平增高，它们是外源性凝血途径的强力刺激因子。组织因子（tissue factor，TF）活性增加（一种促凝血因子），纤溶酶原激活物抑制剂 –1（plasminogen activator inhibitor-1，PAI-1）也增加。TF 本身是一种促凝血因子，PAI-1 是尿激酶型纤溶酶原激活物抑制剂（即纤维蛋白溶解缺陷）。促凝血和抗纤溶状态改变的其他标志物包括：循环蛋白 C 水平降低和血栓调节蛋白增高[36]。肺微血管内皮细胞损伤激活发挥的作用表现在 ALI 患者的血管性血友病因子和内皮素 –1 的血浆水平升高。

这种微小血栓直接损伤的临床意义在于，它会导致肺泡血流受损及肺微血管床的继发损害，从而导致生理性肺无效腔量增加[37]和气体交换恶化。因此，这些标志物都与死亡率增加和无机械通气天数减少相关[30]。

（七）纤维增生恢复期

经历严重的 ALI 后，存活患者可能会出现无并发症的病程，疾病可能会迅速缓解。在其他患者，肺泡腔充满间质细胞及其产物和新生血管（间质肉芽组织）。这些患者会进展为纤维化肺损伤，在机械通气开始后的第 5 天就可以观察到组织学的改变[38]。受早期促纤维化炎性介质（如 IL-1）的推动，这种纤维化肺泡炎的过程可能会更早地开始，并与包括死亡在内的更差临床预后相关[39]。

三、手术室内的肺损伤

机械通气是许多大手术不可或缺的组成部分。而且，它是许多 ALI 患者的一种支持治疗。然而，大多数手术患者并不存在 ARDS，因此，针对围术期肺损伤的主要术中策略在于预防而非治疗。

（一）呼吸机相关肺损伤

机械通气本身可以对肺组织产生损伤作用，这一过程被称为呼吸机相关肺损伤（ventilator-induced lung injury，VILI）。VILI 可能会导致炎症、肺水肿和低氧血症（图 18–3）。VILI 的首次描述可追溯到 1744 年，当时 John Fothergill 提出：“一个人的肺可以承受另一个人所能施加的力而不会受伤但这通常不能通过风箱来测定。”[40] 在脊髓灰质炎流行期间，人们注意到接受机械通气的患者可能会出现结构性损伤[41]，“呼吸机肺”是在 1967 年对接受机械通气的患者进行尸检分析后创造出来的，尸检显示存在

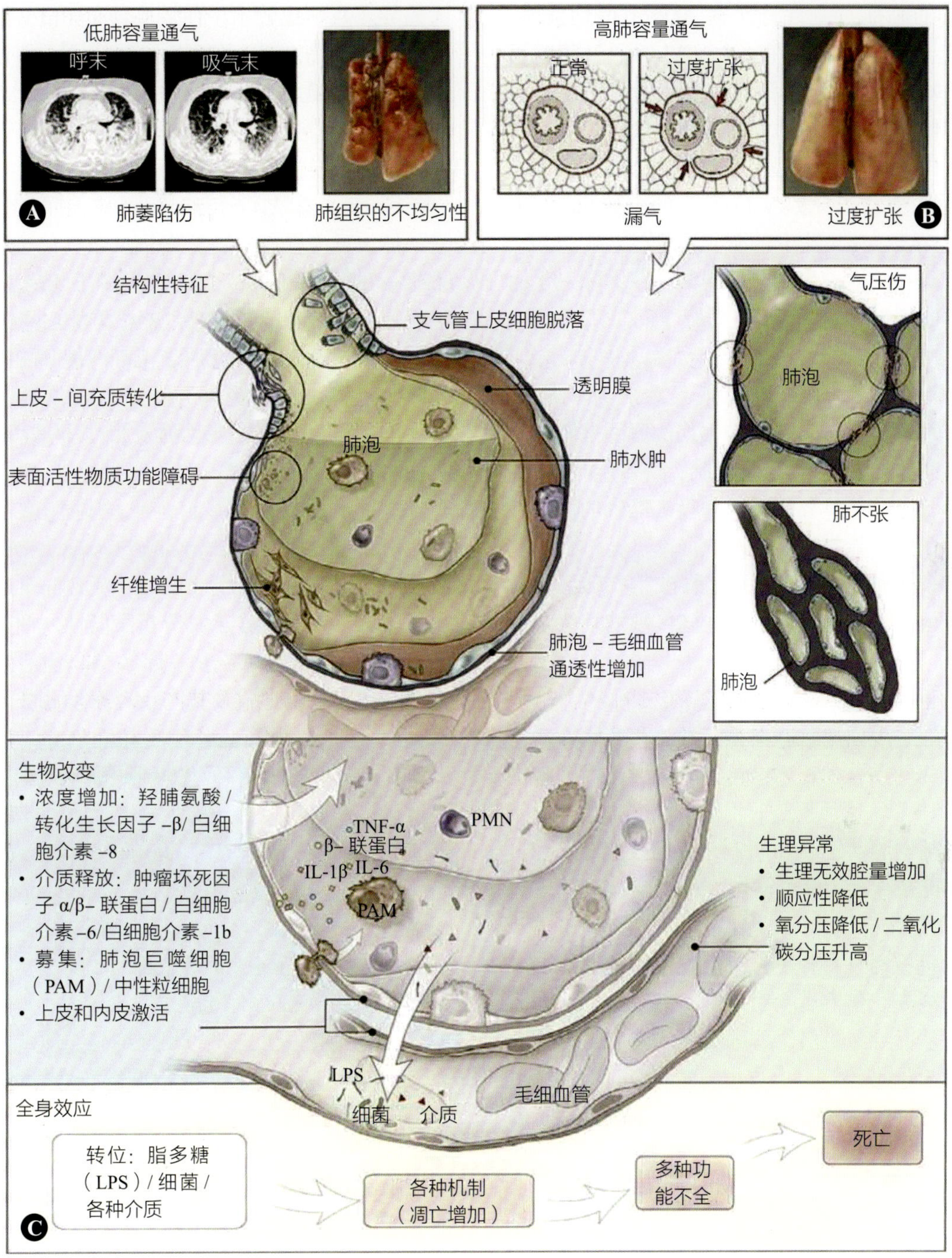

▲ 图 18-3　小潮气量和大潮气量通气引起急性肺损伤的发病机制：在小潮气量肺通气时，肺损伤可能由肺单元的打开和关闭（肺萎陷伤）及其他机制引起

当肺组织不均匀性增大时，如计算机体层成像所示（A），此类损伤会被放大，特别是在已确诊急性呼吸窘迫综合征（ARDS）患者；另外，通气可能非常不均匀，如图显示的离体大鼠的通气肺，使用呼气末正压通气可能会部分或完全逆转；在大潮气量通气时，过度扩张可能导致明显的气压伤（漏气）（B）；过度扩张还可能导致肺泡—毛细血管通透性增加和明显的肺水肿；大和小潮气量通气具有结构、生理、生物和全身影响（C）；PMN. 中性粒细胞（经许可引自 Slutsky AS, Ranieri VM. Ventilator-induced lung injury. *N Engl J Med*. 2013, 369:2126-2136.）

弥漫性肺泡浸润和透明膜。

VILI 的临床重要性首次在 2000 年得到证实，当时研究人员证明，旨在减少 VILI 的通气策略可降低 ARDS 患者的死亡率[42]。2004 年的一项研究证明，即使在接受机械通气的肺部健康的患者也可能发生 VILI[43]。肺泡过度扩张（容积伤）、肺萎陷伤和生物伤被认为导致 VILI 发生的主要机制[44]。气压伤是导致 VILI 发生的常见因素之一；然而，这一机制是指肺泡破裂和随后的漏气，实际上是由于肺泡过度扩张而非高气道压力所导致[44]。

（二）容积伤

容积伤是指肺泡过度扩张导致的早期肺损伤[45]。动物实验表明，导致肺损伤的原因是肺组织的拉伸而非肺泡内的压力[46]。尽管大潮气量与容积伤的发生相关，但重要的是，呼吸机提供的“保护性”潮气量仍可能导致由于肺泡局部过度扩张引起的容积伤。ARDS 的异质性可能导致某些肺区域的潮气量较大而过度扩张，而其他肺区域的潮气量则较小[47]。

（三）肺萎陷伤

机械通气可以导致肺泡重复开放和关闭，产生剪切力破坏肺单位的正常结构，能够引起周围肺单位的损伤[47-50]。这种损伤的特征是上皮脱落、透明膜形成和肺水肿[44]。由于机制是周期性肺萎陷和再开放，因此被称为“肺萎陷伤”[44]。

（四）生物伤

虽然机械通气对肺单位产生直接的物理影响可能导致肺损伤，但它也会引起这些细胞内炎症介质的释放，从而导致更广泛的肺炎症反应[51, 52]。这种现象被称为生物伤[53]。上皮细胞撕裂引起的毛细血管通透性增加[44]，会导致炎症介质、细菌和毒素的全身分布（图 18-3C）。

（五）保护性通气（见第 19、20 章）

正如在重症监护病房一样，小潮气量通气应作为术中的一种保护性策略。2013 年的一项研究表明，择期手术患者在手术室机械通气几小时后就可能发生 VILI，而预防性术中通气策略（6～8ml/kg PBW，使用 ARDSnet 试验中定义的公式）被证明可减少主要的肺内和肺外并发症[57]。2020 年一项对术中通气策略的系统评价发现，小潮气量（4～8ml/kg PBW）降低术后肺部并发症的发生风险[58]。

术中最佳呼气末正压通气（PEEP）策略和肺复张手法的使用尚不清楚，基于患者特征可能有很大差异。几项比较术中使用高或低 PEEP 策略的研究未能显示高 PEEP 策略的益处[59, 60]，即使在肥胖患者也是如此[61]。2018 年一项研究显示，个体化 PEEP 滴定可减少肺不张和改善术中氧合[62]，但其对围术期肺损伤的影响尚待阐明。

图 18-4 总结了随着时间推移不同通气策略引发的体液反应发病机制。Wrigge 及其同事发现，如果患者的手术和机械通气时间少于 4h，肺泡灌洗液标本并未检测到炎症标志物浓度的差异[63]。然而，在长时间使用大潮气量和不使用 PEEP 的患者，肺泡灌洗液的炎性介质进行性增高，随后血清炎性介质也增高，表明发生了早期围术期肺损伤[64-66]。

过去 10 年的数据显示，预防肺损伤的一个关键呼吸机变量是驱动压（driving pressure，DP），即平台压与 PEEP 的差值[67]。Amato 及其同事通过名为多层中介分析的统计工具分析了既往 9 项随机试验纳入的 3562 例 ARDS 患者的数据。他们发现，导致驱动压降低的通气设置与生存密切相关。甚至患者接受了“保护性”平台压和潮气量（RR=1.36；95%CI，1.17～1.58；P<0.001），驱动压的一个标准差增量（约 7cmH$_2$O）与死亡率增加相关（RR=1.41；95% CI，1.31～1.51；P<0.001）（图 18-5）。

在围术期患者，PROtective VEnetilation Network 研究者进行了一项 Meta 分析，纳入 17 项随机对照试验和 2250 例行各种手术患者的数据[68]。如 Amato 及其同事，Wrigge 和 Choi 进一步研究，他们能够证明驱动压力与发生更差的复合结局，即术后肺部并发症的风险独立相关（P=0.009）（图 18-6）。

结论

围术期 ALI 是一种复杂的疾病，涉及炎症通路激活、血管内皮通透性增加、氧化应激增强和应激激素变化。它的发生是手术技术、麻醉管理和患者围术期状况相互作用的结果。

改善围术期管理会显著改善大手术的预后。然而，围术期肺并发症仍然普遍存在，当发生 ALI 时，往往预示着预后不良[69]。与无 ALI 的对照人群相比，ALI 患者入住重症监护病房的可能性是前者的两倍，死亡的可能性是前者的 5～10 倍。

目前，治疗选择仅限于支持性治疗和保守性呼

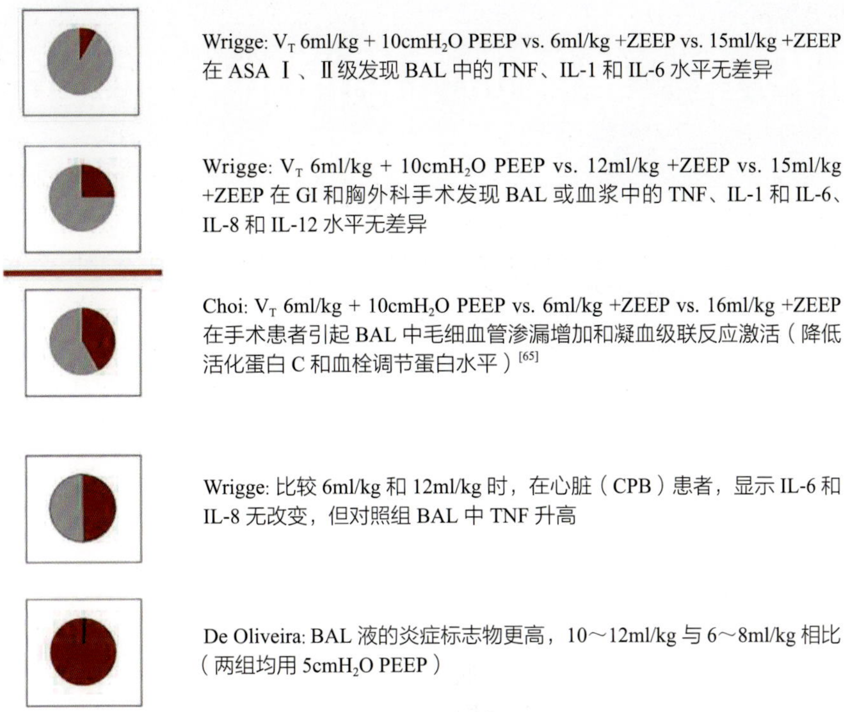

▲ 图 18-4　在不同时间点（1h、3h、5h、6h 和 12h）通气技术引起急性肺损伤的发病机制；红色部分代表行机械通气后对炎症反应影响的时间

BAL. 支气管肺泡灌洗；CPB. 体外循环；GI. 胃肠道；IL. 白细胞介素；PEEP. 呼气末正压通气；TNF. 肿瘤坏死因子；VT. 潮气量；ZEEP. 零呼气末压

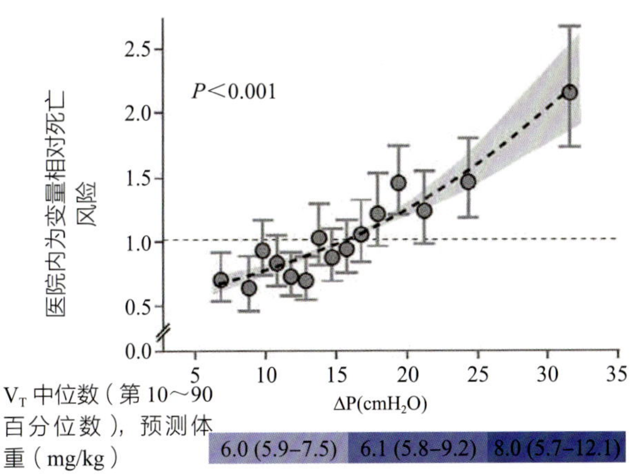

▲ 图 18-5　在经过多变量校正的合并队列，驱动压与院内死亡相关的相对风险

V_T. 潮气量（经许可引自 Amato MB, Meade MO, Slutsky AS, et al. Driving pressure and survival in the acute respiratory distress syndrome. *N Engl J Med*. 2015, 372:747-755.）

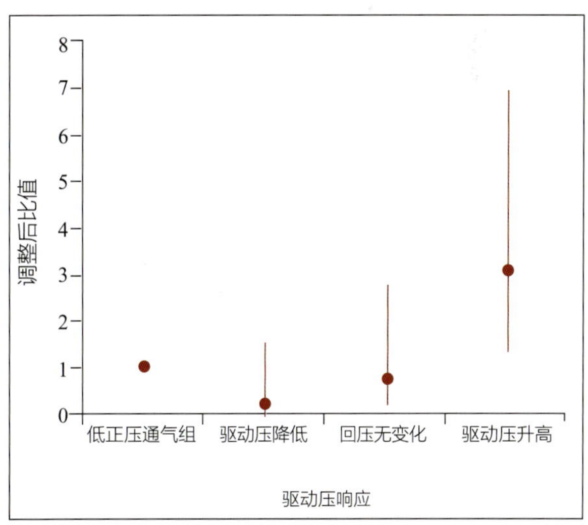

▲ 图 18-6　根据增加呼气末正压通气（PEEP）后驱动压的变化，发生术后肺部并发症的风险

CI. 置信区间（经许可引自 Neto AS, Hemmes SN, Barbas CS, et al., PROVE Network Investigators. Association between driving pressure and development of postoperative pulmonary complications in patients undergoing mechanical ventilation for general anaesthesia: a meta-analysis of individual patient data. *Lancet Respir Med*. 2016, 4:272-280.）

吸支持。有希望的是，随着对 ALI 病理生理学和所涉及的生化通路的增进理解，新的治疗措施将不断涌现，有助于改善患者预后。

第 19 章　单肺通气期间术中肺损伤的病因和预防

Intraoperative Lung Injury During One-Lung Ventilation: Causes and Prevention

Waheedullah Karzai　著

孙琪荣　余　海　译

术中时期对于胸外科手术（以肺癌切除术常见）患者至关重要。患者需要手术和麻醉治疗疾病并存活。然而，手术和麻醉都会给患者带来一定的风险。手术的风险是组织破坏、出血和缺血–再灌注损伤，可导致围术期不同程度的局部和全身炎症反应。麻醉的风险主要是循环不稳定和肺损伤等问题。循环不稳定可包括低血压，有时会因出血而加重，通常需要血管活性药和补液治疗，如果处理不当，可能导致容量过载和其他不良后果。即使应用保护性肺通气策略，正压通气引起的肺损伤也可导致术后肺并发症（postoperative pulmonary complication，PPC）的发生。患者的共病，尤其是心血管和肺部疾病或术前化学治疗，可加重这些问题。

本章主要总结胸外科手术期间的通气策略，使用不恰当时通气策略可导致术中肺损伤。尽管通气或胸外科手术可引起肺的炎症反应，在单肺通气期间也可测定炎症反应，但这并不能预测 PPC 的发生[1, 2]。因此，任何术中所致肺损伤的相关临床指标就是增高的 PPC 发生率。一旦出现 PPC，将延长患者住院时间，增加死亡率和医疗费用[3, 4]。

一、术后肺并发症的特征

PPC 是术中肺损伤的一个指标，在总结文献之前需要更好地对其进行定义。在临床试验中被定义为 PPC 的术后并发症包括肺不张、肺炎、肺水肿、氧合不佳、需要吸氧、术后有创或无创通气、再次气管插管、胸腔积液、气胸、急性肺损伤、急性呼吸窘迫综合征（ARDS）、吸入性肺炎、术后发热（>38℃）、支气管痉挛、肺栓塞、影像学显示实变等[5]。通常，采用复合指标会增加诊断并发症的发生率，并有助于评估呼吸系统并发症的严重程度[6, 7]。在一项外科手术患者人群的大型研究中，Canet 等[6]使用了一组经过仔细筛选的具有恰当定义的体征（表 19–1），并在随后的一些研究中被用于评估肺手术后肺损伤的发生率[8, 9]。在使用 PPC 定义时存在一些固有的问题。其中一些定义可能存在一定程度的重叠，例如，“肺炎”“肺实变”和“肺不张”或者“呼吸衰竭”和“需要气管插管”。一些并发症，如“需要吸氧”被认为是“轻微”的并发症，而其他并发症，如急性肺损伤或 ARDS 则是“严重”的并发症。此外，根据临床情况，终点指标可能合适，也可能不合适。例如，当评估术中通气的术后影响时，终点指标如肺不张、肺炎、需要吸氧、气胸在病理生理学上可能与机械通气有关。尽管吸入性肺炎或肺栓塞可能导致 PPC，但未必与机械通气相关。一般来说，如果没有充分控制不相关的术中事件（大出血、组织损伤程度）或相关的、并可能独立地导致 PPC 的术后事件（伤口感染、吻合口漏、腹膜炎），将特定的术中损伤性干预（如机械通气）

表 19-1　术后肺并发症的定义

并发症	定　义
呼吸道感染	患者因疑似呼吸道感染而接受抗生素治疗，且至少符合以下标准之一：新出现或性状改变咳痰、新出现或有进展的肺浸润影、发热、白细胞计数＞12 000/μl
呼吸衰竭	术后吸空气 PaO_2＜60mmHg，PaO_2 与吸入氧浓度比＜300mmHg 或用脉搏血氧仪测量动脉血氧饱和度＜90%，且需氧气治疗
胸腔积液	胸部 X 线片显示肋膈角变钝，直立位时同侧纵隔轮廓消失，邻近解剖结构偏移，或（仰卧位时）一侧胸腔有模糊的阴影，但可见肺血管影
肺不张	肺斑片影，纵隔、肺门或一侧膈肌向受影响区域移位，邻近非不张肺区域代偿性过度膨胀
气胸	胸膜腔内出现气体，脏胸膜周围未见血管床
支气管痉挛	新发现的呼气性喘鸣，用支气管扩张药治疗
吸入性肺炎	吸入反流胃内容物后急性肺损伤

PaO_2. 动脉血氧分压（引自 Canet J, et al. Prediction of postoperative pulmonary complications in a population-based surgical cohort. *Anesthesiology*. 2010, 113:1338-1350.）

与 PPC 联系起来可能会很困难。因此，鉴于其病理生理学相关性，研究者已尝试对结局指标进行一致性定义以使临床研究的结果标准化。

至少有两篇已发表的关于 PPC 问题及其在围术期应用研究的共识性文章，但结果不一致。2015 年，欧洲麻醉学学会和欧洲重症医学学会（ESA/ESICM）工作组发表了包括 PPC 在内的术后结局指标[7]。ESA/ESAICM 在密切遵循 Canets 2010 年发表的 PPC 指标和定义[6]的基础上进行了微小改动（表 19-1）。Abbott 等[10]最近发表的一项共识声明采用系统回顾和三阶段德尔菲调查法来选择合适的指标。简而言之，首先从相关的现有文献中获取指标，然后，经过三个连续步骤，研究人员对指标的质量和有效性进行评估和评分，排除得分低的指标，并最终对 4 个指标进行定义：肺不张，通过胸部 X 线片或胸部计算机体层成像诊断；肺炎，采用美国疾病预防控制中心标准；急性呼吸窘迫综合征（ARDS）采用柏林定义[11]；以及吸入性呼吸综合征采用“明确的临床病史和放射学证据”。遗憾的是，研究 PPC 的研究者没有一致使用上述两种共识。尽管各研究对 PPC 所包含的指标存在争议，但至少应该将术中评估的一些问题，即术中机械通气与病理生理相关且明确的术后并发症联系起来。

二、胸外科手术后发病率和死亡率

肺切除术或胸外科手术后 PPC 发生率随调查研究数据和肺部并发症的定义不同而不同。Licker 等[12]和 Serpa Neto 等[13]使用急性肺损伤和 ARDS 的定义作为衡量 PPC 的指标，发现胸外科手术患者的 PPC 发生率分别为 4.2% 和 4.3%。重要的是，一旦患者出现这些并发症，死亡率会升至 26%。在一项使用相关临床数据库的研究，Blank 及其同事[14]使用术后事件，如气管切开、需要治疗的脓胸、肺炎、再次气管插管、首次呼吸机支持时间超过 48h、ARDS、支气管胸膜瘘、肺栓塞、漏气时间超过 5 天、需要支气管镜检查的肺不张，以及呼吸衰竭作为定义“呼吸系统并发症”的主要结局指标，并发现在行全肺切除术患者中的发生率为 18%。校正患者特征，如年龄、性别、体重指数和 ASA 分级后，出现呼吸衰竭和呼吸系统并发症的患者住院时间分别增加 4.7 倍和 3.5 倍（图 19-1）。Alam 等[4]发现胸外科手术后包括肺炎、急性肺损伤和 ARDS 在内的肺损伤发生率为 5.3%；他们报道发生 PPC 患者的死亡率为 25%，而无 PPC 患者的死亡率为 2.6%。这些研究显示，避免术后肺并发症非常重要，肺并发症一旦发生将显著增加患者的死亡率。

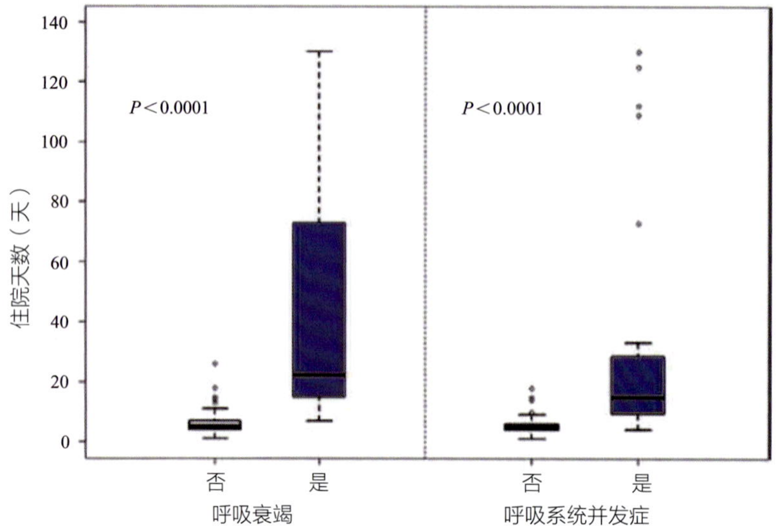

▲ 图 19-1　全肺切除术患者术后呼吸衰竭或呼吸系统并发症发生率与住院天数关系的箱形图；方框表示四分位数范围；粗体的水平线对应于第 50 个四分位数（中位数）；使用非参数秩和检验估算 *P* 值

经许可引自 Blank RS, Hucklenbruch C, Gurka KK,et al. Intraoperative factors and the risk of respiratory complications after pneumonectomy. *Ann Thorac Surg*. 2011, 92(4):1188-1194.

三、术后肺并发症的易感因素

年龄、术前外周氧饱和度（preoperative peripheral oxygen saturation，SpO_2）、术前呼吸道感染、术前贫血等术前因素被认为是导致 PPC 发生的重要危险因素[6]。其中一些因素（吸烟、术前肺功能、术前感染）通过适当的术前干预可得到改善，如果切实可行，这些措施应术前常规实施（见第 9 章）[5]。

四、术中肺损伤与术后肺并发症

手术过程中可导致或引发肺损伤的术中事件与手术本身和（或）麻醉管理有关。对于个体患者，这两个方面都可能在不同程度上导致 PPC。一些研究一致显示，肺癌患者手术后的短期和长期生存率取决于医院实施该类手术的数量[15]。Pezzi 等[16]通过国家癌症数据库中 2007—2011 年大型肺切除术的数据评估了这一问题。1233 家医院实施了 124 418 例大型肺切除术。30 天和 90 天死亡率分别为 2.8% 和 5.4%。住院病例数与 30 天死亡显著相关，年住院病例数少于 10 的死亡率为 3.7%，而超过 90 例的死亡率为 1.7%。与最多病例的中心相比，最少病例的中心在 30 天和 90 天死亡率增加了 1.5～2 倍。当考虑其他医疗措施的改进通常不会带来结局上的巨大差异，这一发现具有显著意义。

五、肺损伤的外科因素

手术引起细胞因子和炎症细胞的激活和相互作用后引起的全身炎症反应，最终会导致肺泡功能障碍[17, 18]。手术范围一直被认为与炎症反应程度[19, 20]和围术期并发症密切相关[21]。Salati M 等[22]根据 2017 年欧洲胸外科医师学会数据库报告了 62 774 例接受肺切除术的恶性肺肿瘤患者的医疗模式和围术期结局。其结果显示患者心肺并发症和死亡率随着肺切除术范围的增加而增加，具体而言肺段切除术的并发症发生率和死亡率分别为 11.5% 和 1.6%，肺叶切除术分别为 17.6% 和 2%，而全肺切除术则为 26.4% 和 6.7%。肺切除术的整体死亡率约为 3%。手术方式很重要，尽管目前尚无大样本多中心随机对照临床试验比较微创电视胸腔镜外科手术（video-assisted thoracoscopic surgery，VATS）和开胸手术 PPC 的差异，但大多数使用倾向匹配的回顾性研究显示实施 VATS 的 PPC 更低[23]。VATS 组更轻的全身炎症反应、更低的疼痛评分和更短的胸腔引流管安置时间可能是改善短期预后和缩短住院时间的原因。Blank 等[14]显示，输血增加是全肺切除术患者 PPC 增高的独立预测因素。综上所述，手术范围和手术应激是肺手术后 PPC 发生的主要原因。在可选择的情况下，缩小手术范围和减轻手术应激可减少术后并发症。

六、肺损伤的麻醉因素

近年来，机械通气在预防术中肺损伤方面已成为最受关注的焦点，而术中肺损伤则可表现为PPC。因此，机械通气作为术中肺损伤的一个可能原因将是本章的重点。麻醉方式可调节术中肺炎症反应和潜在影响术后并发症。其他因素，尤其是术中输液（见第21章）和术后肌松药残留是危险因素[24]。

七、机械通气所致术中肺损伤的发病机制

在机械通气过程中，肺组织必须消耗动能使肺扩张。然而，动能也可能过度拉伸和（或）使肺组织结构变形，从而潜在地损伤肺。应力和应变是用来测量这些变化的概念[25-27]。简而言之，应力是指施加在特定材料上的外力引起的单位面积上的力。在肺生理学方面，跨肺压（肺泡压与胸膜压的差值）最能代表应力。应变被定义为特定材料的初始值或静止值的尺寸变化。机械通气过程中的应变可以定义为相对于功能残气量（FRC）的潮气量变化。应力和应变在概念上是相关的，并且在数学上是相互联系的（应力 = 常数 × 应变）。

损伤一个健康的肺需要多大应变（与FRC相关的潮气量）？由于应变与潮气量有关，Protti等[25]在大动物实验中研究应变水平为0.45～3.3时相应的潮气量增加对肺损伤的影响。他们发现，健康猪的肺通气超过50h，潮气量小于1.5倍应变值（即潮气量小于健康猪肺FRC容积的1.5倍），没有表现出肺损伤的生理学或组织学迹象。这是一个有趣的发现，因为最近关于术中保护性通气的研究认为，在0.20～0.25FRC（假设FRC为2000～2200ml）的小潮气量范围内具有保护性，而在0.35～0.40FRC内具有潜在的伤害性。这两个范围都远低于本研究认为对健康肺受试者无害的水平。然而，麻醉期间普遍存在的肺不张和麻醉本身会降低FRC，这可能会使小潮气量通气在综合的保护性通气策略中成为一个现实的选择。

应力在什么时候是有害的？当应力在整个健康肺中分布不均匀，尤其是集中在某个小区域时特别有害[28]。在机械通气吸气相和呼气相，肺不张导致含气和不含气肺区域交界面应力的周期性聚集，因此在机械通气期间是一个重要的应力增强因子[28]。

临床上，机械通气的肺损伤方面以气压伤、容积伤和萎陷伤为特征。气压伤是由高气道压引起过度应力后使肺组织变形和破坏引起的损伤作用。虽然气压伤以前用于任何可归因于机械通气的肺损伤[29]，但现在它是指对肺实质的直接压力作用，导致气道破裂、气胸或纵隔气肿。在一些开创性研究[30, 31]，Dreyfuss等认为，当高气道压转化为大潮气量时，对大鼠的肺进行高气道压通气会导致明显的肺损伤。当用皮带缠绕动物的胸部阻碍高潮量通气时，同样水平的高气道压不导致肺损伤。作者得出结论，潮气量而非气道压力本身是损伤因素，并提出了“容积伤”这个术语[32]。其他团队的进一步研究显示，在没有呼气末正压通气（PEEP）的情况下应用小潮气量可导致肺不张，并使肺泡反复复张和塌陷，从而导致或加重肺损伤[33, 34]。发生肺不张时，肺泡的反复复张和塌陷产生剪切力（也就是应力），从而导致肺损伤。这种肺损伤的机制，理论上在麻醉期间普遍存在，被称为萎陷伤。最近，机械通气导致的各种损伤被归入一个概念，称为“机械功率”[35, 36]。肺承受的机械功率越高，肺损伤的概率越大。机械功率的组成不仅包括压力（应力）和容积（应变），还有呼吸频率（应力和应变随频率增加）和吸气压力变化的速率。这个模型试图为肺损伤的机械因素提供一个全面的解释，并可能在未来帮助我们更好地理解应用机械通气时的潜在风险[37]。

通气的机械损伤效应导致肺泡内皮和上皮细胞膜的机械破坏或破裂[38, 39]（图19-2）。对这些细胞的任何损伤都会激活局部炎症反应，尽管在这些损伤的修复过程中最终需要炎症反应，但这可能首先导致细胞因子的释放、炎症细胞的激活和聚集，以及酶和活性氧的释放，从而加剧损伤[40]。这种肺的炎症反应是术中肺损伤的主要基础，最终可能导致PPC（有关该主题的更详细说明，见第18章）。因此，必须寻求并实施能够避免对肺造成机械性和炎性损伤的通气策略。

八、麻醉期间机械通气与肺损伤

麻醉和手术期间，肺损伤的两个病理生理学方

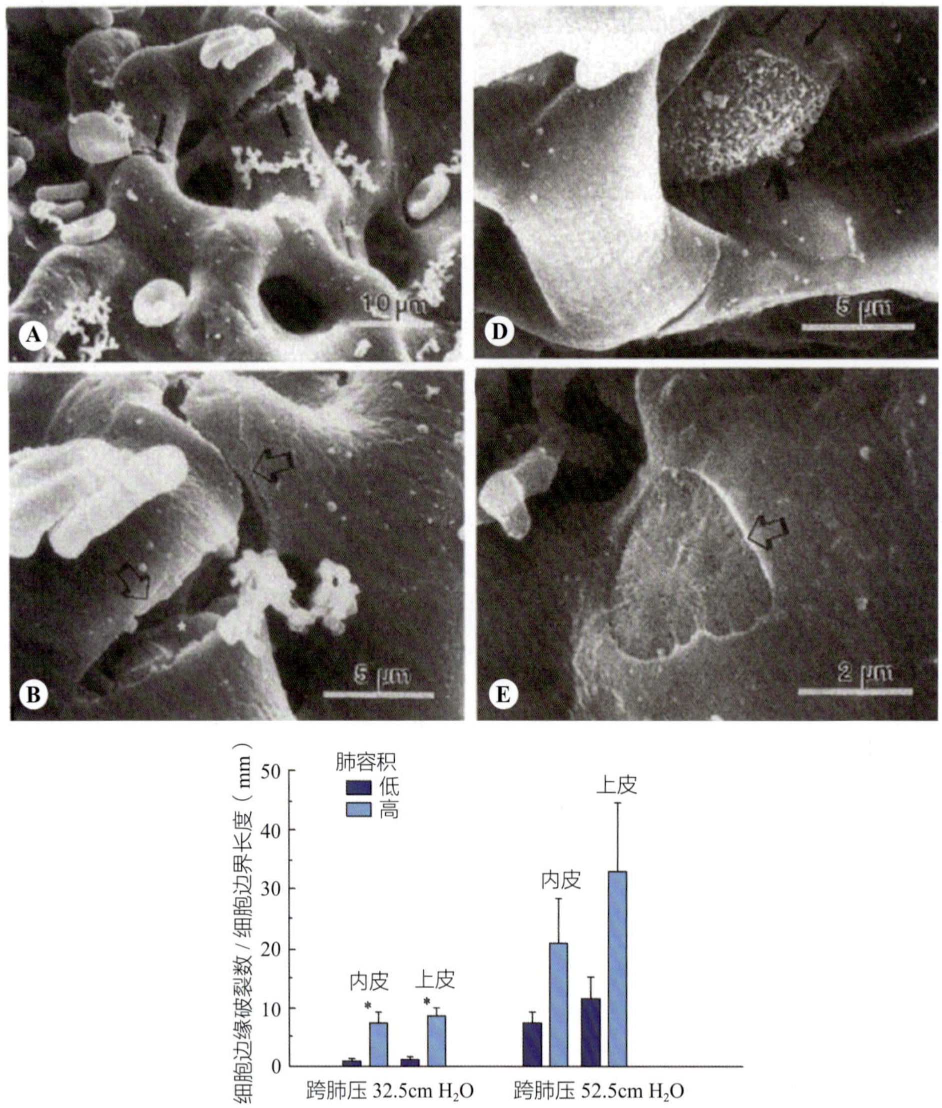

▲ 图 19-2　上图. 扫描电子显微图显示跨肺压在 20cmH_2O 和 52.5cmH_2O 时兔肺血气屏障破裂的示例；A. 邻近毛细血管血气屏障完全破裂（实箭），与毛细血管轴成不同角度（高倍镜见图 B）；B. 图 A 的高倍镜显示破裂边缘上皮层收缩（空心箭）；D. 血气屏障的裂缝（实箭）；E. 仅累及上皮的圆形破裂（空心箭）；下图 . 上皮细胞在 20cmH_2O（高肺容量）和 5cmH_2O 跨肺压下的形态

* $P<0.05$[引自 Fu Z, Costello ML, Tsukimoto K, et al. High lung volume increases stress failure in pulmonary capillaries. *J Appl Physiol*(1985). 1992, 73(1): 123-133.]

面在定义新的保护性通气策略时受到了大量关注。

第一种是肺不张所致的肺损伤，当通气侧肺发生肺不张时就会发生肺损伤。长期以来，肺不张一直被认为是一个非常常见和严重的围术期问题，临床和实验证据都支持这一观点 [41, 42]。在意识清醒的受试者，胸廓和膈肌张力及体位是 FRC 的主要决定因素，FRC 是指肺的自然收缩趋势和胸腔的扩张趋势达到平衡时的肺容积 [43]。清醒受试者在自主呼吸过程中，潮气量的生理变化、呼吸周期的变化 [44] 及频繁的叹息 [45, 46] 共同作用在由胸壁和膈肌张力保持膨胀的肺上，可以防止肺不张。麻醉期间，无论是否使用肌松药，胸廓和膈肌张力都会下降，导致肺受压和 FRC 下降 [47]。肺受压导致小气道关闭，随后在非通气肺泡内的空气尤其是氧气吸收，这将导致肺泡塌陷和肺不张。肺压迫和气道关闭是肺不张发生的一个主要决定因素，并强调任何进一步增加肺压迫都会增加肺不张的事实。肺压迫增加的例子可能发生在肥胖患者[48, 49]，由于胸部和腹部脂肪的重量和压力增加，以及在腹腔镜腹部手术中[50]由于腹腔内压力增高而加重肺压迫。除了麻醉期间最常见的气道受压引起的肺不张外，气道被肿瘤、脓液或黏液堵塞时，也可能发生肺不张。高吸入氧浓度（fraction of inspired oxygen，FiO_2）通气增加肺不张的发生率和患病率，因为在气道关闭远端的肺泡中，氧气更容易通过浓度梯度从肺泡到毛细血管，而氮气一旦达到浓度平衡，就不会被吸收并将保持肺泡开放[41, 51]。

术中通气期间的肺不张可能会引起肺损伤，因为重复周期性地打开和关闭肺泡，从而产生剪切伤[28, 33, 34]。另外，由于部分肺泡不张，剩余肺泡在大潮气量时将过度扩张[52]。最后，在高危手术患者，术中形成的肺不张可能持续到术后，并增加PPC发生率[5, 53]。

术中肺损伤的第二个机制是大潮气量导致肺泡过度扩张，从而造成容积伤。在机械通气的历史和实践中，一个重要事件是ARDS网络研究的发表[54]。该研究显示，小潮气量6ml/kg预测体重（predicted body weight，PBW）与12ml/kg PBW相比，降低死亡率和增加无呼吸机天数。事实上，这项研究提前终止，因为考虑到初步结果，研究者认为以12ml/kg PBW给患者行机械通气是不道德的。麻醉医师推断，由于低潮气量对严重肺损伤的危重患者明显有益，因此该策略在健康肺患者也可能同样有益，且应该用于接受手术的健康肺患者。然而，ARDS患者的肺与手术患者的健康肺没有可比性。首先，ARDS患者的肺组织广泛实变，只留下少部分肺能够进行通气。由于可通气的肺只有婴儿的肺那般大小，所以15年前Gattinoni提出"婴儿肺"的概念[55]。使用大甚至中等潮气量会使婴儿肺过度扩张（图19-3）。其次，ARDS期间出现的全身和局部肺炎症会加剧这些开放的肺泡单元发生的任何肺损伤[56]。显然，这些病理生理学原理不能应用于健康肺的手术患者的机械通气。因为大多数关于保护性肺通气策略效果的数据来自于重症监护患者的研究，没有证据证实相同的通气策略适用于普通外科或胸外科手术患者。与ARDS患者不同的是，行胸外科手术的患者没有不能肺复张的区域，也没有全身炎症。事实上，许多胸外科手术患者的肺部病变是在健康个体常规筛查评估中发现的。

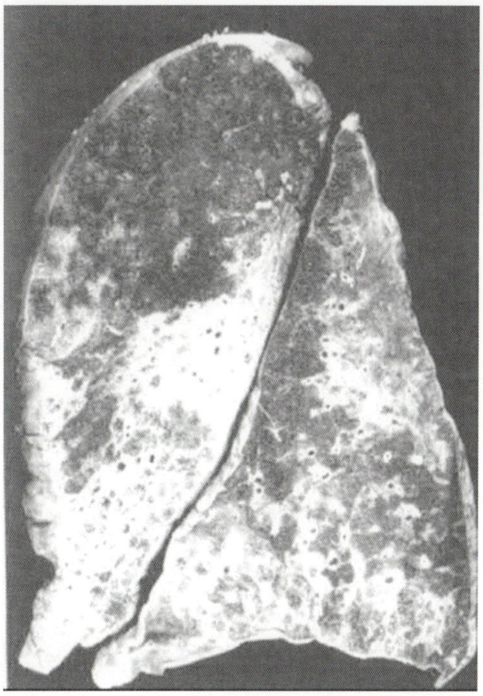

▲ 图 19-3 显示为什么"婴儿肺"的概念适用于患有急性呼吸窘迫综合征的患者；可以看到，只有肺上叶的上部分很小的区域（相当于婴儿肺）是可以通气的

经许可引自 Wright JL. The pathology of ARDS. In: Russel JA, Walley WR, eds. *Acute Respiratory Distress Syndrome*. Cambridge University Press, 1999:49.

前面引用的Protti等[25]关于应变和潮气量的动物研究及Amato等[57]关于驱动压的ARDS试验的再评估，清楚地表明潮气量和伴随的应变是唯一罪魁祸首（见后文）。当存在明显肺不张等其他情况时，大潮气量也可能导致健康肺损伤，并且可能加剧萎陷伤[28, 58]。在过去10年中，进行了许多对健康肺患者在麻醉期间应用小潮气量的研究。尽管不一定都得出结论，仍然导致了小潮气量的推广使用。幸运的是，通气实践的整体改变[59]是一种医疗质量的可喜改善。

九、保护性通气与术后肺并发症

针对容积伤和萎陷伤，许多关于麻醉和手术期间保护性通气的研究采用至少三种保护性措施的组合，以减少术中肺损伤和PPC：①小潮气量6～8ml/kg PBW，避免肺过度膨胀；② PEEP≥5cmH$_2$O，或根据患者肺容积进行调整，以避免肺不张的发生；

③肺复张手法，使用高达 35～40cmH$_2$O 的压力来打开萎陷的肺泡[60, 61]。在一项随机对照研究，Futier 等[62]纳入 400 例有 PPC 风险、接受腹部手术的患者，随机分为保护性通气组（潮气量 6～8ml/kg PBW、PEEP 6～8cmH$_2$O，每 30 分钟进行一次肺复张）或传统通气组（潮气量 10～12ml/kg PBW，无 PEEP 和肺复张）。主要结局指标为肺并发症（肺炎或需要有创或无创通气）和肺外并发症（脓毒症、严重脓毒症、感染性休克或死亡）。保护性通气组有 10.5% 患者发生主要结局指标，传统通气组为 27.5%（P=0.001），两组术后 30 天死亡率无差异。该研究的一个局限性是，吻合口漏和脓毒症的发生率在传统通气组明显更高。这些并发症很可能与通气策略无关，但也可能导致了对照组更差的结局。在另一项大型研究[63]（PROVHILO 试验），研究人员将 900 例患者随机分为两组，两组均采用小潮气量 8ml/kg PBW 通气，一组使用较高 PEEP（12cmH$_2$O）联合肺复张手法，一组使用较低 PEEP（2cmH$_2$O）且不进行肺复张。两组患者 PPC 发生率分别为 40% 和 39%。然而，高 PEEP 组患者的低血压发生率更高，需要更多的血管活性药。该试验表明，不加选择地应用高 PEEP 并没有保护作用，还会导致其他并发症。在最近的一项大型随机对照保护性通气研究（PROBESE 试验）[64]，2013 例肥胖患者（其中 1976 例完成了试验）接受非心脏手术，所有患者都采用小潮气量通气，并随机分为两组：低 PEEP 组为 PEEP=2cmH$_2$O，无肺复张；高 PEEP 组为 PEEP=12cmH$_2$O，联合肺复张。两组在 PPC 方面没有差异；然而，高 PEEP 组低氧血症的发生率较低，而低 PEEP 组低血压和心动过缓的发生率较低。另外，Ferrando 等[65]将 1012 例腹部手术患者随机分为四组，分别采用个体化 PEEP（平均 10cmH$_2$O）或标准 PEEP（平均 5cmH$_2$O）和个体化术后持续气道正压（continuous positive airway pressure，CPAP）或标准 CPAP。各组均使用小潮气量。结果显示各组 PPC 发生率无差异。一方面，发表于 2018 年[66]的一篇 Cochrane 评价探究小潮气量对预后的影响，结果显示小潮气量通气对死亡无影响，这可能与术后肺炎中等程度降低（证据质量中）有关，但小潮气量并不缩短重症监护病房（ICU）的停留时间（证据质量低）。然而，该结果主要是由于其纳入了许多小样本量研究。另一方面，Levin 等回顾性分析了 29 000 多例非心胸择期手术患者的记录，发现与 6～8ml/kg PBW 潮气量相比，术中使用潮气量 8～10ml/kg PBW 的患者 30 天死亡率更低[67]（图 19-4）。

尽管这些结果存在争议，但有一些共识[61]认为，联合小潮气量、低至中等 PEEP 和肺复张手法的保护性肺通气可能是目前避免 PPC 的最佳策略。然而，由于没有确凿的证据，作者没有给出其他建议。

近年来，低驱动压（P_{plat}-PEEP）已被证明是应用和管理保护性通气的一个很好措施[26, 57, 68]。驱动压是一种根据肺顺应性调节潮气量的方法。使用低驱动压作为一种保护性通气策略显示了更多的病理生理学原理，因为它根据实际肺顺应性调整潮气量。相比而言，单纯小潮气量策略仅仅根据预测体重调整潮气量，而不考虑潜在的肺部病理改变，如肺实变或纤维化。小潮气量和高 PEEP 均不能降低驱动压，这可能是许多保护性通气试验失败的原因。Amato 等[57]重新评估了既往的 ARDS 研究，并令人信服地表明小潮气量和应用 PEEP 均与预后无关，而仅低驱动压与预后相关。作者对 3562 例 ARDS 患者的数据进行了多级中介分析。他们发现，在通气的变量中，驱动压与生存的相关性最强。即使在接受“保护性”肺通气的患者，驱动压增加约 7cmH$_2$O 也与死亡增加相关。随机分组后潮气量或 PEEP 的个体变化与生存无相关；它们只有在引起驱动压降低的变化中才与生存相关。一项纳入 778 例 ARDS 患者的观察性研究进一步表明，潮气量或 PEEP 的变化对死亡率没有影响。然而，图 19-5 中，驱动压＞19cmH$_2$O 和平台压＞20cmH$_2$O 与死亡风险相关[69]。

因此，我们可以看到，即使在 ARDS 的情况下，小潮气量也不是万能的，需要根据患者的病理生理调整通气策略，从而改善预后。

驱动压在术中通气研究也得到了评估。最近，一项对既往麻醉期间保护性通气研究的再次分析[70]显示，高驱动压与 PPC 独立相关，随着 PEEP 的增加，驱动压也随之增加，从而增加了 PPC 发生率。驱动压是术中机械通气期间使通气适应肺病理生理变化的重要工具。然而，需要大样本前瞻性研究来证实其强有力的病理生理学原理及其在术中的应用价值。

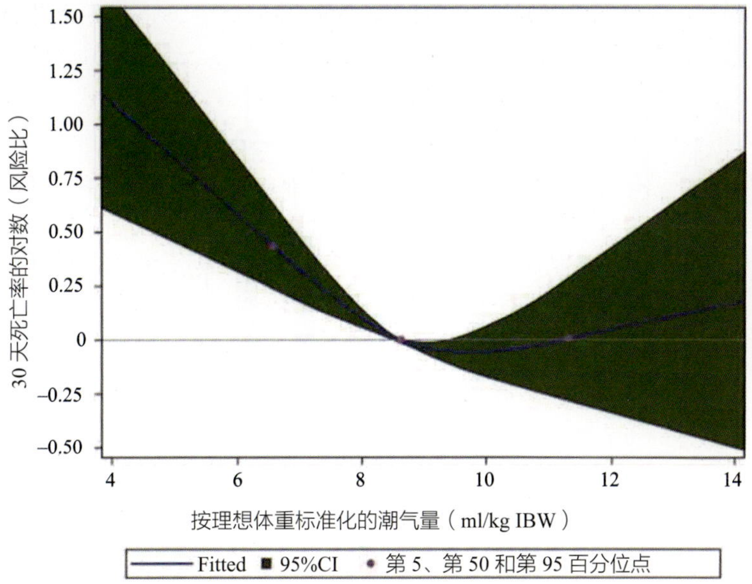

▲ 图 19-4　术中潮气量（V_T）对 30 天死亡率的影响；RCS 曲线显示每公斤理想体重（ideal body weight，IBW）中位 V_T 与 30 天死亡率之间的剂量—效应关系；圆点表示第 5、第 50 和第 95 百分位 V_T/kg IBW；阴影部分表示 95% 置信区间（CI）；CI＞0.00 表示 V_T＜9.7ml/kg IBW 与 30 天死亡显著相关

RCS. 区域曲线标准化（经许可引自 Levin MA, McCormick PJ, Lin HM, et al. Low intraoperative tidal volume ventilation with minimal PEEP is associated with increased mortality. *Br J Anaesth*. 2014, 113:97-108.）

十、单肺通气期间的保护性通气

正如前面对麻醉期间通气策略的概述一样，OLV 期间的通气策略也发生了变化。以前，维持氧合和避免低氧血症是定义良好通气实践的主要问题。目前，通过保护性通气避免术中肺损伤是近来关于 OLV 的主要讨论问题[71]。

然而，双肺和单肺通气之间有相似之处，但也有很大不同。

首先，维持氧合是 OLV 期间的基本要素。由于通气侧肺的通气和灌注与非通气侧肺的灌注是相互联系的，阻碍通气侧通气肺的灌注分布的通气策略会引起非通气侧肺的灌注增加，导致低氧血症。通气侧肺实施小潮气量且无足够 PEEP 会导致通气侧肺不张，这也会导致低氧血症的发生，反之亦然。OLV 期间的低氧血症可能危及患者安全，并需要中断手术。因此，任何通气策略都必须在 OLV 期间提供足够的氧合。

其次，侧卧位 OLV 期间，通气侧肺发生肺不张的可能性增加。在 OLV 期间，对通气侧肺的压迫将导致顺应性降低和肺不张。它们不仅包括腹腔内容物的压迫，特别是在使用肌松药的患者，膈肌向头端移动，尤其是通气侧膈肌，还包括纵隔和非通气侧塌陷肺的重量和胸壁的压力。临床研究表明，将麻醉患者的体位从仰卧位变为侧卧位会降低通气侧肺的顺应性[72, 73]。此外，由于 OLV 期间 FiO_2 通常保持较高，肺泡氧的吸收在气道压迫后可能会加速肺不张[41, 51]。

最后，双腔管或支气管封堵器移位也可导致肺不张。因此，在侧卧位 OLV 时，肺不张是常见的问题。当实施肺复张手法后，OLV 期间发生肺不张的“临床证据”被揭示：如果肺顺应性增加（在容量控制通气时驱动压和平台压降低，或在压力控制通气时潮气量增加），且肺复张后氧合改善，则极有可能是肺不张区域通过肺复张手法而重新扩开[74]。由于 OLV 期间易发生肺不张，发生肺不张或肺通气不良区域出现的循环复张，在易感患者和长时间、危重手术，可能导致术中肺损伤。

最近，Kozian 等[58] 使用大型动物模型进行了一项双肺通气（two-lung ventilation，TLV）和 OLV 研究。作者使用小（5ml/kg）或大（10ml/kg）潮气量联合 $5cmH_2O$ 的 PEEP 两种方法对全麻猪进行肺部通气。通过计算机体层成像评估肺组织密度和肺

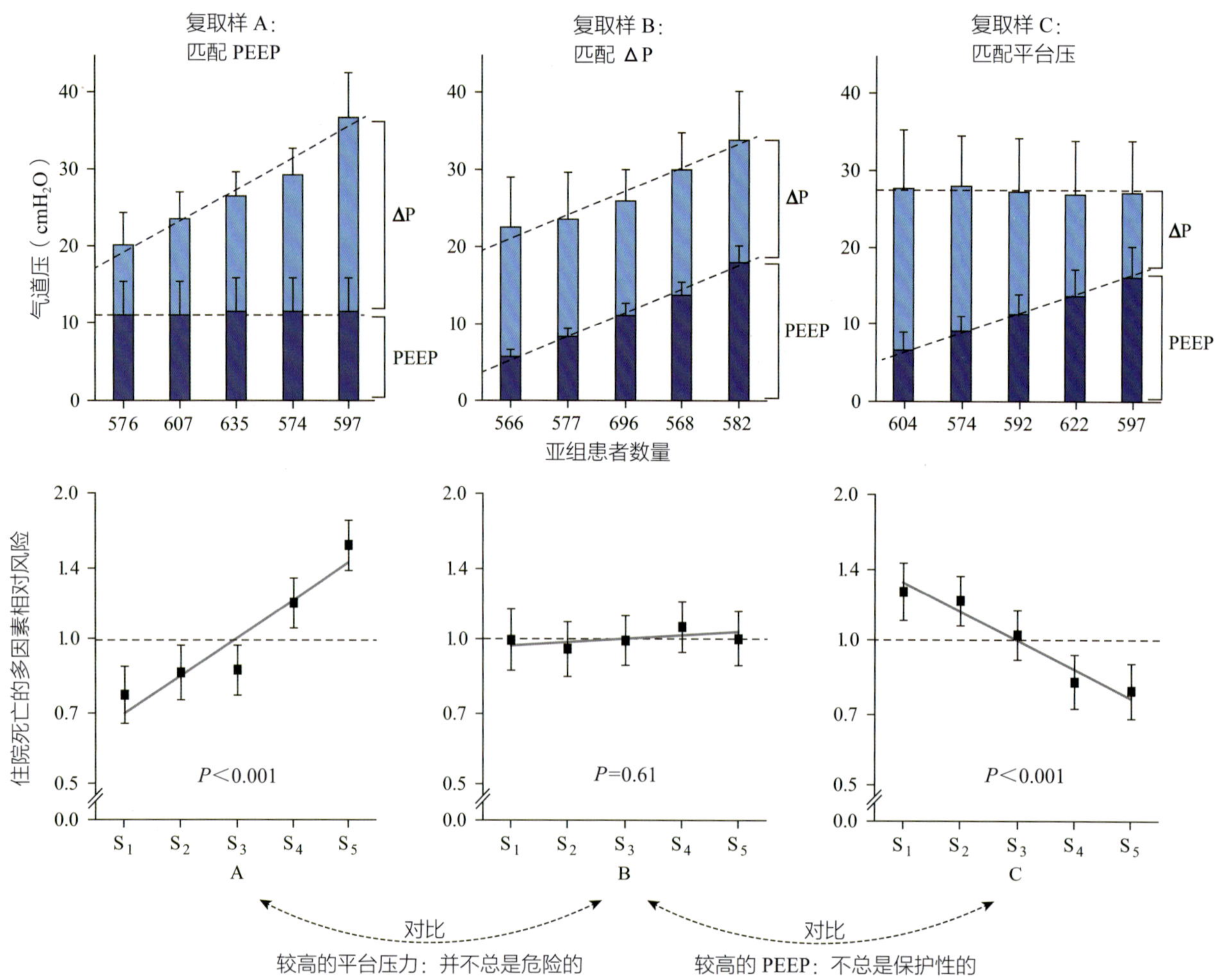

▲ 图 19-5　住院死亡相对风险按通气压力五分位数计算

根据平均通气压力变量，将 9 个既往报道的随机对照试验中的急性呼吸窘迫综合征（ARDS）患者（约 600 例）分成五组 [匹配呼气末正压（PEEP）和变化的驱动压（ΔP），匹配 ΔP 和变化的 PEEP，匹配平台压（P_{plat}）和变化的驱动压（ΔP）及 PEEP]，校正 5 个协变量（试验、年龄、APACHE 评分或 SAPS、动脉 pH、PaO_2/FiO_2）后，计算住院死亡的相对风险；不依赖 PEEP 和 P_{plat}，较高的 ΔP 与较高的住院死亡风险相关，较低的 ΔP 与较低的住院死亡风险相关；SAPS. 简化急性生理评分（引自 Amato MB, Meade MO, Slutsky AS, et al. Driving pressure and survival in the acute respiratory distress syndrome. *N Engl J Med*. 2015;372(8):747-755.）

不张，他们发现通气侧肺发生肺不张，并且肺泡在 OLV 期间出现明显扩张和萎陷。无论在小或大潮气量时，肺不张区域均出现了周期性复张。然而，在通气不良的肺部区域，小潮气量通气时，每次吸气相有 53% 的区域被复张，而在大潮气量时为 82%（图 19-6）。在 OLV 60min 后，以 10ml/kg 进行通气，通气不良肺区域比例显著增加，提示周期性复张后发生了肺损伤（图 19-6）。不幸的是，这些重要的病理生理学发现并没有被任何肺损伤指标所证实。然而，该研究表明，周期性复张是一种已知的肺损伤机制，尤其是在使用大潮气量时可能发生，并可导致局部肺生理功能的改变。Gattinoni 在最近一次关于容积伤和萎陷伤的讨论中指出，在通气过程中，大潮气量的有害影响可能更多地由肺不张伤引起而不是肺过度扩张 [28]。事实上，如前所述，只有非常大的潮气量（>20ml/kg）才会对健康肺产生损伤应变（1.5～2），即使这样，损伤进展也需要很长的时间，这比大多数手术的时间要长 [25]。

十一、保护性通气策略与单肺通气后肺并发症

在早期的一项比较小潮气量 [5ml/kg 实际体重

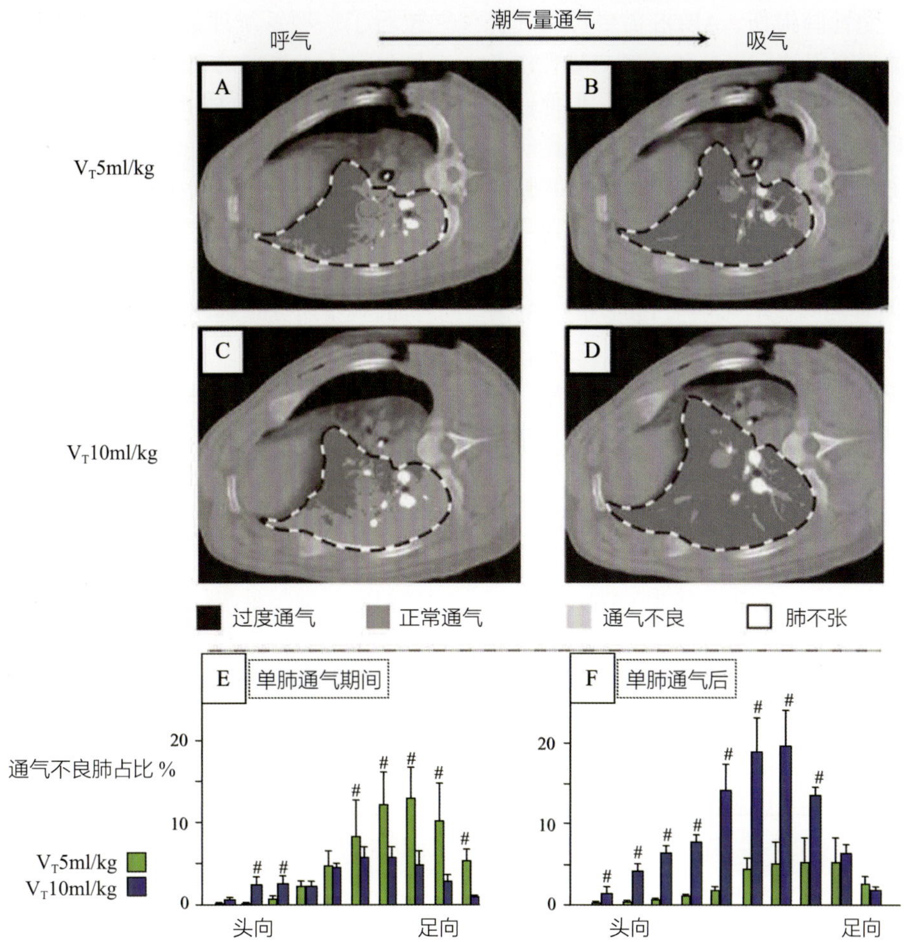

▲ 图 19-6　显示猪模型单肺通气（OLV）时潮气量通气和肺过度通气

在猪 OLV 模型，根据计算机体层成像（CT）的放射学密度（HU），在呼气末和吸气末确定肺含气情况：过度通气（-1000～-900HU）、正常通气（-900～-500HU）、通气不良（-500～-100HU）和肺不张（-100～100HU）；A 至 D. 当潮气量（V_T）为 5ml/kg 或 10ml/kg（吸入氧浓度 0.4，呼气末正压为 5cmH$_2$O）时，OLV 期间 CT 图像；肺区域用灰度表示肺含气程度；呼气末图像显示不同潮气量下显著的肺泡塌陷（A 和 C）；吸气末图像显示潮气量增加至 10ml/kg，肺通气不良区域几乎完全消除（D）；吸气末图像进一步显示通气性肺过度扩张伴纵隔移位，在 V_T 为 10ml/kg 时明显增加（D）；E 和 F. 在 OLV 期间和之后双肺通气期间，吸气末肺含气情况的示意图（CT 片 1-100）；数据以 10 张通气侧肺 CT 片为整体进行总结，并以平均值表示；暴露于大潮气量 OLV 的肺在 OLV 期间表现出更多的潮气量通气，导致恢复双肺通气时通气不良肺组织增加（#$P<0.05$；V_T 5ml/kg vs. 10ml/kg）；（经许可改编自 Lohser J,Slinger P. Lung injury after one-lung ventilation: a review of the pathophysiologic mechanisms affecting the ventilated and the collapsed lung. *Anesth Analg*. 2015, 121(2):302-318.）

（actual body weight，ABW）］与大潮气量（10ml/kg ABW），无 PEEP 通气策略在 OLV 期间引起免疫效应的研究，Schilling 等[1]显示大潮气量组患者肺灌洗液中一些炎症免疫反应介质略有增加。然而，恢复 TLV 2h 后肺泡灌洗液无显著差异。但该研究未对临床结局进行评估。另一项食管切除术患者的类似研究，Michelet 等[2]表明在 OLV 期间，传统通气策略组（9ml/kg PBW，无 PEEP）与保护性通气策略组（5ml/kg PBW，PEEP=5cmH$_2$O）相比，患者血中细胞因子水平显著升高。然而，尽管保护性通气组能维持更好的氧合，但两组的术后并发症和死亡无差异。Shen 等[75]将 101 例接受微创食管切除术患者随机分为保护性通气组（5ml/kg ABW，PEEP=5cmH$_2$O）和常规通气组（8ml/kg ABW，无 PEEP），研究终点指标为 PPC 发生率。PPC 被定义为因支气管分泌物需要进行支气管镜吸引 / 气管切开术、肺炎、急性肺损伤、ARDS 需要再次气管插管、胸腔积液需要引流，以及肺栓塞。尽管作者报道了传统通气组肺部并发症明显更多，但他们未能区分这种病理改变发生在哪一侧肺。这使得研究难以进行量化评估，因为在 OLV 期间手术侧肺没有通气，并且手术操作导致了手术侧肺的影像学改变，这使得定义"ARDS"变得困难。此外，总体并发症和死亡两者之间没有影响。Yang 等[76]的另一项随机研究同样显示，小潮气量（压力控制通气，潮气量 5ml/kg PBW，联合 PEEP=5cmH_2O）与大潮气量（容量控制通气，潮气量 10ml/kg PBW，联合 PEEP）相比，降低肺叶切除术患者 PPC。然而，他们也使用同侧（手术侧）和对侧肺发生"浸润"和"肺不张"的总和来达到显著的结果。Ahn 等[77]的一项小型随机研究显示，在 50 例接受 VATS 的患者，潮气量 10ml/kg ABW+ 无 PEEP 与潮气量 6ml/kg ABW+PEEP=5cmH_2O 相比，两组患者在术后氧合、肺不张、住院时间或术后炎症反应无差异。在迄今为止最大样本的前瞻性研究，Marret 等[78]将 346 例行肺叶切除或全肺切除术患者随机分为肺保护性通气组（潮气量 5ml/kg PBW，PEEP 为 5～8cmH_2O）和传统通气组（潮气量 10ml/kg PBW，无 PEEP）。主要结局指标为重要肺部并发症（肺炎、需要通气的急性呼吸衰竭、肺栓塞）和非肺部并发症（急性心肌梗死和血流动力学休克）。作者显示传统通气组的肺部并发症显著增加，但 ICU 停留时间或死亡率未显著增加。最后，Park 等[79]将 292 例行胸外科手术患者随机分为两组，传统通气组（潮气量 6ml/kg PBW，PEEP=5cmH_2O 和肺复张）和驱动压组（潮气量 6ml/kg PBW，肺复张和逐步调整 PEEP 以达到每个患者的"最低"驱动压）。结果提示，驱动压组的 PPC、肺炎和 ARDS 的发生率较低。然而，这项研究有明显的不足之处，例如纳入人群包括食管切除术患者以及使用了手术侧肺的影像学数据来定义 PPC。此外，低驱动压是通过降低 PEEP 来实现的，这似乎是违反传统的（表 19-2）。所有这些研究都强调迫切需要对 OLV 期间肺损伤的影响进行细致的临床研究，且必须在临床研究中定义合理的病理生理学相关终点指标。

由于随机研究没有达成一致结论能够给予推荐，因此我们可能需要把注意力集中在观察性研究。有两项研究值得关注。2014 年，Serpa Neto 等[13]进行了一项系统评价和 Meta 分析，纳入行腹部和胸外科手术患者的观察性和随机对照保护性通气试验。术后 30 天总体 PPC 发生率为 3.9%，腹部和胸外科手术患者的发生率相似。与传统通气相比，尽管死亡率相似，胸外科和腹部手术期间肺保护性通气显著降低 PPC 发生率。值得注意的是，对于胸外科手术，Licker 及其同事[12]对 1100 多例患者进行的观察研究远远超过了所有小型随机试验的患者总数。即便如此，并非所有的试验都能提供术后数据，从而难以得出明确的结论。在一项大型数据库研究，Blank 等[80]详细研究了胸外科学协会在 2012—2014 年收集的数据。分析了包括 1019 例患者资料。OLV 期间平均潮气量为 4.9ml/kg PBW、平均 PEEP 为 4.2cmH_2O、平均驱动压为 17.5cmH_2O。他们发现潮气量与呼吸系统并发症发生率呈负相关（OR=0.837；CI 0.729～0.958）（图 19-7）。他们报道，潮气量每增加 1ml/kg PBW，呼吸系统并发症风险降低约 16%。小潮气量伴 PEEP 不足与并发症发生率呈负相关，而驱动压增高预示着 PPC 增加。

研究 OLV 期间保护性通气策略与术后 PPC 之间关系的现有文献是相互矛盾的，需要更好的前瞻性研究，包括更大样本量和明确定义的结局指标，以说明与所受损伤有因果关系的病理生理指标。使用保护性通气以减少容积伤，特别是手术期间萎陷伤的生理学原理似乎相当有说服力，但临床数据并未提供 OLV 期间保护性通气的明确策略。另外，迄今报道的结果可能反映了一种可能性，即实验组和对照组的通气策略的微小差异不足以产生可测量的临床差异。尽管有这些保留意见，但已取得的进展和目前的数据表明，仅仅使用小潮量策略并不是唯一的答案。相反，我们需要一个更全面的方法，通过允许调节保护性通气策略的组成以适应个体患者。在此时，这种方法在 OLV 期间最有可能将损伤降至最低，发生低氧血症可能性最小，并且容易适应个体患者，它将是一种开放肺通气策略。当对一个健康肺（通过参考肺功能和影像学可得到证实）进行单肺通气时，可以建议使用容量控制或压力控制通气的开放肺策略（表 19-3）。

通常 5～6ml/kg PBW 范围内的潮气量（这对应于双肺通气的 10～12ml/kg PBW）可能被视为过高。然而事实并非如此，因为单侧健康肺的 FRC 仍然在 1000～1200ml 内，这意味着我们所施加的应变远

表 19-2 保护性单肺通气的随机研究总结

研 究	病例数	研究对象	实验组单肺通气	对照组单肺通气	结 果	评 论
Michelet, 2006[2]	52	微创食管切除术患者	VCV，V_T=5ml/kg PBW，PEEP=5cmH$_2$O，FiO$_2$=1.0，无肺复张	VCV，V_T=9ml/kg PBW，PEEP=5cmH$_2$O，FiO$_2$=1.0，无肺复张	对照组肺泡细胞因子和氧合水平略有升高；总体并发症、死亡和住院时间均无差异	对照组血管外肺水增加然而，没有对两侧肺进行区分测量
Ahn, 2012[77]	50	无肺功能异常的胸腔镜肺叶切除术患者	V_T=6ml/kg ABW，PEEP=5cmH$_2$O，FiO$_2$ 0.5，无肺复张	V_T=10ml/kg ABW，无 PEEP，FiO$_2$=0.5，无肺复张	两组肺不张发生率、氧合和住院时间均无差异	
Yang, 2011[76]	100	开放或胸腔镜肺叶切除术患者	VCV，V_T=5ml/kg PBW，PEEP=5cmH$_2$O，FiO=1.0，无肺复张	PCV，V_T=10ml/kg PBW，无 PEEP，FiO$_2$=0.5，无肺复张	对照组 PaO$_2$/FiO$_2$ <300（8 vs. 1）、肺不张及急性肺损伤发生率更高 ICU 停留时间和住院时间无差异	对手术侧和非手术侧肺的肺不张和（或）浸润都进行评估
Shen, 2012[75]	101	微创食管切除术患者	V_T=5ml/kg ABW，PEEP=5cmH$_2$O，无肺复张	V_T=8ml/kg ABW，无 PEEP，无肺复张	对照组氧合更差，PPC 发生率更高 死亡和并发症无差异	对手术侧和非手术侧肺的肺不张和（或）浸润都进行评估
Marret, 2018[78]	346	肺叶切除术或全肺切除术患者	V_T=5ml/kg PBW，PEEP=5～8cmH$_2$O	V_T=10ml/kg PBW，无 PEEP	主要术后并发症（肺和心脏）在试验组为 13.4%，对照组为 22.2%（P = 0.03） 死亡率和 ICU 停留时间无差异	
Park, 2019[79]	292	肺切除术和食管切除术患者	V_T=6ml/kg PBW，RR=12，在开始研究前调节 PEEP 以达到最低驱动压	V_T=6ml/kg PBW，PEEP=5cmH$_2$O 联合肺复张 无最适驱动压	两组的驱动压平均差值为 1cmH$_2$O 在最适驱动压组，PPC 发生率、肺炎和 ARDS 发生率更低	通过胸部 X 线片对手术侧和非手术侧肺的肺炎和 ARDS 进行诊断 除了这些数据，其他未见明显差异

ABW. 实际体重；ARDS. 急性呼吸窘迫综合征；ICU. 重症监护病房；PBW. 预测体重；PEEP. 呼气末正压；PPC. 术后肺并发症；VCV. 容量控制通气；PCV. 压力控制通气；V_T. 潮气量

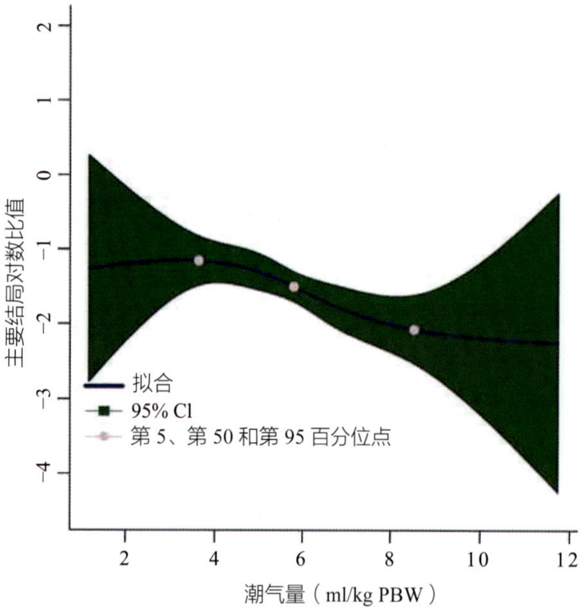

▲ **图 19-7　主要结局与潮气量和驱动压的对数比值**

主要结局（呼吸系统并发症）发生率的对数与单肺通气期间潮气量的相关性；PBW. 预测体重；参见讨论部分［引自 Blank RS, Colquhoun DA, Durieux ME, et al. Management of one-lung ventilation: impact of tidal volume on complications after thoracic surgery. *Anesthesiology*. 2016, 124(6):1286-1295.］

低于 1.0，并不会导致肺的过度拉伸[25, 81]。当使用容量控制通气时，调节呼吸频率或吸－呼比并不改变潮气量（不适用于压力控制通气）。当设置 PEEP 在 5～8cmH_2O 时，作者更倾向于 PEEP=8cmH_2O，因为这通常能获得最佳氧合。建议采用这些水平 PEEP 是因为依赖侧肺容易发生肺不张，使用较低 PEEP 常导致肺不张和低氧血症，并可能造成肺损伤[80]。呼吸频率设定以维持动脉血二氧化碳分压在正常范围上限（45～50mmHg）。在健康肺，使用上述策略应使驱动压＜15cmH_2O。如果驱动压＞15cmH_2O，尤其是当氧合也受到损害时，应怀疑肺不张形成，并考虑通过适当的肺复张手法改善通气（图 19-8）。肺复张后可能需要增加 PEEP 至更高水平，因为复张前虽有 PEEP 水平，但仍可发生肺不张。在偏瘦患者，通过增加 PEEP 至 15cmH_2O 持续 30～60s 即足以打开肺泡。对于肥胖患者，可能需要用手控通气，保持吸气压力 35～40cmH_2O 持续 10s。需要注意的是，当通气肺有其他病理问题时，如明显实变或纤维化，驱动压也可能增高，并且对肺复张没有反应，这将需要其他通气策略来提供足够的氧合。

十二、麻醉药调节通气期间炎症反应

在实验和临床环境的肺损伤伴随着肺和全身免疫反应增加[82, 83]。动物研究中，减轻这些免疫反应［如肿瘤坏死因子（TNF-α）］的影响可减少呼吸机相关肺损伤的发生[84]。这表明，这些细胞因子不是无辜的旁观者，当释放足够高的量时，可导致肺损伤。手术和机械通气导致胸外科手术期间肺和全身

表 19-3　建议总结

条　目	建　议	评　论
通气模式	容量控制通气	允许控制潮气量，即当调整呼吸频率或吸－呼比时潮气量不发生改变 不适用于压力控制通气
潮气量	5～6ml/kg PBW	从 6ml/kg PBW 开始；如果平台压超过 30cmH_2O 并且不能通过调整导管或肺复张来纠正，则应使用更低潮气量
PEEP	5～8cmH_2O	从 8cmH_2O 开始将提供更好的氧合和更少的低氧血症，尤其是在肥胖患者
呼吸频率	15～18 次 / 分	维持 $PaCO_2$ 在正常范围上限（45mmHg）
肺复张	只有当氧合恶化或驱动压增加超过 15cmH_2O 时使用	对于瘦弱患者，增加 PEEP 至 15cmH_2O 持续 30～60s 即足以打开肺泡；对于肥胖患者，可能需要手控通气，保持吸气压力 35～40cmH_2O 持续 10s
驱动压	＜15cmH_2O	如果驱动压超过 15cmH_2O，考虑肺复张并随后增加 PEEP

注：这些建议是基于本章讨论的文献和作者个人的实践偏好；最佳的双腔管或支气管封堵器管理是任何通气策略的先决条件；PBW. 预测体重；$PaCO_2$. 动脉血二氧化碳分压；PEEP. 呼气末正压

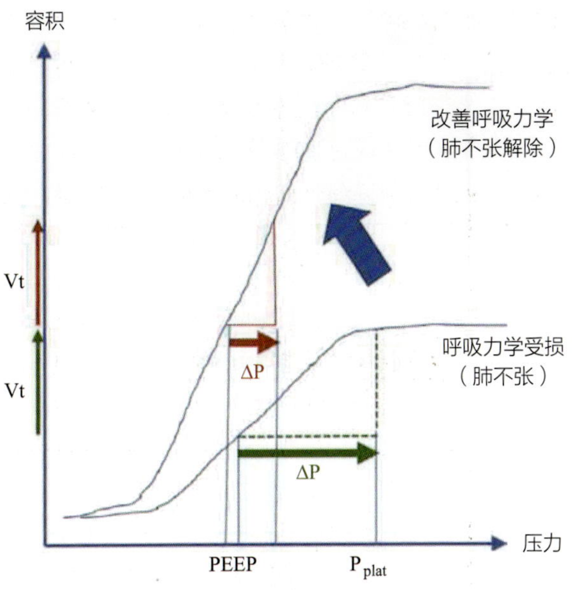

▲ 图 19-8 压力—容积曲线和呼吸力学

当驱动压（ΔP）增加超过 15cmH$_2$O（绿色）时，呼吸力学受损（下面曲线）；在麻醉和单肺通气期间，驱动压的增加主要是由于肺不张；肺复张（蓝箭）可纠正肺不张，增加肺顺应性，从而降低驱动压（红色）；注意潮气量（V_T）在两条曲线上保持不变；PEEP. 呼气末正压；P_{plat}. 平台压；（经许可改编自 PulmCCM.org.）

免疫反应增强[1, 85]。问题在于免疫应答的调节是否可以改善 OLV 期间通气诱导的肺炎症和可能的呼吸机相关肺损伤（VILI）。

吸入麻醉药已被证明能显著降低肺免疫炎症反应。脂多糖诱导的大鼠肺损伤实验发现，七氟醚能减少细胞因子释放，减少中性粒细胞流入肺，还能减轻肺损伤和改善氧合[86]。在小鼠 VILI 模型，七氟醚后处理可以减轻肺损伤[87]。临床研究中，与丙泊酚麻醉相比，吸入麻醉与患者肺灌洗液中炎症细胞因子的增加幅度较低或水平更低。Schilling 及其同事[88]表明，与丙泊酚组相比，接受吸入麻醉药地氟醚和七氟醚的患者的肺部炎症介质释放（TNF-α、IL-1ß、IL-8）显著减少（图 19-9）。在一项临床研究，De la Gala 等[9]将 180 例患者随机接受丙泊酚麻醉或七氟醚麻醉，并评估术中肺炎症反应和 PPC。他们的结果显示，丙泊酚较七氟醚导致的通气侧和非通气侧肺的细胞因子浓度增加更为明显。另外，丙泊酚组的 PPC 发生率比七氟醚组高 2 倍。然而，PPC 并不是该研究的主要结局指标，而且丙泊酚组的患者似乎年龄更大、病情更重。在一项更大样本的前瞻性研究中，Beck-Schimmer 及其同事[89]将 460 例肺手术患者随机分为丙泊酚组或地氟醚麻醉组，并使用 Clavien-Dindo 分类法评估长达 6 个月的主要并发症发生率。作者发现，ICU 停留时间和住院时间，以及术后 30 天或 6 个月并发症的发生率或严重程度两组之间无显著差异（表 19-4）。综上所述，尽管麻醉药可能对肺部的炎症反应有不同的调节作用，但目前的证据尚不能证明在此基础上的任何临床偏好。

十三、非通气侧肺损伤

非通气侧肺并不是许多研究的对象。然而，有一些实验和临床证据表明，在 OLV 期间对非通气侧肺应用 CPAP 不仅可以通过窒息氧合改善氧合，而且还可以减轻双肺的炎症反应（炎症介质释放）[90, 91]。到目前为止，已发表的研究没有提供明确的证据或推荐将常规使用 CPAP 作为一种肺保护措施。主要是由于应用 CPAP 时术野较差，给外科手术操作带来严重的问题，特别是在微创视频辅助或机器人手术。然而，使用低水平 CPAP 或者对非通气侧肺给氧来治疗低氧血症是标准的做法。

十四、氧毒性

在 OLV 期间，虽然是单肺通气，但双肺仍有灌注。由于非通气肺的灌注引起不同程度的分流，通气侧肺经常使用高 FiO$_2$ 以避免低氧血症。高 FiO$_2$ 与活性氧的产生有关，理论上可引起肺损伤。尽管有充足的实验证据表明活性氧确实会损伤细胞和组织，但这并不容易转化为临床证据[92]。在一项大型随机试验[93]，1400 例腹部手术患者被随机分配，术中接受 30% 或 80% 氧浓度通气，并持续至术后 2h。两组 PPC 发生率无差异。Staehr-Rye AK 等[94]的一项大数据研究获得超过 5000 例患者的术中 FiO$_2$ 和 PPC 数据。作者得到了一些证据，与低 FiO$_2$ 相比，高 FiO$_2$ 与 PPC 发生率增高相关。然而，高 FiO$_2$ 可能通过增加肺不张发生率而产生 PPC，该研究最多只能产生假说，无法判断其因果关系。Cohen 等[95]使用克利夫兰诊所的一项交替队列质量改善项目的数据，其中目标 FiO$_2$ 每 2 周在 30% 和 80% 之间改变一次，从 2013 年到 2016 年共持续 39 个月。获得了超过 8000 例患者的队列，他们被分配术中给予 30% 或 80% 氧。作者发现，术中高氧并不改变

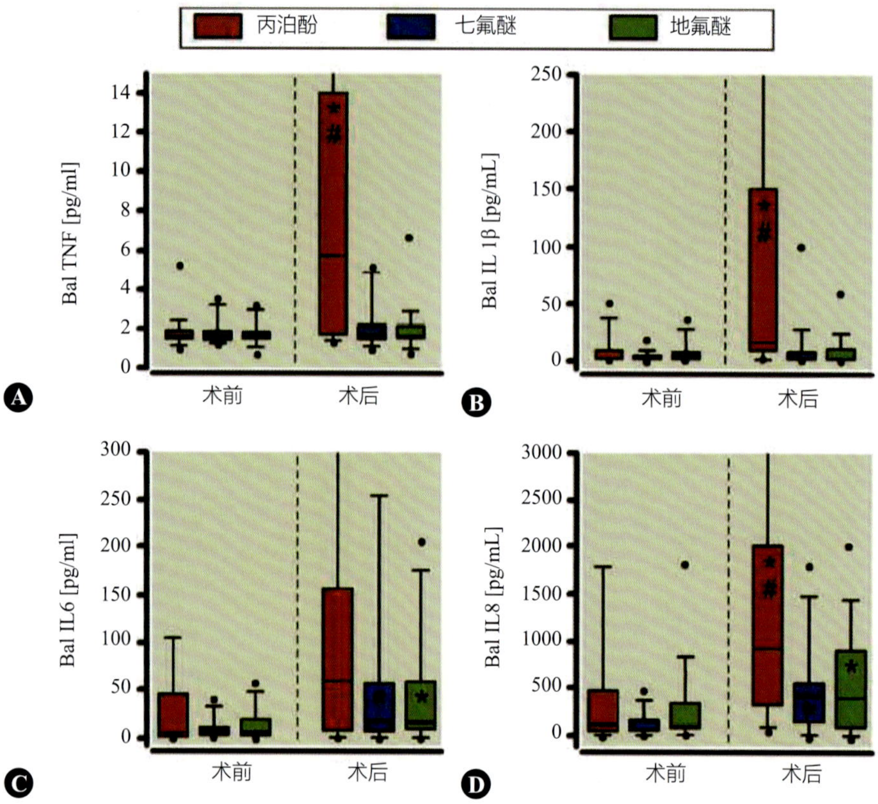

▲ **图 19-9　在单肺通气和开胸术患者肺泡内肿瘤坏死因子（TNFα）**

A. IL-1；B. IL-6；C. IL-8；D. 浓度的时间依赖性变化；数据以中位数、范围和四分位数范围（25%～75%）表示。黑点表示每组的异常值；*. 单个研究组内的差异；#. 丙泊酚和两个吸入麻醉组患者之间的差异；BAL. 支气管肺泡灌洗 [改编自 Schilling T, Kozian A, Senturk M, et al. Effects of volatile and intravenous anesthesia on the alveolar and systemic inflammatory response in thoracic surgical patients. *Anesthesiology*. 2011, 115(1):65-74.]

表 19-4　接受丙泊酚或地氟醚麻醉的肺手术患者住院期间及随访 6 个月时的相关主要并发症总体发生率的比较

	丙泊酚（*n*=230）	地氟醚（*n*=230）	未校正的发生率比值	校正后发生率比值*
住院期间并发症发生率	22（9.6）	20（8.7）	0.94（95% CI，0.52～1.73；*P*=0.85）	0.94（95% CI，0.51～1.74；*P*=0.85）
随访 6 个月时并发症发生率	33（14.3）	36（15.7）	1.10（95% CI，0.68～1.76；*P*=0.70）	1.09（95% CI，0.68～1.76；*P*=0.71）

* 根据分层前变量（研究中心、主要疾病和全肺切除术）和年龄进行校正

经许可引自 Beck-Schimmer B, Bonvini JM, Braun J, et al. Which anesthesia regimen is best to reduce morbidity and mortality in lung surgery? A multicenter randomized controlled trial. *Anesthesiology*. 2016, 125(2):313-321.

术后 SpO_2/FiO_2 值或者肺部并发症的风险。可以看出，迄今为止的数据并不支持术中高 FiO_2 必然会造成显著损伤的说法。然而，不必要地使用高 FiO_2 可能导致易感患者出现肺不张，应该避免[51]。

结论

总之，胸外科手术中确实会发生肺损伤，在行长时间和大胸外科手术的易感患者，可引起术中肺损伤，导致明显的 PPC，并增加并发症和死亡人数。患者因素，如年龄、肺部疾病和肺功能、术前医疗、手术范围、手术和麻醉医师团队经验、术后护理质量在 PPC 的发生和严重程度都有重要影响。在术中因素中，通气策略确实是肺损伤的潜在因素，尽管关于某一策略可以预防肺损伤的临床数据结论不一致。在这个阶段，一致的观点是采取保护性开放肺策略，包括小潮气量、适当水平 PEEP 和肺复张手法，以避免或治疗肺不张。驱动压是一个有价值的工具，有助于诊断问题和使通气适应肺顺应性。由于病理和临床情况的多样性，我们不可能找到一个通用的解决方案。相反，我们需要根据患者的肺功能和病理情况尽可能地调节保护性通气的组成部分。

第 20 章　单肺通气管理：肺保护性通气

Management of One-Lung Ventilation: Protective Lung Ventilation

Marcelo Gama De Abreu　Jakob Wittenstein　著

李雪霏　余　海　译

单肺通气（one-lung ventilation，OLV）的概念于 1931 年首次提出，1933 年实施了第一例单肺通气下的肺癌全肺切除术。尽管从那以后技术不断发展，但 OLV 对于麻醉医师而言仍然是一大挑战。几十年来，OLV 期间的气体交换受损一直是关注的焦点。因此，术中机械通气设置旨在避免或逆转低氧血症和高碳酸血症，且不造成机械应力对肺实质的潜在有害影响。最初的通气设置包括 10～12ml/kg ABW 的潮气量（V_T）（单肺）和零呼气末正压（PEEP）。之后呼吸机相关肺损伤（ventilator-induced lung injury，VILI）的概念产生，并成为机械通气的基石。一项多中心随机试验表明，与 V_T=12ml/kg PBW 相比，V_T=6ml/kg PBW 可降低急性呼吸窘迫综合征（ARDS）患者的死亡率[1]。自此，所谓的基于低膨胀压力的小潮气量“肺保护性通气”策略得到了极大关注。值得注意的是，在该研究，与非保护性通气策略相比，肺保护性通气策略与更低的氧合相关。此外，一项 Meta 分析显示，在没有肺损伤的患者，应用小潮气量通气与良好临床结局相关[2]。

肺保护性通气策略的应用不仅限于重症监护室，也在麻醉医师中推广而广泛应用于手术室。最近一份关于术中机械通气的建议汇编强调了全麻期间小潮气量、低膨胀压及适当 PEEP 水平的作用——作为降低术后肺部并发症（postoperative pulmonary complication，PPC）风险的一种手段[3]。然而，这些建议没有涉及 OLV，因为 OLV 期间的保护性通气尚未得到足够效能研究的验证[4, 5]。显然，OLV 期间必须考虑纵隔移位、手术操作、胸廓制动、通气侧肺的外部压力[6]，以及与其他类型手术相比胸外科手术期间更多肺不张形成等特点。到目前为止，还没有足够证据表明 ICU 中 ARDS 患者的数据结果可以应用到胸外科手术患者[7]。

在本章中，我们将综述 VILI 的机制，并探讨胸外科手术 OLV 期间肺保护性机械通气的基本概念，强调避免可能增加 PPC 风险的损伤同时维持足够气体交换。

一、呼吸机相关肺损伤

在机械通气期间，肺不张和过度扩张的肺区域可能同时存在，这增加了肺对机械通气潜在有害影响的脆弱性[8, 9]。因此，肺力学的粗略测量并不能很好地再现肺的局部应力[10, 11]。

已提出 VILI 的多种机制，其中大多数相互关联（图 20–1）。气道压力增加（气压伤）或应用相对较高的 V_T（容积伤）可能会产生过高的拉伸（应变）和跨肺压（应力），超过肺实质在其静止容积以上的弹性性能，并对肺泡毛细血管屏障及其附着细胞造成直接的物理损伤[12, 13]。此外，肺单位的潮汐式闭合和重新开放，即肺萎陷伤[14]，通常发生在肺不张附近区域。重要的是，气压伤、容积伤和肺萎陷伤可对上皮细胞和内皮细胞产生影响[15, 16]，并导致脆弱的细胞外基质碎裂[17, 18]。细胞外基质的机械损伤可以引起间质水肿形成和金属蛋白酶激活，但不一定会引起炎症，然而细胞外基质的这些片段具有激活炎症介质的潜力[19, 20]。而且，机械通气引起的细胞外基质损伤可能会因液体负荷而加重[21]，在全麻期间，这一点常被低估。

在细胞，尤其是来自肺泡上皮的细胞，机械应力可以通过不同途径转化为化学信号，从而引发促炎症和促纤维化反应。这一过程被称为“机械转导”[22]。机械转导可导致细胞凋亡，并释放归巢分子，促进肺和外周器官的中性粒细胞和巨噬细胞归巢和远程激活[23]。这些作用被称为“生物伤”[24]。

机械应力会破坏肺泡–上皮屏障中的内皮细胞并导致毛细血管应力衰竭[25, 26]。此外，在结构完整的细胞，黏附连接（“紧密连接”）也会发生破坏[27]。这些机制共同促进炎症因子引起的上皮通透性和水肿的形成。在屏障的肺泡侧，肺泡上皮的通透性也会随着机械应力的增加而增加[28]。这些现象在过度膨胀过程中更可能发生，但在肺萎陷伤过程中也被

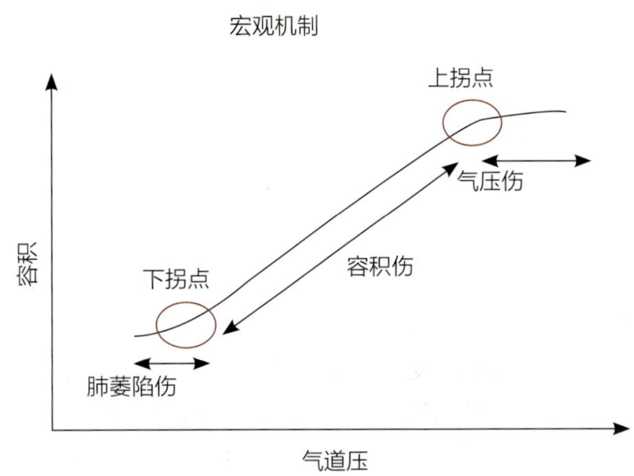

▲ **图 20–1　第 1 组：呼吸机相关肺损伤（VILI）的宏观结构机制**

呼吸系统容积–压力曲线；肺萎陷伤，肺单位重复关闭和再开放在下拐点区域更为常见；容积伤，肺实质过度膨胀——肺容积越高越常见；气压伤——当曲线变平、气道压与容积不成比例地增加、肺结构破坏时，更容易发生气压伤

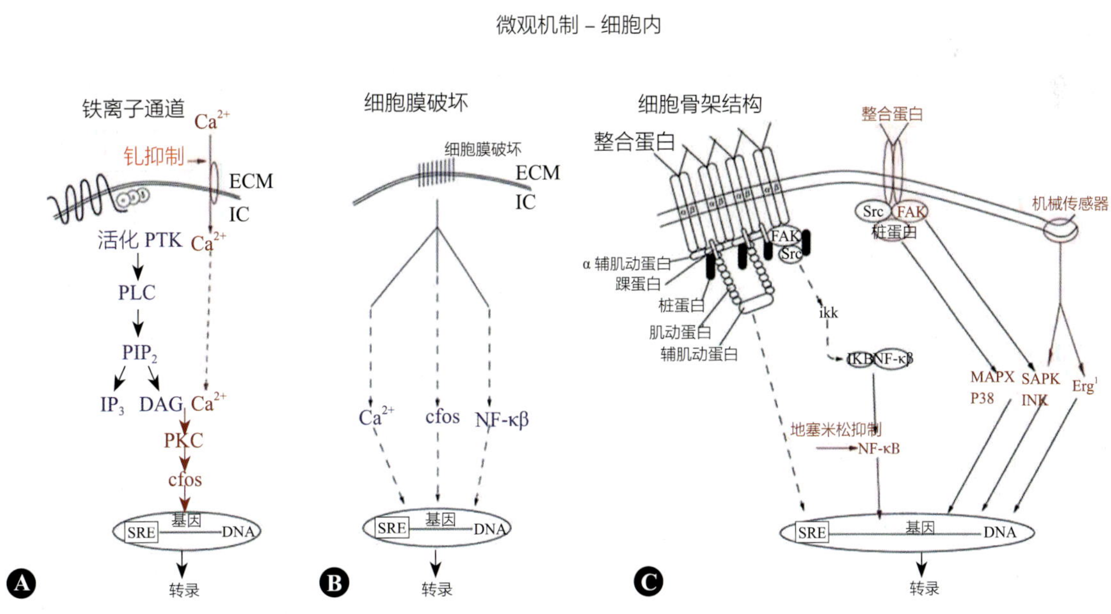

▲ **图 20–1（续）　第 2 组　VILI 的微观结构机制**

A. 钙通道的激活；B. 细胞膜部分破坏；C. 细胞骨架结构的变形；所有机制都导致机械应力转导为炎症反应 [引自 Dos Santos CC, Slutsky AS. Invited review: mechanisms of ventilator-induced lung injury: a perspective. *J Appl Physiol* (1985). 2000 Oct;89(4):1645-1655.]

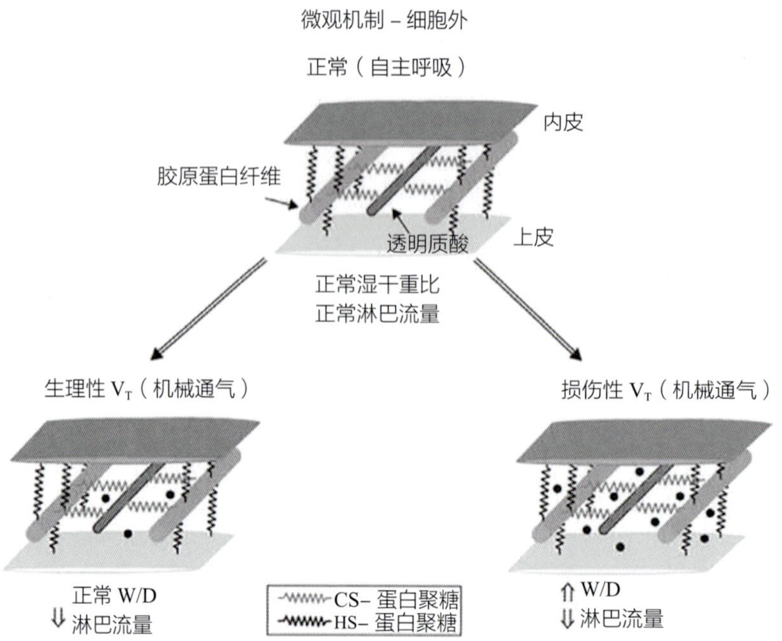

▲ 图 20-1（续） 第 3 组 VILI 的微观结构机制

在自主呼吸、生理性（低潮气量）或高损伤潮气量（V_T）机械通气下的细胞外基质；在生理性潮气量机械通气，硫酸乙酰肝素和硫酸软骨素蛋白聚糖的初始破碎是由一些金属蛋白酶（•）的激活触发；在高潮气量机械通气观察到更深层次的类肝素硫酸盐和硫酸软骨素蛋白聚糖的降解，以及整个 ECM 结构和功能的丧失；在健康肺，基质分解与金属蛋白酶降解分解增强相关，而与炎症介质释放无关 [引自 Pelosi P, Negrini D. Extracellular matrix and mechanical ventilation in healthy lungs: back to baro/volotrauma? *Curr Opin Crit Care*. 2008 Feb;14(1):16-21.]

提出过[29, 30]。除了在大 V_T 通气过程中通透性增加外，过度拉伸也有损害钠钾 ATP 酶活性的风险[31]，从而进一步促进水肿形成。小 V_T 通气降低了过度膨胀的风险，但它可能造成低氧，并可能损害液体清除[32]。肺泡水肿会干扰表面活性物质的功能[33]。除了这些现象外，当肺泡 - 毛细血管屏障失去完整性时，病原体和促炎介质可能发生移位进而导致远端器官损害[34]。

在 OLV 期间，肺不张造成通气的不均匀性，这又会增加施加在肺实质上的应力[9]。这些力增加了前文提到的多种致病机制的可能性，VILI 甚至可能发生在既往没有损伤的肺。

机械通气设置可能会影响 VILI 和 PPC 的发生风险，从而增加并发症，导致住院时间延长，甚至增加死亡风险[35-37]。因此，实施 OLV 的麻醉医师应详细了解保护性机械通气设置（表 20-1）。

二、保护性单肺通气

图 20-2 中，至少有两种机械通气策略可降低 VILI 风险，即所谓的肺开放策略和肺静息策略（允许性肺不张）。肺开放策略基于肺泡复张方法（recruitment maneuver，RM）（开放肺）、高水平 PEEP（保持肺持续开放）[38] 和应用小 V_T。肺静息策略基于塌陷的肺区域在不进行重复开放和关闭时可免受炎症影响的理念[39]，旨在以最低 PEEP 水平、小潮气量和低通气频率确保足够的气体交换（氧饱和度≥88%～90%）[40]。

在猪肺炎实验模型，给予外源性表面活性物质和肺开放通气均能通过最大限度减少肺泡塌陷和肺不张形成而减少细菌生长和全身移位[41]。在接受机械通气的猪肺炎实验模型，采用个体化 PEEP 其细菌移位最低，低和高 PEEP 均会促进细菌移位[42]。

离体无灌注小鼠肺模型中，肺开放策略（V_T=6ml/kg、RM，以及 PEEP 14～16cmH$_2$O）和肺静息策略（V_T=6ml/kg，PEEP 8～10cmH$_2$O，无 RM）与损伤性机械通气（V_T=20ml/kg，PEEP=0cmH$_2$O）相比，可以降低肺部炎症反应和改善呼吸力学[43]。有趣的是，与肺开放策略相比，肺静息策略细胞凋亡更少，但引起较多的超微结构细胞损伤，这很可能与丝裂原活化蛋白激酶通路的激活增加有关[43]。

表 20-1　保护性单肺通气设置	
机械通气模式	压力控制或者容量控制通气模式 • 容量控制通气可在任何手术操作下保持潮气量恒定；可能导致更高的气道峰压 • 压力控制通气可维持气道峰压在安全范围内；可能导致肺塌陷
潮气量（V_T）	≤6ml/kg PBW • 在出现严重高碳酸血症和合并 COPD 的患者可考虑 6～8ml/kg PBW
呼吸频率	在没有允许性高碳酸血症禁忌证的情况下，呼吸频率≤20 次 / 分且滴定至动脉 pH≥7.25 • 梗阻性肺疾病：建议更低的呼吸频率
呼气末正压（PEEP）	大多数患者 5～10cmH$_2$O，基于其他参数设置可设置在 3～12cmH$_2$O 内 • 发生低氧血症时，根据呼吸系统顺应性或驱动压考虑 PEEP 滴定 • 注意内源性 PEEP 及其可能潜在后果
驱动压	≤14cmH$_2$O
平台压	≤30cmH$_2$O • 尽量≤25cmH$_2$O
吸呼比（I：E）	1：1～2 • 如存在内源性 PEEP，考虑吸呼比 1：2～3
吸入氧浓度（F_iO_2）	在 TLV 转为 OLV 时 F_iO_2=1.0 • OLV 期间，根据情况滴定 F_iO_2 至 SpO_2≥92% 即可
通气侧肺的肺复张	非常规应用 • 用于纠正术中低氧血症，特别是在 PEEP 滴定前 • 采用潮气量通气时逐步递增 V_T 或 PEEP 法，而不是手控挤压呼吸囊

COPD. 慢性阻塞性肺疾病；TLV. 双肺通气；OLV：单肺通气；SpO_2：外周氧饱和度

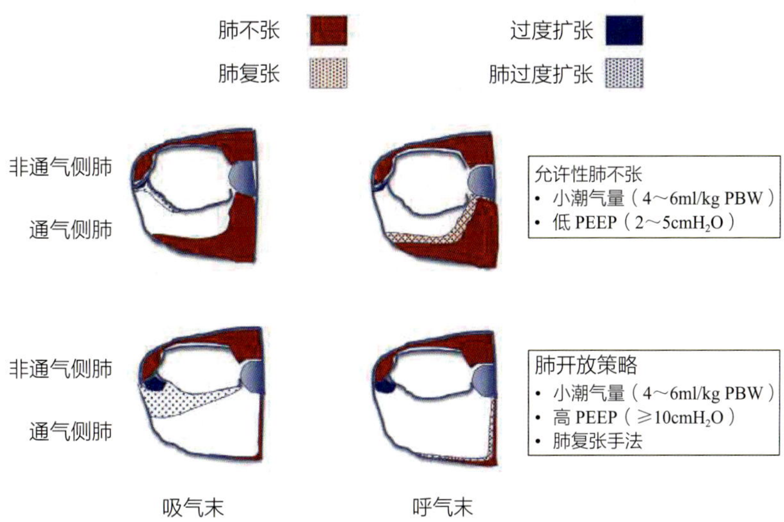

▲ 图 20-2　保护性单肺通气的可能策略

在允许性肺不张时，应用低 PEEP（2～5cmH$_2$O），而肺复张手法仅用于纠正低氧血症；在肺开放通气期间，在周期性肺复张后应用高 PEEP（≥10cmH$_2$O）来保持肺开放；PBW. 预测体重；PEEP. 呼气末正压在健康小鼠，以 V_T=8ml/kg 和 PEEP=4cmH_2O 进行机械通气导致血浆和肺组织细胞因子的可逆性增加和白细胞浸润，但肺组织的完整性尚被保留[44]。在另一项研究，在小鼠既往无肺损伤的情况下，即使是损伤最小的呼吸机设置也能诱导 VILI[45]。值得注意的是，机械通气对未损伤肺的有害影响部分取决于通气持续时间[46]。然而，一项基础研究表明，尽管延长机械通气时间，大潮气量对肺仅产生轻微（如果有的话）的影响[13]。这一发现的可能原因是缺乏炎症伤害，例如手术。事实上，它是全身炎症反应，可能使肺因机械通气而受到损伤[47]。

三、潮气量

已证明大 V_T 的 OLV 可诱发肺过度扩张（容积伤）进而导致 VILI[48, 49]。在行腹部手术的患者，术中应用小 V_T 和 PEEP 的通气策略可改善术后肺功能[50]，甚至改善临床结局[51]。在一项小型随机对照试验（randomized control trial，RCT），与 5ml/kg PBW 相比，OLV 期间以 10ml/kg PBW 通气导致更强的炎症反应[52]。在另一项 RCT，与 10ml/kg PBW 相比，OLV 期间以 6ml/kg PBW 通气可降低术后肺功能不全的发生率[5]。一项关于胸外科手术患者在 OLV 期间接受小或大 V_T 的随机试验的 Meta 分析显示，小 V_T 通气组肺浸润和 ARDS 的发生率更低，但两种策略之间 PPC 的发生率没有差异[53]。一项回顾性分析表明，如果没有同时给予适当水平 PEEP，OLV 期间使用小 V_T 可能不足以改善临床结局。Blank 等从病历和胸外科学会数据库分析了 1019 名胸外科手术患者术后并发症的数据，通过多元线性回归检验呼吸机参数与临床结局之间的相关性。他们发现，8～9ml/kg PBW 的 V_T 与更少的 PPC 相关。在大部分患者，OLV 期间大 V_T 与呼吸系统并发症发生率呈反比[54]。

在设置 OLV 期间机械通气参数时，预估 PBW 至关重要。应用 PBW 是基于假定给予匹配患者肺活量的一个容量可以最大限度地减少容积伤[1]。肺活量和呼吸系统顺应性与身高的关系比与体重的关系更密切[55–57]。男性和女性患者的 PBW 可以通过以下公式计算。

男性：PBW=50+0.91［身高（cm）–152.4］

女性：PBW = 45.5+0.91［身高（cm）–152.4］

有建议认为，与 PBW 相比，用力肺活量（forced vital capacity，FVC）是胸外科手术中预测恰当 V_T 的一个可靠的指标[58]，且 FVC 值<3.5L 与呼吸系统顺应性降低有关。因此，V_T 等于术前测得的功能残气量（FRC）/8，可用于指导 OLV 期间 V_T 设置[58]。

尽管仍然缺乏足够效能的研究来支持推荐 OLV 期间应用保护性小 V_T，但在大多数患者 V_T 不应超过 6ml/kg PBW[59, 60]。

四、呼吸频率

OLV 期间低呼吸频率联合小 V_T 可能导致高碳酸血症。如果是刻意为之，这种方法通常被称为允许性高碳酸血症，旨在最大限度地减少 VILI[61]。轻度高碳酸血症可以改善高碳酸肺血管收缩[62]，使氧合血红蛋白解离曲线右移、改善氧合[63]，从而增强组织供氧，并可能改善伤口愈合和减少感染并发症。除此之外，动脉 pH 为 7.25 左右的中度呼吸性酸中毒可以减少 OLV 期间的促炎反应[64]。最近，对 VILI 机制的全面评估表明，由呼吸机转移到肺部的机械功率与肺损伤相关[65]。机械功率表示单位时间内输送到肺部的能量，其直接取决于呼吸速率[66]。在呼吸机输送的每次呼吸，转移到患者呼吸系统的能量主要用于克服气道阻力和扩张胸壁。已有假说提出，肺损伤的程度取决于每单位时间内呼吸机提供的“机械功率”总量。机械功率是一个结合了容量、压力、流量和呼吸频率的单一变量。因此，低呼吸频率可降低机械功率并减少 OLV 期间的 VILI。尤其是在合并阻塞性肺疾病存在呼气流速受限的患者，更推荐应用低呼吸频率以避免内源性 PEEP 产生[67]。

由于呼吸性酸中毒可能有颅内压增高、肺高压、心肌抑制和肾血流降低等副作用[68–70]，应用低呼吸频率时应慎重考量。

五、呼气末正压通气和肺复张手法

OLV 期间，尤其是在侧卧位，通气侧肺可被纵隔和腹腔内结构压迫，另外手术操作可能进一步导致 FRC 降低。PEEP 可在呼气末使肺单位保持开放，增加 FRC 至肺闭合容量以上从而防止肺不张形成。此外，适当水平的 PEEP 可致通气处于呼吸系统压力 – 容积曲线中线性部分，减小肺萎陷伤[40]。然而，PEEP 也可能导致过度充气，增加肺泡无效腔，以及压迫肺毛细血管。这可能导致右心室后负荷增加和心血管抑制，需要液体负荷和正性肌力支持。而且，通气侧肺的 PEEP 可以将血液转移到非通气侧肺，导致肺内分流增加。在严重阻塞性疾病患者设置 PEEP 时需特别小心，因为由于内源性 PEEP，吸气流速限制可导致动态性肺过度充气。

在过去 10 年里，恰当水平 PEEP 一直是一个颇具争论的问题。更高水平的 PEEP 被广泛应用。然而，最近的临床试验未能显示高 PEEP 可以改善预后。在非肥胖患者和行腹部手术的肥胖患者，12cmH$_2$O 的 PEEP 并不能降低 PPC 发生率[71, 72]。除了应用固定值外，PEEP 还可以根据以下不同方法进行个体化设置：①通过 PEEP 递减滴定法达到最佳肺顺应性[73]；②最低驱动压[74]；③根据电阻抗体层成像（electrical impedance tomography，EIT）[75]。根据滴定方法的不同，PEEP 的滴定值可能不同。在行腹部手术患者，根据呼吸系统顺应性滴定 PEEP 与低 PEEP 相比，并没有减少 PPC 的发生[76]。在一项小型 RCT，OLV 期间以最低驱动压调定 PEEP 水平与固定 5cmH$_2$O 的 PEEP 相比，具有肺保护作用[74]。在行胸腔镜手术的老年患者，以 EIT 滴定 PEEP 水平可有效改善 OLV 期间的氧合和肺力学[75]。然而，目前尚缺乏关于不同 PEEP 水平对肺保护影响的高质量研究。

当单独应用 PEEP 或与 RM 联合应用时，某一特定水平 PEEP 的效果可能不同[77]。目前缺乏高质量证据来推荐对所有患者行 RM，还需要进一步的研究[3]。RM 是一种旨在增加跨肺压以逆转肺泡塌陷的一种操作[78]。已有报道不同 RM 在通气肺和非通气肺中都能实现这一目标。所有 RM 导致气道压暂时增高，通常在 20～40s 内升高至 40cmH$_2$O 及以上。最常用的实施方法是将机控通气模式切换到手控模式，以适当的新鲜气流量挤压储气囊并调节限压阀（图 20-3）。尽管这种方法很普遍，但它并不标准化，而且可能无效，因为在重新恢复机械通气时可能出现气道压力的缺失。首选方法是在压力控制通气（pressure-controlled ventilation，PCV）下实施 RM（图 20-3）。如果需要滴定 PEEP，应换为容量控制通气（volume-controlled ventilation，VCV），然后采用 PEEP 递减法，每次 2～3cmH$_2$O，以确定呼吸系统最大顺应性时的 PEEP 值比较合适。另外，RM 也可以用 VCV 实施，在 12cmH$_2$O 的恒定高 PEEP 水平下以 4ml/kg PBW 递增 V_T。在潮气量通气下进行的 RM 通常被称为“逐步 RM”。重要的是，在逐步 RM 过程中，吸呼比（I∶E）设置为 1∶1、呼吸频率降至 10/min、每次 V_T 或 PEEP 改变维持 1min，以保证在吸气过程（3s）中有足够的时间进行肺复张。

在侧卧位 OLV 期间，通气侧肺应用 RM 可以增加肺顺应性和改善动脉氧合[79, 80]。为了在 RM 后保持肺泡开放，可以设置 PEEP 以优化呼吸力学，同时最大限度地减少肺泡过度扩张[77]。然而，尚缺

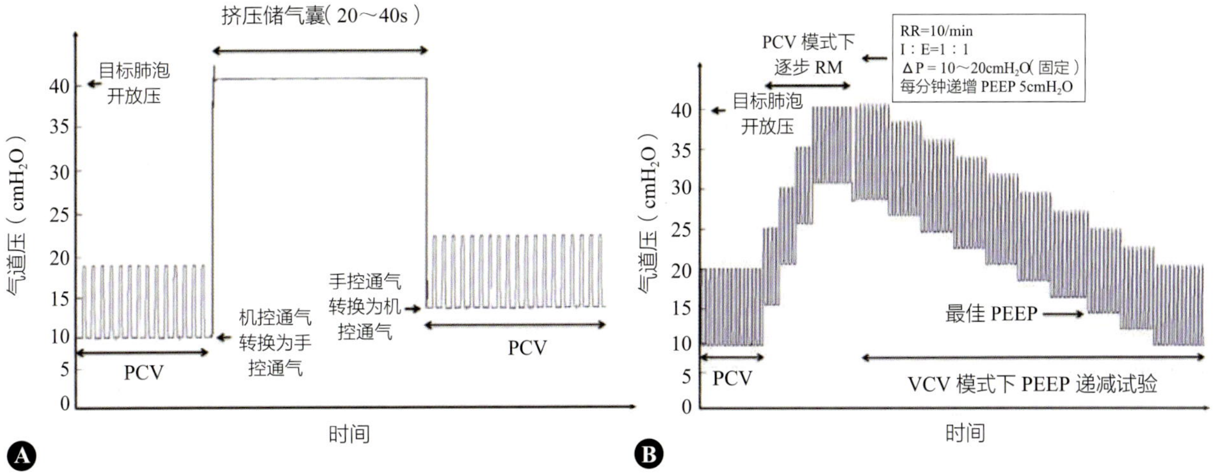

▲ 图 20-3 在常用的单肺通气肺复张手法，气道压与时间曲线示意

A. 挤压储气囊手法；B. 阶梯式复张手法；ΔP. 驱动压；I∶E. 吸呼比；PCV. 压力控制通气；PEEP. 呼气末正压通气；RM. 肺复张手法；VCV. 容量控制通气

乏 OLV 期间高 PEEP 和 RM 减轻肺损伤和改善临床结局的研究。目前，正在进行的一项国际多中心 RCT 将填补这一空白 [7]。

严重阻塞性疾病患者可能会出现内源性 PEEP。因此，这些患者的总 PEEP 是不可预测的。事实上，给予外源性 PEEP 可能导致总 PEEP 增加、减少或不变 [81]。因此，在这些患者应谨慎使用 PEEP，并尽可能测量总 PEEP 以避免肺过度扩张和血流动力学损害。如果不能测定内源性 PEEP，可使用连续肺活量测定法进行估计。因此，呼气末流速曲线的中断表明可能存在内源性 PEEP[82]。

六、驱动压、平台压和气道峰压

在恒定吸气流速下，峰值吸气压主要取决于气道阻力，而气道阻力由气管导管的内径决定。因此，恒定吸气流速期间的峰值吸气压可能对 VILI 作用微小。然而，作为肺泡压的替代指标吸气平台气道压是决定发生肺损伤的关键。在 VCV 模式下，设置适当的吸气暂停时间来测定平台压，而在 PCV 模式下，当气流量在吸气末降为 0，吸气压等于平台压。因此，在这两种通气模式下，零流量对于测量平台压是必要的。为了保护肺免受高膨胀压力和避免气压伤，理想的平台压应保持在 30cmH_2O 及以下，但≤25cmH_2O 可能有更好的保护作用 [83]。

因为驱动压根据功能性肺大小标化 V_T($\Delta P=V_T$/肺顺应性)，因此有学者提出驱动压应作为 ARDS 患者通气的另一个需要限制的参数。在一项回顾性研究，≥15cmH_2O 的驱动压与 ARDS 患者更高的死亡率相关 [84]。在一项对手术患者的 Meta 分析，术中高驱动压和引起驱动压增加的 PEEP 水平变化与更高 PPC 风险相关 [85]，但研究中并未得出 PEEP 水平变化引起 PPC 的临界值。在一项临床研究，OLV 期间滴定 PEEP 来最大限度地降低 5ml/kg PBW V_T 通气下的驱动压，减轻 PPC 的严重程度。Park 等证实了 OLV 期间 ΔP 的重要性。一项纳入 292 例胸外科手术患者的双盲随机对照研究比较了以 ΔP 为导向的通气与传统保护性通气。传统保护性通气组（*n*=147）在 OLV 期间接受常规保护性通气：V_T=6ml/kg PBW，PEEP=5cmH_2O 和 RM。ΔP 组（*n*=145）接受相同的 V_T 和肺复张，不同的是滴定个体化 PEEP 以在 OLV 期间产生最低 ΔP。ΔP 组发生肺炎或 ARDS 的患者人数少于保护性通气组 [74]。然而，缺乏高质量研究的有力证据来推荐这种方法。而且，需要谨记的是，跨肺驱动压是真正有效产生肺应变的肺扩张压力，它可用食管压来估计。跨肺驱动压可能有助于理解有多少驱动压力是由肺的弹性引起的，有多少是由胸壁弹性引起的 [86]。因此，如果在其他通气参数，尤其是 V_T（≤6ml/kg PBW）处于保护作用范围和 PEEP 为低到中等水平（5～10cmH_2O）时，由胸壁弹性增加导致的 ΔP≥15cmH_2O 至少在理论上是可以接受的。

七、吸呼比

在 OLV 期间，当 I∶E 为 1∶1 即延长吸气时间可改善氧合并减少分流 [87]。然而，对于阻塞性肺疾病患者，呼气时间必须足够长以允许完全呼气，避免气体潴留和内源性 PEEP。由于动力性肺过度膨胀导致血流动力学恶化，应考虑限制呼气流速 [88]。理论上来说，内源性 PEEP 可导致肺血流从通气侧肺转移到非通气侧肺。而且，根据区域时间常数，内源性 PEEP 在肺的分布可能不均匀 [89]。因此，理想状态下 OLV 期间应避免高 I∶E，或在评估吸呼比对血流动力学和气体交换的影响后谨慎应用高 I∶E。

八、机械功率

基础 [90] 和临床研究 [91] 已证实 V_T 在肺保护中的作用。此外，在 ARDS 患者，选择适当水平 PEEP 的重要性也得到了充分证明 [92]。近来，即使联合应用小 V_T 和适当 PEEP，限制驱动压的重要性也得到重视 [84]。而且，基础研究显示，呼吸频率 [93]、吸气气流 [94]、呼气气流 [95] 及气道压与时间乘积 [96] 都会影响肺损伤的严重程度。综合这些变量测定从呼吸机转移到肺部的、随时间变化的机械能或功率，可以通过公式 20-1 估计 [65, 97]。

$$MP=RR\cdot\left\{V_T^2\cdot\left[\frac{1}{2}\cdot E+RR\cdot\frac{(1+I:E)}{(60\cdot I:E)}\cdot R\right]+V_T\cdot PEEP\right\}$$

（公式 20-1）

其中 MP 是指机械功率，E 是呼吸系统弹性，I∶E 是吸呼比，R 是气道阻力。

公式 20-1 中，机械功率的增加与随时间变化的机械能相对应，导致既往没有肺损伤的猪 [65] 和小鼠 [98] 的肺功能恶化和肺水肿形成。最近有研究显示，通气时高机械功率与危重患者的死亡率增加有关。在2018年的一项研究，Serpa Neto等分析了59家医院的8207例重症患者，发现接受机械通气的重症患者的机械功率越高，临床结局越差[99]。

然而，Gattinoni等最初提出的机械功率方程（公式20-1）存在不一致性，并且仅将水肿肺组织作为发生VILI进行了验证[97]。该方程中最重要的不一致是PEEP贡献度的计算，表示为PEEP乘以肺容量变化和呼吸频率，即RR·ΔV·PEEP。虽然，PEEP通过增加静态应力，从而增加机械通气肺中储存的能量，但这一作用与V_T无关。此外，公式20-1预测0 PEEP时VILI最轻，但这一点没有得到文献的支持[92]。最近，有研究尝试以机械功率的概念估计PEEP对VILI的作用[100]。作者认为肺损伤和PEEP之间存在"U形"关系，即对比过低或过高的PEEP，PEEP在4～7cmH$_2$O范围内减少VILI。

尽管，PEEP和平台压对储存在肺的机械能存在影响，但它们的作用还不明确。最近，笔者的研究表明，VILI基本上与机械功的动态分量（dynamic component of MP，MPdyn）有关[66]（公式20-2）。

$$\text{MPdyn}=\left[R\cdot\frac{1:E+1}{I:E\cdot 60}\cdot RR+\frac{1}{2}E\right]\cdot V_T^2\cdot RR$$

（公式20-2）

根据该方程式，如果呼吸系统弹性在正常范围，即驱动压≤14cmH$_2$O时，OLV期间的MPdyn主要通过限制V_T≤6ml/kg PBW来最小化。重要的是，不出所料，限制呼吸频率，例如≤20次/分联合允许性高碳酸血症，也会降低MPdyn。理论上，MPdyn≤8J/min（根据公式20-2）可能具有保护作用，但没有证据支持其在OLV期间的应用。此外，根据设定的PEEP值，机械能可能在肺部分布不同，这一概念被称为机械能强度。图20-4说明在V_T和呼吸频率相同时，当PEEP设置在呼吸系统容积-压力曲线下拐点以下或以上时，炎症的分布如何不同。

九、吸入氧浓度

如没有禁忌证，当从双肺通气（TLV）转为OLV时，吸入氧浓度（FiO$_2$）应设为100%以避免低氧血症，并加快非通气侧肺塌陷。在去氮的非通气侧肺，氧气会被吸收，有助于获得足够的手术视野。通常在OLV开始后15～20min氧合达到最低。此后，可以根据外周氧饱和度（peripheral oxygen saturation，SpO$_2$）的目标水平来滴定FiO$_2$。在大多数患者，90%～92% SpO$_2$可有助于避免高FiO$_2$的不良反应，即毒性作用，类似于VILI的组织病理学变化、缺血再灌注损伤和氧化应激[101]。然而，如果发生有临床意义的低氧血症，FiO$_2$应保持或增加至100%，直到确定原因并给予相应处理。

十、机械通气模式

在OLV期间，无论通气侧肺的外部压力如何，

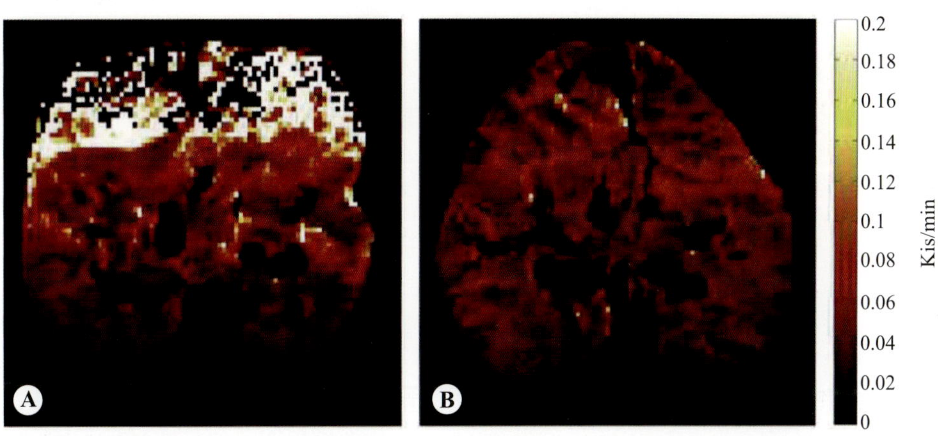

▲图20-4 通过摄入^{18}F-氟脱氧葡萄糖（KiS）使用正电子发射体层成像测定机械通气猪的炎症区域分布

A.小潮气量（V_T）联合低于呼吸系统压力—容量曲线下拐点（LIP）的PEEP；B.小潮气量联合高于LIP的PEEP；值得注意的是，即使V_T和呼吸频率相似，炎症反应的程度和分布存在差异

VCV 都能保证达到所需的 V_T。反过来，PCV 可保证驱动压恒定，且峰压低于 VCV。当从 TLV 转为 OLV 时，PCV 模式可能有助于避免因不经意的高 V_T 而导致的过度扩张。然而，如果呼吸系统顺应性降低，可能发生通气不足。在一项较小的临床研究，名为“压力控制容量保证”（pressure-control with volume guaranty，PC-VC）通气模式与 VCV 相比，降低开胸手术患者的气道压，使 V_T 保持大致恒定，以及减轻炎症反应和肺损伤[102]。

由于缺乏大型研究的证据，目前无法就 OLV 的特定机械通气模式提出建议。根据笔者的经验，当呼吸系统存在漏气，PCV 可能特别有用，例如使用纤支镜时，由于吸气流量增加部分补偿漏气。此外，当气道压力不超过给定值时，PCV 可能更有价值。PCV 在使用支气管封堵管过程中具有价值，峰值压在理想情况下应保持在 30mmH_2O 以下，或者在需要二氧化碳气胸的手术过程中以避免过高的峰值气道压力。然而，PCV 和 PC-VC 可能经过多个呼吸周期后出现 V_T 降低，从而可能导致通气侧肺的肺不张。VCV 不太容易出现这种波动，但如果呼吸系统的顺应性降低，可能会导致更高的峰值气道压。

十一、低氧血症时的抢救措施

近年来，OLV 期间低氧血症的发生率有所下降，但仍高达 10%[103]。图 20-5 中，低氧性肺血管收缩通常会将灌注从非通气侧肺转移到通气侧肺，这样可以减少肺内分流和预防 OLV 期间的严重低氧血症（见第 15 章）。因为右肺比左肺更大，当左肺是

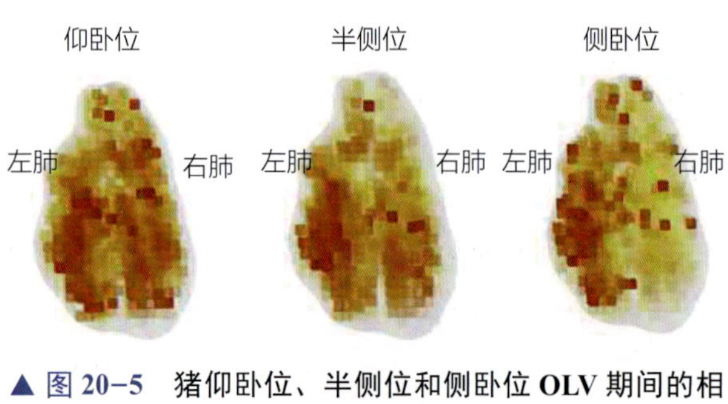

▲ **图 20-5 猪仰卧位、半侧位和侧卧位 OLV 期间的相对灌注分布（黄色为低灌注，红色为高灌注）**

左肺（LL）通气，而右肺（RL）被允许塌陷；值得注意的是，与左肺相比，右肺的相对肺灌注减少（由于低氧性肺血管收缩而引起的灌注转移），并且在侧卧位时最明显；灌注转移失败是 OLV 期间严重低氧血症的常见原因

通气侧肺时更可能发生低氧血症。另外，与侧卧位相比，仰卧位时 OLV 会增加低氧血症发生率，因为缺乏重力作用增加到通气侧肺的血流量。而且，自主呼吸和 TLV 期间发生的低动脉氧分压可预测 OLV 期间的低氧血症风险增加[104]。当发生严重低氧血症时，不建议中断保护性 OLV，而应采取以下步骤。

1. 提高 FiO_2 至 100%。
2. 使用可视设备（纤维支气管镜检查、内嵌摄像头的气管导管）检查肺隔离装置位置是否正确。在患者体位改变和气道相关操作后，肺隔离装置的移位并不少见[105]。
3. 检查主支气管是否因分泌物、黏液栓或血块堵塞。
4. 优化通气（调整呼吸频率、PEEP 和考虑 RM）。
5. 可能的话考虑持续气道正压通气、高频喷射通气和非通气侧肺氧气吸入。
6. 优化灌注（低血容量、肺血管阻力增高和内源性 PEEP）、考虑吸入 NO 或 ECMO。
7. 在一些少见情况，如果外科医师能够接触非通气侧肺的主肺动脉，可以暂时阻断它。

如果保护性 OLV 的气体交换仍然不足，可暂时恢复 TLV。在某些情况下，可考虑进行体外气体交换。图 20-6 描述了笔者所在科室使用的在维持保护性 OLV 设置的情况下，低氧血症的抢救详细流程。

十二、非通气侧肺

手术结束时，非通气侧肺通常需要复张。为了保护肺免受高压力，可以采用轻柔持续膨肺，给予低水平气道正压、不超过 20cmH_2O、持续 15～30s。这个过程必须小心进行，以避免气道和肺组织损伤。

十三、设备（见第 16 章）

对于肺隔离和 OLV，可以使用双腔导管或支气管封堵器。一项 Meta 分析显示，使用支气管封堵器的气道损伤发生率和严重程度更低，而双腔导管可以更快地放置到位且隔离效果更可靠[106]。此外，在实施 OLV 时，必须准备好纤维支气管镜。关于详细的肺隔离方法见第 16 章。

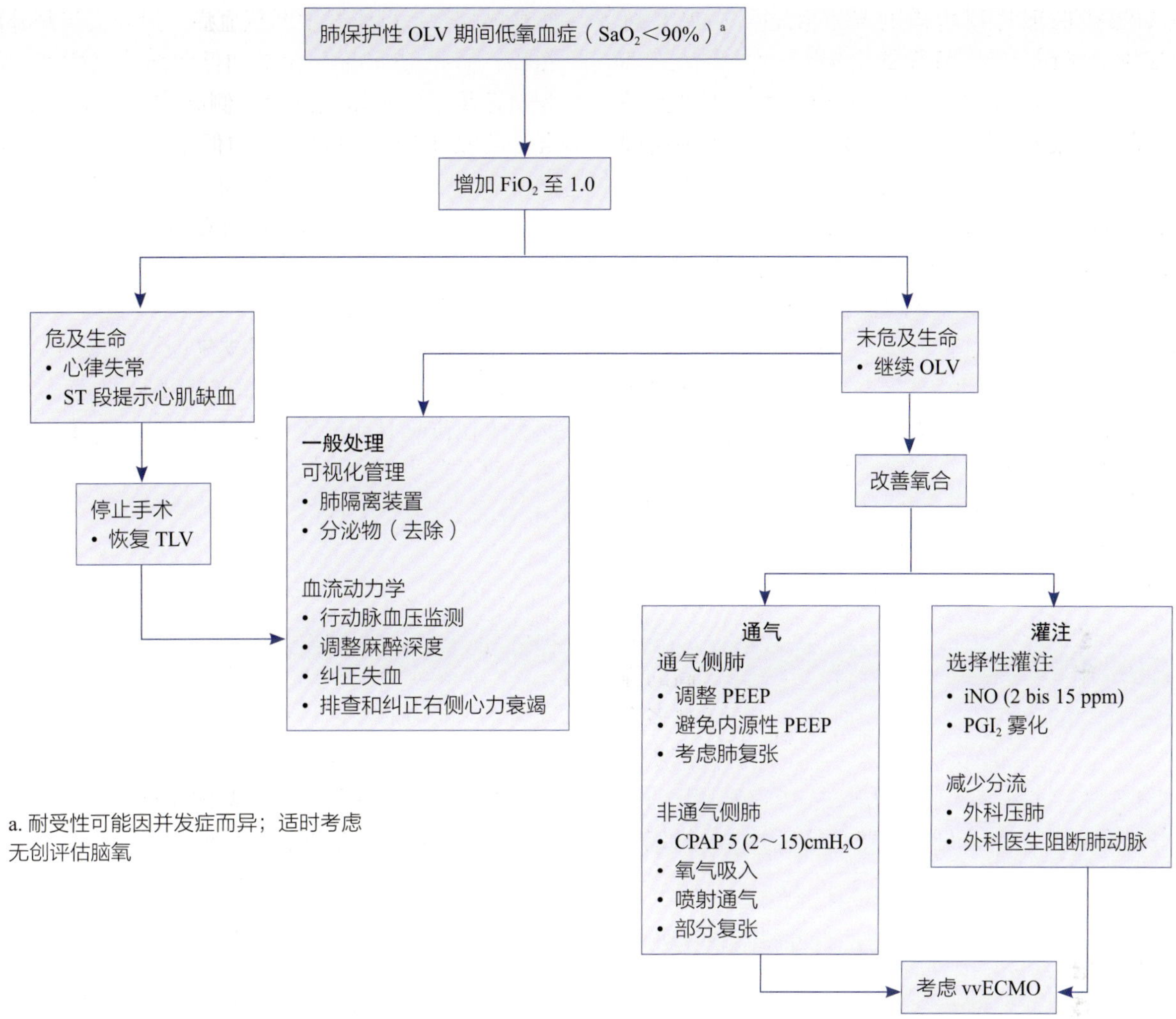

▲ 图 20–6　在肺保护性通气设置下，OLV 期间治疗动脉低氧血症的流程示意

CPAP. 持续气道正压通气；FiO_2. 吸入氧浓度；iNO. 吸入 NO；PEEP. 呼气末正压通气；PGI_2. 前列环素；SaO_2. 动脉氧饱和度；TLV. 双肺通气；vv ECMO. 静脉 – 静脉体外膜肺氧合 [改编自 Rozé H, Lafargue M, Ouattara A. Case scenario: Management of intraoperative hypoxemia during onelung ventilation. *Anesthesiology*. 2011 Jan;114(1):167-174.]

十四、风险评估

ARISCAT 评分为 PPC 的术前风险分层提供了一种简单而安全的方法（表 20–2）[37, 107]。评估了 4 个患者危险因素（低术前外周氧饱和度、近期呼吸道感染、年龄和低血红蛋白浓度）和 3 个手术危险因素（胸腔内和上腹部手术、手术时长和急诊手术）。根据计算得分，分为 PPC 低、中、高风险。尽管仍有待大型随机研究的结果 [7]，但应采取降低风险的措施，尤其是高危人群。这些措施包括术前戒烟 8 周、咳嗽和呼吸训练，以及慢性阻塞性肺疾病（COPD）患者的术前优化治疗。

结论

OLV 与发生 VILI 和 PPC 的风险增高有关。因此，应考虑保护性 OLV 策略，包括小 V_T、限制平台压和驱动压，以及根据允许性高碳酸血症调节适当 PEEP 和低呼吸频率。不推荐常规应用 RM，但可以作为治疗术中低氧血症策略的一部分。在这种情况下，应随后进行 PEEP 递减试验以保持效果。在呼气流速受限的患者，特别是 COPD 患者，V_T 可能更高、PEEP 更低，同时最好避免 RM。由于缺乏可靠的证据，保护性通气参数设置必须始终严格评估，并根据患者情况进行调节。

表 20-2 ARISCAT 评分

参数		评分
年龄（岁）	≤50 51—80 >80	0 3 16
术前外周氧饱和度（SpO_2）%	≥96 91～95 ≤90	0 8 24
1 个月内呼吸系统感染	否 是	0 17
术前贫血（血红蛋白≤100g/L）	否 是	0 11
手术部位	外周 上腹部 胸腔内	0 15 24
手术时长（h）	>2 2～3 >3	0 16 23
急诊手术	否 是	8 0

低风险：评分<24，中等风险：24～44，高风险：≥45
改编自 Mazo V, Sabate S, Canet J, et al. Prospective external validation of a predictive score for postoperative pulmonary complications. *Anesthesiology*. 2014;121:219–231.

第21章 肺切除术中的液体管理

Fluid Management During Lung Resection

Felice Eugenio Agrò　Chiara Piliego 著
刘学胜　刘　虎 译

肺切除术期间液体管理的两大要点是避免急性肺损伤（ALI）和急性肾损伤（acute kidney injury，AKI），平衡 ALI 和 AKI 的风险就如同走钢丝一般，液体过剩和低血容量分别会影响肺功能和肾功能，其安全界限极其狭窄。

维持体液和电解质的稳态对于降低围术期死亡率意义深远。得益于手术技术的进步，肺叶切除术目前的住院死亡率已降至不到 2%，而全肺切除术的住院死亡率不到 6%[1, 2]。此外，随着经验的积累，患者的住院时间也明显缩短，手术并发症也变得更少。肺叶切除术后死亡通常是由肺炎、脓胸和 ALI 等所致，而手术或心脏并发症对患者死亡率的影响较小[3]。

胸外科手术后肺部并发症是多种因素共同作用的结果，其中术中液体管理策略起着重要作用[4]。

本章的目的是为肺切除术期间的液体管理提供指导，回答一些问题，同时也提出一些问题。

一、全肺切除术后从肺水肿到 ALI

全肺切除术后肺水肿（postpneumonectomy pulmonary edema，PPPE）最早由 Zeldin 提出，其发现术中和术后 24h 内超过 37ml/kg 的液体负荷与肺部并发症之间存在显著的联系[5]。

Zeldin 的研究奠定了容量超负荷与肺损伤之间的基石，但仍有一些需要关注的问题。首先，从现行标准来看 Zeldin 研究中只有 10 名患者发生了肺水肿，其样本量过低。此外，大多数的 PPPE 发生在右全肺切除术患者，这可能与该手术涉及大量的实质组织有关。但肺水肿和 ALI 不仅仅只发生在全肺切除术后，在较小范围的肺叶切除或仅进行开胸的手术中也会出现肺水肿和 ALI[6]。

Zeldin 之后，一些研究者也试图探究围术期液体管理和术后肺部并发症之间的关系[7–10]。

Licker 等[11]采用多元分析确定了 ALI 的两个独立危险因素：肺叶切除范围（全肺切除是急性肺水肿的高危因素）与容量的超负荷［术中液体超过 9.1ml/(kg·h)和术后 24h 内液体量超过 1ml/(kg·h)］。事实上，通气策略在肺部并发症的发生上具有显著的作用，但 Licker 等的研究中并没有采用保护性肺通气（protective lung ventilation，PLV）策略。采用 PLV 管理后，上述液体治疗量导致 ALI/ 急性呼吸窘迫综合征（ARDS）的发生率显著下降。但是，也有研究显示即使采用“非常严格的通气策略”，上述液体治疗量仍会引起肺部损伤[12]。

术后肺损伤通常发生在手术后第 1～4 天，表现为肺毛细血管楔压降低。需要考虑的问题是容量超负荷是术后肺损伤的唯一因素吗？肺毛细血管楔压的降低表明肺水肿与心力衰竭无关，这与容量超负荷引起肺水肿的假设相矛盾。此外，肺水肿渗出液中的蛋白含量相当高[13]，这表明肺水肿的发生是由肺毛细血管通透性增加引起，而不仅仅是容量超负荷。因此即使是在正常容量负荷下，肺毛细血管通透性的增加仍可能会引起肺损伤，容量超负荷仅仅是进一步加重了肺损伤程度。

PPPE 与 ARDS 具有许多共同的临床和组织学特征。目前尚不清楚哪些研究探讨的是 ALI、术后肺损伤抑或是肺切除术后肺水肿。

二、定义和流行病学

(一)开胸术后 ALI

欧美 ARDS 共识会议将 ALI 和 ARDS 定义为肺部炎症和血管通透性增加所致的综合征[14]，其特点如下。

1. 急性起病。

2. 胸部 X 线检查显示存在双侧浸润影。

3. 低氧血症[ALI：氧合(PaO_2/FiO_2)≤300mmHg；ARDS：氧合(PaO_2/FiO_2)≤200mmHg]，无论是否使用呼气末正压通气。

4. 无左心房高压或肺毛细血管楔压低于 18mmHg。

尽管胸外科手术后肺损伤患者的肺部影像存在广泛差异，但上述定义同样适用于胸外科手术后的 ALI[15]。

研究显示肺叶切除术后出现肺损伤的发生率为 2.5%，而全肺切除术后肺损伤的发生率为 7.9%[16]。

(二)急性肾功能不全

胸外科手术中肾损伤的发生率低。美国胸外科协会数据库的数据显示胸外科手术中 AKI 的发生率为 1.4%[2]，但该数据指的是需要进行肾脏替代治疗的胸外科手术患者。若使用标准化的后续评估，开胸手术后 AKI 的发生率明显升高。

2002 年，急性透析质量倡议小组提出了以血清肌酐（SCr）升高伴随肾小球滤过率（GFR）和尿量减少为特征的 AKI 分级诊断标准——RIFLE（危险期、损伤期、衰竭期、肾功能丧失期和终末期肾病）[17]。肾损伤最新的诊断标准是急性肾脏损伤网络（acute kidney injury network，AKIN），该系统将 SCr 的绝对值升高 3mg/L 作为诊断肾病 1 期的标准[18]。该定义受到临床医师的广泛质疑，理由是这种轻微的 SCr 升高可能与临床上肾损伤的相关性不强。然而，Basile 等的研究表明，即使术后 AKI 患者的 SCr 轻微升高且肾脏功能够完全恢复，其远期预后也较差；具体而言，胸外科手术后的 AKI 与长期生存的风险比为 1.6[19]。

使用 AKIN 标准的研究显示开胸手术后肾损伤发生率较高。Ishikawa 等的研究显示胸外科手术患者中肾脏损伤的发生率为 5.9%[20]，而 Hobson 针对胸外科手术中高危人群肾损伤的研究发现胸外科高危人群术后肾损伤发生率高达 33%[21]。

表 21-1 和表 21-2 中总结了肾损伤的诊断分类标准。

(三)机械通气性肺损伤

机械通气可引起局部和全身的病理生理学反应。肺部手术和单肺通气（OLV）时由机械通气引起的肺部损伤称为呼吸机相关肺损伤（VILI）。呼吸机相关肺损伤主要是由气压伤（肺部高压直接导致的后果）、容积伤（过度扩张肺部的影响）、萎陷伤（肺泡的周期性开闭）和生物损伤（由细胞因子释放引发的炎症级联反应）导致[22, 23]。

(四)输血相关急性肺损伤

输血相关急性肺损伤（transfusion-related to acute lung injury，TRALI）的传统定义为输血后 6h 内新出现的 ALI，并且排除可能由其他危险因素引起的 ALI[24]。

表 21-1 AKI 危险期、损伤期、衰竭期、丧失期和终末期的诊断标准

分 期	肾小球滤过率	尿 量
危险期	SCr 增至基线的 1.5 倍或 GFR 下降>25%	<0.5ml/(kg·h)时间>6h
损伤期	SCr 增至基线的 2 倍或 GFR 下降>50%	<0.5ml/(kg·h)时间>12h
衰竭期	SCr 增至基线的 3 倍或 GFR 下降>75% 或 SCr>40mg/L 时急性增加超过 5mg/L	<0.3ml/(kg·h)时间>24h 或无尿时间>12h
肾功能丧失期	肾功能完全消失>4 周	
终末期肾病	终末期肾病>3 个月	

GFR. 肾小球滤过率；SCr. 血清肌酐

表 21-2　AKIN 的诊断标准

分　期	肌　酐	尿　量
Ⅰ	SCr 增至基线的 1.5～2 倍或 SCr 升高＞3mg/L	＜0.5ml/（kg · h）时间＞6h
Ⅱ	SCr 增至基线的 2～3 倍	＜0.5ml/（kg · h）时间＞12h
Ⅲ	SCr 增至基线 3 倍以上，或 GFR 下降＞75% 或 SCr＞40mg/L 时急性增加＞5mg/L 或需肾脏替代治疗	＜0.3ml/（kg · h）时间＞24h 或无尿时间＞12h

GFR. 肾小球滤过率；SCr. 血清肌酐

最近对 TRALI 定义进行了更新，更新的定义中将 TRALI 分为 TRALI Ⅰ型和Ⅱ型。其中 TRALI Ⅰ型适用于没有 ARDS 危险因素的患者，而 TRALI Ⅱ型适用于有 ARDS 危险因素或先前存在轻度 ARDS 的患者。显然，TRALI Ⅱ型的定义与传统的 TRALI 定义矛盾。

框 21-1 中列出了 TRALI 的新诊断标准 [25]。

框 21-1　TRALI 的新共识

TRALI Ⅰ型：无 ARDS 风险因素，且符合以下标准

- 临床特征
  - 急性起病
  - 低氧血症（室内空气时 PaO_2/FiO_2＜300 或 SpO_2＜90%）
  - 确切的双侧肺水肿影像学证据
  - 无 LAH 证据，如果存在 LAH 且 LAH 不是引发低氧的主要原因
- 输血期间或输血后 6h 内发生
- 与诱发 ARDS 的因素无时间关联

TRALI Ⅱ型：具有 ARDS 风险因素（但尚未被诊断为 ARDS）或已有轻度 ARDS（PaO_2/FiO_2 为 200～300），且其呼吸状况恶化被认为由输血导致

- 与 TRALI Ⅰ型临床特征和发病时间一致
- 输血前 12h 呼吸状态稳定

ARDS. 急性呼吸窘迫综合征；FiO_2. 吸入氧浓度；LAH. 左心房高压；PaO_2. 动脉氧分压；TRALI. 输血相关急性肺损伤

三、病理生理学

（一）急性肺损伤

开胸术后肺水肿发生的机制主要是肺毛细血管静水压的增加和（或）毛细血管通透性的增加，降低肺毛细血管静水压和改善毛细血管通透性对患者预后至关重要。

1. Starling 力

1896 年，Ernest Starling 在动物模型的研究中提出血管和组织间的液体交换（毛细血管和组织间隙之间的过滤和重吸收）取决于静水压和渗透压之间的压力差，以及毛细血管壁结构的完整性 [26]。

基于该理论提出了 Starling 方程：

$$J_v/A = L_p[(P_c-P_i)-\sigma(\pi_c-\pi_i)]$$

其中 J_v/A 代表的是单位面积血管的液体交换速率，Lp 代表血管壁的渗透性，(P_c-P_i) 和 ($\pi_c-\pi_i$) 分别代表血管腔和组织间隙的静水压差和血管腔与组织间隙的胶体渗透压差，σ 是血管壁对血浆蛋白的反射系数。

Starling 方程反映了液体交换取决于毛细血管静水压和渗透压，两者的差值越大意味着液体的交换越多（图 21-1）。

2. 静水压性肺水肿

因为肺循环极强的适应能力，肺毛细血管楔压并不随心输出量提高而上升 [27]。这种适应能力使肺毛细管滤过和肺动脉压在左心房压力加倍时仍保持稳定 [28]。该适应性机制损害后，液体向组织间隙中转移。由于组织间隙的低顺应性和淋巴引流的作用，肺间质液体的积聚最初难以形成。但如果肺组织间隙的蛋白聚糖结构破裂后，这种保护机制将难以维持 [29]。避免肺静水压增高的最后保护机制依赖于肺泡上皮细胞钠离子通道，β 受体激动药可激活该离子通道 [30]（该作用靶点的治疗药物已引起广泛关注），而内皮素 1 可抑制该通道 [31]。

3. 修订的 Starling 方程和内皮细胞糖萼层的作用

在体和离体研究表明 Starling 方程存在一定的

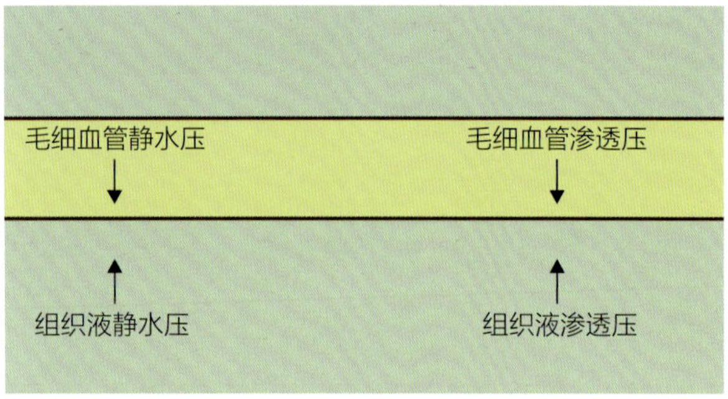

▲ 图 21-1　毛细血管壁的 Starling 力

局限性[32]（图 21-2）。

这些研究主要集中在不属于 Starling 作用机制的内皮细胞糖萼层（endothelial glycocalyx layer，EGL）的屏障调节作用[33]。

液体及不同大小的分子通过断裂的毛细血管内皮紧密连接进行转移。

内皮细胞糖萼层是由一层与细胞膜结合的蛋白聚糖、糖蛋白组成，其覆盖于内皮细胞表面，具有分子屏障的作用。糖萼层是多糖和蛋白质构成的复杂网状结构，阻碍循环中细胞和大分子进入组织间隙。糖萼层大小和组成受血浆流动的影响，不断变化[34]。

糖萼层在液体交换中的作用引出了修正的 Starling 方程，该方程考虑了 EGL 在毛细血管流体动力学中的作用；修正的 Starling 方程不仅反映了血浆和组织间隙的液体交换取决于两者之间的渗透压平衡，也表明糖萼层可以作为一种机械感受器调节毛细血管的通透性[35, 36]。

EGL 在维持液体稳态中具有相当的重要性，EGL 破坏引起水肿发生的机制对于深入理解 ALI 具有重要意义。

多种因素可影响 EGL 的完整性，例如炎性细胞因子的释放[37]，手术创伤和缺血再灌注损伤[38]。基于该机制，容量超负荷时血浆蛋白稀释及心房钠肽释放后增加血管通透性，引起液体渗出和白细胞黏附分子的暴露（促进炎症的发生）并形成恶性循环，导致 ALI[39]。

胶体对 EGL 具有保护作用，在容量复苏时可能具有优势。例如，失血性休克中以血浆为主的复苏液比晶体液复苏成功率高，死亡率低。经典的 Starling 方程并不能解释胶体复苏优于晶体液的原因，其实质是胶体液对内皮细胞 EGL 的保护作用。

4. ALI 的风险因素和多重打击假说

ALI 是由多种危险因素对肺泡上皮、毛细血管内皮及细胞外基质的多次序列打击后产生的损害[40]。框 21-2 中总结了这些因素。

多重打击假说认为 ARDS 是多种危险因素损伤的结果，这些危险因素单独出现时可能并不会对肺造成损伤，但当这些风险因素集中暴发时就会导致 ALI 或 ARDS 的发生。开胸手术后 ALI 的“第一次打击”事件是全身炎症反应的激活（由于手术创伤，操作或肺不张）。在随后可能的“第二次打击”中，这些损伤因素加剧了肺损伤。框 21-2 中列举了可能的危险因素。

5. 容量超负荷

Alam 等的一项包含 1428 名肺癌根治术患者的回顾性研究探讨了术后肺损伤的危险因素。该研究依据欧美 ARDS 共识会议的 ARDS 定义确定肺损

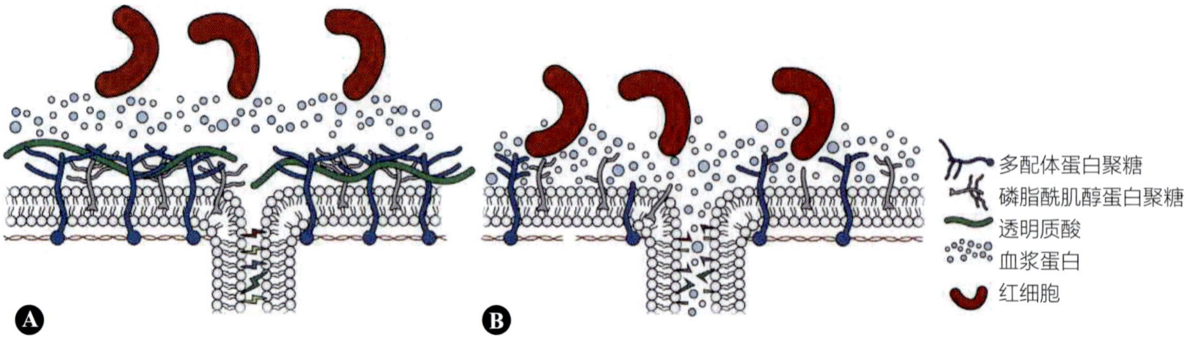

▲ 图 21-2　跨毛细血管液体流量：经典的 Starling 关系与主动机械转运

A. 经典 Starling 法则（黑线）展示毛细血管压力（cmH_2O）和跨毛细血管液体流量（μm/s）呈线性关系；B. 主动内皮细胞机械转运（深红色线），毛细血管静水压激活信号通路后增加内皮细胞通透性导致非线性动力学变化，产生比 Starling 力预测的更多液体转移（引自 Collins SR, Blank RS,Deatherage LS, Dull RO. The endothelial glycocalyx. *Anesth Analg*. 2013, 117:664-674.）

框 21-2　开胸手术 ALI 的危险因素

- 术前严重肺功能障碍
- 新辅助化学治疗
- 长期饮酒
- 肺切除术或扩大肺切除术
- 淋巴回流障碍
- 通气性损伤
- 容量超负荷
- 反流误吸
- 感染
- 氧化应激
- 单肺通气引起的缺血再灌注损伤

伤的严重程度，并根据患者年龄、性别和手术范围，将肺损伤的患者与对照组患者进行比较。结果显示术后共有 76 名（5.3%）患者出现了肺损伤，其中 44 名（3.1%）符合 ARDS 的诊断标准。单因素和多因素的统计分析显示容量超负荷是肺损伤发生的显著危险因素。肺损伤患者的术后死亡率为 25%，而对照组仅为 2.6%。该研究最终认为每增加 500ml 围术期液体输入，术后 ALI 的发生率升高 1.17 倍 [42]。

多项研究和 Meta 分析表明，液体超负荷与术后肺损伤密切相关，这导致了限制性液体输入策略的临床应用。但是，最近的研究则鼓励采用优化的液体管理策略，而不是简单的限制性策略。

容量超负荷往往与麻醉、手术相关，容量超负荷可以使肺损伤加重，但其不是导致肺损伤的直接原因 [43]。

（二）AKI

和肺类似，肾在围术期也受到诸多因素影响。

众所周知，一些麻醉药会损害肾功能，降低肾小球滤过率、减少尿量和钠排泄，并且手术有加重潜在肾脏疾病的可能。

胸外科手术后引发的全身性炎症反应也可能造成肾损伤。

血容量过多或不足都与 AKI 有关。血容量过多增加了肾脏负担。Hobson 等探究了胸部术后 AKI 的发生率，并认为 AKI 与晶体液超负荷有关 [21]。然而，液体输入量往往与手术时间密切相关，目前还不清楚容量超负荷和手术时间中何者为肾功能恶化的直接因素。

另外，血容量不足引起的低血压会降低肾脏血流灌注，在与手术炎症的共同作用下，两者可能会诱发 AKI 的发生 [45, 46]。

（三）呼吸机相关肺损伤

下文将简要介绍由机械通气导致肺毛细血管损伤后的肺损伤。

Gattinoni 等的研究发现了大潮气量机械通气对健肺可产生气压伤 [47]。大潮气量机械通气引起肺损伤主要是由于大潮气量通气使肺泡张力超过了肺泡最大生理承受量，肺泡因张力增加而破裂。

ARDS 患者应减少潮气量以降低肺泡表面张力，这一结论源于“婴儿肺”的概念。“婴儿肺”概念是基于计算机体层成像发现重症 ARDS 成人患者的肺部只有 200～500g 的通气肺组织（这只相当于 6 岁儿童的肺组织）[48]。因此，ARDS 患者具有较高的呼吸机相关肺损伤风险。

单肺通气存在诸多不良作用 [49]。研究表明单肺通气期间时若施以双肺通气的潮气量，其峰值吸气压上升约 55%，平台压增加 42%。峰值吸气压取决于潮气量、吸气时间、气管导管型号，以及是否存在支气管痉挛等。因此峰值吸气压并不代表肺泡表面张力的大小，其不是引起肺泡损伤的真正原因。相反，平台压反映肺泡表面张力大小，但目前尚不确定可降低肺损伤的平台压范围。分析机械通气肺损伤的病理生理时，一个需要重点考虑的因素是平台压与肺容积密切相关，平台压的高低有助于区别肺损伤的真正原因是气压伤还是容积伤。

机械通气引起肺泡体积的变化时通过将肺泡表面活性物质快速转运到细胞质膜上增加肺泡面积，防止肺泡破裂 [50]。然而，当这些保护机制失效时，机械通气使得细胞从基底膜上脱落，上皮和内皮细胞之间的细胞连接破坏，引发间质性水肿的形成 [51]。

保护性通气策略旨在限制气道平台压的升高，以避免肺泡过度扩张引起肺损伤。

ARDS 患者的肺不张是由于肺水肿和肺泡表面活性物质的功能障碍，此外，萎缩后的肺泡在恢复通气时仍具有周期性的开合功能。水肿肺泡在气液界面处产生的张力破坏了血浆膜与细胞骨架间的黏附作用，进而引发肺泡破裂。虽然肺不张的本质包括顺应性降低和（或）未萎陷气道的水肿，但这两种情况下的肺复张都存在肺泡气液界面的“空气微泡”流动。图 21–3 中，这些“微气泡”流动将在气道 / 肺泡壁上皮细胞上施加复杂、不均匀和瞬态的流体动力学变化[53, 54]。

微气泡流动对气道壁施加了复杂的流体力学作用。水肿气道重新开放如图 21–3 中箭所示，包括了正压力和切应力的时间和空间梯度因素。示意图中圆形图示表示这些应力在不同位置导致的肺泡形态变化。因此，肺泡的重复开放 / 闭合是围术期 ALI 的因素之一。

最后，机械性通气引起的肺损伤会触发一系列生物级联反应，释放促炎症因子。即使在机械性通气还没有引起肺损伤时，这种生物级联反应也会导致肺损伤，并可能影响到肺外器官，引起多器官功能衰竭[55]。

这种生物级联反应似乎没有想象的重要。然而，成年人肺的表面积为 60～80m^2，因此这种级联反应会被放大[56]。此外，肺循环的血流量相当大，肺脏产生的任何介质都会随着血流快速运输到全身进而导致多器官功能障碍。

总之，依据多重打击假说，机械通气引发的肺损伤（由压力性损伤、容量性损伤、肺萎陷损伤和生物创伤）形成了肺损伤中的第一次打击事件。胸外科手术中，单肺通气和手术操作应视为第二次打击事件，肺的复张和再灌注肺损伤可能会成为第三次打击事件。

（四）输血相关急性肺损伤

TRALI 的初始阶段，中性粒细胞在肺部通过与肺毛细血管内皮细胞结合建立牢固的细胞黏附，引发内皮细胞损伤和毛细血管渗漏。随后血浆蛋白从损伤的毛细血管处渗透到肺泡中产生肺泡水肿[58]。

1. TRALI

引起 TRALI 的抗体主要通过结合人类白细胞抗原（human leukocyte antigen，HLA）和人类嗜中性粒细胞异种抗原（human neutrophilic alloantigen，HNA）产生肺损伤。

中性粒细胞活化存在多种机制，其一是针对 HLA 和 HNA 的抗体结合中性粒细胞受体后触发中性粒细胞激活。其二，来自供体的抗体可以结合单核细胞中 HLA-II 抗原，引起细胞因子的释放，进而激活已被活化的中性粒细胞。[59]

2. 输血相关的非免疫性 ALI

与输血相关的非免疫性 ALI 可以分为两个阶段。第一阶段是触发中性粒细胞向内皮细胞招募和黏附的败血症、创伤、手术、大量输血或全身麻醉等因素引起的肺内皮细胞损伤。第二阶段则是由其他因素引起中性粒细胞激活后并释放细胞毒性因子导致内皮细胞损伤和毛细血管损伤的过程[58]。

TRALI 发生前，IL-8、IL-6 和 α_1 抗胰蛋白酶弹性蛋白复合物水平增加显著，其中内皮细胞释放的 IL-8 会促进中性粒细胞向肺部转移。输血相关的非免疫性 ALI 第一阶段主要是 β_2 整合素、L 选择素、E 选择素、P 选择素和细胞内黏附分子介导的内皮细胞黏附过程；第二阶段则是生物活性脂质、溶血磷脂酰胆碱、神经酰胺和可溶性 CD40 配体这些生

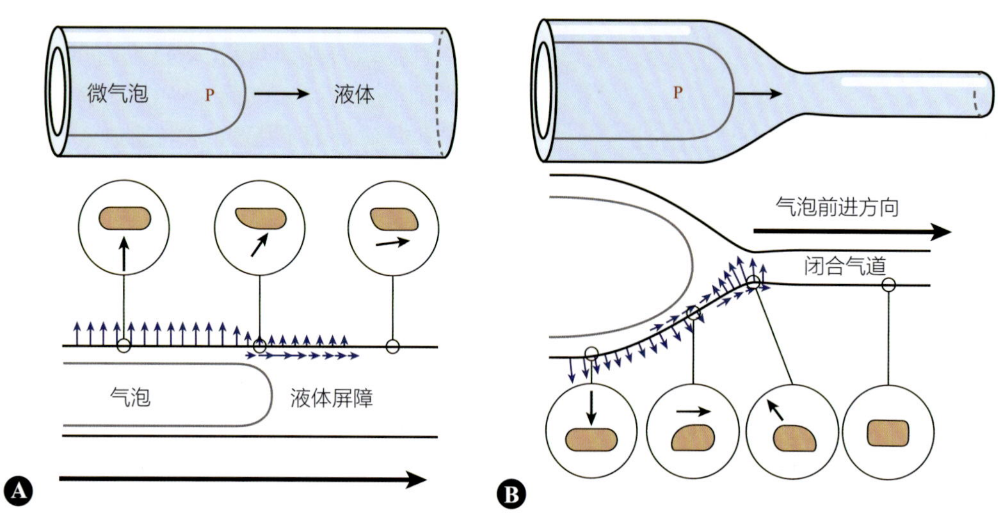

▲ 图 21–3 **A.** 非闭合水肿气道的肺复张；**B.** 闭合气道

物反应调节剂激活中性粒细胞的过程（图 21-4）。

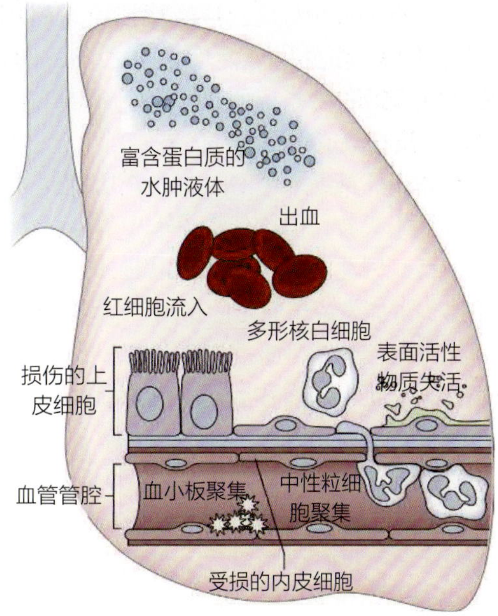

▲ **图 21-4 输血相关急性肺损伤机制**

引自 IMMUCOR 2015. www. immucor.com

四、液体管理策略

如前所述，胸外科手术期间液体的管理不是简单地进行限制性补液，而是要施行“最佳的”液体平衡策略。这个定义看起来合理，但很模糊，对临床实践没有太大帮助。

（一）开放性输液与限制性输液

多项研究比较了胸外科手术中开放性补液和限制性补液策略的优缺点，但多存在局限性[60]。大部分的研究是回顾性研究，因此无法确定两种补液策略在缺乏标准化方案下与肺部并发症的因果关系。当然，前瞻性研究存在明显的设计矛盾，因为越危重的患者往往需要越多的液体治疗[61]。

“开放性输液”与“限制性输液”并没有一个明确的定义，因此相似的策略在一项研究中可能被描述为限制性，而在另一项研究中被描述为开放性。有时，由于术中抢救需要，“限制性”输液变成了“开放性”输液，这种情况下患者输注的总液体量往往显著超过预期。另外，这些研究中都没有采用肺复张通气策略，这是术后肺损伤需要考虑的因素。胸科麻醉期间开展开放性和限制性输液策略的随机对照试验可能会遇到医院伦理委员会的阻力。

（二）以正常血容量为目标

Assaad 等开展了两项关于保护性肺通气患者中以正常血容量为目标的补液策略研究。研究方案的补液策略为：补充术中失血量及基础需要量后以 1.5ml/（kg·h）的液体输注速度维持到患者术后恢复饮水。研究结果显示该方案可减少血管外肺水（extravascular lung water，EVLW），有助于改善心输出量与血清肌酐水平[62, 63]。

然而，这种方法虽然能保护肾脏和减少 EVLW，但并不是以目标导向的液体治疗。最近多项非胸外科手术的 Meta 分析显示，以目标导向的补液方案能够降低患者的术后死亡率[64-67]。

（三）目标导向策略

1. 目标导向治疗的作用

麻醉医师进行液体管理的目标是维持高血容量和低血容量之间的“最优”平衡，即避免水肿及组织低灌注[68]。

“最优”的定义与标准是非常模糊的，目前的方法基本上是对术中和术后进行限制性输液。总的来说，胸科麻醉中为了避免发生肺水肿与术后并发症，限制性输液的倾向非常明显，但是过度的限制性输液可能会降低组织灌注导致肾脏等器官的功能障碍。

几项液体管理策略与肾功能之间的研究显示补液量与 AKI 没有相关性[21, 69]，这提示限制性输液策略不会导致肾功能损伤。回顾性研究显示术后急性肾功能损伤的患者与未发生急性肾功能损伤患者的补液策略之间没有显著差异。不同的补液策略似乎对术中尿量没有影响[70]，并且术中少尿［＜0.5ml/（kg·h）］也不是术后肾衰竭的标志[71]。

上述研究结果表明以目标导向为策略的补液方案（以尿量、体重增加或其他变量为目标的补液方案）并不可靠。

目标导向液体治疗（goal-directed fluid therapy，GDFT）广泛应用于多种手术类型，Meta 分析显示 GDFT 的患者预后更佳。然而，最近两项关于腹主动脉手术和结直肠手术患者接受 GDFT 的随机对照试验显示，与经验补液方法相比，GDFT 并没有缩短患者的重症监护病房停留时间和住院时间。Egal 等的 Meta 分析以心输出量、尿量为关键词比较了危重患者、手术患者经验补液与 GDFT 在术后 AKI 的发生情况。研究以尿量是否改善分为两组，在对 28 项研究分析后发现，与经验补液策略相比，GDFT 组的 AKI 较少[71]。然而，与之矛盾的是另外两项以尿量改善为指标的液体治疗研究并不认为 GDFT 比经验补液策略更具有优势[72, 73]。

尽管非胸外科手术中 GDFT 与肾功能间关系的研究结论并不一致，但胸外科手术中的液体管理需要格外谨慎，因此胸外科手术中以目标导向的液体管理策略仍可能发挥了一定的作用[74]（图 21–5）。

目标导向液体管理策略通常是通过提高心输出量和氧合来满足组织灌注。提高组织灌注并不意味着对组织进行最大化灌注[75]，只有休克患者的液体复苏中需要对组织进行充分的灌注。为满足休克患者的组织代谢需求，需要通过使用血管活性药（血管收缩药、强心药、β 受体拮抗药、血管扩张药、α_2 受体激动药）以改变心脏的前后负荷、心率、心肌收缩力，从而调节心输出量与氧供。

2. 液体反应性及其预测

目标导向液体管理策略是基于患者对液体反应性的预测。其核心是根据 Starling 方程，以维持血流动力学稳定和氧供需平衡为目标，避免非必要的补液。

因为心血管生理学的影响，液体冲击治疗的反应性有时很难预测。Frank-Starling 曲线可以根据心室收缩功能变化而呈现多种不同形状[76]，因此液体冲击可能会显著增加每搏输出量和心输出量，也可能对心输出量没有任何影响。如果对未进行液体反应性预测的患者直接补液，仅有 1/2 的患者会出现血流动力学改善[77]。另外 1/2 的患者则面临着血液稀释、心脏充盈压增加和液体过剩等问题。因此，在补液之前对补液效果的预测与评估相当必要。

测试患者液体反应性的血流动力学变量可以分为静态变量和动态变量。静态变量是指特定时间的血流动力学状态，如某时间的心脏前负荷大小。通过 Swan Ganz 导管测得的心指数是静态变量之一。动态变量能识别出前负荷周期性变化的血流动力学反应，与静态变量相比，动态变量可更可靠地评估患者的液体反应性[78]。

3. 静态变量

多年来，心脏充盈压［中心静脉压（CVP）和肺动脉楔压（pulmonary artery occlusion pressure，PAOP）］一直用于指导液体治疗。多项研究和 Meta

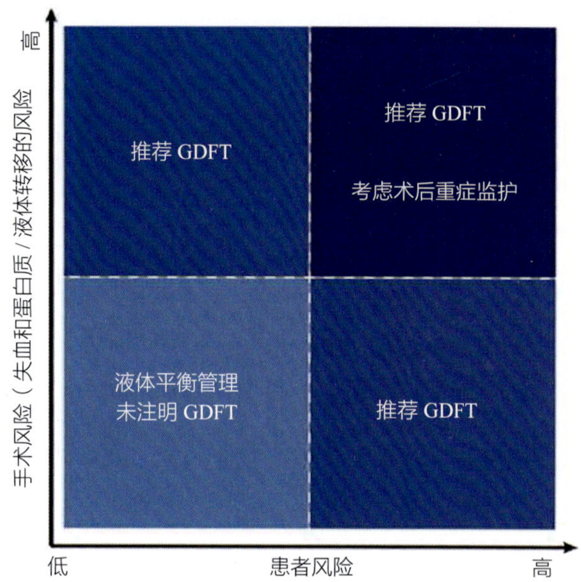

▲ **图 21–5　液体管理和目标导向液体治疗（GDFT）作为加速术后康复（ERAS）的辅助手段**

在普通手术患者的 ERAS 路径中目标导向液体治疗几乎不会对患者造成损伤也不会增加患者的受益［引自 Miller TE, Pearse RM. Perioperative fluid management: moving toward more answers than questions-a commentary on the RELIEF study. *Perioper Med (Lond)*. 2019, 8:2］

分析表明，CVP 作为液体反应性的预测指标并不可靠[79, 80]。因为在不同 Frank-Starling 曲线形状下 CVP 值可能代表着完全不同的临床意义（在不同患者之间和在同一患者的不同时间都有可能有所不同）。

尽管 CVP 作为静态变量预测患者液体反应性存在不足，但 FENICE 研究中有 1/3 的病例（涉及全球的 ICU）仍是以 CVP 评估患者的液体反应性[81]。

使用 CVP 外的其他心脏前负荷的指标（如 PAOP、经肺热稀释测得的舒张末期容积和食管多普勒测量的主动脉血流时间）作为静态变量预测液体反应性可能同样不够准确。

4. 动态变量

机械通气引起的每搏量变异度（stroke volume variation，SVV）可以对前负荷进行动态评估。正压通气期间，机械通气会降低右心室的前负荷，进而降低左心室前负荷。如果左心室的每搏量随机械通气变化而变化，这意味着左右心室都依赖于前负荷。上述过程表明 SVV 可以准确评估机械通气时患者的前负荷。SVV 可以定义为 Frank-Starling 曲线的斜率。

机械通气期间脉压被认为是评估每搏量的有效指标[82-84]。多项 Meta 分析已经证实其有效性[85, 86]。值得注意的是有研究认为脉压变异度(pulse pressure variation，PPV)在 9%～13% 时，PPV 对液体反应性诊断的特异性<90%。实际上，临床实践中测得的 PPV 有 24% 在该范围之内[87]。这意味着 PPV 值偏离诊断阈值越大，其作为液体反应性预测指标越可靠（图 21-4）。

近年来，其他更适合手术室的创伤性较小的每搏量测量方法也被证实具有可行性[88-96]。例如，容积钳光学体积描记术（volume-clamp photoplethysmography）（用于评估通气期间的脉压变化）、脉搏轮廓分析、超声心动图获得的左心室流出道血流速度—时间积分（最近一项研究质疑其在机械通气患者中的有效性）、食管多普勒超声下的主动脉血流和搏动波幅度等。

然而，在下列情况下，PPV 和 SVV 评估液体反应性并不准确。

(1) 自主呼吸，即使是在插管患者中也是如此（导致假阳性结果）。

(2) 心律失常（导致假阳性结果）。

(3) 小潮气量 / 低肺顺应性，如 ARDS（导致假阴性结果）。

(4) 开放式胸外科手术（导致假阴性结果）。

(5) 腹内压增高（导致假阳性结果）。

(6) 高呼吸频率，心率 / 呼吸频率<3.6（导致假阴性结果）。

(7) 右侧心力衰竭（导致假阳性结果）。

ARDS 患者中，为控制胸膜腔内压变化，常使用小潮气量通气以遵循"婴儿肺"的概念。有研究者提出为了解 ARDS 患者的液体反应性，可将潮气量短暂提升至 8ml/kg（又名"潮气量冲击"）[97, 98]。然而，低肺顺应性的 ARDS 患者中，低肺顺应性会降低肺泡压力到血管和心室的传导，因此该方法可靠性不高[99]。

2017 年发表的一项研究提出电视胸腔镜外科手术（video-assisted thoracoscopic surgery，VATS）和开胸术中以 SVV 和 PPV 作为动态前负荷预测患者的液体反应性并不适宜。Jeong 等[100]以 SVV 和 PPV 作为液体反应性指标的研究中共纳入了 80 名接受肺叶切除手术的患者，其中 40 名接受 VATS，40 名接受开放式胸腔手术。所有患者在开胸 20min 后给予 30min 的 7ml/kg 羟乙基淀粉维持，并在补液前后记录各种血流动力学参数。该研究结果显示，80 名患者中有 37% 的患者出现液体反应性（心输出量指数增加≥10%）。在液体治疗前，开胸术组和 VATS 组液体反应性患者和液体非反应性患者的 SVV 无显著差异[均数 ± 标准差(SD)：7.1% ± 2.7% vs. 7.4% ± 2.6%]。类似的，液体治疗前，液体非反应性患者和反应性患者之间的 PPV 也没有差异（均数 ± 标准差：6.9% ± 3.0% vs. 8.4% ± 3.2%）。总之，SVV 和 PPV 用于指导胸外科手术期间的容量管理存在一定的局限性。尽管如此，SVV 和 PPV 并不是液体反应性监测的禁忌证[101]。最近另两项研究也对该问题进行了探索，其中一项研究表明 SVV 可以用于指导胸外科手术的液体治疗，但其在降低并发症方面没有优势[102]。另一项研究则表明，OLV 期间需要以不同的阈值评估患者的液体反应性，并且 OLV 期间应谨慎的使用 PPV。Lema 等[103]的一项前瞻性研究发现在 6ml/（kg · h）单肺通气的情况下以 2ml/（kg · h）的速度输入晶体液时，SVV 受肺萎陷的影响[肺萎陷前 14.6（DS）vs. OLV 9.9%（DS），$P<0.0001$]，恢复双肺通气后[11.01（DS），$P<0.0001$]。该研究共纳入了 112 名进行 OLV 的肺叶切除术患者，该研究显示双肺通气期间气道压力与 SVV 之间则存在显著的相关性，而 OLV 期间气道压力与 SVV 之间相关性不高。

下腔静脉内径呼吸变异度是液体反应性预测的指标之一，但其较难进行研究。最近的系统回顾强调其可靠性受限于通气参数[104]。下腔静脉内径呼吸变异性作为液体反应性的预测指标可能更准确，但也因需要使用经食管超声心动图而显得更复杂。另外，上腔静脉塌陷率似乎也可对液体反应性进行有效预测[105]。

5. 被动抬腿试验

被动抬腿试验（passive leg raising，PLR）是一项无创的心脏前负荷评估试验。PLR 可以多次重复进行，每次试验相当于增加 300ml 的心脏前负荷[106]。其可以增加平均动脉压、回心血流量和心输出量[107]。

多项研究已证实 PLR 在液体反应性评估中的可靠性，被动抬腿试验因简单易于实施广受临床医生欢迎[108-110]。然而，麻醉期间使用该方法评估患者的液体反应性不太实际。

6. 呼气末闭塞试验

如前文所述，机械通气期间机械通气会降低心脏前负荷，阻碍静脉回流。机械通气的短暂中断（至少 15s）可以消除这种反应，并短暂提高心脏前负荷。如果机械通气暂停的这段时间内通过脉搏轮廓分析或超声心动图观察到心输出量升高，可以认为该患者具有液体反应性。

呼气末闭塞试验可对 ARDS 患者容量反应性进行有效的评估且易于实施[113]，但该方法在非气管插管麻醉下却难以发挥作用，主要是非气管插管麻醉的镇静状态下患者难以忍受 15s 的呼吸暂停。（随着非插管麻醉技术在胸外科手术中的推广，该方法在胸外科手术患者中的应用受到很大的限制[114, 115]）。

7. 容量负荷试验

补液是测试患者液体反应性的最直接方法。传统的容量负荷试验包括在短时间内向静脉注入晶体液或胶体液后对心血管反应进行精确的评估[116, 117]。

然而对于需要进行多次评估的危重患者，容量负荷试验导致的液体过量和血液稀释的风险不容忽视。

对于可能存在的上述风险，有学者提出了 1min 内输入 100ml 生理盐水的迷你补液试验[118]。多项研究显示，经胸超声心动图测量的速度—时间积分变化[119]、脉搏轮廓分析测得的心输出量[118]及 SVV 的变化[120]都验证了迷你补液试验在液体反应性评估中的有效性。

由于迷你补液试验仅对心脏前负荷和心输出量产生略微的变化，因此该试验需要在精确的心输出量监测技术下实施。

8. 临床实践

无论选择哪种监测或操作指导液体管理，首先需要明确的是当患者出现液体反应性时是否意味着患者确实需要液体治疗。实际上，容量反应性并不等于容量缺乏[121]，需要避免因患者出现了液体反应性后直接进行补液而产生医源性的伤害[122]。

正确的补液策略应是在仔细、持续和动态的容量评估后进行。

麻醉医师应该牢记胸外科手术的病理生理学。虽然术中因大血管损伤引起的低血压较为罕见，但并不代表不会发生。胸科麻醉期间的低血压通常是由于术者对肺血管压迫、胸段椎管内麻醉引起的血管扩张及麻醉药等因素引起，很少是因为绝对血容量的不足。使用低剂量的儿茶酚胺可能比进行液体治疗的风险更低。

五、液体选择：晶体液和胶体液

胸科麻醉期间补液时需要对麻醉维持与复苏期使用何种类型液体进行分析。不同时间选用不同的液体类型对于平衡肾脏与肺部损伤的风险显得更加困难。

输入大量晶体液可能会导致肺水肿的发生，但胶体溶液可能与肾功能障碍和凝血功能障碍有关。

胶体液分为高渗液和低渗液。高渗胶体液是快速的血浆扩容药，其有利于增加血管内渗透压，促进血管外液体向血管内转移，其中羟乙基淀粉是高渗胶体液的代表性液体（图 21–6）。

高渗胶体液促进肺中潜在的多余液体向血管内转移，这对于肺损伤的患者有益[123]。Verheij 等在一项前瞻性试验中对 67 名行心脏或血管手术的机械通气患者进行了随机分组，这些患者随机分为盐水、4% 明胶、6% 羟乙基淀粉和 5% 白蛋白组，手术后的 3h 内以 13mmHg 中心静脉压和 15mmHg 肺毛细血管楔压为目标实施 90min 的液体负荷治疗。结果显示生理盐水组的液体用量比胶体溶液组更多（$P<0.005$）。胶体溶液组患者的血浆胶体渗透压较输液前升高，而生理盐水组胶体渗透压较输液前下降。输液后胶体组的心输出量增加，并且所有组别的组织氧合与术前相比均有所改善。胶体组中的患者由于胸腔内血浆容积增加，呼吸顺应性降低，导致了肺损伤评分增加。没有液体超负荷的情况下输入液体的类型并不影响肺的通透性和水肿。Huang 等的研究显示，早期 ARDS 患者使用羟乙基淀粉可以显著改善患者的血流动力学且不增加肺部损伤

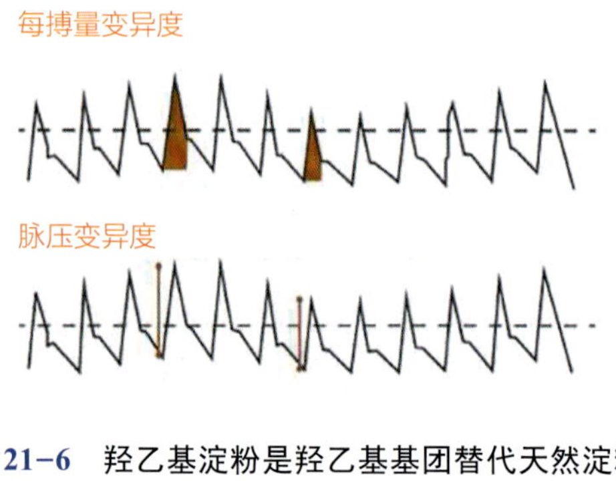

▲ **图 21–6　羟乙基淀粉是羟乙基基团替代天然淀粉 C_2、C_3 和 C_6 碳位置葡糖酐残基获得的**

风险[124]。

然而，一些研究并未显示胶体液对肺部的保护作用优于晶体液，其中一项 Cochrane 系统评价（包括感染或非胸外科手术后的患者）指出胶体液在临床治疗效果上并不优于晶体液[125]。

此外，需要关注胶体对肾功能的影响。已有研究显示胶体液可导致高渗性肾脏损伤[126]。胶体液对肾脏的损伤作用可能是血浆渗透压超过了肾小球滤过的静水压后产生尿液滤出障碍，或者血浆渗透压升高后引起了渗透性肾小管病变。

胶体液对肾功能影响的多项研究结果显示羟乙基淀粉存在增加肾损伤的风险，甚至还可能增加患者的死亡率[127-130]。然而这些研究中胶体的使用量往往超过了说明书建议的最大使用剂量。因此，大剂量的胶体可能通过提高血浆渗透压后引起肾小球水缺乏，导致高渗综合征的发生。先前提到的 Ahn 等[69]的研究也表明，胶体液会增加术后 AKI 的风险，对高危患者的损害作用尤为明显。

相反，有一些研究显示即使在肾损伤的患者中，羟乙基淀粉也不会对加重患者的肾功能损害或是对肾脏替代治疗产生影响[131, 132]。其中一项研究表明，与 4% 明胶治疗相比，6% 羟乙基淀粉甚至可以改善肾功能[133]。

需要强调的是，上述研究中都是将 6% 羟乙基淀粉与晶体液联合使用，并且羟乙基淀粉的剂量并未超过说明书限制的每日最大剂量 20ml/kg。Vives 等[134]的一项关于 6% 羟乙基淀粉对心脏手术患者肾脏毒性的研究显示羟乙基淀粉与 AKI 或肾替代治疗的风险间并不存在关联。

很少有研究探讨液体类型对肺叶切除术患者肾功能的影响，现有的大部分数据源于不同手术人群或是从回顾性研究中得出的。

胸外科手术中羟乙基淀粉与晶体液联合使用似乎是最优的，胶体液可以作为多模式液体复苏的一部分。大出血的情况下可能还需要限制羟乙基淀粉的使用。

第 22 章 胸外科围术期心律失常

Perioperative Arrhythmias During Thoracic Surgery

Spencer P. Walsh David Amar 著
刘学胜 刘 虎 译

心律失常是胸外科手术后最常见的并发症，发生率高达 20%。胸外科手术后心律失常又以术后心房颤动（postoperative atrial fibrillation，POAF）最为常见。POAF 常发生于术后前 5 天，以术后第 2 天最为显著，超过 90% 的 POAF 患者在 4～6 周内自行缓解[1]。尽管 POAF 维持时间短暂，但其延长住院时间并增加医疗成本，以及卒中和死亡的风险[2]。此外，POAF 还会导致其他一些棘手的临床问题。例如，POAF 可能会引起血流动力学不稳定，持续的 POAF 可能会增加血栓栓塞风险。对于存在潜在术后出血风险的胸外科手术患者，何时及采用何种抗凝血方案是需要深思熟虑的问题。

一、关键点

1. POAF 是胸外科手术后最常见的并发症，发生率高达 20%。

2. 年龄、体重指数（BMI）、术前脑钠肽（brain natriuretic peptide，BNP）水平、手术范围，以及既往心房颤动（AF）病史是胸外科手术患者 POAF 的危险因素。

3. 胺碘酮、钙通道阻滞药、β 受体拮抗药可有效预防 POAF。

4. 不稳定的 POAF 患者采用同步心脏电复律治疗。

5. 稳定 POAF 患者的治疗应首选药物控制心率，其次是控制节律。

6. 术后高出血风险的胸外科患者，应早期采用节律控制策略（包括复律）以避免抗凝血治疗。

7. 术后 48h 内发生的 POAF 是否需要抗凝血的主要依据是 CHA_2DS_2-VASc 评分系统［充血性心力衰竭、高血压、年龄≥75 岁、糖尿病、脑卒中或短暂性脑缺血发作（TIA）、血管疾病、年龄在 65—74 岁、性别］。CHA_2DS_2–VASc 评分≥2，应考虑进行抗凝血治疗。

8. POAF 在 48h 内基本转复为窦性心律，几乎所有的 POAF 在 4～6 周内自行缓解，且不留严重后遗症。但是，心房颤动持续超过 48h 的患者需要进行抗凝血治疗以预防脑卒中。

二、核心章节

（一）预测因素

心房颤动（AF）和 POAF 通常是在心房发生病理性改变后由一些诱发因素触发。笔者先前的研究发现胸外科手术患者的心率变异性在 POAF 发作前 2h 显著增加[3]。该项研究通过 Holter 监测心电变化发现 POAF 发作前患者的迷走神经活性增加，提示迷走神经兴奋可能是 POAF 发作的重要触发器[3]。AF 的机制非常复杂，AF 与年龄、心房扩张、肺动脉高压、心肌缺血、容量负荷，以及心力衰竭病史等因素高度相关[1]。此外，POAF 可能的危险因素还包括术后心包炎、电解质紊乱和低氧血症等。手术范围与 POAF 发作具有高度相关性。表 22–1 显示，肺楔形切除患者 POAF 的发生率与非胸外科手术患者类似，均低于 5%。然而，肺叶或食管手术 POAF 的发生概率超过 10%。肺叶和食管手术后高发的 POAF 与这两类手术游离组织时对支配心脏的

表 22-1　各类型手术 POAF 的风险

手术类型	低风险手术（发生率<5%）	中等风险手术（发生率 5%～15%）	高风险手术（发生率>15%）
胸腔内气道小手术	• 无活检的柔性支气管镜检查 • 光动力疗法 • 气管支架植入术 • 胸腔引流术导管或胸膜 X 导管置入（CareFusion 公司，San Diego，Calif） • 胸膜镜检查、胸膜固定术，胸膜剥脱术		
中等应激手术	• 气管造口术 • 刚性支气管镜检查 • 纵隔镜检查 • 胸腔镜楔形切除术 • 支气管镜激光手术	胸腔镜交感神经切除术	
大手术		肺段切除术	• 前纵隔肿块切除术 • 胸腔镜肺叶切除术 • 开胸肺叶切除术 • 气管切除重建 / 隆突切除 • 全肺切除术 • 胸膜切除术 • 肺减容术 / 肺大疱切除术 • 支气管胸膜瘘修补术 • Clagett 开窗引流术 • 肺移植 • 食管切除术
食管手术	食管镜检查 /PEG/ 食管扩张和（或）支架置入术	腹腔镜胃底折叠术 / 咽食管憩室切除术	
其他类型			心包开窗引流术

PEG. 经皮内镜下胃造口术；POAF. 术后心房颤动（修改自 Frendl G, Sodickson AC, Chung MK, et al. 2014 AATS guidelines for the prevention and management of perioperative atrial fibrillation and flutter for thoracic surgical procedures. *J Thorac Surg*. 2014:148.）

交感和迷走神经的刺激与损伤有关[1]。

研究表明开胸手术与胸腔镜手术的 POAF 发病率相似。Park 等[4]观察了 122 例胸腔镜手术和 122 例开胸手术患者 POAF 的发生情况，结果发现胸腔镜手术组中约有 12%（15/122）的患者出现了 POAF，而开胸组患者中 POAF 的发生率为 16%（20/122），两者之间没有统计学差异（P=0.36）。此外，POAF 患者与未发生 POAF 患者相比住院时间延长，其中胸腔镜手术组住院时间分别为（6.0 ± 1.5）天 vs.（4.7 ± 2.5）天，而开胸手术组为（9.2 ± 4.3）天 vs.（6.8 ± 3.6）天。这项研究显示手术方式对 POAF 的发生率没有影响，自主神经紊乱和应激介导的神经体液机制是 POAF 发生的主要原因。开胸手术和胸腔镜手术可以使用统一的心房颤动预防策略。

研究显示术前超声心动图对心房功能的评估比脑钠肽（BNP）敏感，但后者在临床上较为容易检测，也不需要专门的技术人员获取和分析复杂的超声心动图[5, 6]。最近，Amar 等[7]建立了一种床旁快速心房颤动预测模型，该模型包含年龄、BMI、心房颤动病史、手术范围和术前 BNP 水平。图 22-1 显示了该模型的评估方法。当然，POAF 与其他引起交感神经兴奋的因素（如肺炎、脓毒症和全身性炎症）也密切相关[8]，这些诱发因素引起的 POAF

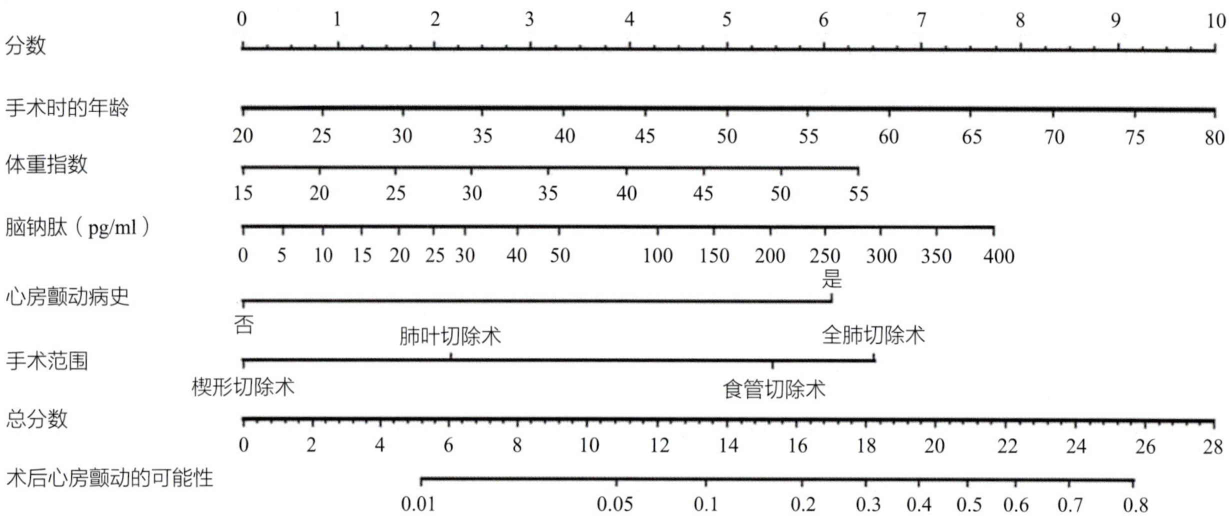

▲ 图 22-1　一种基于患者特征推算术后心房颤动发生率的可视化评估量表

依据患者情况将年龄、体重指数（BMI）、脑钠肽（BNP）水平、心房颤动（AF）病史和手术程度中所对应的得分相加得到总分数；获得总分数后在总分数下方的横轴上得出罹患术后心房颤动的概率；（修改自 Amar D, Zhang H, Tan KS, Piening D, Rusch VW, Jones DR. A brain natriuretic peptide-based prediction model for atrial fibrillation after thoracic surgery: development and internal validation. *J Thorac Surg*. 2019:157.）

往往在术后 7 天发生。

（二）监测

明确哪些术后患者需要进行心电监护具有现实临床意义。2014 年美国胸外科医师协会（American Association of Thoracic Surgeons，AATS）指南建议对有心房颤动病史[1]、CHA_2DS_2-VASc 脑卒中评分 >2 分（图 22-2）、手术范围较大的脑卒中风险手术（>5%）患者应实行 48～72h 的术后连续心电监测。

（三）预防

POAF 发生率高，有效的预防策略对此类患者至关重要。已经提出几种 POAF 的预防策略，但理想的方案仍未确定。缺乏胸外科手术患者心房颤动预防策略对预后影响的循证医学证据，先前的建议多是源自心外科手术的研究。其中，比较明确的建议是如果患者术前正在服用 β 受体拮抗药应继续使用（图 22-3）。此外，术前使用 β 受体拮抗药患者在术后 1 天恢复用药可降低 POAF 的发生率，但术后当天即恢复用药并没有更显著的优势。这项结论源于 Khanna 等[9]的研究，该研究对比了 1924 名术后 1 天恢复 β 受体拮抗药与 973 名术后 1 天未恢复用药患者的 POAF 发生情况，结果发现术后 1 天恢复 β 受体拮抗药患者的心房颤动发生率为 4.9%（94/1924），而未恢复用药组患者的发病率为 7.0%（68/973），两者之间存在显著差异。在对 3198 名患者进行二次分析后，作者发现术后当天恢复 β 受体拮抗药患者的心房颤动发生率为 4.9%，而随后恢复用药患者心房颤动的发生率为 5.8%，两者之间并无统计学差异。综合上述结论，作者认为术前长期使用 β 受体拮抗药的患者，术后第 1 天恢复使用 β 受体拮抗药能够降低住院期间 AF 的发生率。

β 受体拮抗药或其他药物用于心房颤动预防受到药物不良反应的限制。尽管各种药物不良反应不尽相同，但几乎所有药物都会引起低血压和心动过缓。一项大型 PeriOperative ISchemic Evaluation（POISE）– Ⅰ试验中发现手术当天使用临床有效剂量的 β 受体拮抗药可降低心肌缺血和心肌梗死的发生率，但同时也因药物引起的低血压增加了围术期脑卒中和死亡的发生率[10]。胺碘酮、β 受体拮抗药和钙通道阻滞药是围术期心房颤动预防中最常使用的药物。Zhao 等的研究发现 β 受体拮抗药用于心房颤动预防时比其他药物更有效，其需治疗患者数（number needed to treat，NNT）为 5 例，而其他药物则为 6～8 例[11]。NNT 是指避免 1 例不良结局发生或得到 1 例有益结果需要治疗的病例数。但是该结果源于 Meta 分析，需要通过前瞻性的研究对该

CHA_2DS_2-VASc 内容

风险因素	得分
心力衰竭	1
高血压	1
年龄≥ 75 岁	2
糖尿病	1
脑卒中	2
血管疾病（心肌梗死、外周动脉疾病、主动脉粥样硬化）	1
年龄 65—74 岁	1
性别分类（女性）	1

CHA_2DS_2-VASc 分数	脑卒中的年发生率（%）
0	0
1	1.3
2	2.2
3	3.2
4	4.0
5	6.7
6	9.8
7	9.6
8	6.7
9	15.2

▲ 图 22-2　心房颤动的脑卒中风险分级

修改自 Frendl G, Sodickson AC, Chung MK,et al. 2014 AATS guidelines for the prevention and management of perioperative atrial fibrillation and flutter for thoracic surgical procedures. *J Thorac Surg*. 2014:148.

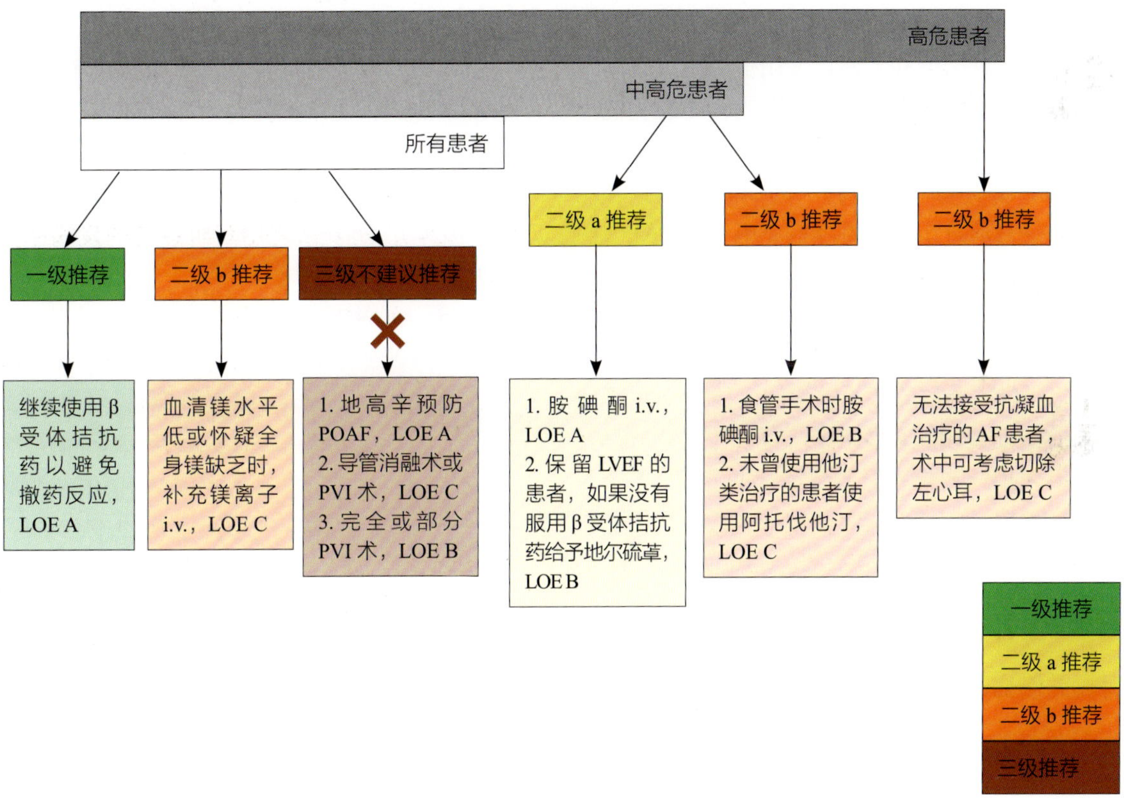

▲ 图 22-3　术后心房颤动的预防策略及其有效性

AF. 心房颤动；i.v.. 静脉注射；LOE. 证据水平；LVEF. 左心室射血分数；PVI. 肺静脉隔离（修改自 Frendl G, Sodickson AC, Chung MK, et al. 2014 AATS guidelines for the prevention and management of perioperative atrial fibrillation and flutter for thoracic surgical procedures. *J Thorac Surg*. 2014:148.）

结果进行进一步验证。其中一项前瞻性试验是观察 N 端脑钠肽前体（nterminal pro-BNP，NT-proBNP）水平升高的高风险肺癌手术患者使用美托洛尔和氯沙坦的心房颤动预防效果研究（PRESAGE）。此前，该项研究作者发现 NT-proBNP 水平升高患者 POAF 的发生率增高（64% vs. 5%，$P<0.001$），并得出 NT-proBNP 是 POAF 的危险因素之一。另外，Cardinale 等 [12] 针对术后 NT-proBNP 水平升高患者

也进行了一项美托洛尔和氯沙坦预防 POAF 的研究。该研究共纳入 328 名 NT-proBNP 水平升高患者，其中美托洛尔组 108 名，氯沙坦组 102 名，对照组 110 名。总体而言，POAF 的整体发生率为 20%（*n*=64）；美托洛尔和氯沙坦组与对照组相比 POAF 发生率显著降低（分别为 6%、12% 和 40%）。该项研究表明 NT-proBNP 水平升高的肺癌手术患者使用美托洛尔或氯沙坦可显著降低 POAF。

如前所述，β 受体拮抗药治疗 POAF 时可能受心动过缓、低血压和支气管痉挛等药物不良反应的限制。一项小型临床研究显示兰地洛尔（一种短效 $β_1$ 选择性受体拮抗药）引起心动过缓、低血压和支气管痉挛的不良反应较小 [13]。然而，兰地洛尔在美国并未上市。镁剂对于镁缺乏患者的心房颤动预防可能有用，他汀类似乎也有一定的疗效。然而心脏手术患者的研究结果并不建议使用他汀类进行心房颤动预防。洋地黄增加 POAF 的发生，应避免选择洋地黄作为心房颤动的预防策略 [1]。

Tisdale 等 [14] 和 Riber 等 [15] 的研究显示胺碘酮对 POAF 具有预防作用，可降低 20% 的 POAF。两项研究发现胺碘酮除可引起偶发的心动过缓外，并不引起其他严重的不良反应。然而，胸外科患者使用胺碘酮预防 POAF，需要注意胺碘酮存在引起特发性变态反应后导致肺部纤维化的可能 [16]。尽管如此，术后短期使用胺碘酮预防 POAF 仍是可行的，只有长期使用胺碘酮才会导致肺部并发症，1 个月内的胺碘酮短期使用不会对肺部产生毒性作用。在另一项关于胺碘酮预防房颤的研究中，由于 11 例右肺切除患者中有 3 例出现了急性呼吸窘迫综合征而中止，该研究引发了研究者对胺碘酮预防 POAF 的警惕。但是，全肺切除术本身也可引起急性呼吸窘迫综合征，并且后续的前瞻性、观察性研究也未观察到同样的结果。此外，该研究中急性呼吸窘迫综合征患者 24h 的胺碘酮累积用量超过了 2g，而 2g 以下的治疗剂量并未引起急性呼吸窘迫综合征。一些肺移植的回顾性研究表明胺碘酮治疗 AF 可能会增加患者死亡率，但多数的研究并不支持该结论 [17-19]。

与心脏手术不同，胸外科手术中不推荐使用射频消融、肺静脉隔离等技术预防 POAF。术前存在抗凝血高风险的心房颤动患者，可考虑植入 Watchman 装置（Boston Scientific，Marlborough，MA）以防止左心耳中血栓进入体循环 [1]。目前还没有研究显示该措施的风险利弊，因此采取该措施前患者、心脏电生理学家和外科医师应进行充分的讨论，以便做出个体化的治疗方案。

（四）手术后心房颤动的治疗

POAF 治疗前首先需要明确几个问题。治疗前首先要评估患者的血流动力学是否稳定。如果患者存在严重的低血压症状、急性心肌缺血或肺水肿应立即实行同步直流电复律。如果复律失败，使用 β 受体拮抗药（美托洛尔或艾司洛尔）、*L* 型钙通道阻滞药（地尔硫䓬或维拉帕米）或节律控制药（胺碘酮或伊布利特）治疗后进行重复电复律。心力衰竭患者可加用洋地黄。此外，患者病情允许的情况下停用儿茶酚胺类并优化液体平衡，纠正酸碱平衡与电解质紊乱。评估 POAF 的潜在诱因：出血、气胸、心包疾病，以及可能导致低氧血症的气道问题、感染或败血症。通常上述诱因并不存在，主要的诱发因素还是由手术引起的炎症反应。依据 2014 年和 2019 年美国心脏协会指南，仅对高度怀疑或有明确证据提示患者存在心肌缺血或肺栓塞时进行昂贵的实验室或放射学检查 [20]。

（五）心率控制

80% 的 POAF 患者在 24h 内恢复窦性心律，几乎所有患者在 4～6 周内自行恢复。因此，血流动力学稳定的心房颤动患者心室率一般控制在 110 次 / 分以下。Wyse 等 [21] 在心房颤动心律治疗的随访研究（Atrial Fibrillation Follow-Up Investigation of Rhythm Management，AFFIRM）试验中比较了心率控制与节律控制对非手术慢性心房颤动患者全因死亡率和住院时间的影响，结果发现心率控制与节律控制两组患者的全因死亡率之间没有差异。该研究纳入了 729 名胺碘酮、606 名索他洛尔和 268 名 1C 类药物治疗患者，研究并没有对节律控制和心率控制组患者进行药物分层分析。与胺碘酮控制节律相比，控制心率组患者的全因死亡率和住院天数都较低，提示控制心率对慢性心房颤动患者更为有益。

稳定心率的药物同样因潜在的不良反应受到使用限制。值得注意的是，β 受体拮抗药的主要不良反应是诱发哮喘患者支气管痉挛及加重心力衰竭失代偿期患者的心力衰竭。地尔硫䓬可降低心率，然而地尔硫䓬与 β 受体拮抗药联合使用时可能会导致显著的低血压。地高辛的治疗窗非常狭窄，对射血分数降低或有心力衰竭史心房颤动患者的心室率控制具有疗效，但肥厚型心肌病的患者应避免使用。胺碘酮既有抗心律失常作用和也有降低心率的作用，是低血压和左心室射血分数降低心房颤动患者的首选治疗药物。预激综合征合并心房颤动时使用房室结阻滞药可能会增强旁路快速传导而加重病情。对反复发作的、难治性 POAF、伴有高危脑卒中风险、需要二线抗心律失常药或急性肾损伤的心房颤动患者使用胺碘酮，需要咨询心脏科医师的意见。一项比较心率控制和节律控制策略对心脏手术后 POAF 影响的里程碑式试验中，Gillinov 等[22]发现心率控制与节律控制两组间的术后死亡率、住院天数均无明显差异。AHA 和 AATS 指南建议治疗急性 AF 或 POAF 时首选心率控制策略[1, 21]。

（六）节律控制

POAF 发生后 24h 内一般都会转复为窦性，但是仍有一些患者会出现心房颤动持续状态。超过 48h 的心房颤动患者需要进行抗凝血治疗以降低脑卒中的风险。抗凝血可能会增加术后出血的风险，因此 POAF 发生后的 24～48h 内采取有效的节律控制策略可减少抗凝血引发的出血风险。节律控制也适用于心率控制失败的患者。胺碘酮是最常用的抗心律失常药，其次是索他洛尔、氟卡尼、普罗帕酮和多非利特。值得注意的是胺碘酮虽然广泛用于普通人群的心房颤动治疗，但其对 POAF 的治疗作用并不明确。氟卡尼和普罗帕酮对心房颤动的窦性转复非常有效，但结构性心脏病患者（如缺血性心脏病、瓣膜性心脏病或明显的左心室肥厚等）应避免使用[1]。图 22-4 总结了血流动力学稳定的 POAF 患者治疗方案。

（七）抗凝血治疗

超过 48h 的 POAF 需要进行抗凝血治疗。心房颤动患者进行电复律前 3～4 周及复律后的 4 周内都需抗凝血治疗。需要进行电复律且存在抗凝血治疗相对禁忌的患者应通过经食管超声心动图检查心房血栓情况，并且电复律后进行 4 周的抗凝血治疗。特殊情况下可考虑植入 Watchman 装置（Boston Scientific，Marlborough，MA）以封闭左心耳避免血栓脱落。已有证据表明与传统方法相比这种“快速通道”方法同样安全[1]。

可选用华法林进行抗凝血治疗，并控制国际标准化比值在 2.0～3.0。非维生素 K 拮抗药口服抗凝血药（nonvitamin K oral anticoagulant，NOAC）同样适用于心房颤动的抗凝血治疗。证据显示 NOAC 预防血栓形成的效果不劣于华法林，并且还具有以下优点：低致命性出血和颅内出血风险；用药方案固定且不需要凝血监测，药物相互作用少，半衰期较短。但是 NOAC 增加胃肠道出血的风险。需要注意的是 NOAC 禁用于人工心脏瓣膜、风湿性二尖瓣狭窄或二尖瓣修补术后的心房颤动患者。其他的禁忌人群还包括机械瓣膜置换、肾功能严重损害（肌酐清除率＜15ml/min）、严重肝功能损害、妊娠，以及需要同时服用强效 p 糖蛋白抑制药患者。与华法林不同，凝血酶原时间和部分凝血活酶时间不能准确反应 NOAC 的抗凝血效果，目前还缺少可靠的 NOAC 实验室监测指标[23]。图 22-5 中总结了 NOAC 类药物及其作用靶点。

CHA_2DS_2-VASc 评分系统（图 22-2）是胸外科 POAF 患者 48h 内是否需要抗凝血的依据。CHA_2DS_2-VASc 评分系统中的内容与胸外科患者本身的共病常有较多的重叠。0 分患者不推荐进行抗凝血治疗。抗凝血收益大于出血风险的 1 分患者应考虑抗凝血治疗。强烈建议抗凝血治疗益处大于出血风险的 2 分以上患者进行抗凝血治疗。胸外科手术往往具有较高的出血风险，因此需要外科医师和心脏病专家共同评估抗凝血药的使用。有效安全的抗凝血预防策略对于胸外科 POAF 患者规避出血、脑卒中风险相当重要。尽管 HAS-BLED 评分系统［心房颤动患者服用抗凝血药 1 年内的出血风险评估系统，评估内容包括高血压、肾 / 肝功能异常、脑卒中、出血史或倾向出血、不稳定的国际标准化比值、老年人（＞65 岁）、药物（抗血小板或非甾体抗炎药）/ 嗜酒］不是针对术后患者设计，但其仍可以用于胸外科手术患者抗凝血后的出血风险的评估[24]。HAS-BLED 得分超过 3 分意味着患者存在较高的出血风险，图 22-6 总结了 HAS-BLED 评分系统的具体内容。

（八）其他心律失常

POAF 是胸外科手术患者中最常见的术后心律失常，但并不是胸外科术后唯一发生的心律失常类型。任何不稳定的心律失常与 POAF 一样均需要同步心脏电复律或除颤。稳定的室上性心动过速（非心房颤动或心房扑动引发）治疗可遵循以下顺序进行处理。首先，刺激迷走神经和使用腺苷、β 受体

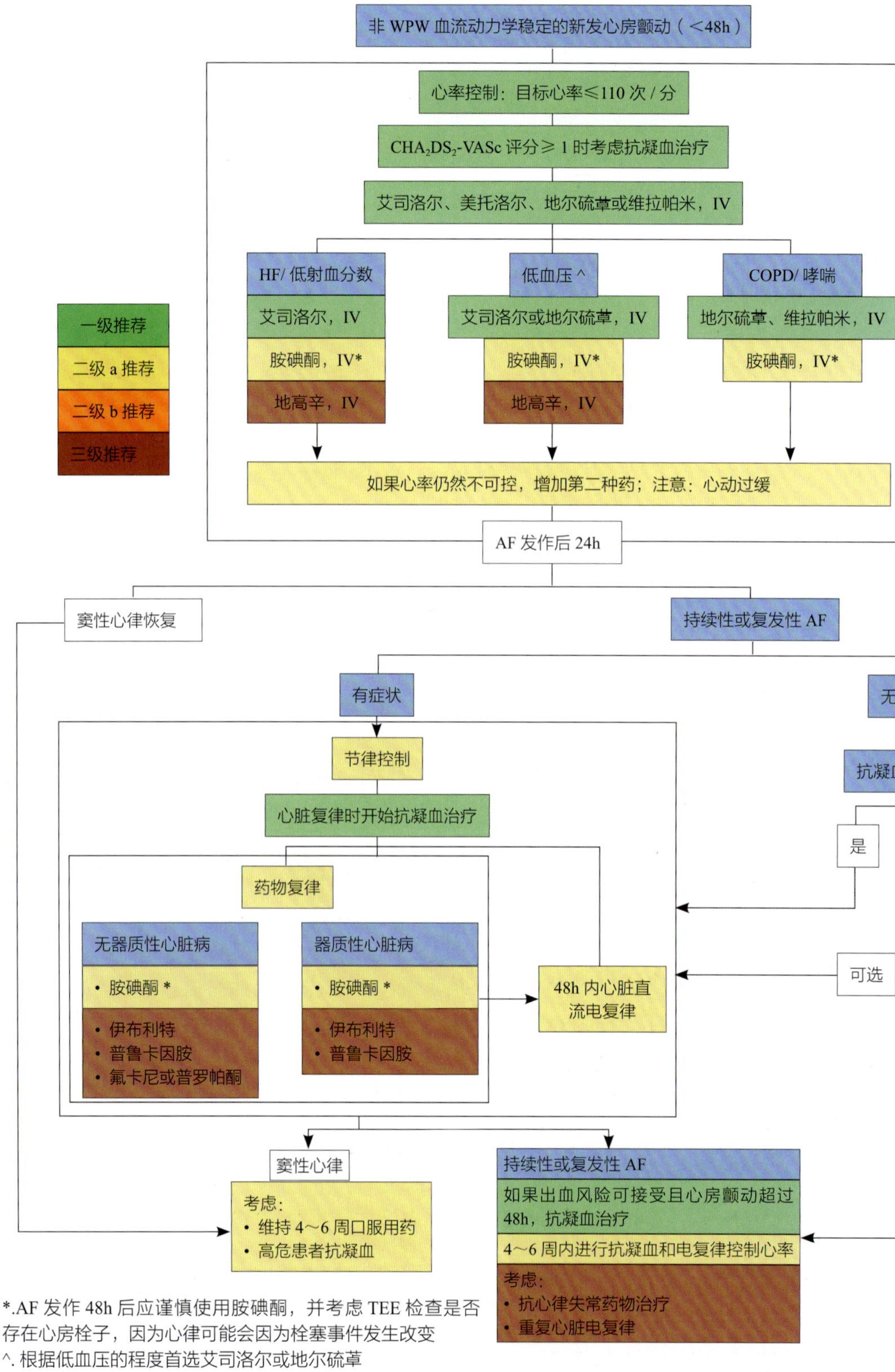

*.AF 发作 48h 后应谨慎使用胺碘酮，并考虑 TEE 检查是否存在心房栓子，因为心律可能会因为栓塞事件发生改变

^. 根据低血压的程度首选艾司洛尔或地尔硫䓬

▲ **图 22-4　血流动力学稳定的新发心房颤动（<48h）患者处理方法**

AF. 心房颤动；COPD. 慢性阻塞性肺疾病；IV. 静脉注射（修改自 Frendl G, Sodickson AC, Chung MK, et al. 2014 AATS guidelines for the prevention and management of perioperative atrial fibrillation and flutter for thoracic surgical procedures. *J Thorac Surg*. 2014:148.）

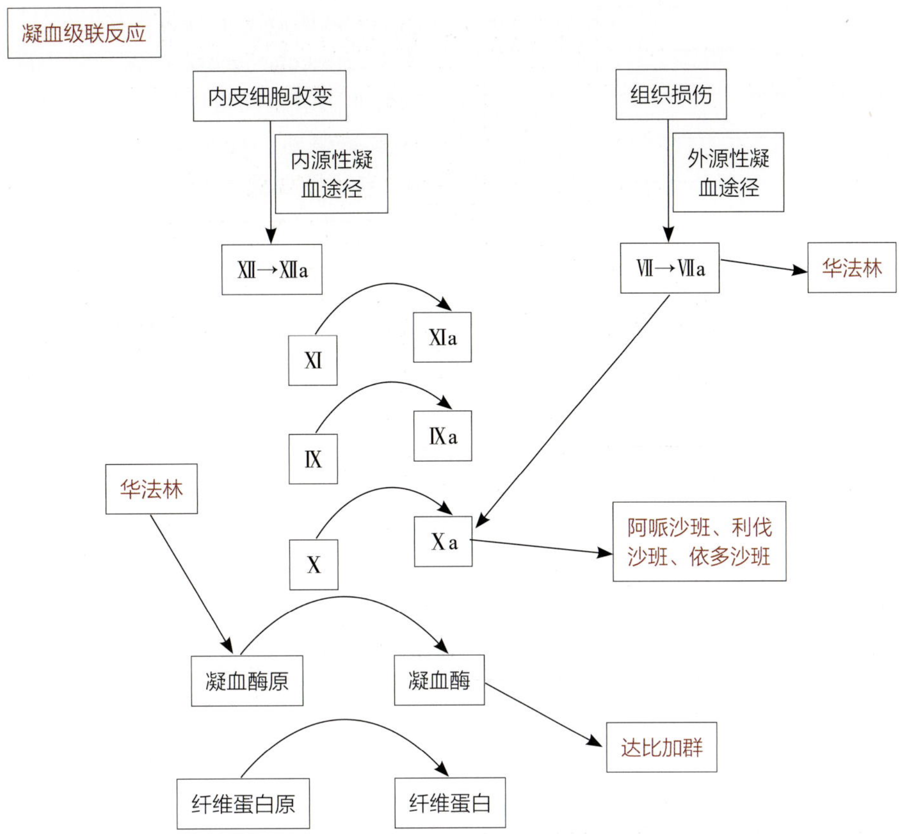

	达比加群	阿哌沙班	依多沙班	利伐沙班
标准剂量	150mg 或 110mg，每日 2 次	5mg，每日 2 次	60mg，每日 1 次	20mg，每日 1 次
剂量需要根据或慢性肾病、年龄、体重和共病情况进行调整	肌酸酐清除率 30ml/min 禁用	对于心房颤动和严重慢性肾病（肌酸酐清除率 15～29ml/min）的患者或符合以下 2 个标准的患者（年龄≥80 岁；体重≤60kg 或肌酸酐清除率≥15mg/L）给予 2.5mg，每日 2 次	肌酸酐清除率 15～49ml/min，体重≤60kg，同时使用环孢素、决奈达隆、红霉素或酮康唑时建议 30mg，每日 1 次	肌酐清除率为 15～49ml/min 的心房颤动患者，建议 30mg，每日 1 次
生物利用度	3%～7%	50%	62%	空腹时 66%，饱胃时几乎 100%
药物前体	是	否	否	否
正常肾功能时药物吸收剂量的非肾途径 / 肾途径清除率	20%/80%	73%/27%	50%/50%	65%/35%
与CYP_{450}有关：肝脏 CYP_{450} 参与的药物代谢	否	（消除；CYP3A4 参与低）	很低（清除率＜10%）	是（清除）
药物吸收与进食的关系	无影响	无影响	无影响	增加 39%
是否建议进食时服用	否	否	否	强制性
H_2 受体阻滞药或质子泵抑制药治疗时的吸收	−12%～30%	无影响	无影响	无影响
亚洲患者	+25%	无影响	无影响	无影响
胃肠道耐受性	5%～10% 的消化不良	无影响	无影响	无影响
消除半衰期	12～17h	12h	9～11h	5～9h（年轻人）11～13h（老年人）
特效拮抗药备用	是	否	否	否

▲ 图 22-5　非维生素 K 口服抗凝血药及其作用部位

字母	临床特征	分数
H	高血压	1
A	肾、肝功能异常（各 1 分）	1 或 2
S	脑卒中	1
B	出血	1
L	INR 不稳定	1
E	老年人	1
D	药物（抗血小板或非甾体抗炎药）或嗜酒（各 1 分）	1 或 2

▲ 图 22-6 HAS-BLED 为缩写词，每个字母代表着不同的危险因素，包括高血压、肝 / 肾功能异常、脑卒中、出血史或出血倾向、INR 不稳定、老年人（>65 岁）、药物 / 嗜酒

INR. 国际标准化比值（修改自 Pisters R, Lane DA, Nieuwlaat R, Vos CBD, Crijns HJ, Lip GY. A novel user-friendly score（HAS-BLED）to assess 1-year risk of major bleeding in patients with atrial fibrillation. Chest. 2010; 138:1093-1100.）

拮抗药、地尔硫䓬或维拉帕米控制心率。上述措施治疗无效的室上性心动过速采用同步电复律技术[25]。值得注意的是，心房扑动电复律前同样需要抗凝血治疗。相较而言，心房扑动的电复律成功率要高于心房颤动患者。严重的心脏传导阻滞在胸外科手术后较为少见，三度房室传导阻滞在非心脏手术患者中的发生率仅为 0.1%[1]。完全性心脏传导阻滞病因未明时可采用药物治疗和（或）置入临时无创心脏起搏器。术后期间发生非持续性室性心动过速（ventricular tachycardia，VT）的概率约为 15%，一般并不引起严重后果。持续性的 VT 和（或）心室颤动少见。Amar 等[26] 对 243 名肺叶切除术和 169 名全肺切除患者进行 72～96h 连续的术后心电监测后发现，412 名患者中有 61 名（15%）患者术后早期发生了一次或多次的 VT（连续 3 个及以上的宽大 QRS 波群）。所有患者均没有发生超过 30s 的 VT，并且也没有患者因 VT 导致血流动力学不稳接受治疗。

（九）病例讨论

62 岁男性患者，因肺部腺癌拟行右上肺叶切除术。患者合并高血压、高血脂和慢性阻塞性肺疾病，吸烟史 20 年。既往无过敏史，每天服用氨氯地平、阿托伐他汀、氯沙坦和美托洛尔。患者 BMI=34kg/m^2，血红蛋白 140g/L，肌酐 =1.1mg/dl，BNP=84pg/ml。

问题 1：患者发生 POAF 的概率是多少？

问题 2：你对外科同事有什么 POAF 预防建议？

问题 3：术后第 3 天患者出现 POAF。患者的 CHA$_2$DS$_2$-VASc 得分是多少，是否需要抗凝血？

答案 1：根据下图的诊断标准（图 22-7），患者罹患 POAF 的可能性约为 20%。

答案 2：最有效的策略是围术期继续使用 β 受体拮抗药。AATS 任务组建议对于中、高风险

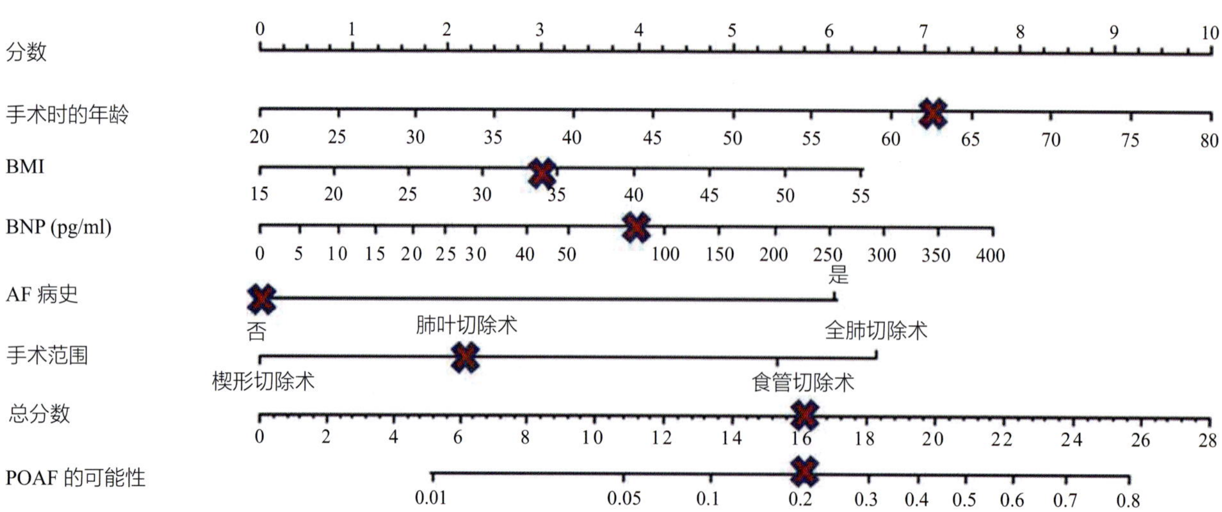

▲ 图 22-7 依据图 22-1 中的评估量表，该患者发生 POAF 的概率约为 20%（红色的 × 标记表示该患者的得分）

AF. 心房颤动；BNP. 脑钠肽；BMI. 体重指数；POAF. 术后心房颤动

POAF 患者使用胺碘酮或地尔硫䓬进行预防。

答案 3：患者合并高血压，其 CHA_2DS_2-VASc 得分是 1 分。此时患者发生脑卒中风险较低，可考虑抗凝血治疗，抗凝血的时间以 POAF 发生后 48h 为界，如果 POAF 持续超过 48h 需进行抗凝血治疗。

结论

POAF 是胸外科手术后最常见的并发症，其与年龄增长和手术范围密切相关。POAF 增加住院时间、医疗费用及远期脑卒中的风险。有必要采取一定的预防策略，但也因各种措施或药物的不良反应限制了预防策略的实施。POAF 发生后应及时控制心率，并依据 CHA_2DS_2-VASc 得分指导抗凝血治疗。有明显出血风险的患者，可考虑采用节律控制以避免抗凝血治疗。持续超过 48h 的心房颤动需要进行抗凝血治疗，因为心房颤动引发的栓塞风险增加。

第23章　小儿胸外科手术麻醉

Anesthesia for Pediatric Thoracic Surgery

Cesar Rodriguez-Diaz　著
阎文军　黄锦文　译

由于解剖、生理和行为方面的差异，行胸外科手术的小儿患者较成人患者更具挑战性。麻醉医师必须通晓这些知识，以成功管理这些患者。提供与小儿大小相符的麻醉设备，如支气管镜和支气管封堵器（bronchial blocker，BB），是麻醉医师实现最佳手术条件的保障，尤其是在微创手术中。然而，由于部分患者体型较小，麻醉医师常常需要对标准成人技术进行调整使用，以实现单肺通气（OLV）。本章中，我们将温习不同于成人患者的小儿胸外科手术患者特有解剖和生理特点。此外，我们还将回顾那些已经被证实的，甚至在小小儿中也能成功实施的技术。

一、小儿解剖学与生理学

（一）解剖

相比成人，小儿在解剖上存在多个重要的差异，麻醉医师必须了解这些差异，才能顺利完成胸外科手术期间对这些患者的管理。以下列出了最突出的气道特点[1]。

1. 头大，颈短，枕骨突出。
2. 舌体相对较大。
3. 喉位置高且向前，位于 C_3～C_4 水平。
4. 会厌长而硬，呈U形。
5. 优先经鼻腔呼吸。
6. 气道呈漏斗状，在环状软骨水平处最窄。
7. 气道细，易水肿而导致气道阻塞。

（二）生理学

与成人相比，小儿在正常双肺通气过程中，其基础呼吸储备有限，原因如下[2]。

1. 儿童的肋骨是水平排列的，阻碍了像成人呼吸一样的“桶柄式”运动，限制潮气量的增加。通气主要由膈肌完成。
2. 胸壁的顺应性显著高于成人，因此功能残气量（FRC）相对较低。FRC随呼吸暂停和麻醉引起的肺萎陷而降低。
3. 每分通气量主要取决于呼吸频率，因为几乎没有方法可增加潮气量。
4. 肺闭合容量直到6—8岁才会小于FRC，导致呼气末期气道易闭合。因此，新生儿和婴儿在麻醉期间通常需要间歇正压通气，并受益于较高的呼吸频率和使用呼气末正压通气（PEEP）。
5. 由于膈肌中Ⅰ型肌纤维的百分比低，故呼吸肌容易疲劳。并于出生后1年左右增加到成人水平。
6. 出生时，肺泡壁较厚。肺泡总数仅为成人的10%。约8岁时肺泡群发育成熟。
7. 早产儿术后呼吸暂停很常见。
8. 相较于成人氧（O_2）耗量更高。

除了双肺通气时基础呼吸储备有限外，在侧卧OLV时，小儿患者的呼吸生理也与成人不同。不同于成人，小儿非通气侧肺的氧合高于通气侧肺（健康肺），尤其是新生儿和婴幼儿。原因是儿童的胸壁易被压缩，通气侧肺的功能残气量接近于残气量，即使在潮气量值下，小气道开始关闭。由于儿童体型较小，通气侧肺和非通气侧肺之间的静水压很小。因此，在儿童中，通气侧肺氧合更好的优势不复存在。因此，与成人相比，儿童在胸腔镜手术

或开胸手术中发生低氧血症或气道并发症的风险更大。

（三）术前评估

在行胸外科手术的儿童，需要进行标准的术前评估，包括过敏史、共病和当前药物使用情况，以减少围术期并发症。核对禁食禁饮时间。按照美国麻醉医师协会指南[3]，建议清亮液体2h、母乳4h、配方奶或清食至少6h。同时，麻醉医师必须评估患儿是否存在急慢性心肺疾病。呼吸困难和运动耐受性降低表明肺储备功能降低。

必须确定当前或近期是否存在上呼吸道感染，因为围术期并发症的风险在其后的2～4周增加。有时，手术推迟2～4周后进行是明智的。然而，在某些情况下，如果评估认为手术利大于弊，则建议不推迟手术。是否进行或推迟手术应该在外科医师、麻醉医师和患儿父母进行细致全面的讨论后做出决定。

必须进行肺听诊以评估是否存在病理性呼吸音，如干啰音或喘鸣音。如果存在，应进一步行辅助检查，如动脉血气分析、放射学检查、超声心动图或呼吸功能检查，但也无须常规进行。血气分析在儿童并非强制常规。它通常用于评估外周血氧饱和度和静脉碳酸氢根浓度，后者在慢性二氧化碳（CO_2）潴留的儿童通常是升高的[4, 5]。放射学检查可帮助麻醉医师预测可能出现的问题，如气管插管困难、病变紧临大血管可能发生的失血、麻醉诱导后前纵隔肿物所致的心血管衰竭。虽然不推荐无症状患者常规行呼吸功能检查，但它可能有助于判断疾病的进展。由于需要患者的配合，只有到一定年龄才可行。麻醉医生还需要确定手术指征是否因为先天性疾病。在成人，手术指征多因感染、常见于肿瘤和肺叶切除术。而在儿童，最常见的手术原因是先天性疾病，如肺隔离症、先天性膈疝、气管食管瘘、先天性肺叶性肺气肿、血管环和气管狭窄。在这些病例中，须要排除心脏病的存在，因其常伴发于许多先天性疾病。

二、麻醉技术

（一）支气管镜检查

可曲性支气管镜检查（FB）有助于慢性呼吸道疾病的诊断。它可发现气道在通气时固定或动态变化，如分别在血管环或气管软化症中情况。保留自主呼吸是诊断气道通畅动态变化的必要条件。静脉镇静联合表面麻醉常常是较大儿童的首选麻醉方式。年幼的儿童通常需要全身麻醉，可通过喉罩等气道工具完成，但如前所述，必须保留自主呼吸。如果纤维支气管镜检查是为了其他目的，如取活检样本或进行肺泡灌洗，则通常首选气管插管全身麻醉，可使用或不使用肌松药。为了能够置入带工作通道的软性纤支镜，常需要选择较大型号的气管导管（endotracheal tube，ETT）。

硬质支气管镜检查（rigid bronchoscopy，RB）是另一种诊断和治疗方法。它通常用于小儿患者气管支气管异物取出。由于硬质支气管镜刺激性强，一般在全身麻醉下进行。应与外科医师讨论是维持自主呼吸还是控制通气。技术有所不同，可概括为：①保留自主呼吸七氟烷吸入麻醉；②经支气管镜间歇控制通气；③间歇喷射通气。每种技术都有其优缺点。理论上保留自主呼吸七氟烷吸入麻醉，可以最大限度地降低异物移位，但麻醉过深则易导致通气不足；而麻醉深度过浅患者则会出现体动、咳嗽、呕吐、喉痉挛甚至支气管痉挛[6-8]。另外，挥发性麻醉药和气溶胶颗粒扩散会造成手术室环境污染。经支气管镜间歇控制通气适用于麻醉深度充分、肌肉松弛的患者，但缺点是硬质支气管镜周围漏气会导致潮气量不足。另外，正压通气可导致异物向远端移位。在正压通气时必须堵塞观察口，以便通过硬质支气管镜的通气口进行有效通气，但会干扰手术进程[9]。喷射通气优点是保障支气管镜操作持续进行而无中断。其并发症包括气压伤、无法监测吸入氧浓度（FiO_2）和呼气末二氧化碳、异物移位，以及容易将血液和碎片等吹至远端气道，导致气体交换不足。低频喷射通气不应用于气管支气管黏膜有损伤或低呼吸顺应性的患者[10]。如果计划进行控制通气，应采用全静脉麻醉，以最大限度地减少吸入麻醉药造成的手术室空气污染。建议气道近端异物取出采用自主呼吸，气道远端异物取出采用正压通气[11]。无论使用哪种技术，都需要确保足够的麻醉深度和气道通畅。手术过程顺畅的关键在于手术医师和麻醉医师的相互配合。

需要注意的是，异物取出术通常是急诊手术。若异物膨胀，进行性阻塞气道，可引起气道炎症反应，或者引起气道穿孔进而导致纵隔气肿或皮下气肿。幸运的是，因为准备时间短，大多数患者没有出现并发症。术前用药抑制唾液分泌和缓解焦虑对患者是有益的。据报道，硫酸沙丁胺醇和布地奈德吸入可以减少围术期肺部并发症[6]。准确了解异物的类型、位置和误吸时间至关重要。如果异物位于隆突以上，则存在完全阻塞的风险，正压通气可能会促进这种风险。可以使用吸入麻醉、静脉麻醉或静吸复合麻醉。由于手术过程通常很短，维持期间可使用短效药物如：丙泊酚、右美托咪定、瑞芬太尼和短效肌松药。不建议使用氧化亚氮，因为许多行硬质支气管镜的患者存在一定程度的通气受限。

在硬质支气管镜操作期间可能会发生严重并发症[12]，这些并发症与患者病情、病理的严重程度、外科医师和麻醉医师的经验密切相关。如果支气管镜下无法取出异物，则可能需要行紧急开胸手术或气管切开术。

（二）胸骨切开术

在儿童中，胸骨切开术通常用于纵隔肿瘤的活检或切除。详细的病史和体格检查非常重要。麻醉医师应该重点关注呼吸系统的症状，如呼吸困难、发绀或因运动、咳嗽、紧张而加重的喘鸣。对支气管扩张药无效的哮喘、反复发作的肺炎、持续性肺不张、心包受累、心律失常、奇脉或上腔静脉综合征预示围术期易发生并发症。纵隔肿瘤患儿行超声心动图检查是必要的，以明确其对周围结构压迫的可能肿物效应。麻醉诱导是风险最高的阶段，尤其是已有症状的儿童。交感神经张力下降、自主通气丧失、与患者体位相关的生理变化会减弱代偿机制。纵隔肿物患儿在诱导时发生严重气道梗阻和血流动力学不稳定的风险增加。小儿外科医师必须做好在麻醉诱导时进行紧急硬质支气管镜检查的准备，以应对因纵隔肿物占位效应导致气道完全梗阻的情况。建议在麻醉诱导过程中保留自主呼吸，以确保气道通畅（给自己留条退路）。如果在麻醉诱导过程中出现气道梗阻，将患儿体位转为侧卧位可解除肿物对气管的压迫，有助于打开气道。对于有上腔静脉梗阻症状的患者，必须采用坐位诱导，并在下肢静脉建立静脉通路。如果可能，在局部麻醉下进行活检。在手术之前必须进行化学治疗或放射治疗以缩小肿瘤。对于极高危患者，应考虑准备心肺转流。

（三）双肺通气

一些胸外科手术，如动脉导管结扎术、血管环切除术和气管食管瘘修复术，可使用单腔导管气管插管行双肺通气，同时外科医师在必要时轻柔牵拉肺。这技术主要适用于小婴儿的短小手术，外科医师行胸腔内手术而不是行肺手术。该技术对紧急情况的处理也特别有效，如急性出血或张力性气胸。操作过程中发生肺损伤是一个令人担忧的问题，因此应将肺牵拉程度保持在手术所需的最小程度。如果行胸腔镜手术，外科医师也可向胸膜腔充入 CO_2 以推移肺。这可能会影响潮气量、使肺隔离装置移位，并导致高碳酸血症和低血压。

（四）肺隔离和单肺通气

OLV 是一种有助于手术野显露，并在行胸腔镜或开胸手术时保持肺萎陷的通气策略。与成人患者不同，由于设备装置的限制，OLV 在儿童具有挑战性，尤其是在新生儿和婴幼儿。尽管如此，随着技术的持续进步和设备装置的发展，麻醉医师实施 OLV 也有了发展。除手术野显露外，OLV 还有以下优势。

1. 减少先天性肺叶性肺气肿病变肺叶的过度膨胀。
2. 区分正常肺组织和病变肺组织。
3. 减少由牵开器引起的肺组织潜在损伤。
4. 减少来自病变肺的分泌物、血液或感染物污染健康肺的风险。

三、小儿患者肺隔离技术（表 23-1）

（一）选择性支气管插管

选择性支气管插管可以很容易地使用普通单腔导管实现，是实施 OLV 最简单的方法。气管导管置入的同时听诊呼吸音，直到术侧的呼吸音消失。也可以通过观察呼气末 CO_2 的急剧下降或导管进入主支气管时听诊来确认。由于左主支气管相比右主支气管，与气管之间有更锐的分开夹角（45° vs. 25°），故导管更容易进入右主支气管。将患者头部转向右侧有助于减小左主支气管与气管间的夹角，可提高左主支气管插管的成功率。同时将导管旋转 180°，使斜面指向左侧，有助于将导管送入左主支气管。此外，通过纤维支气管镜（fiberoptic bronchoscope，FOB）进行可视引导，可以获得更高的首次插管成功率。需要注意的是，支气管的直径比气管小，因此导管型号过大可能导致支气管损伤，也可能无法进入到所选的支气管。如果使用无套囊气管导管，

表 23-1　不同年龄段单肺通气方法

年　龄	气管导管	可行的单肺通气技术	纤支镜尺寸
新生儿—2 岁	3.0～4.5mm	支气管插管 /5Fr 导管外支气管封堵器（BB）	＜2.2mm
2—8 岁	4.5～6.0mm	5Fr 导管内 BB/ 支气管插管	2.2～2.8mm
8—10 岁	6.0～7.0mm	5Fr 导管内 BB/4.0 Univent 管	2.8～4.0mm
＞10 岁	7.0mm 以上	7Fr 导管内 BB/≥26 双腔管 /≥4.0 Univent 管	2.8～4.0mm

可能会出现漏气，导致术侧肺难以完全萎陷。带套囊导管不应该置入支气管内过深，因为套囊会阻塞所选支气管的上叶，尤其是在右主支气管插管时[14]。故建议将部分套囊留置在气管内。选择性支气管插管的一个主要缺点是，出现低氧血症的情况下术侧肺无法进行通气、无法进行吸引、无法给予持续气道正压通气（CPAP）。本文介绍这种技术的几种变化；Marraro 描述了一种由两个无套囊导管组成的支气管双腔导管，其中支气管导管比气管导管更长，它是为 3 岁以下儿童设计的[15]。Tsujimoto 等描述了一种小管径的 ETT，使用柔性纤维支气管镜引导，通过插管型喉罩气道置入目标支气管[16]。高频喷射通气和高频振荡通气是另一种选择，可在短小手术中使用。在提供了最佳手术视野的同时允许血气交换。无法监测呼气末 CO_2，但可通过经皮二氧化碳（$PtcCO_2$）监测来解决。

（二）支气管封堵器

另一种肺隔离方法是在术侧支气管放置支气管封堵器（BB，图 23-1）。该技术的一个主要优点是 BB 气囊可以放气，允许必要时术侧肺可以快速通气。市场上最小型号的 BB 是 5.0FrArndt 封堵器（Cook Medical，Indiana，USA）和 Univent 封堵器（Fuji System Corporation，Tokyo，Japan）。两者是同一生产商的 9.0 Fr 封堵器的小型号版本，也同样是在 ETT 内使用（也称为同轴）（图 23-2）。然而，5.0Fr Univent 封堵器没有吸引口。需要注意的是，5.0Fr BB 比用于成人的 9.0Fr BB 有一个更高压的气囊，充气时需要谨慎[17]。由于在所有 BB 放置时都需要使用 FOB，当 ETT 内径较小时，同时放置它们是一个挑战。目前最常用的小儿 FOB 尺寸是外径 2.2mm。因为 FOB（2.2mm）和 5Fr BB（1.67mm），加上同时置于 ETT 内部时还必须留有一定的活动空

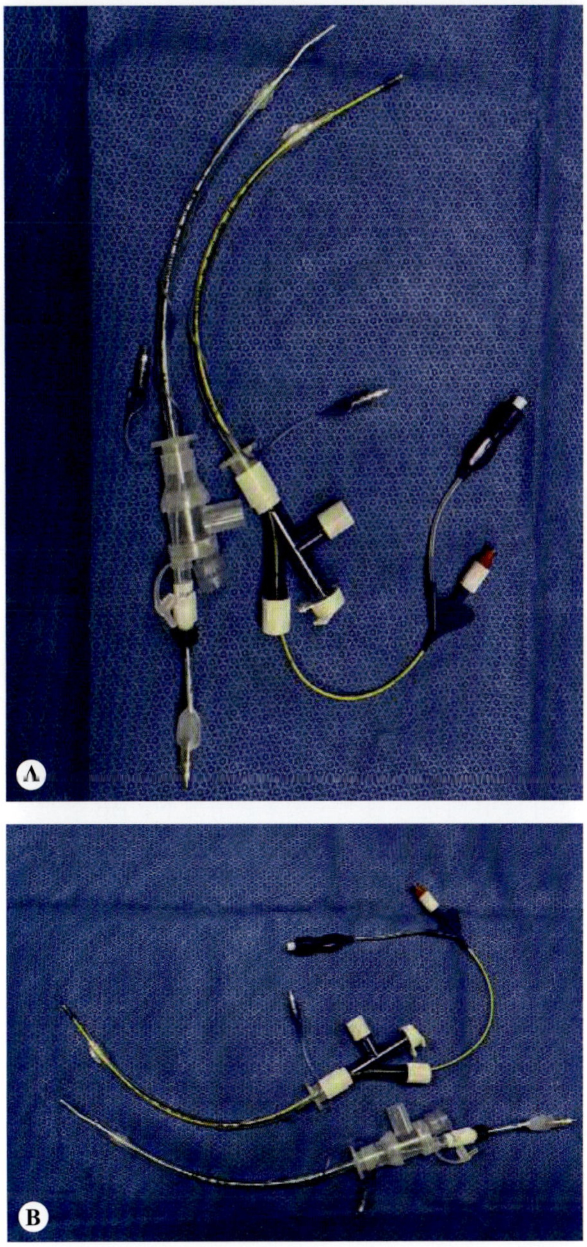

▲ **图 23-1　5FrArndt 封堵器（A）和 5Fr Uniblocker（B），带有与呼吸机连接的接头（同轴）**

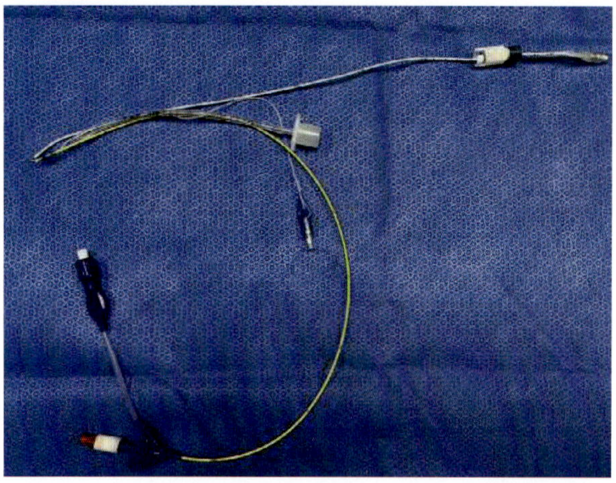

▲ 图 23-2 **5Fr Uniblocker 和 5FrArndt 封堵器在导管外（平行）使用时，接头已移除**

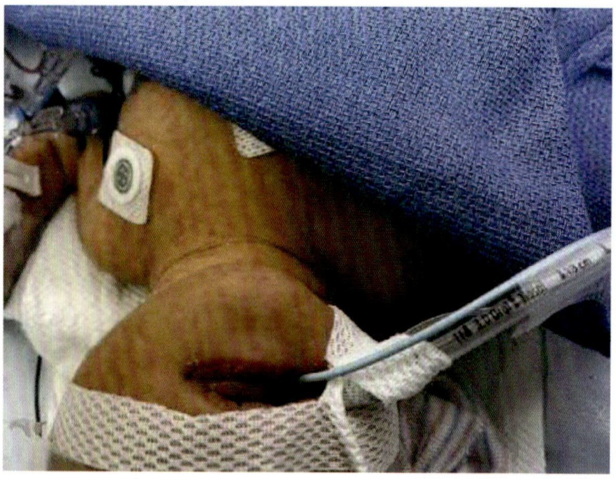

▲ 图 23-3 **一个低龄婴儿，3.0mm 气管导管外放置 Uniblocker**

间，因此推荐最小 ETT 内径至少应为 4.5mm。市场上有许多不同的型号和尺寸的 FOB，因此，最好是麻醉医师事先检查 FOB 和 BB 能否同时置入导管内。对于小儿患者，如果 BB 和 FOB 不能同时置于导管内，即 ETT 4mm 或更小，仍然可以用 BB 实现肺隔离，但是须放置在 ETT 外（也称为平行）（图 23-3）。常规操作流程如下：确认患儿麻醉深度充分和肌松完全后，使用合适大小喉镜片的喉镜显露声门，将 5Fr 封堵器通过声门轻柔置入直至遇到轻微阻力，然后再将 ETT 置入气管。一般笔者选择带套囊的 ETT，以尽可能减少因漏气而重新气管插管。确定气管插管位置正确且被呼气末 CO_2 证实，将 FOB 置入导管内，直至看到隆突并将 BB 置入目标支气管（图 23-4）。连接 BB 附带的接头可以在使用 FOB 时进行通气。大多数情况下，BB 会进入右主支气管，需要将其退回气管后重新定位。如果需要右肺塌陷，BB 的气囊则应放置在右主支气管较浅的位置，以避免堵塞右上肺叶，套囊充气时必须看见套囊，避免损伤支气管或套囊疝入气管。如果需要阻塞左主支气管，则 BB 必须退至隆突以上，根据 Uniblocker 的曲棍球棒设计（或将 Arndt 封堵器的末端手动塑型为曲棍球棒状，因为笔者不在这种技术中使用导丝圈套），通过旋转利用曲棍球棒形状将 BB 送入左主支气管。如前所述，将患者的头向右侧偏转可使左主支气管与气管更容易成直线。必须认识到，当将 BB 置于 ETT 外时，与 BB 置于 ETT 内相比，把 BB 置入左支气管可能更难，

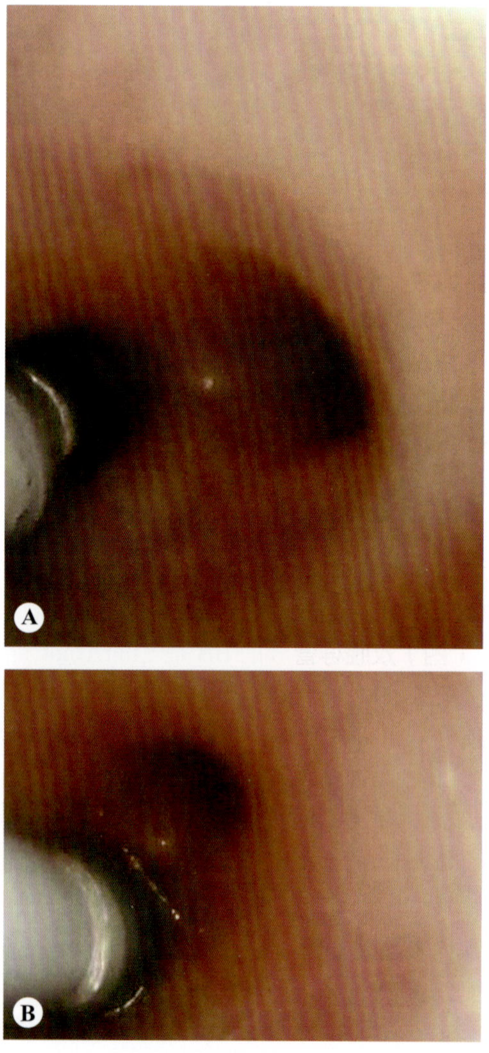

▲ 图 23-4 **A 和 B. 5Fr Uniblocker，于 3.0mm 气管导管外放置到左主支气管并套囊充气，通过 2.2mm 纤支镜引导**

尤其是术中BB脱出支气管。必须注意确保ETT和BB正确到位，尽量避免任何移位，如颈部屈曲或过度拉扯呼吸回路都可能会导致BB移位。笔者的习惯是在患者仰卧时将BB在目标支气管内置入深一点，在患者摆放好体位后确认患者保持不动，再将BB退至支气管内的合适位置。另外，当没有小型号BB时，有报道使用Fogarty导管或Miller房间隔扩张球囊，考虑到它们具有高压低容气囊，因此应谨慎使用以避免损伤支气管。

（三）支气管封堵导管

支气管封堵导管（Univent tube）（Fuji System Corporation，Tokyo，Japan）是一种单腔导管，通过一个特定通道将BB气囊集成在管壁上。该封堵器前端形似曲棍球棒状，可以向前推进和旋转到位。第二个管腔虽然较窄，但可用于给氧、吸入药物或术侧肺吸引，但这一特性仅存在于内径为6mm或更大的支气管封堵导管。支气管封堵导管的封堵器气囊具有低容、高压的特性，因此过度充气或长时间使用可能会损伤气管黏膜[18]。由于封堵器与ETT连接紧密，故术中不易移位。由于其设计的简洁性，可为小儿患者提供理想的肺隔离。然而，其缺点是支气管封堵导管外径比相同内径的普通单腔导管要大得多。例如，市场上最小的支气管封堵导管内径为3.5mm，但根据制造商的数据，其外径至少为7.5～8mm，这相当于内径为5.5mm普通单腔导管。因此，其适合用于6岁以上儿童，对于这类患儿，最好使用普通单腔管联合腔内置入BB，从而提供更大的通气面积和更小的阻力。如果患儿需要术后保留气管导管，仅需拔出BB，而不需因支气管封堵导管较大的外径将其更换为普通单腔管。

（四）双腔导管

双腔导管（DLT）是较大儿童进行肺隔离的首选方法，其可以进行吸引和应用CPAP。市场上最小型号的DLT是26Fr Rusch（Teleflex，North Carolina，USA），可提供右侧或左侧导管选择。其外径为8.67mm，接近于6.5mm普通单腔导管的外径（8.9mm）。市场上其他儿童型号有28Fr和32Fr，由Rusch和Mallinckrodt（英国）生产，其推荐用于8岁以上儿童[19]。使用小儿FOB（2.2mm）才可以进入两侧管腔。在成人，导管置入深度与患者的身高成正比，但在儿童中没有明确的比例。在小儿患者不推荐使用右侧DLT，因为阻塞右肺上叶风险高。这是儿童在解剖学上的一个缺点，从插管技术方面不能解决。使用左侧DLT也存在类似的问题，例如置入过深会堵塞左肺上叶支气管。其放置技术与成人相同，详见本书其他章节（见第16章）。

1. 单肺通气期间低氧血症的处理

单肺通气期间低氧血症几乎是不可避免的，尤其是在小小儿。和成人一样，非通气侧肺使用CPAP或间歇通气、通气侧肺使用PEEP可改善氧合。

2. 监测

标准监测包含心电图、脉搏氧饱和度、血压、呼气末CO_2和体温监测，这是所有全麻下胸外科手术的最低要求。鼓励进行有创动脉血压监测，尤其是预计手术时间长、复杂手术、心肺功能差或有大出血可能。如果无法确定，最好谨慎行事、建立有创动脉监测。就静脉通路而言，大多数情况下，根据年龄建立2个大口径外周静脉通路。很少需要使用中心静脉通路，但如果外周静脉通路不佳或患儿因合并疾病需要术中输注血管活性药，那就有必要进行中心静脉置管。如果术中无法进行呼气末CO_2监测，如果有，建议使用$PtcCO_2$。

3. 术后

术后通气方式的选择取决于疾病的严重程度、患者身体状况、通气效果及气道水肿的程度。在一般病例，可以给予面罩辅助自主呼吸；然而，患者因严重疾病导致气道不通畅或（和）不能有效通气，应首选留置气管导管。强烈建议，麻醉苏醒后继续住院观察[20]。如果患者既往无呼吸衰竭，并且术后无并发症发生，那么可转入普通病房或一般监护病房。否则，建议转入重症监护病房继续治疗。

四、疼痛管理（见第25、26章）

小儿胸外科手术后的疼痛管理具有特殊挑战性。小儿患者无法进行准确沟通，对疼痛识别和评估本身就是一个挑战。即使疼痛已经被准确地识别和评估，如何在避免过度镇静和呼吸抑制的前提下提供足够镇痛也存在困难。疼痛是一个非常复杂的体验，涉及众多因素，最主要的一个因素是组织损伤，但同样重要的是，儿童及其父母的焦虑和配合[21]。如果不治疗，疼痛可能会导致机体一系列的改变，例如高血糖、蛋白质分解、氧耗量增加、血压升高、膈肌强直、咳嗽减少、潮气量减少、功能残气量减少和肠道蠕动减少[22]。

开胸手术后的慢性疼痛，也被称为开胸术后疼痛综合征，由国际疼痛研究协会定义为手术后沿开胸切口持续2个月以上的疼痛[23]。在成人患者的发生率约为50%，但在儿童中似乎较低，仅为20%[24, 25]。超前镇痛，特别是区域麻醉，可有助于降低其发生率[26, 27]。

（一）区域镇痛模式

区域麻醉的最基本形式是对手术切口进行局部浸润麻醉。它的风险较低，可以由外科医师轻松完成。但要注意不要超过局麻药的毒性剂量。布比卡因 3mg/kg 和利多卡因 5mg/kg 已被证明低于中毒剂量[28, 29]。需要注意的是，6 个月以下的婴儿对局麻药的清除率和蛋白结合率降低，因此建议在此类患者的局麻药剂量减半。在 Cerfolio 等的一项研究，开胸手术切皮前预先局麻药浸润并不能减轻术后住院期间或 3、6、12 个月的疼痛[30]。

胸段硬膜外置管是成人胸科麻醉中疼痛管理的最常用方式[31]。很明显，在相应胸段硬膜外给予局麻药将产生良好的镇痛。胸段硬膜外给予局麻药易于滴定，可提供交感神经阻滞的额外优势，减轻应激反应，这是其他技术难以实现的。在小儿患者，硬膜外导管的置入方式与成人相同，并遵循相同的安全指南。一个巨大区别是，美国区域麻醉学会和欧洲区域麻醉学会都建议所有儿童的区域麻醉均应在全身麻醉或深度镇静下进行[32, 33]。在 1 岁以下的婴儿，通常的做法是将硬膜外导管从骶管腔置入至所需的胸段位置[34]。超声有助于引导导管置入正确位置[35]。在小婴儿，建议利多卡因的最大输注速率为 1mg/(kg·h)，布比卡因为 0.2～0.3mg/(kg·h)[36, 37]。同样，对于 6 个月以下的婴儿，剂量减半。同时使用阿片类药物可使用更低浓度局麻药，降低局麻药中毒风险。

在开胸手术后疼痛管理，椎旁阻滞置管已成为硬膜外置管的一种替代方法。当行单侧阻滞时，它可以提供与硬膜外技术相似的镇痛效果，但恶心、呕吐和低血压等不良反应更少[38]。

单次硬膜外技术通常用于小儿童骶管硬膜外腔。因为在骶管甚至腰段硬膜外给予局麻药后将无法达到足够的胸段水平，单次骶管阻滞技术主要限于使用亲水性阿片类药物，特别是不含防腐剂的吗啡。对于小儿童（通常是，但不限于，5 岁以下儿童），吗啡容易通过骶管给药，可提供持久的镇痛效果。其镇痛峰值为 4～7h[39]，据报道其作用持续时间可达 24h[40]。剂量范围 30～100μg/kg。新生儿给药剂量应减半。尽管椎管内使用阿片类药物不能像椎管内使用局麻药一样阻滞胸交感神经，但其能提供良好的镇痛效果、促进肺功能恢复和早期下床活动[41]。椎管内给予阿片类药物的不良反应包括恶心和呕吐、瘙痒、嗜睡、呼吸抑制和尿潴留。椎管内使用阿片类后，必须术后严密监测 24h，重要的是发现任何潜在的呼吸抑制。其他替代药物，如 α_2 受体激动药可乐定、氯胺酮和镁已被应用于硬膜外给药，以最大限度地减少阿片类药物的不良反应，如呼吸抑制，并延长镇痛作用[42–44]。

硬膜外导管置入可导致一些并发症，如异位、打结和移位（特别是置入过深）、断裂、感染、脑脊液漏、硬膜外血肿和神经损伤。椎管内麻醉并发症的真实发生率尚不清楚。硬膜外导管严重并发症包括感染（硬膜外脓肿）、局麻药中毒、心搏骤停、用药错误引起的损害或神经损伤。在小儿患者，一项研究中显示，并发症发生率约为 1/2000，永久性神经损伤为 1/10 000[45]，而另一项研究显示 150 000 例单次骶管麻醉无神经并发症[46]。目前，椎管内技术的风险似乎在小儿并不比成人更高[47]。

（二）静脉镇痛模式

静脉注射阿片类药物虽然对疼痛管理非常有效，但缺点是给药后早期会有一段重度镇静和呼吸抑制期，随药物代谢逐步进入低镇痛作用期。此外，恶心、瘙痒、尿潴留和便秘也是常见不良反应。与芬太尼等短效阿片类药物相比，吗啡、氢吗啡酮甚至美沙酮等长效阿片类药物可提供更稳定的镇痛。

对乙酰氨基酚是一种非阿片类中枢镇痛药。对乙酰氨基酚与阿片类药物联合使用可增强镇痛效果，减少阿片类药物用量及其不良反应[48]。非甾体抗炎药，特别是酮咯酸，已被证实可减少儿外科患者，包括新生儿和早产儿的术后阿片类药物需求[49]。

右美托咪定是一种镇静药，通过选择性结合中枢 α_2 受体发挥镇静作用。尽管目前已获得美国 FDA 批准仅用于成人，且最长使用 24h，但在小儿已被超说明书广泛应用，甚至使用更长的时间[50]。它在小儿麻醉中很受欢迎，因为其可降低小儿吸入麻醉后谵妄发生率[51, 52]。据报道，在接受冠状动脉旁路移植术的成人，预先静脉注射右美托咪定可降低开胸后疼痛综合征的发生率[53]。然而，在另一项研究，当通过椎旁导管应用右美托咪定时，尽管它有更低的术后疼痛和阿片类药物用量，但对开胸后疼痛综合征的发生率没有影响。值得注意的是，术前宣教在减少焦虑方面也起到了重要作用[54]。

氯胺酮是一种 *N*– 甲基 -*D*– 天冬氨酸（NMDA）受体拮抗药，小剂量使用时具有镇痛作用而无催眠效果。研究证明，它可以降低成人术后的疼痛评分[55]。

总之，一个完善的多模式疼痛管理应涵盖涉及疼痛感受的不同因素。建议使用麻醉药以阻止伤害信号的传导、阻断炎性反应以减轻组织创伤、NMDA 受体拮抗药以预防疼痛的中枢敏化、阿片类以增强抑制通路，术前宣教和（或）镇静药减轻焦虑。

结论

小儿胸外科手术麻醉具有挑战性。必须进行详细的术前评估，了解不同年龄段患儿的特点和适用的双肺通气或单肺通气策略，制订一个包括疼痛管理策略在内的完善麻醉计划。此外，必须强调的是，外科医师和麻醉医师之间的沟通对于减少并发症尤为重要，如共享手术计划，通气参数、心率或血压的任何急剧变化，以及术后计划。

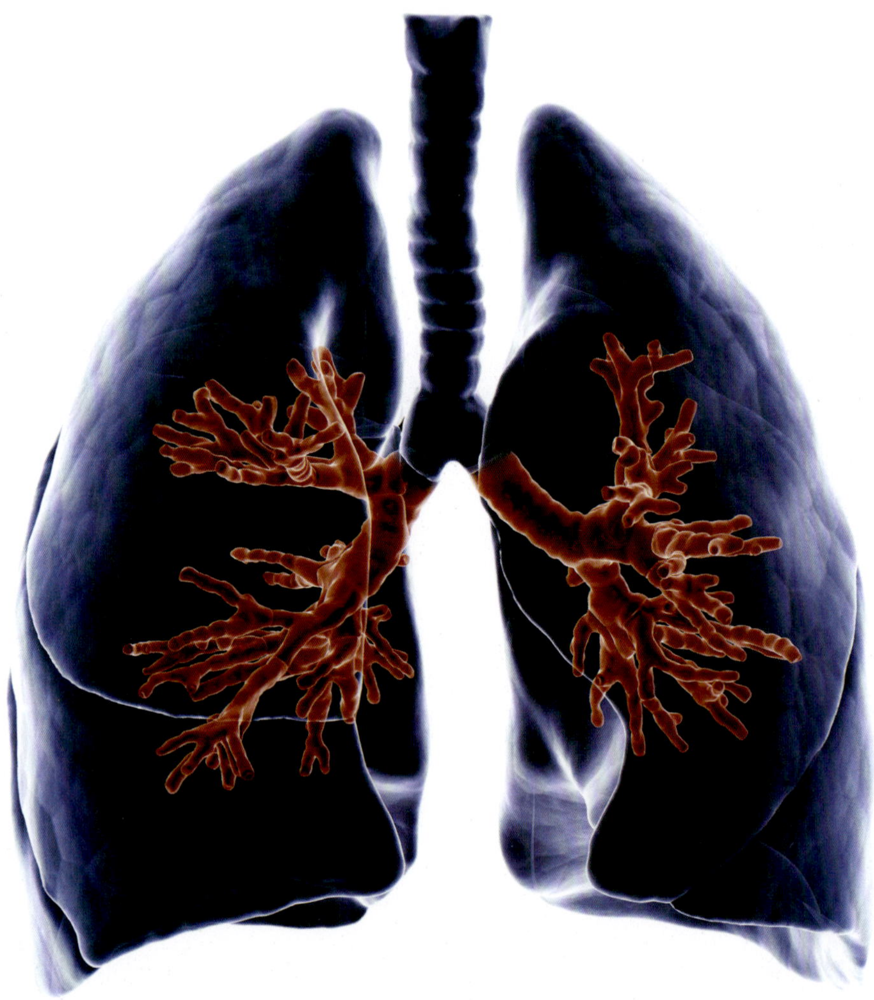

第五篇 术后管理

Postoperative Management

第 24 章　急性疼痛的术后管理

Postoperative Management of Acute Pain

Jeffrey J. Mojica　Eric S. Schwenk　Uzung Yoon　Mark S. Kim　Omar Ben Amer　Eugene R. Viscusi　著

陈璟莉　刘　畅　译

自 2021 年以来，非心脏胸外科手术主要涉及微创的机器人辅助手术，如肺活检或肺切除术，到创伤更大的开胸手术，包括全肺切除术、食管切除术、气管切除术和肺移植术。

胸外科手术相关的伤害性刺激是导致术后疼痛的主要原因，也是引起持续性术后疼痛原因之一[1, 2]。这些手术可以在围术期导致剧烈疼痛。另外，疼痛控制不充分可以引起呼吸功能受损，抑制术后咳嗽和深呼吸，导致肺不张和肺炎。这些急性并发症的产生会对患者远期疗效产生负面影响，使患者的发病率和死亡率升高[3, 4]。

早在 20 世纪 60 年代的麻醉学文献中就记录了胸外科手术患者出现重度术后疼痛的发生率[5]。此后的研究也表明术后呼吸功能损伤与手术切口的部位有关[6, 7]。直到 20 世纪 80 年代，在术中和术后进行充分镇痛对术后患者呼吸功能的益处开始有了相关的报道[8, 9]。目前，我们认为胸外科手术后的疼痛是多因素导致的。患者可能在术后感到剧烈疼痛，并且随后部分患者会发展为持续性术后疼痛[10]。充分了解和认识胸外科手术后疼痛机制将有利于我们对这类患者的疼痛管理。

有证据表明，围术期疼痛的有效管理可以缓解术后疼痛，促进患者恢复，缩短拔管时间，改善肺功能和气体交换，提升患者满意度[9, 11, 12]。急性疼痛的管理策略也被认为是减少开胸术后慢性疼痛的方法之一[1, 10, 13, 14]。在这一章中，我们将会讨论胸外科手术术后疼痛的病理生理学机制，以及疼痛管理相关的多模式镇痛，包括全身性和区域性镇痛方法。

一、胸外科手术的疼痛特征

胸外科手术后的急性疼痛可以源于很多方面。伤害性、炎症性、神经性和牵涉通路都可以产生并调节疼痛，所以对于经历胸外科手术的患者来说，疼痛就是一种非常主观的体验（表 24–1）。

伤害性刺激可以通过躯体传入纤维和内脏传入纤维进行传递。伤害性疼痛是一种由机械、化学或热等刺激导致外周伤害性感受器激活所导致的疼痛，这种疼痛体现了有害刺激的存在、位置、强度和持续时间，当外周的刺激因素消失时，疼痛就会缓解[15]。

伤害性躯体刺激最开始是由肋间神经的前皮支（前正中线到锁骨中线）和外侧皮质（锁骨中线到背侧）传递到同侧脊髓背角。在脊髓处，躯体传入纤维通过脊髓的对侧前外侧索系统上升至丘脑的边缘系统，终止于躯体感觉皮质。皮肤切口、肌纤维分离、肋骨回缩和壁胸膜断裂都会引起伤害性躯体刺激，从而使患者感到伤害性躯体疼痛[16]。

在胸腔脏器如胸腺、心脏、肺及其气管支气管树、脏胸膜受到刺激后，伤害性内脏刺激就会沿着膈神经和迷走神经传递。患者感受到的钝痛、定位不准确的疼痛就是由这种刺激所引起[16]。

胸外科手术导致的组织损伤会激活炎症反应，这种反应可以在周围神经系统的伤害性感受器，以及中枢神经系统的脊髓和大脑中观察到。外周炎症反应中致敏炎症介质的释放，降低了受损组织伤害

表 24-1 胸外科手术疼痛的原因

胸外科手术疼痛分类	举 例
伤害性躯体疼痛	皮肤切口、肋骨收缩、肌纤维和壁胸膜在手术中的剥离、胸腔引流管的插入
伤害性内脏疼痛	胸腺、心脏、肺、气管支气管树和（或）脏胸膜的剥离、收缩、部分或全部切除
炎症性疼痛	手术剥离和烧灼引起的组织损伤
神经源性疼痛	肋间神经和膈神经受损、开胸后疼痛
牵涉痛	膈神经损伤引起的同侧肩部疼痛
慢性痛	持续性术后疼痛（开胸术后疼痛综合征）

性感受器的兴奋阈值[16]。这类炎症介质包括前列腺素、组胺、缓激肽和钾离子在内，都可以提高痛觉敏感性，从而参与形成了胸外科术后疼痛的感觉。由于持续性的伤害刺激和外周疼痛敏化，脊髓水平处 P 物质、降钙素基因相关肽和谷氨酸等炎症介质可激活 *N*– 甲基 –*D*– 天冬氨酸（NMDA）受体，从而发生中枢疼痛敏化[15]。组织受损后不久即可出现炎症性疼痛，如果存在炎症反应，疼痛可以持续数天。患者可能会有焦虑、搏动性疼痛、发热，但感觉和运动功能保持良好。炎症性疼痛和相关的感受是可逆的，那么这也是胸外科手术后急性疼痛管理的重点。

神经源性的疼痛既可以源于胸外科手术过程中的神经损伤，也可以源于肋骨下缘的神经血管束中的肋间神经损伤（图 24–1）。神经源性疼痛有一个显著的特点，即在感觉障碍（触觉、压力觉、温觉障碍）的基础上，又同时存在疼痛超敏，比如异常疼痛、痛觉过敏或感觉迟钝[15]。这种新的感觉体验引发痛觉，具体原因可能源于神经元功能异常。这种神经源性疼痛引起的超敏反应可以扩散到受损肋间神经分布之外的区域，掩盖感觉丧失。神经源性疼痛很难与炎症性疼痛相鉴别，因为它们都可以在组织损伤后自发地出现。患者可能表述神经源性疼痛为烧灼痛，在受累的肋间处有沿神经分布的痉挛和感觉丧失。

胸外科手术后同侧肩膀的牵涉痛会加重患者的痛感。开胸手术后同侧肩膀疼痛的发生率为97%[17]。探究同侧肩膀疼痛病因的研究认为，这种牵涉痛最可能受膈神经的支配[18]。有直接证据表明，膈肌处周围脂肪垫内阻滞可以缓解开胸手术后的同侧肩膀疼痛[19, 20]。也有相关证据表明，肌间沟、星状神经节阻滞可以缓解这种疼痛，原因可能是膈神经的阻滞通常同时与这些阻滞联系在一起[21, 22]。刺激或损伤脏胸膜、主支气管、膈肌或心包可以产生由膈神经介导的感觉传入。胸腔引流管也会刺激膈神经，引起同侧肩部疼痛[16]。由于膈神经起源于 C_3～C_5，肩部疼痛最可能与胸外科手术部位的膈神经介导的感觉传入相关。

总之，胸外科手术的急性疼痛涉及多种神经纤维和传导通路（伤害性、炎症性、神经源性和牵涉痛），以此来产生和调节患者的疼痛感觉。围术期经历的疼痛有可能进展为 PPSP，即在手术和伤口愈合后出现持续超过 3～6 个月的不适感。此外，在经过开胸手术后，有 30%～40% 的 PPSP 患者可能会进展为慢性疼痛（见第 25 章）[15]。所以，对于围术期医生来说，了解和实施有关策略去治疗胸外科手术相关的疼痛是非常必要的，这既可以减轻术后的急性疼痛，也可以降低 PPSP 的发生概率。

二、多模式镇痛和围术期镇痛策略

多模式镇痛（multimodal analgesia，MMA）常采用两种或两种以上不同药理作用的镇痛药来保证良好的镇痛效果，同时减少了单个镇痛药的不良反应。MMA 可以作用于疼痛传导途径中的不同类别的受体，从而阻断伤害性刺激的传递。因为胸外科手术后的疼痛有多种伤害传导纤维和通路，所以非常适合多模式镇痛策略[23]。在复合治疗中应用不同类别的非阿片类镇痛药可以产生相加或协同的镇痛作用，同时可以减少阿片类的使用，并降低了阿片类相关的不良反应[24, 25]。

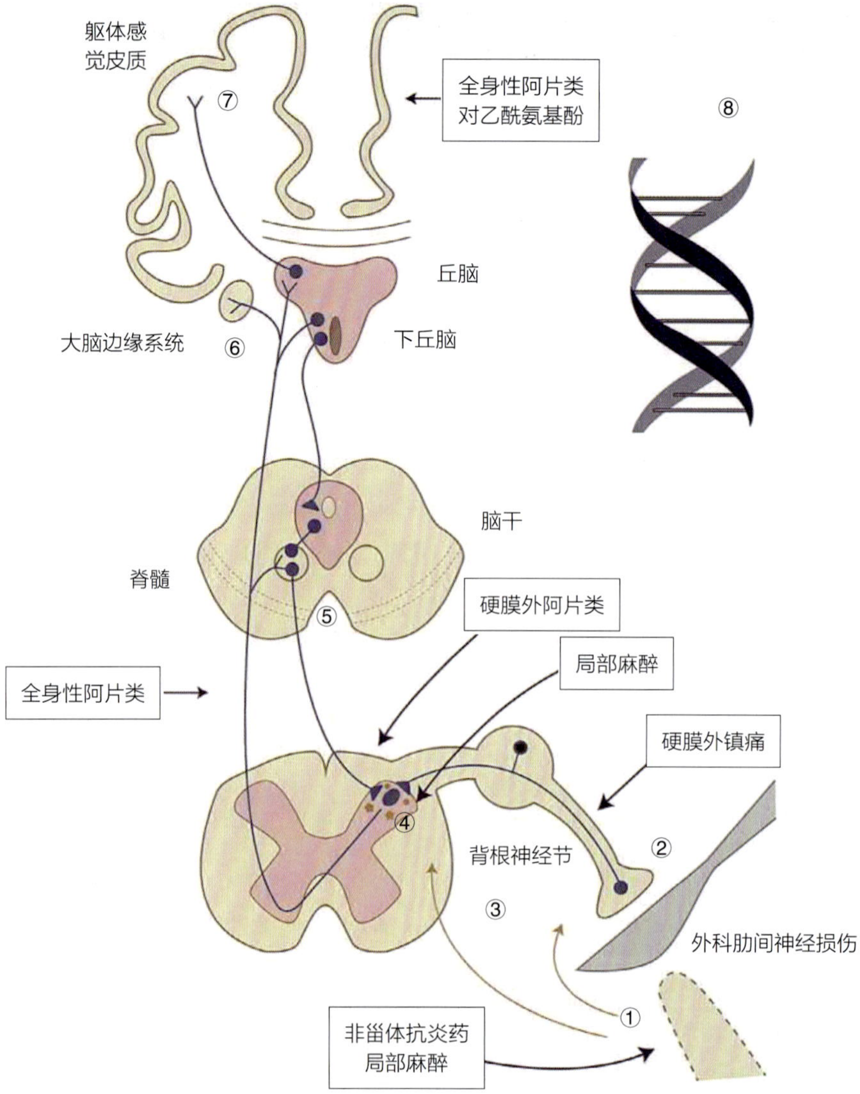

▲ 图 24-1　持续性术后神经性疼痛的机制

①损伤神经末梢中的去神经支配施万细胞和浸润性巨噬细胞可以产生驱动疼痛信号的局部和全身化学物质；②损伤部位的神经瘤是感觉纤维中异位自发兴奋性的来源；③背根神经节中基因表达的变化改变了感觉神经元的兴奋性、反应性、传导性和存活；④脊髓背角是神经元活性、基因表达改变的部位，促进中枢敏化，抑制性中间神经元缺失，激活小胶质细胞，共同放大感觉信号的传递；⑤脑干下行控制系统调节脊髓中的信号传递；⑥边缘系统和下丘脑调控情绪变化、行为和自主神经反射；⑦大脑皮质产生疼痛感（教育水平、种族类别和疼痛预期水平共同决定了患者的术后体验）；⑧基因组脱氧核糖核酸（DNA）决定了患者易患（或不易患）慢性疼痛，并影响着他们对于治疗的反应

MMA 镇痛效果在多种类型的手术中已被证实优于传统的阿片类药物镇痛策略，并且也成为了加速术后康复（enhanced recovery after surgery，ERAS）中不可缺少的一部分[23, 25–27]。ERAS 学会和欧洲胸外科医师学会都强烈推荐使用区域麻醉和全身麻醉相结合的 MMA 方案[23]。由于胸外科手术可能损害肺功能，阿片类药物有呼吸抑制作用，可能会导致高危人群出现术后并发症。阿片类药物还会使术后恶心呕吐（postoperative nausea and vomiting，PONV）、肠梗阻发生率增加，不利于患者离床活动，还可能使胸外科手术的患者愈合延迟[28]。非阿片类应按计划给药，阿片类药物应该用于其他方式无法缓解的严重疼痛。各种全身性镇痛药的优、缺点总结在表 24-2 中。

（一）阿片类药物

以阿片类药物为基础是胸外科手术后疼痛的传

表 24-2　全身性镇痛药

全身性治疗	优　点	缺　点
阿片类药物	• 管理便捷 • 剂量熟悉	• 破坏呼吸驱动力 • 抑制呼吸 • 肠梗阻
对乙酰氨基酚	良好的用药安全剂量	对轻、中度疼痛最有效
非甾体抗炎药	所需治疗剂量少于阿片类	• 增加心血管病风险，尤其针对已患心血管疾病者 • 导致血小板功能障碍 • 可以使术后肌酐轻度升高
氯胺酮	保留呼吸驱动力	• 神经系统症状 • 某些情况下不允许在手术室外使用
糖皮质激素	镇痛和止吐特性	• 延缓伤口愈合 • 高血糖
加巴喷丁类	减轻术后急性疼痛	镇静，尤其是老年人
静脉注射利多卡因	可能有助于炎症性疼痛	某些情况下不允许在手术室外使用

统方法[1]。人们已经研究出了各种阿片类药物的给药途径，包括肌内注射[29]、皮下注射[30]、连续静脉注射[31]和硬膜外给药[32]。通过患者自控镇痛静脉注射阿片类药物已被证明比肌内注射和皮下注射更有效，并且可以使患者有更高的满意度、更利于术后康复[33-36]。就像在本章后文论述的一样，硬膜外阿片类可与局部麻醉药联合使用或者单独使用。已有证据表明，无论是哪种给药途径或模式，与阿片类治疗相关的不良反应——如 PONV、便秘、镇静、抑制咳嗽和呼吸，都会阻碍术后恢复[24]。侧重于最小化阿片类药物用量的 MMA 技术已经取代了传统的基于阿片类药物的疗法，成为首选的围术期疼痛管理策略。

（二）对乙酰氨基酚

对乙酰氨基酚已被纳入许多增强术后快速恢复的临床路径，并已被证明可以减少重大外科手术术后的吗啡用量[37]。对于应用胸段硬膜外麻醉的胸外科手术患者来说，对乙酰氨基酚可以很大程度地减少同侧肩部疼痛[17]。这种药的给药途径包括口服、直肠给药、静脉注射。静脉制剂具有更高的生物利用度，但与口服制剂相比，似乎并不能够提高镇痛效果[38]。当患者不耐受口服制剂时，可以替代使用静脉制剂[38]。

对乙酰氨基酚是一种耐受性良好的药物，没有非甾体抗炎药（NSAID）相关心血管、胃肠道和肾脏不良反应。大剂量对乙酰氨基酚可能具有肝毒性，它每天的剂量应该限制在 4000mg 以下。对于有肾衰竭风险的患者来说，这种药物也是安全的。

（三）非甾体抗炎药

非甾体抗炎药是一类多样化的镇痛药，它通过抑制环加氧酶（COX），从而抑制前列腺素的产生。非甾体抗炎药可以减少阿片类的使用量，相较于单独应用阿片类，这两者联用时可以提高镇痛效果，降低 PONV 和镇静的发生率[39]。并且，已有证据表明，非甾体抗炎药和对乙酰氨基酚的联合使用比单独使用一种药物更有效[40]。大量证据都支持在胸外科手术中联合应用非甾体抗炎药和对乙酰氨基酚，ERAS 协会发布的指南也强烈推荐这种疗法[23, 41-43]。

一些小样本研究认为非甾体抗炎药的抗炎作用可能会降低胸膜固定术的手术疗效[44]。然而，最近的一项随机试验表明，在评估胸膜固定术疗效时，非甾体抗炎药并不劣于阿片类[45]。非甾体抗炎药可能会使老年、低血容量或已有肾功能不全患者的肾功能产生恶化。对于有这些疾病风险且需要接受胸外科手术的患者，在给药前应仔细评估相关并发症风险[23]。

非选择性的非甾体抗炎药与心血管事件的风险

增加有关[46]。然而，这些不良反应更可能与长期使用非甾体抗炎药有关[46]。多项随机对照试验已经证明围术期短期使用非甾体抗炎药不会增加死亡、心血管事件、手术出血或肾功能不全的风险[47]。尽管如此，美国 FDA 最近加强了关于非甾体抗炎药增加脑卒中和心脏病发作风险的相关警告，这其中包括了所有类别的非甾体抗炎药[48]。

（四）*N*– 甲基 –*D*– 天冬氨酸受体拮抗药

氯胺酮是一种有效的镇痛药，它通过拮抗 NMDA 受体来发挥作用。在 70 个随机对照试验的 Meta 分析中，氯胺酮被认为可以降低手术后阿片类的用量[49]。在上腹部和胸部外科手术中，阿片类用量减少的最多。氯胺酮的阿片节约效应与氯胺酮治疗的剂量、时间、手术中使用的阿片类的类型无关[49]。在胸外科手术后的一项前瞻性随机双盲研究中，在患者使用吗啡自控镇痛泵中添加氯胺酮可减少吗啡用量，减少夜间 PCA 按压次数[50]。

氯胺酮在胸外科手术中治疗急性疼痛的理念得到了 ERAS 协会及美国区域麻醉和疼痛医学会（ASRA）2018 年指南的推荐[23, 51]。在急性疼痛情况下，可以使用亚麻醉剂量的氯胺酮进行疼痛治疗。目前的指南推荐，在没有强化监测的情况下，静脉团注剂量不应超过 0.35mg/kg，泵注输入剂量不应超过 1mg/（kg · h）[51]。

（五）加巴喷丁类

加巴喷丁类（加巴喷丁和普瑞巴林）是常用于治疗神经性疼痛的抗癫痫药。加巴喷丁类有镇痛特性，由突触前电压门控钙通道的 α_2- δ 亚基介导，减少兴奋性神经递质的释放[52]。

在一项研究这类药物对胸外科手术后患者疗效的随机对照试验中，围术期使用加巴喷丁对于开胸后急性疼痛的治疗和预防开胸后持续性疼痛均无显著效果[53]。在另一项随机对照试验中，普瑞巴林在降低开胸后持续性疼痛发生率方面也无显著效果[54]。目前不推荐将加巴喷丁类用于胸外科手术患者的围术期疼痛治疗中[23]。

（六）糖皮质激素

糖皮质激素，包括地塞米松和甲泼尼龙，由于它们具有镇痛、止吐、解热和抗炎的特性，通常在手术期间被使用[55]。地塞米松的镇痛效果具有剂量依赖性，在中等剂量（0.11～0.20mg/kg）可以减轻术后疼痛，降低阿片类用量和 PONV 的发生率[56, 57]。在电视胸腔镜外科手术（VATS）下进行肺叶切除术的患者中，单次给予大剂量甲泼尼龙（125mg）可以显著降低术后疼痛等级，减少恶心和疲劳的发生，且不会增加相关并发症[58]。

笔者认为糖皮质激素的应用是治疗 PONV、术后疼痛和气道水肿的多模式方法的一个重要环节。但与治疗 PONV 的临床证据相比，它作为胸外科多模式镇痛策略还缺乏证据，需要进一步求证。尽管如此，地塞米松有多种全身益处，在胸外科手术中也是有一定的益处，建议术中使用[23]。

（七）静脉注射利多卡因

高质量的临床证据表明，接受腹部手术的患者可以在围术期静脉输注利多卡因[59]。但它在胸外科手术中的效用尚不明确。在一项单中心、40 个临床样本的随机对照研究中发现，全身输注利多卡因可减少开胸术后急性疼痛的发生率和吗啡用量[60]。在另一项研究中，并未能证明全身输注利多卡因在 VATS 后的益处[61]，我们需要更多的临床证据来明确围术期输注利多卡因在胸外科手术中的效果。

三、区域麻醉

有几种区域麻醉技术可用于治疗胸外科手术术后的疼痛（表 24–3）。胸段硬膜外麻醉（TEA）、胸椎旁阻滞（thoracic paravertebal block，TPVB）和肋间神经阻滞（intercostal nerve block，ICNB）等技术在胸外科术后镇痛中已经使用了几十年，其益处在文献中得到了充分证实[62–64]。近年来，已经开发了较新的技术，如竖脊肌平面阻滞（erector spinae plane blak，ESPB）和前锯肌平面阻滞（serratus anterior plane block，SAPB）。早期研究已经证明，这些神经阻滞技术可以提供良好的镇痛作用，但也需要更多证据来证明其作用机制和安全性[65]。

区域麻醉技术的选用应取决于手术方法、临床情况，以及是否存在禁忌证。例如，凝血功能障碍是 TEA、TPVB 和 ICNB 的禁忌证，但在考虑 ESPB 或 SAPB 时，注意风险 – 收益比可能更有意义。然而，针对服用抗凝血药的患者，ASRA 的指南尚未提及新的区域阻滞方法（如 ESPB 或 SAPB）相关风险，由于可用于指导临床医师的相关数据很少，所以需要谨慎使用这些方法[66]。

在加速外科恢复的时代，TEA 在很大程度上局限于接受开胸术的患者。接受微创手术（机器人

表 24-3 区域麻醉技术

区域麻醉技术	优 点	缺 点
胸段硬膜外麻醉	• 金标准 • 减弱应激反应 • 减少阿片类需求 • 改善呼吸功能 • 改善胃肠动力	• 有创性和技术挑战性 • 与抗凝血治疗冲突
胸椎旁阻滞	• 镇痛效果可与 TEA 相当，副作用更小 • 降低 PONV、瘙痒、低血压和尿潴留的风险	• 有创性和技术挑战性 • 气胸 • 与抗凝血治疗冲突
肋间神经阻滞	• 执行的技术难度小	• 镇痛效果弱于 TEA 和 PVB • 气胸 • 局部麻醉药的最高全身吸收率
竖脊肌平面阻滞	• 执行技术难度小 • 副作用小	• 临床证据有限 • 关于最佳给药策略的指导不足
前锯肌平面阻滞	• 易于操作 • 气胸风险小	• 临床证据有限 • 关于最佳给药策略的指导不足

PONV. 手术后恶心呕吐；PVB. 椎旁阻滞；TEA. 胸段硬膜外麻醉

辅助和胸腔镜手术）的患者更有可能接受 TPVB、ICNB、ESPB 或 SAPB。这些技术中的每一种都可以单次使用，重复使用或连续使用。

（一）胸段硬膜外麻醉

可以说开胸术后镇痛的“金标准”是胸段硬膜外麻醉。多项研究显示，TEA 可提供有效的镇痛，硬膜外镇痛可在术中输注或间歇团注给药。大规模 Meta 分析得出结论，TEA 在缓解术后疼痛方面优于全身镇痛 [62, 67]。TEA 还可以减少整体阿片类的用量，这也是外科医师、麻醉医师和患者的共同目标 [62]。TEA 还可以减少术后肺部并发症、肠功能障碍的发生率，同时也提高了患者手术满意度 [68]。

通常来说，TEA 是作为全身麻醉的辅助手段。术中开始硬膜外输注有助于建立足够的皮支镇痛带，减少术中阿片类用量及其他麻醉药需求量 [10, 13]。TEA 输注包括单独使用局部麻醉药或阿片类，也可以将两者联合使用。最佳解决方案还需要商讨，但已经有一些证据表明，与单独使用硬膜外阿片类或局部麻醉药相比，TEA 中局部麻醉药和阿片类联合使用可以产生更好的镇痛效果 [62]。在多模式镇痛方案中，TEA 中单独使用局部麻醉药注入，之后再辅助静脉注射或口服阿片类可能产生最大限度的阿片类减少量和最小的阿片类相关不良事件发生率。在 TEA 中，有许多局部麻醉药 – 阿片类合剂具有局部麻醉药（如罗哌卡因或布比卡因）作用持续时间长的特点，同时也具有和阿片类（芬太尼或氢吗啡酮）亲脂性的共同特征特性。在一项系统比较各种区域麻醉技术和全身性阿片类作用特点的回顾性评价中指出，TEA 联合局部麻醉药 – 阿片类合剂、单独应用局部麻醉药和单独使用亲脂性阿片类都优于全身静脉应用阿片类药物 [32]。将 TEA 单独输注亲水性阿片类药物和全身性静脉应用阿片类药物进行比较时，这些研究产生了不同的结果 [32]。相比间歇地、按需输注阿片类药物，通过任何途径（包括硬膜外途径）持续输注阿片类药物更容易引起呼吸抑制。目前所有的急性疼痛指南都推荐采用多模式镇痛，以尽可能的低剂量、间歇性输注阿片类药物。在 MMA 中要求尽量减少阿片类的情况下，采用胸段硬膜外麻醉是一种非常好的策略。优先考虑患者实际需要，间歇性使用阿片类药物。由于胸外科手术后的患者发生呼吸系统损伤的风险增加，因此要特别考虑减少总阿片类药物的用量，这对于重症肌无力患者尤其重要。手术后镇痛的维持可以团注或连续输注的方式给药，并有可能通过患者自控输注的方法。一般情况下，TEA 通常可以持续到手术后数天拔除胸管的时候。

1. 镇痛技术

胸段硬膜外麻醉的穿刺位置通常由 T_4 和 T_6 水平之间的解剖标志来引导（图 24-2）。与腰椎相比，胸棘突更长，角度更陡峭，这就使得从正中线穿刺入路可能更困难，而采用胸段硬膜外间隙的正中旁入路可能有助于硬膜外镇痛穿刺。

除了可以产生节段性镇痛外，当药物向头端扩散至 T_1～T_5 水平时，还可能阻滞心脏交感神经[69]，这可能会引起前负荷降低、压力感受器反射受抑制、反向班布里奇反射被激活，导致低血压和心动过缓[69]。

2. 并发症和安全性注意事项

与腰段硬膜外镇痛相比，TEA 在技术上更具挑战性，并且具有更高的神经系统并发症风险。幸运的是，神经系统并发症的总体发生率很少见，据报道约为 3.1%[70]。硬膜外血肿是硬膜外镇痛的另一种破坏性极大且非常罕见的并发症[66, 71]。由于凝血功能障碍是 TEA 的相对禁忌证，因此施行前应获取患者病史，重点关注是否容易出血和发生瘀伤。虽然不需要常规进行凝血检查，但如果已经进行此类检查，则应对凝血结果进行判断和分析以确保没有凝血功能障碍。笔者建议抗凝血药应按照 ASRA 发布的抗凝血指南进行管理[66]。

3. 临床优势

胸外科手术后，TEA 可减少阿片类药物用量，同时改善镇痛效果[32, 62]。减少阿片类药物的用量可以使患者更早的下床走动，有助于减少镇静和术后认知功能障碍的发生，特别是老年人群。

术后镇痛不足和过度镇静都可能损伤肺功能，并出现肺部并发症。相比全身性镇痛，TEA 已被证明可以改善肺功能。TEA 通过最大限度地减少手术对膈肌运动神经兴奋性的影响，降低了术后膈肌功能障碍的程度[72]。一项关于 TEA 保护作用的 Meta 分析显示，1971—2006 年，TEA 相关的肺炎发病率约在 8%，但在全身性镇痛中术后肺炎发生率从 34% 下降到 12%[73]。这种差异具有统计学意义，并表明 TEA 的相对益处会随着时间的推移而减少。最后，一项包括 65 个随机对照试验的 Meta 分析比较了区域使用阿片类和局部麻醉药的 TEA 与全身性使用阿片类对术后患者的影响，结果显示前者的肺不张、肺部感染、低氧血症和整体肺部并发症的发生率显著降低[74]。

术后肠梗阻是全身性应用阿片类药物相关的常见问题[75]。与全身性应用阿片类药物相比，使用局部麻醉药的 TEA 可更快地恢复肠道功能。事实上，TEA 使用局部麻醉药，无论是否联合阿片类药物，都已被证明可以促进手术后的胃肠道恢复[76]。普遍认可的观点是 TEA 可以选择性阻断伤害性传入纤维和交感神经系统，但保留副交感神经系统。值得注意的是，保留迷走神经张力可能会增加术后胃肠蠕动，并降低胸外科手术后肠梗阻的持续时间。

TEA 部分阻断交感神经系统可以减少一些特定的心脏并发症。胸外科手术期间，心脏副交感神经损伤可能是术后快速性心律失常的原因之一，因为这种情况下交感神经系统变得相对活跃。研究人员发现，与硬膜外输注吗啡的麻醉相比，硬膜外布比卡因持续输注因胸部交感神经阻滞可减少肺切除术后患者室上性快速性心律失常的发生率[77]。

TEA 的另一个临床优势是可以减少术后的分解代谢和减少肌肉蛋白质合成。同时，一些研究发现 TEA 可以减少氨基酸氧化和氮排泄，促使患者术后保持瘦体重[78, 79]。

4. TEA 的应用争议

尽管许多研究表明 TEA 为胸外科手术提供了出色的镇痛效果，但仍有证据表明，单独使用阿片类进行硬膜外镇痛并不一定能改善肺功能。在一项关于硬膜外输注芬太尼和静脉注射吗啡进行镇痛的对照研究中，结果显示硬膜外输注芬太尼具有优越的镇痛作用，但术后两组用力肺活量无明显差异[80]。另一项比较静脉注射芬太尼与腰椎硬膜外输注芬太尼镇痛效果的研究表明，胸外科手术后的镇痛效果没有差异，但芬太尼的用量存在差异。然而，进一步发现两组患者的呼吸频率、动脉二氧化碳分压或肺功能变化（通过用力肺活量和第 1 秒用力呼气容积测量）也没有显著差异[81]。

据报道，TEA 可缩短术后肠梗阻的持续时间，但在术后使用硬膜外镇痛是否可以缩短患者住院时间还值得进一步验证。这主要是因为较少的临床样本量和较低发生率的术后并发症让临床研究人员可能无法检测出显著的组间差异[75, 76]。

最后，胸段和腰段硬膜外镇痛都可用于胸外科手术术后镇痛。相比于腰段硬膜外镇痛，TEA 所涉及

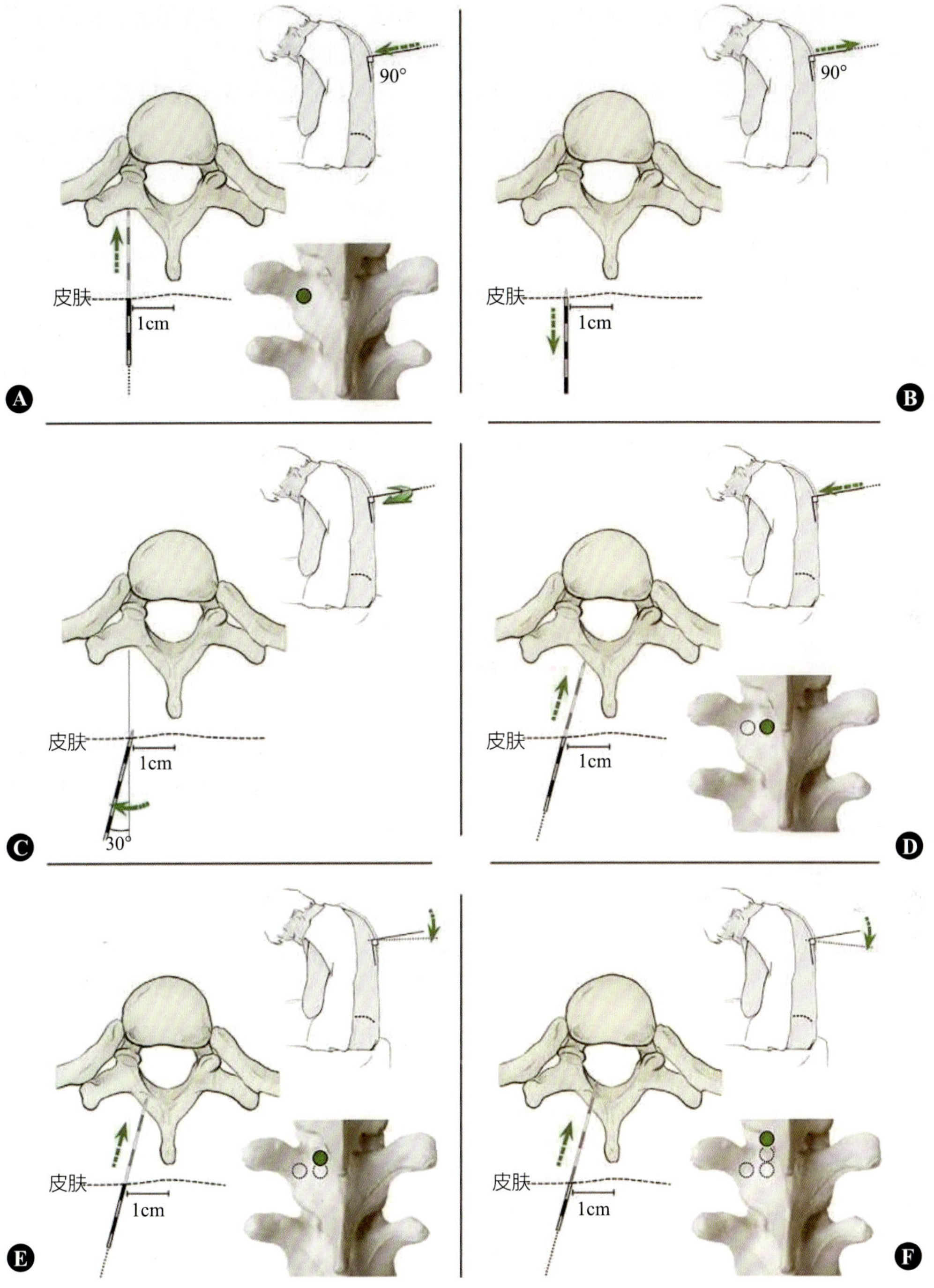

▲ **图 24-2 胸段硬膜外导管的放置，通过胸椎图片的横切面和后侧视图来展示胸段硬膜外导管的放置简易示意**

将带有斜面的穿刺针在距目标节段的棘突外侧约 1cm 处垂直于刺入皮肤，并推进至接触到同侧椎板或内侧横突；如果未接触到椎板，避免横向推进针头，否则针头会进入到椎旁间隙中。A. 注意针头到椎板的深度；B. 将针头退出至皮下；C. 不改变进针点，重新将针头略向内侧调整推进；D. 随着针头推进，再次触及椎板；轻微调节针头，直到针头进入到接触椎骨的深度比原来先外侧椎板 A 处的深度浅（2～5mm）；这表明硬膜外穿刺针针尖位于椎板和棘突交界处的中线处；如果针尖进入到接触椎骨的深度比原来外侧椎板的深度浅了许多（≥1cm），则可能是针头接触了棘突的后部，并且角度太靠近内侧；E. 如果是这种情况，针头应抽出并稍微向外侧重新定位穿刺；确定正确的内侧角后，将针抽出再以相同的内侧角前进，但缓慢将针头向头侧推进到与图 D 中相同的深度；F. 如果接触椎骨，将针头稍微向头侧倾斜形推进；如果穿过椎骨并且深度超过前面提到的深度，就移除硬膜外针的管心针，随后可以开始阻力消失法进行负压测试，直到进入硬膜外木 [经许可引自 Manion SC, Brennan TJ. Thoracic epidural analgesia and acute pain management. Anesthesiology.2011, 115(1):181-188.]

的区域麻醉更加针对手术相对的区域，可以改善镇痛效果并限制所需的阿片类总量。然而，一些研究表明，接受胸段或腰段硬膜外镇痛对于开胸术后患者的镇痛效果并无明显差异[82-85]。此外，在胸段硬膜外麻醉组中也并未观察到阿片类用量的减少[82-85]。另外，相比于腰段硬膜外镇痛，胸段硬膜外麻醉是否更加有利于患者的术后肺功能，目前尚无统一的文献证据[74, 83]。有人认为，并非每个接受开胸术的患者都需要胸段硬膜外麻醉来进行疼痛管理，因为缺乏强有力的证据[86]。然而，腰段硬膜外镇痛的作用尚未得到广泛研究，但有更丰富的证据支持将 TEA 应用于胸外科手术。动态地控制疼痛对于维持肺功能很重要，一般来说，对于缓解动态疼痛，局部麻醉药优于阿片类。在开始 TEA 之前，麻醉医师应进行充分的风险—收益评估，在某些情况下，用替代技术可能更合适。其中一些技术将在以下部分中讨论。

（二）胸椎旁阻滞

TPVB 是 TEA 的替代方法，可用于治疗胸部和腹部的同侧疼痛，将局部麻醉药注射到椎旁间隙来阻滞相邻节段的躯体神经和交感神经。该技术已用于手术麻醉、术后镇痛和其他急性和慢性疼痛。

1. 椎旁间隙的解剖结构

胸椎旁间隙（thoracic paraverterbal space，TPVS）是位于椎体两侧的楔形空间（图 24-3）[87]。壁胸膜形成前外侧边界，而肋横突上韧带形成 TPVS 的后壁。TPVS 的内侧边界由椎体的后外侧、椎间盘、椎间孔及其内容物形成。TPVS 的内侧边界由椎体的后外侧，椎间盘，椎间孔及其内容物形成[87, 88]。胸内筋膜将 TPVS 分为两个筋膜隔室：前椎旁隔室（胸膜外间隙）和后椎旁隔室（胸内筋膜下腔）[89, 90]。前室包含交感神经干[87, 88]，后室包含肋间神经（脊神经）、背支、肋间血管和交通支[87, 88]。

2. 神经阻滞机制和扩散分布

向胸椎旁间隙注射的麻醉药，既可以沿上、下方向扩散，以阻滞相邻节段的躯体和交感神经纤维[91, 92]，也可以向内侧和外侧扩散，分别到达硬膜外腔和肋间隙[92]。理论上，TPVS 中局部麻醉药注射后通常只能进行单侧镇痛，然而，已经有了能够进行双侧镇痛的病例报道[93, 94]。TPVB 后硬膜外扩散的作用尚不清楚，但大多数患者可能发生了同侧硬膜外扩散，相比于单纯的椎旁扩散，这种情况会产生更加广泛的麻醉效果[95]。在低位 TPVS 中注射局部麻醉药，药物可以通过胸内筋膜和腹横筋膜之间连接间隙作用于腹膜后间隙的腰脊神经[96]。

单次椎旁注射后神经阻滞的区域分布是无法精准预测的，可能与药物存在胸内筋膜内扩散有关[97]。Cheema 等的一项研究表明，15ml 的 0.5% 布比卡因间隙注射可以产生平均 5 个节段以上的单侧躯体神经阻滞及 8 个节段以上的交感神经阻滞[91]。如果要达到跨越多个节段的神经阻滞麻醉效果，可以考虑

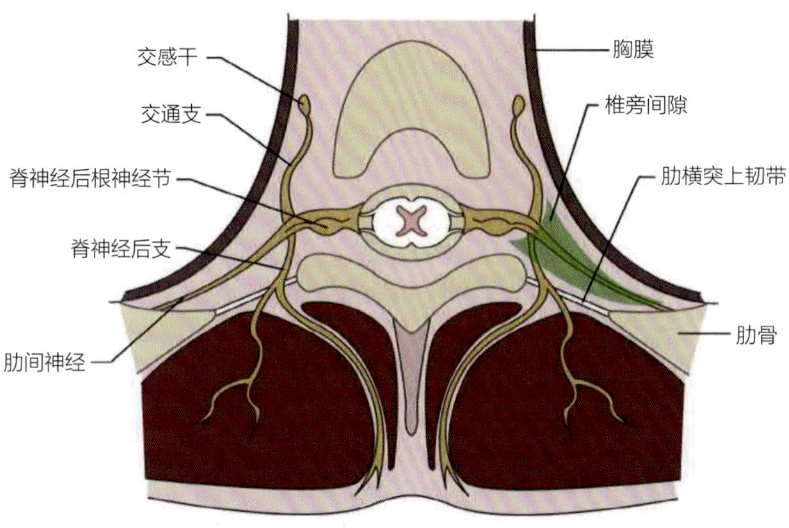

▲ 图 24-3　局部麻醉药注射区域——胸椎旁间隙的解剖
经许可引自 Mesbah A, Yeung J, Gao F. Pain after thoracotomy. *BJA Educ.* 2016, 16(1):1-7.

连续位点、多次的小容量注射，效果可能优于单次大容量注射[95]。

3. 技术

经典胸椎旁阻滞方法是一种需要依赖阻力消失法的非可视化技术，该技术需通过体表标志引导药物注射进入 TPVS（图 24-4）[88]。超声引导下的神经阻滞技术越来越受欢迎，它可以提高神经阻滞成功率，最大限度地减少与阻滞相关的并发症，并减少针头重定向的次数（图 24-5）[98]。在超声监视下，可以观察到 TPVB 注入局麻药后患者壁胸膜出现向下移位，这是正确实施了 TPVB 的客观超声证据[99]。

椎旁间隙置管可用于延长镇痛持续时间，但导管置管深度不能超过穿刺深度 2～3cm，以避免意外放置入胸膜、硬膜外、肋间或椎前间隙中[100]。注射 5～10ml 生理盐水可用于扩大 TPVS，有助于置入导管。

4. 并发症和安全性注意事项

TPVB 相关的并发症比较少见，其并发症发生率为 2.6%～5%[101, 102]。并发症包括血管穿刺（3.8%）、低血压（4.6%）、胸膜腔穿刺（1.1%）和气胸 0.5%[103]。相比 TEA，血容量正常的患者在进

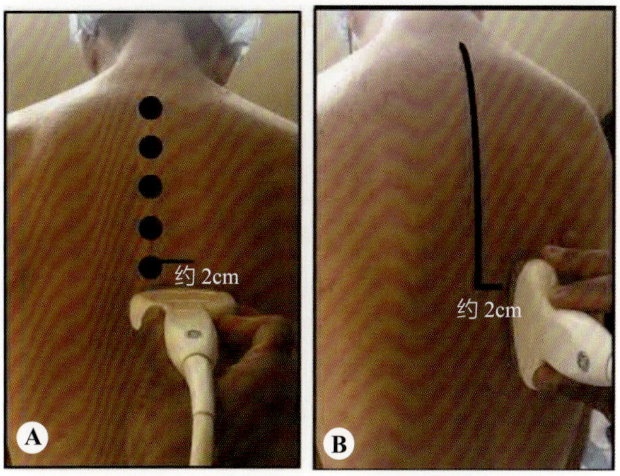

▲ 图 24-4　胸椎旁间隙阻滞定位

A. 横向放置探头；B. 胸椎旁间隙阻滞时，将探头放置于矢状面旁，胸椎旁间隙位于棘突外侧 1.5～3cm 处

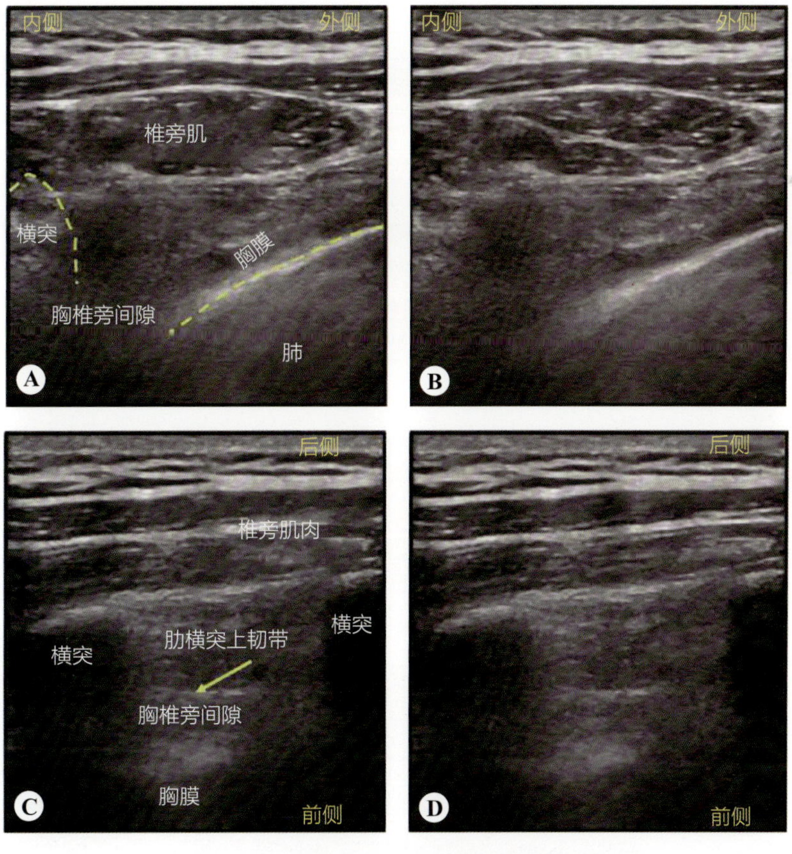

▲ 图 24-5　超声引导下胸椎旁间隙的解剖结构

A 和 B. 横切面超声检查，TPVS 位于横突（TP）的外侧和胸膜的内侧；C 和 D. 矢状切面超声检查，TPVS 位于肋横突上韧带（SCL）的前方

行 TPVB 后不容易出现低血压，这是由于 TPVB 导致的交感神经阻断一般是单侧的[91, 104]。另外，有文献报道，一名接受再次开胸术的患者在单次进行 TPVB 后出现了肺出血[105]。

5. 胸段硬膜外麻醉和椎旁阻滞的选择

TEA 仍然被认为是胸外科手术的“金标准”镇痛技术[106]。然而，它的副作用，比如呼吸抑制、低血压、尿潴留、不完全（或失败）阻滞和脊髓损伤，可能会限制其使用。TPVB 是 TEA 的一种替代方法，具有更小的副作用和类似的镇痛效果[107, 108]。在一项比较开胸术后进行 TEA 和 TPVB 镇痛的 Meta 分析中表明，相比于 TEA 镇痛，TPVB 有更少的肺部并发症、尿潴留、恶心和呕吐、低血压发生率，以及较低的阻滞失败率[108]。

（三）肋间神经阻滞

1. 解剖结构和阻滞机制

ICNB 是沿相应肋骨下缘阻滞肋间神经，从而使同侧躯体麻木，并抑制相邻肋间肌运动。肋间神经起源于 T_1～T_{11} 脊神经的前支，在肋间最内肌和肋间内肌之间的筋膜平面内走行。在腋中线处，肋间神经（ICN）会从肋间肌处发出外侧皮支，ICN 继续向前延伸为前皮支分支。ICN 及其发出的分支可以支配胸部和腹壁的皮肤、肌肉组织的感觉和运动。

2. 技术和技术考虑

ICNB 可以在肋骨下缘的任何位置进行。然而，腋中线前方的局麻药注射可能无法阻滞外侧皮支，容易造成胸外侧的肌肉和皮肤的神经阻滞失败。因此通常建议在腋中线和肋角之间的区域进行注射（图 24-6）。由于这个区域的肋骨浅表，易于触诊，且肋下沟最宽。因此我们认为在这个位置进行的 ICNB 镇痛更加安全。

相比于 TEA，接受 ICNB 的患者会有更高的疼痛评分，需更多的阿片类进行辅助镇痛[32]。目前仅有一项研究比较了 ICNB 与 TPVB 的镇痛疗效，结果表明两组之间没有显著差异[109]。尽管如此，ICNB 仍可用于开胸手术后疼痛的治疗。例如，在 TEA 或 TPVB 失败的情况下，可以单次注射 ICNB 来提供暂时性的疼痛缓解，甚至替代 TEA 或 TPVB。此外，在存在椎管内禁忌证的情况下，可考虑重复或连续性 ICNB，来作为主要镇痛或全身性镇痛的辅助手段。与单独使用全身性镇痛药相比，这些技术中的每一种都可以减轻患者术后疼痛[110-112]。连续性肋间神经置管阻滞的优点是可以延长镇痛持续时间，使与重复注射相关的不适感最小化。

3. 并发症和安全性注意事项

气胸是 ICNB 的一种公认但非常罕见的并发症，如果怀疑发生了气胸，应密切监测患者的呼吸生理变化。ICNB 的其他并发症包括腹部内脏损伤、低血压、节段扩散不足和脊髓麻醉[113, 114]。根据 ASRA 的意见，ICNB 可被视为“深部”周围神经阻滞，可以遵循与椎管内麻醉相同的抗凝血指南[66]。

ICNB 后血液中的局部麻醉药含量是所有区域麻醉技术中最高的，使得局部麻醉药的全身毒性成

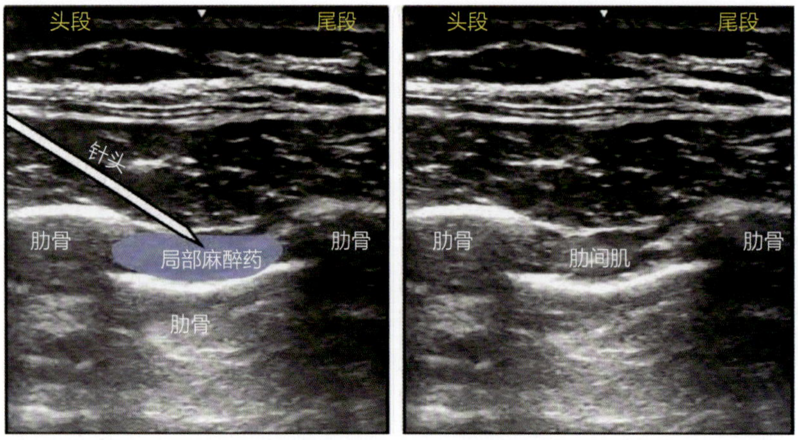

▲ 图 24-6 超声引导下肋间神经阻滞，平面内进针；针头向肋间肌方向进入，局部麻醉药注射在胸膜表面

为一个重大问题[63, 115]。在局部麻醉药中添加肾上腺素可能会减缓局部麻醉药的全身吸收，并增加最大允许使用剂量[116]。对于连续肋间置管，应考虑使用浓度稀释的局部麻醉药[1]。建议实际给予的剂量应和最大推荐剂量之间留出较大的安全范围，尤其是对于幼儿、老年人、虚弱患者，以及有潜在心脏、肝脏或肾脏损伤的患者。单用布比卡因的最大单次注射剂量为2mg/kg，含肾上腺素时是3mg/kg[117, 118]。单用罗哌卡因的最大单剂量为2.5mg/kg，含肾上腺素时是4mg/kg[117, 118]。

（四）竖脊肌平面阻滞

Forero等于2016年首次描述了竖脊肌平面阻滞（ESPB），用于治疗慢性胸部神经性病理性疼痛和胸外科手术术后疼痛[119]。ESPB主要优点是易于操作、可能减少并发症，但是后者还未得到证实。

1. 阻滞的机制和扩散分布

竖脊肌是一组位于背部的肌肉，由最长肌、髂肋肌和棘肌组成，这些肌肉群跨越了整个脊柱轴长度，主要作用是稳定和伸展脊柱。局部麻醉药聚集在竖脊肌深处的筋膜平面内，并向相连椎体头端和尾端扩散（图24-7）[119]。尽管确切的机制尚不清楚，但是ESPB被认为是通过阻断肋间神经、脊神经的背侧和腹侧支，以及交感神经纤维以产生躯体和内脏神经的麻醉效果。在一些尸体研究中观察到局部麻醉药可向前扩散到胸椎旁间隙，但在其他研究中没有观察到[119-121]。

2. 技术和技术考虑

ESPB的目的是将局部麻醉药注射在竖脊肌和椎骨横突之间的筋膜平面中。在超声辅助下，如果可以观察到局部麻醉药将竖脊肌从横突尖端“抬起”，并且筋膜平面被低回声的局部麻醉药填充，就可以被认为是正确的阻滞。平均注射3.4ml局部麻醉药就可以向头端或者尾端一个节段的筋膜平面进行扩散[122]。

3. 单次注射竖脊肌平面阻滞和连续竖脊肌平面阻滞的对比

ESPB是一种筋膜平面阻滞，推荐大容量注射以最大限度地增加局部麻醉药的扩散。单次注射ESPB联合长效局部麻醉药或通过导管连续进行竖脊肌平面阻滞都可以提供足够的镇痛效果[123]。现有证据并不支持单次ESPB比连续ESPB技术更具有优势。单次注射ESPB的镇痛效果仅限于术后的当天。

Eng等的研究发现，患者在进行ESPB后可以立即缓解疼痛，尽管使用了长效的局部麻醉药，但是疼痛也会在阻滞后2～3h内复发[124]。作者认为，局部麻醉药的全身性吸收可能是导致镇痛时间缩短的一个原因。虽然ESPB尚未在胸外科手术中得到充分研究，但一项针对开胸术患者的前瞻性研究和一项针对接受VATS患者的病例系列研究都提示这项技术在胸外科手术中具有的理想术后镇痛效果[125, 65]。

4. 并发症和安全性注意事项

尽管理论上ESPB的气胸风险较低，脊髓血肿的风险最小，但考虑穿刺点与脊髓的距离，ESPB的安全性仍未得到证实。一项病例研究纳入了5名

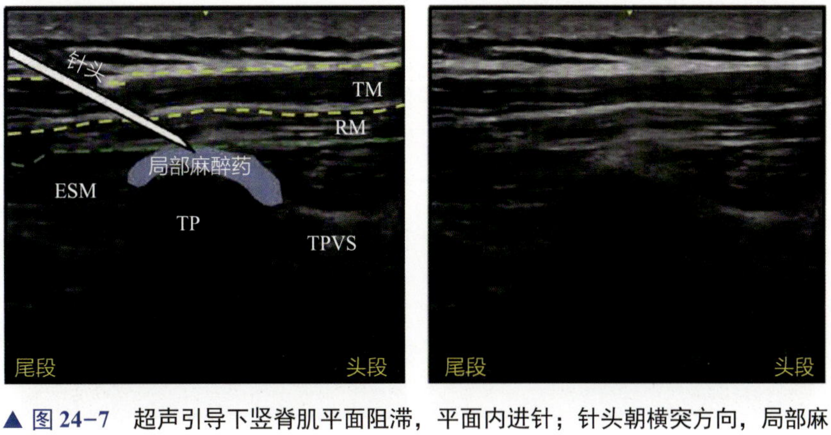

▲ **图24-7 超声引导下竖脊肌平面阻滞，平面内进针；针头朝横突方向，局部麻醉药聚注射横突和竖脊肌之间的筋膜平面**

TM. 斜方肌；RM. 菱形肌；TPVS. 胸椎旁间隙；ESM. 竖脊肌

患者，且均有凝血功能紊乱，患者均接受了 ESPB，但是没有患者在竖脊肌平面阻滞后出现血肿 [126]。其中一项较大的随机对照试验纳入了 100 名接受乳房切除术的患者，其中 50 名接受了 ESPB，均没有出现血管破裂或气胸，由于这项研究中涉及的并发症少见，因此研究结论并不可靠 [127]。目前还未有评估 ESPB 中局部麻醉药全身性毒性风险的报道。尽管关于这项技术的前期研究结果是比较理想的，但是尚需要更多的相关研究数据来进一步验证其安全性。

（五）前锯肌平面阻滞

SAPB 在 2013 年由 Blanco 等首次提出 [128]，该种技术是阻滞肋间神经的外侧皮支，为前外侧胸壁提供镇痛效果。早期研究表明，针对外科手术和其他涉及胸壁的外科手术，这种技术可能是安全且有效的镇痛手段 [129, 130]。

1. 技术及注意事项

SAPB 是通过将局部麻醉药注射在前锯肌的浅层或深层筋膜层来进行神经阻滞（图 24–8）。浅表性 SAPB 针对背阔肌和前锯肌之间的筋膜平面。深部 SAPB 针对前锯肌和肋间肌之间的筋膜平面。目前最佳注射平面尚不清楚，但这两种阻滞技术的机制都是阻断肋间神经的外侧皮支 [128]。与 ESPB 类似，局部麻醉药的用量会影响其扩散效果。

只有少量研究评估了 SAPB 在胸外科手术中的镇痛效用，现有证据表明，它可能是开放和胸腔镜手术有效的替代镇痛方案 [129, 131–134]。与 TEA、TPVB 相比，SAPB 在开胸术后的患者中产生了类似的术后镇痛效果 [129, 132]。但与 TEA 不同，接受 SAPB 的患者的平均动脉压没有出现显著下降 [129, 132]。胸外科手术的研究报道显示，当 SAPB 辅助全身性药物镇痛治疗时，可以减少阿片类的使用，减轻疼痛，减少 PONV 的发生率 [131, 133, 134]。

2. 并发症和安全性注意事项

SAPB 旨在成为 TEA，TPVB 和 ICNB 更安全的替代技术，然而，我们需要更多的研究来支持这一理论。由于 SAPB 在沿腋后线水平的筋膜平面进行注射，这消除或大大降低了脊髓损伤和气胸的风险 [128]。这种技术是对同侧躯体神经纤维的阻滞，但保留了交感神经纤维的功能，使低血压的发生率降低 [128]。另外，SAPB 的并发症风险尚未得到确定。

结论

胸外科手术被认为是疼痛最剧烈的外科手术之一。术后疼痛控制不充分会损伤患者的功能恢复，限制患者康复锻炼，并且有发生 PPSP 的风险。疼痛还会损伤呼吸力学，导致肺不张和其他术后肺部并发症 [1, 2, 13]。传统的基于阿片类的镇痛通常是不够的，对于已有呼吸力学受损的患者群体，阿片类的使用容易造成呼吸抑制。因此，采用阿片类治疗急性术后疼痛的观念越来越弱化，在现代的大多镇痛策略中已经纳入了 MMA 理念，采用区域麻醉辅助术后镇痛。相关区域麻醉技术，如 TEA、TPVC 和更新颖的筋膜平面阻滞已经被证实在治疗胸外科手

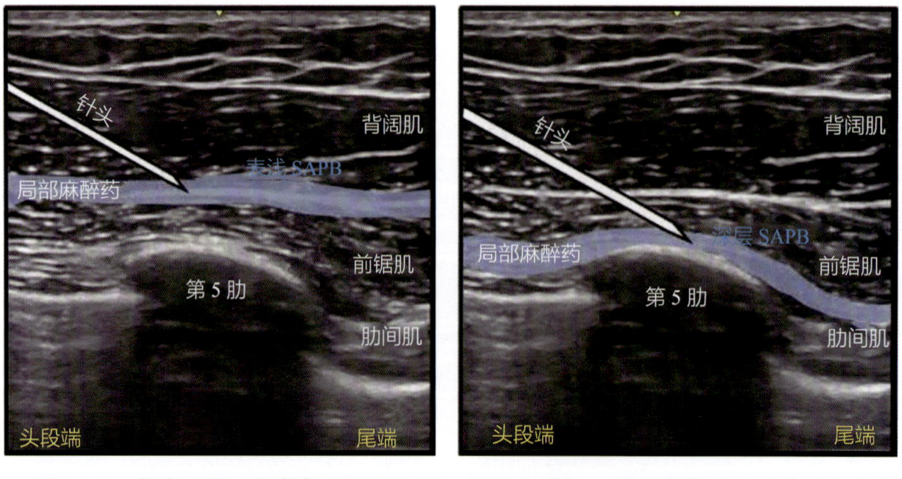

▲ 图 24–8　超声引导下行前锯肌平面阻滞，平面内进针；局部麻醉药可以注射在背阔肌和前锯肌之间的筋膜平面或前锯肌和肋间肌之间的筋膜平面中

术后疼痛方面是安全有效的，尽管我们还需要对新技术进行更多的研究。像其他任何方式一样，这些技术也有缺点，所以必须在要进行充分的风险—获益评估。当与 MMA 理念结合后，区域麻醉技术可以加强术后镇痛效果，也能促进患者术后恢复。鉴于理想的疼痛管理对患者预后具有重要的意义，这些区域麻醉技术的应用将成为开胸手术中必不可少的一个环节。

第 25 章　开胸术后慢性疼痛

Postthoracotomy Chronic Pain

Paul Ryan Haffey　Neal Rakesh　Grant H. Chen　Amitabh Gulati　著
陈璟莉　刘　畅　译

国际疼痛研究协会将慢性开胸术后疼痛定义为"胸外科手术后切口出现至少 2 个月以上反复或持续性疼痛"[1]。这种情况也可以称为开胸术后疼痛综合征（postthoracotomy pain syndrome，PTPS）或开胸术后神经痛。最早记录在案的该类病例出现在第二次世界大战后的士兵群体里，患者们常描述在开胸切口和瘢痕处有灼热感，而在背部或胸部有疼痛感，并可能伴有疼痛性感觉迟钝或痛觉超敏[2, 3]。慢性开胸后疼痛的患病率差异很大，文献报道的发病率为 33%～91%[4, 5]。

PTPS 最主要的原因是术后急性疼痛管理不佳[2]。因此，在术后期间进行有效的疼痛控制显得至关重要。另外，PTPS 发生其他的危险因素包括先前就存在的疼痛、年龄、性别、心理社会因素和遗传易感性。一般来说，微创技术可以减轻任何手术后的术后疼痛；然而，微创手术是否能减轻 PTPS 的发生率尚不清楚[4]。

一、病理生理学

PTPS 发生的确切机制尚不清楚，需要进一步研究。除了手术方法和遗传因素外，一些证据表明，肋间神经瘤的形成、肋骨骨折愈合、肋软骨脱位和神经元超敏化都可能导致 PTPS 的发生[2]。

在任何类型的持续性疼痛中，个人遗传因素可能发挥了一定的作用。但基因所发挥的作用还并不明确。其中儿茶酚 -O- 甲基转移酶的遗传多态性、电压门控钠通道的遗传变异和鸟苷三磷酸（GTP）环水解酶可能是潜在的基因影响因素[6, 7]。在不同类型的持续疼痛中，我们需要针对基因相关因素进行更多的研究来阐明具体的发生机制。

在 PTPS 相关的文献中，普遍描述了术后神经损伤现象，它是导致 PTPS 发生发展最常见的原因，许多患者都会表现出明显的神经性症状。患者通常描述手术部位有灼热感和麻木感，而这正是神经性疼痛的典型特征。一些研究通过神经电生理检测证明了神经损伤是开胸术后出现长期持续性疼痛的重要原因[8]。

神经损伤和其他因素也可能会导致中枢或外周敏感化。局部损伤后，机体会立即释放一系列炎症介质（即 P 物质、前列腺素、腺苷三磷酸和组胺），目的是吸引能够释放细胞因子的免疫细胞，例如，肿瘤坏死因子和白细胞介素 -1[9]。这种炎症环境会使伤害性感受器神经末梢内钠、钙增多，产生动作电位，从而感知到疼痛。外周敏化的特征是激活这一系列的链式反应的阈值降低，导致不需要神经损伤等刺激就可以引起炎症介质的释放[10]。如果这些疼痛信号持续存在，可能会使中枢神经系统发生持久变化，从而导致中枢敏化。这种情况下，由于中枢神经系统激活的阈值持续降低，患者可能会出现慢性疼痛超敏反应和痛感增强[11]。那么，术后立即控制疼痛的原因之一就是预防这种情况的发生，对于慢性 PTPS 患者尤为重要。

二、临床表现

患者常表现为切口、胸管、引流部位或附近的疼痛。一些患者还有肩部疼痛症状，另一些患者

中还有存在 T_5～T_6 支配区域的弥漫性疼痛[12]。它的典型特征是在瘢痕周围区域存在的灼热感、疼痛、压痛和敏感。患者还可能有麻木和神经性疼痛的其他特征，如刺痛、感觉减退和异常疼痛[13]。80%～90% 患者的疼痛都在手术部位[14]，但是邻近区域（即肩胛骨、颈部、肩部、胸肌组织）的肌筋膜疼痛也并不少见，这可能是手术期间筋膜平面被破坏引起的。一些患者还出现与慢性局部疼痛综合征相似的汗腺分泌紊乱。

三、预防措施

文献报道表明，70% 接受胸外科手术的患者可能会发生 PTPS[15]。据推测，开放胸腔手术可能会使 PTPS 的发病率增加，但在开放手术和视频辅助胸腔镜手术中，PTPS 的患病率无明显区别[13]。这些临床证据表明，手术方式的改变对于预防 PTPS 没有显著的效果。

有效的术后疼痛管理对于预防 PTPS 的发生至关重要。然而，术后早期服用的镇痛药越多，PTPS 的发病率反而越高[16]。因此，采用多模式镇痛来解决术后急性疼痛非常关键，主要包括各种药物的使用，如非甾体抗炎药（NSAID）、阿片类、神经调节药物和对乙酰氨基酚等。事实上，提前进行多模式镇痛可以预防中枢神经系统敏化引起的慢性疼痛[2, 17, 18]。另外，区域麻醉技术也可以考虑运用在这种疼痛管理之中。术前使用非甾体抗炎药和阿片类、术前区域神经阻滞、硬膜外镇痛或持续性椎旁阻滞等方法成了比较普遍的超前镇痛技术方法。研究发现这些复合麻醉方式可以显著减少 PTPS 的发病率[2, 17–19]。这种方法的目的是运用具有不同作用机制的镇痛技术来阻断或调节不同的疼痛传导途径，同时降低相关不良反应的发生率[20]。融入这些理念后，麻醉医师在构建以控制术后疼痛和预防慢性疼痛为原则的镇痛方案时，应该充分考虑患者的社会心理情况和手术入路。

术前或术中给予类固醇预防术后疼痛的效果仍存在争议。糖皮质激素镇痛的研究主要集中在地塞米松上。有许多研究表明，术中单次静脉注射 4～8mg 地塞米松可有效降低术后疼痛评分，并延长首次镇痛需求时间[21]。采用糖皮质激素进行镇痛的担忧包括升高血糖水平和增加手术部位感染发生率，然而后者已被大量研究证明是错误的结论[22–24]。尽管如此，对于血糖控制不佳的糖尿病患者，在术中使用地塞米松仍然需要密切监测血糖。

四、治疗

（一）加巴喷丁和普瑞巴林

加巴喷丁和普瑞巴林是两种最常用的神经调节药，主要是因为它们良好的神经稳态调节能力和相对较轻的不良反应。与许多其他神经调节药类似，这些药缓解疼痛的机制尚不完全清楚。理论上，它们通过调节脊髓背角的电压门控钙通道发挥作用[25]。由于许多患 PTPS 的患者都会出现与神经病变相对应的症状，因此这些药物就显得特别有益处[26]。然而，它们在预防 PTPS 方面的作用还未得到充分评估。在一些着重于评估加巴喷丁和普瑞巴林对急性术后疼痛治疗的有效性的研究中，相关研究结论不太一致。而在其中两项研究中，作者发现加巴喷丁和普瑞巴林都减少了阿片类的用量，并且改善了术后的疼痛评分[27]。在这些研究中，普瑞巴林也被证明可以减少手术后阿片类相关的不良反应[28]。但是这些研究并未指出药物的最佳使用剂量，实际上，在使用临床治疗剂量时会出现镇静、头晕、嗜睡和视力障碍等临床表现。

（二）对乙酰氨基酚

对乙酰氨基酚作为多模式镇痛方案中的一部分具有一定的益处，因为它给药便捷，具有相对较轻的不良反应和稳定的药代动力学[15]。虽然这种药物的作用机制还不清楚，但它似乎是通过中枢神经系统发挥其作用，具有镇痛和解热特性，并且是环加氧酶（COX）的轻度抑制药[29]。相对于非甾体抗炎药，对乙酰氨基酚的不良反应相对有利，尤其是手术后或者对于有出血倾向的癌症患者而言，其出血风险会更小。然而，对于每日用量超过 4000mg 的成年人或已有肝病的患者来说，肝脏毒性是一个需要关注问题。因此，建议在严重酒精性肝病、肝硬化或肝炎患者中谨慎使用这类药。口服或经直肠给药的对乙酰氨基酚制剂已经在临床上存在了很多年，由于其成本较低，经常被用于围术期的相关治疗。最近，随着美国 FDA 于 2010 年批准了静脉注射制剂，对乙酰氨基酚在胸外科手术中的使用率就有所增加，尽管与其他制剂相比成本较高，但是一些研究表明了这类药对这一患者群体是有益的。具体而言，一些研究已经表明，作为多模式镇痛方案的一部分，静脉注射对乙酰氨基酚可降低术后疼痛评分和阿片类用量[30]。因此，它是多模式镇痛管理方案中常用的辅助手段，可用于预防 PTPS 的发生。然而，对乙酰氨基酚在治疗 PTPS 中的效用尚不清楚，这可能与对乙酰氨基酚具有和非甾体抗炎药、COX-2 特异性抑制药类似的剂量封顶效应，即使增加药物剂量，但仍没有更大的益处[31]。

（三）非甾体抗炎药

随着酮咯酸这类药的肠外制剂出现，非甾体抗炎药在术后疼痛管理方面的应用变得更加普遍。已经有大量的研究评估了这类药在围术期的镇痛效用，其中大部分研究都表明非甾体抗炎药可以减少阿片类的用量，改善疼痛评分，减少手术后患者与阿片类相关的不良反应[32]。在胸外科手术后的患者中，也得到的类似结论。一项研究表明，使用非甾体抗炎药进行多模式疼痛管理，可以使开胸术后阿片类的用量减少约 30%，疼痛评分降低约 60%[33]。然而，与对乙酰氨基酚一样，非甾体抗炎药在 PTPS 治疗中的效用也并不清楚，大多数研究都重点关注患者在术后早期是否进行了充分的镇痛。在这种情况下，NSAID 就通常作为预防用药。这类药潜在的不良反应包括出血、肾损伤和胃肠道黏膜损伤等，所以在出血风险增加的围术期和癌症人群中，这些不良反应尤其值得关注。

（四）氯胺酮

氯胺酮作用于中枢 *N*– 甲基 –*D*– 天冬氨酸受体，具有拮抗作用，可以产生镇痛和分离麻醉。尽管氯胺酮在治疗急性术后疼痛方面有效果，但迄今为止，其在预防慢性开胸后疼痛综合征方面尚无作用[33]。

（五）阿片类镇痛药

一直以来，阿片类镇痛药都是治疗术后疼痛的主要药物，由于它的不良反应较多，包括对神经病理性疼痛的治疗获益有限、依赖性、滥用风险高，导致其在慢性疼痛中的使用受到了很多限制。虽然阿片类药物有多种类型，但它的风险性仍然超过了其药品类型多元化的优势，阿片类药物的不良反应包括便秘、恶心、呕吐、瘙痒、镇静等，最重要的是阿片类药物可以抑制呼吸，这会对胸外科手术的恢复产生负面影响[34]。具体而言，呼吸抑制可能对肺切除术后状态良好的患者产生不利后果，尤其是那些既往肺功能差的患者。鉴于这些问题，我们应谨慎使用阿片类。在用尽其他所有药物和非药物相关的镇痛策略后，患者的疼痛仍然控制不佳时，可以考虑将阿片类作为最后一种镇痛选择。

（六）冷冻消融术

胸腔手术后的冷冻消融术是将手术切口附近的一条或多条肋间神经暴露在低温条件下（–100～–20℃），诱发暂时性神经损伤，以阻碍动作电位的传递[35]，这可以产生包括痛觉在内的暂时性的区域感觉丧失（1～4 天）。冷冻消融术的目的是通过暂时丧失神经功能来减少术后阿片类的使用[36]。然而，冷冻消融的起效需要一定的时间。谨慎起见，患者需要同时接受多模式镇痛，以确保能够充分控制术后疼痛[37]。另外，一些对照试验对这项技术的效果提出了质疑。一项研究的结论表明，对于手术后接受冷冻消融的患者，其中度和重度疼痛的发生率更高，干扰到了患者日常功能[38]。另一项研究显示，相比于单独使用硬膜外镇痛方法，冷冻消融镇痛组中，患者开胸术后神经性疼痛发生率更高[39]。

（七）经皮电神经刺激

经皮电神经刺激是一种很有吸引力的镇痛选择，因为它既是无创的，也是非药物的方式。患者可以便捷地使用这种设备来控制疼痛，但在移除设备后疼痛可能会复发。评估经皮电神经刺激效果的研究非常有限，但也曾有研究评估了经皮电神经刺激作为心脏和胸部外科手术后辅助镇痛治疗的有效性。一项研究结果显示，经皮电神经刺激的效果在术后第 4 天出现，并在手术后持续至少 2 个月，这与 PTPS 人群尤其相关[40]。

（八）肋间神经阻滞

肋间神经阻滞通常在开胸手术关胸前进行，但采用这项技术来治疗 PTPS 也可能有很大的作用效果。如果可行，部分医生会选择进行冷冻神经溶解或肋间神经消融术。在操作过程中必须注意预防气胸。尽管关于这方面的文献很少，但是这种情况在临床上也会经常发生[41]。相关的超声解剖结构见图 25–1。

（九）前锯肌平面阻滞

PTPS 的另一种治疗是通过前锯肌平面阻滞来实现的。这种操作是在腋中线水平处前锯肌和背阔肌之间的筋膜平面内进行的。在这个区域内，药物可以扩散并影响到 T_3～T_9 肋间神经的外侧皮支、胸长神经、胸背神经，注射量大时还可以扩散到肋间

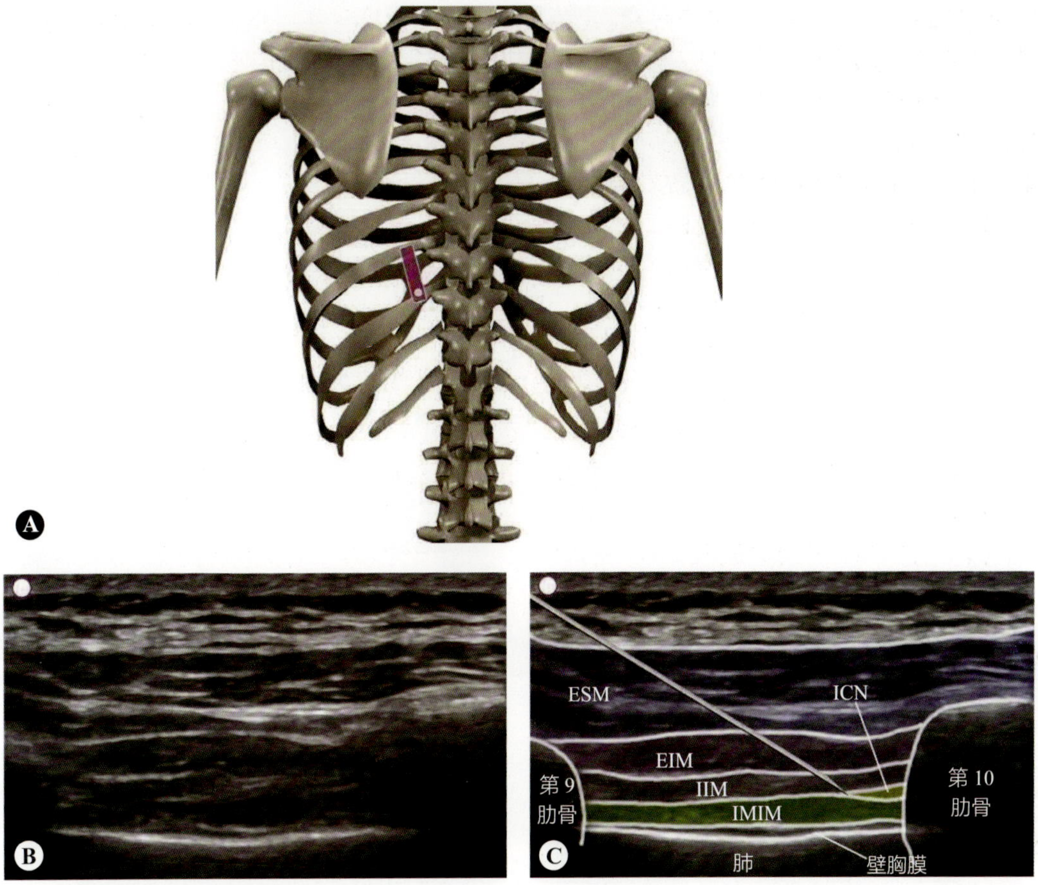

▲ **图 25-1 A. 探头放置在后背第 9 肋和第 10 肋之间的矢状斜面上；B. 后背第 9 肋和第 10 肋之间的胸椎超声图像；C. 标记的第 9 肋间短轴平面内入路的超声图像**

ESM. 竖脊肌；EIM. 肋间外肌；IIM. 肋间内肌；IMIM. 肋间最内肌；ICN. 肋间神经血管束

臂神经[42]。因此，此方法主要针对前胸壁和侧胸壁的神经支配区域，有助于缓解 PTPS。Madabushi 等报道了 1 例严重难治性 PTPS 的患者，这名患者对静脉注射止痛药没有明显的效果，但是通过前锯肌平面阻滞和持续导管输注进行镇痛后，患者的疼痛感明显降低，疼痛视觉模拟评分和呼吸状态有了显著改善。相关的超声解剖结构见图 25-2[43]。

（十）椎旁阻滞

椎旁阻滞（PVB）可以通过采用阻力消失法、超声引导技术来实施，另外，也可以在手术结束时由外科医师在直视下完成胸椎旁神经阻滞。这种操作的目的是将局部麻醉药注射到椎旁间隙，同时也避免了胸段硬膜外麻醉（TEA）相关的潜在并发症。

关于比较 TEA 和 PVB 效果的研究结果不一且缺乏有力证据。在一项评估肺叶切除术患者采用 TEA 或 PVB 后不良事件发生率的前瞻性研究中显示，PVB 组中低血压、心律失常、呼吸系统并发症及二次手术的发生率更低[44]。然而，在多个系统综述和 Meta 分析中，包括 14 项 Cochrane 系统回顾研究，涉及了约 700 名开胸患者，相关分析结果表明，在接受 TEA 或者 PVB 镇痛后，胸外科手术患者在疼痛评分、术后肺功能和主要并发症方面并没有显著差异[45]。尽管如此，Cochrane 综述中的观点表明，相比胸段硬膜外麻醉，椎旁阻滞降低了轻微并发症的风险，如低血压、恶心 / 呕吐、瘙痒和尿潴留等。尽管这样，一些问题由于缺乏临床研究证据仍然没有得到答案，比如 30 天内的死亡率和主要并发症发生率。当患者在某些手术术后需要进行双侧镇痛时，如双侧肺移植、双侧胸腔切口和胸骨横切的心肺移植术，TEA 可能是麻醉医师首先会考虑使用的镇痛手段，但双侧进行 PVB 也是一种可行的替代方案[46]。

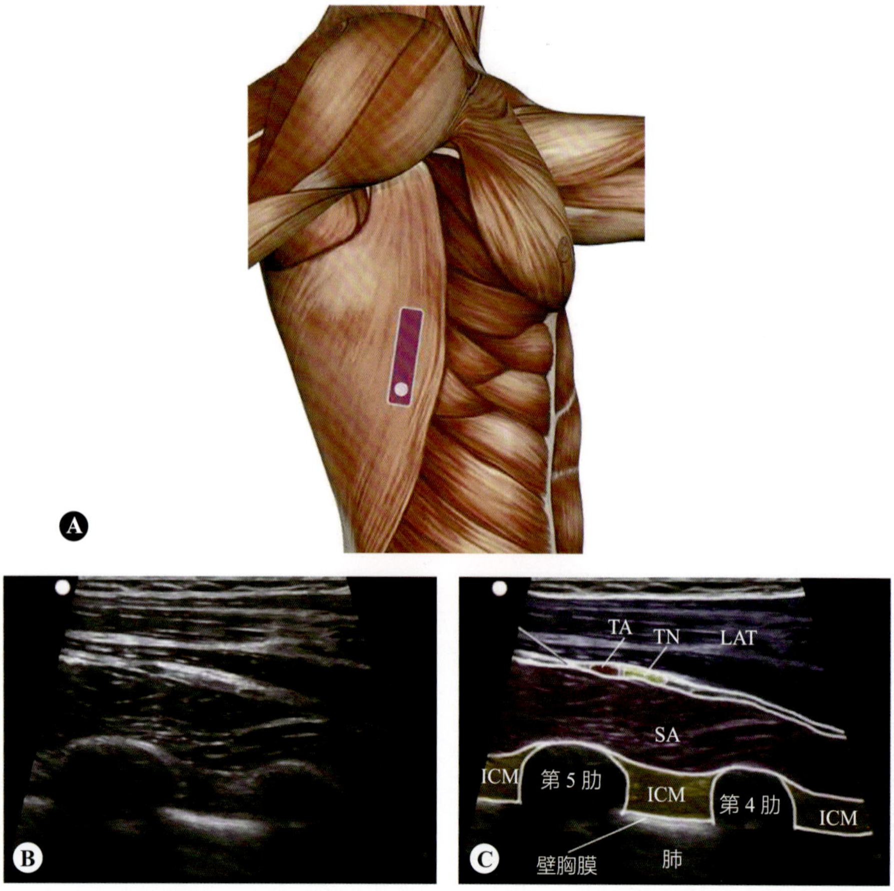

▲ 图 25-2 **A. 超声探头放置在第 4 和第 5 肋骨之间的腋中线的冠状斜面上；B. 第 4 肋和第 5 肋间腋中线区域的超声图像；C. 带有标注的前锯肌短轴平面内入路的超声图像**

ICM. 肋间肌；LAT. 背阔肌；SA. 前锯肌；TA. 胸背动脉；TN. 胸背神经

椎旁神经阻滞的一个问题是局部麻醉药可能存在硬膜外扩散现象。据报道，在接受 PVB 治疗的患者中，高达 70% 患者会发生这种情况。在超声引导下注射和单次大剂量注射局部麻醉药可能会增加硬膜外扩散的风险[47]。尽管这种情况可能发生，但它产生的不良反应往往相对轻微，仅限于短暂性低血压和下肢无力。PVB 的其他潜在并发症还包括血管和胸膜损伤。然而，由于椎旁间隙体积大，血肿形成而导致严重并发症的可能性非常低。通过直视操作或者让经验丰富的麻醉医师使用超声引导可以降低胸膜损伤和气胸的发生率[48]。此外，胸部 PVB 的阻滞失败率比 TEA 低，约为 6%[49]。

尽管椎旁神经阻滞的正确实施需要一定的技术经验积累，但考虑到该技术具有相对较轻的不良反应和同等类似的镇痛效果，其在临床工作中也被逐渐广泛开展。相关的超声解剖结构见图 25-3。

（十一）胸段硬膜外麻醉

一直以来，TEA 都被认为是胸外科缓解疼痛的金标准。已有一些研究评估了各种镇痛方式对开胸后慢性疼痛治疗的有效性。在这些研究中，我们发现患者是否接受了硬膜外镇痛对于疼痛的治疗很关键，同时硬膜外镇痛的管理也显得尤为重要[41]，这对于预防 PTPS 起到了积极的作用。另外，胸段硬膜外注射也常用于治疗 PTPS。

有两个入路可以完成胸段硬膜外麻醉，这两条途径最重要的决定性因素就是操作者的专业知识水平和让患者感到舒适的操作水平。然而，有人认为胸椎节段上进行旁正中入路可以明显减小的穿刺角度，使大多数情况下穿刺针能够以可预测的深度接近硬膜外腔，尤其是 T_{11} 椎体水平以上[50]。

另外，除了风险和并发症外，一些研究表明由各种原因导致的 TEA 失败率在 10%～15%，最高可

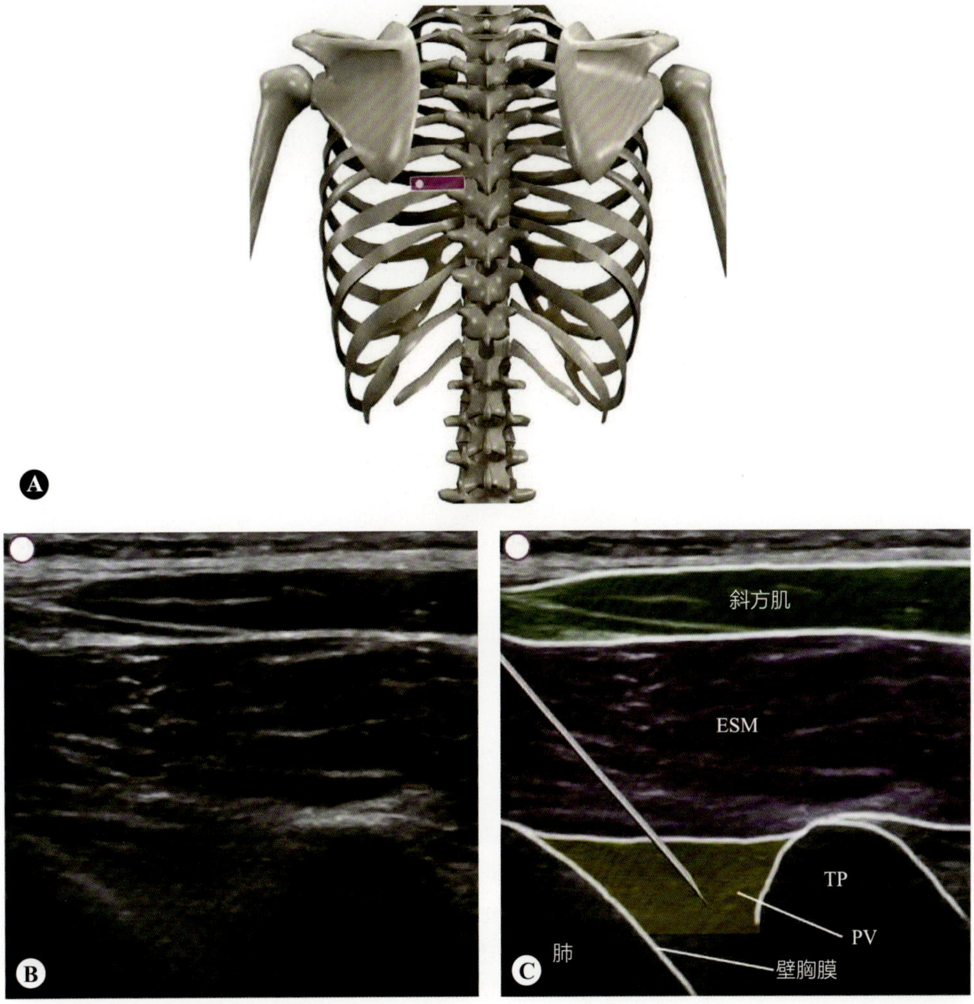

▲ 图 25-3　**A. 探头横向放置在背部 T_8 水平，略向头端肋骨侧倾斜；B. 标记的椎旁阻滞长轴平面内入路的超声图像；C. 标记的椎旁阻滞长轴平面内入路的超声图像**

ESM. 竖脊肌；PV. 椎旁间隙；TP. 横突；

达到 32%[51, 52]。几十年来，研究发现 TEA 在减少术后肺部并发症方面的相对益处有所减少，原因可能包括手术技术的改进、预防性抗生素的使用、术后护理的改善（即避免鼻胃管）、肺部物理治疗的改善或早期下床活动。

（十二）神经调控

关于应用神经调控治疗 PTPS 效果的研究报道很少，但它在临床上已经得到了开展和临床应用。有病例报告描述了一名患者在植入脊髓刺激器（SCS）装置 4 个月后症状完全消退 [53]。这位患者的 SCS 控制装置放置在 T_3 水平，这在临床实践中比较常见的放置区域，目的是确保能够充分覆盖疼痛区域。关于 SCS 的工作原理有许多推测，其中最著名的是"门控制理论"，该理论认为 SCS 设备产生的振动感觉可能会干扰疼痛信号 [54]。同时也存在多种其他理论，包括中枢脱敏和抑制 A-β 纤维中的表型转换 [54]。正如这个案例研究中发生的那样，一旦关闭 SCS 设备，疼痛很可能会复发。另外，即使证明周围神经刺激（PNS）和周围神经区域刺激有效性的研究证据很少，但临床医师一直在使用 PNS 来尝试达到与 SCS 相同的效果。此外，还有一些病例报告表明在手术瘢痕和椎旁周围区域的神经刺激有潜在益处 [55-57]，但是这项技术在广泛应用前仍然需要进行更多的探寻性研究。

结论

PTPS 是一种复杂的疾病，通常是一种排除性诊断。PTPS 的发病率差异很大，许多研究认为开胸术后患者的发病率超过 70%[15]，患者主诉有烧灼感、疼痛超敏反应、疼痛和麻木，最常见于切口部位，有些人还会出现与 PTPS 相关的汗腺分泌异常和肌筋膜综合征。充分的术后镇痛对于预防 PTPS 的发生至关重要。积极的多模式镇痛是最合适的策略，特别是在进行更具创伤性的手术时。与预防一样，对 PTPS 进行治疗时也需要采用多模式镇痛的方法，其中包括区域麻醉技术、药物干预管理和神经调控。另外，我们需要对这种难治性疾病的病理生理学和治疗进行深入研究和探讨。

第 26 章　开胸术患者的术后护理

Postoperative Care of the Thoracic Patient

Evren Şentürk　Funda Gök　Mert Şentürk　著

王迎斌　唐　蓉　译

麻醉医师不仅要在术中，更要在整个围术期管理手术患者。在围术期医学的多学科背景下，麻醉学是应对来自实践、经济和科学观点所有挑战的重要组成部分。胸外科手术的麻醉在麻醉学领域中可能是麻醉医师担任围术期内科医师角色的最佳写照。通常开胸手术患者的术后管理是由重症监护病房麻醉医师或者与胸外科和呼吸科医师组成的多学科团队共同主导。本章节旨在总结开胸术后患者的术后护理。术后并发症、术后镇痛及加速术后康复（enhanced recovery after surgery，ERAS）策略部分在本书的第 53 章进行讨论。

近年来，手术、麻醉和重症监护技术方面取得了显著进展。然而，近期报道的胸外科手术术后并发症的发生率仍然高达 27%[1]。如此高的并发症发生率可能归因于既往不适合手术的患者现在可接受较大手术。

加速胸外科术后康复（enhanced recovery after thoracic surgery，ERATS）可能是降低术后高并发症的一种方法[2]，具有有益理念且非常有前景的指导措施，但应该强调的是，它们是基于强有力的建议，而非科学依据；因此，不同国家的不同中心采用不同的方案，提出相似但不相同的建议也就不足为奇[3-5]。

事实上，对于胸外科术后护理可能面临的挑战，目前仍缺乏明显的证据支持。然而，ERAS 理念适用于围术期的所有阶段，即术前评估与准备、术中管理和术后护理，都应以快速康复和减少并发症为重点。

一、术后监护的地点和构造：重症监护病房、重症康复病房还是麻醉恢复病房

目前还没有明确的标准来决定是将患者送往 ICU 还是麻醉恢复病房（postanesthetic care unit，PACU）。以往开胸手术后的患者几乎都被常规送往 ICU。然而近年来，很难在 ICU 找到可用的床位，这些床位越来越昂贵但并不是越来越有益。事实上有研究表明，虽然选择性转入 ICU 降低了总发病率和并发症的发生率，但并没有改变死亡率（7.3% vs. 7.3%）；此外，选择性转入 ICU 会导致住院时间延长[6]。PACU 质量的不断提高，为术后住院提供了一种经济有效且可靠的选择。

目前的趋势是从 ICU 转入 PACU 或重症康复病房（high dependency unit，HDU）。在大多数机构中，接受肺切除术、食管切除术或气管切除术的患者都住进了 ICU。在最近的一项回顾性研究中，451 名接受电视胸腔镜外科手术（VATS）肺叶切除术的患者［除慢性阻塞性肺疾病（COPD）、非一期癌症、多孔 VATS 和年龄≥60 岁的患者］，在普通病房选择性的重症监测（医嘱是常规重症监测，而不是重症监护）是安全可行的，没有不良结果[7]。在选择术后护理地点时，设备齐全且有适当监测的病房是一个合理的考量因素。

将患者转入 ICU 的术前标准取决于患者的医疗状况、手术的类型、程度，以及医疗机构。我们建议针对患者是否被送往 ICU 或 PACU 进行一项术前标准化的预测，这有助于建立更合适的患者护理体

系。最近一项有趣的研究表明，非计划入住 ICU 的患者死亡率更高（29% vs. 0.03%）[8]。

二、评分系统对术前预测术后状态有多大帮助

一般而言，有三个因素影响术后护理地点的选择：患者相关风险（据此评估可改变和不可改变的因素）、手术风险和术中意外事件。

一些与患者相关的因素，如年龄>70 岁、美国麻醉医师协会（ASA）评分≥3 分、肺纤维化疾病或术前新辅助化疗，通常被认为是术后进入 ICU 的潜在适应证[9, 10]。外科手术，如肺切除术、气管和支气管切除术、食管切除术、肺减容术和移植被认为（不完全是）是高危手术。可改变因素（如吸烟）和不可改变因素（如年龄）之间的差异是最具有临床意义的指标，对可改变因素进行术前干预可能会减少患者对 ICU 治疗的需求[11]。其他一些因素（如原有肺部疾病、肥胖、心血管疾病、高血压、糖尿病）是部分可以改变的。为了改善可改变和部分可改变的因素，术前康复 / 预康复方案已被证明对微创胸外科手术后并发症的发生和严重程度有积极影响[12]。由此可见，胸外科患者的术后护理应从术前开始（见第 9 章）。

在一些研究和综述中已经阐述评分系统[13]和危险因素的定义，它们有助于定义患者相关手术风险的复合指标，并提供有关确定术后治疗地点的一些客观标准。虽然不同中心的情况可能有所不同，但不同评分系统关于将患者送入 ICU 的总体建议如下[14]。

(1) 手术死亡率概率模型（S-MPM）>5 分。

(2) 修订版心脏风险指数≥3 分。

(3) 胸科修订心脏风险指数（ThRCRI）>2.5 分。

(4) 外科 Apgar 评分≤5 分。

(5) ARISCAT 评分>45 分。

ARISCAT 研究报告了术后肺并发症（PPC）发生的风险评分，包括七个独立的危险因素[15]，患者相关危险因素和手术危险因素对总体风险的影响相同，并且已被证明具有预测能力[16]。目前，该评分系统已被用于多项研究和临床实践。然而，在胸外科患者术后治疗地点的决定方面仍有很大的灰色地带，原因如下。

(1) 首先，评分系统最初并不是为此目的定义的。

(2) 即使在大型医疗中心，也有大量患者因术中（如较长的手术时间、较长的单肺通气时间、大量失血和气胸）或术后（如呼吸功能不全、和肺不张）因素而意外转入 ICU。

(3) 通过预测 ICU 与 PACU 的平衡，还应考虑术后并发症的发生率、再入 ICU 的费用及未能抢救成功的情况。与胸外科手术较少的中心相比，大型医疗中心的一个主要优势就是有资源和经验来解决这些问题。

(4) 当地条件起着非常重要的作用：各机构根据自身的优势和组织方案的不同，制定了不同的术后入院标准。护士和卫生人员的数量及经验、术后患者 /ICU 床位的比例、PACU 的条件等诸多因素都会影响不同医院在术前条件相同、手术程序相似的情况下将患者转至 ICU 或 PACU 的决定。

三、胸腔引流管的管理

胸腔引流管被认为是所有胸内手术的常规操作。因此，医生应熟悉胸腔引流的正确处理、诊断和并发症的治疗。胸腔引流管排出空气（放置于腹侧或头侧）和（或）液体（放置于背侧或尾侧）。因此，医生的目标是监测、预防或治疗漏气和过度胸腔引流[17]。尽管近 10 年来数字胸腔引流系统的使用越来越多，但临床医师在处理开胸术后患者时仍应掌握经典的三瓶胸管引流系统的原理（图 26-1）。

ERATS 方案的引入再次显示了胸管管理的争议。关于胸腔引流管管理有以下几个问题。

1. 吸引还是不吸引

胸膜的空气可以被动吸入（采用水封），也可以主动吸入（采用壁吸）。ERATS 方案充分总结了吸引和所谓水封的利弊。吸引方法与临床结局的关系相对较弱，容易受到胸腔引流管管理方案中其他组成部分的偏倚[18]。然而，有一些通用的方法。

(1) 一般来说，应避免常规使用负压吸引，并且应仅限于持续漏气和不可膨胀的肺。

(2) 负压不应超过 15～20cmH_2O。

(3) 全肺切除术后，由于存在纵隔移位的风险，不应施加负压。

2. 引流和清除

胸外科手术后，应仔细监测血液引流，特别是在早期阶段，引流过多应发出紧急警报，立即联系

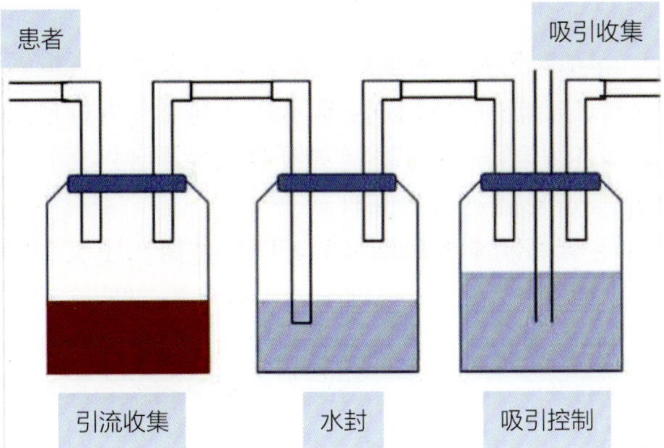

▲ 图 26-1　三瓶系统

只使用第一个瓶（引流收集）会由于瓶内液体 / 血液水平上升和（或）血液和空气的泡沫混合而导致引流阻力增加；添加第二个瓶子（水封）允许液体只排到第一个瓶子，空气进入第二个，也防止泡沫形成；然而，导管长度的增加会增加无效腔，从而进一步增加阻力，导致液体 / 血液回流至导管和胸膜腔；因此，第三个瓶子（吸引控制）连接主动吸引系统，防止胸管流出物回到患者体内

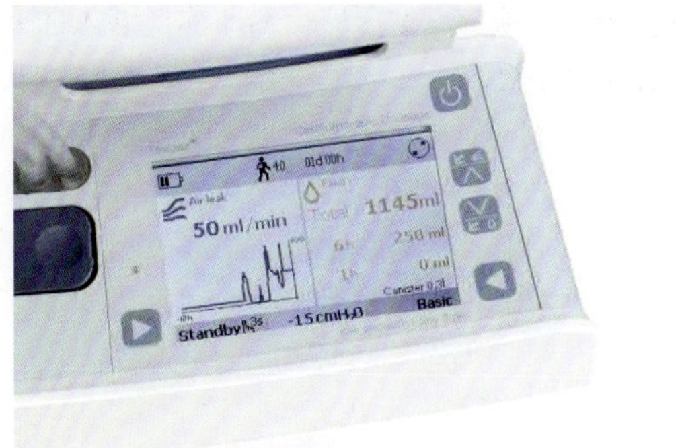

▲ 图 26-2　数字胸管系统的屏幕：持续监测漏气和引流，便于拔除胸管

外科团队。以往凭借经验确定的胸腔引流管拔除阈值（如 200ml/d 或 250ml/d）已被更有力的研究推翻，而且研究表明，如果引流液<450ml/d，只要胸管中没有漏气、脑脊液、乳糜或血液，就可以拔除胸管 [19]。即使在 VATS 肺叶切除术后，500ml/d 的高引流量也仅导致 2.8% 的患者出现需要引流或吸引的临床相关复发性积液 [20]。

3. 其他相关事项

(1) 胸部 X 线片（或肺超声）与胸腔引流管输出量之间的任何差异，都可能表明由于导管堵塞、弯曲、血凝块或吸引失败而导致胸腔引流失败。

(2) 由于存在气胸的风险，在患者转运过程中不应夹闭胸管。

(3) 在拔除胸腔引流管时，应采用 Valsava 手法（最好是在完全呼气后，而不是完全吸气后）[21]，以确保胸内正压，同时快速拔除，以防止气胸。

(4) 数字胸管系统已上市约 10 年，与传统胸腔引流管系统相比，已被证明可以降低长时间漏气的风险，缩短胸管引流和住院时间 [18, 22]（图 26-2）。

四、具体的监测工具

在 ICU 外，胸外科手术后的常规监测包括连续脉搏血氧饱和度（SpO_2）和在特定时间内行胸部 X 线片（chest X-ray，CXR）。然而，常规 CXR 的模式可能会发生变化：每日行 CXR 的优势与选择性临床评估对比，研究未能报告基于常规 CXR 的死亡率、住院时间或不良事件的任何变化 [18]，只有缺氧的患者例外。另外，仅因临床怀疑有潜在问题而进行的选择性 CXR 存在错过肺部并发症初始阶段的风险。低辐射剂量 CT 可对肺水肿进行可靠评估，但由于其费用高、转运风险和辐射暴露，似乎并不是一种可推广的替代方法。而肺部超声（LUS）除了具有其他优势外，似乎也解决了这一困境。

液体治疗一直是胸外科手术围术期的经典问题，如何选择最佳的液体管理是另一个挑战。新技术不仅可以帮助确定是否需要给予更多的液体，还可以帮助监测右心室功能。

（一）肺超声作为一种新工具（见第 54 章）

LUS 是一种快捷、廉价、易于使用且可靠的成像方式 [23]。它可以诊断 CXR 中可能存在或未发现的气胸 [24]（图 26-3A）；以及肺水肿、胸腔积液、皮下气肿和肺炎（图 26-3B 至 D）。结合有限的心脏或血管超声信息，LUS 有助于肺栓塞的诊断 [25]。

Lichtenstein 定义了 LUS 评估的基本知识 [26]。该方法的实验原理：在正常肺组织中，超声检测不到小叶间隔，胸膜线产生水平重复伪影，称为 A 线（图 26-3E）。在血管外肺水（EVLW）增加的情况下，胸膜下肺泡水肿，由此产生的气液混合物通过超声产生病理性 B 线。这些 B 线代表由充满液体的肺泡和充气的肺泡之间的气液界面产生的混响伪影 [26]（图 26-3B）。B 线的数量和 EVLW 的增加呈线性相关，从表现为 4～8 条 B 线的间质水肿到严重的肺

泡 – 间质综合征（AIS）状态即多条 B 线汇合到白肺的出现[27]（图 26–3B 和 F）。AIS 的超声表现也有助于鉴别其可能的病因，B 线均匀分布、肺滑动正常及均匀性胸腔积液的高发生率提示左心房高压和静水压增高。而在急性呼吸窘迫综合征（ARDS）时，B 线增多，可以看到合并有胸膜线异常、肺滑动缺乏、组织形态不均匀和（或）实变，如肺脉搏和支气管空气征。

通过经胸超声心动图（TTE）可以评估心室功能。尤其在胸外科手术中和术后右心室功能一直被认为是难以评估，也经常被低估的患者中[29]。

此外，超声检查（DUS）对膈肌的评估可能为临床医师提供额外帮助。胸外科手术后膈肌功能障碍是导致术后肺部并发症增加的原因之一[30, 31]。膈肌超声检查是一种可以在床旁进行的无创检查方法。为此，膈肌可以用两种不同的方式进行评估，其中包括膈肌位移（DE）和膈肌增厚（DT）分数的功能评估（图 26–3G 和 H）。一项使用 DE 进行膈肌功能评估的研究显示，最初 24h 内检测到的膈肌功能障碍与最初 7 天内发生的 PPC 相关。Spadaro 等在一项前瞻性研究中纳入了 75 例接受 VATS 和开胸手术的患者，膈肌功能障碍定义为膈肌活动度＜10mm，分别于术前和术后（即术后 2h 和 24h）进行超声评价，开胸组术后 24h 膈肌功能障碍的发生率高于胸腔镜组（分别为 83% 和 55%）。术后第 1 天膈肌功能不全的患者发生 PPC 的比例较　高（OR=5.5；95%CI 1.9～16.3；P=0.001）[32]。虽然目前针对这一问题的研究较少，但现有证据的价值提示了 DUS 的重要性和进一步研究的必要性。

因此，在胸外科术后实践中，LUS 应该被认为是一种有益的诊断工具。

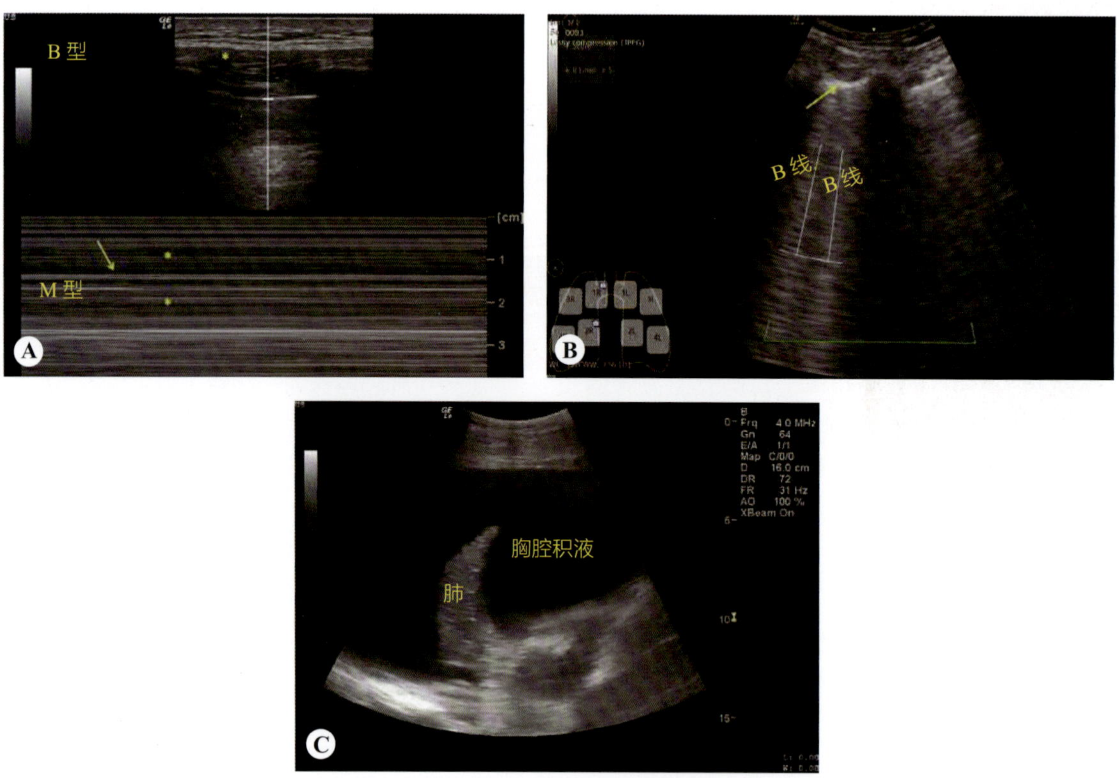

▲ 图 26–3　肺部超声筛查

A. 线性（平流层）标志，这是气胸患者的典型表现；在 M 型图像上，可以看到壁胸膜以上由皮下和肌肉组织构成的静态胸壁（黄箭），以及壁胸膜和位于胸膜下的静态胸壁结构的反射；在 M 型模式上获得的图像被称为线性或平流层标志；*. 静态胸壁。B. B 线声像图，这是一种高回声的伪影，源于胸膜的垂直混响，由于肺通气而延伸到屏幕的末端；B 线数目与血管外肺水有关；胸膜增厚（黄箭）。C. 胸腔积液；胸腔积液通常表现为脏胸膜和壁胸膜之间无回声的间隙；在后外侧肺泡或胸膜综合征（PLAPS）点进行评估；在这张图片上，太多的积液值得注意；注意肺下叶由于积液而变得不张

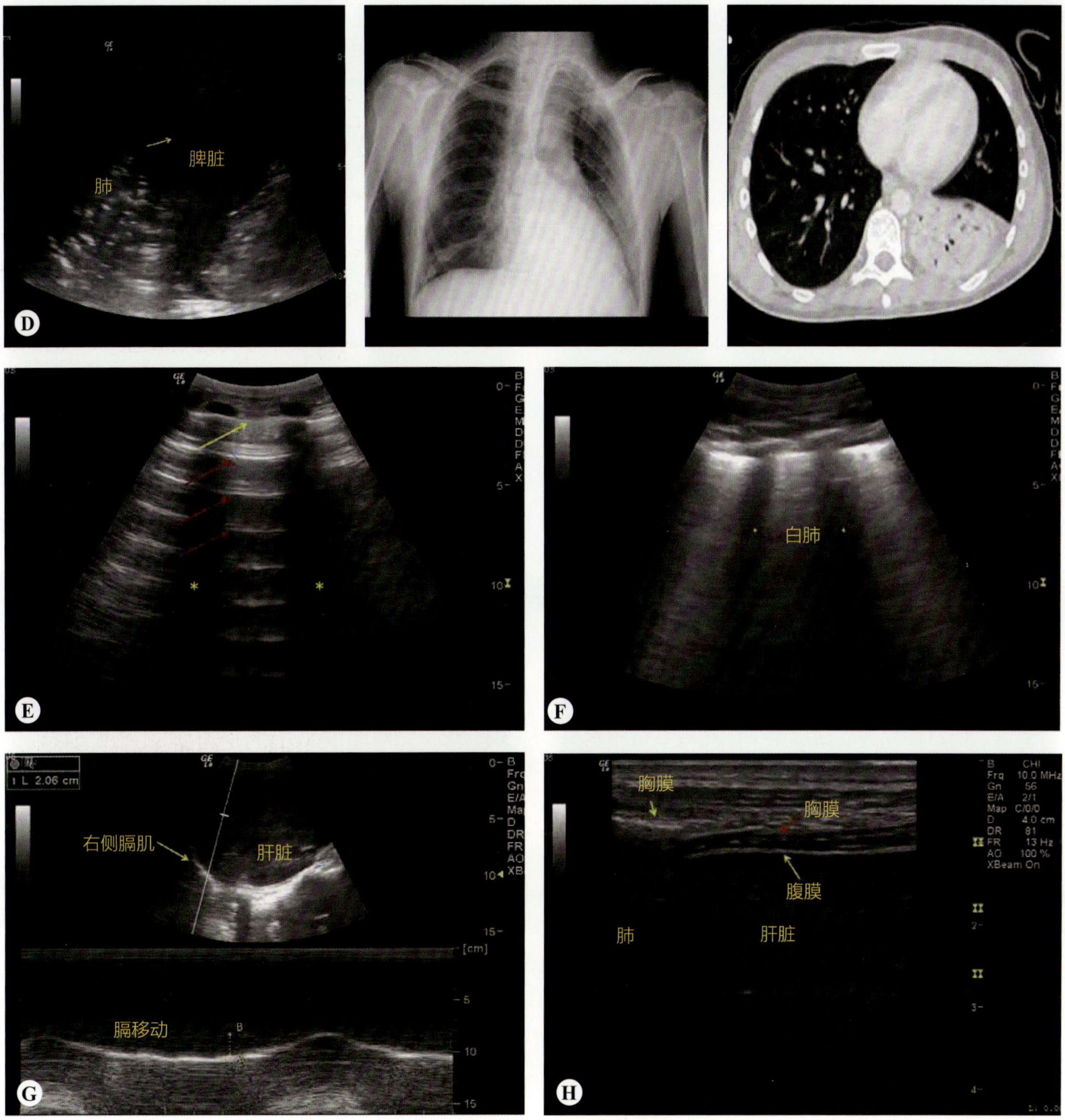

▲ 图 26-3（续）　肺部超声筛查

D. 大叶性肺炎患者的超声、胸部 X 线和计算机体层成像（CT）图像；在超声图像上，可见以高回声标点形式出现的合并区域；此外，在膈肌周围观察到少量胸腔积液（黄箭）；虽然超声图像和 CT（实变和支气管充气征）显示明显的病理改变，但在胸部 X 线上这些图像并没有特征性。E. 通气正常的肺超声图像；A 线（红箭）是水平混响的伪影，在胸膜（黄箭）以下以偶数间隔延伸；这些间隔等于胸膜和换能器之间的距离；在一些气胸病例中可见 A 线；F. 多条 B 线汇合导致的白肺显影；增厚的胸膜；图像取自 1 例俯卧位状态的急性呼吸窘迫综合征患者。G. 通过凸探头检查的右侧膈肌的超声图像；通过 B 模式检查膈肌获得上部图像；膈肌表现为肝周围的高回声线；用 M 型超声检查膈肌获得后续图像；呼气（A）和吸气（B）的终点用卡尺标记；膈肌的移动是这两点之间的差值；图中测量的偏移为 2.06cm。H. 通过用线性探针评估隔膜获得的图像，膈肌是位于腹膜和胸膜之间的低回声横纹肌层；*. 肋骨阴影

(1) 与 CXR 相比，它对病变的诊断更具有特异性和敏感性。

(2) 它可以监测 EVLW，这在胸外科围术期尤其具有挑战性；并在某些情况下可以区分 EVLW 增加的原因。

(3) 通过切换到 TTE，可以监测右心室功能。

(4) 最后，超声可以指导血管置管和鼻胃管更换等操作。

对于接受胸外科手术的患者，由于原有疾病引起的解剖异常或手术引起的改变会限制 LUS 的诊断价值，术前 LUS 评估是消除这一局限性的合理方法[23]。

（二）液体管理及其监测

自 Zeldin首次定义全肺切除术后肺水肿（postpneumonectomy pulmonary edema，PPE）以来，一系列研究表明围术期液体超负荷与术后呼吸衰竭的发生率有直接关系。液体治疗是胸外科围术期最重要的挑战之一，有研究表明，补液试验往往不能增加血管内容量，反而会导致液体渗漏到间隙[33]。即使在不同的研究中，自由疗法和限制性疗法的定义也存在本质上的差异。关于不同治疗方案的争论，如目标导向疗法或零平衡疗法，适用于所有类型的手术[34, 35]，而由于几个附加因素，胸外科手术的挑战更大。

另外，“越少越好”的想法也不合适：限制液体的方法没有想象中的证据充足，事实上，液体不足可能与组织灌注不足有关，如急性肾损伤和其他终末器官衰竭[36]。肺没有第三间隙的说法是准确的，但值得注意的是其他器官也没有第三间隙，所以这个难以捉摸的第三间隙是一个未解之谜[37]。此外，还需注意的是早期的研究表明，高液体输注与肺损伤之间的关系往往存在偏移，是因为还存在许多其他因素，如大潮气量机械通气造成的肺损伤。血管内液体渗漏到间质间隙的一个重要病理生理途径是内皮糖萼的破坏[38]，研究显示，许多因素（如非保护性机械通气、手术创伤）可引起或至少与内皮糖萼的损伤相关。与 ARDS 和呼吸机相关性肺损伤相似，补液并不是唯一的原因，但可能是 PPE 症状恶化的促发因素，静脉输液会让情况更糟，但并不会直接造成 PPE[39]。

开胸术中及术后均应避免液体过负荷。Slinger 建议术中应限制液体量＜2L，并且应该将手术当天的液体量限制为＜3L[40]。最新版指南建议围术期液体正平衡不要超过 1500ml［或 20ml/（kg·24h）］[2]。开胸术中和术后低血压很少由血容量不足引起，更多的是由血管扩张引起（如胸段硬膜外麻醉），如果考虑低血压可能是由相对血容量不足引起，使用小剂量的儿茶酚胺会优于较多的液体输注[41]。

监测液体平衡是必需的，特别是对于有急性肺损伤（ALI）风险的患者。肺动脉漂浮导管几乎已完全被更新的无创设备（如 LUS）或半侵入性设备所取代[23]。其中，单指标经肺热稀释法（single-indicator transpulmonary thermodilution,TPTD）可定量评估 EVLW 指数（EVLWI）[42]，并可通过脉压曲线分析监测心排血量[43]。脉压变异度分析也可以在术中预测容量反应性[44]；另一种方法称为脉搏灌注变异指数（pleth variability index，PVI），通过脉搏血氧饱和度的变化提供容量状态信息[45]，该方法具有无创的优点，现有的研究似乎很有前景。

在 VATS 和开胸手术单肺通气期间，这些技术的可用性值得关注。尽管存在争议，但大多数研究报道称每搏变异度和脉压变异度对预测胸外科手术患者的容量反应性并无帮助[46]。然而，术后阶段与单肺通气期间的情况不同，对 TPTD 测量估计肺切除术后 EVLW 准确性的担忧在双染色技术中得到了验证，并发现在长达 12h 内相关性良好[47]。然而，TPTD 也有局限性：假设肺灌注分布均匀，只能在灌注的肺区域进行测量。围术期的一些因素，如肺切除、低氧性肺血管收缩等，会损害肺组织的均匀分布[23]。

通过对 EVLW 的测量，可以获得更合理的液体管理。事实上，EVLW 已被证明是危重患者生存的独立预测因素[48]，因此临床医师可以改变以往的限制性液体管理方法，通过目标导向治疗实现正常容量[49]。对于脓毒症或 ARDS 患者，EVLW 的阈值似乎在 8～9ml/kg[42]，虽然胸外科术后患者的异质性使决策更加复杂，但这一阈值仍然有帮助，将 TPTD 测量结果与 LUS 相结合（术前与术后 LUS 的变化）可获得更可靠的治疗方案[23]。关于液体治疗或血管活性药的决定应基于几个参数，见框 26-1[42, 49]。

液体的类型也是讨论的一个主题。胶体主要是羟乙基淀粉（HES），目前仅适用于急性失血，但其在 PACU 或 ICU 的术后应用似乎是个例外。而且，值得注意的是现有的大多数数据并非来自胸外科患者，而是来自 ICU 中的脓毒症危重患者或接受心血

框 26-1　液体管理

1. 液体管理的经典目标是：心脏指数>3L/(min · m^2)(在某些临床情况下，血压正常值可能也是一个更简单、更合适的目标)
2. 维持正常血容量(仅在极端情况下采用限制性方法)
3. 应该监测血管外肺水指数
- 经肺热稀释(阈值：10ml/kg；脓毒症和 ARDS 8～9ml/kg)
- 肺部超声
  – 对比术前、术后 LUS 图像
  – 比较手术肺和非手术肺
4. 评估组织氧合
5. 决定：液体 / 利尿药、血管收缩药、正性肌力药

管手术的患者。在一项回顾性研究中，胸外科手术后急性肾损伤(AKI)的发生率为 5.1%(74/1442)。晶体液限制与 AKI 无相关性；有趣的是，当给肾功能下降或有两个以上危险因素但肾功能正常的患者使用羟乙基淀粉时，AKI 发生率更高。作者认为，高危患者在接受胸外科手术时应谨慎使用羟乙基淀粉[36]。除了在有肾脏风险的患者中存在缺陷外，本研究对羟乙基淀粉的关注也仅限于这些患者。胸外科手术的麻醉医师倾向于将羟乙基淀粉与平衡晶体液(而不是生理盐水)联合使用，作为多模式液体复苏的一部分[2, 49]。

(三)右心室功能监测

众所周知，肺切除术后右心室射血分数(RVEF)下降高达 25%[50]，可导致术后右心室(RV)功能障碍。直到现在，由于缺乏一种简单廉价的技术来获得可靠的诊断标准，对 RV 和肺血管功能的评估仍然有限[51]。围术期因素，如原有肺部疾病、包括单肺通气(OLV)在内的通气策略和胸段硬膜外麻醉等镇痛方法均可对右心室功能产生不利影响[52]。近年来，利用心脏磁共振技术证实了肺切除术与右心室功能障碍之间的关系。McCall 等利用心血管磁共振成像评估 27 例患者肺切除术后的右心室反应，术前、术后第 2 天、术后 2 个月进行心脏磁共振容积和流量分析。他们发现 RVEF 从术前的 50.5% ± 6.9% 恶化到术后第 2 天的 45.6% ± 4.5%，并在 2 个月内持续下降到 44.9% ± 7.7%(P=0.003)。因此，他们得出结论，右心室功能障碍发生在肺切除术后，并持续 2 个月[53]。在另一项研究中，TTE 用于辅助诊断肺切除术后右室功能障碍[29]。研究表明右心室功能障碍持续至术后 2 个月，并且在全肺切除术患者中更为严重，而胸腔镜可能具有保护作用。

采用 TTE 这种相对简单、无创的方法，有助于为胸外科手术的术前、术后护理提供新的靶点。预防右心室功能障碍可以改变我们目前的机械通气，液体管理，甚至术后镇痛的策略。

五、胸外科手术后的通气支持

本节将重点关注并仅限于胸腔手术后通气支持的具体特点。手术后通气支持的适应证包括：①患者有严重术前并发症(术前计划的 / 预防性)；②术中并发症(出血 / 预防性)；③术后并发症(术后肺损伤 / 治疗)。几乎所有胸腔手术后的潜在并发症都会导致急性呼吸衰竭(ARF)(图 26-4)。

术后机械通气存在两个严重的并发症。

(1) 肺实质和气管支气管的损伤：肺损伤风险是机械通气的常见问题。在胸腔手术患者中，由于正压通气的影响，对缝合线的创伤可能会破坏支气

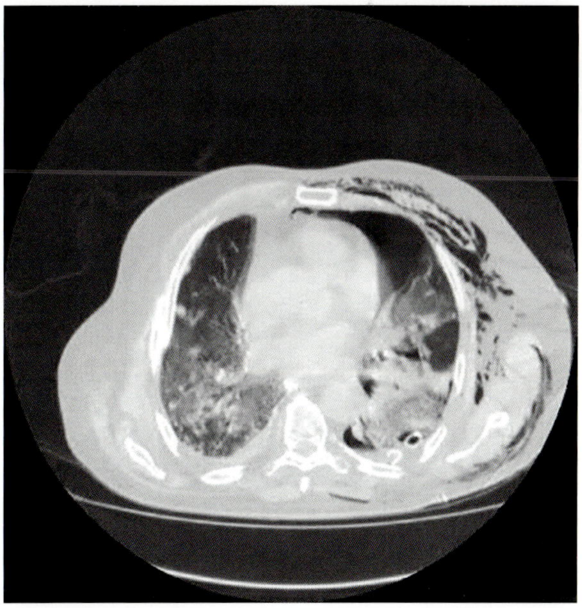

▲ 图 26-4　急性呼吸窘迫综合征的胸外科手术后(左肺上叶切除术)患者的计算机体层成像：手术切除组织区域空间；其他肺不张区域；两侧(包括右侧)肺部浸润区域(无任何感染临床征象)；皮下气肿

管断端，构成额外的风险。

(2) 呼吸机相关性肺炎（VAP）：机械通气作为治疗 / 预防呼吸衰竭的方法本身就可能导致 ALI（即与通气相关的肺损伤）[54]。随着相对较新的方法，如无创通气（NIV）或高流量氧疗（HFO）在实际操作中的引入，传统机械通气目前仅适用于有限的患者群体，在这些患者中，机械通气甚至可能更加危险。

开胸手术后的特殊患者可能已存在胸外科医师和麻醉医师对其多次通气的损伤：外科医师会切除较大部分肺；此外，他们操作剩余的肺组织会对其造成损伤，并对呼吸肌造成伤害。开胸手术是最痛苦的手术之一，可能会导致进一步的通气障碍。OLV 可能会引起肺损伤，特别是如果 OLV 管理不当并缺乏保护性 [55]；此外，过度的液体输注和输血可能会直接损害肺部。有趣的是，在非手术的通气侧肺中发生术后肺损伤的可能性比手术的塌陷肺更高，这表明术中通气会影响术后肺功能 [56]。

因此，在 PACU 或 ICU 中，只有在绝对必要时才应继续或重新启动机械通气；在有创机械通气指征之前，应考虑使用创伤性较小的呼吸支持方法。

通气支持的每一步骤均可增加风险（图 26-5）。

在术后决定是否继续机械通气方面的一般原则。

(1) 如有可能，应在手术前或手术过程中做出决定，并应在手术结束时重新评估术前预测的决策。

(2) 对于预测需要术后机械通气的患者，在手术中使用支气管封堵器可能更安全，因为不需要更换管道。

(3) 如果使用了双腔导管（DLT），应在手术结束时用普通气管导管（ETT）替换。在某些机构中，对于预计在手术结束后不久内将拔除气管插管的患者（假设 ICU 工作人员熟悉使用 DLT），DLT 可以保留（注意：支气管腔的套囊应放气）。如果使用 Univent® 导管进行 OLV，则管道可以保留，并且封堵器应被拉回到主气管内。

(4) 自主呼吸优于机械通气，辅助通气优于控制通气；但是，强制性再次插管是最差选择。应优先选择 NIV 和（或）HFO 治疗。

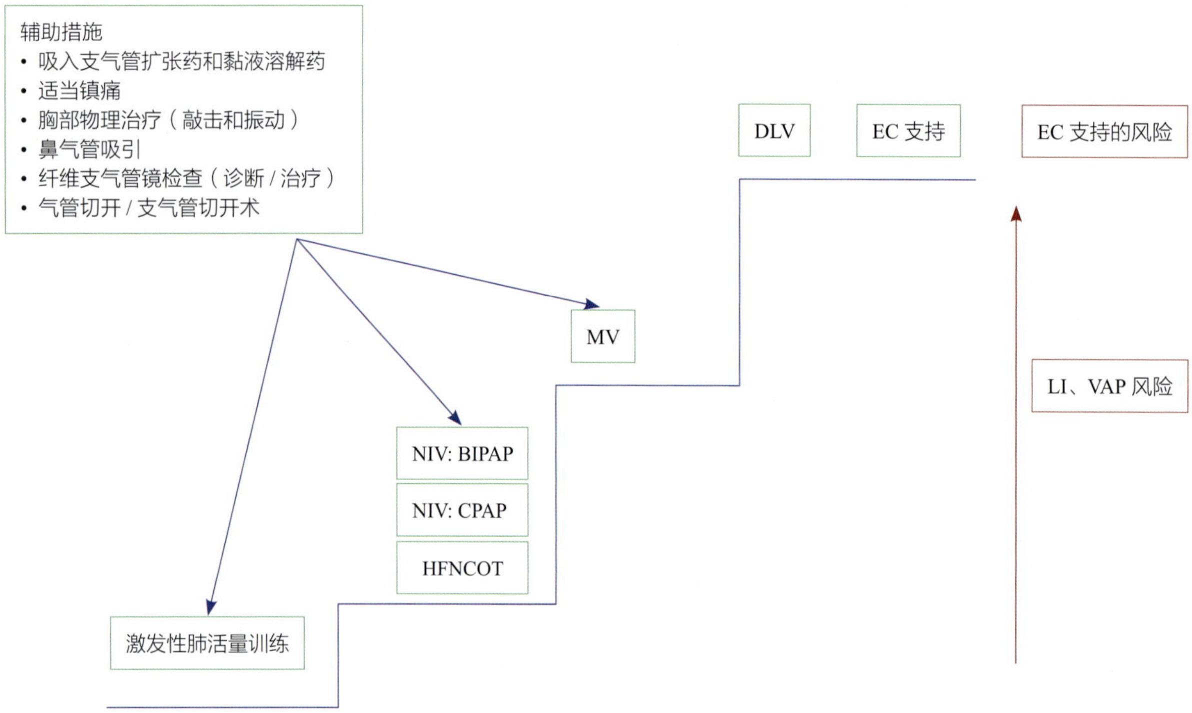

▲ 图 26-5　胸外科手术后患者的通气支持阶梯

阶梯越高，风险越大；应避免上升，而应以下降（脱机）为目标；辅助措施有助于下降；DLV. 差异肺通气；EC. 体外；LI. 肺损伤；MV. 机械通气；NIV-BIPAP. 无创通气 – 双相正压通气；NIV-CPAP. 无创通气 – 持续正压通气；VAP. 呼吸机相关性肺炎

(5) 脱机是从气管插管患者入院时就开始的过程。

（一）胸外科手术后的保护性通气

保护性肺通气（PLV）目前是机械通气的首选方法，并且对于胸外科手术后患者的易损肺组织至关重要。PLV 是由几个组成部分构成的一组措施：采用小潮气量（<7ml/kg）；限制通气压力（<30cmH_2O）；使用适当的呼气末正压通气（PEEP）；应用肺复张操作（RM）。

保护性通气已被证明对于 ARDS 患者在 ICU 和 OLV 中都具有有效性和保护性。虽然这些共同的规则通常可以使用到胸外科术后患者的 PLV，但对于这一群体也存有一些特定的限制和条件。

1. 术中使用的潮气量为 6～8ml/kg（理想体重），与术后肺功能衰竭的发生率降低有关。此外，功能性肺组织的减少（类似于 ARDS 的婴儿肺）也已经存在。因此，可以质疑 6ml/kg 的潮气量是否起到足够的保护。在一些患者中，即使使用小潮气量，也可能需要较高的通气压力，因此可能需要进行体外通气支持。

2. 对于术后患者来说，监测吸气和呼气潮气量的差异非常重要，因为它是一个简单、可靠和客观的监测漏气的方法。

3. 即使降低 V_T 可以通过增加呼吸频率来补偿，但这种方法也有一些缺点：较短的吸气时间会产生高通气压力，较短的呼气时间会导致气体阻塞和内源性呼气末正压通气（auto-PEEP）。更重要的是，轻度高碳酸血症在许多情况下是允许的[59]，甚至可持续几小时，具有治疗作用[60]。但是，高碳酸血症增强了低氧性肺血管收缩，因此在存在肺动脉高压的情况下（在胸外科手术后患者中更为常见），允许性高碳酸血症是禁忌的。在其余人群中，允许性高碳酸血症可以作为 PLV 的合理组成部分。

4. 吸入氧浓度（FiO_2）对机械通气和自主呼吸患者都非常重要：由于手术后患者的氧气消耗增加，故常规为所有手术后患者采取吸氧。此外，世界卫生组织近期建议在手术后期也要使用高 FiO_2（0.80）来预防手术部位感染[61]。这一建议基于一些研究[62, 63]，这些研究并未在后来的大型研究中得到证实[64]；近期这已经成为我们学科讨论的一个重要问题[65]。高 FiO_2 的缺点似乎比其优点更突出：已知高 FiO_2 会导致吸收性肺不张；其次，高氧会引起冠状动脉和系统性血管收缩，导致血流动力学参数的恶化，例如心排出量降低和外周血管阻力增加[66]。其对于血管壁的影响尚不明确，并有研究正在进行。

5. 使用容量控制通气（VCV）或压力控制通气（PCV）目前尚存在争议：既往研究显示在单肺通气（OLV）时采用 PCV 有益处[67]，但更新的研究并未证实[68]，所以这两种模式对肺部损伤的影响可能没有差别。研究表明，与 VCV 相比，PCV 与降低气道压力相关，进而可改善右心室功能。

6. 更优的方法是避免高通气压力。最大气道压（Pmax：定义为压力控制辅助模式及容积控制辅助模式中的平台压）是与住院死亡率有关的潜在可调节变量[70]。在这项研究中，针对所有患者（无论是否有 ARDS 风险）均规定 18cmH_2O 的 Pmax 作为临界值。尽管在几项研究中，高平台压（包括 PEEP）和高 PEEP 本身已被证明是危险因素，但 Amato 等的前瞻性研究报道显示，监测的主要参数是驱动压（驱动压 = 平台压 –PEEP）[71]。根据这些有关 ARDS 患者的数据，研究确认了驱动压与肺损伤之间的关系，并得出结论：即使在接受保护性潮气量通气的患者中，较高的驱动压也与更差的长期肺功能和结构有关[72]。关于围术期机械通气的影响，驱动压再次被发现是与肺部并发症和死亡发展显著有关的唯一参数[73]。在胸外科手术中，发现驱动压引导通气与较低的 PPC 发生率相关[74]。由于本研究与术中通气策略相关，故笔者认为，类似的方法也可能适用于术后机械通气。此外，ICU 患者和胸外科手术人群之间存在差异，这可以解释到目前为止，尚无证据证实从 ICU 患者中获得的数据可适用于接受胸外科手术的患者。同时，与 ICU 患者不同，大多数进行肺切除的胸外科患者没有 ARDS 或不存在无法复张的肺组织。

7. 作为一个相对较新的实体——机械能，其考虑参数包括 PEEP、峰压和频率：这种理念强调驱动压力是机械能的组成部分之一。机械能是呼吸机在单位时间内向呼吸系统输送的能量。这种方法引入了压力创伤，包括经典的压力、容量损伤和肺不张损伤等（图 26–6）[75]。

简化的能量公式：

$$0.098 \times RR \times V_T \times [P_{peak} - 1/2 \times (P_{plat} - PEEP)]$$

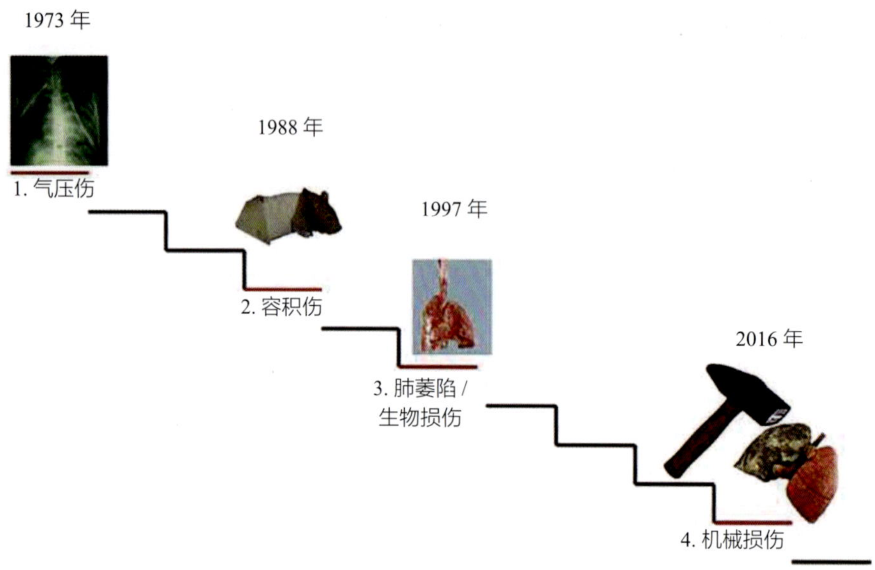

▲ **图 26-6 VILI 概念的演变**

引自 Tonetti T，Vasques F，Rapetti F, et al. Driving pressure and mechanical power: new targets for VILI prevention. *Ann Transl Med*. 2017;5:286.

在 ICU 中，高机械能与更高的风险相关。Serpa Neto 等分析了来自重症监护医学信息库（MIMIC- Ⅲ）和 eICU 合作研究数据库（eICU）的 59 家医院危重病患者接受有创通气 48h 以上的数据，共分析了 8207 名患者的数据，主要结果为住院死亡率。MIMIC- Ⅲ中第 2 个 24h 内的机械能（MP）中位数为 21.4（16.2～28.1）J/min，而 eICU 中为 16.0（11.7～22.1）J/min。MP 与住院死亡率独立相关。高 MP 还与重症监护室死亡率、30 天死亡率及呼吸机脱机天数、重症监护室和住院时间相关。即使在小潮气量下，高 MP 也与住院死亡率相关。MP 与接受有创通气患者的预后不良独立相关。值得注意的是，即使在小潮气量和低驱动压下，高 MP 仍与患者预后不良相关[76]。这种新概念如何影响胸外科手术后患者的机械通气策略，还需要进一步研究。

这种新方法引发了两个新的讨论。

(1) 呼吸频率，在既往对于预防肺损伤的建议中并未包含，现已成为一个重要的组成部分。

(2) PEEP 在肺保护通气中扮演着重要角色（这可能与仅考虑驱动压的方法相违背）。

① PEEP 的优缺点目前仍未达成共识。多项研究表明，PEEP 可改善氧合情况[77]，并且在通气过程中可防止肺泡的反复闭合和重新开放[78, 79]；此外，它可减少 FiO_2 而不影响氧合：PEEP 被认为是肺保护通气的重要组成部分。然而，使用 PEEP 来预防肺不张可能会导致肺过度膨胀，这对肺部造成更大损伤。开放肺和静息肺之间的选择仍未达成共识[80, 81]。个体化的 PEEP 调节以评估每个患者最佳的 PEEP 似乎是一种明智的方法[82]。该方法包括进行肺泡复张后，根据最佳呼吸系统顺应性调整的 PEEP 递减调节；与类似患者相比，已发现与 PPC 发生率降低相关[82]。

另一种确定最佳 PEEP 的方法是再次采用个体化方法，借助电阻抗体层成像（EIT）的帮助[83]。EIT 被认为是机械通气的可靠监测工具，因为它可以持续监测肺不张和肺过度膨胀的情况，在重症监护病房中的运用优势大于手术室。

从 ARDS-Net 研究中的经典 FiO_2–PEEP 表开始，有几种定义最佳或最优 PEEP 值的方法（表 26–1）。有关不同 PEEP 调节方法的阐释可见第 31 章。无论选择哪种方法，均应优先选择个体化。在选择胸外科手术后患者的最佳 PEEP 时，还应考虑对吻合口和缝合线的影响。

②肺复张（RM）：PEEP 可以保持肺部的膨胀状态，但无法打开闭塞的肺组织区域。为了复张萎陷区域，需要通过 RM 进行物理性的扩张[84]。在通过 RM 复张肺后，PEEP 将防止肺再次萎陷。因此，PEEP 和 RM 是肺保护通气的必要组成部分；然而，

表 26-1 呼气末正压通气（PEEP）调整的不同方法

不同方法	简 介	评 价
FiO_2-PEEP 表格	氧气需求越高，PEEP 就越高 来自 ARDS-Net 研究的经典观点	依旧被使用，但不是最佳方式
压力指数	在吸气期间，压力 - 时间曲线呈直线上升（既不凸也不凹），流速恒定	可靠，但需要技术支持
最佳静态顺应性	在应用常规潮气量（而非递减）后，压力变化最小	在一次肺复张操作后，应逐次递减
EIT	对于呼吸最佳通气区域的可视化区分	连续无创性通气，需要具备使用带子的经验[83]
CT	肺不张、过度膨胀和通气区域的视觉区分	精密可靠，但不适用于床旁测试
机械能	通过公式进行测量	较新的方法，其测量值可能低于其他测量方法[75]
最高 PaO_2	在每个水平上进行血气分析测量，每个水平至少持续 10min	（不必要的高）PaO_2 的价格可能很高；过高的测量值可能会对血流动力学产生影响
最高 DO_2	在每个水平上进行 DO_2 的测量是必要的，每次至少持续 10～15min	时间过长（有时可存在有创性）
其他	以上可能的方法都无法获得完美的结果	根据感觉进行滴定

ARDS. 急性呼吸窘迫综合征；CT. 计算机体层成像；DO_2. 氧输送；EIT. 电阻抗体层成像；FiO_2. 吸入氧浓度；PaO_2. 动脉氧分压；PEEP. 呼气末正压通气

目前还没有研究表明胸外科手术后 RM 对患者的影响；并且 RM 禁用于存在气体泄漏风险的患者。此外，RM 和 PEEP 的高压可能对支气管断端和吻合口产生不良影响。因此，在胸外科手术后的患者中，RM 的适应证似乎仅限于特殊情况。

作为胸外科手术后患者 PLV 的简要总结，临床医师应知晓胸外科手术后，肺部有损伤风险。PLV 应作为机械通气的一部分，不仅在术中期间是必需的，而且在术后期间也同样。部分研究已显示术中通气策略对术后肺部并发症的影响，目前也有多中心研究正在进行。ICU 中关于非 ARDS 患者的保护性通气的研究也证实其良好效果。因此，尽管关于此类患者群体中的研究较少，采取保护性的方法对于胸外科手术后患者的通气仍具有一定合理性（框 26-2）。

（二）差异肺通气

差异肺通气（differential lung ventilation，DLV）可以被视为 ICU 中一种单侧肺通气（OLV）的演变。其目标是以不同的潮气量（V_T）和（或）呼气末正压通气（PEEP）同步或不同步地进行两侧肺通气。研究表明，这种方法有利于在侧卧位时的双肺 ARDS 患者。差异肺通气有两个与胸外科手术主要相关的适应证：单侧肺疾病和气体泄漏。

可以使用两个耦合的通气机（主机和从机），实现吸气和呼气的同步。两个通气机也可以非同步使用，但存在引起介质移位的风险。另一种解决方案是一个肺（健肺）采用传统通气模式，而病变肺则应用持续正压通气（CPAP）或高频通气（图 26-7）。

差异肺通气（DLV）具有以下作用。

(1) 保护健康肺免受病变的肺部病理过程的影响（大量单侧咯血、支气管扩张和肺脓肿）。

(2) 在无法进行常规通气的情况下，对于无法控制的气体泄漏（如支气管胸膜瘘），可帮助维持足够的通气以实现氧合和气体交换。

(3) 在存在非均匀浸润分布的情况下，在对病变肺部进行治疗之前，DLV 可以减少对健康肺的损伤。

(4) DLV 可以与所有单侧肺通气方法同步使用；但是，由于必须应用肌松药和潜在的双腔气管导管移位风险，这些技术的长期使用受到限制。

（三）高频通气

为了避免机械通气过程中可能导致过度充气的

框 26-2　胸外科手术后患者的机械通气

1. 若可以通过无创方法（无创通气或高流量氧疗）解决，则不需要使用机械通气
2. 制订并尝试脱机计划：必要操作
3. 氧合目标：PaO_2>55mmHg 或 SpO_2>88%
4. 低通气压（低压力较低潮气量更重要）
   ①平台压：较低水平（<30cmH$_2$O）
   ②驱动压（P_{plat}–PEEP）：<15cmH$_2$O 或<18cmH$_2$O
5. 小潮气量：5～7ml/kg IBW（较低为宜）
6. 低机械能
7. 允许高碳酸血症，直到 pH ≤ 7.3 为止（不宜增加呼吸频率以保持正常血二氧化碳水平）
8. 个体化 PEEP 调整
9. 复张操作（仅在绝对必要时使用）：如有可能，应避免使用
10. 针对特定病例：考虑不同肺通气或体外支持

PaO_2. 动脉氧分压；PEEP. 呼气末正压通气；SpO_2. 脉搏血氧饱和度

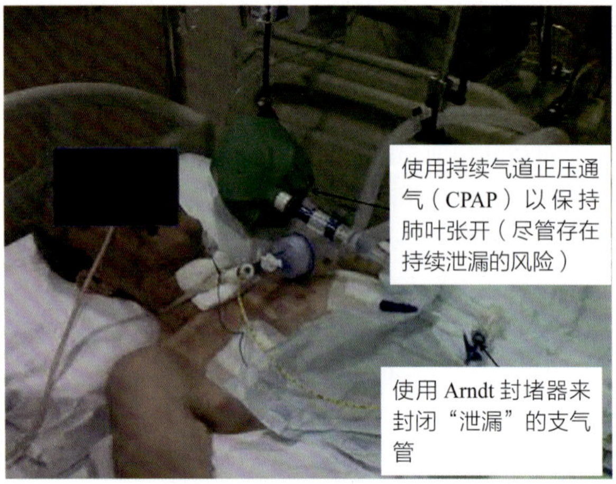

▲ **图 26-7　对于存在持续性支气管胸膜瘘且需要机械通气的患者，可以使用支气管封堵器（如 Arndt 封堵器）阻塞存在瘘口的肺叶或肺部；剩余的肺部按需进行通气，阻塞部位施加低水平持续气道正压通气（CPAP），以防止完全萎陷，避免对瘘口施加过大压力**

高通气压，高频通气（high-frequency ventilation，HFV）可以作为替代方案。实现高频通气有多种方式：其中许多方式中，潮气量（V_T）小于无效腔，但通过结合对流、扩散等不同因素来实现气体交换。高频通气的类型在设置上有所不同［如频率、驱动压和吸气－呼气比（I∶E）等］，可以单独应用或与其他方法（如差异肺通气）结合使用。一项研究中显示，高频冲击通气（high-frequency percussive ventilation）作为 HFV 的一种变体，能有效改善氧合，帮助清除产生的分泌物，并减少肺炎发生率和住院时间。然而，目前尚缺乏针对胸腔手术后患者对 HFV 效果的随机对照试验。

（四）无创通气

无创通气（noninvasive ventilation，NIV）是在没有气管插管或气管切开情况下，对呼吸进行部分或完全支持。与机械通气类似，对于胸腔手术后患者使用正压通气的呼吸支持仍存在风险的，因此仅在必要时使用。与机械通气类似，无创通气可分为一般性治疗和预防性治疗。无创正压通气（noninvasive positive pressure ventilation，NIPPV，两个正压通气压）和持续正压通气（continuous positive airway pressure，CPAP，是一个正压通气压）可在临床所有情况下使用。

NIV 在 COPD 患者中显示出了有益的临床效果。多项研究已经证明，NIV 在胸腔手术后的预防和治疗中的良好效果：NIV 与改善氧合、增加气体交换、减轻呼吸做功（对于胸腔手术后患者来说非常重要）和更好地管理气体泄漏有关。Lefebvre 等对 690 名存在严重并发症风险的肺切除术后患者进行了早期 NIV 治疗的前瞻性评估。他们报道称，113 名患者（16.3%）出现了急性呼吸衰竭（ARF），其中 89 名患者（78.7%）最初通过 NIV 提供支持，包括 59 名低氧性 ARF 患者（66.3%）和 30 名高碳酸性 ARF 患者（33.7%）。NIV 的总体成功率为 85.3%（76/89）。ICU 内的病死率为 6.7%（6/89）。因此，研究证实 NIV 在肺切除术后急性呼吸衰竭中的可行性和有效性。

NIV 主要通过在自主呼吸的患者中使用密闭面罩进行持续气道正压通气（continuous positive airway pressure，CPAP）。在术后低氧患者中，CPAP 的应用可更好针对低氧的病因进行改善。尽管部分医生考虑，在胸腔手术后的患者中，正压通气可造成支气管缝合线和吻合口压力，但 NIPPV 也可以用于治疗和预防策略。通过对 NIPPV 进行仔细调节，可以将跨吻合口的压力梯度（相当于横跨肺压力）调整在安全范围内。在此过程中，暂时停用负压引流胸管有助于保持压力梯度，可作为

一种预防措施。此外，将通气设置调整到提供最低压力［从 3～5cmH$_2$O 的压力支持通气（PSV）开始］还可以改善患者的舒适度和对 NIV 的适应性（图 26-8）。

总体而言，NIV 旨在实现机械通气的优势，即提供充分氧合和气体交换，同时避免其风险。与机械通气相比，NIV 具有以下优势：避免与插管和拔管相关的风险，保留上呼吸道的防御机制；降低呼吸道感染的发生率；允许痰液的排出；有时可进行说话、喝水和进食。某些类型的 NIV 也可以应用于病房，但需要可严密观测且经验丰富的团队以及适当的监测。

NIV 也被视为一种脱机手段：最近的欧洲呼吸学会（European Respiratory Society，ERS）/ 美国胸

1. 合适监测：根据需要监测血氧饱和度、生命体征。
2. 患者卧床，坐姿大于 30°。
3. 选择并安装好接口。
4. 患者给予面罩前，检查呼吸机的初始设置参数
   - 呼吸模式：PSV
   - 吸气触发：-2～-1L/min 或 -2～-1cmH$_2$O（即最低水平，避免自动触发）
   - 斜坡传递压力：中等到最大
   - 初始 PSV 水平：3～5cmH$_2$O
   - 呼气触发（呼吸循环设定可用时）：流量 40%～60% 或定时循环，固定吸气时间在 0.8～1.2s。
   - 初始 PEEP 水平：3～5cmH$_2$O
   - 初始 FiO$_2$：50%～60%
5. 简要向患者解释 NIV 方法后，戴上固定带；避免固定带过紧（应可容纳一两根手指）；鼓励患者握住面罩。建议患者在连接到呼吸机前，通过面罩呼吸几秒钟。
6. 将接口连接到呼吸机管道，打开呼吸机。
7. 从低压力开始（如之前设置的），逐渐增加 PSV（通常为 5～15cmH$_2$O）和 PEEP（5～10cmH$_2$O），根据耐受性调整，以缓解呼吸困难、减少呼吸频率、增加呼气潮气量（达到 6～10ml/kg）和良好的患者 - 呼吸机同步。始终不超过总吸气压（PSV+PEEP）超过 25cmH$_2$O（理想情况下 <20cmH$_2$O）。
8. 设置 FiO$_2$ 以保持 SPO$_2$≥95%（对于 COPD 患者，保持 SpO$_2$≥90%）。
9. 检查气体泄漏，根据需要重新调整固定带或降低压力水平以减少泄漏。
10. 根据需要添加加湿器（加热加湿器或低容积加热和湿度交换器，以避免过多的无效腔）。
11. 鼓励、安抚患者，并根据需要进行适时检查和调整。
12. 监测血气分析（最初 1～2h 内，随后根据需要进行监测）。
13. 持续时间：最初持续 60～90min，随后每 2～3 小时进行 1 次（范围为每天 6～12 小时）。

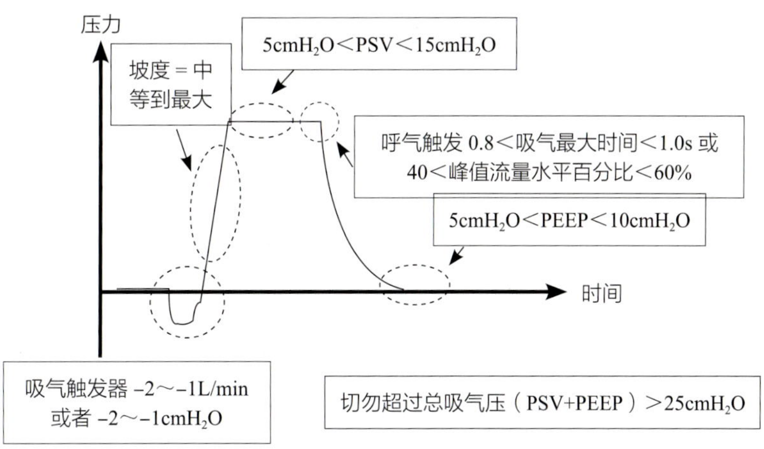

▲ **图 26-8　术后无创通气（NIV）措施**

COPD. 慢性阻塞性肺疾病；FiO$_2$. 吸入氧浓度；PEEP. 呼气末正压通气；PSV. 压力支持通气；SpO$_2$. 脉搏血氧饱和度（经 Prof S Jaber 授权使用；Jaber S, De Jong A, Castagnoli A, Futier E, Chanques G. Noninvasive ventilation after surgery. *Ann Fr Anesth Reanim*. 2014, 33:487-491.）

科学会（American Thoracic Society）指南建议 NIV 的使用情况如下[98]。

(1) 应仅在具有足够经验的中心用于促进高碳酸血症急性呼吸衰竭（ARF）患者脱离 MV。

(2) 不应在已确诊的拔管后发生 ARF 的患者治疗中使用 NIV（应重新考虑，特别是在胸外科手术后的患者中）。

(3) 应用于高危患者以预防拔管后发生 ARF，但不应用于非高危患者以预防拔管后发生 ARF。

NIV 也有一些局限性：首先，患者应具备合作能力，并能够保护气道，pH 应>7.1，动脉二氧化碳分压（$PaCO_2$）应<90mmHg。禁忌证见表 26-2[99]。患者是否适应仍需注意解决（老年患者中增加）。除外非必要影响（如幽闭恐惧症），研究发现 NIV 可能会加重肺损伤，导致患者自我致伤性肺损伤（P-SILI）[100]。原则是，如果 NIV 启动后 15～30min 内没有改善氧合情况，应考虑进行有创机械通气。

可用于 NIV 的多种设备，如鼻罩、口鼻罩、全面罩和头盔（图 26-9）。使用不当可导致皮肤损伤。此外，即使设备合适，此类设备中仍不可避免地会有气体泄漏。但不少呼吸机可通过增加吸气流量补偿泄漏。

表 26-2　无创通气的禁忌证

无创通气的禁忌证
中枢神经系统
• 意识水平下降
• 严重的激动或脑病
• 无法配合
• 无法保护气道
心肺系统
• 心脏或呼吸停止
• 血流动力学不稳定或不稳定的心律失常
• 严重呼吸衰竭
• 大量分泌物或咯血
胃肠系统
• 呕吐 / 胃胀：易导致误吸
• 上消化道出血
其他
• 面部外伤或其他导致无法使用面罩的情况
• 多器官功能衰竭

（改编自 Jaber S, Chanques G, Jung B. Postoperative noninvasive ventilation. *Anesthesiology*. 2010;112: 453-461.）

（五）高流量鼻导管氧疗

高流量鼻导管氧疗（HFNCOT）是一种有前景的新技术，可以改善肺功能，也可改善患者预后，不仅适用于术后，还可用于术前和术中期。本方法使用加湿和加热的空气和氧气混合物，使其 FiO_2 为 0.21～1.0，流量可高达 80L/min[102]。

HFNCOT 是一种相对较新的技术；大多数研究表明，与 NIV 相比，其更有优势；既往 NIV 已经作为机械通气的替代方法（具有相同的好处，风险较低）；现在 HFNCOT 似乎是 NIV 和机械通气的更优替代选择。

HFNCOT 提供与 NIV 类似的优势：改善氧合、减少呼吸困难、呼吸功和呼吸频率[103]（图 26-10）。此外，还有其他优点，主要得益于高流量[101]。

(1) 高流量可导致呼气末正压通气（PEEP）最高达 5cmH_2O，尤其当口闭合时[104]。

(2) 冲洗作用可减少解剖无效腔，因此清除二氧化碳（CO_2）[105]。CO_2 清除与流量相关。

(3) 该方法提供加热和湿化的气体，有助于维持黏膜纤毛功能。

(4) 与 NIV 相比，患者对该设备的耐受性较好，有助于克服进食、饮水和交流障碍。此外，流量越高，对设备的耐受性越好，因此治疗效果越好。

(5) 与 NIV 相反，不存在所谓的患者自身诱发的肺损伤（P-SILI）的风险，这一优势对患者胸外科手术术后尤为重要，因为避免高肺内压力对减少急性呼吸衰竭（ARF）起着重要作用。

作为一种相对较新的方法，目前尚无关于治疗设置（如 FiO_2、流量、温度）和持续时间的循证学建议。常见方法为从患者能够耐受的最高流量开始，调整 FiO_2 以维持合理的 SpO_2，然后逐渐降低两者，直至患者结束治疗。

与 NIV 类似，如果在开始 HFNCOT 后 20～60min 内无法改善氧合且呼吸频率降低，那么治疗失败的风险增高。

（六）脱机

脱机是最重要的挑战之一：机械通气时间越长，预后越差。在胸外科手术后的特定患者群中，这一挑战甚至更为重要。无法成功脱机可因肺组织切除的范围扩大所致。脱机应该起始于机械通气开始时，并尽快进行，应同时仔细监测患者的呼吸参数。

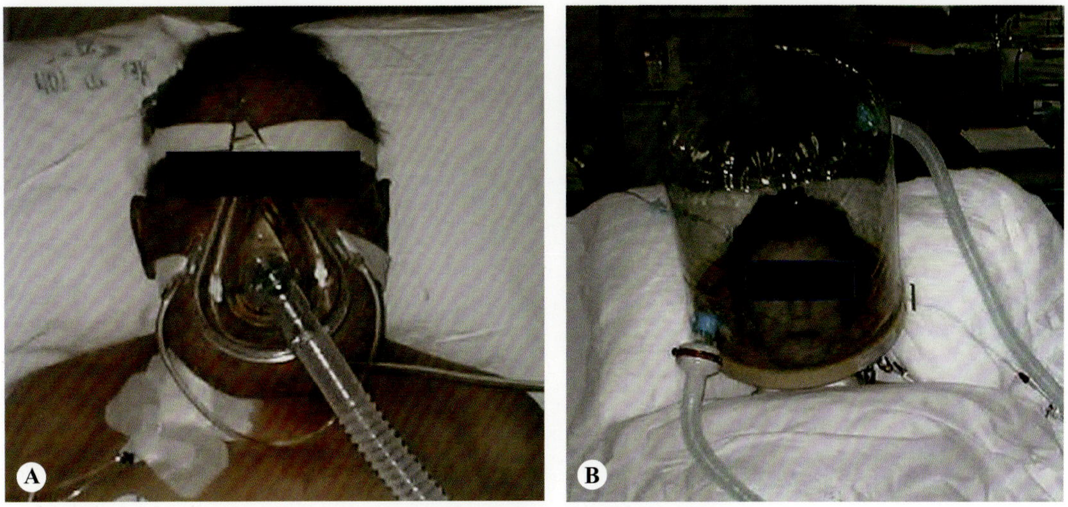

▲ 图 26-9 无创通气的应用界面

A. 口鼻面罩；B. 头盔

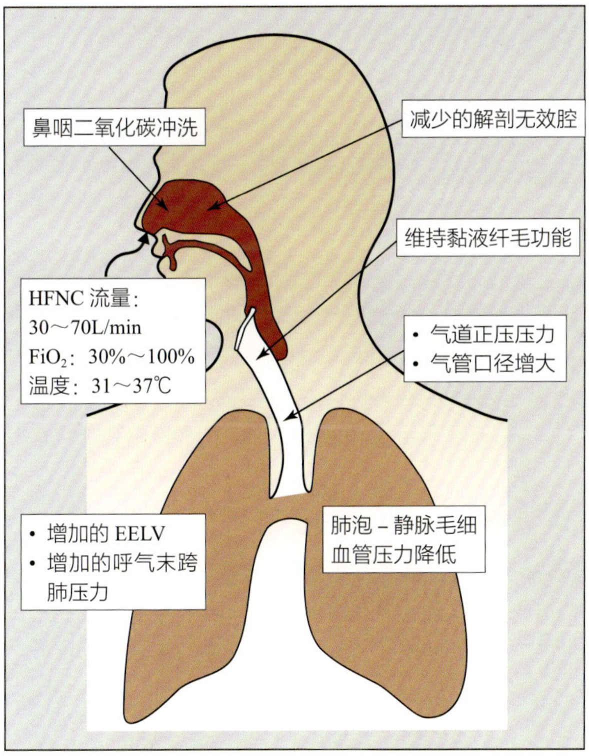

▲ 图 26-10 高流量鼻导管（HFNC）给氧疗法的应用信息和益处

EELV. 呼气末肺容积；FiO_2. 吸入氧浓度（经许可引自 Wittenstein J，Ball L，Pelosi P，Gama De Abreu M. High-flow nasal cannula oxygen therapy in patients undergoing thoracic surgery: current evidence and practice. *Curr Opin Anesthesiol*. 2019, 32:44-49.）

不同组织包括美国国家医疗呼吸护理指导协会（National Association for Medical Direction of Respiratory Care）和欧洲呼吸学会任务组，已发表不同的指南和共识报告。其中提出一种新定义和方法。在既往指南发布十余年后需要新指南，但这仍旧表明脱离机械通气的问题尚未得到充分解决。此外，既往指南发布后的几年中，无创通气仅为一种有前景的新方法，而高流量鼻导管氧疗并不存在。

成功脱机的关键之一是遵循特定的方案。应有明确的方案来定义以下内容（图 26-11）：可尝试脱离机械通气的患者；脱离机械通气的方法和策略；脱离机械通气的成功标准。

以下为重要的一般实用建议。

(1) 在使用呼吸机的每位患者（>24h）中，应进行每日自主呼吸试验（SBT）。首先，这项试验将确定哪些患者已经准备好进行脱机（如果没有每日试验，超过一半的患者将无法被识别出来）[106]。其次，如果患者无法通过试验，医生需要寻找失败的潜在原因，再次考虑脱机方案。第一次尝试脱机应被视为这个过程的里程碑[110]。

(2) 脱机方式可能因医疗中心和患者而异。慢性阻塞性肺疾病（COPD）患者的脱机难度和方式与术后患者不同（失败率高达 80% vs. 约 5%）。应存在合理化和标准化的具体方案指导脱机。从控制通气到支持通气，或从有创通气到无创通气的转变，均视为脱机的组成部分。此外也可以进行 T 管试验。

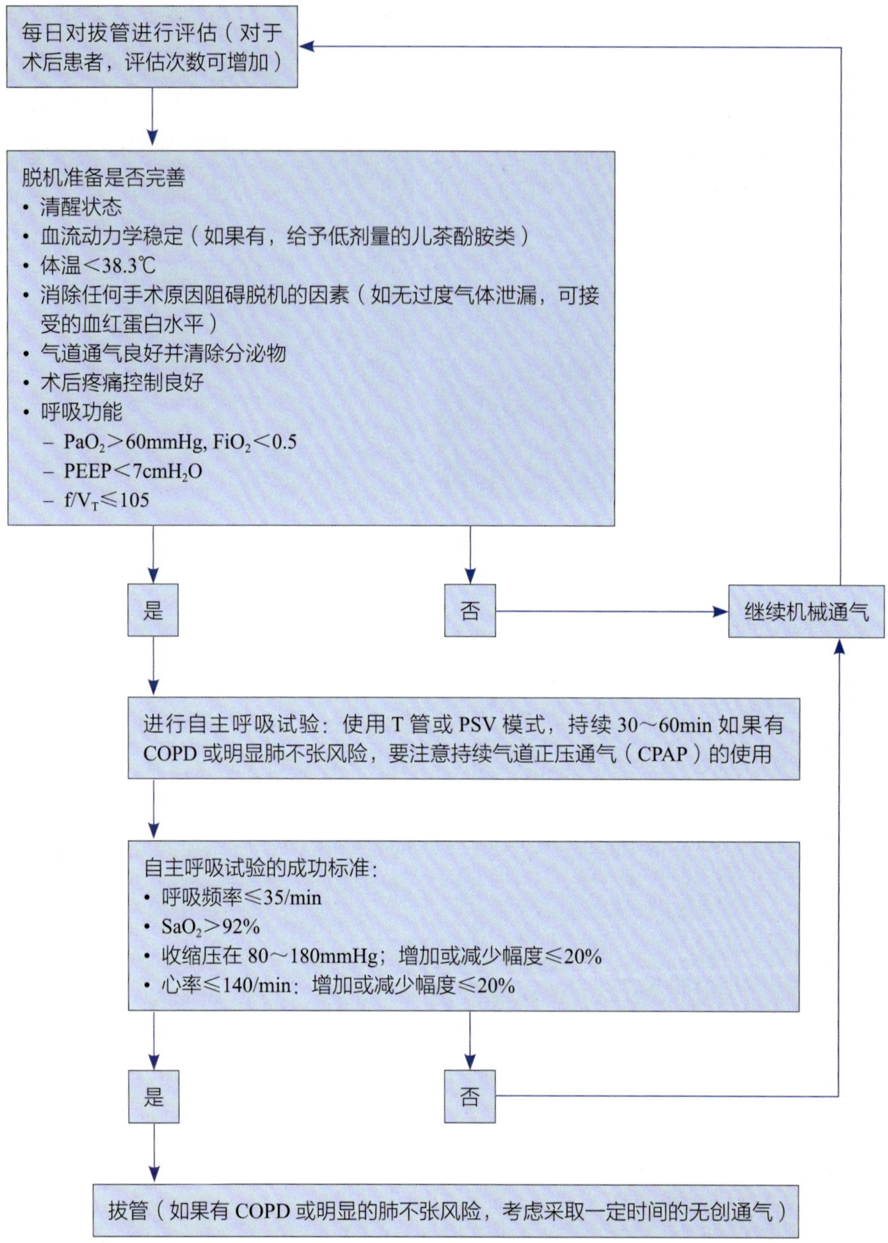

▲ **图 26–11　伊斯坦布尔医学院对术后（包括胸外科手术后）患者的延迟拔管脱机指南**

应注意各个中心的协议可能会有所不同，但仍应遵循某种基本协议；COPD. 慢性阻塞性肺疾病；CPAP. 持续气道正压通气；PEEP. 呼气末正压通气（引自伊斯坦布尔医学院）

目前尚未存在理想的自主呼吸试验方法[109]。在一项有记录的研究中应用所有可能的方法可以在试验期间预防意外的不良反应（例如，过度镇静）[111]。

(3) 每位患者应根据一份方案进行评估其是否脱机成功。示例见表 26–3。

重症监护病房中电子数据记录系统的使用逐渐增多。这些系统有利于为医疗中心提供更合适的脱机方案。包括脱机过程中所有参数的算法（可能对每个参数采用不同因素）可自动计算其脱机系数，以便告知临床医师患者是否达到脱机或自主呼吸试验的阈值；或与先前计算相比得分是否下降。示例见图 26–12A 和 B。

目前用于成功脱机的策略有[111]：①压力支持通气（PSV），逐渐减少（<8cmH_2O）压力；②通

表 26-3　脱机成功标准

1. 氧合：PaO_2≥60mmHg或 SaO_2≥90%，FiO_2≤0.40或 PaO_2/FiO_2>200，PEEP≤5cmH_2O
2. 通气：$PaCO_2$ 增加≥10mmHg 或 pH 降低≥0.10
3. 动脉压力：收缩压≥90mmHg 或≤180mmHg；增加或减少幅度≤20%
4. 心率：≥50 或≤140/min；增加或减少幅度≤20%
5. 呼吸频率：≥35/min
6. 无过度呼吸负荷的迹象：无反向呼吸和（或）过度使用辅助呼吸肌肉
7. 无焦虑、过度压抑或明显痛苦的表现

FiO_2. 吸入氧浓度；$PaCO_2$. 动脉二氧化碳分压；PaO_2. 动脉氧分压；PEEP. 呼气末正压通气；SaO_2. 血氧饱和度

过气管导管渐进性延长自主呼吸（固定 30min 的时间）；③同步间歇强制通气；④辅助性神经调节通气；⑤无创通气（NIV）；⑥高频通气（有关 NIV 和高频通气，可参考之前的内容）。

脱机应被视为一个过程，既涵盖了机械通气的整个时期，也包括其他相关内容。

(1) 气管切开术：长时间机械通气（>7 天）且脱机失败可导致其他问题。在这些情况下，应考虑进行气管切开术。即使机械通气早期预计需要长时间机械通气，提前气管切开仍具有一定必要性，可减少镇静需求，便于患者活动和分泌物排出，对于胸外科手术后患者尤为重要。预防性应用气管切开术可以促进痰液清除，然而作为一种侵入性方法，

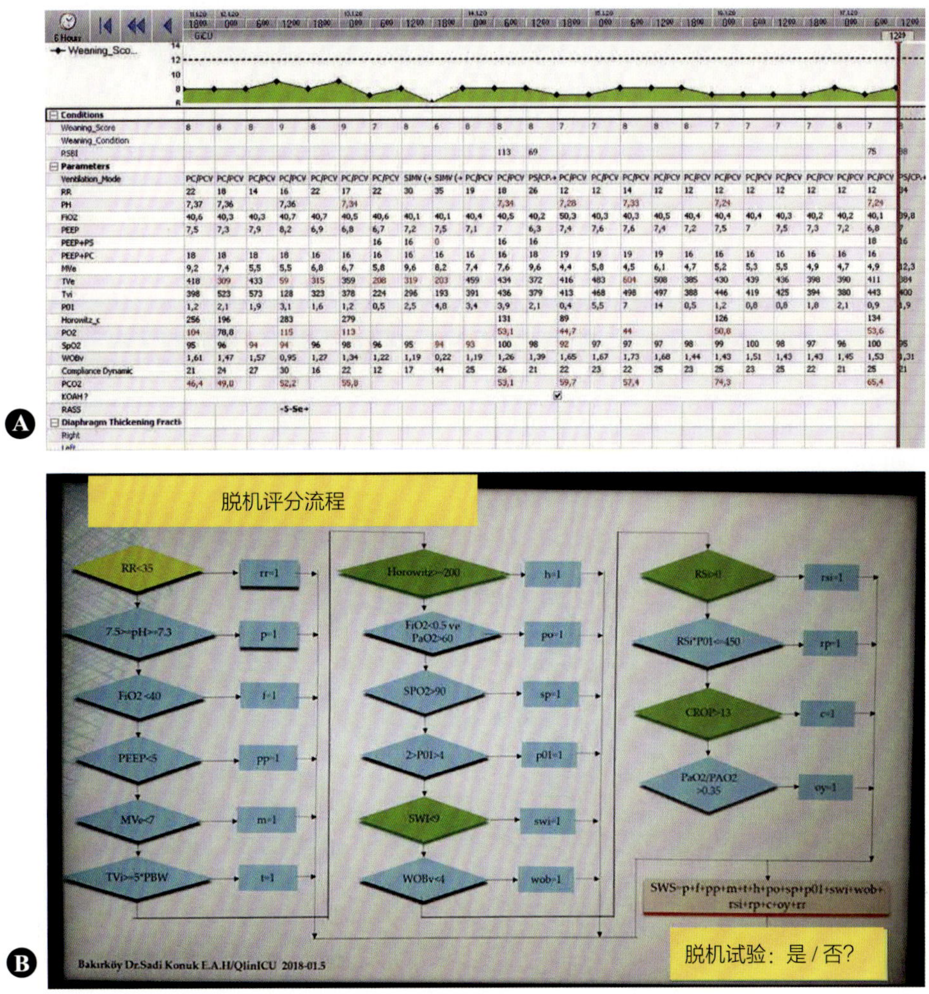

▲ **图 26-12　电子数据记录系统可以帮助提醒脱机过程**

A. 记录的变量数据还显示了脱机评分；B. 脱机评分可以通过参数的不同因素来确定（获得 Prof Zafer Çukurova 授权许可使用）

其可能仅限用于高风险患者[2]。

(2) 早期活动和物理治疗：存在强有力的证据（但仍有争议）证明早期活动和物理治疗的益处[112]；有助于减少术后肺并发症和静脉血栓栓塞风险。建议在胸外科手术后（包括创伤性较小的 VATS 手术）[113]后，所有患者均应接受常规术后物理治疗评估，并尽快开始治疗。物理治疗方法应包括主动和被动肌肉训练，以及咳嗽刺激方法，如拍打通气法。

(3) 镇静：在脱机和其他相关过程中，逐渐调整（或个体化）的镇静措施非常关键。镇静常为镇痛的组成部分，应避免使用导致呼吸抑制和其他并发症的药物，如阿片类。无阿片类为适当目标，但可导致患者疼痛和焦虑。地西泮或小剂量丙泊酚为此类患者的良好选择，可以辅助镇痛并且不影响呼吸驱动力[114]。

六、呼吸机相关性肺炎及其预防措施

VAP 是胸外科手术后长时间机械通气期间患者中最常见且最严重的并发症之一。在本节中，我们将重点讨论 VAP 的定义（以确保对 VAP 的认识）和预防措施，其次为治疗方法。

目前对于 VAP 的定义、诊断、预防和治疗存在不同的观点和建议。一般而言，VAP 定义为在机械通气开始后 48h 内发展的肺炎，并且插管前不存在[115]。因此，我们需要区分呼吸机相关性气管支气管炎（VAT）、感染相关性呼吸机相关并发症（IVAC）、呼吸机相关事件（VAE），以及可能存在的其他情况。

VAP 的风险因素可分为宿主相关和干预相关的因素：首先，胸外科手术本身为宿主相关的风险因素之一；其次，病史和潜在疾病、男性、极高或极低年龄、免疫功能受损及 ARDS 均为宿主相关因素，这些因素多存在于胸外科手术患者中。此外，几乎所有干预相关的风险因素在胸外科手术中也会出现（如围术期输血、肠内营养、不适当的抗生素治疗等）[116]。由于只有干预相关的风险因素可以采取预防措施，临床医师必须意识到这些干预措施，以预防 VAP。

相对于其他医院感染，预防 VAP 更加困难。

为预防 VAP，推荐使用不同的联合措施。尽管部分措施缺乏证据支持，但不少措施作为适当建议；使用 VAP 的首字母缩写可以有助于记忆（图 26-13）[117]。此外，避免插管是一个具有强有力证据支持的基本原则，也适用于预防通气相关肺损伤。然而，一些建议仍存在争议：① 0.2% 氯己定口腔漱洗为普遍性建议，可以减少 VAP 的发生率[118]，但在某些医疗机构中，不倾向于选择性口腔或消化道灭菌，因为其可能导致 / 加重抗生素耐药性；② 早期肠内营养通常与降低死亡率有关，也是加速术后康复（ERAS）方案的一部分；但被认为是 VAP 的危险因素[119]。

在怀疑 VAP 的诊断程序中，欧洲和美国的指南存在差异，不同的定义（VAC、VAT、IVAC 等）使得情况更加复杂。临床症状和体征，如白细胞增多 / 减少、发热 / 低体温、分泌物颜色或数量的变化、胸部 X 线片出现新的浸润影，以及机械通气患者超过 48h 需要增加 FiO_2 和（或）PEEP 来维持氧合，均提示临床医师诊断 VAP。有创技术，如支气管肺泡灌洗或保护性标本采集与定量培养，需要有资质的临床医师进行操作。美国的指南建议进行无创取样并进行半定量培养[120]，而欧洲的指南建议获取远端样本，并进行定量培养以提高结果的准确性[121]。无论采用哪种方法，两个指南都一致认为，

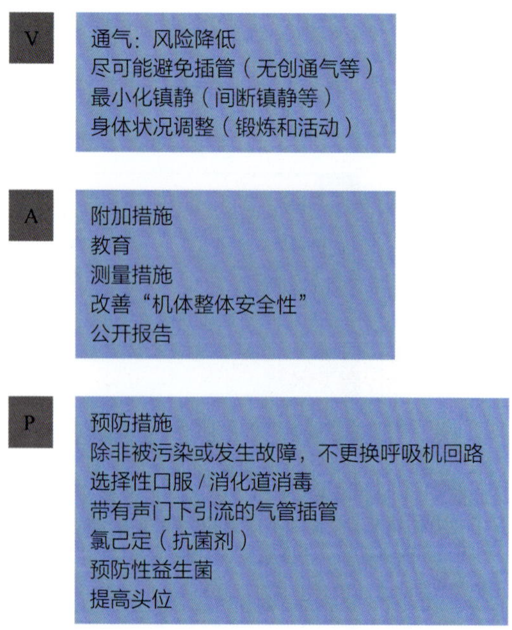

▲ 图 26-13 呼吸机相关性肺炎的预防措施

改编自 Timsit JF, Esaied W, Neuville M, Bouadma L, Morvillier B. Update on ventilator-associated pneumonia [version 1; peer review: 2 approved]. *F1000Research* 2017, 6 (F1000 Faculty Rev): 2061.

在进行任何抗生素治疗之前应进行细菌学样本采集，以减少抗生素暴露。

初始经验性抗生素治疗，若选择不当可增加死亡率。不适当的抗生素治疗可能导致多重耐药细菌的出现，与VAP的不适当治疗风险增加有关。根据最新的北美指南，作者倾向于使用哌拉西林－他唑巴坦每6小时4.5g静脉注射或左氧氟沙星750mg/d静脉注射进行经验性治疗。如革兰阴性和（或）革兰阳性细菌感染的可能性增加，可以分别添加美罗培南每8小时1g静脉注射和（或）利奈唑胺每12小时600mg静脉注射。

七、体外通气支持

体外通气支持在胸外科手术后的护理中是否有用？对于少数患者而言具有有效性，例如：①即使保护性通气是主要方法，在某些重症患者中（如肺顺应性极低，通气参数可能无法提供足够的保护性：甚至小潮气量下可能需要较高通气压力者）；②较大肺实质切除手术后，剩余组织在手术后的急性期内可能暂时无法提供足够的氧合。合理的方法是使肺部充分休息直到其恢复。

为避免机械通气的高正压效应和不足的氧合和气体交换，可以应用体外肺支持。随着新技术的发展，简便且创伤性较小的设备出现，此类设备需要较少或不需要抗凝血药，有经验的团队更倾向于使用这种支持形式。

体外呼吸支持可作为辅助措施。既往存在一位进行右肺切除手术的儿童，在左纵隔发现转移灶需要再次手术。我们在手术之前启动介入性肺辅助设备，并在手术后持续使用24h，在拔管后18h后将设备移除（图26-14A和B）。

结论

随着科学和技术的发展，胸外科手术后的护理面临的挑战打破既往标准。应尽可能避免有创机械通气，以预防通气引起的肺损伤和呼吸机相关性肺炎。无创通气、高频通气治疗甚至体外支持等方法可能减少对传统有创机械通气的需求。新监测设备可以通过创伤性较小的方式帮助监测重要参数；既往难以监测的右心室功能监测现在在临床上更具可行性。未来的方向如下。

1. 更短的机械通气时间。
2. 更可靠且创伤性更小的监测。
3. 优化（针对所有器官）液体管理的方案。
4. 更简便的撤机方案。

加速术后康复（ERATS）方案正在实施，其理念阐述了目标路径：优化结果。更多的科学证据将有助于我们获得更可靠的建议，最终实现目标。

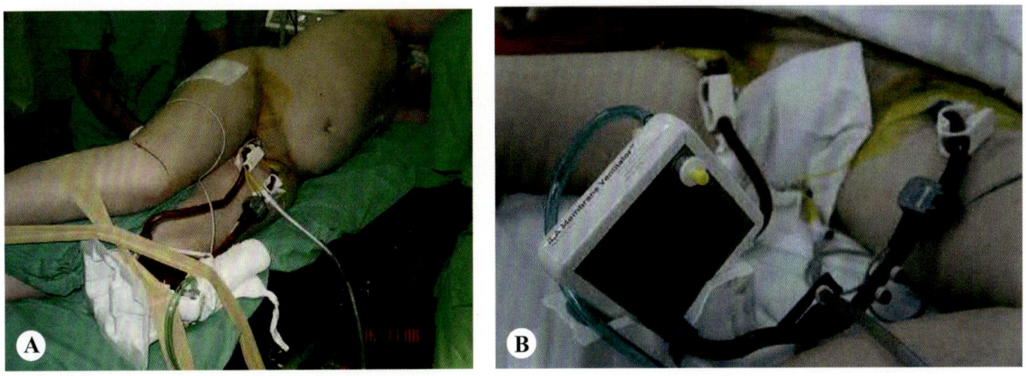

▲ 图 26-14 **Novalung®（“体外呼吸支持”）在术中（A）和术后（B）时期的使用情况**

第 27 章 开胸术后并发症

Postthoracotomy Complications

Thomas Hachenberg　Torsten Loop　著
王迎斌　唐蓉　译

开胸手术是穿过胸壁进入胸腔的外科手术通路，可进入至胸膜腔和胸腔器官，如心脏、肺、胸腺及食管。开胸手术依据不同的原理和技术在侧卧位分为前外侧入路（保留肌肉）与后外侧入路（不保留肌肉）。此外，在仰卧位有胸骨切开术、前路或腋下开胸术、蛤壳式与杂交性技术。

即使在开胸手术给予全面且积极的围术期管理，但是术后仍可能发生呼吸衰竭或心脏并发症。开胸手术的术后并发症通常包含一些严重性事件：失血、大出血或主要因手术本身引起的并发症，例如支气管胸膜瘘、肺不张、感染或持续的脏器损伤。

在进行肺切除术后，10%～40% 的患者术后会发生心肺并发症，导致住院时间延长、医疗费用增加[1-4]。引起这一高发病率最常见的因素是术后呼吸系统并发症伴呼吸功能不全，各种原因见表 27–1。

Cao 等[5]评估了 1264 名接受机器人肺切除术的患者，54 名患者中发生了 64 例严重并发症（4.3%）（图 27–1）。男性、第 1 秒用力呼气量（FEV_1）降低、肺部一氧化碳弥散量降低、接受新辅助治疗及切除范围与发生术后严重并发症的可能性增加有关。

发病率与死亡率更依赖于胸外科手术的类型、侵袭性及范围。患者计划入重症监护病房（ICU）、重症康复病房（high dependency unit，HDU）或麻醉后恢复病房取决于临床医师在术前和术中对潜在严重并发症的预测。此外，因不良事件也可能需要非计划入住 HDU 或 ICU，以进一步诊断和治疗并发症。胸外科患者的总体风险状况见图 27–2。

表 27–1　呼吸功能不全的原因与百分比

影响因素	百分比
支气管镜检查	3.6%
肺炎	近 25%
治疗性房性心律失常	10.7%
支气管胸膜瘘＞5 天	8%
再插管	3.4%
急性呼吸窘迫综合征	1.1%
膈神经 / 喉返神经麻痹	0.5%
肺栓塞	0.4%
脓胸	0.3%

修改自 Cao C, Louie BE, Melfi F, et al. Outcomes of major complications after robotic anatomic pulmonary resection. *J Thorac Cardiovasc Surg*. 2019, 159(2):681-686.

术后肺部并发症（PPC）的定义是多样化的，通常 PPC 被归类为一种综合结果的衡量标准[6]。开胸术后的 PPC 定义包括因高碳酸血症或低氧血症而需要无创通气、因高碳酸症或低氧血症需气管插管、术后 5 天或持续更长时间的气胸、因胸腔积液增加伴呼吸系统损害需重新置入胸腔引流及脓胸生成。肺炎是根据欧洲围术期临床结果定义诊断的，包括新发的肺部浸润伴白细胞升高、发热、脓痰、需要抗生素治疗及面罩吸氧。PPC 被列为肺部手术

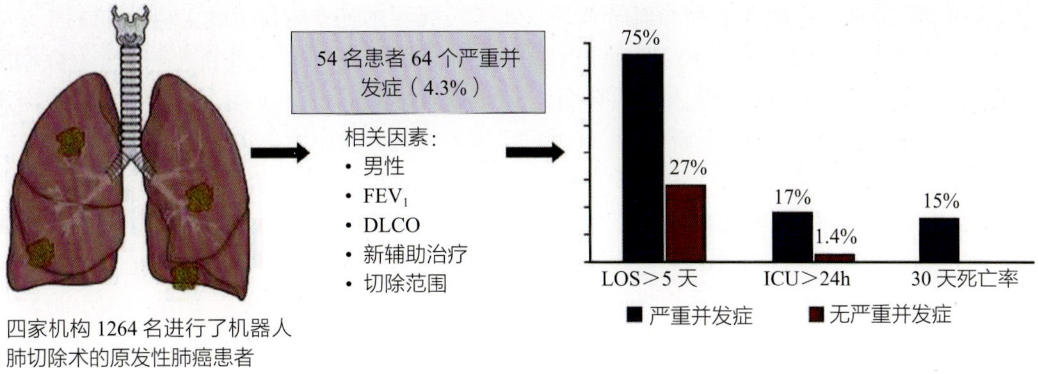

▲ 图 27-1　机器人肺切除术后严重并发症的预后

DLCO. 一氧化碳弥散量；FEV_1. 第 1 秒用力呼气量；ICU. 重症监护病房；LOS. 住院时间［引自 Meert AP, Grigoriu B, Licker M, Van Schil PE, Berghmans T. Intensive care in thoracic oncology. *Eur Respir J*. 2017, 49(5):1602189.］

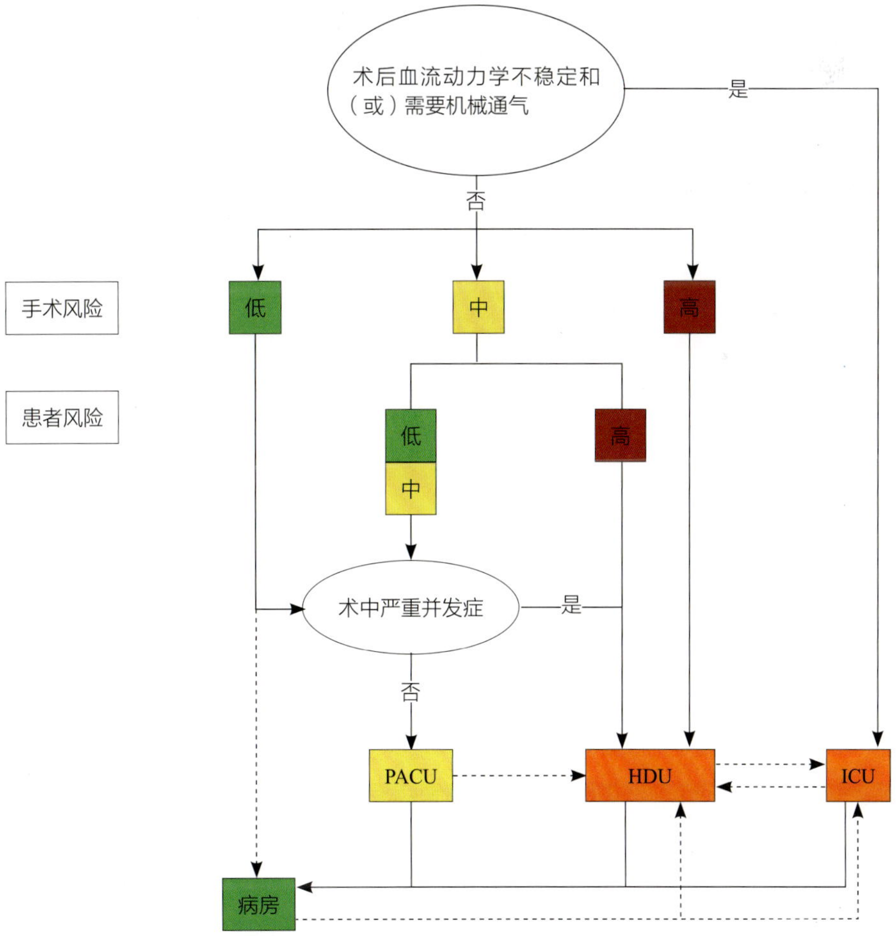

▲ 图 27-2　胸外科手术患者的总体风险状况

HDU. 重症康复病房；ICU. 重症监护病房；PACU. 麻醉后恢复病房［引自 Jammer I, Wickboldt N, Sander M, et al. Standards for definitions and use of outcome measures for clinical effectiveness research in perioperative medicine: European Perioperative Clinical Outcome (EPCO) definitions: a statement from the ESA-ESICM joint taskforce on perioperative outcome measures. *Eur J Anaesthesiol*. 2015, 32(2):88-105.］

术后早期死亡的主要原因，而败血症和心血管事件分别被列为第二和第三[7]。开胸手术本身又是 PPC 的危险因素[8]。有证据表明，胸腔镜入路可降低 PPC 的发病率。Chen 等[9]纳入 20 项研究共 3457 名患者进行了一项 Meta 分析，比较了电视胸腔镜外科手术（VATS）和开放性肺叶切除术，发现两组患者的手术时间没有差异（P=0.14），但在术中出血、胸腔引流时间、住院时间及并发症发生率上 VATS 患者存在明显优势，此外 VATS 患者的 5 年生存率显著高于开胸手术患者（P<0.01）。

一、术后肺部并发症的预测

术前识别危险因素与对 PPC 进行风险预测都可优化患者的围术期管理，并降低 PPC 的发生。Canet 等在纳入 2464 名患者的大样本中评估了 PPC 的发病率和特征，并建立了一个含有较少显著变量的评分系统来评估患者在大多数临床环境中发生 PPC 的风险［加泰罗尼亚外科患者呼吸风险评分（ARISCAT）］，见表 27-2 和表 27-3[10, 11]。

胸手术的一般和（或）特有并发症

开胸术后并发症可分为一般并发症和（或）胸外科手术特有的并发症，术后并发症常与患者和手术特有的危险因素有关。

1. 危险因素

发生 PPC 的患者特异性危险因素包括持续滥用尼古丁（吸烟）、男性、患有慢性阻塞性肺疾病（COPD）、较多并发症［美国麻醉医师协会（ASA）分级≥3］、恶病质、高龄、肥胖、术前肺功能受损、术前存在低氧血症[1, 2, 4, 8]。

手术方面的危险因素有肺实质切除的程度，开胸手术（与腔镜手术相比）、手术时间的延长，均会增加 PPC 发生的风险[8, 12, 13]。如前所述，胸腔镜替代开胸手术是降低 PPC 发生的重要因素[13-15]。在术中，通气侧肺的开放式通气治疗，即潮气量>8ml/kg 体重，是 PPC 发生的主要危险因素[4, 13, 16]。Serpa Neto 等[17]评估了 15 项随机对照试验（共 2127 名患者），1118 名肺保护性通气的患者中有 97 例（8.7%）发生 PPC，1009 名常规通气的患者中有

表 27-2　ARISCAT 术后肺部并发症评分[10]

年　龄	≤50（0）	51—80（+3）	>80（+16）
术前 SpO_2	≥96%（0）	91%～95%（+8）	≤90%（+24）
近 1 个月上呼吸道感染	否（0）		是（+17）
术前贫血（血红蛋白<100g/L 或 6.2mmol/L）	否（0）		是（+11）
手术切口	外周（0）	上腹部（+15）	胸部（+24）
手术时长	<2h（0）	2～3h（+16）	>3h（+23）
急诊手术	否（0）		是（+8）

表 27-3　术后肺部并发症风险评分

	风险评分区间		
	低风险 <26 分	中风险 26～44 分	高风险 >45 分
术后肺部并发症发生率（%）	1.6	13.3	42.1

引自 Chen FF, Zhang D, Wang YL, Xiong B. Video-assisted thoracoscopic surgery lobectomy versus open lobectomy in patients with clinical stage non-small cell lung cancer: a meta-analysis. *Eur J Surg Oncol*. 2013, 39(9):957-963.

148 名（14.7%）发生 PPC。易发生术后并发症的开胸患者多具有高龄、ASA 分级更高、并发脓毒症或肺炎、输血次数更多、大潮气量通气、低呼气末正压通气（PEEP）等因素或多因素兼有，这些因素增加了胸外科手术术后呼吸衰竭的风险[18, 19]。其他患者特异性危险因素包括 COPD 期间的呼气峰值流量限制，这使得呼吸做功增加、呼吸肌疲劳，最终导致呼吸衰竭。术中引起的频发的肺不张常在术后持续存在，并会增加肺内分流，诱发急性肺损伤。开胸手术与其他胸外科手术术后肺损伤的发生率可高达 4.3%[18]。

2. 开胸术后并发症

尽管外科技术在不断进步，但胸外科手术存在诸多一般并发症，包括胸外或胸内出血、血胸、胸腔积液、神经损伤、乳糜胸、术后急性疼痛、感染或无感染性的肺炎。胸外科手术期间引起的一些特殊并发症包括：肺漏气和（或）支气管胸膜瘘、气胸、皮下气肿、肺扭转、肺切除后的肺梗死、食管切除术后吻合口功能不全，以及气道并发症如胃内容物和分泌物的误吸。

二、术后胸部并发症

（一）出血

胸外科手术术后出血是一种少见但会危及生命的并发症。在一项包含超过 33 000 名患者的国家数据库中发现，开放性胸外科手术出血的发生率为 1.9%，而在胸腔镜手术中发生率为 1.3%，机器人辅助肺叶切除术出血的发生率为 1.7%[19]。但并非所有的术后出血都可以在手术室立即探查，如果术后 1h 内胸腔引流出 1000ml 血性分泌物应立即手术探查。此外，术后 2～4h 连续引流量超过 200ml/h 也提示胸腔内出血，应进行手术治疗。

（二）肺叶扭转

肺叶切除后引起的肺叶扭转会因供应血管和支气管结构的扭转而导致循环紊乱和支气管狭窄。据报道，发生率为 0.1%～0.3%[20]。肺扭转在上叶切除术后易发生（74.4%），中叶是最易发生扭转的部位（29.4%）。主要临床表现为呼吸困难（38.4%）、发热（23.3%）和胸痛（17.4%），放射学表现（CT）包括肺实变进行性加重和肺动脉突然截断与变细，其死亡率为 8.3%[21]。肺扭转常会危及生命，一旦经临床或 CT 诊断发现，应立即实施手术治疗（图 27-3 和图 27-4）。

一名咳嗽伴轻微咯血 2 个月的 50 岁女性进行胸部 X 线片和 CT 扫描检查，发现患者右上肺野有一径约 3.5cm 的占位，患者通过标准的右后外侧开胸手术实施右肺上叶切除术。术后第 1 天和第 2 天的胸部 X 线片显示肺部充分扩张，无明显异常。术后第 5 天患者出现发热和轻度呼吸困难，胸部 X 线片检查显示中肺肺野大面积楔形阴影，床旁支气管镜检查显示右肺中叶狭窄，CT 扫描显示右肺中叶扭转引起肺萎陷和充血性实变（图 27-4）。

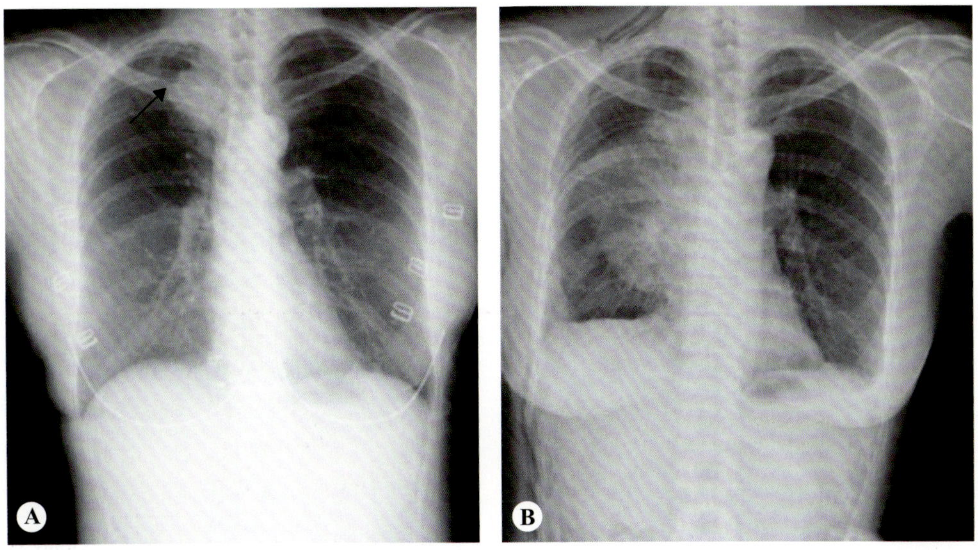

▲ 图 27-3　A. 右上肺野最大直径约 3.5cm 的肿块（箭）；B. 随访胸部 X 线片示中肺野大面积楔形阴影

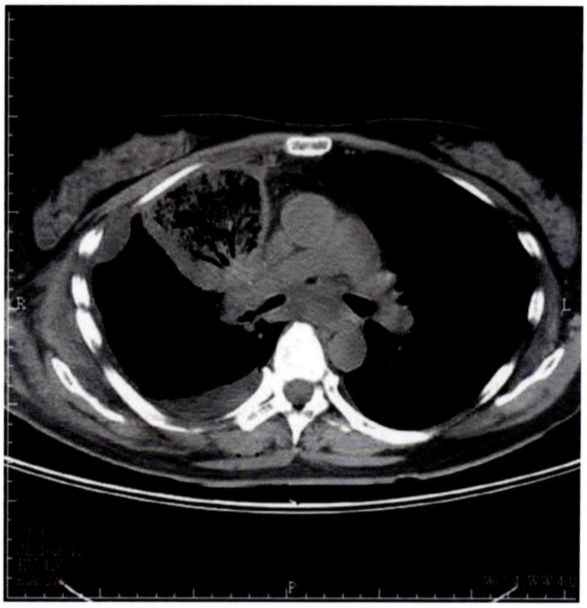

▲ **图 27–4 CT 扫描显示右肺中叶萎陷（见图 27–3）和充血性实变**

三、开胸术后心脏并发症

严重心脏不良事件（major adverse cardiac event，MACE）与心肌梗死（myocardial infarction，MI）会显著增加术后发病率与死亡率。绝大多数接受肺叶切除术的患者是吸烟者或在手术前才戒烟，均存在至少一项患冠心病（coronary artery disease，CAD）的危险因素，识别有风险的患者可有助于指导临床资源的利用和实施干预措施。

（一）心肌缺血

围术期心肌缺血是包括胸外科手术在内的不同外科手术发生心脏不良事件的有利预测因素[22]。围术期心肌梗死的诊断与血管手术术后 30%～50% 的死亡风险相关[23, 24]。年龄超过 70 岁与 $FEV_1 \leq 70\%$ 合并冠心病是术后严重并发症的独立预测因素[25]。心肌缺血可由胸外科手术围术期血管内液体丢失、失血、凝血改变、炎症因子的产生与释放，以及疼痛所致的儿茶酚胺释放增加等多种因素引起的氧供需不平衡所致，而且单肺通气（OLV）期间合并发生的心动过速、舒张压降低与低氧血症会加剧围术期心肌缺血的发展，因此术中对这些因素的预防与控制对胸外科手术患者至关重要。

MACE、死亡或 MI 的围术期发生率主要与基础风险有关，修订后的心脏风险指数可用于预测择期非心脏手术术后的主要心脏并发症的发生（表 27–4）。

心脏支架患者在胸外科手术围术期应考虑长期抗凝血的影响，抗凝血时间取决于支架类型，裸金属支架需接受双重抗血小板治疗 4～6 周，而药物洗脱支架需接受阿司匹林与氯吡格雷治疗 6～12 个月[23]。一旦术前暂时停用抗血小板治疗，应使用低分子肝素替代。未做过冠状动脉支架置入手术但每日服用阿司匹林的患者，应在围术期继续进行阿司匹林治疗（ⅡB 级建议）。对于高危冠心病或脑血管疾病患者，除非某些胸外科手术出血风险较高，否则应继续在围术期应用阿司匹林治疗。但是部分医生对于计划实施胸段硬膜外麻醉的患者使用全量阿司匹林（325mg）存在担忧，现有的指南Ⅲ级建议，即在术前停用阿司匹林，避免出血风险增高[26]。

在胸外科手术前进行预防性冠脉血运重建与最佳药物治疗相比并没有显著优势[27, 28]。Van Diepen 等[27]评估了 CAD 患者、心力衰竭（heart failure，HF）患者与心房颤动（atrial fibrillation，AF）患者接受非心脏手术的术后风险，创建了四组队列分别是非缺血性 HF 患者（NIHF；*n*=7700）、缺血性 HF 患者（IHF；*n*=12 249）、CAD患者（*n*=13 786）、AF 患者（*n*=4312）（图 27–5），接受非心脏手术术后 30 天死亡率在 NIHF 中为 9.3%，在 IHF 中为 9.2%，在 CAD 中为 2.9%，AF 中为 6.4%（图 27–6），研究得出结论，尽管目前的围术期风险预测模型更强调 CAD，但 HF 或 AF 患者的术后死亡率明显高于 CAD 患者。

在非心脏手术前接受经皮冠状动脉介入治疗的患者，其择期非心脏手术应推迟至球囊血管成形术后 14 天、裸金属支架植入后 30 天和药物洗脱支架植入后 365 天。最近的欧洲心脏病学会（European Society of Cardiology，ESC）指南建议，非心脏手术应考虑在新一代药物洗脱支架植入术持续 6 个月的双重抗血小板治疗后。美国心脏病学会（American College of Cardiology，ACC）/ 美国心脏协会（American Heart Association，AHA）2014 年《非 ST 段抬高型急性冠状动脉综合征患者管理指南》建议，如果支架植入后出血的风险超过抗血小板药物 P2Y12 抑制药治疗建议持续时间的预期效益，可提前停止 P2Y12 抑制药治疗（例如，<12 个月）[29]。

表 27-4　风险评分汇总					
ASA		改良心脏风险指数		胸外科改良心脏风险指数	
危险因素	分　数	危险因素	分　数	危险因素	分　数
Ⅰ	0	冠心病史	1	冠心病史	1.5
Ⅱ	2				
Ⅲ	4	心力衰竭病史	1	脑血管疾病史	1.5
Ⅳ	5	脑血管疾病史	1		
Ⅴ	6			肺切除术	1.5
手术风险：低 / 中 / 高 / 急诊	0/1/2/1	高危手术（血管内、腹腔内或胸腔内）	1	血清肌酐＞20mg/L或＞177μmol/L	1
		术前胰岛素治疗	1		
		血清肌酐＞20mg/L或＞177μmol/L	1		

ASA. 美国麻醉医师协会；引自 Jammer I, Wickboldt N, Sander M, et al. Standards for definitions and use of outcome measures for clinical effectiveness research in perioperative medicine: European Perioperative Clinical Outcome (EPCO) definitions: a statement from the ESA-ESICM joint taskforce on perioperative outcome measures. *Eur J Anaesthesiol*. 2015, 32(2):88-105.

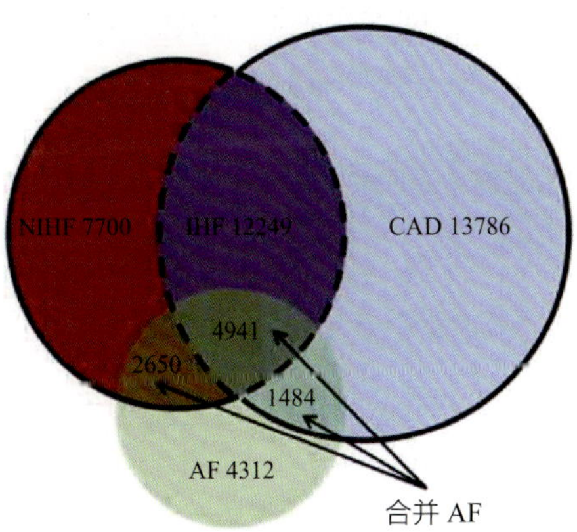

▲ **图 27-5　非缺血性心力衰竭（NIHF）、缺血性心力衰竭（IHF）、冠心病（CAD）和心房颤动（AF）/ 扑动队列之间的重叠**

引自 van Diepen S, Bakal JA, McAlister FA, Ezekowitz JA. Mortality and readmission of patients with heart failure, atrial fibrillation, or coronary artery disease undergoing noncardiac surgery: an analysis of 38 047 patients. *Circulation*. 2011, 124(3):289-296.

（二）心脏瓣膜病

心脏瓣膜病（valvular heart disease，VHD）在美国与欧洲人群中常见，可为有症状或无症状[30]。二尖瓣关闭不全（mitral Regurgitation，MR）是美国最常见的心脏瓣膜病，通常由瓣叶脱垂引起，其患病率随着年龄增长而增加。ACC/AHA 指南建议对 MR 显著且左心室功能保留的成年患者应进行手术干预，然而目前的统计估算表明，40 名中重度 MR 患者中只有 1 名接受了手术治疗。约 45% 的原发性 VHD 会影响主动脉瓣，2%～7% 的 65 岁以上人群和约 13% 的 75 岁以上人群患有症状性的主动脉瓣狭窄（aortic stenosis，AS）。目前的数据统计，美国约有 50 万人患有严重 AS，25 万严重 AS 患者有临床症状，如果不进行瓣膜置换，大约一半的患者将在 2～3 年内死亡。

VHD 患者发生术后心血管并发症的风险增加。Agarwal 等[31]将 634 名 AS 患者与 2536 名对照患者进行了匹配，发现中度 AS 患者（4.4% vs. 1.7%）和重度 AS 患者（5.7% vs. 2.7%）在非心脏手术后 30 天内的死亡率或 MI 发生率更高，但是对照组和试验组之间的差异仅在有症状的患者中具有显著性。Lai 等[32]将 167 名慢性中重度主动脉瓣反流（aortic regurgitation，AR）患者与其他 167 名匹配的对照患者进行了比较，晚期 AR 患者在手术过程中有严重血流动力学不稳定（0.6%）和循环衰竭（1.2%）的潜在危险。据报道，与没有 AR 的病

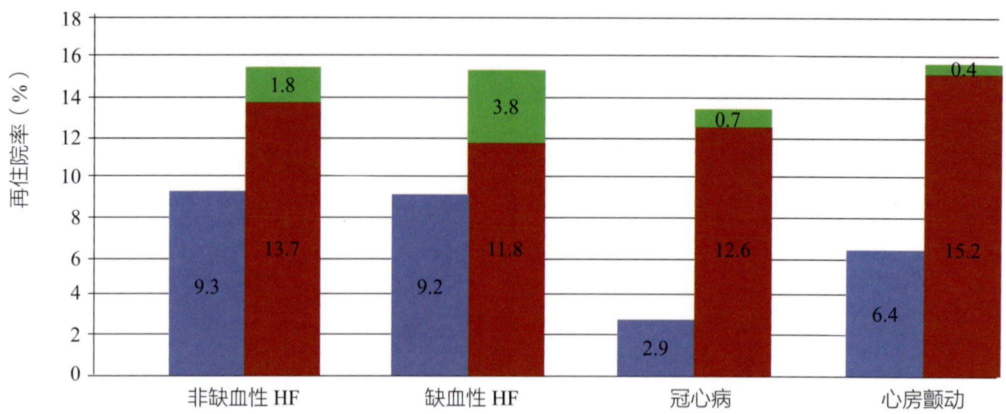

▲ 图 27-6　未调整的 30 天围术期死亡率（蓝色）、再住院率（红色）和因心脏因素再住院率（绿色）

HF. 心力衰竭[引自 van Diepen S, Bakal JA, McAlister FA, Ezekowitz JA. Mortality and readmission of patients with heart failure, atrial fibrillation, or coronary artery disease undergoing noncardiac surgery: an analysis of 38 047 patients. *Circulation*. 2011, 124(3):289-296.]

例对照组相比，中重度和重度 AR 患者的住院死亡率增加了 5 倍（9.0% vs. 1.8%），住院死亡的主要决定因素是左心室射血分数（left ventricular ejection fraction，LVEF）＜55%、高风险手术、心脏药物治疗不足及肌酐＞20mg/L（＞177μmol/L）。

在严重 MR 患者中，30 天的综合结果（死亡、术后心肌梗死、心力衰竭与脑卒中）比无 MR 患者更差（22.2% vs. 16.4%）[33]。非心脏手术术后严重不良结局的关键预测因素包括 LVEF＜35%、缺血性二尖瓣疾病和糖尿病。目前尚无关于有症状的心脏瓣膜病患者接受胸外科手术的围术期管理的数据。ACC/AHA 和 ESC 指南强调了一般治疗在未经治疗的心脏瓣膜病患者非心脏手术围术期管理中的重要性[34]。着重推荐谨慎选择麻醉模式、使用有创血流动力学监测（有创动脉、经食管超声心动图等）、避免容量的突然变化、积极治疗心律失常，以及严格的术后病房护理。

（三）心力衰竭

发作期失代偿性 HF 会显著增加围术期 MACE 的风险，如前所述，依据 Van Diepen 等的研究[27]，非缺血性 HF（9.3%）、缺血性 HF（9.2%）和 AF（6.4%）患者的术后 30 天死亡率高于 CAD 患者（2.9%）。舒张功能障碍伴或不伴有收缩功能障碍与 MACE 高发生率、住院时间延长及术后 HF 高发生率存在相关性，但是关于胸外科手术患者舒张功能障碍的发生率和影响因素的数据极少。Flu 等[35]在血管外科手术患者术前进行超声心动图检查，506 名（50%）患者存在左心室功能障碍，其中 80% 患者无症状，在开放性血管手术（n=649），无症状的左心室收缩功能障碍和单一的左心室舒张功能障碍均与 30 天心血管事件的发生有关。在有症状的 HF 患者术后 30 天心血管事件发生率为 49%，在无症状左心室收缩功能障碍患者为 23%，在无症状左心室舒张功能障碍患者为 18%，在左心室功能正常患者中为 10%。强烈建议失代偿性 HF 患者术前评估左心室功能，以降低围术期 MACE 的风险。此外，急性左心衰可由右心室（right ventricular，RV）衰竭引起，比如右心室后负荷急剧增加、左心室前负荷降低或两种机制共同存在引起的室间移位。

不同的研究表明，肺切除术后 RVEF 降低了 25%，这可能导致一些患者发生急性右心室衰竭[36]。然而，右心室功能的评估仍存在挑战性，并且很少有诊断标准来预测右心衰继发的 MACE[37]。一项临床研究通过经胸超声心动图分析了接受肺叶切除术（n=47）与全肺切除术（n=39）的 86 名患者肺切除术对围术期右心功能变化的影响。术后第 2 天，全肺切除术患者的右心室收缩压高于肺叶切除术患者[（31 ± 15）mmHg vs.（25 ± 10）mmHg，$P<0.05$]，且术后肺动脉高压与右心室收缩功能障碍无关[38]。相反，最近的另外一项研究分析了接受胸部非心脏手术和冠状动脉旁路移植术的患者的三尖瓣环平面收缩期位移、三尖瓣环收缩期血流速度、右心室面

积分数变化、二维斑点追踪成像，以及右心室和右心室游离壁的多普勒成像，发现肺切除术对术后早期 RV 功能没有影响，而冠状动脉旁路移植术联合心包切开手术会显著损害整体 RV 功能[39]（图 27–7）。

机械通气会增加右心室功能障碍的风险，特别是在接受胸外科手术的 COPD 患者和肺动脉高压患者中常见[40]。在单肺通气期间，下肺因非生理性潮气量引起压力增加和功能残气量下降，氧化应激、促炎因子的生成与释放、毛细血管过度灌注引起毛细血管剪切应力增加及缺血再灌注损伤可能会增加肺血管阻力并诱导右心室 – 肺动脉解偶联[41]。目前单肺通气可使用肺保护性通气策略来降低肺损伤的风险[42]。因术中机械通气的影响可持续至术后，应尽量避免手术室拔管造成额外肺损伤。

早期的临床研究表明，静脉液体治疗可显著增加术后并发症，如急性肺水肿，但是限制性液体治疗可能会导致患者低血容量、左右心室功能障碍与器官灌注不足（如肾损伤）。因此建议对大多数患者，尤其是肺切除手术时间延长的患者给予充足的液体治疗，即正常血容量，以维持心脏功能，同时避免急性肺损伤，尤其是扩大肺组织切除范围时。

（四）心律失常（见第 22 章）

心律失常与 HDU 或 ICU 住院时间延长，以及胸外科手术后发病率和死亡率增加有关。危险因素可分为患者因素与手术因素（表 27–4 和表 27–5）。

1. 患者相关的危险因素

现已发现各种与术后心律失常有关的患者相关临床和非临床危险因素，年龄相关的结构和（或）电生理变化会降低房性与室性心律失常的阈值，接受非心脏胸外科手术的患者通常有心房增大与心房压升高的基础，容易诱发房性快速型心律失常。据报道，术后房性快速型心律失常的心外危险因素还包括肥胖、既往脑卒中和 COPD 病史。这些危险因素与已知的在非手术患者中增加心房颤动发展倾向

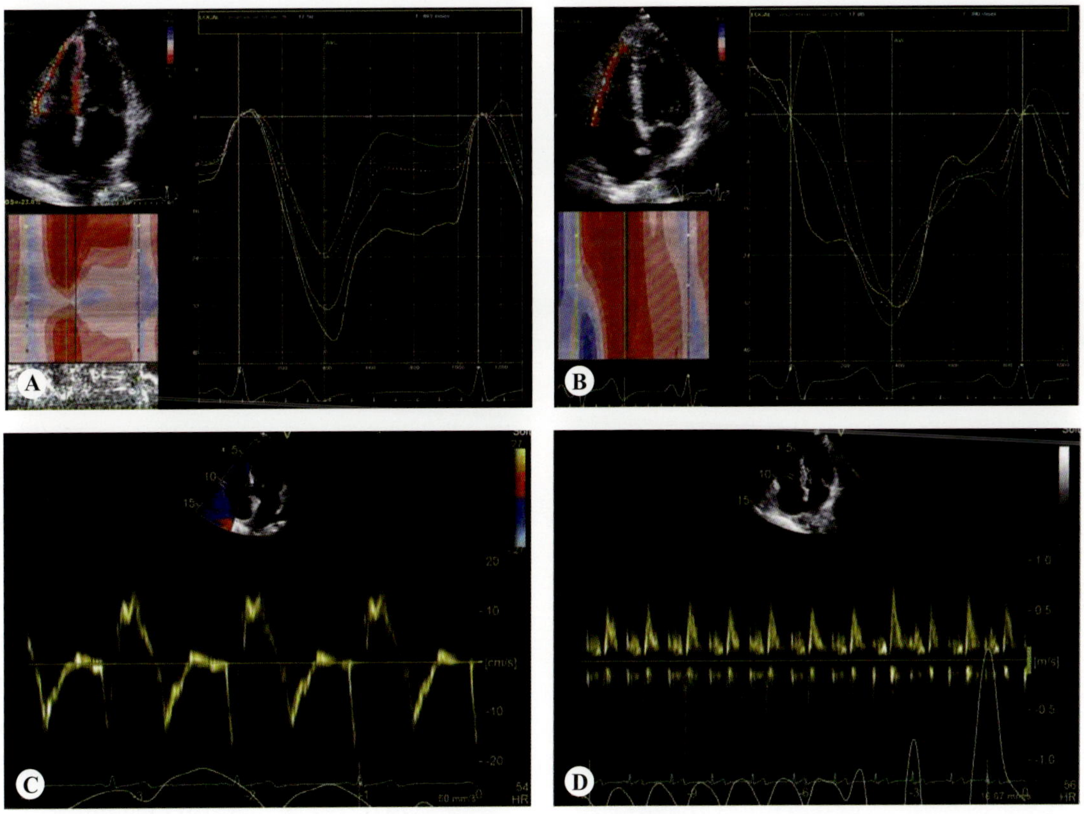

▲ 图 27–7　右心室测量值

A. 在四腔心切面测量 RV 的整体纵向应变；B. 在四腔心切面 RV 游离壁的整体纵向应变；C. 多普勒成像估计三尖瓣环收缩期速度；D. 三尖瓣血流的脉冲多普勒［引自 Steffen HJ, Kalverkamp S, Zayat R, et al. Is systolic right ventricular function reduced after thoracic non-cardiac surgery? A propensity matched echocardiographic analysis. *Ann Thorac Cardiovasc Surg*. 2018, 24(5):238-246.］

表 27-5 围术期心律失常的危险因素

患者相关危险因素	手术相关危险因素
年龄>60 岁	外科创伤（手术类型、肺切除的程度、心房周围的解剖、机械因素如器械）
女性	血流动力学应激（容量过高或过低、高血压、内源性儿茶酚胺）
结构性心脏病（冠心病、瓣膜病、左心室肥厚、左心室收缩和舒张功能障碍）	代谢变化（低氧血症、高碳酸血症、酸碱失衡）
心外危险因素（肥胖、既往脑卒中、合并肺部疾病）	电解质紊乱（尤其是低钾血症）
心律失常病史	药物效应[β 受体拮抗药停药、地高辛、外源性儿茶酚胺、磷酸二酯酶抑制药（米力农）、左西孟旦]

引自 Frendl G, Sodickson AC, Chung MK, et al. 2014 AATS guidelines for the prevention and management of perioperative atrial fibrillation and flutter for thoracic surgical procedures. *J Thorac Cardiovasc Surg*. 2014, 148(3):e153-e193.

的因素相同。

2. 手术相关的危险因素

手术创伤使患者易发生室上性与室性心律失常。另外，由于术后心律失常的发生率在术后第 1 周达高峰，因此在术后心律失常的研究进展中提出炎症机制。手术创伤、高血容量或低血容量、高血压和内源性儿茶酚胺水平升高可能会导致诱发心律失常的血流动力学应激。低氧血症、高碳酸血症、酸碱失衡及机械损伤因素也容易导致诱发心律失常发生的电生理变化。低钾血症易诱发术后房性与室性心律失常。围术期停用 β 受体拮抗药会增加术后室上性快速型心律失常的发生，因为长期使用 β 受体拮抗药会导致 β 肾上腺素受体的密度增高而处于儿茶酚胺效应增强的状态。此外有报道儿茶酚胺、地高辛、磷酸二酯酶抑制药（如米力农、依诺西酮和左西孟旦）的静脉用药会导致室性期前收缩、室性心动过速和心房颤动。

3. 心房颤动与其他室上性心律失常

胸外科手术术后的心房颤动与 ICU 时间和住院时间延长、费用增加，以及发病率和死亡率增加有关（表 27-6）。然而，由于许多术后心房颤动患者通常有复杂的共病，所以其对死亡率的影响尚不清楚[43]。在一项 2588 例接受非心脏胸外科手术的患者的研究中，术后心房颤动的发生率为 12.3%，Elrakhawy 等对 987 例非心脏胸外科手术后患者进行回顾性分析，以确定术后心律失常的发生率、相关危险因素和临床过程。研究依据是否发生心律失常将患者分为两组，一组包括 876 例未发生心律失常的患者，另一组为 111 例患者发生室上性心律失常（29 例室上性心动过速；82 例心房颤动），发现心房颤动发生的重要危险因素包括男性、高龄[年龄>70 岁患者的相对风险（RR）=5.3]、充血性心力衰竭病史（RR=2.51）、心律失常病史（RR=1.92）、外周血管疾病史（RR=1.65）、纵隔肿瘤切除或胸腺切除术（RR=2.36）、肺叶切除术（RR=8.91）、食管切除术（RR=2.95）和术中输血（RR=1.39）[43]。

4. 心房颤动治疗

房性期前收缩通常是良性的，不需要特殊治疗。阵发性室上性心动过速通常对治疗有效，如果迷走神经刺激无效，可以增加腺苷的用量（表 27-4），其成功率超过 95%，除非患者血流动力学不稳定，否则很少需要电复律。而 AF 的治疗则要更复杂，考虑到新发的术后 AF 通常是短暂的（通常在 4～6 周内消退），控制心室率通常为首要治疗方法。传统上，非二氢吡啶钙通道阻滞药（维拉帕米和地尔硫䓬）和洋地黄用于治疗术后 AF（表 27-7）[44, 45]。但是钙通道阻滞药可能会导致低血压，并且在心力衰竭患者治疗中禁忌，因此在心功能不良患者治疗中并不是理想药物。而洋地黄是通过增加迷走神经张力发挥治疗作用，当交感神经张力显著增高时其作用减弱。此外，β 受体拮抗药已被证明对术后 AF 治疗有效，术前服用 β 受体拮抗药的患者应继续进

表 27-6 胸外科手术术后心房颤动的风险分层

低风险（发生率<5%）	中风险（发生率 5% ~ 15%）	高风险（发生率>15%）
支气管镜检查伴 / 不伴活检	胸腔镜交感神经切除术	前纵隔肿物切除术
光动力疗法	肺段切除术	胸腔镜肺叶切除术
气管支架置入术	腹腔镜 Nissen 胃底折叠术	开胸肺叶切除术
放置胸腔引流管	肌切开术	气管切除和重建 / 隆突切除术
胸膜腔镜检查，胸膜固定术，胸膜剥脱术	Zenker 憩室切除术	全肺切除术
气管切开术		胸膜切除术
纵隔镜检查		减容 / 大疱切除术
胸腔镜楔形切除术		支气管胸膜瘘修补术
支气管镜激光手术		Clagett 窗术
食管镜 /PEG		肺移植
扩张和（或）支架植入术		食管切除术
		心包开窗术

PEG. 经皮内镜胃造瘘术；引自 Frendl G, Sodickson AC, Chung MK, et al. 2014 AATS guidelines for the prevention and management of perioperative atrial fibrillation and flutter for thoracic surgical procedures. *J Thorac Cardiovasc Surg*. 2014, 148(3):e153-e193.

表 27-7 术后心律失常的药物治疗

药 物	剂 量	适应证	不良反应
腺苷	6mg 或 12mg，18mg 静脉注射（IV）	阵发性 SVT	暂时性心脏传导阻滞、潮红、胸痛、诱发心房颤动
阿托品	0.1～1mg IV	心动过缓或房室传导阻滞	心动过速
维拉帕米	5～10mg IV	AF 的心室率控制，阵发性 SVT	低血压、CHF 加重、房室传导阻滞
地尔硫䓬	10～20mg IV，以 5～15mg/h 静脉输注	AF 的心室率控制，阵发性 SVT	低血压、CHF 加重、房室传导阻滞
艾司洛尔	0.5mg/kg IV，以 0.05mg/（kg·h）静脉输注；每 5 分钟可增加 0.05mg/（kg·h）	AF 的心室率控制	低血压、支气管痉挛、CHF 加重
美托洛尔	5mg IV，每 5 分钟 3 次	AF 的心室率控制	低血压
地高辛	每 4～6 小时 0.25mg IV，最多 1mg	持续性 AF 的心室率控制	迟发性并发症、恶心、呕吐
胺碘酮	预防：300mg IV，然后口服 600mg，持续 3～5 天；治疗：150mg IV 10min，然后 1mg/min × 6h，然后 0.5mg/min	AF 的心室率控制与转换，频发的持续性或非持续性 VT，VF	血压、心动过缓、QTc 异常延长伴尖端扭转型室性心动过速（罕见）、急性呼吸窘迫综合征（罕见，超治疗剂量后）

AF. 心房颤动；CHF. 充血性心力衰竭；SVT. 室上性心动过速；VF. 心室颤动；VT. 室性心动过速；引自 Frendl G, Sodickson AC, Chung MK, et al. 2014 AATS guidelines for the prevention and management of perioperative atrial fibrillation and flutter for thoracic surgical procedures. *J Thorac Cardiovasc Surg*. 2014, 148(3):e153-e193.

行β受体拮抗药治疗，突然停药会增加并发症发生的风险，所以应尽量避免。已知严重收缩功能障碍的患者应首选静脉注射胺碘酮，而且该药具有抗心律失常的作用，或可以终止心律失常。初步研究表明，胺碘酮可能对某些室性心律失常患者的死亡率和生存率发挥有益作用，这一作用可能与其抗心律失常和抗纤维化作用有关[46]。

据报道，胺碘酮对肺切除术患者存在急性肺毒性，这些患者应避免使用胺碘酮或至少避免应用高剂量的胺碘酮（>1000mg/d），既往肺部疾病与发生胺碘酮肺部毒性风险增加有关[47]。

Ⅰ类抗心律失常药可用于无结构性心脏病的患者，但即使在这些患者中，这些药物治疗也可能会发挥致心律失常作用（如转化为顽固性 AF，甚至心房扑动）。立即电复律适用于对新发 AF 伴有严重血流动力学恶化的患者，它的有效转化率超过 90%，但早期可能频繁复发。对于顽固性的术后 AF，心脏电复律通常是没有必要的，因为其通常是一个自限性过程，胸外科手术后的新发 AF 无论采取何种治疗通常会在 4～6 周内自愈。

术后 AF 的患者存在血栓栓塞事件的风险，包括脑卒中。在发生栓塞事件的术后患者中，其原因并不清楚，因为潜在的共病均可能是脑卒中的原因，而并非心律失常本身所致。在广泛的 AF 患者中，抗凝血治疗可以预防大多数 AF 患者栓塞的发生，因此，对于有脑卒中危险因素（年龄>65 岁、女性、既往脑卒中、高血压、充血性心力衰竭、糖尿病）的术后 AF 患者，抗凝血治疗是非常有必要的。

5. 室性心律失常

术后孤立性室性期前收缩并不会增加发生恶性快速性室性心律失常的风险，通常无须治疗。0.5%～1.0% 的非心脏手术患者可发生持续性或非持续性的室性心动过速，这些患者通常患有严重的左心室功能障碍或急性术后并发症，比如血流动力学不稳定、心肌缺血、感染性休克或严重的手术并发症[45]。在频发而复杂的期前收缩和非持续性室性心动过速的情况下，应纠正导致心律失常的所有可逆原因（见上文）。当非持续性或持续性室性心动过速出现较长时间的频繁发作时，可能需要使用抗心律失常药。首选的抗心律失常药是静脉注射胺碘酮，Ⅰ类抗心律失常药如利多卡因也可使用，但它们也可使发生室性心律失常的风险增加。当持续的室性快速型心律失常导致血流动力学恶化时，则需要 R 波触发的直流电复律或立即除颤和心肺复苏。在已诊断的室性快速性心律失常患者植入复律除颤器，可以有效地通过电击以终止自发性心律失常。所有设备应在手术前后全面评估以确保其功能没有受损或改变，如果患者装有起搏器则需要重新调节。

6. 缓慢型心律失常

胸外科手术后发生缓慢型心律失常相对罕见，在大多数情况下，它们通常是由预先存在的病态窦房结综合征或不同程度的房室传导阻滞引起的短暂性低心室率发作。缓慢性心律失常可使心输出量减少而引起血流动力学变化。阿托品可以逆转症状性心动过缓，此外应停止所有可能导致房室传导阻滞的非必需药物，如β受体拮抗药或钙通道阻滞药，对阿托品无反应的症状性心动过缓可能需要使用临时起搏器，当传导阻滞不能恢复时，则需要置入永久起搏器。

四、开胸术后肺部并发症

（一）呼吸功能不全

对于肺部疾病的患者术中可能会切除边界的功能性肺实质，术后可因气体交换不足发生低氧或高碳酸血症，需早期通过持续气道正压通气或经鼻高流量吸氧治疗[48-50]。胸外科手术术后呼吸功能不全的治疗目标应是提供呼吸辅助和识别潜在病理生理因素，引起低氧血症型呼吸衰竭的原因包括通气不足、肺不张或感染等引起通气血流比值失调和肺水肿，引起高碳酸血症型呼吸衰竭的因素包括呼吸肌功能下降、结构或机械性因素比如肺气肿或疼痛、中枢呼吸功能下降等。

（二）肺炎

通常下呼吸道是无菌的，肺炎通常是由细菌转移到下呼吸道引起的（图 27-8）。术后肺炎的危险因素、病因和病理生理学改变是多种致病因素共同作用的结果，其中包括术前呼吸道细菌定植、局限性咳嗽伴黏液纤毛清除率降低、肺中性粒细胞免疫活性改变、上呼吸道误吸，以及手术和麻醉对肺部的直接或间接创伤。择期肺实质切除的患者存在有较高概率的致病微生物的气管内定植，可高达 50%[51, 52]。最常见的分离菌株是流感嗜血杆菌（35%）、肺炎链球菌（13%）、铜绿假单胞菌

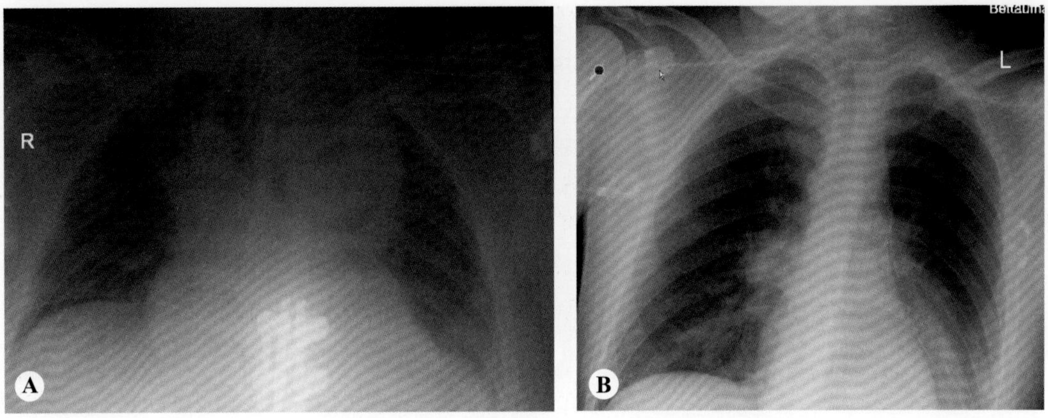

▲ 图 27-8 胸部 X 线表现为肺不张（A）和肺浸润（B），漏气和纵隔及皮下软组织气肿和气胸

（9%）、大肠埃希菌、奇异变形杆菌，以及白色念珠菌和烟曲霉菌等。细菌定植是一个致死风险因素，Laroumagne 等 [52] 前瞻性地研究了肺癌患者支气管微生物定植的流行病学和性质，为 210 名癌症患者进行支气管镜检查。在研究的患者群体中，48.1% 的样本中发现了病原体：主要是革兰阴性菌中大肠埃希菌（8.1%）、流感嗜血杆菌（4.3%）和肠杆菌属（2.4%）；革兰阳性菌中葡萄球菌（12.9%）和肺炎链球菌（3.3%）；非结核性杆菌（2.9%）；白色念珠菌（42.9%）；烟曲霉菌（6.2%）。老年 COPD 患者的细菌定植率明显更高，术后生存分析提示存在定植患者的半数生存期为 10.7 个月，而未定植患者的半数生存期为 14.3 个月。

肺炎是胸外科术后主要的发病率和死亡率因素，除了一般的卫生措施外，特有的干预措施主要强调避免误吸和深层呼吸道的细菌定植，优化麻醉技术如肺保护性通气，或使用区域镇痛技术如硬膜外或椎旁阻滞，可以降低围术期肺炎发生的风险。

（三）肺不张

肺不张是胸外科手术后常见的并发症，可因镇痛不完善、咳嗽不足和分泌物滞留而加重。肺容量不足导致功能残气量降低，跨肺压增加以达到足够的潮气量，也可能由于残留的肌松药导致呼吸功增加。

肺不张会因肺泡通气不足而影响全身氧合 [53, 54]，患者表现为低氧、呼吸急促、心动过速等症状，影像学特征表现为肺实变，其物理治疗包括使用诱发肺量计，应用纤维支气管镜行支气管灌洗及正压通气来复张萎陷肺泡（图 27-8）。

少量空气渗入周围软组织是正常的，但肺切除术后连续多天的软组织气肿加重提示肺组织漏气或支气管瘘 [55]。应首先检查引流管的位置与功能，必要时置入另一根引流管并增加吸引。若仍不能改善，则只能通过胸腔镜或开胸手术检查修复，术后肺漏气是肺切除术后最常见的并发症，也是增加住院时间、发病率和住院成本的主要原因，相关报道其发病率为 8%～26%[56]。术后漏气的危险因素包括肺功能受损（FEV_1＜50%）、类固醇的使用与胸膜粘连 [56]，大多数患者需要通过连接水密封吸引装置的肋间引流管进行非手术治疗 [56, 57]（图 27-9）。对漏气的识别和胸腔引流管管理的不一致可能导致文献中发现相互矛盾的结果 [58]。除了个人偏好和经验外，在没有漏气的情况下，即 12h 引流量＜500ml/min 或 8h 内＜20ml/min，拔除引流管是安全的 [59]。

在通过肺减容术治疗终末期慢性阻塞性肺疾病中，其中包括置入单向活瓣，会导致远端肺不张，将在第 32 章评价讲述经内镜呼吸介入技术中各种单向活瓣减容术、肺减容弹簧圈及热消融技术。在美国以外的许多国家单向活瓣技术也被用于治疗肺气肿，为此开发的单向活瓣（Olympus Respiration System，Center Valley，PA）是一种小型伞形单向活瓣，通过支气管镜将其运输放置在病变肺的气道内（图 27-10），置入的呼吸活瓣可使空气从肺气肿严重的肺部区域转向健康的肺部区域，使患者更加容易呼吸，但是在美国，这种活瓣只被批准用于治疗术后持续漏气。单向呼吸活瓣的手术是微创的，为外科医师和肺科医师提供了一种新的方法来限制

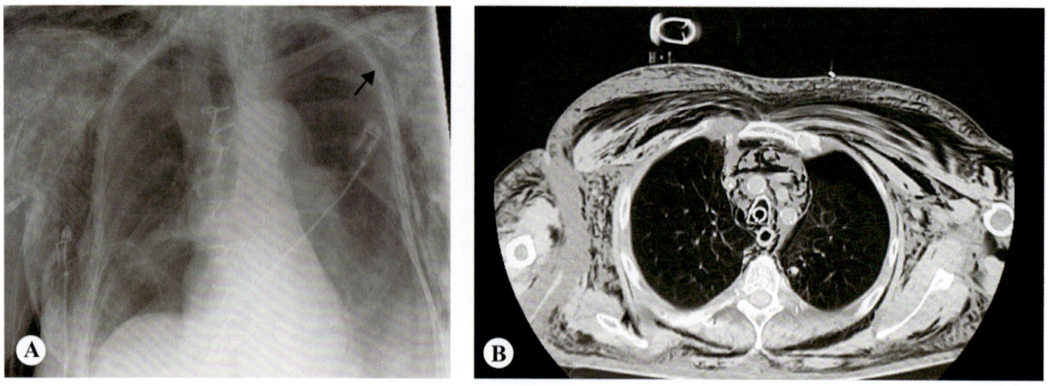

▲ 图 27-9 一例慢性阻塞性肺疾病患者的 X 线（A）和计算机体层成像（B）胸部图像，显示气胸（箭）和软组织气肿

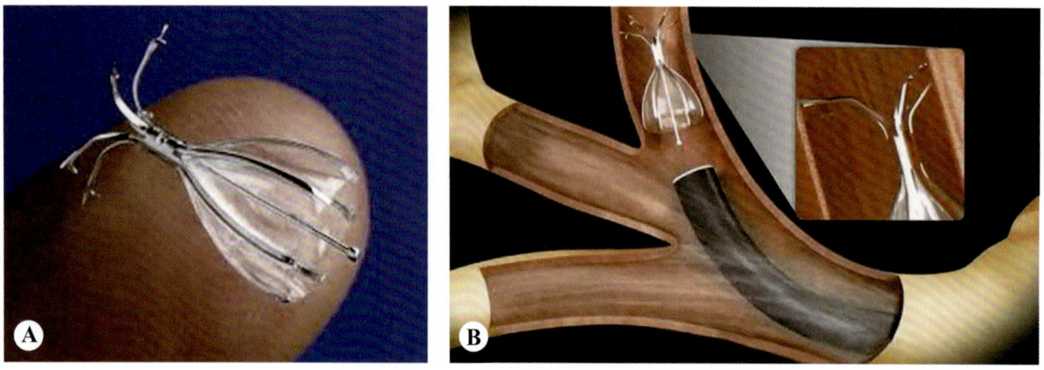

▲ 图 27-10 呼吸活瓣系统

A. 呼吸活瓣；B. 通过支气管镜放置呼吸活瓣

远端气流进入受损的肺，同时允许滞留的空气和分泌物沿气道壁自然排出，是治疗慢性肺漏气的积极方式。研究表明，进入受损肺的气流减少可加速治愈持续肺漏气。在大多数患者中，约 6 周组织愈合后，可使用支气管镜钳取出活瓣[60]。

（四）肺动脉高压

手术切除肺实质会降低肺血管的横截面积，使肺血管阻力（pulmonary vascular resistance，PVR）升高，从而影响术后早期右心室的功能[61]。Elrakhawy 等的队列研究报道，与肺叶切除术相比，行全肺切除术的患者平均肺动脉压（mean pulmonary arterial pressure，MPAP）、PVR 和肺毛细血管楔压（pulmonary capillary wedge pressure，PCWP）更高，部分患者有轻度肺动脉高压，即 MPAP＞30mmHg；同时与肺叶切除患者相比，全肺切除患者的右心室舒张末期容积指数（RV end-diastolic volume index，RVEDVI）更高，表明右心室扩张更明显，术后心律失常发生率更高，右心室射血分数（RV ejection fraction，RVEF）降低更多[61]。大多数患者可以耐受或代偿这种变化，但 COPD 患者的代偿能力降低将导致急性右心室功能障碍，其可能在术中或术后发生，并可在术后持续 2 个月[36]。治疗应着重改善引起可逆性肺血管收缩的因素，如缺氧、高碳酸血症、酸中毒和疼痛，此外通过超声心动图、右心导管评估右心室和左心室充盈压力，以及扩张肺血管从而优化容量状态，可改善肺动脉高压。

（五）肺水肿与急性呼吸窘迫综合征

ARDS 是肺切除术后死亡的主要原因之一，目前据报道肺切除术后的死亡率：在全肺切除术后为 4%～9%，在肺叶切除术后为 1%～3%[1, 62, 63]。也有研究称死亡率在 40%～64.6%[63-66]。ARDS 诊断包括急性、难治性低氧血症和胸部 X 线片弥漫性、单侧或双侧浸润的肺水肿表现，在大多数情况下，症状开始于术后 1～3 天。肺切除术后 ARDS 的治疗支持包括使用高 PEEP 的肺保护性机械通气，一氧化氮短期改善动脉氧合，以及体外膜肺氧合（ECMO）。

结论

肺部、纵隔或胸壁的开胸手术术后并发症通常是由心肺存在共同的致病机制引起。在个别情况下，手术的临界适应证不当，手术和麻醉过程中的不足，术后护理的缺陷也会引发致命事件。这强调了密切和连续的术后监测的重要性，而并发症的监测主要基于特征性的临床体征和典型的“时间段”。

第 28 章 体外通气疗法

Extracorporeal Ventilatory Therapies

Steven P. Keller 著
王迎斌 唐 蓉 译

随着心肺疾病患者的增多，体外通气支持技术的临床应用呈指数增长[1-3]。体外支持技术的基础和转化研究数量有限，能为临床实践提供指导的大规模多中心试验更少，但这种技术的采用仍越来越广泛[4-6]。目前，临床医师多依靠病理生理学知识和对体外器械和技术的理解来指导体外支持的启动、运行和撤机。

体外装置的应用扩大也使得体外支持技术的适应证得到发展。体外支持最初作为心肺转流回路（cardiopulmonary bypass circuit）的延伸，即在手术室对开胸术后无法脱机的患者提供支持[7, 8]。现在，体外支持成为高级重症监护的组成部分，可应用于三级医疗中心的重症监护病房床旁。随着体外支持技术适应证的更新和不同患者人群的出现，插管也从外科切开拓展到 ICU 更常见的经皮方法。对于体外支持的需求（包括在心肺停搏的情况下）进一步增加了临床医师熟悉这些新设备的管理和生理效应的需求[9]。

本章将回顾体外通气治疗的发展，讨论其在呼吸和循环衰竭患者支持中的实施和管理，以及围术期管理的具体问题。本章最后简要讨论了体外支持的未来发展趋势，并将强调正在进行的研究。

一、体外通气疗法的发展

（一）历史概述

体外支持技术的发展与 19 世纪生理学家研究断肢再植和离体器官的方法有内在联系。实验生理学家尝试复刻心肺的灌注和呼吸功能[10, 11]。试图将血液暴露于空气而实现体外通气的努力促使鼓泡式氧合器和膜式氧合器产生，鼓泡式氧合器会形成大量泡沫，气泡内气体与周围血液气体以弥散方式交换；膜氧合器中，血液和气体间隔一层薄膜，氧气通过弥散来实现气体交换[12]。随后肝素的发明使受控抗凝血和血气直接接触的氧合器的临床应用成为可能。在探索体外通气方法的同时，也促进维持离体器官血流的灌注系统的发展[13]。这些努力带来了第一个临床使用的心肺转流回路，包括一个滚压泵和一个膜式氧合器，以维持灌注和提供气体交换[14]。

（二）中空纤维膜肺装置和现代氧合器

早期的空气和血液直接接触的氧合器存在气体栓塞和血栓形成倾向等并发症。这些困难促使我们努力开发以肺为模型的气体交换装置，即血液通过肺泡上皮和毛细血管内皮与空气分离[15]。第一个膜式氧合器由缠绕在中心纵轴上的聚乙烯管组成。这一灵感来自早期制造人工肾的研究，人们发现可以用人工肾来进行血液氧合，并因此得到启发：充气透析液可使通过该装置泵入的血液达到氧合[16]。这项工作促使人们寻找一种理想的氧合器生物材料，既能提供气体传输，又能限制等离子体跨膜扩散，以维持装置的功能和使用寿命。硅胶能够制成薄膜，同时具有优良的气体扩散特性，使得第一个硅胶膜氧合器问世[17]。因制造技术和装置构造的改进，硅胶膜氧合器在 20 世纪 80 年代被广泛采用。

聚 -4- 甲基 -1- 戊烯（PMP）作为一种具有高效的气体传递特性和限制血浆泄漏特性的生物材

料，加速了现代氧合器进一步发展[18]。基于 PMP 的新设备能够提供通常是几周或更长时间的支持，之后由于性能下降而需要更换。市售基于 PMP 的中空纤维氧合器的实例见图 28-1。在现代的氧合器中，血液被泵入装置中，在这里血液会与带着气体的中空纤维管接触。由于二氧化碳具有较高的溶解度，能比氧气更快速地扩散到血液中，因此通过设备的血液与纤维束有多种相互作用，以实现充分的氧合。该装置去除二氧化碳取决于[19]：①通过该装置的血流速度；②气流量；③气体组成。

（三）泵技术

早期的体外装置依赖于滚压泵，它被广泛应用于各种临床设备，如透析机、输液泵、心肺转流机等[13]。它的优势是易于实现、具有最小的启动量，以及固定关系的分钟转数（rpm）和流量，这使得它们在早期设备中被广泛采用。然而，滚压泵通过对橡皮管的物理滚压产生流动，会造成血液损伤并激活血小板和白细胞，同时随着时间的推移，泵与橡皮管的摩擦会造成磨损，可能导致橡皮管破裂和小块栓塞的形成[20]。

与滚压泵相比，离心泵产热较少，对血小板和白细胞的激活明显减少，因此被快速集成到现代体外回路中[21]。离心泵仍可引起溶血，但这在一定程度上取决于泵速，在装置功能的极端特例中，可观察到红细胞破坏增加。离心泵的充注更具挑战性，并且夹带的空气可能难以提取[22]。离心泵的高运行速度（通常为 2500～5000rpm）也使得自动调节反馈很难集成到设备运行中。图 28-2 是一种常用的市售离心泵的实例。

（四）现代体外膜肺氧和技术

目前临床实践中的体外通气支持治疗主要指实施体外膜肺氧合（ECMO）。这两个术语也可以相互替换。然而，随着更新、更专业的体外通气疗法的发展，ECMO 术语可能会与特定的设备配置相关。ECMO 本身是一个难以理解的术语，因为它同时用于同一设备的循环和通气支持。具体的治疗功能取决于所用的插管策略。

ECMO 回路的核心部件包括[23, 24]：①膜氧合器；②离心泵及驱动泵；③变温水箱；④血管插管和管路。ECMO 系统的核心部件示意见图 28-3。额外的元件，如流量计和气泡探测器也可以被集成，以提供更佳的监测和安全措施，减少并发症。现代

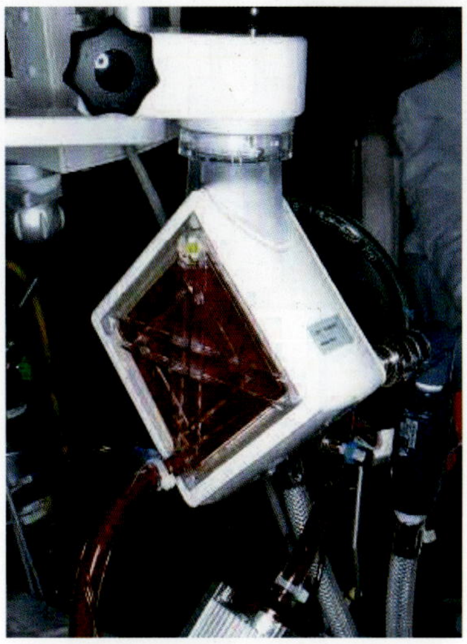

▲ 图 28-1 现代中空纤维膜氧合器

血液通过携带气体的纤维膜，通过纤维膜扩散实现气体交换；血液温度的维持通过在外壳的热水实现（经许可引自 Gutsche JT, Harish R. *Extracorporeal Membrane Oxygenation, Kaplan's Cardiac Anesthesia*. 2017:1214-1228. © 2017. Polymethylpentene membrane oxygenator.）

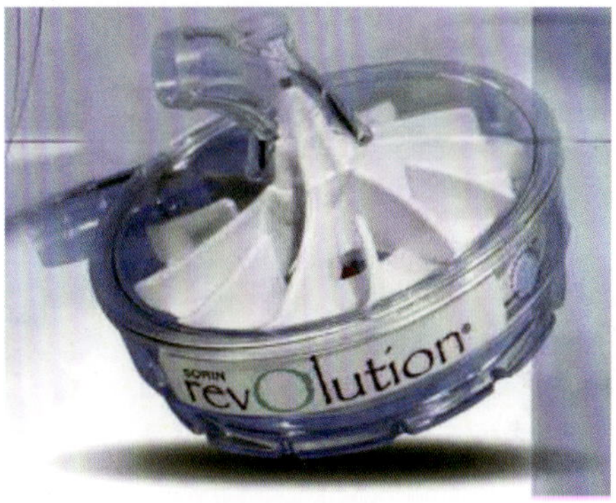

▲ 图 28-2 现代体外膜肺氧合回路中使用离心泵的代表性例子

经许可引自 Groom RC, Fitzgerald, D. *Extracorporeal Devices and Related Technologies, Kaplan's Cardiac Anesthesia*. 2017:1162-1213。©2017（由 Sorin Group，Arvada，CO. 提供）

氧合器将加热的水通过设备外壳，使血液保持所需的温度。图 28-4 所示为使用安装在控制器上的集成泵和氧合器的现代 ECMO 示例。

（五）ECMO 支持技术的临床应用

1971 年，旧金山的加州太平洋医疗中心首次将改良体外循环技术用于一名 24 岁的创伤相关急性呼吸窘迫综合征（ARDS）患者的支持治疗，患者在 75h 后逐渐恢复并出院[25]。这些经验促使美国国

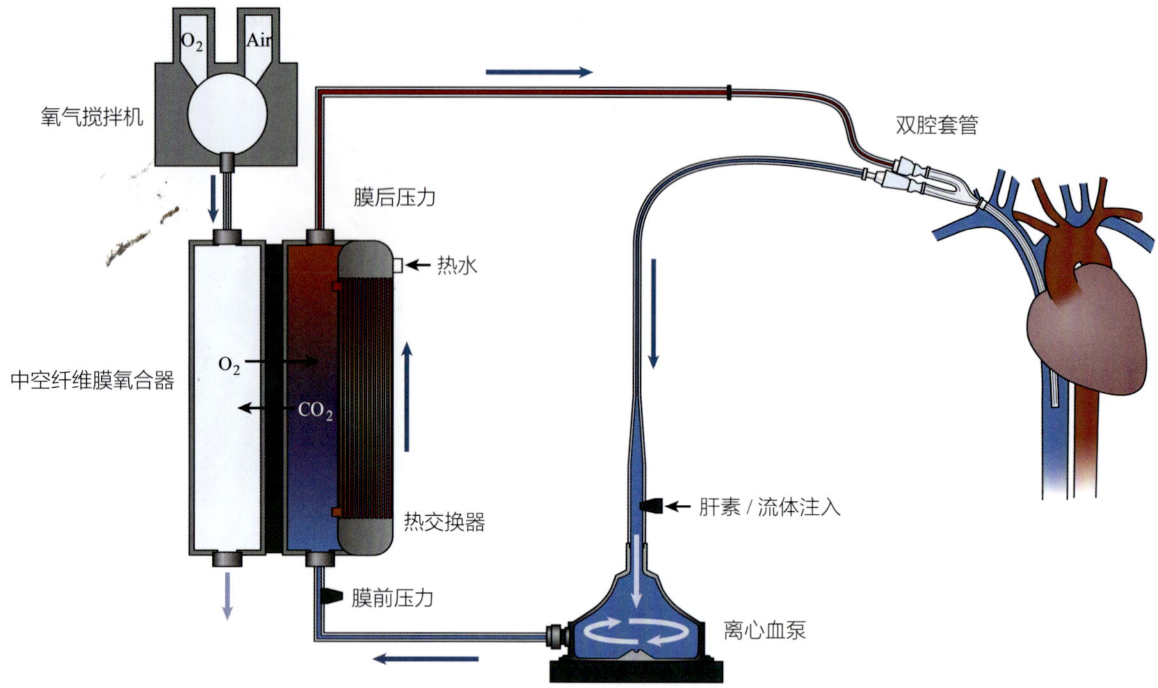

▲ 图 28-3　典型体外膜肺氧合回路的示意

核心部分包括：①提供进出装置血流的血管套管；②离心泵维持装置的灌注；③氧合器、搅拌器和流量计提供气体交换以改变气体的氧分数和流速；④用加热器维持体温（经 Brian Y. Chang 博士授权修改）

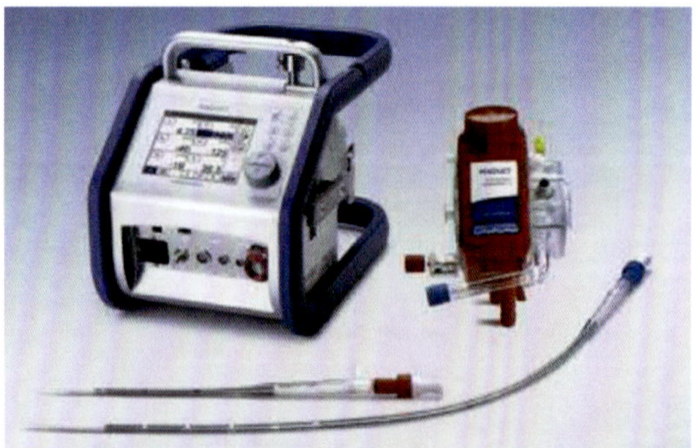

▲ 图 28-4　现代体外膜肺氧合回路由血管套管、一体化氧合器和离心泵，以及回路控制器组成

经 Getinge AB 授权转载

立卫生研究院在 20 世纪 70 年代初发起了一项前瞻性、随机、多中心对照试验，目的是比较常规药物治疗和 ECMO 支持的急性呼吸衰竭患者的结局[26]。试验总共纳入 90 例患者，在两组死亡率均为 90% 的情况下试验提前终止。本试验和后续试验未取得成功，挫伤了人们对成人患者使用体外支持的热情，并阻碍了研究和开发工作。

尽管成人患者的试验结果为阴性，但 ECMO 支持新生儿呼吸衰竭的病例经验却表明，与传统治疗相比，这种技术使得患儿死亡率显著降低[8]。与成人相比，新生儿中观察到的结局不同的原因可能是多因素的，例如立即启动支持治疗；新生儿肺部疾病主要病因为气道不成熟；以及新生肺的可塑性。随后的临床试验和越来越多的疗效证据使 ECMO 成为某些类型新生儿呼吸衰竭的首选支持方式。

虽然 ECMO 在儿科医院的应用日益广泛，但在成人患者的支持中仍局限于心脏术后不能脱离体外循环的成人患者。到 2009 年 H1N1 流感大流行时，成人心脏外科重症监护病房 ECMO 的发展扩大使体外支持成为成人 ARDS 患者的一种可使用的补救治疗。COVID-19 大流行导致既往健康、现患重度 ARDS 的危重患者激增，这重新燃起了人们对 ECMO 作为支持方式的兴趣。一项比较 ECMO 和传统 ARDS 疗法的大规模多中心试验显示，在能够提供 ECMO 支持的中心中对 ARDS 患者进行治疗的结果较好，但该试验因各临床中心的实践和经验水平存在差异而不完善[5]。

在 H1N1 流感之后，全球 ECMO 中心的数量在 7 年内翻了一番[2]。随着 ECMO 中心数量的增加，

ECMO 作为支持方式的使用率也随之增加。成人患者的临床适应证正从心脏术后循环衰竭和 ARDS 挽救治疗扩展到为等待移植患者提供支持（作为移植前的过渡治疗）和为内科心源性休克患者提供支持[27-29]。随着体外疗法作为常规手术和手术支持疗法的替代疗法正在试验中，潜在适应证继续增加。

二、ECOM 的运行方案

（一）插管方法和支持方法

ECMO 可分为两种主要支持形式：通气和循环。第三种可能是循环性休克患者合并严重的肺衰竭。实施的插管策略决定了 ECMO 回路提供的支持策略。本章将使用以下术语。

静脉 – 静脉（VV）ECMO：通气支持

静脉 – 动脉（VA）ECMO：循环支持

静脉 – 动静脉（VAV）ECMO：通气和循环支持

这些术语用于描述进入回路的血液来源（静脉），然后描述从回路回流给患者的血液的解剖部位（静脉或动脉或两者结合）。VA ECMO 的进一步描述取决于套管部位是中心 VA ECMO，包括静脉血液直接双腔或右心房引流并将氧合血返回主动脉弓，还是外周 VA ECMO，将套管插入周围血管，最常见的是股动静脉，用于引流和回流[30-32]。中心和外周 VA ECMO 套管解剖位置的差异见图 28–5。在中心 VA ECMO 时，回流套管向近端主动脉弓供应氧合血，并为通气和循环衰竭提供生理支持。随着依赖于经皮穿刺技术的外周插管方法发展和 ECMO 的临床应用范围扩大，支持已从外科手术室扩展到重症监护病房和急诊科启动支持[33-36]。

在本章中，用于从患者体内引出血液并引导其进入 ECMO 回路的套管称为引流套管，而将氧合血液从 ECMO 回路输送至患者的套管称为回流套管。为了适应高血流速度（≥4L/min），引流套管通常采用大口径（21Fr 或 25Fr）。引流套管可以是单口的（在套管末端有一个入口），也可以是多口的（沿着套管的长度间隔放置小孔，以实现更好的引流）[37]。经皮放置的引流套管通常由下腔静脉推进至右心房水平，长度为 50～60cm。回流套管通常较短，根据支持方式的不同，18cm 是适应置入颈内静脉或

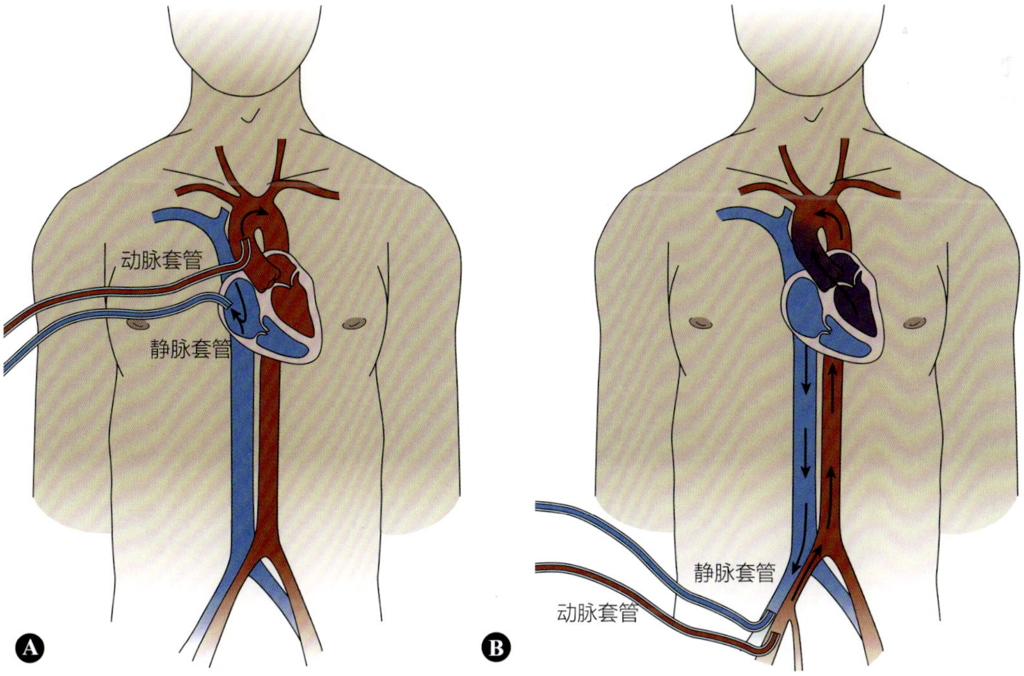

▲ 图 28–5 静脉 – 动脉体外膜肺氧合（VA ECMO）插管方法示意

A. 中心 VA ECMO，在右心房放置引流套管，在主动脉弓放置携带氧合血的回流套管；B. 外周 VA ECMO，在股静脉放置引流套管，并推进到右心房下腔静脉连接处，回流套管置入股动脉

股动脉的常见长度，直径在 15～21Fr。双腔套管设计来放置于颈内静脉，其末端位于下腔静脉（IVC），并在上腔静脉（SVC）上有孔，以引流上体和下体静脉血，并提供一个出口，使氧合血返回右心房[38]。VV ECMO 中使用双腔套管，以便于移动。用于提供 VV ECMO 支持的不同插管方法见图 28-6。

该技术适用于临床实践中最常用的参数。由于 VV ECMO 提供气体交换以支持肺衰竭，因此使用这种配置需要足够的心脏功能来维持终末器官灌注。VA ECMO 通过将血液从体循环静脉转流至体循环动脉来实现循环支持。这种结构深刻地改变了全身血流动力学，其具体效应取决于灌注支持和患者的生理状态。VAV ECMO 应用较少，主要用于合并呼吸和循环衰竭的患者[35]。

（二）环路运行参数

ECMO 环路的基本组件用于灌注支持的功能参数很少。

ECMO 的回路流量取决于[27]：①泵转速的函数；②后负荷，包括回路阻力和患者血管阻力；③患者容量状态及引流管周围血管塌陷的负压阈值；④心功能。氧合器气体交换取决于气体流速和气体成分。增加气体流速可加强二氧化碳的去除，而增加氧分数可使输送到血液的扩散梯度增加。ECMO 提供的支持是设备操作与患者生理状态和解剖结构的复杂集成。

泵转速是主要参数，可随时调整循环流量。转速（rpm）的安全操作范围是根据给定的速度而定，任何极端值都会增加溶血风险。高转速会因为增加的剪切力而损伤细胞，而低转速会导致血液在被排出之前通过泵循环多次，从而造成累积阻力增加，导致血液的推进效率低下。回路血流量部分由泵的后负荷决定[39, 40]。增加后负荷的因素包括：氧合器内或回路连接点的凝块形成、回流套管弯曲或阻塞，以及患者回流循环内的高压。对于回流套管放置在静脉系统中的 VV ECMO，这个问题比 VA ECMO 小，因为 VA ECMO 的泵必须对抗动脉系统的压力。随着血管压力增加，ECMO 回路提供的流量减少，相应地支持也减少。流量也受到引流管处泵产生的排放压力的限制。随着泵转速的增加，静脉系统内的引流部位会产生负压，有可能导致套管周围的静脉塌陷，导致抽吸事件和血流暂时停止。

血液接触套管、管道、泵和氧合器会促进凝血级联激活，增加患者发生血栓栓塞和因血栓形成导致回路故障的风险[41]。虽然新型抗血栓涂层和新型生物材料有望减少血栓形成，但抗凝血仍然是一个重要的考虑因素[42-44]。这在循环支持中尤其重要，

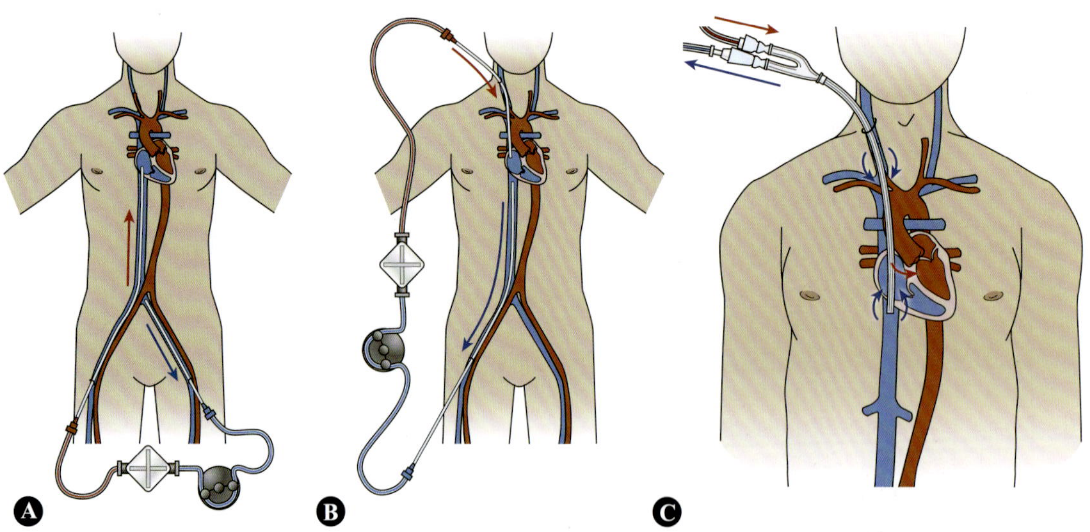

▲ 图 28-6 静脉 - 静脉体外膜肺氧合插管策略的介绍

A. 股静脉 - 股静脉插管方法；引流套管置于下腔静脉（IVC）内，回流套管止于右心房；B. 股静脉 - 颈内静脉（IJ）插管方法，经股静脉插管抽血，然后经 IJ 插管返回；C. 双腔导管经 IJ 进入下腔静脉，回流口指向三尖瓣 [改编自 Marasco SF, Lukas G, et al. Review of ECMO (extra corporeal membrane oxygenation) support in critically ill adult patients. *Heart Lung Circulation*. 2008, 17(4):S41-S47. ©2008.Figares 1 (Central ECMO cannulation) and 2 (Peripheral ECMOcannulation)]

在循环支持中，血液返回体循环，而血栓栓塞可能导致脑卒中或终末器官损伤。抗凝血也用于减少氧合器内的凝块形成和延长回路的使用寿命。肝素因为其可获得性、熟悉性和在活动性出血的可逆性最常被使用。但肝素的给药部位（无论是全身给药还是进入回路给药）、治疗目标、范围和调整治疗的实验室检查在各中心之间都缺乏指导具体方法的明确证据。

常见的 ECMO 回路测量包括引流套管和回流套管的压力，以及通过氧合器测量的压力。通过氧合器的压差增加可能意味着导致流动阻力增加的凝块形成。一些设备包括连续测量静脉血氧饱和度功能，这是在 VV ECMO 支持期间，从返流套管的血液再循环的有用标志物。其他功能还包括气泡探测器，用于识别电路中夹带空气的存在，以及流量报警器。

三、体外肺支持的生理学基础

体外通气疗法的发展为呼吸衰竭患者提供了新的治疗方法，同时需要明确如何实施这些疗法以优化临床结局。随着对呼吸机相关性肺损伤认识的不断深入，人们开始关注 ECMO，以便为单纯机械通气无法维持的重度 ARDS 患者提供挽救生命的支持。对于终末期肺病患者而言，在接受肺移植评估或在候补名单上时 ECOM 是这阶段维持肺功能的手段[29, 45–47]。ECMO 的具体作用、最佳启动时机及如何调整 ECMO 支持方案目前是热门研究，但还没有明确的指南指导临床医师来优化临床结局。本节详细介绍 ECMO 的生理学基础，并讨论了为提供通气支持而进行 ECMO 管理时应该考虑的因素。

（一）体外膜肺氧合是肺衰竭恢复的桥梁

机械通气是呼吸衰竭患者的主要支持手段，但有发生呼吸机相关性肺损伤（VILI）的风险[48, 49]。ARDS 的动物模型表明，过度的扩张压力会加剧潜在损伤，而高氧会导致进行性肺部炎症并最终死亡[50, 51]。评估 ARDS 通气策略的多中心临床研究表明，小潮气量通气（LTVV）方法改善了死亡率，而随后的分析表明，低肺顺应性和高驱动压与较差的患者结局相关[52]。

重症患者可能出现以下情况：①不能维持 LTVV 的稳态；②尽管呼吸机得到了优化，但仍可能出现持续的呼吸机相关肺损伤（VILI）和进展性肺部疾病。ECMO 的出现为单纯机械通气无法安全维持的患者提供了另一种支持方法[53]。使用 ECMO 的目的是维持生理稳态，同时优化机械通气，以减少肺损伤，促进基础疾病恢复。类似的推论也适用于支气管胸膜瘘患者的 ECMO 治疗，这降低了对正压通气的需求，从而促进肺愈合。

ECMO 达到预期治疗效果的能力取决于多种因素：①肺损伤的严重程度和肺残余的气体交换能力；②特殊的生理损害；③进入 ECMO 回路的心输出量。随着肺损伤严重程度的增加，需要增加 ECMO 回路的负荷以满足生理性气体交换。无论损害导致了低氧血症还是高碳酸血症，为了达到生理支持目标，都决定了需要引入装置的血流量。ECMO 回路作为呼吸衰竭的支持方式与体内气体运输也存在内在联系。VV ECMO 与体静脉循环整合的示意图见图 28-7。

（二）低氧性和高碳酸性呼吸衰竭的生理学

动脉循环中约 97% 的氧与红细胞内的血红蛋白结合，剩余 3% 的氧以溶解形式存在[54]。ECMO 为低氧性呼吸衰竭患者提供有意义的支持时，必须将

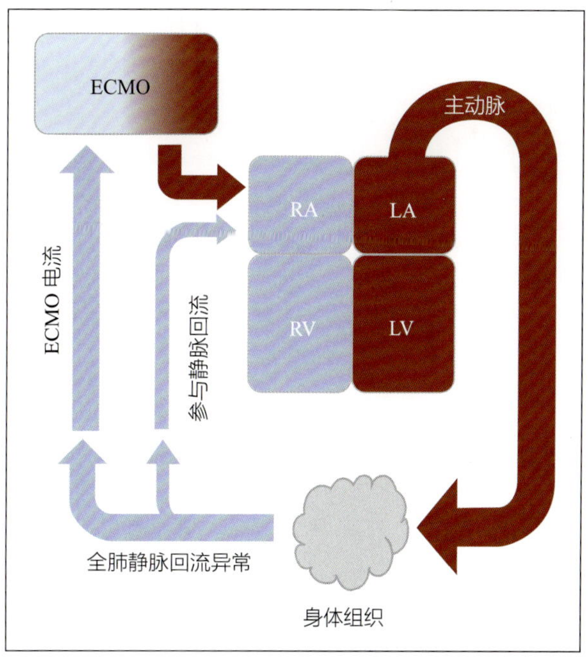

▲ **图 28-7 静脉 - 静脉体外膜肺氧合（ECMO）循环示意**

通过多级引流管从下腔静脉抽取静脉血并进入 ECMO 回路；未带入 ECMO 回路的非氧合静脉血进入右心房与从 ECMO 回路返回的氧合血混合；总氧输送是 ECMO 回路和肺共同提供的氧合功能

循环血红蛋白的很大一部分带入 ECMO 回路，以提供足够的氧气。这要求达到足够的回路血流量，也决定了患者套管的选择和插管策略。

与 O_2 运输不同，CO_2 有一个额外的载体，即碳酸氢根离子，它在血液中作为 CO_2 的储存库存在。在动脉血中，约 90% 的总 CO_2 以碳酸氢根离子的形式被携带，其余均以溶解气体或与血红蛋白结合的形式存在 [55]。在红细胞中普遍存在的碳酸酐酶，其可逆地相互转换碳酸氢根和 CO_2。碳酸氢根的存在提供了更多的 CO_2，通过血液经过循环而被交换。

体内氧和 CO_2 转运的生理差异在体外支持转化为不同的效果。与以低氧为主的呼吸衰竭患者相比，ECMO 更适用于低血流速度下的高碳酸血症性呼吸衰竭患者。膜式氧合器的功能还提供了额外的气体交换功能，以去除不利于氧合的 CO_2。与增加吸入氧浓度（FiO_2）仅在血红蛋白完全饱和后小幅增加总氧输送水平相比，增加气体流量可增加 CO_2 清除率 [19, 56]。

（三）体外肺支持的插管方法

ECMO 肺支持的 VV 插管方式主要有 3 种：①股静脉和右颈内静脉插管；②经右颈内静脉使用双腔导管插管；③股静脉 – 股静脉插管。股静脉 – 右颈内静脉方法通常提供高血流量水平［4L/min（LPM）］，并且易于管理。双腔双静脉套管提供上下体静脉引流，但与多级引流套管相比，双腔双静脉套管具有较小的可比较的管腔尺寸，因此通常只获得较低的流速。双腔双静脉套管的回流出口也容易发生错位，可能引起流向右心室的湍流或引起套管内的再循环。图 28–8 显示了胸部 X 线片上双腔双静脉套管定位的一个例子，图 28–9 显示了从回流出口流出的多普勒超声。股 – 股静脉入路的可达到最高总流量有限，因为引流套管必须位于回流套管下方，这将减少进入回路的下腔静脉回流量。每种插管策略都有特定的优缺点，综合患者解剖因素、插管医师的专业技能和体外支持的生理需求，共同决定了最终的策略。

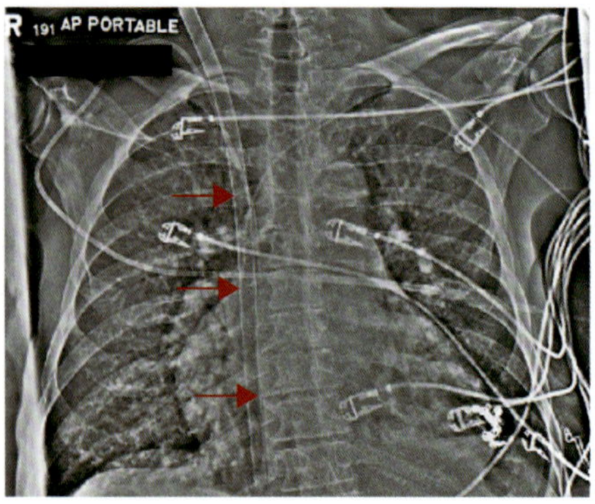

▲ 图 28–8　患者胸部 X 线片，经右侧颈内静脉置入双腔双静脉套管，并终止于下腔静脉（红箭）

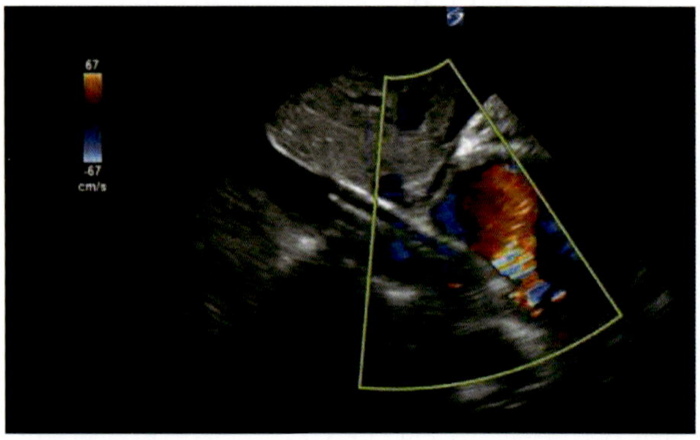

▲ 图 28–9　多普勒表面超声显示双腔双静脉套管的回流指向三尖瓣

四、急性呼吸窘迫综合征体外膜肺氧合的临床管理

尽管 ECMO 在 ARDS 患者中的应用越来越多，但来自动物模型或临床研究的证据有限，无法指导临床医师最优使用这一支持方式。ECMO 治疗 ARDS 的关键问题包括：①何时开始治疗；②如何设置机械通气；③如何处理持续缺氧；④最佳插管策略。本节讨论了这些问题，并提供了循证指南有待确定的临床管理框架。

（一）启动体外膜肺氧合支持的标准

目前，ECMO 是无法维持机械通气的 ARDS 患者的先进治疗手段。临床医师必须确定在临床患者的病程中，何时启动 ECMO 支持以使潜在益处超过相关风险。插管之前，除了明确 ECOM 支持是否能够实现支持的生理学目标（主要包括减少 VILI，以促进肺恢复等）之外，还必须权衡循环状况和人员配备、费用和患者选择标准等多种因素。

启动 ECMO 支持的最佳时机的主要挑战是患者预后轨迹决定的。支持更早开始治疗的理由是，通过先发制人地限制 VILI，患者的病程将缩短，生存率将提高。相反的观点是，过早启动治疗会占用有限的资源，并使患者面临不必要的插管和体外支持的风险。随着临床实践的发展和证据的积累，ECMO的应用随着专业技术的进步而增加，因此我们可以根据生理获益来确定这一论点。

目前尚无循证标准明确规定何时开始使用ECMO。之前的临床研究依赖于患者死亡率预测指标，如肺损伤评分（也称为Murray评分），来确定是否适合使用ECMO，但仍然无明确指标来指导插管可改善结局的确切时间点[4]。临床评价的另一种方法是根据维持患者稳态所需的机械通气参数和达到VILI相关的阈值使用ECMO。对于需要通气支持，且通气支持水平超过启动ECMO阈值，但病情可能改善（例如患者发生肺水肿时需要高水平氧，但随后通过利尿改善，或者患者接受俯卧位通气试验），然后不再符合ECMO标准的患者，在管理时，需要临床判断。

启动支持治疗前应考虑多种因素，包括患者年龄、共病、是否有预期为数月至1年的生存期、现有诊断、原有肺部疾病及当前疾病的严重程度[57]。其他因素包括ECMO开始前的机械通气持续时间、出血风险或抗凝血禁忌证，以及可能妨碍安全插管的解剖学因素。表28-1列出了用于指导ARDS患者开始ECMO支持阈值的关键生理学标准。确定哪些患者最有可能从ECMO呼吸支持中获益是一个积极研究的领域，目前缺乏明确的指南。表28-2列出了建议的ARDS患者使用ECMO的绝对和相对禁忌证。

表28-1 急性呼吸窘迫综合征患者启动体外膜肺氧合支持的标准

启动体外膜肺氧合肺支持的指征
• 在呼吸机优化设置中，PaO_2/FiO_2 值<80mmHg持续>6h，如下 – 在目标 FiO_2<75%的情况下，调整 FiO_2 以维持目标 PaO_2>60mmHg – PEEP最优 – 俯卧位通气 – 神经肌肉阻滞
• P_{plat}>30cmH$_2$O或DP>15cmH$_2$O
• pH<7.15
• 无改善趋势或存在快速可逆过程

ARDS. 急性呼吸窘迫综合征；DP. 驱动压（计算公式：DP=P_{plat}–PEEP）；FiO_2. 吸入氧浓度；PaO_2. 动脉血氧分压；PEEP. 呼气末正压通气；P_{plat}. 平台压

（二）体外支持的初始管理

插管后，管路流量在几分钟内逐渐增加。将患者的血液与管路接触，以及快速滴入通常用于管路预充的室温盐水，均可引起血管扩张，并需要液体复苏或给予血管升压药。当监测到回路引流和回流的流量和压力时，回路转速增加。RPM增加直到达到目标流速；达到RPM安全上限；或拔管时发生抽吸事件，限制滴定进一步上升。通过的气体流量通常设置为匹配的血液流速，之后根据血气分析和通气支持进行调整。这种方法在严重的高碳酸血症衰竭患者是例外[58]。对于持续超过48h的高碳酸血症性心力衰竭患者，ECMO使血清CO_2水平迅速下降与较差的神经系统结局相关，这促使我们采取在48～72h内使CO_2水平逐渐恢复正常的策略。为了达到这一目标，首选从较低的扫频（通常为0.5LPM）开始，然后在连续血气测量的指导下缓慢滴定，以避免过度快速校正。

（三）机械通气的管理

启动ECMO支持后的一个关键考虑因素是如何优化支持以减少VILI和促进肺恢复。总的目标是设置“肺保护”通气，但具体构成这些设置的内容尚未明确[6, 59]。从概念上讲，“肺保护”包括降低驱动压、限制平台压和维持无害氧支持水平。在实践中，不同医疗中心的通气支持设置有很大差异，通气支持的调整也取决于特定患者的生理状况。

再加上具体参数的不确定性，即当患者接受ECMO充分支持时，机械通气支持本身是否有益也不确定。多个中心发布了在ARDS患者拔管并接受ECOM维持的病例不同程度的成功[60–62]。这种方法的好处是对镇静程度不设限并进行物理治疗。不确定的是去掉正压是否会促进肺萎陷，并在被动呼吸时因周期性肺泡萎陷和扩张而引起进一步损伤。

尽管缺乏明确的证据来指导最佳通气策略，但将对VILI机制的认识和对动物模型的理解相结合的方法确定了一条临床路径。ECMO启动后维持正压以促进肺开放是合理的首选方法。与动态压力变化相比，肺对静态高压的耐受性较好[63, 64]。在ECMO开始时，使用呼吸机压力–容量工具、食管球囊测量胸腔内压或经验最佳呼气末正压（PEEP）测量来调整初始PEEP，可维持肺开放。

表 28-2 急性呼吸窘迫综合征患者体外膜肺氧合支持的禁忌证

标 准	考虑因素
绝对禁忌证	
• 年龄＞75 岁	• 具体的年龄阈值存在争议
• 活动性（固体或液体）恶性肿瘤	• 局限性或可治疗的疾病可能不是绝对禁忌证
• 严重休克	• 不稳定脓毒性休克或严重心源性休克与不良预后相关；但 ARDS 和（或）高 PEEP 导致的右心室衰竭是 ECMO 支持的指征
• 多器官系统衰竭	• 与不良结局相关
• 不能耐受抗凝血治疗	• 启动支持治疗需要抗凝血治疗
• 不可逆神经损伤	• 在决定是否继续接受 ECMO 支持之前，可能无法了解一些患者的神经系统状态
• 预期寿命 6 个月	• 潜在的健康状况不佳和目前患病前的预期寿命有限是 ECMO 支持的禁忌证
• 插管的解剖学局限性	
相对禁忌证	
• 中性粒细胞减少症或免疫缺陷	• ANC＜500/ml
• 血小板减少（症）	• 血小板＜50 000/L
• 无法在平时执行 ADL	• 基线功能差的患者无法参与康复治疗
• 慢性呼吸衰竭	• FEV_1＜1L 或需要长期氧疗
• 病态的肥胖或高体重	• ECMO 可能无法支持需要非常高流量的患者

ADL. 日常生活活动；ANC. 中性粒细胞绝对值；ARDS. 急性呼吸窘迫综合征；ECMO. 体外膜肺氧合；FEV_1. 第 1 秒用力呼气量；PEEP. 呼气末正压通气

通气模式的选择是另一个缺乏确切证据的领域。无论是哪种模式，限制驱动压和潮气量是主要重点，而实现人机同步是主要参数。使用压力控制模式，调整到一个低驱动压（10cmH_2O），允许小潮气量和降低跨肺压，同时还提供了一种通过增大潮气量从而监测患者恢复情况的方法，其可作为肺顺应性改善的标志。

（四）体外膜肺氧合支持患者的持续性缺氧

在持续缺氧的情况下，除了 ECMO 之外，还需要有潜在损伤性的通气支持，必须采取干预措施以减少肺损伤并增加生存的可能性[65, 66]。主要干预措施可分为以下几类：①增加体外供氧；②降低氧耗量；③先进的呼吸机管理，减少 VILI。增加体外氧输送的最直接方法是通过放置更大或更多的套管来增加静脉回流，从而为 ECMO 回路提供更多的流量。实际上，在危重患者中实现这一目标可能具有挑战性，其他干预措施可能更容易实施。对于经股静脉和下腔静脉 – 右心房（RA）连接处进行静脉引流的患者，经锁骨下静脉置入引流套管进行上半身静脉血引流，可提供足够的额外回路流量，以维持足够的氧合和允许肺休息通气。

通过输血增加血红蛋白浓度是增加氧输送同时也增加氧饱和度的另一种方法。生理上，输血提高了带入 ECMO 回路的血液的携氧能力，从而使更多的氧输送到机体，提高静脉血饱和度。通过增加每次心搏时的氧输送，输血起着减少心输出量的作用，从而增加进入 ECMO 回路的总心输出量的比例。

使用 β 受体拮抗药来减少心输出量和增加进入回路的总流量的比例是提高氧饱和度的一种方法，但可能会降低总氧输送。对于有心肌缺血证据且氧饱和度低的活动性冠心病患者，该方法可能有一定作用，但在其他方面可能无法提供实质性治疗效益。

降低机体氧耗量是另一种方法，可通过亚低温处理来实现。这种方法的挑战在于，患者可能需要通过麻痹来消除寒战的影响，从而成功地达到较低的体温。优化呼吸机策略，如在 ECMO 支持下使用俯卧位通气，是试图维持患者内环境稳定同时限制 VILI 的另一种方法。

（五）右心室功能障碍的治疗方法

右心室（RV）功能障碍在 ARDS 中很常见，并且与不良预后相关[67]。许多因素导致严重肺损伤时的右心室功能障碍，包括低氧性肺血管收缩和由此导致的右心室后负荷增加，以及常用于重度ARDS患者的高PEEP的影响。启动ECMO支持，允许使用较低PEEP的肺保护通气设置，并将氧合血引入静脉循环，减少ARDS患者RV后负荷增加的主要因素。对正性肌力药和容量优化治疗无反应的右心室持续衰竭患者可能需要另外的右心室机械支持或使用替代ECMO插管策略，如VAV插管。

（六）体外膜肺氧合支持的撤机

肺功能改善（通常表现为肺顺应性增加和气体交换改善）的患者适合脱离ECMO支持[68]。撤机和拔管的最佳时机尚不清楚，但合理的方法是确保患者可以在无损伤和耐受性良好的情况下，患者仅使用机械通气就能获得稳定支持。撤机支持要求患者能够安全维持氧合和通气。

对于以低氧性呼吸衰竭为主的患者，提供的体外供氧量主要取决于ECMO回路的血流。由于在典型的循环通路中，通过ECMO氧合器提供的氧不可能低于室内空气水平，因此供气中的氧调节下限是有限的，但足以使血液充分氧合。为了停止氧输送，通过ECMO回路的血流量会逐渐减少。这里的下限也受到ECMO泵功能的限制。流量减少过多会延长装置内血液的接触时间，增加凝血和血栓形成的风险。此外，低流量也会导致泵内再循环，有溶血的风险。从功能上说，这限制了循环的流量可以降低的程度，这意味着在拔管之前，脱机需要显著降低氧合。这很容易测试，因为通过氧合器的气体流量可以被封顶，因此没有气体交换发生在循环中。在供氧不足的情况下，缺氧发生相对较快（在几分钟内），因此对于可接受的通气支持下安全拔管的评估能力较为容易。

对于以高碳酸血症为主的衰竭患者，ECMO支持的撤机涉及较多。由于ECMO可为所有患者提供通气支持，因此高碳酸血症衰竭患者撤机的方法是主要的撤机策略。随着患者肺功能的改善，通气从ECMO回路转移到患者身上。通过逐渐降低气体流速来减少ECMO通气支持。根据患者的反应，每2～8小时将气体降低0.5～1LPM，同时以正常的全身pH为目标，并将通气支持维持在目标参数内。当残气降低至2LPM以下时，继续以0.5LPM的增量撤机，同时监测患者对减少支持的反应。需要大量系列血气分析以测量全身pH和CO_2水平，确保患者能够耐受撤机支持。

由于高碳酸血症性心力衰竭的恢复比低氧性心力衰竭的恢复更慢，因此撤除支持治疗需要较长时间逐渐减少支持治疗和较长的观察时间。一旦残气流量降低到0.5LPM，再将循环回路流量降低到2.5～3L就是堵管试验前的最终降低参数。这使得通过设备的流量可以维持在基础水平，从而功能性地将ECMO回路的通气转移到患者肺部，同时限制凝血风险。如果患者能够耐受堵管试验12～24h，而其呼吸状态或对呼吸机的需求没有任何变化，则可能能够安全拔管。VV ECMO可在床旁安全拔管，并且越来越多地由重症监护医师实施。经皮静脉插管拔除前抗凝血2h以上，可采用荷包线缝合并加压的方法闭合插管部位。

（七）支持失败和治疗目标

并非所有患者都能通过ECMO成功维持生命。对于大多数处于基础代谢状态的患者，ECMO能够实现CO_2消除的全面支持，但只能提供部分的氧合支持。可能无法充分支持患者实现肺静息机械通气。在这种情况下，明确治疗目标并确定是否需要进一步支持治疗至关重要，因为ECMO可能延长患者生存期，但不带来康复。

一些病例提醒我们在过早停止体外支持时要谨慎，但很可能导致对其他终末期疾病的长期支持。为了对开始接受体外支持的患者进行预测并指导临床决策，人们开发了各种评分系统。尽管这些系统有助于估计生存期，但我们可以通过观察到插管时患者病情越重，预期生存期越低来总结。

鉴于体外支持技术不断发展，确定退出支持时机的一种方法是能否实现肺安全通气。由于ECMO治疗ARDS的主要目标是维持内环境稳定，同时减少VILI，如果不能实现肺安全通气，则预计肺损伤将持续，有意义的恢复也不太可能实现。使用这一指标是避免对恢复希望很小的患者给予长期支持的一种方法。

五、体外膜肺氧合作为肺移植前过渡的应用

在2005年采用供肺分配评分（lung allocation score，LAS）之前，是根据等待名单上的受者顺序来决定供者器官的分配的[69]。LAS优先考虑早期评估，并列出能够等待数月至数年，直至获得匹配的供体肺存活的患者。为了降低等待名单上患者的

死亡率，LAS 联盟根据估计的预期寿命考虑优先移植受者[70]。在新的治疗方案中，随着患者病情加重和肺部疾病进展，他们预期的无移植生存期缩短，在等候名单上获得了优先权。为了适应这一新的方案，移植中心也制定了策略来维持疾病进展患者的活力，以使患者能够更好地耐受手术和术后的损伤，同时能使极优先的危重患者安全过渡到移植期[29]。

为了努力应对不断变化的需求，临床医师将目光投向 ECMO，为名单上的患者或正在接受肺移植评估的患者提供肺支持。与 ARDS 期间使用 ECMO 不同（作为肺恢复的过渡），在移植中使用 ECMO 的目标是维持患者的活力，而不是关注保留现有的肺功能。此外，与接受 ECMO 支持的 ARDS 患者的一贯治疗不同，接受肺移植的患者在接受 ECMO 支持时处于清醒、活动状态，通常不需要机械通气。

（一）体外膜肺氧合桥接移植的候选者

确定合适的患者开始接受 ECMO 支持，并将其作为肺移植前的过渡，目前仍是一项挑战。因为如果治疗失败，可能导致同时患有其他终末期疾病的患者无法脱机。对于未列入名单的终末期肺病患者，在接受肺移植的正式评估之前，也越来越多地将 ECMO 作为做出决定之前的过渡手段。

一个重要的伦理考虑是，终末期疾病患者可能在列入移植候选名单之前开始接受 ECMO 支持，但最终却被评定为不适合移植。这就可能通过一种只能在医院重症监护环境中使用的支持设备来护理清醒的、支持良好的患者。虽然移植界致力于确定处理此类情况的流程和指南，但患者的选择仍是 ECMO 插管前最重要的第一步。

启动 ECMO 支持前的主要考虑因素包括确保患者满足以下条件[28]：①充分的社会支持，以确保医疗依从性和移植后持续护理的能力；②无任何妨碍移植的共病或原有疾病；③无危及移植器官健康的行为。对于危重患者，其中一些标准（如行为评估或癌症筛查）可能很难在开始ECMO支持之前确定，因此带来一些伦理挑战。目前，患者筛选标准正在迅速发展，并由每个移植中心独立决定。

（二）启动体外膜肺氧合支持的临床标准

为终末期肺病患者确定启动 ECMO 支持的最佳时机需要权衡启动支持的风险与患者功能状态进一步恶化的影响。当常规支持手段（如经鼻高流量氧疗）可能就足够时，过早启动治疗会使患者面临不必要的风险。或者，在患者临床病情恶化后再开始治疗，在等待肺移植期间可能会有支持不充分对患者活动和康复造成风险。由于 ECMO 仅提供部分肺支持，因此患者需要维持部分残余肺功能才能维持内环境稳态和参与体力活动。

对这类患者启动 ECMO 支持时应考虑的因素包括：①支持的生理目标；②具体的插管策略以满足所需的支持；③所需人员和所需资源的可用性；④患者病情稳定和需要支持的紧迫性。

对于大多数患者，进行性终末期肺部疾病会在数天至数周内进展，这为确定最佳插管策略和在受控环境中为非紧急插管做好准备提供了机会。例外情况，如快速进展的特发性肺纤维化或囊性纤维化（CF）严重恶化的情况，可能需要紧急插管以开始体外支持。表 28–3 列出了为移植前患者确定启动 ECMO 支持的合适阈值的标准列表。

表 28–3　移植前患者启动体外膜肺氧合支持的阈值

为肺移植候选者启动体外膜肺氧合肺支持的标准
• 静息状态下经鼻高流量氧疗时脉搏血氧饱和度＜90%
• 在无创通气或氧气支持下不能得到物理治疗
• 由气体交换受损引起的血流动力学或心脏问题

（三）移植前患者插管

与因 ARDS 或其他原因导致重度呼吸衰竭而插管的患者不同，对移植前患者启动 ECMO 支持通常需要清醒插管。这种情况需要特殊考虑，因为在自主呼吸患者（通常有不同程度的呼吸窘迫）中，获得大口径血管通路给插管医师带来挑战，也给患者带来风险。虽然床旁插管对有经验的医务人员是可行和安全的，但首选在受控环境下插管，例如手术室，在手术室获得所需用品可能更容易，而且人员的空间也不太有限。

移植中心通常使用股静脉 – 颈内静脉（IJ）和静脉双腔插管方法为移植前患者提供支持。股静脉入路通常可获得较高的流量，可为严重缺氧衰竭患者提供更好的支持，而双腔静脉可促进患者下床活动，并在患者运动时获得更稳定的流量，但更容易发生插管错位。在选择插管方法时，一个主要的考虑因素是给定中心对所选择的插管策略的熟悉程度。VV ECMO 插管策略的比较见表 28-4。

对于清醒且自主呼吸的患者，在右颈内静脉置入套管（无论是股静脉构型的回流套管还是双腔静脉双腔套管）在技术上具有挑战性。经皮插管首先获得血管通路，然后在导丝上进行连续扩张。为了减少患者在操作过程中的不适，充分的表面麻醉至关重要。右美托咪定等抗焦虑药常用于减轻患者痛苦，同时保留患者的自主呼吸。医师控制置管时的出血至关重要，更重要的是，可以降低自主呼吸时空气带入静脉和右心的风险。另外一个需要考虑的问题是，在插管前为了优化肺功能而积极利尿的情况下，接受插管的患者通常血容量不足，这可能使安全获得血管通路的工作变得困难。需要使用体表超声或透视引导导丝和套管推进，特别是使用双腔静脉双腔套管时，以避免心脏损伤和套管错位的风险。

（四）肺移植前患者体外膜肺氧合支持的临床管理

在 ARDS 患者的过渡康复支持中，使用 ECMO 的主要动机是减少 VILI，而在移植前患者中，ECMO 支持的目标是保持生存能力并促进持续活动。这一差异给使用 ECMO 的移植前患者的临床管理带来了独特的挑战。在清醒、活动和从事体力活动的患者中，胸腔内压的快速变化影响静脉回流和血流入 ECMO 回路。晚期肺病患者，尤其是 CF 和间质性肺病患者，经常咳嗽，咳嗽本身会导致胸腔内压力的极端变化，从而导致 ECMO 流量的变化。拔管时负压过高会导致导管周围的下腔静脉塌陷，导致血流暂时停止。由于血流停止而产生的回路管内可见的反冲被称为“回路咔嗒声”，在稳定和清醒的患者中通常是自限性的。

对于 ECMO 支持中导致血流受限的回路咔嗒声，通常的处理方法是通过输入晶体液或胶体液或输入血制品进行容量扩张。对于肺移植前的患者，扩容可促发肺水肿并损害残余肺功能。对于感到舒适且 ECMO 支持良好的患者，咳嗽或活动时，耐受 ECMO 的回路反冲优于液体复苏，而液体复苏应主要用于该患者群体的低血压治疗。

（五）肺移植前右心室衰竭患者的治疗方法

终末期肺病患者的右室功能障碍是一个特别复杂的挑战，目前尚无明确的最佳体外支持策略[38, 71]。在一些患者中，启动 VV ECMO 并向心肺循环输入高氧合血可减轻缺氧性血管收缩，从而降低肺血管阻力和改善右心室功能。对于其他患者，尤其是肺动脉高压患者，我们需要其他插管策略，以提供足够的支持，成功过渡到移植。各中心报道了多种不同的方法，但最佳策略尚未确定。每种方法都提出了技术和管理方面的挑战，需要大量的专业知识来掌握，并且各种方法的比较很困难。

右心室衰竭患者的体外肺支持策略包括：①房间隔造口 + VV ECMO；②上半身 VA ECMO；③右心室旁路 ECMO。当右心房充盈压超过左心房充盈压时，房间隔造口术提供了一种降低 RV 压力的方法。将造口术与 VV ECMO 耦合，可将氧合血分流至体循环，同时保留体循环 VAV 耦合，以便在移植前评估左心室功能。上半身 VA ECMO 包括将总心输出量的一部分（通常为 2～3LPM）通过缝合于腋动脉的回流套管从静脉循环分流至体循环动脉。这种方法实现了可调节的 RV 减压，但在低氧性呼吸衰竭的情况下提供的支持有限，因为来自 ECMO 回路的氧合血在主动脉内的分布并不确定。对于严重低氧性呼吸衰竭合并右心室衰竭的患者，另一种方法是通过外科手术在右心房放置一个引流管，在肺静脉放置一个回流套管（可以直接进入，也可以通过右上肺静脉插入，并将套管推进至左心房）。这种方法允许心肺循环旁路，实现高流量支持，但对

表 28-4 静脉—静脉体外膜肺氧合插管策略的比较

插管的策略	典型流量	考 虑
股 – 颈内静脉（IJ）	3.5～5L/min	提供最可靠的高流量和最大范围的支持
双腔静脉双腔套管	2.8～4.5L/min	单插入点；便于行走；易因套管旋转或移动而导致流量减少
股 – 股静脉	2.5～4L/min	当 IJ 不可达时，最低血流支持策略，是高碳酸血症性呼吸衰竭的最佳选择

于晚期肺部疾病患者有进行创伤性手术的风险，并可能使后续的移植手术复杂化。

六、体外循环支持

关于 ECMO 作为心力衰竭的循环支持装置的使用和管理的详细讨论超出了本章的范围。然而，使用 ECMO 提供循环支持为由回路灌注的组织提供气体交换，显著影响心肺循环，这对通气支持管理具有重要价值[27]。简而言之，VA ECMO 将血液从静脉分流到体循环动脉循环，绕过心肺循环。中央 VA ECMO 通过右心房或双腔静脉套管将血液抽出，然后通过放置在主动脉弓的套管将血液回流，使血液在心肺循环中分流，并为整个身体提供循环和通气支持。

随着用于提供循环支持的 ECMO 应用的增加，在股动脉放置套管（经皮或动脉切断）越来越常见，然后将套管推进到髂动脉或远端主动脉，为主动脉血管树提供逆行灌注。这种插管方法被称为外周 VA ECMO。其他动脉分支插管（如之前描述的上半身 VA ECMO 中通过血管移植物腋动脉插管）也可以视为外周 VA ECMO 的形式，同时认识到每个插管部位对灌注和与衰竭心脏的具体相互作用都有其独特的影响，这些影响尚未完全描述。

（一）中心静脉 – 动脉体外膜氧合

在中央 VA ECMO 的情况下，整个心肺循环被绕过，只有残余血液不被带入循环，然后通过肺。在这种插管策略中，ECMO 同时提供循环和通气支持。由于这些患者通常在接受开胸手术后心脏切开，因此他们通常接受深度镇静、插管并维持机械通气。在这种情况下，维持肺保护通气是避免肺损伤的常见策略。具体设置是可变的，但示例参数是容量控制通气模式，潮气量为 4～8ml/kg IBW，PEEP 为 5～10cmH$_2$O 以维持肺膨胀，FiO$_2$≤60% 以避免高氧损伤。由于 ECMO 回路的支持，这些病例通常只需要很少的机械通气支持。由于回流套管插入近端主动脉，因此确定如何调整机械通气以优化肺内血液的气体交换的方法有限。

一个不常见但重要的特殊考虑是肺移植后或心脏 / 肺移植后患者的中心 ECMO 插管。这些患者通常缺乏支气管循环，其肺依赖肺动脉供血进行灌注。在这些病例中，通过 ECMO 回路的高血流速度会显著降低肺灌注，并有缺血和随后同种异体移植物失败的风险。由于需要通过心肺循环维持灌注，在中心 VA ECMO 支持下启动的肺移植术后病例需要限制通过 ECMO 回路的总流量。通过心肺循环维持肺活力所需的最低流量尚不清楚。然而，根据离体肺灌注实验工作，通过心肺循环的流量为正常基础心输出量的 20%～40% 即可满足肺代谢需求。

（二）外周静脉 – 动脉体外膜肺氧合

外周 VA ECMO 启动后产生的 ECMO 心脏循环衰竭完全是非生理性的。ECMO 循环的持续逆行灌注与衰竭心脏的搏动顺行灌注相互碰撞，在主动脉内形成一个动态的分水岭区域。

外周 VA ECMO 支持中 ECMO 衰竭心脏循环的示意图见图 28-10。在合并肺衰竭的情况下，可能出现区域性差异性缺氧，即与 ECMO 回路在主动脉远端提供的氧合血相比，由心脏灌注的组织可能接受的氧输送不足。这种情况也被称为南北综合征，其描述上、下组织床所经历的氧输送的差异。分水岭区域的位置定义了这两个区域的边界，并依赖于衰竭心脏和 ECMO 回路对灌注的相对作用。

除了严重心力衰竭患者 90% 或更多的灌注是由 ECMO 回路提供的，在外周 VA ECMO 支持期间，主动脉弓的灌注是由心脏提供。外周 VA ECMO 主要是一种循环支持形式，不为依赖肺部获得充分氧合的头部或上肢提供气体交换支持。对插管患者进行机械通气支持管理或对非插管患者进行辅助供氧

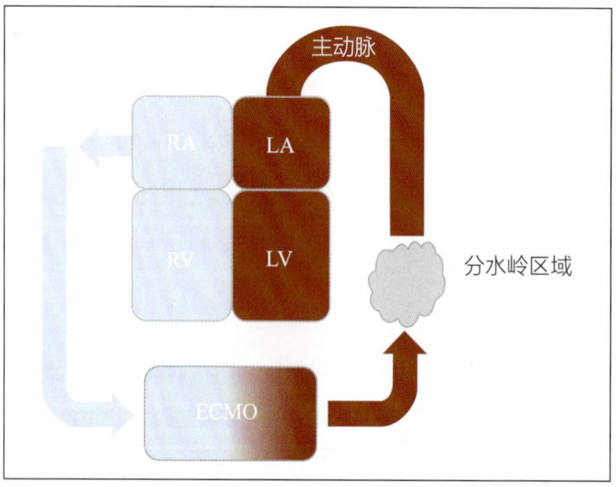

▲ **图 28-10　外周静脉 – 动脉体外膜肺氧合（ECMO），回流套管引导主动脉逆行灌注，在那里与心脏的顺行灌注碰撞，形成一个动态的分水岭区域，其位置随着心动周期变化**

管理对于确保适当供氧至关重要。主动脉弓的氧合监测（通常通过桡动脉样本的血气监测，或者在右臂或右耳进行脉搏血氧测定）是指导氧合支持的一种手段，以确保充足的氧供。

考虑到通过心肺循环的非生理性血流，VA ECMO 下机械通气的调节本身就具有挑战性。肺动脉血流减少可导致肺毛细血管压力降低，肺灌注区分布减少。此外，PEEP 也会改变肺区，PEEP 增加伴随着低血流量，可能会产生肺泡压超过肺动脉压的Ⅰ型肺区。外周 VA ECMO 支持期间机械通气的最佳流量未知。鉴于这些不确定性，在为特定患者确定适当的设定时，注意灌注模式改变的影响很重要。

七、体外膜肺氧合患者的围术期管理

在为具体患者确定合适的镇静或麻醉方案时，应用体外循环要考虑多种额外的因素[72]。需要考虑的因素包括：①具体的插管策略，如患者是采用 VV 还是 VA ECMO 支持；②输送到心肺回路的总血流量的分数；③主动脉内灌注分布及起源；④肺部疾病严重程度。结合这些因素以指导选用合适的药物及给药方案，以实现治疗目标。

（一）体外膜肺氧合回路对药动学的影响

对于大多数常用药物，ECMO 回路对药物分布和代谢的影响尚不清楚[73]。氧合器和回路管道的接触面倾向于结合亲脂性或高度结合蛋白的药物，从而导致所述药物在回路内的显著游离。游离现象可能是不可预测的，因为药物最初可能与回路结合，然后随着时间的推移继续释放。该回路还以难以预测的方式改变药物的分布体积[74]。分布量小的药物最有可能受到影响，因为 ECMO 回路在功能上扩大了循环容量，而分布量大的药物受影响的可能性较小。这些影响的总和导致接受 ECMO 支持的患者的药动学发生巨大变化，这需要密切监测和定期滴定药量，使其达到所需的浓度水平或生理效应。

（二）镇静管理

对于需要在 ECMO 支持下维持长时间镇静的患者（重度 ARDS 中常见的情况是使用镇静来减少用力呼吸，并保持与机械通气的同步，从而限制 VILI），镇静管理可能因以下两方面而变得复杂：药物与回路的相互作用，以及因长时间暴露而产生的患者耐受性影响。静脉输注麻醉药是 ECMO 治疗 ARDS 患者的主要镇静方案。芬太尼是常用药，但它是一种亲脂性药，高度游离在 ECMO 回路中，通常需要非常高的输注速率才能达到镇静目标[75]。氢吗啡酮是一种常用于 ECMO 支持的替代药，但也是高度亲脂性的。苯二氮䓬类通常用作辅助镇静药，但麻醉药有类似的注意事项。咪达唑仑是重症监护病房中常用的苯二氮䓬类，具有高度亲脂性，并与蛋白质结合，导致在 ECMO 回路内呈游离状态。丙泊酚的使用存在争议，因为它也是高度亲脂性和紧密结合蛋白的，而有报道称丙泊酚可能与氧合器内的血液分离，因此人们担心随着使用时间的延长，设备性能会下降。

在需要长期 ECMO 支持的情况下（重度 ARDS 患者可能需要很长一段时间才能恢复），过渡到口服镇静，并使用非常规抗精神病药和心境稳定剂可能是一种替代方法。这一点尤其重要，因为患者对镇静药的效应有了耐受性，并且需要增加剂量才能达到镇静目标。随着支持的进行，这可能导致大量的静脉补液，这可能对肺功能和恢复产生有害影响。口服镇静方案是一种限制液体摄入量的方法，同时随着肺功能改善，可以将药物逐渐减量。

（三）肺疾病和灌注改变

接受 ECMO 支持的晚期肺部疾病患者对吸入麻醉药的吸收存在变数和不确定性。对于术前需要麻醉诱导的肺移植患者，这尤其具有挑战性。考虑到严重终末期肺病患者吸入麻醉药的摄取不确定，在这种情况下首选静脉麻醉药。

对于持续接受 VA ECMO 支持的患者，也需要考虑类似的因素。在中心 VA ECMO 的情况下，有限的肺灌注转化为吸入麻醉药不明确的疗效。外周 VA ECMO 代表了一种更复杂的情况，在这种情况下，主动脉弓（因此是大脑）的灌注可能来自心脏，但也部分来自 ECMO 回路。此外，静脉注射麻醉药可能至少部分被 ECMO 回路吸收，然后返回到下方组织床，而不是大脑。

在对这类患者开始麻醉之前，需要仔细制订麻醉给药方案，并彻底了解患者的灌注情况。

（四）体外膜肺氧合用于手术支持的方法

体外通气支持的一个快速发展领域是使用 ECMO 为难以或无法进行传统机械通气的患者提供操作和手术便利。与心肺转流术相比，ECMO 的创伤性更小，为需要气管或纵隔手术且不容易获得机械通气的患者提供了一种替代支持手段。ECMO 的容量扩大和舒适度提高将使其进一步用于促进原本需要更多有创性心肺支持的操作。

八、实验疗法和未来方向

人们正利用体外通气支持的生理学原理，创建针对特定呼吸衰竭适应证的新一代体外支持模式。这在体外 CO_2 去除（$ECCO_2R$）装置的发展中最先进，其目的是在低（<800ml/min）和超低（<300ml/min 血流速率下去除生理异常量的 CO_2[76]。这些设备较低的血流速率使得重症监护医师和急诊医师熟练地使用更小的套管。这种技术提供了正压通气的替代方案，可能会改变阻塞性肺疾病加重患者的治疗。随着 $ECCO_2R$ 设备在未来更广泛地用于超保护性肺通气（潮气量为 4ml/kg PBW），ARDS 治疗可能会发生变化，而目前超保护性肺通气受到相关高碳酸血症发展的限制。多种 $ECCO_2R$ 设备目前正在临床试验中，其中许多已在欧洲和其他医疗保健市场上市。

长期研究侧重于开发能够提供扩大支持的便携式体外通气支持装置。这些设备将为终末期肺病患者提供肺移植的替代方案，并将为不适合移植的患者延长生命提供选择。

第六篇　特定麻醉注意事项

Specific Anestnetic Considerations

第 29 章　肺减容术

Lung Volume Reduction Surgery

Edmond Cohen　著

杨建军　李　斌　译

慢性阻塞性肺疾病（COPD）是美国第三大致死原因[1-3]。肺气肿是 COPD 的成因之一。据估计，目前美国有 310 万成人诊断为肺气肿。肺气肿与肺泡的持续扩大和破坏相关，远端终末细支气管肺泡壁的破坏导致气体交换表面积损失、气体陷闭和肺泡过度充气[4]，其通常表现为含有大量空气而无法气体交换的肺大疱，这些肺大疱过度通气和灌注不足导致的无效腔通气增加造成通气血流灌注比（V/Q）失调，同时，肺大疱物理性压迫邻近的正常组织，进一步恶化气体交换。疾病的进展会导致肺力学损伤、过度充气、高二氧化碳血症、气流受阻而导致的呼吸困难和缺氧，而这通常需要进行氧疗。

一、肺气肿

肺气肿在正常人群中很普遍，特别是在吸烟人群中。吸烟者似乎对烟草的副产物反应更强，常会导致过度的炎性破坏性循环。肺气肿是一种进行性、消耗性疾病，在其最终阶段会极大地影响患者及其家人的生活质量，增加医疗护理费用。

COPD 的其他组成部分，如慢性支气管炎和支气管痉挛，通常与肺气肿并存，导致阻塞性功能障碍和呼气气流阻塞。

过度充气导致膈肌变平，胸腔和肋间隙增宽，使这些呼吸肌在力学上处于张力 – 长度劣势。吸烟相关肺气肿常在肺中不均匀分布，主要影响肺上叶。肺组织的破坏可能导致剩余肺的顺应性增加，顺应性变化与肺气肿的存在量和严重程度直接相关[5]。正常肺在呼气时气道直径随着肺容积的减少而逐渐减小，这导致在整个呼气过程中流速逐渐降低，如通过肺活量测定法测量的流量 – 容积环中呼气相的特征性向下斜率所示。在呼气过程中，肺实质的完整性使气道保持开放，呼气期间气道直径缩小的程度与这种束缚效应直接相关，可以对肺弹性回缩测量。对呼气气流的阻塞可能严重到足以阻止吸入空气的完全呼出，即进行性“空气潴留”可最终导致肺慢性过度充气和肺总量（TLC）增加。过度充气同时会破坏胸腔通气的机械优势，导致膈肌向腹部下移，及胸廓向外膨胀。过度通气是此类患者呼吸困难和运动耐量下降的重要原因，对其生活质量有相应的负面影响。

COPD 患者 TLC 的增加主要是由于非常严重的肺气肿、恶性膨胀和患者残气量（RV）的增加引起的，RV 可能高达其预测值的 150%～200%。

因此，肺气肿患者被归类为“粉红色喘息者”：恶病质，胸部前后（AP）尺寸增加，呼吸功明显增加。它们一般不表现出慢性支气管炎患者有大量痰液产生或哮喘的周期性加重[6]。

过去曾多次尝试治疗肺气肿。有一些方法的目标是缩小过度膨胀的胸腔以改善肺力学。但这些技术均无法取得临床效果（图 29–1）。

肺气肿中气体交换表面的减少无法治愈，仅集中于通过提供对症治疗来试图减缓疾病的进展。这些治疗包括类固醇、支气管扩张药、祛痰喷雾剂、感染治疗和终末期氧疗或通气支持。晚期，肺气肿引起严重的呼吸困难，显著降低生活质量，尽管药物治疗可以减缓晚期疾病的进展，且肺移植是唯一

终末期肺气肿的外科治疗

效果未证实	效果经证实
• 肋软骨切除术	• 气道内导管吸氧
• 胸骨横切术	• 气管造瘘术
• 胸廓成形术	• 肺大疱针吸术
• 膈神经切断术	• 管状胸廓造口术
• 人工气腹	• 肺大疱切除术
• 腹带加压	• 肺减容术
• 滑石粉胸膜固定术	• 肺移植
• 交感神经切断术	
• 迷走神经切断术	

▲ 图 29-1　肺气肿的既往和现行的治疗方法

确定有效的治疗方法，但这也有其相关的发病率和死亡率。然而由于供体的可用性和患者的适宜性限制并不能使其成为许多肺气肿患者的选择。外科手术技术，如肺减容术（LVRS）和较新的内镜肺减容术（见第 32 章），是目前唯一能够缓解呼吸困难并能暂时改善患者生活质量的有效手段。

如前所述，除了双肺移植之外，没有任何治疗方法可以治愈这种疾病。双肺移植是一种选择，因为可供选择的器官受限，只有极少数患者可以选择这种治疗方式。很明显，这些虚弱的患者需要创新的、替代的、非手术治疗来缓解他们的症状。近年来，各种无创内镜肺减容术被开发出来，希望能改善这些患者的呼吸状态。支气管镜肺减容术（BLVR）是通过灵活的支气管镜操作，降低肺气肿引起的恶性膨胀的程度，这将产生与手术切除类似的有益效果 [7–9]。

二、肺减容术

LVRS 最初是由 Otto C. Brantigan 在 1957 年提出的，他发表了一篇由 16 例非大疱性肺气肿患者的手术治疗的文章 [10]。该手术试图减少整体肺容量，以恢复较小气道的向外牵引力，从而减少气道阻力和空气潴留。Brantigan 手术包括多个楔形切除，可以恢复小气道的弹性“牵拉”，从而改善肺力学。由于吻合器还未引入，手术是靠手工吻合完成的。手术导致的持续性漏气发生率较高，以及显著的死亡率为 16%。由于没有外科医师会将这一点与如此高的死亡率相关联，因此该手术并未获得广泛接受。

Cooper 等考虑到肺移植手术后的高死亡率，重新对 Brantigan 的提议产生了兴趣 [11]。一开始人们担心较小的供体肺无法装入过度扩张的胸腔，从而导致持续漏气；然而，他们注意到受体膨胀的胸部为供肺重构了更小的容积。LVRS 的目的是，通过缩减较大的 RV，膈胸膜将扭转其扁平的形状，恢复其正常弯曲的形状配置。这将减少过度充气的肺与胸腔的不匹配，改善肺功能，从而恢复向外的牵拉，改善呼气气流。Cooper 博士等最早报道了 20 名接受了这种“肺切除术”的患者 [12]。正如这一具有里程碑意义的报道所述：“我们对 20 例重度 COPD 患者进行了双侧肺减容术，以缓解胸部扩张并改善呼吸力学。手术通过胸骨正中切口进行，包括切除每个肺 20%～30% 的容量。使用装有牛心包条的线性缝合装置切除受影响最严重的部分，牛心包条连接到砧座和钉仓上，以支撑钉线并消除通过钉孔的空气泄漏（图 29-2A 和 B）。术前和术后结果评估包括呼吸困难和生活质量分级、运动表现，以及通过肺活量测定和体积描记术客观测量肺功能、无早期或晚期死亡、无须立即进行术后通气辅助。随访 1～15 个月，平均 6.4 个月。第 1 秒用力呼气容积（FEV_1）改善了 82%，TLC、RV 和阻塞气体的减少非常显著。这些变化与呼吸困难显著缓解、运动耐量和生活质量改善有关。尽管随访期短，但这些初步结果表明，对于选定的重度 COPD 患者，双侧手术减容可能具有显著价值。

尽管短期收益作用有限，但 LVRS 还是越来越受欢迎 [13–15]。这些较好的结果及患者对改善生活质量质量的渴望，导致通过胸腔镜 LVRS 手术和激光肺成形术为 COPD 患者提供 LVRS 治疗的中心数量急剧增加 [16]。

在随后的一项前瞻性队列研究中，1993—1998 年，在圣路易斯的华盛顿大学，经过严格筛选的 200 名患者接受 LVRS 治疗，有实质性的有益效果，远比优化的药物治疗更有益。他们招募了 200 名接受 LVRS 治疗的患者，术后随访 6 个月、3 年和 5 年；81%、52% 和 40% 的患者呼吸困难评分得到改善。96%（6 个月）、89%（3 年）和 77%（5 年）的患者报告对结果的满意度为良好至极好。92%（6 个月）、72%（3 年）和 58%（5 年）的患者 FEV_1 改善。在随访期间，15 名患者随后接受了肺移植 [17]。

在同一研究小组随后的一项研究中，LVRS 对选定的肺气肿患者产生了显著的功能改善，而且益

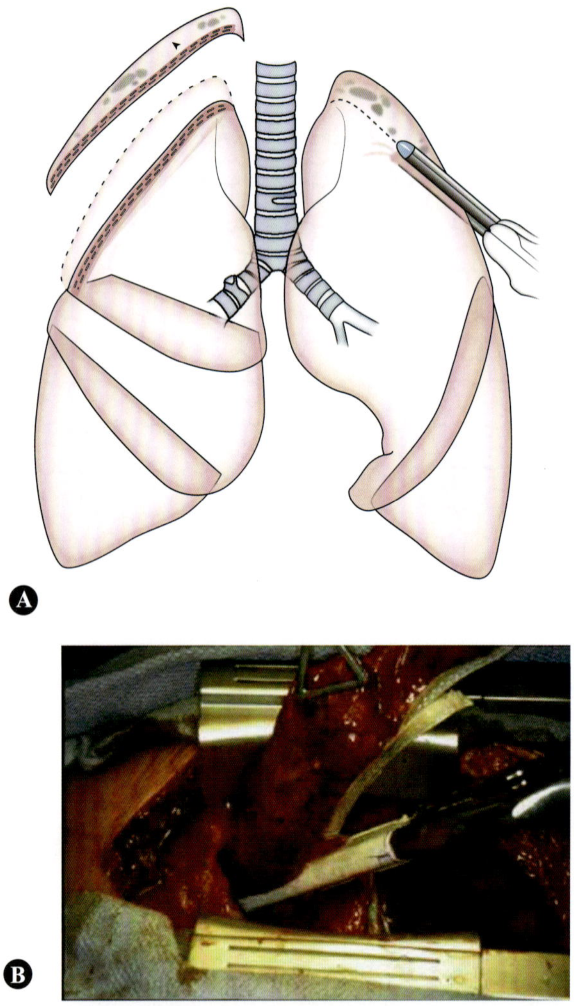

▲ **图 29-2 A.** 肺减容术示意；**B.** 肺切除，将牛心包同时附着在砧座和缝合钉仓上，以支撑钉线

处似乎持续了至少 5 年。作者连续招募了 250 名通过正中胸骨切开术接受双侧 LVRS 的患者。所有患者均为终末期 COPD 患者，伴有致残性呼吸困难、胸壁高度膨胀和异质性的肺气肿，这是一个合适的切除靶区。术前需肺康复，以康复后数据为基线进行数据分析。随访时间 1.8～9.1 年（图 29-3 至图 29-5）。作者报道了至少 7 天的长期漏气是最常见的并发症（45.2%）。漏气和漏气再探查率分别为 3.2% 和 1.2%。18 例（7.2%）患者需要再插管和机械通气支持。该系列的住院死亡率为 4.8%。LVRS 治疗后 1、3、5 年生存率分别为 93.6%、84.4% 和 67.7%。术后 FEV_1、肺活量、肺容积和气体交换参数均有改善。左心室和健康相关生活质量在术前和每次随访之间均有显著改善[18]。

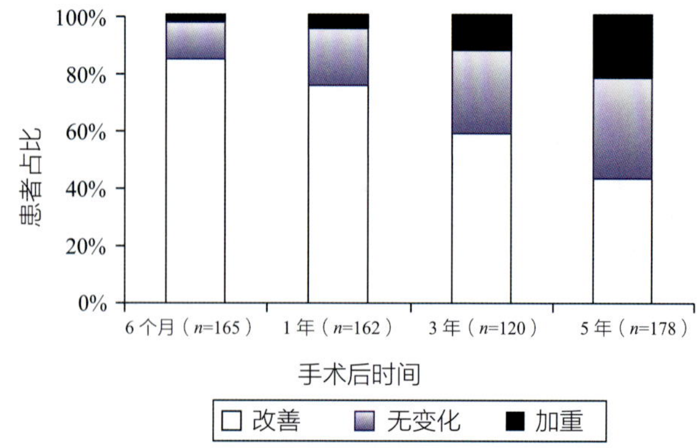

▲ **图 29-3 肺减容术后改良医学研究委员会呼吸困难量表的评分变化**

引自 Ciccone AM, Meyers BF, Guthrie TJ, et al. Long-term outcome of bilateral lung volume reduction in 250 consecutive patients with emphysema. *J Thorac Cardiovasc Surg*. 2003, 125:513-525.)（由 Joel Cooper M.D. 提供）

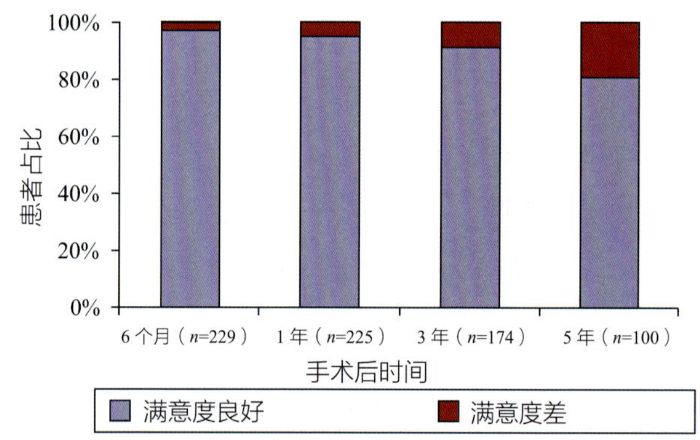

▲ **图 29-4 术后患者总体满意度超过 5 年随访肺减容术**

引自 Ciccone AM, Meyers BF, Guthrie TJ, et al. Long-term outcome of bilateral lung volume reduction in 250 consecutive patients with emphysema. *J Thorac Cardiovasc Surg*. 2003, 125:513-525.

必须强调的是，LVRS 是一种姑息性手术。它不能去除病理，也不能恢复被破坏的肺泡。然而，它允许在弹性回缩中进行一些恢复，较小的气道减少了过早崩溃的倾向，从而降低了气流进入完整肺泡的阻力，改善了气体交换。

动态磁共振成像（图 29-6 至图 29-8）中所示的 LVRS 的另一个积极结果是降低了过度膨胀和空气潴留，使膈肌恢复到更弯曲的位置，胸壁恢复到较小的扩张直径，从而改善张力长度关系和呼吸机械优势，并举例说明术前和术后的比较。在术前图像中，横膈膜因过度膨胀而变平，AP 直径大，患者坐着使用辅助肌帮助吸气。术后图像中，胸部尺

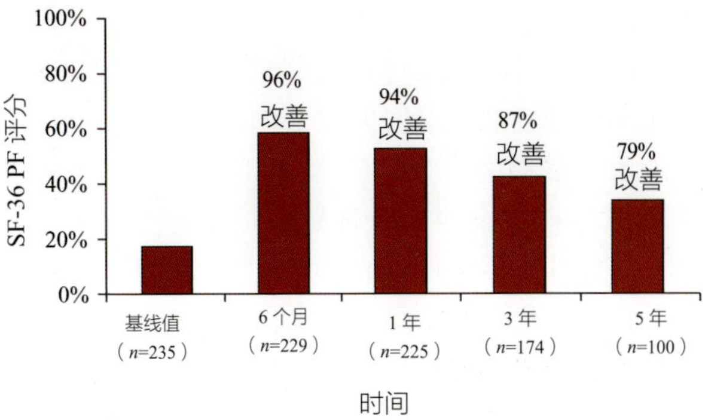

▲ 图 29-5　SF-36 PF 量表评分来自肺减容手术前（基线）和手术后 5 年随访

PF. 身体功能；SF-36. 健康调查简表（引自 Ciccone AM, Meyers BF, Guthrie TJ, et al. Long-term outcome of bilateral lung volume reduction in 250 consecutive patients with emphysema. *J Thorac Cardiovasc Surg*. 2003, 125:513-525.）

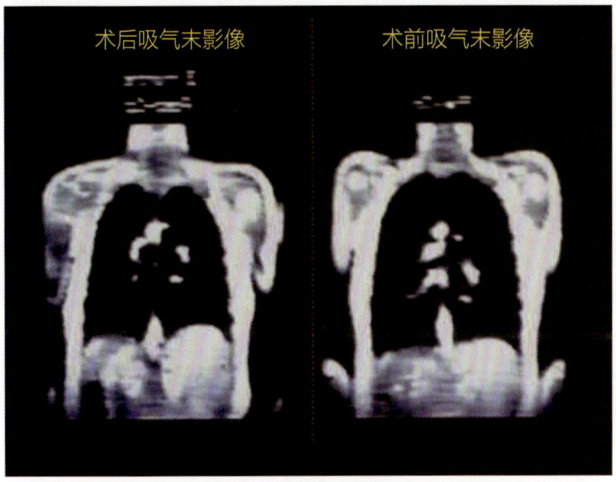

▲ 图 29-6　术后及术前吸气末影像

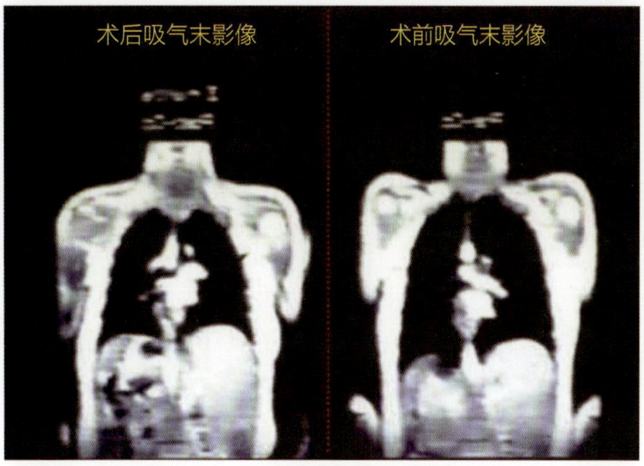

▲ 图 29-7　动态磁共振成像中描述的肺减容术的结果：过度充气和空气减少，使膈肌恢复到更弯曲的位置，胸壁恢复到更小的扩张直径，从而改善张力 - 长度关系和呼吸机械优势；显示了呼气末（图 29-6）和吸气末（图 29-7）期间术前和术后的比较；术前影像中，膈肌因过度充气而变平（由 Joel Cooper M.D. 提供）

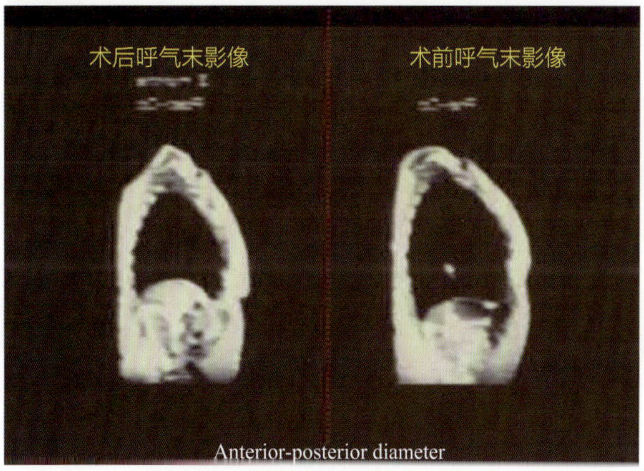

▲ 图 29-8　前后径较大，患者在吸气时使用辅助肌；在术后图像中，胸部尺寸减小，膈肌呈圆顶形，患者肩部更放松，因为辅助吸气的辅助肌肉未接合（由 Joel Cooper M.D. 提供）

寸减小，横膈膜呈圆顶状，患者肩部更放松，因为辅助肌不参与帮助吸气。

面对美国全国范围内 LVRS 的增加，人们的热情被这种新的手术干预的安全性、有效性和合适的患者选择缺乏令人信服的证据所削弱。大量潜在的手术，特别是针对老年人口，可能会增加医疗保险患者人口的成本。在缺乏有利结果的充分证据的情况下，美国国家卫生研究院和卫生保健融资管理局在 1995 年得出结论，“虽然最初的结果很有希望，但 LVRS 的实施常常伴随着充分的评估，应该进行随机研究，对该程序进行严格的评估。”为了确定手术的潜在有益结果，“美国国家肺气肿治疗试验”（National Emphysema Treatment Trial，NETT）被提出[19]。这是一项随机多中心前瞻性临床试验，对严重双侧肺气肿患者进行内科与外科治疗对比。最初，NETT 纳入 4700 名患者，主要预后为生存和最大运动能力，次要研究结果包括生活质量、成本效益、氧气需求、心血管测量和手术方法（胸腔镜与胸骨正中切开术）。

2001 年，NETT 研究小组发表了一份题为“肺减容术后死亡高风险患者”的初步报道（n=1033）。本报告建议对高危肺气肿患者不进行手术。这些高危患者被定义为在计算机体层成像（CT）中，肺气肿均匀分布或一氧化碳弥散量（DLCO）＜20% 预测值。与药物治疗组相比，手术患者术后 30 天死亡率较高（16% vs. 0%；95% CI，8.2%～26.7%，*P*＜0.001）和总死亡率外科患者高于内科患者（0.43 例 / 年 vs. 0.11 例 / 年；相对风险 =3.9；95% CI，1.9～9.0）。研究人员得出结论，手术伤害了一些患者，对幸存者没有好处[20]。在一篇社论中，（*New England Journal of Medicine*）主编 Dr.Jeffrey Drazen 表示同意："目前，对那些肺气肿严重到符合排除标准的患者进行肺减容手术是没有意义的。"[20] 由于缺乏有益的证据，这些初步结果大大减少了全国范围内 LVRS 的实施数量。

NETT 的最终研究结果于 2003 年公布，不尽人意。1228 例患者根据肺气肿的程度和运动能力随机分为 4 个亚组[22]。

(1) 上肺气肿和低运动能力患者。手术明显更有可能导致运动能力和健康相关生活质量的短期和长期改善（图 29–9）。

(2) 上肺气肿和高运动能力患者。手术没有影响该组的 90 天、短期或长期死亡率（图 29–10）。

(3) 弥漫性肺气肿和低运动能力患者。LVRS 轻微提高了 90 天的死亡率，但对 24 个月的死亡率没有影响（图 29–11）。

(4) 弥漫性肺气肿和高运动能力患者。LVRS 增加了 90 天死亡率（图 29–12）。

由于最初的印象是手术死亡风险更高，LVRS 遭到了肺科协会的严重怀疑。对安全性、患者选择、有效性、手术技术的选择和费用的关注也被提出。这种担忧是基于对肺功能非常差的患者进行大型胸外科手术的风险担忧，这本质上给单个患者带来了巨大的风险，而只对一小部分肺气肿患者有益。这一分组的成本 – 效益比为 3 年每质量调整生命年 98 000 美元和 10 年每质量调整生命年 21 000 美元。作者的结论是，LVRS 相对于药物治疗来说是昂贵的，但如果能长期保持其益处，它可能是符合成本效益的[23, 24]。由于这些顾虑，医学界的普遍接受程度从 20 世纪 90 年代的峰值（当时美国每年进行 4000 多次 LVRS 手术）迅速下降[25]。其他几项研究报告了 LVRS 的潜在益处[26–28]，包括一些将药物治疗与手术治疗进行比较的研究[29–31]。LVRS 未被医学界接受，而是致力于改进有创性较小的内镜技术，广泛称为 BLVR（如第 32 章所述）。

三、患者的选择与康复

考虑 LVRS 时，患者应患有终末期肺气肿，尽

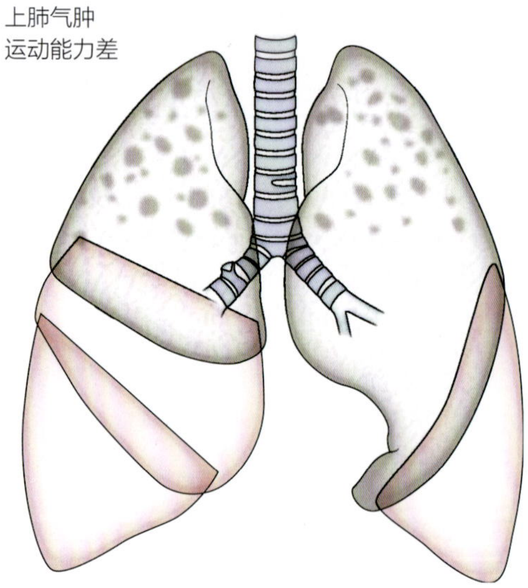

▲ **图 29–9**　约 **290** 名患者患有上叶为主的肺气肿和低运动能力；该手术组的死亡风险较低（**HR=0.47**），且更有可能改善运动能力和健康相关的生活质量（引自 **NETT** 研究小组）[22]

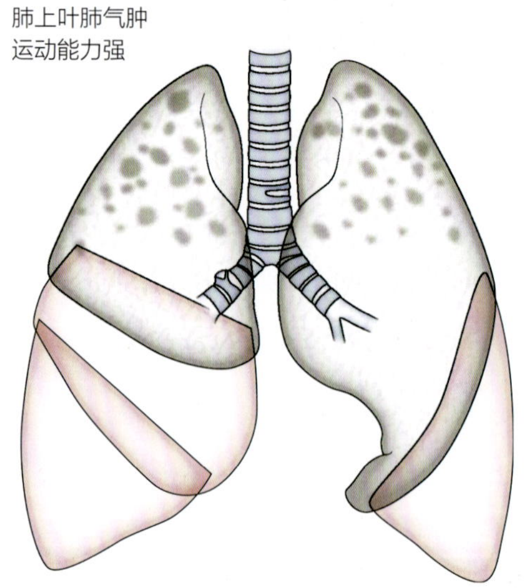

▲ **图 29–10**　约 **419** 名患者患有肺上叶为主的肺气肿和高运动能力；该手术组的死亡风险相似（**HR=0.98**），但最大工作负荷改善较大（引自 **NETT** 研究小组）[22]

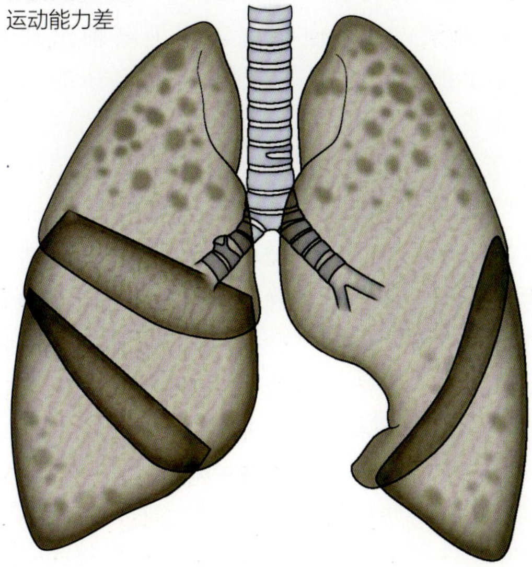

▲ 图 29-11 **149 例以非肺上叶为主的肺气肿伴低运动能力患者；该手术组在第 24 个月时的死亡风险相似（HR=0.81），最大工作负荷改善相似（引自 NETT 研究小组）[22]**

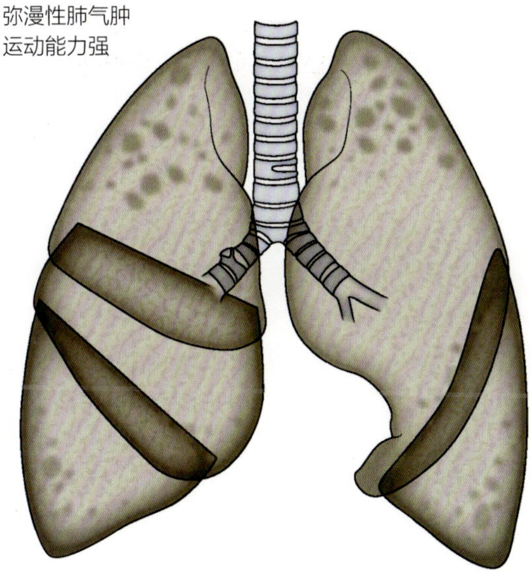

▲ 图 29-12 **220 例患者以非肺上叶为主的肺气肿，运动能力强；该手术组的 90 天死亡率风险较高（HR=2.06），最大工作负荷改善较低（引自 NETT 研究小组）[22]**

管进行了最大限度的药物治疗，但受益于康复的是那些手术适应证患者。选择合适的患者对于确保最佳结局和最低围术期死亡率至关重要。尽管进行了最佳的药物治疗和最大限度的肺康复治疗，但大多数患者仍会出现严重的呼吸困难。在考虑 LVRS 之前，患者戒烟超过 6 个月是一项绝对要求[32, 33]。检测通常包括肺功能检查、6min 步行测试、动脉血气（ABG）、心电图、测量肺动脉压力的超声心动图、运动心肺功能测试和高分辨率计算机体层成像（HRCT）。

胸壁扩张、膈肌扁平的患者最适合 LVRS，在 CT 成像上，他们的疾病分布有正常和病变肺组织的明确区分，而非在整个肺中均匀分布[34, 35]。

HRCT 将确认不均匀分布的肺气肿，定量受影响的肺量，并评估解剖分布。在 HRCT 弥漫性和均匀分布的肺气肿患者从 LVRS 获益的可能性小于分布不均的肺气肿患者，尤其是上肺叶优势疾病患者[36]。

其他标准包括年龄＜75 岁、肺活量测定显示严重气流阻塞，FEV_1＜45% 预测值，DLCO 至少为 20% 预测值；以及 RV＞150% 预测值、TLC＞100% 预测值和 RV/TLC 值增加，这些都表明存在空气潴留；此外，如前所述，患者必须完成康复后的一个疗程，康复后 6min 步行距离＞140m，但达到的最大循环测力较低[37, 38]。

四、排除标准（图 29-13）

1. 因冠心病、左心室射血分数＜30% 的心力

肺减容术

患者的选择
- 进行性肺气肿
- 病情严重、有症状的呼吸困难
- 放射学证据弥漫性肺气肿
- 可识别的扩张和肺组织
- FEV_1＜40% 预测值，RV＞150% 预测值，TLC＞120% 预测值
- 无既往胸外科手术史
- 戒烟
- 心功能可耐受手术

禁忌证
- 年龄＞75 岁
- 均匀破坏的肺
  FEV_1＜15%
  $PaCO_2$＞55mmHg
  O_2＞6L/min
- 肺动脉高压
- 严重脊柱侧凸畸形
- 以慢性支气管炎、哮喘为主
- 感染活动期
- 无法完成术前康复计划

▲ 图 29-13 **患者选择标准及禁忌证**

FEV_1. 第 1 秒用力呼气容积；$PaCO_2$. 动脉二氧化碳分压；RV. 残气量；TLC. 总肺容量

衰竭或明显的右心功能不全或肺动脉高压、肺动脉收缩压>45mmHg、平均肺动脉压>35mmHg 导致的手术死亡率风险增加的患者将被排除作为 LVRS 的候选对象[23, 32]。

2. 如果存在严重的高碳酸血症、低氧血症、动脉二氧化碳分压（$PaCO_2$）>60mmHg，或者动脉氧分压（PaO_2）<60mmHg，通常提示广泛的肺气肿。

3. 既往有开胸手术或胸膜固定术或胸部畸形的患者。NETT 数据显示，在病情最严重的亚组中，死亡率显著升高（30 天内为 16%，未行手术者为 0），并调整了排除标准，以排除 DLCO 或 FEV_1<20% 预测值或均匀分布的患者。

4. 6 个月内连续吸烟的患者[23]。

5. 严重恶病质或肥胖患者：体重指数（BMI）>31.1kg/m^2。

6. 患者无法完成 6～10 周的肺康复计划。

7. 严重 α_1 抗胰蛋白酶缺乏导致下叶肺气肿的患者，似乎不太可能从 LVRS 获益，应谨慎考虑。

五、术前康复

术前评估通常包括确保 COPD 的药物治疗得到优化，以及必要时对共病（如冠心病、心力衰竭）进行评估和治疗。术前优化患者不仅包括药物治疗，还包括运动和营养康复。低于正常 BMI 的患者需要在手术前几周证明营养状态改善和体重增加[39]。大多数中心在术前将患者纳入一个有监督的 6～10 周的运动康复计划，并设定了特定的目标，比如在跑步机上以 1.6km/h 的速度行走 30min。运动康复还包括强化上肢力量和提高灵活性。最后，需要向患者及其家属提供心理社会咨询支持[19]。

六、麻醉注意事项

（一）术前评估

此类患者的术前评估包括初始胸部 X 线片，以确定过度充气胸部的程度；CT 扫描（可以是 HRCT），以显示正常肺和肺气肿肺之间的明显差异区域。如前所述，HRCT 上呈弥漫和均匀分布的肺气肿患者相较非均匀分布的肺气肿患者更不可能从 LVRS 获益。因此，放射学检查结果将决定患者是否可以成为 LVRS 的候选者。肺功能测试应证实 DLCO 或 FEV_1 肺泡气体交换明显异常，DLCO 低于 20% 预测的毫米汞柱 ABG，常出现高碳酸血症，$PaCO_2$>60mmHg，低氧血症或 PaO_2<45mmHg[40, 41]。心电图可表现为电轴正常（右轴肺型 P 波，这可能是显著肺动脉高压的征兆）。此类患者的超声心动图常通过经食管超声心动图（TEE）进行，因为在此类患者中，经胸超声心动图（TTE）很可能因为肺部过度充气而成像不佳[42]。患有肺动脉高压、右侧心力衰竭或明显冠状动脉疾病症状的很可能无法耐受手术或恢复期。此类患者常需进行有创心功能评估，如心导管，以明确定义心功能的范围和肺动脉压。

（二）术中处理

对于肺部疾病患者而言，麻醉计划必须以早期拔管为目标，而这是对医疗水平一大挑战。特别是正压通气（PPV）常无法使此类患者获益，应尽可能使正压通气时间最短。PPV 增加了此类患者的肺部并发症的风险，包括呼吸叠加、气压伤。最重要的是 LVRS 增加了术后漏气的风险，而这也是此类患者中常见的并发症[43, 44]。因此，应使用短效且术后呼吸抑制最小的麻醉药，以达到早期拔管的目的，并应联合短效神经肌肉阻滞药使用（图 29-14）。

胸段硬膜外麻醉和出色的术后疼痛管理是实现这一目标的最佳途径。胸椎硬膜外置管在 T_4 水平预诱导，应进行测试确保其有效。最初，一些机构考

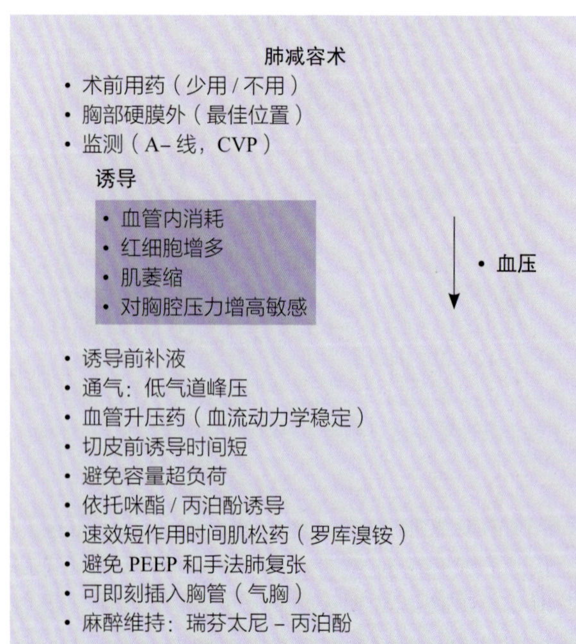

▲ 图 29-14　肺减容术的麻醉管理

CVP. 中心静脉压；PEEP. 呼气末正压通气

虑到术后疼痛控制的重要性，其通过超声引导确定硬膜外导管的正确位置。因为这些患者通常血容量较低，只需少量（4～5ml）稀释的溶液（1.5% 利多卡因或 0.25% 布比卡因）就足以检测感觉阻滞而不会引起明显的低血压。由于大多数患者因为肺动脉高压而存在不同程度的右心室功能受损，因此应避免在诱导前大量输液来纠正其容量状态[45]。

在手术室，除了在手术过程中进行标准的监测，包括血压、脉搏血氧仪、二氧化碳描记图、核心温度和连续心电图外，还留置一条动脉通路进行血压监测和多次 ABG 评估。中心静脉压监测适用于有严重心血管疾病的患者。肺动脉导管放置可用于有明显肺动脉高压的患者，但未证实其可提供额外的收益。在麻醉诱导前，可以给予支气管扩张药吸入和负荷剂量类固醇，因为这是大多数此类患者药物治疗的一部分。止涎药也可能是有益的，并有助于改善可视引导下放置双腔气管导管（DLT）的视野。

LVRS 通常在全身麻醉下进行。诱导后，首选静脉注射药物，因为严重的大疱性疾病可能使吸入药物的摄取和分布无法预测。异丙酚（2～3mg/kg）因其固有的平滑肌松弛特性和最小的残余镇静作用而成为首选诱导药物。由于存在内源性呼气末正压通气（auto-PEEP）、低血容量和继发低血压的风险，可以考虑在诱导剂中给予小剂量异丙肾上腺素（0.5～1.0μg/kg）。诱导时可给予 1～2μg/kg 的低剂量芬太尼，但应避免大剂量或持续给药，以免引起呼吸抑制。另外，瑞芬太尼由于其清除速度快，得以在术中安全使用[46, 47]。然而，麻醉品也会增加术后恶心和呕吐的风险。短效神经肌肉阻断药，如罗库溴铵，常用于神经肌肉阻滞，以减少使恢复过程复杂的残余风险，并可通过给予舒更葡糖钠迅速逆转。

在麻醉诱导、摆放体位和铺无菌手术巾后，使用异丙酚、低剂量芬太尼或瑞芬太尼输注和罗库溴铵。定位 DLT：通过纤维支气管镜检查确定气管内导管的正确位置。支气管封堵器对 LVRS 不太理想，除非患者存在困难气道，且不能选择 DLT。由于潜在的气道阻塞，术侧肺的排气可能很慢，可能需要温和的吸引和外部压力，因而 DLT 是双侧手术的首选方法。

在单肺通气过程中，晚期 COPD 患者可能出现空气潴留和恶性膨胀，导致血流动力学不稳定。改良的保护性肺通气技术，使用小潮气量（5～6ml/kg）、更低的呼吸频率和更长的呼气时间（I：E=1：3 或 1：4），可以帮助预防这种并发症。以这种方式降低分钟通气可导致肺泡通气不足和 $PaCO_2$ 升高。通过有意的肺泡低通气来减轻内源性 PEEP 是一种可接受的做法即允许适度高碳酸血症[48, 49]。

如果允许性高碳酸血症策略导致 pH 降至 7.2 以下，应谨慎地增加通气率，吸引气道分泌物，优化肌肉松弛，给予吸入性支气管扩张治疗等策略应有助于改善肺泡通气。如果尽管采取了尽量减少空气滞留和内源性 PEEP 的措施，但仍出现了过度通气和血流动力学不稳定，则将气管插管与呼吸机暂时断开通常会在几秒钟内解决问题。

严重肺部疾病患者应避免手法复张（RM），因为此类患者正压通气下肺大疱破裂的风险增加，可能导致张力性气胸。更常见的情况是，内源性 PEEP 可使呼气相复杂化，如果管理不当，呼吸叠加可引起呼气不完全并导致肺过度扩张[6]，这实质上对心脏产生了填塞效应，从而降低了心脏的前负荷和心输出量。过大的潮气量或 PEEP 的 PPV 可增加肺血管阻力（PVR），并造成右心室后负荷应变，进一步降低心输出量。这种“肺填塞”必须在严重难治性低血压的鉴别诊断中考虑到，如前所述，通常可以通过断开呼吸机的呼吸回路，让肺部被动呼气来缓解其影响[50]。

（三）麻醉维持和手术流程

如果使用吸入麻醉药，七氟醚或地氟醚等溶解性较低的挥发性麻醉药则更为理想。对于较长时间的手术，地氟醚较低的脂溶性可能会带来易唤醒的好处，同时也可松弛气道平滑肌。由于肺大疱破裂和 PVR 增加的风险存在，故应避免使用氧化亚氮。麻醉维持的最佳做法包括异丙酚输注和瑞芬太尼输注。应用脑电双频指数（BIS）监测麻醉深度，以促进麻醉苏醒[51, 52]。低浓度的挥发性麻醉药和最低剂量的局部麻醉药可用于硬膜外导管给药和局麻。在术中，除了对手术刺激产生感觉阻滞外，这种组合还具有 MAC 保留效应。如果术中硬膜外麻醉起效，局部麻醉药浓度较高可能导致交感神经阻断的发生。布比卡因可有更深的感觉效应，但运动阻滞可引起低血压，可通过输注去氧肾上腺素纠正。

考虑到这些患者通常血容量较低，术中出现低血压是预料之内的。由于术后肺水肿会增加死亡率，治疗主要通过血管升压药而非补充容量。毛细血管渗漏可能是造成这一现象的罪魁祸首。进入麻醉后恢复病房（PACU）时，经典的输液方案通常为 1～2L 晶体液。输液通常选择乳酸林格液，因为生理盐水诱导的高氯代谢性酸中毒可能加重术后酸中毒。双侧 LVRS 可通过正中胸骨切开术、分期前外侧开胸术或电视胸腔镜进行。当计划行双侧 LVRS 时，应先对受影响较严重的一方进行手术。单侧 LVRS 常通过开胸或电视胸腔镜方法进行[53, 54]。

手术通过标准胸骨正中切口或胸腔镜进行。在进行单肺通气之前，建议吸氧量为 100%。几分钟后，吸收性肺不张会促使灌注的肺泡萎陷，使没有功能性气体交换的最受损区域扩张。这将为待切除的肺气肿病变区域提供一些轮廓。识别后，使用线性吻合装置切除这些区域。通常通过在肺气肿变化最明显的区域进行一系列楔形切除来缩小体积。通常，切除的肺量为每只肺的 20%～35%，同时保留最大量的功能肺。过去使用牛心包条和（或）其他材料来支撑缝合线并降低术后空气泄漏的发生率[55]。因为术后最高风险来自持续的空气泄漏，所以在肺轻度再充气期间，应在盐水下仔细检查肺表面和切除线是否有空气泄漏。在单肺通气期间和肺再扩张后，应谨慎尝试将气道峰压限制在 25cmH$_2$O 以下。整个操作通常需要 2～3h。

再次强调，由于存在肺泡破裂的风险，在 LVRS 期间应避免目前使用的包括小潮气量、PEEP 和 RM 在内的保护性肺通气。由于一侧切除后严格遵守最大气道峰压<25cmH$_2$O，因此下半部分手术的通气可能具有挑战性。因此，潮气量通常比预期的要小，特别是考虑到需要延长 I：E。最终结果为允许性高碳酸血症，在第二阶段手术中，PaCO$_2$ 在 60mmHg 或更高并不罕见。这些患者对这种允许性高二氧化碳血症耐受良好，无明显心血管问题[56]。对术侧肺的持续气道正压通气（CPAP）干扰了病变肺组织与正常肺组织的鉴别，因此不建议常规使用。

决定是通过开胸还是胸腔镜进行 LVRS 在很大程度上取决于外科和机构的专业知识[57]。在 NETT 数据的非随机分析中，通过开胸或胸腔镜进行 LVRS 时，发病率和死亡率相似。胸腔镜下 LVRS 与正中胸骨切开相比，成本更低，住院时间更短（9d vs. 10d）。

（四）苏醒期

第二侧操作完成后，加入丙泊酚输注维持麻醉，以促进苏醒。加用右美托咪定有助于实现麻醉的顺利苏醒。拔管前，在手术结束时通过支气管镜进行积极的肺部吸引需要短暂的深度麻醉，因此丙泊酚是一种理想的选择。最重要的是，苏醒前必须有足够的硬膜外镇痛（图 29–15）。

一旦胸腔关闭，将胸管连接到胸瓶或抽吸器上，DLT 可改为 8.0 或 9.0 单腔气管导管，以方便通过支气管镜进行肺内吸引。如果分泌物不是过多，这一步可以是不必要的。充分吸痰后，如果使用罗库溴铵，可使用舒更葡糖钠逆转患者的神经肌肉阻滞。将患者置于半坐卧位允许其自主通气。应避免严重的咳嗽和带管呕吐。面罩通气配合适度的的 CPAP 有助于拔管后患者自主呼吸，直至潮气量足够[58]。

拔管前应评估患者有无贫血，因为术中失血过多、心脏缺血、电解质异常、高碳酸血症、低氧血症、漏气或胸管功能欠佳将导致肺复张不全。在手术室应尽一切努力拔管，以减少 PPV 持续时间。

在转移至 PACU 前，患者应接受至少 30min 的监护。拔管后呼吸不全可由潜在的 COPD 导致的支气管收缩、肺不张、气胸、术后疼痛引起的低

肺减容术

插管

DLT 而非 Univent 封堵器
- 易于切换两肺的通气
- 频繁操作可能导致饱和度下降
- 易于使术侧肺萎陷
- 使用 DLT 时，纤维支气管镜检查并不是绝对必要的
- DLT 或 Univent 封堵器必须处于最佳位置

术后
- 术后机械通气是不合适的
- 患者应在术后把关
- 苏醒期应平稳
- 容量超负荷和容量不足会影响预后
- 长效镇静药 / 麻醉药可能影响结果
- 疼痛管理应从 OR 开始
  术中布比卡因 0.5%
  术后布比卡因 0.25%

▲ 图 29–15　肺减容术的肺隔离方法及术后护理
DLT. 双腔气管导管；OR. 手术室

通气引起。在这些患者中，即使是少量的麻醉药（0.1MAC）也能导致呼吸肌驱动下降，引起缺氧或高碳酸血症[6]。在苏醒和术后最初几个小时，患者常出现高碳酸血症和酸中毒，但其通常耐受性较好。在此期间应经常监测ABG。

（五）麻醉后恢复病房内的早期康复

预期的肺功能改善并不会在几周内发生。事实上，肺功能反而会在术后即刻恶化。在上腹部和胸部外科手术后，可以立刻观察到FRC和VC下降，尽管疼痛得到了良好管理，这种效果也可能会持续2周[6, 53, 54]。即使对于严重COPD的患者，硬膜外镇痛也已被证明是安全有效的，其对呼吸功能影响最小[59, 60]。在这些高危患者中，硬膜外局麻药可以改善动脉氧张力，减少肺部感染和整体并发症。

到达PACU后立即雾化吸入沙丁胺醇和异丙托溴铵，然后用面罩加湿吸入100%氧气。在耐受情况下滴定吸入氧浓度（FiO_2），以保持氧饱和度在92%～95%。在这些患者中，没有必要将吸入的氧浓度保持在较低水平，以改善其在紧接的术前期间的缺氧驱动力，因为氧疗有助于他们耐受呼吸性酸中毒。在PACU的大多数患者中可见高碳酸血症。一项研究表明，25%的患者术后第一次ABG检查时PCO_2超过80mmHg，50%的患者术后PCO_2超过70mmHg[33]，而另一项研究报告的平均pH为7.26［标准差（SD）=0.07］，PCO_2为64.4mmHg（SD=15mmHg）。患者应在PACU内进行胸部X线检查和一系列ABG检查，直至PCO_2<60mmHg且pH>7.30。

必须用心护理以降低空气泄漏的风险，应将胸管水封放置在–10cm处，且不能过度吸入。静脉补液维持在60～80ml/h晶体浓度，同时应谨慎给药。低血压不应单独用容量治疗，术后早期大量使用去氧肾上腺素是常见的。

术后疼痛控制主要通过硬膜外麻醉实现。良好的镇痛是降低这些患者并发症发病率的关键因素。硬膜外局部麻醉可避免胸廓活动受限和通气不足，有助于患者参与胸部理疗和早期下床活动。疼痛控制不当可导致呼吸衰竭和再插管，应避免发生。局麻药和镇静药联合应用，如0.1%布比卡因加芬太尼2～4μg/ml，镇痛效果好，不良反应少；由于协同作用，可以使用较低浓度的每一种药。Triantafillou等报道，含0.2%布比卡因的输注导致40%～50%的患者在从PACU出院后需要滴注去氧肾上腺素。总之，应谨慎给药，但不应局限于需要高剂量血管加压药导致终末器官灌注减少的情况[61, 62]。

硬膜外麻醉药存在呼吸抑制的风险，但与亲水性阿片类药或静脉补充相比，脂溶性高的麻醉药风险较低。因此，在高位胸段硬膜外导管中，芬太尼或舒芬太尼优于吗啡[63, 64]。当添加到局部麻醉输注中时，小剂量足矣。事实上，较高浓度的硬膜外麻醉会导致不必要的不良反应，如恶心和瘙痒[30]。多模式镇痛方案还应包括非甾体抗炎药（NSAID），如酮咯酸。非甾体抗炎药可帮助患者耐受硬膜外麻醉不能有效阻滞的胸管刺激。同样，可以考虑选择性环加氧酶（COX）–2抑制药，其对血小板的作用降低是一个潜在优势[65]。然而，非甾体抗炎药和COX-2抑制药都应谨慎给药，因为当在相对低血容量的情况下给药时，肾功能衰竭的发生率增加，这是LVRS患者常见的不良反应[65–69]。

持续1周以上的持续性漏气是最常见的并发症，发生率高达46%。肺炎、膈神经麻痹、呼吸衰竭需要再次插管；脓胸、伤口感染、胸内出血和心肌缺血或梗死也有报告。对于长期漏气的患者，可使用带有海姆利希操作法单向阀的胸管出院回家[70–72]。

七、BODE指数的价值

BODE（包括BMI，通过肺活量测定评估气流阻塞程度，呼吸困难程度和运动能力）是一种多维指数，以6min步行距离（6MWD）量化，对COPD的结局具有极好的预测力[73, 74]。既往对BODE指数是否能够预测LVRS后的生存率进行了研究。作者回顾性评估了186例接受双侧胸腔镜LVRS手术的重度肺气肿患者。在LVRS之前和之后3个月评估身体质量指数、肺功能、6MWD和改良的医学研究委员会呼吸困难评分，计算BODE指数。术后对患者的生存期进行了随访，中位时间为40个月。LVRS后3个月平均BODE指数由术前7.2 ± 1.6降至4.0 ± 2.0（P<0.001）。术后而非术前BODE与生存率相关，尽管术前患者特征在短期（<5年）和长期（>5年）存活者之间具有可比性。降低至较低的BODE评分等级与死亡率降低相关。BODE指数预测死亡风险能力的C统计量（0.74）大于其相应的FEV_1（0.63）、呼吸困难程度（0.64）

或 6MWD（0.62）。作者得出结论，术后 BODE 指数是 COPD 患者 LVRS 后生存的有效预测因子[75]。

Martinez 等[76]对 610 例接受药物治疗的患者和 608 例接受 LVRS 手术治疗的患者进行了队列评估，所有患者在基线时均有严重气流阻塞、中度呼吸困难和改良 BODE（mBODE）增加。在随访时观察到 mBODE 变化的广泛分布。mBODE 增加超过 1 个点与手术和药物治疗患者的死亡率增加有关。接受手术治疗的患者发生死亡或 mBODE 增加大于 1 的可能性较小。一致性指数显示，mBODE 变化比其单独组分更能预测生存率。

LVRS 作为通向肺移植的桥梁的问题，以及它与肺移植的比较，在 Martinez 最近的出版物被描述。

"LVRS 与肺移植：当肺气肿晚期时，常考虑 LVRS 和肺移植。

比较：回顾性系列研究比较了接受 LVRS 手术的 33 例患者与接受单肺移植的 39 例患者和接受双侧序贯肺移植的 27 例患者的功能结局（肺功能检查，ABG 分析，6MWD）。术前，以及术后 3、6、12 个月对患者进行评估。得到以下结果。

(1) LVRS 组中平均 FEV_1 在 6 个月时改善 79%，在 12 个月时改善 82%，单肺移植组中改善 231% 和 212%，双肺移植组中改善 498% 和 518%。

(2) LVRS 组术后 6 个月的 6MWD 改善 28%，单肺移植受者改善 47%，双肺移植受者改善 79%。

(3) 所有肺移植受者术前都需要额外氧气，而在移植后休息或运动时不需要氧气。88% 接受 LVRS 手术的患者在手术前需要吸氧，LVRS 手术后仅 5.5% 的患者在运动时依赖氧气，无一人处于卧床状态。

因此，尽管 LVRS 导致了实质性的改善，但单肺和双侧肺移植导致了更好的肺功能。考虑到研究的回顾性，以及组间年龄和肺生理学的基线差异，对这些结果的解释必须谨慎。

桥接流程：接受 LVRS 手术的患者不会自动被排除接受肺移植。对最初接受 LVRS 手术的患者的有限经验表明，随后的成功移植是可能的。在一项前瞻性研究中，58 名潜在肺移植候选人中的 8 名，肺移植前 LVRS 改善了症状和肺功能，足以延迟肺移植中位值 33 个月，同时不损害移植后的恢复或存活。LVRS 后肺移植的结果将分别讨论。

结论

LVRS 不是一种普遍使用的手术。尽管 NETT 研究确定了一个可能受益于该手术的患者分组（如本章前面所述），但提出了与安全性、患者选择、有效性、手术技术选择和费用相关的问题。这种担忧是基于对肺功能非常差的患者进行大型胸外科手术的风险，这种风险确切地给个体患者带来显著风险，同时仅给有限的肺气肿患者亚群带来收益。在终末期肺气肿患者的治疗中，采用支气管内瓣膜进行内镜肺减容术正在增加。这些瓣膜装置由硅和镍钛诺制成，可防止空气进入病变节段，但允许黏液和空气流出。可通过支气管镜入路放置和取出。其他方法，如纤维蛋白胶、金属线圈和皮肤应用都在研究中，目前尚未获得美国 FDA 的批准（见第 32 章）。进一步的研究和技术开发可能改善终末期 COPD 患者的生活质量和寿命，而无须手术。

第 30 章　心血管疾病患者肺切除

The Patient With Cardiovascular Disease for Lung Resection Surgery

Anahita Dabo-Trubelja　Gregory W. Fischer　著

杨建军　李　斌　译

接受肺切除术的心血管疾病（CVD）患者需要特别关注。明确心脏危险因素有助于更好地量化围术期心脏事件可能发生的风险。围术期心脏并发症可延长术后即刻恢复时间，并可能影响术后预后。在过去的几十年里，研究最初集中于识别 CVD 患者进行非心脏手术（NCS）的心脏危险因素。最近的研究集中在随机对照试验，确定减少围术期心脏并发症的策略。心脏风险因人而异，与手术的强度有关。美国心脏病学会（ACC）和美国心脏协会（AHA）的指南为评估和管理心脏风险提供了信息和指导意见，并提供了降低 CVD 患者并发 NCS 的发病率和死亡率的最佳实践经验[1]。本章将概述风险评估，在疑似或已知冠状动脉疾病（CAD）患者中确定合适的无创检测，并概述围术期包括抗凝血治疗在内的药物治疗管理，以减少肺切除术期间和术后心脏并发症的风险。

一、发病率

一项对 2003—2014 年超过 1000 万名 NCS 住院患者的国家数据库回顾性研究显示，围术期心血管事件发生率为 3%[2]。超过 5% 的主要心脏事件[住院、所有原因死亡、急性心肌梗死（MI），或急性缺血性脑卒中]发生在胸、血管和移植外科手术中。此外，那些预计收缩功能下降低于 40% 的患者围术期心脏病发病率较高。围术期的特征为儿茶酚胺激增、血栓前状态、血小板功能改变、心率和血压波动引起的需氧量增加，以及容量转移和失血。与无心血管疾病的患者相比，有心血管疾病的患者，围术期心脏并发症的风险增加[2]。

二、风险评估

每个计划进行肺部手术的患者都应该在围术期进行心脏事件风险评估。在过去的几十年里，许多风险模型都是基于患者病史、体格检查、心电图（ECG）和手术类型的术前评估而开发的。最初的心脏风险指数（CRI）是由 Goldman 等[3]在 1977 年提出的，即 Goldman 心脏风险指数。它包括 9 个与围术期心血管事件风险增加相关的变量。Goldman 指数自建立以来就得到了验证，并在 1999 年由 Lee 等[4]进行了修订为包含 6 个独立变量，随后由 Davis 等[5]在 2013 年再次修正为 5 个变量。在两所大型三级教学医院接受预期住院时间超过 2 天的大型 NCS 治疗的 9519 名 50 岁以上患者中，验证了这一由 5 个自变量组成的简化指数。这 5 个独立变量的确定，预测了围术期心脏并发症风险的增加。手术风险随着患者中存在的预测变量数量的增加而增加（表 30-1）。低于 1% 的患者属于低风险组，无须进一步检测。对于高风险组，进一步检测可确定是否会改变管理并改善结局，尤其是从远期预后来看。另一个模型是由美国外科医师学会国家外科质量改善计划（ACS NSQIP）开发的，称为 Gupta 心肌梗死或心搏骤停（MICA）NSQIP 数据库风险模型[6]。NSQIP MICA 是一款全面且针对特定程序的在线风险计算器。其依据是对 2007 年接受手术的 20 多万患者的风险因素进行的国家数据库评估。这个研究显示围术期心肌梗死或心搏骤停的发生率

表 30-1　修订版心脏危险指数

主要心脏并发症的独立预测危险因素		
高危手术	胸部、血管、腹部开放手术	
缺血性心脏病	MI 病史、负荷试验阳性、当前出现的胸痛、硝酸盐治疗、ECG 病理性 Q 波	
充血性心力衰竭病史		
脑血管病史		
术前肾小球滤过率＜30ml/min		
心脏性死亡、非致死性 MI、非心脏性死亡风险		
危险因素	**百分比（%）**	**95%CI**
0	0.4	0.1～0.8
1	1.0	0.5～1.4
2	2.4	1.3～3.5
3 或＞3	5.4	2.8～7.9
MI、肺水肿、VF、原发性心搏骤停、完全心脏传导阻滞的风险		
危险因素	**百分比（%）**	**95%CI**
0	0.5	0.2～1.1
1	1.3	0.7～2.1
2	3.6	2.1～5.6
3 或＞3	9.1	5.5～13.8

CI. 置信区间；ECG. 心电图；MI. 心肌梗死；VF. 心室颤动

为 0.65%。5 个因素与围术期心肌梗死或心搏骤停风险增加相关：①手术类型；②功能状态；③术前肌酐水平；④美国麻醉学会（ASA）身体状态分级；⑤高龄。

更新的 NSQIP MICA 计算器更加全面同时也更加复杂，其包括超过 20 种患者的危险因素，以及外科手术操作。ACS 还开发了 ACS NSQIP 手术风险计算器。这一工具还没有得到外部验证，因为混杂因素，如机构、外科医师经验、风险、并发症和结局的不同定义可能会增加或降低围术期的总体风险。修订 CRI、NSQIP MICA 和 NSQIP 手术风险评估量表的比较见表 30-2。

修订后的 CRI 仍是术前评估 NCS 患者围术期心脏风险的标准。它同时可以指导在患者准备 NCS 时的进一步检测和管理方案的决策。

（一）缺血性心脏病

冠状动脉缺血性心脏病（CAD）患者可以由主要护理人员或心脏病学家进行评估。然而，许多患者在手术前都是由外科医师或麻醉医师进行评估的。根据胸外科医生协会国家数据库，肺切除术患者 CAD 的发生率高于 20%[7]。术前评估应重点确定是否存在稳定型或不稳定型 CAD，因为这些患者在围术期心脏失代偿导致心脏事件的风险较高。此外，接受胸外科手术时的压迫可能会提高心率，并进一步导致有症状或无症状患者的氧需求增加而造成心肌缺血。风险因素的识别将决定应进行的术前检测的范围，以及其结果是否会影响围术期处理。管理方面的变化可能包括因高风险而延迟手术、因进一步医疗管理和优化而延迟手术、术前冠状动脉介入治疗（如支架放置）或（如有必要）因医疗优

表 30-2　修订后的心脏风险指数、美国外科医师学会 NSQIP 心肌梗死或心搏骤停和美国外科医师学会国家外科质量改善计划外科风险评估量表的比较

修订心脏危险指数	美国外科医师学会 NSQIP 心肌梗死或心搏骤停	美国外科医生学会 NSQIP 手术风险评估量表
标　准	年龄增长	年龄
缺血性心脏病	—	既往心脏事件
GFR＞30ml/min	肌酐＞15mg/L	急性肾衰竭
心力衰竭	—	心力衰竭
IDDM	—	DM
CVA 病史	—	—
胸内手术	基于手术类型：神经手术、头颈手术、心胸手术、腹部手术、血管手术	基于当前的手术 以下 ASA 分级、创伤等级、腹水、脓毒症、急诊手术、呼吸机依赖、广泛癌症、类固醇使用、高血压、性别、呼吸困难、吸烟者、COPD、透析、急性肾损伤、BMI
计算方法		
每个危险因素 1 分	www.surgicalriskcalculator.com/ miorcardiacarrest	www.riskcalculator.facs.org

ASA. 美国麻醉医师协会；BMI. 体重指数；COPD. 慢性阻塞性肺疾病；CVA. 脑血管意外；DM. 糖尿病；IDDM. 胰岛素依赖型糖尿病；GFR. 肾小球滤过率；NSQIP. 国家手术质量改进计划

化而术前入院及监测。

表现为轻度劳累的心绞痛或呼吸困难可能是显著 CAD 的体征。由于这些患者围术期心血管事件（如心室功能不全、充血性心力衰竭、心肌缺血或梗死）的风险较高，应考虑进行额外的检测和监测。心绞痛患者进行剧烈运动或负荷试验，但无左心室功能不全迹象，可采用阿司匹林、β 受体拮抗药、硝酸盐和他汀类进行药物治疗。这些患者可以被认为是最优的，无须进一步的心脏测试。

如果患者有心肌梗死病史，那么心肌梗死和手术之间的时间是至关重要的。MI 后的 30 天内，斑块和心肌愈合。在此期间之后，根据出现的症状进行风险分层。部分患者将继续存在心肌梗死的风险；然而，大多数患者很可能已经被重新评估，他们的冠状动脉狭窄被重新血管化，或者正在接受最大限度的药物治疗。尽管既往 MI 发生在 6 个月内，但目前改进围术期管理、溶栓和血管重建手术的做法降低了 NCS 后再梗死的风险[8-10]。

（二）高血压

几项大型前瞻性研究未能将轻度至中度高血压作为术后心脏并发症（包括心律失常、心肌梗死、心力衰竭和心脏死亡）的独立预测因子。慢性高血压患者冠心病的发生率较高，这可能导致围术期心肌梗死的风险增加。然而，在 β 受体拮抗药治疗的围术期缺血评估（POISE）试验中，8351 名患者中高血压的发生率为 62%，但未显示高血压是术后脑卒中或死亡的独立预测因素。在麻醉过程中，高血压控制不良常与血流动力学波动相关。治疗高血压病患者的方法依赖于文献中非手术的管理策略，其中建议在围术期继续使用抗高血压药，以最佳控制血压。血压应维持在或接近术前水平，以减少心肌缺血的风险。对于严重高血压患者，如舒张压＞110mmHg，推迟手术以优化血压控制的决定应与手术的收益或紧迫性进行权衡。Hartle 等[11] 在 989 例患者中进行的一项研究比较了术前使用速效静脉药物降低血压与鼻内使用 10mg 硝苯地平进行血压控制的对照组的情况。血压在数小时内迅速得到控制，两组患者术后并发症的观察结果无统计学差异，表明无明显心血管共病的患者尽管在手术当天血压升高，仍可继续手术。

（三）心力衰竭

对心力衰竭患者术前评估的临床方法应侧重于风险评估，以决定是否继续手术、术中如何管理患者及术后护理。这应符合 2013 年和 2014 年 ACC/AHA 围术期指南[12]。第一步应考虑以下因素：①功能状态评估；②确定患者心功能状态是否稳定和最优化；③心力衰竭的迹象和症状；④发生心力衰竭的危险因素；⑤可能在围术期加重心力衰竭的共病：潜在心肌疾病、CAD、瓣膜病。

心力衰竭患者围术期发病率和死亡率较高。医疗保健的改善使慢性病患者的寿命得以延长。老年患者出于慢性共病和缓解病情而经常过着久坐生活，其心力衰竭的发生率较高。心力衰竭的症状，如疲劳和呼吸困难，是不具体的，可能与其他慢性疾病，如肥胖和肺病相混淆，导致诊断和治疗的延迟。细致的术前评估常需区分心力衰竭与其他衰弱共病。因此，老年患者可能存在晚期心力衰竭，需要进行术前评估。老年心力衰竭患者再入院的风险较冠心病患者增加。一项基于人群的 38 047 例对象的分析显示，与其他心脏并发症相比，非缺血性心力衰竭患者的 30 天术后死亡率更高（表 30–3）。

表 30–3 非缺血性心力衰竭患者术后 30 天的死亡率与其他心脏疾病的比较

心脏共病	术后 30 天死亡率
非缺血性心力衰竭	9.3%
缺血性心力衰竭	9.2%
心房颤动	6.4%
冠状动脉疾病	2.9%

尽管重点在于预测 CAD 患者的心脏围术期风险，但心力衰竭患者的围术期死亡风险明显高于 CAD 患者。应确定某些风险因素和触发因素，因为这些因素会增加围术期发生重大不良事件的风险。确定心力衰竭患者疾病的严重程度，如冠心病、高血压、心律失常、肾病、糖尿病等，将影响围术期患者的管理。这些措施可能包括术后早期透析、术前 β 受体拮抗药或抗心律失常药，以及最佳的疼痛控制以预防高血压[13]。重要的是要区分心肌病的病因：扩张型、阻塞性或缺血性。不同的围术期处理方式将影响术后发病率。扩张型心肌病可能需要肌力支持；缺血性心肌病可能在围术期发生进一步缺血。梗阻性心肌病长期以来被认为是围术期并发症的高危因素，因为其对前负荷的高度依赖会导致进一步的动态梗阻、心输出量减少和潜在的不良结果。与肥厚型心肌病患者围术期结果相关的研究样本量小，反映了不同的围术期处理，并有混合的结果[14]。大多数术后事件与心力衰竭有关。增加发病率的重要独立危险因素是大手术和手术时间长。几项研究表明，围术期 30 天心血管事件发生率在左心室功能正常的心力衰竭患者中为 14%，左心室舒张功能不全的患者为 31%，而在症状性心力衰竭患者中高达 54%。风险分级仍然是一个挑战，因为没有一个模型可以可靠地预测哪些人会经历围术期事件，而哪些人不会经历所有风险水平的事件。因此，围术期的目标除了明确病因和诱发因素外，还应保持稳定，包括症状缓解、维持正常氧合、优化容量状态、维持器官灌注。

当诊断不明确时，建议常规测量脑钠肽（BNP）。BNP 水平也可能有助于确定疾病的严重程度，以及患者不良结局的风险增加。Karthikeyan 等[15]评估了 9 项研究，共纳入 3281 例患者，其中 314 例出现一种或多种围术期心血管并发症。BNP 升高患者的平均比例为 24.8%。所有研究均显示术前 BNP 水平升高与各种心血管结局（如心脏死亡和非致死性心肌梗死或心房颤动）之间具有统计学意义的相关性。术前 BNP 测量是 NCS 术后前 30 天围术期心血管事件的独立预测因子。

（四）心脏瓣膜病

瓣膜性心脏病患者围术期并发症风险较大。怀疑患有瓣膜病的患者应进行超声心动图评估，以量化狭窄或反流的严重程度、收缩功能和心脏负荷，如果在过去一年内未进行超声心动图检查或自上次评估以来临床状态有变化，还应对患者 CAD 的范围进行适当的评估。在过去的几十年里，麻醉和外科技术的改进使围术期 30 天的发病率和死亡率显著下降，从 13% 下降到 2.1%。急性围术期事件的发生机制可能与麻醉药和手术应激有关，导致血流动力学不稳定、冠状动脉灌注减少伴有心肌缺血、心律失常、心力衰竭和可能的死亡。Agarwal 等[16]从超声心动图数据库中评估了中度主动脉瓣狭窄（AS）（瓣膜面积：1.0～1.5cm^2）或重度 AS（瓣膜面积 ＜1.0cm^2）NCS 患者围术期并发症的风险。使用倾向评分分析，他们为每名接受NCS治疗的AS患者获得4名匹配的无AS对照患者，将634名接受NCS治疗的AS患者与2536名对照患者进行匹配。其中重度AS 244例，中度AS 390例。AS患者的30天死亡率为2.1%，而非AS对照组的30天死亡率为1.0%（P=0.036）。与对照组相比，AS患者术后心肌梗死发生率更高（3.0% vs. 1.1%；P=0.001）。高危手术、有症状的严重AS、同时存在二尖瓣反流（MR）和既往存在的冠状动脉疾病是AS患者预后的重要预测因素。中、重度AS患者30天死亡率的预测因素见表30-4[16]。

在肺切除术前进行主动脉瓣置换术（AVR）的患者根据其风险标准有几种选择。选择包括AVR，经导管主动脉瓣置换术（TAVR），或经皮球囊扩张，作为肺切除术后最终治疗的桥梁。如果他们被认为是高风险或不适合手术，这些患者可以继续进行肺切除手术，并进行有创监测以获得最佳的血流动力学监测。同时进行AVR和旁路肺切除的手术已经成功。

接受NCS治疗的中度至重度MR患者的围术期死亡率（1.7%）高于未接受MR治疗的患者（＜1%）。30天主要结局，包括术后死亡、心肌梗死、心力衰竭和脑卒中，MR组中发生率为22.2%，无MR组为16.4%。这些患者发病率的重要预测因素为左心室射血分数＜35%、MR的缺血性病因、糖尿病史和颈动脉内膜切除术的病史。围术期管理应包括有创血流动力学监测和超声心动图检查，并入住重症监护病房进行术后管理和护理[17]。

（五）人工瓣膜

据估计，13%的人工心脏瓣膜患者需要进行非心脏外科手术。这些患者因接受抗凝血治疗或因围术期接受抗凝血治疗而发生血栓事件而出血的风险增加。国际标准化比值（INR）维持在2.5～3.5的患者，建议术前5天停止口服抗凝血药，使INR降至正常水平。应在手术当天检测INR，因为个体反应是不可预测的，可能会有所不同。如果INR在手术当天高于1.5，可口服1～2mg的维生素K将INR降低到1.5以下并进行手术。术后12～24h可恢复口服抗凝血药治疗。在出血高风险的情况下，患者应该用低分子肝素（LMWH）进行桥接。口服抗凝血药应在术前4～5天停止，开始使用低分子肝素。最后一剂应在术前24h给药，术后48～72h充分止血后可恢复给药。根据临床情况，门诊和住院患者可选择不同的桥接疗法。如何在抗凝血治疗与低分子肝素或未分离肝素之间建立桥梁的决定应由临床护理管理团队根据当前的指导方针来决定。如果患者存在围术期血栓事件的高风险，则应在围术期继续服用阿司匹林。这个决定应该基于出血的风险和血栓事件的风险[18]。在脊柱、颅内或眼内手术前应停用阿司匹林。

（六）肺动脉高压

进行性呼吸困难、不明原因的呼吸困难、乏力或晕厥是肺动脉高压的临床症状。一旦怀疑肺动脉高压（PH），首选经胸超声心动图检查。超声心动图证据包括：肺动脉收缩压（PASP）超过40mmHg，三尖瓣反流喷射速度超过2.8m/s，右心室（RV）功能不全［大小、厚度和（或）功能］。右心室压力超负荷的其他参数包括右心室衰竭、右心房增大、肺加速时间减少、下腔静脉内径增加。左心疾病对PH的影响包括左心室收缩功能障碍、左心室舒张功能障碍和二尖瓣疾病。右心导管仍然是PH诊断的金标准。由于治疗方法不同，区分PH的病因为左心与右心是很重要的。还必须评估先天性心脏病中分流的存在及其与PH的关系，以确定是否存在可能的Eisenmenger综合征。第36章将进

表30-4 中重度主动脉瓣狭窄患者术后30天死亡率和心肌梗死的预测因素

相关心脏共病	比值比	95%置信区间
高风险手术	7.3	2.6～20.6
有症状的重度AS	2.7	1.1～7.5
中重度MR	9.8	3.1～20.4
先前存在的CAD	2.7	1.1～6.2

AS. 主动脉狭窄；CAD. 冠心病；MR. 二尖瓣反流

一步讨论 PH。

（七）心律失常

心律失常和传阻滞是围术期的常见表现，尤其是在胸外科手术中。围术期出现心律失常，如出现心房颤动，应及时调查心律失常的潜在病因。关于围术期心律失常，第 22 章对此主题进行了详细讨论。

（八）成人先天性心脏病

先天性心脏病患者应在专门从事先天性心脏病患者术前评估的中心进行评估。这些患者手术期发生与先天性心脏病和手术性质相关事件的风险增加，特别是如果有残留的发绀。这些患者还可能有发育和心理问题，必须在围术期予以解决。Maxwell 等[19]将接受 NCS 治疗的成人先天性心脏病（ACHD）患者与年龄、性别、种族、年份、择期或紧急或急诊手术匹配的非 ACHD 比较队列进行了比较。他们评估了 10 004 名 ACHD 患者，并将其与 37 581 例的匹配队列进行了比较。

在 ACHD 队列中，住院患者的死亡率更高[407 例（4.1%）vs. 1355 例（3.6%）；P<0.001]。作者的结论是，与匹配的对照组相比，接受 NCS 的 ACHD 患者经历了更高的围术期发病率和死亡率。在对大型管理数据集进行回顾性分析的局限性范围内，该发现表明这是一个弱势人群，并表明需要做出更大努力来了解和改善他们接受的围术期护理。

三、诊断试验

接受胸外科手术的患者应逐步进行围术期心脏评估。活动耐量是围术期心脏事件的良好预测指标[20]。它在预测长期心脏转归方面也是可靠的。活动耐量可根据日常生活活动的代谢当量（metabolic equivalent，MET）进行估算（表 30-5）。

表 30-5　各种活动的代谢当量（MET）

MET	活动等级
1	轻微：阅读、穿衣、进食、看电视
2～3	轻微：做家务、步行 3～4km/h
4	适中：打高尔夫球、步行 6km/h、爬几阶台阶、做重家务
>10	费力：打网球、游泳、跑步、滑冰

一个 MET 相当于一个 40 岁 70kg 的男性的休息或基础氧耗量。如果活动耐量>10MET，则被描述为优秀；如果运动储备好，则被描述为 7～10MET；如果运动储备中等，则被描述为 4～7MET；如果运动储备差，则被描述为<4MET 或不明确。对于活动耐量降低或未知的患者，术前检查可用于评估围术期可能发生心脏事件的风险。活动耐量也可以使用更正式的 DUKE 活动量表进行评估（表 30-6）。DUKE 活动状态指数（DUKE activity status index）是用于评价冠心病、心肌梗死、心力衰竭等。

表 30-6　杜克活动功能状态问卷

活动相关问题：您能够完成以下活动吗	权重分
满足日常个人需求（穿衣、洗澡）	2.75
在家周围散步	1.75
走两个街区	2.75
爬几阶台阶	5.50
短距离跑步	8.00
轻度家务	2.70
中度家务——除尘	3.50
挪动家具	8.00
庭院工作	4.50
性生活	5.25
中度体力活动——打网球	6.00
剧烈运动	7.00

CVD 患者功能状态的评估工具。在临床实践中，它可以用来评估医疗效果和心脏康复[20]。评估项目被加在一起得到一个总分，为 0～58.2 分。分数越高，表明功能能力越高。分数越高，说明人的功能状态越好[21]。使用该活动量表，结果显示术前功能状态不佳的患者发生围术期心脏事件的风险更高，即使对其他因素进行了调整。功能状态不良的定义是无法走四个街区或爬两层楼梯。

ACS 国家外科质量改善计划（ACS NSQIP®）是一个经过国家验证、风险调整、结果为基础的计划，用于衡量和提高外科护理质量。它为参与的医院提供工具、分析和报告，以做出提高护理质量的决定。此外，同行评议的研究表明，ACS NSQIP 在提高手术护理质量的同时也减少了并发症和成本。ACS NSQIP 依赖于日常生活调查问卷的正式活动，而不是代谢当量。国家数据集分析表明，对日常活动的援助需求与围术期发病率和死亡率的显著风险相关[22, 23]。

四、胸外科手术的心脏危险分级

为了量化肺切除术患者的心脏风险，Brunelli 等[24]于 2010 年提出了一种新的风险评分，即胸科修订心脏风险指数（ThRCRI）。这种风险评估计算器来源于接受肺切除术的患者。有 1426 例患者接受肺叶切除术，270 例患者接受肺切除术。在计算 ThRCRI 评分时，考虑了四个不同的因素，每一个因素被分配为 1.5 分，最高为 5.5 分。这确定了四个不同的类别，A、B、C 和 D，并评估了每个类别的主要围术期心脏事件的发生率。重大心脏事件的定义是发生在肺切除术后 30 天内，包括急性心肌梗死（通过 ECG 变化和血清肌钙蛋白水平升高诊断）、肺水肿（通过胸部 X 线检查结果证实）、心室颤动或原发性心搏骤停、完全性心脏传导阻滞和任何心脏相关死亡。ThRCRI 已在外部研究中得到了验证，在 2011 年对超过 3000 名患者的两个不同外部人群进行一系列大规模研究后进行了修订（表 30–7）。表 30–8 展示了对 RCRI 和 ThRCRI 的比较。

这些研究显示，评分>C_2 的患者应转介进行正式的心脏科评估，因为其围术期心脏风险增加。重新校准的 ThRCRI 可以作为风险分层的一线筛查工具，从那些可能没有进一步心脏检查就进行手术的患者中，识别出那些需要进行心脏评估的肺切除术患者。Brunelli 等[24]分析了 2431 例肺叶切除术患者和 190 例全肺切除术患者。根据重新校准的 ThRCRI，患者被分为四类风险（A、B、C 和 D）。测量的结果变量为 ThRCRI 定义的主要心脏并发症的发生情况。[在 4 个危险等级组中评估主要心脏事件的发生率，以评估指标评分的鉴别能力。主要心脏并发症的发生率为 2.2%（59 例）。] 根据重新校准的 ThRCRI，患者被分为 4 个危险等级。A、B、C、D 危险等级的主要心脏疾病发生率分别为 0.9%、4.2%、8% 和 18%（$P<0.0001$）。作者认为，重新校准的 ThRCRI 是一种可靠的工具，可以在术前检查中用于区分需要进一步心脏检查的患者和无须进一步心脏检查的患者。

表 30–7 校准的胸科修订心脏风险指数

危险因素	评 分	
缺血性心脏病	1.5	
脑血管意外病史	1.5	
血清肌酐>20mg/L	1.0	
择期肺切除术	1.5	
分 级	**评 分**	**心脏并发症风险**
A	0	1.5%
B	1～1.5	5.8%
C	1.5～2.5	19%
D	>2.5	23%

表 30–8 修订心脏风险指数与胸科修订心脏风险指数的比较

风险分级	修订心脏风险指数（%）	胸科修订心脏风险指数（%）
A	1	1.5
B	2.3	5.8
C	6	19
D	7.3	23

五、生物标志物的纳入

如前所述，术前 BNP 和 C 反应蛋白已被研究确定为风险指标，以确定围术期心脏事件风险增加的患者。Meta 分析表明，这些生物标志物可能被证明具有预测价值。然而，获得生物标志物水平的时间框架各不相同，研究没有包括对照组，也没有在术后期间连续跟踪生物标志物。研究也未能证明在围术期靶向这些生物标志物治疗可减少围术期心脏并发症[25, 26]。

六、心电图

有 CAD 病史的患者，静息 12 导联心电图包含与围术期发病率和死亡率相关的信息。在前瞻性观察研究中，许多已知的异常如病理 q 波、左心室肥厚、ST 段压低、QTc 延长和束支传导阻滞的预后意义已得到很好的证实。在所有择期行胸外科手术的患者中，可测量术后变化的基线标准心电图是重要的信息。异常随着患者年龄和 CAD 危险因素的增加而增加。然而，在术前评估中使用心电图的标准危险因素临界值或年龄尚未明确，也不知道在择期手术中获得心电图的最佳时间。如果患者情况稳定，专家共识建议在术前 1～3 个月内，如果临床状态发生变化，则纳入术前评估的[27, 28]。

七、推荐行冠状动脉重建术

冠状动脉旁路移植术（CABG）或经皮冠状动脉介入治疗（PCI）的决定取决于当前的危险分层指南。有严重冠心病的患者，其风险分层建议行冠状动脉旁路移植术，应在肺切除术前进行冠状动脉血管重建术。对于非冠状动脉血管重建术的患者，应进行 PCI。对于手术时间敏感的患者，可考虑球囊血管成形术或裸金属支架（BMS）植入术。然而，前瞻性随机对照试验（RCT）不支持冠状动脉旁路移植术（CABG）或经皮冠状动脉介入治疗（PCI）来降低围术期心脏事件的风险。在冠状动脉重建术预防（CARP）RCT 试验中，术前行 CABG 或 PCI 冠状动脉重建术的冠心病患者在围术期心脏事件和长期心脏结局方面没有发现差异。在一项前瞻性研究中，McFalls 等[29]纳入了 510 名患者，这些患者被随机分配到术前接受冠状动脉血运重建术或术前不接受血运重建术。血管手术的适应证是扩大的腹主动脉瘤（33%）或腿部动脉闭塞性疾病（67%）。在接受术前冠状动脉血管重建术的患者中，接受 PCI 的占 59%，接受旁路移植术的占 41%。从随机分组到血管手术的中位时间，血运重建组为 54 天，未行血运重建组为 18 天（$P<0.001$）。在随机分组 2.7 年后，血运重建术组的死亡率为 22%，而非血运重建术组的死亡率为 23%。血管手术后 30 天内，12% 的血运重建组和 14% 的未血运重建组发生了心肌梗死，以肌钙蛋白水平升高来定义。除左主干疾病、左心室功能下降小于 20% 和严重 AS 患者外，既往 PCI 患者冠状动脉血管重建术和手术时机的建议见表 30–9[29]。

八、心脏植入装置和左心室辅助装置

接受肺切除手术的心脏植入式电子设备（CIED）患者应在术前对其设备进行重新编程。患者应该在患者床边持续使用心脏监测和外部除颤器设备。该设备和手术区域接近时 CIED 和外科医师使用的电切设备之间可能产生相互作用。这对于依赖起搏器的患者尤其重要，因为电切设备可能会抑制起搏。根据需要放置起搏器或内部心脏除颤器（ICD）的潜在心脏疾病，临床护理团队应熟悉设备的类型、患者计划、患者是否依赖于起搏器、设备的可编程性、是否同时存在 ICD 及最后的记录事件。心脏起搏器 /ICD 正在迅速发展，需要心内科医师和临床护理团队在围术期就 CIED 的最佳管理进行沟通[30]。

左心室辅助装置（LVAD）在 NCS 患者中越来越常见。左心室辅助装置延长了患者的生命，安装左心室辅助装置后，患者可以过上相对正常的生活。虽然 LVAD 患者需要不同的治疗方法，但肺切除手术在植入 LVAD 的患者中是可行的。关于最佳实践的证据仅限于专家意见和案例系列。必须考虑单肺通气（OLV）对右心、肺血管阻力和设备功能的影响。术前风险评估在该患者人群中是无效的，因为存在涉及左心室辅助装置血流的显著围术期血流动力学改变。一个平衡的 LVAD 流量是依赖于前负荷和后负荷敏感的，必须加以考虑。麻醉医师必须意识到左心室辅助装置相关的并发症，平衡保护性机械通气和右心室血流动力学，熟悉有创监测，包括经食管超声心动图。建议左心室辅助设备患者应在配备熟悉胸外科和左心室辅助设备手术的临床护理团队的机构进行手术[31]。

表 30–9　冠状动脉血运重建术和手术时机的建议

建　议	推荐等级
非心脏手术前的冠状动脉血运重建术	等级
依据现有心脏操作指南进行	Ⅰ
减少围术期心脏事件	Ⅲ – 无收益
既往经皮冠状动脉介入治疗患者择期非心脏手术的时机	
延迟手术——球囊血管成形术后 14 天	Ⅰ
延迟手术——裸金属支架植入后 30 天	Ⅰ
延迟手术——药物洗脱支架置入后 90 天	Ⅰ

九、围术期治疗建议

在过去几十年间，围术期使用β受体拮抗药改善长期预后已得到许多研究的验证。然而，目前尚不清楚在围术期开始使用β受体拮抗药治疗是否对即刻或长期预后有任何影响。术前不到1天开始β受体拮抗药治疗可能是无效的，甚至是有害的，因为严格控制心率可能会导致围术期的不良事件。2008年的POISE试验表明，围术期拮抗能有效地减少心脏事件，但代价是增加脑卒中死亡率[32-34]。

关于他汀类在围术期使用的随机对照试验和观察性研究有限。有证据表明，围术期使用他汀类对围术期心脏并发症有保护作用。观察性研究表明，与未接受他汀类治疗的患者相比，即使在术前立即开始治疗，服用他汀类的患者在术后30天的心肌损伤减少了5倍，在2年随访后死亡率也降低了。他汀类对心脏保护的作用机制尚不清楚，但这可能是一个有助于术前NCS患者长期健康的机会[35, 36]。

血管紧张素转换酶（ACE）抑制药是美国最常用的处方药；然而，只有观察性研究有关于NCS患者围术期疗效的数据。对现有试验的Meta分析显示，继续使用ACE抑制药或血管紧张素受体拮抗药（ARB）的患者，如氯沙坦，即使在手术当天，在整个围术期也有更多的低血压，但在死亡、脑中风、MI和肾衰竭的心血管结局方面没有差异[37]。

BMS或药物洗脱支架（DES）的患者在植入后4～6周内支架血栓形成的风险较高。如果有BMS或DES的患者需要手术，继续双重抗血小板治疗（DAPT）的决定应在患者和医生护理团队之间进行个性化的基础上，并将出血风险与血栓形成风险进行权衡。支架植入6周后，血栓形成的风险较低，各研究的情况有所不同。是否继续DAPT或单独使用阿司匹林应根据风险–收益比来决定，因为没有明确的数据，但基于专家的共识。如果血栓事件的风险大于出血的风险，在整个围术期继续服用阿司匹林似乎是合理的[38-44]。表30–10概述了围术期治疗的建议。

表30–11和表30–12列出了对CVD患者进行NCS术前评估的补充建议和推荐级别。基于2014年ACC/AHA指南，对出现NCS的心脏病患者的分阶段治疗方法的概述见图30–1。

十、低氧血症与冠状动脉疾病

CAD患者行肺切除手术麻醉管理的一个主要问题是OLV期间发生低氧血症。在OLV期间，没有公认的最低氧饱和度绝对值。氧饱和度为90%等于动脉氧分压（PaO_2）为60mmHg，这通常被认为是最低限度。供氧平衡受多种因素调控，包括自主神经系统、动脉压、动脉氧压和心肌代谢，共同促进冠状动脉阻力。PaO_2降低导致冠状动脉舒张，氧供需平衡良好维持在40mmHg PaO_2水平。在这个值以下，交感神经系统的激活伴随着主动脉压、心率和心肌耗氧量的增加而发生。心肌组织中的氧分压降低，导致局部代谢性血管扩张药活化和心肌耗氧量增加。冠状血管的反应取决于代谢和内皮血管扩张因子，这些因子的产生与低氧血症的程度成正比。低氧对冠状动脉血管舒张的影响表现为心电图ST段缺血改变、乳酸产生和心肌收缩功能下降[45-47]。

十一、冠状动脉病患者的麻醉目标

冠心病患者围术期的目标是预防、检测和治疗以避免NCS（MINS）后的心肌损伤[48]。负氧平衡缺血而不是急性血栓形成是大多数情况下发生急性缺血事件的病因[49]。因此，围术期应优化血流动力学，最大限度地增加氧供应，最小限度地减少氧需求，目标如下。

1. 保持正常至低心率。心动过速增加氧需求，并与MINS风险增加相关。这种关系是非线性的，但更多的是指数关系。在围术期心率增加一倍以上，发生MINS的风险增加1倍以上。持续时间超过30min的心动过速有较高的MINS风险，其比值比（OR）为2.22；95%置信区间（CI），1.71～2.88。术中心动过速，＞100次/分与以下情况有关：①MINS OR=1.27；95% CI，1.07～1.5；②MI OR=1.34；95% CI，1.05～1.07；③死亡率OR=2.65；95% CI，2.06～3.41。

心动过缓，＜55次/分与MINS风险降低相关[48]。

2. 血压应维持在基线的20%以内，以达到最佳的供氧需求。低血压降低心肌供氧，而高血压增加该需求。在一项对955名接受NCS的患者的研究中，低血压被定义为收缩压低于90mmHg，持续时间超过10min。在16.4%的冠心病患者中，低血压的发生率与手术30天内的心肌梗死或死亡相关，而在无

表 30-10　围术期治疗建议

建　议	推荐等级
围术期使用 β 受体拮抗药	等　级
正在接受 β 受体拮抗药治疗的患者继续使用	Ⅰ
根据临床情况术后使用 β 受体拮抗药	Ⅱa
术前检查高危者开始接受 β 受体拮抗药治疗	Ⅱb
校正心脏风险指数因子＞3 者，开始接受 β 受体拮抗药治疗	Ⅱb
无校正心脏风险指数者减少围术期风险	Ⅱb
术前开始接受治疗＞1 天以评估活动耐量	Ⅱb
手术当天停用 β 受体拮抗药	Ⅲ-有害
围术期他汀类治疗	
如果目前服用他汀类，继续服用	Ⅰ
临床高风险及高危手术者开始服用他汀类	Ⅱb
α_2 受体激动药	
不建议用于预防心脏事件	Ⅲ-无益
血管紧张素转换酶抑制药	
继续使用血管紧张素转换酶抑制药或血管紧张素受体拮抗药	Ⅱa
如果停药，在临床可行的情况下尽快进行手术	Ⅱa
冠状动脉支架患者的抗血小板药	
在裸金属支架或药物洗脱支架植入后的 4～6 周内继续双重抗血小板治疗，除非出血风险大于再血栓风险	Ⅰ
美国麻醉医师协会建议停用 P2Y12 应桥接，并尽快重新开始 P2Y12 治疗	Ⅰ
管理应在患者和治疗医师之间达成共识	Ⅰ
美国麻醉医师协会对无冠状动脉支架患者	
如果围术期心脏事件的风险大于出血风险，则继续接受治疗	Ⅱb

低血压的冠心病患者中为 6.7%，在无冠心病或低血压的患者中仅为 2.7%。高血压增加收缩壁压力和左心室舒张末期压力，导致氧耗增加引起的心肌缺血。收缩压＞160mmHg 的患者，MINS 和 MI 风险增加；提示围术期应避免低血压和高血压两个极端[48, 50]。

3. 维持正常左心室舒张末期容量（LVEDV），避免液体负荷引起左心室扩张。这会导致左心室壁压力和氧需求的增加。使用中心静脉压（CVP）或肺导管（PAC）估计 LVEDV；然而，这些监测有其局限性[51-53]。

4. 必要时，通过补充红细胞使冠状动脉血液中的氧含量最大化，维持血红蛋白水平在 70～80g/L。在有出血或缺血症状的 CAD 患者中，自由输血与限制输血的做法相比，推荐的最佳血红蛋白为 90g/L。围术期补氧，维持氧饱和度＞95%，脉搏血氧仪监测[54, 55]。

5. 围术期维持正常体温对组织氧合有重要意义。体温过低会引起寒战，寒战会增加氧需求，并可能导致心肌缺血。

表 30-11　非心脏手术的术前补充心脏评估及推荐水平

术前检查	建　议	推荐等级
ECG	除低风险手术外，患有已知 CAD、结构性心脏病的患者	等级Ⅱa
	考虑将无症状患者作为基线，低风险手术除外	等级Ⅱb
	常规无症状患者进行低风险手术	等级Ⅲ - 无益
LV 功能评估	不明原因呼吸困难	等级Ⅱa
	心力衰竭患者临床状态的变化	等级Ⅱa
	临床稳定患者的再评估	等级Ⅱb
	常规术前评估	等级Ⅲ - 无益
运动负荷试验以评估功能储备和心肌缺血	出色的功能储备和升高的风险——无须进一步检测，即可进行手术	等级Ⅱa
	未知的功能储备和升高的风险——如考虑影响管理，继续进行术前运动应激试验	等级Ⅱb
	中度至良好的功能能力和升高的风险——无须进一步检测，继续手术	等级Ⅱb
	功能能力差或未知，以及风险增加——继续进行术前运动负荷试验	等级Ⅱb
	低风险手术的常规检查	等级Ⅲ - 无益
心肺运动试验	高危手术时考虑	等级Ⅱb
无创药物负荷试验	功能储备不足和风险增加——DSI 或 MPI 如考虑影响管理	等级Ⅱa
	低风险手术的常规治疗——不建议	等级Ⅲ - 无益
冠状动脉造影	非心脏手术的常规术前冠状动脉造影——不建议	等级Ⅲ - 无益

CAD. 冠状动脉心脏病；DSI. 多巴酚丁胺负荷显像；ECG. 心电图；LV. 左心室；MPI. 心肌灌注显像

表 30-12　基于证据水平的建议分级

分　级	建议 - 证据等级
等级Ⅰ	有用且有效
等级Ⅱa	赞成有用 / 有效
等级Ⅱb	不太确定的有用性 / 有效性
等级Ⅲ	未证明受益
等级	建议 - 证据质量
A	证据不足
B	证据有限
C	基于专家意见、病例研究、护理标准

十二、冠心病患者的心血管监测

所有患者围术期应连续心电监护心律失常和心脏缺血。尽管心电图显示对心脏缺血的敏感性较低，但在 12 导联心电图中Ⅱ导联和 V_5 导联检测出超过 80% 的缺血发作。单独使用 V_5 更敏感，且 ST 段改变与冠心病患者心脏发病率和死亡率的高风险相关[56, 57]。

当需要持续测量血压时，放置动脉导管是必要的。如果预期血流动力学不稳定，可能会发生大量失血，预计会发生大量液体转移，并且检测低血压是至关重要的，最好在麻醉诱导前放置动脉导管。此外，在需要血管活性物质的情况下，动脉导管可用于指导连续的血压管理。在这种情况下，患者也可能需要频繁的血气和其他实验室值的采样，这支持动脉导管的放置[58]。当手术中预计有大量液体转移，预计有大量失血，并考虑输注血液制品和血管

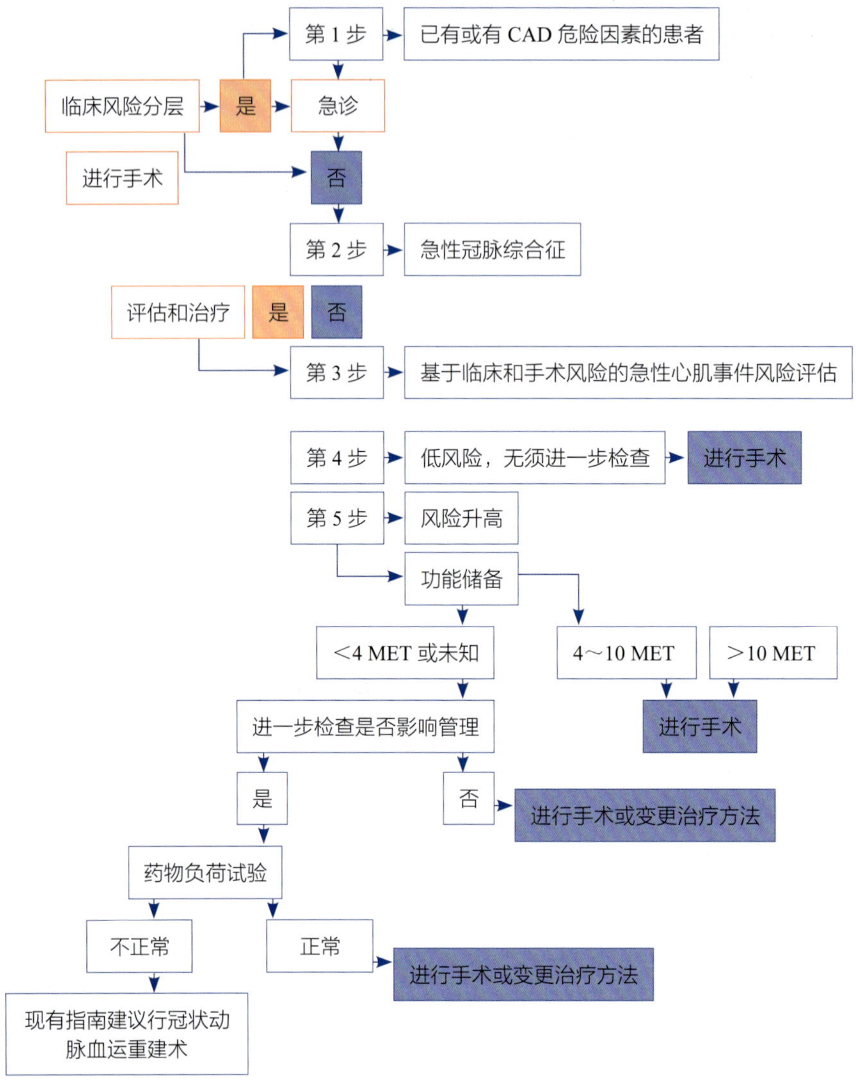

▲ 图 30-1　基于 ACC/AHA 2014《非心脏手术患者术前心脏评估指南》的逐步评估

ACC. 美国心脏病学会；AHA. 美国心脏协会；CAD. 冠状动脉心脏病；MET. 活动当量

活性药时，应放置 CVP。CVP 在提供液体状态数据方面的适用性已经被研究了几十年，并表明它对液体反应性预测很不确切 [59, 60]。和经食管超声心动图相比，通过监测肺毛细血管楔压的变化而使用 PAC 与心电图已被证明是一个较差的心脏预测指标。对于严重的心脏状况影响血流动力学的患者，放置 PAC 是必要的，以实时监测肺动脉压和心输出量的趋势。是否放置 PAC 应基于外科手术的风险收益比 [61–64]。近年来，PAC 的使用已不是主流，转而支持经食管超声心动图的应用。连续经食管超声心动图监测对检测新的室壁运动异常（尤其是在接受大手术的高危心脏病患者中）和评估容积反应性具有敏感性。经食管超声心动图在检测心脏缺血事件方面比 ECG 或 PAC 更敏感。经食管超声心动图也可用于鉴别诊断危及生命的血流动力学改变和低血压的原因。经食管超声心动图的使用受到设备和掌握超声心动图专业水平的限制 [65, 66]。

结论

识别重大心脏风险因素可为更好地量化围术期可能发生心脏事件的风险提供信息。心脏风险因患者和手术的具体特点而异。ACC 和 AHA 的指南提供了评估和管理心脏风险的信息及降低因 NCS 表现的 CVD 患者发病率和死亡率的最佳做法。

第 31 章　电视胸腔镜外科手术：多孔与单孔

Video-Assisted Thoracoscopy: Multiportal Uniportal

Zerrin Sungur　Mert Şentürk　著
郭明炎　曹铭辉　译

电视胸腔镜外科手术（video-assisted thoracoscopic surgery，VATS）是外科手术的重大创新之一。在引进 VATS 后不到 30 年的时间里，除少数例外，几乎所有的胸外科手术都可以通过 VATS 进行。这项技术给患者带来了好处的同时，也给麻醉医师带来了新的挑战。它是一项通过“有意制造”气胸将器械置入胸腔内进行手术的技术。

一、历史

尽管胸腔镜手术因其对多变的手术范围和患者个体差异的适应性从 20 世纪 90 年代开始蓬勃发展，但其出现的历史可以追溯到 19 世纪。1806 年，Bozzini 最先描述了一种带有细小导管和被蜡烛照亮的镜子的原始内镜，并将其命名为“Lichleiter”，至今仍在维也纳的 Josephinum 博物馆展出。然而，由于图像质量低和操作烦琐，这种设备并没有被医学界广泛采用。后来，不断对其进行改良，如引入透镜以聚焦直接光源来改善可视化效果 [1]，又如内镜被开发出来用于清除食管异物（食管镜）或诊断和治疗膀胱和尿道疾病（膀胱镜）。

胸腔镜手术的发展进程与结核的发现和治疗密不可分。在发现结核杆菌的同一年，Forlany 提出用人工气胸治疗肺结核，并发表在意大利期刊上 [2]。该技术经腋前线插入针头，并注入空气或氮气，但胸壁粘连的存在似乎降低了该技术的预期效果。瑞典的内科医师 Hans Christian Jacobaeus 完成了胸腔镜史上的首例划时代手术，他使用荧光透视引导下的双导管技术切除粘连：第一个导管是胸腔镜，第二个导管是电烙铁，可以加热至红热状态以分离粘连。具有讽刺意味的是，上述胸腔镜的最初几个阶段是由肺科医师而不是外科医师建立的。然而，随着抗结核疗法在 20 世纪 40 年代的兴起，胸腔镜手术很快不再流行，主要局限于诊断用途。在 20 世纪 40 年代来自巴西的 Branco 重新将其应用于创伤外科手术 [1]。在过渡期间，来自美国的 Bloomberg 继续开展胸腔镜手术，并在 20 世纪 70 年代末分享了他的经验。同时，在欧洲，胸腔镜手术并没有完全被放弃，而是被应用于化脓性胸膜炎的治疗。在此期间，镜器和吻合器得以改良，使微创手术取得了突破，这种曾经被遗忘的技术得以复兴。胸腔镜肺叶切除术最终在 20 世纪 90 年代由米兰的 Roviaro 重新定义为 VATS[3]，其适应证已扩展到广泛的胸腔镜手术范围，包括肺切除、纵隔肿瘤、胸部创伤、胸壁异常和食管手术。今天，VATS 已经演变为经剑突下入路、单孔或机器人辅助手术，旨在使手术创伤最小化。

如今，胸腔镜手术已在世界范围内被广泛应用。Nissen 博士是“第二次世界大战”前离开德国前往伊斯坦布尔大学（Istanbul University）的犹太学者之一，在 20 世纪 30 年代，他为土耳其胸外科的进步做出了贡献。历史发展路径与全球类似，从 20 世纪 40 年代的运用手术治疗结核病到 20 世纪 90 年代末的 VATS，再到 21 世纪 10 年代的机器人和单孔 VATS。今天，在包括笔者所在机构在内的世界上大部分医院，多数胸外科手术都是用 VATS 进行的。

二、电视胸腔镜外科手术的技术及其优势

经典（几乎是历史性的）VATS 手术采用标准的三个（最多五个）孔的技术（摄像端口、操作端口和后方 / 夹持端口），在不同的侧卧位下进行。通过引入视频摄像头，可以直接观察到胸腔镜进入胸腔的情况。

与腹腔镜手术不同，向一侧胸腔内充入二氧化碳（CO_2）以改善手术视野（更好地使肺萎陷；减少粘连等），在胸腔镜手术中因其弊大于利而并不常见。向封闭的胸腔内注入 CO_2 可引起血流动力学不稳定、高碳血症和低血压。虽然不是常规操作，但在机器人胸腔手术中更为常见，并需要注意将胸腔内充气压力应保持在 10cmH_2O 以下。

在引入临床实践之后，VATS 已被证明是一种可靠的方法，可以安全地取代几乎所有可能的开放式手术："医用胸腔镜"几乎完全由肺科医师进行用于诊断；而"外科胸腔镜"，可以用于诊断，其中传统的"诊断性小胸腔切开术"几乎已成为历史，也可以用于治疗。由于胸腔镜是一种创伤性较小的术式，它使得那些因严重并发症而无法进行开放手术的患者，现在可以进行肺切除手术。

（一）电视胸腔镜外科手术与开放性开胸术的对比

与传统开放手术的切口（如后外侧开胸术）不同，胸腔镜切口更小，这将减少炎症反应，带来更好的呼吸力学，改善呼吸肌恢复，当然也能减少疼痛。胸腔镜手术的应用越来越频繁，可以应用的手术范围越来越广泛，并为高风险患者提供了一种可靠的微创替代方案。

最初的报告强调了 VATS 在减少总体并发症和缩短住院时间方面的益处 [6]。此外，据报道即使存在术前并发症，胸腔镜手术对减少重症监护病房（ICU）住院时间和术后肺炎发生方面都更有利 [7]。在多项研究中，VATS 最大限度地减少了并发症，并增强了术后生活质量，包括较少的术后疼痛、更好的肺功能结果、更短的住院时间及更快的康复恢复时间 [11, 12]。2010 年，美国外科医师学会肿瘤组公布了约 1000 例患者的数据，发现胸腔镜肺叶切除术与较低的肺部并发症发生率（肺不张、胸管引流）和较短的住院时间相关 [13]。2016 年，欧洲胸外科学会报道了对来自 235 个中心 5500 名患者（根据倾向评分从 26 000 名患者中选出）进行研究得到的结果 [14]。与胸后侧切口组相比，VATS 组的主要心肺并发症发生率显著降低（15.9% vs. 16.9%；P=0.0094）。如预期胸腔镜组的住院时间更短（P=0.003）。出院时死亡率在 VATS 组中也较低。然而，作者指出，由于一些数据缺失对上述结果仍需要谨慎评估。Nwogu 等近期进行的一项试验将 VATS 与开放性胸腔切开术进行比较，以住院时间（LOS）作为主要结果。VATS 组的 LOS 显著降低（5.4 天 vs. 8 天；P<0.001）。此外，并发症的发生率与主要结果一致，有利于 VATS 组（6% vs. 16%；P=0.0001）。胸腔镜手术与减少损伤、应激反应有关，并可能加快胸外科手术患者的术后康复。短期结果对于胸腔镜手术是有利的 [15]。

在最近发表的"加速胸部术后康复指南（guidelines for enhanced recovery after thoracic surgery，ERATS）"中，推荐使用 VATS 进行早期肺癌的肺切除手术，其证据水平被评定为"高"，推荐等级为"强烈推荐"，并指出"对于呼吸储备能力较差的患者，VATS 益处更为显著" [16]。

与短期结果不同，长期结果存在争议；研究结果显示，两种方法的结果要么相似，要么 VATS 在生存方面表现更好。Sugi 等报道了 VATS 与常规肺叶切除术后 5 年的肿瘤预后情况相似 [17]，Whitson 等也没有发现胸腔镜和开胸术在生存率上有任何差异 [7]。最近，Oda 等在早期肺癌患者中进行的一项单中心研究报道提示，接受胸腔镜切除术的患者的 5 年生存率更高 [18]。胸腔镜组短期变量［出血量、住院时间、C 反应蛋白（C-reactive protein，CRP）水平］也有显著优势。作者推测这可能与较少的组织损伤和 CRP 结果显示的较低的炎症反应有关。其他研究证实，与开放手术治疗早期肺癌相比，VATS 的长期（5 年）生存率更高 [19, 20]（图 31-1）。最近另一项比较 VATS 与开放式开胸治疗 $cT_1\sim_2N_1M_0$ 非小细胞肺癌（NSCLC）的研究显示，VATS 两种治疗方式远期生存率无显著差异，而 LOS 更短，淋巴结分期率相似，认为 VATS 适合治疗 NSCLC[21]。

如今，国际指南已经承认 VATS 作为早期非小细胞肺癌（NSCLC）治疗的首选方法，优于开胸术 [22]。

一项有趣的回顾性研究显示胸腔镜和传统肺叶切除术的费用相似 [23]。虽然 VATS 的手术费用显著

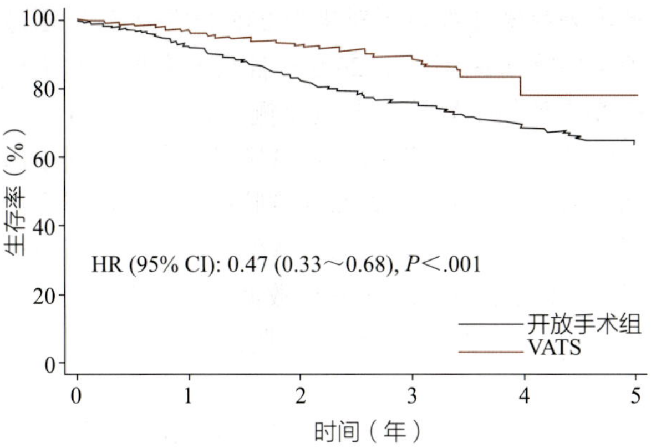

▲ **图31-1 开放式开胸术与VATS术后生存率的Kaplan-Meier曲线**

CI. 置信区间；HR. 风险比；VATS. 电视胸腔镜外科手术

引自 Al-Ameri M, Bergman P, Franco-Cereceda A, et al. Video-assisted thoracoscopic versus open thoracotomy lobectomy: a Swedish nationwide cohort study. *J Thorac Dis*. 2018, 10:3499-3506.

较高，但传统肺叶切除术的总医院费用与之相似。研究显示胸腔镜组的住院时间较短，并增加了患者周转率，从而消除了传统手术方法的暂时经济问题。

（二）单孔电视胸腔镜外科手术

在不到20年的时间里，VATS手术技术经历了快速的发展：最初的经典三孔方法逐渐演变为两孔策略，随后又出现了朝向单孔技术发展的趋势，其中摄像头移至操作孔，摄像头孔被废弃，整个手术过程只需一个切口完成。单孔VATS技术于2001年首次被描述，随后在2005年被报道用于简单的手术，如肺活检和自发性气胸[24]。

单孔VATS技术得以扩展应当归功于Gonzalez-Rivas等。在之后的10年里，这项技术被用于更复杂的手术，如肺解剖和治疗肺癌的复杂的切除术[25]。这项技术可以直接看到目标组织和肺门。这一事实，加上一些并行设备的加入，使类似于开放手术的视野和精细操作得以实现，与其他VATS术式相比提升了外科医师在操作时的舒适感。今天，该技术已被外科学界广泛采用、复制并发展，然而，该技术受到明显的学习曲线的限制[26, 27]。

与传统VATS相比，单孔VATS已被证明具有缩短LOS、缩短引流时间和降低总体并发症发生率的优点。只需一个切口而不是三个切口与更少的炎症和疼痛有关，从而减少术后并发症，取得更好的整体效果[28]。它不仅可以用于肺叶切除术或楔形切除术，而且还用于更复杂的手术，如全肺切除术、袖口式切除术或气管或隆突切除术[27]。

值得注意的是，一些试验报道单孔和多孔VATS肺叶切除术没有明显差异。Perna等比较了单孔电视辅助肺叶切除术（A组；n=51）和其他视频辅助胸腔镜肺叶切除术技术（B组；n=55）。前3天的视觉模拟疼痛评分的中位数没有显示出统计学上显著的差异。同样，前3天吗啡使用的中位数也没有统计学上的差异。两组在椎旁导管、胸腔引流管的拔除时间及术后住院时间上无差异[29]。术后并发症的发生情况同样无明显差异。在ERATS方案中，已经指出“使用的切口数量似乎不会影响结果，因此，不能推荐一种VATS方法胜过另一种”[16]。事实上，仍需要进行更多高质量的研究来评估这种技术的潜在益处。单孔VATS的麻醉管理，包括通气，与经典VATS相比并无不同[30]。

（三）剑突下单孔胸腔镜手术

剑突下入路初次报道于1999年[31]。首先用于纵隔病变，2014年报道了剑突下入路单孔VATS左肺上叶切除术[32]。此后，许多手术，如楔形切除术、节段切除术、肺叶切除术，甚至肺切除术都采用这种方法。该技术有两个主要优点：①避免了与切口和器械相关的肋间神经损伤；②它可以在不改变患者体位的情况下从单个切口接近双侧病变。与肋间入路的单孔VATS相比，可以发现避免肋间神经损伤可显著降低术后疼痛[33]。

（四）机器人辅助胸外科手术

机器人辅助胸外科手术（RATS）将在本书第52章详细介绍。它应被视为胸外科手术和胸科麻醉实践快速发展的一个步骤。肋下VATS（无论有或没有机器人辅助）也是这些有前景的步骤之一。

三、术前评估和康复

（一）术前风险分级

本书第8章详细解释了术前评估、风险分级与评分系统。关于VATS的风险评估，应该指出的是，一些评估系统也考虑了“手术操作相关”的风险因素（例如，将全肺切除术视为“高风险”）；然而，据我们所知，这些风险分级和评分系统都没有将开胸术和VATS作为不同的危险因素而区分。对于具有相似并发症和切除范围的患者，接受开胸手术的风险高于接受 VATS 的患者。因此，本部分将重点关注“常见”标准。

外科技术的改进和麻醉技术的进步在整体上改善了手术预后。但与此同时，这些改进使得以前认为不适宜进行手术的患者现在可以接受大范围切除手术。这些患者年龄较大，存在多种并发症，且在许多情况下无法控制或治疗，使围术期充满挑战，并可能导致术后并发症的增加和生存率的降低[35]。因此，针对计划进行 VATS 的患者，术前评估和准备工作应单独修订。

围术期死亡率是一个严重的全球公共卫生问题。胸外科手术尤其值得关注，因为其术后并发症发生率非常高（在近年来的综述中高达 27%）（图 31–2）[36]。高危患者的术前评估和筛查必须确定患者会从优化措施中获益。患者并发症的增多和围术期认识的提高是一个相对较新的话题，也是加速胸部术后康复（enhance recovery after thoracic surgery，ERAS）指南的一部分[16]。在评估心脏风险、规划优化措施、肿瘤随访和判断可操作性时，团队协作是十分重要的。因此，一个经验丰富的团队应该由肺科医师、肿瘤科医师、胸外科医师、麻醉科医师，以及患者和患者家属共同组成。

准备工作的第一步可以从心脏评估开始，以确定术前存在的风险因素并在手术前进行治疗。修订后的心脏风险指数已适用于胸外科手术（表 31–1）。在这个评分系统中，分为 A（0 分）、B（1～1.5 分）、C（2～2.5 分）或 D（>2.5 分）组；后两者被描述为高风险。心脏事件的发生率分别：A 为<1.5%, B 为 5.8%，C 为 19%，D 为 23%。胸外科手术心脏风险指数修订版（thoracic revised cardiac risk index，ThRCRI）可以区分高危患者（C 组和 D 组）[38]，并且可以识别从额外的心脏评估中获益的患者。

接下来是通常被忽视的心脏问题——右心室（right ventricular，RV）功能，从术后第 2 天到第 2 个月，右心室功能始终受到影响[39]。开胸手术后右心室射血分数受损是一种公认的现象，通常与肺血管压力升高有关，但也与肺顺应性降低有关。与开胸手术相比，胸腔镜手术在老年患者术后早期右心室功能恢复方面具有明显优势[40]。现已明确肺切除的范围直接影响着右心室的变化。与肺叶切除术相比，全肺切除术与更明显的右心室功能障碍相关[41]。右心室的术前评估最佳预测指标仍然需要进一步的研究来确定。利钠肽在胸科患者用于监测心血管并发症有着不错的效果，尤其是预测术后心房颤动方面具有良好的前景[42, 43]。

肺手术的肺部评估包括肺活量测定、弥散功能

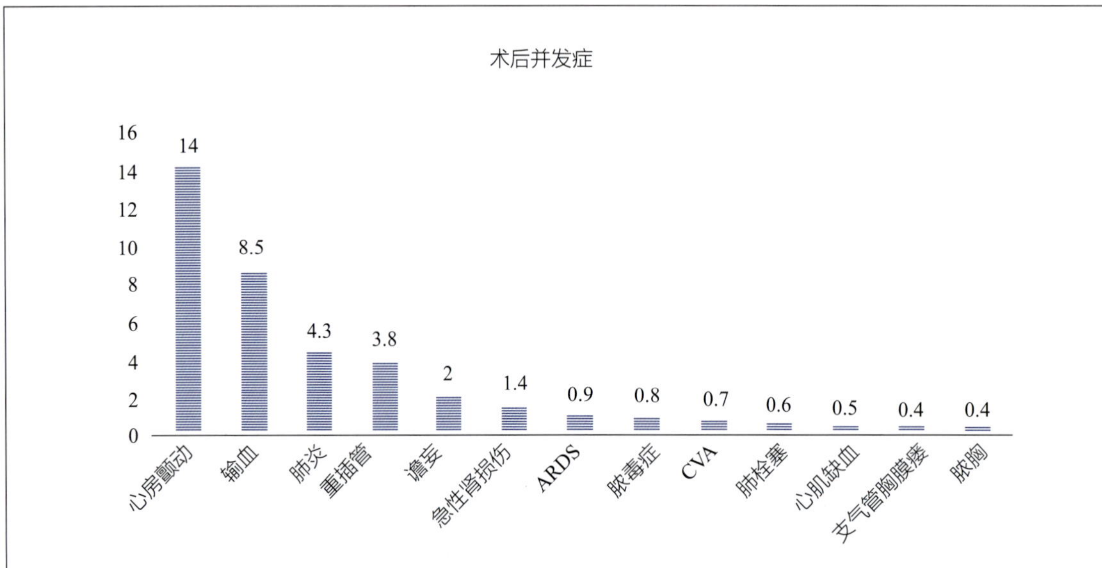

▲ 图 31–2 肺切除术后并发症发生率；术后不同时间并发症影响患者生存率（%）

ARDS. 急性呼吸窘迫综合征；CVA. 脑血管意外（引自 Pedoto A, Perrino AC Jr. Delayed recovery following thoracic surgery: persistent issues and potential interventions. *Curr Opin Anesthesiol*. 2019, 32:3-9.）

表 31-1 胸外科手术心脏风险指数修订版

	分 数
冠心病病史	1.5
脑血管疾病	1.5
肌酐＞20mg/L	1
肺切除术	1.5

测定，必要时还应进行运动试验（图 31-3）[37]。低风险患者可以直接进行手术，高危患者则应考虑进行心肺运动试验。在一种新引入的算法中，分钟通气量与二氧化碳输出比的斜率似乎可用以筛选高危患者[44]。斜率＞34 与死亡率增加有关。事实上，呼吸效率低下可能导致该比值增加，这与死亡率的增加息息相关[45]。

（二）术前优化与“预康复”（见第 9 章）

除了风险分级，术前评估的目的是优化和康

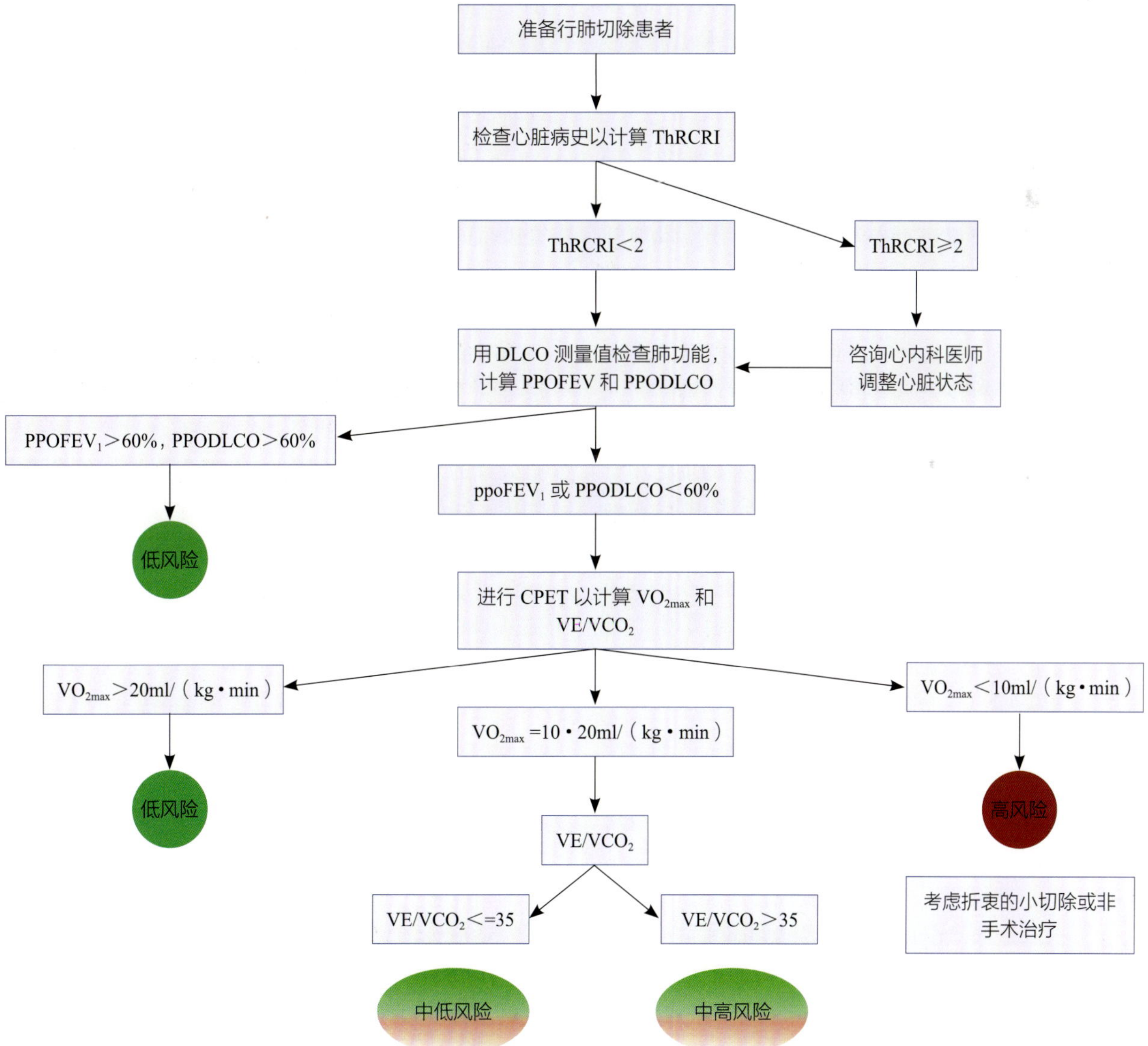

▲ 图 31-3 胸外科手术风险分级

注意，该算法适用于所有胸外科手术，包括开胸术和电视胸腔镜外科手术（VATS）；可以认为，对于具有相似危险因素的患者，行 VATS 的风险低于开胸手术；CPET. 心肺运动试验；DLCO. 一氧化碳弥扩量；FEV_1. 第 1 秒用力呼气容积；ThRCRI. 胸部修订心脏风险指数；PPO. 术后预测；VO_{2max}. 最大氧耗量；VCO_2. 二氧化碳排放量；VE. 每分通气量；VE/VCO_2. 每分通气量 / 二氧化碳排放量复。麻醉医师作为围术期医师必须管理可治疗的并发症以减少并发症。首先采取的措施应该是戒烟，因为吸烟无论是短期还是长期来讲都是肺癌的一个相当大的风险因素[46, 47]。吸烟会损害纤毛黏膜，降低其清除气道内病原体或异物的能力并影响肺泡巨噬细胞的活性。在一项对 20 000 多名受试者进行的回顾性研究中，发现戒烟与降低住院期间并发症发病率和死亡率有关，且与吸烟时间间隔和吸烟量无关[48]。一项前瞻性研究证实了胸腔镜肺手术患者也有着的类似结果；经常吸烟者术后肺部并发症（postoperative pulmonary complication，PPC）的发生率是从不吸烟者的 10 倍，是戒烟者的 2 倍[49]。戒烟超过 6 周就能使得 LOS 降低。然而，术前戒烟的最佳时机尚待确定。

缺铁性贫血：这在世界范围内非常常见，影响接受外科手术的人群。当术前预期失血量大于 500ml 时，建议进行贫血筛查和治疗。术前补铁治疗的血红蛋白目标值通常是 130g/L，但如果距手术的窗口期少于 6 周，则可通过静脉注射（intravenous，IV）铁替代[50]。在慢性炎症的情况下，诊断需要额外关注一些检验结果；血清铁蛋白水平＜100μg/L 或转铁蛋白饱和度＜20% 可视为铁储备不足。在肺癌患者中，贫血与较差的生存率有关[51]，另外，在 23 项研究的 Meta 分析中，输血本身与肿瘤早期复发和较短的生存期有关[52]。作者最后建议执行更严格的输血标准，特别是在早期阶段。这一结论同样得到最近 15 年的一项单中心的研究结果的支持：输血与更差的手术结果与更高的复发率相关[53]。这一结论似乎出现在输血超过一个单位的情况下。患者血液管理是一个旨在使输血合理化的概念，也应尽可能应用于 VATS 手术。

一个相对较新的待优化课题是术前康复或称为“预康复”，它包括在手术前对患者进行呼吸或心肺训练。其目的是改善身体表现，增加运动耐受性，并改善健康状况良好的患者的健康相关生活质量。运动的类型包括耐力或高强度间歇训练（high-intensity interval trainings，HIIT）。第一种包括中等强度的运动和每天 60～120min 的练习，持续 6～12 周。第二种是在相对较短的训练时间内以高强度进行的。Licker 等研究了 HIIT 和常规术前优化（营养措施、戒烟和戒酒）对肺叶切除术患者的影响[54]。训练组的最大氧耗量和 6min 步行测试值明显更好。由于肺不张发生率降低，预康复组肺部并发症明显降低。然而，复合结局、死亡和院内并发症（主要结局）在两组之间相似。此外，在诱导化学治疗期间康复计划的有益效果可能的呼吸功能障碍患者中更为突出[55]。初步的研究报告结果令人鼓舞，术前康复改善了有氧运动性能和呼吸容量。这一进展是否足以预防术后并发症？目前正在进行的多中心研究（INSPIRE）有望提供更具体的信息。

四、肺隔离（见第 16、17 章）

气道管理是胸科麻醉的一个重要课题，在本书的不同章节中都有涉及。在这里，我们的目的是在一系列常规情况下，讨论 VATS 手术中的特殊气道管理问题。

（一）历史

在历史上，关于肺隔离的论文最早始于 19 世纪 C.Bernard 和 E.Pflüger 的动物生理学研究。这种设备在 20 世纪初由 Loewe 和 von Schrotter 改进，用于志愿者进行心肺生理学研究[56]。Gale 和 Waters 引入了气管导管（endotracheal tube，ETT），随后引入了双腔导管（double-lumen tube，DLT）。20 世纪 50 年代出现了 Carlens 描述的第一个双腔双囊导管。罗伯特肖设计的 DLT 在 20 世纪 60 年代首次用红色橡胶制作出；20 年后，DLT 使用一次性聚氯乙烯为原材料制作并进行销售，在全球范围内使用。橡胶支气管封堵器（bronchial blocker，BB）在 20 世纪 30 年代被 Archibald 首次使用（通过 X 线引导下定位）[57]。纤维支气管镜的使用要晚得多，直到 20 世纪 80 年代才出现，并在胸科麻醉领域取得了巨大的进展。

（二）指征

历史上对于单肺通气（one-lung ventilation，OLV）适应证的分类（绝对适应证与相对适应证）并不是以目标为导向的，这有时会令人困惑。从历史的角度看，每个 VATS 手术都应被视为 OLV 的“绝对”适应证。目前，麻醉医师对肺隔离与肺隔离的分类达成了一致：肺的隔离意味着完全的“解剖学”上的封闭（如肺大出血、支气管胸膜瘘引起的漏气、化脓性肺炎等情况）；而肺的分离意味着一个“功能性”的封闭[58]。由于大多数 VATS 手术只需要肺隔离而不需要隔离，因此 DLT 和 BB 都可以使用。DLT 是 OLV 中最常用的器械，在某些情况下，BB 可能是更合理的替代方案（表 31-2）。

表 31-2　肺隔离工具的比较

	指　征	优　势	劣　势
双腔导管	肺隔离（单侧脓肿或囊肿；单侧出血；支气管肺泡瘘；单侧大疱、肺移植）；支气管肺泡灌洗肺隔离（所有其他 OLV 适应证，包括各种肺切除术和其他手术，如食管切除术、骨科手术等）	• 熟悉 • 容易插入 • 错位不常见 • 更快，有效的肺萎陷 • 双肺都可进行支气管镜（手术或其他） • 无支气管镜时也可进行 • 需要时可双肺差异通气	• 困难气道插管较难 • 不是所有尺寸都能对应使用 • 不适合术后通气 • 有气道（气管或支气管）创伤的风险
支气管封堵器	肺隔离（即大多数可以接受 VATS 的病例）	• 气管切开术患者适用 • 可选择肺叶放置 • 适用于困难气道 • 适用于儿科患者 • 可用于鼻插管 • 适用于术后通气	• 需要经验 • 不当操作更常见 • 强制需求支气管镜 • OLV 难以在两肺间替换（EZ 封堵器除外）

OLV. 单肺通气；VATS. 电视胸腔镜外科手术

（三）电视胸腔镜外科手术中的挑战

肺隔离的主要目标是保护健康肺，在存在肺出血、支气管胸膜瘘等情况下确保气体交换。另一方面，肺隔离（有时也包括肺隔离）是为了改善手术显露，特别是在胸部、心脏、纵隔、骨科或食管手术中。

1. 麻醉医师必须意识到胸腔镜手术中肺萎陷的必要性，以确保足够的显露。其实可以认为，切口越小，肺萎陷需求越高。如果肺没有充分萎陷，就不可能达到最佳的手术显露。在一些开胸术中，可以通过大切口来弥补肺萎陷不完全的问题；然而，在 VATS 期间，它很可能导致手术失败。

2. 肺的完全萎陷不仅对理想的外科暴露至关重要：在 VATS 中，常需使用吻合器切除部分肺组织。如果肺没有很好地萎陷，从吻合口漏气的风险就会增加。

3. 对非通气肺进行持续气道正压通气（continuous positive airway pressure，CPAP）被认为是治疗和预防 OLV 期间低氧血症的一种方法。在 VATS 中，由于充气术侧肺占据了外科医师的视野，该技术的应用并不实际。

（四）双腔导管与支气管封堵器（表 31-2）

1. 双腔导管

使用 DLT 是肺隔离最常用的方法，被 Cohen[59] 称为“金标准”：许多麻醉医师认为这是最简单的方法，主要因为他们很熟悉这种方法。在绝大多数胸外科手术中，左侧 DLT 更可取，因为右侧 DLT 更难放置，维持其最佳位置以保证右上肺叶通气也更复杂。使用右 DLT 的适应证比较有限，如左主支气管病变伴手术（如左全肺切除术或袖状切除术）或主动脉瘤压迫左主支气管。

成人可用的 DLT 大小在 26～41Fr，8—10 岁的儿童可选择上述型号中最小的规格。DLT 的主要挑战之一是缺乏准确的方法来选择合适的尺寸和最佳的插入深度。

(1) 合适的尺寸：对于左侧 DLT，建议测量左侧主支气管的宽度，选择能够安全匹配该支气管的最大的导管[60]（表 31-3）。对于右侧 DLT，这个问题仍待解决。

(2) 最佳插入深度：纤维支气管镜检查（fiberoptic bronchoscopy，FOB）可以最准确地确定 DLT 的深度。盲插可轻易导致 50% 发生置管错误[61]。目前已经提出了基于身高的公式来估计最佳 DLT 深度[62]。

DLT 的一个主要问题是气道创伤，因为导管本身刚性大且直径粗。其他的危险因素包括缺乏灵活性（特别是与 BB 相比），错位（和多次尝试放置），或旋转角度（180° 更安全而不是 90°）[63]。一项比较 DLT 和 BB 的 Meta 分析证实，DLT 更常导致表

表 31-3 双腔导管的尺寸和直径

法国尺码	双腔管外径（Fr）	支气管腔内径（mm）
26	8.7	3.2
28	9.3	3.4
32	10.7	3.5
35	11.7	4.3
37	12.3	4.5
39	13	4.9
41	13.7	5.4

现为咽痛的气道损伤[64]。然而，DLT 的错位明显更少，插入速度更快，差异为 1min，这可能具有统计学意义，但显然在临床上无关紧要。

DLT 的一个相对较新的创新是在气管内腔的顶端嵌入一个摄像头。这个摄像头可以持续观察气管分叉，并确保导管的最佳位置。作者认为这些类型的 DLT 尤其适用于（但不排除）机器人 VATS 手术，因该术式对麻醉医师接近患者有时可能产生限制。

2. 支气管封堵器

有几种类型的 BB。

(1) Cohen 封堵器在近端包含一个小轮，使得尖端运动得以实现。

(2) Arndt 封堵器在远端有一个有线环路，穿过 FOB 来引导 BB。

(3) 有好几种支气管封堵器（Fuji Uniblocker、Tappa、VivaSight）有一个“曲棍球棒”样的尖端，可以进行转矩移动以旋转并直接进入主支气管。支气管封堵导管（Univent tube）也有相同的原理。

(4) EZ 封堵器有一个 Y 形的远端双分叉，可以分别插入两个主支气管。

这些装置的细节将在本书的其他章节中介绍。

应该注意的是，在需要进行肺隔离的情况下，除非绝对必要，否则 BB 没有应用之处。在临床实践中，在大多数 VATS 病例中，只需要肺隔离，因此，BB 不应作为首选。此外，在面对部分临床挑战时，需要优先选择 BB，而不是 DLT。

(1) 气管切开术患者：对于气管切开的患者，Arndt、Cohen 封堵器和 EZ 封堵器是最安全有效的[65]。

(2) 既往有肺切除术的患者，需要进行肺叶阻断[66]。

(3) 困难气道：当使用 DLT 时，困难气道的插管甚至会更加困难。

(4) 儿童进行 OLV：虽然小尺寸的 DLT 可以用于儿童，但使用困难；而且只适用于 8—10 岁以上。Uniblocker 和 Arndt 封堵器的儿童用尺寸为 5.0mm。

(5) 用于鼻插管。

(6) 患者插管后到手术室或计划在手术后延长机械通气：特定的插管交换器也可用于从 ETT 到 DLT 或从 DLT 到 ETT 的转换，但水肿形成，可能会使这一操作更加复杂。

(7) 术中出现 OLV 的新指征：改变为 DLT 可能较为困难的情况。

有人认为 BB 导致肺萎陷较慢或效果较差。然而，Buissière 等在 BB 组获得了极好的肺萎陷，并且比 DLT 组更快[67]。比较 DLT 和 BB 的 Meta 分析没有发现两种工具在肺萎陷方面有任何差异，很可能是因为对肺萎陷效果的评估方式不同[64]。BB 的一个可能的并发症（少数情况下也发生在 DLT）是位置不正可能使 BB 的尖端被吻合器缝合[68]。在支气管吻合术前应控制 BB（和 DLT）的位置，与外科团队沟通也至关重要。

在这些替代方案中，应基于患者的特征（气道解剖、潜在疾病、需要保护一侧肺等）、手术类型（病变部位、存在进行套筒切除的可能、需要持续进行肺隔离）及设备可能的不良影响进行选择。胸科麻醉医师应该熟练掌握这两种不同的技术，储备在他们的“工具箱”中：为此应当展开课程和讲习班。

（五）纤维支气管镜

在胸科麻醉中特别是在 VATS 期间使用 FOB 是至关重要的。

1. OLV 期间低氧血症最常见的原因之一是 OLV 设备的脱位，尤其在小体量医疗中心内经验较少的麻醉医师中更加常见（38%）[69]。在另一项研究中，超过 1/3 的听诊被认为是正确定位的 DLT，在使用 FOB 后需要重新定位[70]。

2. 对于 DLT 插管，有两种可能的方法。

(1) 通过喉镜直接置入 DLT 后，再用 FOB 确认支气管导管位于正确的支气管中且其深度是最佳的（隆突以下 3～5mm）。

(2) 从一开始就用 FOB 引导插管：将 FOB 置入 DLT 的支气管腔内进行插管，在直视下引导进入正确的支气管。然后通过气管腔经 FOB 检查确定深度。

3.Cohen、Arndt 和 Uniblocker 支气管封堵器必须使用 FOB 定位。

4. 应当使用 FOB 再次检查 DLT 或 BB 的位置的情况。

(1) 改为侧卧位后。

(2) 在氧合，气体交换，通气压力发生变化时。

5. 针对 VATS：与开放式开胸术相反，用吻合器吻合后剩余肺叶的再充气会影响手术的视野。在这个阶段，通过 FOB 可以确保未切除肺叶的支气管的通畅。

虽然强烈建议使用 FOB，但 FOB 的获取可能存在困难，特别是在胸外科手术量较少的医院。有一些方法可以尽量避免这一缺点。

(1) 应优先使用 DLT，而不是 Arndt、Cohen 封堵器或者 Uniblocker。

(2) EZ 封堵器可以使用，因为远端“Y”形结构的存在可以定位隆突，而不需要 FOB。在这种情况下，仔细的听诊可以避免封堵器的两端都插入同侧支气管。

(3) DLT 的位置控制应与听诊一起进行：首先进行双肺通气，然后依次阻断双腔。

(4) 超声（ultrasound，US）是一项新技术且广泛应用在麻醉中。超声扫查是确定左 DLT 是否在合适位置一项行之有效的技术[71]。在肋间视图中区分通气肺和萎陷肺是可行的。通气肺的运动与胸膜有关，视为“肺滑动”，而肺萎陷表现为“肺脉搏征”。

(5) 电阻抗体层成像（electric impedance tomography，EIT）可以用来确认 DLT 是否位于正确位置[72]。

(6) 最后，带有嵌入式相机（VivaSight®）的 DLT 和 ETT。DLT 在气管腔的尖端嵌入一个摄像头，可以连续监测支气管腔的位置。ETT 尖端嵌入摄像头，以便 BB 可以在持续的可视状态下放置[73.74]。

（六）无通气肺的完全萎陷（图 31–4）

在开放式开胸术中，外科医师可以容忍一定程度的“部分”萎陷。而在 VATS 中，肺的完全萎陷是不可或缺的，甚至可能需要无呼吸的时期来创建一个静止的手术区域，以便在肺门或纵隔进行操作。

一些操作可以帮助形成彻底的肺萎陷。

1. 在开始单肺通气后，立即进行向无通气肺开放空气或抽吸 DLT 或 BB 的腔。通常，相对较低的负压（$-20cmH_2O$）就足以改善肺萎陷的速度和质量。负压和吸引导管本身既能吸出肺部的空气，又能防止空气被动吸入肺部。

2. 虽然一般原则是尽可能缩短 OLV 的时间，但在患者侧卧位后立即开始 OLV 是明智的。这并不需要很长的时间，但可以在胸腔镜进入胸腔前形成肺萎陷。此外，这段时间还可以用于对患者进行呼气末正压通气（PEEP）调整（见下文）。在“闭合胸腔的 OLV”中，如果 DLT 通往非通气侧肺的管腔对大气开放，则可能发生所谓的“被动型反常呼吸”，非通气侧肺可能吸入约 130ml 的潮气量（V_T）（在呼气期间）[75]。这意味着，较早地开始 OLV 可能会导致延迟萎陷，这可以通过在 OLV 后立即吸

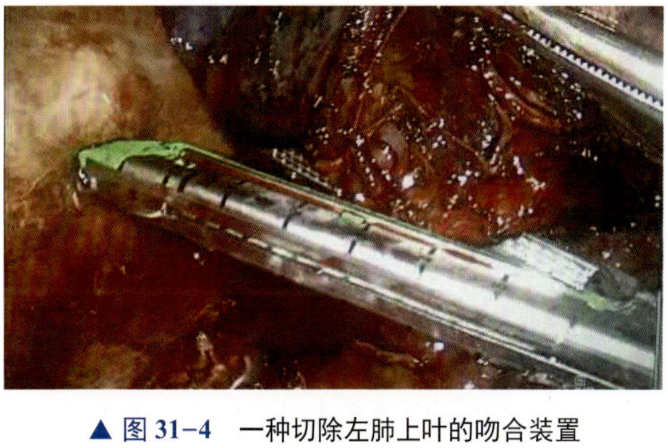

▲ 图 31–4　一种切除左肺上叶的吻合装置

肺的完全萎陷可以避免一系列问题，包括空气泄漏，暴露不充分，只能通过一个小孔去除切除的组织等

引来避免。

3. 在 OLV 前的双肺通气中，肺可以用 100% 吸入氧浓度（FiO_2）通气几分钟。氮是肺泡的“天然 CPAP”，可防止 / 延缓肺萎陷。以纯氧替换肺中氮气可更快、更好地引起肺萎陷。在开始单肺通气后，需要进行肺复张（recruitment maneuver，RM）以“张开”通气不良的肺；添加一些空气［如果氧饱和度（SpO_2）>90%］也可以防止通气侧肺的进一步不张。

4. 重申本章的一个建议，即 VATS 期间 CPAP 的使用应当被限制。然而，在不复张肺组织的前提下对萎陷侧肺给氧可改善患者氧合情况。

五、电视胸腔镜外科手术中的单肺通气

（一）单肺通气的挑战

尽管 VATS 与患者更好的预后相关，但对麻醉医师来说，它绝不是一个“更容易”或“更简单”的操作，也不比开胸术的创伤性更小。在某些情况下，OLV 的挑战可能更加复杂。

在 OLV 期间，一个肺被停止通气，但对非通气侧肺的灌注仍在继续，导致肺内分流（Qs/Qt）显著增加，从而增加低氧血症的风险。在 20 世纪 70 年代，OLV 期间低氧血症的发生率被认为在 20%～25%。因此，既往针对 OLV 的建议过去主要集中在预防和治疗低氧血症（表 31–4）[76]。

几种机制［首先是低氧性肺血管收缩（hypoxic pulmonary Vasoconstriction，HPV）］导致流向非通气侧肺的血流量减少，导致 Q_S/Q_T 降低。对于麻醉和重症监护医师来说，了解 HPV 的基本（病理）生理学是必不可少的[77]。这也是为什么历史指南建议使用静脉麻醉药的原因，即吸入麻醉气体会抑制 HPV，导致肺分流的进一步增加。

如今，低氧血症的发生率已降至 10% 以下，但仍为 OLV 的重要挑战。

在过去的几十年里，越来越多的研究将注意力转移到与 OLV 相关或由 OLV 诱导的肺损伤［急性肺损伤（acute lung injury，ALI）］上[78]。我们可以假设术后肺损伤更有可能是由于手术创伤所致；然而，有研究表明，肺叶切除术后，未行手术肺的 X 线密度增加程度明显大于手术肺[79]。这一发现提示术中通气方式是导致术后肺损伤的因素之一。

OLV 引起 ALI 和（或）增加炎症的机制最近有了解释[78, 80]。事实上，OLV 与急性呼吸窘迫综合征（ARDS）间有着相似之处：OLV 可以被认为是 ARDS 通气的一种变化，因为它们都涉及较小的潮气量（ARDS 为婴儿肺，OLV 为单肺）[81]。

表 31–4　单肺通气过去和当前的建议

4A：过去进行单肺通气（OLV）的建议（以避免低氧血症）
• FiO_2=1.0
• 大潮气量（如 10ml/kg）
• 正常的血碳酸浓度（如有必要，可增加呼吸频率）
• 必要时 CPAP
• PEEP 只有在必要时使用，优先选择 CPAP
• 用 TIVA 代替吸入麻醉药
4B：目前推荐进行 OLV 的建议（以避免低氧血症和肺损伤）
• FiO_2<1.0
• 小潮气量（最大值 6ml/kg）
• 低通气压力
• 允许性高碳酸血症
• 吸入麻醉药
• 常规使用 CPAP（如非禁忌证）
• 单肺 RM
• 常规使用 PEEP

CPAP. 持续气道正压通气；FiO_2. 吸入氧浓度；PEEP. 呼气末正压通气；RM. 肺复张；TIVA. 全静脉麻醉

因此，OLV 期间的通气策略不仅要维持足够的气体交换，还要“保护肺和它的功能。”需要注意的是，一些“预防低氧血症”的方法可与术后 ALI 相关；而一些“保护性通气”的方法会增加低氧血症的可能性。

1. 单肺通气过程中低氧血症的发生机制

(1) OLV 设备脱位：如前所述，在 OLV 期间发生低氧血症（38%）最常见的原因之一是 OLV 设备的脱位[70]：20 世纪 70 年代低氧血症的发病率从 20%～25%，下降到现在不到 10% 可能是因为更加广泛和熟练地使用 FOB 以防止通气设备的最佳位置的变化及保护性肺通气的应用。

(2) 分流：在 OLV 期间，单侧肺的通气中断，而灌注持续，导致 Q_S/Q_T 增加。即便由于 HPV 的作用，小于 30% 分流比是可能出现的。

(3) 肺不张：肺泡萎陷导致依赖性肺通气不足（增加肺不张风险）。

(4) HPV 抑制：较老的吸入麻醉药据称对 HPV 有相关的抑制作用。此外，一系列吸入麻醉药均对 HPV 有抑制作用。

(5) 任何导致血液流向非通气侧肺的因素（例如，通气肺的气道高压）即使没有 HPV 的任何影响，也可能导致低氧血症 [82]。

2. 单肺通气过程中肺损伤的作用机制（图 31–5）

(1) 高 V_T：将 V_T（如经典指南所建议）全部压入通气肺可导致压力和（或）容积损伤，类似于 ARDS 通气的机制。

(2) 不适当的 PEEP：通气侧肺没有或非常低的 PEEP 可导致肺不张，因为肺已经处于外部压力下；在吸入过程中，这些肺不张部位的再扩张可以导致“潮式复张”，从而导致肺不张损伤。另外，不必要的高 PEEP 可能导致过度通气，这是 ALI 的另一个可能原因。

(3) 高 FiO_2：应用高 FiO_2（即 FiO_2=1.0）可使肺不张和可能的肺不张损伤加重 [83]。

(4) 生物学损伤（免疫反应和氧化应激）：OLV 还与肺免疫反应的增强有关 [84]（“生物损伤”），此外，OLV 期间的肺泡损伤可能比双肺通气期间更严重 [85]。最近的研究表明，OLV 的肺不张和 OLV 末端的再扩张导致“氧化应激”，形成活性氧和活性氮 [80]。

(5) OLV 的持续时间：氧化应激的程度与 OLV 的持续时间相关 [80]。

（二）保护性通气

“保护性通气”在 ARDS 患者中定义为以下措施的“综合”：①低 V_T；②低通气压力；③肺复张；④ PEEP。

这种方法也适用于非胸外科手术中接受机械通气的健康肺 [86]。在 Severgnini 等的研究中，术中对双肺进行保护性通气（RM、低 V_T 和 PEEP 的组合）与术后 5 天内氧合改善（SpO_2 升高）、胸部 X 线片改变较少及“改良临床肺部感染评分”降低相关。然而，需要注意的是，在 OLV 期间，经典指南在一定程度上对保护性通气的所有组成部分存在争议（RM 和 PEEP 将血流从通气侧肺转移到非通气侧肺；低 V_T 则减少了通气量）。因此，有必要对“经典”指南进行更精确地修改（表 31–4B）。

我们可以假设，在 OLV 期间，联合应用所有保护性通气措施对氧合和肺保护都是有益的 [87]。PROVHILO 的研究表明，在健康的肺中，应用 PEEP 和肺复张操作并不能改善术后结果，甚至与术中血流动力学不稳定有关 [88]。关于这种所

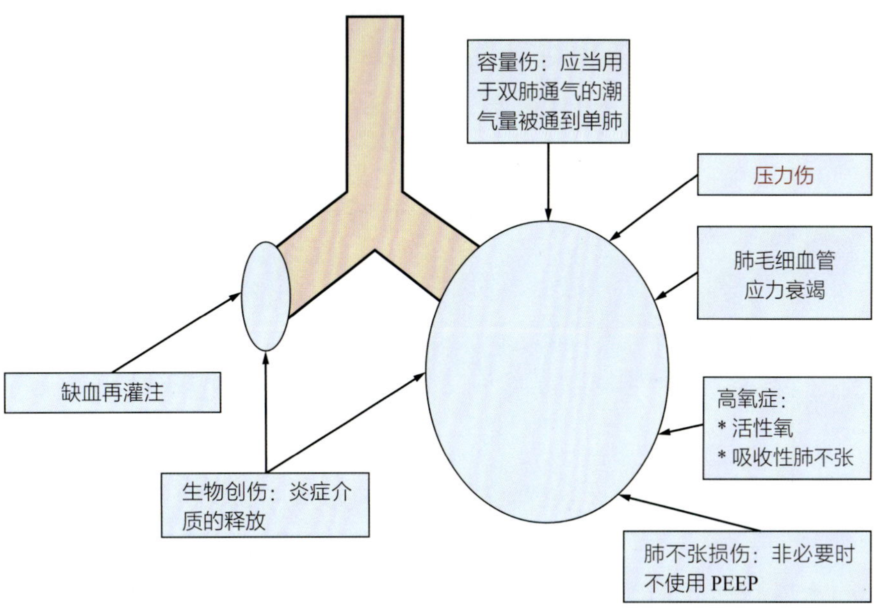

▲ 图 31–5 单肺通气时肺损伤的机制

旧的建议（如“应当用于双肺通气的潮气量被通到单肺”）会对通气后的肺造成伤害；注意，炎症过程也发生在不通气的肺

PEEP. 呼气末正压通气

谓的“容许性肺不张”方式的争论仍在继续[89]。PROTHOR 和 iPROVE 的新研究目前正在测试 OLV 期间 PEEP 和肺复张的效果[90]。

1. 潮气量

在 OLV 期间，大 V_T 的有害影响是有据可循的。在 OLV 期间大 V_T 导致吸气末肺组织过度扩张，这是肺实质拉伸所致肺损伤的已知风险因素[78, 91, 92]。多项临床研究表明，小 V_T 与术后急性肺损伤（ALI）发生率较低有关[92, 93]。与大 V_T 相比，小 V_T 可降低全身炎症反应[94, 95]。相反，OLV 期间的大潮气量会导致弥漫性肺泡损伤[85]。

为了避免使用过大的潮气量，应当常规采用基于预测体重（PBW）的小 V_T。PBW 由基于性别和身高的公式计算。V_T 应限制在 4～5ml/kg PBW 内。在 OLV 期间，使用 4ml/kg 的 V_T 比使用较大 V_T（6～8ml/kg）时肺含水量更少。

一项 Meta 分析报道，小 V_T 与 PPC 发病率降低有关[97]。最近的另一项 Meta 分析显示，应用小 V_T 不利于气体交换，但会降低气道压力。保持术后氧合和浸润减少提示了应用小 V_T 是一种肺保护方式[98]。可想而知的是小 V_T 可以导致通气减少（图 31-6A），但这个问题可以通过增加适当的 PEEP 而不是增加 V_T 来解决。事实上，已经有研究表明，小 V_T 而没有足够的呼气末正压通气并不能预防术后呼吸并发症。在胸外科手术患者中，Blank 等分析了胸外科手术后并发症的数据（医疗记录和胸外科学会数据库）。他们发现 8～9ml/kg 的 V_T 与较少的 PPC 相关。在大多数患者中，OLV 期间的大 V_T 与呼吸系统并发症的发生率成反比[99]。因此，使用生理潮气量可能是肺保护性通气（LPV）的必要组成部分，但并不足够[99]。这一发现再次引出一个问题，即如何将 LPV 的不同组成部分结合起来以取得最佳效果。

2. 肺复张方法

肺复张方法（recruitment maneuver，RM）是通气策略的一部分，旨在通过施加短暂而受控的气道压力增量来改善肺通气（图 31-7）。RM 最初是为 ICU 中的 ARDS 患者定义的。如今，在手术室中，RM 被常规应用或用于可疑肺不张的情况。

文献中描述了两种类型的 RM：一种是控制性肺膨胀（sustained inflation，SI），它包括在 10～30s 内施加 40cmH$_2$O 的连续气道压力[100]。另一种类型，循环 RM，其特征是在压力控制通气（pressure-controlled ventilation，PCV）模式下，保持恒定驱动压的情况下，以逐步增加 PEEP 的方式进行。每次 PEEP 的步长增加 5cmH$_2$O，并保持 5 个呼吸，直到达到 20cmH$_2$O 的最终 PEEP 和 40cmH$_2$O 的平台压[101]。作为第一个方法更容易执行，大多数麻醉医师更喜欢使用它。但这可能与不可接受的血流动力学反应和对肺组织的高应力有关[102, 103]；此外，

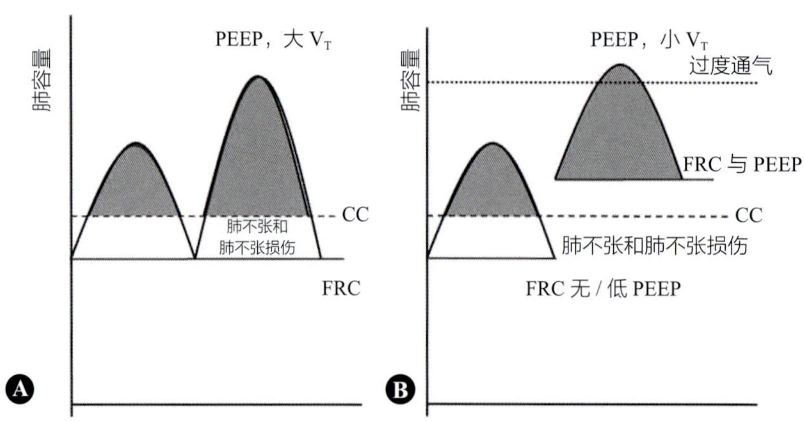

▲ 图 31-6　不同潮气量和呼气末正压通气（PEEP）对通气和肺损伤的影响

机械通气与功能残气量（FRC）降低相关，使闭合容量（CC）超过 FRC；这将导致通气减少 [只有 CC（虚线）上方的灰色区域有助于通气] 和所谓的肺泡循环开闭；增加潮气量（A）只能改善通气，但不能阻止肺泡的循环开闭（这反过来会导致“肺不张损伤”）；相反（B），应用适当的 PEEP 既可以改善通气（扩大的灰色区域），又可以防止肺不张和肺不张损伤；然而，这种方法也可能导致过度充气（虚线）超过极限，特别是在通气肺的上部区域：过度充气是肺损伤的另一个原因；V_T. 潮气量

还有许多新的麻醉机和呼吸机配备有循环RM功能，因此这种方法现在很容易应用，应该作为肺复张的首选。

(1) RM的优点：OLV期间肺分流的增加并不仅仅是由不通气肺的持续灌注引起的。实验动物模型计算机体层成像可显示出通气肺的最通气依赖区域和肺实质其余部分的通气不足区域[104]。进行肺复张后，肺不张治疗成功，大部分通气肺通气良好，RM应用于通气肺的积极作用是“张开”该肺的肺不张[105]（图31–7C）。RM已被证实在OLV期间在改善气体交换、功能残气量（FRC）、肺力学等方面有益处[106, 107]。无效腔的减少使在OLV期间每次呼吸的二氧化碳清除量更多[108]。

肺复张后肺力学得到改善，因为FRC正常化降低了气道阻力并增加了顺应性。最终结果是驱动压降低，这是避免ALI发生的关键因素[109]。

$$驱动压（DP）=P_{plat}-PEEP$$

$$静态肺顺应性（C_{stat}）=V_T/（P_{plat}-PEEP）=V_T/DP$$

平台压（plateau pressure，P_{Plat}）是吸气结束时的气道压力，在两个方向上都为零流量，因此仅显示了使肺泡充气所需的压力。与具有固定PEEP的RM相比，将RM与个体化滴定的PEEP相结合可以增加其效益[106]。最近一项研究表明，与以往的研究相比，这种组合也与PPC的减少有关[110]。

(2) RM的争议：显然，RM是一种非生理操作，因为即使在短时间内也会应用超正常压力。因此，它可导致血流动力学损害和肺组织应激[88]。RM只有在以下情况下才能有效：①通气肺存在肺不张区域；②这个肺不张的区域应该是“可复张的”，即可以经过RM顺利“张开”（图31–7D）。

如果在病例中不存在这些情况，RM只能导致血流动力学不稳定：也可以出现短期的去饱和，因为通气肺通气部分的压力过大可以将血液流量转移到非通气侧肺。

大多数由RM正压引起的低血压发作都是相当短暂的，并在施加压力结束时得到解决，除非患者极度虚弱，否则不会产生负面的临床后果。RM前患者的临床和血流动力学稳定有助于避免这些并发症。此外，RM的一些一般禁忌证在VATS患者中更常见（表31–5）[111]。

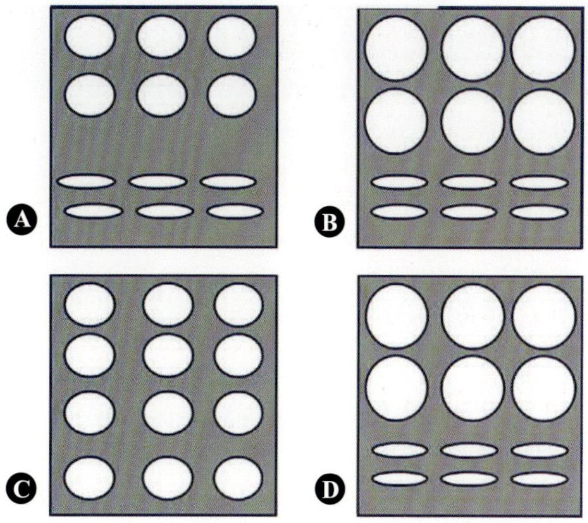

▲ 图31–7　肺通气分布

A. 由于多种原因（如功能残气量减少），下段容易发生肺不张，这对于通气（因为该区域接受大部分灌注）和肺不张的发生都是有不利影响的；B. 积极应用呼气末正压通气（没有肺复张方法）不能解决这个问题，因为它只会影响已经“张开”的肺泡，这是更不被希望发生的，因为它会额外导致过度通气；C. 肺泡均匀分布只能通过施加超常压力张开萎陷的肺泡，请注意，只有应用适当的PEEP才能维持这一目标；D. 只有当肺膨胀不全区域是“可复张”时，肺复张方法的这些积极影响才有可能实现，如果不是这样，这个方法可能会导致更糟糕的通气分布

3. 呼气末正压通气

OLV期间的呼气末正压通气（PEEP）历来存在争议：即使在历史上，OLV的唯一挑战是低氧血症，分别有不同研究表明PEEP增加[112]、减少[113]或不改变[114]动脉氧分压（PaO_2）。关于经典指南，呼气末正压通气应该只有当患者低氧血症且非通气侧肺的持续气道正压通气（CPAP）未能改善氧合时才能应用[76, 112]，即使在这些情况下，PEEP水平也不应超过CPAP，以防血液分流到非通气侧肺[113]。目前的实践表明，“适当的”PEEP对氧合和肺保护都有好处（注意：在某些情况下，适当的PEEP水平可以为零）。

(1) 适当的呼气末正压通气有利于保护肺：虽然RM打开了萎陷的肺泡，但当没有使用适当的（这个词可以替换为：“理想的”“最佳的”“滴定过的”“个性化的”等）呼气末正压通气时，它们“撑开肺，保持肺张开”的效果通常是短暂的或不足的（图31–7和图31–8）。当仅单独使用呼气末正压通气或与RM联合使用时，特定水平的呼气末正压通

表 31-5 在电视胸腔镜外科手术操作中，肺复张的禁忌证和在肺复张应用中获益最小的病例

RM 的禁忌证（在 VATS 期间）
- 患有未控制的严重的低血压的患者
- 头部外伤 / 颅内高血压
- （未行引流的）气胸 / 通气侧肺存在发生气胸的任何风险
- 支气管痉挛
- 肺气肿
- 肺大疱

在 VATS 期间，对 RM 获益的期望较低的病例
- 肺纤维化
- 影像学检查发现的明显变化
- 要求高呼气末正压通气水平
- 胸壁弹性差
- 哮喘 –COPD

COPD. 慢性阻塞性肺疾病；RM. 肺复张；VATS. 电视胸腔镜外科手术 [修改自 García-Fernández J, Romero A, Blanco A, Gonzalez P, Abad-Gurumeta A, Bergese SD. Recruitment manoeuvres in anaesthesia: how many more excuses are there not to use them? *Rev Esp Anestesiol Reanim*. 2018, 65(4):209-217.]

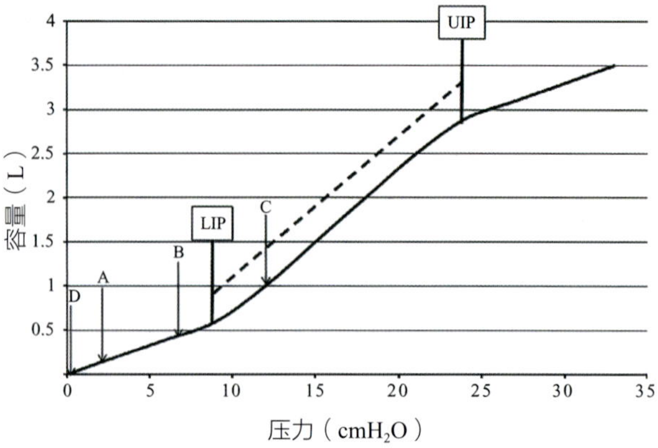

▲ **图 31-8 呼气末正压通气（PEEP）与静态顺应曲线的关系**

与每个"球囊"一样，肺也有 S 状顺应曲线，低位拐点（LIP）和高位拐点（UIP）；最佳通气系统应在这两个点（虚线）的区域内；额外的呼气末正压通气可以帮助总呼气末正压通气（额外的 + 固有的）接近 LIP；B 点过低的呼气末正压通气（如 A 点）会导致肺泡循环闭合；过高的呼气末正压通气（如 C 点）会导致超过 UIP 以上的通气，从而导致过度膨胀；在单肺通气期间，这种情况会导致灌注转移到不通气的肺，从而使氧合恶化；A 和 C 点都与顺应性降低有关（相同潮气量的压力更大；或相同压力下的体积更小）；请注意，在一些患者中，LIP 可以为 0（D 点）[引自 Slinger PD, Kruger M, McRae K, Winton T. Relation of the static compliance curve and positive end-expiratory pressure to oxygenation during one-lung ventilation. *Anesthesiology*. 2001, 95(5):1096-1102.]

气的生理和临床效果是不同的。最近的一项研究也表明，在小潮气量 OLV 时，高呼气末正压通气水平可改善肺功能，即使不增加 V/Q，不降低驱动压。Spadaro 等研究了 41 例在胸外科手术时经历全身麻醉的患者。在双侧肺通气和 OLV 期间，于 $0cmH_2O$ 呼气末正压通气下测量分流分数、高 V/Q 和呼吸力学，随后在 $5cmH_2O$ 或 $10cmH_2O$ 的 OLV 时测量呼吸力学。在 OLV 期间，将呼气末正压通气水平从 $0cmH_2O$ 增加到 $5cmH_2O$ 和 $10cmH_2O$，其分流分数分别降低了 5%（0%～11%）和 11%（5%～16%）（$P<0.001$）。仅在呼气末正压通气水平为 $10cmH_2O$ 时，PaO_2/FiO_2 值显著增加（$P<0.001$）。呼气末正压通气水平从 $0cmH_2O$ 到 $10cmH_2O$ 时驱动压从（16 ± 3）cmH_2O 降低的（12 ± 3）cmH_2O（$P<0.001$）[115]。

(2) 合适的呼气末正压通气有利于氧合：早期的研究表明，呼气末正压通气对氧合的负面影响可能与不必要的高呼气末正压通气水平有关（这很可能与较高的 V_T 有关）[116]（图 31-8 中的 C 点）。呼气末正压通气本身并不能恢复 FRC，不必要的高呼气末正压通气水平不仅可以通过将肺血流转移到非通气区域来增加分流，还可以导致通气侧肺的过度膨胀，导致不良的血流动力学副作用，特别是在异质性肺。当应用适当的呼气末正压通气水平时，则不会出现上述情况。

(3) 如何确定适当的呼气末正压通气：几十年来，许多研究声称找到了方法确定"最佳的"呼气末正压通气。接受 OLV 治疗的患者的肺异质性大，即可能有阻塞性、限制性肺部疾病的患者或肺部健康的患者。因此，一个固定的、经验性的呼气末正压通气值可能对肺力学、氧合和肺保护都有不同的影响。应该使用个体化的 PEEP 滴定方法。一些先前报道的方法并不适用或不适合胸外科：例如，没有呼气末正压通气水平和氧合之间的线性关系，由于血液可能转移到不通气的肺，因此 ARDS-Net 研究得出的 FiO_2–PEEP 表在 OLV 是不合适的。同样，由于最佳供氧量（oxygen delivery，DO_2）测量的困难和时间的原因，DO_2 也不适用。

①最合适的方法似乎是递减呼气末正压通气滴

定，以找到有最佳静态顺应性的呼气末正压力。在进行逐步提高的 RM 之后，使用不同的 PEEP 水平测量静态顺应性，通常从 20cmH_2O 的压力开始，然后以 2cmH_2O 或 3cmH_2O 的梯度下降（图 31-9A）。这种方法的好处已经在术中氧合和呼吸力学得到证实[106]，并对 PPC 也有益处[110]。接受胸外科手术的患者从 RM+PEEP 调整的组合中获益最多[111]。许多现代麻醉机都配备了软件使得这种类型的呼气末正压通气调整便于进行。在 Park 等的一项研究中发现，与传统的保护性肺通气相比，在 OLV 期间应用最低驱动压引导通气与较低的 PPC 发生率相关[117]。该研究的局限性在于 PEEP 调整是逐渐增加的（从较低水平到较高水平），但思路与其他寻找相同潮气量下最小压力的研究类似。

②另一种方法是利用在气管插管中测得的气道压和流量波形来推导非线性呼吸系统力学参数。特别是，体积依赖的弹性指数（"%E_2"）可以量化吸气过程中非线性的肺压力 - 容积曲线。为简化研究，使用软件帮助绘制弹性（压力 - 容积）曲线：如果曲线的形状是凹的或凸的，这意味着当前的呼气末正压通气与过度肺复张有关；获得直线的呼气末正压通气水平被认为是最好的 PEEP[118]（图 31-9B）。

③电阻抗体层成像（electrical dependence tomography，EIT）也可以用于确定最佳的呼气末正压通气。EIT 被认为是一种可靠的机械通气监测器，因为它可以实时提供肺不张和过度膨胀的信息。在术中接受全麻的健康肺患者中，应用该方法指导下的最佳呼气末正压通气，可降低驱动压力，改善呼吸顺应性和氧合，降低术后肺不张的发生率和严重程度[119]（图 31-9C）。

④在使用逐步增量呼气末正压通气滴定时，一些作者建议不仅要评估肺的静态顺应性，还需评估其他床边参数，如无效腔等[120]。

⑤一个相对较新的概念，机械功率，需要考虑几个参数，如呼气末正压通气、峰值压力和呼吸频率。机械功率是单位时间从呼吸机输送到呼吸系统的能量。

$$\text{机械功率} = 0.098 \times RR \times V_T \times [P_{peak} - 1/2 \times (P_{plat} - PEEP)]$$

高机械功率与 ALI 的高风险相关[121]。我们也考虑了胸外科手术围术期的变化[122]。显然，用这种方法计算出的"最佳"呼气末正压通气会比其他方法更低。

每个患者都需要呼气末正压通气吗？在一些患者中，最佳呼气末压通气可以为零（图 31-8D）。即使在"理想"呼气末正压通气的患者中，患者是否会在术后因为这种通气策略获益也不明显。

"开放肺"和"静息肺"之间的争论也在进行中[123, 124]。一些报道认为，防止肺不张（以可能导致过度通气的代价）并不是绝对必要的。一些多中心研究表明，RM+ 高呼气末正压通气并不能改善术后结果，甚至可导致一些术中不稳定。呼气末正压通气的保护作用及其潜在的有益作用尚未明确确定，无论是在经受麻醉的（双肺通气或 OLV）患者中，抑或在 ARDS 患者中[125, 126]。

呼气末正压通气水平一直存在争议，因为在一些临床研究中描述了其对氧合的负面影响[113]。这可能是因为任意设置的高水平的呼气末正压通气，而不是根据患者情况的个性化的呼气末正压通气，导致肺实质过度扩张。

（三）吸入氧浓度

近几十年来，OLV 期间关于 FiO_2 的建议也出现了变化。

"经典"的建议是在 OLV 期间使用 1.0 的固定吸入氧浓度。这种方法不仅更安全，还可以使通气侧肺中的血管舒张，这增加了非通气侧肺中 HPV 导致的血流再分配。

另外，研究表明，即使是 FiO_2 为 1.0 的短期预氧合也会导致肺不张[127]，而且如果 FiO_2 较高，RM 的帮助更小。氮的置换（"天然 CPAP"）会导致肺泡萎陷，这意味着本身旨在改善氧合的方法最终会使氧合恶化，这在接受胸外科手术的患者中更为明显。

最近，世界卫生组织建议在术中（和术后）使用高 FiO_2（0.80），用以防止手术部位感染[128]。这一建议是基于一些研究提出的[129, 130]，但这些研究在后来的大型研究中没有得到证实[131]；这一观点也形成了最近学科中一个重要的有争论的课题[132]。

总的来说，高 FiO_2 的缺点似乎超过了它的优点：高 FiO_2 已被证明是术中通气设置中少数与术后并发症（PPC）相关的因素之一[83]。

将 FiO_2 保持在能够维持足够氧合的最低可能水

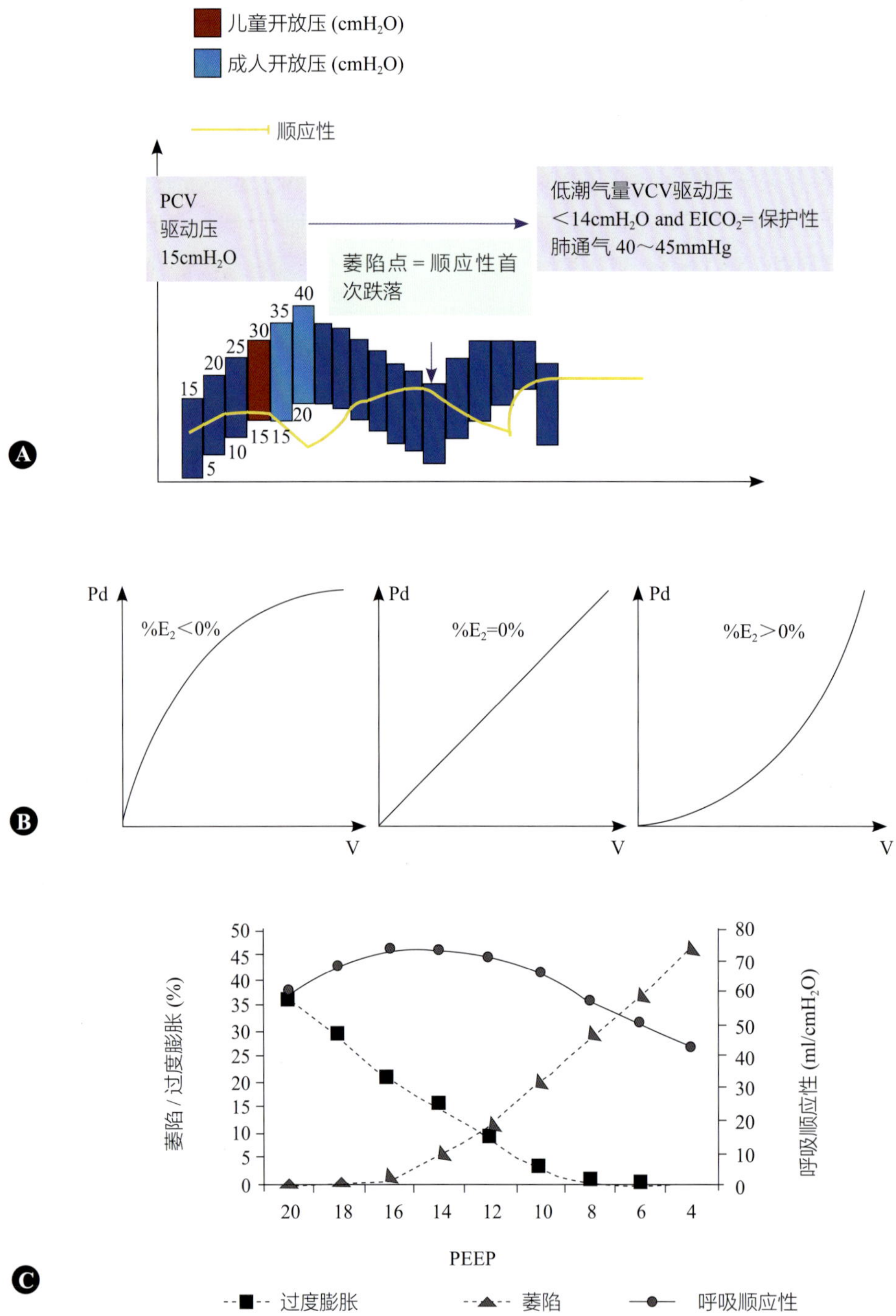

▲ 31-9 呼气末正压通气（PEEP）滴定的一些方法

A. 用肺复张方法（RM）张开全肺后，进行逐步减少的呼气末正压通气滴定以找到最佳顺应性（绿线），需要第二次 RM 再次张开肺泡；B. 气道压和流量的关系有助于找到合适的呼气末正压通气；曲线应是“直的”（中间部分）；凸凹曲线为循环复张和过度膨胀趋势；C. 电阻抗体层成像显示了塌陷和过度扩张的区域：这些区域随着呼气末正压通气而发生变化；这两个变量之间的平衡接近于呼气末正压通气水平，达到最佳标准；PCV. 压力控制通气；VCV. 容量控制通气；E_2. 弹性指数；V. 流量；Pd. 气道压 [图 A 引自 García-Fernández J, Romero A, Blanco A, et al. Recruitment manoeuvres in anaesthesia: how many more excuses are there not to use them? Rev Esp Anestesiol Reanim. 2018, 65(4):209-217.; Ferrando C, Mugarra A, Gutierrez A, et al. Setting individualized positive end-expiratory pressure level with a positive end-expiratory pressure decrement trial after a recruitment maneuver improves oxygenation and lung mechanics during one-lung ventilation. *Anesth Analg*. 2014, 118:657-665.]

平是适当的；从经验性水平，例如 0.7 开始，并在必要时增加，而不是从 1.0 开始然后减少，是有道理的。采取其他措施预防和治疗低氧血症将有助于防止 FiO_2 不必要的增加。

（四）通气模式

在 ICU 患者和 OLV 患者中，考虑到对氧合和肺保护的影响，PCV 或者容积控制通气（VCV）哪一种是更好的通气模式一直存在争议。

在 VCV 模式中，V_T 是预设好并恒定的，以恒定的方形波形通气。在 PCV 模式中，设置好吸气压力，每次吸入的流速逐渐减少。从生理点来看，流量减速模式可以允许比方形流模式更均匀的气体分布。初步的研究表明，PCV 模式在气体交换方面可能存在优势[133]。然而，其他一些研究并没有观察到 PCV 的所谓益处[134–136]。因此，与 VCV 相比，PCV 对气体交换的有益影响尚不确定。

与 VCV 相比，PCV 的主要优势似乎是较低的气道峰压，这可能会降低机械通气期间发生气压损伤的风险。然而，气道峰压并不反映最大肺泡压：气道峰压相较于最大肺泡压要大得多，并取决于 ETT 阻力、吸气流量和肺的呼吸力学。平台期气道压与气压损伤发生率之间的相关性远远强于气道峰压。超过 35mmHg 的平台压（P_{plat}）已被证明会诱发（或与）通气引起的气压损伤有关[137]。在 VCV 和 PCV 之间的 P_{plat} 几乎没有差异，因此，在肺保护方面也没有显著差异。另一项研究表明，在 OLV 期间，使用 PCV 比使用 VCV 更能改善右心室功能[138]。当二氧化碳被注入操作侧胸腔时，实际输送的 V_T 可能会随注入压力的变化而变化。

到目前为止，还没有明确的证据支持其中任何一种通气模式比其他模式的优势。更重要的是尽可能保持“驱动压”较低[109, 139]。

（五）对非通气侧肺的持续气道正压通气

与开放式开胸术相比，在 VATS 中无法在非通气侧肺应用 CPAP。CPAP 会导致视野损害，术野暴露范围和手术质量降低，以及空气泄漏的风险增加。在 VATS 时需要肺完全萎陷。

（六）吸入性与静脉性麻醉药

历史上，决定在 OLV 期间是否使用吸入或静脉麻醉药的唯一因素是它们对 HPV 和氧合的影响。近年来对这个争论中有三个主题：对氧合、炎症反应和癌症复发的影响。

1. 对氧合的影响

过去的指南不鼓励使用吸入性麻醉药，因为它们可以抑制 HPV，并建议在 OLV 期间进行全静脉麻醉（total intravenous anesthesia，TIVA），这被发现与 PaO_2 增加和 Q_S/Q_T 降低有关[140, 141]。如今，公认在等效麻醉剂量时，与静脉注射异丙酚相比，吸入剂不会加重低氧血症；至少 PaO_2 的差异不存在临床相关性，可能是由于吸入和静脉麻醉药的其他血流动力学效应的相互作用导致的[142]。这种氧合差异是否仅由 HPV 抑制引起尚不明确。一项随机对照试验显示，以双频指数为指导，使用等效剂量的七氟醚和异丙酚与氧合显著差异无关[143]。

2. 对炎症反应的影响

大多数比较吸入麻醉与静脉麻醉对炎症反应、直接或间接器官保护和免疫调节的影响的研究，都倾向于吸入麻醉对生物损伤后的预处理和后处理有利，如缺血再灌注损伤。

在 OLV 中进行的研究也显示了类似的结果：静脉麻醉与 OLV 期间炎症反应的增加有关；研究表明，静脉麻醉中通气侧肺和非通气侧肺的支气管肺泡灌洗液中不同介质的释放增加[144, 145]；而在一些研究中静脉麻醉与较低的术后并发症相关。de la Gala 等最近的一项研究调查了七氟醚与异丙酚相比对 180 例胸外科手术患者肺部并发症发生率和肺部和全身炎症反应的影响。异丙酚组的 PPC 水平较高，全身和肺细胞因子水平升高，第一年死亡率较高[146]。

相反，一项多中心随机对照试验比较了 460 例胸外科手术患者使用地氟醚和异丙酚的效果，发现不同麻醉用药对住院期间和术后 6 个月内的主要并发症没有差异[147]。

Pang 等最近的一项 Meta 分析包含 23 项随机对照试验，共 1349 例患者，得出结论：“吸入麻醉能较好保留 OLV 胸外科手术患者手术中心功能，降低 PPC；虽然降低了术中肺功能，但吸入麻醉可能优于静脉麻醉。”[148]

3. 对癌症预后的影响

体外和临床前研究支持这样一种假设，即吸入麻醉药应用于癌细胞时的细胞保护作用及其对免疫抑制的作用可能促进支持残留癌细胞生长的癌前病变环境的发展[149]。

据报道，吸入麻醉药可以抑制自然杀伤细胞的活性，并促进肿瘤的转移。一项涉及 7000 多名患者的回顾性研究报道，应用异丙酚的 TIVA 组在根治性切除后的长期生存期超过了吸入麻醉药组 [150]。另一项对食管癌接受异丙酚 TIVA 的患者进行的回顾性研究也显示，与吸入麻醉组相比，接受异丙酚 TIVA 的患者总生存期（overall survival，OS）和无复发生存期（recurrence-free survival，RFS）结果更好 [151]。

虽然这一主题主要是在一般癌症领域，但其与肺癌切除和胸科麻醉的相关性仍值得怀疑。最近的一项研究旨在比较 TIVA 和吸入麻醉药对 943 例 NSCLC 患者在治疗性切除后的 RFS 和 OS 的影响，结果显示两种策略之间没有差异 [152]。

目前还没有足够的数据来推荐哪类药物更可取。关于选择麻醉维持的药物仍然是一个值得讨论的话题。新的研究应该关注不同结局事件（可能的 PPC 和癌症复发）可能的好处和缺点之间的平衡。

六、监测：血流动力学状态、组织氧合和液体管理

（一）关于功能血流动力学监测设备的问题

由于技术的改进，手术入路的创伤性变小；幸运的是，在监测设备中也有着类似的进展。有创肺动脉导管现在被新一代的心输出量（CO）测量方法所取代。在围手术期，血流动力学监测目的是防止 CO 降低，以避免组织灌注不足发生。另一方面，肺切除术通常需要进行限制性的液体管理，这给麻醉医师在维持足够的灌注和仔细地进行液体管理带来了巨大的挑战。

围术期目标导向治疗（goal directed therapy，GDT）最近已被证明可以降低非创伤性和非妊娠患者的死亡率 [153]。同时，在最新的 ERAS 指南中，没有常规建议使用无创 CO 监测设备，因为它们没有提供额外的好处 [16]。是否在氧输送方面更有优势可通过 CO 或新一代无创监测仪的动态参数进行评价。

每搏量变异度（stroke volume variation，SVV）或脉压变异度（pulse pressure variation，PPV）或类似新方法的有效性是胸外科手术血流动力学监测一个新的和复杂的主题。这些创新的功能性血流动力学监测指标有两个方面的缺点。

(1) 因为他们使用心肺相互作用来精确测量，胸部的封闭是必要的：从这方面考虑，VATS 是一种胸部不再是一个“闭式压力室”的情形。从而，开放式开胸术和 VATS 之间的测量结果可能存在差异。

(2) 他们需要“高” V_T 控制通气，以基于体积的变化产生可以评估的压力变化。而在 OLV 期间，应用低 V_T，而且由于只有一个肺进行通气，该气体流量在肺内的分布是异质性的。

最近，Jeong 等研究了 SVV 和 PPV 是否可以预测 OLV 中的液体灵敏度，以及是否可以设定一个阈值。结果提示 SVV 和 PPV 都被认为对这一研究目的没有帮助 [154]。然而，作者确定了一个 PPV 的特异度和灵敏度较低（分别为 62% 和 58%）的阈值（7%）。这一结果与之前的研究结果一致，该研究表明可以预测 OLV 期间 PPV 的液体灵敏度。Piccioni 等在一项 Meta 分析中检测了心胸外科手术中的动态测量，发现在开胸术下，这两个参数在预测液体反应性方面似乎都不准确 [156]。PPV 和 SVV 的原理是基于机械通气（非保护性通气）下的心肺相互作用。在进行开胸、大多数侧卧位的肺切除术时，由于非通气侧肺缺氧发生肺血管收缩、肺动静脉分流增加影响心肺相互作用；并因此在正压通气下发生周期性变化。在一项小型研究中，研究了不同潮气量（4ml/kg、6ml/kg 和 8ml/kg）在 OLV 期间对血管外肺水的影响，未发现最低的潮气量与最少的肺水相关 [96]。本研究提示首选小潮气量，且在 OLV 期间应当进行血管外肺水测量。

（二）组织氧合监测

CO 监测似乎是围术期确保组织氧合的可靠工具，但最近的综述建议可以结合静脉血氧饱和度和乳酸水平进行补充监测 [157]。一项新技术使用近红外光谱来监测无创脑氧饱和度，这在心脏手术中得到了广泛的应用。组织氧饱和度——这里以大脑为例——可以通过专门为氧合血红蛋白和脱氧血红蛋白选择的发射和接收光波长之间的强度差异来测量 [158]。脑血氧饱和度下降的标准一般认为是与基线相比下降超过 20% 或绝对值＜50%。OLV 期间组织氧合严重受损。在一项关于 OLV 的小型研究中，作者发现 28% 的患者脑血氧饱和度下降超过 20%，并强调外周氧饱和度和脑血氧饱和度下降之间缺乏相关性 [159]。在接受全肺切除术的患者中，56% 的患者与基线相比至少下降了 20%[160]。本研究的一个显著结果是脑血氧饱和度降低与术后并发症之间的相

关性。此外，两项研究显示，OLV 期间的脑去饱和可能与认知功能障碍相关，并可作为神经损伤的标志。上述关于脑血氧仪的数据看起来很有前景，这种工具可以用于选定的患者。

充分的组织氧合仍是围术期一个有吸引力的话题。尽管在科学和技术上取得了进步，但黄金标准仍然缺乏。因此遵循多参数管理策略似乎是合理和明智的。

（三）液体管理（见第 21 章）

肺切除术中的液体管理应当小心，既不能引起肺水肿，也不能引起肾灌注不足或造成急性肾损伤（AKI）。考虑到过于限制性或自由的液体管理策略的负面作用，指南提倡维持体液平衡[16]。然而，到目前为止，对液体平衡及限制性和自由性管理策略的具体定义都是不明确的。肺的最佳补液是否适合其他器官，如肾脏尚不清楚[161]。

在一项基于剂量的研究中，Matot 等比较了胸腔镜手术中 8ml（kg・h）和 2ml/（kg・h）的输液速度。总输液量在各组间差异显著（2130ml vs. 1035ml；P=0.001）。然而，总体并发症发生率相似，在低容量组中肾损伤没有任何增加[162]。当术中补液量超过 2500ml 时，液体量轻微增加［6.6ml/（kg・h）］也与肺部并发症相关[163]。

另外，研究显示任何程度的肾功能障碍与长期死亡率密切相关，即使肾功能完全恢复也是如此。两项研究发现，胸外科手术后迟发性 AKI 的发生率高达 6%～10%[164, 165]；如果采用新的评估方法如 RIFLE（风险、损伤、衰竭、损失、终末期肾病）或急性肾损伤网络（AKIN）分级，发生率会更高。

这些数据解释了胸外科手术中液体管理的困境，特别是在 VATS 中：超负荷（导致水肿和肺损伤）和限制性（导致肾损伤）输液之间存在的安全范围十分狭窄；同时不幸的是，现有的有助于证明液体量的监测器无法可靠指导胸外科手术的液体量管理。

幸运的是，与开胸肺手术相比，VATS 似乎有更广泛的安全范围。AKI 的发生率和严重程度已被证明与手术的大小成正比[165]。炎症反应的减弱可降低 AKI 风险[164]。开胸手术已被认定为 AKI 的危险因素[161]。

GDT 似乎与降低死亡率相关[153, 166]，CO 常被用于 GDT，以优化供氧。监测动态参数结合其他优化目标，如心排血量或心排指数（cardiac index，CI）可以改善临床结局[167]。

虽然一些指南已经排除了使用中心静脉压力作为一个可靠的监控手段，仍有麻醉医师继续使用它与其他监测结合用于评估：动脉血压、中心静脉压力，加上大脑血氧合指数和（或）静脉血氧饱和度，在大多数情况下将提供足够的可靠信息。此外，在胸科麻醉中，由于急性低血容量引起的低血压是罕见的，低血压通常是由血管舒张或手术操作引起的。如果低血压可能是由相对较小的低血容量引起，则应用低剂量的儿茶酚胺比补充更多的液体更合适[168]。最新的指南建议围术期液体平衡不要超过 1500ml［或 20ml/（kg・24h）］。液体类型是该主题最一致的观点：平衡晶体液是一线治疗方案[16, 169]。ERAS 允许使用晶体液直到诱导前 2h，这将改善血容量状态[16]。

如前所述，由大出血引起的急性低血容量在胸科麻醉中并不常见。但当它发生时，主要来自肺静脉动脉撕裂，它可能危及生命。在 VATS 期间控制大血管比开胸手术更困难，也更耗时。手术团队通常需要进行开胸手术来控制出血，在此之前保持血流动力学的稳定性是具有挑战性的：①使用至少 16G 或更大的大口径静脉导管，甚至比开胸手术更有必要。②置入中心静脉导管以备可能的补液（如儿茶酚胺）。③在特定的病例中（如可能有血管受累或纵隔肿块的病例），下肢静脉通路是必要的。

七、重症肌无力患者胸腺切除术纵隔手术麻醉（见第 47 章）

胸腔镜手术的发展同时影响了纵隔手术与肺切除术。纵隔肿块，如胸腺瘤、畸胎瘤或囊肿的诊断或手术方法，已经随之得到发展。此外，在胸腔镜手术下，被主要血管结构包围的较大肿块现已经可以成功切除。胸腔镜微创的特点改善了患者的预后，特别是重症肌无力（myasthenia gravis，MG）患者。创伤更小的胸腔镜胸腺切除术可减少疼痛、出血量、住院时间及并发症，已取代了大部分经胸骨胸腺切除术[170, 171]。MG 是最常见的神经肌肉接头疾病，具有自身免疫特征，最常累及乙酰胆碱受体（acetylcholine receptors，ACh-R）。它更常见于女性，主要出现在 30 多岁时。

该病的主要特征是肌肉无力在休息时得到改善，随着活动而恶化。眼部症状在 1/2 的患者中非常常见，表现为复视或上睑下垂。近端肌无力在肢体中更为常见，而吞咽困难或构音障碍与延髓受累相关，临床症状也更严重。美国重症肌无力基金会的临床分类总结见表 31–6。

MG 具有对运动终板成分的抗体；最常见的抗体类型是 ACh-R，称为血清阳性。它与胸腺增生或胸腺瘤有关，这是胸腺切除术的指征。其他抗体出现针对肌肉特异性激酶或脂蛋白相关蛋白 4。ACh-R 抗体减少了受体的数量（通过降解并形成一个复合物，与补体结合并损伤突触后膜），最终导致神经肌肉传递的减少，表现为肌肉无力[172]。

治疗是以内科和外科手术为基础的。吡斯的明是 MG 患者增强神经肌肉传递对抗抗胆碱酯酶的关键药。免疫抑制治疗包括糖皮质类固醇、硫唑嘌呤、甲氨蝶呤和他克莫司[173]。自 20 世纪 30 年代以来，胸腺切除术都是免疫治疗的手术组成部分，特别是早期发病的 Ach-R（+）型 MG[174]。10%～21% 的 GM 患者出现有胸腺瘤；而胸腺切除术推荐作为胸腺瘤治疗的一部分，有时也在非胸腺瘤 MG 进行[175]。很少推荐在晚发性 MG 或血清阴性型进行该手术；在眼肌无力型方面存在争议[176]。在某些情况下，如果所有其他治疗措施都失败了，可进行为期 2 周的血浆置换以清洗血中的抗体。

术前评估是至关重要的，并要求由神经科医师、胸外科医师和麻醉科医师组成治疗团队实施术前评估。择期手术应计划在一个 MG 稳定时期进行并尽量减少用药，以减少围术期并发症[176]。神经肌肉的治疗是关键问题，且药物治疗也需要升级。吡斯的明的作用持续时间为 3～4h，强烈建议持续使用该药以维持神经肌肉的稳定性。如果延长了手术时间，建议在术中追加药物[177]。严重 MG（MGFA Ⅲ级或以上）患者术前可考虑进行静脉注射免疫球蛋白治疗，或如前所述，采用血浆置换进行序贯治疗。其他自身免疫性疾病常发生在 MG 患者中，如甲状腺功能减退，或症状恶化。

术后肌无力危象（prediction of postoperative myasthenic crisis，POMC）的预测决定了围术期的病程和术后是否需要机械通气，因为 MGFA 分类在这一问题中不能用于预测。Leuzzi 提出了一个由四个参数组成的评分系统来预测 POMC（表 31–7）。得分大于 4 分与 POMC 相关率约为 50%，而得分小于 2.5 分表明 POMC 的概率＜10%[178]。既往的肌无力危象在两个评分系统中都是一个显著因素[179, 180]。眼球症状、疾病持续时间、抗体水平或胸腺瘤与 POMC 相关性存在争议。此外，麻醉医师应了解胸腺瘤的存在及其定位（有心包或血管受累），以合理规划围术期的病程。

表 31–6　美国重症肌无力基础临床分类

分　期	临床表现
Ⅰ	只有眼部受累
Ⅱ	全身性轻度肌肉无力
Ⅱa	主要影响肢体和轴向肌肉
Ⅱb	主要是眼球部受累或呼吸无力
Ⅲ	全身性中度肌无力
Ⅲa	主要影响肢体和轴向肌肉
Ⅲb	主要是眼球部受累或呼吸无力
Ⅳ	全身性重度肌肉无力
Ⅳa	主要影响肢体和轴向肌肉
Ⅳb	主要是眼球部受累或呼吸无力
Ⅴ	需要气管插管或机械通气

表 31–7　Leuzzi 提出的进行的术后肌无力危象评分

与术后肌无力性危象相关的变量		分　数
Osserman 分型	Ⅰ～Ⅱ A	0
	Ⅱ B	1
	Ⅲ～Ⅳ	3
MG 持续时间（年）	＜1	0
	1～2	1
	＞2	2
BMI（kg/m^2）	＜28	0
	≥28	1
肺切除术	不进行	0
	进行	2.5

对肌无力患者麻醉管理的目标是保持神经肌肉功能优化在最好的状态。预使用药物治疗仅用于高度焦虑的患者，但应继续吡斯的明治疗。

除神经肌肉阻滞药(neuromuscular blocker，NMB)外，吸入和静脉麻醉药及阿片类都会损害神经肌肉功能。七氟醚在健康和显著的肌肉无力受试者中被发现以剂量依赖的方式抑制神经肌肉传递[181]。肌无力患者应避免使用NMB。然而，在手术中插入DLT和手术期间"静止"肺需要使用NMB。NMB中不推荐琥珀酰胆碱，因为它在这一人群中的作用是不可预测的（取决于吡斯的明治疗）。多种非去极化阻滞药已被证明可以安全使用。减量的米库氯铵可以实现充分的肌肉松弛，并在手术结束时安全恢复[182]。舒更葡糖是类甾体NMB的选择性拮抗药，已于2008年在欧洲引入，后来在美国引入。该药以不可逆的方式封装罗库溴铵(或更少量的维库溴铵)，并将其从烟碱受体上去除。一系列病例确认了，在神经肌肉监测下，使用2～4mg/kg剂量的舒更葡糖可以使神经肌肉安全恢复[183-185]。在日本报道的近800名患者的国家数据库的最大系列研究中[186]，与新斯的明相比，使用舒更葡糖与POMC发生率降低和住院费用降低相关。在某些情况下，不能通过舒更葡糖来达到肌力充分恢复[187]。对肌无力患者必须进行神经肌肉监测。

应使用多模式术后镇痛方法以减少阿片类药物的需求。硬膜外镇痛与改善肺功能和更快的恢复有关。较新的胸平面阻滞也可以实现足够的镇痛效果，这将在后面讨论。

肌无力患者构成了一个特殊的群体，他们受益于微创的VATS，手术创伤减少，恢复更快。为了维持神经肌肉连接处的功能，应避免中断抗胆碱酯酶或免疫治疗。一个理想的围术期疗程，可以帮助患者更快和安全的恢复，而神经肌肉监测和使用舒更葡糖逆转，是一个更好的术中管理方案。

八、局麻或区域阻滞麻醉进行电视胸腔镜外科手术：非插管的电视胸腔镜外科手术

近年来，已有一些关于非插管或无插管VATS（NIVATS）的病例报道。本书第37章涵盖了此主题；此处仅给出一些简短信息以全面概述。

OLV与一些挑战和并发症相关，如低氧血症和肺损伤。一种相对新颖的替代有创通气的策略是所谓的无插管或非插管麻醉管理。NIVATS在除肺叶切除术之外的其他手术中可能是安全的[189-191]。这种方法的主要缺点是患者必须保留自主呼吸：因此手术肺的萎陷是有限的；只有通过胸腔内的气体才能实现部分萎陷。这种次优的手术视野暴露可以在相对较小的手术中短期接受，但对于大手术，作者建议至少目前应当使用OLV的经典全身麻醉。

尽管NIVATS被宣传为一种更简单的麻醉策略，但作者想强调的是，它比通常的全身麻醉和OLV方法更复杂和具有挑战性，至少在有足够的经验之前是这样。有四个目标需要实现。

（一）镇痛

1. 局部麻醉最简单的技术是将局部麻醉药（local anesthetic，LA）浸润应用于侧胸壁和壁层胸膜，并给予镇静药及吸氧，最好是在切口水平和周围两个间隙进行肋间神经阻滞。这通常需要辅以静脉镇静，但这样会损害自主呼吸。

2. 可使用高位胸段硬膜外麻醉(thoracic epidural anesthesia，TEA）或椎旁阻滞（paravertebral block，PVB）。即使是TEA或PVB，由于手术刺激肺门而引起的咳嗽也是一个问题，可通过同侧星状神经节阻滞或胸腔内迷走神经阻滞以抑制咳嗽反射。

（二）镇静药

对于准备行NIVATS的患者，也应评估他们自我控制的意愿和合作程度。即使对这类患者，除区域麻醉外，镇静也可能是不可或缺的。应用个体化的右美托咪定可能是一个很好的选择，因为它与呼吸抑制无关。几个病例系列中报道了丙泊酚联合或不联合瑞芬太尼实施镇静的应用。

（三）供氧及气体交换

在NIVATS期间发生低氧血症和高碳酸血症的风险是一个重要的问题[192]。最近的一个理念是，高流量鼻导管氧疗（high-flow nasal catheter oxygen therapy，HFNCOT）提供了一个降低低氧血症风险的机会[192]。在VATS期间的自发性呼吸下，反常呼吸可能导致来自非依赖性、不完全塌陷肺的再呼吸。纵隔垂直向下运动和反常呼吸导致空气从非通气侧肺进入通气侧肺，而在呼气时则相反。可通过面罩轻正压立即改善病情[189]；足够流量的HFNCOT也可以避免这种并发症。然而，需要记住的是，在VATS期间，较高的气流率也可以复张非通气侧肺，不利于术野暴露。

（四）可能出现的气道管理问题

有几个原因可能增加气道风险，如镇静可导致低氧血症和高碳酸血症：改为全身麻醉和气管插管的发生率为 3%～10%[192]。在这些病例中，可以使用新一代可插管喉罩，通过该设备进行纤维支气管镜插管。HFNCOT 可与无创通气联合使用，合并两种技术优势[193]。

同样，再次提醒，NIVATS 并不是一个简单的过程；外科医师必须熟练该技术，更重要的是，对麻醉医师具有很大挑战性；需经验丰富的麻醉医师进行，患者应仔细选择。患者必须能够配合，BMI ＜40kg/m^2，急需插管时气道情况良好。

九、电视胸腔镜外科手术的术后镇痛

开胸术是最痛苦的手术之一，而 VATS 与较低的疼痛评分相关。然而，麻醉医师不应该低估胸腔镜手术的疼痛，认为只是简单的在胸部开三个孔[194]。开胸术后疼痛包括肋骨收缩（甚至骨折）、肋椎关节收缩、胸膜刺激、肌肉损伤或肋间神经损伤。虽然 VATS 可以减少手术创伤的程度，但它并不能完全消除所有这些疼痛产生的原因。多模式的，成熟的疼痛治疗是必要的。

TEA 在开胸术中仍然是必要的，特别是后外侧开胸或胸壁手术。它实现了在高、中胸段足够的镇痛。TEA 的公认禁忌证是凝血功能障碍、使用抗血小板药和穿刺部位感染。低血压是一种常见的副作用，限制了其使用，特别是在主要目标为早期恢复微创手术中。

椎旁阻滞（PVB）在 20 世纪初首次被提出，在神经刺激仪或超声引导下被广泛用于各种手术。无论是用单次注射或放置导管的方法进行 PVB，在胸外科手术中都是经常进行的。Meta 分析证实了其在胸外科手术中的镇痛效果[195-197]。PVB 比 TEA 的明显优势表现在减少副作用方面，同时也可以实现足够的镇痛[198]。同样，最近的 Cochrane 分析证实，在控制疼痛的方法中与 TEA 相比，PVB 与并发症（低血压、恶心、呕吐、瘙痒、尿潴留）的减少相关。作者的结论是："与胸段硬膜外麻醉相比，PVB 降低了发生轻微并发症的风险"。PVB 在控制急性疼痛方面与胸段硬膜外麻醉相当。两者对其他结局事件的影响还缺乏证据。两者在 30 天死亡率、主要并发症或住院时间方面均无差异。副作用的减少可以用单侧交感神经阻滞来解释。PVB 是 ERAS 指南中具有高证据水平的选择，强烈推荐使用[16]（图 31-10 至图 31-12）。局部麻醉药（local anesthetic，LA）的选择或剂量可能因机构而不同[199]。在系统综述中，Kotze 等发现，增加 LA 的剂量和持续输注可以更好地控制疼痛。更高的剂量也与呼吸力学改善相关，而辅助药并没有改善镇痛效果。值得注意的是，有凝血异常这一 TEA 的严格禁忌的情况下，在进行 PVB 时也应慎重考虑。根据美国区域麻醉协会的指南，深神经丛或外周阻滞应被视为神经轴向阻滞[201]。然而，有一些论文将 PVB 描述为一种有着如神经轴向血肿等小问题的神经阻滞方式[202-204]。对于 TEA 禁忌证患者，也应该同样质疑其能否进行 PVB：椎旁间隙血管分布密集，血肿发生率为 3.8%～5.4%[199]。脊髓血肿是相当罕见但灾难性的并发症。因此，我们应该保守对待，对凝血异常的患者使用外周平面阻滞更明智。

超声的使用给麻醉医师在镇痛操作时带来了巨大的视野，而联合区域阻滞的多模式镇痛可通过近期提出的阻滞方式来实现。筋膜平面阻滞最初用于乳房手术，这种方式安全且通常在超声的指导下很容易进行。在下面内容中，我们将讨论竖脊肌平面阻滞（erector spinae plane block，ESPB）、前锯肌平面阻滞（serratus anterior plane block，SAB）和胸平面阻滞（pectoral plane block，PACS）。

ESPB 由 Forero 于 2016 年首次提出[205]。这是一种替代 PVB 的方法，影响脊神经背内侧支。通常使用 15～20ml 浓度为 0.25%～0.5% 布比卡因。

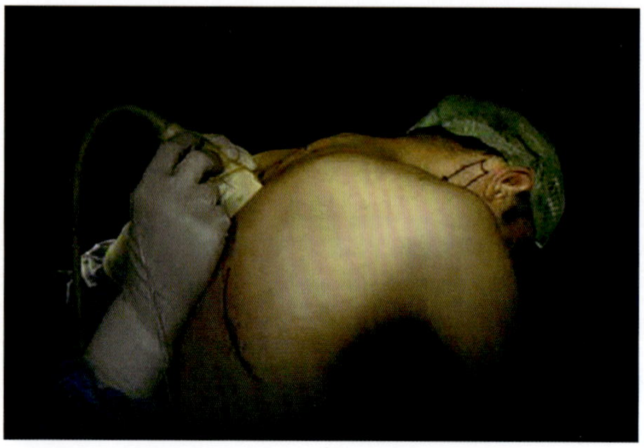

▲ 图 31-10 采用"平面外"技术进行超声引导下的椎旁阻滞

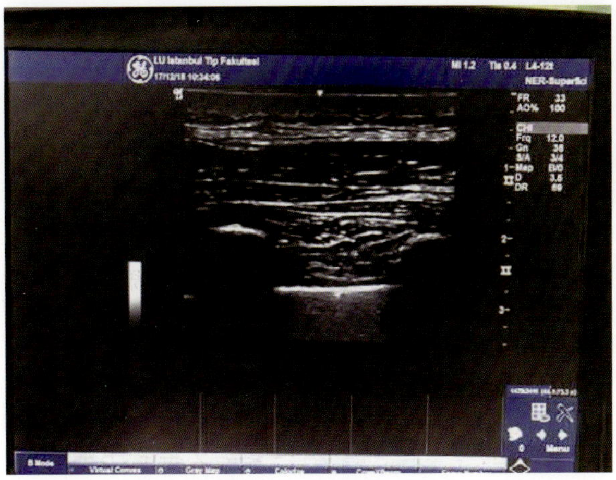

▲ 图 31-11　胸膜可视化

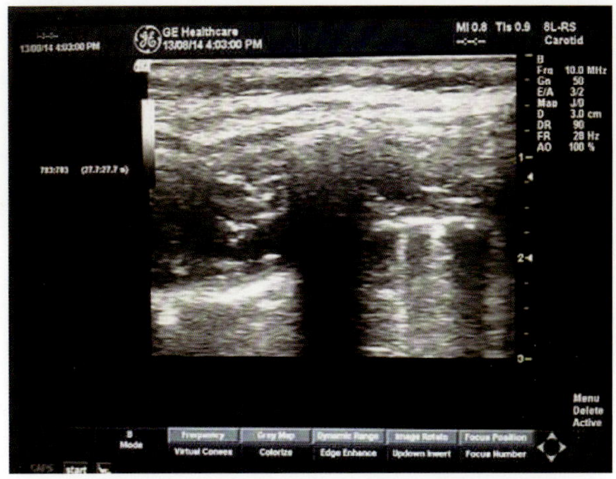

▲ 图 31-12　椎旁阻滞局部麻醉后胸膜下降

在第 5 胸椎水平注射 LA 可通过 ESPB 的上肋横韧带扩散到硬膜外和椎旁间隙。此外，肋间神经的皮支也会受到影响。在一系列病例报道中，笔者发现 ESPB 在胸腔镜检查后能有效镇痛，动态评分略高，并且追加镇痛药大多发生在活动时[206]。此外，除了术后第一个小时外，ESPB 效果并不输于 PVB，胸腔镜手术后疼痛评分在可接受的范围内[207]。皮质区分析显示 ESPB 对胸骨旁区镇痛作用较弱。LA 的扩散决定了阻滞的范围和类型，这一发现在文献中有一些争议。不可预测的扩散，只有较少剂量到达椎旁间隙，以及有效扩散到硬膜外间隙这些结果均有报道[208-210]。在日常实践中，多模式镇痛可以在区域技术不够充分时提供帮助支持。另外，Fang 等的研究表明，与 PVB 相比，ESPB 在休息和咳嗽时均能有效控制疼痛[211]。

SAB 是 Blanco 新提出的前胸壁阻滞[212]。在乳房切除术和胸外科手术中实现术后镇痛。该阻滞在超声引导下进行，阻滞范围为与 LA 扩散范围相一致的浅平面和深平面（图 31-13）。主要影响肋间神经的皮支。浅平面位于前锯肌、胸大肌和胸小肌之间；深平面位于前锯肌、肋间肌和肋骨之间。调查 LA 扩散区域的尸体研究与 Blanco 等的最初报告不同[212]。作者通过临床和解剖评估解释了差异。Biswas 等发现染色剂扩散程度主要受注射量的影响，而非注射平面（浅、深至前锯肌）。将体积从 20ml 增加到 40ml，使注射扩散面积增加一倍，促进染色剂优先向前胸壁扩散，对轴向扩散有一定影响，对横向扩散无影响。染料扩散到前外侧胸壁，

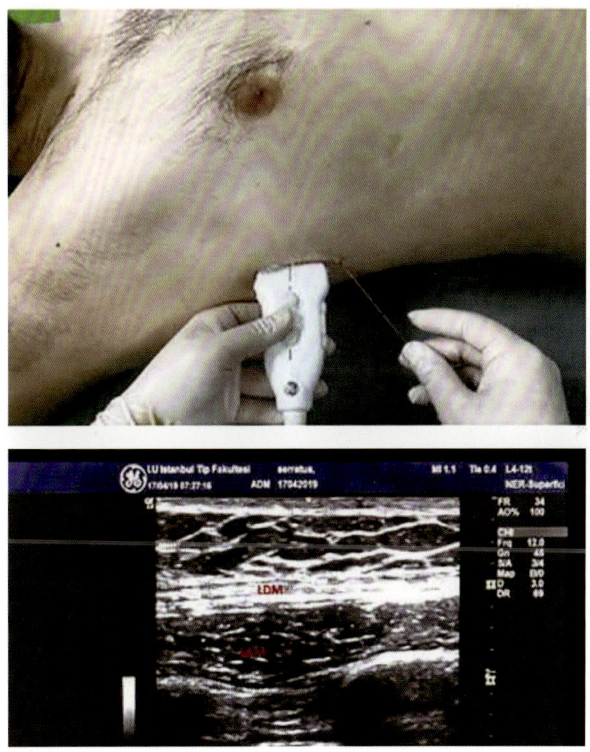

▲ 图 31-13　超声引导下的前锯肌阻滞
LDM. 背阔肌；SAM. 前锯肌

没有到达后壁，也没有到达腋窝，符合临床实践。最近发表的一份关于尸体研究的报告显示，LA 的扩散并不总是可预测的，因为受影响的皮肤节段在注射后 2～6h 内会发生变化[213]。注射量和注射次数似乎决定了 LA 的扩散。不幸的是，我们对关于 SAB 的最佳剂量的信息有限。建议在第 4 肋骨水平

进行一次注射，或在第 3 和第 5 肋骨水平进行两次注射，以获得 T_2 和 T_6 之间的镇痛。虽然是回顾性研究，但一项有趣的研究比较了 3 种不同的镇痛策略（静脉注射阿片类、PVB 或 SAB）治疗单孔胸腔镜手术 [214]。PVB 和 SAB 在术后疼痛评分和阿片类消耗量方面均优于静脉注射阿片类药物组。在临床实践中，Kim 等研究了术后镇痛对恢复的影响 [215]。接受 SAB 的患者的恢复质量评分明显高于静脉注射阿片类患者镇痛的对照组。在 SAB 组的前 6 小时内，疼痛评分明显改善，但在研究期间没有持续的显著性。单次剂量的持续时间与 Blanco 的结果相符。因此，作者得出结论，SAB 不能替代 PVB 或 TEA，但可以作为多模式镇痛的一部分。与开胸术 TEA 相比，SAB 的镇痛效果与较低的低血压发生率相关 [216]。

目前已定义了两种胸平面阻滞（pectoral plane block，PEC）。胸肌阻滞，PEC Ⅰ针对胸大肌和胸小肌之间的神经，PEC Ⅱ增加了外侧肋间神经皮支。双侧 PEC Ⅱ与浸润阻滞的比较发现前者心脏手术中疼痛评分较低 [217]。

新型胸平面阻滞可以在胸腔镜手术中实现足够的镇痛效果，同时减少阿片类药物的消耗。它们易于在超声引导下进行，主要优势是副作用较少。然而，需要一个更大的随机对照试验来评估其有效性和安全性，以及远期影响。目前，PVB 是最常用的，已经具有经过证实的疗效和可接受的副作用方式。最近的一项研究发现，与 TEA 和导管 PVB 相比，单次 PVB（30ml 0.5% 罗哌卡因）在 VATS 中是首选，特别是在不适用于 TEA 的患者中 [218]。实际表明，平面阻滞不能达到与阻滞效果良好的 TEA 或 PVB 相当的镇痛效果；它们更多应用于这两者不可用的情况。

结论

胸外科手术（和麻醉）的未来在于 VATS 及其相关技术［如机器人和（或）剑突下 VATS］。几种设备可以有效帮助麻醉医师支持患者渡过围术期：FOB、不同气道管理设备、超声、近红外光谱、血流动力学监测等。这些设备中有一些是必须使用，有些目前还不是，但它们显然都对围术期管理提供了很大帮助。为了从使用这些设备中获得最佳的效果，我们必须以更具体方式论证它们的应用价值。

第 32 章 慢性阻塞性肺疾病的内镜治疗

Endoscopic Treatment of Chronic Obstructive Pulmonary Disease

Timothy J. Harkin John Pawlowski 著
郭明炎 曹铭辉 译

一、单向活瓣在肺气肿和持续性肺漏气治疗中的使用

（一）肺气肿

肺气肿是慢性阻塞性肺疾病（COPD，简称慢阻肺）的一个组成部分，在美国是第三大死因 [1-3]。肺气肿被定义为“一种肺部疾病，其特点是终末细支气管远端的气腔异常永久性扩张，并伴有细支气管壁的破坏，且没有明显纤维化” [4]。肺气肿通常表现为肺部出现大量充满气体，但不参与气体交换过程的大疱。吸烟相关性肺气肿通常不均匀分布在整个肺部，但以上叶为主（图 32–1）。肺组织的破坏可能导致残余肺部的顺应性增加，这种顺应性的变化与肺气肿的范围和严重程度直接相关。COPD 中的其他病理改变，如慢性支气管炎和支气管痉挛，通常在不同程度上与肺气肿共存并导致阻塞性通气功能障碍，但仅严重肺气肿一项就足以引起呼气气流受阻。在呼气过程中，正常肺部的气道直径随着肺容量的减少而逐渐减小，这导致呼气流速在整个呼气过程中逐渐下降，这一特点体现在通过肺活量测定法测得的呼气流量 – 容积环中呼气相上，呈特征性下降（图 32–2）。在呼气期，肺实质的完整性使气道保持打开状态。呼气期气道直径减小的程度与这种牵拉效应直接相关，这种牵拉效应可以通过肺的弹性回缩力来测量。

肺气肿导致肺实质破坏，降低肺弹性回缩力（反之使肺的顺应性增加），从而减弱肺对气道的牵拉作用，最终导致呼气期的气道梗阻加重。这种效应在用力呼气时被放大（图 32–3），导致第 1 秒用力呼气容积（FEV_1）等指标测量值下降。呼气气流受阻可严重到无法完全呼出吸入的气体。渐进的“气体堵塞”最终可导致肺部慢性过度充气和肺总量（TLC）增加。肺过度充气又会反过来破坏胸廓的通气机械优势，使膈肌下移至腹腔，肋骨外突。肺部过度充气的程度可以在肺功能实验室中测量，用残气量（RV）表示。RV 是指用力呼气结束后仍残留在肺内无法呼出的气体量。肺功能检查（PFT）的测量值通常以绝对值表示，并与根据个体的人口学特征（包括年龄、性别、种族和身高）预测的正常值进行比较（以百分比或 % 预测值表示）。COPD 患者 TLC 增加主要是由 RV 升高导致，对于严重肺气肿及肺过度充气患者，RV 可上升至预测值的 150%～200%，甚至更高（图 32–4）。对于这些患者，肺过度充气是导致呼吸困难和运动耐量下降的重要因素，这对患者生活质量（QoL）产生了负面影响。许多肺气肿治疗研究使用圣乔治呼吸问卷［St. George’s Respiratory Questionnaire（SGRQ）］来测量 QOL。SGRQ 是一种经过验证的针对 COPD 和哮喘特异性生活质量评估工具。该问卷包含 76 个项目，分为症状评估、活动限制和社会影响 3 个部分。得分越高，QOL 越差。

减少 4 分可被认为是生活质量有显著改善。COPD 患者的肺功能障碍也常用 6min 步行试验（6MWT）来测量，这项试验测量患者在标准化过程中 6min 内的步行距离[6min 步行距离(6MWD)]。目前的药物治疗主要侧重于改善支气管扩张和减轻

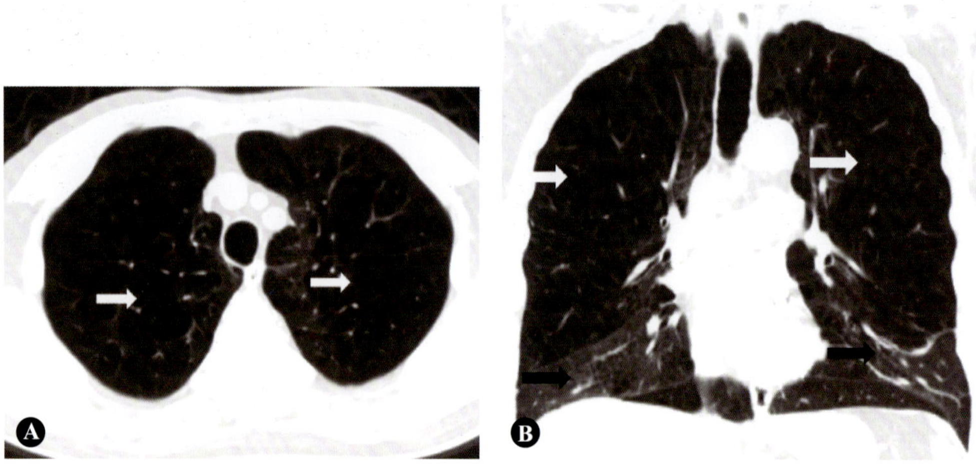

▲ 图 32-1 胸部计算机体层成像图像显示肺实质广泛破坏，以上叶为主的气腔增大，表现为肺气肿（白箭）
A. 经上叶的轴向切面；B. 冠状切面表现为上叶为主的异质性肺气肿（白箭）和上叶过度充气导致的剩余肺叶受压（黑箭）

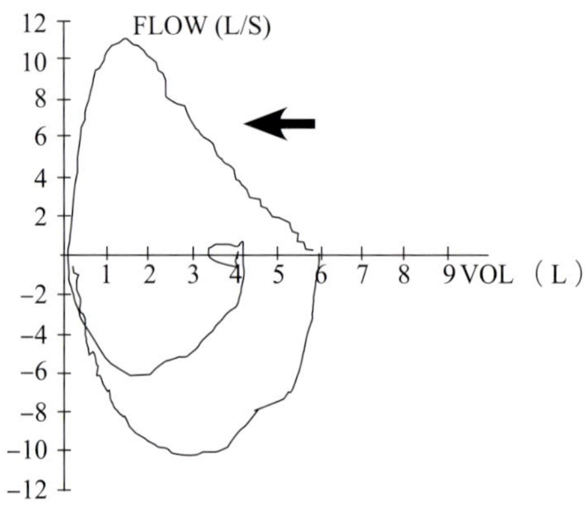

▲ 图 32-2 通过肺活量测定法测量的正常流量—容积环；注意呼气相的下斜，表明呼气期间气流正常减少（箭）

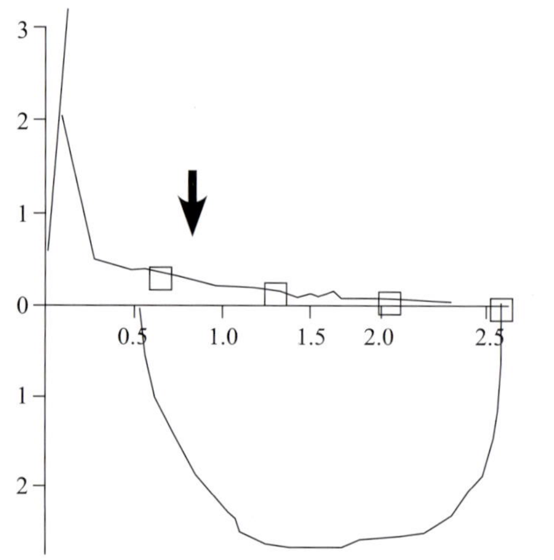

▲ 图 32-3 通过肺活量测定法测量的严重肺气肿患者的流量—容积环；严重的气流阻塞表现为呼气支在几乎整个呼气过程中变平（箭）

气道炎症，包括 β 受体激动药、抗胆碱药和吸入性皮质类固醇，但这些药并不能解决肺气肿导致的肺弹性丧失问题。根据最近估计，美国每年用于 COPD 的直接治疗费用约为 300 亿美元[3]。鉴于美国有超过 300 万人患有肺气肿，研发更理想的治疗方案迫在眉睫。

（二）肺气肿的外科手术治疗及衍生技术（见第 29 章）

降低肺气肿患者的肺过度充气一直被认为是改善症状和生活质量的潜在手段，前提是能够充分恢复胸廓在呼吸过程中的自然机械优势。这引发了对以切除肺部损害最严重部分为目标的外科方法的探索，因为缺失大部分过度充气的肺组织，可以合理推测膈肌和肋骨将能恢复到更正常的位置。在 20 世纪 90 年代，Cooper 基于 Brantigan 1959 年的早期工作[7]，开创了现代外科技术肺减容术（LVRS）[5, 6]。这项工作促成了具有里程碑意义的国家肺气肿治疗试验（national emphysema treatment trial，NETT），该试验将严重肺气肿合并呼吸困难的患者随机分配到标准药物治疗组或切除肺气肿最严重区域的手术组。尽管大多数患者要么没有从手术中获益，要么死亡率有所上升，但是却有一个亚组，其患者在基线时以上叶型肺气肿为主且运动能力低下，从手术中获得了显著的降低死亡率的益处，这一益处在 5 年随访中持续存在（手术组 30% vs. 药物治疗组

肺量计法

	Re f	Pre	Pr e%r ef	LLN	ULN
FVC	2.66	2.61	98	1.95	
FEV_1	2.11	0.60	29	1.53	
FEV_1/FVC	80	23		68	91
FEF 25～75%	1.95	0.12	6	0.83	
PIF		2.65			
FET1 00%		25.62»			
PEF	5.97	2.36	40	4.49	
FIVC	2.66	2.10	79	1.95	
FIF50%		2.61			
PEF50%	1.95	0.13	7	0.83	
PEF/FIF50		0.05			
SPIR_ECODE		000000			

肺容量

		Re f	Pre	Pr e%R ef	LLN	ULN
TLC	L	4.90	6.44	13 1	3.92	5.89
VC	L	2.66	2.61	98	1.95	3.36
FRCpleth	L	2.69	5.27	19 6	1.87	3.51
RV	L	1.91	3.84	201	1.33	2.48
RV%TLC	%	40	60	150	30	49
ERV	L	1.01	0.82	81	0.78	1.23
VTG	L		5.36			
IC	L	2.02	1.17	58	2.02	2.02

▲ 图 32-4 从严重肺气肿患者的肺量计法和肺容积测量结果中取得的数据（讨论值以红色突出）

请注意严重降低的 FEV_1（预测值的 29%）和 FEV_1/FVC 为 23%（预测值为 80%），说明气流阻塞非常严重；TLC 为预测值的 131%，RV 为预测值的 201%，显示出非常严重的过度充气和气体滞留；FEV_1. 第 1 秒用力呼气容积；FVC. 用力肺活量；TLC. 肺总量；RV. 残气量

50%，P=0.005）。值得注意的是，该亚组的患者还在运动能力和健康相关的生活质量方面得到了显著的改善，这与肺部过度充气的减少有关。但不幸的是，LVRS 技术本身也与显著的并发症发生率（例如，长期漏气、长期住院）和死亡率（90 天时 5.2% vs. 1.5%）相关[8]。

尽管 NETT 是有价值的，它证明了某些患有严重肺气肿合并呼吸困难的患者可以通过切除一部分受损肺来减少肺部过度充气而获益，但 LVRS 仍然是一种不常用的技术[9]。其术后并发症的发生率大于潜在获益。对于患有严重肺气肿合并严重呼吸困难的患者及其临床医师来说，LVRS 都不是一个很有吸引力的选择。从本质上讲，LVRS 在定义上就是为肺功能极差的患者进行的胸外科大手术，这本身会给患者个人带来极大风险，并给医疗系统带来巨大的费用和住院天数负担，而且充其量只能为肺气肿患者的一个亚组带来益处。这些担忧自然而然地引出了一个新问题：能否设计出一种微创方法，专门治疗肺功能极差且常合并其他疾病的慢性患者的肺过度充气，使其疗效至少与 LVRS 相当，但并发症更少，并适用于更多的患者。为回答这个问题，所做的尝试均围绕着支气管镜技术来进行展开，统称为经支气管镜肺减容术（BLVR）。近年来，人们探索了多种 BLVR 方法，包括使局部肺组织放气（单向活瓣或气道旁路术）、减少气体陷闭区域的通气（线圈），以及通过局部纤维化在功能上“切除”肺气肿叶（使用肺封堵胶或蒸汽的组织工程）的方法。2018 年，美国食品和药物管理局（FDA）批准了两种不同设计的单向活瓣用于治疗肺气肿。

（三）活瓣治疗肺气肿的简史

肺气肿区域支气管中置入单向活瓣（one-way valve 或 unidirectional valve）的原理基于一个简单的概念：活瓣允许空气在呼气期间从肺通过气道，从而进入大气，但不允许空气从大气通过支气管

进入肺。这可以通过对肺气肿最严重的区域进行放气来减少整体的肺过度充气。目前，有两种主体结构均为镍钛合金的不同设计的活瓣可供选择。Pulmonx 公司（Redwood City，CA）生产的 Zephyr 单向活瓣为硅胶“鸭嘴”设计（图 32-5）。Spiration 公司（Redmond，WA）生产的 Spiration 活瓣系统（Spiration Valve System，SVS）为塑料聚合物覆盖的伞形结构（图 32-6）。这两种活瓣都在 NETT 结果公布后不久，几乎同时进行了研究［笔者注：有时被称为“intrabronchial”或“IBV”的活瓣通常是指 Spiration 活瓣；被称为“endobronchial”或“EBV”的活瓣通常指的是 Pulmonx 活瓣。虽然这些术语可能被认为是同义词，但在讨论这些活瓣时，“支气管内（endobronchial）活瓣”或“EBV”似乎是更常用的术语，通常用于当前可用的两种活瓣］。这些活瓣的单向性也允许肺分泌物由肺向气道移动，最大限度地减少了活瓣远端气道中的分泌物积聚，从理论上减少了阻塞性肺炎的风险。这两种活瓣都有类似的使用策略：利用经纤维支气管镜插入的导管，将活瓣输送到肺段或亚段气道，为目标肺气肿区域通气。这两种活瓣目前都有 4 种尺寸可供选择，以增强对目标区域的完全闭塞效果，并可以在手术过程中采用不同的简易尺寸调整技术。不同于 LVRS，如果临床情况或患者偏好要求，这两种活瓣都可以通过支气管镜轻易取出。在过去 10 年里，关于选择哪些患者适合 BLVR 治疗，以及具体治疗

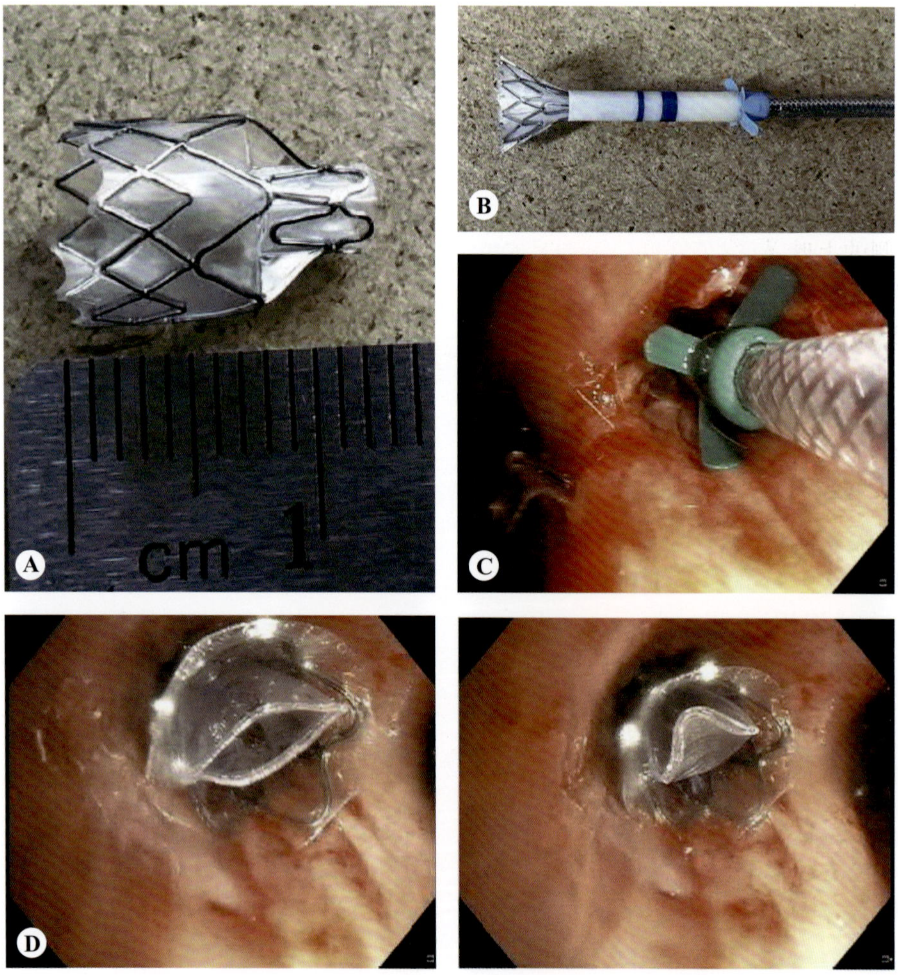

▲ 图 32-5 **A. Pulmonx Zephyr 活瓣；B. Zephyr 活瓣部分从导管内展开；C. 使用 Pulmonx 部署导管确定气道尺寸，左侧可以看到先前放置的活瓣；D. Pulmonx 活瓣被恰当地安装在肺段气道中；左侧，活瓣的鸭嘴组件在呼气期间打开；右侧，鸭嘴组件在吸气期间关闭**

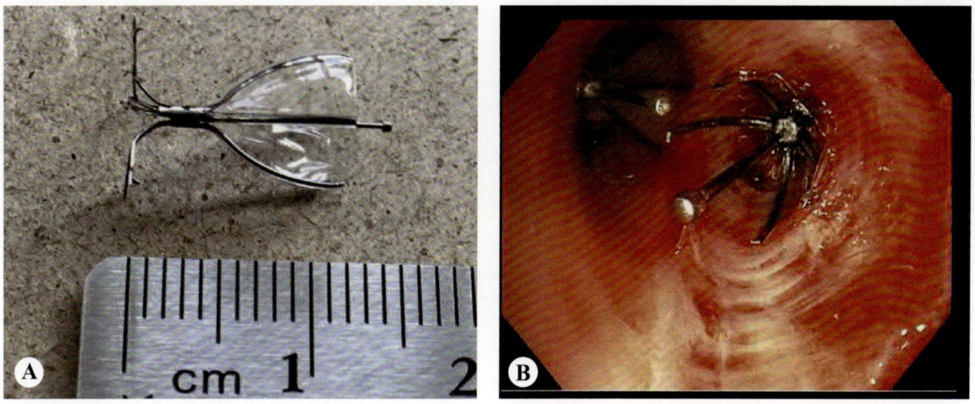

▲ 图 32-6 A. Spiration 支气管内活瓣（IBV）、Spiration 活瓣系统（SVS）；B. 两个 Spiration 活瓣恰当地安装在肺段气道中

哪些气道和肺部区域，都是根据后文描述的关键研究而逐步优化的。

早期的非随机研究表明，在接受了最佳药物治疗的基础上仍有劳力性呼吸困难和肺过度充气的部分严重肺气肿患者，可能会从植入 EBV 中受益。这些研究主要是通过对高分辨率胸部计算机体层成像（CT）进行某种定量分析，以确认肺气肿的严重程度和区域分布，并定位到特定区域以植入 EBV（主要是单侧或双侧的上叶）。在一项使用早期版本的 Zephyr 活瓣治疗的前 98 例患者的研究中，FEV_1 增加了 11%，6MWD 增加了 23%[10]。类似地，在 Spiration 的先导性研究中，在双侧上叶接受治疗的严重上叶型肺气肿和肺过度充气的患者，生活质量有了显著改善，SGRQ 下降了 8.2 分。虽然 FEV_1 和 6MWD 的数值并未发生变化，但这与气流被重新导向到病变较轻的未治疗肺叶相关[11]。然而，早期随机研究的结果并不是那么鼓舞人心，甚至有些令人失望。

在支气管内活瓣用于肺气肿姑息治疗试验（VENT）中，321 例患有严重的异质型肺气肿和肺过度充气（FEV_1 15%～45% 预测值，TLC>100% 预测值，RV>150% 预测值）的患者被随机分组到两组，一组接受 Zephyr 活瓣治疗，活瓣定位于通过定量 CT（QCT）确定的最严重气肿的肺叶；另一组接受药物治疗。VENT 发现，治疗组在 6 个月时，主要终点指标较基线有轻微但显著的改善，FEV_1 增加了 4.3%，6MWD 增加了 2.5%。而在对照组，FEV_1 和 6MWD 的值则分别下降了 2.5% 和 3.2%[12]。然而，VENT 中发现的改善程度并不明显，因此美国食品药物管理局（FDA）并未根据这些结果批准使用 Zephyr 活瓣。

IBV 活瓣试验（IBV valve trial）是一项双盲、安慰剂对照试验，旨在评估 Spiration 活瓣在以上叶为主的严重肺气肿合并肺过度充气患者中的疗效。所有患者均接受了适当的麻醉下支气管镜检查，通过球囊导管测量上叶气道，以确定是否适合置入活瓣。随后患者立即按 1∶1 随机分组到治疗组和对照组。治疗组患者双侧上叶均植入活瓣，但每侧上叶内至少有一个肺段或亚段故意不植入活瓣（双侧部分肺叶闭塞）。对照组患者则继续接受支气管镜检查，并模拟植入活瓣的过程以提供假手术体验。与 VENT 类似，这项研究未显示出治疗组具有临床意义上的益处。根据 SGRQ 评估的与疾病相关的 QoL，治疗组仅有 5% 的患者被认为对治疗有反应。与对照组相比，治疗组的治疗肺叶容量变化（-224ml）显著大于对照组（-17ml），但未达到非上叶容量增加 10% 或更多的主要研究终点（表示通气被重新导向到病变较轻的肺部）[13]。

因此，在早期随机试验中发现的改善效果非常轻微，以至于不太可能在整个治疗组中产生临床意义显著的益处。总而言之，这些研究的结果似乎令人困惑。为什么一些患有严重肺气肿的患者明显从 EBV 治疗中受益，而其他肺过度充气程度相似、肺气肿分布也类似的患者却没有受益？VENT 研究中的亚组分析给出了答案的提示。QCT 显示肺气肿异质性较大的个体在 FEV_1 和 6MWT 方面有较大改善（图 32-7），而那些 QCT 显示叶间裂将靶肺叶和非靶肺叶完全分离的患者的 FEV_1 改善更为显著。具体而言，在术后 6 个月时，治疗组中肺叶间裂完整

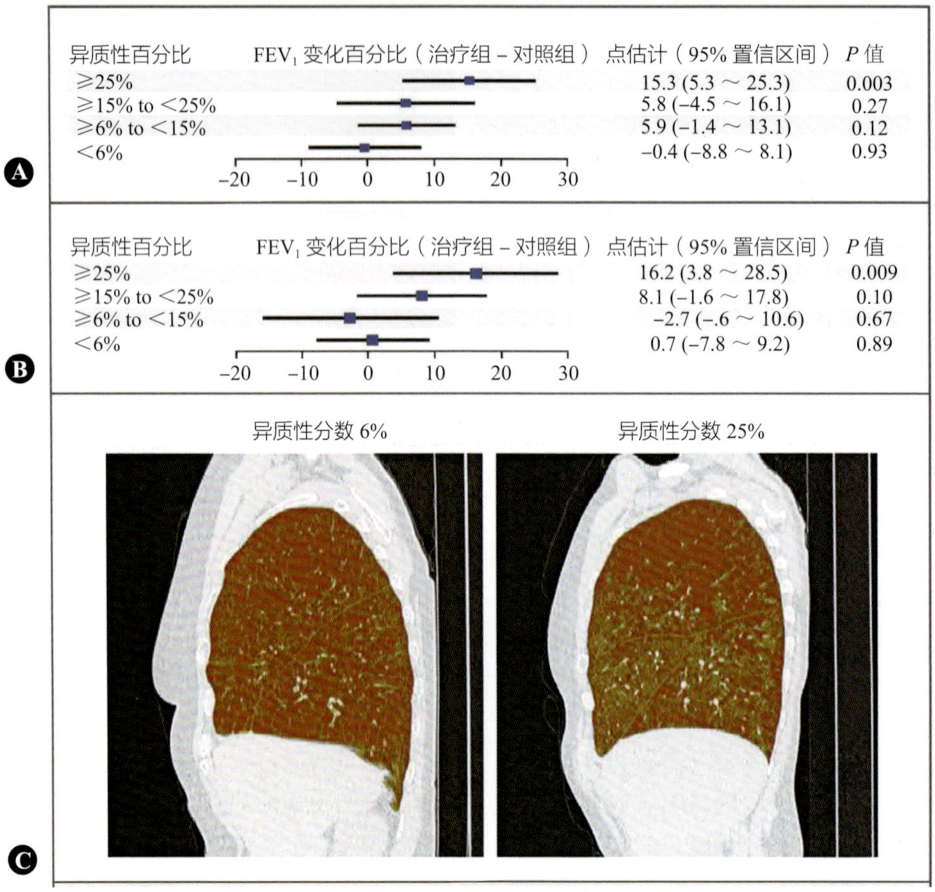

▲ 图 32–7　VENT 中，异质性百分比对 6 个月支气管活瓣治疗反应的影响

定量肺气肿得分（quantitative emphysema score）被定义为像素值低于 –910HU（Hounsfield 单位）的比例，这是肺气肿常用的截断值；异质性百分比被定义为靶叶与同侧非靶叶之间的气肿定量得分差异；A. 异质性对第 1 秒用力呼气容积（FEV_1）的影响；B. 异质性对 6min 步行测试（6MWT）的影响；C. 使用密度掩模图像的矢状面计算机体层成像视图，颜色叠加后，小于 –910HU 的红色像素显示低异质性（左侧为 6%）和高异质性（右侧为 25%）[经许可引自 Sciurba FC，Ernst A，Herth FJ，et al. A randomized study of endobronchial valves for advanced emphysema. *N Engl J Med*. 2010, 363(13):1233-1244.]

的患者的 FEV_1 改善了 16.2%，而叶间裂不完整的患者仅改善 2.0%（$P<0.001$）。这一发现提示上述结果与完整肺叶间裂防止气流在肺叶间直接传播有关。作者指出："肺实质内各叶间气肿分布的异质性高于叶间的异质性，通气主要通过气道而非支气管完成。完整的叶间裂可识别出接受支气管内活瓣治疗后肺功能和生理反应更显著的患者。"[12]

这一发现的意义在于，完整的叶间裂面可阻止气体直接从一个肺叶向相邻叶内传播，保证通气只通过支气管进行。肺相邻叶间存在侧支通气（collateral ventilation，CV）不是新发现，但在假定的叶间裂边界上的 CV 的通气量、频率和临床意义先前尚未被完全认识[14]。基于这一发现，Pulmonx Chartis 系统被设计出来，旨在确认肺叶通气与相邻肺叶隔离且不存在 CV[15]。该系统使用一个带球囊导管，通过纤维支气管镜置入肺叶支气管后充气堵塞，测量从肺叶进入导管的气流和气道压力。如果相邻肺叶没有 CV 存在，堵塞时气流将逐渐减少（图 32–8）。Herth 等在 80 例患者植入 Pulmonx EBV 之前使用 Chartis 系统来检测是否存在 CV，发现 29 例患者存在 CV。与有 CV 的患者相比，51 例无 CV 患者的 FEV_1 改善更显著，经 QCT 测量，治疗肺叶容量减少幅度更大[16]。后续研究表明，根据 QCT 分析和（或）Chartis 检测，选择无或少量 CV，且肺裂完整的患者接受 BLVR 治疗，对保证治疗效果至关重要。

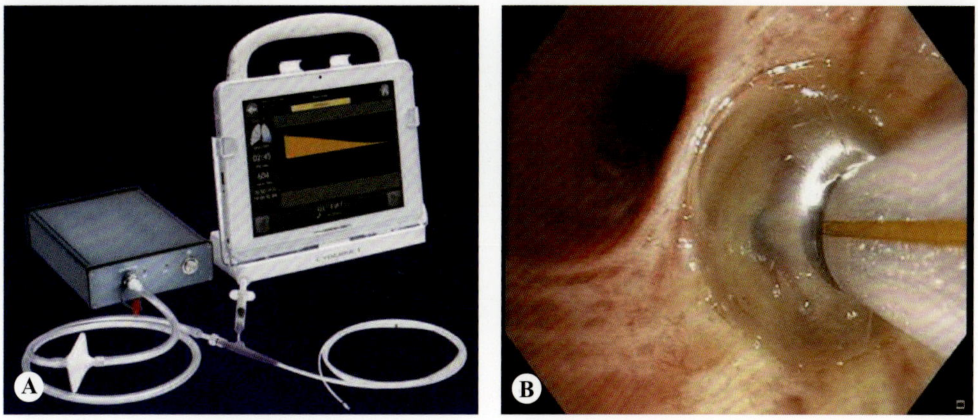

▲ 图 32-8　**A. Chartis 系统屏幕显示，通过球囊导管的气流（以橙色表示）逐渐减少，符合无侧支通气的情况；B. Chartis 球囊导管阻塞右肺下叶支气管以评估侧支通气情况**

例如，异质性肺气肿和叶间裂完整患者的经支气管镜肺减容术研究［Bronchoscopic Lung Volume Reduction for patients with Heterogeneous emphysema and Intact Fissures（BeLieVeR HIFi）study，BLVR］支持了评估目标肺叶是否存在 CV 的重要性。该研究的入选标准包括 FEV_1<50%，TLC>100%，RV>150%，以及胸部 CT 显示异质性肺气肿及超过 90% 完整叶间裂。Davey 等[16b] 报道了这项单中心双盲安慰剂对照研究，50 例患者通过 CT 破坏评分（CT destruction score）确定了目标肺叶，随机 1∶1 分组进行支气管镜检查。在行支气管镜检查时，利用 Chartis 系统评估了目标肺叶的 CV 情况，然后，在治疗组中，无论 Chartis 的结果如何，都在目标肺叶植入活瓣，而对照组则进行假活瓣植入。在治疗组中，Chartis 系统确认无 CV 的患者中，47% 的患者 FEV_1 改善超过 15%，58% 的 RV 改善超过 0.35L，58% 的生活质量 SGRQ 评分有显著提高。

与大多数仅纳入异质性肺气肿患者的其他活瓣试验不同，COPD 治疗路径指导试验［Informing the Pathway of COPD Treatment（IMPACT）trial］研究了患有均质性肺气肿和严重肺过度充气（FEV_1<45%，TLC>100%，RV≥200%）的患者。均质性肺气肿的定义是目标肺叶与同侧肺叶之间的肺气肿破坏评分差<15%。再通过 Chartis 确认主要或次要目标肺叶叶之间不存在 CV 后，93 例受试者随机 1∶1 分组接受 Zephyr 活瓣治疗（n=43）或标准治疗（n=50）。治疗组 35% 患者 FEV_1 改善≥15%，57% 患者 SGRQ 生活质量评分显著提高。治疗组气胸发生率 25.6%，对照组无；两组因 COPD 急性加重需住院率分别为 16% 和 12%（无统计学差异）[17]。

（四）确定性活瓣试验：LIBERATE 和 EMPROVE

Zephyr 支气管内活瓣治疗异质性肺气肿研究［Zephyr Endobronchial Valve Treatment in Heterogeneous Emphysema（LIBERATE）study］评估了 Zephyr EBV 在严重肺气肿和肺过度充气患者（FEV_1 15%～45%，TLC>100%，RV≥175% 预测值）中的使用情况。排除标准包括严重的二氧化碳潴留［吸气时二氧化碳分压（PCO_2）>50mmHg］和肺动脉高压［肺动脉收缩压（SPAP）>45mmHg］。在 Chartis 确认无 CV 后，受试者即被随机分到 EBV 组或标准治疗组（SoC），而通过 Chartis 检测到 CV 的受试者退出了研究。根据 QCT 测量目标肺叶破坏评分>50% 和异质性程度，选择单个目标肺叶进行 EBV 治疗（图 32-9）。每例患者平均植入 4 个活瓣。12 个月时，EBV 组 48% 达到 FEV_1 改善≥15% 的主要终点，标准治疗组为 17%。所有次要终点 EBV 组也较标准治疗组明显改善，统计学差异显著。EBV 组 FEV_1 较基线在 12 个月时增加 0.106L，标准治疗组无明显改变。6min 步行距离增加 39m，生活质量评分 SGRQ 也显著提高 7 分。最重要和最常见的不良事件是气胸，EBV 组气胸发生率 27%，标准治疗组无气胸发生。重要的是，76% 的气胸发生在术后 3 天内[18]。

Spiration 活瓣系统治疗肺气肿对肺功能改善的评估研究[Evaluation of the Spiration Valve System for

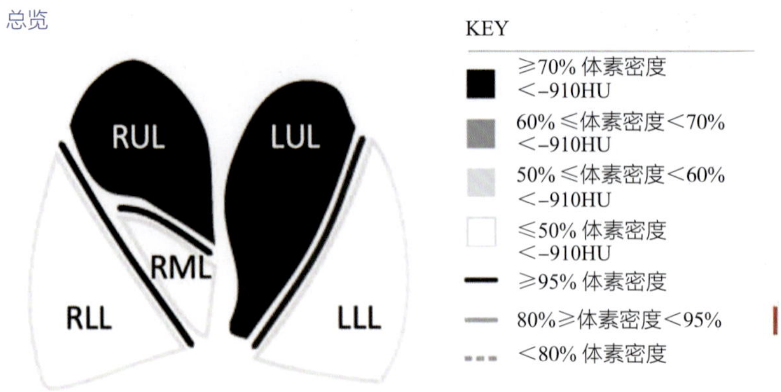

结果

	右肺				左肺	
	RUL	RUL+RML	RML	RLL	LUL	LLL
叶间裂完整度	100	100	100	100	100	100
体素密度（%）<−910HU	73	65	2	12	70	15
体素密度（%）<−950HU	54	48	0	3	49	3
吸气容积 (ml)	2919	3275	356	949	2882	852

▲ **图 32-9　定量计算机体层成像（CT）分析报告展示了代表性的严重肺气肿患者的情况，其上叶［图中标注为右肺上叶（RUL）和左肺上叶（LUL）的黑色区域］均有严重气肿表现；每个叶之间的叶间裂完整度都大于 95%（以粗黑线表示）；这是对图 32-1 所示 CT 图片的分析；体积测量显示，每个上叶都严重过度充气，每个叶内几乎含有近 3L 的空气（红框）；此分析提示任一上叶都将是活瓣植入的理想目标**

Emphysema to Improve Lung Function（EMPROVE）study］探讨了在重度肺气肿和肺过度充气（FEV_1 <45%，TLC≥100%，RV≥150% 预测值）的受试者中 SVS 的应用。排除标准包括严重的二氧化碳潴留（吸空气时 PCO_2>50mmHg）和严重的肺动脉高压。在术前访视中，174 例受试者按 2∶1 随机分组到 SVS 治疗组或对照组。根据 QCT 评估，选择目标肺叶破坏程度≥40% 且较同侧肺叶严重程度差异≥10% 的单个肺叶进行 Spiration 系统治疗。主要研究终点是 FEV_1 在 6 个月的平均变化量，研究发现治疗组与基线相比平均改善 0.1L，与对照组相比平均改善 0.1L。每例受试者平均植入约 4 个活瓣。在 6 个月时，组有 37% 达到 FEV_1 改善≥15% 的次要终点，对照组为 10%。所有次要终点 SYS 组也较对照组改善显著，包括生活质量评分，SGRQ 改善了 9.5 分。目标肺叶容量（TLV）的平均减少接近 1L；治疗组 75% 患者的 TLV 减少≥350ml，这在临床上具有显著意义；40% 患者出现目标肺叶完全闭塞。治疗组的 6MWD 仅改善了 6.9m。治疗组患者中有 31% 发生严重不良事件，而对照组为 11.9%。有 30 例治疗组患者（27%）共发生了 32 次气胸，其中 66% 发生在术后 3 天内[19]。

在对 BLVR 近 20 年的研究基础上，LIBERATE 和 EMPROVE 研究实现了用微创方式安全有效治疗大多数肺气肿相关肺过充气的目标。认识到完整肺裂在筛选最可能从活瓣治疗获益的患者中的关键作用，是这两款活瓣试验获得成功的关键因素。根据 LIBERATE 和 EMPROVE 的结果，2018 年 FDA 批准了 Pulmonx-Zephyr 活瓣和 Spiration SVS 用于治疗严重肺气肿。

（五）活瓣植入后气胸

如前所述，气胸是 EBV 治疗后最常见的严重并发症，可以早期（<3 天，高达 76%）或晚期发生（植入后 12 个月内）（EMPROVE 随访 6～12 个

月期间有 3 次气胸）。严重的气胸可能需要移除一个或多个活瓣才能解决，LIBERATE 和 EMPROVE 均遵循各自研究设计中定义的气胸管理方案。最近一项纳入 5 项随机对照试验（不包括 LIBERATE 和 EMPROVE）703 例患者的 Meta 分析发现，EBV 治疗后发生气胸的相对危险度为 8.16[20]。

一般来说，应选择破坏最严重的肺叶作为目标肺叶。如果该肺叶存在 CV，则可能无法治疗。而如果对侧肺存在更好的治疗候选肺叶，那么可以考虑治疗。然而，如果目标肺叶不是病变最严重的肺叶，且对侧肺的破坏超过 60%，那么 LIBERATE 试验表明，活瓣治疗会增加发生气胸的风险，而这可能是致命的[18]。LIBERATE 中有 3 例患者（第 3 天 2 例，第 13 天 1 例）、EMPROVE 中有 1 例患者（在第 95 天）因气胸死亡。鉴于在活瓣植入后 3 天内发生气胸的风险很大，患者必须在手术后至少住院观察 3 天。所有参与患者护理的工作人员都必须警惕气胸的症状，所有紧急治疗气胸的相关设备都应放在床边；还必须对患者进行有关气胸症状的教育，并指导他们在出现这些症状时立即就医。

（六）活瓣治疗的实践细节：操作流程、患者选择和其他并发症

由于大多数研究排除了患有不同程度肺动脉高压或高碳酸血症的患者，因此几乎没有关于此类患者安全性的数据。最近，一个专家小组发布了最佳实践推荐意见，承认肺动脉高压不是 BLVR 的绝对禁忌证，但建议右心室收缩压（RVSP）＞45mmHg 的患者应谨慎治疗。他们还建议排除患有严重呼吸衰竭（吸入空气时 PCO_2＞60mmHg 或 PO_2＜45mmHg）和严重心力衰竭（左心室射血分数＜35%）的患者[21]。最近一篇报道显示，在 BLVR 术前和术后 90 天分别进行右心导管检查的 6 例肺动脉高压患者中，5 例平均肺动脉压降低 2.5mmHg，1 例增加 3mmHg[22]。

两种活瓣都需要配套相应的推送系统部署导管，其需要穿过最小内径为 2.8mm 的纤维支气管镜。目前市面上符合这一要求的支气管镜外径高达 6.2mm；在规划手术过程中的气道管理时，需要考虑大型支气管镜的适应情况。EMPROVE 的平均手术时间比 LIBERATE 短 10min（24min vs. 34min），这在一定程度上与 LIBERATE 研究需要进行 Chartis 评估（平均 19min）有关[18, 19]。LIBERATE 中 65% 的患者使用全身麻醉，而在 EMPROVE 中未报道使用情况。

患者可能需要重复手术来调整或移除活瓣，例如，因为肺不张的消失需要调整活瓣。在 LIBERATE 中，11 例患者（8.6%）需要进行第二次活瓣调整以提高治疗效果，28 例患者（21.9%）需要移除活瓣，原因包括治疗气胸（12 例，9.4%）或其他并发症，或因为症状未改善而患者要求移除（3 例）。

这两种活瓣在标准胸部 X 线片上均可明确识别，每个活瓣都有独特的外观（图 32-10）；放射科医师在判读此类患者的胸部 X 线片时需要了解每个活瓣的特征性表现。在治疗成功的患者中，治疗后的肺叶可能存在肺不张，且同侧半膈恢复到正常弓形（图 32-11）。

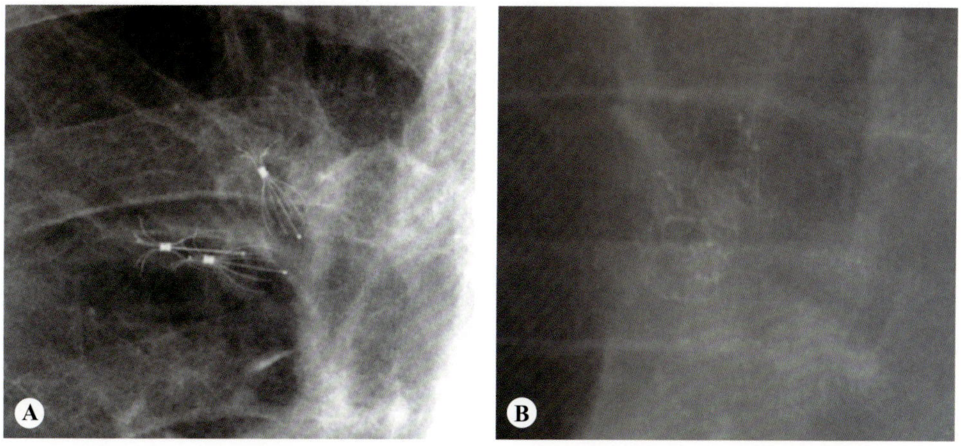

▲ **图 32-10　在标准胸部 X 线片（CXR）上两个活瓣均可见，并且可轻易区分**

A. CXR 中三个 Spiration 活瓣的特写视图；B. CXR 中两个 Pulmonx 活瓣的特写视图

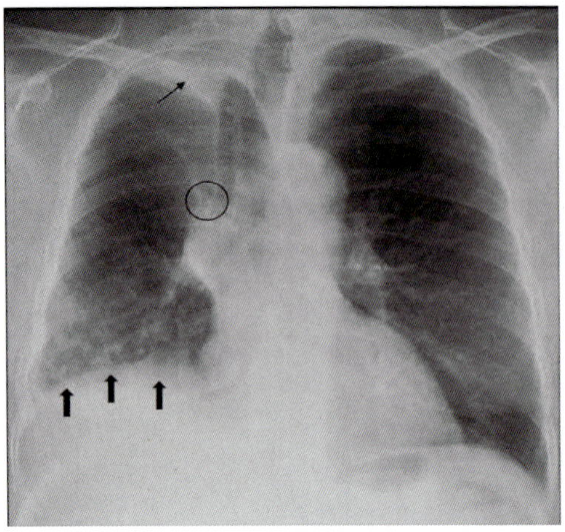

▲ 图 32-11 治疗后 14 天的胸部 X 线片，右上叶可见两个 Pulmonx 活瓣（黑圆圈）；注意右上叶完全肺不张（细箭）和右半膈隆起的圆顶轮廓（粗箭）

在 LIBERATE 和 EMPROVE 两项研究中，分别有 8% 和 17% 接受治疗的患者出现 COPD 急性加重（AECOPD）。这些可以用与无活瓣患者的 AECOPD 相似的标准疗法治疗[2]。肺炎发生率在 EMPROVE 研究为 9%，LIBERATE 研究为 5%。活瓣移位非常罕见，发生率低于 1%。在任一研究中，治疗组和对照组的非呼吸系统不良事件没有差异。

（七）持续性肺漏气的活瓣治疗

EBV 的设计目的是实现中等大小的气道闭塞，它在治疗支气管胸膜瘘或肺泡胸膜瘘引起的持续性肺漏气（PAL）方面的潜力已得到认可。承认这一可能性，FDA 在 2008 年授予 Spiration 活瓣医疗器械人道主义使用（HUD）的资格。在人道主义器械豁免（HDE）中，FDA 认为该活瓣是实验性的，但同时批准在经选择的术后环境中用于 PAL 的治疗。根据 FDA 的规定，如果临床证据表明，在适当的临床环境中，有证据提示每年预计影响的患者不超过 4000 人，则可以考虑将实验性设备列为 HUD。因此，FDA 批准在肺叶切除术、肺段切除术或 LVRS 之后的三种术后情况下使用 Spiration 活瓣治疗 PAL。本批准中的 PAL 定义为术后持续 5～7 天的漏气，具体取决于严重程度。自 2008 年获授 HDE 以来，Spiration 活瓣已被用于数百例患者的 PAL 治疗，最常见的是超说明书使用，即因 HDE 未列明的原因引起的 PAL，例如慢性肺病患者的继发自发性气胸。迄今为止，报道的大多数患者都从 SVS 的使用中获益。一项多中心注册登记研究报道在行肺叶切除术、肺段切除术或 LVRS 后因持续漏气而植入活瓣的 32 例患者中，有 28 例（87.5%）的漏气完全愈合。据一位作者的经验，27 例患者中 74% 的患者因活瓣植入使漏气完全闭合，使胸腔引流管得以拔除。2/3 的患者因基础肺病而继发自发性气胸，其中一半由肺气肿引起，其余则是由于术后 PAL[24]。尽管 FDA 批准了活瓣治疗肺气肿，但 PAL 的活瓣治疗目前仍属于 HDE 下的一项研究技术。

二、替代性支气管镜肺减容术：线圈、肺封闭剂、热消融和气道旁路通气

近年来，除了单向活瓣之外，人们还探索了多种用于治疗严重肺气肿导致肺过度充气的支气管镜治疗技术。这些技术在多项研究中显示出不同程度的疗效，其中大多数疗效较小或无临床改善，而有些技术的严重并发症发生率相对较高。目前，这些技术均未获得 FDA 批准。

支气管内线圈（endobronchial coil）（PneumRx，Mountain View，CA）由镍钛合金线制成，经支气管镜植入，释放后恢复其螺旋形状，可压缩肺气肿组织并对治疗区域进行减容（图 32-12）。最大规模的线圈研究是肺减容线圈治疗肺气肿患者［Lung Volume Reduction Coil Treatment in Patients With Emphysema（RENEW）］研究，这是一项在 315 例严重异质或均质性肺气肿患者中进行的随机、对照、评估者盲法试验。线圈植入对侧两个肺叶，分两次手术单侧植入，两次手术间隔为 4 个月。治疗组的 6MWD 中位数改善了 10.2m，而对照组的 6MWD 则下降了 7.6m；FEV_1 组间差异为 7.0%；SGRQ 改善了 8.9 分。治疗组近 35% 的患者出现了严重并发症[25]。

在随机对照试验 ASPIRE 试验中，研究了一种使用合成聚合物（Aeris Therapeutics，Woburn，MA）引起不可逆肺不张和瘢痕的肺封堵胶系统（lung sealant system），该试验在计划的 300 例患者中完成 95 例随机分配后，由于财务问题而提前终止。57 例患者在治疗后 3 个月得到的结果已经公布。经治疗的患者在 FEV_1、SGRQ 和 6MWD 上有显著改善。然而，治疗组 37 例患者中有 44% 的患者出现了需要住院治疗的不良事件，其中有 2 例死亡和 4 次需要机械通气的呼吸衰竭[26]。

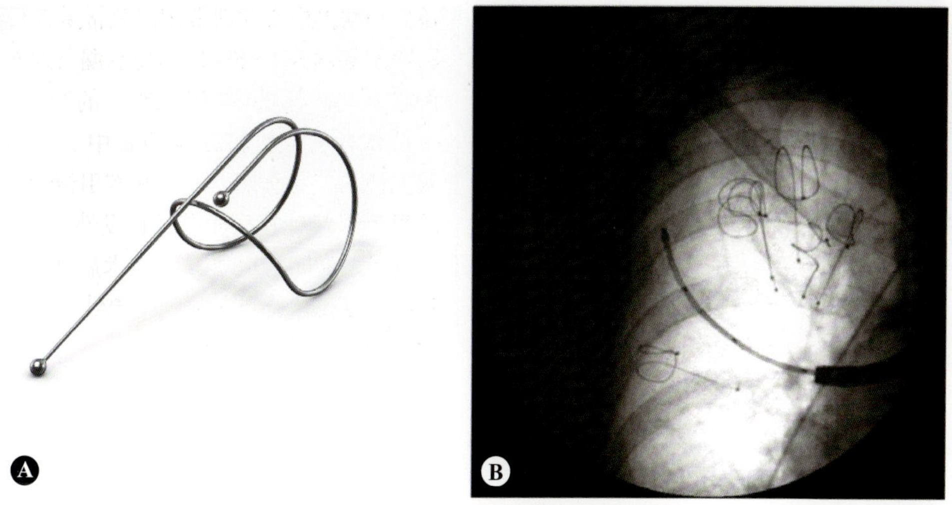

▲ 图 32–12 **A. PneumRx 支气管内线圈；B. 在患者右肺上叶中部署线圈的透视图像；可以很容易地看到部署导管和 6 个先前部署的线圈**

经许可引自 Herth FJ，Eberhard R，Gompelmann D，Slebos D-J，Ernst A. Bronchoscopic lung volume reduction with a dedicated coil: a clinical pilot study. *Ther Adv Respir Dis*. 2010, 4:225-231

经支气管镜热蒸汽消融或 BTVA（Uptake Medical Corporation，Seattle，WA）使用加热的水蒸气，向每克肺组织输送 8.5cal 的热量，导致局部炎症和容积减损。这项技术的优点是在肺段水平而不是肺叶水平上靶向病变最严重的肺，并且疗效不受 CV 存在与否的影响（图 32–13）。对照序贯分期治疗上叶优势性肺气肿是一项随机、对照、开放性研究，研究对 2 个或 3 个气肿肺段进行了两个疗程的 BTVA 治疗，发现在治疗组中，FEV_1 的平均差异为 14.7%，SGRQ 评分的平均差异为 9.7 分 [27]。

在气道旁路技术中，从气道创建人工通道进入肺气肿肺组织，通过插入紫杉醇涂层支架来保持通畅，使得潴留的空气可以直接减压至中央气道（图 32–14）。气道旁路技术在呼气道支架治疗肺气肿试验中得到了研究，这是一项针对均质性肺气肿患者的随机、双盲、安慰剂对照的研究。两组在肺过度充气或生活质量评分上没有发现差异 [28]。

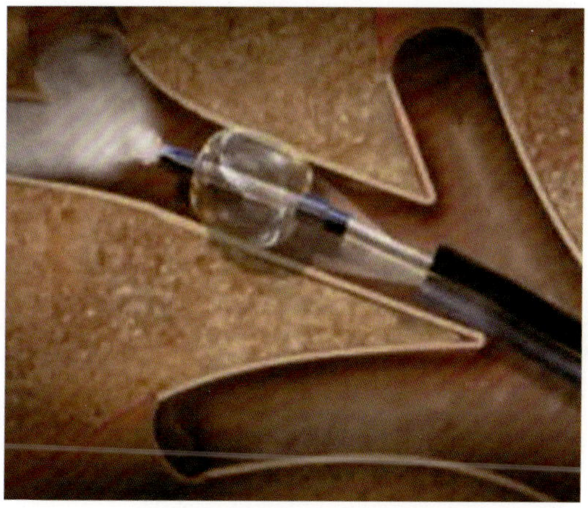

▲ 图 32–13 **经支气管镜热蒸气消融术将加热的水蒸气输送到目标肺段气道；该图仅展示了气道选定、消融导管在目标气道中的放置，以及向目标气道输送蒸汽的目标策略**

经许可引自 Trotter MA，Hopkins PM. Advanced therapies for COPD–What's on the horizon? Progress in lung volume reduction and lung transplantation. *J Thorac Dis*. 2014, 6:1640-1653

三、经支气管镜肺减容术的未来

慢性阻塞性肺疾病全球倡议［Global Initiative for Chronic Obstructive Lung Disease（GOLD）］2020 年报告指出，"在选定的晚期肺气肿患者中，经支气管镜干预措施可以在治疗后 6～12 个月减少呼气末肺容量，改善运动耐量、健康状态和肺功能"，其中支气管内活瓣得到了 A 级证据支持。肺线圈和热蒸汽消融都得到了 B 级证据的支持 [2]。鉴于这组患有终末期肺病且生活质量差的患者的治疗选择有限，考虑到活瓣 BLVR 的安全性和有效性数据与 LVRS 相当，且可避免大手术，活瓣 BLVR 实施频率将有望增加（图 32–15）。随着经验的不断积累，

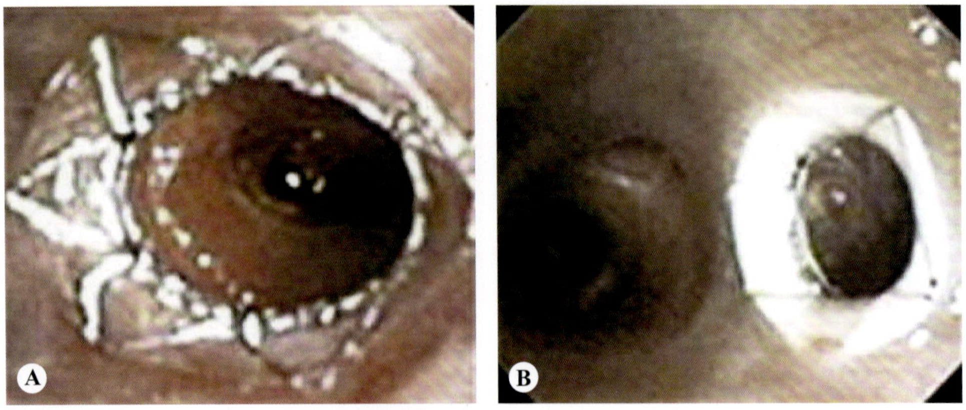

▲ 图 32–14 **A. 放置在气道中的气道旁路支架，通过隧道进入肺气肿区域；B. 13 周后的气道旁路支架，显示支架的紫杉醇洗脱设计维持了其通畅性**

经许可引自 Choong CK，Phan L，Massetti P，et al. Prolongation of patency of airway bypass stents with use of drug-eluting stents. *J Thorac Cardiovasc Surg*. 2006, 131:60-64.

我们可以审慎地期待患者选择的优化和主要并发症的避免。对 BLVR 替代技术的进一步研究也可能带来对肺气肿的更新、更好的支气管镜治疗方法，特别是开发出不依赖于无 CV 的有效技术。

四、慢性阻塞性呼吸系统疾病内镜治疗的麻醉管理

COPD 在接受手术和介入治疗的患者中经常作为一种并发症出现，并可能导致住院时间延长、发病率和死亡风险增加。对于麻醉医师来说，术中和术后恢复期仍存在挑战。本章的余下部分将重点介绍当前的支气管镜手术及接受这些治疗的患者的麻醉管理。

（一）慢性阻塞性呼吸道疾病患者

慢性阻塞性肺疾病的基本病理变化是中央和外周气道的进行性炎症，以及肺实质和肺血管发生的相关变化[29]。气道壁平滑肌重塑，杯状细胞和黏液腺增生。血管变化导致进行性肺动脉高压。由于阻塞性细支气管炎和肺气肿的破坏性变化，气道狭窄导致呼气流量受限。细支气管炎导致阻塞和气体潴留，影响通气 / 血流灌注（V/Q）值，随着时间的推移，还会导致膈肌扁平化和呼吸肌力受损。肺气肿时，弹性蛋白会分解，功能性肺泡的丧失会导致气体交换受损、肺毛细血管结构丧失，以及 V/Q 值的显著失调。

在肺气肿晚期，肺泡过度膨胀挤压正常肺泡，使之受压和功能障碍。V/Q 值失调进一步加剧。一般情况下气道阻力很低，如 2cmH_2O/（L · s），但随着肺气肿的发生，气道阻力会继续增加。肺过度充气对胸壁和膈肌的影响导致呼吸做功增加，呼吸困难随之而来。肺气肿患者的静息胸膜腔内压会逐渐升高，与生活质量下降、运动功能减退和呼吸困难有关。如果不加以控制，可能会发生呼吸衰竭。吸烟和遗传因素会影响 COPD 的进展。同时，肺外的影响也可能出现，如体重减轻、骨骼肌萎缩、心血管疾病、骨质疏松症和临床抑郁症。

与没有 COPD 的患者相比，患有 COPD 的患者住院风险增加，住院期间，尤其是入住重症监护病房的 COPD 患者生存率很低[30]。特别是，呼吸机相关肺炎给潜在 COPD 患者带来了更大的死亡风险。此外，COPD 患者在住院期间更有可能出现严重的低氧血症，需要二次插管，并且30天死亡率更高[31]。

有几项诊断测试可以预测出术后有较高可能性出现呼吸系统并发症。例如，FEV_1 可以识别明显的呼气阻塞。体质指数和静息时呼吸困难的存在也提示风险增加[32]。最后，运动耐量的测量，如 6MWT，可以预测围术期并发症和快速康复的速度。其他诊断测试还包括一氧化碳转运因子。一些临床指标也可提供预测参考，如急性加重的频率和对支气管扩张药的反应。

（二）术前治疗

手术前戒烟对于改善围术期转归及改变这种慢性疾病的进展至关重要。戒烟可以延缓严重残疾的发生时间，也可以延长生命。应尽一切努力鼓励患

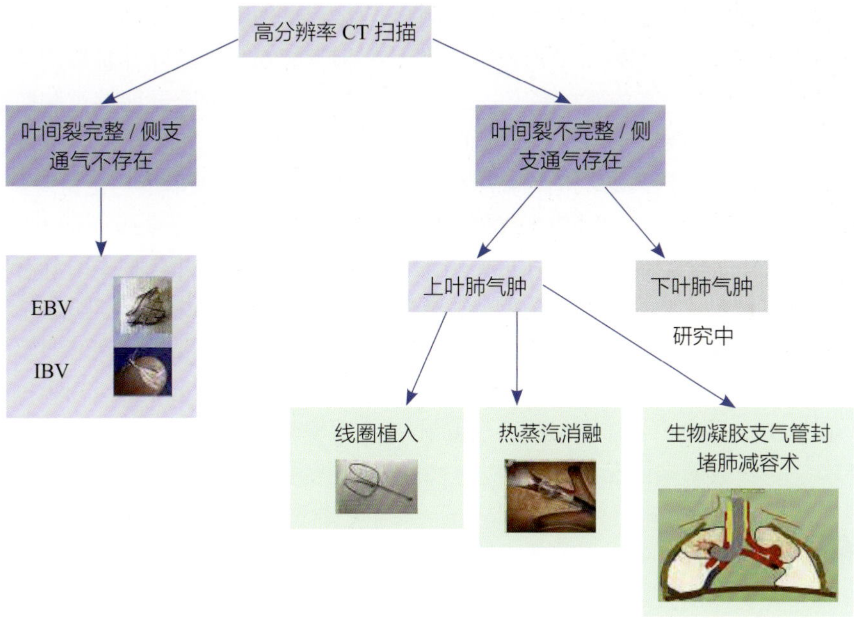

▲ **图 32-15　经支气管镜肺减容术的拟议流程**

EBV. 鸭嘴形活瓣；IBV. 伞形活瓣（由 Edmond Cohen 提供）

者积极戒烟。

在手术前可以优化吸入疗法。例如，轻度 COPD 通常会使用短效支气管扩张药，它可以改善气短并延长运动时间。在中度以上 COPD 患者中，如果存在静息时呼吸困难症状，可以使用更长效的药物，如长效毒蕈碱激动药或长效 β 受体激动药。这些支气管扩张药通常与皮质类固醇（通常也是吸入型）一起使用。更持久或更严重的呼吸困难可使用雾化器治疗。

COPD 的其他慢性疗法包括口服皮质类固醇、茶碱和黏液溶解药。一般来说，不建议长期使用口服皮质类固醇，因为它有显著的不良反应。类固醇可导致高血糖、消化性溃疡、骨质疏松、伤口愈合不良和免疫抑制及肾上腺功能不全。在安排有创性手术之前，还可以调整使用针对特定炎症通路的特异性生物制剂 [33]。茶碱也有广泛的不良反应，如快速性心律失常、恶心呕吐、癫痫发作和横纹肌溶解。此外，茶碱的治疗窗较窄，通常需要监测血药浓度；茶碱可能受到其他药物的影响，这些药物提高或降低细胞色素 P_{450} 的活性，如苯妥英、巴比妥类或卡马西平，或者西咪替丁、环丙沙星或红霉素。黏液溶解药，如羧甲司坦，必须长期使用，以改善慢性咳嗽和咳痰。

辅助氧疗可以改善死亡率，但每天必须至少使用 15h，并且在大部分时间内必须保持氧饱和度高于 90% [34]。此外，长期氧疗可以降低 PAP 并减缓夜间低氧血症、外周水肿、红细胞增多症及肺动脉高压的进展 [35]。

在 COPD 患者呼吸衰竭的治疗中，某种形式的持续气道正压通气［持续气道正压通气（CPAP）或双相气道正压通气（BiPAP）］已被证明是一种有效的早期干预措施。CPAP 的使用可以减少治疗失败率，避免气管插管，甚至降低死亡率。早期使用 CPAP 联合抗生素和口服类固醇已被证明可以缩短临床症状加重的时间并减轻其严重程度。

在术前阶段，一些额外检查有助于改善风险分级，并有可能改善临床结局（见第 8 章）。血常规，如全血细胞计数，可能有助于了解慢性病导致的严重贫血或慢性低氧血症导致的红细胞增多症。白细胞计数增高可能表示肺炎尚未治愈。红细胞增多症可能暗示右心衰竭，这可以通过心脏超声来确认。尽管 CXR 可能在诊断肺炎方面不敏感，但 CXR 上的肺大疱可以提示气胸风险增加。低白蛋白可能暗示营养状况不佳，这确实与伤口愈合不良和恢复期延长相关。术前补充营养补剂，包括维生素、电解质、热量和蛋白质在内，可以改善营养状况。动脉血气分析可以为围术期提供用于比较的基准和依据，而低氧、高二氧化碳和代谢性酸中毒预示着术后可能出现呼吸系统问题及较高的死亡率。

术前 PFT 的常规使用可能有助于分类术后呼吸并发症的相对危险度[36]。英国国家卫生和临床技术优化研究所和 GOLD 指南预测，当 FEV_1 或第 1 秒用力呼气容积占用力肺活量百分率（FEV_1/FVC）恶化时，病情严重程度评分会更高。BODE 评分（体质指数、气流阻塞、呼吸困难和运动）评分提供了类似的功能能力评估，并预测了胸外科手术后康复的相对难度。在 BODE 评分中，体重指数、气道阻塞情况（如 FEV_1）、呼吸困难情况和活动耐力（如 6MWT）的测量结果需结合起来进行综合评估[37]。

在择期胸外科手术之前，应尝试某些术前干预措施（见第 9 章）[38]。如前所述，应强烈敦促患者戒烟，同时提供并鼓励制定计划。锻炼方案也可以改善康复过程。营养支持和咨询的价值前文已经提到。对于有喘鸣的患者，应优化支气管扩张治疗。有发热、痰咳和呼吸困难症状的患者应进行呼吸道感染治疗评估。针对性的物理治疗可以清除痰液，配合激励式吸气量计也有益处。

五、内镜治疗的麻醉方式

（一）监护麻醉与一般麻醉

相较于全身麻醉，监护麻醉（monitored anesthesia care，MAC）具有明显的优点。除开避免了正压通气外，其主要优势还在于减少了患者暴露于麻醉药的总量。对于大多数接受全身麻醉的患者来说，他们会完全失去知觉，对疼痛不敏感，完全失忆，并且在手术刺激下无法移动。麻醉药可以是吸入药和静脉注射药的组合，但通常涉及麻醉气体、镇静/遗忘药、催眠药、镇痛药和肌松药。通常情况下，全身麻醉会提供深度镇静，因此在麻醉过程中必须保护气道并给予呼吸支持。

MAC 麻醉药可能会用到相同的镇静药和镇痛药组合，但其麻醉深度有所不同。例如，镇静药丙泊酚可能会与镇痛药瑞芬太尼配合使用，但剂量较低，镇静过量或累积的可能性较小。通常，MAC 病例可以保持自主呼吸，不需要特殊气道来防止误吸或支撑气道通畅。在实践中，只有极少数的改善 COPD 患者病情的手术可以使用 MAC 麻醉来完成。例如，在内科胸腔镜下，可以在 MAC 麻醉下进行肺大疱切除术和胸膜固定术（俗称“无插管技术”），但只有对配合治疗并且解剖结构适宜的患者才能够进行。肺大疱需要能够被胸腔镜接触到，并且患者需要能够耐受侧卧位。

（二）区域麻醉与全身麻醉

尽管可能有直接证据表明，与全身麻醉相比，区域麻醉在胸外科手术中具有优越性，但一般临床实践往往将两者结合起来[40]。例如，当直接比较时，单独使用硬膜外麻醉导致的肺炎发生率是单独使用全身麻醉的 1/2；然而，在内镜手术中并不使用硬膜外麻醉[41]。此外，全身麻醉与支气管痉挛、喉痉挛、低氧血症、心血管不稳定和通气相关损伤（如气压伤和肺炎）的发生率较高有关。接受全身麻醉的患者术后恶心和呕吐的发生率也可能高于仅接受区域麻醉的患者。

然而，使用区域麻醉确实存在一些问题。患者通常需要配合并保持一个不舒适或困难的体位，如坐位或俯卧位。该技术可能通过盲探操作实现，也可能需要超声引导，这都需要特定的训练，并且需要经常实践。另外，也可能出现局麻药中毒。同时，区域麻醉有出现并发症的可能，例如，在进行臂丛阻滞时，邻近的神经可能会瘫痪，如支配膈肌的膈神经。这种并发症在 COPD 患者中可能更严重。

在胸外科手术和一些肺介入手术中，椎旁或竖脊肌阻滞可能有助于减少术后疼痛，减少术后对阿片类药物的依赖。椎旁和竖脊肌阻滞都可以直接阻滞胸区的脊神经。这两种技术都可以减轻接受胸腔镜手术的患者的术后疼痛评分。与单独使用全身性阿片类相比，这些患者在术后的 PFT 也有所改善[42]。

（三）对麻醉深度的思考

支气管镜检查的适应证及手术的复杂性决定了所需的麻醉深度[43]。例如，使用动态操作进行纤维支气管镜检查需要患者能够进行肺活量呼吸（包括吸气和呼气保持），并且能够按要求发声[44]。这种类型的手术通常仅涉及对声带和气道的局部麻醉，并配以轻度镇静（表 32-1）。对于简单的诊断性支气管镜检查，美国胸科医师学会建议采取一定程度的镇静，除非因内科并发症而禁用。内科胸腔镜操作也可以在轻度镇静下进行[45]。然而，大多数介入性肺部操作需要更深的麻醉深度，以耐受更大的器

表 32-1　慢性阻塞性呼吸系统疾病内镜治疗的麻醉和气道推荐

支气管镜类型	麻醉类型	气　道
有动态操作	Top+ 轻度镇静	鼻插管
基础诊断	Top+MAC	鼻插管
内科胸腔镜 / 胸膜镜	Top+MAC	鼻插管
高级诊断	Top+TIVA	LMA
高级治疗 – 纤维支气管镜	Top+TIVA	LMA
高级治疗 – 硬质支气管镜	Top+TIVA	硬质支气管镜，HFJV；喉罩
所有手术都有饱和度下降、通气不足、低血压、出血、喉痉挛、支气管痉挛、气胸和术后咳嗽等并发症		

HFJV. 高频喷射通气；LMA. 喉罩气道；MAC. 监护麻醉；TIVA. 全静脉麻醉；Top. 表面局部麻醉；

械和更刺激的操作和治疗[46]。在最近的一项瑞士的研究回顾性调查了近300名肺科医师进行的超过27 000次支气管镜检查的工作模式[47]。这项研究显示，大多数肺科医师使用了丙泊酚，加入或不加入咪达唑仑或芬太尼。并且调查显示这个模式下并发症（主要是呼吸暂停和低血压）发生率极低，只有0.02%。

对于更高级的诊断和治疗性支气管镜手术，例如COPD的内镜治疗，全静脉麻醉（TIVA）技术已有报道[48]。这些麻醉技术大部分都将丙泊酚与某种类型的镇痛药配伍使用[49]。常用的丙泊酚方案从快速注射0.5～1.0mg/kg的初始负荷量开始，然后以75～250μg/（kg·min）的输注速度维持，滴定到所需的麻醉深度[50, 51]。尽管目前在美国还不可行，但闭合环路或靶控输注系统可以根据药动学原理、生命体征和脑电图数据自动调整丙泊酚剂量。

丙泊酚的优点是起效快，有镇静效果和良好的止吐特性。丙泊酚的使用在很大程度上取代了所有其他用于达到轻度和深度镇静的镇静技术[52]。丙泊酚的缺点包括由于其脂质乳剂特性导致的注射部位疼痛，以及低血压和呼吸抑制。预先静脉注射利多卡因（50mg）可以缓解丙泊酚注射引起的部分疼痛。可以使用血管收缩药，如去氧肾上腺素（50～100μg）来缓解低血压[53]。为了对抗丙泊酚的呼吸抑制效果，可以为任何使用上声门气道设备（如喉罩）的病例增加一种压力支持通气模式。

研究发现，在丙泊酚输注过程中添加镇痛药可以改善血流动力学稳定性，并抑制与支气管镜操作相关的咳嗽和体动。瑞芬太尼、芬太尼、阿芬太尼、羟考酮、氯胺酮和右美托咪定等镇痛药均已得报道[54]。其中一种镇痛药，瑞芬太尼，具有通过酯酶活性进行代谢的特性。可以被普遍存在的酯酶代谢的优点是，代谢不受具有类似代谢途径的其他药物的影响，也不受特定器官功能障碍（如肝或肾衰竭）的影响。因此瑞芬太尼与其他镇静药和镇痛药不一样的是，它没有表现出时量相关半衰期的变化。因此，无论输液持续10min还是10h，其半衰期都是9min。与丙泊酚联合输注时，瑞芬太尼通常以0.1μg/（kg·min）的速度给药。25～50μg的瑞芬太尼可用于缓解咳嗽或肌肉运动[55]。如果在多次使用瑞芬太尼后仍有体动，笔者会使用10～20mg罗库溴铵进一步减少体动，同时应注意观察压力支持呼吸的充分性，如下文所述。

通常不鼓励在支气管镜手术中使用挥发性麻醉药，因为在开放式气道手术中，将麻醉药准确地送到患者体内和避免手术室工作人员受到污染都存在困难。由于频繁抽吸和不断将器械插入支气管镜内，有效麻醉气体的输送往往受到影响。患者可能吸入的浓度较低，导致麻醉深度不足。这种深度不足可表现为体动、血压和心率增加，或者后期出现术中知晓。此外，在支气管镜手术过程中，呼吸回路的频繁中断意味着更多的麻醉药会泄漏到手术室内。最接近患者的通常是肺科医师、护师和麻醉医师，会接触到最多空气中的气体或感染性颗粒，这对限制可能接触到 COVID-19 的风险至关重要。基于这些原因，在肺部介入手术中通常避免使用挥发性药物。

除非因已记载的变态反应而禁用，每位患者都应接受利多卡因声带表面麻醉给药。美国胸科医师学会推荐表面麻醉使用利多卡因，并已证明在常规支气管镜操作中，利多卡因可以减少咳嗽及对镇静药的需求。呕吐反射可以通过直接喷洒声带、口咽和杓状会厌襞来成功阻断。通常使用 1% 利多卡因。在笔者的实践中，这种表面喷雾在手术开始和结束时使用，以防止咳嗽和喉痉挛。

为了保护患者的牙齿和支气管镜，每个患者都需要使用牙垫。对于大多数高级诊断和治疗程序中，都会使用一种具有自体牙垫（I-gel SGA，lntersurgical，Wokingham，UK）的声门上气道装置（SGA）。4 号和 5 号适用于大多数患者。例如，4 号 I-gel 的内径为 12.3mm，可以轻松容纳治疗用支气管镜（5.9mm）或超声支气管镜（EBUS）（6.9mm）。

在手术过程中，由于不断地插入和拔出支气管镜，SGA 可能会移位并出现漏气。可通过口中发出的声音、呼气末二氧化碳波形变化及听诊都可用于检测漏气。可以使用支气管镜直接检查 SGA 相对于声带的位置，这种视角可以有助于重新定位 SGA。在 SGA 置入困难、持续漏气、严重肥胖或严重胃食管反流的情况下，使用气管插管（ETT）是一个合理的选择。值得注意的是，通常需要使用 8～9.0mm 的导管才能容纳 EBUS 通过。

（四）纤维支气管镜检查期间的通气支持

当使用 SGA 时，最大峰压建议在 20～30cmH_2O，这样既能最小化气体外漏，又能预防胃胀气。大多数情况下，患者会有一些自主呼吸，因此会额外设置压力支持模式，频率为每分钟 10 次呼吸。在近乎持续吸痰的情况下，对呼气末 CO_2 的可靠测量只能间歇进行。由于吸痰，呼吸回路和呼吸气囊可能会被排空，因此需要更高的新鲜气体流量。一般来说，吸入氧浓度（FiO_2）为 1.0，除非预估出现某种形式的烧灼术，如电刀、激光或氩气刀[56]。在这些情况下，低 FiO_2（＜30%）和呼吸暂停都可用于降低火灾风险[57]。

在 COPD 患者中，呼吸机支持旨在不造成伤害的情况下提供氧合。间歇正压通气是最常用的通气模式，但对 COPD 患者有一定的潜在危险性。患者肺的顺应性较差，需要更高的充气压力。狭窄的气道导致了呼气流速减慢和呼气延迟，从而更容易发生气体堵塞。呼吸活动可以在“叠加”在后续的呼吸中，并产生内源性呼气末正压通气（iPEEP）。iPEEP 可进一步增加胸膜腔内压，引起肺气压伤和容积伤，以及高碳酸血症和酸中毒。胸膜腔内压升高的心血管效应可导致 PAP 升高、肺血管阻力升高，以及右心负荷过重和衰竭。

缓解正压通气损伤的策略集中在小潮气量，添加 PEEP，以及关注支气管痉挛和分泌物。通常使用 5ml/kg 的潮气量，目的是将气道峰压保持在 30cmH_2O 左右。呼气时间通常要延长，以便进行充分的呼气。为了达到这个呼气时间的水平，可能有必要允许呼气末二氧化碳含量上升，这种情况被称为“允许性高碳酸血症”。上调 PEEP，直到氧饱和度水平无法改善或心血管状况显著恶化。听到喘鸣声或峰压的变化、呼气末二氧化碳监测或呼吸机警报可能表明出现了急性支气管痉挛，此时可以用 β 受体激动药和糖皮质激素治疗。在拔管前需充分控制支气管痉挛的加重。

拔管前，患者应处于温暖、氧合良好的状态，且 CO_2 值接近正常。神经肌肉阻滞应完全逆转，如果使用了罗库溴铵作为肌松药，通常使用舒更葡糖进行逆转。应做好准备，包括备有用于支气管痉挛的雾化治疗，以及带有无创通气模式的呼吸机，如 CPAP 或 BiPAP。总而言之，应限制阿片类的总量，讨论并备有辅助措施和药物。

六、硬质支气管镜

无论何时如果需要大的操作通道，或者存在气道阻塞或严重出血的重大风险，都应首选硬质支气管镜[58]。硬质支气管镜长达 43cm，内径宽达 14mm[59]。与纤维支气管镜相比，硬质支气管镜的视野也更宽[60]。在 COPD 患者中，硬质支气管镜可用于气道支架或放置支气管内活瓣[12]。

硬质支气管镜比纤维支气管镜刺激更大，需要更深的麻醉[61]。需要同时输注丙泊酚和瑞芬太尼。通常输注丙泊酚的速率在 150～250μg/（kg・min），瑞芬太尼的速率在 0.1～0.3μg/（kg・min）。肌松药用来防止镜体置入气道时因咳嗽或干咳造成的创伤，笔者使用罗库溴铵（0.3mg/kg），通过四个成串刺激的监测，保持肌颤搐在 0～2 次。

（一）硬质支气管镜检查期间的通气支持

为了尽量减少胸部运动并在硬质支气管镜检查期间可靠地为患者通气，通常使用高频喷射通气（HFJV）[62]（见第14章）。基于许多扩散和弥散的物理原理[63]，喷射通气机可以输送足够的 O_2 并排出 CO_2，同时引起很少的胸壁运动，并且允许气道内有仪器。尽管 Sanders 型呼吸机通常用于提供接近肺活量大小的复张呼吸，HFJV 给予更小的潮气量（1～3ml/kg）但频率更高（120次/分）[64]。HFJV 的常规设置是120次/分，吸气持续时间为呼吸周期的0.4，驱动压力为每平方英寸20～30磅。某些呼吸机具有驱动压报警器，在驱动管压力超过设定驱动压时可关闭喷射器并发出警报（Monsoon High Frequency Jet Ventilator®；Acutronic Medical Systems AG，Hirzel，Switzerland）。通过这种方式，呼吸机试图防止如前所述的“叠加”呼吸。通气可以依据连续的血气分析进行调整，或者更频繁地以氧饱和度作为指导。头高足低位（reverse Trendelenburg position）、抽吸和复张呼吸也可以提高血氧饱和度（SaO_2）。

丙泊酚（1～2mg/kg）与肌肉松弛药（1～2mg/kg 琥珀酰胆碱或0.5～1mg/kg 罗库溴铵）的负荷剂量有助于放置硬质支气管镜。在极少数情况下，硬质支气管镜无法通过时，麻醉医师可以使用传统喉镜放置 ETT。一旦插管到位，就可以使用 ETT 作为引导，将硬质镜移到声带的水平。对于有插管困难的患者，需要充分评估拔管后风险，并准备相关预案。通常，在手术结束时移除硬质支气管镜，在插入 SGA 一段时间后唤醒患者。

（二）内镜常见并发症和特殊并发症

大多数内镜操作和肺内活瓣的放置都是通过纤维支气管镜进行的。据报道，纤维支气管镜检查通常相对安全，主要并发症发生率为1%，死亡率为0.04%[65]。最常见的主要并发症包括喉痉挛、支气管痉挛、出血、心律失常和气胸[66]。大多数因纤维支气管镜操作引起出血的病例出血体积<20ml，不会对血流动力学造成影响。严重出血可能是转换为硬质支气管镜检查或用双腔导管或支气管封堵器隔离出血肺的指征[67]。例如，在 EBUS 期间使用彩色多普勒可有助于在针吸期间发现大血管[68]。此外，需要注意患者术前的抗凝血状态。

与纤维支气管镜相比，硬质支气管镜的主要并发症发生率为9%，死亡率为0.3%。最常见的并发症是喉痉挛、喉水肿、肺不张和气胸。在特定的患者群体中，例如患有恶性中央气道阻塞的患者，30天死亡率高达14.8%[69, 70]。气压伤、皮下气肿和黏液纤毛干燥是喷射通气特有的并发症[71]。对于喷射通气持续时间超过2h的病例，建议进行气道湿化[72]。支气管内活瓣可能会脱落，导致气道阻塞[73]。在不完整的肺叶间裂中，有可能出现支气管内活瓣失效，这是因为气体通过侧支通路混合。为了达到预期的减容效果，可能需要通过手术完全切除该叶段才能达到期望的减容效果。

结论

术后呼吸问题最可靠的预测指标是术前是否存在明显的呼吸问题。COPD 患者存在氧合、通气、分泌物和呼吸做功方面的问题。这些患者的术后恢复通常需要大量的人力及药物治疗，并涉及一系列的治疗干预措施。尽管各种先进的支气管镜手术可以延长寿命并改善症状，但并不能立刻见成效。许多接受了手术的患者在症状改善之前会出现暂时的恶化[74]。例如，在支气管热成形术、光动力疗法和流变成形术等手术后，患者通常会感到病情加重。因此，管理好患者的预期，并对症状进行治疗显得至关重要。早期评估，患者、麻醉医师、肺科医师之间的持续沟通对于为患者提供最安全和最优质的护理是必不可少的[75]。

第 33 章　胸部创伤

Thoracic Trauma

Alf Kozian　Moritz A. Kretzschmar　著

刘泽文　译

胸部创伤占所有致命伤的 25%～50%，是 30 岁前人群死亡的主要原因之一[1, 2]。此外，儿童死亡人数中由胸部创伤所致的占 50% 以上。在所有人群中，胸部创伤是仅次于肿瘤和动脉粥样硬化的第三大死因[3]。

胸部创伤的死亡率约为 10%[2]。钝性胸部创伤占 96.3%，而穿透性创伤仅占 3.7%。最常见的原因包括机动车事故（70%）、自杀（10%）、跌落（8%）、凶杀（7%），以及其他原因（5%）。

对于患有胸部创伤的患者，围术期和术中管理对所有麻醉医师来说都是一项艰巨的任务[4]。围术期并发症和死亡原因包括呼吸道阻塞、呼吸停止和大出血。在大多数情况下，受到影响的患者会出现心肺功能不稳定，以及复杂的、危及生命的伤情。因此，评估、干预和必要的复苏时间较为紧迫。在各专科的紧密合作下，腹部或神经系统的损伤也必须以同等紧迫性和优先级进行治疗。

胸部对包括心脏、肺、靠近心脏的大血管和气道在内的重要器官提供了保护。通常需要较大的力量才能对这些结构造成损伤。胸部创伤可能引起致命性出血，而胸腔或心包腔中的气体或血液积聚可迅速导致循环衰竭。

胸部穿入伤通常是孤立的损伤，但严重钝性创伤可能伴随多处损伤。然而，钝性和穿入性机制均会导致周围组织氧气供应不足和代谢功能障碍等共同通路。

非常严重的肺部或心脏损伤是罕见的，但一旦出现通常是致命的。较轻的损伤往往会导致重要器官功能受损，但由于器官的储备功能，通常有时间进行诊断和治疗。

心脏或肺部损伤的直接影响合并气胸或心脏压塞，会进一步损害器官功能。出血、因体液潴留导致的受损组织肿胀，或由于脊髓损伤引起的神经源性休克，也会导致组织氧气输送受阻。

举例来说，张力性气胸不仅影响气体交换，还可能影响到心脏的静脉回流。心脏压塞不仅引起心脏功能受损，还会减少静脉回流。胸部或膈肌的直接损伤通常伴随剧烈疼痛，可能会影响呼吸和气体交换的功能。

因此，围术期管理需要有预见性、早期检测、临时支持和对胸部损伤进行保守或手术治疗[4]。

一、（钝性）胸腔外伤的类别

胸部创伤可以根据受伤的结构分为不同的类别。每个类别可以单独发生，也可以与其他损伤同时发生，每种情况都具有不同的麻醉学意义。

1. 气管支气管损伤 / 喉部损伤
2. 肋骨骨折、连枷胸
3. 肺挫伤、气胸、血胸
4. 纵隔增宽
5. 主动脉破裂
6. 心脏挫伤 / 心肌损伤 / 心脏压塞
7. 膈肌破裂
8. 食管穿孔 / 破裂

（一）气管支气管损伤

在患有钝性胸部创伤的患者中，必须考虑头

部、面部、颈椎，以及上呼吸道和下呼吸道的损伤。气管和支气管损伤的发生率很低，仅为0.8%[5]。不幸的是，大多数合并这种损伤的患者在事故现场就会死亡。在到达创伤中心的患者中，未能早期诊断可能导致严重的急性或迟发性并发症（图 33–1和图 33–2）[6]。关键症状是咯血和（或）皮下气肿。气胸和纵隔气肿是胸腔内气管支气管损伤的影像学表现[7]。意识障碍[格拉斯哥昏迷量表（GCS）<9]、呼吸道阻塞、面罩通气不足或无法通气时，需要立即行气管插管或建立人工气道。

当气胸伴有大量漏气且不能通过插入胸管引流或减轻时，应考虑气管支气管损伤。通过纤维支气管镜检查可以确认损伤的范围。对呼吸道的控制和固定，主支气管损伤、大量漏气和（或）咯血通常可以通过插入双腔导管（DLT）来实现。无论使用何种类型的气管插管，应在纤维支气管镜可视化下进行插管。通过支气管镜检查可以准确诊断和记录损伤，以免进一步加重损伤[8]。

颈部固定的需求、饥饿状态（禁食）不确定及与创伤相关的胃排空障碍通常需要进行“快速序列诱导”或更安全的清醒插管（直接喉镜或纤维支气管镜）。

（二）喉部损伤

喉部的钝性损伤很少见[2, 9]，约占0.3%[2, 10]，其预计发生率在创伤患者中为1 :（5000～137 000）[1–5, 7, 11]。然而，最近的数据表明，其发生率可能高于先前报道，并且在急诊情况下，通过多层计算机体层成像（CT）检查的颈部创伤患者中，几乎1%的人可能会被诊断为喉骨骨折[8]。及时处理至关重要，以避免患者死亡或长期呼吸、吞咽和语言功能受损。喉部损伤的典型征象包括：①声音嘶哑；②颈部皮下气肿；③咯血。

必须在患者出现早期表现时排除呼吸系统的损伤（例如，创伤急救区）。即使没有气道和呼吸问题，也没有明显的其他呼吸系统损伤。也有必要通过内镜和（或）CT检查上呼吸道，对隐匿性损伤的程度进行检查和评估，并预测是否会进一步进展导致气道阻塞的情况[9]。

患有喉部损伤的患者可能表现出正常的呼吸状况，但在很短的时间内可能出现威胁到生命的上呼吸道严重阻塞。根据喉镜检查结果，应考虑早期行气管插管。此外，所有合并呼吸系统损伤的患者应

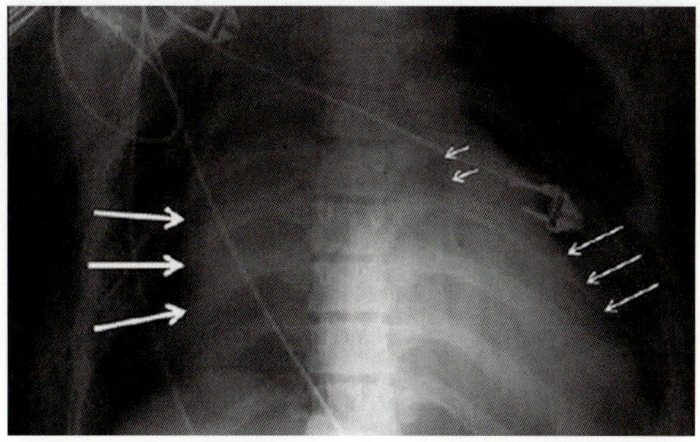

▲ 图 33–1　气管支气管损伤

胸部X线显示右肺萎陷（粗箭），左侧气管偏移（短箭）和心脏移位（细箭）[引自 Altinok T, Can A. Management of tracheobronchial injuries. *Eurasian J Med*. 2014, 46(3):209-215.]

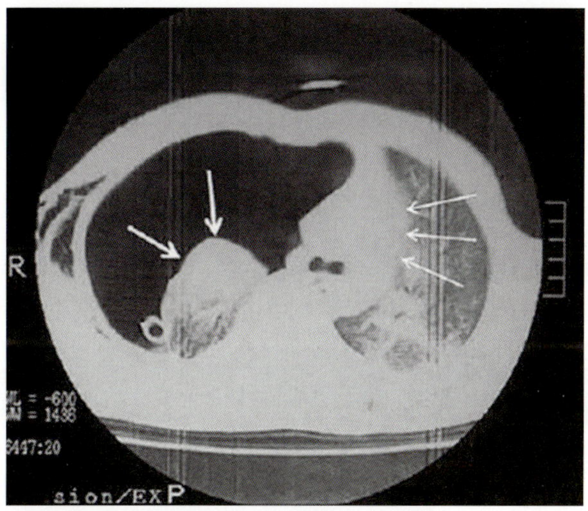

▲ 图 33–2　气管支气管损伤

胸部计算机体层成像显示右肺萎陷（粗箭）和心脏移位（细箭）[引自 Altinok T, Can A. Management of tracheobronchial injuries. *Eurasian J Med*. 2014, 46(3):209-215.]

考虑早期气管切开术[12, 13]。

（三）肋骨骨折

肋骨骨折是成人和儿童中最常见的钝性胸部损伤，发生率为67.3%[2, 11, 14]。

肋骨骨折常常与其他损伤有关，如胸廓不稳定（连枷胸）、肺挫伤和气胸。剧烈的疼痛可能导致浅呼吸，从而导致继发性肺不张和分泌物潴留[15]。因此，围术期疼痛管理非常重要[16]。

在清醒的患者中，肋骨骨折可以很容易地通过临床检查检测出来。然而，术前胸部X线检查不仅用于检测骨折，还用于检测相关的损伤，如气胸、

血胸或肺挫伤，因为这些体征需要进行优先处理。

除了出血风险之外，围术期最大的风险是肋骨骨折引起的胸膜损伤，可能导致从自主呼吸到机械正压通气的过程中形成张力性气胸。因此有必要在全身麻醉诱导之前放置胸腔引流管（图 33-3）。

（四）胸部不稳性

胸部不稳性是指当多个相邻的肋骨（肋骨连续骨折）受到影响时，形成了胸壁的移动段。在自主吸气过程中，该段与未受伤的胸壁相反方向呈现矛盾运动（图 33-4 和图 33-5）。因此，不稳定胸是一种纯粹的临床诊断，只能在自主呼吸时进行，并对手术室中 23.1% 的钝性胸部创伤患者造成了影响[2]。由于儿童肋骨具有高弹性，因此儿科患者的发病率非常低[14]，是过度用力的指标。

胸部不稳定性通常与相邻肺结构的挫伤有关。浅呼吸和伴随的肺挫伤导致呼吸负荷增加、肺内分流量增加和低氧血症。麻醉管理主要包括疼痛控制和间歇过压通气[17]。气管插管和机械通气的指征包括[18]：①给氧情况下（储氧囊）氧分压（PaO_2）<70mmHg；②动脉血二氧化碳分压（$PaCO_2$）>50mmHg；③呼吸频率>35 次 / 分；④肺活量<15ml/kg；⑤负吸气力<20cmH_2O。

（五）肺挫伤

肺挫伤常常表现为低氧血症。在急诊手术中，成人患者的发生率为 65%[2]。治疗包括辅助给氧及正压通气，可以通过持续气道正压通气（CPAP）面罩或气管插管和机械通气以呼气末正压通气（PEEP）的方式进行。

肺挫伤通过肺实质和肺泡出血造成血管完整性的严重破坏，导致肺顺应性降低和分流比例增加[19]。肺泡内出血可通过引发严重炎症和严重的支气管炎导致严重的急性呼吸窘迫综合征（ARDS）。由于临床症状不明显，常通过放射学进行诊断，表现为胸部前后位 X 线图像上的弥漫性、非分段性肺实变。

约 10% 的患者可观察到气管支气管树内出血。在出血治疗中的一个重要措施是通过气管插管进行频繁的气管吸引。约 33% 的呼吸道出血患者需要使用双腔导管进行肺隔离以防止血液外溢[2]。其他治疗方法，如利尿药和皮质类固醇应用，但未显示出益处[18]。呼气末正压通气可以改善低氧血症，但对潜在的肺挫伤没有改善作用[19]。

肋骨骨折的治疗需要充分缓解疼痛（使用静脉镇痛药、胸膜间麻醉或硬膜外 / 区域麻醉）。受影响的肺易发生毛细血管渗出，因此需要进行谨慎的液体管理[20]。由于严重的肺实质损伤引发的肺泡内出血导致术中吸入性肺炎，使肋骨骨折稳定术（SSRF）后出现严重 ARDS。这种情况的危险因素包括侧卧

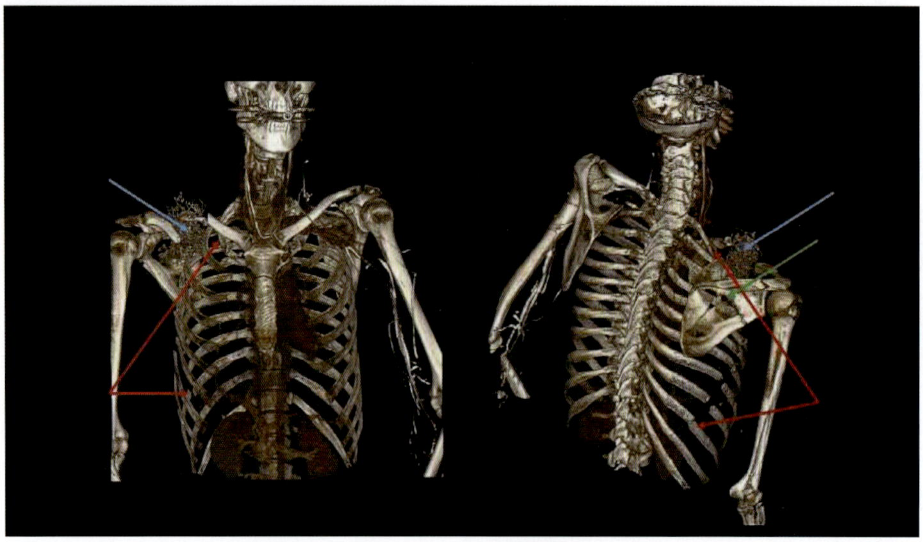

▲ 图 33-3 肋骨骨折

36 岁的男性患者在摩托车事故后多发创伤；右锁骨三度开放性骨折，右侧臂丛神经和右锁骨下动脉撕裂（蓝箭）；第 1～10 肋骨骨折（红箭）和右肩胛骨骨折（绿箭），伴有血气胸、肺挫伤和组织气肿；图片显示了初始创伤扫描的裁剪三维重建图像

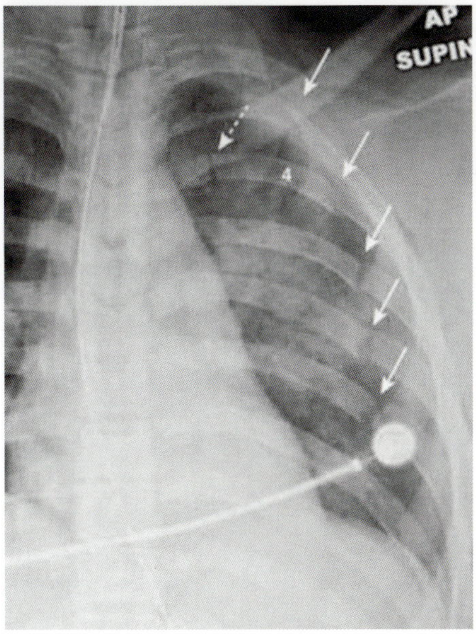

▲ **图 33-4　连枷胸：胸部 X 线的截面图显示右侧第 3～6 肋骨双重骨折，导致连枷胸**

引自 Radiology Key: Fastest Radiology Insight Engine

位、早期肋骨骨折稳定术（受伤后 5 天内）及术中使用单腔导管。在存在明显创伤性肺实质损伤的患者中应谨慎行肋骨骨折稳定术，并应在术中进行肺隔离（图 33-6）[21]。

（六）气胸

钝性胸部创伤需警惕气胸发生的可能。在成年人中，需急诊干预的气胸发生率为 30%[2]。

可能的原因包括肺泡破裂和血管周围的空气扩散到肺门，以及远端气道与胸腔相通[22]。在全身麻醉下进行正压通气时，单纯性气胸有可能导致危及生命的张力性气胸（图 33-7）。胸腔内压力的增加一方面导致低通气和低氧血症，另一方面，肺静脉和下腔静脉被压迫而减少静脉回流，导致明显的低血压。如果不及时治疗，可能会导致心搏骤停。

全身麻醉的情况下难以诊断气胸。控制性的机械通气和环境噪声使其难以通过听诊诊断[22]。通常情况下，只有当出现低血压、心动过速、气道压增高、颈静脉压增高和气管偏移等症状时，才会怀疑气胸的存在。

一旦怀疑气胸就需要进行胸腔引流以防致命的并发症。患有多处肋骨骨折的患者可能存在亚临床气胸，因此需进行预防性胸腔引流[23]。

通过肺部超声检查，几乎可以在床边准确判断是否存在气胸，从而排除或确认气胸的存在[24, 25]。另外，如果患者临床情况稳定，可以进行胸部 X 线检查以在术前确诊。

（七）血胸

成人胸部创伤后血胸的发生率为 26%[10]。出血可以是轻微的，也可以是大量的，因为一侧胸腔可以容纳总血量的 30%～40%。这种大量出血（图 33-8）通常是由于心脏或靠近心脏的大血管的撕裂引起的[23]。大量血胸定义为胸腔积聚超过 1500ml 的游离血液，这必然导致低血容量性休克。纵隔移位导致进一步的心血管系统抑制，最终导致心血管衰竭。在手术室中进行临床诊断是困难的，但是

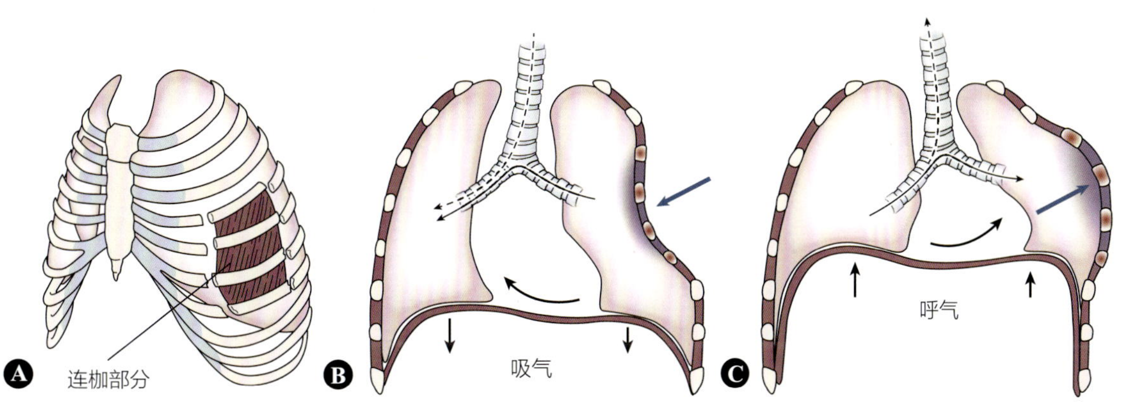

▲ **图 33-5　连枷胸**

A. 连枷胸部分；B 和 C. 反映了连枷胸对呼吸功能的影响，造成了胸部反常呼吸［引自 2021 UpToDate, Inc. and/or its affiliates. 版权所有（https://www.uptodate.com/contents/initial-evaluation-and-management-of-chest-wall-traumain-adults#H15009025）］SSS

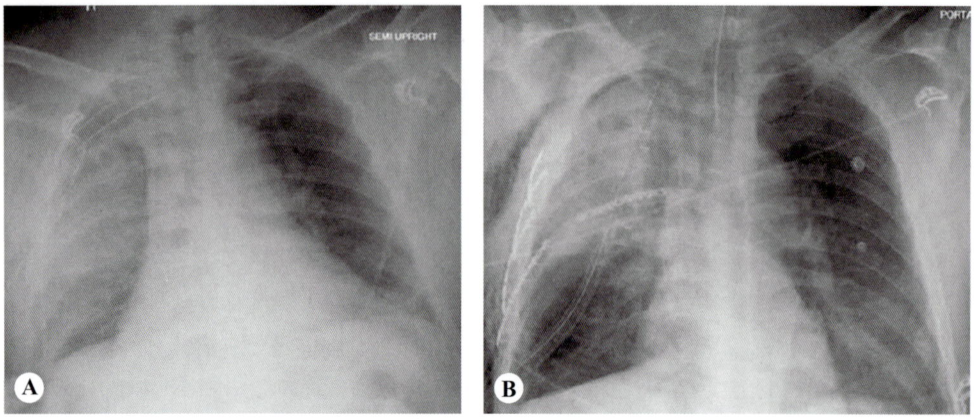

▲ 图 33-6 肺挫伤

A. 术前前后位普通胸部 X 线显示右侧肺挫伤导致肺纹理明显增加；B. 同一患者在肋骨骨折稳定术后立即复查显示对侧肺纹理明显增加 [引自 Tumminello M, Smith A, McGrew P, et al. Complications from pulmonary contusions after rib plating: a case series and lessons learned. *J Cardiothorac Trauma*. 2019, 4(1):35-40.]

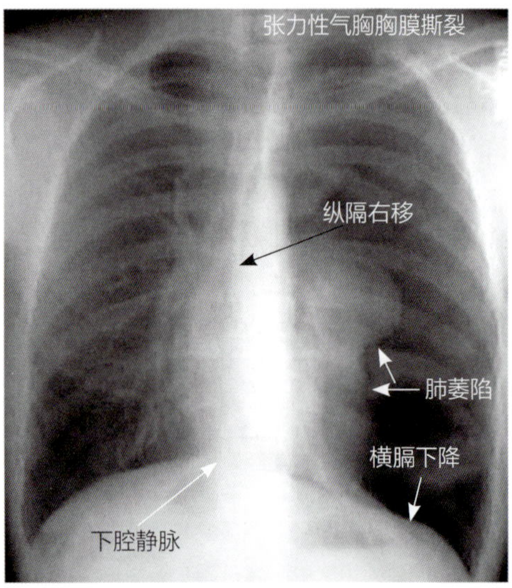

▲ 图 33-7 张力性气胸：前后位普通胸部 X 线显示左侧张力性气胸，伴有肺萎陷和压低的半膈肌（白箭），导致纵隔向右侧移位（黑箭）

引自 ALFA (Assisted Learning for All Med Surg II)

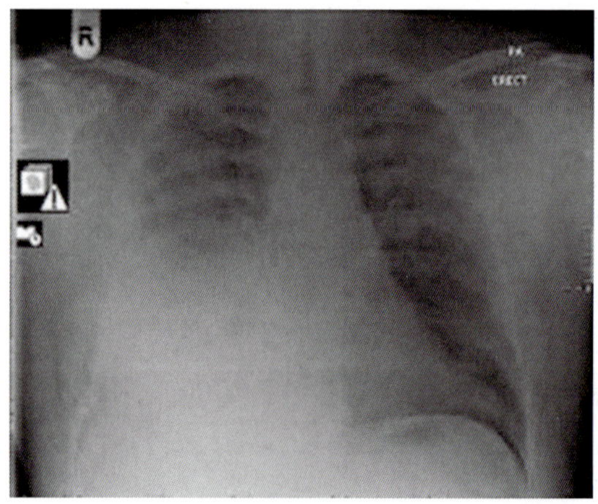

▲ 图 33-8 血胸：仰卧位前后位普通胸部 X 线显示右侧模糊，由大量（>500ml）液体（血液）积聚引起，这是由枪伤引起的（子弹位于第 9 肋骨）

引自 Yap D, Ng M, Chaudhury M, Mbakada N. Longest delayed hemothorax reported after blunt chest injury. *Am J Emerg Med*. 2018, 36(1):171.e1-171.e3. doi: 10.1016/j.ajem.2017.10.025. Epub 2017 Oct 16. PMID: 29079373

缺失或减弱的呼吸音及对侧气管位移的症状应该始终引起对血胸存在的怀疑。通过床旁超声或整个半侧胸腔的阴影 X 线检查可以确诊。放置一根较大直径的胸腔引流管是首选治疗方法 [26]。这种方法可以改善通气并控制胸腔失血。在术中，如果需要，最好使用双腔气管插管和单肺通气来管理患者 [27]。

（八）纵隔增宽

在钝性胸部创伤后，X 线影像中纵隔增宽往往与胸主动脉损伤有关。然而，由于胸部 X 线诊断容易受到伪影的影响，诊断应通过 CT 检查来确认。主动脉轮廓的丧失、食管向右侧位移及纵隔扩大是相应的放射学征象 [28, 29]。

（九）胸主动脉损伤

创伤性主动脉破裂的发生率为 4.8%[10]。其中约 90% 的患者在事故现场死亡。约 10% 的患者可能因主动脉外膜保持完整而仅有轻微症状并存活到达医院 [28]。

因此，必须通过CT血管造影来排除或初步确认怀疑。该损伤的发病率和死亡率与及时诊断直接相关。

主动脉破裂通常发生在左锁骨下动脉出口远端的主动脉峡部。如果血流动力学不稳定，紧急手术干预的死亡率很高。尽管对于创伤性胸主动脉破裂（TRA）的传统治疗是立即手术修复，但延迟修复可能有选择性的作用，特别是对于有头部创伤、呼吸衰竭或心功能不全的患者。Maggisano等[24]在一个区域创伤病房评估了59例患有主动脉峡部TRA的患者并分为三组：Ⅰ组（n=12）包括极度危重患者或在分诊期间出现迅速不稳定的患者；Ⅱ组（n=3）包括没有早期修复禁忌证并在诊断时进行修复的患者；Ⅲ组（n=44）由于合并损伤或败血症而需要在重症监护病房进行初始入院和治疗的患者，直到他们的临床状态改善到足以允许延期进行TRA手术修复为止。Ⅰ、Ⅱ和Ⅲ组的总生存率分别为17%、100%和82%。作者得出结论，在所有情况下TRA可能都不需要立即手术修复，而是根据患者的临床状态有选择性地进行管理。

术中建议使用先进的血流动力学监测和设备，其中包括：①右侧桡动脉或肱动脉的有创性血压测量；②股动脉的额外有创性血压测量；③大口径中心静脉通道；④考虑使用肺动脉导管；⑤经食管超声心动图；⑥多个大口径的外周静脉通道；⑦“快速输液”系统；⑧直列式流体加热器。

如果怀疑存在主动脉损伤，必须持续监测血压。应避免高血压发作；平均动脉压应通过使用β受体拮抗药和血管扩张药维持在70～80mmHg[28]。

为了实现肺隔离，建议首选DLT，不仅可以提供手术视野，还可以利于血液分泌物的清除。在（部分）夹闭主动脉期间，可以使用血管扩张药和（或）β受体拮抗药控制高血压阶段。解除夹闭后的低血压阶段需通过液体和减少血管扩张药的使用进行治疗。

跨学科的肾/脊柱联合稳定策略可以包括以下措施[28, 30, 31]，例如：①尽量缩短主动脉夹闭时间；②股动静脉分流；③静脉注射甘露醇；④胸段硬膜外麻醉。

（十）钝性心脏创伤

由钝性外伤引起的真正心脏结构性损伤是罕见的[23]。根据放射性核素检查、血管造影或尸检诊断，胸部创伤患者中心肌挫伤的发病率为2.6%[32]。在接受紧急手术的钝性胸部创伤患者中，该损伤的发病率为5.7%。与其他伤势结合时，死亡率显著增加。低血压或心律失常的发生率在有或无心肌挫伤的情况下相似。在成人心脏损伤患者中，术中死亡的主要原因是低血容量，而不是心脏损伤。Devitt等[20]研究了术中死亡、心律失常和低血压在胸部创伤中的发生率和重要性，以确定心肌损伤对围术期并发症的影响。还通过放射性核素心脏造影、尸检或胸腔切开术检查心肌损伤的存在。共研究了201名患者。术中和总死亡率分别为7.9%和22.9%。在手术室幸存者中，术中心律失常和低血压的发生率分别为3.8%和26.5%。只有5.9%的患者存在怀疑或确认的心脏挫伤。所有患有钝性胸部损伤的患者都可能出现术中心律失常或低血压。儿童似乎能够耐受心脏挫伤且无重大并发症[33]。

钝性心脏创伤包括一系列临床疾病，从心脏电活动异常、传导障碍到心脏破裂和死亡。由于其在胸腔中的前部位置，右心房和右心室是最常受伤的心腔，其次是左心房和左心室。约40%的患者能够在心腔破裂后存活。当多个心腔受到影响时，死亡率迅速增加。通过超声心动图可以进行诊断[34]。

（十一）心脏挫伤

怀疑有心肌挫伤的患者不需要在重症监护室例行监护。如果心电图和超声心动图正常，且没有进一步的伤情，患者可以在12h后出院。年轻患者在心肌挫伤后几乎没有心脏并发症。诊断程序的重要性仍存在争议。心电图在没有ST段抬高的情况下是不可靠的。肌酸激酶（CK）–MB同工酶的出现不能用于诊断，因为在创伤情况下，它往往会导致更多的混淆而不是证据支持[35]。心肌肌钙蛋白I（心肌损伤特异性指标）尚未得到充分的研究。超声心动图在检测室壁运动障碍和心包积液方面很有价值，并且可以和CK-MB同工酶的变化结合起来提示并发症。放射性核素心脏造影也可以进一步预测并发症。铊心肌灌注显像可以检测灌注减少的区域，但不能区分急性病变和陈旧性病变[36, 37]。

（十二）心脏压塞

两层浆膜之间的心包腔通常含有高达50ml的血浆超滤液。心包可能受到各类疾病的影响，包括感染性、自身免疫性、肿瘤性、医源性、创伤性和代谢性疾病[1]。心包积液可能会急性发展，如胸部创伤中，也可能会较为缓慢。如果已有的低血压无法合理地通过其他情况（气胸、血胸、腹部或其他出血）解释，就必须怀疑存在心脏压塞。

引起心脏压塞的原因可能是心脏或主动脉破裂，以及无破裂的心肌挫伤[20, 23, 34]。如果液体积聚是渐进性的，心包压力仍会较低。因为心包可以通过扩张来增加其顺应性，这是通过增加表面积和质量来实现的。胸部创伤中迅速聚集的血液通常会导致心脏充盈受阻和心脏压塞（图 33–9）。心脏压塞患者会出现呼吸困难、心动过速、低血压和脉压减小，以及奇脉（正常自主呼吸时吸气时收缩压下降超过 10mmHg），是心脏压塞的重要诊断表现。颈静脉怒张、明显低血压和心音低钝（Beck 三联征）是心脏压塞的三个经典征象。

血流动力学不稳定通常是由于心包腔内积聚的液体和血液引起的心脏压迫所致。心电图可能显示大量心包积液的征象，尤其是 QRS 低电压和电交替（任何导联中 QRS 波群的振幅或轴的交替变化）。超声心动图是检测心包积液和心脏压塞的主要诊断方法。心脏压塞的主要超声心动图征象是存在心包积液，在舒张早期时伴有薄壁（即舒张末期的右心房和右心室流出道）的低压心腔塌陷。主要治疗方法是通过心包膜窗口进行立即手术引流（心包穿刺），应在荧光透视或超声心动图指导下进行。或者可以在局部麻醉下，在超声引导下插入心包引流管。自主呼吸的患者对血流动力学变化的耐受性最好。

（十三）膈肌破裂

在钝性胸部创伤中，手术室内膈肌破裂的发生率为 9.1%[10]。其症状类似于气胸合并肺不张和低氧血症。

膈肌破裂可能是腹内压突然大幅增加的直接结果。如果膈肌的撕裂足够大，在自主呼吸时胸膜负压会促使腹腔器官疝入胸腔，随后压迫相邻的肺部区域导致呼吸困难（图 33–10）[38]。

膈肌损伤在左侧更为常见，因为肝脏对右侧半膈提供了一定的保护作用。体格检查在诊断上并不是很有帮助。胸部 X 线显示左侧膈顶升高，并显示弧形阴影，表明左侧膈肌异常升高。心脏和纵隔结构向缺损对侧移位也提示膈肌损伤的存在。当胃探针尖端可以在胸腔内检测到时，即可确认诊断[29]。

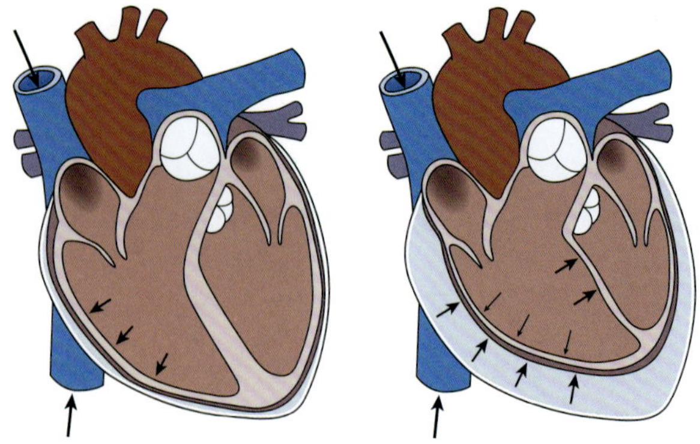

▲ **图 33–9　心脏压塞：该图显示心包腔内液体积聚（心脏压塞），导致右心室充盈受阻，与健康心脏相比心输出量不足**

引自 Diseasedic.com（最近更新日期 .2021–12–02）https://diseasesdic.com/cardiac-tamponade-overview-causes-and-diagnosis/

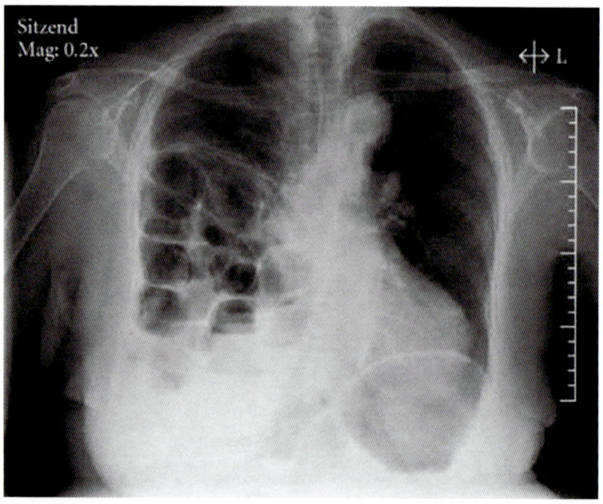

▲ **图 33–10　钝性创伤后膈肌破裂并肠道疝入右半胸腔：胸部 X 线显示肠道疝入右半胸腔，并出现连续性肠梗阻征象，此情况发生在钝性胸部创伤后 4 天，伴有膈肌破裂**

在膈疝的情况下，误吸的风险很高。为了保证足够的氧合，需要进行插管和机械正压通气，同时也可以保护气道。如果同时存在血胸，需要怀疑脾破裂的可能性[23, 29]。

二、穿入性胸外伤

钝性创伤是导致胸部损伤的主要机制，但穿入性胸部创伤并不少见。根据 2016 年美国疾病预防控制中心的记录，美国枪击死亡人数与交通事故死亡人数相当。穿入性损伤引起的组织损伤可能较为复杂的，其取决于穿入物体的特性[39]。

穿入性胸部创伤的分类与钝性创伤略有不同。所有实体在钝性创伤部分都有详细描述。基本上，可能出现所有受损结构的组合。根据受损的结构，它可以分为：①气管支气管损伤/食管损伤；②枪击伤/刺伤伤口；③心脏压塞；④血胸/气胸；⑤膈肌损伤。

一般来说，穿入性创伤可以分为低速、中速或高速伤害，其中低速（非弹道）伤害是由尖锐、刺入性物体（刺伤）引起的，而中速/高速（弹道）伤害则是由弹丸（箭头、弹片、子弹）引起的。非弹道伤害的特点是在穿入物体的轨迹上出现撕裂，而弹道伤害可能导致组织破坏远远超过原始路径。任何单一伤害或其组合都可能导致失代偿，并遵循共同的病理生理途径（图 33-11）[40]。

在普通患者中，大多数穿入性胸部创伤最初可以通过插入胸腔引流管进行治疗，然而，即使情况稳定，这些患者应对潜在的危及生命的情况进行全面评估，因为最初未被发现的胸内损伤可能会导致迅速的失代偿和死亡。

应该迅速执行标准的高级创伤生命支持协议。应快速有效地进行气管插管和静脉通路建立。

存在危及生命的心脏损伤的患者可能在开始时相对稳定，但可能很快便出现恶化。所有位于“心脏盒子”（定义为锁骨下方、肋缘上方和锁骨中线内侧）内部的损伤高度怀疑与心脏有关，并应至少进行一次即时超声检查。在心脏盒子之外的伤口并不能排除心脏受损的可能性，应始终怀疑并排除所有不稳定患者的心脏损伤[41]。

三、术前评估

（一）呼吸道和呼吸

对创伤患者通气情况的详细临床评估必须包括上呼吸道的检查、呼吸频率、胸壁的异常运动，以及明显的胸部伤口。对胸部的触诊应提供疼痛、皮下气肿和骨擦音等症状，以提示潜在的病理情况。在能够进行放射学诊断之前，应通过肺部听诊识别气胸或血胸，并进一步评估通气的充分性。虽然叩

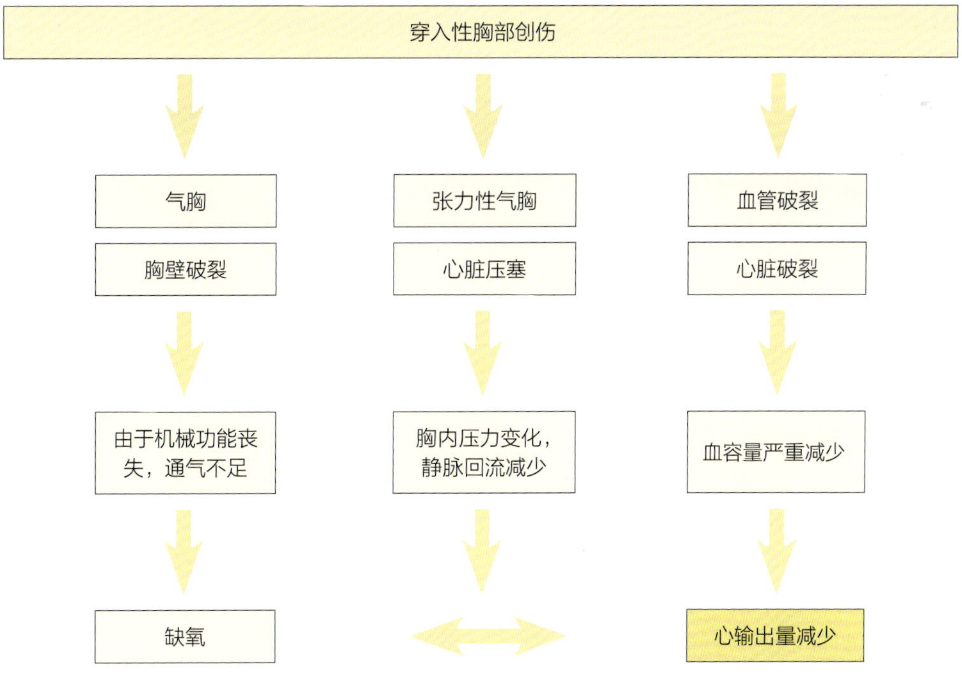

▲ 图 33-11 穿入性胸部创伤的病理生理学后果：胸部初始损伤通过不同的病理生理途径导致常见的临床后果

引自 Hunt PA, Greaves I, Owens WA. Emergency thoracotomy in thoracic trauma—a review. *Injury.* 2006, 37(1):1-19.

诊在理论上是有用的，可以帮助区分气胸和血胸，但在典型的急诊室环境中实际上很难进行。然而，尽早进行即刻超声检查是必要的。最常见的应用包括创伤的腹部超声检查和生命支持中的心脏超声评估。该技术十分普遍，并可在复苏过程中进行[42]。

（二）循环

在胸部创伤中，低血压通常与低血容量有关，应首先积极采用容量替代治疗（晶体液），同时必须诊断或排除其他可能的原因（如气胸、心脏压塞和心脏挫伤）[37, 43]。心律失常的存在增加了对钝性心脏损伤（挫伤）的怀疑。高动脉压可能由于胸部出血而急剧恶化，因此应立即进行治疗。

（三）实验室诊断

术前（如在急诊室）的实验室检查至少应包括完整的血细胞计数与凝血功能检查、电解质状态、血糖、尿素、肌酐，如有必要还可以进行尿液分析。立即确定血型并提供浓缩红细胞和凝血制剂是优先推荐的。

（四）放射学诊断

放射学诊断应在控制和保护生命功能后立即开始。首选的方法是常用的螺旋 CT，可能需要使用对比剂来检测血管受累的情况。可以检测到胸廓骨骼，以及周围软组织和胸腔器官的所有损伤。

胸部 CT 还可以显示主动脉损伤并发现在 X 线中不可见的气胸。血管造影可用于精确定位血管损伤的出血源[28, 29]。

（五）超声诊断

超声是诊断胸内脏器的标准检查方法。可对心脏（动力学、损伤、心脏压塞）进行早期评估。无论是经胸壁还是经食管超声心动图，对评估心包（积液）、瓣膜和室壁运动，以及可能的主动脉损伤的存在和程度都是有用的（见第 54 章）。

（六）胸部 X 线检查

如果不能进行 CT 或超声检查，对胸部进行两个平面的 X 线成像在胸部创伤的护理中仍具有重要意义。只有在危及生命的情况才会延迟进行 X 线检查[29]。由于现代 CT 扫描仪的速度和创伤区扫描的普及程度提高，传统的 X 线检查在创伤患者的评估中失去了标准地位。尽管如此，由于有时没有 CT 扫描，因此将对可能的发现进行简要概述。

X 线的系统检查可以检测到可疑和未预料的病理变化。应检查胸部骨性结构，包括肋骨、锁骨、肩胛骨和脊柱等是否存在骨折。应评估软组织与气肿或阴影的关系。肺野可以显示气胸、血胸并提示肺挫伤的实变。纵隔的 X 线检查异常，尤其是纵隔气肿、增宽或移位，提示呼吸道破裂、主动脉损伤和张力性气胸。

胸主动脉受伤的放射学证据可能包括上纵隔的延伸、主动脉瓣的消失及胃管左或右根尖的偏移。

最后，评估心脏轮廓可以帮助诊断钝性心肌损伤，包括心脏压塞的检测。

四、麻醉管理

在患有闭合性胸部外伤的患者中，手术通常是一种紧急干预措施。往往没有足够的时间对患者进行全面评估。病史通常只能通过第三方收集，因此通常是不完整或完全未知的。从麻醉学的角度来看，有用的信息包括伤害机制、最近的饮食摄入情况、可能的酒精或药物滥用情况、当前用药情况，以及已知的并存疾病(心脏、循环、肺部、代谢障碍等)。SAMPLER 助记法包括以下内容：体征 / 症状（sign/symptom, S）；过敏(allergy, A)；药物(medication, M)；过去相关病史（past perti-nent medical history, P）；最后一次口服摄入（last oral intake，L）；导致当前伤害的事件（events leading up to present injury, E）；危险因素（risk factor，R）。

术前评估应包括神经系统的基本评估（瞳孔反应、神经反射和运动反应）、呼吸道的详细评估及胸部的检查。必须检查有无损伤，如血胸、气胸、张力性气胸、肋骨骨折及胸部稳定性。

术前诊断应包括胸部 X 线检查（优先选择 CT 扫描）、血常规、凝血功能、电解质和动脉血气分析[2]。

基本监测必须符合美国麻醉医师协会的最低标准，包括脉搏血氧饱和度监测、心电图、无创血压监测、体温监测、气道压监测和呼气末 CO_2 监测等。对于危重患者，高级血流动力学监测非常关键，包括动脉血压监测、中心静脉导管和膀胱导管置管等。除了持续的血压监测外，长久性动脉导管还能进行间断性血气分析，以及监测其他血液学和实验室指标。此外，它还可以解放麻醉医师的双手使其可以进行可能的复苏措施。其他项目，如超声心动图或肺动脉导管的插入，不能延误任何重要的监测，这是高级管理的要素。

手术过程中可能会出现额外的并发症如气

胸；因此在受影响的一侧（如肋骨骨折的情况下），必须首先考虑预防性胸腔引流。这也使得麻醉医师能够充分监测受影响的单侧胸腔内的出血情况[10]。

初始气道管理仍存在争议。在急诊手术中，高达30%的闭合性胸部外伤患者因下颌和（或）上颌骨折、颈椎和（或）胸腰椎损伤而导致呼吸受限。由于损伤的紧迫性和程度，颈椎常常无法在手术前进行全面检查。

在手术患者中，颈椎损伤的发生率约为12%[10]。在没有明确诊断之前，应怀疑所有闭合性外伤患者存在颈椎损伤的可能。

为了保护颈椎，在确认或怀疑存在颈椎损伤时，应在颈椎受限的情况下进行气管插管。当患者戴着刚性颈圈固定时，可能会导致喉部视野受限。应掌握不同的气道管理技术，了解它们的优点和缺点。

例如，清醒状态下纤维支气管镜插管极大地限制了脊柱的活动，但需要操作者的熟练技巧和患者的配合，需要花费一定的时间，并且受到上呼吸道的血液和分泌物的影响。同时，通过纤维支气管镜放置DLT也是一个巨大的挑战。一个很好的方法是使用不同镜片的视频喉镜，因为间接视野可以减少口腔张开并限制颈部后伸，尽管血液/分泌物也可能限制视野，且操作者需要进行相关培训。尽管存在这些局限性，一些研究表明视频喉镜与直接喉镜相比首次成功率更高[44]。

当没有视频喉镜辅助时，普通直接喉镜的安全性和有效性已被证实。一项由经验丰富的麻醉医师进行的超过32 000例急诊插管的回顾性研究发现，在入院后第1小时内的6000多项病例中，仅有1例怀疑因插管导致神经受损[45]。

胸部外伤的伴随损伤多见于腹部和头部/面部。

术中通气问题最初表现为气道压升高和氧饱和度降低。原因通常是气道出血、积极复苏后的肺水肿及术中气胸的发生。

血液在气道中聚集可能会导致正常肺功能受损，从而导致严重的低氧血症。因此，有必要对出血的肺部进行隔离[10]。

闭合性胸部外伤的患者在到达手术室时通常表现为低血容量（低血容量性休克）。因此，在全身麻醉诱导之前，需要进行适当的扩容。负性肌力药或外周血管扩张药应谨慎使用，用较低剂量使用或不使用。

对于休克状态下的多系统损伤患者，了解其相应的生理和药理原理比使用特定的麻醉药诱导和维持麻醉更重要。

在闭合性胸部外伤患者中，失血仍然是术中死亡的主要原因[10, 23]。因此，为便于大量输血和输入凝血制剂，最初应开放多处大口径的外周静脉通道。

凝血管理主要侧重于治疗潜在或急性凝血功能障碍、低体温和低钙血症。大量输血后的凝血病是常见的，其临床诊断和治疗应通过实验室化学指标进行确认和指导，最好包括床边血栓弹力图检测。这是由于容量置换导致的血液稀释，以及血小板和凝血因子的消耗增加导致的。

如果持续处于出血性休克状态，休克和凝血功能障碍可导致弥漫性血管内凝血（DIC）的发生。当所有血容量被置换后，血小板计数可能降至仅能维持凝血功能。当双倍血容量被置换后，稀释的凝血因子会不可避免地造成不同程度的凝血功能障碍。如果凝血酶原时间和部分凝血活酶时间延长，而无DIC存在，可能是纤维蛋白原减少症。稀释性凝血功能障碍的管理需要进行浓缩血小板和凝血因子的替代治疗。然而，病因治疗为（外科）消除潜在出血；补充凝血因子只是辅助性的治疗措施[46]。尽管目前仍缺乏大型随机试验的证据支持，但如果手术止血困难且出血时间延长，个别病例可考虑允许性低血压以减少失血量[47, 48]，

创伤患者的低体温很常见，原因包括受伤时外部环境的影响、快速输注冷却液体和血液、麻醉引起的内环境紊乱，以及术中胸腹部器官的暴露。体温由热量损失和热量补充的平衡决定。麻醉医师和外科医师可以通过抑制产热来加重热量损失。以下机制在不同程度上导致了热量损失。

(1) 辐射（热辐射导致的能量损失，占40%～50%）。

(2) 对流（通过空气流动导致体表散热，占25%～35%）。

(3) 蒸发（通过水蒸气散热，占10%～20%）。

(4) 传导（与冷表面直接接触，占5%～15%）。

人体对寒冷刺激的急性反应是有限的。其在保温方面的行为包括以下几点：浅表血管收缩、颤抖

和非颤抖产热。麻醉药的应用可通过阻止生理性血管收缩、颤抖和抑制正常的生理反应来加速热量的散失。然而，主要的热量损失因素是辐射和对流散热；因此，控制手术室和环境温度是维持和控制患者体温最有效的方法。

呼吸散热占总散热量的 10%～15%。在高容量置换期间也需要对血液和静脉注射液进行加热。环境加温和保温毯效率虽然较低，但也是热量管理的重要组成部分[49]。

低钙血症很少见，可能与大量输血（每 5 分钟输注一次浓缩红细胞）、持续性低血容量休克导致肝脏灌注不足、低体温和夹闭门静脉控制肝脏出血有关。如果没有相关的实验室指标，不明原因的低动脉压以及心电图提示 Q-T 间期延长可怀疑为低钙血症[2]。

单肺通气

以下情况可能需要隔离一侧肺、一个肺叶或一个肺段进行通气[50]。

(1) 避免对侧肺受到血液或分泌物污染。

(2) 大型支气管胸膜瘘或支气管肺泡瘘。

(3) 手术因素（肺损伤的诊断或手术治疗）。

(4) 胸主动脉或食管手术。

对以上情况有如下几种替代方法。

(1) 将单腔导管插入主支气管。

(2) DLT。

(3) 不同类型的支气管封堵器。

在临床实践中，双腔支气管导管被视为黄金标准。左侧双腔支气管导管较右侧更容易放置，并且脱位率较低。正确位置必须通过纤维支气管镜进行校准，因为仅有 20%～48% 的双腔支气管导管在“盲插”后处于正确位置。

通过纤维支气管镜可以在气管内观察到隆突，从而验证双腔气管导管的正确位置。当纤支镜观察到支气管袖带堵塞支气管成功从而防止对侧支气管的疝和阻塞。肺叶支气管的阻塞情况需要通过支气管腔确认。肺的功能隔离是通过对双腔支气管导管的单侧进行夹闭和通气来实现的。纤支镜检查、检测和听诊可以确认肺隔离成功。

尽管罕见，但双腔气管导管置入过程中可能发生严重并发症，包括对气管支气管和喉部造成损伤。定位不当可能导致肺隔离不充分或支气管袖疝和对侧主支气管在隆突处阻塞。最严重的并发症是气管破裂。以下是已被证实的定位不当的原因[51]。

(1) 气管膜部（98%）。

(2) 女性（86%）。

(3) 分叉部位受累（79%）。

(4) 年龄超过 50 岁（66%）。

其他肺隔离方法包括使用支气管封堵器（支气管封堵导管、Arndt 封堵器、Cohen 封堵器等）或儿童型取栓导管。EZ 封堵器（Teleflex Medical）是一种 Y 形导管，具有 2 个远端延长部分，它克服了将封堵器引导到特定的支气管的需要，可以在不需要纤维支气管镜的情况下定位，这对于咯血病例很有用（见第 16 和 17 章）。

在这种情况下，可以通过封堵器的内腔通气，或者施加持续气道正压通气（CPAP）来膨肺。在插入封堵器及每次改变患者体位后，须立即使用纤维支气管镜检查确认封堵器的位置。

作为最后的手段，可以通过外科手术夹闭支气管以防止通气，或者间断性停止通气。气管破裂可能需要通过手术区进行高频喷射通气。

五、术后护理

一般情况下，需要在重症监护病房进行术后护理。钝性胸部创伤的急诊手术患者术后通常需要持续辅助通气。持续辅助通气的指征主要基于严重的胸部和（或）头部的多处伤。此外，还必须考虑腹部器官和脊髓的并发损伤[10]。

术后疼痛治疗

作为术后疼痛治疗的方法，可采用阿片类应用、经皮电神经刺激、非甾体抗炎药，或者区域镇痛技术（肋间神经阻滞、硬膜外镇痛、腰麻阿片类给药、胸腔内镇痛及胸椎旁阻滞）。区域镇痛技术尽管为有创性，但特别是胸椎硬膜外麻醉 / 镇痛（表 33-1），已被证明是效果最佳、全身副作用较小的方法[52, 53]。

结论

钝性胸部创伤属于严重损伤。急诊麻醉管理复杂，需要高水平的（病理）生理知识储备、设备、操作技能，以及迅速而准确的决策能力。术中死亡的主要原因是出血过多和窒息。

表 33-1　胸段硬膜外麻醉与阿片类自控镇痛的疗效比较

	优　点	缺　点
硬膜外镇痛	• 镇痛↑ • 呼吸功能↑ • 住院时间↓ • 阿片类不良反应↓ • 心肌梗死风险↓ • 肺部感染↓ • 呼吸抑制↓ • 血栓风险↓	• 有创 • 置管并发症 • 低血压 • 硬膜外血肿 • 感染 • 操作要求高 • 掩盖其他损伤
患者自控镇痛	• 操作简单 • 患者接受满意度高 • 镇痛↑ • 安全	• 患者自身操作能力（意识、运动功能） • 镇静 • 恶心、呕吐 • 便秘 • 副作用随年龄增加 • 药物相互作用

第 34 章　纵隔肿物与上腔静脉综合征

Mediastinal Mass and Superior Vena Cava Syndrome

Daniel Kalowitz　Menachem M. Weiner　著
邱郁薇　吴镜湘　译

前纵隔肿物是麻醉医师在职业生涯中所遇到的最具挑战的疾病之一。为妥善处理这些患者，麻醉医师必须要熟知纵隔相关的解剖，了解纵隔病变对患者呼吸系统和心血管系统的影响，对麻醉中可能出现危及生命的并发症有所准备并能迅速处理。在这一章节，我们将为大家展示一个前纵隔肿物合并上腔静脉综合征的病例；对于这一患者，我们会进一步讨论必要的术前检查、麻醉准备、患者风险分层和术中麻醉管理要点。我们梳理并制订了相关处理决策流程图，以助于安全管理绝大部分这类患者。

一、病例展示

患者 30 岁，女性，因"呼吸困难、无法平卧、咳嗽、胸部不适进行性加重数周"就诊于急诊。否认任何既往病史。临床检查显示头面部颈静脉充血怒张，上肢肿胀。自入院以来，相关检查提示前纵隔肿物，累及气管，重要血管受压。疑似恶性肿物，目前计划行组织活检后，再由多学科团队协作完成外科切除手术。

二、文献回顾

（一）纵隔解剖和病理生理

纵隔位于胸腔内，前缘为胸骨，后缘是脊柱，双侧由壁层胸膜组成，下缘紧贴膈肌，上缘为胸廓入口 [1]。一些学者将纵隔分为四区，即上纵隔、前纵隔、中纵隔和后纵隔。上纵隔上缘为胸廓入口，下缘平胸骨角，前面紧贴胸骨，后面为第 4 胸椎；前纵隔、中纵隔和后纵隔上缘与上纵隔接壤，下缘与膈肌毗邻，由心包分为前中后区域（图 34–1）[2, 3]。还有一些学者认为上纵隔和前纵隔实际上并不存在特定的解剖边界，可以将其综合为一个区域即前上纵隔，因此将整个纵隔分为三个区域：前上纵隔、中纵隔和后纵隔（图 34–2）[1, 3]。

无论是分为三个区域还是四个区域，临床医师必须认识到纵隔内的各个腔室不应孤立来看。某一区域的纵隔肿物经常会累及并影响其他腔室内结构。前纵隔肿物常常侵犯中纵隔，而前纵隔和中纵隔的肿物往往临床表现相似 [4]；而且很多上纵隔的肿物往往来源于或侵犯前纵隔 [1]。尽管目前描述的众多并发症都源于前纵隔肿物，实际上中纵隔和后纵隔的肿物也会导致麻醉诱导时血流动力学和呼吸系统衰竭。

纵隔肿物可影响很多重要脏器结构（图 34–3）[3]。前上纵隔内包括有下段气管、主动脉弓及其分支、上腔静脉和奇静脉；中纵隔内包括心脏、隆突和左右总支气管、肺门和上腔静脉的终末部分；后纵隔包括了各种神经和神经根、交感神经链、降主动脉、食管和奇静脉 [1]。

纵隔肿物可以是原发性肿瘤，也可以是转移瘤（图 34–4 和表 34–1）[5, 6]；转移瘤相对比较常见，而原发性肿瘤则较少见且多为良性 [5]。纵隔肿瘤最常见的解剖位置和组织学类型随年龄有所差别 [4]。儿童神经源性肿瘤，尤其是神经母细胞瘤发病率较高，肿瘤大多数发生在后纵隔 [1, 4]；而青少年前纵隔肿瘤中淋巴瘤最为常见 [1]；成人纵隔肿物多分布

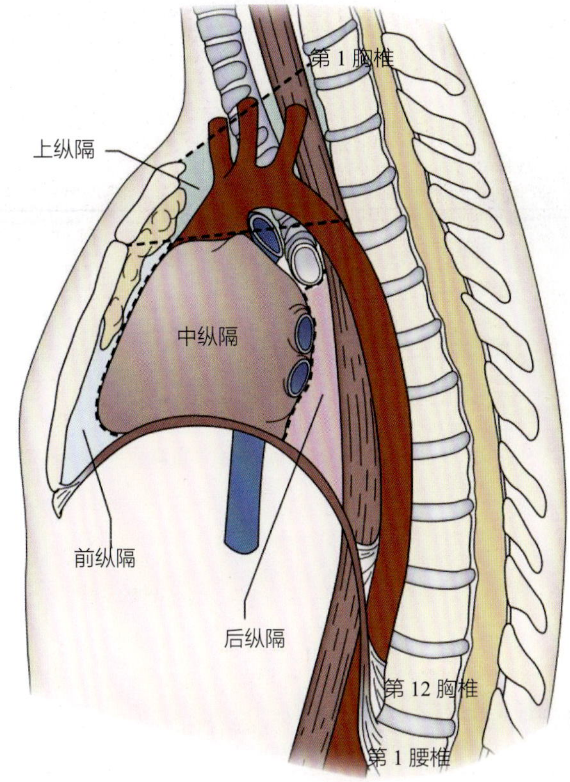

▲ 图 34-1　纵隔四分区法

引自 Liu W, Deslauriers J.Mediastinal divisions and compartments. *Thorac Surg Clin*. 2011, 21(2):183-190.

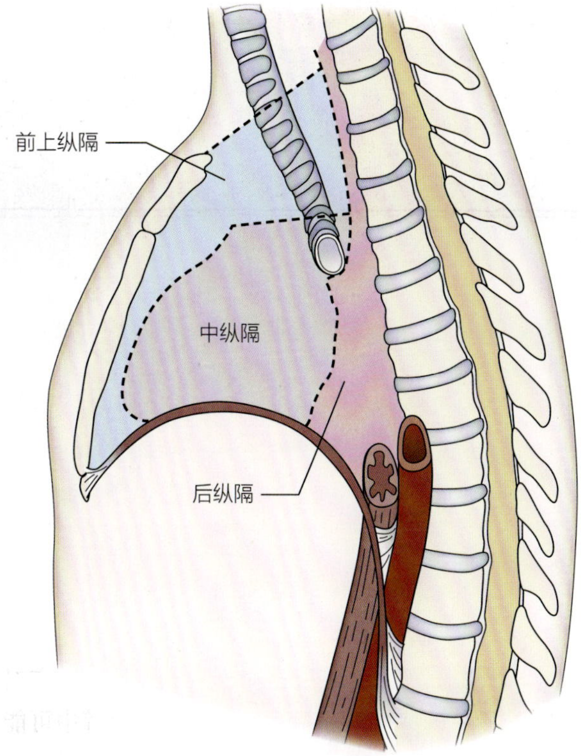

▲ 图 34-2　纵隔三分区法

引自 Liu W, Deslauriers J.Mediastinal divisions and compartments. *Thorac Surg Clin*. 2011, 21(2):183-190.

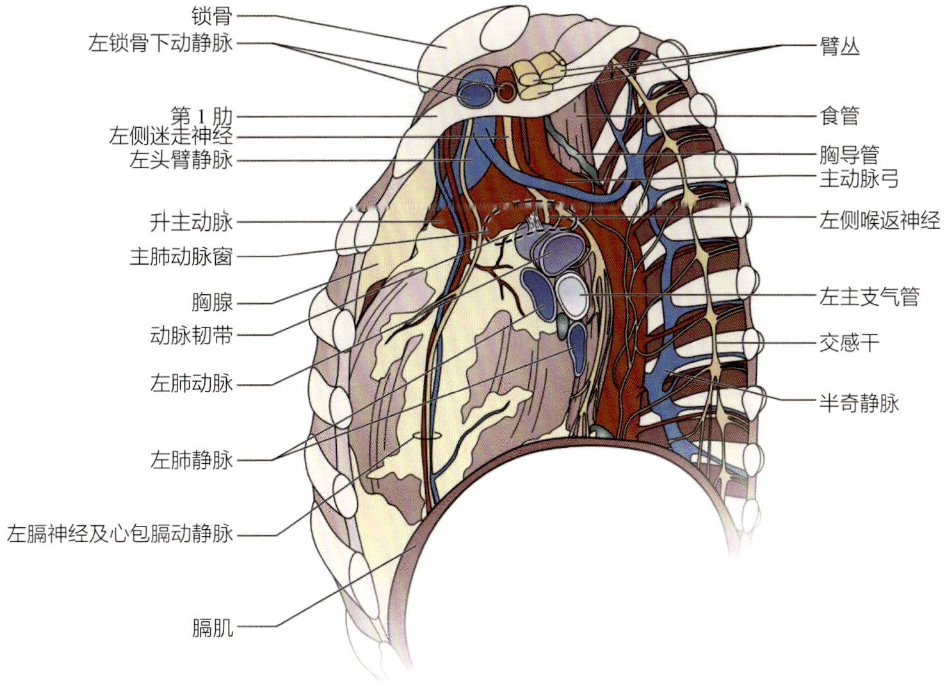

▲ 图 34-3　纵隔内结构

引自 Liu W，Deslauriers J.Mediastinal divisions and compartments. *Thorac Surg Clin*. 2011, 21(2):183-190.

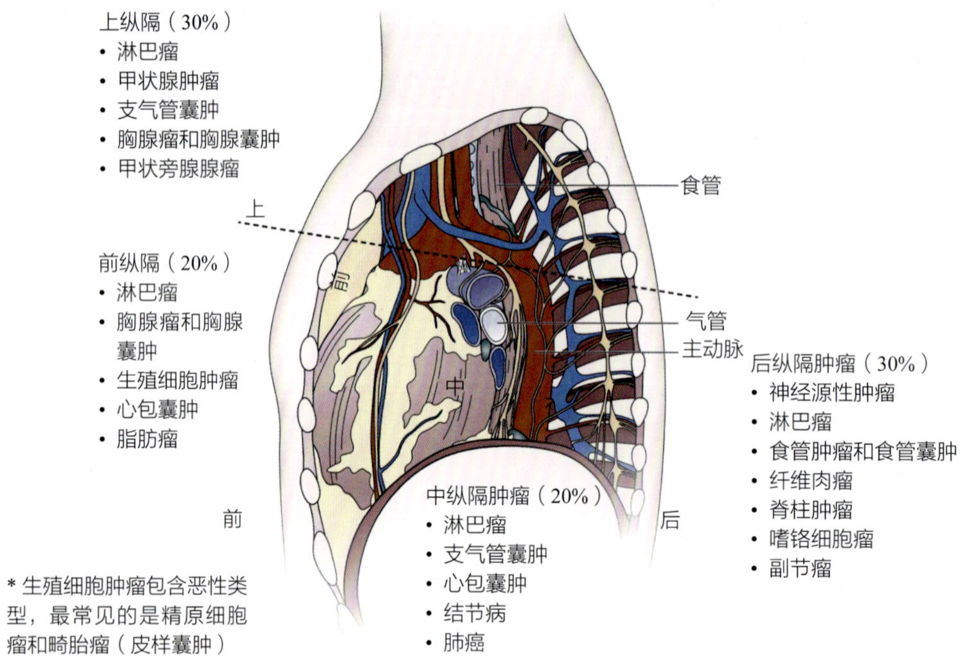

▲ 图 34-4 纵隔肿瘤的种类和位置

引自 Salgia R, Blanco R, Skarin AT. Lung cancer and tumors of the heart and mediastinum. In: Skarin AT, ed. *Atlas of Diagnostic Oncology*. 4th ed. Philadelphia: Elsevier; 2010:98-159.

表 34-1 恶性和良性纵隔肿瘤的位置区分

分　区	恶性肿瘤	良性肿瘤
前纵隔	• 淋巴瘤 • 混合性生殖细胞肿瘤 • 精原细胞肿瘤 • 胸腺瘤 • 胸腺癌 • 甲状腺癌	• 囊状水瘤 • 先天性胸骨后膈疝 • 甲状旁腺腺瘤 • 胸腺囊肿 • 胸腺增生 • 胸腺脂肪瘤 • 胸腺瘤 • 甲状腺
中纵隔	• 食管癌 • 淋巴瘤 • 转移癌 • 甲状腺癌	• 良性腺病 • 心血管结构 • 心膈脂肪垫 • 囊肿 • 异位甲状腺 • 食管肿物 • 先天性胸骨后膈疝 • 食管裂孔疝 • 脂肪瘤
后纵隔	• 神经母细胞瘤	• 神经纤维瘤 • 神经鞘瘤 • 化学感受器瘤 • Bochdalek 裂孔疝脑脊膜膨出

修改自 Yoneda KY, Louie S, Shelton DK. Mediastinal tumors. *Curr Opin Pulm Med*. 2001, 7(4):226-233.

于前上纵隔[1]，胸腺瘤和淋巴瘤最多见[7]。

纵隔肿物逐渐增大可能会累及很多重要脏器，产生一系列临床症状。当复合全身麻醉引起生理学改变时，即使是无症状的患者也可能会出现严重的甚至致命性并发症。

（二）麻醉前评估

1. 症状和临床表现

患者围术期并发症往往与首诊时的心血管与呼吸系统症状和体征有关[8]，麻醉医师必须能够识别与纵隔肿物相关的一系列临床症状和表现（表34–2）[1, 2]。患者也可不存在任何临床症状。诊断纵隔肿瘤的儿童患者，70% 存在症状[9]；由于气道相对较软，容易受到纵隔肿瘤的压迫，患儿可出现咳嗽、呼吸困难和呼吸道感染反复发作[10]。一般来说，40% 的纵隔肿物患者在就诊时没有明显症状。因此，这些肿物在特定位置增大至一定尺寸时就会使麻醉倍具挑战。不管确切诊断、实际尺寸和位置如何，所有纵隔肿物和胸腔内肿物都可能由于其瘤体本身的重量和体积引起纵隔内重要脏器受压。一旦压迫气道，就会出现急性或慢性呼吸功能不全。肿物如果压迫心脏和大血管，可能会出现血流动力学失代偿的现象。如上所述，纵隔肿物对呼吸和循环系统的影响可能会因麻醉诱导和手术时体位改变而加重，从而危及生命[9]。一些有症状的患者往往主诉并不明确或缺乏特异性，而这些主诉可能与呼吸和循环系统受累及有关[2]。成年患者最常见的主诉为咳嗽、胸痛、呼吸困难和吞咽困难[1, 10]。

上腔静脉综合征（SVCS）是指由于上腔静脉梗阻而出现的一系列症候群。28% 的纵隔肿物患者可能合并 SVCS[7]。早期 40% 的 SVCS 的梗阻来自于梅毒性动脉瘤和结核性纵隔炎[11]，而目前 SVCS 则基本来源于纵隔肿瘤引起的梗阻[11]。SVCS 更多见于弥漫性组织细胞性淋巴瘤患者，病变位于右侧纵隔内的患者或梗阻部位位于奇静脉引流至 SVC 以下的患者[12]。一旦出现 SVCS，呼吸困难出现较早且最为常见，同时合并面部和眶周部位的水肿[2]；其他一些症状的出现取决于梗阻进展的速度，包括上肢的水肿、充血、头颈静脉的怒张、头痛、精神状态的改变和视觉障碍。

表 34–2 纵隔肿瘤和上腔静脉综合征患者的症状和临床体征

症　状	体征及检查
咳嗽	发绀
呼吸困难	哮鸣音
端坐呼吸	呼吸音降低
鼻塞	喘鸣
疲劳	声带麻痹
胸痛	晕厥
头晕	奇脉
头痛	神志改变
神志改变	霍纳综合征
视力障碍	上肢肿胀
吞咽困难	头颈部静脉怒张
	视盘水肿

修改自 Narang S, Harte BH, Body SC. Anesthesia for patients with a mediastinal mass. Anesthesiol Clin North Am. 2001, 19(3):559-579.；Pullerits J, Holzman R. Anaesthesia for patients with mediastinal masses. *Can J Anaesth*. 1989, 36(6):681-688.

2. 诊断性检查

20 世纪 70—80 年代，一些研究发现在全身麻醉下接受纵隔肿物手术的患者术后呼吸系统并发症增加[13, 14]。此后，很多后续发表的研究强调了该类患者心血管并发症风险也会增加[15, 16]。鉴于其中很多研究报道关注的是全身麻醉下接受纵隔肿物手术的儿童患者，推断成年纵隔肿物患者围术期并发症风险与儿童相似。纵隔肿物患者围术期并发症的风险与肿物的大小、位置，以及就诊时心血管系统和呼吸系统的症状与体征相关，这也强调了完善麻醉前准备的重要性[8, 17]。

诊断性影像学检查是这些患者术前评估最重要的部分。除了特别紧急的手术，所有怀疑或明确纵隔肿物的患者均需进行影像学评估。由于纵隔肿物可以在 2～3 周内迅速长大，因此这些影像学检查应尽可能在麻醉前完成[1, 2]。选择磁共振（MRI）、计算断层扫描（CT）、X 线和（或）血管造影，取决于病变的位置和类型。CT 和 MRI 成像对于麻醉前评估尤为重要，因为这些检查往往在患者平卧位进行，因此可以检测到病变对于气道、心脏或大血管的潜在压迫，这些压迫可能在麻醉时导致病情加重[1]。

如果任一层面气管横截面积缩窄超过 50%（图 34-5），应在麻醉诱导前提高警惕并做好充分准备。

胸部 X 线往往是纵隔疾病影像学检查的第一步，可提供有价值的信息。由于成像为二维图像，因此需要同时获得 X 线正位片和侧位片（图 34-6）[18]。CT 可能是最常用的影像学检查，目前所有纵隔肿物的患者均需行 CT 检查 [1]。CT 空间分辨率高 [9]，有助于明确肿物的形态和准确的解剖位置，确定病变与周围纵隔内脏器组织的关系 [4]。静脉注射造影剂后的 CT 图像可区分肿瘤滋养血管与周围组织的关系 [9, 19]（图 34-7）。MRI 图像对于明确血管压迫和组织侵犯更好 [1]，还可以区分软组织与血管的关系 [9]。25% 的患者，MRI 较 CT 显示的病变更广。MRI 检查推荐用于神经源性病变、血管异常，以及病变累及主动脉弓及分支的患者（图 34-8）[1, 4, 20]。其他比较少见的检查如骨扫描和正电子发射计算机体层成像（PET），虽不是主要的影像学检查，但可以用于生殖细胞肿瘤初始治疗后的随访。Kitami 等 [21] 进行了一项 109 例患者的回顾性分析，以评估 PET/CT 结果对前纵隔肿瘤分类和处理的有效性。他们发现 ^{18}F- 氟代脱氧葡萄糖（FDG）在识别低级别胸腺瘤、直径≤50mm 的胸腺瘤和最大标准化摄取值≤3.4 的胸腺瘤（＞2 提示恶性，SUV 即标准化摄取值）时的灵敏度、特异度和准确度分别为 85%、48% 和 60%。作者认为 FDG-PET/CT 是一种对于前纵隔肿物进行鉴别诊断和处理的客观且有效的手段。

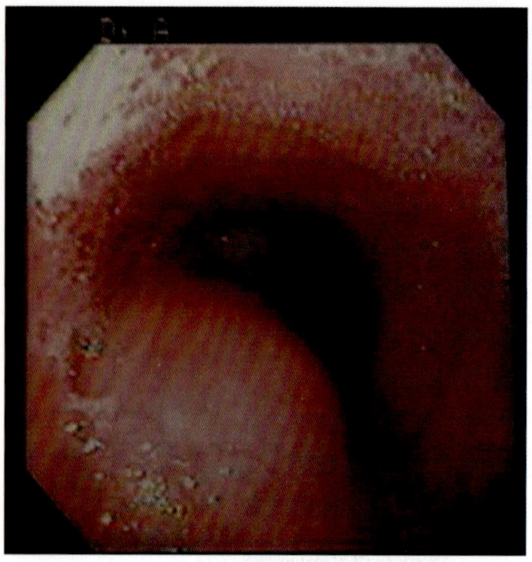

▲ 图 34-5 支气管镜显示外压型气管狭窄

无论使用哪种影像学技术，麻醉医师必须要亲自去查阅这些图像。放射科医师的报告可能在气道梗阻、肿瘤位置和心脏压迫方面提供的细节不够详尽，而这些资料对于麻醉医师安全管理患者尤为关键 [1]。

超声心动图也是一种术前诊断性检查，推荐用于特定患者。超声心动图可以评估患者的心脏结构和功能，为危险分层提供有价值的信息 [9]。经胸超声心动图最好在平卧位和侧卧位都进行检查，有助于评估体位改变对心脏和大血管的压迫。经食管超声心动图（TEE）有助于识别肿瘤对心脏各腔室和腔静脉的侵犯情况。TEE 可以对纵隔肿物手

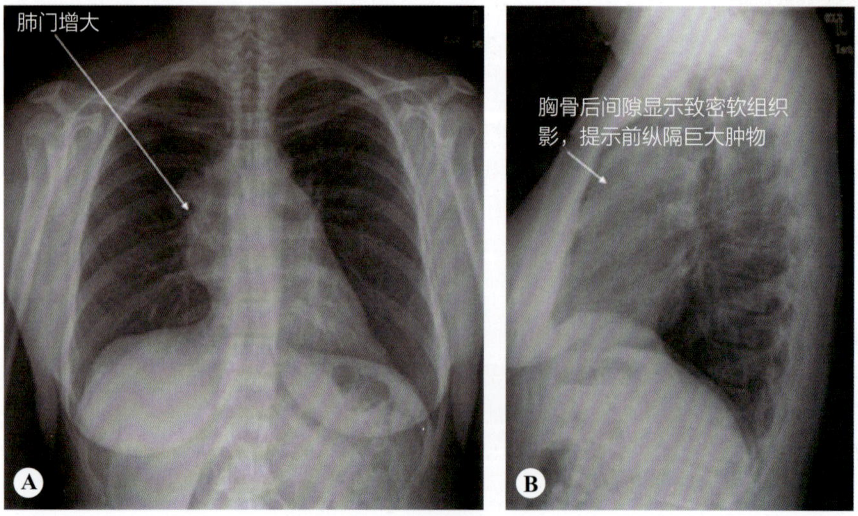

▲ 图 34-6 前纵隔肿物合并上腔静脉综合征患者的前后位（A）和侧卧位（B）胸部 X 线片

引自 Broder J. *Diagnostic Imaging for the Emergency Physician.* Philadelphia: Elsevier, 2011.

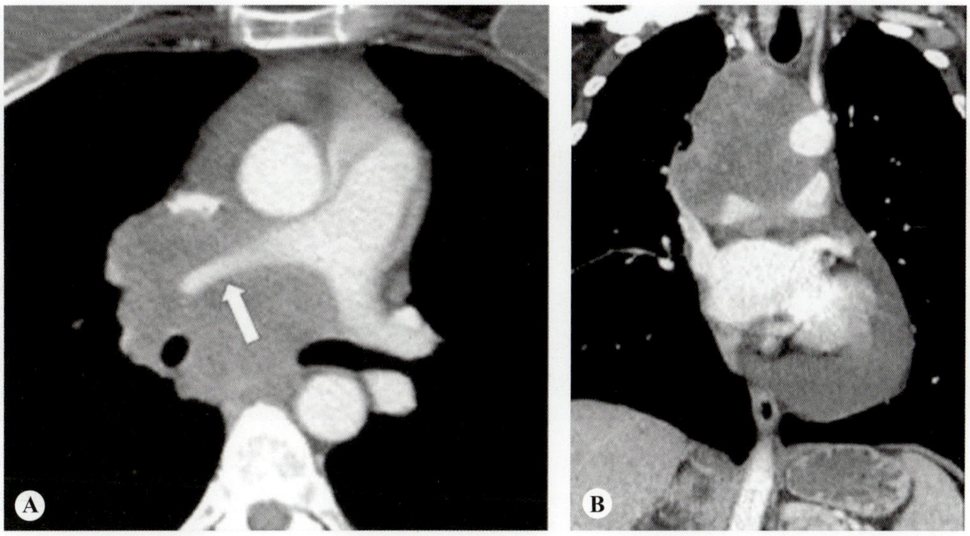

▲ **图 34-7　胸部增强 CT（A. 横断面）（B. 冠状面）显示纵隔肿物合并右肺动脉狭窄（箭）**

引自 Hayes SA, Plodkowski AJ, Ginsberg MS.Imaging of thoracic cavity tumors. *Surg Oncol Clin N Am*. 2014, 23(4):709-733.

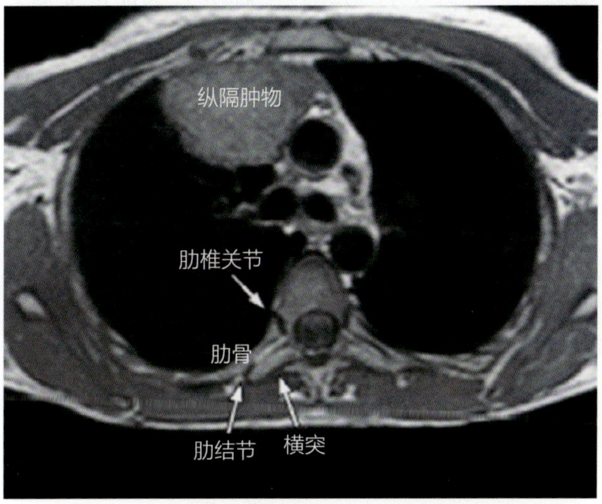

▲ **图 34-8　纵隔肿物患者的胸部磁共振**

引自 Carrier G, Fréchette E, Ugalde P, Deslauriers J. Correlative anatomy for the sternum and ribs, costovertebral angle, chest wall muscles and intercostal spaces, thoracic outlet. *Thorac Surg Clin*. 2007, 17(4):521-528.

术是否需要心外科医师在场提供有价值的信息 [22]。Anderson 等 [23] 报道了 1 例后纵隔肿物患者在围术期 TEE 指导下临时需要紧急体外循环的案例。Brooker 等 [24] 报道了 1 例心包积液患者行心包开窗和放置胸管后，TEE 新识别出包绕升主动脉和肺动脉的纵隔肿物，而该肿物在术前胸部 X 线和超声心动图检查时并未发现（图 34-9）[24]。而且 TEE 还是一种术前改进胸腺瘤患者分期的有用工具，它可以为是否能完整切除肿瘤提供依据。术后，除包膜内的 I 期胸腺肿瘤外，所有胸腺瘤，患者均应接受术后辅助放射治疗。

肺功能检查（PFT）的价值是术前评估中最有争议的部分。纵隔肿物患者呼吸流量 – 容积环与固定病变有关，吸气峰值和呼气峰值均下降，是最易受到影响的参数（图 34-10）[25, 26]。1984 年，Neuman 等 [27] 认为呼吸流量 – 容积环检查是一种最敏感的识别气道梗阻的无创检查，因此所有纵隔肿物患者均应进行直立位和平卧位的呼吸流量 – 容积环检查。然而，更多最新的观点否定了上述结论。很多研究发现尽管 PFT 能够明确气道梗阻或限制性通气功能障碍，但是它与围术期结局指标或解剖异常没有关系，与胸部影像学检查相比也不能提供额外的信息 [1, 4, 28–31]。Hnatiuk 等 [32] 在沃尔特 · 里德陆军医疗中心回顾了 37 例前纵隔肿物患者为期 6 年的资料。直立位和平卧位的肺活量测定可以提示 4 例患者存在潜在的上气道梗阻，但这 4 例患者均安全接受了全身麻醉而无并发症。因此作者认为术前必须行 PFT 检查的证据不足，PFT 在预测围术期并发症方面并不优于影像学检查和患者临床症状。需要注意的是，如果怀疑胸腺或甲状腺病变，麻醉医师必须警惕这些腺体功能异常所并发的内分泌风险；在这些疾病中，需考虑并警惕甲状腺危象、黏

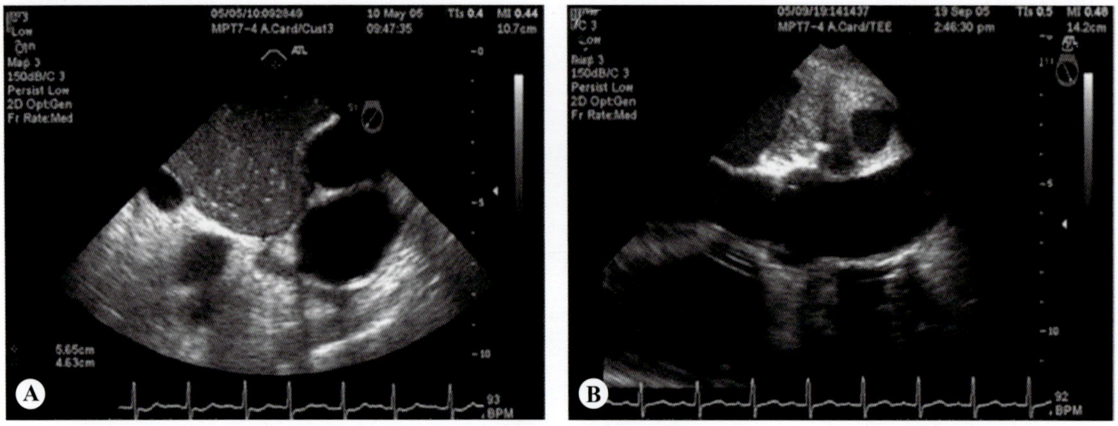

▲ 34-9 食管中段心脏超声图像

A. 食管中段升主动脉短轴成像；B. 食管中段升主动脉长轴成像，显示升主动脉后方一纵隔肿物 [引自 Brooker RF, Zvara DA, Roitstein A. Mediastinal mass diagnosed with intraoperative transesophageal echocardiography. *J Cardiothorac Vasc Anesth*. 2007, 21(2):257-258.]

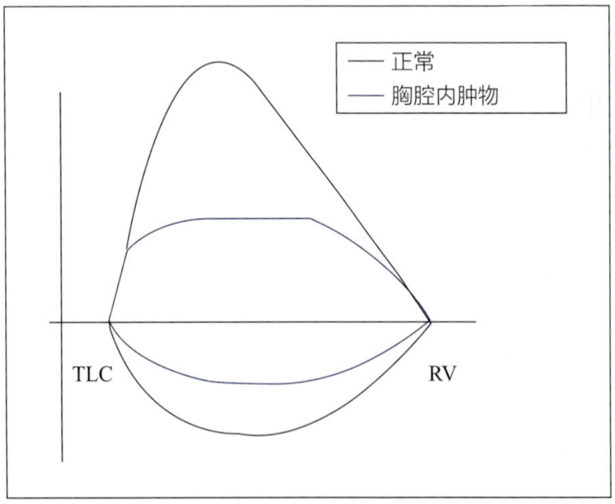

▲ 图 34-10 胸腔内肿物患者的肺功能检测

RV. 残气量；TLC. 肺总量 [引自 Gerlac RM, Klafta JM. Mediastinal masses, complications in anesthesia. In: Fleisher LA, Rosenbaum SH (eds). 3rd ed. Philadelphia: Elsevier, 2018:262-265.]

液水肿性昏迷和重症肌无力的发生。对于这些特殊疾病的处理，另见其他章节。

3. 风险分层

纵隔肿物患者麻醉风险的增加主要是由于麻醉后肺组织受压和或心血管系统受压加重所致。肺组织任一部分受压可能会导致气道瘫痪、氧合或通气困难。患者可能会出现缺氧、高二氧化碳血症、通气血流不匹配和通气失败。纵隔肿物对心脏或任一大血管的压迫可能会导致低血压，心脏前负荷减少，后负荷增加及潜在的心血管系统瘫痪。麻醉医师必须认识到这些改变可能会在围术期突然发生，尽管这种生理改变最常见于麻醉诱导过程中。提前识别并预料到各种引起围术期并发症风险增高的症状和临床检查是每一位麻醉医师必须掌握的重要能力。

一些麻醉医师认为巨大前纵隔肿物的患者如果术前不存在气道梗阻和严重的临床症状，可安全进行全身麻醉诱导。Ferrari 等 [33] 对在纪念斯隆 – 凯特琳癌症中心诊断为前纵隔肿物、需手术治疗的 44 名儿科患者进行了一项病史回顾分析。没有 1 例患者由于麻醉药物或技术操作发生死亡或出现永久性的损伤。在术前存在呼吸系统症状的 9 例患者，2 例患者麻醉诱导期间发生了通气困难，需要硬质支气管镜协助气管插管；还有 2 例患者麻醉维持期间发生了气道梗阻，体位改变后缓解。如上所述，作者认为如果患者术前不存在威胁生命的气道梗阻和严重的临床症状，可以在放射治疗前安全实施麻醉诱导。尽管作者做出了上述推断，但必须注意到在其进行的研究中，44 例患者其中有 4 例患者需要特殊措施维持麻醉诱导期间的氧合，包括使用硬质支气管镜或将患者更换为侧卧位以缓解气管压迫。麻醉医师必须对常规麻醉诱导和清醒经纤支镜插管两者之间的优劣进行充分衡量。

一定的临床症状和表现与围术期风险增加相关 [34–36]；然而，一些术前并没有明显症状或异常发现的患者围术期也可能会出现围术期并发症（框 34–1）[34–36]。在各种症状中，需要特别注意的

框 34-1 与围术期风险增加相关的症状和临床表现

- 喘鸣
- 端坐呼吸
- 仰卧时咳嗽加重
- 颈静脉怒张
- 上腔静脉综合征
- 晕厥
- 肺功能测试显示阻塞与限制混合型通气功能障碍
- 峰值呼气流量<40% 或<50%
- CT 显示气管横截面积<50%
- 巨大纵隔肿物（纵隔肿瘤比值>45%）
- 巨大纵隔肿物（标准化肿瘤容积>2.5）

是患者是否在用力 Valsalva 动作时出现晕厥，因为 Valsalva 动作会进一步减少静脉回流；如果患者出现晕厥，往往提示术前已存在明显的心脏或肺动脉受压[2]。

Bechard 等[8]首次发现围术期并发症与患者初诊时的心肺症状和体征有关，他们发现一些严重症状即喘鸣、端坐呼吸、发绀、颈静脉怒张或 SVCS 患者围术期并发症较高。尽管多元逻辑回归分析的统计结果提示症状的严重性并不是独立预测因素，但是作者也谨慎地指出这也可能由于样本量不足所导致。因此 Bechard 等最后指出当患者存在严重的心肺症状和体征时，需要审慎进行全身麻醉。也有一些其他报道提示术前即存在 SVCS 的患者围术期发生意外事件和或死亡[12, 37, 38]。

Neuman 等[27]指出当患者术前肺功能明显异常时应避免全身麻醉。Bechard 等[8]发现患者峰值呼气流量为正常值的 40% 或以下时，围术期并发症增加 10 倍。他们还发现患者如果存在混合型通气功能障碍，围术期并发症风险增加。如前所述，也有一些学者持相反意见，认为肺功能检查在评估患者风险上没有意义。Gothard[4]提出所有患者均应进行肺功能检测，包括动脉血气分析，以提供术前基础值；然而参考他们的经验，肺功能检测并不能用于评估外科手术的风险。他们指出肺功能可能在围术期会降低或恶化，尤其是接受活检手术的患者：因为全身麻醉或正压通气会减少肺容量，而手术并未切除肿瘤使患者受益。

Azizkhan 等[39]发现儿童患者当术前纵隔肿瘤严重压迫气管支气管时（定义为管腔缩小超过 1/3 以上），全身麻醉时气道梗阻的风险明显增加。

Shamberger 等[40]在一项回顾性研究中纳入了 42 例儿童患者，发现只有术前端坐呼吸与 CT 影像学资料显示的气管狭窄程度相关。而且，他们的结果也证实了在前纵隔肿物患者，当气管横截面积超过 50%，接受气管插管全麻是安全的。然而需要指出的是这项研究中，绝大多数气管横截面积<50% 的患者接受的是局部麻醉或者术前接受了放射治疗肿块已经缩小，或者麻醉诱导时维持自主呼吸。该团队在另一项前瞻性研究中也指出对于剩余气管横截面积<50% 或峰值呼气流量<50% 的患者，当仅接受局麻时不会发生气道塌陷。他们因此推断上述标准可能过于严格[25]。

King[28]在一项纳入了 51 例患儿的回顾性研究中证实了 Shamberger 的发现，即患者 CT 显示气管狭窄超过 50% 时围术期风险最大。King 等发现肿物大小是围术期并发症的最重要预测因素。纵隔肿物比值（MMR），定义为前后径胸部 X 线片上纵隔肿物的最大宽度除以最大的胸腔宽度 。小的纵隔肿物，即 MMR≤30% 的患者无一例发生气道塌陷。而大纵隔肿物定义为 MMR≥45%，在发生气道梗阻的患者平均 MMR 为 56%。他们还发现呼吸系统症状可预测气道受压和全身麻醉的风险。

Bechard 等[8]发现心包积液与术中并发症有关，他们在研究中也证实，术前 CT 显示气管受压超过 50% 与术后呼吸系统并发症有关。

Kawaguchi 等[41]回顾性分析了 31 例儿童患者，比较了发生气道塌陷和未发生气道塌陷的两种人群。他们的分析结果显示，所有发生气道塌陷的 8 例患儿都存在前纵隔巨大肿物。肿大小使用标准化肿瘤体积（STV）来计算，计算公式参考椭圆形容积的公式。STV 阈值设定在 2.5，预测全身麻醉时发生气道塌陷的敏感度和特异度可达 0.86。

一项大样本临床研究探讨了前纵隔肿物患儿围术期管理与并发症的关系（儿童患者前纵隔肿物最为常见）。明确与围术期并发症相关的潜在危险因素将有助于安全管理纵隔肿物的患者。对这些患者进行风险分层，制订合适的麻醉计划是一项复杂的工作。每例患者均需制定个体化的围术期方案。所有患者术前均需进行多学科讨论，人员应包括麻醉医师、外科医师和放射科医师[35, 42]。不同患者临床表现程度不同，可以是完全无症状，也可以心血管或心肺完全衰竭，对于患者的临床表现需要尤其关注。如上所述，临床就诊时即使患者无明显临床症状也不能完全保障全身麻醉无意外发生。

对于存在框 34–1 中任一症状或检查结果的患者均需谨慎对待。尽管一些纵隔肿物患者未包含框 34–1 中的因素，可以安全接受全身麻醉，然而仍应小心审慎[43]。即使采用了最保守的围术期管理方式，那些低危患者和无症状患者仍可能发生并发症[35, 43–46]。既往报道的众多证据均表明，患者术中和术后随时可能发生并发症，无关肿瘤的大小和位置[2, 30, 42, 44, 47]。这些患者也可能由于纵隔肿物之外的原因接受急诊手术[48]。

Szokol 等[36]报道了一位双胎妊娠孕妇第 32 周时由于继发于胃肠道出血（GIB）而发生贫血的病例。由于患者既往已发生数次呕血，因此需要在全身麻醉下行急诊剖腹产分娩胎儿。在上消化道镜检确认 GIB 的来源时，内镜探头进入食管患者即出现通气困难，当探头回撤，通气得以改善。因此，怀疑该患者胸腔内肿物压迫气道，当内镜探头前进时压迫症状加重。患者随后进行了胸部 CT 检查，显示一 6.4cm × 6.9cm 的纵隔肿物，明显压迫右肺动脉、SVC、气管、右主支气管、右上叶支气管，而这些检查结果在麻醉诱导前并未获得。

（三）麻醉管理

1. 术前治疗

一旦完善好患者术前检查，评估好风险，就需要开始制订麻醉计划。如前所述，应尽快成立术前多学科团队来共同讨论患者的治疗[35, 42]。多学科团队应当包括麻醉医师、外科医师、放射科医师、病理科医师和肿瘤科医师。是否加入其他的成员需要根据患者的特定病情酌情考虑。多学科团队有助于明确是否需要在根治性肿瘤切除术前，首先行组织活检获取病理，从而进行放射治疗或化学治疗使肿瘤缩小。其次，多学科团队可讨论这种活检是否必须在全身麻醉下进行。如果仅进行组织活检，那可以在术间局部麻醉下进行或者在内镜介入室进行[28, 39, 49]。当然病理诊断的标本也可以通过其他方法获得，譬如胸腔积液、骨髓穿刺、淋巴结活检和周围血检查[49, 50]。如果局麻无法获得病理标本，或者需要进行纵隔肿物切除，则必须接受全身麻醉。

在接受全身麻醉或者在局麻或轻度镇静下的高风险患者，需要考虑术前化学治疗、放射治疗和（或）激素治疗的影响[2, 39]。根据病理组织学诊断结果进行新辅助治疗可以有效减少肿瘤负荷，有助于后续对原有无法手术的患者进行根治性切除手术，或显著改善手术切除效果。一方面，倡导预先治疗的学者认为很多肿瘤尤其是淋巴瘤，对于放射治疗非常敏感，低剂量放射治疗后肿瘤即可缩小，因此可以减少围术期并发症的发生率，减少整体的麻醉风险[2, 17, 33]；而另一方面，那些不赞成预先治疗的患者认为对于准确诊断和后续有效治疗来说，需要获得良好的组织标本，而术前治疗可能会影响标本的获得、破坏细胞学形态、干扰病理诊断的准确性[2, 33, 40]。当怀疑淋巴瘤时，激素的使用会干扰诊断[2]。一些作者认为，如果必须要进行预先治疗，放射治疗要优于使用激素[2, 40]。在这种情况下，有效的解决途径可能需要在放射治疗区域外获取组织从而尽可能准确地获得组织标本随后用于诊断[2, 40, 51]。

气管支架也是一种减轻纵隔肿物对气管及其分支压迫的方法，后者可能在患者平卧位和使用肌松药后压迫加重。可弯曲金属气管支架可以在丙泊酚和七氟烷麻醉下，通过喉罩置入[52]。右美托咪定镇静下先进行清醒插管，随后加大右美托咪定剂量使患者进入全身麻醉状态，可成功用于硬镜下置入硅酮 Y 形支架[53]。在 SVCS 的患者，术前透视下放置 SVC 支架可以缓解梗阻症状，改善患者症状，也是一种可供选择的方法（图 34–11）。

2. 监测、血管通路、患者体位的选择

麻醉诱导前，所有纵隔肿物的患者都应进行有创动脉穿刺置管并进行连续监测。选择大口径静脉通路有利于给药和静脉输液。也可以考虑放置中心静脉导管，尤其是在并发症风险高的患者[35]。所有其他基本监测，如心电图、脉搏氧饱和度，呼气末二氧化碳监测等均应使用。

在术前怀疑肿物累及 SVC 的患者，或者术中可能进行 SVC 阻断或无名静脉 – 右心房旁路移植术的患者，应选择其他监测手段以评估脑灌注是否良好，目前强烈推荐选择近红外脑氧饱和监测或经颅多普勒联合颈静脉压力监测[9]。根据 SVC 受累的程度，可能实施部分切除或完全切除加人工血管重建。Spaggiari 等[54]建议如果 SVC 受累不到

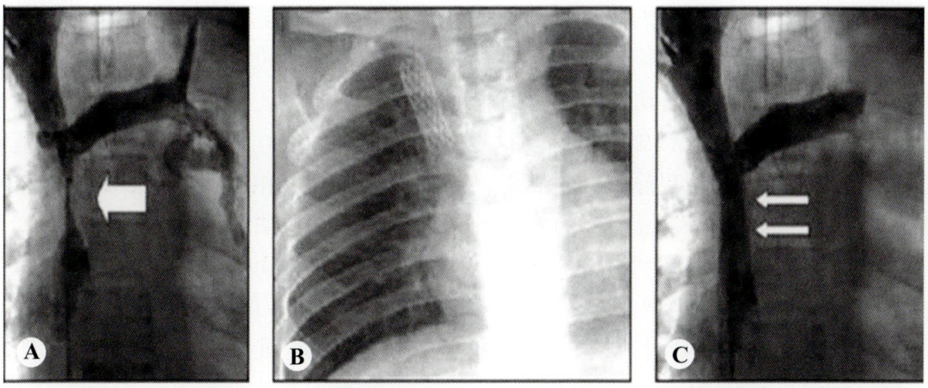

▲ **图 34-11　术前透视下放置上腔静脉支架以缓解梗阻**

A. 上腔静脉造影显示梗阻（箭）；B. 置入支架缓解梗阻的透视图；C. 梗阻缓解后的上腔静脉造影（箭）

50%，可以进行部分切除，必要时使用心包补片修补。SVC 受累较轻，可以侧壁钳夹后行局部切除；对于受累严重的病变，完全阻断 SVC、全身肝素化下对纵隔肿物切除重建是最常用的方法。该团队报道了由于 SVC 受累需要切除 SVC 的 70 例肺癌手术患者和 18 例纵隔肿物患者 [52]。其中，25 例（36%）患者使用人工血管进行了 SVC 置换，64% 的患者进行了局部切除。肺癌患者术后主要发病率和死亡率分别为 23% 和 7.7%，而纵隔肿物患者则分别为 50% 和 5.6%。

规划好理想的血管通路和监测部位非常重要。SVCS 患者，所有的静脉通路均应置于下肢，以确保快速有效的给药和输液或血制品 [11, 34, 35, 37]。脉搏血氧饱和度探头和桡动脉导管应分别置于不同上肢，有助于快速诊断受压的血管区域或血管。无创血压并不是理想的选择，因为它不能连续监测血压数据，识别血管受压，可能会延误诊断。

转运期间和到达手术室时患者的体位也很重要。合并 SVCS 的患者，维持直立坐位有助于减轻患者面部、气道和上肢的肿胀 [34, 35, 37]。这一点在气道操作时尤为重要。均应询问每例患者其最舒适时的体位，如平卧位、右侧卧位或左侧卧位 [35, 55]。了解最适体位可以为了解患者胸内肿物是否会发生动态改变提供依据。一旦出现术中并发症，可倾斜手术床，或使患者恢复至最适体位可减少梗阻，同时还需要采取其他更持久的有效措施 [45, 56, 57]。

3. 药品与设备准备

麻醉前必须确保所有可能需要的药物和设备处于待用状态，并易于获取。这些设备既包括麻醉设备，也包括手术设备。纵隔肿物导致的并发症一旦发生，影响非常迅速，可能威胁生命。如果抢救性药物或设备未充分准备可严重威胁生命安全。

所有可能需要的药物包括正性肌力药和血管收缩药应当准备齐全待用。不同型号的喉镜和气管导管（ETT）应在术间备好，ETT 需要准备不同大小、长度（如微喉管）、种类（加强型和双腔气管导管）的导管。大量研究报道可以通过喉镜置入 ETT[58]，或小尺寸的 ETT，或加长的 ETT 通过压迫部位远端来缓解呼吸系统并发症 [10, 37, 56, 59]。如有必要，DLT 由于质地较硬，可能较聚氯乙烯材质的 ETT 提供更安全稳定的气道 [45]。

硬质支气管镜是可以挽救生命的重要设备，在术前必须先准备好，并且交由操作熟练的医生随时使用。硬质支气管镜比 ETT 更坚硬，更有可能缓解因纵隔肿物引起的气道压迫。硬质支气管镜也可帮助外科医师使用气管支架撑开气道，从而使患者能够通过硬质支气管镜维持氧合和通气 [56, 59]。对于硬质支气管镜使用的通气模式如高频喷射通气，应提前规划好，麻醉诱导前应准备到位并测试好待用。

在高风险患者，应考虑体外循环（CPB）机及能够建立并维持 CPB 管理的人员，后者包括心外科医师和体外循环灌注医师。当患者通气和（或）心血管受压、功能受限时，CPB 的使用可维持患者氧合、通气和灌注。如果纵隔肿物压迫气道，可以启动 CPB 代替肺的生理功能 [60]；如果纵隔肿物阻塞心脏流入或流出道，CPB 可维持有效的灌注。

CPB 的使用状态有所差异（因疾病严重程度或团队习惯），可以是在术间 CPB 处于待机状态，也可以是麻醉诱导前动静脉已置管并启动 CPB。尽管有意外心肺衰竭使用 CPB 作为救援措施的报道，但即使是最有经验的操作者，采用股股途径插管启动 CPB 约需要 20min[29, 42, 55]。绝大多数报道认为对于有症状或高风险患者，CPB 处于待机状态并不是一种推荐的救援措施，因为启动 CPB 所需的时间可能会增加神经系统损伤和死亡的风险[30, 42, 61, 62]。一些学者认为股动静脉途径置管比较合适，因为这一途径可以节省时间和提供更快的插管[29]。然而，在紧急插管过程中，这些导管可能发生脱开、扭曲或移位[42]。因此当有可能发生心肺衰竭时，患者应当在麻醉诱导前、清醒状态局麻下进行股动静脉的置管。在严重的病例，CPB 需要在患者清醒时启动，直至不再需要时停止[44, 63–66]。CPB 也可以根据患者情况选择其他位置置管。例如，颈内静脉 – 大隐静脉途径可以用于 SVCS 患者，以缓解和避免静脉压增加，预防呼吸抑制引起的并发症[67]。

特殊情况下应该准备 TEE，并交由能够采集良好的图像并能迅速诊断的操作者使用。TEE 可以在纵隔肿瘤患者发生血流动力学不稳定时，指导血流动力学管理[29, 42, 68–70]。TEE 是一种能够帮助实时监测心功能的有价值的工具，如前所述，可以提供关于肿块的范围和可能的心脏或大血管侵犯的有价值的信息。最后 Linnaus 等[71]报道使用连接胸骨提升器的胸骨钩提升胸壁，可暂时逆转前纵隔肿块引起的呼吸并发症。

4. 全身麻醉诱导的考量

全身麻醉诱导可导致肺容积特别是功能残气量减少，仰卧位时尤其明显[25, 27, 61, 72]；支气管平滑肌的松弛和胸壁肌张力的丧失会导致原本气道受压加重[2]；而肌肉松弛和膈肌自主运动丧失导致通气血流灌注不匹配进一步加剧[72]，降低了维持气道开放的正常跨胸膜压力梯度[51, 61]。这些变化在纵隔肿物从外部压迫肺或心血管系统、心肺储备受限的患者中更为明显[2]，进一步增加了高危患者发生呼吸系统并发症的风险。

如前所述，患者体位是麻醉诱导准备的关键，事先了解患者的最适体位对麻醉有所帮助[35]。在全身麻醉期间，肌松药导致的肌肉张力的丧失使气道容易因纵隔肿物的外部压迫而塌陷。此外，仰卧位导致膈肌向头侧移位，胸腔前后径减少。因此，重新改变患者体位可以改善全身麻醉时前纵隔肿物引起的气道阻塞。如果麻醉诱导后发生通气障碍，可以将患者体位立即改为侧卧位，直到采取其他干预措施解决肿物相关的心肺并发症。在术前进行影像学评估时，应明确纵隔肿物的位置。一旦出现并发症，患者应迅速改变体位，将肿块占据大部分的胸腔处于侧卧位下方。这在理论上将使肿块远离气管，并减轻因重力而造成的气管受压[73]。

此外，在 SVCS 存在的情况下，必须避免胸腔内压力的增加，如 Valsalva 动作或患者屈曲时。SVCS 患者应保持直立姿势，以帮助静脉回流。术前应避免使用可能引起呼吸抑制或肌肉松弛的镇静药。

对于纵隔肿物患者，在麻醉诱导和气道管理前必须明确几个问题。第一个问题是能否使用肌松药，或者患者是否应该在整个过程保留自主呼吸。虽然低风险患者通常可以耐受常规的静脉诱导（使用或不使用肌松药），但术前已有气道压迫的中等或高风险的患者，应在确定使用肌松药和控制通气安全之前，保留自主呼吸。这可以通过吸入诱导或小剂量静脉诱导药物来实现。然而，即使在维持自主呼吸的情况下，也有气道塌陷的报道，因此极高危患者在 CPB 前不应进行麻醉诱导。

与传统的关于这些患者应保持自主呼吸的说法相反，Hartigan 等[74]通过对前纵隔肿物患者隆突部位的视频支气管镜检查显示，肌肉松弛后和正压通气后气道面积增加。尽管存在 Hartigan 这一发现，目前仍建议对巨大纵隔肿物患者在明确肌肉松弛和正压通气可以安全地使用、而没有任何呼吸或心血管并发症之前，应维持自主呼吸。

在纵隔肿物患者，气道层流和湍流的关系也必须考虑。随着气道口径缩小，气流速度增加以保持相同的流速。一旦达到阈值速度，气体流动就会从层流转变为湍流。一旦通过阻塞或狭窄区域，气流必须恢复层流以到达远端气道。然而，如果气道压力和湍流过高无法恢复层流，则可能无法实现远端气道的通气。麻醉医师的第一反应是在出现氧合或通气问题时，用较高的压力进行手控通气。这种做法可能对这些患者并没有起到帮助作用，甚至可能有害[51]。

麻醉诱导的另一个考量因素是，患者是需要清醒状态下经纤维支气管镜引导插管，还是采用标准的全麻诱导。该决定应基于患者术前的气道评估结果和通过观察患者气道的状态和直径来综合考量。一些学者建议进行连续支气管镜下气道监测，以提供气道塌陷的早期预警[75]。

麻醉医师可以使用任何常用的麻醉药组合进行安全地诱导和维持。这些药物包括吸入麻醉药、阿片类、氯胺酮、右美托咪定和丙泊酚[51, 53, 57, 76]。在麻醉过程中必须密切监测患者，并仔细滴定药物以维持所需的麻醉深度。当需要维持自主呼吸以防止呼吸暂停和呼吸衰竭时，这一点尤为重要。发生任何心血管不稳定状态时，应立即使用血管活性药治疗。

笔者的处理流程图（图 34–12）中总结了大部分的讨论，并展示了治疗这些复杂患者的方法。

（四）潜在并发症

纵隔肿物患者，最可怕的并发症与肺和（或）心血管结构的压迫有关。无论这种新发压迫或压迫急性改变的背后原因如何，血流动力学崩溃和呼吸衰竭可能会迅速导致患者死亡。即使采用最保守的方法，也可能发生并发症[44]，必须时刻做好准备。最重要的是，别自断后路（要有备用计划）！必须制定好一旦初始计划失败，整个团队都熟悉的一份备用计划。

纵隔肿物患者出现喘息，不应简单解释为外周支气管痉挛，因为这种喘息可能反映了肿块对气管或支气管的压迫[38]。对于巨大纵隔肿物，由于气管压迫引起的解剖学改变，可能会存在困难气管插管。当纵隔肿物压迫出现 SVCS 时，气道水肿可能使气管插管更具有挑战性。这种气道水肿在术后仍可能存在，气管拔管的管理也变得比较复杂，可能需要延迟拔管。SVCS 患者在准备拔管时，应保持自主呼吸，避免正压通气时胸内压力增加，并采取坐位促进静脉回流，减少上半身肿胀。

喉返神经可能在胸外科手术中受损，从而使患者因声带受累而增加气管拔管的困难。此外，如果肿瘤长期压迫气道，可能导致气管软化，主要表现为呼气时气管塌陷。因此，在这种情况下，拔管前应准备好插管导芯和肾上腺素后再进行拔管[35]。这类患者术后应在重症监护病房继续进行密切观察。

大出血也是可能发生的并发症，特别是在 SVCS 出现静脉压增高或在使用 CPB 期间，后者需要全身肝素化[9, 77]。与任何胸外科手术一样，术后可能发生胸腔积液、血胸、乳糜胸和（或）气胸等并发症。

三、病例管理

该病例为一位诊断为前纵隔肿物的 30 岁女性患者。体格检查显示端坐呼吸和 SVCS，术前影像学检查里 CT 扫描显示气管横截面积<50%，所有这些特征都提示病变严重，可能增加围术期发病率和死亡率。术前成立了一个多学科团队来对该病例进行讨论。多学科团队人员包括肿瘤科医师、胸外科医师、麻醉科医师、放射科医师和病理科医师。由于患者可以清醒合作，且肿块的位置在 CT 引导下穿刺活检较容易，因此多学科团队确定 CT 引导下穿刺活检是最安全的方法。目前需要考虑的是，患者是否能够保持合适的体位，平躺以进入 CT 扫描仪。

当患者转送至 CT 机房时，可以后背垫枕舒适地处于半卧位。随后患者可以平卧进入 CT 扫描仪，并未导致症状恶化。患者对手术活检的耐受性很好，没有出现任何并发症。穿刺活检获得了足够的组织样本，并由病理科医师诊断为淋巴瘤。肿瘤科医师很快就开始对患者进行化学治疗和放射治疗。

治疗后患者的症状明显改善，基本可以仰卧，咳嗽症状消失。然而，虽然患者的面部和上肢肿胀有所改善，但 SVCS 仍然存在。随访影像显示肿块缩小，但仍存在气管和大血管受压迫。多学科小组决定应该外科切除肿块。

患者进入手术室后，未给予任何麻醉前镇静药。动脉穿刺置管，建立下肢大口径静脉通路。由于患者仍有严重的症状和临床表现，因此保持清醒状态局麻下进行股动脉和股静脉插管以备股股转流。右美托咪定和丙泊酚缓慢滴定输注，进行全身麻醉诱导，诱导过程中始终保留患者自主呼吸。全身麻醉后，该患者置入加强 ETT，使用纤维支气管镜来评估气道情况。麻醉诱导顺利，患者无任何并发症。随后放置 TEE 探头，以监测心脏功能和肿块的任何影响。正中进胸开始手术，心肺功能维持良好。手术全程未使用 CPB 和血液制品。手术完成，拔除股动脉和股静脉导管，患者转运至重症监护病房，当晚晚些时候拔除气管导管。

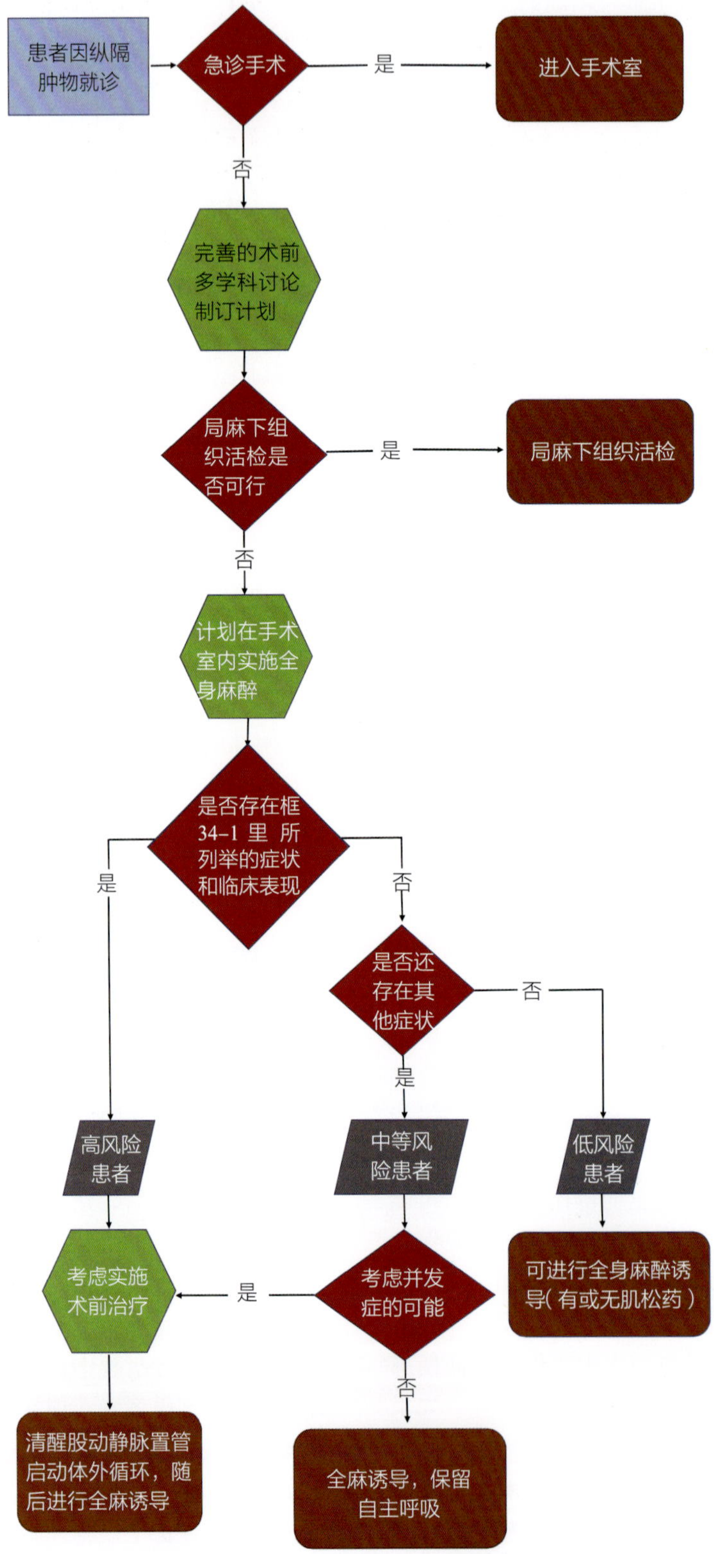

▲ 图 34-12　纵隔肿物患者麻醉管理流程

结论

纵隔肿物表现形式多样。充分认识纵隔肿物并确保对纵隔肿物患者进行完善的术前评估，对于安全地管理这些患者非常重要。提高对纵隔肿物病理生理学的认识和理解，可以降低该患者群体的围术期发病率和死亡率。根据美国麻醉医师协会索赔项目数据库记录，只有 5 名前纵隔肿物患儿进行了索赔，且都发生在 20 世纪 80 年代 [78]。在过去的几十年里，很少有术中死亡的报道。发病率的降低表明这些患者的围术期管理有所改进。气道并发症现在更容易发生在术后 [30]。

进行完善的术前评估，了解肿物的位置和大小及其与邻近结构的关系对制订麻醉计划至关重要。麻醉医师应该时刻保持警惕，因为这些肿物可能会发生难以预测的严重并发症。患者清醒状态下，进行一些操作或 CPB 前需要实施股血管插管操作，有时会比较困难，然而“有了不用”总比“用的时候没有”要好得多。最后，与手术团队的密切沟通，全面的风险评估，以及提前制订术中呼吸或心血管并发症的计划，都有助于成功处理这些复杂病例。

第 35 章　纵隔镜检查

Mediastinoscopy

Elizabeth May Vue　Nicole Morikawa　Jonathan Leff　著

刘泽文　译

癌症是美国的第二大死因。其中，肺癌是男性和女性最常见的死亡原因[1]。由于吸烟率的降低，肺癌死亡率多年来有所下降，但 19% 的 5 年存活率仍然相对较低。早期发现和治疗可以提高存活率，并且根据肺癌的类型和范围提供治愈的可能。不幸的是，由于肺癌早期阶段缺乏症状，大多数肺癌在晚期才被确诊。准确的癌症分期在诊断和正确选择治疗方式方面起到关键作用[2, 3]。

纵隔镜检查是一种有创的诊断性方法，用于诊断纵隔病变，并在临床上对肺癌进行分期。在癌的临床分期诊断中，有微创和无创的方法可供使用[4-8]，这些方法已经减少了通过纵隔镜检查进行常规组织确诊的需求。尽管如此，与纵隔镜检查相比，这些方法的敏感性和特异性较低[6, 9]。纵隔镜检查由于其可靠性仍然是金标准[4, 6]。颈部纵隔镜检查（CM）是常规方法，还有其他选择，包括左前纵隔镜检查及改进的颈部纵隔镜检查的方式，例如扩展颈部纵隔镜检查（extended cervical mediastinoscopy，ECM）和视频辅助纵隔镜检查（video-assisted mediastinoscopy，VAM）。

接受纵隔镜检查的患者因其不常见和潜在的风险对麻醉医师构成了挑战。前纵隔肿块可能造成严重的心肺梗阻，导致血流动力学改变，在全身麻醉的诱导和维持过程中可能加剧这种变化。前纵隔肿块的麻醉管理在第 34 章中进行了讨论。手术器械操作可能导致缺血、脑卒中、心律失常和大量出血。因此，了解手术过程及其在麻醉管理中的影响至关重要。

一、病例展示

一名 69 岁的男性患者，有高血压及 2 型糖尿病（接受胰岛素治疗）的病史，既往有 15 年的吸烟史，现出现呼吸急促症状。胸部 X 线片（CXR）未见明显异常。胸部计算机断层扫描（CT）进一步检查提示右上肺叶有尖刺状边缘的结节。正电子发射体层成像（PET）提示右肺上叶结节，以及纵隔和肺门淋巴结活跃异常，可疑转移性恶性肿瘤。通过支气管内超声引导细针穿刺抽吸术（EBUS-FNA）在肺门和气管隆嵴站点（平均穿刺 3.5 次）的检查并未发现恶性肿瘤。由于对恶性肿瘤的高度怀疑，患者随后接受了标准的颈部纵隔镜检查（CM）。

术前评估肺功能测试提示轻度阻塞性肺疾病，超声心动图显示心脏功能正常。术前实验室检查结果在正常范围内，包括完整的血液计数、化学检查和凝血功能。

二、病例管理

在术前评估中，确认患者已经空腹并且呼吸无明显阻塞迹象，呼吸道状况良好。在麻醉诱导之前，确认血液制品和适当的血管活性药，以及仪器设备等均准备完善。安装五导联心电图（ECG）用于监测心律失常和心肌缺血情况。血氧饱和度监测仪放置在右手，无创血压袖带放置在对侧手臂。在建立外周静脉通道和预充氧后，开始静脉诱导，随后进行单腔气管插管并牢固固定气管导管，并远离预计的纵隔镜检查方向。通过大口径外周静脉

（PIV）建立额外的静脉通路。麻醉维持使用吸入性挥发药和肌松药，肌松药通过肌松监测仪进行调节间断给予。

在进行诊断性纵隔镜检查过程中发现血氧饱和度下降，并观察到血氧饱和度仪的波形变平。呼吸机参数和血流动力学未见明显变化。立即通知了外科医师，重新调整了纵隔镜的位置，血氧饱和度仪波形恢复到基线水平。患者在整个过程中维持正常的血氧饱和度和血流动力学，成功地获取了淋巴结活检样本，出血量很少，取得了7个气管旁淋巴结和5个气管下淋巴结，并将其送至病理科检查，右肺上叶结节未触及。在缓慢拔除纵隔镜的同时，使用电凝术确保止血，随后对切口进行缝合闭合，并敷以无菌敷料。随后床头旋转回给麻醉医师，准备患者苏醒。

在符合拔管标准后，患者成功拔管，并转移到恢复室进行持续的围术期监测，特别是评估是否出现声嘶、哮鸣音、呼吸急促、神经系统变化和出血等情况。术后患者神经系统功能完好，并报告切口部位轻微疼痛。此外，术后胸部X线片未显示气胸。在术后恢复期间没有出现任何并发症后，患者返回住院病房好转后出院。

三、文献综述

（一）指征

根据欧洲胸外科学会和美国胸科医师学会的指南，在非小细胞肺癌（NSCLC）患者中，应考虑进行组织确认以评估淋巴结受累情况，除非患者患有外周性直径≤3cm且无影像学证据显示淋巴结受累的癌肿。成像技术可以提供关于纵隔肿块的临床分期的信息，如CT和PET/CT，并帮助避免不必要的检查和非治愈性切除手术[3]。对于可行的情况下，通常首选微创诊断程序作为第一种手术诊断工具[3, 6]，尽管也要考虑其局限性。最重要的是，支气管内超声引导细针穿刺抽吸术（EBUS-FNA）和超声内镜引导细针穿刺抽吸术（EUS-FNA）的敏感性分别为89%和89%。两者结合使用，敏感性可增加至93%[5, 6]。

纵隔淋巴结可以在实时超声引导下通过气道或食管进行取样[5, 6, 10]。支气管内超声（EBUS）可进入气管旁、气管下和肺门淋巴结。经食管超声（EUS）可以进入食管旁淋巴结。相比之下，颈部纵隔镜检查（CM）仅限于气管旁和气管下淋巴结的取样[8]，扩展到ECM中的主动脉旁淋巴结[11]。此外，微创检查并发症发生率<1%（而纵隔镜检查为6%），罕见的重大并发症包括气胸、脓胸、血气胸和纵隔炎。考虑到内镜超声检查与纵隔镜检查具有相似的敏感性但具有较低的并发症风险，所以推荐EBUS-FNA或EUS-FNA作为首选的诊断和分期方法，该方法通常在门诊局部麻醉和中度镇静下进行。通过口腔插入柔性超声支气管镜进入气管（EBUS）或食管（EUS）到已知淋巴结区域（图35-1），一旦检测到淋巴结，就可以进行经支气管或经食管的细针抽吸取样。如果淋巴结中存在少量肿瘤，可能会发生取样错误，导致假阴性结果[10]。因此，通常在淋巴结的不同部位进行多次穿刺（平均3次），内镜超声的阴性预测值（NPV）仍然低于理想水平，结果为60%[5]。如果临床怀疑度仍然较高，应进行外科手术验证阴性结果。EBUS/EUS阴性结果后进行纵隔镜检查可将总体敏感性从85%提高至94%，NPV为93%。NSCLC的分期算法和

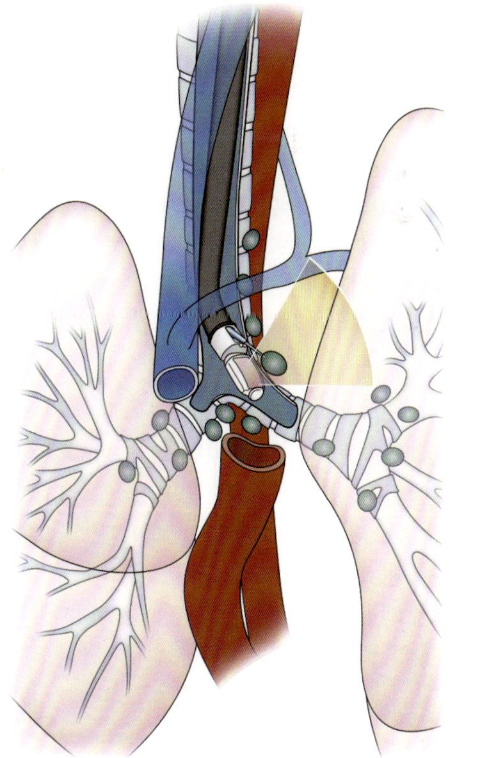

▲ 图35-1　支气管超声显示纵隔淋巴结成像和经支气管穿刺活检；注意软性支气管镜位于气道内，而内镜是在食管内进行超声内镜检查

诊断指示不在本章的范围内，已在第 4 章中讨论。

非小细胞肺癌（NSCLC）的临床分期是纵隔镜检查的最常见适应证[3, 6, 8]，这包括获取组织以诊断病理学和评估淋巴结侵犯的程度。如果先前讨论的微创方法结果为阴性，推荐进行纵隔镜检查。对于中央型或直径＞3cm 的肿瘤病灶[8]，纵隔镜检查可能是首选的诊断方法，它还可用于小细胞肺癌和其他纵隔恶性肿瘤（包括间皮瘤）的临床分期[12]。在肺癌切除和淋巴结根治术中，纵隔镜检查可以与其他胸外科手术相结合。纵隔镜检查的禁忌证包括无法触及的淋巴结、颈椎疾病（颈部活动受限）、胸主动脉瘤、曾行胸部放射治疗或纵隔镜检查、上腔静脉综合征（SVC 综合征），该综合征可能导致静脉压力增高引起潜在出血风险。

（二）纵隔镜检查流程

CM 是通过位于胸骨上切迹处的 3cm 中线横切口进行（图 35–2）。沿着颈部和气管前筋膜的连续解剖到达前气管，为硬性纵隔镜的前进创造通道，进入上纵隔，位于气管前方和大血管后方[13]（图 35–3）。主要可以进入气管前、气管旁和前下纵隔淋巴结进行组织采样[11]。纵隔镜位于气管和右无名动脉之间的解剖位置使动脉和气管面临被压迫的风险（图 35–4 和图 35–5）。

ECM 是 CM 的一种变式，ECM 与 CM 使用相同的颈部切口，通过钝性解剖沿左颈动脉和无名动脉向下至主动脉弓和左无名静脉[8, 11, 14]。单个纵隔镜可以沿主动脉弓斜向插入，以便进入主动脉下缘和主动脉下淋巴结区域。VAM 是 CM 的另一种变式，与 CM 的颈部切口相同，使用带有纤维光导的纵隔镜，以提高操作者双手外科活动性和淋巴结解剖和取样的最佳可视化效果。

左前纵隔切开术，也被称为经胸或 Chamberlain 手术，通过在第 2 或第 3 肋间隙进行纵行剖开切口并切除肋间软骨来进行[14, 15]。或者使用纵隔镜通过切口可视化并获取腹主动脉淋巴结，这种方法避免了切除肋间软骨的需求。在解剖过程中需注意避免损伤左侧乳内动脉。这种手术适用于颈部活动度有限的患者，传统的纵隔镜检查在这种情况下有时并不可行。

（三）术前注意事项

1. 病史

全面的病史记录对于了解临床情况至关重要。

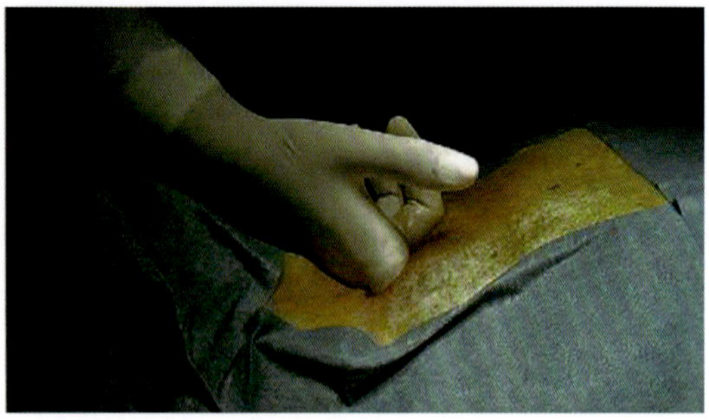

▲ 图 35–2　颈部纵隔镜检查的切口位置；通过插入手指可以看到在颈部和气管前筋膜上开辟了一个通道

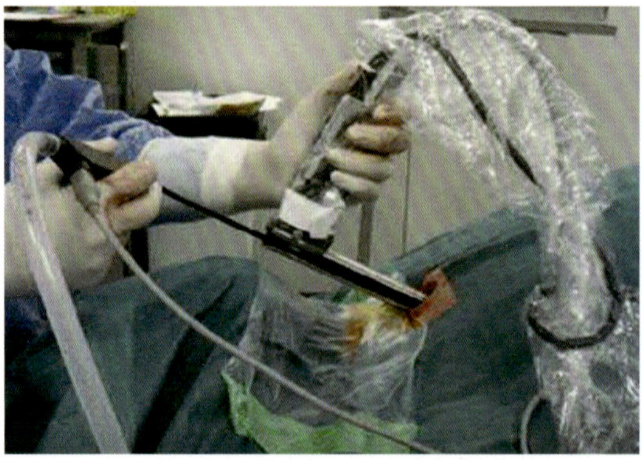

▲ 图 35–3　颈部纵隔镜检查中镜身的插入过程

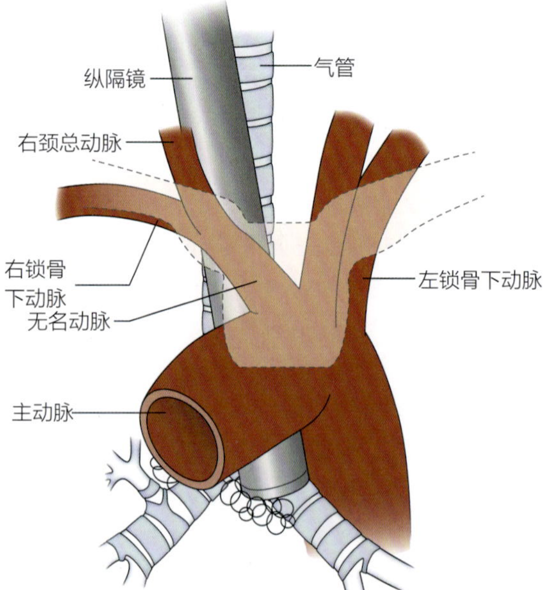

▲ 图 35–4　纵隔镜与重要结构的解剖关系；请注意镜身位于无名动脉右后方且位于气管前方的紧密位置

引自 Eisenkraft JB, Neustein E, Cohen E. Anesthesia for thoracic surgery. In: Barash PG, Cullen BF and Stoelting RK eds. *Clinical Anesthesia*, 7th ed. Philadelphia, PA: Lippincott Company, 2016

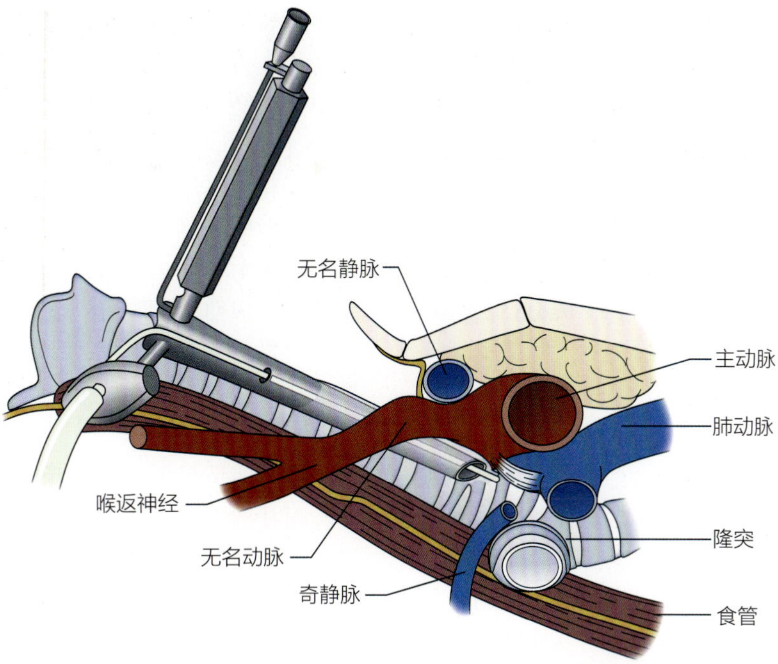

▲ 图 35-5 纵隔镜相对于右锁骨下动脉和主动脉弓的矢状位放置

了解纵隔肿物与重要结构的位置和大小将有助于指导术前评估和麻醉计划。对于可疑气管支气管受压和上腔静脉综合征的肿块患者，应进行临床评估以确定症状的严重程度。纵隔肿块可能导致邻近重要结构的固定压迫，与体位无关，患者可能无症状，但在诱导或麻痹过程中可能发生心肺衰竭[16, 17]。通过对 CT 影像和肺功能检查（PFT）的审查，可以帮助识别高风险患者。前纵隔肿物可导致气道受阻，由于气管受压而出现咳嗽、呼吸困难、喘息、频繁呼吸道感染，以及体位改变（从仰卧位到坐位）时的症状变化。在仰卧位和坐位进行体格检查以评估症状，有助于指导诱导和气道计划。如果存在潜在的气道阻塞，可能需要清醒的纤维支气管镜插管。面部潮红或颈静脉怒张的患者应进行上腔静脉综合征评估。肿大的淋巴结或纵隔肿块可能阻塞上腔静脉，导致舌头和喉部水肿，使喉镜检查和插管困难。

吸烟是肺癌最常见的原因[1]。应评估吸烟史及与吸烟相关的共病，包括冠状动脉疾病、高血压、脑血管疾病、周围血管疾病和慢性阻塞性肺疾病。周围血管疾病的检查可能比较困难，需要超声的引导。此外，还应考虑纵隔肿物的全身影响，由于分泌内分泌激素或物质，纵隔肿物可能与类肿瘤综合征相关，这可能会影响麻醉管理，例如在 Lambert-Eaton 肌无力综合征中抗体作用于神经肌肉接头的前突触电压门控钙通道[18]。

2. 检查

常规检查应包括血液学、生化学、血型与筛查、心电图、胸部 X 线和 CT 成像对于评估肿块的大小和与结构的关系，以及评估是否存在气管压迫等其他异常情况非常重要。肺功能测试和流量－容积环对评估肺功能和潜在病灶的影响很有用。超声心动图或应力测试可能需要用于评估应激状态下的心脏功能和室壁运动，应考虑进行动脉粥样硬化和颈动脉通畅性的影像评估，尤其是左颈动脉，由于右锁骨下动脉压迫和左颈动脉闭塞，术中脑卒中的风险会增加[14]。

（四）监测

应使用五导联心电图监测心律失常和心肌缺血，在放置连续的容积描记仪［如脉搏血氧饱和度仪和（或）动脉导管］时，需注意放置在右上肢，以监测手术过程中硬性纵隔镜对锁骨下动脉的压迫情况[14, 19]。无创性血压袖带应放置在对侧臂以反映真实的血压，作者的做法并不是常规放置动脉导管，除非根据病史或临床状况有指征。如果担心血流动力学变化、出血风险高或需要频繁监测血气，可以合理地放置动脉导管。如果担心诱导过程中存在严重血流动力学不稳定，建议在右上肢预诱导时插入动脉导管，脑氧饱和度与近红外光谱（NIRS）也可以考虑用于监测脑缺血[20]。目前缺乏有关NIRS在纵隔镜检查中的应用的数据，这也不是作者的常规做法。在接受全麻的患者中，神经肌肉监测对于确保患者在关键时刻的安全至关重要，并且在存在神经肌肉疾病（如Lambert-Eaton综合征）的患者中是必需的。如发生纵隔镜对气管或支气管的压迫，应监测气道压力。

（五）麻醉管理

1. 外科手术计划

与外科团队的沟通和协调非常重要，因为麻醉计划可以从局部麻醉到伴有体外支持的全身麻醉不等。了解手术指征和手术计划对指导麻醉计划至关重要。如前所述，纵隔镜检查可能与其他胸外科手术（如电视胸腔镜肺癌切除术）结合进行，其中可能需要单侧肺通气。对于存在心肺衰竭风险的患者，可能需要预诱导的体外通路或支持[17]，整体的麻醉计划应考虑所有的手术步骤。

2. 全身麻醉

纵隔镜检查（CM）通常在全身麻醉和肌松状态下进行，如发生出血，应准备好交叉配型的血液，并应具备胸骨切开的设备，无症状的患者可以进行预充氧和静脉诱导。插管后，气管导管应牢固地粘贴并远离纵隔镜的位置，以避免在手术过程中出现弯曲和压迫。单腔气管导管，最好是加强型，适用于此种手术。通常，床头应旋转90°，远离麻醉医师，而外科医师位于床头。由于对气道的利用是有限的，应确保适当的呼吸回路长度以适应体位变化。

为了可能的复苏准备，应留置足够粗大的周围静脉穿刺通路（PIV），手臂可以放在身侧或藏入。下肢的血液通过下腔静脉流入心脏，如果上腔静脉受伤，通过上肢通路给予的液体和药物的有效性则难以保证，应考虑开放下肢静脉通道用于复苏措施。

全身麻醉可以通过全静脉、吸入或静吸复合来维持，肌松状态需要一直维持到手术结束。咳嗽或运动会增加对附近重要结构损伤的风险，无法耐受正压通气的患者可能需要自主呼吸，应避免对这些患者使用肌松药。然而，需要一定的麻醉深度来减少突发术中体动的风险。因此，可能需要输液和血管活性药来补偿由加深麻醉引起的低血压。由于气道受压，可能会出现其他血流动力学的变化，导致交感神经链刺激或疼痛引起的心动过缓、高血压和心动过速[14]。围术期疼痛可以通过短效阿片类、局部麻醉和非阿片类镇痛药来管理。

患者应满足拔管的标准后再进行气管拔管，必须确保反射和肌力完全恢复。在患者被转移到恢复室期间，应监测喘鸣音、低潮气量和低氧血症的迹象。应进行术后胸部X线检查以评估气胸的情况，根据临床状况，患者可能在同一天内完成出入院。

3. 替代方法

在某些情况下，局部麻醉可能是首选的麻醉技术。对于全麻风险大于获益的患者，例如气道压迫，局部或区域麻醉可能是更安全的选择。这需要充分调整患者的期望值，为安全的手术做好准备。根据患者的情况决定是否需要额外的镇静药。

（六）风险与获益

在通过纵隔镜行外科解剖及活检术中需要尽量减少或不产生任何体动。不适当的体动可能会导致对胸腔内附近重要结构的损伤。全身麻醉可以在手术开始时保护气道，并通过给予肌松药来抑制患者的体动。在血管损伤和出血的情况下，应积极行液体复苏。然而，对于特定患者，全身麻醉和（或）肌松可能会导致肺功能和血流动力学的不稳定。出现气道或重要结构机械性压迫症状的患者不良事件的风险增加。

在特定患者和手术中可以考虑使用局部或区域麻醉，尽管这不是首选的麻醉技术。它在Chamberlain手术中被描述过[15]，但在纵隔镜检查中较少使用。局部麻醉可以提供术中和术后镇痛效果，但不会产生镇静作用。在患者保持自主呼吸的同时，外科医师能够在最小的不适下进行手术。如果担心脑供血不足，可以在整个手术过程中评估患者的意识状态，在进行局部麻醉时，患者的筛选非常重要。通常，患者被放置在仰卧位，颈部伸展，并将头部偏向一侧，这可能会给患者带来不适。保持体位不变是确保患者安全的关键，因此可能需要不断提醒患者保持体位一致。此外，由于患者被从头到脚覆盖着无菌布，患有幽闭恐惧症的患者通常无法忍受脸部被覆盖。

（七）并发症和管理

纵隔镜检查（CM）的并发症包括出血、血管压迫、气道阻塞、脑缺血、声嘶、喘鸣、心律失常、气胸和术后感染。支气管镜与上腔静脉、无名动脉和主动脉的近距离接触增加了血管压迫的风险，可能会导致上腔静脉阻塞、脑缺血和低血压。应密切监测血流动力学和气道参数，并及时通知外科医师以解除机械性压迫。在手术组织分离过程中，可能还会产生对这些主要血管的损伤，麻醉医师应在发生大出血时准备进行复苏且可能需要行胸骨切开以止血。在对目标淋巴结进行预期的多次活检中，有时会错误地将血管错认为淋巴结并进行活检。此外，与动脉撕裂不同，活检镊损伤大静脉更难控制，因为静脉撕裂的出血源更为分散，很难确定出血的部位。

在分离气管和大血管之间以进入纵隔淋巴结可能会导致气道受压，这包括来自机械性压迫造成的气管压迫和侵入胸膜腔间隙引起的气胸。如果患者出现低血压伴有不明原因的心动过速、气道峰压增高和呼气末二氧化碳的突然改变，应怀疑有术中气胸。肺部听诊在患侧会出现呼吸音减弱。若有肺部超声检查，可以在术中确认气胸的存在。术后应进行胸部 X 线检查，以评估气胸情况并确定是否需要置入胸腔引流管。术后声音嘶哑很常见，但是新发声音嘶哑和发音困难可能表明在操作过程中损伤了喉返神经[21, 22]。由于喉返神经位于气管与食管间隙，声音嘶哑是 CM 中最常见的并发症，发生率为 0.6%。相比 CM，VAM 中声音嘶哑的发生率更高。根据一份病例报告表明，双侧声带麻痹也可能是因为外科医师在切口处注射的局部麻醉药扩散所致[22]。霍纳综合征是一种潜在的并发症，一般可在术后 2～3 天内恢复。还应考虑到颈前部血肿的形成，压迫气道、喉返神经和附近结构。治疗将根据临床情况，旨在保持呼吸道通畅。

结论

肺癌死亡率在过去几年的下降主要是由于戒烟导致的。如果能早期诊断，生存率是很高的。不幸的是，大多数肺癌在晚期才被发现。准确的诊断和临床分期有助于指导患者的最佳治疗方案。通常首选通过微创手术获得诊断组织样本。然而，如果高度怀疑存在恶性肿瘤，推荐进行外科纵隔镜检查。对于部分患者可以考虑镇静，但应谨慎对待；在大多数情况下，常常采用全身麻醉作为首选。适当的监测手段可以检测到早期的机械性压迫迹象，并有助于将不良事件的风险降至最低。潜在的围术期并发症可能会对患者造成不利影响。外科和麻醉团队之间的沟通对于有效管理这些患者至关重要。

第 36 章　肺切除术与肺动脉高压

Lung Resection and Pulmonary Hypertension

Leila Hosseinian　Benjamin S. Salter　著
邵建林　白文娅　译

在接受外科手术的患者中，肺动脉高压（PH）的诊断越来越常见。随着肺动脉高压诊断和治疗的进步，这些患者现在可获得更高质量的、更长的生存时间。尽管手术仍然有很大的风险，但肺动脉高压患者可以安全地接受非心脏手术。尽管治疗质量有所改善和优化，但毛细血管前性肺动脉高压患者在接受非心脏手术时仍有 1%～9.7% 的死亡率和 24%～42% 的围术期高发病率[1-5]。常见并发症包括呼吸衰竭（7%～28%）、充血性心力衰竭和（或）容量超负荷（10%～13.5%）、心律失常（12%）、血流动力学不稳定（8%）、急性肾损伤（7%～10%）和心肌缺血（4%）[1, 4, 5]。急诊手术，特别是那些有可能造成快速失血的手术，胸外科手术和腹腔镜手术都是发生并发症的高危因素[1]。胸内压力、氧合、气道压力和单肺通气（OLV）需求的变化，均可快速增加肺血管阻力（PVR）和抑制右心室（RV）功能，使肺动脉高压患者行胸外科手术的风险增加。然而，通过精心的术前优化和术中管理，肺动脉高压患者行肺切除术时没有增加发病率或死亡率[6]。为了更好地对患有肺动脉高压的胸外科手术患者进行术中管理需要深入了解疾病过程、评估病情和共病。为确保手术顺利进行，必须制定合适的优化方案、了解手术性质，并考虑心脏和肺部并发症风险，制订全面的麻醉计划。

一、定义

肺动脉高压的定义是通过右心导管测量静息时平均肺动脉压（MPAP）≥25mmHg。这个定义是在世界卫生组织的世界肺动脉高压研讨会上确定的。在 2018 年第六届世界肺动脉高压研讨会上，专家们重新考虑将 20mmHg 的 MPAP 作为新的临界值[7]。PH 分为五类（表 36–1），并根据疾病过程的血流动力学影响进一步分为三类（表 36–2）。麻醉医师需要了解这些分类，因为这些分类会影响到实际的治疗和管理策略。

二、病理生理学分类

第 1 组动脉性肺动脉高压（PAH）与肺血管的改变有关，包括肺动脉血管收缩、平滑肌肥大、内膜和外膜增生并最终纤维化、复杂丛状病变和血栓性病变[8-10]。内皮功能障碍破坏了血管舒张剂和血管收缩剂之间生成的平衡。刺激内皮功能障碍的来源多种多样，包括自由基、缺氧、炎症介质、酸中毒、左向右心内分流的压力，以及血栓栓塞引起的纤维蛋白[8]。最终，这会导致血管收缩和增殖物质的过度表达，如血栓素 A_2 和内皮素 –1（ET-1）。ET-1 既是一种强效的血管收缩剂，又能刺激平滑肌增生，导致肺血管平滑肌肥大。另外，可以使血管舒张剂和抗增生物质，如一氧化氮（NO）和前列环素会下调。血小板还通过产生血栓性病变和血管收缩介质闭塞血管，参与 PAH 的发病机制[8-10]。这些变化导致 MPAP 和 PVR 升高，同时肺毛细血管楔压（PCWP）正常，称为毛细血管前性肺动脉高压（图 36–1）。

第 2 组包括左心疾病引起的肺动脉高压。在血流动力学上，该组 MPAP 和 PCWP 升高，PVR 正常，称为毛细血管后性肺动脉高压。MPAP 升高是

表 36-1　肺动脉高压的分类

WHO 1 组 动脉性肺动脉高压	WHO 2 组 左心疾病所致肺动脉高压	WHO 3 组 肺部疾病或低氧所致肺动脉高压	WHO 4 组 慢性血栓栓塞性肺动脉高压和其他肺动脉阻塞性疾病	WHO 5 组 多因素所致肺动脉高压
• 特发性 • 遗传性 • 药物和毒物所致肺动脉高压 **疾病相关肺动脉高压** • 结缔组织疾病 • HIV 感染 • 门静脉高压 • 先天性心脏病 • 血吸虫病 • WHO 1 组（肺静脉闭塞病和肺毛细血管瘤样增生症） • WHO 1 组（新生儿持续性肺动脉高压）	• 左心室收缩性功能不全 • 左心室舒张性功能不全 • 瓣膜性心脏病 • 特发性先天异常	• 慢性阻塞性肺疾病 • 间质性肺疾病 • 其他混合限制性或阻塞性肺疾病 • 睡眠呼吸障碍 • 肺泡低通气 • 长期居住高原环境 • 肺发育异常	• 慢性血栓栓塞性肺动脉高压 • 其他肺动脉梗阻性疾病（如：血管肉瘤、其他血管内肿瘤、动脉炎、先天狭窄和寄生虫病）	• 血液系统疾病（如：镰状细胞贫血症） • 系统性疾病（如：结节病、Langerhans 细胞肉芽肿病） • 代谢性疾病（如：戈谢病） • 其他（如：肾病）

经许可引自 Hoeper MM, Humbert M, Souza R, et al. A global view of pulmonary hypertension. *Lancet Respir Med*. 2016, 4:306-322.

表 36-2　肺动脉高压的血流动力学定义

定　义	特　征	临床分组
毛细血管前性肺动脉高压	• MPAP＞20mmHg • PCWP≤15mmHg • PVR≥3WU	1、3、4 和 5
毛细血管后性肺动脉高压	• MPAP＜20mmHg • PCWP＞15mmHg • PVR＜3WU	2 和 5
毛细血管前和毛细血管后综合 PH	• MPAP＞20mmHg • PCWP＞15mmHg • PVR≥3WU	2 和 5

MPAP. 平均肺动脉压；PCWP. 肺毛细血管楔压；PH. 肺动脉高压；PVR. 肺血管阻力；WU.Wood 单位
改编自 Simonneau G, Montani D, Celermajer DS, et al. Haemodynamic definitions and updated clinical classification of pulmonary hypertension. *Eur Respir J*. 2019: 53.

由左心房压力升高逆向传导引起的被动性压力升高。最初，经肺梯度较低，但随着疾病的长期发展，MPAP 由于左心房压力的增加导致血管重构和肺动脉血管收缩而增加，从而导致经肺压力梯度的增加[11]。对于这组因肺静脉压升高而有相关肺水肿风险的患者，使用肺血管扩张药时需慎用。

第 3、4、5 组也属于毛细血管前性肺动脉高压。第 3 组代表继发于肺部疾病的肺动脉高压。缺氧是导致肺血管收缩的主要驱动因素。缺氧诱导内皮细胞损伤，导致血管收缩剂如 ET-1 的释放，从而导

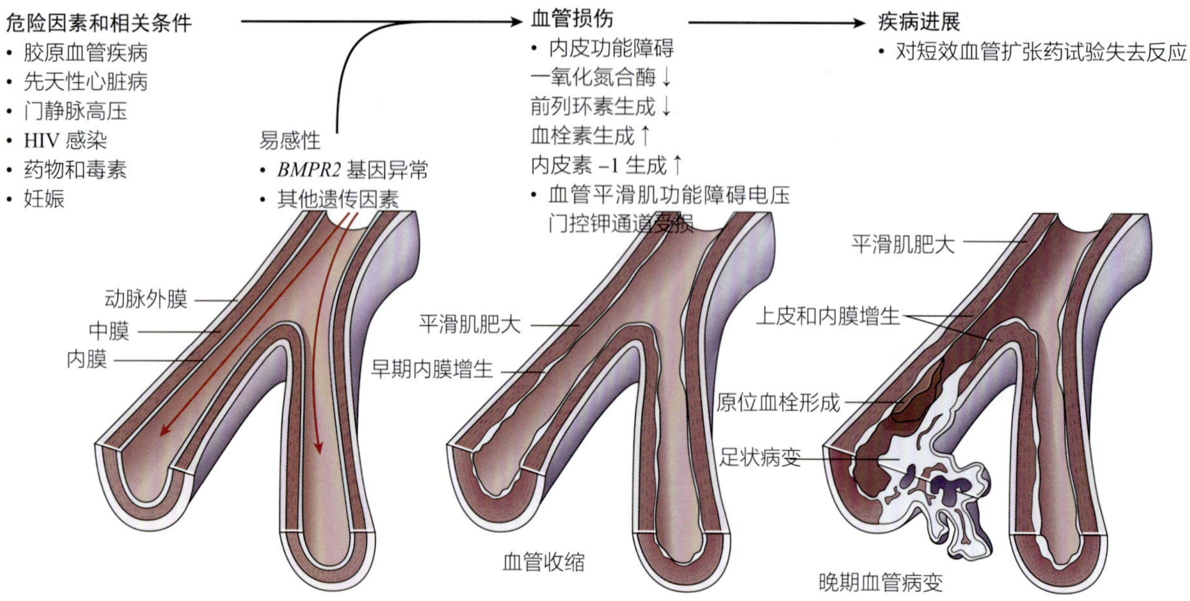

▲ 图 36-1 肺动脉高压的发病机制

引自 Rubenfire M, Bayram M, Hector-Word Z. Pulmonary hypertension in the critical care setting: classification, pathophysiology, diagnosis, and management. *Crit Care Clin*. 2007, 23:801-834.

致平滑肌血管痉挛和增生。此外，最终还会出现内膜增厚、中膜肥大和外膜胶原沉积[10]。有趣的是，尽管睡眠呼吸障碍是这一组患者的一部分，但相对而言，只有少数（17%）阻塞性睡眠呼吸暂停患者会发展为肺动脉高压。然而，当患者患有相关的潜在肺疾病时，这种可能性会增加[12]。

第 4 组包括肺动脉血栓栓塞性阻塞患者。它们可能通过形成附壁血栓而发展为肺动脉的部分或完全闭塞。这些患者有异常的纤维蛋白溶解机制，或有潜在的血液学或自身免疫性疾病从而导致高凝血状态[8, 10]。有趣的是，未受血栓影响的血管区域也会发生血管重塑，这可能与纯粹的压力有关[11]。只有一小部分急性肺栓塞患者会发展为慢性血栓栓塞性肺动脉高压（CTEPH）。手术干预肺动脉血栓内膜切除术有潜在的疗效[10]。抗凝血治疗是这些患者的主要药物治疗方法。最后，第 5 组是由特发性或多因素机制引起的肺动脉高压，包括结节病、脾切除术和骨髓增生性疾病。

三、麻醉前病情评估

接受胸外科手术的肺动脉高压患者需要进行全面的术前检查。由包括内科医师、肺科医师和心脏病专家在内的多位专家组成的团队对这些患者进行评估，通过必要的组内讨论，以确保在手术前进行医疗优化。考虑到胸外科手术风险的增加，术前与胸外科医师进行讨论将有助于设计一种最能降低风险的麻醉方案。

对接受胸外科手术的患者进行全面术前评估的目的是确定和优化当前所有的医疗条件，并实施额外的治疗策略，以降低患者的围术期风险。术中并发症包括但不限于心脏、神经、代谢和呼吸损伤。第 8 章对接受胸外科手术患者的术前评估进行了更深入的讨论；而这里将简要总结一下肺动脉高压患者所需的补充检查。

没有任何一项检查能够准确预测胸外科手术的结果，因此临床医师使用几种不同检查的结果来定义将风险降至最低所需的阈值。这些检查被创造性地称为呼吸评估的“三脚凳”，包括肺机械功能、肺实质功能和心肺储备功能[13]。肺机械功能检查包括第1秒用力呼气容积（FEV_1）、用力肺活量（FVC）、最大自主通气（MVV），以及残气量 / 肺总量（RV/TLC）；其中，术后预测 FEV_1（ppoFEV_1%）是预测并发症最有效的指标。肺组织功能通常使用动脉血气、肺活量测定和体积描记术的结果来评估；然而，一氧化碳弥散量（DLCO）仍然是最有用的测量方法。最后，使用自行车或跑步机以产生最大氧耗量（VO_{2max}）或更简单的6min步行测试（6MWT）法评估患者的心肺储备功能[13-15]。

术前评估除上述呼吸系统评估的“三脚凳”外，还应包括对肺动脉高压的多系统后遗症的评估。在整个病程中，体征和症状是动态变化的，因此有必要确定肺动脉高压的严重程度，以优化和评估患者的手术风险。额外的检查包括术前胸部X线检查（CXR）、心电图（ECG）、超声心动图，通常还有右心导管检查。CXR可以显示肺动脉高压的征象，包括肺动脉的扩大和靴形或球形心脏，这是由于右心室肥大或心力衰竭加重引起的肺 水肿而导致的心尖抬高[16]（图36-2）。心电图可显示右心室肥大、右侧心力衰竭（包括电轴右偏）、V_1中的大R波、Ⅱ导联P波振幅增加、右束支传导阻滞和可能的弥漫性复极异常[11, 17]（图36-3）。超声心动图为临床医师提供了一种诊断肺动脉高压的无创方法。慢性肺动脉高压患者可能有心包积液和右心室压力超负荷的迹象，包括肥厚、扩张、功能受损、三尖瓣反流和室间隔变平，可能伴有左心室功能障碍（图36-4）。此外，可以根据三尖瓣和肺动脉瓣反流的存在和严重程度来估计肺动脉压力。这些超声心动图的检查结果，以及三尖瓣环平面收缩漂移（TAPSE）、Tei指数（一种表达整体舒张和收缩功能的心肌性能指标）、收缩三尖瓣侧环速度峰值、等容收缩速度和心室游离壁应变异常都是肺动脉高压患者预后不良的预测因素[18, 19]。

评价肺动脉高压的金标准是右心导管置入术。PAP、PCWP、右心房和心室压、心输出量（CO）、混合静脉血氧饱和度和PVR都是了解患者PH严重程度的关键值。此外，在右心导管插入期间，进行血管反应性测试（即使用短效药，如吸入NO或伊洛前列素，使MPAP降低至少10mmHg），这将有助于麻醉医师预测术中血管扩张药的围术期疗效[18, 20, 21]。

最后，所有患者都需要进行血常规、生化和甲状腺功能检查。终末器官功能的急性恶化指标，如肝功能检查或肌酐，可能是心力衰竭恶化的征兆，应在手术前处理。血浆脑钠肽（BNP）和N-proBNP是评估右心室应变的有用标志物，可用于指导临床决策和评估治疗反应。它们也被认为是研究死亡率的独立预测因素[18, 22]。

关于术前用药，除抗凝血治疗外，所有的肺动脉高压治疗都应在手术室继续进行，在某些情况下，抗凝血治疗可能需要转为短效静脉（IV）治疗[23]。最常见的治疗方法包括前列腺素类似物（依前列醇、伊洛前列素），内皮素受体拮抗药（波生坦）和磷酸二酯酶抑制药（西地那非）。突然停用肺血管扩张药可导致急性肺动脉高压危象。

四、术中管理

（一）术中监测

虽然没有关于患有肺动脉高压的胸外科手术患者监测的指南，但应该认真考虑使用有创监测。有创血压监测是必需的，这不仅可以使麻醉医师快速识别血流动力学恶化，而且便于监测和维持充足的

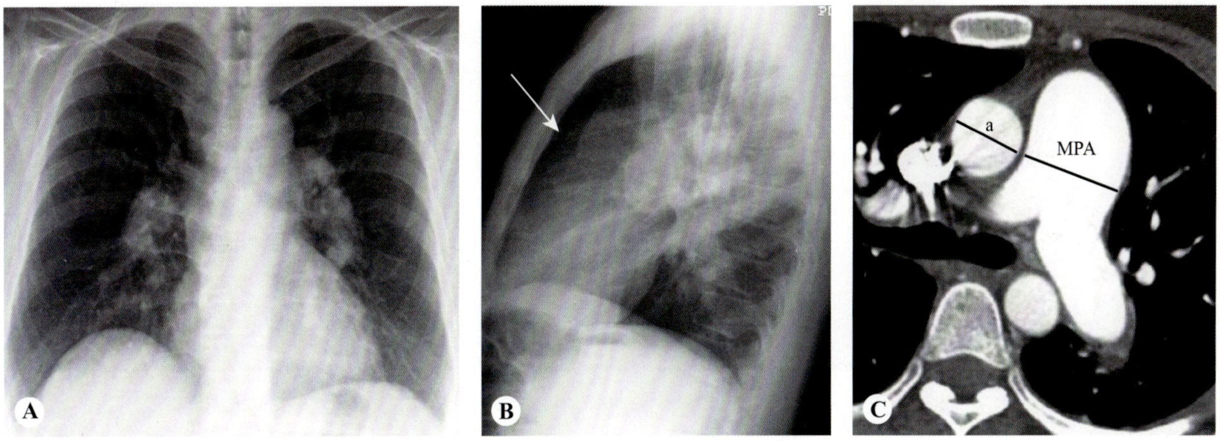

▲ **图36-2 胸部正位片（A）和侧位片（B）显示双侧对称的中央肺动脉扩张；B. 显示胸骨下区域充盈，表示右心室流出道增大（箭）；C. 胸部轴位增强CT显示肺主动脉（MPA）增大，与肺动脉压升高一致**

a. 主动脉［经许可改编自 *Murray and Nadel's Textbook of Respiratory Medicine* (978-1455733835)］

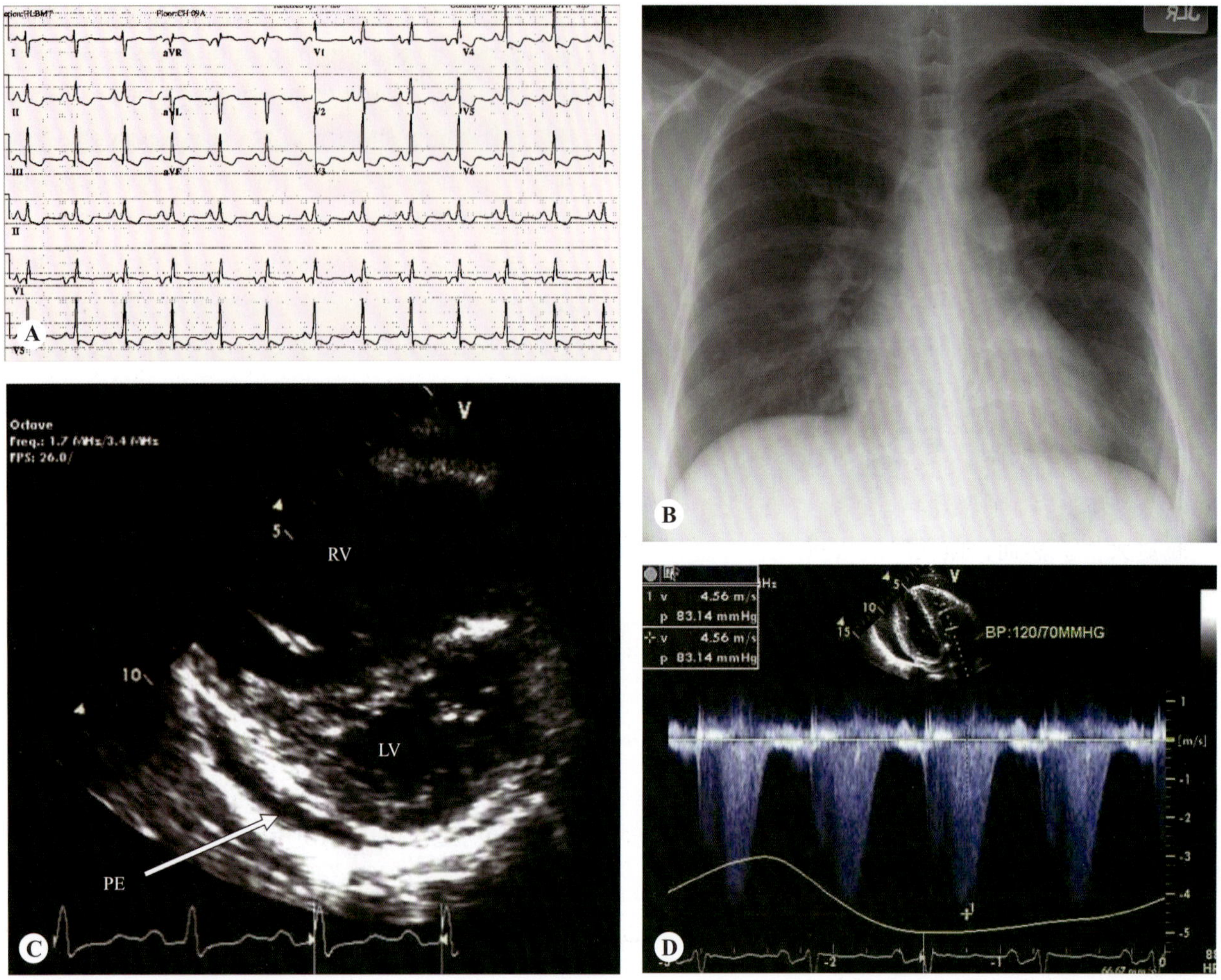

▲ 图 36-3 **A.** 肺动脉高压患者的心电图，典型表现包括电轴右偏、右心房扩大、右心室肥厚；**B.** 心包积液的胸部 **X** 线（**PE**）；**C** 和 **D.** 心包积液的超声图像

经许可引自 Dubrock, Hilary et al. H*eart Failure: A Companion to Braunwald's Heart Disease*（978-1455733835）.

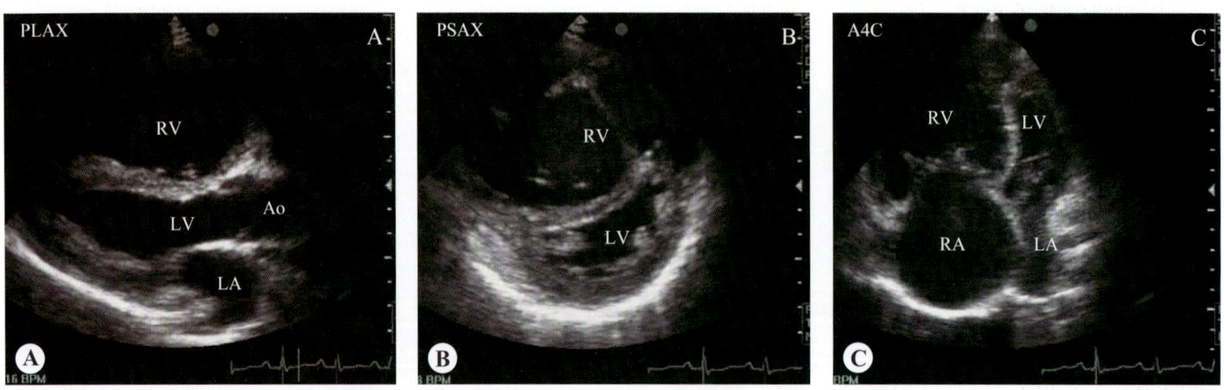

▲ 图 36-4 肺动脉高压的超声心动图征象包括严重的右心室（**RV**）扩张，室间隔在收缩期向左心室压缩，限制左心室（**LV**）大小

A. 胸骨旁长轴；B. 短轴；C. 顶端 4 室；Ao. 主动脉；RA. 右心房；LA. 左心房

经许可改编自 Celemajer DS, Playford D. Pulmonary hypertension: role of echocardiography in diagnosis and patient management. P*ract Clin Echocardiogr.* 2017:633-650.

氧合和正常的二氧化碳水平。脉压变化有助于区分低血容量或心脏压塞（呼吸波动）与心源性休克引起的低血容量（脉压降低）。中心静脉导管不仅对监测右心充盈压力有帮助，而且对血管升压药和肌力药的输送也有帮助，右心充盈压力有助于指导容量管理。此外，中心静脉氧合值有助于测量终末器官灌注水平。对于选择接受更广泛胸外科手术的严重肺动脉高压患者，肺动脉导管（PAC）提供有关患者心输出量、肺动脉压和混合静脉氧饱和度的额外信息。虽然它的效用受到许多试验结果的质疑，并且没有数据探讨它对肺动脉高压患者的益处，但在手术过程中跟踪肺压力的变化是非常重要的 [24]。在肺动脉高压患者中放置 PA 导管时，肺动脉破裂的风险更大 [25]。然而，监测肺动脉压（PAP）和 CO 并评估治疗干预结果的能力对这类患者是有益的。最后，使用经食管超声心动图（TEE）可以实时监测心脏收缩力，估计收缩期 PAP 和容量状态（见第 55 章）[26]。TEE 允许快速评估左、右心功能，以及帮助评估低血压的其他原因。对于接受非心脏手术的肺动脉高压患者，术中 TEE 监测的作用尚无指南。

（二）麻醉方案

目前还没有特定的麻醉技术被证明对肺动脉高压患者是最安全的。相反，麻醉计划应侧重于保持患者的血流动力学、氧合和通气。此外，适用于所有胸外科手术患者的管理原则也适用于肺动脉高压患者，其目的是在不增加围术期风险的情况下提供足够的麻醉和镇痛。

麻醉方式的选择取决于计划实施的手术和肺动脉高压症状的严重程度。例如，虽然区域麻醉可以维持自主呼吸，但右心衰竭或严重肺部疾病的患者可能无法忍受手术所需的仰卧位 [27]。因此，全身麻醉（GA）与局部麻醉或椎管内麻醉一起进行可能更适合这些患者。

GA 通常是这类患者的首选麻醉方案，因为它能提供充足的氧合、可控的通气、术中实行 TEE 检查的可能，必要时还能作为吸入肺血管扩张药的运载工具。然而，GA 有几个缺点，最明显的是与麻醉诱导相关的血压变异性，以及危急的血流动力学和呼吸后果。此外，机械通气，特别是正压通气和麻醉诱导引起的低血压可显著损害冠状动脉灌注和收缩 [11]。

常规的静脉麻醉药，如异丙酚和依托咪酯，以及非组胺释放麻醉药（如舒芬太尼、芬太尼），理论上都是安全的，可以用于缓慢的、可控的诱导。使用依托咪酯和异丙酚诱导时，肺血管阻力（PVR）可显著降低，但插管后 5min 内恢复正常 [28]。话虽如此，但任何药物过量都会损害血流动力学和冠状动脉灌注压。此外，非组胺释放麻醉药，如罗库溴铵和顺式阿曲库铵，也可以安全使用。在肺动脉高压患者中使用氯胺酮是有争议的，因为有报道称氯胺酮会增加 PVR；然而，一些作者的病例报道指出了其作为这些患者平衡麻醉的一部分价值 [29-31]。

虽然几乎所有的吸入麻醉药都能引起血管松弛和减弱低氧性肺血管收缩（HPV），但数据确实表明，挥发性麻醉药（高达 1MAC）可以在不影响肺阻力和肺压力的情况下使用 [11, 32, 33]。另外，应避免使用氧化亚氮，因为众所周知，氧化亚氮会增加 PVR，尤其是对于已有肺动脉高压的患者 [33]。

在胸外科手术中，区域麻醉可以作为 GA 的一个很好的补充。椎管内阻滞提供了良好的镇痛效果，限制了静脉注射药物的全身效应；然而，肺动脉高压患者通常接受抗凝血治疗，必须考虑当前的指南 [34]。此外，适当的术后疼痛可以改善呼吸动力学，并可以减轻夹板或使用麻醉药引起的呼吸性酸中毒和低氧血症的风险。最近，筋膜平面阻滞，如竖脊肌阻滞和前锯肌阻滞，已成为流行的安全有效的替代椎管内阻滞的镇痛方法。早期的研究很有希望；然而，要提供正式的建议，大规模、高质量的试验是必要的 [35, 36]。

单肺通气（OLV）无疑使胸外科手术患者的管理复杂化，对肺动脉高压患者更严重。对于大多数患者来说，OLV 是可耐受的，因为 HPV 可以减少肺分流并改善氧合。然而，在肺动脉高压患者中，OLV 可引起 PVR 和 PAP 的显著增加 [37]。肺动脉支收缩会通过急性减少肺血管床面积而增加 PAP、PVR 和心肌氧耗量 [38]。重要的是要认识到 PVR 在功能剩余容量时最低，因此潮气量应相应调整。应避免过度通气和肺不张，因为它们会压迫肺泡血管，导致 PVR 升高 [37]。呼气末正压通气（PEEP）应单独滴定，以避免肺不张和缺氧；然而，高水平的 PEEP 会压缩肺部通气良好区域的毛细血管，并将血流分流到通气较差的区域（V/Q 不匹配），从而导致动脉氧分压（PaO_2）降低和 PVR 升高 [8]。

近年来，驱动压（DP）的优化已被认为是优化手术期间机械通气和改善预后的工具。DP 定义为平台压与 PEEP 之差（Plat-PEEP），也可以表示为潮气量与呼吸顺应性之比。DP 是由医生设定的通气参数和患者的总胸廓顺应性之间的相互作用得出的。可以滴定正压水平以达到最低 DP，从而避免肺不张或过度扩张[39, 40]。

最后，胸外科手术中常用的侧卧位也会影响术中氧合。单侧肺部疾病患者体位应使患病侧朝上；然而，由于 PAP 显著增加，一些患者可能不能同时耐受 OLV 和侧卧位[41]。从根本上说，避免缺氧和高碳对于耐受 OLV 至关重要。如果 PAP 随着 OLV 明显增加，麻醉医师必须考虑使用肺血管扩张药，并与外科医师讨论限制 OLV 使用的时间。

五、血流动力学管理

肺动脉高压患者具有边缘心脏储备，因此严格控制血流动力学参数对确保其安全至关重要。麻醉医师的目标是通过及时识别和治疗术中低血压来维持全身和冠状动脉灌注压。Blaise 等还建议术中平均肺动脉压波动不应超过术前初始值的 15%[42]。这些患者的低血压通常有五个因素：后负荷、前负荷、心肌收缩力、节律和心率[26]（图 36-5）。

右心室后负荷增加是这些患者低血压的主要原因。缺氧、高碳、酸中毒、肺过度膨胀、肺不张、体温过低和疼痛都可能导致 PVR 的增加。如果右心室后负荷没有随着早期因素的改善而减少，则开始使用血管扩张药是有帮助的。血管扩张药可以通过减少后负荷来改善右心室的正向血流。静脉血管扩张药是有足够的全身血管阻力（SVR）的患者后负荷降低的首选药物。然而，平均动脉压下降到损害左心室灌注的程度可引起缺血，特别是右心室肥大的患者，必须避免。静脉血管扩张药的另一个问题是它们可以通过抑制 HPV 加剧 V/Q 错配。在这些情况下，首选吸入肺血管扩张药，因为它们主要是扩张肺血管，而不会引起明显的全身血管扩张。吸入肺血管扩张药的另一个好处是选择性地扩张通气良好区域的肺血管，从而改善 V/Q 匹配和氧合。2 组的肺动脉高压患者应谨慎使用肺血管扩张药，因为它可导致肺水肿和左心衰竭[27]。表 36-3 列出了最常用的静脉和吸入血管扩张药。

右心室肥大是前负荷导致的，因此机体不能耐受前负荷的突然下降。另一方面，必须避免过度的容量复苏，因为它会加重心室衰竭，促使室间隔向

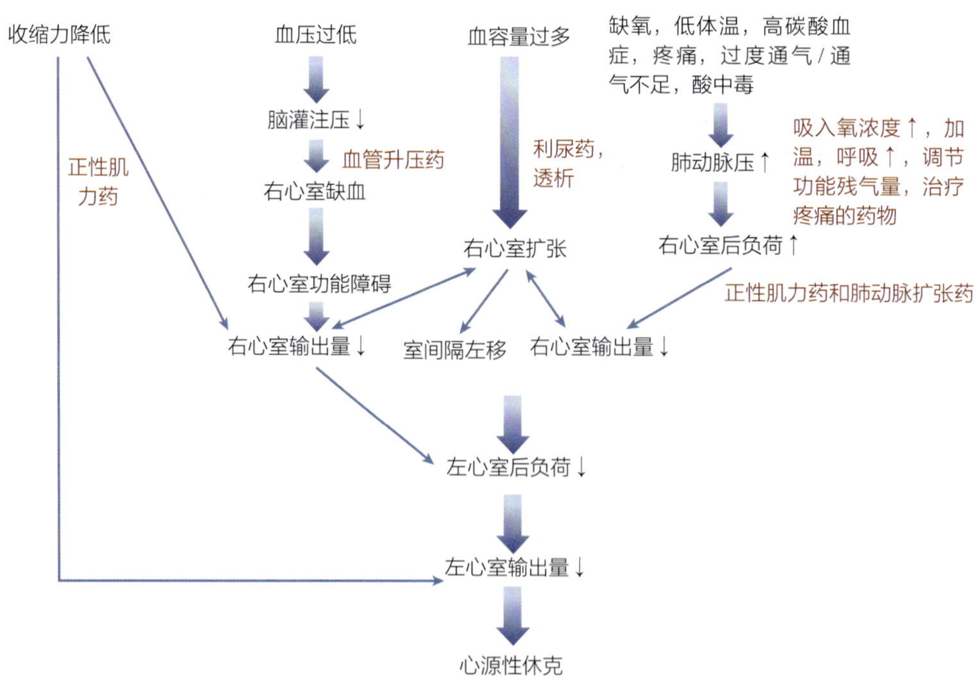

▲ **图 36-5 肺动脉高压（PH）的麻醉管理需要维持右心室收缩力，避免低血压和高血容量，以及 PAP 升高**

CPP. 冠状动脉灌注压；FRC. 功能残气量；LV. 左心室；PA. 肺动脉；PAP. 肺动脉压；RR. 呼吸速率；RV. 右心室（经许可改编自 Hosseinian L.Pulmonary hypertension and noncardiac surgery: Implications for the anesthesiologist. J *Cardiothorac Vasc Anesth.* 2014, 28:1064-1074）

左移动，进一步损害左心室充盈，从而降低心输出量。利尿、保守容量管理和最终使用收缩性药是改善心室功能所必需的。虽然没有完美的监测来确定血容量，但使用中心静脉压、PA 导管和经食管超声心动图可用于指导确定容量状态。

许多麻醉药具有负性肌力作用，可进一步加重肺动脉高压下的右室功能障碍。术中 PVR 升高或容积状态改变也可使右室收缩性功能恶化。如果有证据表明心肌抑制导致供氧不足，则应考虑使用强心药。多巴酚丁胺、肾上腺素和米力农都被用来增加收缩力。米力农和多巴酚丁胺有减少 PVR 的额外好处，可以帮助减轻右心室负荷。然而，它们也会降低 SVR，但这可以通过使用血管升压药来抵消。加压素是一种血管收缩药，可以恢复全身灌注压和冠状动脉灌注压，而 PVR 不明显升高。在实验模型中，加压素已被证明与外周 V_1 受体结合并引起全身血管收缩，同时也刺激一氧化氮的释放和肺循环血管扩张。然而，对于有右心室功能障碍和低血压的患者，具有肌力特性的血管升压药，如去甲肾上腺素和肾上腺素，可能是更好的选择[43, 44]。

这些药物中的每一种都有可能导致心动过速，这可能对血流动力学有害。这些患者，特别是有毛细血管前肺动脉高压的患者，容易发生心房颤动[43]。维持窦性心律是优化 RV 前负荷和 CO 的理想方法。药物复律或者电复律可能对恢复窦性心律和改善患者血流动力学是必要的[43]。心率在 60～90 次 / 分，以保持最佳的右心室功能和 CO。必须避免明显的心动过速，因为它缩短了舒张时间，导致心室充盈不足和每搏输出量不足。

密切的术后监测至关重要，因为这些患者有心脏和呼吸系统并发症的风险。应该认真考虑将胸腔手术后肺动脉高压患者转移到重症监护病房。术后处理应包括预防加重 PVR 的因素，如缺氧、高碳酸血症、酸中毒、体温过低和疼痛。在手术室开始的血管扩张药治疗应继续，并最终过渡到患者的家庭方案。围术期应逐渐停用肌松药和血管升压药，继续保守输液，避免 CO 下降。最后，应制订术后疼痛控制计划。应避免使用大剂量阿片类，因为它们可引起呼吸抑制、缺氧和高碳血症。术后应继续使用非阿片类，以及连续导尿管或硬膜外神经阻滞。

结论

与其他手术相比，接受胸外科手术的肺动脉高压患者有更高的发病率和死亡率。然而，当一个专业的多学科诊疗团队进行评估、优化、术中管理和术后监测时，这些手术可以安全地进行。

表 36-3　吸入和静脉血管扩张药

名　称	用　法	剂　量
硝酸甘油	静脉输注	2～10mg/（kg · min）
硝普钠	静脉输注	0.2～0.3mg/（kg · min）
西地那非（PDE-5 抑制药）	静脉输注	每日 3 次，最多 1.6mg/（kg · d）
米力农（PDE-3 抑制药）	雾化吸入	2～5mg，10～15min
	静脉输注	25～50mg/kg，然后 0.25～0.75mg/（kg · min）滴注
依前列醇	吸入	持续 10～50ng/（kg · min）
	静脉输注	2～10ng/（kg · min）
伊洛前列素	雾化吸入	每 2～4 小时 5～10mg
	静脉输注	1～3ng/（kg · min）
一氧化氮	吸入	持续，5%～40%

PDE. 磷酸二酯酶（改编自 Sarkar MS,Desai PM.Pulmonary hypertension and cardiac anesthesia: Anesthesiologist’s perspective. *Ann Card Anaesth*. 2018, 21:116-122.）

第 37 章　无管胸腔手术

Tubeless Thoracic Procedures

Jiaxi He　Diego Gonzalez-rivas　Hui Liu　Qinglong Dong　Lixia Liang
Jianxing He　Shuben Li　Edmond Cohen　著
李治松　王一鸣　译

无管胸腔手术是指在患者保留自主呼吸的情况下，不使用气管导管进行的手术。最初它被定义为“清醒的”胸腔手术，但该术语被更新为“无管的”胸腔手术，因为这些手术是在保持自主呼吸的同时，通过镇静和（或）不同程度的区域阻滞的麻醉方式进行的。

几十年来，胸腔镜肺切除手术被普遍认为需要采用双腔导管（DLT），并将胸管插入胸腔进行引流。最近，一种替代性的微创无管胸腔手术方法越来越受欢迎。最初的担忧是，医源性的手术气胸可能是有害的，且自主呼吸的患者通常无法耐受这种手术。2004 年，Pompeo 等 [1] 报道了在静脉麻醉下不经过气管插管通过传统的电视胸腔镜外科手术（VATS）切除肺部结节。此外，在胸腔镜直视下，采用迷走神经阻滞和在肺部表面喷洒利多卡因，有效地消除了咳嗽反射，避免了正压通气，从而实现了手术创伤小、安全、术后疼痛少、术后恢复快的目标。

胸外科手术的气道管理是至关重要的，如果患者接受无管麻醉，对麻醉医师的挑战就会增加。以往的研究表明，在胸腔和气管手术中，与气道有关的紧急情况经常发生 [2, 3]。因此，全面细致的气道管理是必不可少的，包括术前评估、准备、术中监测、操作和术后预防。

一、术前评估

详细的术前气道评估对于无管麻醉胸腔手术至关重要。麻醉医师应该回顾患者的病史和症状，并仔细评估任何可能使患者处于危险或危及手术的潜在呼吸系统疾病 [4]。除了术前评估外，对于有超敏症候群、哮喘、慢性阻塞性肺疾病（COPD）或长期吸烟史的患者，肺功能和心功能检查是必不可少的。根据患者的病史和他目前的用药情况，建议进行支气管扩张试验。此外，麻醉医师应在术前与外科医师和胸外科医师合作针对这些潜在的疾病进行评估。对于呼吸道疾病或肺部感染控制不佳的患者，包括急性加重的 COPD（AECOPD），应该在术前进行充分的抗生素治疗，手术应该推迟到治疗结束。当计划进行气管或喉部手术时，包括喘息、声音嘶哑和呼吸急促在内的特征性体征和症状应引起重视，因为它们通常表明存在上呼吸道阻塞 [5–8]。麻醉医师和外科医师之间的术前沟通对于手术的顺利和安全是必要的。

体重指数（BMI）高的患者不适合做无管麻醉，因为这些患者由于身体、组织的高代谢活动，以及呼吸功的增加，氧气消耗和二氧化碳的产生都很高 [9–11]。腹腔内压力增加会降低胸腔的顺应性，限制肺的扩张。此外，咽喉部位过多的脂肪组织会导致上呼吸道阻塞和通气不足，通常与睡眠呼吸暂停有关。最重要的是，如果有适应证，在手术过程中，他们可能很难在紧急情况下插管。因此，体重指数较高的患者应该进行广泛的评估，如果手术不紧急，应该鼓励他们减肥 [12–14]。无管手术的患者选择标准在框 37–1 中描述。最重要的是，如果无管

框 37-1　患者的选择

- ASA Ⅱ～Ⅲ级
- 非困难气道
- BMI＜30kg/m^2
- 无明显的心脏疾病（如缺血、心律失常或 EF＜40%）
- 无血流动力学不稳定
- 无凝血功能障碍
- 无哮喘或明显的低氧血症（肺纤维化）
- 无睡眠呼吸暂停，在进行外科手术时通常可专心控制气道

ASA. 美国麻醉师协会；BMI. 体重指数；EF. 射血分数

手术需要转为使用气管内插管的全身麻醉，患者应排除困难气道。

在手术过程中出现紧急情况时，应立即准备好困难气道车。该车应包含局部麻醉药、视频喉镜（图 37-1A）和成角视频支气管镜，以及各种尺寸的气管导管，包括鼻腔 Ring-Adair-Elwyn（RAE）、口腔 RAE、微型喉管、柔性金属导管和 DLT[7, 14]。

二、术中管理

除了困难气道的患者，大多数无管手术中通常使用喉罩（图 37-1B）来保证气道的通畅性。在开胸手术后，强烈建议在肺部和肺门表面喷洒利多卡因进行表面麻醉（图 37-2A）、肋间神经阻滞（图 37-2B）和迷走神经阻滞（图 37-2C），以降低咳嗽和气管、支气管痉挛的刺激阈值[15]。在无管麻醉操作中需保留自主呼吸，因此应避免膈神经阻滞[16, 17]。

在手术过程中，麻醉医师应定期使用吸痰器清除气管和支气管内的黏液和痰液。对于行袖式切除或重建手术需行气管切开或支气管切除的患者，与外科医师的密切沟通是至关重要的。当气管支气管管腔被打开时，气管或支气管内的氧气浓度降低，血液或引流物可能流入管腔，有可能造成气道阻塞[18-21]。因此在打开支气管管腔前增加氧供并进行细致的吸引有助于将低氧血症和高碳酸血症的风险降至最低。

当患者在开胸状态下进行自主呼吸时，存在两种需要立即治疗的紧急情况：纵隔垂直下移导致的低血压和反常性呼吸，造成吸气时空气从患侧流向健侧，而呼气时则相反。这种无效的通气导致低氧血症和高碳酸血症，可以通过用面罩施加轻微的正压来治疗；这通常会立即稳定患者的情况。

表 37-1 描述了术中管理的概况，包括区域阻滞的类型，如硬膜外镇痛、椎旁或肋间神经阻滞和迷走神经阻滞，镇静和使用喉罩气道（LMA）、高流量鼻导管或鼻腔持续气道正压通气（CPAP）的气道管理。

手术结束后，一旦患者恢复意识，应立即拆除喉罩，并逐渐采用面罩或鼻导管来代替，以促进咳嗽反射的逐渐恢复。为了清除气管和支气管中的唾液和分泌物，应采用轻柔的抽吸方法进行[22]。鼓励咳嗽和深呼吸对快速恢复也很重要[23]。由于有吻合口开裂的风险，气管或喉部手术后不应鼓励咳嗽。

三、无管胸腔手术的优势

无管胸腔手术最重要的优点是避免了机械通气（框 37-2）。正压通气对肺部没有好处。机械通气有许多潜在的副作用，如压力引起的损伤、容积伤

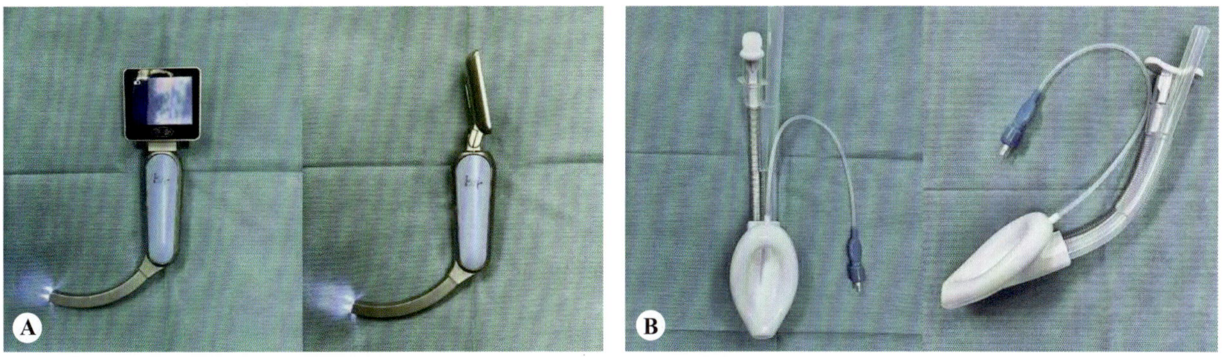

▲ 图 37-1　无管麻醉的工具

A. 可视化喉镜检查；B. 双腔喉罩

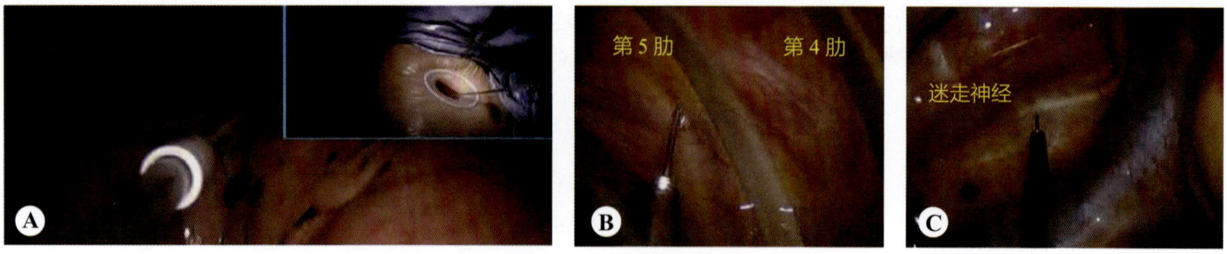

▲ 图 37-2　麻醉手法

A. 肺部表面喷雾麻醉；B. 肋间神经阻滞；C. 迷走神经阻滞

表 37-1　无管胸腔手术

区域阻滞	镇　静	气道管理
胸段硬膜外麻醉	丙泊酚输液	LMA
肋间神经阻滞	芬太尼	非呼吸式氧气罩
前锯肌平面阻滞	瑞芬太尼	高流量鼻导管
胸横肌平面阻滞	右美托咪定	正压式鼻腔氧气罩
胸椎旁阻滞	氯胺酮	手动通气
外科医师执行的程序	氧饱和度＞90%	
局部麻醉药浸润	保持 BIS 为 40～60	
迷走神经阻滞	呼吸频率为 12～20 次 / 分	
胸膜的局部麻醉喷剂		

BIS. 脑电双频谱指数；LMA. 喉罩气道；由 Edmond Cohen，MD 提供

引起的肺部过度膨胀、各种促炎症介质的释放、肺不张，以及潜在的喉部或气管损伤。避免使用肌肉松弛药将减少肺部依赖区因膈肌功能障碍而发生肺不张的程度，保持通气 / 血流灌注（V/Q）的稳定，消除残留的神经肌肉阻滞的可能性。这对可能有肺功能受损、COPD、过度充气导致胸壁力学受损或患有重症肌无力的胸部疾病患者尤其重要。此外，其可以避免因插管起的气道刺激或咽喉痛、置入胸管或导尿管，并可能使住院时间缩短，提高患者满意度。非插管式 VATS 的另一个主要优势是为那些可能被认为是气管内全身麻醉风险过高的患者提供手术的可能性。

四、开胸患者自主呼吸下的通气 / 血流灌注

在手术过程中，患者处于侧卧位。开胸后，手术侧的肺部会发生塌陷。虽然在无管手术过程中可以维持自主呼吸，但神经阻滞和局部麻醉可能在一定程度上减少呼吸运动。这会导致灌注良好的肺组织通气量减少，V/Q 比例失衡导致低氧血症和高碳酸血症[24, 25]。在侧卧位时，健侧胸腔因纵隔移位而受到压缩，肺扩张受限，导致 V/Q 比例相对失衡和低氧血症。短暂的低氧血症或高碳酸血症会刺激外周化学感受器，导致呼吸频率和潮气量增加。由于重力和低氧性肺血管收缩（HPV），健侧肺的通气量和灌注量的增加将改善 V/Q 比例失衡。为了满足耗氧量和改善低氧血症，增加供氧量是有必要的。由于二氧化碳的扩散效率高于氧气，在没有气道阻塞或弥散障碍的非复杂病例中，高碳酸血症并不常见[65-68]。

五、二氧化碳充气的风险

通常情况下，为了提高肺萎陷的质量，外科医

框 37-2 无管胸腔手术

- 避免机械通气引起的肺部损伤带来的插管相关气道创伤
- 在自主呼吸下的 OLV 能保持正常的通气 / 血流灌注
- 通过保存膈肌功能提高呼吸效率
- 无残留的肌肉阻滞，为插管全身麻醉风险过大的患者提供手术机会
- 通过无管化 VATS 所产生的医源性气胸下的肺萎陷质量不亚于使用 DLT 或支气管封堵器行机械通气时的肺萎陷质量
- 更快和更好的术后恢复和转归
- 减少术后恶心呕吐

DLT. 双腔导管；OLV. 单肺通气；VATS. 电视胸腔镜外科手术（由 Edmond Cohen，MD 提供）

师会将二氧化碳（CO_2）充气到手术开胸处，这可能会诱发低血压和高碳酸血症。与外科医师密切沟通以调整充气压力是至关重要的。手术时间越长，因二氧化碳充气而出现意外的风险就越大，尤其是在包括袖状切除、气管或隆突切除重建等复杂的开放气道病例中。在自主呼吸的患者中，一旦因低氧血症引起潮气量和呼吸频率增加，就会发生二氧化碳再吸入。然而，由于潮气量增加，在这些病例中很少看到高碳酸血症[29, 30]。此外，将喉罩连接到呼吸机或增加氧气供应将减少二氧化碳充气的副作用。

六、监测

与全身麻醉相比，无管麻醉过程需要严密细致的监测。标准的监测器，包括心电图、无创动脉血压、呼吸频率、脉搏氧饱和度和呼气末二氧化碳（$EtCO_2$），都是通过喉罩或鼻插管测量。还需要脑电双频指数（BIS）来监测镇静的深度。在无管胸腔手术期间，应放置两条外周静脉通路[31-33]。因为是无管麻醉，所以除非有明确的指征，否则不会常规放置导尿管，在常规情况下也不会放置有创血压测量。因此，麻醉医师应仔细记录输液量，监测无创血压和心率，以保持血流动力学稳定。麻醉医师应注意生命体征，包括麻醉诱导、喉罩放置、切皮和开胸手术[34]。这一建议来自意大利罗马 Tor Vergata 医院的一个最大的无管患者系列研究，该医院成立了“清醒胸外科研究小组”，致力于在清醒无管患者中进行胸外科手术。据报道，已经成功实施了 1000 多例各种无管胸腔手术，而且转换率（转为插管全麻的概率）很低。其中一些手术是在无气管插管及其他气道管理设备下进行的[35]。

七、麻醉镇静

无管麻醉的目标始终是“少即是多”。这意味着外科医师和麻醉医师的目标是用更少的程序或药物达到更好的效果。无管技术的理念是，更少的程序带来更少的创伤性和更少的疼痛。减少药物使用可使患者更快康复。然而，在任何胸腔手术中，麻醉药的三个主要作用是至关重要的。

八、镇静和遗忘

手术对患者来说可能是一种精神压力下的不愉快的经历，对患者的病理生理有不利影响，可能导致生命体征的改变[36]。术中知晓是一个重要的问题，可能诱发惊恐发作，产生术后并发症，并危及手术的安全。因此在胸腔手术中，尤其是长时间的手术，包括肺叶切除术、袖式肺叶切除术或气管手术，镇静和遗忘是最重要的。充分的镇静将为外科医师在无压力的环境中为患者完成手术提供稳定的条件。

在镇静过程中，建议对 BIS 进行监测，应保持在 40～60，以保证呼吸和血流动力学的稳定。在麻醉诱导前，应使用咪达唑仑和阿托品[37]。随后，给予丙泊酚的靶控输注（TCI），旨在将 BIS 维持在 60 左右[38, 39]。不建议在无管麻醉期间使用吸入麻醉药，因为在自主呼吸下很难精确控制麻醉的深度。丙泊酚的输注速度应根据患者的 BIS 和生命体征进行调整[33]。

九、镇痛

在整个手术过程中，应通过应用镇痛药来减轻不愉快的疼痛感。从皮肤到壁胸膜的手术切口（VATS 端口）会产生中度至重度疼痛。对胸腔内结构的任何操作都会对脏胸膜造成刺激。这些疼痛刺激会大大影响呼吸的稳定性、血流动力学和术后恢复。因此，镇痛在每个手术过程中都是至关重要

的，特别是在无管胸腔手术中。

区域麻醉在胸外科手术过程中是有效的。它可以减轻胸部皮肤和壁胸膜的疼痛，并在胸腔穿刺时被广泛使用。在无管胸腔手术中，区域麻醉很少作为唯一的镇痛手段，而是与其他麻醉方式联合使用，以达到更好的效果。利多卡因主要用于切开前从皮肤到壁胸膜的区域麻醉。在关闭皮肤切口后，建议使用 2% 的利多卡因进行区域麻醉 [40–42]。

硬膜外镇痛和椎旁神经阻滞（图 37–3）已被证明较传统的开胸手术有更好的术中和术后疼痛控制效果。尽管创伤性开胸手术向微创手术转变，硬膜外镇痛仍然在世界范围内得到临床应用 [43]。然而，Yie 等报道说，在疼痛控制方面，它并不优于基于麻醉药静脉输注的患者自控镇痛 [44]。此外，在硬膜外镇痛的病例中，局部［硬膜外血肿、硬膜穿刺穿孔（穿破硬脊膜）、导管错位或移位、感染、神经根炎症、脊柱髓损伤、延髓质缺血］和全身并发症（低血压、头晕、头疼、呼吸抑制、寒战、尿潴留）均有报道。

布比卡因、芬太尼及其衍生物在胸腔手术中被常规使用 [45, 46]。0.25% 的布比卡因负荷量为 8～10ml，然后持续输注 0.1ml/（kg・h）。一些作者报道，0.125% 浓度的布比卡因给予 10ml 的负荷量，然后以 8ml/h 的速度输注时同样有效 [47, 48]。左旋布比卡因可产生类似的感觉阻滞、镇痛和血流动力学反应 [49, 50]。0.75% 或 0.25% 罗哌卡因 5ml 输注用于开胸术后疼痛控制效果较好 [51]。建议采用 T_4 水平硬膜外置管。在手术过程中，应经常评估感觉水平。一些中心报道，第 7 或第 8 胸椎间隙也可能是有效的穿刺部位。将硬膜外导管插入硬膜外间隙并向前推进 3cm，然后给予 2ml 的 2% 利多卡因以测试感觉水平 [52]。

椎旁神经阻滞包括局部麻醉药沿椎体的楔形区域浸润，影响从椎间孔走行出的脊神经 [53]（图 37–2A）。由于其选择性，它被认为是单侧硬膜外麻醉。虽然躯体和交感神经也可能参与这一调节，但对血流动力学的影响不大。对比相似的镇痛效果，它的并发症更少，效果更好 [43, 53, 54]。在某些情况下，外科医师可以在直视下进行手术。然而，超声引导是首选方法 [55–58]。据报道，放置导管用于持续输注或单次注入长效麻醉药都是有效的。据报道，布比卡因、左旋布比卡因和罗哌卡因有类似的效果。罗哌卡因

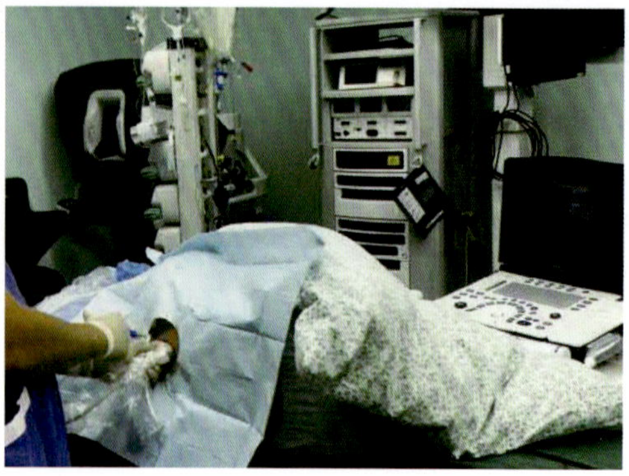

▲ 图 37–3 超声引导的椎旁神经阻滞麻醉

的浓度为 0.75%，而布比卡因和左旋布比卡因的浓度为 0.25%～0.5%。每个椎旁间隙注射 5ml 的局部麻醉药。布比卡因和左旋布比卡因以相同的浓度进行连续输注［0.1ml/（kg・h）或 2.5～10ml/h］[43, 54, 55]。

肋间神经阻滞（图 37–2B）可以由麻醉医师盲穿或在超声引导下经皮进行，也可以由外科医师通过胸腔镜“从内部”进行。它能有效地减少手术后的疼痛感觉。用 1%～2% 的利多卡因和 0.2% 的左旋布比卡因的混合溶液来对切口平面进行阻滞，并且建议向上下延伸 2～3 个肋间隙 [59, 60]。根据需要覆盖肋间隙的数量，每个肋间注射 1.5～2ml 的容量。加入小剂量的肾上腺素可以抑制全身吸收并延长麻醉效果。与硬膜外麻醉或椎旁神经阻滞相比，肋间神经阻滞的疼痛控制效果似乎较差。然而，它的不良事件发生率较低，而且更容易操作，这将缩短麻醉和手术时间。

静脉镇痛是无管麻醉的主流方法，因为它的起效时间快，易于控制。持续的静脉镇痛为外科医师手术提供了一个稳定的条件。在手术过程中，可连续输注瑞芬太尼 0.03～0.05μg/（kg・min），同时使用右美托咪定 0.5～1.0μg/（kg・h）和丙泊酚 TCI 模式 1.0～3.0μg/ml 来维持稳定的镇痛条件和呼吸。麻醉诱导期间使用芬太尼 50～100μg 或舒芬太尼 10μg [21, 61]。但是，在以往的研究中没有观察到优势。偏好因人而异（表 37–2）。

抑制反射

无管胸腔手术中的咳嗽反射，是一种保护机制，是一个不可避免的问题。一方面，为了防止其与手术进程的冲突，需要对其暂时抑制；另一方面，也不应过度抑制，因为它有利于呼吸道的清理和快速恢复。拉伸气管、支气管、肺或肺门可能在

表 37-2 不同麻醉方法的镇痛药建议

麻醉方法	镇痛药	浓　度	剂　量
硬膜外镇痛	罗哌卡因	0.375%	10～15ml
切口区域麻醉	利多卡因	2%	5～10ml
局部麻醉	利多卡因	2%	10ml
肋间神经阻滞	罗哌卡因 + 利多卡因（1∶1）	0.375% 罗哌卡因，1% 利多卡因	每个肋间 1.5～2ml
迷走神经阻滞	罗哌卡因 + 利多卡因（1∶1）	0.375% 罗哌卡因，1% 利多卡因	5ml
静脉麻醉	诱导：芬太尼，舒芬太尼 维持：瑞芬太尼	瑞芬太尼：0.03～0.05μg/（kg · min）	芬太尼：50～100μg 舒芬太尼：10μg

手术中诱发咳嗽。通常使用迷走神经阻滞（0.25% 左旋布比卡因 2ml）。根据左右两侧的解剖学差异，选择右侧的气管旁间隙和主动脉肺窗水平作为迷走神经阻滞部位[62-65]（图 37-2C）。

十、潜在的并发症

（一）不适当的镇静和疼痛控制

不适当的镇静和不充分的疼痛控制可能会在无管手术过程中产生风险，并最终导致中转换为气管插管全身麻醉。在手术过程中，应使用 BIS 仔细监测患者的意识水平，应保持在 40～60。此外，患者的生命体征，包括体温、心率、呼吸、血压和血气等，也是监测镇静和疼痛控制水平的关键。密切监测这些数值并调整镇痛和麻醉药的剂量是保持生命体征平稳和手术顺利进行的必要条件。

（二）过度运动或咳嗽

在无管麻醉胸腔手术中，包括患者的膈肌和纵隔在内的过度运动是最常见的情况之一。它与团队的经验密切相关，可能会干扰手术过程，延长手术时间，并进一步明显恶化血流动力学稳定性和呼吸。不完全的疼痛控制和镇静占了大部分的原因。在迷走神经阻滞不足的情况下，可以出现咳嗽反射。当观察到过度运动时，最好是暂时停止手术，可能的话重复迷走神经阻滞或在脏胸膜表面喷洒局部麻醉药。麻醉医师可以根据生命体征和 BIS 值增加镇痛和麻醉的用量。

（三）血流动力学不稳定

在心胸外科手术中，血流动力学不稳定的发生率比其他外科手术高。在没有中心静脉压、有创动脉压监测，甚至是导尿管的无管胸腔手术中，应仔细监测并适当维持血流动力学状况，以防止出现不良后果。除了药物治疗和通气监测外，液体治疗对于稳定血流动力学状况和优化术后效果至关重要[66, 67]。血管内容量直接影响心输出量，从而影响氧气运输。高血容量会增加肺部并发症、心力衰竭的风险，并延迟恢复。相反，低血容量会损害重要器官的灌注，特别是肾脏。据报道，胸腔手术后急性肾损伤的发生率为 5.9%～6.8%[68, 69]。

（四）低氧

尽管在无管胸腔手术中避免使用肌肉松弛药，但由于呼吸抑制和通气不足，镇静药仍会增加缺氧的风险。在通气不足的原因中，常见的是喉罩移位，这可能会导致漏气和气道阻塞[70]。在这些高氧需求的情况下，没有气管插管的单肺通气可能不足以维持氧饱和度。调整喉罩的位置并放入吸痰管进行通气是有效的方法之一。在复杂的病例中，如袖状切除术或气管重建术，可采用高频喷射通气和跨场插管（cross-field intubation）来解决缺氧问题。

（五）高碳酸血症

通气不足时出现高碳酸血症，特别是出现在患有慢性阻塞性肺疾病或神经肌肉疾病（重症肌无力）的患者身上。在一些研究中，一过性的高碳酸血症被报道为允许的，并且没有必要转为全身麻醉。二氧化碳的分压通常在开胸手术后增加，并在手术过程中保持稳定（＜55mmHg）。在伤口关闭后会逐渐恢复正常。大多数 COPD 病例可以通过适度的辅助通气成功改善[71, 72]。在长时间的手术中，建议定期进行适度的辅助通气以降低高碳酸血症的风险。低氧血症和高碳酸血症的处理在框 37-4 中描述。

框 37-3　转为全身麻醉的原因

- 出血过多、严重的胸膜粘连、巨大的肿瘤
- 严重的低氧血症、高碳酸血症和酸中毒
- 血流动力学不稳定：低血压、心脏指数下降、顽固的心律失常和右心室衰竭
- 持续咳嗽，造成手术困难或无法进行手术
- 膈肌或纵隔过度移动，造成手术不安全
- 无法萎陷肺部
- 术中气道损伤

框 37-4　低氧血症和高碳酸血症

低氧血症的发生率很低

- 术中低氧血症通常发生在手术侧的肺部完全萎陷之后，如果 SpO_2<90%，可采用人工辅助通气或同步间歇机械通气（SIMV）（FiO_2=100%，V_T 3～5ml/kg，RR 12～15/min，氧流量 4～5L/min）
- 当手术肺完全塌陷时，手术侧的气道阻力高于对侧
- 在小潮气量通气时，大部分空气会进入对侧肺，不会引起手术肺的充气，对手术的影响可忽略不计

术中高碳酸血症很常见

- 如果 $PaCO_2$≥60mmHg，可采用人工辅助通气或 SIMV（FiO_2=100%，V_T 3～5ml/kg，RR 12～15/min，氧流量 4～5L/min），同时调整丙泊酚和瑞芬太尼的输注速度

FiO_2. 吸入氧浓度；$PaCO_2$. 动脉二氧化碳分压；RR. 呼吸频率；SpO_2. 氧饱和度；V_T. 潮气量；引自 He J，Liu J，Zhu C，et al. Expert consensus on tubeless video-assisted thoracoscopic surgery (Guangzhou).*J Thorac Dis*.2019，11(10):4101-4108.

十一、转为全身麻醉

在出现出血过多、大量胸膜粘连或其他突发紧急情况时，术中转换为气管内插管或跨场插管的全身麻醉是不可避免的。麻醉医师应能在手术中转换麻醉方式，并解决各种并发症，如低氧血症和高碳酸血症。如果患者血流动力学不稳定，有运动或咳嗽而影响到手术过程，或者尽管有二氧化碳蓄积，但肺萎陷仍不能满足手术需求，则有必要进行气管插管。侧卧位插管对麻醉医师来说是个挑战，可能需要倾斜手术台以减少侧卧位，以便进行喉镜检查，最合适的是视频喉镜检查。纤维支气管镜插管可能是中转气管插管的一个选择。

十二、无管电视胸腔镜外科手术的专家共识（广州）

最近，一群在无管胸腔手术方面有广泛经验的全球专家（包括麻醉医师、外科医师和重症监护人员）发表了一份关于无管电视胸腔镜外科手术的专家共识（广州），广泛地涵盖了无管胸腔手术的各种问题[73]。

框 37-5 描述了共识中划定的纳入标准。很明显，这些标准在选择无管手术的患者时限制性更强。它们将患者限制在美国麻醉医师协会分级（ASA）Ⅰ级或Ⅱ级，年龄在 65 岁以下，这导致许多患者无法符合无管手术的资格要求。此外，对患者的基线 PaO_2 和 $PaCO_2$ 也有限制。最后，他们建议排除那些可能出现术后并发症的患者。框 37-6 所示，该小组提出了关于术中管理的建议，包括使用 LMA、协助术中通气、理想潮气量、呼吸频率和肺部再充气。

结论

无管技术在胸外科中已被广泛使用。从简单的病例如交感神经切除术和楔形切除术开始，它已被应用于广泛的病例，包括袖状切除术和气管切除 / 重建术。无管手术最大限度地避免了任何辅助导管和管道的放置，旨在进一步减少手术的创伤性，并最终在不久的将来使非住院 VATS 成为现实。然而，无管胸腔镜手术也对手术团队提出了更高的要求，对此应采取一些措施来应对。这些手术也有利于快速恢复，麻醉时间短，气道炎症少，术后感染风险低，术后住院时间短。然而，必须认识到这些技术的局限性。为了保证安全，应该对适应证进行充分的阐明和评估。不仅麻醉医师的专业知识和经验很重要，而且与外科团队其他成员的合作也是至关重要的。

框 37-5 纳入标准

- 手术时间不超过 2h
- 年龄在 16—60 岁
- 以前接受过手术的患者，如肺大疱切除术、肺活检术、肺楔形切除术、胸膜活检术、胸交感神经切除术和（或）后纵隔肿瘤切除术
- 不太可能出现严重并发症的患者，如大出血、呼吸道梗阻和严重的术后疼痛
- 经术前评估，美国麻醉医师协会标准（ASA）等级≤Ⅱ级的患者
- 没有心律失常的迹象，如频繁的室性早搏（PVC）或心房颤动
- 对于可疑或阳性的冠心病和其他高风险的患者，可以进行冠状动脉 CT 血管成像；如果冠状动脉及其分支的通畅程度≤75%，建议进行冠状动脉造影
- 心肺功能（EF＞50%，FEV_1%＞50%）和其他重要器官功能正常，静息状态下不吸氧的动脉血气分析显示 PO_2≥75mmHg，PCO_2＜45mmHg

CT. 计算机体层成像；EF. 射血分数；FEV_1. 第一秒内用力呼气容积；PCO_2. 二氧化碳分压；PO_2. 氧分压 [引自 He J, Liu J, Zhu C, et al. Expert consensus on tubeless video-assisted thoracoscopic surgery (Guangzhou). *J Thorac Dis*.2019, 11(10):4101-4108]

框 37-6 术中管理

- 喉罩位置移动的可能性，突发性吸气性呼吸困难，$PetCO_2$ 波形突然变平或消失，和（或）V_T 突然下降，喉罩的位置需要在更深的麻醉下进行适当调整
- 如果喉罩漏气，手术肺部的再充气可能会很困难
- 如果需要通过喉罩吸痰，可以在术中进行
- 应避免反复刺激声门，因为这可能引起咳嗽和喉痉挛
- 纵隔过度隆起会影响手术操作，这主要是因为单肺呼吸和麻醉药（瑞芬太尼和丙泊酚）在建立人工气胸后对呼吸的影响
- 单肺自主呼吸的理想参数是 V_T 3～4ml/kg，RR 20～25/min，因为右美托咪定对呼吸的影响很小，所以手术中右美托咪定的剂量保持不变
- 通过调整瑞芬太尼和丙泊酚的输注速度，可以改变自主呼吸的 V_T 和 RR
- BIS 维持在 45～60，在实现局部麻醉 + 神经阻滞后，可以调整丙泊酚的剂量

BIS. 脑电双频指数；$PetCO_2$. 潮气末二氧化碳分压；RR. 呼吸频率；V_T. 潮气量 [引自 He J, Liu J, Zhu C, et al. Expert consensus on tubeless video-assisted thoracoscopic surgery (Guangzhou). *J Thorac Dis*.2019, 11(10):4101-4108.]

第 38 章　老年患者的胸科麻醉

Thoracic Anesthesia for the Geriatric Patient

Maria Castillo　著
李治松　王一鸣　译

在老年人群中，人与人之间的生理状况有很大的差异性。由于这种差异性，患者的术前功能状态、共病和肿瘤分期可能比年龄更多地影响手术结果。然而，即使是健康的老年人也会因为衰老的正常过程而表现出有限的生理储备。要在围术期对这些患者进行最佳管理，就必须了解其生理储备的变化，并考虑共病及其整体健康状况。慢性阻塞性肺疾病（COPD）和充血性心力衰竭尤其影响老年患者术后发病率和死亡率。除此之外，还必须考虑患者的生活质量、总体预期寿命和功能状态。

包括术前评估在内的各种研究旨在阐明危险因素，利用资源优化患者的整体健康和生理状况，从而降低发病率和死亡率。微创手术技术、手术切除的范围和麻醉方面的考虑都可能在这一人群获得满意的结果方面发挥作用。

一、人口统计学

据预测，到 2030 年，65 岁以上的美国公民将超过 7000 万[1]。85 岁或以上的老年人是美国增长最快的年龄组。到 2060 年，85 岁及以上的老年人口数量预计将从 2016 年的 640 万增加到 1900 万，几乎增加两倍[2]。

癌症是美国的第二大死因。随着年龄的增长，患者罹患癌症的概率也随之增加。在 60—79 岁的人群中，癌症是导致死亡的首要原因[3]。65 岁以上的人群癌症发病率比 65 岁以下高 9.8 倍[4]。根据美国国家癌症研究所的监测、流行病学和最终结果（SEER）计划，所有新诊断的癌症患者中，56% 是 65 岁以上的人群[1]。几乎 2/3 的癌症幸存者年龄在 65 岁或以上[5]。85 岁以上的人群占总人口的 2%，但占所有新诊断癌症的 8%[2]。据估计，2019 年有 228 150 例新诊断的肺癌或支气管癌，142 670 例死于这些癌症。肺癌是最常见的癌症死亡原因，占所有癌症死亡人数的 25%。它是男性和女性的第二大常见的癌症诊断[3]。肺癌患者接受手术的中位年龄 ＞70 岁[6]。

老年人口不断扩大，与年轻患者相比，其患癌风险增加，这将导致需要接受胸外科手术的老年患者增加。胸科麻醉医师必须善于管理可能患有各种慢性疾病及存在可预见的与年龄相关的生理变化的患者。

二、衰老生理学

由于最大生理储备的自然下降，老年患者对疾病或大手术的应激反应能力有限。病理表现可能迟钝，老年患者可能有不典型的、较轻的症状或仅仅因为“年老”而被误诊[7]。在这一患者群体中，共病的发生率增加，特别是心血管疾病和肺部疾病。在这些共病与人体正常衰老的共同作用下，老年患者的管理更加复杂。

（一）心血管变化

心肌、主动脉和心脏传导系统内发生相互关联的分子和结构变化（表 38-1）。弹性蛋白的分解、胶原沉积的增加和交联增加会导致血管硬化，从而增加了阻抗和外周血管阻力。随着脉搏波传导速度和脉压的增加，大的弹性动脉变得僵硬，主动脉扩

表 38-1　与年龄相关的心血管变化

心脏	• 进行性心肌细胞肥大、心脏纤维化的渐进性发展、胶原沉积增加和交联改变 • 脂肪浸润和细胞外基质降解能力增加 • 心肌储备能力下降 • 左心室（LV）功能减退 • 由于室壁厚度和容积的增加而导致的左心室功能下降，质量增加 • 延长收缩期和舒张期 • 传导缺陷的风险增加 • 心率变异性降低 • 增加每搏功 • 对前负荷和心房跳动的依赖性增加 • 自噬减少 • 错误折叠的蛋白质和功能失调的线粒体的积累
血管	• 后负荷增加 • 外周血管阻力增加 • 冠状动脉疾病、斑块、钙化和固定性狭窄的发生率增加 • 血管舒张受损 • 动脉弹性降低 • 主动脉扩张和脉搏波速度增加 • 主动脉增厚伴顺应性降低和壁张力升高
反射性调节	• 交感神经信号传导减少 • 压力受体受损 • 对儿茶酚胺的变时和变力反应减弱 • 最大心输出量和心率降低 • 外周血管阻力的自主神经控制减弱

改编自 Castillo MD, Port J, Heerdt PM. Thoracic surgery in the elderly. In: Slinger P, ed. *Principles and Practice of Anesthesia for Thoracic Surgery*. 2nd ed. Switzerland: Springer, 2019.；Meschiari CA, Ero OK, Pan H, Finkel T, Lindsey ML. The impact of aging on cardiac extracellular matrix. *Geroscience*. 2017, 39(1):7-18.；Shirakabe A, Ikeda Y, Sciaretta S, Zablocki DK, Sadoshima J. Aging and autophagy in the heart. *Circ Res*. 2016, 118(10):1563-1576.

宽，表现出与较高的壁张力相关的顺应性降低。这反过来又与左心室（left ventricular，LV）后负荷增加伴 LV 扩张或射血分数降低有关。冠状动脉可形成斑块和钙化病变，也可出现固定性狭窄 [8]。

随着时间的推移，进行性心肌细胞肥大、心肌纤维化、炎症、瓣膜硬化和钙化导致左心室重量增加和顺应性降低。心肌细胞钙循环中的亚细胞变化，使心室在后负荷增加的情况下保持张力 [9]，这在某些情况下是有益的，但在其他情况下（如心动过速）则是适应性较差的。在这种情况下，延迟舒张会阻碍心腔充盈。随着时间的推移，错误折叠的蛋白质和功能失调的线粒体会积累，自噬清除功能失调的细胞成分也会减少。心脏衰老的特征是存在肥大、纤维化、错误折叠的蛋白质和功能失调的线粒体的堆积。自噬可能在对抗心脏衰老的不利影响方面发挥重要作用。自噬是一种溶酶体依赖的整体降解机制，对细胞内蛋白质和细胞器质量控制至关重要。在衰老的心脏中，自噬流量通常减少、功能丧失，导致心脏功能障碍，伴随着错误折叠的蛋白质和功能失调的细胞器的积累。刺激自噬通常通过去除积累的错误折叠蛋白、功能失调的线粒体和受损的脱氧核糖核酸来改善心脏功能，从而改善整体细胞环境，缓解心脏中与衰老相关的病理 [10]。脂肪浸润、纤维化和淀粉样蛋白含量的增加可通过改变胶原交联来引起，这可能增加传导缺陷的风险。肥大的肌细胞需要更多的能量和氧气。因此，心脏性能在正常情况下可能保持不变，然而，当患者的心脏受到增加的工作负荷或压力时，心脏储备的减少可能会变得明显[8]。

稳态平衡反射被抑制，这增加了与年龄相关的心血管储备下降的影响[9]。典型的变化包括压力感受器敏感性、心肌对儿茶酚胺的反应，以及外周血管阻力的自主控制下降。最大心率和心输出量也会下降[11]。

（二）肺部变化

随着年龄的增长，肺实质、胸壁和呼吸中枢调节的改变会导致呼吸功能下降（表 38–2）。肺泡和肺毛细血管减少，肺泡腔扩大，气道大小和肺泡毛细血管表面积减小。这些变化导致肺弹性回缩降低和胸膜内负压降低。肌力减弱、肋骨僵硬、后凸和胸腔前后直径增大会导致胸壁顺应性下降。衰老肺的生理变化可能与各种肺部疾病的病理变化协同作用，影响肺的结构和功能。这种协同作用可能导致老年人出现更严重的肺部疾病表现。与哮喘和 COPD 相似，肺部弹性回缩的丧失是衰老的一个显著特征。老年人肺泡腔扩大可能与肺气肿患者肺泡壁破坏和炎症浸润共存。衰老导致转化生长因子 –β 的表达和细胞外基质成分的变化，这可能导致老年人纤维性肺疾病的发病率增加。由于肺活量的下降抵消了残气量的增加，肺总量在正常衰老时保持不变，但患有纤维化肺病的老年人的情况并非如此，其肺活量显著下降（图 38–1）。

衰老与肺循环的变化有关，这些改变是由于无效腔通气的增加和通气 / 血流灌注失调，以及肺血管系统的普遍硬化而发生的，尤其是在运动期间肺动脉收缩压的增加。衰老合并严重肺部疾病对肺循环的影响可能会影响气体交换并增加呼吸做功[12]（图 38–2）。

分泌和免疫功能也会减弱，导致黏液纤毛运输效率降低，多形核白细胞功能不强，对外来抗原的延迟型超敏反应减弱，以及对自体抗原的反应增加[11]。对缺氧和高碳酸血症的通气反应减弱，睡眠中的周期性呼吸可能增加。空气潴留、呼吸功、闭合容量、无效腔和通气 – 血流灌注失调增加。第 1 秒用力呼气容积（FEV_1）、用力肺活量（FVC）、弥散量和最大自主通气量（MVV）下降[12]。肺泡—动脉血氧分压梯度增大，静息动脉血氧分压（PaO_2）下降。由于这些变化，胸外科手术后肺功能可能会受到影响，尤其是有 COPD 病史的患者。因胸部切口疼痛而使用夹板治疗会加剧这些影响。相反，阿片类可以进一步减弱对缺氧和高碳酸血症的反应（图 38–3）。

表 38–2 与年龄相关的呼吸系统变化

结构	• 胶原纤维网的改变 • 肺泡数量减少 • 肺部毛细血管数量减少 • 弹性收缩力减弱 • 肺泡管扩张 • 肺泡间隙扩大 • 肺泡 – 毛细血管表面积减少 • 肺泡表面张力下降 • 黏液纤毛运输效率降低 • 气道保护反射减弱
肺外	• 呼吸肌疲劳 • 膈肌收缩力减弱 • 胸壁纤维化导致顺应性降低 • 钙化导致肋骨僵硬 • 胸腔内负压降低
中枢调控	• 对缺氧的通气反应减弱 • 对高碳酸血症的通气反应减弱 • 睡眠期间周期性呼吸增加
功能性表现	• 功能残气量（FRC）增加 • 通气增加 • 第 1 秒用力呼气容积（FEV_1）下降 • 用力肺活量（FVC）下降 • 残气量（RV）增加 • 闭合容量增加 • 最大通气量（MVV）下降 • 呼吸做功增加 • 肺泡 – 动脉氧梯度扩大 • 无效腔增加 • 肺一氧化碳弥散量（DLCO）降低 • 通气 – 血流灌注比例失调增加 • 静息动脉血氧分压（PaO_2）降低 • 易受到感染和外界压力的影响

改编自 Castillo MD, Port J, Heerdt PM. Thoracic surgery in the elderly. In: Slinger P, ed. *Principles and Practice of Anesthesia for Thoracic Surgery*. 2nd ed. Switzerland: Springer, 2019; Skloot GS. The effects of aging on lung structure and function. *Clin Geriatr Med*. 2017, 33(4):447-457; Barnes PJ. Pulmonary diseases and ageing. *Subcell Biochem*. 2019, 91:45-74.

（三）肝肾变化

衰老过程导致的肝肾功能变化会严重影响机体的新陈代谢和清除率（表 38–3）。到 80 岁时肝脏

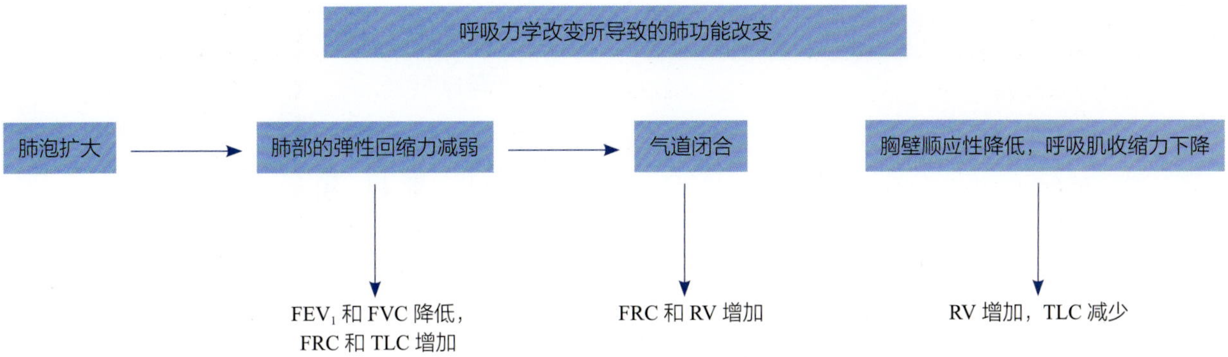

▲ 图 38-1　呼吸动力学的变化导致肺功能的变化

随着年龄的增长，弹性回缩力的降低会导致第 1 秒用力呼气容积（FEV_1）和用力肺活量（FVC）的降低，以及功能残气量（FRC）和肺总量的增加；降低的弹性回缩力有助于气道闭合，从而增加空气潴留（即 FRC 和残气量增加）；胸壁顺应性降低和呼吸肌力量下降会增加残气量，但有降低 TLC 的趋势；RV. 残气量 [引自 Skloot GS. The effects of aging on lung structure and function. *Clin Geriatr Med*. 2017, 33(4):447-457.]

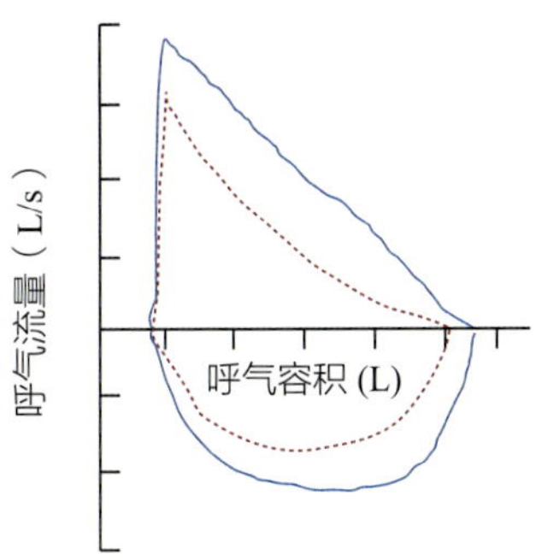

▲ 图 38-2　老年受试者的呼气流量 - 容积环（虚线）与年轻受试者的呼气流量 - 容积环（实线）相比，其凸起或凹陷的外观表明气流受阻

引自 Skloot GS. The effects of aging on lung structure and function. *Clin Geriatr Med*. 2017, 33(4): 447-457.

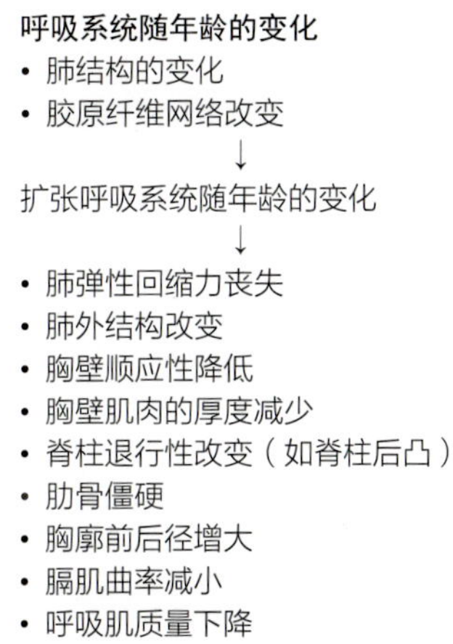

▲ 图 38-3　随着年龄的增长，呼吸系统的变化

引自 Skloot GS. The effects of aging on lung structure and function. *Clin Geriatr Med*. 2017, 33(4):447-457.

体积可减少 40%[13]，肾脏质量也会减少。肝血流量可减少 35%～50%[14]。肝血管阻力增加，门静脉压力增加。肝细胞功能减退，减少分子生物合成和毒素清除[13]。灌注减少会影响肝脏代谢药物的血浆清除率，如麻醉期间常用的阿片类、苯二氮䓬类、丙泊酚、依托咪酯、巴比妥类和大多数非去极化神经肌肉阻滞药[15]。细胞色素 P_{450} 活性的降低会加重这一影响。免疫功能的变化会使老年患者容易产生自身免疫，同时降低对病原体和恶性细胞的免疫应答反应[14]。

由于肾硬化增加、动脉粥样硬化增加、肾小管萎缩和间质纤维化，功能性肾小球的数量随着年龄的增长而减少。皮质体积减小，并且可能存在其他结构变化，如囊肿或局灶性瘢痕数量增加。老年患者的肾功能储备减少，使他们面临更高的缺血和急性肾损伤风险。肾小球滤过率（GFR）以每 10 年 6.3ml/（min · $1.73m^2$）的速度下降。55 岁以下的人 GFR ≥ 75ml/（min · $1.73m^2$）时死亡风险最低，但 65 岁及以上的人 GFR 在 45～104ml/（min · $1.73m^2$）时死亡风险较低[16]。这些患者的药物消除半衰期的延长取决于肾脏清除率。肾灌注减少会降低 GFR、肌酐清除率，以及对抗利尿激素醛固酮、肾素和血管升压素的反应。个体化计算的药动学参数的变异性随着年龄的增长而增加，导致老年人群中药物的清除率不同[17]。钠的重吸收、钾的分泌和尿浓缩能

表 38–3　与年龄相关的肝肾变化

肝脏	• 肝细胞数量减少 • 肝细胞功能减低 • 肝脏质量和体积减小 • 肝血管阻力增加 • 门静脉压力增加 • 肝血流量减少 • 内皮开窗部分缺失 • 氧化应激增加 • 细胞色素 P_{450} 活性降低 • 分子生物合成减少 • 代谢能力降低 • 毒素清除率降低 • 炎症调节减弱 • 对抗原和恶性细胞的免疫反应受损 • 自身免疫的易感性 • 再生能力下降 • 药物性肝损伤易感性增加 • 缺血易感性增加
肾脏	• 肾硬化导致功能性肾小球数量减少 • 皮质体积减小 • 肾动脉硬化、动脉硬化增加 • 肾小管萎缩加剧 • 间质纤维化增加 • 灌注减少 • 肾血管阻力增加 • 肾小球滤过率降低 • 功能储备减少 • 自我调节能力下降 • 肌酐清除率降低 • 抗利尿激素反应减弱 • 对醛固酮、血管加压素和肾素的反应不敏感 • 重吸收钠或浓缩尿液的能力下降 • 肾缺血和肾损伤易感性增加 • 术后尿潴留和尿路感染风险增加

改编自 Tajiri K, Shimizu Y. Liver physiology and liver diseases in the elderly. *World J Gastroenterol*. 2013, 19 (46):8459-8467; Gekle M. Kidney and aging-anarrative review. *Exp Gerontol*. 2017, 87 (Pt B):153-155; Denic A, Glassock RJ, Rule AD. Structural and functional changes with the aging kidney.*Adv Chronic Kidney Dis*. 2016, 23(1):19-28; Maeso-Diaz R, Ortega-Ribera M, Fernandez-Iglesias A, et al. Effect of aging on microcirculatory function and sinusoidal phenotype. *Aging Cell*. 2018,17(6):e12829.

力的降低使老年患者发生血容量不足和盐潴留风险更高[18]（图 38–4）。

（四）神经系统变化

随着年龄的增长，大脑发生的变化包括树突和突触的数量减少，导致神经元连接和脑容量减少。老年患者患痴呆症、睡眠障碍、记忆问题、运动障碍和谵妄的风险更高[19]。老年人的认知功能在储备和基线缺陷方面差异很大。正如最近的数据所强调的，术后谵妄与长期结局之间的关联表明，短期认知障碍可能反映了系统性缺陷。Robinson 等通过一系列的功能和认知评估，对 144 名 50 岁以上的患者进行研究，发现谵妄的发生率为 44%，其中 1/2 以上的患者接受了胸外科手术[20]。危险因素包括年龄增长、低蛋白血症、贫血、术中低血压、酗酒史、既往痴呆症和功能状态受损。谵妄与住院时间增加及 6 个月死亡率增加有关[21]。

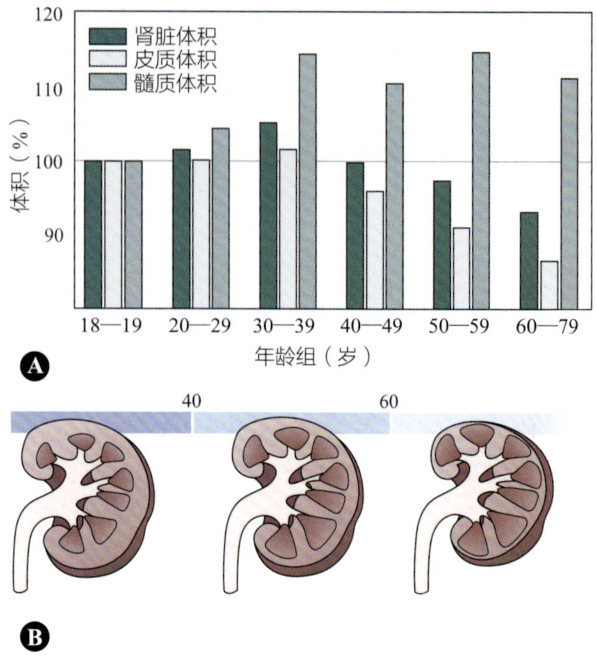

▲ 图 38–4　肾系统随年龄的变化

A. 皮质体积下降，而髓质体积增加，使肾脏总体积相对稳定，直到 50 岁左右，之后，髓质体积不再增加，肾脏总体积开始下降；B. 皮质和髓质体积随年龄变化［引自 Denic A, Glassock RJ, Rule AD. Structural and functional changes with the aging kidney. *Adv Chronic Kidney Dis*. 2016, 23(1): 19-28.］

药物的选择和给药对老年患者尤为重要。最近的一项研究表明，右美托咪定（DEX）可以降低老年患者肺癌术后谵妄的发生率和强度。将 346 例 65 岁以上肺癌肺切除术后患者的病历资料分为右美托咪定组和对照组。患者、护理人员和调查员均对分组不知情。右美托咪定组在术前和术中使用右美托咪定。在术后第1天（POD）至第7天，两组均有发生谵妄的患者。然而，右美托咪定组的谵妄发生率低于对照组，与对照组相比，右美托咪定组的中度和重度谵妄患者更少。最后，右美托咪定组的患者谵妄持续时间更短，运动时的数字疼痛评分更低，睡眠质量更好[22]。其他数据支持使用全静脉麻醉和硬膜外镇痛，并列举了这些技术与肺切除术患者非计划重症监护的数量显著减少之间的关联。在英国评估了11 208名2年研究期间行肺切除术的患者中，共有253名患者在术后发生了非计划入住重症监护病房。入住重症监护病房的发生率为2.3%［95%置信区间（CI），2.0%～2.6%］。非计划入住重症监护病房的患者死亡率（29.00% vs. 0.03%，$P<0.001$）较高，住院时间（26天 vs. 6天，$P<0.001$）增加。接受全静脉麻醉的患者［比值比（OR）=0.50，95%CI，0.34～0.70］，接受硬膜外镇痛的患者（OR=0.56，95%CI，0.41～0.78）在胸外科手术后非计划进入重症监护病房的可能性较小[23]。

三、手术干预的风险－效益关系

由于未经治疗的肺癌患者的生存率非常低，老年患者可以从手术治疗中获益，无论是早期癌症的单纯手术治疗，还是作为晚期疾病的多模式治疗的一部分。同样，食管癌的手术治疗可以使老年患者获益，因为未经治疗的食管癌患者的生存率非常低。手术切除的风险－效益关系即使在八旬老人中仍然是有利的，因为随着预期寿命的延长，以及新辅助治疗、手术技术和围术期管理的进步。肺癌患者的共病，特别是COPD和充血性心力衰竭的发生率很高，这增加了患者护理的复杂性，并可能对围术期管理和术后的发病率和死亡率产生影响。在肺癌患者中，共病的患病率，特别是COPD和充血性心力衰竭，高于其他类型癌症患者和非癌症对照组[24]。

对于局部晚期Ⅲ期非小细胞肺癌（NSCLC）患者，新辅助化学治疗和放射治疗正在增加那些可能成为手术切除对象的人群。多项研究表明，术前化学治疗联合手术治疗的老年食管癌患者较单纯手术治疗的老年食管癌患者具有明显的生存优势[25-29]。另一项研究表明，接受新辅助治疗和食管切除术的老年食管癌患者的死亡率或主要并发症没有显著增加[30]。

老年患者初诊时早期肺癌的发病率较高[31]，但同时肺鳞状细胞肺癌的生长速度较慢。虽然手术切除是早期肺癌的首选治疗方法，但临床医师倾向于为这一群体提供伤害性较低的治疗。然而，近年来围术期护理和外科技术的进步，鼓励外科医师为越来越多的老年患者提供手术切除治疗。手术干预的风险—效益关系必须根据手术风险与其他非手术干预或根本不干预的风险进行比较来综合考虑。

Birim等在一项回顾性研究中得出结论，对于70岁或以上的患者，手术的并发症和死亡率低到足以证明手术的必要性[32]。1983年的肺癌研究得出结论，80岁以上患者的并发症和死亡率明显高于65岁以下的患者[33]。然而，更多的最新的数据表明，接受肺切除术的80多岁患者的结局有所改善[34-36]。一项回顾性队列研究发现健康状况和肿瘤分期，而不是单纯的年龄因素，与更好的预后和生存率密切相关。作者分析了174名年龄在80岁或以上、接受肺癌手术切除的患者，围术期的并发症发生率和死亡率分别为24.3%和1.15%。完成随访的163名患者中，有78名（47.9%）死亡。术后3年和5年的生存率分别为63.6%和48.3%。近一半的死亡病例由肺癌复发以外的原因导致，其中呼吸系统疾病占多数。值得注意的是，低体重指数（BMI）是肺癌手术后死于呼吸系统疾病的显著危险因素[37]。另外，一些对老年患者进行食管切除术治疗食管癌的研究也报道了与年轻患者相似的结局，包括死亡率、术后并发症和长期结果[38-42]。

对于老年患者来说，治疗目标可能与年轻患者不同。手术干预的风险随着患者共病的严重程度而增加，因此改变了患者的优先事项。对于老年患者来说，生活质量、症状缓解和可接受的功能状态可能比长期生存更重要。然而，考虑到70岁男性和女性的平均预期寿命目前分别增加了14.5年和16.7年，对于那些功能状态良好的患者来说，手术切除是有可能治愈的。85岁男性和女性的预期延长寿命分别为5.9年和7年[43]。未进行手术切除的肺癌患者预后非常糟糕，因此对于85岁的患者来说，手术切除可以延长寿命，增加多年的积极和独立的生活。一项使用胸外科医师协会（STS）普通胸外科手术数据库（GTSD）中65岁或以上肺癌患者数据的研究报道称，肺切除术后的病理分期Ⅰ期的患者中位生存期为6.7年，Ⅱ期为3.5年，Ⅲ期为2.4年，

Ⅳ期为 2.2 年[44]。

一项研究针对 SEER 数据库中诊断为Ⅰ期小细胞肺癌的 75 岁或以上老年患者进行了调查。将 983 名患者分为手术组（接受手术，同时接受化学治疗、放射治疗或两者结合或均无）、非手术组（只接受放射治疗、化学治疗或两者结合）及未治疗组。在所有患者中，24% 的患者接受手术治疗，46.6% 的患者接受非手术治疗，29.4% 的患者未接受治疗。手术组、非手术组和未治疗组的 5 年总生存率（OS）分别为 31%、12% 和 6%（$P<0.0001$）。在亚组分析中，手术仍然是影响 75—79 岁和 80—84 岁患者 OS 的独立因素[45]。多项研究发现，即使在 80 多岁的患者中，肺癌手术的结局也是可以接受的[46–48]。最近的数据表明，经过精心挑选的 80 多岁患者的结局与年轻患者相当[49, 50]。

对于 80 岁以上的肺癌患者，如果不进行手术切除，则更多的死亡将归因于肺癌的进展，而不是其他原因。对于接受手术切除的患者，非癌症特异性死亡是一个显著的竞争事件，并随着患者年龄的增长而增加[51]。

四、手术技术的作用

对于老年患者，肺切除的程度与术后并发症存在关联，表明可以考虑采用肺保留技术，如肺段切除和楔形切除，尽管目前尚不清楚这种方法是否会增加局部复发的风险。Mery 等利用 SEER 数据库对 75 岁或以上的患者进行了研究，发现进行肺叶切除与限制性切除患者的 OS 没有差异[31]。近期的对于Ⅰ期疾病的老年患者的研究也呼应了这些发现[52–57]。

电视胸腔镜外科手术（VATS）作为肺切除的微创技术和食管切除的辅助手段越来越受欢迎。相比开胸手术，接受 VATS 的患者住院时间更短、麻醉用药量更少，肩部功能障碍减少[58]。一项纳入 1100 例 VATS 肺叶切除手术的研究报道了较低的并发症发生率和死亡率[59]。Onaitis 等利用 STS GTSD 研究发现 VATS 手术方式与改善长期生存有关。该分析涉及 29 094 名分期明确的患者，其中 69% 为Ⅰ期，18% 为Ⅱ期，11% 为Ⅲ期，2% 为Ⅳ期。中位年龄为 73 岁（四分位距，68—78 岁）。手术方式中，肺叶切除占 69%，双叶切除占 3%，全肺切除占 3%，肺段切除占 7%，袖状肺叶切除占 1%，楔形切除占 17%。其中，47% 的手术在胸腔镜下完成。在控制了分期之后，与肺叶切除相比，楔形切除、节段切除、两叶切除和肺全切除都与增加死亡风险有关。相比于开胸手术，胸腔镜手术具有更好的长期生存率[60]。其他最近的研究也报道了类似的发现[61, 62]。对比 VATS 和开胸手术，有关机器人辅助肺叶切除的新数据也非常鼓舞人心[63–67]。

近期数据支持在食管切除术中采用 VATS 技术、腹腔镜和机器人辅助手术。Zhao 等报道了老年患者微创食管癌切除术后与年轻患者相似的结局。共纳入 273 例接受微创食管切除术的食管鳞癌患者，根据手术时年龄将患者分为老年组（≥70 岁）和非老年组（<70 岁）。比较两组患者的术前一般资料、术中资料、术后 30 天并发症及其严重程度、病理结果、复发情况、OS 和无病生存率（DFS）等指标。与其他常规手术前数据的比较显示，差异无统计学意义。此外，除了老年组术后 30 天并发症发生率较非老年组高外，其余短期结局无显著差异。然而，两组的主要并发症的发生率，如癌症复发，5 年 OS 和 5 年 DFS 率在两组之间也是相似的[68]。食管切除术是一种复杂的外科手术，具有显著的手术相关发病率和死亡率。多项研究报道称，老年患者的术后风险高于年轻患者，并应谨慎选择手术；然而，单纯高龄并不应被认为是手术的限制因素[69–73]。

五、术前评估

术前评估的基本原则适用于老年患者群体。然而，围术期计划和评估的某些方面变得更加重要，这可能需要不同的解释。美国胸科医师学会对胸外科手术患者的指南包括心血管评估和肺功能检查[74]。由于与年龄相关的肺实质改变和阻塞性疾病的倾向，一氧化碳扩散容量（DLCO）的测量对老年患者尤为重要。对于呼吸困难程度与肺功能检查结果不符的患者，应进行仔细评估。对于 FEV_1 或 DLCO 低于 80% 预测值的患者，应计算 FEV_1 和 DLCO 的术后预计值。对于任何肺切除患者，预计术后 FEV_1 或 DLCO<40% 预测值是一个显著的预后不良指标，在老年患者中，由于内在肺储备的减少，这一点变得更加重要。

运动心肺功能测试和最大氧耗量（VO_{2max}）的估计有助于评估患者的风险。VO_{2max}<15ml/（kg·min）是一个预后不良指标。替代运动测试的

方法包括爬楼梯、穿梭步行和 6min 步行测试。一个不能爬一层楼梯或做 25 个穿梭步的患者的 VO_{2max} 可能＜10ml/（kg・min）。不幸的是，对于老年患者来说，运动测试可能不适用，因为并发症，如关节炎或外周血管疾病，限制了独立于 VO_{2max} 的测试能力。

老年患者更有可能患有认知障碍、血栓栓塞疾病、甲状腺疾病、糖尿病和肾功能不全等严重的共病。适度的运动计划，以及营养和激素的优化，可以降低围术期的风险。

（一）风险分层

老年患者，特别是那些有明显共病的患者，术后并发症的风险增加。预测哪些患者最容易出现这样的并发症可以更有针对性地进行预防。文献中提出了多种评估患者风险的方法。一组老年肿瘤学家通过对文献的全面回顾，对一种使用综合老年评估的方法进行了评估。他们得出结论：功能障碍、营养不良和共病与生存率独立相关。但其可行性和对治疗决策的影响仍不明确[75]。对于接受 VATS 肺叶切除手术的老年患者，Zhang 等评估了 441 例接受胸腔镜肺叶切除手术的早期肺癌患者。比较了老年组（＞70 岁，n=176）和年轻组（n=265）的临床结局。他们发现美国麻醉医师协会身体状况（ASA-PS）是预测发生术后并发症的强预测因子。特别是对于 ASA-PS 评分为 3 级的患者，与评分＜3 的患者相比，其肺和心肺并发症的风险分别增加近 6 倍和 3 倍。此外，他们报道称与老年女性相比，老年男性肺部并发症的风险增加了 8 倍以上[76]。

Haruki 和他的同事使用简化的共病评分（SCS）来预测 75 岁以上患者接受 VATS 后的术后并发症。对患者的共病进行评分，包括吸烟、糖尿病、肾功能不全、呼吸系统疾病、心血管疾病、肿瘤疾病和酗酒等。通过研究 216 名患者的数据，他们发现 SCS 评分较高的患者更容易出现术后并发症。此外，低 SCS 组的 5 年生存率为 79%，而高 SCS 组为 52%[77]。

Kawaguchi 和他的同事设计了一个风险评分来预测接受肺叶切除术的老年肺癌患者的术后并发症发生率。该风险评分结合了冠状动脉疾病史、脑血管意外史、限制性通气功能障碍的、间质性肺炎史和男性性别等因素。然而，这个评分基于单个医疗机构的 119 名患者[78]。需要更大规模的研究来进一步验证这些发现。

日本冈山大学医院的医生、药剂师、护士和临床心理学家成立了谵妄管理和评估中心（D-mac），对高风险患者进行筛查，提供药物治疗和支持等干预措施。Murakawa 等比较了该方案实施前后患有肺癌或食管癌的患者术后谵妄的发生率，发现在该方案干预下谵妄的发生率显著降低[79]。

Lai 及其同事对 60 名接受肺癌手术的老年患者进行了一项前瞻性随机对照试验。其中一组在术前进行了一周的运动耐力训练和吸气肌训练。与对照组相比，接受术前强化肺康复训练的患者的术后平均住院时间显著缩短[80]。

Shiono 等针对接受开放性胸腔手术的老年患者实施了加速术后康复（ERAS）计划，并比较了参加 ERAS 计划和未参加 ERAS 计划的患者的结果。该计划包括标准化的患者教育、多模式麻醉方法、术后口服药物摄入的时间和细节、手术后 4h 早期活动及标准胸管管理。虽然他们没有发现 ERAS 计划对 65 岁以下的患者有显著影响，但 65 岁以上的患者住院时间缩短了[81]。然而，数据表明，接受 VATS 的患者可能并不会从 ERAS 方案中获得显著的益处[82, 83]。

衰弱评分是用来衡量老年人健康状况的指标，也是衡量衰老和容易出现不良后果的一种间接指标。衰弱的概念作为一种临床状态，其特征是对应激源的脆弱性增加，可以成为胸外科手术患者术前评估的有用工具。Dunne 及其同事对 70 篇论文进行的 Meta 分析得出结论，目前没有足够的证据支持或反驳对于胸外科手术患者的衰弱评分，但数据表明较高的衰弱评分与术后并发症发生率和死亡率的增加有一定的相关性[84]。Hirpara 等设计了一项综合衰弱评估方案，使用风险分层问卷和理疗测试对 40 名计划接受肺和食管癌症手术的患者进行评估。他们发现，问卷的完成率很高，在诊所很容易进行，但物理治疗测试的完成率较低，需要额外的访问和与训练有素的物理治疗师协调。此外，他们发现大多数测量结果与术后并发症的发生没有关联[85]。Han 及其同事对进行重大胸腔和腹部手术的老年患者进行了前瞻性队列研究，对他们评估其衰弱评分，发现衰弱患病率为 26.12%。衰弱组和非衰弱组在年龄、日常生活能力、Charlson 共病指数、呼吸功能、恶性肿瘤、血清白蛋白、前白蛋白和血红蛋白水平方面存在显著差异。该组发现衰弱是术后并发症的有效预测因子，并得出结论，衰弱评估可以提高目前手术风险评估工具的预测能力[86]。

营养不良在老年患者中更为普遍，可能增加他们的术后并发症的发生率和死亡风险。Kubo 等发现老年人营养指数与食管切除术后的长期生存率相关[87]。Takeda 及其同事报道称，低 BMI 是Ⅰ期 NSCLC 切除术后生存的独立预后因素[88]。Watanabe 及其同事描述了使用预后营养指数预测接受肺癌手术的老年患者的预后[89]。各种使用骨骼肌质量测量研究作为肌少症的指标，试图显示与 NSCLC 切除术后预后结果的相关性，但结果相互矛盾[90-93]。虽然 Siegal 等未发现肌少症与食管切除术后并发症之间的关联，但 Nakashima 及其同事发现肌少症是预测不良预后的因素，特别是对 65 岁以上的患者，而对于 65 岁以下的患者则不然[94, 95]。

（二）术后护理与规划

对于没有严重基础疾病并且术中无严重并发症的患者，可在门诊进行诊断和分期手术，如支气管镜检查、针吸活检和颈部纵隔镜检查。在肺叶切除术和双叶切除术后，即使是老年患者也可以进入降级监护病房[96]。对于更大范围的手术，如食管切除、肺切除或大的纵隔肿瘤切除，或者重症肌无力的胸腺切除手术术后，由于呼吸系统和心血管系统的并发症的风险增加，患者需要进入重症监护室。

Jung 和同事对 1916 名接受重大肺部切除手术的患者进行了回顾性研究，并对最初康复后需要住进重症监护室的 63 名患者的数据进行了分析。他们发现急性呼吸窘迫综合征（ARDS）和谵妄是住院死亡的独立危险因素，并建议进一步的研究以确定预防谵妄和 ARDS 是否能够改善预后[97]。

Beckert 等对 125 名 60 岁以上的胸外科手术患者进行了前瞻性队列研究，这些患者接受了衰弱标准的筛查，包括肌无力、步态缓慢、非意愿性体重减轻、自我报告的疲劳和自我报告的体力活动不足。其中 69% 的人被发现是衰弱或衰弱前期，这已被证明可以预测手术并发症。这表明这些患者中有很大比例可以作为术前衰弱降低干预措施的候选者[98]。Miyazaki 等报道，在 191 名拟行食管切除术的患者中，术前营养状况，特别是低 BMI 是预后不良的重要危险因素[99]。进一步研究可以确定在手术前改善营养状况是否可以改善这些患者的预后。

癌症的外科治疗及癌症本身会影响患者的生活质量。缓解这种影响需要进一步研究。Schwartz 及其同事报道了 100 例接受肺切除术的Ⅰ期 NSCLC 患者的初步研究结果，表明肺叶切除术，而不是限制性切除，对他们的生活质量和身体健康有负面影响，不管他们的手术是通过 VATS 还是开胸进行[100]。Kidane 及其同事使用癌症治疗功能评估量表 – 食管（FACT-E）来测量患者的健康相关生活质量。FACT-E 是一种已验证适用于食管癌患者的健康相关生活质量评估工具。它由一般分量表和食管癌分量表组成。目的是确定基线 FACT-E 和食管癌亚量表得分是否与Ⅱ期和Ⅲ期胃食管结合部或胸段食管癌患者的生存相关。在 207 例食管癌患者中，他们发现较高的基线 FACT-E 与较长的生存期独立相关[101]（图 38–5）。

AlAmeri 等对 249 例胸外科手术患者的前瞻性队列研究发现，较低的术前自我报告的生理生活质量明显与更差的生存期相关[102]。Leach 及其同事对 921 名患癌症的患者进行了研究，并与来自医疗保险健康结果调查（MHOS）数据库的 4605 名对照进行了匹配，发现癌症患者在身体功能下降和抑郁风险增加方面更为明显，而肺癌患者的变化最为显著[103]。这些研究概述了这一患者人群的易受伤害的方式，进一步的研究可以指导我们寻找能够改善癌症诊断后患者生活质量的干预措施。

Kent 及其同事利用 SEER-MHOS 联合数据资源研究了患者报告的结局（PRO）数据，该数据包括老年癌症患者的健康相关生活质量、功能状态和其他信息。他们认为，PRO 数据可能有助于指导干预措施。例如，癌症老年患者摔倒后的死亡风险可能比没有癌症的老年患者更高，这表明预防跌倒可能是这些患者的一个高度优先事项。他们还得出结论，进一步使用 PRO 数据可以帮助阐明癌症幸存者的功能状态与死亡率之间的关系[104]。

许多胸外科手术都是非治愈性的。Freeman 等报道，在单个机构进行的 3842 例胸外科手术中，有 884 例是姑息性手术；然而，只有 14% 的患者在胸外科手术会诊前进行了姑息治疗评估。他们建议胸外科医师应熟悉姑息治疗概念，以最大限度地满足患者的需求[105]。

尽管并不总是可以预测，但出院计划应尽早在最初的术前访视期间考虑。确定患者出院后谁将提

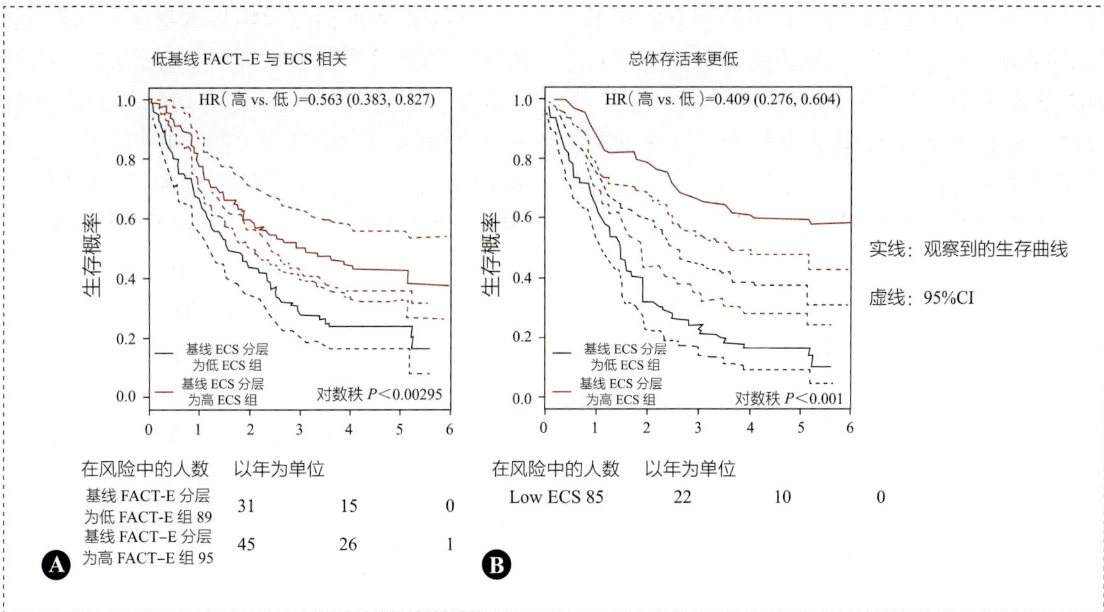

▲ 图 38-5　低基线癌治疗功能评估量表 – 食管（FACT-E）和食管癌手术（ECS）与较差的总生存率相关

A. 基线 FACT-E 分层为低 FACT-E 组和高 FACT-E 组的回归分析；B. 基线 ECS 分层为低 ECS 组和高 ECS 组的回归分析 [引自 Kidane Sulman J, Xu W, et al.Baseline measure of health-related quality of life（Functional Assessment of Cancer Therapy-Esophagus）is associated with overall survival in patients with esophageal cancer. *J Thorac cardiovascular surgery*. 2016，151(6):1571-1580.]

供支持及患者出院后的去向非常重要。术前可自给自足的患者在术后可能暂时无法自理。对于这些患者，早期的出院计划和与家庭成员、社工和家庭护理服务的协调非常重要。

结论

随着人口的老龄化，越来越多的老年患者将接受手术治疗。由于手术技术和新辅助治疗的最新进展及预期寿命的增加，即使是八旬老人，手术的风险 – 效益关系仍然是有利的。老年人的实际年龄和生理状态之间存在着很大差异，导致结局受肿瘤分期、术前功能状态和共病的影响大于年龄。尽管如此，正常的衰老过程可以限制健康患者的生理储备。微创手术、肺部保留技术和新辅助治疗的进步正在扩大可接受手术患者的范围，包括患有更严重合并症的老年患者。这些患者人群将越来越普遍受到胸科麻醉医师的关注。需要进一步的研究来帮助精准地利用资源，优化整体患者的健康和生理状况，降低围术期和术后的发病率和死亡率，并改善生活质量。

第 39 章　胸主动脉瘤切除术

Thoracic Aortic Aneurysm Resection

George Silvay　Jacob Michael Lurie　著

戴茹萍　罗　聪　译

一、概述

（一）胸主动脉瘤历史回顾

动脉扩张的早期记录可以追溯到公元前 1550 年左右，最早在古埃及有记载，并被视为心血管系统疾病的一部分。约 3000 年后的 1555 年，弗兰德医生 Vesalius 成为第一个描述腹主动脉瘤的医生。在 2 个世纪后的 1785 年，英国外科医生 John Hunter 开始通过结扎治疗外周血管动脉瘤[1]。Hunter 通过结扎股浅动脉，使一个患者的腘动脉瘤在几周内慢慢缩小。在进行这种手术之前，治疗腘动脉瘤是等待瘤体破裂或者预防性截肢[2]。1864 年，Moore 和 Muchison 首次尝试经皮血管内动脉瘤修复的方法，为一个患有胸主动脉瘤的患者在动脉瘤内插入导管并填充了金属线圈，希望能诱发血栓形成。尽管患者死亡，但确实观察到动脉瘤内部分发生了血栓形成[3]。随着其他治疗方法的发展，1948 年，纽约的 Rudolph Nissen 医生采用了玻璃纸包裹的方式来治疗主动脉瘤。20 世纪最伟大的科学家之一爱因斯坦曾患有胸主动脉瘤，并接受了 Nissen 的手术治疗：1948 年 12 月，爱因斯坦接受了大胸主动脉瘤的手术治疗，手术由 Nissen 进行。然而，Nissen 只用玻璃纸包裹了动脉瘤的前部，因为当时普遍认为主动脉移位是禁忌。当时的治疗是部分有效的，但尽管 Nissen 尽了全力，爱因斯坦仍在 6 年后因瘤体破裂而去世，享年 76 岁[4]。

在 1951 年，巴黎的 Charles Dubost 医生使用一个 15cm 长的尸体主动脉同种移植物成功进行了第一例腹主动脉瘤切除手术[5]。随着这种技术不断发展并应用于临床，同时 John Gibbon 于 1953 年引入心肺转流术（cardiopulmonary bypass，CPB），主动脉瘤的外科治疗进入了一个新时代。这些发展促进了用于重建升主动脉的各种外科技术的应用，包括使用同种异体主动脉用于主动脉置换。在 20 世纪 50 年代中期，也发生了心脏开放手术的一些重大里程碑事件，例如第一例室间隔缺损、房室通道缺损和法洛四联症的开放性心脏修复手术。这些手术使用了体外交叉循环技术[6-10]。

随后，在 1968 年，Hugh Bentall 和 Antony De Bono 推行了联合手术，替换升主动脉瘤的同时也替换主动脉瓣，并重新植入冠状动脉[11, 12]。这一时期，Michael DeBakey 医生引入了 Dacron[13]。有趣的是，DeBakey 是心脏外科医生先驱，他在 97 岁时也患上了主动脉瘤。当时他在家准备一场医学讲座，突然出现了他自己知道是急性胸主动脉瘤夹层的症状。刚开始他拒绝麻醉和手术，但之后情况恶化，他的妻子要求她的丈夫接受手术。德克萨斯州休斯敦的 Methodist 医院伦理委员会批准了该例计划的手术。他的术后恢复过程长而复杂。回顾起来，DeBakey 公开承认他很高兴进行了该手术。DeBakey 在 2008 年 7 月，临近他 100 岁生日时自然逝世[14]。

在 DeBakey 这些成就之后的几十年里，胸主动脉瘤修复领域逐渐出现了一些发展。Eric Carlens 医生最早对单肺通气（OLV）进行了描述，引入了双腔支气管导管[15]。1971 年，纽约西奈山医院的胸外科医师 Irving Sarot 医生也开始使用相同的技术。

Randall Griepp 医生后来成为了纽约西奈山医院心胸外科主任，他在斯坦福大学医院开发了在升胸主动脉瘤修复手术中采用深低温停循环的方法。Griepp 解释说：“利用降低表面温度和体外循环相结合来诱导全身低温”，之后“体外循环再被用来恢复患者体温并复苏心脏”[16]。一些与主动脉瘤相关的重要事件的时间表可以在图 39–1 中看到，包括 1990 年成功实施第一例血管内动脉瘤修复术，以及 1992 年成功实施第一例胸主动脉血管内修复术。

如今，胸主动脉瘤修复手术已经成为心脏外科的常见术式，对于麻醉、镇痛、通气、灌注、监测，以及手术本身的管理都提出了一系列挑战[17, 18]。具有重要里程碑意义的胸主动脉瘤管理的当代临床方式包括 OLV、CPB、血液稀释、低温停循环、脑灌注，以及麻醉、药理学和监测方面的进展，包括超声心动图和脑氧饱和度监测[19]。这些外科和麻醉方面的多学科进展促进了主动脉瘤切除后升主动脉和主动脉弓重建技术的发展和实践[5, 6, 20]。

（二）Marfan 综合征：历史和重要性

Marfan 综合征是一种常见的遗传性疾病，与胸主动脉疾病有关[21]。5000 人中约有 1 人受该疾病影响，而且几乎所有麻醉医师在他们的职业生涯中都可能会遇到。Marfan 综合征的特异性突变发生在编码原纤蛋白 –1（fibrillin-1）蛋白质的基因中，该蛋白质是细胞外基质的重要组成部分。过去认为，异常的原纤蛋白 –1 会降低组织，如主动脉壁的细胞外基质强度，导致患者主动脉壁弹性异常并易于扩张[22]。有趣的是，新的证据更加支持是异常的信号传导途径导致主动脉壁基质退化。目前认为转化生长因子 β（transforming growth factor beta，TGF-β）尤其受到异常原纤蛋白的影响。实际上，抑制 TGF-β 信号在很大程度上可以逆转 Marfan 综合征小鼠模型的表型和病理表现[23]。Marfan 综合征的表现已经有很详细的报道，包括关节过度活动、又高又瘦的身材、高腭、眼部疾病、二尖瓣脱垂和主动脉根部扩张。Marfan 综合征患者最常见的死亡原因是与主动脉有关的并发症[24]。患者在发生急性主动脉事件前通常对自己患有 Marfan 综合征毫不知情。

1896 年 2 月 28 日在巴黎医院医学会上的演讲中，法国儿科医生 Antonin-Bernard Jean Marfan 首次描述了 Marfan 综合征。他演讲的题目是“Un cas de deformation congénitale des quatre membres, plus prononcée aux extrémités, caractérisée par l’allongement des os avec un certain degré d’amincissement”（“一例先天性四肢畸形，尤其是在末梢更明显，以长骨骼并有一定程度的变细为特征的病例”）[25]。该演讲描述了一个 5 岁女孩的多关节挛缩，以及脊柱侧凸和异常细长的四肢和手指畸形。

1901 年，Mery 和 Babonneix 利用新发现的 X 线技术对该疾病进行了进一步研究。他们在巴黎医院医学会上展示了 Antonin-Bernard Jean Marfan 首次报道的 Marfan 综合征患者的 X 线下的骨骼特征，并指出骨骼显示软骨发育过度肥大[26]。1938 年，该患者死于结核病，未提及发现心脏或眼部疾病。尽管不清楚这个小女孩是否真的患有现在所称的 Marfan 综合征，但她确实患有先天性挛缩性细长指[27]。

随后几年文献对 Marfan 综合征的描述进行了

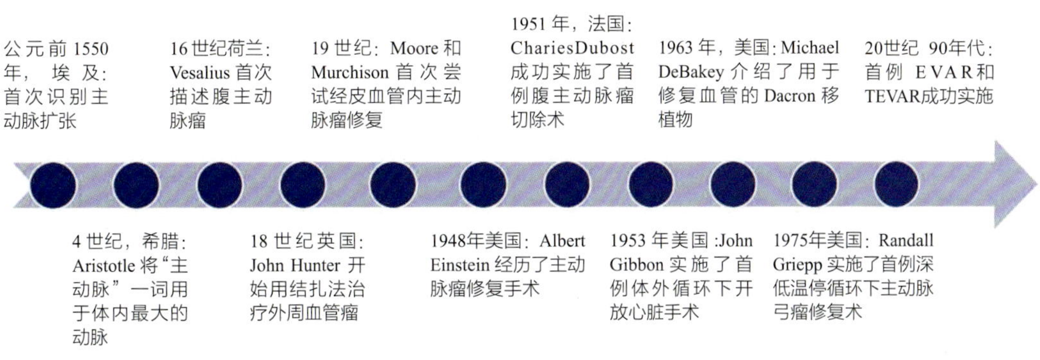

▲ **图 39–1**　**动脉瘤治疗的主要成就时间线**

EVAR. 腹主动脉瘤腔内修复术；TEVAR. 胸主动脉腔内修复术

进一步的阐释。一个伴有性腺发育不全和细长肢体（即异常细长肢体）及手部关节活动异常的患者很快被描述，并用他的表现来更好地阐释了这种病症。在 1914 年，描述了 Marfan 综合征可以同时出现晶状体异位（即眼睛晶状体的部分异位）与不成比例的异常细长肢体，同时在 1931 年还发现了这些身体特征与遗传之间的关联，当时 Weve 描述为先天性中胚层营养不良，Marfan 型（distrophia mesodermalis congenita，typus Marfanis）[28, 29]。在接下来的十几年中，细长肢体被发现与二尖瓣退行性变和主动脉根部夹层有关。1943 年，Baer 及其同事首次发现了主动脉根部夹层与骨骼异常的关联[30]，自此以后，骨骼、眼部和主动脉病变互相关联成为了诊断 Marfan 综合征的重要基石[31]。

直到 1986 年，结缔组织糖蛋白（原纤蛋白）才从人类成纤维细胞培养中被分离出来。该糖蛋白被发现在人体各个部位普遍存在，包括在皮肤、肌腱、软骨、心脏瓣膜、肺、肾脏、肌肉和角膜的细胞外基质中均占据重要比例[32]。1991 年，纽约市西奈山医学中心的研究人员最终揭示了与 Marfan 综合征相关的基因原纤蛋白 -1（FBN1）[33]。随后该基因结构逐步被确定，这些发现仍然被用于当前 Marfan 综合征的基因诊断[34]。

（三）胸主动脉瘤：患病率、重要性和并发症

在灾难性事件发生之前胸主动脉瘤通常没有明显症状，几乎 95% 的胸主动脉瘤患者被漏诊[35, 36]。无论是择期还是急诊情况下。胸主动脉瘤的围术期管理都具有极大挑战[37]。胸主动脉瘤破裂所致死亡率接近 100%[38]，并且对发现的胸主动脉夹层是否进行手术是一个困难的决策。目前医生对于手术时机意见不一，而这些决策对患者预后产生巨大影响。文献报道的胸主动脉瘤发生率很可能低于实际情况，因为致命的胸主动脉瘤破裂可能被误诊为心肌梗死[39, 40]。没有两个胸主动脉瘤是相同的，因此了解其病因和管理至关重要[11]。在过去，对于主动脉弓疾病唯一的治疗选择是在停循环采取或者不采取选择性脑灌注的条件下进行开放性主动脉弓置换。然而，开放性手术具有极高的发病率和死亡率，尤其对于年龄较大、存在多种共病的患者。为了降低开放性主动脉弓置换可能带来的风险，血管内主动脉弓修复作为一种替代治疗手段逐渐得到推广。目前，全球各地的许多国际医疗机构正在进行主动脉弓支架技术的临床试验。接受这种治疗的患者一般是传统认为开放性主动脉弓置换具有高风险的患者[41]。

在美国，每年有超过 15 000 人患上胸主动脉瘤，并且约 60% 的胸主动脉瘤位于升主动脉。胸主动脉瘤死亡的主要原因是发生夹层或主动脉壁撕裂或者完全破裂。例如，A 型主动脉夹层（Type A aortic dissection，TAAD），特指 Stanford 分类中的升主动脉的夹层，无论撕裂的范围是否累及远端主动脉，而 B 型夹层主要累及降主动脉。总体而言，最近的系统评价和 Meta 分析显示，TAAD 进行外科手术修复的医院总死亡率为 11.9%[42, 43]。TAAD 的病因包括高血压、动脉粥样硬化、结缔组织疾病、外伤、感染和心脏或血管手术史。与 TAAD 相关的遗传性疾病包括与 Marfan 综合征、Ehlers-Danlos 综合征、Loeys-Dietz 综合征和二叶主动脉瓣相关的主动脉病变[44]。一些 Marfan 综合征鉴别诊断的其他疾病详见框 39-1。成人马方综合征诊断的修订 Ghent 标准可见于框 39-2。图 39-2 展现了胸主动脉瘤的艺术插图。此外，图 39-3 展示了一例 Marfan 综合征患者的胸主动脉瘤计算机体层成像（CT）血管造影图像。

接下来的“病例展示”和“病例管理”部分将示范一名患有 Marfan 综合征胸主动脉瘤的年轻男子在术前、术中和术后的临床管理。我们将利用这个案例揭示胸主动脉瘤患者临床管理中的一些重要方面，并讨论该领域最新和实用性文献资料。

二、病例展示

一名 17.5 岁的男性患者因突发的剧烈胸痛前往当地医院急诊科就诊，他称疼痛强度为 10 分中的 7 分。他表示疼痛没有放射到其他部位。该患者之前没有任何不适或类似症状，疼痛发作时他处于正常健康状态并没有进行活动。基本检查提示患者存在轻度的胸骨凹陷和近视，考虑 Marfan 综合征诊断。患者接受了 CT 扫描，显示有一个 7.7cm 的升主动脉瘤。在发现这一情况后，患者被紧急转诊到纽约市西奈山医学中心主动脉瘤监测项目中心。

在主动脉瘤监测项目中心，对患者进行了详细病史询问，结果显示患者没有使用任何药物，并且没有已知的过敏史。患者没有其他已知的既往病史，定期看儿科医生。患者是高中篮球队的首发中

框 39-1 Marfan 综合征鉴别诊断

遗传性结缔组织疾病

纤维素病

- MASS（二尖瓣、主动脉、骨骼、皮肤）表型
- 家族性二尖瓣脱垂
- 家族性长指
- 家族性晶状体脱位
- Shprintzen-Goldberg 综合征

非纤维素病

- Loeys-Dietz 综合征
- Ehlers-Danlos 综合征
- 动脉曲张综合征
- 动脉瘤—骨关节炎综合征

非综合征性家族性主动脉瘤

- 二尖瓣狭窄伴胸主动脉瘤
- 家族性主动脉瘤和夹层
- Loeys-Dietz 综合征变异体

引自 Cañadas V, Vilacosta I, Bruna I, Fuster V. Marfan syndrome. Part 1:pathophysiology and diagnosis. *Nat Rev Cardiol*. 2010, 7(5):256; Loeys B, Matthys D, De Paepe A. Genetic fibrillinopathies: new insights in molecular diagnosis and clinical management. *Acta Clin Belg*. 2003, 58(1):3-11.

框 39-2 用于 Marfan 综合征诊断的修订后 Ghent 标准

Marfan 综合征诊断标准

无 Marfan 综合征家族史情况

1. 主动脉根部扩张 Z 评分>2 分，伴有晶状体异位
2. 主动脉根部扩张 Z 评分>2 分，伴有 FBN1 突变
3. 主动脉根部扩张 Z 评分>2 分，伴有全身评分>7
4. 晶状体异位，伴有 FBN1 基因突变和主动脉根部扩张

存在 Marfan 综合征家族史的情况（如前所述）

1. 晶状体异位和 Marfan 综合征家族史
2. 全身症状评分>7，伴有 Marfan 综合征家族史
3. 主动脉根 Z 评分>2（年龄>20 岁）或>3（年龄<20 岁），伴有 Marfan 综合征家族史
4. 全身症状评分计算如下：手腕和拇指征象（3 分），手腕或拇指征象（1 分），凸起的胸骨畸形（2 分），凹陷的胸骨或胸部不对称（1 分），后跟畸形（2 分），扁平足（1 分），自发性气胸（2 分），硬膜外扩张（2 分），髂臼前突（2 分），脊柱侧弯或胸腰椎后凸（1 分），肘关节屈伸受限（1 分），五项中有三项面部特征（1 分），皮肤纹理条纹（1 分），严重近视（1 分），二尖瓣脱垂（1 分）

引自 Von Kodolitsch Y, De Backer J, Schüler H, et al. Perspectives on the revised Ghent criteria for the diagnosis of Marfan syndrome. *Appl Clin Genet*. 2015, 8:137.

锋，并参与过几个知名大学的篮球项目。患者是独生子，与父母一起生活。患者在主动脉监测项目中心时疼痛减轻，并表示自己感觉一切正常。

体查中，患者的生命体征显示心动过速（115 次 / 分）和高血压（145/85mmHg，双侧上肢）。患者其他生命体征正常：呼吸频率为 14 次 / 分，血氧饱和度（SpO_2）为 100%，体温正常。患者身高 80.5 英寸，体型修长，体重 92kg。患者的胳膊和腿较长，与躯干似乎不成比例。他还存在高拱形上腭，胸部检查提示轻度胸骨凹陷，并且诉之前的医生已经注意到这一点。患者的心脏检查提示左侧第三肋间隙可闻及明显的柔和、高音调的 1～2 级，并逐渐减弱的舒张期杂音，提示主动脉瓣反流。

患者心电图显示正常窦性心律。随后，患者接受了超声心动图检查，提示主动脉根部瘤样扩张，瓣窦直径为 7.7cm，主动脉根部直径为 7.6cm，有中度主动脉瓣反流，但没有证据提示存在主动脉夹层。患者存在左心室轻度扩张，射血分数正常。可见轻度三尖瓣反流伴肺动脉瓣关闭不全。实验室检查包括凝血功能检查等均在正常范围内。

心脏病学和外科团队决定紧急进行心脏手术，认为紧急手术对患者最有利。

患者被送往术前评估中心，手术安排在第二天进行。为了确保患者在胸主动脉瘤切除术前处于最佳健康状态，进行了一些其他检查。冠状动脉造影显示冠状动脉正常，磁共振成像核对了主动脉的大小。充分向患者说明了手术的风险和益处，并取得了知情同意。患者及其家属被详细告知了手术治疗

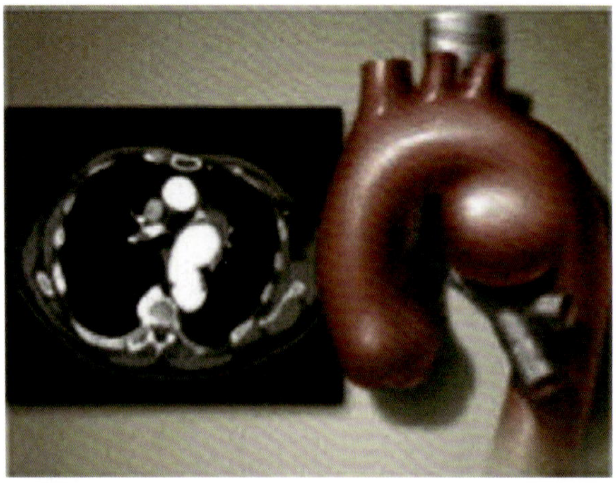

▲ **图 39-2 一例位于左主支气管上方的胸主动脉瘤的艺术渲染图，以及相应的计算机体层成像影像**

引自 Goodwin MR, Blasius KR, Brand J, Silvay G. One-lung ventilation for surgical repair of thoracic aortic aneurysm. *Semin Cardiothorac Vasc Anesth*. 2013, 17(2):146-151.

的过程，包括机械通气、重症监护室停留时间，以及康复和出院流程。

手术当天，对患者的医疗状况进行了简要疏理，并检查了生命体征。在手术前 90min 给予了万古霉素和头孢唑林。氨甲环酸被用作抗纤溶的药物。与血库联系并准备了与患者血型相匹配的血液和新鲜冰冻血浆。手术室内配备了快速输注系统。

患者被送入手术室，医生使用了咪达唑仑、芬太尼、依托咪酯和维库溴铵进行麻醉诱导，并使用地氟醚维持麻醉。采用单肺通气下进行心脏开放手术的标准麻醉管理。插双腔导管（DLT）行右肺通气、左肺萎陷进行胸主动脉瘤切除手术。除了采用美国麻醉医师协会（ASA）推荐的监测外，还进行了左桡动脉测压，近红外光谱和双频指数电极置于患者前额。患者最初的脑组织氧饱和度为右侧 71% 和左侧 74%，显示存在轻度氧合差异。通过右颈内静脉放置了 9Fr 多腔导管及肺动脉导管保障额外的静脉通道。术中使用了凝血监测系统。

为患者置入了经食管超声心动图（transesophageal echocardiogram，TEE）探头。术前 TEE 检查显示主动脉瓣环直径为 2.6cm，轻度主动脉瓣反流，无主动脉瓣狭窄，因主动脉扩张导致主动脉瓣叶轻度畸形。测量升主动脉直径为 7.6cm，主动脉窦直径为 7.7cm，患者还有轻度二尖瓣和三尖瓣反流。左心室射血分数（left ventricular ejection fraction，

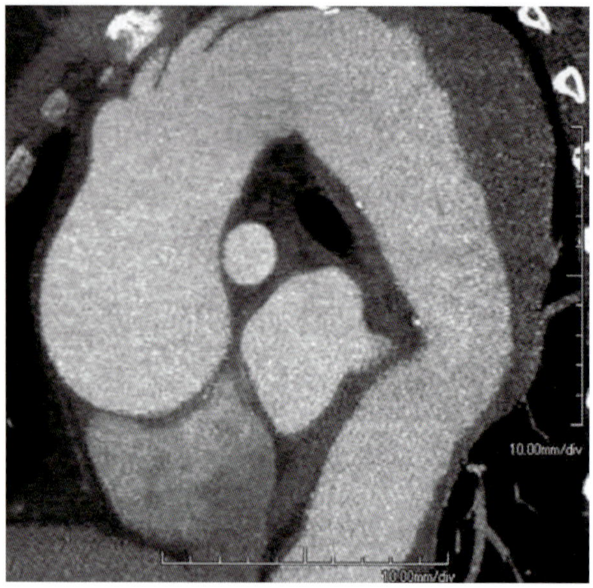

▲ **图 39-3 一位 Marfan 综合征患者的胸主动脉弥漫性动脉瘤的计算机体层血管成像影像**

引自 Castellano JM, Silvay G, Castillo JG, editors. Marfan syndrome: clinical, surgical, and anesthetic considerations. *Semin Cardiothorac Vasc Anesth*. 2014, 18(3):260-271.

LVEF）为 60%。

手术开始时，显露患者右腋动脉和右股静脉。肝素化后，在预防性 CPB 的情况下对患者进行胸骨正中切开，以避免因巨大胸主动脉瘤和深度胸骨凹陷可能导致的大出血。随后全流量 CPB 和降温顺利进行。TEE 提示进入主动脉弓的血流充足。食管温度提示温度降至 15℃时准备进行停循环，颈静脉球血氧饱和度为 97%。此时，予以停止灌注，开始 CPB。在诱导低体温和短暂停循环之后，顺利完成保留瓣膜的主动脉根部置换手术（David 手术）。

随后开始对患者复温，患者尿量适当。通过术中血液回收和一个单位浓缩红细胞输注维持其血红蛋白和血细胞比容稳定。经过仔细止血处理，患者逐渐恢复正常体温，并逐渐停止 CPB。应用鱼精蛋白中和了肝素的效果。全 CPB 时间为 350min，主动脉阻断时间为 20min。深低温停循环的最低体温为 15℃。

患者术后被送往心胸外科重症监护病房进一步密切监测。患者术后第一天拔除了气管导管。术后第二天胸腔引流管引流量增加，血细胞比容下降，患者输注了 3 个单位浓缩红细胞和 1 个单位血小板。随后患者的血流动力学状况稳定，并开始接受低剂

量β受体拮抗药治疗。术后密切监测患者的神经和血流动力学状况，于术后第四天出院。

出院后，患者进行了进一步的 Marfan 综合征相关检测。他进行了基因测试，证实了 Marfan 综合征的诊断，并接受了眼科评估。CT 血管成像显示 David 手术后主动脉正常，没有夹层或血栓形成的证据。患者身体健康，无明显不适症状，并最终选择以篮球奖学金的形式就读了他心仪的学校。

三、病例管理

患有胸主动脉瘤的患者的管理必须有心脏病专家、外科医师和麻醉医师之间的详细和清晰的沟通。由这些医生共同制定患者可能面临的术前、术中和术后并发症的管理策略。除了评估每个器官系统状态，进行适当的围手术期抗菌预防治疗外，医生还必须考虑到可能增加低温和人工材料重建主动脉时间的因素。在非紧急情况下，术前评估对于择期开胸主动脉手术至关重要，必须充分评估几乎每个器官系统的功能[45]。而无论是紧急或者择期手术，麻醉都需要谨慎管理，以预防术中高血压和主动脉破裂。对于胸主动脉瘤患者，麻醉管理方法取决于手术干预的紧急程度。患者和医生面临的最困难的决策之一是在胸主动脉瘤被诊断时是否需要立即手术。根据 John Elefteriades 医生的说法，有几个问题需要牢记："胸主动脉瘤虽然致命，但发展缓慢。瘤体通常经过多年生长才会引起死亡。升主动脉瘤增长缓慢，每年增长约 0.1cm。在患者的一生中，主动脉瘤破裂或夹层发生的"转折点"出现在 5.5cm 时。在升主动脉瘤直径达到 5cm 时进行干预可以预防大部分不良事件。有症状的主动脉瘤无论大小都需要切除。胸主动脉直径 6cm 的患者，主动脉瘤破裂、夹层发生或死亡的年发生率为 14.1%"。[46] 对于非紧急情况的择期手术通常能获得最好的结果。对于不建议手术的病例，需密切随访患者，并定期进行评估，直到手术的潜在益处超过风险[47, 48]。

（一）升主动脉和主动脉弓瘤

胸主动脉瘤可以是后天获得的，也可以是遗传性的。通常情况下，升主动脉的胸主动脉瘤是继发于相关疾病的，如 Marfan 综合征、囊性中层变性、主动脉夹层扩张、外伤、狭窄后扩张或主动脉手术后扩张。这种胸主动脉瘤通常与二叶主动脉瓣一起出现，并且常常伴随高血压。以往，晚期梅毒与升主动脉瘤密切相关，如今已经大大减少[49]。此外，多种家族性胸主动脉瘤综合征也有相关描述[50]。

升主动脉瘤可以累及主动脉弓。修复手术可以将头臂血管重新插入到主血管移植物中，或作为一个整体植入，或与复合移植物吻合，如图 39–4 所示[51, 52]。在这些手术中，低温停循环被作为脑保护的主要手段[53]。随后，在重建主动脉弓时，可以使用复合移植物进行选择性脑灌注。脑保护的辅助治疗包括使用类固醇预防脑水肿、巴比妥类和逆行脑

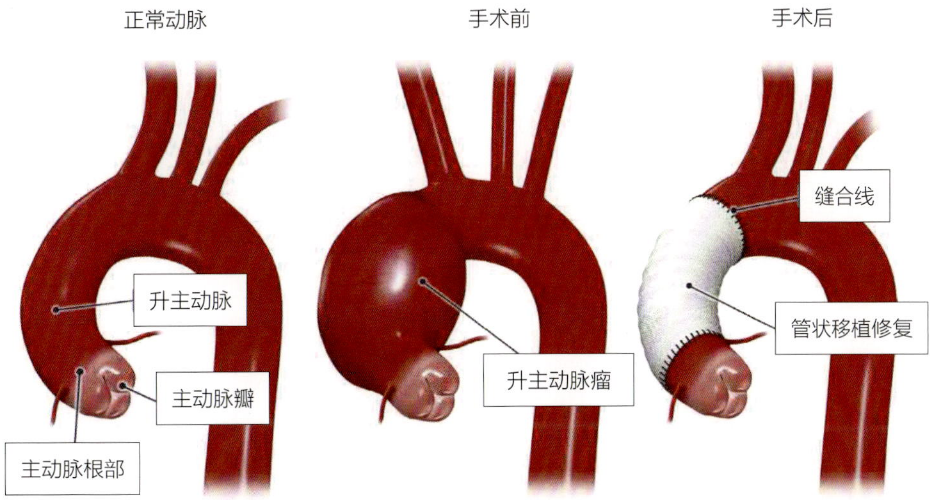

▲ 图 39–4 一个示例展示使用管形移植物修复升主动脉瘤

引自 Grubb K. The patient guide to heart, lung, and esophageal surgery. *Soc Thorac Surg*. 2019.

灌注，还有各种技术为停脑循环做准备，如脑电图（EEG）、颈静脉球血氧饱和度监测和脑氧饱和度[54]。

（二）心血管功能管理要点

许多接受胸主动脉瘤切除术的患者有高血压、冠状动脉疾病或动脉粥样硬化等并发症。一些患者可能还有充血性心力衰竭或缺血性心脏病。冠状动脉缺血可能是由于心脏解剖和生理异常导致的，从而导致整个心脏供氧减少。胸主动脉瘤也可能使主动脉瓣变形，导致瓣膜功能不全和心力衰竭。在进行胸主动脉瘤切除术之前，应进行一些检测。例如，心电图可以显示缺血或既往心脏事件，左心室肥厚和其他电活动异常，提示存在某种形式的心脏功能受损。超声心动图可评估胸主动脉瘤，准确显示胸主动脉瘤的尺寸、瓣膜功能和解剖结构。心血管造影可以用于进一步观察胸主动脉瘤，特别是在合并冠状动脉疾病的患者[48]。

心血管并发症被认为是 Marfan 综合征患者发病率和死亡率的主要原因。Marfan 综合征患者发生急性主动脉事件的风险随年龄增长而稳步增加，这导致未经诊断的患者年龄 40 岁左右时死亡率高达 50%[55]。Marfan 综合征还伴随着其他心血管病理学表现，如二尖瓣脱垂伴反流、肺动脉扩张和主动脉瓣反流。约 2/3 的 Marfan 综合征患者除了主动脉根部扩张外，还伴随其他心胸畸形，医生必须意识到这些并发症的可能[31]。对于早发和严重 Marfan 综合征患儿，这些病理改变尤其令人担忧，二尖瓣功能不全可能导致充血性心力衰竭和死亡[34]。

（三）肾功能管理要点

在主动脉切除术期间，适当的围术期液体管理对于预防肾损伤至关重要。麻醉医师应采用肾保护策略，如使用甘露醇或呋塞米等利尿药，以及使用低剂量多巴胺以增加肾脏灌注。体外循环可导致肾功能障碍。患有胸主动脉瘤的患者容易出现肾功能障碍。肾衰竭高风险患者包括术前肾功能不全、主动脉瘤延伸累及肾动脉及有充血性心力衰竭病史的患者。此外，造影剂的使用可能导致肾脏酶的一过性升高。笔者的数据提示，胸主动脉瘤患者行胸主动脉瘤切除术高达 10% 可能出现肾衰竭[56]。所有患者在胸主动脉瘤修复术之前应常规进行术前肌酐和血尿素氮监测，以获得基线数据。

（四）肺功能管理要点

在胸主动脉瘤手术之前，应进行基线动脉血气分析和肺功能测试，这些数据有助于手术后呼吸机撤离。此外，术前的体格检查对评估肺功能和潜在呼吸系统疾病至关重要。例如，喉鸣音或呼吸困难提示可能存在气管或支气管受压，显性咯血。图 39-5 展示了一例胸主动脉瘤压迫气道的 X 线影像。检查发现声音嘶哑可能表明升主动脉瘤引起了喉返神经麻痹[57]。此外，患者应被告知主动脉手术中如果喉返神经受损，术后可能出现声音嘶哑。喉返神经受损的其他风险包括易发生误吸，患者应被告知这种潜在但罕见并发症的严重性。上述患者没有声音嘶哑，肺部检查正常，双侧呼吸音清晰，没有哮鸣音或干湿性啰音。

慢性阻塞性肺疾病在胸主动脉瘤患者中很常见，因为许多患者有长期吸烟史。吸烟史会显著影响麻醉和通气参数，应与患者明确核实任何吸烟史。上述的患者（没有吸烟史）顺利拔除 DLT 而未发生并发症。然而，如果患者有吸烟史，这个过程可能会更加波折，升主动脉和主动脉弓修复术最常见的并发症就是术后带管时间延长[58]。

术前胸部 X 线是识别胸主动脉瘤潜在并发症的有效方法，例如气管或左主支气管偏移，这些是左侧双腔气管导管插管的重要影响因素。胸主动脉瘤手术倾向于使用左侧气管导管，不仅更能保障安

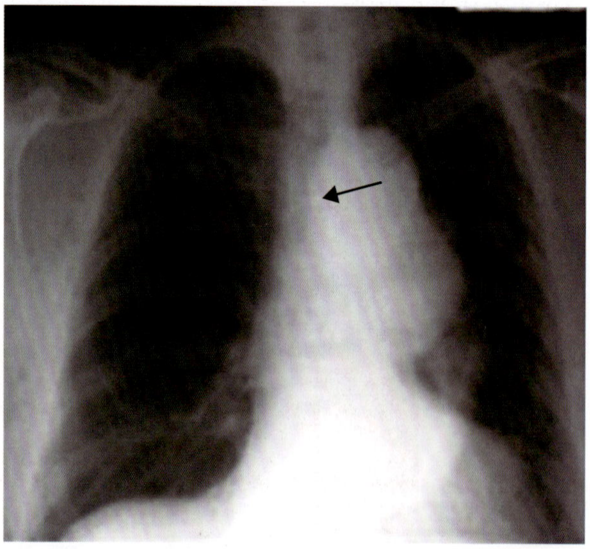

▲ 图 39-5　一个术前胸部 X 线示例展示胸主动脉瘤压迫气道

引自 Goodwin MR, Blasius KR, Brand J, Silvay G. One-lung ventilation for surgical repair of thoracic aortic aneurysm. *Semin Cardiothorac Vasc Anesth*. 2013, 17(2):146-151.

全，且外科医师在胸腔内有更多操作空间。气管内导管最主要的并发症是对胸主动脉的钝性创伤，可能导致瘤体破裂。图 39-6 和图 39-7A 和 B 展示了在患有胸主动脉瘤的患者中通过右侧双腔导管进行气管支气管镜检查。

（五）神经系统功能管理要点

为了评估是否有脑血管事件、短暂性缺血发作和癫痫病史，应进行全面、详细和具体的神经系统病史检查。胸主动脉瘤手术后神经系统并发症并不少见，应获得患者完善的基线数据。一些患者可能从颈动脉血管造影或双重超声检查获益，排除术前颈动脉血流受损的存在。应评估患者术后神经功能改变情况，这可能提示缺血性神经系统事件或其他令人担忧的病理情况。通常考虑神经病学专家会诊，对患者进行更全面的评估[59]。

2014 年，国际主动脉弓手术研究小组成立，以促进机构间的合作，探讨手术技巧对患者结局的影响，尤其关注了远期神经功能影响。该组织对于不同机构产生的报道进行充分的比较有重要帮助，在此之前这些报道是相对零散的。关键在于该组织制订了针对主动脉弓手术临床终点事件的管理导向分类系统。表 39-1 列出了用于评估与主动脉弓手术相关的临床并发症严重程度的分级系统，表 39-2 列出了神经系统的临床终点事件分类，如在过去的报道中未被充分报道的脊髓并发症。国际主动脉弓手术研究小组还制订了评估心血管、呼吸、肾脏和胃肠道等系统的标准，但这些标准超出了本章的范围，具体可以参考 2014 年的 Yan 等的文章[60]。

胸主动脉瘤手术中，使用颈静脉球血氧饱和度监测脑氧合情况有助于预测患者是否有发生神经系统并发症的风险。目前认为微栓塞和脑低灌注可导致 CPB 主动脉手术后神经系统并发症发生[61, 62]。而脑氧供应和脑代谢需求失衡可能是导致神经系统并发症的重要因素。颈静脉球静脉氧饱和度反映了脑氧供应和需求之间的整体平衡，正常情况下为 55%～75%（有时可达 85%）[63, 64]。当该氧饱和度降至 50% 以下时，脑组织的氧供不足，不能满足代谢需求[65]。这可能是由于脑血流减少或动脉血氧含量降低所致。相反，颈静脉球静脉氧饱和度超过 75% 表示脑供氧超过需求[63]。颈静脉球静脉氧饱和度测量能有效反映脑代谢需求，以此提供是否需要术中干预的信息。在心脏手术期间密切监测颈静脉球静脉饱和度可以密切监测脑功能[66]。

颈静脉逆行插管是监测颈静脉球血氧饱和度的首选方法[67, 68]。这种技术可以预防颅外血源对测量值的影响，尽管如果颈静脉血液抽取过快也可能发生[69]。因此，抽取速度（即缓慢而稳定）对确保静脉血样的准确性至关重要。一项预测表明，较快的血液抽取速率可能导致颈静脉球血氧饱和度测量高出 25%。导管尖端应放置在颈静脉球高位，以减少来自面部静脉的血液对测量值干扰风险。导管放置后应使用放射学进行确认，研究表明当导管尖端距离颈静脉球下方不到 2cm 时颅外血流污染显著减少[66, 70]。

颈静脉球血氧饱和度监测的局限性包括可能无法精确定位局部脑缺血，因为颈静脉球血氧饱和度

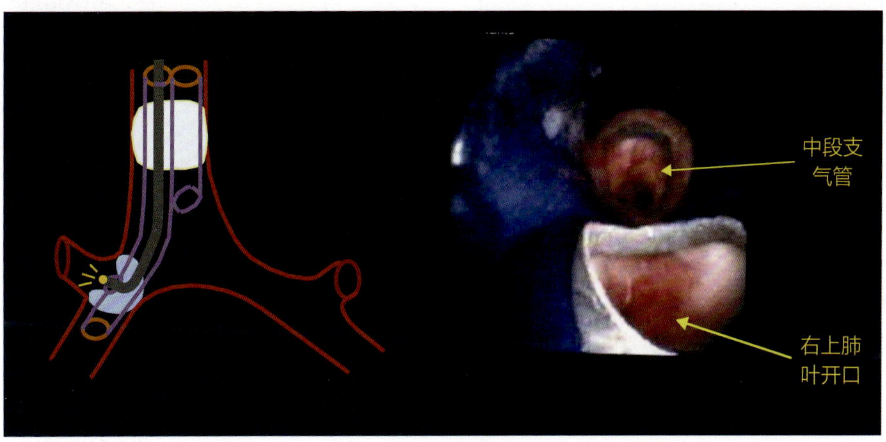

▲ 图 39-6 通过右侧双腔导管的支气管镜检查
由 Edmond Cohen M. D 提供

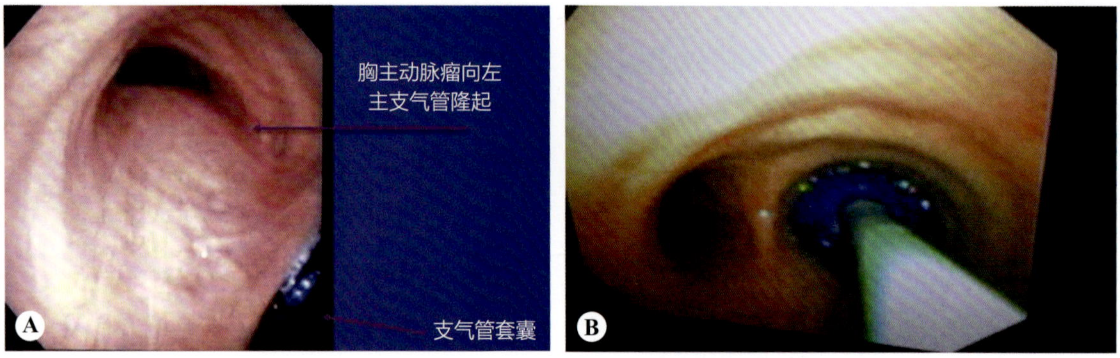

▲ 图 39-7 **A.** 通过双腔导管对胸主动脉瘤患者进行气管支气管镜检查；**B.** 原位支气管封堵器
图片由 Edmond Cohen M. D 提供

表 39-1 主动脉弓手术相关临床并发症严重程度分级系统

分级	并发症严重程度
Ⅰ	任何偏离正常术后过程但自限性或需要简单治疗的情况[a]
Ⅱ	需要药物治疗才能解决的并发症
Ⅲ	需要手术、内镜或放射学干预但不需要区域或全身麻醉或需要跨学科干预的并发症
Ⅳ	并发症需要在区域或全身麻醉下进行手术、内镜或放射干预，或需要再次进入重症监护病房或持续重症监护病房管理＞7 天或住院＞30 天，或导致继发器官衰竭
Ⅴ	并发症导致死亡

a. 包括止吐药、退热药、镇痛药、电解质和理疗
引自 Yan TD, Tian DH, LeMaire SA, et al. Standardizing clinical end points in aortic arch surgery: a consensus statement from the International Aortic Arch Surgery Study Group. *Circulation*. 2014, 129(15):1610-1616.

监测具有较高的特异性但通常敏感性较低。颈静脉球血氧饱和度正常并不能排除局部脑缺血，而颈静脉球血氧饱和度＜50% 能较准确地反映存在脑缺血[71]。颈静脉球血氧饱和度监测的潜在重要并发症包括导管放置时损伤，例如，颈动脉破裂或对该区域其他神经造成损伤，包括膈神经或颈神经节，以及气胸或其他局部组织损伤[66, 72]。此外，如果导管维护不良或留在颈静脉中，可能会成为感染源或促进血栓形成。值得一提的是，该监测通常被认为在儿童和成年人中均较为安全[73, 74]。

在低温 CPB 期间，显著脑低灌注易发生于复温过程中。当大脑复温时，大脑氧耗逐渐增加，导致氧摄取和利用均增加[75]。在复温过程中，颈静脉球血氧饱和度下降到亚正常水平，反映出脑代谢需求增加。因此，大脑对氧的需求的增加暂时超过氧供[76]。目前认为，氧供需失衡可能是对代谢率增加的代偿反应不足（例如，自动调节问题）、微栓塞、CPB 引起的脑血管收缩，或 CPB 引起血液稀释导致脑氧供应减少所致[77]。复温的速度对患者预后也至关重要。研究表明，复温速度较快的患者颈静脉球血氧饱和度显著降低，表明复温速度可能是大脑氧供和需求失衡的重要因素[78]。快速复温可能加重大脑代谢需求[79, 80]。因此，复温阶段需仔细监测并重视。除了减慢复温速度，研究表明轻度高碳酸血症可以预防复温期间颈静脉球血氧饱和度下降[81]，关于搏动灌注对预防颈静脉球血氧饱和度下降的效果目前也存在争议[82, 83]。

近期，由于成本高、创伤性大和操作烦琐的原因，用于胸主动脉瘤修复术神经保护的脑氧测定已经通过在双侧前额放置无创式传感器监测脑氧饱和

表 39-2 神经系统临床终点事件分类

神经系统	Ⅰ级	Ⅱ级	Ⅲ级	Ⅳ级
全身神经功能缺损	24h 内自限	24～72h 内缓解，需要药物治疗，或需要插管 24～72h	需要插管 3～7 天或需要脑卒中康复治疗	需要长时间插管>7 天或气管切开术
局灶性神经功能缺损	24h 内自限	24～72h 内缓解，需要药物治疗，或需要插管 24～72h	需要插管 3～7 天或需要脑卒中康复治疗	需要长时间插管>7 天或气管切开术或需要放射学或神经外科干预
脊髓神经功能缺损	24h 内自限	24～72h 内缓解，需要药物治疗（例如，优化脑脊髓灌注压）	需要引流脑脊液以优化脑脊髓灌注压或需要脊柱康复的可逆性脊髓神经功能缺损	不可逆的脊髓神经功能缺损

引自 Yan TD, Tian DH, LeMaire SA, et al. Standardizing clinical end points in aortic arch surgery: a consensus statement from the International Aortic Arch Surgery Study Group. *Circulation*. 2014, 129(15):1610-1616.

度的方式来实施。这个过程使用无创性近红外光谱（noninvasive near-infrared spectroscopy，NIRS），可以连续测量氧合和脱氧的血红蛋白。它也可以监测脑灌注减少及脑灌注恢复情况[84]。这种监测方法在主动脉弓修复时使用单侧顺行脑灌注作为脑灌注辅助措施的情况下非常重要[85]。基于 NIRS 的脑氧监测可以实时发现脑缺氧，麻醉医师可以及时处理。该技术还可以在术前对患者发生脑灌注降低的潜在风险进行分级[86]。虽然该技术还不是标准监测方法，但在心血管手术中连续测量脑氧饱和度已被证明其可能改善预后。未来的研究应进一步评估连续脑氧测量辅助处理脑缺氧的效应[87]。

（六）血液管理要点

由于使用 CPB，主动脉瘤切除手术凝血功能障碍发生率较高。低温和 CPB 时间延长也会导致凝血障碍。医护人员应考虑采用血液保护策略，如等容稀释、血液回收和术前自体供血[88]。术后应根据检测结果指导输血、新鲜冰冻血浆、冷沉淀和血小板的输注。也有许多医疗机构在胸主动脉瘤切除术中使用氨甲环酸或阿普罗钠等抗纤溶药[48]。

（七）胃肠道管理要点

胸主动脉瘤可能会累及腹腔动脉或肠系膜动脉导致肠道缺血。在上述患者，胸主动脉瘤位于这些血管分支之上，因此这不是主要问题。

（八）气道管理要点

对于所有接受手术的患者，术前气道评估非常重要，但对于患有 Marfan 综合征的患者，还有一些细节需要警惕，包括颌前突和高腭。这两种情况可能会增加插管难度，应在术前进行仔细评估。在插管过程中，应避免对颞下颌关节施加过大的压力和牵拉，最好由经验丰富的气道管理医生对患有 Marfan 综合征的患者进行插管。在插管前应使用纤维支气管镜检查气道，以确保气管内导管不会对胸主动脉瘤造成损伤。在诱导期间使用较大剂量芬太尼或血管扩张药可以降低插管引起的血流动力学反应。降低收缩压和正性肌力作用对于减轻胸主动脉瘤应力非常重要。

（九）其他注意事项

必须对患者的关节进行彻底检查，包括关节松弛度。这可以预防术中脱位和因患者体位改变而引起的其他损伤，这对于没有 Marfan 综合征的患者可能不那么重要[31]。

（十）胸主动脉瘤的麻醉管理

在该复杂手术中，麻醉管理通常需要充分的镇痛（使用阿片类）、意识消失（使用挥发性吸入药或苯二氮䓬类）和神经肌肉阻滞（使用维库溴铵或罗库溴铵）来管理。在所有心血管手术中，管理这些麻醉药至关重要，而在胸主动脉瘤修复这样复杂而精细的手术中尤为重要。胸主动脉瘤手术期间预防高血压是麻醉管理的重要方面，因为在切除胸主动脉瘤过程中发生可能产生灾难性后果。胸主动脉瘤手术需要标准的 ASA 监测，包括动脉和静脉通路，留置导尿管，经食管超声心动图，多部位体温监测，颈静脉通路，以及脑氧饱和度监测脑功能[14, 36, 48, 89]。开胸主动脉修复手术可能需要中断脑灌注。通过 CPB 诱导人工低温可以在选择性停循环期间维持脑组织灌注。深低温停循环期间得以对主动脉弓进行手术重建[8, 16, 90–92]。在主动脉弓手术中，出血、止血和输血问题也非常重要，关于这些问题的最新阐述可参考 Raphael 等的专题文章[93]。

（十一）有创血压监测

对主动脉切除手术而言，有创血压监测对实时评估患者的血管反应能力至关重要。通常情况下，这可通过留置动脉导管实现，置管位置应根据手术计划及患者疾病情况进行不同选择。例如，在无名动脉夹层的情况下，不应该行右侧桡动脉置管。由于非常容易出现血流动力学不稳定、主动脉脆弱、低温 CPB 期间非脉冲式血流的非预测性，连续而准确的血压测量非常重要。有创血压监测还允许频繁采集血气，有助于指导麻醉管理。

（十二）有创中心静脉压力监测

中心静脉穿刺的指征包括建立静脉补液通道、可靠和及时的血管活性药应用静脉通路和建立固定通道用于肺动脉导管置入。氧合监测型肺动脉导管可用于术中和术后实时监测中心压力、心输出量和全身血管阻力。中心静脉压监测在指导主动脉弓修复期间逆行脑灌注也很重要。在这种情况下，中心静脉压力是通过测量上腔静脉灌注导管尖端位于内侧颈静脉水平的压力来实现的。目标是维持在15～20mmHg 的范围内，以预防脑水肿[58]。

（十三）体温监测

在胸主动脉瘤修复过程中，低温的目的是减缓脑代谢，以提供患者一定程度的缺血耐受性。温度监测对于指导低温 CPB 的管理以实现最佳神经保护至关重要。鼻咽温度已被证实可以反映脑部温度，因此鼻咽是理想的温度监测位置。理论上，远端食管是更准确测量温度的位置，但由于开胸手术期间热量容易散失，一般不使用该位置。从直肠和膀胱测得的温度有显著的滞后性，并不能及时反映患者的脑部温度[94]。由于温度个体差异大，在 CPB 降温期间进行脑电图（electroencephalogram，EEG）监测可准确反映温度变化的影响。然而，在紧急情况下，EEG 可能无法立即获得。在这些情况下，一般会对患者进行深低温处理或者使降温时间超过 1h[95, 96]。

在低温停循环期间有三种主要的神经保护技术：深低温、逆行脑灌注和顺行脑灌注[97, 98]。深低温单独应用已被证明可以有效提供神经保护作用，与逆行脑灌注同时应用，也可以实现有效神经保护，尤其在低温停循环时间较短（即＜30～45min）的情况下。顺行脑灌注也是深低温的有效辅助手段，这种组合在低温停循环时间较长时（即＞30～45min）时尤其有效。逆行脑灌注可以与深低温同时成功应用。低温停循环可以降低代谢率，因此必须确保充分降温[99]。降温时间通常应持续至少30min，以防止温度波动，并确保在主动脉重建过程中持续保持低温。为确保颅内温度一致，可以采用冰帽包裹患者头部来实现。手术结束后，合适的复温对于提供逐渐增加而持续的灌注温度，以适应患者逐渐增加的氧需求非常重要。在术后，需持续和精确监测血流动力学参数避免脑血管收缩[100]。

国际主动脉弓手术研究组建议在体外循环诱导低温时使用腋动脉作为动脉灌注通路。该通路具有几个优点，包括没有逆行脑栓塞或逆行夹层、脑栓塞风险低、不良灌注低和局部低灌注风险小，以及可以为后续单侧顺行脑灌注提供通路[101, 102]。

（十四）经食管超声心动图

经食管超声心动图（TEE）常用于胸主动脉围术期评估。其优势包括对主动脉病变具有高敏感性和特异性，无须造影剂和辐射，并能成功地可视化评估心脏瓣膜和心室结构。这种成像技术有助于辅助诊断，可靠地检测和量化心脏并发症，并报告新的发现[103]。然而，TEE 的一个主要局限是存在“盲区”，即升主动脉远端和主动脉弓近端。这些结构被充满空气的气管支气管树遮挡[17, 104]。改良 TEE 可通过在气管中放置充满液体的球囊来降低影响。另一种改良 TEE 是在开胸情况下使用经主动脉内膜成像来检测整个主动脉弓和盲区。总的来说，TEE 成像可以指导导管插入撕裂的升主动脉真腔进行 CPB[17, 105]。

TEE 在胸主动脉瘤修复中起着重要作用，因为 TEE 可以全面评估主动脉瓣膜并量化主动脉瓣反流的严重程度和机制。这有助于决定是进行瓣膜修复还是应该进行瓣膜置换。TEE 还可以在手术的关键时期监测脑灌注是否准确（内膜瓣的动力学紊乱加重脑灌注不足，这在 CPB 开始、升主动脉夹闭和逆行脑灌注期间尤其重要）。通过将 TEE 抽出至咽部或经皮扫描，可以实现这种成像[85, 106]。随后可通过调整插管位置、手术切开内膜瓣膜以恢复真假腔灌注、调整动脉插管或开始双侧逆行脑灌注来纠正脑灌注不足[84, 107]。

（十五）呼吸管理和通气模式（见第 20 章）

OLV 是胸主动脉瘤开放修复手术的首选模式。OLV 为胸主动脉瘤修复提供了许多益处，包括提供最佳的左侧胸腔手术操作空间[89, 108, 109]。OLV 也可避免通气肺受血液、脓液或冲洗液等分泌物的影响。使用纤维支气管镜确认 DLT 插管位置非常重要。肺保护性通气策略包括使用小潮气量、低气道峰压、呼气末正压通气（PEEP）和频繁的肺复张。最低的安全吸入氧浓度（FiO_2）也是麻醉管理的重要方面[110–113]。

通过左或右主支气管插管都可以实现 OLV[114]。一般来说，右侧双腔导管插管更复杂，因为右主支气管的解剖变异性较大，并且右肺上叶（RUL）易发生通气受阻，可能导致该肺叶通气不畅[115]。右主支气管比左主支气管短，使用右侧双腔导管插管时安全性较小，并且右肺上叶阻塞风险增加[116]。因此，左侧双腔导管插管安全性较高。此外，有多达 3% 的人群右肺上叶起源于气管分叉甚至主气管，这些情况不推荐使用右侧双腔导管[117]。尽管安全性较小，右侧双腔导管的优点是可以避开左主支气管。因此，在胸主动脉瘤膨出到左主支气管有破裂风险时，必需使用右侧双腔导管插管。比较于支气管封堵器，双腔导管在有效吸引上占据优势。支气管封堵器能实现有效的肺叶萎陷，但更容易脱落。使用支气管封堵器的一个优点是无须在手术结束时更换气管导管[118, 119]。

（十六）术中单肺通气注意事项

在侧卧位行 OLV 时，肺灌注再分布，使得通气肺血流灌注增加。这种体位改变引起分流，可占心输出量的 20%～25%[120]。重力和手术操作导致萎陷肺灌注减少，将加重非通气侧肺的肺部疾病。此外，在侧卧位下行双肺通气时，在麻醉和肌松作用下，超过一半的潮气量被送到非通气侧肺[121]。麻醉情况下，通气侧肺的功能残气量减少，顺应性降低[122]。这种情况下使通气 – 血流灌注（V/Q）失衡，因为非通气侧肺通气增加，功能残气量也比通气侧肺增加。由于非通气侧肺的肺内分流，肺的分离将进一步加剧由麻醉引起的 V/Q 失衡[120, 123]。这种改变导致低氧血症，而本身肺部疾病或血管病变将进一步加重该低氧血症[124]。在 OLV 期间，由于重力和低氧引起的肺血管收缩使非通气侧肺的血液分流减少，而通气侧肺的血液分流增加[108]。

虽然较低的潮气量可以降低肺容积损伤，但在这种情况下可能难以达到足够的氧合[125, 126]。没有联合 PEEP 的小潮气量 OLV 已被证明会增加肺不张并导致氧合不足。在 OLV 期间，通气肺在呼气期尤其容易发生肺泡萎陷，因此在 OLV 中尤其推荐使用 PEEP[127]。此外，在一开始进行短时间高气道压吸气并联合 PEEP 已被证明可以预防 OLV 中肺泡萎陷并改善动脉氧合[125]。一些低氧血症患者可以通过向非通气侧肺输送高流量氧的持续气道正压（CPAP）来进行管理，这提供了无呼吸氧合，保持肺泡开放并改善氧合[128]。相比中等潮气量的机械通气，小潮气量也被证明可以更好地维持左心室和右心室收缩功能，可能有助于术中保护心脏收缩功能[129]。

降低分钟通气量可以降低潮气量和通气压力，从而预防 OLV 中的气压伤[130]。此外，使用较低分钟通气量的类似肺保护策略已被发现能够减少急性肺损伤的发生率[131]。

（十七）术后通气注意事项

胸主动脉瘤修复术中应用 OLV，术后主要关注的问题是血流动力学和呼吸管理。选择单腔导管还是双腔导管对术后机械通气没有重大影响。在术后机械通气中，双腔导管由于其双腔结构可能给机械通气增加更大阻力，导致拔管时间延长[112, 132]。根据患者的整体临床稳定性和呼吸参数，在完全拔管前可以在手术室内将双腔导管更换为单腔导管。

在胸主动脉瘤修复术中使用双腔导管具有许多优点，但这为术后通气管理带来一些挑战。医生面临的问题之一是是否保留 DLT，以及何时将其更换为单腔导管。几乎所有接受胸主动脉瘤修复的患者术后都需要机械通气。在制定最优的术后管理方案时，主要关注点包括患者气道阻力、分泌物清除能力，以及气道刺激和损伤。气道阻力与导管半径的四次方成反比，与导管长度成正比，可见图 39-8 的 Hagen-Poiseuille 方程。理论上认为，由于双腔导管相对于单腔导管长度更长（并且分为两个独立腔室），因此通气时阻力更大，可能更难脱离机械通气。然而，有趣的是，气道阻力在不同类型的 DLT 之间明显不同。例如，7.5mm 单腔导管的气道阻力比 37Fr Rusch 或 Sheridan 双腔导管高，这和简单地用 Hagen-Poiseuille 方程进行预估不同[133]。术后若

$$\Delta p=\frac{8\mu LQ}{\pi R^4}=\frac{8\pi\mu LQ}{A^2}$$

▲ 图 39-8 **Hagen-Poiseuille 方程式**

Δp. 两端的压差；L. 管道长度；μ. 动力黏度；Q. 体积流量；R. 管道半径；A. 管道的横截面积

保留 DLT 不应该增加患者的呼吸做功或使脱机拔管变得复杂。

与单腔导管相比，尽管 DLT 导致气管支气管损伤的发生率很低，但因为其管道直径较大，其可能更容易导致术后喉咙痛或声音嘶哑[134]。重要的是，没有证据表明在术后保留 DLT 会导致气道炎症或喉部水肿。合适的体位（如头高位）可以预防气道及气道周围组织水肿。此外，术后喉鸣音可以通过术前使用类固醇来预防，通常会常规应用。双腔导管相较于单腔导管的确更容易引起咳嗽，因为双腔导管穿越了气管分叉，但这在术后阶段的报道中尚未阐明[135]。

然而，一般不建议患者带 DLT 回心脏监护病房。可以通过直接喉镜或可视喉镜将 DLT 更换为单腔导管。术后使用单腔导管的优势在于重症监护病房的医护人员（包括医生、护士和呼吸治疗师）更习惯使用单腔气管导管，这有利于他们采集分泌物和清除黏液栓塞。有时在术中，将 DLT 更换为单腔导管可能较复杂，例如当患者存在气道水肿或呼吸储备有限时。在这些情况下，气管交换导管可能有用。气管交换导管可以插入 DLT 的支气管腔，起到引导去除 DLT 并更换为单腔导管的作用。一项为期 9 年的前瞻性研究证明了气管交换导管的安全性和有效性，并显示再插管一次成功率较高。当使用气管交换导管进行再插管时，低血压、低氧饱和度、心动过缓和导管误入食管等各种并发症均减少，其他研究也佐证了这些结果[136]。通过使用连接器，气管交换导管也可以转化为高频通气和供氧导管[137]。这种连接器的示例图可以在图 39-9A 和 B 中看到。

合适的术后疼痛控制对于成功管理胸主动脉瘤修复术后患者的通气及促进及时拔管非常重要。尽管经静脉给予阿片类是胸主动脉瘤修复术后疼痛管理的主要方法，硬膜外镇痛也具有许多优点，已被证明可以减少术后肺部并发症并改善肺功能[138]。然而，硬膜外镇痛的使用受到硬膜外血肿风险的限制，是一种潜在的灾难性并发症，尤其是在全身肝素化体外循环情况下[139]。硬膜外局麻药输注还可能引起交感神经阻滞，妨碍胸主动脉瘤修复术后的血压控制目标，并导致低血压。另一种选择是椎旁置管，它有类似的凝血功能障碍相关禁忌证，但低血压风险较低。还有一种选择是肋间神经阻滞，可以提供镇痛。辅助药包括非甾体抗炎药，虽然它们

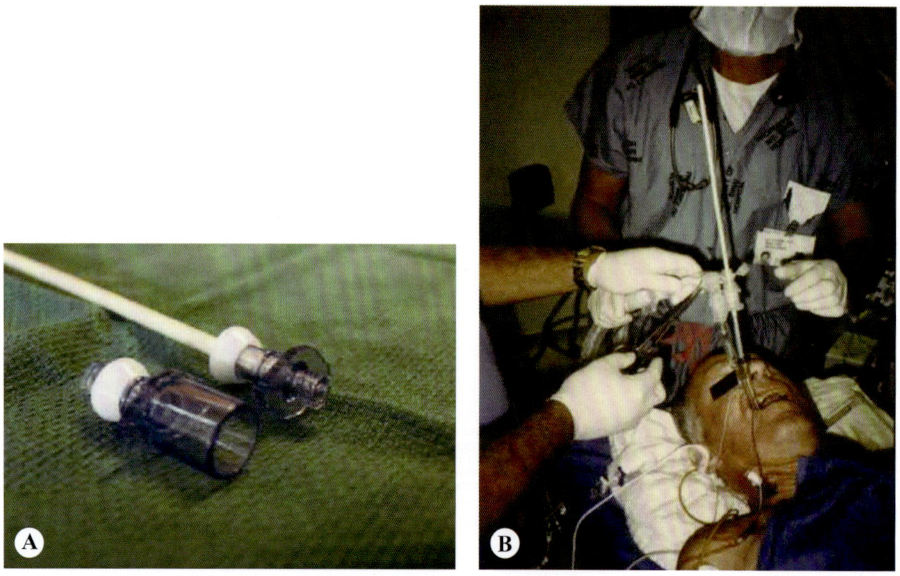

▲ 图 39-9 **A. 从气道交换导管到呼吸机或喷射呼吸机的连接器；B. 插管患者连接到气道交换导管**

图片由 Edmond Cohen M. D 提供

可以显著缓解疼痛，但其使用受到终末期器官损伤和毒性的限制。有效且安全的疼痛管理方案应根据每个患者的情况个体化制定，并综合考虑共病、疼痛程度、凝血功能检查结果、血流动力学稳定性及手术本身[113]。胸主动脉瘤修复手术 OLV 麻醉管理总结要点可见框 39-3。

框 39-3 麻醉医师胸主动脉瘤手术修复中行单肺通气的要点

1. 单肺通气（OLV）提供了最佳的可视化效果，并减少了手术期间可能对左肺造成的机械创伤反应
2. 左侧支气管插管是 OLV 的最佳选择，因为它容易定位且不太可能不起作用
3. 在大动脉瘤压迫左主支气管导致可能发生灾难性破裂和出血的情况下，右侧支气管插管行 OLV 可能必须
4. 在将患者改为左侧卧位后，必须确认气管导管的正确位置
5. OLV 需要使用纤维支气管镜
6. 麻醉医师必须考虑患者的肺部状况（例如年龄、疾病、吸烟史）、监测、肺保护性通气[（小潮气量、低气道峰压、高呼气末正压通气（PEEP）、较低的吸入氧浓度（FiO_2）]，并密切关注全身氧合情况

引自 Silvay G, Lurie J, Casale, M. The anaesthetic management of patients with thoracic ascending aortic aneurysms: A review. *J Perioper Pract*. 2020: 1-8.

四、替代方法

（一）药物治疗

尽管我们的患者接受了针对他的大升主动脉瘤的手术治疗，但对于病情较轻的患者，药物治疗是一种选择。Marfan 综合征患者胸主动脉瘤两个主要治疗药物包括β受体拮抗药和血管紧张素转换酶（angiotensin-converting enzyme，ACE）抑制药[140, 141]。药物治疗主要目标是通过阻断β受体以减少胸主动脉瘤壁的张力。β受体拮抗药的负性肌力和负性变时效应可以降低主动脉壁应力，这虽然有争议，但β受体拮抗药可能会降低死亡率[142]。目前，建议无论主动脉测量值大小与否，所有 Marfan 综合征患者均应使用β受体拮抗药。这在儿科患者中尤其有用，使用β受体拮抗药可以延长手术时机。作为β受体拮抗药的替代方案，ACE 抑制药和选择性血管紧张素Ⅱ受体拮抗药（angiotensin Ⅱ receptor blocker，ARB）也可用于控制血压并帮助降低主动脉壁的僵硬度[143]。抑制肾素－血管紧张素系统可阻止血管紧张素Ⅱ刺激平滑肌细胞增殖，从而减少纤维化。动物模型表明，血管紧张素Ⅱ受体拮抗药可降低 TGF-β 水平，干扰 Marfan 综合征主动脉瘤发病的重要机制[144]。联合使用β受体拮抗药和血管紧张素Ⅱ受体拮抗药已经被证明在儿科患者中具有良好的疗效，主动脉根部扩张率显著低于单独使用β受体拮抗药的患者[145]。

（二）其他外科管理

Marfan 综合征存在许多心血管并发症，其中两个最常见的并发症是二尖瓣脱垂和主动脉根部瘤。瓣下结构对于二尖瓣正确关闭非常重要，约 4/5 的 Marfan 综合征患者伴有严重的二尖瓣环形扩张和相关退行性变。然而，只有 1/4 的患者出现需要手术治疗的二尖瓣脱垂和二尖瓣关闭不全[146]。两个 Marfan 综合征患者中就有 1 个可能存在主动脉根部扩张，如果没有适当的手术干预，约 50% 的患者在 40 岁时可能因主动脉夹层和破裂导致死亡[56]。

（三）风险和收益

对于 Marfan 综合征患者，预防性手术修复胸主动脉瘤是预防主要并发症如主动脉破裂或夹层的唯一方法。通常建议当升主动脉在主动脉窦水平的直径达到 5.0cm 时进行预防性手术。根据该位置的主动脉直径，患者可进行风险分级：主动脉直径＜$2.75cm/m^2$ 的患者为夹层发生低风险，主动脉直径为 2.75～$4.24cm/m^2$ 的患者为夹层发生中风险，主动脉直径＞$4.25cm/m^2$ 的患者为夹层发生高风险[147]。有危险因素的患者可能需要较早的干预，例如，已知家族夹层病史、伴有左心室扩张的严重主动脉瓣反流、主动脉每年扩张超过 2mm 以上的患者均适宜接受手术[148]。

一些紧急情况下，无论胸主动脉瘤患者是否进行了最佳药物治疗稳定病情，可能都需要立即进行手术修复以防止破裂等严重并发症[149]。未经治疗的胸主动脉瘤夹层的总体死亡率非常高。A 型主动脉夹层超过 48h 未进行手术干预的死亡率可高达 50%，在这一关键时期，平均死亡率为每小

时 1%～2%[150]。对 A 型主动脉夹层的早期诊断和治疗非常重要[36, 46, 151]。早期诊断、稳定病情、及时转诊到主动脉治疗中心，并早期手术可显著降低死亡率，特别是对于存在胸主动脉瘤渗漏有症状的患者[92]。

在胸主动脉瘤修复手术之前和手术过程中，外科医师、麻醉医师和灌注团队之间需要密切沟通，整合关于患者体位、OLV，以及穿刺置管、监测和抗凝血管理的相关策略。胸主动脉瘤修复的麻醉必须考虑到胸主动脉瘤的严重程度，包括其大小和位置、病因及患者的一般情况[92, 152, 153]。详细了解胸主动脉瘤的范围和位置，以及心脏的功能状态和冠状动脉解剖是关键。大多数患者在手术前会进行冠状动脉造影。术前肺功能检查、神经系统检查和凝血功能检查也提供重要信息，但这些检查可能因患者的临床状态而受限[48, 154]。手术类型的选择不仅取决于主动脉瘤的位置和范围，也取决于患者的一般情况和潜在病因[60]。

Marfan 综合征患者术中和术后均需要密切监测和考虑特殊情况，以避免血压过低或过高，保持冠状动脉灌注，并预防胸主动脉瘤撕裂。主动脉瓣环逐渐扩张可能导致心绞痛、呼吸困难和因主动脉瓣反流而引起的心律失常。尽管不常见，但有些情况下胸主动脉瘤切除术后及时拔管可能不合适，例如存在气道严重水肿。更换 DLT 可能会增加肺部污染的风险[113]。

（四）近期文献回顾

1. 中枢神经系统保护和监测

近期文献对低温停循环及其辅助措施如顺行脑灌注进行了分析。例如，一篇系统综述和 Meta 分析包括了 9 项比较研究，比较了低温停循环中单侧与双侧顺行脑灌注的预后，结果发现在死亡率、永久性神经功能缺陷、急性肾损伤或因出血而需要再次手术等方面两种方法没有显著差异[155]。另一项研究比较了采用深低温停循环和顺行脑灌注修复升主动脉和弓部慢性夹层，发现远期生活质量不依赖于手术期间使用脑保护[156]。然而，另一组研究发现顺行选择性脑灌注能够减少择期主动脉弓手术患者院内死亡率和永久性局灶性神经功能缺陷[157]，其他研究者也报道了使用辅助性脑灌注的益处[158]。然而，一些研究也发现在择期主动脉弓手术中，深低温联合顺行或逆行脑灌注几乎没有区别[159]。此外，一项包括 18 项比较研究的荟萃分析着重比较了顺行脑灌注中温度选择对主动脉弓手术的影响，结果发现使用较高的顺行脑灌注温度可以降低永久性神经功能缺陷的发生率，在死亡率和因出血而需要再次手术方面并没有差异[160]。

近期的研究还探讨了联合顺行脑灌注的不同程度低温停循环在全主动脉弓置换术中的安全性。全主动脉弓置换术通常使用深低温停循环，对中度低温停循环联合顺行脑灌注的作用进行了评估。利用国际主动脉弓数据库数据，研究纳入了 3000 多名接受全主动脉弓置换术的患者并根据最低温度分为两组，中度低温组（20～28℃）和深低温组（12～20℃）。结果发现两组之间在神经功能结局和住院期间死亡率方面没有显著差异，因此作者认为，在全主动脉弓置换术中，采用中度低温停循环和顺行循环灌注是安全的，并且能减少对深低温停循环的需要[161]。此外，另一项研究发现在择期近端主动脉弓或全主动脉弓手术中，相对较高的中度低温（设置为 20.1～28℃）与较低温度相比是安全的[95]，而研究也评估了急性 TAAD 手术中顺行脑灌注联合中度至轻度低温（>28℃），发现该温度较为安全并有足够的神经和器官保护作用[162]。

逆行脑灌注也是最近的研究关注点。尽管逆行脑灌注越来越少被使用，一项系统综述和 Meta 分析评估了逆行脑灌注是否能用于深低温停循环主动脉手术中神经功能保护。有 28 项比较研究被纳入。研究发现低温停循环联合逆行脑灌注的患者死亡率显著降低，在低温停循环组中脑卒中的发生率也更高。这些发现表明联合应用逆行脑灌注可能有助于改善预后，然而这需要进一步的数据明确[163]。

最近的研究还对中低温停循环联合选择性顺行脑灌注中进行脑电图（EEG）监测的作用进行了观察，尽管该研究仅纳入了 71 名接受半弓置换手术的患者。研究发现大约一半的患者在停循环后会出现脑电活动突然停止，虽然单侧选择性顺行脑灌注通常可以帮助恢复至停循环前的脑电活动，术中 EEG 用于识别在选择性顺行脑灌注开始后存在持续脑缺血患者的价值仍然受到争议[84]。EEG 可被用于确认脑电活动静止并协助在主动脉弓手术期间诱导深低温停循环和逆行或顺行脑灌注，被认为是这一操作的可靠监测手段[107]。

2. 动脉插管位置

关于主动脉弓手术中不同动脉插管部位的有效性和安全性仍存在争议。例如，最近的倾向性评分分析比较了右腋动脉和无名动脉插管在900余名择期进行半弓或全主动脉弓手术患者中的应用，发现插管部位并不能独立预测手术死亡率或综合不良事件（包括脑卒中）。两种插管部位的手术死亡率和综合不良事件率相似，表明两组患者具有类似结局，都较安全[164]。最近也对伴有无名动脉受累的胸主动脉夹层（TAAD）患者进行右腋动脉插管的安全性进行了评估，虽然该研究纳入的患者不到200人，但结果显示在该患者群中，右腋动脉插管与非右腋动脉插管一样安全。近期研究也证明在修复TAAD时，腋动脉插管与股动脉插管具有相似的效果[165]。

3. 急性主动脉夹层分型

自2001年以来，一直使用Stanford分级将主动脉夹层分为涉及升主动脉的A型（以前为DeBakey Ⅰ型和Ⅱ型）和不涉及升主动脉的B型（以前为DeBakey Ⅲ型）[166]。自2009年以来，Penn分级也被用于更好地评估Stanford A型主动脉夹层的结局风险。根据Penn分级，A型主动脉夹层分为四类：a类，没有缺血；b类，涉及分支血管和临床局部缺血；c类，伴有心血管衰竭和全身缺血；b+c类，涉及分支血管缺血、心血管衰竭，以及局部和全身缺血[104, 167]。Penn分级系统已通过临床试验验证，并显示出高缺血负荷与死亡风险增加之间的相关性[168–170]。虽然Penn分级系统主要用于TAAD，但现在其已扩展到Stanford B型主动脉夹层，协助阐明远离胸主动脉的主动脉瘤的风险。Penn分级系统在Stanford A型和Stanford B型主动脉夹层无论是手术还是药物管理中的效果都得到了验证。

声明

作者声明在本文的研究、作者身份和（或）发表方面没有潜在的利益冲突。

资金：作者声明没有收到支持这项工作的资金。

第 40 章　楔形切除术、肺叶切除术和全肺切除术

Wedge Resection, Lobectomy, Pneumonectomy

Travis Schisler　Patrick Hecht　Jens Lohser　著

戴茹萍　罗　聪　译

肺实质切除的主要适应证包括恶性和良性病变。原发性肺恶性肿瘤仍然是癌症相关死亡的主要原因，肺切除术是治疗Ⅰ期和Ⅱ期（局部）原发性非小细胞肺癌及一些Ⅲ期疾病的基石。肺是其他肿瘤转移的第三常见部位，在一些病例可以采用保留肺组织技术进行转移性肿瘤灶切除[1]。

需要进行肺切除的良性病变包括肺大疱、良性肿块和结节、支气管扩张、感染性肺疾病如分枝杆菌感染、慢性阻塞性肺疾病（COPD）患者的肺减容术，以及创伤性肺损伤。肺叶下楔形切除和肺段切除是良性疾病的主要术式。

肺切除手术类型取决于病变的大小和位置、原发病理，以及潜在的安全负性切缘。广义上肺切除分为解剖学和非解剖学途径。解剖学切除需要选择性结扎某一肺段或肺叶的供血血管和气道。解剖学切除的例子包括全肺切除术、肺叶切除术、肺段切除术和袖式切除术。肺段切除术（或叶下切除术）是一种保留肺组织的手术，但在长期生存结局方面似乎不能和肺叶切除术持平，尤其肿瘤较大时[2]。

非解剖学楔形切除则不结扎单个气道和血管。使用外科直线切割吻合器钉住并切除包含有病变组织的楔形或小块肺实质。

在本章中，笔者将详细阐述肺切除手术患者的围术期管理，将结合相关和最新的证据，以及加拿大温哥华一所四级医疗学术中心的实际经验进行阐述。

一、肺切除术患者术前评估（见第 8 章）

肺叶切除术是一种常见的胸外科手术，然而，患者严重呼吸和（或）心脏并发症的发生率占15%～20%，这是导致肺叶切除术后住院时间延长的重要因素[3]。肺切除术患者术前评估的整体目标是确定患者能否耐受手术，并量化发病率和死亡率的整体风险。

美国胸科医师学会（American College of Chest Physicians，ACCP）和英国胸外科学会（British Thoracic Society，BTS）已经发布了有关术前评估的指南[4, 5]。这些指南建议进行全面的评估，包括肺功能、气体交换、心肺健康状况，以及一些相关特殊检查。术前必须以综合和多学科的方式评估存在的共病，并在术前优化。所有拟进行重大肺切除的患者都要在麻醉咨询门诊接受详细评估。在这种情况下，他们会查阅患者以前的所有肺部和肺外的检查，如果必要，会要求进行额外的检查或咨询内科或肺病学同事，为其围术期康复进行教育。在手术日期前对患者进行全面评估还可以与外科医师针对具有挑战性的病例进行讨论，如果术前评估对患者是否能够耐受拟行切除手术产生疑虑，可进行额外的检查或根据需要修改手术计划。在麻醉咨询时，他们也将制订术后管理和高级术后监测计划（框 40-1）。

麻醉术前评估包括病史、麻醉和手术史、过敏

框 40-1　肺叶切除术后住院时间的预测因素

- 肺炎
- 肺不张
- 急性呼吸窘迫综合征
- 心肌梗死
- 肠梗阻
- 肾衰竭
- 肺栓塞
- 房性心律失常
- 长时间漏气（>5 天）

修改自 Wright CD, Gaisert HA, Grab JD, et al. Predictors of prolonged postoperative length of stay after lobectomy for lung cancer. *Ann Thorac Surg*. 2008, 85:1857-1865, Table 4, page 1862, Requested.

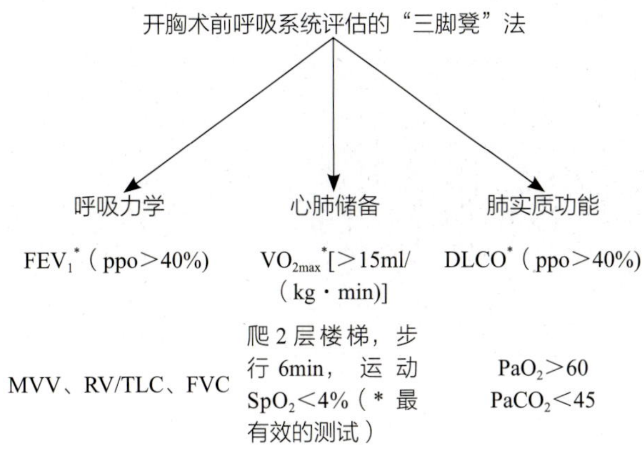

▲ 图 40-1　Peter Slinger 在 2005 年提出的术前评估的三脚凳法

呼吸系统评估的三个领域包括呼吸力学、肺实质功能和心肺储备；DLCO. 一氧化碳弥散量；FEV_1. 第 1 秒用力呼气容积；FVC. 用力肺活量；MVV. 最大自主通气量；PaO_2. 动脉血氧分压；$PaCO_2$. 动脉血二氧化碳分压；ppo. 术后预测；RV. 残气量；SpO_2. 血氧饱和度；TLC. 肺总量 [引自 Slinger PD and Johnston MJ. Preoperative assessment: an anesthesiologist's perspective. *Thor Surg Clin*. 2005, 15(1):11-25.]

史、药物史、社会史和症状回顾等标准要素。病史评估的目的是筛查需要进一步优化的共病。有针对性的体格检查应包括上气道评估以预测面罩通气和插管的容易程度，并对肺脏和心脏评估以明确容量负荷、支气管痉挛和（或）活动性肺部感染的风险。还要检查肢体评估是否有足够的静脉通路，检测背部可触及的体表标志物为椎管内镇痛做准备。

建议采用“三脚凳”方法对肺切除患者进行术前评估（图 40–1）。这种评估主要针对呼吸功能的三个方面：①呼吸力学；②肺实质功能；③心肺储备能力[6]。从生理学角度来看，这三个方面分别评估了氧气运输能力：①进入肺泡；②进入血液；③进入组织。

对于绝大多数接受肺切除手术的患者来说，需常规进行肺功能检查，包括第 1 秒用力呼气容积（FEV_1）和一氧化碳弥散量（DLCO）。对于相对健康的患者进行小的楔形切除手术可不需要进行肺功能测试。FEV_1 和 DLCO 是开放式和电视胸腔镜外科手术（VATS）肺切除手术的有力预测因子[7]。预计的 FEV_1 根据年龄、性别和身高进行校正的值，是预测术后并发症的有力因素，并与 COPD 患者呼吸功能障碍相关。肺切除术后肺部并发症的最重要的独立预测因素是术后预测 FEV_1（ppoFEV_1%）（BTS 2001）。可根据以下公式获得

$$ppoFEV_1\% = 术前\ FEV_1\% \times （1- 切除功能性肺组织\ \%/100）$$

右肺上叶、中叶和下叶分别有 6、4 和 12 个段，左肺上叶和下叶各有 10 个段（图 40–2）。被切除的功能性肺组织的数量可以通过切除的总的肺段来计算，并假设所有肺段对气体交换能力的贡献是相等的，如果被切除肺段不参与气体交换则不符合这种计算。例如，一个术前 FEV_1% 为 60 的患者接受左肺上叶切除术，他将被切除 42 个肺段中的 10 个肺段；因此他的 ppoFEV_1% 为 60 × （1–10/42）=45。

利用同样的计算方式可以计算术后预测一氧化碳弥散量（ppoDLCO%），以预测气体交换异常情况。基线动脉血气分析是评估气体交换能力更具有有创性的辅助检查。动脉 PaO_2 通常不被广泛认为是术后并发症的重要预测因素，但基线高碳酸血症（动脉 $PaCO_2$<45mmHg）往往与 ppoFEV_1% 或最大氧耗量（maximal oxygen consumption，VO_{2max}）相关，该类患者可能存在肺切除禁忌[4]。

对于 ppoDLCO% 或 ppoFEV_1%>40% 的患者，术后呼吸系统并发症的风险较低，若该数值<30%，则术后发生并发症的风险显著增加[8]。欧洲呼吸学会和欧洲胸外科学会（European Respiratory Society and the European Society of Thoracic Surgery，ERS/ESTS）指南认为肺切除外科技术有广泛改进，因

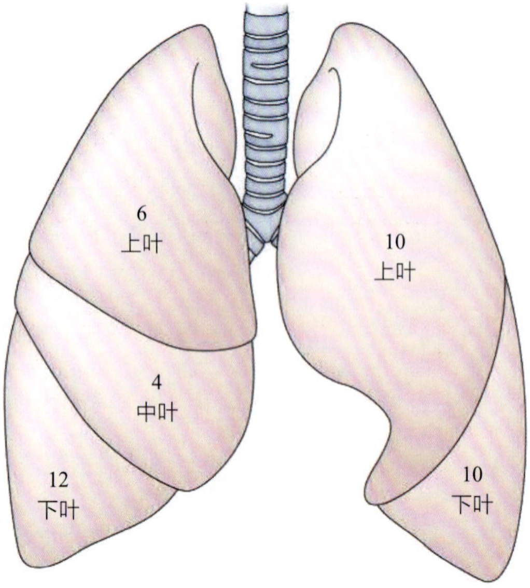

▲ **图 40-2 每个肺叶中存在的肺亚段数量；在肺切除手术中移除的肺亚段数量可以用于计算术后预测肺功能（$ppoFEV_1$ 和 ppoDLCO）**

此使用 30% 作为 $ppoFEV_1$ 和 ppoDLCO 的临界值（而不是 40%）[9]。若 $ppoFEV_1$ 或 ppoDLCO 中任一值小于 30%，应进行运动测试以决策肺切除是否合适。有来自大容量肺切除手术中心的报道显示，能够耐受肺切除的最低可接受 $ppoFEV_1$% 值为 20%[10]。$ppoFEV_1$% 值存在一定局限性，因为切除肺段往往存在疾病和（或）气肿，对术前肺功能可能几乎没有贡献，因此实际的术后 $ppoFEV_1$% 可能在手术后 6 个月超过计算值。

处于高风险（$ppoFEV_1$%<40%）的患者应进行完整的肺功能检查、通气 / 血流灌注扫描和功能评估，如心肺运动试验、爬梯试验或 6min 步行测试（6MWT）[11]。正式的心肺运动试验评估 VO_{2max} 是预测术后结局最有用的指标。ACCP 和 ERS/ETST 均认为 VO_{2max}<10ml/（kg · min）的患者术后并发症和死亡风险较高，而 VO_{2max}>20ml/（kg · min）的患者即使进行全肺切除术术后呼吸系统并发症风险也较低。VO_{2max} 值在 10～15ml/（kg · min）表示死亡风险增加，手术是否适宜应综合评估术前检查情况（$ppoFEV_1$、ppoDLCO）及患者其他共病。Licker 等在一项回顾性观察性研究中纳入了 210 例 FEV_1<80% 的接受肺切除的患者[11a]。包括术前临床、手术和人体工效学变量的多元分析提示 VO_{2max} 是心肺并发症和死亡的预测因子。在接受较大切除时，VO_{2max}<10ml/（kg·min）的患者，总体死亡率、心血管并发症和心脏并发症的风险分别可达 65%、39% 和 35%（图 40-3）。

除正式的心肺运动测试外，还可以进行 6MWT 和爬梯试验。VO_{2max} 可以通过平地上 6min 内行走的总距离除以 30 来估算。例如，行走总距离为 900m，除以 30，可得知 VO_{2max} 为 30ml/（kg · min）。依据患者自己的速度进行爬梯试验也对应相应的 VO_{2max}，例如能够爬五层或更多楼层的人的 VO_{2max}>20ml/（kg·min），而能爬两层楼相当于 12ml/(kg·min)[12]。

接受重大肺切除手术且 $ppoFEV_1$%<40% 或需要确认将被切除的肺脏存在疾病且未完全参与术前肺功能的情况下，需要进行区域肺功能检查，例如通气 - 血流灌注肺扫描。在这种情况下，可以使用术前 FEV_1% 和剩余（未切除）肺的灌注值来更准确地计算 $ppoFEV_1$。例如，对于一个术前 FEV_1% 为 74%、左肺灌注为 35%、右肺灌注为 65% 的左肺切除术患者，$ppoFEV_1$% 为 74 × 0.65=48，这是一个可接受的值（框 40-2）。

术前呼吸系统综合检查评估优于任何单一测试，可为胸科麻醉医师提供有价值的信息，帮助预测术后结局并优化术中和术后管理。对于 $ppoFEV_1$%>40% 的患者，在手术室进行标准脱机和拔管是安全的。对于数值在 30%～40% 的患者，应结合来自功能检查和其他辅助检查的信息来确定肺切除手术的

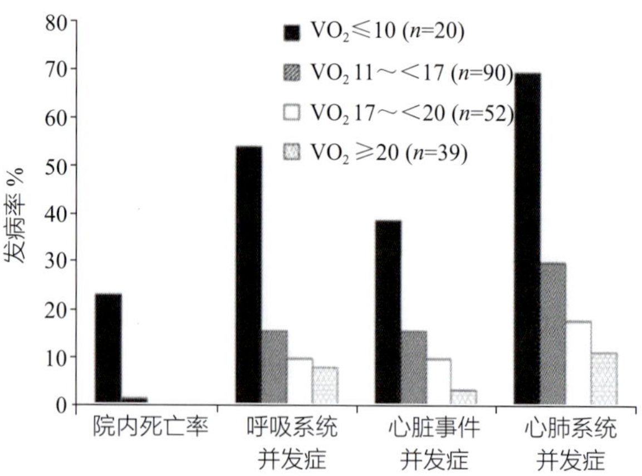

▲ **图 40-3 按术前最大氧耗量（VO_{2max}）对肺切除手术后的并发症和死亡率分层**

最大氧耗量<10ml/（kg · min）会显著增加以下风险：呼吸系统和心脏疾病的发病率和死亡率［引自 M. Licker, et al. Impact of aerobic exercise capacity and procedure-related factors in lung cancer surgery. *Eur Respir J.* 2011, 37:1189-1198.］

框 40-2 通过灌注法预测术后第 1 秒用力呼气容积

$ppoFEV_1 = preopFEV_1 \times$ (1- 切除肺灌注占整体肺灌注的比例)

$ppoFEV_1$. 预测术后第 1 秒用力呼气容积

适应证，并可能需要在术后麻醉复苏室或重症监护病房进行逐步脱离机械通气。与所有患者一样，联合硬膜外或椎旁置管的优化镇痛方案并维持正常体温、正常代谢参数和减少长效镇静药使用将有助于拔管和术后早期恢复肺功能。对于 $ppoFEV_1$% 在 20%～30% 的患者，可能需要更保守的管理，包括延迟拔管和计划转入重症监护病房 [13]。

ACCP 对肺切除的生理评估算法见图 40-4。

除了呼吸系统并发症外，心脏并发症是肺切除患者术后最常见的并发症。肺切除术后最常见的心脏并发症是心肌缺血和心律失常。对心脏的全面评估主要遵循美国心脏学院 / 美国心脏协会、欧洲心脏学会 / 欧洲麻醉学会和加拿大心血管学会有关非心脏手术术前评估的相关指南 [14-16]。这些指南建议进行基线心电图（ECG）检查、评估心脏功能状态、

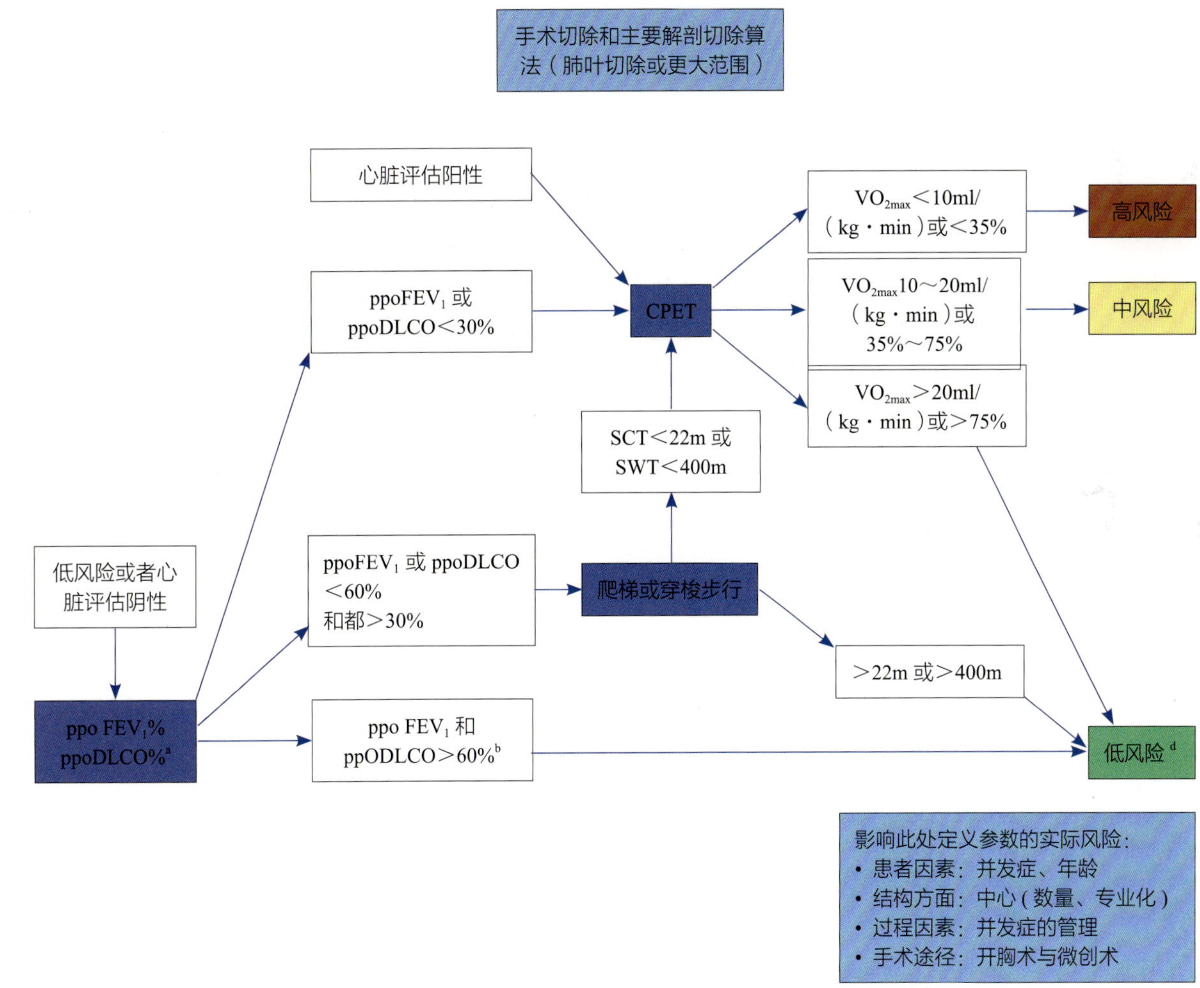

▲ **图 40-4 美国胸科医师学会（ACCP）针对接受肺切除手术患者的术前评估算法**

术前基线肺功能检测数值 [第 1 秒用力呼气容积（FEV_1）和一氧化碳弥散量（DLCO）] 指导进行额外的功能测试，以确定最大氧耗量（VO_{2max}）并评估患者的围术期风险；ppo. 术后预测；SCT. 爬楼梯试验；SWT. 穿梭步行试验；CPET. 心肺运动试验（经许可引自 Brunelli A, Kim AW, Berger KI, Addrizzo-Harris DJ. Physiologic evaluation of the patient with lung cancer being considered for resectional surgery: diagnosis and management of lung cancer, 3rd ed: American College of Chest Physicians evidence-based clinical practice guidelines. *Chest*. 2013, 143:e166S. ）

使用修订心脏风险指数（revised cardiac risk index，RCRI）确定术前心脏风险、术前脑钠肽（BNP）检测和其他的进一步心脏风险分层，包括应激测试和超声心动图。对于基线风险较高和（或）BNP阳性的患者，应在术后1～3天连续监测心电图和肌钙蛋白发现心肌损伤可能。患者应在手术当天继续使用其心脏药，包括β受体拮抗药和抗心律失常药。

对4513例患者进行Lee心脏风险分级发现，心脏风险指数较高（1～4）的患者主要心脏并发症发生率显著增加，该指数基于六个独立预测因子，包括高风险手术类型、缺血性心脏病史、心力衰竭史、脑血管疾病史、术前应用胰岛素治疗和术前血清肌酐水平＞20mg/dl（177μ mol/L）[17]。胸外科手术被认为是高风险手术，类似于重大腹部手术和腹主动脉瘤切除手术，因此至少被分类为2级风险。较高的心脏风险指数提示胸外科手术患者心脏并发症有统计学上的显著增加。COPD是接受肺切除手术患者的常见共病，需要仔细评估是否存在支气管痉挛、肺不张、感染和肺水肿。在肺切除手术前应充分改善这些共病。术前治疗，包括支气管扩张药、激素、抗生素和利尿药可能需要。戒烟咨询是术前咨询的重要部分，术前戒烟可以减少创口感染、术后肺部并发症并可促进肺功能恢复[18]。肺切除手术前的肺功能锻炼，包括中到高强度的运动，可以提高摄氧能力、身体健康状况和生活质量，并能降低术后并发症和缩短住院时间。

Pouwels等评估了方法学质量从差到好不等的11项研究。该系统评价的最重要发现是，基于中到高强度运动的PET对计划进行肺切除手术的患者的有氧能力、身体健康状况和生活质量均有益[19]。肺恶性肿瘤患者可能出现其他可能导致管理变得困难的因素，这些因素应该逐一排查并进行评估。例如，鳞状细胞癌（squamous cell cancers，SCC）瘤体可能长得很大，可能对邻近气道和肺血管产生压迫，导致气道阻塞、梗阻后肺炎、上腔静脉综合征或空洞和咯血。SCC患者有时可能并发高钙血症。小细胞肺癌通常与几种副肿瘤综合征有关，包括由于抗利尿激素分泌过多引起的低钠血症，由于皮质醇分泌过多引起的库欣综合征，以及罕见的Lambert-Eaton肌无力综合征。主气道的类癌肿瘤可以引起气道阻塞或咯血，并且可由于分泌血管活性物质引起类癌综合征，尽管在肺类癌中很少见，但其可能引起血流动力学衰竭、冠状动脉痉挛或支气管痉挛[20]。

所有肿瘤患者都应使用4M方法进行评估：肿瘤的质量效应（mass effect），尤其是对气道和大血管的压迫；化学治疗药（medication）的不良反应，包括博来霉素引起的呼吸系统毒性或其他药物引起的心脏或肾脏毒性；与副肿瘤综合征相关的代谢效应（metabolic effect）；以及与转移性癌（metastatic disease）相关的其他器官功能障碍。最后，椎管内或区域神经阻滞导管的放置需要排除既往存在凝血功能障碍，并根据美国区域麻醉学会的建议停用相关抗凝血药。因此，应查看患者抗凝血药使用情况并在术前适当停用一段时间[21]。

对术前影像学进行查阅是术前评估的重要部分，特别是胸部计算机体层成像（CT）。术前CT对制订气道管理计划、预测单肺通气（OLV）期间支气管导管置入、氧合或通气困难难度可提供宝贵信息。麻醉医师应学会自己评估CT图像，因为放射科医师的报告可能不会涉及与肺隔离技术相关的因素。例如，如果计划进行左肺或全肺切除，或患者存在左主支气管肿瘤，则不宜使用左侧双腔导管。评估主气道解剖对于后续患者进行肺切除手术也很重要。放置左侧双腔管时，可以在CT扫描上测量左主支气管直径，用于指导双腔导管尺寸的选择[22]。胸部CT可以显示肺部放射学病变，提示是否存在肺大疱、纤维化改变或间质性病变，包括肺水肿、肺不张、实变或胸膜疾病包括积液。肺肿块的大小和精确位置，尤其是肿物在主气道时，对手术切除的难度和从胸腔镜手术转为开放手术的可能性能提供重要的有益线索。肿物对大血管的压迫，包括上腔静脉、无名静脉或肺动脉，将影响静脉通路的选择，如可能需要在下肢放置额外的静脉通路。从CT上，还可以观察到肺外病变，包括冠状动脉钙化、严重心腔扩张、肺动脉扩张或心包积液。最后，查阅影像学也有助于椎管内导管的放置，包括旁正中硬膜外置管的椎板深度和排除脊柱畸形（表40-1）。

二、监测（见第11、12章）

所有接受肺切除手术的患者的基本监测应包括脉搏血氧饱和度、无创血压（noninvasive blood pressure，NIBP）、五导联心电图和持续呼气末二氧

表 40-1 通过 CT 扫描指导左支气管直径确定左侧双腔导管尺寸				
左侧双腔导管（DLT）尺寸	35Fr	37Fr	39Fr	41Fr
导管直径	9.5mm	9.9mm	10.9mm	11.4mm
计算机体层成像左支气管直径	＜9～11mm	＜11～12mm	＜12～13mm	＞13mm
合适的 DLT 尺寸	35Fr	37Fr	39Fr	41Fr

引自 Hannallah M, Benumof J, Silverman P, Kelly L, Lea D. Evaluation of an approach to choosing a left double-lumen tube size based on chest computed tomographic scan measurement of left mainstem bronchial diameter. *J Cardiothorac Vasc Anesth*. 1997，11(2):168-171, Table 40.1, page 170.

化碳（CO_2）监测，以及按照国家学会指南要求在正压通气开始后进行的呼吸机压力和流量监测[23-25]。

对大多数患者，特别是存在共病需要密切监测血流动力学的患者，或者进行较广泛手术如肺叶切除或全肺切除中涉及纵隔血管分离的所有患者，推荐进行直接或有创性动脉置管监测。直接动脉监测能可靠地连续评估肺切除手术期间的血压和血管内容量状态。波形分析能否提供心脏收缩能力的相关信息尚存争议[26, 27]。麻醉诱导前进行动脉穿刺可获取基线血气数据，这对于 COPD 患者特别重要，尤其是术前未进行检测时，其还可以在肺切除手术期间和术后根据需要进行定期动脉血采样。拥有基线动脉血气（arterial blood gas，ABG）是计划拔管时决定相关数值可接受程度的重要依据。中心静脉导管适用于需要术中和（或）术后使用血管升压药的患者，或更安全的静脉通路或需要较大容量的液体输注。

肺动脉导管（pulmonary artery catheter，PAC）和经食管超声心动图（TEE）是更大创伤性的监测方式，在某些情况下可能有益。例如，在患有中度至重度肺动脉高压和右心室功能障碍的患者中，PAC 可以更好地让麻醉医师根据肺动脉压力、心输出量和混合静脉血氧饱和度来调节肺血管扩张药和正性肌力药治疗。TEE 作为围术期血流动力学监测技术越来越受到重视，因为它是一种指导复苏的可视化技术。它可以连续监测右心室和左心室的收缩和舒张功能、局部壁运动、心脏瓣膜功能、心脏内分流、液体反应性和液体耐受性、全身血管阻力、手术中的应激效应、监测心包积液或胸腔积液的范围和变化，以及鉴别低氧血症的原因[29-31]。

在笔者所在的中心，他们根据临床情况进行个体化监测。除了标准的术中监护设备外，所有患者都接受体温监测和神经肌肉监测。他们对接受重大肺切除手术或进行胸段硬膜外麻醉的患者予以留置导尿管。他们通常在所有接受肺叶切除和全肺切除手术的患者，以及接受较小范围肺切除但有较为严重心脏疾病的患者进行桡动脉置管。中心静脉导管（central venous catheter，CVC）适用于接受全肺切除术的患者、合并纵隔肿物的患者，以及可能需要连续血管升压药或正性肌力药治疗的患者。CVC 最好放置在手术（非通气侧）一侧，以避免因患者的头部和颈部位置造成弯曲和堵塞。这也可以避免通气侧肺因不慎针刺造成气胸，尽管使用超声连续监测针尖大大降低了该并发症发生。总的来说，PAC 和 TEE 在肺移植以外的情况下很少使用；然而，在有创性大和较广泛的切除术或心脏疾病较为严重的患者中，他们也将考虑使用这些监测手段。

呼吸机技术的进步使得对呼吸力学的监测更细致。呼气末二氧化碳监测是必需的，可以识别吸气和呼气气流模式、与肺隔离装置相关的气道梗阻、心输出量的突然下降及在 OLV 期间常见的允许性高碳酸血症的程度。肺量计允许持续监测流量、压力和容积，这些数据可以提供气道装置位置不正、自发性呼气末正压通气（PEEP）、肺切除后肺漏气严重程度，以及可能最重要的预防呼吸机相关肺损伤的相关信息。对呼吸系统顺应性和驱动压（平台压 –PEEP）进行测量允许根据最新指南推荐进行个体化通气策略。证据表明，术中 PPC 通常与术后并发症和死亡显著相关，术中使用肺保护性通气策略可以减少 PPC。Young 等选择了 7 位专家，并针对术后 PPC 发生高风险的患者提出了 24 个关于术前评估和术中机械通气的问题。以此形成的专家共识达成了 22 个建议和四个陈述：①应使用专门的评分系统评估术前肺部并发症风险；②个体化的机械通气策略可以改善呼吸力学和呼吸功能，预防 PPC。呼吸机最初的设置应为依据预计体重设为 6～8ml/kg 潮气量和 5cmH$_2$O 的 PEEP。之后根据需要个体化设定 PEEP。应使用最低有效压力和最短有效时间或最少呼吸次数进行肺复张[32]。笔者建议在 OLV 期间通过驱动压力和肺顺应性指导个体化 PEEP 和潮气量设置。

三、肺隔离方法（见第 16 章）

简而言之，肺隔离是肺切除手术期间必要的技术，便于暴露术野并创造一个清晰的手术区域。选择肺隔离装置时应考虑多种围术期因素，包括肺切除的性质和位置、上下气道解剖、是否存在肺部感染或可能的风险、出血或肺漏气的风险。还需考虑患者是否已经插管或需要术后通气，以及医生的经验和偏好。成功的肺隔离装置放置需要对气管支气管解剖有全面的了解，并具备纤维支气管镜技术的专业技能[33]。麻醉医师可通过下面这个网址的优秀资源来提高对气道解剖和支气管镜技术的了解（www.thoracic-anesthesia.com）。

双腔导管（DLT）和通过单腔气管导管放置支气管封堵器（BB）是肺切除手术中常用的两种肺隔离方法，每种方法都有其优缺点（表 40–2）。在笔者所在中心，肺切除手术中最常用的装置是左侧 DLT，因为其可对双侧肺都方便地置入支气管镜、吸引、持续气道正压通气（CPAP）或机械通气。BB 可用于解剖或非解剖性肺切除，适用于已插管或已留置气管切开的患者，以及气道解剖异常或解剖上存在困难气道的患者，在这些情况下，DLT 放置将困难或不可行。

由于右主支气管较短和潜在的管道移位导致通气不足或失去隔离能力的风险较大，因此右侧 DLT 选择较少。在少数患者中，右肺上叶支气管可能起

表 40–2　选择肺隔离装置的决策因素

因　素	双腔导管（DLT）优势	支气管封堵器优势
插管容易	×	
气道损伤和喉咙痛的发生率较低		×
需要术中重新定位		×
肺膨胀 / 复张的质量	×	×
非通气侧肺的可及性	×	
实现选择性肺叶隔离		×
择期肺叶切除手术	×	
左侧肺切除术或支气管手术	右侧 DLT	
异常气管支气管解剖		×
需要单侧肺保护（咯血、感染、肺灌洗）	×	
已行气管导管		×
已存在气管切开		×
需要术后通气		×
需要清醒插管		×

引自 Slinger P. The new bronchial blockers are not preferable to double-lumen tubes for lung isolation. *J Cardiothorac Vasc Anesth*. 2008, 22(6):925-929, Table 1, page 926, Requested.

源于气管分叉处或气道内[34]。在左肺切除、左主支气管解剖异常（内部或外部支气管腔受压，如胸主动脉瘤）或手术部位涉及左主支气管（袖式切除术、肺切除术、气管支气管破裂）时应放置右侧DLT。当需要立即进行肺隔离但没有专用肺隔离装备时，可以使用单腔气管导管进行肺隔离。一些机构对于所有左侧手术都使用右侧双腔导管或反之亦然。确认肺隔离装置位置的标准做法是使用4.0mm的纤维支气管镜进行确认；这些设备如今基本可轻易获得，也有一次性使用装置。

放置肺隔离装置可能导致气道创伤，幸运的是这种情况很少见，但其显著增加发病率和死亡率[35]。通过全面评估气管支气管解剖、选择合适尺寸的DLT（表40-3）、在放置和充气过程中小心操作，可以减少气道创伤。笔者建议需常规查看术前CT，特别是下气道病理和解剖变形情况，并推荐常规使用纤维支气管镜辅助放置肺隔离装置，尤其是当遇到阻力时，也推荐在直视下小心充气。在DLT尖端穿过声带后可移除导丝，并着重强调避免使用一氧化氮。

四、液体管理（见第21章）

肺切除手术期间液体管理的理想策略是维系补充液体丢失量以维持心输出量和组织氧输送同时避免组织低灌注和潜在急性肾损伤（acute kidney injury，AKI）的平衡。液体输注过量会导致血管外间隙扩张和组织水肿，增加急性肺损伤（acute lung injury，ALI）风险，并延迟康复[36]。在肺切除手术期间，明智的液体管理方法是平衡两个极端，避免过度限制或过度自由的液体管理，并保持等容血量[37]。加速术后康复（enhanced recovery after surgery，ERAS）和ESTS ERAS指南推荐在胸外科手术应用该策略[38]。

为保障患者围术期液体平衡，患者在进入手术室前即应处于体液平衡状态。这可以通过在手术前2h内口服摄入碳水化合物饮料来实现[39]。如果失血很少，我们将限制术中静脉输液总量＜6ml/（kg·h），通常在500～1500ml，以减少PPC发生[40]。幸运的是，术中补液＜2～3ml/（kg·h）不会明显增加AKI发病率，并且因少尿而进行液体快速输注似乎也不影响术后肾功能[38]。术中静脉补液应尽快转为肠内补液，以减少液体过量和组织水肿的风险。平衡晶体溶液优于0.9%氯化钠溶液[41]。

表40-3 按性别和身高选择双腔导管尺寸

性别	身高（cm）	双腔导管尺寸（Fr）
男性	＞170	41
	160～170	39
	＜160	37或39
女性	＞160	37
	150～160	35
	＜150	35

如果液体已经达到平衡，在麻醉药和椎管内麻醉引起低血压的情况下，可以使用血管升压药增加组织灌注，但如果出现低灌注，可能仍需要额外的液体输注。目前仍缺乏使用脉搏波形分析等心输出量监测手段指导OLV和开放胸腔手术液体管理的相关证据[42, 43]。

在笔者所在中心进行择期肺叶切除术的患者，在抵达医院之前会饮用富含碳水化合物的清澈液体，并通常在手术室中的补液量＜1～1.5L。若术中出现低血压或低灌注的情况，比如给予了硬膜外局麻药时，他们会团注和（或）低剂量输注血管升压药，如酚妥拉明或去甲肾上腺素。术后维持静脉液体输注，直到患者恢复肠内营养。若有术中出血或手术时间延长，则联合应用平衡晶体溶液、白蛋白和少量红细胞悬液来补充血管内容量。液体管理依靠常规监测和临床经验，而不依赖无创性心输出量监测设备，如脉搏波形分析。

五、静脉麻醉与吸入麻醉

对于肺切除手术来说，理想的麻醉药应具备以下特点。

1. 平衡麻醉，减少术前镇静药使用，并推荐使用多模式镇痛并减少阿片类用药[38]。

2. 手术过程中要保证手术环境相对稳定，尤其是在解剖和结扎肺动脉和静脉时，这一细致操作易受突然和意外的呼吸或咳嗽影响。这些血管损伤可能导致严重的发病率甚至死亡。

3. 麻醉苏醒快速，患者苏醒时清醒、舒适，呼吸力学、氧合和通气均良好。

麻醉诱导通常采用联合阿片类、丙泊酚、肌松药，以及有时使用氯胺酮或右美托咪定的组合。麻醉维持常使用七氟醚，通常与阿片类，如芬太尼、氢吗啡酮或瑞芬太尼输注结合使用。良好的区域麻醉，包括胸段硬膜外麻醉、椎旁神经阻滞、竖脊肌阻滞、前锯肌阻滞或肋间阻滞，可减少镇静药和阿片类的使用，并应作为缓解疼痛的多模式方案之一。研究表明，与丙泊酚全静脉麻醉（TIVA）相比，七氟醚能够降低 1 年内死亡率、术后肺部并发症发生率，并降低肺部和全身炎症指标。七氟醚还有支气管舒张、快速消除和较少全身炎症的优点 [44, 45]。Beck-Schimmeret 等 [46] 在 240 名接受 OLV 手术的患者中比较了地氟醚和丙泊酚，发现住院期间和术后 6 个月内并发症没有显著差异。然而，Módolo 等最近的 Cochrane 综述认为，在 OLV 间，与吸入麻醉相比，TIVA 是安全和可接受的选择。该综述纳入了比较静脉（如丙泊酚）与吸入（如异氟醚、七氟醚、地氟醚）麻醉在 OLV 手术中应用的随机对照试验和准随机对照试验，包括外科和重症监护患者。他们也纳入了一篇含有 20 项研究包含 850 名外科手术研究对象的综述。证据表明在 OLV 期间用于麻醉维持的药物不影响患者结局。非常有限的证据支持在 OLV 期间静脉与吸入维持麻醉对患者结局有不同影响 [47]。

在肺切除手术中，应考虑使用能减少阿片类需求的麻醉辅助用药，包括对乙酰氨基酚、非甾体抗炎药、*N*– 甲基 –*D*– 天冬氨酸受体拮抗药和加巴喷丁等。神经肌肉阻滞药在肺切除手术中可优化手术条件，然而，在患者苏醒期，肌松作用未完全消退，必须确保在拔管前进行充分的肌松作用逆转。舒更葡糖作为新型神经肌肉阻滞拮抗药已被证明能够减少胸腔镜肺叶切除术患者术后肺部并发症的发生率。Cho 等回顾了 50 名接受胸腔镜手术患者的病历并将其分为两组。舒更葡糖组（S 组，n=19）给予舒更葡糖 2mg/kg，而溴吡斯的明组（P 组，n=31）给予溴吡斯的明 20mg 配伍格隆溴铵 0.2mg 或阿托品 0.5mg。主要终点指标是术后肺部并发症的总体发生率，包括延迟气体泄漏、肺炎和肺不张。次要终点指标包括术后住院时间和胸腔引流管放置时间。研究结果显示，经胸腔镜肺叶切除术患者中，与溴吡斯的明组相比，舒更葡糖组术后肺部并发症总体发生率、胸腔引流管放置时间和术后住院时间均显著降低，这表明舒更葡糖可能有助于改善此类患者的临床结局 [48]。

六、通气方法（见第 20 章）

肺切除手术期间通气的目标是促进手术肺萎陷和保持静止状态，以获得最佳术野显露并优化非手术肺的呼吸力学和气体交换，同时尽量降低呼吸机相关肺损伤（ventilator-induced lung injury，VILI）风险。通过以下技术可以及时实现手术肺的完全萎陷。

1. 在开始 OLV 之前，用 100% 氧气通气数分钟。用溶解性更高的氧气代替氮气促进吸收性肺不张 [49]。

2. 在开始 OLV 之前，保持呼吸暂停（30s），直到呼气末二氧化碳水平降至零。这能确保手术肺可以回到功能残气量，且在开始 OLV 之前肺内没有滞留潮气量。

3. 在切开胸膜时进行呼吸暂停，BB 充气球囊完全放气，以便手术肺萎陷时空气能够排出 [50]。

4. 如果使用了 BB，在整个手术过程中可以将 BB 的吸引口封闭，或者可以通过 BB 管腔予以低水平持续吸引。该手段可以防止夹带的大气气体进入随后发生的吸收性不张的肺内 [51]。如果使用 DLT，也可以通过吸引导管进行连续吸引，以防止空气被动进入。需要注意不要将吸引导管推进到 DLT 管腔的尖端以防止吸引导管被装订住。

在 OLV 期间使用上述操作优化手术肺萎陷时可能对非手术侧肺产生不利影响。完全去氮化和长时间呼吸暂停会导致非手术侧肺不张，必须在手术后进行逆转以通过适当的通气和肺复张来优化气体交换，减少肺不张和预防 VILI。肺保护性通气的三要素是：使用小潮气量、足够的 PEEP 以防止肺单位周期性萎陷引起损伤（肺不张创伤），以及常规的肺复张方法（recruitment maneuver，RM），可最大限度减少肺的应激和劳损 [52, 53]。ALI 在所有肺切除手术中的发生比例为 2%，在全肺切除术后患者中高达 8%，且发病率和死亡率可达 40%[54]。

肺保护性通气策略已被证明能降低炎症标志物水平，减少术后肺功能障碍和 ALI 的发生，并促进康复 [55–57]。在肺切除手术和 OLV 期间进行肺保护性通气的原则如下。

(1) OLV 期间的潮气量应减少为 5～6ml/kg

IBW，这被认为损伤更少（Lohser和Slinger，2015）。术前用力肺活量（FVC）可以用来估算OLV期间的安全潮气量，计算公式如下：潮气量=FVC/8[58]。尽管缺乏影响结局事件的相关证据，减少肺损伤生物标志物水平随着潮气量的降低而减少[59]。小潮气量联合适当的PEEP时，OLV期间缺氧的发生率较低[60]。

(2) 在OLV开始后应常规进行肺复张[38]。尽管血压下降没有长期的负面影响，单次吸气屏气操作可能会导致血压一过性下降，可以优先选择逐步肺复张操作[61]。

(3) 一般需要设置5～10cmH$_2$O的PEEP水平，但更倾向于根据个体化情况确定OLV期间的PEEP水平[62]。OLV期间的最佳PEEP水平是使静态或动态顺应性达到最大同时驱动压（DP）最小[32]。图40-5显示了通过PEEP递减试验寻找最佳PEEP水平的示例。DP是指平台压与PEEP之间的差值（P_{plat}–PEEP）。DP取决于潮气量及在不同PEEP水平呼气末和吸气末之间充气肺量间的相对平衡。在急性呼吸窘迫综合征（ARDS）患者的机械通气随机对照试验中，DP是与死亡率最密切相关的变量。优化DP被认为是优化手术期间机械通气和改善结局的重要策略。

(4) 可通过实时顺应性和DP监测来评估通气的安全性[32]。DP应限制在15cmH$_2$O以下；如果通过肺复张操作和PEEP调整后DP仍超过15cmH$_2$O，应考虑减少潮气量。应根据每个患者的呼吸力学个体化地调整潮气量和PEEP以降低DP。Park等最近的一项研究[63]证实了在OLV期间DP的重要性。一项纳入292名行胸外科手术的双盲、随机、对照研究对以DP为导向的通气策略和常规肺保护性通气策略进行了比较。发现DP组发生肺炎或ARDS的患者人数较常规肺保护性通气策略组较少。因此，使用最低的DP通气等同于根据患者的“功能性肺容量”进行通气。

(5) 内源性PEEP可在肺顺应性恶化或呼气流在下一次吸气周期之前未返回基线时检测到。

(6) 吸入氧浓度（FiO$_2$）应在OLV开始时设定为80%，并逐渐调整以维持氧饱和度在90%以上，以减少潜在高氧血症[64]。高氧血症可加剧吸收性肺不张、增加分流、降低氧合和产生氧化应激[32]。

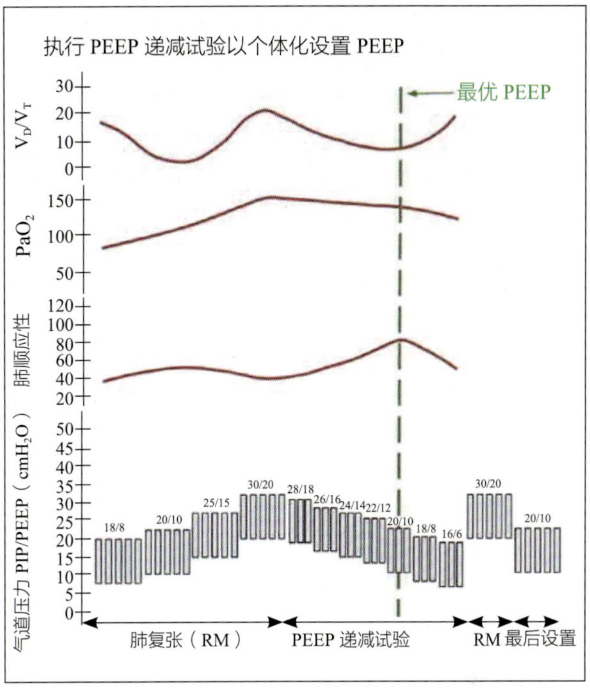

▲ **图40-5　执行呼气末正压通气（PEEP）递减试验以个体化设置PEEP**

图中的PEEP递减试验将对肺顺应性、动脉氧合和生理性无效腔产生有利的变化；该图展示了一个PEEP递减试验的示例，在该试验中，吸气压力保持不变，逐渐增加PEEP以产生相对的肺过度膨胀，从而优化对不张肺的复张；随后，逐步降低PEEP水平，直到观察到最大肺顺应性为止

OLV期间低氧血症发生率可达5%，最常见于OLV之前具有低动脉氧分压（PaO$_2$）的左侧OLV期间、正常的FEV$_1$值、处于仰卧位时[65]。OLV期间的低氧血症处理需要对可能的潜在原因的诊断和治疗进行周密考虑，并纠正手术和非手术肺分流[66]。FiO$_2$应增加至1.0以使氧饱和度达到90%以上，并及时用纤维支气管镜确认肺隔离装置的位置正确。可能需要抽吸主气道分泌物或血液，并利用血管升压药、正性肌力药或液体来优化心输出量。通气肺分流可通过肺复张和滴定PEEP来处理[67]。手术中肺内分流可通过应用CPAP或被动氧气吹入来处理，对于VATS肺切除手术而言，更倾向于使用后者以最大限度地显露手术区域。CPAP的优势是可进行窒息氧合[68, 69]。在严重低氧血症时可间断予以手术肺充气或者在不能耐受OLV的患者将BB有选择性地放置于手术肺叶[69]。很少情况下，可以通过收缩肺动脉来减少手术肺分流（前提是外科医师能完全接触到肺动脉）。

结合分期肺复张和 PEEP 递减试验的操作示例表明，随着肺复张和 PEEP 递减试验的进行，肺顺应性、PaO_2 和 V_D/V_T（无效腔通气）均发生相应变化。最佳个体化 PEEP 与所有这些变量的优化相关。

七、开放手术与电视胸腔镜外科手术

经第 5 肋间隙的后外侧开胸手术是肺切除的经典手术方法，因为它能够提供最佳的肺部和肺门结构手术视野。然而，这种较大的切口、背阔肌切断，以及需要进行肋骨扩张都将明显增加术后疼痛、呼吸机械功能受损和患病率。1987 年，视频技术和腹腔镜手术联合应用的微创手术方法首次出现在了胆囊切除术中[70]。5 年后，VATS 研究小组成立并旨在探索如何将这一技术应用于胸部疾病以改善患者预后[71]。

近 30 年来，胸部微创手术（MITS）技术得到了改进，扩大了适应证，现在已成为现代胸外科手术的基石。MITS 是一个总称，包括 VATS、3 孔、2 孔或单孔技术，以及机器人胸腔镜外科手术。与开放手术相比，VATS 低创伤性的特性使得其在改善呼吸力学、FEV_1 和 FVC 方面均体现优势[72]。观察性研究表明，与开胸手术相比，应用 MITS 技术的患者住院时间、术后疼痛和并发症如心房颤动、气漏和肺炎均有所减少[73-75]。并发症和死亡率降低的益处在老年和较虚弱患者中尤其明显[76, 77]。而对于 MITS 技术最初关注的淋巴结采样的范围和质量问题已经被证明和开放手术相当[78]。一项名为 VIOLET 的前瞻性随机多中心研究目前正在进行中，希望明确 VATS 肺叶切除术比较于开放性肺叶切除术的优势。这项肺癌研究是一项英国多中心平行随机对照试验，评估者和参与者（直到出院）都采取双盲，比较了 VATS 肺叶切除术与开放性肺叶切除术治疗的有效性、经济效益和可接受性[79]。

与开放性外科手术方法相比，MITS 有其独特考虑因素。虽然认为疼痛比开胸手术明显降低，但 MITS 技术仍需要在肋间隙进行切开、重要脏器分离和切除，以及术后需要放置胸腔引流管。术后应常规应用多模式疼痛管理包括区域阻滞、阿片类和非阿片类镇痛药。在笔者所在的机构和许多其他机构中，常常会为 VATS 肺叶切除术患者放置硬膜外导管和椎旁阻滞导管进行镇痛。对于进行楔形切除等非解剖切除的患者，大多数在竖脊肌或前锯肌平面进行单次长效局麻药注射可能已经足够控制疼痛。

尽管肺隔离的方法并无不同，但需要特别注意确保手术肺萎陷，因为相较于开胸技术，操作者对肺的回缩和操作能力降低。应避免对非通气侧肺进行 CPAP，因为这将妨碍外科医师对手术视野的观察。有时，为了加强外科可视化程度，该侧胸腔会进行二氧化碳高压充气，需密切注意调整通气以避免全身吸收及识别可能的二氧化碳栓塞。套管（Trochar）的放置也需要特别注意，因为它可能会意外插入腹腔，造成对肝脏、膈肌或胸腔内结构损伤。穿刺点本身可能也是出血的重要来源，由于它位于大多数肺切除手术的视野之外，因此可能会被忽略。

八、可能的并发症

肺切除手术历史上有极高的发病率和死亡率。随着手术期和围术期管理的不断改进，目前并发症的发生率已经大大降低，报道的肺叶切除术 30 天死亡率仅为 1%[80]。然而，与气道、呼吸和心血管系统相关的不良事件仍然很常见，并且它们显著增加并发症和医疗保健费用。

（一）气道损伤

肺隔离需要将气道装置送入主支气管。最常用的肺隔离装置是 Robertshaw 设计的一次性支气管 DLT，它比单腔导管要大得多，并且在更大的充气容积下具有高压气囊。综合考虑，这些特点使气道操作过程中上、下气道损伤风险增加。关于 DLT 导致气管和支气管破裂的情况有大量的报道。虽然 DLT 导致气管和支气管破裂的情况很少见（0.05%～0.19%），但它的发生率比单腔导管要高一个数量级（0.005%）[81, 82]。在一项最近纳入 60 名患者的前瞻性研究中，使用 DLT 和 Arndt BB 的声嘶和喉水肿的发生率分别为 44% 和 17%。然而，两种装置之间的亚临床支气管损伤，主要定义为支气管镜检时红斑、水肿或血肿的发生率没有显著差异[83]。患有气管支气管壁病变或白血病的患者、接受类固醇治疗的患者及 50 岁以上的女性进行支气管内插管需尤其注意相关风险[84]。

（二）缺氧 / 术后急性肺损伤 / 急性呼吸窘迫综合征 / 呼吸衰竭

肺切除术后肺损伤和缺氧仍然是术后最常见和

严重的不良事件之一。ALI的发生率为2.8%～12%，非解剖楔形切除发生率较低而较大的切除，尤其是全肺切除术发生率更高[85, 86]。并发ALI的患者重新插管、机械通气、入住重症监护病房和死亡率均明显增加。

肺切除术后的ALI是一种轻度的ARDS，应使用相关诊断标准准确识别这些患者。用于诊断ARDS的柏林标准包括氧合功能障碍，PaO_2/FiO_2值<300mmHg，胸部X线或CT影像上的浑浊影和排除由左侧心力衰竭或充血引起的静水压性肺水肿[87]。增加术后ALI发生的风险因素包括肺切除的范围、癌症晚期、未实施肺保护性通气[88]、严重COPD、间质性肺疾病、缺血性心脏病、术后24h内摄入液体量超过4L、长期饮酒和术中输血[89]。

在肺切除后，手术肺和通气肺都有发生肺损伤和气体交换障碍的风险。双侧肺都可能发生肺泡毛细血管膜内皮细胞糖萼的异常或破坏，是导致毛细血管渗漏和水肿形成的罪魁祸首。糖萼是排列在毛细血管内皮细胞内表面的地毯样微管，它参与调节半透膜上液体通量的正常模式[90]。通气肺容易受到容量伤害、肺不张/潮气量复张、高灌注和生物损伤的影响[45]。相反，手术肺需要在切除完成后经历从肺不张到复张。它容易受到肺萎陷相关的缺血再灌注损伤，以及由于缺氧性肺血管收缩引起的血液分流影响。直接外科创伤也可引起间质性肺水肿。已有证据证明，增加手术肺操作会增加肺损伤的潜在风险，可能与非手术肺的通气损伤一样具有破坏性[91]。

ARDS的治疗主要是支持性治疗和处理引发肺损伤的潜在病因。保守的液体管理、4～6ml/kg的小潮气量通气策略，以及机械通气时常规使用呼气末正压通气已经证明能显著降低死亡率[92]。大量的工作正在进行以寻找可能有助于ARDS治疗的直接药物；不幸的是目前并没有推荐任何用于治疗ARDS的常规药物[93]。

（三）气漏/支气管胸膜瘘/气胸（见第26章）

肺切除术后持续气漏是指术后5～7天仍持续存在经胸腔引流管排出气体[94]。这不仅与住院时间延长有关，也是肺切除术后30天内再次入院的最常见原因之一[95]。报道的气漏风险最高的是在肺减容手术后，发病率高达46%[96]。相比之下，肺叶切除术后气漏的发生率明显较低，为5.6%～26%，楔形切除术的发生率更低，为3.5%[97, 98]。

持续性气漏的治疗可以分为保守治疗、手术治疗或非手术治疗策略。最终目标是肺的完全再扩张，恢复足够的通气和氧合，消除肺泡–胸膜间的气体泄漏。保守治疗包括胸腔引流管引流和观察。胸腔引流管是否应该使用外部负压或仅做水封处理意见并不一致。不需要负压维持肺扩张的持续性气漏可在门诊使用蝶形阀进行管理。手术方法通常包括引流积液或感染性液体，并加固手术残端或渗漏肺实质[99]。尽管手术可能有效，但对于高龄患者或存在重要共病的患者，手术与明显的致病率相关[100]。

非手术方法包括医学胸膜粘连和支气管镜。尽管可成功用于自发性气胸，但在术后气漏中使用四环素和滑石粉为基础的硬化剂治疗成功率要低得多，因为其复发率很高[101]。也有尝试血液胸膜固定法，是将患者自身静脉血注入胸腔，以凝结和封闭气体泄漏。但不幸的是，对该技术的研究结果不一致，并且受到样本量小的限制[102]。对于未能成功进行治疗或认为再次手术风险较高的患者，可以采用内镜治疗方法。首先通过全麻支气管镜检查确定气漏来源，然后在直接观察下依次使用球囊对各叶、段和亚段进行球囊封闭[103]。在确定了最远的气道，并进行了阻塞消除漏气后，可以放置一种单向阀，即Spiration Valve（Olympus America），该阀经美国食品药品管理局批准用于治疗持续6天以上的气漏，其可允许空气和分泌物引流到传导气道，但可防止空气进入受影响的支气管。该单向阀在包括肺切除术后患者在内的多种病因引起的持续性气漏中已经显示出良好的效果，但在推荐其常规使用之前还需要更多的数据支持[104]。

支气管胸膜瘘与气漏类似但有不同的病理生理，是包括来自叶、段或亚段支气管的更近端的气道与胸膜之间形成通道。与气漏相比，支气管胸膜瘘更少见，在全肺切除术发生率为4.5%～20%，在肺叶切除术中发生率为0.5%～1%[105]。不幸的是，这些缺损不太可能自发闭合，需要额外的干预。身体状况稳定足以返回手术室的患者应该接受手术治疗，包括对坏死组织清创并用带血供的组织如大网膜或肌肉封闭支气管残端以覆盖漏气来源[106]。对于不适合返回手术室的患者可能受益于前面提到的支气管镜治疗方法。由于该损伤的发病率和复杂性，外科医师、呼吸科医师、重症监护专家和麻醉医师之间的多学科讨论可能对患者有益。

（四）肺切除术后综合征

肺切除术后，剩余肺组织的过度膨胀可能导致纵隔向手术侧胸腔移位，造成不同程度的扭曲和纵隔结构受压。由于主支气管在椎体和肺动脉之间可能导致中央气道受压。图 40-6 显示了一位 20 岁女性在 4 年前接受右肺切除手术治疗类癌后发生肺切除术后综合征的情况。她在肺切除术后 1 年内出现了肺切除术后综合征，并放置乳房植入物对纵隔进行了重新定位 [107]。该综合征通常不是急性事件，往往发生在手术后 6 个月之后。呼吸困难、咳嗽、喘鸣和反复肺炎是常见症状，这些症状并不具有特异性，需要高度怀疑方能诊断。胸部 X 线、CT 影像或支气管镜检查可以确定纵隔移位和气道压迫情况。也有报道描述了食管和肺静脉的受压，分别导致吞咽困难和呼吸困难 [108, 109]。预防性或治疗性手术干预可以通过植入假体对纵隔重新定位或在空的胸腔中放置充盈盐水的乳房假体来成功治疗 [107]。

（五）心房颤动（见第 22 章）

室上性心律失常，包括心房颤动和心房扑动，在肺切除术后患者是一个重要的临床问题。其在大型肺切除术（肺叶切除或更大范围的切除）后的发生率报道分别为肺叶切除手术 10%，右肺切除术可高达 43%[110]。心房颤动通常在术后的 2～4 天内发生。尽管它通常是自限性的，但也可能持续至手术后的 4～6 周。新发的术后心房颤动与不良预后明显相关，因为其可增加动脉血栓栓塞事件、肺部并发症或因血流动力学不稳定引起的组织灌注受损风险 [111]。可能导致这一外科人群心房颤动发生率增加的病理生理机制包括局部和全身炎症、右心室后负荷增加，以及来自内源性和外源性的儿茶酚胺增加 [112–114]。

心房颤动的风险因素包括男性、高龄、饮酒、高血压、红细胞输注、使用强心药、手术持续时间和范围，以及通过开胸手术进行肺切除 [110]。值得注意的是，Lee 及其同事的回顾性研究 [110] 发现硬膜外镇痛不能预防 VATS 或开胸手术患者心房颤动发生。对于中高风险的患者，美国胸外科协会Ⅱa 级推荐使用地尔硫䓬或胺碘酮预防术后心房颤动发生。如果患者已经使用 β 受体拮抗药，Ⅰ级推荐继续使用以防止撤药反应。

（六）喉返神经和膈神经损伤

膈神经沿着心包和纵隔胸膜之间向下延伸。它可能会受到主气道恶性肿瘤的压迫或在分离胸廓内动脉周围组织时被损伤。单侧损伤通常在胸部 X 线检查时发现，表现为受累侧膈肌隆起。大多数单侧损伤患者没有症状，不需要治疗。对于有症状或基础呼吸储备较小的患者，膈肌缝合术可能有益。该手术修复的目的是减少受累肺在吸气过程中反常向头部运动的情况 [116]。

左侧喉返神经绕行主动脉弓并返回到颈部，使

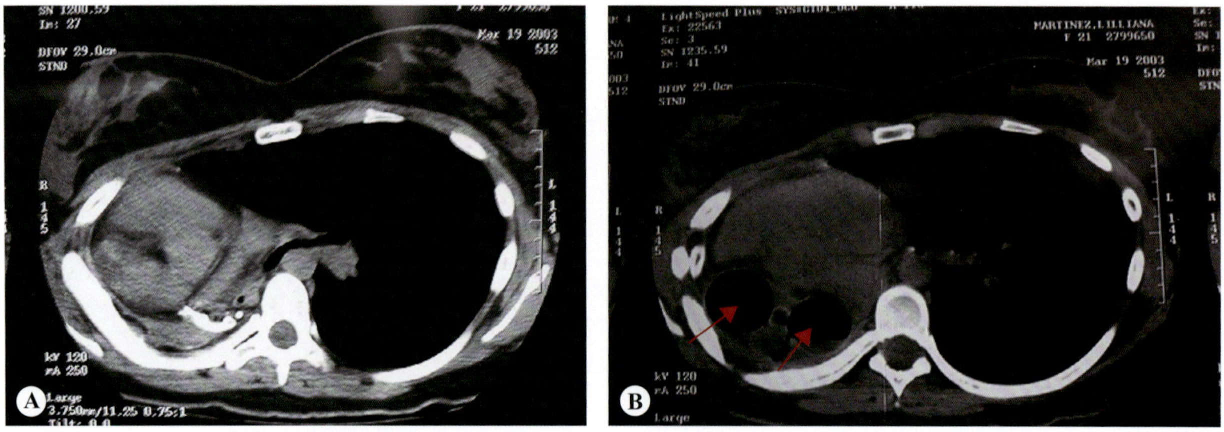

▲ **图 40-6** **A.** 患者的计算机体层成像显示纵隔向右后方移位，并在肺动脉和主动脉之间压迫左主支气管；**B.** 尽管存在许多假体（红箭），纵隔仍向肺切除空腔移位

引自 Shen KR, Wain JC, Wright CD, Grillo HC, Mathisen DJ. Postpneumonectomy syndrome: surgical management and long-term results. *J Thorac Cardiovasc Surg*. 2008, 135(6):1210-1219.

其更容易因肺部恶性肿瘤受到侵犯，也容易在肺切除期间发生医源性损伤。Filaire 等的一项研究评估了 99 例全肺切除术（50 例）和肺叶切除术（49 例）的患者声带功能障碍（vocal cord dysfunction，VCD）的发病率、对术后相关并发症的影响和危险因素。所有患者均在术前进行纤维喉镜检查，并在术后第一周对出现 VCD 症状或体征或呼吸并发症的患者再次进行检查：其中 31 例患者（31%）出现术后VCD（VCD组），68例（68%）未出现（非VCD组）。VCD 组的死亡率为 19%，非 VCD 组为 9%。与非 VCD 组相比，VCD 患者发生肺部和心脏并发症更多。VCD 组患者再次插管、肺炎、心律失常和心力衰竭的比率较高。放射治疗和全肺切除术是预测术后 VCD 的重要因素。VCD 组患者的住院时间为（22 ± 16）天，非 VCD 组为（13 ± 9）天。有 1/3 出现声带功能障碍的患者也出现症状性误吸[117]。这明显比其他原因引起的喉返神经损伤更高，可能是由于肺切除后容积减少和有效咳嗽能力降低的叠加效应[118]。对于胸外科手术后出现嘶哑声的患者，需要高度怀疑喉返神经损伤，因为双腔支气管导管的气道操作引起喉水肿很常见。纤维鼻咽镜通常可以进行诊断。

（七）肺扭转

肺扭转是指一个肺叶围绕其支气管、动脉和静脉的轴旋转，导致气道阻塞和血管供应不足。尽管罕见，但其患病率为 0.1%～0.3%，病死率高达 12%～16%[119]。由于症状和体征往往为非特异性，如咳嗽、呼吸困难、呼吸急促、心动过速、低氧血症和发热常常延误诊断，且可能会被错误地归因于其他更常见的病理情况。不幸的是，当通过 CT 影像或支气管镜检查确诊时，往往已经出现了较长时间的灌注不足，需要切除梗死组织。它最常发生在右肺上叶肺切除术后的右肺中叶，特别是在存在完整的斜裂和长的肺门蒂的情况下。术中的预防措施包括使用夹子、封闭剂或胶水将右肺中叶缝合到壁胸膜或将右肺中叶与右肺下叶固定在一起[120]。

（八）心脏疝

心脏疝是右侧或左侧全肺切除术后的一种罕见但危及生命的潜在并发症。它主要为心脏通过心包缺损进入空的胸膜腔，导致静脉和动脉血管受压。心脏疝通常在手术后的 24h 至第 3 天出现。最典型的表现是在患者咳嗽、呕吐、活动或拔管后突然发作的剧烈低血压和休克、心动过速、发绀、胸痛和上腔静脉综合征。胸腔正压，通过胸腔引流管吸引和患者体位改变是重要危险因素[121]。治疗主要为抢救生命的紧急开胸手术，将心脏放回心包并修复心包缺损。预防这种并发症主要为在肺切除术时一期缝合心包缺损，或将心包的边缘缝合到心肌上[122]。

结论

原发性肺恶性肿瘤是肺实质切除手术最常见的适应证。对于接受肺切除手术的患者进行安全有效的围术期管理需要仔细考虑和治疗可修改的不良预后预测因素，并采用各种措施支持和加强手术期间和术后的管理。一些术前评估手段可以让麻醉医师更好地对每个患者和手术进行个体化管理。术前三脚凳式肺功能评估则是其中一种既简单又有效的方法。在机械通气监测方面出现的令人激动的新进展使医务人员能够更安全有效地进行个体化 OLV。虽然在肺切除手术中最常用 DLT 进行肺隔离，但存在许多替代选择，如何选择“最佳”装置取决于患者和手术因素。

肺切除手术的麻醉管理目标可概括如下：①在保护非手术肺免受 VILI 的同时实现有效的肺隔离；②谨慎并以目标导向的方式给予静脉补液；③选择有利于优化呼吸力学和保留麻醉苏醒后气道反射的麻醉药和实践；④使用尽可能少的阿片类镇痛，包括局部或硬膜外镇痛。微创手术方法可以加速患者恢复，但对麻醉医师而言也带来一些额外的考虑因素。最后，尽管过去几十年肺切除术后 30 天的死亡率有了显著改善，但与心肺系统相关的不良事件仍然很常见。

第 41 章 漏斗胸修复术

Repair of Pectus Excavatum

Jo Mourisse Stefan Van Der Heide 著

刘文捷 曾志英 译

漏斗胸（pectus excavatum，PE）是一种先天性胸壁畸形，以胸骨凹陷为特征，通常始于胸骨柄，止于剑突。邻近的肋软骨也会移位，畸形可以是对称的，也可以是不对称的。英语国家普遍称为“pectus excavatum”和“funnel chest”，而在德国多称为“trichterburst”。

漏斗胸的发病率为 1‰～8‰，占前胸壁疾病的 88%。其次占胸颈椎疾病的 5%[1]。男性发病率比女性高 4 倍[2]。

部分漏斗胸发生与结缔组织疾病有关，如马方综合征、Ehlers-Danlos 或成骨不全症，或神经肌肉疾病。漏斗胸也见于一些遗传性疾病，如 Noonan 综合征和 Turner 综合征。

关于漏斗胸发生的假说有许多，但最广泛被接受的理论是肋骨或软骨异常过度生长[3]。Park 等评估了 18 名 10 岁青春期前的对称性漏斗胸患者和 18 名年龄性别相当的无胸壁畸形的对照者的肋软骨和肋骨长度。他们研究发现：对称性漏斗胸患者中，患者组右侧第 6 根肋骨和左侧第 4、第 5、第 6 肋骨的长度明显长于对照组，这表明促成漏斗胸的一个因素可能是异常的肋骨过度生长，而不是软骨过度生长[4]。

只有 22% 的漏斗胸在 10 岁前出现[2]。在青春期发育过程中，漏斗胸畸形往往会恶化，轻度漏斗胸可在 6～12 个月内发展为重度漏斗胸。

在幼年时期，漏斗胸可无明显症状，但随着年龄增长，运动量增加，患者表现出运动时呼吸急促、耐力不足和运动耐力下降等症状可能成为问题。

漏斗胸患者就医的一个常见原因是对个人形象的困扰。严重的漏斗胸可能会严重影响心理健康，如抑郁症，极少数情况下甚至自杀。胸痛也是常见的症状。轻度漏斗胸患者的心肺功能基本正常，选择手术是为了个人形象。严重的漏斗胸会产生更多的症状，见图 41-1[5]。

一、治疗方案

1920 年，Sauerbruch 采用胸骨截骨术切除了双侧肋骨和软骨，该术式需要外部牵引以防止胸部外翻。后来，在临床实践中，这种技术被弃用了。

1949 年，Ravitch 选择在不进入胸腔的情况下仅对变形的肋软骨进行软骨膜切除术。虽然这种术

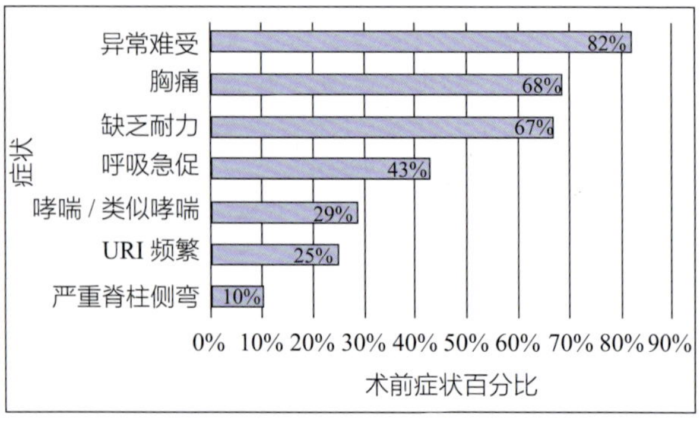

▲ **图 41-1 900 例严重漏斗胸患者的术前症状百分比**

URI. 上呼吸道感染 [引自 Nuss D, Kelly RE, Jr. Minimally invasive surgical correction of chest wall deformities in children (Nuss procedure). *Adv Pediatr*. 2008, 55:395-410.]

式不需要外部牵引，但患者胸前会有较大的手术瘢痕。后期进一步的更新术式可使瘢痕更小[5]。

随后进行了几项术式改进：Robicsek 使用网状支撑来稳定胸骨。Leonard 在胸骨后面加用一根钢丝，该钢丝横向外露，固定在支架上。Lacquet 使用了一种不使用假体材料的技术。但这些手术在临床实践中都很少使用。

1997 年，Nuss 提出了插入一个预先成型的金属棒的方法（Nuss 术式）。他的方法也被称为漏斗胸的微创修复术（MIRPE）[5]。Nuss 术式的优点是创伤小，出血少，骨不连少，假关节病和胸骨漂浮概率低，获得性营养不良少，以及手术时间更短。随后医生不断地改良术式。最大的改良是使用胸腔镜，可以更广泛地观察手术领域。在此之前，外科医师在胸骨和心包膜之间进行危险的盲目钝性分离。最初胸腔镜手术是双侧进行的，目前是单侧进行。为了减少金属棒翻转，最初是用缝线固定胸骨周围的肋骨，后来用稳定器连接到金属棒的末端。Pilegaard 使用非常短的金属棒可减少翻转范围[6]。

目前，修复漏斗胸的手术方法包括在胸骨上安装磁铁，并在支架上用第二块磁铁进行外部牵引，对于漏斗胸于身体影响较小的患者，可以选择在皮下植入定制的假体。非手术方法是可采用真空吸盘吸起胸壁凹陷处，以达到矫治目的。[7] 对轻度漏斗胸患者可给予改善体位、增加胸廓空间的物理治疗方法。

二、最佳的治疗年龄

漏斗胸修复术的初期，外科医师认为手术最好在儿童早期进行（20 个月以内）。在 1996 年，Haller 描述了 Ravitch 手术后的一个严重并发症：胸部生长障碍或获得性窒息性软骨营养不良。胸廓受限也限制了肺部的生长，导致用力肺活量（FVC）降低到预测值的 33%～55%[8]。手术年龄小，以及过度切除肋软骨和生长中心，是儿童期治疗的主要风险因素。

早期手术也会导致畸形的复发。在 Nuss 的第一篇文章中，手术的中位年龄是 5 岁，后来他建议在青春期前进行手术。目前的手术时机选择是在 14 岁左右矫正漏斗胸。只有少数医院仅在患者 3 岁时进行手术[6]；在 30 岁以上的成年患者中，更常见的是增加开放软骨切除和开放胸骨截骨术[9]。

三、病例展示

患者为 14 岁男性（体重 36kg，身高为 156cm），因漏斗胸入院，其在幼年期就有相关表现，但无明显症状。考虑患者只有 2cm 的凹陷，且生长高峰期尚未结束，因此推迟了矫正。在 17 岁的时候，患者（体重 59kg，身高 184cm）胸廓呈现 3cm 深的凹陷，略有不对称，并且出现了气短、胸痛并伴有呼吸加深的症状。患者自身因胸廓畸形而羞愧（图 41–2）。Haller 指数为 4（图 41–3），FVC 为 88%，第 1 秒用力呼气容积（FEV_1）为预测值的 79%。

术前于患者 T_4～T_5 放置了胸段硬膜外导管，本章后面将详细介绍手术情况。手术很顺利，放置了一根带有两个固定板的 11 英寸的矫形板。拔管后，患者进入麻醉后监测治疗室，几小时后回病房。胸部 X 线片显示双侧胸腔顶端少量气胸（左侧 1cm，右侧 2cm）（图 41–4）。术后镇痛采用患者自控罗哌卡因 / 舒芬太尼硬膜外镇痛（PCEA）。患者对手术结果满意，术后第 5 天出院。

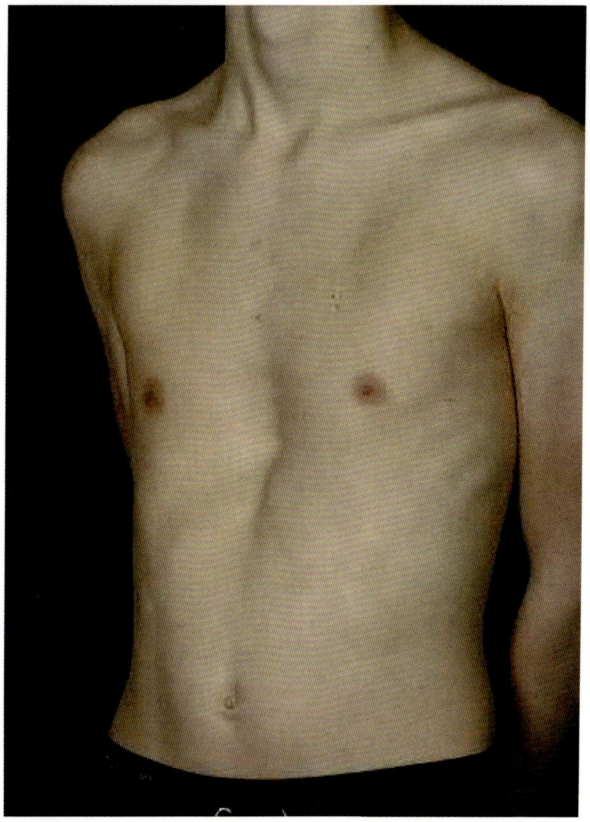

▲ 图 41–2 一名 17 岁男孩的漏斗胸畸形；请参阅病例介绍

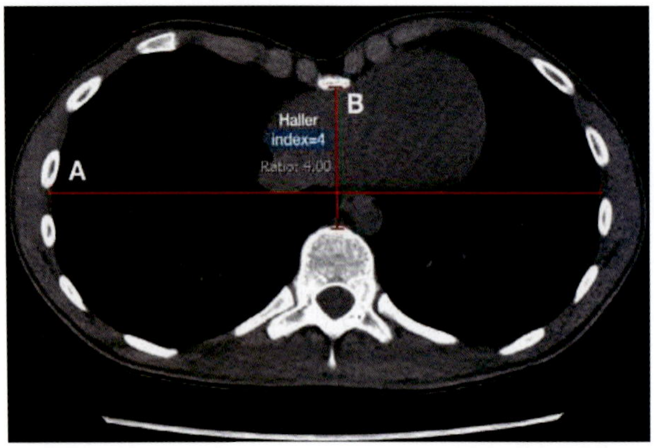

▲ **图 41-3 CT 扫描上测量的 Haller 指数或胸腔严重程度指数：侧径 A 除以脊柱与最大凹陷之间的距离 B 得出指数等于 4**

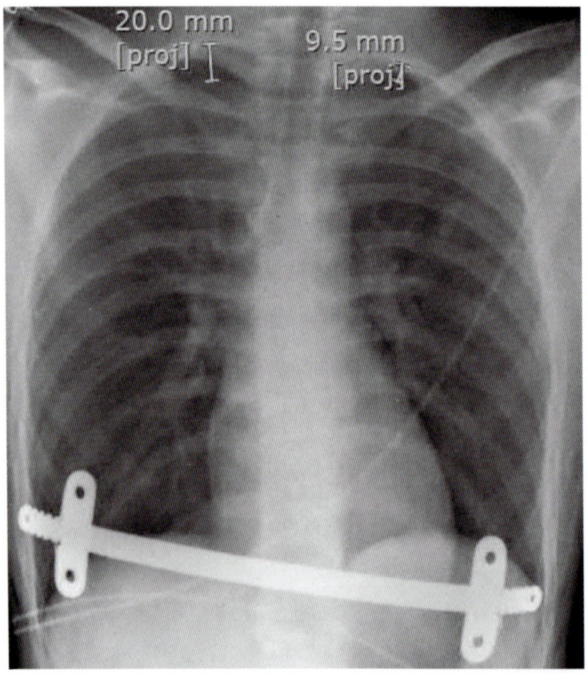

▲ **图 41-4 放置矫形板后的本病例胸部 X 线片**

为了达到最佳效果，横杆的放置有些倾斜；双侧胸腔顶端有少量气胸

四、病例管理

（一）术前评估和手术适应证

首先，通过检查评估畸形的严重程度。应记录胸骨凹陷的深度和不对称性。深度超过 2.5cm 被认为是中到重度畸形。通常的方法是通过影像学对胸部进行成像，以跟踪漏斗胸的进展情况或评估治疗的效果，图 41-2 为手术前图像。

医生必须评估漏斗胸的病史和进展情况，以及是否存在其他症状，如体力活动减少、疲劳、气促或疼痛。患者出现心理和情绪上的不适往往在寻求医疗帮助方面起着重要作用。此外，还必须考虑相关的综合征或先天性疾病。必须排除对金属棒的成分镍和钴（2%）过敏的可能性。

在中度或重度畸形或有心肺症状的情况下，应进行胸部 CT 扫描。胸廓严重程度指数（PSI），也称为 Haller 指数，是在最大凹陷点测量的，见图 41-3，是脊柱侧径与脊柱与最大凹陷之间的距离的比值。正常人的 PSI<2.5，严重漏斗胸患者的 PSI≥3.5。一项纳入 1215 例 Nuss 手术的研究发现平均 Haller CT 指数是 5.15［平均标准差（SD）=2.32］[10]。在 CT 扫描中，我们可以很容易确定心脏、肺和大血管的位置，也可以观察到其他胸部异常，并且 10%～20% 的患者会伴有脊柱侧弯（通常为驼背）[5]。

如果患者出现运动时呼吸困难、胸痛或心悸，就应该评估心功能。研究发现 88% 的病例有心脏受压，89% 的病例有心脏移位，心脏杂音的发生率为 32%[5]。CT 扫描和磁共振成像扫描通常是在仰卧位进行的，与直立位相比，特别是在运动时，患者的心脏受压程度会被低估[1]。

超声心动图（经胸或经食管）显示心脏向左移位，这可能会妨碍标准切面。右心室流出道的压迫可能会引起功能性收缩期杂音。Coln 等回顾性地分析了 123 名接受 Nuss 胸廓修复术的年龄在 5—18 岁（平均 13 岁）的患者。106 例（86%）出现了与劳累有关的症状。Haller 胸壁指数平均为 4.3（2.4～10.85）。术前运动超声心动图检查显示 117 例（95%）存在心脏压迫。54 例（44%）存在二尖瓣异常。25 例出现二尖瓣脱垂，29 例出现二尖瓣反流。在所研究的病例中，100 例（93%）术后超声恢复正常。7 例有持续的二尖瓣脱垂，1 例有轻度反流。所有患者术后均无明显症状[11]。

在心电图上，显示电轴右偏和 ST 段压低，这反映了心脏的移位和压迫。

存在严重畸形的患者应进行肺功能检查。与正常人群相比，漏斗胸患者表现为 FVC 和 FEV_1 变小（图 41-5）。FVC、FEV_1 和 FEF_{25-75} 值均比预测值下降 15%[10]。最常见的是限制性通气功能障碍，阻塞性通气功能障碍少见，但也有可能。而与正常个体相比，这种被认为可能是呼吸力学效果较差造成的[5]。

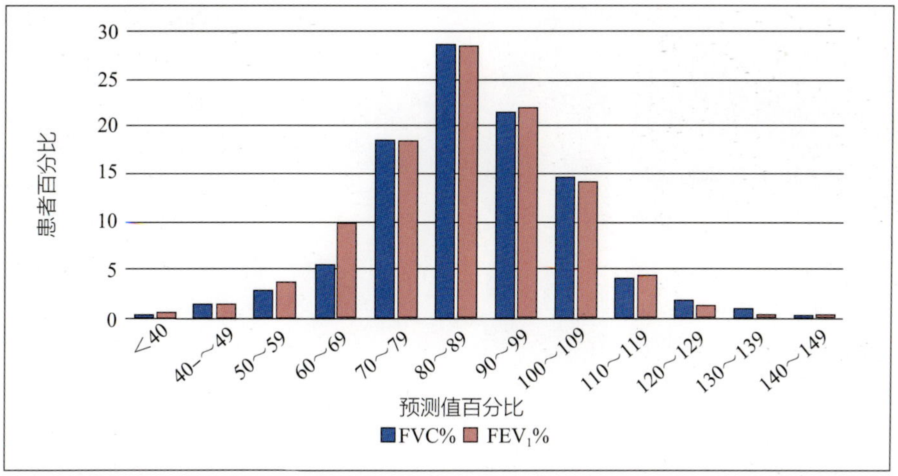

▲ 图 41-5 用力肺活量（FVC）和第 1 秒用力呼气容积（FEV_1）分布情况

静态肺功能检查显示严重漏斗胸患者数据向左移位；数据收集自 750 名患者 [引自 Nuss D, Kelly RE, Jr. Minimally invasive surgical correction of chest wall deformities in children (Nuss procedure). *Adv Pediatr*. 2008，55:395-410.]

通过增加腹壁运动弥补相对固定的凹陷胸骨[1]。

很大一部分患者不会马上进行手术，他们会被推荐参加术前锻炼计划，包括改善心肺功能状况、改善姿势和增加胸部扩张度。患者必须在完成该计划后 1 年内重新评估。

Donald Nuss 总结了 Nuss 手术的适应证[5]。

如果有以下两个或更多的情况适用。

①患者有症状，有严重的畸形，并且有记录显示畸形进展。

②胸部 CT 显示心脏或肺部受压，CT 指数≥3.25。

③心脏评估显示心脏受压或移位，伴有二尖瓣脱垂、杂音或传导异常。

④肺功能检查显示限制性或阻塞性肺部疾病。

⑤以前的修复手术失败。

（二）手术方法

1. Nuss 术式

专家们对 Nuss 术式做出了许多改良。此次描述是对这些技术的总体概述，并且每个医院处理的细节可能有所不同。手术开始时，外科医师先在胸部做好标记，并制作一个将要用到的矫形板。然后根据偏好，左侧或右侧都可以，在胸壁做一个切口，插入引导套管（图 41-6），并再建立一条通往胸脊的皮下通道。有的医院将胸腔镜放置在胸腔内，并制造人工气胸，注入 CO_2 气体，压力为 5～15mmHg[12]。有的医院则使用单肺通气或两者结合使用。在胸腔镜下，用引导器从右侧向左侧（或相反）进行胸骨后剥离。为了安全起见，在剥离过程中，应持续看到引导器的尖端。如果是严重的漏斗胸，可以用剑突下切口、胸骨牵引或胸骨吸盘来抬高胸骨。接下来，从胸腔内部穿过肋间隙，到达对侧的皮肤切口。外科医师通过抬起引导器，用手施加外部压力，将胸骨抬高并塑造成凸形。将牵引带将固定于引导器上，并收回引导器。然后以牵引带为导向，将预先塑形的矫形板倒置插入。然后用特制翻转器将矫形板翻转 180°，将胸廓撑起。用金属板和（或）金属丝固定矫形板。缝合皮肤后，将胸腔镜的套管换成小胸导管。为了排空左、右胸腔内的空气，外科医师采用正压通气和胸腹部按压。同时，将小胸导管的远端置于水中，直到看不到气泡为止，然后拔出胸导管。

2. Ravitch 术式

在美国西奈山医学院医院，采用的是正中小切口（图 41-7），首先分离胸肌和腹直肌，然后进行软骨膜下软骨切除。在成角的水平上做一个楔形切口，保留后部皮质。在骨膜上用交叉的 Vicryl 缝合线矫正胸骨。关闭骨膜，将肌肉重新固定在前胸壁上。这种技术避免了使用假体材料，但术中需要完美的肌松，并在术后早期抑制腹部肌肉的收缩[3, 13]。

（三）预后

Kang 等分别对 63 名 Nuss 手术和 37 名 Ravitch 手术患者进行比较[14]。与 Ravitch 手术相比，Nuss 手术需要的手术时间和住院时间更短（$P<0.001$）。

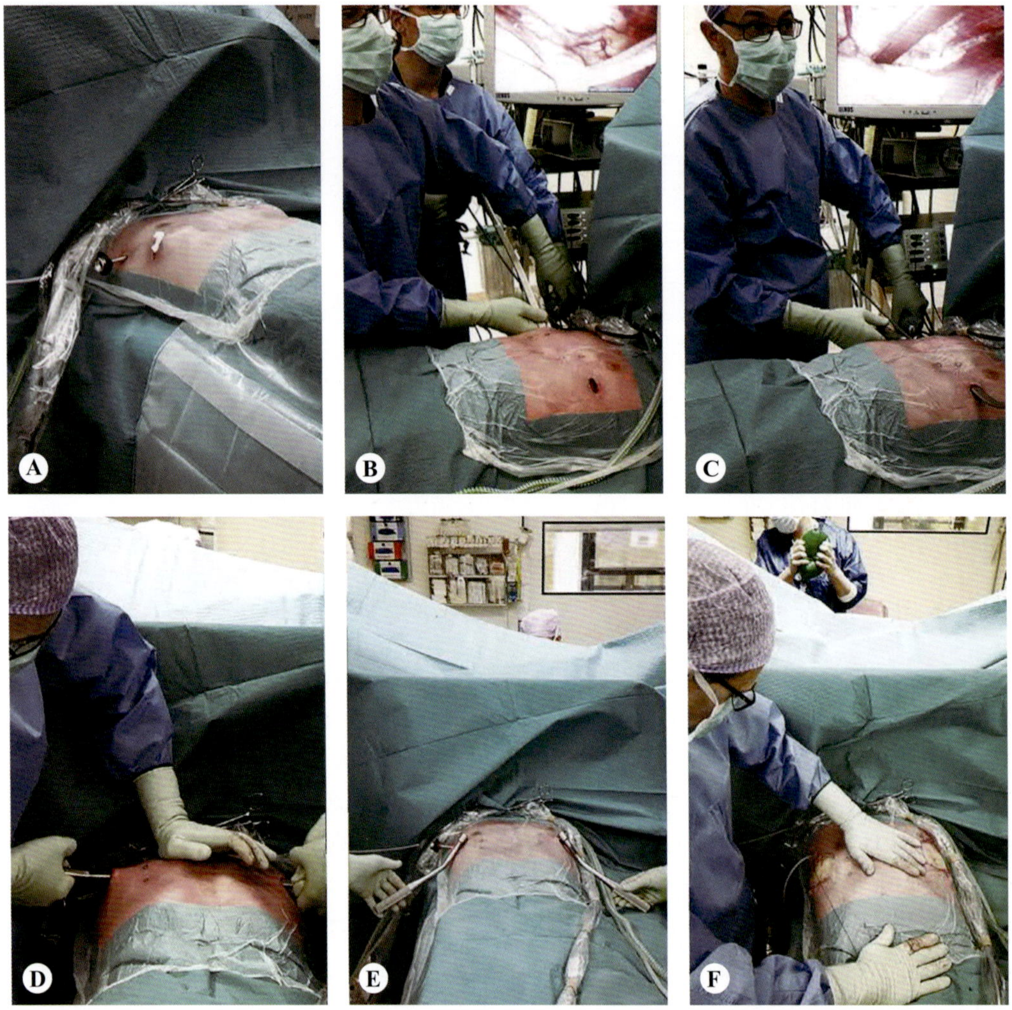

▲ 图 41-6 所述病例的部分手术步骤

A. 两个双侧切口和皮下通道已准备好，并填入了纱布，在更高的位置插入了胸腔镜引导套管；B. 胸腔镜下经右侧切口置入引导器，胸骨和心包之间的隧道已准备好；C. 引导器已从左侧切口处出来；D. 胸骨抬高，重塑胸骨和肋骨；E. 在系上牵引带后，收回引导器，然后用牵引带为导向插入矫形板，两个翻转器连接在矫形板的两端，把矫形板旋转 180°；F. 缝合伤口后，将一根小胸导管与引导套管互换，并将远端置于水下，使用持续的气道正压与胸腹部按压，以排出胸腔中的残余空气，然后迅速拔出胸导管

监测结果显示 Nuss 组有 17.6% 的患者，Ravitch 组有 35.7% 的患者对手术结果不满意（P=0.072）。最常见的不满原因是 Nuss 组的再塌陷（n=5）和 Ravitch 组的不完全矫正（n=7）。

一项 Meta 分析显示：与 Ravitch 手术相比，Nuss 手术持续时间短，出血量少，但住院时间相似 [15]。

经过改良的 Ravitch 或 Nuss 手术后，大多数患者表示他们的外观和自我形象得到了改善，同时主观感觉到运动耐力有所提高 [5, 16-18]。通过可靠的问卷调查也发现，患者的运动耐力有统计学上的显著改善 [1]。

肺功能和心排血量的改善有充分的文献记录。当矫形板还在的情况下进行肺功能测试时，最初的肺功能结果会更差，主要认为是由于患者体能下降及矫形板的限制所致 [1]。拆除矫形板 1 年后，肺功能有了适度的改善，FVC 从 88% 提高到 92%，FEV_1 从 83% 提高到 87%[10]。虽然在统计学上增长是显著的，但临床上的差异很小。但在 Ravitch 手术后，患者没有观察到肺功能的改善，可能是由于肋软骨的破坏和钙化 [1, 18-20]。

一些关于 Ravitch 手术的研究报告发现，亚运动量时，患者的 VO_2 轻微增加，具有统计学差异。

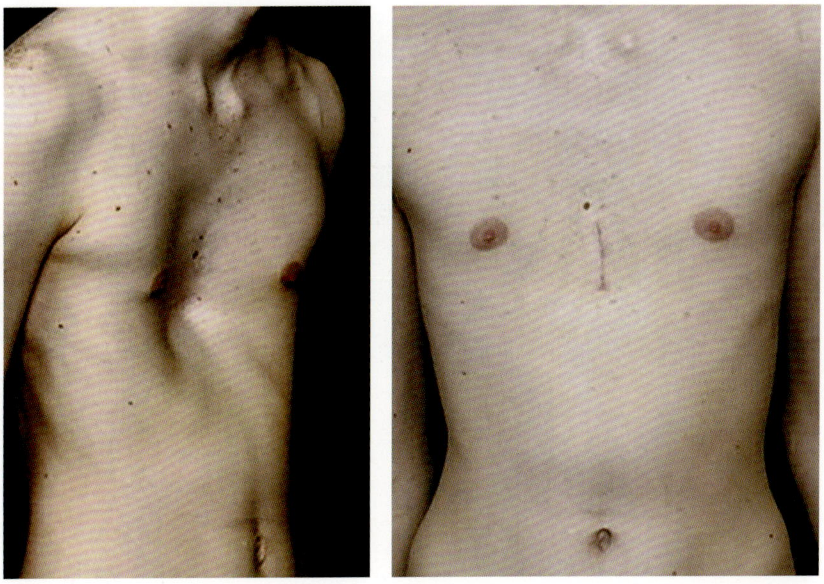

▲ 图 41-7 一例严重漏斗胸青少年患者采用正中小切口行改良 **Ravitch** 手术前后对比

目前还不清楚这种增加是否可以归因于术后 1 年身体状况的改善[18, 21]。

一项 Nuss 手术研究报道，术前二尖瓣脱垂（MVP）的发生率为 18%。在胸廓矫正后，几乎一半的 MVP 都得到了改善[10]。Ravitch 和 Nuss 手术后，患者的每搏量增加[19, 22]。在一项关于 Nuss 手术的小型研究中，患者的每搏量从 61.6ml（SD=24）增加到 77.5ml（SD=23）[22]。

五、手术并发症

麻醉和手术相关并发症的总体发生率为 15%～20%[12, 23]。图 41-8 显示了 Nuss 手术后的早期和晚期并发症。但危及生命的并发症和死亡率的真实发生率是未知的，因为全世界进行的手术总数是尚不清楚。然而，根据调查信息、美国的胸部矫形板的制造商、文献报道，以及在胸壁国际组织会议上提出的手术病例数量的数据推断，估计已经进行了约 5 万例手术，威胁生命的并发症的发生率<0.1%。1998—2016 年，Hebra 等[23]确定了 27 个已发表的病例和 32 个未报道的危及生命的并发症，包括心脏穿孔、血胸、大血管损伤、肺损伤、肝损伤、胃肠道问题和膈肌损伤。7 例患者在横条拔除过程中出现了重大并发症。至少有 2 例在进行 Nuss 手术期间死亡的报道。在拆除矫形板时，至少有 7 例死亡的报道[23]。医生应该了解死亡和严重威胁生命的并发症的风险。既往有胸外科手术、胸廓的严重程度和外科医师的经验不足是主要风险因素[23]。

手术最严重并发症是心脏穿孔。在 Nuss 手术中，偶有胸骨后剥离时心脏穿孔的报道[6, 24]。通常是穿透右心房或右心室。在这种情况下，必须进行紧急开胸或胸骨切开。

当肋间血管或肌肉受伤时也可能发生血胸。

术后心包炎或心包积液，可能由于血液进入心包腔，据报道发生率为 0.6%～4%[25-27]。

在手术过程中，也有心律失常和心搏骤停的报道。这种情况在以前做过 Ravitch 手术后的 Nuss 手术中尤其明显[5]。

由于胸腔镜的使用，Nuss 手术后常见小气胸，它一般会自动吸收。大量的气胸可能是由于肺实质裂伤造成的。据报道，需要胸管抽吸的严重气胸的发生率为 3%，但一些系列报道中其发生率明显更高[25]。有时可观察到皮下气肿，特别是在患者剧烈咳嗽时。

胸腔积液是 Nuss 手术后最常见的并发症（63%），在一项研究中，其发生率为 29%[25]。大多数胸腔积液是由手术创伤引起的，但也有后来由创伤性事故引起的，如跌倒或冲撞，都可能导致胸腔积液。症状是疼痛和呼吸困难。抽吸物可以是血性或浆液性的，不过不一定需要做胸腔穿刺或胸管置管引流。

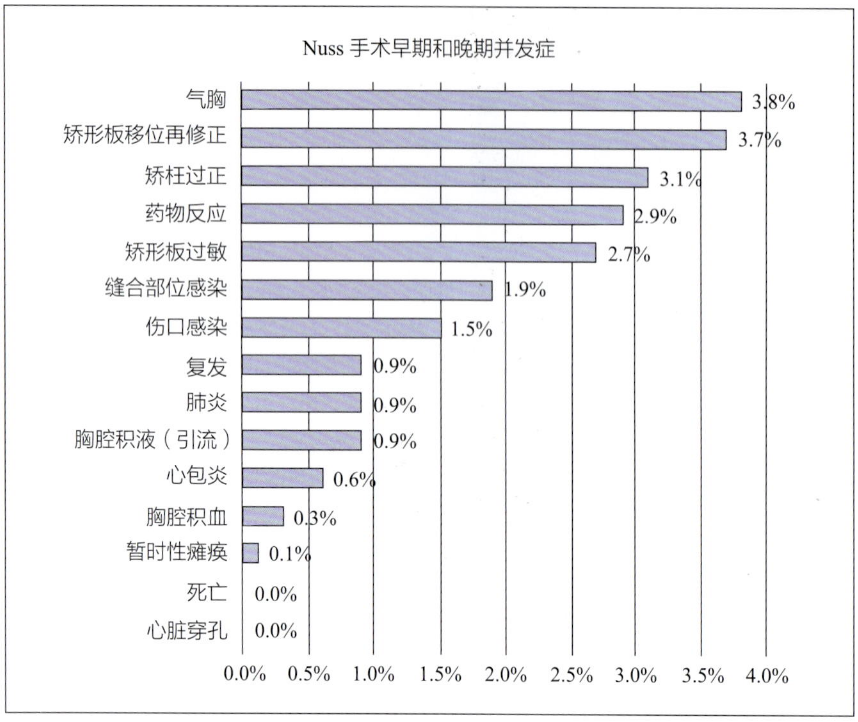

▲ 图 41-8　1987—2012 年 Donald Nuss 团队 1463 例行首次 Nuss 手术患者的术后早期和晚期并发症

引自 Nuss D, Obermeyer RJ, Kelly RE. Nuss bar procedure: past, present and future. *Ann Cardiothorac Surg.* 2016, 5(5):422-433.

最初，矫形板移位是一个重大的挑战，但现在随着技术的改进和外科医师经验的增加，移位率已低于 1%。移位可以是 90° 或 180° 的后方旋转，也可以是侧向移位。

含镍、钴或铬的矫形板可能会引起变态反应。如果发生过敏，可以用小剂量泼尼松治疗。使用钛板可以预防矫形板过敏。

矫形板感染是罕见的，已报道的病例不到 0.5%～3%，可通过长期使用抗生素或拆除矫形板来治疗。

臂丛神经损伤可能是由于手术中体位不佳造成的[28]。

改良 Ravitch 手术的并发症见图 41-9。没有与 Ravitch 手术直接相关的死亡病例报道[3]。在 Fonkalrud 报道的 912 例患者中，无早期死亡病例[16]。总体术后并发症发生率为 8%，未见严重威胁生命的并发症。

六、麻醉技术

一旦外科医师确定了手术的适应证，就会对患者（通常由父母陪同）进行术前检查。评估的目的是发现任何未被识别的疾病和可能增加手术风险的风险因素，并提出降低这种风险的策略。术前进行 CT 扫描、超声心动图、心电图和肺功能检查。麻醉过程和术后护理进行解释。因为这些患者几乎都是青少年，所以要特别关注减少焦虑和提高心理上的适应力。因此，在手术前 1h，可使用短效的苯二氮䓬类，如咪达唑仑。另外，可常规使用对乙酰氨基酚（扑热息痛）进行超前镇痛。

手术前，建立一个静脉（IV）通路，患者进行标准监测后，在 T_5～T_6 水平放置胸段硬膜外导管。置管前先用 1% 的利多卡因进行广泛的局部浸润，并可能需要补充镇静药以减少不适感。抗胆碱药（如阿托品）和拟交感神经药（如麻黄碱）应准备好以便可直接注射。因为在这些年轻患者的硬膜外置入过程中，血管迷走神经性晕厥的情况并不少见。在正确置管后，用抽吸试验阴性和注射加有肾上腺素的 2% 的利多卡因对硬膜外位置进行测试。

全身麻醉采用丙泊酚、舒芬太尼、罗库溴铵，并用吸入麻醉药维持。诱导时给予抗生素（头孢唑

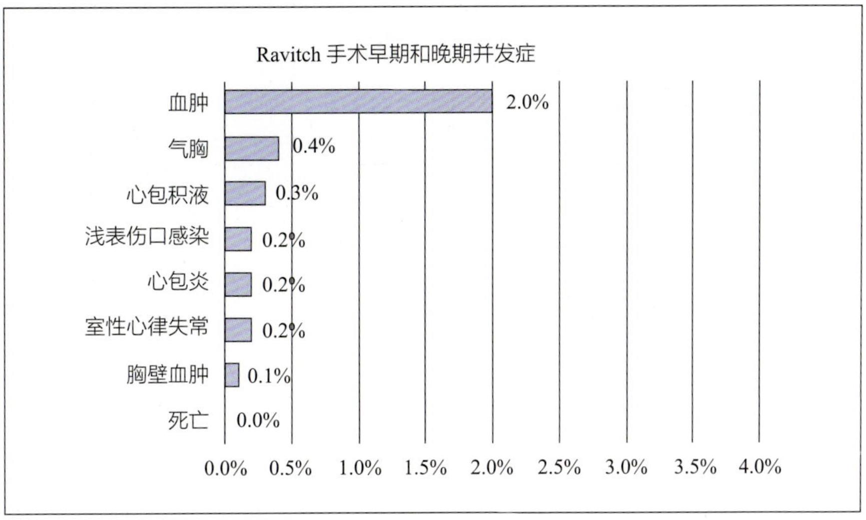

▲ **图 41-9　Fonkalsrud 团队 1969—2007 年 912 例行 Ravitch 手术患者的早期和晚期并发症**

引自 Fonkalsrud EW. 912 open pectus excavatum repairs: changing trends, lessons learned: one surgeon's experience. *World J Surg*. 2009, 33(2):180-190.

林）。由于可能发生急性血流动力学的变化，有必要进行动脉穿刺置管以持续监测血压和间断行血气分析。诱导后还需插入导尿管。在手术开始（如地塞米松）和（或）手术结束时（如昂丹司琼）给予止吐药。在手术结束时给予静脉注射非甾体抗炎药（NSAID，如帕瑞昔布）。在切皮前，硬膜外镇痛补充 20μg 的舒芬太尼和 30mg 的罗哌卡因，并以 0.75% 罗比卡因 4ml 持续输注，加入舒芬太尼 1μg/ml，持续输注速率 4～6ml/h。

当患者暂时脱离呼吸机时和笔者使用单腔气管导管自发性肺萎陷。在 Nuss 手术中，单肺通气不是强制性的。根据外科医师的偏好，在大多数情况下，不需要完全萎陷肺部[12]。

然而，有些中心倾向于使用双腔导管或支气管封堵器进行单肺通气，以提供最佳的手术视野[12]。一些临床中心还使用了二氧化碳充气来压迫同侧（右）肺。在手术过程中，二氧化碳充气会使呼气末二氧化碳上升、心动过速和平均动脉血压下降[12]。

Nuss 手术以前的姿势是双臂外展。这会导致部分患者损伤臂丛神经[29, 30]。因此，一只手臂（右）在肩部和肘部以直角悬挂。手臂悬挂在手术台上方的一个杆子上，杆子连接在头部上方的手术台上（图 41-10）。

在插入引导器和矫形板的过程中，要仔细注意患者出现心律失常和心血管不稳定的情况。

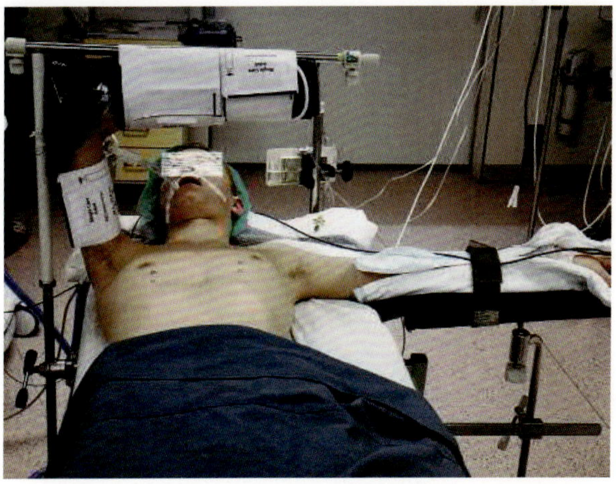

▲ **图 41-10　本病例中 Nuss 手术的体位；右臂在肩部成直角悬吊，在肘部也成直角悬吊；手臂固定在位于头部上方的手术台上的一根杆子上；肘部和前臂用凝胶垫保护；身体位于手术台右缘**

七、术后护理

术后平稳无痛的麻醉苏醒是防止矫形板脱位的必要条件。患者不能侧卧，要保持仰卧位。良好的镇痛是预防术后肺部并发症的重要条件。

美国西奈山医院的标准疼痛疗法是使用 2% 罗哌卡因和 1μg/ml 舒芬太尼以 4～8ml/h 进行胸段硬膜外输注。此外，还可以使用 PCEA 模式，每 20 分钟追加 2ml。对乙酰氨基酚（1000mg，每天 4 次）

和非甾体抗炎药（双氯芬酸 50mg，每天 3 次）定期给药。为了优化疼痛治疗每天都有疼痛小组的成员访问患者。众所周知，在连续硬膜外输注局部麻醉药期间，感觉和运动阻滞会消退，因此必须增加输注速度。

在第 2 天，停止舒芬太尼硬膜外输注，并开始使用奥施康定（Oxycontin）（＞65kg，10mg，每天 2 次；＜65kg，5mg，每天 2 次）。羟考酮（5mg，每天 6 次）可以作为备用药物方案。在停止硬膜外输注之前规律口服阿片类对实现最佳过渡非常重要。

在第 3 天，拔掉硬膜外导管，继续应用已经开始使用的阿片类。如果可能的话，在第 4 天停止使用阿片类，给予曲马多 50mg，每天 3 次，并可再增加 50mg。患者出院时带着对乙酰氨基酚、双氯芬酸和曲马朵。泮托拉唑用于预防消化性溃疡。

如果硬膜外麻醉效果不佳，可用吗啡 2.5mg 静脉注射和持续输注［最大剂量为 0.3mg/（kg·h）］或使用吗啡泵进行患者控制的镇痛（PCA）（2mg/ml，锁定 5～10min，每次 1mg）。最后可给予艾司氯胺酮 0.1mg/（kg·h）或可乐定 1～2μg/（kg·h）。

静脉注射抗生素（头孢唑林），持续 2 天。

物理治疗师将指导患者如何移动和下床活动，患者在术后第 4～5 天出院。

为防止矫形板移位，患者必须平躺和仰卧睡觉，并在术后 6 周内限制所有运动。只要矫形板在里面，就禁止进行接触性运动。

矫形板应至少放置 2 年，最好是 3 年，但不能早于青春期生长的高峰期。可以在门诊将其拆除。

八、术后疼痛回顾（见第 24 章）

适当的疼痛治疗对于防止咳嗽和术后不适是必不可少的，这对预防肺部并发症很重要。在 2014 年发表的一项实践调查中，91% 的机构将胸段硬膜外麻醉作为主要的镇痛方式[31]。

在临床实践中，硬膜外镇痛的失败率高达 30%[32]。导致失败的因素包括初次放置硬膜外导管位置不正确，导管的移位和局麻药剂量不够。如果由熟练的麻醉医师负责穿刺置管，失败率就会降低[33]。

胸段硬膜外置管可能发生严重的不良反应和并发症。麻醉平面过高可导致上肢麻痹或瘫痪。此外，还可以看到 Horner 综合征、低血压等，严重情况下，可能导致呼吸抑制。

硬膜外溶液中的阿片类可导致嗜睡、瘙痒和呼吸抑制。硬膜外局麻药过量或注入血管内会导致意识混乱、口周刺痛、幻觉、肌阵挛、意识丧失和呼吸停止。循环系统并发症是心动过缓、心搏骤停和其他心律失常。肝功能受损时，用药过量的风险更高。

由于术后疼痛对住院时间、活动和生活质量都有影响，因此疼痛管理是术后护理的关键部分。

与 Ravitch 手术相比，接受 Nuss 手术的患者住院时间略长[34, 35]。尽管两组患者中 90% 以上都接受了胸段硬膜外麻醉，Nuss 手术患者平均每日疼痛评分更高，阿片类的使用也增加了 25%[36]。罕见的是，微创技术导致更多疼痛，这可能是由于在手术操作过程中对肋间神经造成创伤所致。接受 Nuss 手术的老年患者比年轻患者使用阿片类更多。这是因为老年患者的胸壁顺应性较差，因此需要更大的力量来抬高胸骨。Haller CT 指数与阿片类的使用无相关性[36]。

（一）其他镇痛方法

标准镇痛是使用胸段硬膜外麻醉（TEA）。然而，已知会发生罕见但非常严重的潜在并发症。在对 1215 名接受 Nuss 手术的患者进行的最大的回顾性研究中，1 例患者在接受胸腔镜手术后出现下肢瘫痪和失去肠道和膀胱控制的情况，部分功能恢复但并未完全恢复。该组放弃采用胸段硬膜外麻醉，改为 PCA[10]。硬膜外麻醉后截瘫，极为罕见，也有报道发生在一名接受胸腔镜手术的儿童[37]。成人 TEA 后永久性神经损伤的最大风险估计为 0.07%[38]。

（二）患者自控镇痛

一项前瞻性试验显示，在硬膜外给药的 5 天内，TEA 疼痛控制效果比 PCA 更好。Weber 等评估了 40 名年龄在 10—28 岁的接受 MIRPE 手术的患者（32 名男性和 8 名女性），并将他们分为两组。与接受 PCA 吗啡镇痛的患者相比，TEA 组的疼痛评分更低（$P<0.0001$），所需的额外镇痛药物更少，术后的幸福感更强（$P<0.0001$）。两组患者出现的镇静（$P=0.38$），恶心（$P=0.10$）和瘙痒（$P=0.72$）症状均无统计学差异[39]。随后一项短时间硬膜外输注的前瞻性随机试验表明，TEA 在第一天的疼痛控制效果较好，而 PCA 在随后的几天效果更好[40]。作者建议可能需要改进从硬膜外镇痛转为口服镇痛的过渡。两组患者的住院时间（LOS）无显著差异。

PCA 的最大风险是呼吸抑制。

（三）双侧肋间阻滞

可以通过切口周围局部浸润麻醉和肋间神经阻滞行局部麻醉。一般来说，这种疼痛疗法是与 PCA 和多模式镇痛同时进行的。一项临床研究报告称，与进行硬膜外镇痛的患者相比，定时口服阿片类和非甾体抗炎药并结合术中单次肋间阻滞的手术患者的住院时间要短得多[41]。还可以使用双侧皮下导管，这些导管可长时间使用（例如，最长 7 天）。与 TEA 相比，每日疼痛评分、阿片类用量和住院时间相似[42]。

（四）双侧椎旁阻滞

在一项回顾性分析中，持续胸椎旁阻滞（PVB）与 TEA 和连续肋间阻滞进行了比较。PVB 和肋间阻滞在第 1 天的疼痛评分较高，而且使用的阿片类总剂量较多。由于患者可以带着持续输注系统回家，所以 LOS 更短[43]。与 PCA 相比，单次双侧 PVB 可减少术后 48h 内的疼痛评分，并减少阿片类的使用[44]。

（五）多模式镇痛

阿片类通常用于疼痛治疗，但也有许多不良反应，如恶心、呕吐、镇静、瘙痒、呼吸抑制、尿潴留和肠道功能下降。这些都会使术后护理复杂化。因此，许多机构在寻找替代方案。多模式镇痛通过阻断多种痛觉和炎症性疼痛受体而减轻疼痛。在一项回顾性的比较中，与 TEA 相比，多模式镇痛（术中使用氯胺酮 - 右美托咪定，术后连续使用丁哌卡因伤口镇痛、可乐定和术后 PCA），可使术后疼痛和阿片类使用更少，住院时间更短。在诱导时加入单次剂量美沙酮（0.1mg/kg）的多模式镇痛效果更好[33]。美沙酮的吸引力在于它的终末半衰期可长达 24h 以上（平均 35h，SD=22h），是吗啡的 7～10 倍[45]。

（六）肋神经冷冻消融术

最初，冷冻消融或冷冻镇痛被用于治疗慢性疼痛，包括开胸术后的神经病理性疼痛。除此之外，针对开胸手术后的疼痛，许多研究提出在术中由外科医师在直视下进行肋间神经冷冻镇痛。相对于其他疼痛管理技术，冷冻镇痛的优势在于，手术过程中只需使用一次就能持久地缓解疼痛。前胸镇痛的有效时间约 1 个月，这相当于肋间神经轴突再生所需的时间。在对 12 篇文献的综述中，作者得出结论，开胸手术后仅靠冷冻止痛并不能有效控制疼痛，反而会增加术后神经病理性疼痛[46]。尽管有一些负面的发现，但是也有一些有希望的报道发表，称冷冻镇痛可用于 Nuss 手术。冷冻镇痛之所以取得良好的效果是因为技术的不断进步。外科医生应注意低温探针的类型、冷冻的时间、取出探头前的解冻时间、可能还需要预防性地使用普瑞巴林，以及冷冻消融后的镇痛生效时间。所有的研究报告表明该镇痛方式减少了阿片类的使用以及缩短了 LOS[47-50]。所以进一步的研究，尤其是对长期结果的研究，是很有必要的。

九、减少焦虑和保持正念

许多患者认为他们会遭受剧烈的疼痛，因此他们会很焦虑。术前的预期在术后对疼痛的感知和体验中起着重要作用。解决这些问题，特别是那些预期术中疼痛的问题，在术前咨询中是很重要的。其中包括讨论疼痛的问题、疼痛的管理，以及预期疼痛对感知疼痛的负面影响。一些患者得到了正念的训练。越来越多的事实表明，正念不仅能为练习者带来更多的幸福感，而且还能使他们能够适应不利的环境，包括对疼痛的感知和体验。

在 Schlatter 等进行的一项单中心研究中，173 名接受 Nuss 手术的患者采用了三种不同的镇痛方法，他们的住院时间分别为 4.4 天（TEA）、2.2d（PCA/肋间神经阻滞），以及 1.6 天（定时口服止痛药 / 肋间神经阻滞）。目前，该机构患者的住院时间为 1 天。患者在术后第 7 天成功停止使用麻醉药。作者认为，术中的肋间神经阻滞、术后定期使用镇痛药，以及加强术前咨询，旨在教育患者消除焦虑情绪和重构患者的疼痛预期，这些因素共同缩短了 LOS 并减少了术后麻醉药的使用[41]。作者认为减少术前焦虑是明显缩短 LOS 的原因。医生经常根据需要使用地西泮，通过它的抗焦虑和肌松作用来辅助镇痛[41]。

结论

漏斗胸是一种先天性胸壁畸形，可以用 Nuss 或 Ravitch 手术进行修复。在 Nuss 手术中，外科医师和麻醉医师应该注意可能的并发症，其中一些可能是非常严重的。Nuss 手术虽然被认为是微创手术，但众所周知也是一个会引起明显疼痛的手术。尽管在大多数医院，胸段硬膜外麻醉是首选的镇痛方法，但也有许多可以代替的镇痛方案。医院应该建立标准操作规程，以实现最佳的术后护理。

第 42 章　气管切除和重建

Tracheal Resection and Reconstruction

Elizabeth Cordes Behringer　Roger S. Wilson　著
雷　迁　李　鹏　译

即使对最有经验的麻醉医师，需要手术切除部分大气道患者的麻醉管理仍然是巨大的挑战。大气道，包括气管、隆嵴和主支气管。大气道可能因为许多病理状况，需要手术切除和重建[1-3]。气道手术患者临床情况相对较复杂，现有的疾病状态往往导致大气道病变的发展。应与外科团队一起制订具体的围术期计划，包括了解大气道病变的程度和位置，以及计划的手术入路。由于在气道切除和再吻合过程中麻醉和外科会存在气道的协调和共用问题，因此必须预测现有气道病变的程度。最后，对于紧急情况的处理和拔管需要仔细把握时机。这些患者的围术期护理需要多学科的团队合作和良好的沟通[4]。

本章的目的是回顾大气道病变的病因；术前评估，包括肺功能检查和影像学评估；气管切除重建的麻醉管理技术。同时本文概述了这类患者的术后护理[4-7]。

一、历史概述

1960 年以前，对气管病变患者的治疗极为保守。对于胸腔外气管病变可以进行永久性气管造口术，而气管远端病变则通过一系列姑息性扩张部分切除治疗[4]。随着诊断、医疗管理、麻醉和手术技术，以及术后重症监护方面的进步，使各种复杂的大气道病变得到成功的切除和再吻合。

二、上呼吸道和气管的相关解剖

成人的下呼吸道包括气管、支气管和肺泡支气管[8]。气管是管状的，由 16～20 个不完整的前外侧软骨组成，后面是纤维肌膜。在支气管镜检查中观察到，气管后纤维肌壁在呼气和咳嗽时会凸出到气管腔内。

成人的气管长 10～11cm，男性的外径为 2cm，女性为 1.5cm。它上端在第 6 颈椎下缘接咽部，下端在第 5 胸椎与隆突重合。气管上 1/3 在胸腔外，位于胸骨切迹之上。颈部弯曲时更多的气管位于纵隔内。颈部伸展时，使气管移动到更靠颈椎的位置。这种解剖关系对于气管切除重建患者的手术暴露和术后愈合都是至关重要的[6]。

气管的血液供应包括来自甲状腺下动脉、锁骨下动脉、无名动脉、内胸动脉、第一肋间动脉和支气管动脉的分支。这些分支从侧面进入气管。在气道手术中避免气管环切，以维持充足的血液供应。虽然气管有广泛良好的血管供应和淋巴引流，但是气管黏膜仍然对压力敏感，例如，气管内导管或其套囊施加的压力。基础疾病（如糖尿病或既往放射治疗）可能进一步损害气管血液供应，延迟吻合口愈合[6]。

最后，喉和气管的神经支配是迷走神经通过喉上神经和喉返神经介导的。喉返神经位于气管和食管之间。因此，喉返神经可能因气管病变或手术操作而损伤[6]。

三、气管病变的病因学

气管病变由多种病因引起（框 42-1）。插管后损伤、外伤、原发性和继发性肿瘤、先天性异常、血管病变、感染性病原体和某些结缔组织疾病可能

框 42-1　气管病变的病因

先天性病变
- 气管发育不全 / 闭锁
- 先天性狭窄
- 先天性软骨软化性

肿瘤病变

原发性肿瘤
- 鳞状细胞癌
- 腺样囊性癌（柱状瘤）
- 类癌腺瘤
- 癌肉瘤 – 软骨肉瘤

继发性肿瘤
- 支气管癌
- 食管癌
- 气管癌
- 乳腺癌
- 头颈癌

插管后损伤
- 喉狭窄
- 套囊损伤
- 溃疡 / 瘘
- 肉芽肿形成

气管造口术后损伤
- 套囊病变
- 间质病变

创伤
- 穿透性
- 钝性损伤
- 颈椎
- 胸内

感染

引自 Behringer EC, Wilson RS. Tracheal resection and reconstruction. In: Cohen EC (ed). The Practice of Thoracic Anesthesia. Philadelphia PA: J.B.Lippincott Co, 1995:531-561.; McRae K. Tracheal resection and reconstruction.In: Slinger P. (ed). *Principles and Practice of Anesthesia for Thoracic Surgery*. Switzerland: Springer Nature, 2019:231-248.

导致气管实质病变。了解气管病变的病因非常重要，不可避免地影响了麻醉方案和手术方法。

Grillo 和他的同事对 503 名患者进行了一系列研究，发现插管后损伤是导致气管狭窄的主要原因 [9]。在 27 年的时间里，有 521 例患者需要通过气管切除术和气管重建治疗插管后狭窄。其中套囊相关病变 251 例，气管造口处病变 178 例，同时合并两种损伤病变 38 例，还有 36 例原因不明 [9]。气管插管后的气管病变可能是由于插管创伤或继发于气管内套囊的长时间压力或气管切开术的长时间压力所致。插管后的损伤可能在整个成人气管中都很常见，见图 42–1，损伤的部位也各不相同。其中 62 例喉部明显损伤的患者需要完全切除环状软骨并将气管与甲状软骨吻合，117 例患者需要气管与环状软骨吻合 [9]。

气管插管患者发生气管黏膜损伤和气管狭窄风险的易感性因素包括：①长期低血压；②并发感染；③气管内插管或气管造口袖口压力持续升高。

尽管大容量、低压气管内套囊广泛使用，但使黏膜血流量减少的因素仍可导致气道损伤。声门狭窄和环形声门下狭窄通常是由于气管插管和套囊压力损伤所致 [7]。通过正确地使用合适尺寸的气管内导管或气管造口管，以及对所有插管患者进行频繁的套囊压力监测，完全可以避免高套囊压力 [7]。套囊压力应尽可能保持在 25mmHg 以下 [4]。气管损伤的风险随着患者插管时间的延长而增加。而且，某

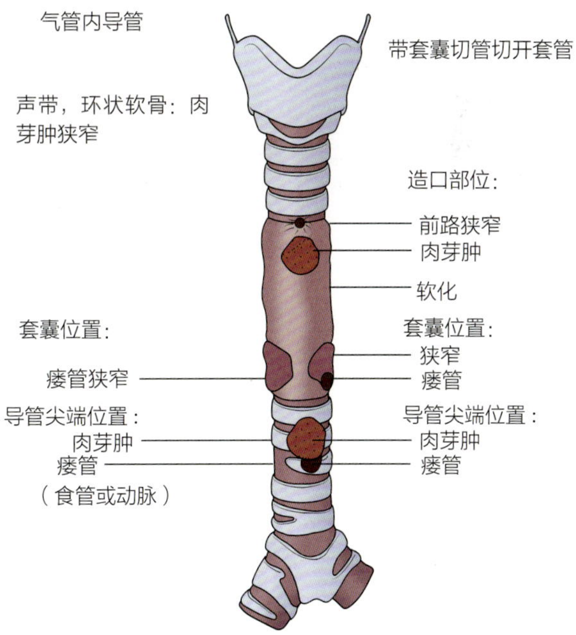

▲ **图 42–1　气管插管和气管切开术后成人气管损伤最常见的类型和部位**

经许可引自 Grillo HC. The management of tracheal stenosis following assisted respiration. *J Thorac Cardiovasc Surg*. 1969, 57:521.

些患者在插管 2～3h 后就出现黏膜损伤导致气管溃疡[10]。

肿瘤是气管切除重建的第二大适应证。

在 26 年的时间里，对 198 例原发性气管肿瘤患者进行了评估。切除肿瘤共 147 例（74%）：鳞状细胞癌 70 例（36%），腺样囊性癌 80 例（40%），复合病变 48 例（24%）[11]。

气管的继发性肿瘤也并不少见[12]，包括纵隔转移癌、甲状腺癌、食管癌、支气管癌和乳腺癌可侵犯气管。胸腺瘤、淋巴瘤和头颈部癌也可引起继发性气管肿瘤。其中甲状腺肿瘤发生率最高，可引起气管外压迫或直接侵犯气管导致上呼吸道阻塞症状。不过甲状腺癌是最容易缓解和治愈的。

钝性或穿透性损伤可能引起气管创伤。不能及时识别急性气道损伤和提供足够的通气可能导致死亡或最终导致喉气管狭窄[13]。Mathisen 和 Grillo 报道了 10 例急性喉气管损伤患者[13]。50% 的急性喉气管损伤患者是由气管和喉部钝性损伤导致的。40% 的患者由穿透性损伤，如枪伤或刺伤导致。试探性插管导致的创伤占急性喉气管损伤的 10%。头部、颈部和胸部钝性创伤是喉气管损伤患者中最常见的损伤原因。喉气管交界处是最常见的损伤部位，有 6 例患者发生该部位损伤。突然减速损伤导致两例患者气管后纤维肌膜损伤，并累及隆突。所有患者均成功完成气道损伤的初步修复，并在术后保持良好通气。需要重申的是，如果不能识别急性喉气管损伤，由于瘢痕形成和狭窄发展可能导致进行性气道阻塞[13]。

Cicala 及其同事回顾性分析了上呼吸道创伤人群的初步评估和处理。在过去的 4 年中，他们回顾了一所大型城市的大学附属创伤中心收治的 46 例上呼吸道损伤病例。穿透性创伤致上气道损伤 26 例，其中 17 例枪伤所致，9 例刀伤所致。其余钝性创伤上气道损伤 20 例。机动车事故是造成钝性创伤的主要原因，有 13 例患者由于机车事故造成的。诊断各不相同，见表 42-1。损伤部位为喉部 13 例，气管 24 例，环状软骨 5 例，多发部位 4 例。总死亡率为 24%，且该死亡率与患者年龄或损伤机制无关。适当的初始气道管理取决于能否快速准确地诊断上气道损伤的程度和位置[14]。

四、术前评估

对气道梗阻性病变患者进行全面的术前诊断评估是必需的。第 8 章详细描述了胸外科手术患者的术前评估。诊断评估包括详细的病史和体格检查、肺功能检查、影像学检查和支气管镜检查。诊断方案通常取决于气道损害的严重程度和紧迫性。例如，在危及生命的情况下，尤其对气管病变有高度怀疑的情况下，除了详细的病史和体格检查外，支气管镜检查可能是最主要的诊断方法。相反，患者

表 42-1　气道损伤患者的诊断结果

	刀伤（n=9）	枪伤（n=17）	钝性伤（n=20）
X 线发现软组织存在气体	3（33%）	9（53%）	10（50%）
皮下气肿[a]	3（33%）	4（24%）	8（40%）
气道打开进入伤口	5（56%）	4（24%）	1（5%）
气管 CT 检查	0	1（6%）	4（20%）
支气管镜检	1（11%）	1（6%）	1（5%）
气胸	0	2（12%）	0
气管完全离断	0	0	2（10%）
尸检	0	0	1（5%）

a. 所有的皮下肺气肿患者在 X 线摄影上发现软组织有气体存在（译者注：原书有误，已更改）

引自 Cicala RS, Kudsk KA, Butts A, et al. Initial evaluation and management of upper airway injuries in trauma patients. *J Clin Anesth*. 1991, 2:91-98.

如需要行气管重建则需要详细的评估[7]。

五、病史及体格检查

详细的病史可以从几个方面获得。医生应寻找可能导致气道受损的病因，如气管内插管或气管切开术的既往病史。这类患者通常都有器质性病变，除非有其他证据[4,6,7]。

气道阻塞的体征和症状受多个因素的影响。病变的解剖位置、气道阻塞的严重程度和既往存在的心肺疾病是需要考虑的重要因素。气道阻塞的临床症状，包括呼吸困难，尤其是用力时喘息，甚至可能表现为明显的喘鸣。持续咳嗽、声音嘶哑和无法清除分泌物是其他常见症状。完全性气道阻塞可能是由于潜在的器质性病变导致无法清除分泌物。成年患者在气道横截直径减小到约 8mm 或约为正常的 50% 时出现症状[15]，极度活跃的成年人可能在轻度气道阻塞时出现症状。静止时的喘鸣提示气道严重狭窄（5～6mm）[16,17]。喘鸣患者的呼吸道极为脆弱，应该密切监测，这可能是术前进入重症监护病房的高危因素。声带或喉返神经病变表现为声音嘶哑，有必要进行直接或间接喉部检查。

前面描述的症状经常被误诊。一些患者，尤其是气管肿瘤患者，被诊断为“哮喘”。只有当“哮喘”对常规药物治疗（通常包括使用皮质类固醇）没有反应时，才会考虑另一种诊断[18,19]。图 42-2 描述了气管狭窄的严重程度，Ⅰ～Ⅳ级。

综上所述，对于已知或疑似气管病变的患者，详细的病史了解是必不可少的，主要要点包括吸烟史、既往插管或气管切开术。需要对患者的运动耐受性进行精确评估，包括近期是否出现声音嘶哑或喘鸣、无法忍受仰卧位、持续咳嗽或无法清除分泌物。既往心肺疾病的严重程度可能限制患者的运动耐受性。在这种情况下，气管病变症状可能在晚期出现。

需要对呼吸道进行详细的体格检查。应触诊气管有无胸外压迫或偏曲。在休息时或在张开嘴呼气时可能听到喘鸣。胸部听诊可发现弥漫性吸气性和呼气性喘息，与支气管痉挛难以区分。颈部的大气道听诊可发现高调的吸气和呼气音，这是气流阻塞的特征。麻醉医师的术前评估应包括对面罩通气困难和插管困难两者的预期评估、同时对气管病变引起的气道受限程度及任何预期的围术期问题进行准备[6,20]。

颈部活动范围是体格检查的重要组成部分。患

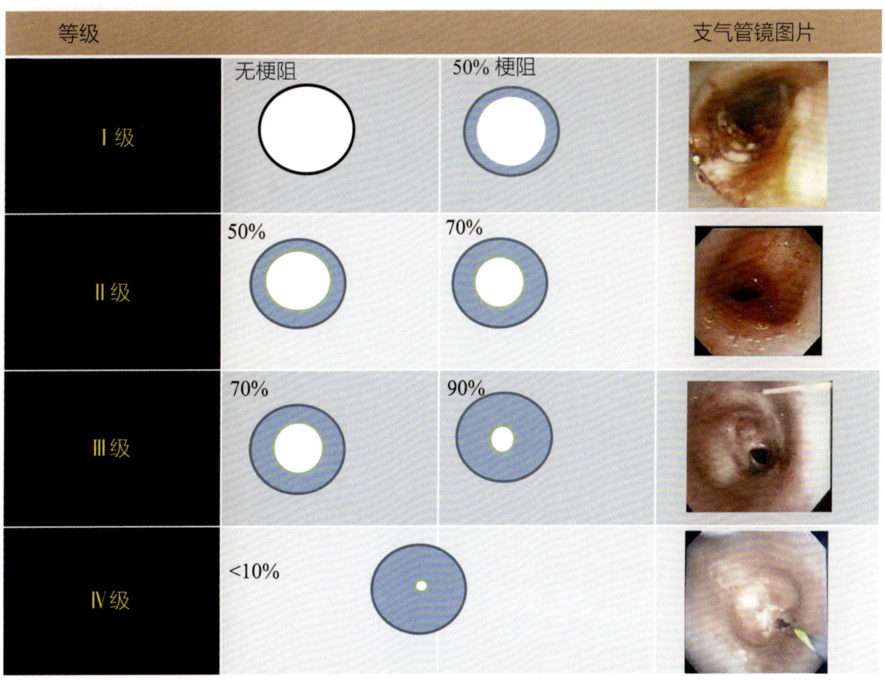

▲ 图 42-2　气管狭窄严重程度，分为Ⅰ～Ⅳ级

由 Edmond Cohen, MD. 提供

者应能舒适地忍受过伸和过屈。几种疾病状态与颈椎不稳定有关（框 42-2）[21, 22]。如果对颈椎活动度不确定，在非紧急情况下，应在手术前进行影像学评估。术前确定气切套管的类型和功能很重要[23]。患者可能在切口位置有一个带套囊或无套囊的气切套管。气切套管的位置与病变的关系也很重要。如果要脱管，应确定患者对脱管的耐受性、造口应通畅且稳定，且患者具备相对稳定的气道。在全麻诱导前，现有的气切套管可以被有套囊的气切套管代替。气管切开的前 2 周应由专业的团队进行管理。

六、诊断方法

（一）肺功能检查

标准肺活量测定法可以表现出吸气和呼气时测量到的气流减少，但该技术在诊断阻塞性气道病变方面价值有限。最大呼气和吸气流量受影响的程度远远大于第 1 秒用力呼气容积（FEV_1）。FEV_1 呼气流量峰值比值是判断梗阻的有效指标。比例 ≥10：1 提示有气道阻塞。

流量 – 容积环是诊断上气道阻塞的一种非常可靠和特异的检测方法（图 42-3）[24, 25]。肺活量用力呼气时，在肺活量的前 25% 达到的最大流量仅取决于用力程度。一般来说，环状狭窄的狭窄部位是固定的，如由套囊压力引起的狭窄。而带蒂肿瘤和气管软化产生的是间歇性梗阻。在固定气道阻塞的情况下，呼气流量峰值明显减少，产生特征性平台期，吸气流量具有相同的特征平台。在可变阻塞的情况下，吸气或呼气流量的最大变化点取决于病变的位置。胸外病变或颈部病变在吸气时产生平台，对呼气流量影响小。可变胸内病变往往表现为呼气流量曲线的改变，对吸气影响很小（图 42-4）。

（二）放射学检查

多层螺旋 CT（MDCT）是一种准确、无创的评估气管解剖和病理的方法。MDCT 可以获得气管病变的精确解剖定位，以及气管阻塞程度和周围结构的信息。所有这些信息有助于进行合理的手术计划[26]。虽然支气管镜检查是一种可靠的诊断工具，但 MDCT 有多个好处。它是无创性的，允许对远端病变区域的气道进行评估。此外，MDCT 可提供颈部和胸部周围结构的具体信息[26]。

框 42-2　齿状突发育不全相关综合征和寰枢半脱位相关病症

与齿状体发育不全相关的综合征
- Morguio 综合征
- Klippel-Feil 综合征
- 唐氏综合征
- 脊椎骨骺线发育不良
- 比例失调性侏儒症
- 先天性脊柱侧凸
- 成骨不全症
- 神经纤维瘤病

与寰枢椎半脱位相关的条件

先天性
- 唐氏综合征
- 齿状突畸形
- 黏多糖病

获得性
- 类风湿关节炎
- Still 病
- 强直性脊柱炎
- 银屑病关节炎
- 肠病性关节炎
  - 克罗恩病
  - 溃疡性结肠炎
- Reiter 综合征
- 创伤性齿状突骨折
  - 韧带断裂

引自 Crosby E. Airway management after upper cervical spine injury: what have we learned. *Can J Anaesth*. 2002, 49:733-744.

（三）其他的检查

气管切除和重建患者的实验室检查应考虑患者的潜在病史。心肺功能的评估尤为重要。除了必要的常规心电图，患者可能需要超声心动图和（或）心肌灌注成像，以评估心功能障碍史、心肌缺血风险、瓣膜和心室功能。术前可获得吸入室内空气时饱和度和动脉血气，作为氧合和通气的基线。应回顾近期支气管镜检查的所有报告或麻醉记录。值得注意的是，由炎症（插管后狭窄）或肿瘤引起的气管病变可在短时间内发生进行性变化[6]。

对患者进行评估时应考虑到术中任何与手术相

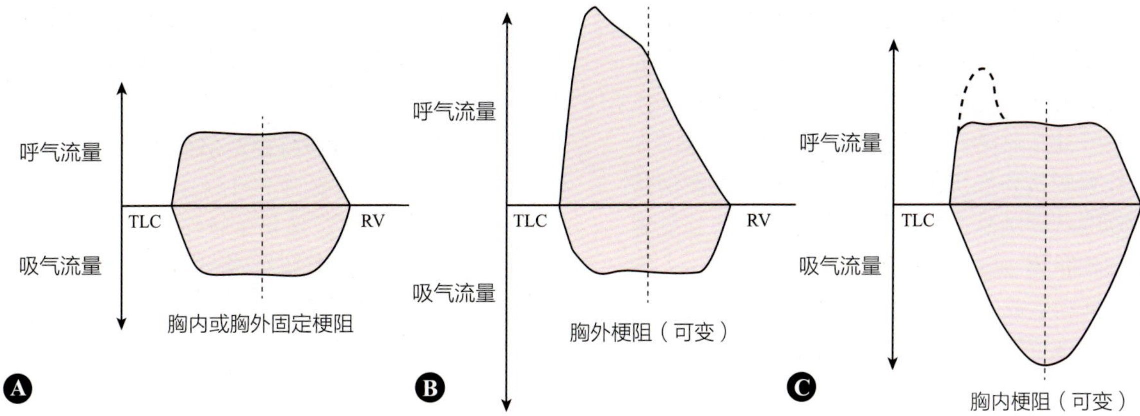

▲ **图 42-3　A. 固定梗阻时最大吸气和呼气流量—容积曲线；B. 胸外可变梗阻；C. 胸内可变梗阻；虚线表示在胸内梗阻平稳期之前偶尔观察到的短暂流动；请参阅文本以获取完整描述**

RV. 残气量；TLC. 肺总量

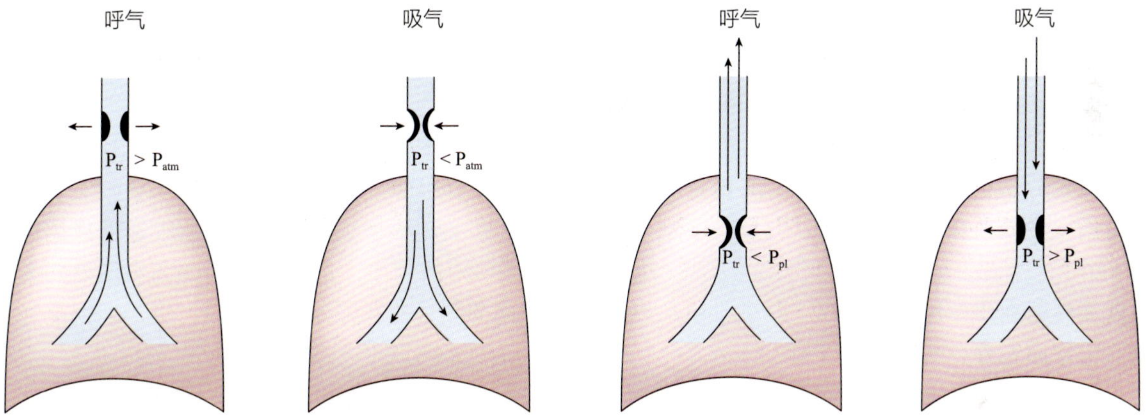

▲ **图 42-4　呼吸阶段对胸外可变梗阻的影响**

气流方向由细长的箭表示；在气管内用力呼气时，压力（P_{tr}）大于气道周围压力（P_{atm}= 大气压），导致阻塞减轻；在用力吸气时，作用于气道周围的压力（P_{pf}= 胸膜压力）可能大于气管内压力（P_{tr}），导致阻塞加重；在用力吸气时，气管内压力大于胸膜压力，从而减少阻塞

关的气道问题，以及诱导过程中的潜在困难。这些都可能导致患者暴露于缺氧、高碳酸血症或循环不稳定。因此，除了预期的手术入路外，所使用的麻醉技术和可能的替代方案必须基于这些因素。

气管切除重建术有几个相对禁忌证[6]。

1. 先前的头颈部放射治疗　因为这容易使患者发生吻合口裂开。

2. 类固醇依赖　因为这会影响伤口愈合并容易导致吻合口裂开。如果可行，患者应在手术前停用类固醇。

3. 依赖呼吸机的患者　由于术后插管时间过长导致吻合口裂开的风险高。

七、术中管理

（一）设备和监测

可用的设备应如下[6]。

1. 各种气管内导管［内径 4.0～6.5mm（ID）］。

2. 无菌加强气管内导管，用于整个手术野的通气。

3. 小尺寸软性支气管镜［外径 3.5～3.8mm（OD）］，用于确认气管内导管位置等。

4. 不同型号硬质可通气支气管镜。

5. 气道交换导管，在硬质支气管镜与气管导管交换时需要使用[27, 28]。

除标准的常规麻醉监测外，还应考虑以下几点[6,7]。

1. 两条外周静脉通路：在手术过程中，患者的手臂会被收拢，故需注意静脉通路是否受压。

2. 一条动脉通路：最好是在左侧的桡动脉。动脉置管位置的选择取决于是否为合适的血管。但通常首选左侧的桡动脉，因为右侧的桡动脉经常受到压迫或是偶尔由于手术损伤桡动脉的上一支——无名动脉，从而造成监测不准确[6,7]。

3. 麻醉深度监测：手术通常在全凭静脉麻醉下进行。

4. 通过 4 个成串刺激监测神经肌肉阻滞的效果。

5. 留置导尿管。

6. 中心静脉置管用于有明显心脏病史或预期需使用血管活性药的患者。需要留置中心静脉导管时，如果颈内静脉位于预期手术范围内，则应避免将其作为中心静脉导管的置入点[6]。

在气管切除和重建过程中，有许多麻醉管理要点。主要是从麻醉诱导一直到术后期间保持气道通畅。气道的通畅可以确保顺利的通气，充足的氧供和顺利清除分泌物。要充分保持气道通畅意味着要对气管病变性质及程度全面了解，以及对手术入路详细了解。

需要注意在手术过程中的以下几个阶段，可能导致气道管理失败[6,7]。

1. 气管明显狭窄的患者行全麻诱导时。

2. 外科切除时，分泌物和血液可能会阻塞远端气道。少数情况下，远端的气管可能会回缩并退回到纵隔内。

3. 手术结束时，由于患者体位的变动或吻合口明显的水肿。

（二）术前用药

术前评估时，患者的气道解剖结构和患者的焦虑程度决定了术前用药方案。麻醉医师参与患者护理和进行术前访视有助于建立融洽的医患关系，有助于减少患者对镇静和镇痛药的需求（见第 8 章和第 9 章）[29,30]。有技巧的、教导性的和理解性的术前访视沟通麻醉方案和风险，可以增强患者的依从性，减轻患者的不安。

通过病史、症状、肺功能检查、影像学检查或既往支气管镜检查确定有明显气管狭窄的患者，术前应慎用镇静药。应注意避免阿片类和苯二氮䓬类引起的过度镇静和中枢性呼吸抑制。阿托品及其他可能使分泌物黏稠的药物也应避免使用。浓稠的黏液栓可能导致气道完全阻塞。当高度怀疑患者有气道阻塞的风险时，患者的所有术前用药应在麻醉医师和外科医师的指导和监督下，在到达手术室之后给予。有必要让麻醉医师和外科医师共同将有严重气道病变的患者从重症监护室转移到手术间。

对于较轻的气道阻塞患者，或存在气道阻塞但已通过气管插管或气管造口建立足够安全气道的患者，术前的用药方案应根据患者的需要，同时还要能满足安全麻醉诱导的需求[29,30]。

（三）患者体位

经典的体位是患者处于仰卧位，同时双臂收拢，颈部伸直。通常将充气的甲状腺袋放置在患者肩膀下辅助颈部伸直。枕下需放置凝胶头圈。避免颈部过度拉伸[6,7]。

（四）麻醉诱导及支气管镜检查

对于自身气道情况好或已经放置人工气道，气道阻塞轻微的患者，可使用静脉麻醉药进行麻醉诱导，如丙泊酚，然后使用非去极化肌松药。通常进行全凭静脉麻醉[6]。

在实施喉镜检查时，可以用喷雾器或类似的装置将 4% 的利多卡因喷洒于口咽和声门处，进行局部麻醉[4]。当麻醉深度足够时，可实施硬支气管镜检查。

硬质支气管镜可以行非常仔细地检查[6]。

1. 观察气管病变的位置和范围。

2. 评估声带状态和功能。

3. 评估气管炎症部位。

4. 评估气管软化部位。

对于麻醉医师来说，了解气道的状况与病变的性质和程度是至关重要的。这有助于评估气管导管放置的难易程度和选择合适大小的气管导管。

有几个潜在的问题需注意。当病变位于气管的上 1/3 时，尤其是在声门下部位的病变，这对气管导管的放置提出了特殊的要求。位于气管高位的病变由于其管径较窄而使导管不能通过，套囊也不能通到声带下方，这导致不能保证气道的完全密闭。选择管径较小的导管会造成另外的问题。使用较小内径的导管时，可能会因手术过程中产生的分泌物和血液而有潜在的导管堵塞风险。

位于气管中下 2/3 部位的病变也有一些特殊的问题需要注意。在气管切开之前，维持氧合和通气如需要行气管重建则需要详细的评估[7]。

五、病史及体格检查

详细的病史可以从几个方面获得。医生应寻找可能导致气道受损的病因，如气管内插管或气管切开术的既往病史。这类患者通常都有器质性病变，除非有其他证据[4, 6, 7]。

气道阻塞的体征和症状受多个因素的影响。病变的解剖位置、气道阻塞的严重程度和既往存在的心肺疾病是需要考虑的重要因素。气道阻塞的临床症状，包括呼吸困难，尤其是用力时喘息，甚至可能表现为明显的喘鸣。持续咳嗽、声音嘶哑和无法清除分泌物是其他常见症状。完全性气道阻塞可能是由于潜在的器质性病变导致无法清除分泌物。成年患者在气道横截直径减小到约 8mm 或约为正常的 50% 时出现症状[15]，极度活跃的成年人可能在轻度气道阻塞时出现症状。静止时的喘鸣提示气道严重狭窄（5～6mm）[16, 17]。喘鸣患者的呼吸道极为脆弱，应该密切监测，这可能是术前进入重症监护病房的高危因素。声带或喉返神经病变表现为声音嘶哑，有必要进行直接或间接喉部检查。

前面描述的症状经常被误诊。一些患者，尤其是气管肿瘤患者，被诊断为“哮喘”。只有当“哮喘”对常规药物治疗（通常包括使用皮质类固醇）没有反应时，才会考虑另一种诊断[18, 19]。图 42-2 描述了气管狭窄的严重程度，Ⅰ～Ⅳ级。

综上所述，对于已知或疑似气管病变的患者，详细的病史了解是必不可少的，主要要点包括吸烟史、既往插管或气管切开术。需要对患者的运动耐受性进行精确评估，包括近期是否出现声音嘶哑或喘鸣、无法忍受仰卧位、持续咳嗽或无法清除分泌物。既往心肺疾病的严重程度可能限制患者的运动耐受性。在这种情况下，气管病变症状可能在晚期出现。

需要对呼吸道进行详细的体格检查。应触诊气管有无胸外压迫或偏曲。在休息时或在张开嘴呼气时可能听到喘鸣。胸部听诊可发现弥漫性吸气性和呼气性喘息，与支气管痉挛难以区分。颈部的大气道听诊可发现高调的吸气和呼气音，这是气流阻塞的特征。麻醉医师的术前评估应包括对面罩通气困难和插管困难两者的预期评估、同时对气管病变引起的气道受限程度及任何预期的围术期问题进行准备[6, 20]。

颈部活动范围是体格检查的重要组成部分。患

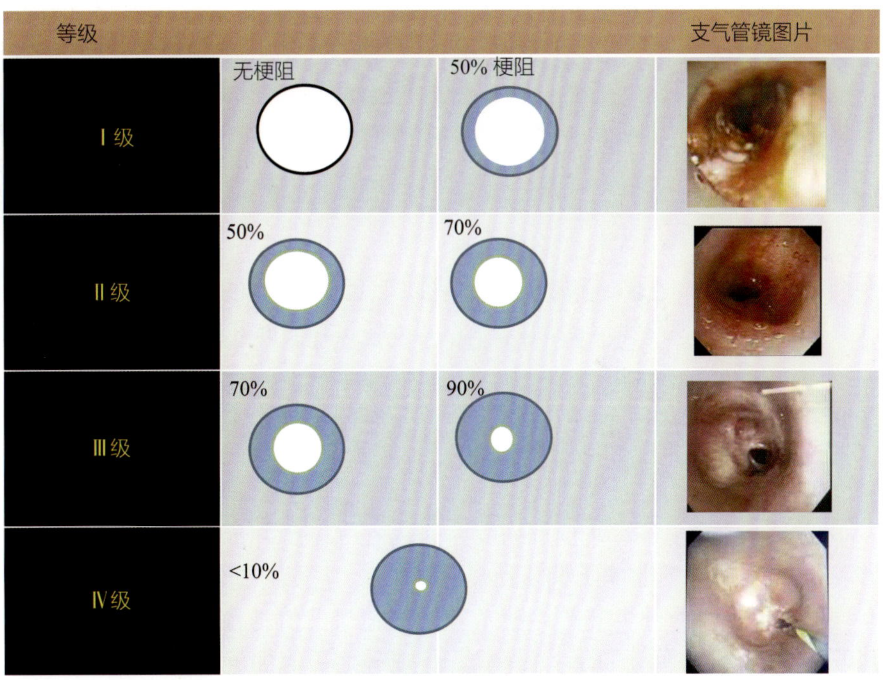

▲ **图 42-2 气管狭窄严重程度，分为Ⅰ～Ⅳ级**

由 Edmond Cohen, MD. 提供

可能需要气管导管通过病变部位。在下2/3气道病变中，如果气管内径超过5mm，气管导管通常可以从狭窄的上方通过。如果气管内径超过5mm，导管也可以通过气管上1/3病变处的狭窄，如前所述。

在行硬质支气管镜检查时，可能需要扩张病变部位以提供足够大小的气道。进行气管扩张时应谨慎，需要注意气道损伤、出血或邻近结构（如食管或大血管）穿孔的风险。Grillo指出气管直径<5mm时，就需要扩张狭窄部位才能行支气管镜检查[31]。气管的扩张是在硬质小儿通气支气管镜直视下完成的。大小不同的支气管镜依次扩张并通过气管。因为扩张器通过大的支气管镜时很容易穿破气管支气管壁，特别是狭窄位于气管远端时，所以需格外小心。

气管肿瘤的处理必须非常小心，因为气管导管通过时可能会直接损伤肿瘤。导管可能会造成小块肿瘤的脱落，从而导致气道几乎完全阻塞，并可能导致气道严重出血。

气管前壁引起的狭窄或气管口狭窄通常较容易处理。因为气管后膜壁可移动，故气管导管容易通过，如果将导管放于病变上方，就有足够的气流通过。

一旦硬质支气管镜检查完成，就可以选用合适大小的导管行气管插管。当导管进入气道，通常就可以看到狭窄的区域。柔性小儿纤支镜可用于确认气管导管的位置。在实施气管插管时，尽管术前已经禁食，仍应通过放置胃管排空胃内的气体和液体。一旦插管完成，就可取出胃管[4]。

（五）严重气道阻塞的管理

目前，气道管理相关的严重不良事件仍有发生[32, 33]。2011年，英国第四次国家审计项目（NAP4）统计发现，至少有40%的头部、颈部或气管手术中有明显的气道相关不良事件[32]。在NAP4的调查中，近70%的不良结局与气道阻塞有关。尽管目前已有高级气道管理循证指南[20, 34]，但目前尚无堵塞气道的最佳管理策略指南[35]。

气道的开放程度是动态的，受气道内压力变化的影响。众所周知，在正常睡眠或麻醉时，由于咽部肌张力的丧失，可以发生气道梗阻。如果存在气道病变，气道管腔内也会变窄。由于气道阻力的增强，麻醉药的使用可能使气道状况变得更加复杂。所有麻醉药都在一定程度上增加了气道萎陷的风险。

由气管病变引起的严重气道阻塞患者可表现为呼吸做功增加、呼气性喘鸣、缺氧、躁动和呼吸衰竭。严重的气道阻塞可能随时发生。有些临床医师可能没有丰富的临床经验和专业知识对这些患者的气道进行管理。由于只有很少的时间对患者进行了解，因此整个团队（包括外科、麻醉、呼吸治疗和护理人员）一起预先制订管理方案至关重要。

Lynch和Crawley发表了一篇关于阻塞气道管理的优秀综述[35]。

1. 注意事项

(1) 确定患者的紧急性：这应该在富有经验的外科团队成员的配合下完成。

(2) 考虑症状进展情况。应该知晓患者什么情况需要干预。呼吸窘迫和需氧量增加通常是晚期症状。

(3) 临时治疗：这些措施可能包括使用高流量经鼻氧疗（HFNO），激素治疗，雾化肾上腺素或氦氧混合气治疗。

(4) 明确病变的位置和具体情况（病变是固定还是移动），充分了解病变可能影响气道管理的情况。

(5) 明确最能进行安全的气道管理的地点。理想情况下，对严重气道狭窄患者进行高级气道管理最好在手术室进行。如果转运风险太大，那么气道小组和必要的设备必须是可移动的[36]。

2. 临时措施

在动员整个团队的同时，可以使用各种临时措施。包括如下内容。[35]

(1) HFNO：高流量鼻导管系统，如Optiflow（Fisher & Paykel Healthcare, Auckland, New Zealand），广泛应用于重症监护病房和麻醉室[37]。HFNO减轻患者呼吸做功，提供持续气道正压通气（CPAP），并改善氧合。HFNO应用于许多情况，包括缺氧性呼吸功能不全[38, 39]，清醒插管[40]，在高风险插管未给氧去氮时，延长麻醉诱导时呼吸暂停的安全时间[41]，以及行非插管麻醉[42]。使用HFNO延长呼吸暂停的安全时间取决于上呼吸道通畅程度[42]。此外，气道阻塞的围术期治疗中，HFNO也是有益的临时策略[35]。

(2) 激素治疗：有许多支持成人气道阻塞使用激素的科学证据。有许多关于激素在治疗小儿喉头炎、喉水肿或拔管后喘鸣的疗效的文章发表[35, 43]。

由于短期使用的风险最小，全身性的激素常被当作一种临时的治疗策略[35]。

(3) 雾化的肾上腺素：作为一种血管收缩药，雾化的肾上腺素常在喉水肿时使用，以减少喘鸣[4,35]。

(4) 氦氧混合气：氦气因为比氧气密度小，故可以改变气流形态。通过狭窄的上呼吸道时，氦氧混合气的使用可以减少湍流，从而减少呼吸做功。当与氦气混合时，氧气的含量降低，这限制了氦氧混合气的使用[44]。

究竟使用哪一种气道管理方法来管理严重气道阻塞患者，目前还缺乏高质量证据的文献说明[35]。因此，气道管理策略应根据患者的具体情况和团队的专业情况个体化。

3. 管理技术

目前已经有了各种各样的气道管理技术，包括如下内容。[35]

(1) 清醒插管技术

① 使用纤维软镜进行清醒插管要求经验丰富的内镜医师、充足的表面麻醉、患者的配合并通过现有信息充分了解气管内病变情况。必须确定支气管镜可以绕过或通过病变。气管插管必须在患者没有明显创伤的情况下完成。清醒软支气管镜插管可在患者坐位时完成。在患者自主呼吸时，同时行 HFNO[40]。

该技术不适用于声门水平严重狭窄的患者。在这种情况下，软支气管镜通过时可能导致气道完全阻塞（“瓶塞”现象）[35]。

② 另一种被大众所接受的技术是视频喉镜辅助下清醒插管[45]。清醒插管时，患者存在自主呼吸，气道的通畅程度不会进一步下降。使用合适角度的喉镜片可以减少患者的不适[35]。上呼吸道的充分表面麻醉对于任何“清醒”技术都是至关重要的。

(2) 清醒气管切开术：声门梗阻的患者应考虑行清醒气管切开术。虽然气管切开通常被认为是气道管理的“金标准”，但它并非没有禁忌证[35]。必须保证病变水平远高于建议行气管切开的部位。患者可能无法平躺，镇静药的使用可能有进一步使气道萎陷的风险。HFNO 可能是有益的，因为它会减少呼吸功和患者的呼吸窘迫[35]。使用 HFNO 时不应使用电灼，以免发生火灾[46]。

(3) 吸入诱导及全身麻醉：在许多医院，吸入诱导已成为阻塞气道管理的选择之一[6]。使用此技术时，要注意以下几点[35]：①可能会发生进一步的气道阻塞，从而导致气体交换受限。②用力吸气时可能引起一定程度的咽萎陷，加重气道阻塞。麻醉回路使用压力支持或 CPAP 可能有助于保持气道通畅。③缓慢地行吸入麻醉诱导，以达到足够的麻醉深度。

(4) 全静脉麻醉（TIVA）：Booth 等发表了一篇观察性 STRIVE Hi 研究，讲述了 30 例行择期喉气管手术的气道阻塞患者，采用 TIVA 和 HFNO 保持患者自主呼吸来进行气道管理[47]。该技术的作者成功地维持了氧饱和度和呼气末二氧化碳水平，以及气道的通畅[47]。

八、手术过程总结

其他文献对手术过程进行了详细描述[6,7,48]。最常用的入路是颈部的横向小切口（“低领切口”）。小心切开并将气管移到旁边。注意保护血供，避免损伤喉返神经[48]。

切开气管，将气管导管拔至气管病变部位上方。在气管病变部位的远端单独行一切口。这将暂时作为吻合口的下部。气管环处的牵引缝线有利于将食管和气管后膜壁分离。

将无菌强化气管导管插入远端气管，连接无菌呼吸回路行跨手术区域通气。监测呼气末 CO_2 和观察肺膨胀情况确认是否通气成功（图 42-5）。

接下来，将待切除的气管沿环形解剖分离，然后切除（图 42-6）。弯曲头颈部，以确认气管边缘可以很容易地吻合。将头颈部恢复到伸直位置，先缝合后膜壁，然后缝合前面的气管环。此时可以行间断的通气。一旦气管吻合处缝合完毕但还未

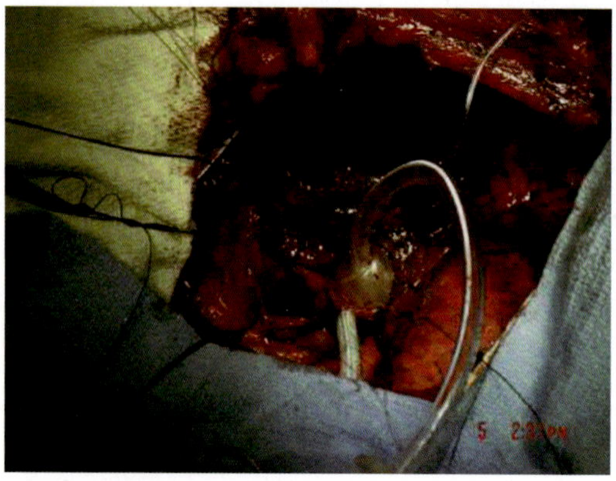

▲ 图 42-5 跨手术区域通气；气管导管插入远端的气管腔
图片由 Edmond Cohen M.D 提供

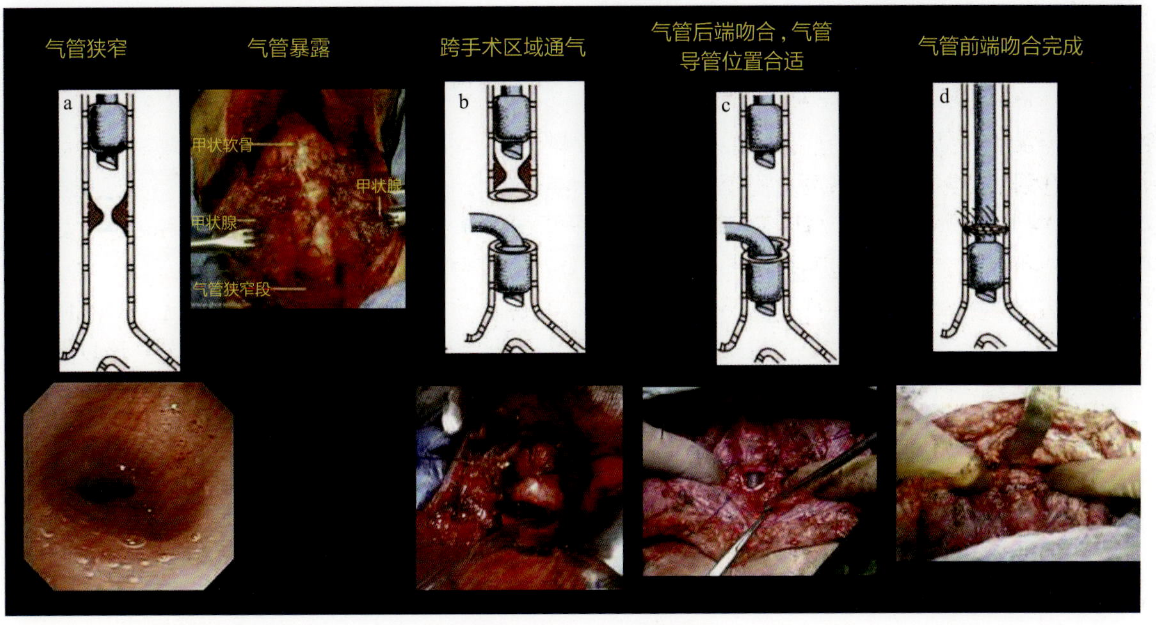

▲ **图 42-6 上气管的重建**

领样切开和胸骨上切开延展；对待切除段行解剖分离；在病变水平下段行环形解剖分离；牵引缝合线到位，通过手术野行远端气管插管

紧密闭合时，外科医师将无菌导尿管逆行放入咽下。麻醉医师取出逆行的导尿管并将其缝合到新的气管导管的远端。重新插管时，将导尿管轻轻拉回手术野，然后小心地将导尿管和气管导管的缝线拆除[4, 6, 7, 48]。

在患者的头下放置毯子来弯曲头颈部。气管导管套囊应位于吻合口的远端。缝合吻合处时要格外小心，以免将气管和气管导管缝合在一起。这将造成非常严重的后果，因为拔管时会发生吻合口断裂[7]（图 42-7）。

一旦气管吻合口闭合，就行“泄漏实验”，用无菌生理盐水淹没手术野，将气管导管套囊放气，并通过麻醉回路施加 30cmH$_2$O 的压力。如未见气泡，则证明气管吻合牢靠，可以关闭切口。在气管前的位置放置一个小的吸力的引流管。

在患者胸骨柄的皮肤到颏下的位置实施保护缝合，以防止在初始愈合阶段颈部过度伸展[4, 6, 7, 48]（图 42-8）。

九、复苏和拔管

手术的结束需要具体考虑以下几点因素[6]。

1. 在神经肌肉阻滞完全逆转后，然后才在 OR 中安全拔管。

2. 平稳复苏，避免剧烈咳嗽和（或）颈部伸展，以免影响吻合口愈合。

3. 保持头颈部的屈曲。

4. 评估和管理以下情况：①气管出血；②气管阻塞；③喉水肿；④声带功能障碍。

结束时应做到平稳和快速的复苏，同时有必要弱化气道反射。这可以通过使用右美托咪定、七氟醚或低剂量瑞芬太尼实现[6]。不鼓励给予过量的麻醉药。

可通过以下任意一种方法完成拔管。

1. 在患者依然是麻醉的状态下放置声门上气道装置。然后平稳复苏，使用光纤镜评估声带功能和冲洗肺气道分泌物[49]。

2. 当吸引口咽部时，患者表现为清醒状态，并且呼吸肌力足够充分维持气道通畅，此时可以拔出气管导管[6, 7]。

拔管后需要求患者发声，以评估是否有喉返神经损伤。拔管后，专门安排一名成员轻微协助患者保持颈部屈曲。患者在送往重症监护病房的过程中，在转运床上应保持坐位并吸氧[48]。

Schieren 等最近发表了一篇关于气管切除术期间气道管理方法的系统评价和 Meta 分析[50]。他们回顾了 1965—2016 年的 59 篇文献中的 797 名患者。

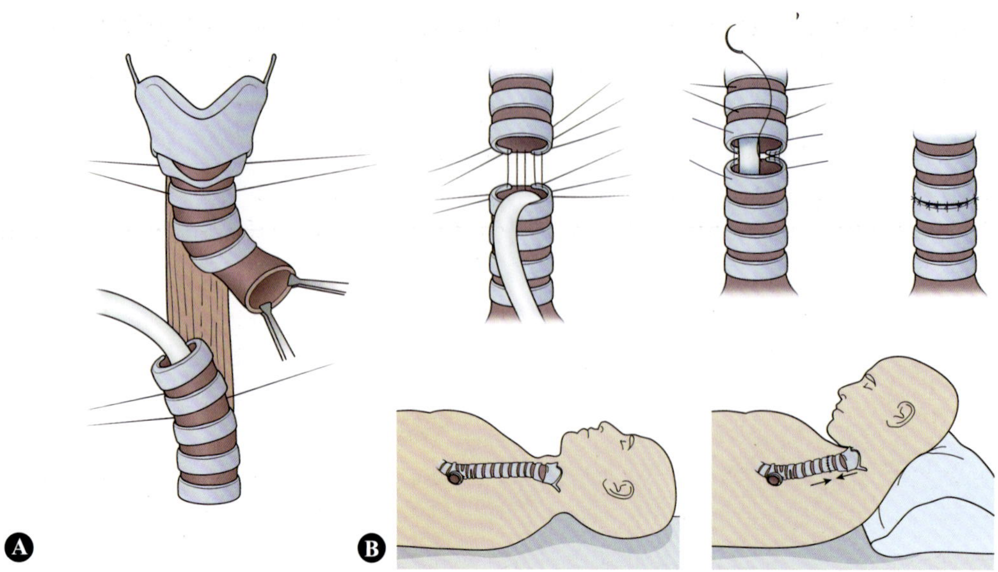

▲ 图 42-7 吻合时的详细流程

A. 先在远端气道插入气管导管，一旦所有缝线都到位，就把远端气道的气管导管送入气管上段，然后将缝线紧密闭合；B. 屈曲颈部，以确保吻合口边缘没有过大的张力

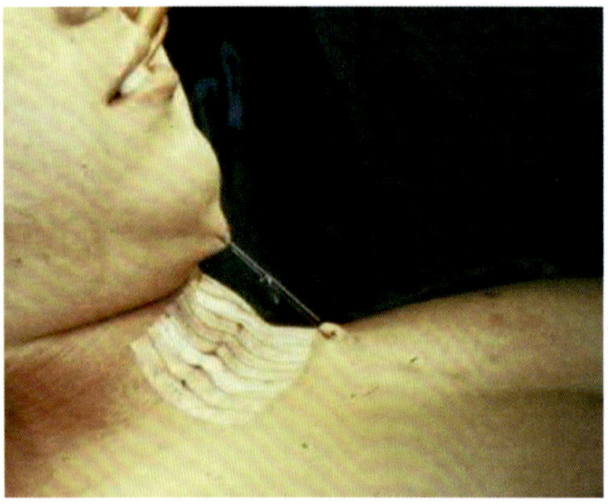

▲ 图 42-8 保护缝合及颈部领状切口

引自 Parikh D, Rajesh P(eds). *Tips and tricks in thoracic surgery*. Springer, 2018.

最常见的方法是全麻诱导后插入气管导管，气管切开后行跨切开区域插管（71.2% 的研究）。该研究还描述了另外三种气道管理方法，包括区域麻醉（25 例），使用声门上气道装置（4 例）和体外支持（25 例）。然而，在气管切除和重建期间气道管理的金标准仍然是前者。

喷射通气是气管切除和重建时的通气策略之一[6, 7]。喷射通气可以跨过手术野对远端气管进行通气。该技术的优点在于喷射通气导管的直径较小，可以更好地显露手术野。缺点包括气压损伤的风险，血液和分泌物从手术部位分散到手术室环境和远端气管，呼气末二氧化碳监测不精确。这个主题在第 14 章和其他地方有详细介绍[51]。

十、术后护理及潜在并发症

患者术后需被转运到重症监护病房。需要监测心电图、脉氧和动脉血压。转运之后要拍摄胸部 X 线片以确定有无气胸发生。通过面罩给予充足的湿化氧气，从而使动脉血充分氧合和稀释分泌物。在枕部后面放置几个坚固的枕头，使头部保持弯曲。

胸腔的物理治疗和护理流程取决于患者共病的情况，以及肺有效进行气体交换和清理分泌物的能力。气管切除和重建术的潜在并发症如下[52-54]。

1. 拔管后的早期并发症

(1) 呼吸衰竭。

(2) 声带麻痹。

(3) 声门的水肿。

(4) 纵隔气肿。

2. 延迟并发症

(1) 咯血。

(2) 吻合口裂。

(3) 吻合口处形成肉芽肿。

(4) 轻度吻合口狭窄。

(5) 再狭窄。

(6) 瘘管形成：气管内瘘或气管食管瘘。

3. 罕见并发症

术中颈椎过度拉伸导致四肢瘫痪[55]。

一篇回顾性综述回顾了 28 年来 901 例行气管切除和重建术的患者[54]。作者统计发现气管切除和重建术的术后死亡率为 1.2%，总的并发症发生率为 18.2%[54]。

术后呼吸衰竭通常由以下三种原因引起：①镇静过度与残余麻醉药 / 阿片类；②神经肌肉阻滞逆转不足；③气道阻塞。

术后呼吸衰竭的治疗包括充分开放气道、提供充足的氧气和快速确定其病因。麻醉过深的患者除使用面罩或插入声门上装置维持气道通畅外，还可滴定纳洛酮逆转残余麻醉作用[6]。残留的神经肌肉阻滞作用可通过托下颌或置入口咽或鼻咽通气道重建上呼吸道的通畅来弥补。在某些情况下，虽然已滴定拮抗药逆转了残余麻醉作用，但还是有必要置入声门上气道装置。如果无创通气的方法不能维持氧合，可能需要重新插管。

术后气道阻塞分为两类：①声带水肿；②由于血液、分泌物或黏膜瓣引起的吻合口阻塞。

喉水肿引起的上气道阻塞是一种罕见的并发症。最常见于吻合口较高或既往有喉部病史的患者。如果患者既往有声带麻痹病史、发生过喉水肿或是气管在环状软骨水平和喉部直接吻合时，都应采取预防措施避免喉水肿。治疗措施包括使用高湿度、吸入性的局部激素和外消旋肾上腺素。将 0.5ml 2.25% 浓度的外消旋肾上腺素溶液稀释在 3ml 生理盐水中，然后每间隔 3～4h 通过雾化器给药。地塞米松可吸入给药或联合外消旋肾上腺素雾化给药。该给药方案应至少持续 24h，如果喉部水肿（以喘鸣和声音嘶哑为证据）持续存在，则应延长给药时间。患者应保持半坐位，以促进静脉血液回流。

气道阻塞时可能需要重新插管。软支气管镜直视下插管仍然是再插管的金标准，因为使用软支气管镜时，颈部可以保持屈曲，从而避免对吻合口造成过度压力，并且可以检查声带和吻合部位。使用软支气管镜还可以精确定位气管导管，使导管套囊远离吻合口。

患者有大量分泌物产生时，肺冲洗后可频繁进行纤支镜检查以确认没有新的大量分泌物产生。因为没有被正常的黏膜纤毛清除机制推动而清除，分泌物往往集中在大的支气管。

术后咯血表明动脉侵蚀吻合口。有必要进行手术再探查和修复。重新插管后，将气管导管的套囊置于吻合口的水平，以填塞压迫止血，直到再次手术探查。

以下情况时可能会出现误吸和吞咽困难[6, 7]：①侵袭性气管肿瘤患者行气管切除和重建术后；②喉返神经损伤；③甲状腺软骨上喉松解术后[6]。

控制术后疼痛的方法在第 24 章和文献中都有详细的描述[6, 7, 56]。重要的是要考虑阿片类的替代品，如静脉注射对乙酰氨基酚，因为这对于避免某些患者的呼吸抑制至关重要。剧烈咳嗽和（或）呕吐是气管切除和重建术后患者应特别关注的问题，应积极治疗[57, 58]。因为空气可通过正在愈合中的气管吻合口进入，故剧烈的咳嗽或呕吐都可引起皮下气肿或纵隔气肿。

患者至少需在重症监护病房留观一晚，直到被认为可以安全返回有丰富护理经验的外科病房或过渡病房。能否转运取决于患者能否不进行血流动力学监测和不进行频繁肺部状态评估决定。出院前需在局麻下行清醒软支气管镜检查评估吻合口情况[6]。

结论

需要行手术治疗的大气道病变患者较少见。只有一些大型医疗机构可实施这种手术。总之，能否提供安全的麻醉取决于麻醉医师对预计手术流程、病因、病变位置和范围的了解。麻醉医师必须意识到这种手术过程的潜在并发症，并对患者的共病有透彻的了解。专业的麻醉护理也是保证整个安全麻醉过程的重要组成部分。

第 43 章　肺移植

Lung Transplantation

Jessica Spellman　Lauren Sutherland　著

雷　迁　李　鹏　译

虽然许多疾病状态导致严重的肺部疾病，但肺移植仍然是唯一根本的治疗方法。由于潜在疾病的异质性及肺部疾病的显著心肺表现，肺移植手术具有很高的风险，需要我们精心规划术中管理及术后护理，包括注意血流动力学、通气参数、免疫抑制、感染预防和移植物失功等。此外体外膜肺氧合（ECMO）作为桥接越来越多地用于肺移植手术，术中可用于血流动力学和通气支持，术后用于处理移植物失功等。

一、流行病学

肺移植是许多不同原因的终末期肺病唯一确定的治疗方法。2009—2016 年，170 个国际医学中心进行了肺移植手术，其中 66% 的肺移植术在 48 个中心进行[1]。在美国，肺移植手术的数量一直在稳步增加，2019 年共完成了 2714 例肺移植[2]。与其他实体器官移植一样，器官供应不足的问题同样存在，目前美国有 1300 多人在等待肺移植。2011—2014 年，美国列出的移植候选者的等待时间中位数因血型而异，从 AB 型的 87 天到 O 型的 137 天。在这段时间内，58.8% 的等候者最终能够接受移植。肺移植受者的生存率与单肺或双肺移植手术相关（表 43-1）[1]。

二、受体选择

国际心肺移植学会（ISHLT）的受体选择指南于 2014 年更新[3]。转诊进行移植手术评估时应评估患者是否具有移植候选者资格；当所有其他治疗方案都无效时，且移植手术的益处大于其风险时，就会积极地把患者放在等待名单上。一般来说，如果患者患有慢性终末期肺病，2 年内肺部疾病死亡风险＞50%，移植手术后预期 90 天生存率＞80%，5 年生存率＞80% 时，则应积极将其列入移植等待名单。

肺移植的禁忌证（表 43-2）通常包括患者可能出现较高发病率、病死率、移植手术技术困难、早期移植失败或无法控制术后移植状态的情况。相对禁忌证的定义不太明确，如果疾病状态得到治疗并改善，最初被认为不适合移植的患者可能会被积极地列入等待名单。例如，需要有创机械通气（IMV）或体外生命支持（ECLS）的患者如果没有其他器官功能障碍的明显证据，可以接受移植。高毒性肺部感染患者（例如，伯克霍尔德菌或分枝杆菌）如果恰当地治疗且无肺外受累，也可能是肺移植的候选者。其他方面健康的老年患者或病情受控制的患者也有资格积极申请登记。

许多被列为肺移植的患者既往都有过胸外科手术，小至胸腔镜活检，大到开胸的肺减容术（LVRS），甚至是心脏手术。由于既往手术导致胸腔瘢痕和粘连，手术剥离可能更具挑战性。总的来说，这类患者术中出血和膈神经损伤的发生率较高，术后并发症包括肾功能障碍、原发性移植物失功（PGD）、乳糜胸，需要再次手术探查等发生率也较高。具体来说，既往胸膜切除术与重症监护病房（ICU）住院时间延长相关，并导致出血率显著升高。既往 LVRS 与出血率、肾功能不全和移植物功能较

表 43-1 2008—2015 年肺移植生存率				
	1 年生存率		5 年生存率	
	单肺移植	双肺移植	单肺移植	双肺移植
美国	85%	87%	46%	56%
国际	78%	82%	48%	59%

经许可引自 Chambers DC, Yusen RD, Cherikh WS, et al, International Society for H, Lung T. The Registry of the International Society for Heart and Lung Transplantation: Thirty-Fourth Adult Lung and Heart-Lung Transplantation Report—2017; Focus Theme: Allograft ischemic time. *J Heart Lung Transplant*. 2017, 36:1047–1059.

表 43-2 肺移植禁忌证	
绝对禁忌证	相对禁忌证
不可治愈的，严重的其他器官系统功能障碍[a] 包括动脉粥样硬化、不能进行血运重建的冠状动脉疾病，以及无法纠正的出血	严重全身性疾病
近期恶性肿瘤史	年龄>75 岁（或>65 岁，生理储备低），可能导致终末期器官损伤的医疗状况
疾病不稳定急性期（如出血、败血症、心肌梗死或肝衰竭）	高抗性或高致病性生物的定植或感染
具有高致病性或耐药菌的慢性感染（如结核分枝杆菌）	严重的营养不良或骨质疏松症
功能严重受限，康复潜力差	BMI 30～34.9kg/m^2
BMI≥35.0kg/m^2	广泛的胸外科手术
明显的胸壁或脊柱畸形	
无法坚持治疗	
不能配合复杂治疗的精神疾病	
药物滥用或依赖	
缺乏足够的社会支持	

a. 除非可以进行联合器官移植；BMI. 体重指数
经 Weill D, Benden C, Corris PA, et al. A consensus document for the selection of lung transplant candidates: 2014–an update from the Pulmonary Transplantation Council of the International Society for Heart and Lung Transplantation. *J Heart Lung Transplant*. 2015, 34:1-15.

差相关[3]。在经过筛选的既往胸外科手术史的患者中，PGD 和 30 天、1 年、5 年生存率没有差异[4]。然而，有多种共病和既往广泛手术的患者肺移植的预后较差[4]。冠状动脉旁路移植术（CABG）后的肺移植数量正在增加，既往 CABG 是接受双肺移植手术患者 30 天、1 年和 5 年死亡率的独立预测因子，然而单肺移植的死亡率与非 CABG 患者相似[5]。

三、肺移植疾病相关适应证

（一）慢性阻塞性肺疾病

慢性阻塞性肺疾病（COPD）是全球最常见的肺移植适应证，占所有移植总数的 33%。这种疾病的特点是由小气道破坏（阻塞性毛细支气管炎）、肺实质破坏（肺气肿）和黏液纤毛功能障碍引起的阻塞性通气功能障碍。临床症状包括呼吸困难、慢性咳嗽和咳痰。该疾病通过肺功能测定，即吸入支气管扩张药后，第 1 秒用力呼气容积（FEV_1）/ 用力肺活量（FVC）<0.70 可诊断。慢性阻塞性肺疾病的危险因素包括吸烟、环境或职业暴露、哮喘或慢性呼吸道疾病史，以及遗传性疾病 α_1 抗胰蛋白酶缺乏症。慢性疾病管理包括戒烟，使用支气管扩张药、β_2 受体激动药、抗毒蕈碱药、吸入型糖皮质激素、磷酸二酯酶 -4 抑制药和抗生素的药物治疗、氧疗或无创机械通气治疗及手术干预（如 LVRS）[6]。与其他肺移植适应证相比，慢性阻塞性肺疾病的临床病程往往导致生活质量差，但移植前生存期更长，肺移植后生存期更好。尽管进行了最大限度的药物治疗、氧疗和肺康复但疾病仍继续进展时，应当开始进行移植评估。此外，缺氧、高碳酸血症，或 FEV_1<25% 的人应及时进行评估 [3]。BODE 指数是一个评分系统，它使用包括体重指数（BMI）、气道阻塞程度、呼吸困难和运动能力等变量来预测 COPD 患者的生存。BODE 指数是通过对每个指数变量进行分数累计来计算的。得分越高，表明死亡风险越高，BODE 指数每增加 1 分的死亡风险比为 1.34（95% CI，1.26～1.42；P<0.001）[8]。

当接受肺移植的 COPD 患者与药物治疗者相比较时，肺移植的 1 年生存率［优势比（OR），0.77；95% CI，0.65～0.89］、2 年生存率（OR，0.71；95% CI，0.58～84）、3 年生存率（OR，0.67；95% CI，0.54～0.8）、4 年生存率（OR，0.65；95% CI，0.51～0.79）和 10 年生存率（OR，0.39；95% CI，0.21～0.57）均高于预期值，其中疾病最严重者（BODE>7）[9, 10] 获益最大。BODE 评分为 5～6 的患者，4 年生存率预计为 57%，应进行肺移植评估。当 FEV_1 下降到 15%～20%，BODE 指数上升至 7 或更高，伴有中度至重度肺动脉高压（PH）或在过去 1 年中发生 3 次或 3 次以上的严重病情加重时 [3]，需要更积极地让患者进行肺移植。

适合 LVRS 治疗的患者可以同时进行移植评估。那些不能通过 LVRS 改善的患者可能会被列入移植名单，有时，LVRS 可能会改善营养和功能状态，足以使患者成为移植的候选对象。

（二）间质性肺疾病

间质性肺疾病（interstitial lung disease，ILD）是一组异质性疾病，其特征是不因感染或肿瘤引起的肺实质细胞增生、浸润和（或）纤维化。ILD 最常导致肺功能受限，以肺实质扩张减少和肺容积缩小为特征。ILD 的病因包括自身免疫和胶原血管疾病、药物、职业或环境暴露引起的过敏性肺炎、遗传异常和特发性肺纤维化（IPF）。ILD 是肺移植第二大常见适应证，但预后最差；IPF 是 ILD 中最常见和可能危及生命的种类，与其他类型的 ILD 合并急性呼吸衰竭患者相比，IPF 具有更高的死亡风险 [12]。在没有其他原因导致 ILD 的情况下，同时具有以下特征，则怀疑是 IPF：胸部影像学显示双侧纤维化，吸气性爆裂音，年龄超过 60 岁（或家族性纤维化，年龄<60 岁），病史和血清学检查排除 ILD 的其他原因，影像学、灌洗或活检排除常见的间质性肺炎 [13]。

ILD 患者由于预后不良且病情进展快的可能性高，应尽早进行移植评估。生存率差的预测因素包括年龄较大，肺功能差或恶化、PH，以及伴有肺气肿。特别是，如果 FVC<80% 或一氧化碳弥散量（DLCO）<40%，或者出现呼吸困难、肺功能受限加重或需氧量的增加，应考虑肺移植。当 FVC 或 DLCO 显著下降，6min 步行试验（6MWT）恶化，PH 改变或处于临床失代偿期，此时应当积极列入等待名单。

（三）囊性纤维化（见第 50 章）

囊性纤维化（cystic fibrosis，CF）是高加索人群中最常见的致命的遗传疾病，在 2018 年美国有 30 775 名患者患有该疾病，同年新诊断出 852 名患者 [14]。该疾病是由 *CFTR* 基因突变引起的，该基因编码一个跨膜氯离子通道。该通道的功能障碍或功能下调会导致气道表面脱水和分泌物堆积，抑制了正常的纤毛功能和黏液的清除。这些异常的气道分泌物，以及宿主对细菌性病原体的异常反应导致慢性肺部感染、支气管扩张、最终阻碍气体交换导致低氧血症和高碳酸血症。CF 的肺外表现包括胆道和胰腺分泌物受损引起的肠道吸收不良和运动障碍、慢性胰腺功能不全引起的糖尿病、鼻窦炎和不孕症 [15]。

与其他适应证相比，CF 患者在肺移植后的长期生存率更高 [1]。当患者病情反复或进展严重时，包括需要进行无创机械通气，诊断有耐药抗生素的感染、气胸、危及生命的咯血或营养状况恶化时，应转诊患者进行移植评估。此外，肺功能测定，如

FEV_1<30%，6MWT<400m，或 PH 改变应让患者及时转诊。FEV_1<30% 是 2 年死亡率最有用的预测因子。当出现慢性缺氧或高碳酸血症、PH 改变、需要有创或长期无创机械通气或整体临床水平下降时，应考虑积极列入等待移植队列。对于那些有特别致命和耐药性的肺部感染的患者，应优先考虑[1]。所有患者均应排除结核分枝杆菌感染，尽管有一定治疗措施，对于进行性肺内或肺外感染的患者，肺移植是禁忌的。感染伯克霍尔德菌的 CF 患者肺功能下降的速度更快，由于疾病复发的高风险，移植后死亡率更高[3]。

（四）肺血管疾病

肺血管疾病（pulmonary vascular disease，PVD）是指任何破坏心和肺之间血液流动的疾病过程，包括动脉型肺动脉高压（PAH），肺静脉闭塞性疾病、血栓栓塞性疾病、肺动静脉畸形和肺血管炎。PVD 可表现为急性或慢性的体征和症状，包括呼吸困难、胸痛、低氧血症或右侧心力衰竭（例如，晕厥、增重、水肿、肝充血引起的腹水）[16]。肺动脉高压（PH）被定义为静止仰卧位时右心导管（RHC）测量的平均肺动脉（PA）压为 20mmHg 或以上[17]。PH 可通过血流动力学定义为毛细血管前或毛细血管后，并进一步分为 5 类：PAH，左心疾病引起的 PH，慢性肺部疾病或低氧血症引起的 PH，PA 阻塞引起的 PH，或由多因素机制引起的 PH（框 43–1）[18]。

PH 管理的基础是根据潜在的病理生理学和组别分类进行评估和治疗。PAH 患者应定期在 PAH 中心评估并进行风险分层[18]。美国 PAH 早期和长期疾病管理注册中心（REVEAL）创建了一个风险评分，包括以下因素：1 类亚组，人口统计学、共病、功能分类、生命体征、6MWT、脑钠肽（BNP）水平、超声心动图、肺功能检查和 RHC 检查结果。该评分系统可以有效地进行患者风险分层和预测随访 1 年或更长时间的临床恶化和死亡率[19]。药理学管理包括前列环素激动药（如依前列醇、曲波替尼、伊洛前列素）、内皮素受体拮抗药（如氨布生坦、波生坦、马西坦）、磷酸二酯酶 5 抑制药（如西地那非、他达拉非）。一小部分 1 类 PAH 患者对短效血管舒张药有反应，通过 RHC 测量的血流动力学有改善被认为是“血管反应性的”，应该接受钙通道阻滞药治疗的试验[18]。

框 43–1　肺动脉高压的分类

肺动脉高压临床组
1. 动脉型肺动脉高压
2. 由左心疾病引起的 PH
3. 由肺部疾病和（或）缺氧引起的 PH
4. 由肺动脉阻塞引起的 PH
5. PH 原因尚不清楚和（或）多因素的机制

PH. 肺动脉高压；经许可引自 Galie N, Humbert M, Vachiery JL, et al, Group ESCSD. 2015 ESC/ERS Guidelines for the diagnosis and treatment of pulmonary hypertension: The Joint Task Force for the Diagnosis and Treatment of Pulmonary Hypertension of the European Society of Cardiology (ESC) and the European Respiratory Society (ERS): Endorsed by: Association for European Paediatric and Congenital Cardiology (AEPC), International Society for Heart and Lung Transplantation (ISHLT). *Eur Heart J*. 2016, 37:67-119.

疾病快速进展的 PVD 患者、纽约心脏协会（NYHA）功能Ⅲ级或Ⅳ级症状且治疗不断升级的、伴有静脉闭塞性疾病或毛细血管瘤病、使用肠外治疗（如前列腺素、内皮素受体拮抗药或磷酸二酯酶抑制药）的 PAH 患者应当进行移植评估。存在联合治疗 3 个月后持续出现 NYHA Ⅲ级或Ⅳ级症状，心脏指数<2L/（min・m^2），或中心静脉压>15mmHg、功能恶化、咯血、心包积液或进行性右侧心力衰竭等证据时应积极列入等待名单[3]。

（五）特殊人群

1. 再移植

肺再移植只占肺移植的一小部分，但这个比例还在增加。候选者的选择与初始肺移植评估相似。再移植常见的适应证包括闭塞性细支气管炎综合征（bronchiolitis obliterans syndrome，BOS）、PGD 或气道并发症。再移植的存活率低于原始移植，在国际上 1 年生存率为 67%，5 年生存率为 40%，而且发生急性排斥反应的风险也更高，肾功能不全显著增加了这一人群的死亡率。应该考虑移除之前的同种异体移植肺，因为这可能成为感染或持续免疫刺激的病灶。因此，再移植通常以双肺移植的方式进行。然而，由于粘连的存在，切除先前的同种异体移植肺可能会造成更大的手术技术困难，并导致更大的手术并发症率。如果要进行单侧肺再移植，一般首选对侧肺移植[20]。

2. 心肺联合移植术

对大多数由长期或严重的急性肺疾病引起的右侧心力衰竭患者，肺移植可以提供改善心肌恢复的条件。在终末期的 PH 中，单中心报告的双侧肺移植与心肺移植的生存率相当[21]。然而，除终末期肺病外，具有不可逆心肌功能障碍或严重先天性缺陷的患者可能需要进行联合心肺移植。有内源性心脏疾病的患者，如冠心病，瓣膜性疾病或间隔缺损可在进行肺移植的同时进行心脏手术，而不是联合心肺移植术。近年来，无论是在国内和国际上，进行心肺移植的数量普遍呈下降趋势。在美国，2015 年进行了 15 例心肺移植手术，而在 2019 年，进行了 45 例手术，这表明这类手术有增加的趋势。当患者右心室（RV）功能指数开始下降时，包括 NYHA 功能Ⅳ级症状或心脏指数＜2L/（min・m^2），RA 压力＞15mmHg，应将其积极列入移植等待名单[3]。

3. 小儿肺移植

小儿肺移植比成人要少得多。在 2019 年美国的 2714 例肺移植中，只有 50 例是 18 岁以下的患者。其中，大多数发生在 11—17 岁[2]。CF 是儿童肺移植最常见的适应证，但这随年龄而异。先天性心脏病是婴儿最常见的适应证，而 CF 和特发性 PAH 在 1—10 岁最常见。对于进展性肺疾病的儿童、在最大限度的药物治疗下，预期寿命短、生活质量差及有适当的社会支持时，应转诊进行肺移植评估。青少年的依从性差是移植失败的一个常见原因，因此在移植评估时应解决这一问题。对较小的儿童来说，等待时间往往更长，所以就诊应该更早。基于疾病的进展，移植禁忌与成人患者相似。在一些儿科病例中，活体供体肺叶移植是一种选择。

（六）从移植等待名单中删除

所有在等待名单上的患者都应该定期进行评估，以确保他们仍然是移植手术的候选者[3]。如果患者的候选资格因临床疾病改善、恶化或社会因素的改变而发生改变，他们可能会被暂时或永久地从等待供体名单中删除。移除的原因可能包括体重明显减轻或虚弱、肾衰竭、新的致命感染和不遵医嘱。如果患者经药物治疗临床改善，则可能因生活质量改善而被排除。用 IMV 或 ECLS 桥接治疗的患者经常会有临床改变，可能导致移植手术的发病率和死亡率的显著升高。

四、受体准备

作为肺移植选择过程的一部分，候选受体要接受各种检查，以更好地评估肺部状态，并排除其他全身性疾病。检查包括肺功能检查、胸部 X 线片、胸部 CT、核医学肺部通气灌注检查、步行或运动实验、心电图、超声心动图、心肌负荷实验、左右心导管检查，以及对血液系统、肝肾功能的实验室评估。进行血型鉴定和受体全面的人类白细胞抗原（HLA）检测，以便在确定潜在供体时进行虚拟交叉匹配[22]。

五、器官分配

由于器官需求远远超过供应，目前设计了一种分配方法，以最优的方式分配可用的肺，减少等待名单上的死亡率，并改善移植结果[23]。匹配供体与受体的第一步是基于血型和由肺总量（TLC）确定的肺大小。接下来，国家或地区的位置决定了哪些受体有资格。在美国，捐赠服务区（DSA）是一个 250 海里的区域，在该区域内匹配符合条件的接受者[24]。

在美国，器官获取和移植网络（OPTN）在 2005 年设计了肺移植分配评分系统（LAS），根据移植受益的可能性对受者进行优先排序。LAS 使用患者生理特征和统计模型来计算等待名单中患者的紧急性和预期移植后生存率。纳入这些计算的参数已于 2015 年更新（框 43-2）[25]。原始评分是通过从移植生存期（天）中减去等待名单生存期（天）来确定的，等待名单死亡率的权重更高，通过在 0 到 100 之间标准化将其转换为 LAS 评分;LAS 越高，优先级越高。候选人信息必须至少每 6 个月更新一次，LAS 分数为 50 分或以上者必须每 14 天更新一次[26]。儿科候选人（即＜12 岁）根据其健康状况被指定为优先级 1 或 2 级，不使用 LAS 系统。基于 OPTN 器官的分配，总体肺移植率从 2009 年的每 100 个等待名单年 87.1 例增加到 2018 年的 172.3 例[27]。受体等待时间也比较稳定，53.4% 的患者在 90 天内移植，2018 年等待时间中位数从 4 个月减少到 2.5 个月[27]。

六、桥接移植

在获得肺移植前急性失代偿的患者可能需要用

框 43-2　用于确定肺分配的参数

- 年龄
- 体重指数（BMI）
- 肺部疾病诊断
- 肺功能状态
- 用力肺活量（FVC）
- 血流动力学测量，如肺动脉压、心脏指数
- 机械通气
- 其他器官功能，如肝、肾

改编自 UNOS：A Guide to Calculating the Lung Allocation Score.

IMV 或 ECLS 桥接。这些干预措施的目的是延长移植前的等待时间，并使患者病情稳定。

（一）有创性机械通气

IMV 在延长移植时间的同时，可能导致新的临床问题，如呼吸机相关性肺炎、呼吸能力失用性下降、呼吸机相关的肺损伤和血流动力学不稳定[3, 28]。移植前 IMV 与较高的短期死亡率相关[1, 29]。由于移植前 IMV 造成更高的死亡率及等待中的高死亡率，ECLS 作为一种桥接移植的方法，允许更长的等待间隔时间及提高了临床稳定性[3]。

（二）体外膜肺氧合术（见第 28 章）

ECMO 是 ECLS 的一种形式，可为呼吸、心脏或联合衰竭的患者提供数天至数周的支持[30]。在美国，2018 年桥接治疗肺移植的患者 1.6% 仅接受 IMV，3.3% 的患者仅接受 ECMO，3.1% 的患者同时接受 ECMO 和 IMV[27]。与未使用支持治疗的患者相比，移植前使用 IMV 和 ECMO 与更高的死亡率相关[31]，但这可能由于疾病严重程度较高，以及与呼吸机和 ECMO 相关的并发症和身体功能下降有关。将 ECMO 桥接患者与不需要 ECLS 的患者进行比较，研究显示了不同的结果，桥接患者的早期发病率和死亡率有更差的趋势[32–34]，然而，随着技术、患者的自主选择和管理的改进，有证据表明使用 ECMO 桥接治疗的患者总生存率较高[35]，特别是在避免使用 IMV 时[36, 37]。

1. 基础知识

基本 ECMO 回路由磁悬浮泵、带引流管和回流管的导管、膜氧合器和热交换器组成[30]。缺氧的血液通过引流管引出，经膜式氧合器氧合，并排出二氧化碳，再通过回流管返回体内。ECMO 可以是静脉—静脉（VV）或静脉—动脉（VA）模式。VV ECMO 通过中心静脉系统将血液引流和回输，在氧合或通气不足的患者中替代肺功能，并允许降低呼吸机设置的参数以降低肺损伤的可能性[38]。VV ECMO 将原生肺与“人工肺”串联起来，这样进入肺循环的血液已经被氧合，二氧化碳已经被去除。但 VV ECMO 不提供心脏或循环支持的功能（图 43–1）。VA ECMO 从中央静脉引出血流，然后返回到中央动脉，为心脏和肺同时提供支持。“人工肺”与原生肺平行运行，一部分血液由循环泵送入体内并供氧，而其余进入心脏的血液则依赖于原生肺的功能。

VA ECMO 插管策略是可变的，尽管通常可分为两种技术：中心和外周技术（图 43–2）。中心 VA ECMO 与心肺转流术（cardiopulmonary bypass，CPB）类似，通过胸骨切开术或开胸术直接进行心

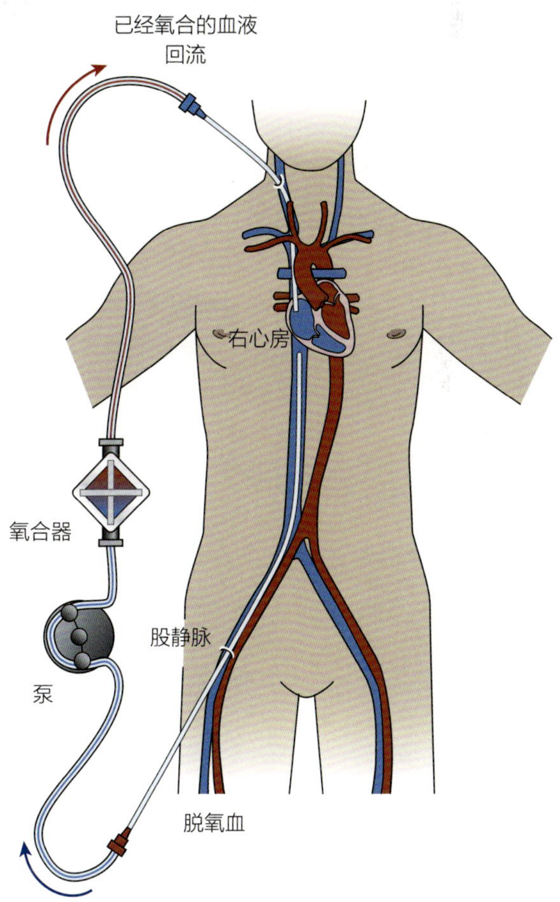

▲ **图 43–1　在静脉 – 静脉体外膜氧合（VV ECMO）中，血液从患者的静脉系统流向氧合器，并被泵回患者的静脉系统**

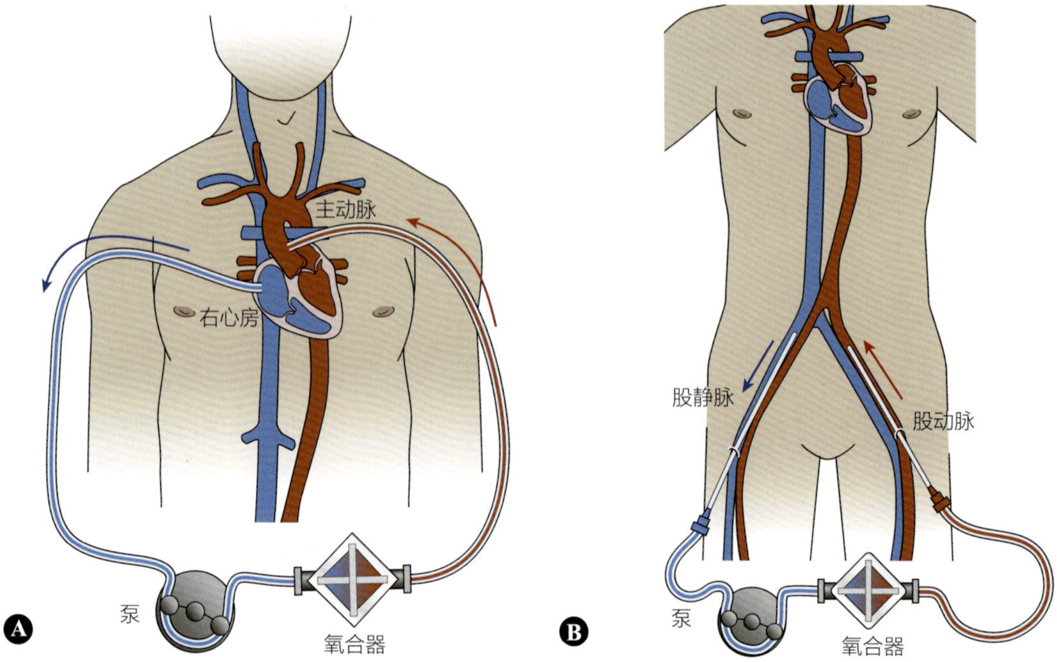

▲ 图 43-2 在静脉—动脉体外膜肺氧合（VA ECMO）中，血液从患者的静脉系统流到氧合器，然后被泵回患者的动脉系统；A. 中央型 VA ECMO；B. 外周 VA ECMO

脏插管：右心房静脉插管，升主动脉动脉插管。在外周 VA ECMO 中，引流管插入股静脉或颈内静脉（IJV），并推进至下腔静脉或上腔静脉与右心房的交界处；动脉插管是通过股动脉插到降主动脉，或者通过腋动脉插到锁骨下动脉（SCA）。在某些临床情况下，可能会有中央和外周技术相结合的情况。静脉 - 动脉 - 静脉（VAV）ECMO 包括从中心静脉引流，回输分为两个插管，中心静脉回流和动脉回流。这种模式对需要额外循环支持的心脏功能障碍及自身无法提供足够氧合和通气的肺功能障碍者可能有用。通过部分夹闭两个回输管道来调节 VV 和 VA 的作用占比。

插管策略的选择基于临床指征、患者因素和可用的血管通路。在心肺复苏情况下，由于股动脉和股静脉更易获得，更容易放置经股动脉和股静脉 VA ECMO。急性呼吸窘迫综合征（ARDS）插管患者的 VV ECMO 插管可使用股静脉通路；然而，在等待肺移植的患者中，上半身插管可以改善活动能力，甚至允许行走。ECMO 插管技术作为肺移植的桥接将在后面进一步讨论。

2. 并发症

虽然 ECMO 可以使血流动力学、氧合和酸碱状态正常化，以延长患者等待移植的时间，但其益处必须与 ECMO 并发症的潜在危害进行比较。ECMO 的常见并发症包括插管或手术部位出血、插管部位远端下肢缺血、脑卒中或其他神经系统并发症、感染和急性肾损伤[30]。最常见的出血部位是插管部位、手术部位（如纵隔、胸腔）、胃肠道或中枢神经系统（CNS）。没有明确来源的明显出血也可能是溶血。血栓栓塞并发症包括肢体缺血、心内血栓、装置血栓形成，还包括泵功能故障、氧合器故障、导管阻塞、缺血性脑卒中、深静脉血栓形成和肺栓塞等。在放置插管后出现肢体缺血的情况下，可以放置一个远端灌注插管来引导少量的血液流向肢体。血管多普勒超声评估远端动脉血管，以及动脉插管时的血管口径评估可能会有帮助[39]。

因为存在与 ECMO 回路和自身循环竞争血流量，VV 和 VA ECMO 可能会发生其他并发症。如果已经氧合的回流血液重新被抽回引流管，VV ECMO 支持可能无效，这种问题被称为“再循环”，可以通过重新调整插管位置来解决。外周血 VA ECMO 会特异性地导致高左心室（LV）舒张末期压力，这是由于动脉血逆流向主动脉瓣，导致部分患者左心室扩张、功能障碍或衰竭。在这些病例中，左心室不能排出容量从而导致左心室膨胀，增加了在左心室流出道、主动脉瓣或升主动脉发生血液淤积和血栓形成的风险。为缓解左心室扩张，可放置轴流泵（Impella）辅助装置、主动脉球囊反搏或经间隔左心房引流插管[38]。此外，监测外周 VA ECMO 和肺疾病患者的脑缺氧和冠状动脉缺氧状态也很重要。特别是在心脏功能正常或心功能恢复的状态下，含氧不足的血液，从心脏泵出的血液将优先供应近端主动脉血管（即冠状动脉和颈动脉）。对于外周 VA ECMO 患者，应监测右桡动脉血气（ABG）或血氧饱和度，作为脑氧合监测的替代[30]。

3. 患者选择

一般来说，患有严重高碳酸血症、低氧血症或右侧心力衰竭等待肺移植的患者，可能无法等到合适的供体就会面临死亡，这类患者可以使用 ECMO 进行肺移植前的桥接治疗。单独性肺衰竭患者受益于 VV ECMO 提供氧合和去除二氧化碳。对于 PH 或右侧心力衰竭的患者，VA ECMO 提供额外的心输出量，并减轻右心室前负荷。在某些情况下，仅 VV ECMO 支持对于轻度 PH 和 RV 功能障碍的患者就足够了，因为改善全身氧合和呼吸性酸中毒可改善血流动力学和右心室功能。对于 PH 和大房间隔缺损（＞2cm）或房间隔造口术的患者，VV ECMO 可能是一种移植前有效的桥接治疗方法[40]。

尽管部分等待的受体由于肺功能障碍在移植前死亡率高，但通过心肺支持治疗可使其临床得到改善，这部分患者应选择 ECMO 进行移植前桥接治疗（bridging to transplantation，BTT）。有多器官功能障碍或康复潜力较差的患者不建议使用 ECMO，因为如果这部分患者不能成为移植受体，这可能会出现“无处可去”的伦理困境。除特殊情况外，只有经评估并认为适合移植的患者才应使用 ECMO 作为桥接治疗的手段[38]。

放置 ECMO 支持治疗的时间非常重要且存在争议。早期放置 ECMO 可以防止多器官功能障碍的发展，并能保障患者仍有移植的希望。然而，ECMO 的并发症，如出血、血栓栓塞、感染、血管损伤或脑卒中经常发生，并可能会导致失去肺移植机会。在决定何时让患者接受 ECLS 以等待可用的器官时，应考虑导致等待期间死亡率上升和等待时间长的疾病本身和地域因素。例如，身材矮小与较高的等待死亡率和较低的移植率相关，因此这类患者可能需要更早地开始 ECMO 支持治疗[38]。

使用 ECMO 进行 BTT 治疗的患者应不断评估移植的候选资格，因为临床失代偿可能会迅速发生，因为此时这些患者病情太不稳定以至于不能接受移植。使用 ECMO 进行 BTT 治疗的患者，如果他们有整体良好的器官功能、年轻、康复潜力良好，那么仍然是优质候选者；然而，那些有其他器官系统功能障碍、感染性休克、高龄、肥胖或既往长期呼吸机通气患者则不是合适的候选者。

4. 移植前体外膜肺氧合管理

过去，在肺移植前使用 ECMO 进行 BTT 治疗患者，肺移植预后较差；然而，随着技术、插管和管理策略的改进，恰当的选择能使患者从 ECMO 治疗中受益[38]。肺移植前 ECMO 管理的总体目标包括尽量减少镇静、避免气管插管和早期活动[38]。在许多患者中，ECMO 支持可以提供足够的氧合和酸碱管理，从而避免使用或撤掉 IMV。未插管或接受“清醒 ECMO”的患者可避免与镇静、IMV、呼吸机相关肺炎、活动受限及营养治疗相关的并发症[38]。清醒 ECMO 治疗与更高的移植后生存率及更短的术后 IMV 相关[37]。持续需要 IMV 的患者可以进行早期气管切开术，以最大限度地提高患者舒适度，同时最大限度地减少镇静，允许患者参与物理治疗，并帮助患者清除呼吸道分泌物[38]。

对于需要 IMV 和（或）ECMO 的患者，早期活动可以改善体力，避免与限制活动相关的并发症。这可能会提高生理储备，使患者对手术耐受能力增强及提高术后的康复能力。将可移动 ECMO 作为 BTT 可以提高受体移植存活率[40]。在使用 ECMO 的情况下进行活动不仅是可能的，并且在适当的患者中是安全的[41, 42]；这个过程应协调多学科团队，制订指导方案以确保患者的安全[43]。对于血流动力学不稳定的患者，应将下床活动的风险与潜在的益处进行权衡，患者可能需要增加 ECLS 水平或药物支持才能行走[43]。

5. 插管技术

虽然传统的 VA 或 VV ECMO 需要外周股动静脉插管，但新的插管策略逐渐发展，能最大限度地允许患者移动和早期下床活动。重要的是需要注意紧急 VV 或 VA ECMO 插管应坚持传统入路，因为易于放置和避免了开放手术入路所需的冗长程序。为满足早期活动通常使用单部位双腔插管、上半身插管或微创中心入路。

单部位双腔 VV ECMO 套管（图 43-3）通常位于右侧 IJV；双腔引流口位于上、下腔静脉，回输口位于右心房，射血指向三尖瓣[38]。通过透视或经食管超声心动图（TEE）确认该装置的正确放置。该装置不仅可以提高患者活动性，而且还可以通过固定的导管端口距离来减少再循环。

对于需要额外心脏支持的患者，新型上半身配置 VA ECMO 更加多变，但都旨在改善上半身氧合，最大限度地提高患者的活动能力。"运动模式"方法包括 IJV 引流到右锁骨下动脉回输[44]（图 43-4）。管路端侧衔接于锁骨下动脉以避免肢体缺血，血液经右锁骨下动脉再灌注。与股 VA ECMO（血液从股动脉逆行流向主动脉弓）不同，运动模型入路可确保充氧血液流向颈动脉。对于较小或难以建立锁骨下动脉通路的患者，可以通过微型胸骨上切口进入无名动脉进行回输，也称为"中心运动模型"ECMO[45]。

对于已有房间隔缺损或房间隔造口的 PH 患者，可将双腔 VV ECMO 插管的回输口置于房间隔缺损上，使含氧血液分流至左心，并减轻右心室的负荷[38]。

"动静脉"ECMO 使用患者的心输出量作为流量，通过低阻力体外肺辅助设备（LAD）膜呼吸机回路进行转流，这也是一种选择。可以通过外周置管，从股动脉到股静脉，以支持机械通气，或从中心置管，从 PA 到左心房[[46]。动静脉 ECMO 也可用于逐渐增加流量以灌注先前充盈不足的左心，以预防严重 PH 患者在肺移植再灌注后立即出现的左心室衰竭并发症。

（三）输血和抗凝血

来自血液制品输注的供体抗原的同种异体敏化可能限制等待移植患者的器官使用。正因为如此，最好采用保守的输血策略，目标是低于一般危重症人群的可接受血细胞比容值[38]。此外，尽管需要一定程度的抗凝血治疗来维持 ECMO 导管的通畅及防止血栓栓塞并发症，但这必须与出血的风险及输血的需要进行权衡。通常情况下，这类人群的抗凝血

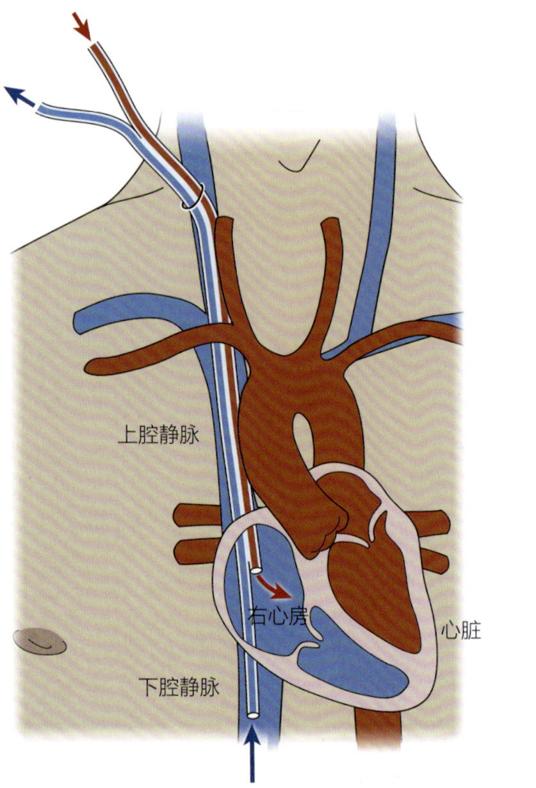

▲ **图 43-3　单部位双腔静脉 - 静脉体外膜氧合（VV ECMO）**

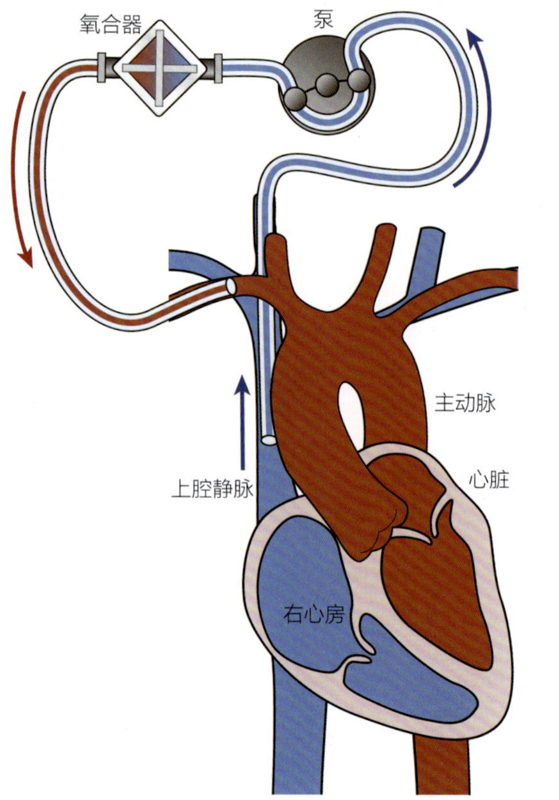

▲ **图 43-4　静脉 - 动脉体外膜氧合（VA-ECMO）"运动模型"**

目标较低，短效、可逆的抗凝血（即肝素）是首选。

七、器官选择、运输和准备工作

（一）供者评估

肺移植供体可能是死亡的或活体的肺叶。已故捐献包括脑死亡后的捐献（DBD）和通过循环系统确定死亡后的捐献（DCDD），也被称为“心脏性死亡后的捐献”或“非跳动心脏死亡捐献”。活体肺叶捐献只占总肺移植的一小部分，特别是在美国和欧洲，因为捐献者的并发症率很高[47]；因此，这些捐献最常在已故供者供应有限的国家进行。

对于计划停止生命支持治疗但不满足脑死亡标准的患者，可以考虑DCDD捐赠。合格的情况包括不可逆的脑损伤、高脊髓损伤和终末期肌肉骨骼疾病[48]。此外，DCDD可能发生在某些计划外的情况下，比如当患者意外发生心搏骤停而无法存活时。为了允许DCDD，死亡必须明确判定在捐献之前，定义为所有心肺功能的停止并且不可逆[48]。在停用生命支持系统后，循环系统死亡的时间限制一般为2h，以确保器官移植的生存能力。在选择患者作为DCDD的合适供体时，应进行临床评估判断在停止生命支持后2h内发生循环性死亡的可能性。预测循环系统死亡可能性的评分系统会有帮助。

一旦诊断出脑死亡或确定了潜在的DCDD供者，当地组织则对其评估。该组织还提供家庭支持、获得同意，并与器官共享联合网络（UNOS）进行沟通，以使供者与受者相匹配。

（二）器官选择

一旦确定了潜在的肺供体，就会采取严格的程序来确保移植肺的可接受性[49]。经验性标准可用于肺供体的判定[49]。大多数潜在的供体肺可能会由于供者病史、胸部外伤、肺炎、误吸或各种ICU并发症而被拒[50]。

扩展供体标准或扩展不符合理想供者标准的供体器官，可能有助于增加合适的供体的数量，同时保障成人和儿童肺移植的移植效果[51]。扩展供体评估包括，如果在影像学和动脉氧分压（PaO_2）：吸入氧浓度（FiO_2）（P/F）有持续的好转趋势，则对年龄范围较大、吸烟或哮喘病史的供者，以及某些特定原因的死者，或其他高危供者进行评估[52]。美国疾病预防控制中心（CDC）将高危供者定义为：暴露于人类免疫缺陷病毒（HIV）者、监狱囚犯、静脉注射（IV）吸毒者、卖淫史、高危性行为史和血友病患者。2004—2010年，7%的肺移植受者接受了高危器官，与非高危器官相比，1年死亡率没有差异[53]。关于供者年龄，18—64岁[54]的供体移植结果数据相似；然而，在供者年龄的极端情况下，受者病理学特征可能对移植效果发挥重要作用[55]。

为了减少SARS-CoV-2病毒（导致COVID-19）从供体传播到受体的风险，需经鼻咽或口咽拭子、气管抽吸或支气管肺泡灌洗（BAL）采样，通过聚合酶链反应（PCR）检测进行筛查，另需考虑CT扫描评估供者是否患有病毒性肺炎。建议避免使用检测或CT扫描结果呈阳性的供者，以及在过去14天内接触过确诊或疑似SARS-CoV-2病例的供者[56]。

对供体和受体大小匹配的建议是基于回顾性分析，并可能根据疾病状态而有所不同。一般来说，对于有肺过度通气和相关胸腔较大的受者，首选较大的供体器官，而对于限制性疾病的受者，首选较小的器官[57]。例如，基于身高、体重和性别，建议肺气肿患者与供者肺匹配达受者TLC的67%～100%，而对于PH或CF患者，建议供者肺能达到受者TLC预测值的120%。根据身高和体重计算，供体同种异体移植的尺寸过小与移植后存活率低有关。但ILD除外，其中尺寸过小的同种异体移植的生存率与匹配良好或尺寸过大的同种异体移植相似[59]。目前三维CT肺容积测量方法也可以为肺移植的大小匹配提供信息[60]。

（三）供者管理

一旦确定了潜在的供者，就应该朝着优化个体器官功能的方向转变。实施强化的肺供体管理方案已被证明可提高DBD患者的肺获取率。除了血流动力学、液体和电解质及体温管理外，潜在的肺供体还应采用肺保护性通气管理。传统的通气策略即大潮气量（V_T）和低呼气末正压通气（PEEP）与小潮气量（V_T）和PEEP在8～10cmH_2O相比，供体的合格率及肺的获取率较低[62]。其他优化移植肺功能的策略包括：在高PEEP下使用呼吸机、支气管镜检查以评估和减少分泌物、抬高头部30°和足够的气管套囊压力以降低误吸风险[63]。

（四）器官获取

在获取同种异体移植肺前，进行采血和支气管镜检查进一步评估移植肺功能。对于DCDD患者，这些干预措施及其他措施，包括注射肝素或酚妥拉明和股动静脉插管，只要不会对潜在供体造成伤害，就被认为在伦理上是合适的。在获取过程中，肺从PA到附着于左心房的肺静脉（PV）处被切除，并缝合近端气管。保存时应保持同种异体移植肺的功能，并防止血管痉挛和血栓形成。为了做到这一点，供体器官用冷保存溶液，即前列腺素 E_1[64]（PGE_1），通过PA给药保存，且供者静脉输注肝素进行抗凝血。器官用无菌冷保存液保存在冷却箱中运输到受体所在的地方。

（五）缺血时间

移植物缺血时间是供体器官获取过程中主动脉钳夹到移植手术中同种异体肺移植再灌注之间的时间，在双侧肺移植过程中，是指最后一个移植器官再灌注的时间。2009—2015年的肺移植数据中，双侧肺移植的中位缺血时间为5.5h，单侧肺移植为4.2h；在过去的25年中，供肺的中位缺血时间从约4h增加到超过5h。此外，接受缺血时间＞6h的同种异体移植肺患者未经调整的30天死亡率的Kaplan-Meyer生存曲线低于缺血时间较短的组。然而，这些差异并不是长期存在的，并且在多变量分析中，同种异体移植肺缺血时间与死亡率的增加无关[1]。

（六）体外肺灌注

体外肺灌注（EVLP）可用于评估和筛查并不理想的供者，这些供肺通常被认为是不适合进行移植或移植后患者恢复存在高风险。在EVLP过程中，保存的供体肺被放置在一个腔室系统中，并通过溶液灌注，然后通过氧合器、热交换系统和过滤器泵送，模拟氧气输送到身体。然后，低氧的灌注液被送回肺部，用低 V_T 和空气进行通气。使用空气通气时，如果P/F值＞350mmHg，并且肺血管阻力、动态顺应性或峰值吸气压的恶化低于基础值的15%时，则认为EVLP供肺适合移植。在一项对136例肺移植术的研究中，23例被确定为高风险，并用EVLP进行评估。EVLP 4h后，23例EVLP的同种异体移植肺中有20例被认为适合移植，移植效果与非高危供体肺相比，在72h时的PGD程度相似（15% EVLP vs. 30%对照组，P=0.11），严重不良事件无差异[65]。EVLP可以延长同种异体肺移植肺的保存时间至12h以上，移植效果的早期评估结果相似[66]。

八、肺移植手术

（一）外科手术类型

一旦患者被认为是肺移植的候选者，就可以根据疾病的进程和器官的可用性来选择手术的类型。患者可以接受单侧或者双侧肺移植，双侧肺叶移植，活体肺叶移植，或者心肺联合移植。

单肺移植的优点是手术和麻醉时间更短，并且可以将器官分配给更多的患者。然而，单个肺提供的健康肺组织较少，并可能导致出现早期功能下降。双肺移植比单肺移植的存活时间更长[67]。此外，双肺移植可能允许使用原本被拒绝用于单肺移植的不太理想的供肺。某些具有感染性高风险并发症的疾病，如CF和支气管扩张，可能只能够进行双肺移植。

活体肺叶移植包括从两个独立的供者中捐献两个下叶，通常是右下叶和左下叶，以实现双侧肺移植[47]。通常需要三个手术室和三个独立的团队，同时进行移植肺摘取和植入。这些条件使缺血时间很短，然而，在接受来自两个不同供者的移植肺的情况下，HLA不匹配的问题变得更加复杂，同时还必须仔细考虑合适的肺大小匹配。过小的供肺可导致PA压升高和肺水肿，而大的移植肺可能在关胸时导致高气道阻力、肺不张和血流动力学不稳定[68]。为了克服移植肺较大引起的并发症，如当父母向小孩捐献时，可以使用单叶移植、修剪移植肺以使其缩小，或延迟胸部闭合。

联合心肺移植只适用于不可逆的终末期心脏病和肺疾病患者。具体来说，左侧心力衰竭患者可能符合联合手术的条件，因为单独的右侧心力衰竭往往在单独肺移植后得到改善。先天性心脏病导致艾森门格综合征（即严重的PH，并导致右至左分流和发绀）是另一种常见的适应证。对于心肺联合移植，器官是整体移植的。这类手术的数量在逐渐减少，从20世纪90年代初国际上每年200多例，减少到2017年的59例[59]。这种减少可能是由于等待时间的增加以至于等待过程中的死亡率更高，增加了移植后并发症的风险（即冠状动脉血管病变及慢性同种异体肺移植功能障碍），以及手术过程中对CPB的需要。

（二）外科手术

对于单肺移植，可采用侧位后外侧开胸术或仰卧位前外侧开胸术或胸骨切开术暴露肺门；对于双侧肺移植，入路包括前外侧开胸术、胸骨正中切开术、横向胸骨切开术（翻盖）或改良横向胸骨切开术[69]。通过对侧肺或ECMO或CPB支持通气的情况下，暴露并切除病肺。注意保护迷走神经、膈神经和喉返神经（左侧）神经。准备并检查供体肺，采用后至前的吻合技术，逐步缝合支气管、PA，最后缝合PV。PV吻合完成前，取下PA钳再灌注异体移植肺，通过PV进行排气，吻合完成。一般情况下再灌注和通气一般需要10min以上。对于双侧移植，第二侧移植重复该过程。再灌注后，进行手术止血，放置胸腔引流管，关闭胸腔。

（三）麻醉管理

麻醉管理、有创监测选择和特定麻醉药的使用因移植中心而异[70]，目前对肺移植期间的麻醉管理还缺乏共识[71]。麻醉诱导和免疫抑制药的使用要推迟到供体获取团队最终评估和确定接受供体肺时，以避免供体肺不可使用而给受者带来并发症。通常在移植过程前或移植过程中给予大剂量糖皮质激素用于减少再灌注损伤和免疫抑制，同时使用钙调神经磷酸酶抑制药（如他克莫司）和核苷酸阻断药（如霉酚酸酯）（稍后见免疫抑制部分），以及围术期使用抗生素。

一般来说，由于麻醉诱导过程中血流动力学波动明显，以及术中频繁的血气分析，因此需要进行有创动脉监测。中心静脉通路用于血管活性药的使用，并放置一根导管用于监测PA压力。采用TEE来评估心功能，并获得左右PV的基线成像。

麻醉诱导后，用单腔气管导管控制气道，纤维支气管镜检查气道解剖并清除分泌物，以方便成功实施单肺通气。随后，放置双腔气管导管以实现肺隔离，并通过纤维支气管镜定位。某些患者支气管封堵器可能也是适用的。初始呼吸机设置的选择应根据原发疾病不同而设置，旨在避免气压损伤，同时提供足够的气体交换。

在手术前的时间段，麻醉药、正压通气、肺动脉高压危象、右心室衰竭或因明显肺大疱导致的气胸均可能导致血流动力学恶化。血管活性药应放置在容易获得的地方，包括血管升压药、正性肌力药和肺血管扩张药。

在手术切除病肺前，通过对侧通气进行手术肺隔离。应尽量减少单肺通气时间，以避免氧合障碍和通气紊乱，这可能导致PH的发生或恶化，以至右心室衰竭。如果在使用单肺通气时发生明显的低氧血症，可以夹住不通气肺的PA以减少分流。在某些情况下，通气的肺可能不能提供足够的气体交换，应考虑术中机械支持（见后续“术中机械支持”章节）。

1. 麻醉药

目前尚缺乏对于肺移植麻醉过程中麻醉药选择和使用的研究报道。动物模型的研究表明，挥发性麻醉气体预处理的供者异体肺移植中PGD和急性排斥反应的发生率较低。在肺移植小鼠模型中，与芬太尼和咪达唑仑静脉麻醉相比，供体七氟醚预处理可提高P/F值（P=0.03），减轻急性排斥反应评分（P=0.03）[72]。在肺移植期间缺血再灌注损伤的动物猪模型中，七氟醚与丙泊酚相比，减少糖萼破坏，降低炎症分子表达[73]，提示肺内皮细胞功能得到保护。

2. 血管活性药

输注血管升压药以支持体循环和冠状动脉灌注，如果发现有右侧心力衰竭，则需添加正性肌力药来辅助右心室功能，通常首选短效制药。此外，在肺移植过程中，肺血管扩张药常被用于减少肺血管阻力及减少随后增加的右心室后负荷，吸入性肺血管扩张药包括吸入性一氧化氮（iNO）和吸入性前列环素。iNO的功能是通过激活细胞内鸟苷酸环化酶产生环鸟苷酸单磷酸，导致血管扩张；当通过吸入途径给药时，它选择性地扩张通气肺泡的血管，改善V/Q比值。在单肺通气和PA夹闭过程中使用iNO可降低平均PA压、PVR指数和减少肺内分流[74]；在肺移植中没有证据证明其在预防再灌注损伤[75]，或移植肺功能障碍方面的有效性[76]。

前列环素结合G蛋白受体通过激活细胞内环磷酸腺苷（cAMP）和蛋白激酶A，导致平滑肌松弛和肺血管舒张。吸入伊洛前列素作为在肺移植中使用的一种前列环素类似物，可减少术后前3天PGD（第1天P=0.042，第2天P=0.026，第3天P=0.024）[77]。肺移植期间吸入依前列醇可使肺压降低、P/F值改善和肺内分流减少[78]。一项比较在心脏和肺移植患者中使用iNO和吸入前列环素的研究显示，两种治疗方法对血流动力学的影响没有显著差异[79]。由于手术操作引起的血流动力学不稳定，具有全身血管扩张作用的静脉血管扩张药在肺移植中往往不作为常规药物使用；但是，手术前已经长期使用该药物则应继续使用。

3. 液体管理

在对肺移植术后 PGD 患者的回顾性分析中，术中较高的总液体量（$P<0.001$）和总红细胞容量（$P=0.002$）与通过 P/F 值和影像学诊断的严重 PGD 相关，即每给 1L 的液体量使 PGD 3 级的概率增加 22%[80]。限制性液体管理时应充分考虑肾脏损伤或其他终末器官灌注不良的风险，并做好平衡。同样，更大的血浆容量也与患者 PGD 风险的增加有关（血浆体积 131ml，95% CI，71～191ml，$P<0.001$）[81]。

血小板输注可激活和促进凝血及炎症过程，可能促进同种异体移植肺再灌注后的早期炎症反应[82]，术中血小板输注是住院死亡的独立预后因素（$P=0.022$）[83]。此外，在一项单中心回顾性研究中，CPB 下行双肺移植的患者术中血小板输注的中位数>1 个治疗单位与 1 年死亡率增加相关（危险比=2.33；95% CI，1.16～4.65；$P=0.017$）[84]。采用凝血功能测试的靶向输血策略可能会减少输血和移植后早期出血，但与院内死亡率的降低无关（$P=0.617$）[85]。

4. 经食管超声心动图

在肺移植过程中使用 TEE 对于解剖定位和心血管监测都很重要。全面的 TEE 检查应采用系统的方法来进行，以排除移植前、术中和移植后各阶段可能出现的异常，表 43-3 突出了重点部分[86]。移植前 TEE 检查发现的异常可能会改变手术方式，如在大量二尖瓣反流或室间隔缺损的情况下，提示需同时进行心脏手术。心肺联合手术需要更长时间的呼吸机使用和更长的 ICU 住院时间[87]，但与单独的肺移植术相比，并不影响同种异体移植肺缺血时间、ECMO 使用、住院时间及 1 年死亡率[88]。

术中需要使用 TEE 进行重新评估的时间点包括麻醉诱导、开始单肺通气、手术操作、PA 夹持、再灌注和关闭胸腔，因为这些事件可能导致右心室前负荷或后负荷的巨大变化及随后的右心室功能障碍[86]。手术吻合 PA 和静脉或心房吻合后的仔细评估是必要的，以确定是否存在血流受限或血栓形成（图 43-5 至图 43-7）。在成人中，为确保足够的流量，最小 PV 直径为 0.5mm 和速度<1m/s 是可以接受的[89]，在活体肺叶移植后该速度可能更快[90]。TEE 检查时应始终考虑血流动力学的影响。例如，

表 43-3　经食管超声心动图在肺移植中的应用

结　构	经食管超声心动图评估	可能的发现	可能的含义
国际准则	彩色多普勒	卵圆孔未闭或房间隔缺损	右向左分流和低氧血症
三尖瓣	• 彩色多普勒 • 三尖瓣频谱多普勒 • 反流	• 三尖瓣反流 • 右心室收缩压估计	需要正性肌力、肺血管扩张药或机械循环支持
右心室	• 功能 • 扩张 • 肥大 • 室间隔位置	• 右心室衰竭 • 肺动脉高压	需要正性肌力、肺血管扩张药或机械循环支持
肺动脉	• 直径 • 光谱多普勒速度	• 血栓形成 • 狭窄、扭曲	栓塞或吻合口血栓，吻合口狭窄
肺静脉	• 直径 • 彩色多普勒 • 光谱多普勒速度	• 血栓形成 • 狭窄、扭曲	栓塞或吻合口血栓，吻合口狭窄
左心室	充盈	充盈不足	低血容量，吻合口狭窄或血栓，右心室衰竭

经许可引自 Tan Z, Roscoe A, Rubino A. Transesophageal echocardiography in heart and lung transplantation. *J Cardiothorac Vasc Anesth*. 2019, 33:1548-1558.

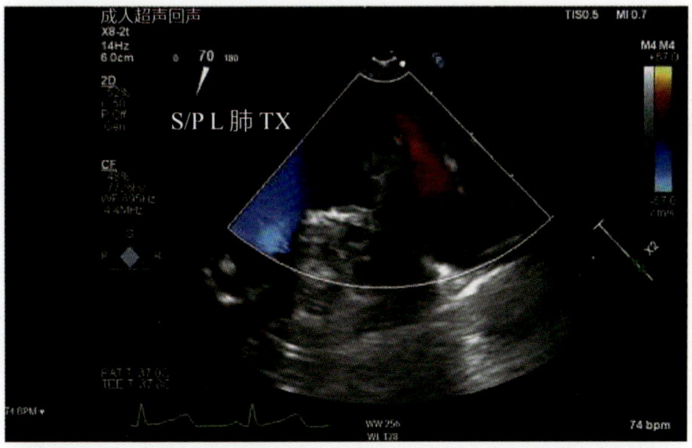

▲ 图 43-5　经食管超声心动图显示左肺静脉彩色血流多普勒

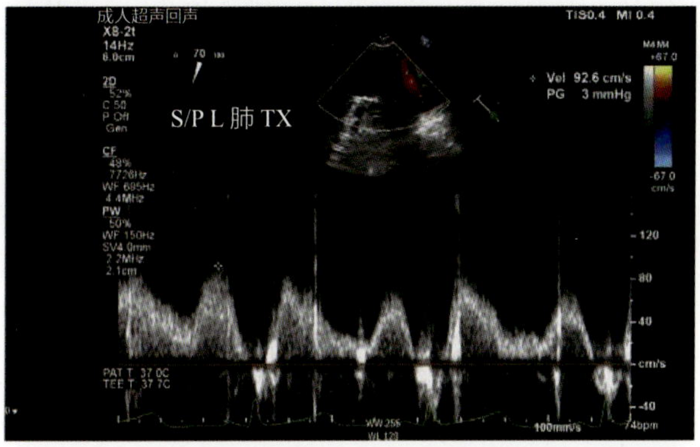

▲ 图 43-6　经食管超声心动图检查左肺静脉光谱多普勒

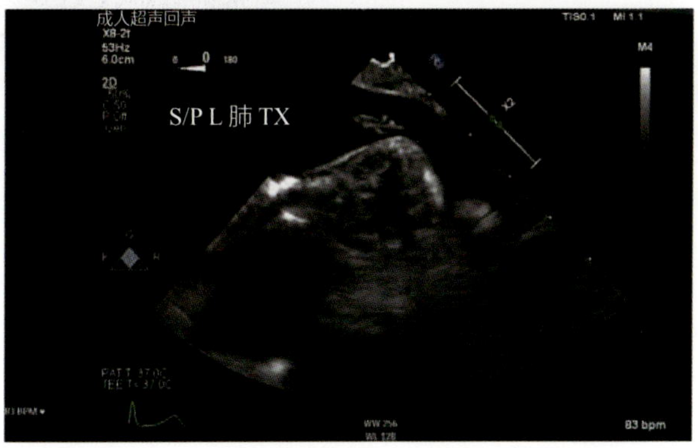

▲ 图 43-7　经食管超声心动图显示左肺静脉血栓

在 CPB 或 VA ECMO 支持的情况下，低速度可能提示不是由狭窄引起的低流量状态，在停止机械支持后，应进行血管吻合术和心室功能的评估，并在闭胸时进行重复评估[91]，供体大小不匹配可能会压缩血管吻合口，导致移植失败[92]。

5. 移植肺通气管理

在移植肺再灌注过程中，应当降低 FiO_2，使用空气（21% 的氧气）和低气道压力进行通气。FiO_2 >40% 与 PGD 风险增加有关，在再灌注期间，FiO_2 每增 10%，PGD 就会增加[93]。初始呼吸机参数设置，应尽量减少通气引起的肺损伤，使用小潮气量和呼气末正压通气（表 43-3）[94]。如在移植前存在高二氧化碳血症，可在通气时允许性高碳酸血症，用于确保 pH 处于正常范围。吸入或静脉使用肺血管扩张药可以减轻二氧化碳对移植肺血管系统的血管收缩作用。

肺移植术后应进行彻底的支气管镜检查，以评估吻合口和清除可能抑制气体交换的分泌物。气道压力增加，氧合不良或呼吸机支持要求过高时应在术后早期考虑 ECMO 支持。

（四）术中体外氧合支持

对于因高碳酸血症、低氧血症、pH 异常、右心室功能障碍在 PA 钳夹后导致的血流动力学不稳定而不能耐受单肺通气的患者，ECMO 可作为术中的支持措施。一项对 785 例肺移植患者术中使用 ECMO 和 CPB 的 Meta 分析显示，ECMO 使用后 PGD、出血、需要透析的肾衰竭、气管造口术、术中输血的发生率较低，插管时间和住院时间会在一定程度上缩短[95]。

在双肺移植的情况下，如果需要同时对移植的双肺进行缓慢再灌注，则使用 CPB 更有优势。在动物模型中，无论是否使用保护性通气，进行 5min 的缓慢肺部再灌注与立即全流量再灌注相比，在气

框 43-3　再灌注同种异体肺移植的初始呼吸机设置

- 潮气量 6ml/kg，使用供者预测体重计算，调整为单肺通气和（或）肺叶移植模式
- PEEP 设置为 $5cmH_2O$
- 根据需要，小心操作
- 最低 FiO_2 可以维持在适当 PaO_2>70mmHg 和血氧饱和度（SpO_2）≥92%
- 在移植前保持一定 $PaCO_2$
- 支气管镜下清除气道分泌物

FiO_2. 吸入氧浓度；$PaCO_2$. 动脉二氧化碳分压；PaO_2. 动脉氧分压；PEEP. 呼气末正压通气；SpO_2. 血氧饱和度；经许可引自 Barnes L, Reed RM, Parekh KR, Bhama JK, Pena T, Rajagopal S, et al. Mechanical ventilation for the lung transplant recipient. Curr Pulmonol Rep. 2015, 4:88-96.

体交换、气道压力、最高氧合指数，以及肺移植后即刻肺水肿和血管渗漏方面具有一定的优势[96]。对于患有化脓性疾病的年纪较小的患者来说，不能放置双腔导管时，可采用CPB，因为可以进行积极的抽吸、灌洗及清除分泌物。此外，如果需要同时进行心脏外科手术，如CABG、瓣膜置换术、心脏移植或室间隔缺损修补，则可能需要采用CPB。如在手术意外损伤的情况下，ECMO循环和CPB支持之间可相互替换[97]。

九、术后管理

在术后早期，管理目标包括优化血流动力学，识别和管理移植肺出血，改善移植肺功能包括使用免疫抑制、预防感染及监测其他器官系统的功能。在术后后期，重点切换到监测移植并发症、康复和为出院做准备的宣教当中。ICU、外科和肺科团队之间的频繁和早期沟通是进行最佳管理的必要条件。此外，物理治疗、职业治疗、社会工作和移植后宣教可能有助于促进移植后期的恢复。

（一）ICU的血流动力学管理

术后到达ICU时，需要立即对患者密切监测血流动力学变化，因为血流动力学可能会突然发生改变。应密切监测动脉血压，动脉乳酸水平，胸腔引流管引流量和尿量，以快速识别因低血容量、心源性功能障碍或血管痉挛而引起的休克的早期体征。通过使用PA导管评估心脏充盈压力可识别这些情况。对于突然发生血流动力学改变的患者，早期超声心动图评估是否有左心室或右心室功能障碍、血管吻合口并发症、心包积液或低血容量（稍后讨论），由于TEE得到的重要的心肺结构图像质量较好，因此TEE评估更有优势。

对于血管舒张性休克患者，应使用血管升压药（优先去甲肾上腺素和血管升压素）进行血压支持，以维持器官末梢灌注。对于左心室或右心室功能障碍的情况，应使用多巴酚丁胺、米力农或肾上腺素等改善肌力。吸入肺血管扩张药，如NO或前列腺素，可在严重右心室功能障碍时降低后负荷。

（二）呼吸机管理

在术后早期，需要经常进行呼吸机和ABG评估，以评估氧合功能、二氧化碳排出量和肺顺应性改变。应监测呼气末二氧化碳值，并与动脉PCO_2相结合，以评估无效腔通气量。应密切注意呼吸道分泌物的多少和气道阻力，并及时进行吸引。

通气管理类似于ARDS[98]，利用肺保护性通气来减少呼吸机导致的肺损伤及预防PGD[63]。小潮气量通气（即从6ml/kg理想体重开始），使用5～10cmH_2O的呼气末正压，平台压<30cmH_2O，可以使用容控或压控进行辅助通气。FiO_2应尽量减少，以防止氧毒性，并应设置适当的呼吸频率，以保持足够的分钟通气。特别是在供体肺体积较小的情况下，V_T应针对供者而不是受者的理想体重，以防止对移植肺容量性损伤。值得注意的是，术前患者存在慢性通气不足和由此导致的血清碳酸水平升高，最初可能需要较小的通气量才能维持正常的血清pH。严重低氧血症和高碳酸血症的管理将在稍后的“原发性移植肺功能障碍”部分进行讨论。

在单肺移植的情况下，原生肺仍然存在，必须考虑通气策略。例如，在以慢性阻塞性肺病为移植指征的情况下，高水平呼气末正压通气或呼气时间不足可能会导致原生肺过度膨胀。通常，与病肺相比，供体肺改善通气和降低肺血管阻力的能力更强，因此，它应该接受大部分的血流，从而改善通气-血流灌注比值。

对于插管患者，应定期进行支气管镜检查，旨在对移植肺进行气道评估，以诊断支气管病变（如缺血、排斥或闭塞）和治疗性清除坏死组织及分泌物。雾化沙丁胺醇或异丙托溴铵可用于支气管痉挛或喘息，生理盐水冲洗可有助于清除支气管分泌物。典型的呼吸机相关肺炎的治疗包括氯己定漱口和床头抬高，对于减少脆弱人群的呼吸性相关肺炎十分重要。

在大多数患者中，移植肺功能足以保障在术后早期脱离呼吸机。一旦确保有足够的氧合和通气、血流动力学稳定和止血确切，就应尝试自主呼吸试验。如果成功，则进行拔管。一般来说，在拔管前需要进行支气管镜检查，以清除分泌物，提高拔管的成功率。对于那些有移植肺功能障碍或严重呼吸功能退化的患者，早期气管切开术可能有助于呼吸机脱机，肺清洁，同时允许早期活动。对于术后需要吸入肺血管扩张药或使用ECMO的患者（将在“术后体外膜肺氧合”部分讨论），拔管通常会延迟。

拔管后，肺清洁对维持移植肺功能仍然非常重要。应进行胸部物理治疗，以帮助清除分泌物。应该鼓励患者咳嗽以排除分泌物，并使用肺活量计来扩张肺组织，防止肺不张。早期活动有助于减少肺不张和静脉血栓栓塞（VTE）的风险。

（三）胸腔引流管管理

由于手术进入了胸腔，术后发生气胸、胸腔积液或血胸的可能性较高，所以应在手术侧放置胸腔引流管以进行抽吸，以确保肺的扩张和排出积聚的血液或液体。每小时监测胸腔引流管引流量，若发现有出血＞100ml/h可能提示需要输血和胸部探查。此外，如果胸腔引流管引流突然停止，应怀疑胸腔引流管堵塞或胸腔引流不足。由于长时间引流时间不足和出现明显的术后出血时，可能会出现张力性血胸。

在术后后期，胸腔引流管用来排出可能积聚在胸腔内的液体或空气。胸腔积液因血管通透性增加和缺乏淋巴引流而普遍发生。由于从支气管吻合口或损伤肺组织漏气，因此气胸非常常见。乳糜胸或乳糜液在胸腔中的堆积可能是由于胸导管破裂而导致的，可在肺移植后早期或晚期出现。胸腔引流管保留通常至术后7～10天，直到引流管减少，气胸改善，不再漏气。

（四）液体管理

液体管理应以足够的器官灌注为目标，同时限制过度容量避免可能导致移植肺水肿；液体管理应根据血流动力学改变，以及氧合、动脉乳酸和尿量综合考虑。通常等渗晶体在必要时可用于液体复苏治疗，对于有活动性出血证据的患者，应根据实验室检查值、基于血流动力学和胸腔引流管引流量的临床数据、患者所患基础疾病和手术过程指导输血。对于没有急性出血证据的患者，应采取限制性输血策略，以避免如输血反应或输血相关性肺损伤（TRALI）等并发症。

（五）镇静和镇痛

在到达ICU早期，应进行深度镇静以评估出血、血流动力学变化和初始移植肺功能。随着临床状况的改善，镇静药应停止使用，此时应进行神经学评估和最终的清醒状态评估。当患者一般情况稳定时，镇静应保持在患者舒适所需的最低水平。

肺移植手术后充分的镇痛是非常重要的，可实现最佳的呼吸力学。疼痛通常会使患者进行浅而快速的呼吸，导致气体交换不足和肺不张恶化。应考虑多模式镇痛，包括阿片类、非阿片类镇痛药和区域神经阻滞技术。

（六）免疫抑制

免疫抑制对预防急性和慢性移植物排斥反应具有重要意义。在移植手术前或手术期间即可开始给药，在到达ICU后继续维持剂量。移植物排斥反应的风险在移植后的前6个月最高，并随着时间的推移逐渐下降。因为免疫抑制药会增加感染和恶性肿瘤的风险，而且通常有显著的毒性，因此应避免过度的免疫抑制。理想情况下，应选择阻断免疫反应不同途径的免疫抑制药，确保其作用机制或不良反应上无显著重叠。一些免疫抑制药是根据特定患者的排斥风险量身定制的，而另一些则是根据器官移植的类型而标准化确定的。对于肺移植后是否立即进行免疫抑制还没有官方的共识，但典型的治疗方案包括诱导免疫抑制药和使用糖皮质激素、钙调神经磷酸酶抑制药和核苷酸阻断剂的三联疗法[99]。在HLA致敏的情况下，需要添加抗体治疗。

1. 诱导免疫抑制药

诱导治疗通常用于肺移植手术，以减少T细胞对同种异体移植肺的反应，这是排斥反应的主要介导者。诱导剂的作用是消耗T细胞或中断T细胞的激活和增殖。单克隆抗体诱导药主要是白细胞介素（IL）-2受体拮抗药（例如，巴利昔单抗、阿仑单抗）和多克隆药物包括抗胸腺细胞或抗淋巴细胞球蛋白。在肺移植中使用诱导药仍然存在争议，因为研究的规模较小或为回顾性研究，但趋势表明，可减少急性排斥反应和改善长期预后，而感染风险没有显著增加[99]。诱导疗法在过去的10年中显著增加。巴利昔单抗通常在术中应用并在术后第4天再次给药，且往往耐受性良好。抗胸腺细胞球蛋白在术中给药，并在术后早期重复给药2或3次。它可引起发热、皮疹、肌痛和心动过速等细胞因子释放综合征，需要预先使用糖皮质激素、抗组胺药和退热药；其他不良反应包括全血细胞减少、肾小球肾炎和血清病。阿仑单抗也可导致细胞因子释放综合征，但目前在美国和欧洲尚未上市。

2. 糖皮质激素

糖皮质激素通过抑制炎症介导的基因转录来抑制体液免疫和细胞免疫，可抑制T细胞增殖、巨噬细胞活化、细胞因子产生和改变淋巴细胞迁移[99]。通常延续术中剂量使用，术后每日静脉注射甲泼尼龙0.5～1mg/kg，一旦确认肠道吸收功能恢复，即可转化为等效剂量泼尼松口服使用。泼尼松在移植后的第一年逐渐减少到至少每日 5～10mg（或如果耐受，在前 3 个月内）。如果怀疑有排斥反应，将给予高剂量糖皮质激素，随后在数周内逐渐减少。糖皮质激素的不良反应包括高血糖、感染易感性、伤口愈合不良、液体潴留、高脂血症、精神障碍和骨质疏松症。

3. 钙调神经磷酸酶抑制药

钙调神经磷酸酶抑制药（calcineurin inhibitor，CNI）靶向调节神经磷酸酶，这是一种参与 T 细胞活化的蛋白磷酸酶。CNI 包括环孢素，以及其同类他克莫司。环孢素有许多不良反应，如急慢性肾毒性、高血压、高脂血症、神经毒性（如后路可逆性脑病综合征、癫痫发作、震颤）、电解质异常、高血糖、多毛症、牙龈增生，这些并发症限制了其耐受性。后来他克莫司开始使用，并且更有效，在实际使用中远远超过环孢素。它引起的肾毒性较小，而且有一些证据表明较环孢素更能降低移植术后排斥反应。两种 CNI 的口服吸收率都较差，生物利用度不等，治疗窗口较小，因此监测治疗药物水平是必要的。目标水平因机构、患者危险因素和移植手术后的时间而异，但通常在 5～15ng/ml。在大多数情况下，他克莫司在术前立即给药，通过肠内给药或舌下含服，并在术后 1 天内继续给药。静脉注射剂量与输注反应和神经和肾毒性增加有关。

4. 抗增殖药

这类药物可分为核苷酸阻断药和雷帕霉素（mTOR）靶点抑制药。核苷酸阻断药包括吗替麦考酚酯（MMF）和硫唑嘌呤（AZA）。吗替麦考酚酯消耗鸟苷核苷酸，而硫唑嘌呤则阻止嘌呤的从头合成，同时抑制 T 细胞和 B 细胞的增殖。尽管在肺移植人群中的数据有限，但在大多数机构中，吗替麦考酚酯使用优先于硫唑嘌呤。吗替麦考酚酯通常在术前立即给药，并在围术期持续使用。剂量范围为 1～1.5g，每日 2 次，口服或静脉注射。其不良反应包括白细胞减少、血小板减少和胃肠道紊乱。

mTOR 抑制药是一种较新的抗增殖药，包括西罗莫司和依维莫司，它可以中断自然杀伤细胞（NK 细胞），T 细胞和 B 细胞自然增殖所需的脱氧核糖核酸（DNA）和蛋白质的合成。虽然 mTOR 抑制药通常不是经典的肺移植免疫抑制方案，但在特殊情况下可以考虑使用，如不耐受核苷酸阻断药的患者，有难治性同种异体移植排斥反应的患者，或为了减少或停用 CNI 的患者[99]。mTOR 抑制药的不良反应包括伤口愈合不良、白细胞减少、血小板减少症、高甘油三酯血症、蛋白尿和肺炎。

5. 抗体液免疫治疗

大多数免疫抑制以细胞介导的免疫反应为目标，然而，抗体介导的排斥反应也可能发生，因为存在靶向 HLA 或其他抗原的供体特异性抗体（DSA）。急性和超急性排斥反应的治疗将在后面进行讨论。具有针对 HLA 抗原抗体的患者被“致敏”，并有更高的抗体介导的排斥反应风险[99]。这些患者术中可接受静脉注射免疫球蛋白（IVIG）治疗。IVIG 是由许多供体的混合血浆组成的产物，其功能是阻断 DSA 的结合，导致 B 细胞凋亡，抑制补体激活。尽管在用药前通常需要使用退热药和抗组胺药用于预防炎症或类过敏反应，但 IVIG 通常耐受性良好。

（七）感染的预防与管理

由于高剂量的免疫抑制药，移植后早期患者存在较高的细菌、病毒和真菌感染的风险。此外，接受移植的终末期肺部疾病患者经常有慢性肺部感染或定植，潜伏感染可能会复发。移植后感染发生时间对于预测可能发生的感染类型很重要。

预防性抗生素的使用对于预防围术期的感染十分重要。应追踪供体器官获取时的微生物培养结果，并对受体进行微生物培养治疗。所有的支气管镜检测都需常规行 BAL 培养，对于感染的检查和启动广谱抗微生物药应用应设置较低的门槛。获得性感染的治疗过程应根据供体和受体的感染危险因素、微生物培养和实验室检查数据及临床病情给予个体化治疗。

对于术前未发现感染的患者，移植手术后应继续使用预防性抗生素，使用时间取决于供体和受体的微生物培养结果及支气管镜检查的评估。对于术前已发生感染的患者，特别是多重耐药微生物，抗生素应以既往培养的微生物为目标，并且延长治疗时间。

常规抗病毒预防应针对巨细胞病毒（CMV），这是实体器官移植后最常见的机会性感染[100]。CMV 既可以从宿主体内先前潜伏的感染中重新激活，也可以通过同种异体移植肺进行传播。CMV 感染风险最高风险的患者是那些移植前 CMV 血清阴性并接受 CMV 血清阳性供体器官的患者。更昔洛韦（肠外）或缬更昔洛韦（肠内）是用于预防 CMV 治疗的经典药物，使用疗程根据受者风险从 3 到 12 个月不等。EB 病毒（EBV）是另一种可以在宿主中重新激活或通过同种移植肺传播的病毒，它与移植后淋巴组织增生性疾病的发展有关（PTLD，后面描述）。更昔洛韦和缬更昔洛韦也可以防止 EBV 及单纯疱疹病毒的再活化。建议在移植前对带状疱疹和乙型肝炎进行免疫接种。对于有乙肝感染史（即乙肝核心抗体阳性）的患者，应使用拉米夫定预防。

抗真菌预防治疗通常针对曲霉菌属和念珠菌，这是最常见的移植后机会性真菌感染的种类，其他药物可能因感染真菌种类的不同而异。经典的方案包括吸入两性霉素 B 脂质复合物至少 2 个月以预防曲霉菌属，口服制霉菌素混悬液 1 年以预防口咽念珠菌病。

肺孢子虫肺炎（PCP），由真菌生物体吉氏肺孢子菌引起，曾经是一种常见的肺移植后并发症[100]。可使用甲氧苄啶 – 磺胺甲噁唑（TMP-SMX）预防，目前 PCP 已经变得非常罕见，且 PCP 的预防通常是终身的。

（八）静脉血栓的预防

许多肺移植后患者，特别是术后早期，由于不活动、高龄、VTE 病史和使用体外循环支持，发生 VTE 的风险很高。这种风险必须与大手术后的急性出血进行权衡。通常，在无明显出血的情况下，术后第一天即开始使用皮下肝素预防 VTE。对于有 VTE 病史或其他有抗凝血治疗病史的患者，治疗性抗凝血通常选用肝素，直到术后后期，这有助于密切监测，以及在出血情况下进行快速逆转。

（九）营养支持和应激性溃疡预防

虽然没有在肺移植人群中进行专门研究，但应考虑对所有机械通气患者及可能长期使用类固醇激素的患者进行应激性溃疡预防。如果拔管延迟，应在术后早期建立肠内营养通路，以便给药和早期营养支持。拔管后应评估吞咽能力，以减少可能发生的误吸事件。对于不能有效吞咽的患者，应在术后最初几天内考虑肠内营养支持，以防止发生营养不良。在使用阿片类镇痛药的情况下，早期肠道营养方案的实施可能有助于预防便秘，特别是在易发生便秘和肠梗阻的 CF 人群中[15]。

（十）术后早期并发症

术后早期并发症可发生在肺或肺外。肺部并发症包括移植物失功（graft dysfunction）、排斥反应、吻合口并发症、胸膜并发症、膈神经和膈肌功能不全及肺部感染。肺外并发症包括感染、静脉血栓栓塞、高氨血症、心肌梗死、心律失常、肾功能不全和谵妄。

1. 移植物失功

早期移植物失功表现为低氧血症，通气困难或不充分，或者弥漫性肺部渗出。移植物失功的原因很多，包括容量负荷过重、TRALI、抗体介导的急性排斥反应、血管或吻合口并发症、感染和 PGD。通常来说，术后肺部渗出是多因素的，而不是单一原因导致。

由于缺血 – 再灌注损伤、血管通透性增加和手术中淋巴引流中断，所有肺移植术后患者都可能出现一定程度的肺水肿。严重的肺水肿可由容量超负荷引起，特别是在术中给予大量液体或左心室功能不全的患者中。TRALI 引起的肺部渗出发生在输血后 6h 内，特别是在给予大量血浆后；在复杂手术过程和术中大量出血及大量输血后，这种移植肺功能不全更常见。特别是既往存在感染的患者，在高水平免疫抑制药使用的情况下，肺炎可能会恶化，这可能导致移植物失功。

移植物失功的诊断检查和处理应根据临床情况个体化考量，考虑受体术前共病、术中并发症和术后常见问题。早期进行感染性检查是必要的，应注意确保适当覆盖受体过去培养出的任何已知耐药菌株。支气管镜检查有助于评估支气管吻合口出血或缺血性损伤，以及获得培养标本和清除气道分泌物。TEE 可用于诊断血管吻合口并发症或左心室功能不全；在左心房充盈压力升高或利尿的情况下，应考虑优化容量管理。在某些情况下，CT 血管造影可以更好地显示肺实质、气道和肺血管。

2. 原发性移植物功能不全

原发性移植物功能不全（primary graft dysfunction，PGD）是肺移植术后 72h 内发生的急性肺损伤综合征，以弥漫性肺浸润和低氧血症[101]为特征和进行分级（图 43–8）。PGD 被认为是由缺血再灌注损伤引起，改变肺泡和血管内皮功能，导致肺水肿、肺顺应性降低和气体交换不良[102]。PGD 在肺移植手术后发生率约为 30%，是肺移植术后早期死亡的

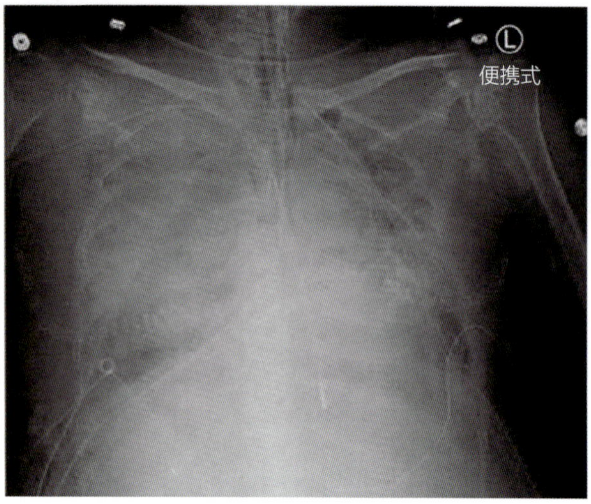

▲ **图 43-8 胸部 X 线片显示严重的双侧肺浸润治疗患者原发性移植物功能不全**

主要原因；它与较长的 IMV 时间、ICU 住院时间和住院时间有关。根据影像学表现和低氧血症的严重程度，PGD 被分为不同的等级（表 43-4），3 级 PGD 预后最差[101]，并且在移植后期还可能与其他原因引起的低氧血症并存。3 级 PGD 的危险因素包括供体因素，如吸烟史或肺挫伤，供体相对于受体体型偏小，以及大量饮酒。移植受体者的术前共病是 PGD 发生的最大危险因素之一，COPD 的 PGD 发生率为 11.8%，CF 为 12.4%，IPF 为 18%，特发性肺动脉高压（IPAH）为 30%，结节病为 50%[93]。超重或肥胖的受体者患 PGD 的风险也会增加。手术因素，例如缺血时间延长、CPB 的使用、大量输血、再灌注期高 FiO_2 和单肺移植，也是最严重级别 PGD 的独立危险因素[103]。

PGD 的治疗主要是支持性的，因为 PGD 与 ARDS 存在相似之处，所以 PGD 的治疗通常是从 ARDS 的治疗经验中获得的[63]。目标是限制呼吸机引起的肺损伤，包括容量性肺损伤、气压性肺损伤和氧中毒；采用 PEEP 的肺保护性通气模式。在保持足够的灌注量的同时，应该限制液体和适当的利尿。吸入型肺血管扩张药不应常规使用，但可在严重低氧血症或肺血管阻力升高的情况下试验性使用。在通气良好的肺组织区域，iNO 和前列腺素都可以扩张该肺组织区域的肺血管，以改善通气 - 血流灌注比。在严重 PGD 的情况下，所有的内科治疗都难以改善的情况，术后 ECMO 可能会临时使用（见在“术后体外膜肺氧合”部分描述）。在极少数情况下，如果严重的 PGD 没有改善，可能需要及早再次移植。由于再次移植的总体存活率较差，尤其是那些严重的 PGD 患者，以及同种异体移植的器官来源有限，应该作为最后的备选方案[63]。

(1) 急性排斥反应：2004—2016 年，28% 的肺移植受者在第一年至少经历了一次急性排斥反应[1]。同种异体肺移植比其他实体器官移植更容易发生排斥反应，可能是因为更容易受到缺血损伤、反复感染和持续环境暴露的影响[104]。虽然急性排斥反应本身很少致命，但其会导致其他不良后果，如治疗过程中感染风险增加和慢性气道阻塞风险增加（稍后将在“肺移植的长期并发症”中讨论）[104]。急性排斥反应的风险因素包括 HLA 不匹配、某些基因多态性和免疫抑制治疗。症状和体征包括咳嗽、呼吸困难、咳痰、ARDS、发热或低氧血症。诊断应包括影像学和肺功能测试，以及支气管镜检查，包括 BAL 和经支气管活检。此外，应根据排斥反应

表 43-4 原发性移植物功能不全分级系统

等　级	胸部 X 线片表现	PaO_2/FiO_2 值
0	正常	任何比值
1	弥漫性浸润	＞300
2	弥漫性浸润	200～300
3	弥漫性浸润	＜200

FiO_2. 吸入氧浓度；PaO_2. 动脉血氧分压；经许可改编自 Snell GI, Yusen RD, Weill D, et al. Report of the ISHLT Working Group on Primary Lung Graft Dysfunction, Part I: Definition and grading-A 2016 Consensus Group statement of the International Society for Heart and Lung Transplantation. *J Heart Lung Transplant*. 2017, 36:1097-1103.

表 43-5　肺移植术后低氧血症伴肺浸润的鉴别诊断

诊　断	关键特点	评　估	治　疗
容量超负荷或 TACO	• 大量输注液体或血液制品 • 左心室功能不全或左心房压力高 • 可能有胸腔积液	• 肺毛细血管楔压 • 超声心动图 • BNP，肌钙蛋白	• 利尿 • 对于左心室功能不佳的患者进行正性肌力药物支持
TRALI	• 发生于输血时或输血后 6h 内 • 更常见于高血浆容量血液制品（如 FFP） • 也可能出现发热、低血压	• 肺毛细血管楔压 • 超声心动图 • BNP，肌钙蛋白	• 如果仍在进行输血，停止输血 • 向血库报告输血反应
肺炎或误吸	• 近期感染史（如囊性纤维化患者） • 观察到发生误吸 • 发热，白细胞计数升高，低血压	• 支气管镜检查和支气管肺泡灌洗 • 感染血培养 • 呼吸道病毒 PCR • CMV PCR • 真菌培养 /PCR	针对培养结果或患者 / 供者的风险因素，应选择广谱抗生素、抗病毒或抗真菌药
抗体介导的超急性排斥反应	• 发病迅速，在同种异体移植物再灌注后几分钟至 24h 内发生	• 移植前 HLA 抗体检测及交叉配型 • 新 HLA 抗体筛查 • 考虑经支气管镜活检	• 血浆置换 • IVIG • 利妥昔单抗，硼替佐米
PA 血流阻塞（如扭曲、狭窄、血栓形成、栓塞）	• 低血压，血流动力学不稳定 • RV 功能不全 • 通常为单侧 • 肺顺应性降低 • LA 血栓或全身血栓	• CT 血管造影术 • TEE	• 外科修复（如肺复位术、血栓切除术） • 抗凝血
原发性移植物功能不全	• 弥漫性肺浸润 • 肺顺应性降低	• 排除其他诊断	• 肺保护性通气 • 经验性抗生素使用 • 吸入性血管扩张药 • ECMO

BNP. 脑利钠肽；CMV. 巨细胞病毒；CT. 计算机体层成像；ECMO. 体外膜肺氧合；FFP. 新鲜冰冻血浆；HLA. 人类白细胞抗原；IVIG. 静脉免疫球蛋白；LA. 左心房；LV. 左心室；PA. 肺动脉；PCR，聚合酶链式反应；RV. 右心室；TACO. 输血相关循环超负荷；TEE. 经食管超声心动图；TRALI. 输血相关急性肺损伤

的组织学特征和临床症状的严重程度进行治疗。

同种异体肺移植排斥反应的发生有两种机制：细胞机制和体液机制。细胞排斥反应是主要类型，产生原因是 T 细胞对 HLA 的识别。急性细胞排斥是根据组织病理学诊断的，可分为血管周围和间质排斥反应（A 级）或呼吸道排斥反应（B 级，也称为淋巴细胞性毛细支气管炎）（表 43-6）[104, 105]。急性细胞排斥反应通常通过大剂量皮质类固醇激素冲击治疗，然后在 2～3 周内逐渐减量。难治性急性细胞排斥反应的治疗更加多样化，但可以包括激素冲击、抗胸腺球蛋白或针对 B 细胞和 T 细胞表面 CD52 抗原的单克隆抗体阿仑单抗治疗。

肺移植后发生抗体介导的排斥反应是由于 DSA 抗 HLA，导致补体依赖和非补体依赖的免疫途径被激活[106]。超急性排斥反应是再灌注后 24h 内由于先前形成的 DSA 的存在而发生的一种暴发性排斥，由于术前的 HLA 抗体筛选和供体者特异性交叉配型，已极其罕见。组织病理学上，抗体介导的排斥反应表现为肺泡毛细血管内中性粒细胞浸润和补体 C4d 沉积[106]。

表 43-6 肺移植排斥反应的病理分级

排斥反应类型	等 级	严重程度	组织病理
A 级：急性排斥反应	0	无	正常肺组织
	1	最低	血管周围小单核浸润性病变
	2	轻度	更多的血管周围浸润，可能存在嗜酸性粒细胞
	3	中度	致密的血管周围浸润，延伸至间质。嗜酸性粒细胞和中性粒细胞
	4	重度	弥漫性血管周围、间质和空气 – 肺泡间隙浸润性肺损伤；可能存在中性粒细胞
B 级：呼吸道炎症	0	无	无细支气管炎的证据
	1R	低级别	细支气管黏膜下层少见、散在或单层的单个核细胞
	2R	高级别	细支气管黏膜下层有较大的活化淋巴细胞浸润；可涉及嗜酸性粒细胞和浆细胞
C 级：慢性气道排斥 – 闭塞型	0	无	
	1	有	管腔内纤维结缔组织闭塞

经许可改编自 Martinu T, Pavlisko EN, Chen DF, Palmer SM. Acute allograft rejection: cellular and humoral processes. *Clin Chest Med*. 2011, 32:295-310.

抗体介导的急性排斥反应的治疗包括血浆置换、IVIG、利妥昔单抗（一种针对 B 细胞的单抗）、硼替佐米（一种可导致浆细胞凋亡的蛋白酶抑制药），以及皮质类固醇激素冲击治疗或增加抗细胞增殖药；超急性排斥反应的治疗需要同时使用几种免疫抑制药。

(2) 吻合口并发症：吻合口并发症包括血管并发症，如 PA 或 PV 扭曲、狭窄、血栓形成或栓塞等并发症，以及呼吸道并发症，如支气管坏死和开裂、狭窄、瘘管或感染。

PA 血流受阻通常表现为 PH 和 RV 衰竭加重，并伴有血流动力学不稳定。PV 吻合口的扭曲或血栓形成通常发生在术后的早期。这种情况很少见，但如果不迅速发现和治疗，可能会导致严重的后果。PV 血栓形成导致严重的单侧肺水肿（除非发生在两个移植肺的吻合口），导致低氧血症和肺顺应性下降。发生 PV 血栓的患者全身栓塞风险很高，导致卒中、肢体或肠道缺血或其他栓塞性并发症。PV 血栓形成的诊断，通常通过同种异体移植肺在手术室再通后的 TEE 或如果后期发生时采用 CT 血管造影术诊断。病情不稳定的患者可能需要紧急血栓切除和吻合口手术翻修，而稳定的患者则采取全身抗凝血治疗。

在移植过程中，由于正常的支气管供血中断，气道吻合口特别容易发生缺血性损伤。高达 10%～15% 的肺移植会出现呼吸道并发症 [107]。危险因素包括手术技术（如供体支气管长度过长）、PGD、第一年内的急性排斥反应、某些肺部感染、长时间的机械通气、单肺移植和一些免疫抑制药 [107]。呼吸道并发症经常在支气管镜检查中被发现，但也可能在 CT 扫描中发现。

缺血性损伤引起的坏死可能是正常愈合过程的一个阶段，但坏死通常在移植后几周内消失；如果愈合失败，伤口就会裂开。对于长期漏气的患者应该考虑坏死组织未愈合。更严重的支气管裂需要支气管镜或外科手术修复。支气管狭窄是最常见的呼吸道并发症，通常发生在缝合线上并向远端延伸。支气管隆嵴狭窄可能导致消失性支气管中段综合征并引起较高的并发症率和死亡率。支气管狭窄可无症状或导致呼吸困难、咳嗽、喘息、频繁肺炎或用力呼气量减少，治疗包括扩张、支架置入或呼吸道消融术。支气管瘘罕见，可发生在呼吸道和胸膜、纵隔或血管之间；根据部位的不同，可导致呼吸困难、感染、气胸、皮下气肿或持续性漏气。这些并发症的致命性取决于是否能够关闭瘘孔及治疗可能出现的相关并发症。

(3) 胸腔内并发症：肺移植手术可能会导致膈神经损伤和同侧膈肌瘫痪，并可能导致更长的机械通气时间和住院时间[108]。对于呼吸困难、呼吸不足、撤机失败和胸部影像显示半横膈抬高的患者，应怀疑此诊断。在单肺移植的患者中，单侧膈肌瘫痪可能更有临床意义。管理包括呼吸机支持，在持续无法脱离呼吸机的情况下，可以考虑手术折叠术或膈肌起搏。胸膜并发症也可能出现，包括气胸、乳糜胸、血胸和胸腔积液（见下文“胸腔导管管理”部分）和肺炎（见“感染预防和处理”部分）。

(4) 肺外并发症：与其他胸腔内大手术一样，肺移植可能会导致常见的术后并发症，包括感染、VTE、心肌梗死、心律失常和谵妄。肺移植后肾功能不全很常见，在最初的 10 年中[109]，24.6% 的患者出现严重的肾功能不全。约有 4.8% 的患者在移植后的第一年内发展出严重的肾功能不全，尽管这种情况的发生率已从2004年之前的7.6%大幅下降[109]。在移植后的前 6 个月使用环孢素而不是他克莫司及患有高血压病与肾功能恶化有关。高血压可能也与皮质类固醇激素和钙调磷酸酶抑制药的使用有关[110]。肺移植后肾功能不全的高发病率可能与缺血性损伤及围术期间使用的 CNI 等肾毒性药有关。

高氨血症是肺移植手术后罕见的并发症，其机制尚不清楚。可能的病因包括肝功能障碍、尿素循环缺陷或人支原体或解脲支原体的全身性感染。症状主要是神经系统症状，包括嗜睡、意识不清或情绪激动。高氨血症死亡率很高，有必要对早期诊断进行筛查；一些肺移植方案要求即使是在没有症状的患者，也测量血氨。如果诊断为高氨血症，应对 BAL 样本进行人型支原体或解脲支原体检测，并开始经验性使用抗生素[111]。此外，应通过肠道净化和乳果糖来控制氨水平，以促进氨清除。严重情况下可考虑进行血液透析以清除血氨。

3. 术后阶段体外膜肺氧合

ECMO 可在术后期间作为术中支持的延续，或作为难治性、危及生命的 PGD 的支持性治疗。在移植过程中需要使用 ECMO 的患者，可以在移植肺再灌注后尝试术中撤机。在因低氧血症、高碳酸血症或血流动力学不稳定而不能撤机的情况下，术后早期应维持 ECMO 支持。当呼吸力学、ABG 和血流动力学改善时，可以尝试撤机和拔管。ECMO 可在术后启动，以增强气体交换或肺血流动力学，或预防呼吸机相关性肺损伤。例如，需要大量液体复苏的外科复杂手术可能会发展成恶化的肺水肿，需要临时的 ECMO 支持。通常，ECMO 支持是病情严重、难以通过最佳的呼吸机和其他治疗缓解的 PGD 患者的备选方案，然而，ECMO 早期使用可以改善预后[63]。

VV ECMO 的使用优于 VA ECMO，因为其出血和脑卒中等并发症较少[5]。此外，VA ECMO 高血流量可能导致新移植肺血流量不足。外周 VA ECMO 可能会因导致高后负荷致使 LV 扩张，或者如果颈动脉不是由含氧量高的 ECMO 血流提供灌注，而是由经心脏的含氧量低的血流灌注，可能会出现脑氧合不良。VA ECMO 可优先用于严重的 RV 功能障碍或术前重度 PH 患者，以防止 LV 容量超负荷。

（十一）肺移植长期并发症

根据 ISHLT 2018 年的报告，2009—2016 年接受肺移植的成年人的中位生存期为 6.2 年[109]。由于移植相关的问题，包括慢性异体肺移植功能不全和移植失败，肺移植后的长期存活率仍然很低。此外，非移植相关的因素也是肺移植后发病率和死亡率高的重要因素，如感染、恶性肿瘤、肾功能不全、糖尿病和心血管疾病。

1. 慢性异体肺移植功能不全

慢性异体肺移植功能不全（chronic lung allograft dysfunction，CLAD）定义为 FEV_1 较术后基线值持续下降至少 20%，不能用其他病理过程（如手术、机器、感染、排斥反应、动脉狭窄或栓子、肿瘤、药物毒性、移植前疾病复发、误吸或正常衰老）解释[112]。根据基线 FEV_1 的百分比，将 CLAD 分为 0—4 期，其中 CLAD 4 最严重。CLAD 可以表现为阻塞性（即 BOS）、限制性［即限制性同种异体移植综合征（RAS）］或混合型。CLAD 是导致肺移植患者第一年后死亡的主要原因[109]。

BOS 是 CLAD 最常见的表现，移植后 1 年的发生率为 8.5%[109]。BOS 的定义是在肺活量测定上有阻塞性（即 $FEV_1/FVC<0.7$），但无影像学渗出高密度阴影。病理上，BOS 显示上皮下纤维组

织过多，最终导致支气管腔闭塞。RAS 发生在约 30% 的 CLAD 患者中，其特征为限制性肺功能障碍（即 TLC≤基线值的 90%），并在胸部影像中显示为持续的肺部阴影。病理上，RAS 表现为弥漫性肺泡损伤和可能在胸膜实质或散在实质内的纤维增生。

CLAD 的诊断包括临床症状、经纤维支气管镜活检和 BAL。CLAD 的治疗选择很少，它仍然是移植后死亡的主要原因，占死亡人数的 20%～30%[109]。BOS 患者可以从环孢素转为他克莫司或至少 8 周的阿奇霉素治疗试验中受益[109]。在某些患者中可能需要重新移植。

2. 恶性肿瘤

由于长期使用免疫抑制药，肺移植患者与普通人群相比，患恶性肿瘤的风险更高。在肺移植患者的长期死亡中，恶性肿瘤占很大一部分，其中淋巴瘤占 1.9%，其他恶性肿瘤占 5～10 年内死亡的 15.4%[109]。该人群中常见的恶性肿瘤包括皮肤癌、PTLD 和肺癌。肺移植后患者的皮肤癌大多为鳞状细胞癌，男性、高龄、COPD 和使用三种药物免疫抑制方案等因素增加风险[113]。PTLD 是一类淋巴增生性疾病，包括淋巴瘤，它是由于受体淋巴细胞感染致癌病毒，最常见的是 EBV 导致的。PTLD 的风险随着免疫抑制的累积水平而增加，在一些病例中随着免疫抑制逐渐减少有疾病消退的可能性。肺癌可能发生在肺移植后的患者中，既可以发生在单肺移植后的自体肺中，也可以发生在移植肺中。接受单肺移植的患者通常有患自体肺癌的风险，包括吸烟史或特发性纤维化；肺癌在单肺移植中的发生率是双肺移植的 6 倍[113]。

3. 感染

感染是移植后人群死亡的主要原因，在移植的第一年占 33%，在 1～10 年占 16%～20%[109]。由于免疫抑制状态，肺移植后患者感染细菌、真菌和病毒病原体的风险很高，包括机会性致病微生物，因此在手术后很快实施了对这些微生物的预防性治疗（见“感染预防和管理”部分）。在移植之前，患者可能已携带致病菌，或在医院内感染致病菌，或潜在感染重新激活。根据移植手术后的时间，应该考虑最有可能引起感染的不同类别的病原体。供体或受体在移植前存在的感染在第一个月最常见，也包括医院获得性导管感染或手术部位感染；从移植后 1～6 个月，机会性感染或潜在复发最有可能发生；在移植 6 个月，社区获得的感染是最可能发生的[100]。肺炎和支气管炎是肺移植后最常见的感染，但也应考虑其他感染部位。

肺移植患者感染的诊断可能更具挑战性，因为免疫抑制状态掩盖了许多典型症状，如发热、疲劳、盗汗或疼痛或体征，如白细胞计数升高；必须警惕低数值的检查结果，以便及早识别感染，以免导致明显的疾病发生。胸部 CT 有助于肺炎的诊断，BAL 和经支气管镜活检有助于识别病原体。有必要监测培养，特别是在肺移植后的第一年。针对已知或可疑微生物的积极抗菌治疗对于减少发病率和死亡率很重要。

4. 糖尿病

由于糖皮质激素和钙调神经磷酸酶抑制药的使用，肺移植后糖尿病仍然很常见，尽管在现代，移植后一年的糖尿病患病率已从 24% 降至 17%[109]。服用他克莫司的患者比服用环孢素的患者风险更高，尽管这很少是更换药物的原因。移植后糖尿病的危险因素包括高龄、肥胖和排斥反应[114]。

（十二）出院后的监测和随访

肺移植后，患者需要终身定期密切监测可能导致发病率或死亡率升高的并发症。这种监测包括临床医师的检查和护士协调员的联系、肺功能监测，以及免疫抑制药治疗方案的监测。患者在首次出院后经常接受康复训练计划，以监测肺功能和其他潜在的并发症，并提高身体的力量。出院后，在家用手持个人肺活量计监测肺功能，以及规律复查常规胸部 X 线片、肺活量测定和支气管镜检查；这些有助于及早发现排斥反应或感染。免疫抑制维持需要监测适当的药物水平、潜在的不良反应，以及感染或恶性肿瘤的发展情况。

第 44 章　食管手术

Esophageal Procedures

Wolfgang Baar　Johannes Hell　Torsten Loop　著
阎文军　黄锦文　译

成人食管手术有较高的围术期并发症发生率（52%）和死亡率（12%）。术后并发症以肺部并发症为主，发生率高达 52%，显著降低患者的短期和长期生存率。尽管有一些难以改变的患者相关危险因素（共病、年龄、性别、营养状况等），围术期管理和医疗护理的研究越来越关注于手术危险因素的优化。微创手术技术可缩短手术时间和减少失血量，正被大量研究关注。围术期麻醉管理应关注问题有麻醉方式（全身麻醉联合或不联合区域麻醉）、术中通气和血流动力学管理策略。

除了解剖学和疾病相关基础知识外，本章旨在为手术提供实践支持，并提出具体建议以保障患者安全。

一、解剖（和生理）

成人食管是长 25～28cm、直径约 2cm 的肌性管道，其作为液体和固体物质从咽部输送到胃的通道（图 44-1）。其长度受年龄、性别和生理状况的影响。通常将食管分为三个部分，颈段食管（C_6～T_1）、胸段食管（T_1～T_{11}）和腹段食管（T_{11}）。食管起自第 6 颈椎（C_6）环状软骨水平，此处连接咽喉部。这是食管最狭窄处，食管上括约肌就位于该处（距上颌中切牙 15～16cm），也是咽向颈段食管过渡的位置。食管在上纵隔下行，走行于气管、主动脉弓及左侧喉返神经的后方，跨主动脉弓处出现一典型狭窄，位于第 4、5 胸椎水平（距上颌中切牙 23～25cm）。随后，食管向下走行于后纵隔气管分叉后方，与左主支气管的解剖关系导致该处出现狭窄（距上颌中切牙 27.5cm）。继续下行，食管位于左心房的后方。在胸降主动脉前方，食管在第 11 胸椎水平与胃相连，这里是食管最后一个狭窄处，即食管下括约肌（LES，距上颌中切牙 40cm），其定义基于功能意义而非解剖关系，部分由膈肌的食管裂孔参与形成[1]（图 44-1）。

食管与周围组织结构的关系（表 44-1）及其存在的狭窄处拥有重要的病理生理学和临床意义。由于气管左侧部分覆盖颈段食管，而未覆盖的边缘部分为颈段食管切除术提供了天然的手术路径。然而，左侧喉返神经在动脉韧带处穿过主动脉弓下方，然后在气管和食管（气管食管沟）交界处的凹槽中上升，存在手术过程中损伤的潜在风险。单侧喉返神经损伤一般会导致吞咽困难或声音嘶哑，而双侧损伤会导致完全的声带麻痹。喘鸣、呼吸窘迫和失声是因为声门的闭合，需要立即干预。

上胸段食管邻近胸导管，手术过程中有损伤胸导管的风险。由于胸段食管靠近心脏，特别是左心房，使得麻醉医师可以通过经食管超声心动图（TEE）检查心脏，给心脏麻醉和围术期血流动力学管理带来了重大变革。食管狭窄处也是具有临床意义的重要标志。通常情况下，它们也是使用食管内仪器时易损区域。例如，下咽部食管第一个狭窄处是置入 TEE 探头时常见穿孔区，这是一种罕见但严重的并发症[2]。在环咽肌下方和靠近食管裂孔的左侧食管易损区域，易发生憩室（Zenker 憩室或膈上憩室）或自发性破裂。

食管组织学可分为 4 层：黏膜、黏膜下层、固

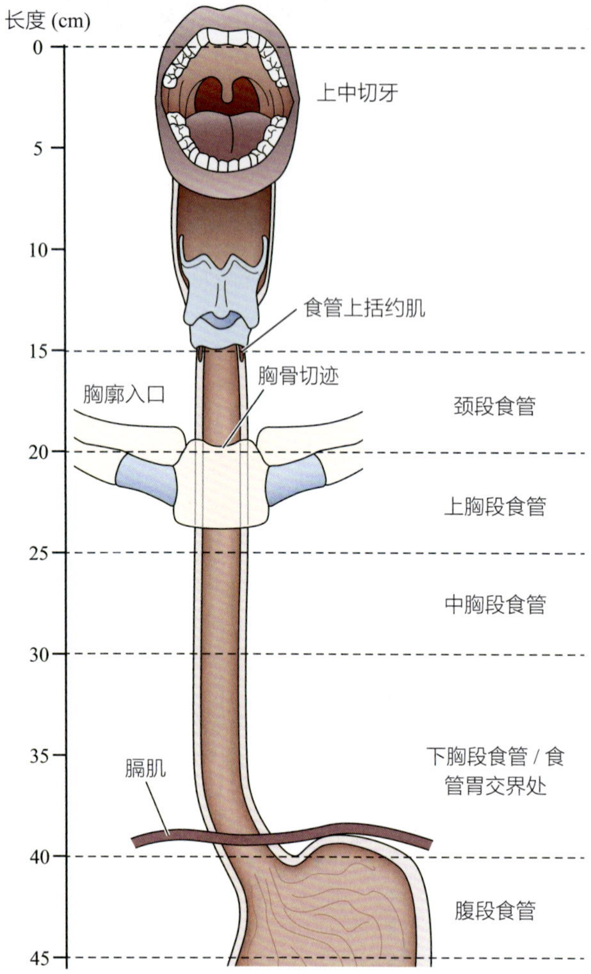

▲ 图 44-1 食管解剖

有肌层和外膜。因为缺乏浆膜，感染和肿瘤容易扩散，这与胃肠道其他部位不同。食管腔被非角质化的复层鳞状上皮所覆盖。食管鳞状上皮与贲门单层柱状上皮之间的过渡称为线状或鳞状柱状上皮交界处。鳞状柱状上皮交界移行到食管远端是 Barrett 食管的一个标志。

颈段食管的动脉供应主要由甲状腺下动脉的分支来供应。胸段食管的血液循环由支气管动脉、主动脉的食管分支和右肋间动脉供应。腹段食管接收来自胃左动脉、胃短动脉和左膈下动脉的血液。

食管的静脉引流比动脉的供应更多变。颈段部分汇入甲状腺下静脉，而胸段部分主要汇入奇静脉和右头臂静脉。腹段食管的静脉引流主要汇入胃左静脉，此外还有部分汇入胃短静脉、脾静脉和胃网膜左静脉，而这些都是门静脉的支流。因此，食管下段静脉与下腔静脉和门静脉系统相连。门静脉血流受损，如肝硬化，可导致该分流系统的逆行血流，导致静脉扩张和静脉曲张，从而导致致命性出血。

食管蠕动是食管上 1/3 处的横纹肌和食管其余部分的平滑肌之间的复杂相互作用，作为一个单一的功能单位，与肠道相反产生随意蠕动（原发性蠕动）。除了原发性蠕动外，在食管内任一处的局部扩张刺激都会引起蠕动波（继发性蠕动）。食管蠕动的神经元控制发生在中枢神经系统，特别是在脑干，以及食管局部神经，受到自主反射、交感神经和副交感神经系统的调节。在某些特定的手术，如食管吻合术，需要抑制继发性蠕动。因此，围术期需给予丁溴东莨菪碱 [3]。

食管括约肌：为了保证食管功能，UES 和 LES 的协调活动是必不可少的。UES 是一个高压区，在精确的间隔松弛，防止空气进入胃 [4]。LES 在胃食管交界处建立了一个 15～35mmHg 的压力屏障，以防止胃食管反流。然而，在吞咽过程中准确的定时松弛对于进食是至关重要的。LES 张力的调节和其松弛由副交感神经和交感神经纤维控制，并受多种神经激素影响的调节。此外，短暂的食管下括约肌松弛（TLESR）解释了由胃扩张引起的生理性胃食管反流 [5]。LES 功能障碍导致胃食管反流或食管贲门失弛缓症，毒蕈碱受体激动药或 α 受体激动药可增加 LES 张力，β 受体激动药、一氧化氮供体或磷酸二酯酶 -5 抑制药可减少 LES 收缩。阿片类和三环类抗抑郁药可降低 LES 压力，而甲氧氯普胺或美托洛尔可增加 LES 张力。

二、食管病理和手术治疗

（一）食管良性疾病

1. 食管憩室（咽食管憩室、膈上憩室）

食管憩室是一种罕见的食管疾病，分为少见的真性憩室，通过牵引使食道壁的全层的一个突出，通常位于胸段食管中间 1/3 处；还有更常见的假性憩室，突出部没有肌层覆盖，位于肌层薄弱的区域，如下咽部（岑克尔憩室）或食管远端（膈上憩室），是因为食管腔内压力增加引起的食管壁变形膨出，导致憩室的形成。食管憩室的患病率为 0.015%～3%，其中岑克尔憩室最为常见，约占 70%[6]。真性憩室，通常由纵隔疾病引起，如结核性淋巴结炎或结节病，由食管运动障碍引起。尤其是岑克尔憩室，主要是由 UES 的松弛不足引起 [7]。

表 44-1 食管与周围结构的关系

与食管相关结构的相对位置	
前方	气管、主动脉弓、右肺动脉、左主支气管、食管神经丛、左心房、迷走神经前干
后方	椎体、颈长肌、肋间后动脉、奇静脉、半奇静脉、降主动脉前壁、迷走神经后干、胸导管、胸膜
左方	主动脉弓、左锁骨下动脉、左喉下神经、左迷走神经、胸导管、主动脉胸段、颈动脉
右方	奇静脉、胸膜、右主支气管、右迷走神经

然而，一些研究表明即使在真性食管憩室中也存在异常的食管运动，尽管尚不清楚运动异常是原发或继发于憩室的存在[8]。膈上食管憩室常与贲门失弛缓症有关，其次是弥漫性食管痉挛[9]。

通常，食管憩室的典型症状有：吞咽困难、未消化食物反流、口臭、无症状吸入史伴反复肺炎。然而，小憩室患者通常无症状，直至憩室增大。极少数患者因食管憩室致长期吞咽困难，出现体重减轻和营养不良。巨大的 Zenker 憩室因为滞留的憩室内容物向前压迫可导致食管完全梗阻。此外，Zenker 憩室患者常伴有食管裂孔疝和胃食管反流病（GERD，72%）[10]。

影像学检查可进一步确定诊断，如钡食管造影、内镜检查和食管测压。此外，经皮超声检查也是经验丰富的医生诊断 Zenker 憩室的一种替代方法。

尽管手术治疗的进步，食管憩室手术的死亡率仍有 1%～5%[11]。食管憩室患者常需手术治疗，有些专家建议仅对有症状的患者进行手术[12]。Zenker 憩室可通过切开左颈或经口用硬性或软性内镜进行切除。憩室切除术或憩室固定术行环咽肌切开以治疗 UES 功能障碍[12]。位于食管中段的憩室手术需要经胸入路，通常可行胸腔镜或左侧开胸手术[13]。也可能需要行食管肌切开术。对于食管下段憩室，特别是膈上憩室，建议经食管裂孔行腹腔镜手术。憩室切除术同时行食管肌切开术 / 贲门肌切开术意味着还需要行抗反流手术，如部分胃底折叠术。在一些患者，食管下括约肌扩张术可能是肌切开术和抗反流手术的一种替代治疗方式，但临床证据较少[11-13]。

(2) 食管瘘（气管食管瘘和支气管食管瘘）（见第 45 章）：从气道到上消化道的瘘管绕过了完整的喉反射提供的正常保护，并可能导致较高的并发症发生率和死亡率。食管与气管或大支气管之间存在连通，这些都被归类为气管食管瘘（tracheoesophageal fistula，TEF）。大多数成人获得性 TEF 与恶性疾病相关，如食管癌或肺癌，以及外科手术，如食管切除术[14]、放射治疗或化学治疗[15, 16]。TEF 很少发生于良性疾病，如长时间的气管插管、气管切开术、内镜手术（如支气管内激光或冷冻治疗、食管支架植入术）、感染性疾病或创伤。特别是在麻醉和重症监护病房（ICU），损伤机制有创伤性插管、气道内吸引和气管壁血管压迫，这是由于气管导管气囊长时间过度膨胀导致缺血和随之的溃疡。大多数先天性 TEF 通常与食管闭锁有关（90% 食管闭锁伴有食管瘘）。

自主呼吸时的症状包括进食后呛咳、反复性肺炎、声音嘶哑和吞咽困难。Ohno 征，即进食流质食物后呛咳，是一种特征性症状[17]。对于机械通气患者出现反复胸部感染、反复撤机困难和体重减轻，都应考虑获得性 TEF。

放射学检查，如钡餐胸部 X 线、口服造影剂胸部计算机断层扫描（CT）或磁共振成像，有助于 TEF 的定位和确定其可能的病因。行支气管镜检查或胃肠镜检查可确诊 TEF，而口服亚甲蓝有助于识别微小的 TEF。

TEF 的治疗取决于瘘管的病因和位置。TEF 自发闭合很少见，因此手术治疗是必要的。在大多数获得性、非恶性 TEF 患者，通过组织补片修复食管和气管，实现成功闭合瘘口[18]。手术可根据 TEF 的位置选择颈部切口或开胸手术。食管支架植入术是恶性或危重患者 TEF 的主要治疗方法，围术期死亡率高[19]。食管、气管或两者同时支架植入术（双支架植入术）对于关闭瘘管可能是必要的。先天性瘘管，特别是合并食管闭锁，通常需要新生儿即行手术，开胸或胸腔镜手术具有相似并发症，总死亡率为 3.2%[20]。良性 TEF 患者的预后通常良好；对于恶性 TEF 患者，治疗可减轻吞咽困难、肺炎反复发作和改善姑息治疗。

(3) 食管破裂和穿孔：食管穿孔是以食管透壁破坏为特征的一系列疾病[21]。65% 病例是医源性原因，包括上消化道内镜检查、内镜硬化治疗、邻近组织手术、置入食管扩张器、鼻胃管、气管插管误入食管或 TEE 引起的创伤。食管穿孔也可由外伤或术后改变、异物或化学化合物引起，而碱性化合物比酸性化合物造成的损害更大。食管穿孔患者的住院死亡率为 17.5% 左右，而 3 年生存率为 67%[22]。

食管破裂是由于腹腔内压力的突然增加，同时环咽肌松弛不全所致。呕吐期间的自发性食管破裂被称为 Boerhaave 综合征，因为它是由荷兰医生 Hermann Boerhaave 在 1724 年首次描述的。这是一种非常罕见的病变；一项来自冰岛的研究表明，每年食管破裂的发生率为 3.1/100 万，其中只有 24% 病例为自发性破裂[23]。自发性食道破裂在男性中比女性更常见，通常为 40—70 岁且过度摄入酒精和食物的男性[24]。仅有 5% Boerhaave 综合征患者是没有潜在病因的健康人。穿孔多位于食管远端左侧后部，胃食管交界处近端 2～3cm 处[25]。

Boerhaave 综合征的患者通常在剧烈呕吐后出现严重胸痛。尽管疼痛常是主要症状，其他症状可包括呼吸困难、声音变化、吞咽困难和皮下气肿。Mackler 三联征常伴随自发性食管破裂，包括胸痛、呕吐和皮下气肿。胸部 X 线检查有助于明确诊断，因为 81%～90% Boerhaave 综合征患者会有 X 线检查异常，尽管在穿孔的前 6h 内，10%～33% 患者胸部 X 线检查可能正常[24]。胃肠道增强 CT 比上消化道造影检查的诊断敏感性更好，有助于确诊。食管镜具有高达 100% 的敏感性，但气体注入可产生额外撕裂风险[26]。

自发性食管破裂是罕见的，但它是一种严重的疾病，死亡率高达 80%，尽管目前在检测和治疗方面的改进将死亡率降低到 2%～20%。如果治疗延迟 24h 后，死亡率增高 1 倍，因此及时发现是治疗的关键[27]。手术治疗是食管穿孔和破裂的主要治疗方式，部分患者也可以行保守治疗和内镜治疗。治疗策略应根据个人疾病严重程度和穿孔的位置慎重选择。在此情况时，一个基于 10 个临床和放射学因素的严重程度评分系统——匹兹堡评分——已被开发用于对治疗方案进行分层；一种基于损伤严重程度、纵隔和胸膜污染程度的食管穿孔严重程度评分方法。虽然手术治疗仍然是大多数食管穿孔患者治疗的标准方法，但非手术治疗可能在某些低并发症和死亡风险的患者中成功实施[28]。该评分在一项多国研究中得到了验证，并建议低评分（≤2）患者可以考虑进行非手术治疗。穿孔相关的并发症、住院时间、手术治疗的频率和死亡率随着穿孔严重程度评分（PSS）的增加而增加。高 PSS 患者比低 PSS 患者行手术治疗的可能性增加 3.37 倍[29]。近年来，新型介入内镜技术的发展，包括内镜夹、覆膜金属支架和腔内负压治疗，应用于治疗食管穿孔以降低相关并发症和死亡。这些干预措施证明了食管破裂保守治疗的有效性[28, 30, 31]。内镜下钳夹是目前闭合小食管穿孔（＜2cm）的标准治疗方法[32]。内镜治疗也是闭合在内镜手术过程中发生和发现的食管穿孔的金标准[33, 34]（图 44–2）。

内镜下置入支架（部分或全覆膜的自膨式金属支架，自膨式塑料支架）可用于覆盖较大的缺口或完全覆盖夹子闭合不满意者。对于早期发现、食管破裂局限、周围组织空间污染小的稳定患者，可以在严密观察下行非手术治疗[33]。

2019 年发布的食管急症指南明确了符合非手术治疗的患者（表 44–2）应保持空腹状态，并给予广谱抗生素和质子泵抑制药治疗。早期应用肠内营养或全肠外营养对食管愈合也至关重要。因此，建议在内镜下放置鼻胃管。虽然抗感染治疗被认为是食管穿孔治疗的关键，但对于最佳的抗生素治疗方案和治疗时间还没有形成共识。

所有不符合表 44–2 中所列非手术治疗标准的患者均应进行手术[33]。

如果食管穿孔或破裂确认需要手术，应尽快接往手术室，因为手术治疗的略微延迟都可能会增加并发症和死亡。食管穿孔后 24h 内接受治疗的患者的死亡率＜10%，而超过此时限治疗的死亡率为 30%[22, 26, 28]。可考虑采用微创手术修复食管穿孔，如腹腔镜或胸腔镜。

手术治疗的目标包括冲洗引流和缝合穿孔，在某些情况下行胃肠造瘘，这取决于患者的临床状况。手术治疗一般分为经胸或经膈手术，依据穿孔的位置决定采取哪一种手术方法。传统手术治疗以

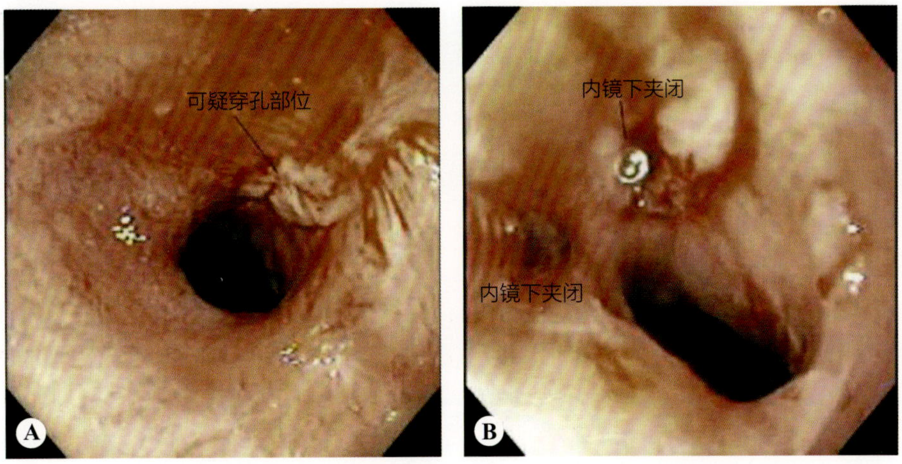

▲ 图 44-2 内镜夹应用于闭合食管穿孔合并瘘管

A. 胃食管交界处有 9mm 狭窄和黏膜水肿区域，怀疑是穿孔的部位；B. 放置第一个内镜夹后的穿孔部位

表 44-2 食管穿孔的非手术治疗标准

延迟处理	早期：<24h
临床表现	无脓毒症的症状和体征
放射学标准	颈段或胸段食管穿孔 周围组织包裹穿孔 • 食管壁内 • 食管内引流食管周围造影剂微量外渗 • 无严重胸膜污染
食管特征	既往无食管疾病
其他	由食管专家小组进行密切监测的可能性 可提供全天候手术和放射学诊疗的能力

开胸手术为主。然而，近来胸腔镜手术的报道数量不断增加和越来越普遍，特别是对 Boerhaave 综合征是一种有效的治疗方法。另一种缝合裂口的方法是腹腔镜下经膈单纯缝合，腹腔镜下经膈单纯缝合术被认为是一种实用、微创的食管破裂外科手术治疗方法，其需符合以下条件：一般病情稳定、无胸内穿孔、术前检查已明确位置的下段食管穿孔。总之，对于胸部或腹部食管穿孔必须考虑手术或保守的方法。如果受伤的部位已有病变或直接修复胸段食管穿孔不可行（血流动力学不稳定、需延迟手术探查、广泛的食管损伤），可能需要行紧急食管切除术，这是治疗食管穿孔的一种安全选择，其死亡率与择期食管切除术相当[33, 35]。

(4) 贲门失弛缓症和食管狭窄：贲门失弛缓症是一种食管自主运动功能的进行性损害，导致 LES 过度收缩而不能松弛及由于食管远端肌丛神经节细胞功能丧失而致的食管远端蠕动丧失。肌丛神经节细胞的退化被认为是自身免疫过程或是全身性传染性疾病所引起，如 Chagas 病（美洲锥虫病）[36]。此外，贲门失弛缓症还与其他系统继发性运动障碍有关，如神经肌肉疾病、硬皮病、淀粉样变性和帕金森病。贲门失弛缓症是一种相对罕见的疾病，其患病率为 10/10 万，发病率约为 1/10 万[37]。

由于贲门失弛缓症进展缓慢且无特异性症状，贲门失弛缓症患者多在疾病晚期才就诊。典型的食管症状是吞咽困难，首先是固体食物，后来甚至是液体食物，胃灼热、反流或呕吐、上腹痛或胸痛。其他症状包括体重减轻或误吸史，如慢性咳嗽或哮喘、肺炎或声音嘶哑[36]。

诊断贲门失弛缓症的金标准是具有地形图压力成像的食管高分辨率测压。食管钡剂因为其敏感性较低仅在测压法不确定时才推荐使用[38]。此外，建议对所有有贲门失弛缓症症状的患者进行内镜检查，以排除其他相关疾病。

目前对于贲门失弛缓症尚无特效药物治疗，仅是对症保守疗法。外科治疗包括贲门肌切开术和食管肌切开术（黑勒贲门肌切开术），旨在中止 LES 痉挛，并进行部分抗反流手术（胃底折叠术）。腹腔镜手术是首选的手术方法，因为与左侧开胸食管肌切开术相比，其并发症发生率较低，远期疗效相当[39]。经口内镜下肌切开术是一种在世界范围内越来越流行的微创手术，其疗效与 Heller 贲门肌切开术相当[40]。该手术包括从中段食管到近端胃建立一个黏膜下隧道，然后进行全部或部分肌肉切开术，而无须再行抗反流手术[41]（图 44-3）。因此，对于 GERD 高危患者，黑勒贲门肌切开术可能是首选[38]，但证据存在争议[42]。由于存在高并发症风险，仅在其他治疗方法都无效的终末期贲门失弛缓症病例考虑进行食管切除术[43]。

(5) 胃食管反流病和裂孔疝：食管和胃之间的过渡由 LES、膈肌、His 角、Gubarof 瓣（胃入口处的黏膜褶皱）和膈食管膜形成，并作为屏障[44]。这些屏障中的任何一个出现功能异常，都可能导致胃内容物反流到食管。虽然一定程度的胃食管反流是正常的，但出现频繁或严重的症状被称为 GERD。生活方式和饮食，以及腹内压力的增加，如肥胖或妊娠、感觉运动紊乱，如食管蠕动受损或少见的胃酸分泌过多（Zollinger-Ellison 综合征），都可能促进 GERD 的发生。发达国家的发病率很高，并影响到生活质量和社会经济方面。典型的症状是胃灼热、反流和水肿[45]。由于各种抗反流机制的破坏，膈疝是一个特殊的危险因素。特别是大的裂孔疝常与 GERD 有关，是由一过性食管下括约肌松弛（TLESR）频率增加、LES 张力降低和食管运动减少引起。裂孔疝包括四种解剖类型：Ⅰ型为滑动性食管裂孔疝，占食管裂孔疝病例的 90% 以上，胃通过膈肌对称上升。它们常与食管炎和巴雷特食管的严重程度有关。Ⅱ～Ⅳ型被称为不对称上升的食管旁疝，其主要临床意义取决于疝入的胃解剖部分，它带来了缺血、梗阻或扭转的风险[46]。

GERD 的管理遵循循序渐进的方法。除了生活方式干预外，主要原理是通过使用药物局部中和或抑制胃酸分泌来减少食管腔胃酸反流。很少需要手术治疗，但在难治性 GERD 或伴有大裂孔疝时可以考虑[47]。

有几种手术方法来治疗 GERD 和相关的食管裂孔疝。腹腔镜下经腹 Nissen 胃底折叠术（全胃底折叠术）可 360° 包裹食管下段，是治疗 GERD 的最常见手术方法[48]。部分胃底折叠术，如 180° 前折叠或 270° 后折叠（假发式胃底折叠术）已经被应用以减少全胃底折叠后的症状。对于既往有腹部手术、病程长并伴有严重消化道狭窄或极大的食管裂孔疝的患者，经左侧开胸术行经胸胃底折叠术是首选。在这类病例，麻醉医师必须将食管扩张器置入通过胃—食管交界处，以便在外科医师游离远端食管后将胃带入胸腔。胃底折叠术后，取出扩张器并将胃底折叠部分置于膈肌下。

GERD 合并裂孔疝，尤其是食管旁疝，意味着需要手术治疗。食管旁疝的修复可能很困难，这取决于其大小和疝入器官的异常。目前标准治疗是行裂孔修复术和腹腔镜胃底折叠术[46]。可能需要这种手术联合科利斯胃切开成形术，以延长因慢性炎症而收缩的食管，从而实现无张力胃底折叠术，经典的是经胸手术完成[49]。此外，使用人工裂孔疝修补网片也有利于降低疝的复发率，尽管证据不足。机

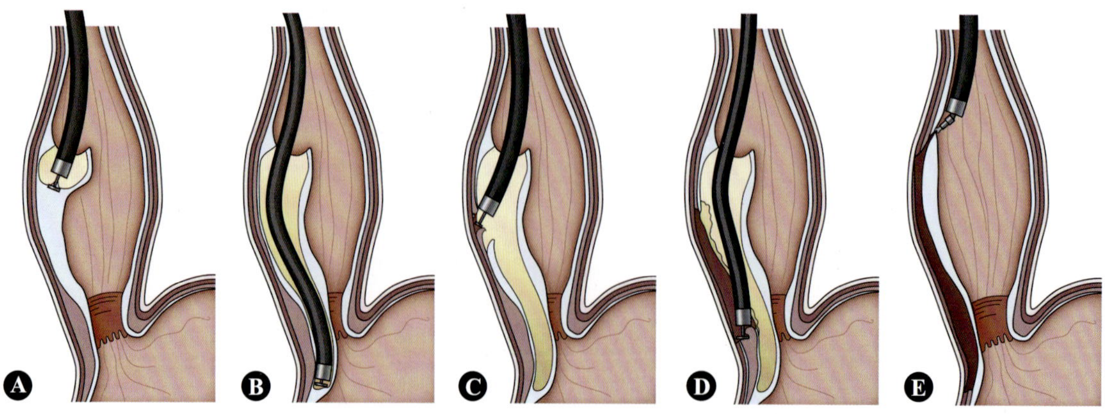

▲ **图 44-3　经口内镜食管下括约肌切开术（POEM）应用于食管贲门失弛缓症**

POEM 的步骤：A. 黏膜入口；B. 创建黏膜下隧道；C 和 D. 肌切开术；E. 关闭黏膜入口（©Inoue H. Showa University Northern Yokohama, 2010.）

器人手术在裂孔手术中也得到了发展，改善手术视野和优化人体工程学，降低并发症发生率。Arcerito M 等评估了 70 例患者（男性 23 例，女性 47 例），术前诊断为巨大的食管裂孔旁疝，使用机器人手术治疗。采用生物合成可吸收组织网片用于裂孔闭合加固。其中 58 例患者接受了全胃底折叠术，11 例患者接受了部分胃底折叠术，1 例患者因获得性短食管行 Collis-Nissen 胃底折叠术。作者报道，所有手术均通过机器人完成的，没有中转腹腔镜或开放手术。平均手术时间为 223min，平均住院时间为 38h。8 例患者术后出现中度吞咽困难，3 个月后均痊愈，未行食管扩张。未发现与网片相关并发症。他们的结论是，机器人手术治疗 GERD 伴巨大的食管旁疝与传统腹腔镜手术相比，增加了外科医生灵活性，术后结局相似[50]。

另外，近 10 年来，GERD 的内镜下治疗技术不断发展，如经口无切口胃底折叠术或 LES 射频消融术。Stretta 手术是一种内镜下治疗 GERD 的微创手术，它通过导管末端的电极以电磁波的形式将射频能量传递到 LES 和贲门[51]。这些新方法的优点是没有腹部切口、治疗时间短及被证实有相似的短期治疗效果。

2. 食管肿瘤

食管肿瘤可分为良性肿瘤、癌前病变和恶性肿瘤（表 44-3）。

表 44-3 食管肿瘤

良性肿瘤和癌前病变	• 鳞状上皮乳头状瘤 • 巴雷特非典型增生 • 鳞状上皮非典型增生
恶性肿瘤	• 腺癌 • 腺样囊性癌 • 腺鳞癌和黏液表皮样癌 • 鳞状上皮细胞癌 • 未分化癌 • 神经内分泌肿瘤

鳞状上皮乳头状瘤在良性肿瘤和癌前病变中很罕见，其病因包括慢性黏膜刺激、人乳头状瘤病毒感染和遗传综合征[52]。治疗方法是手术切除，术后不会复发。更重要的是巴雷特非典型性增生，它是一种局限于化生食管黏膜的肿瘤上皮，没有侵袭。可分为低度非典型性增生和高度非典型性增生。已发现低度非典型性增生进展至高度非典型性增生或癌症的比率为 3%～23%[53, 54]。患者的症状为 GERD 的那些症状。是发生腺癌的危险因素（见下文）。巴雷特非典型性增生的目前治疗是进行射频消融术而不是手术。鳞状上皮细胞非典型性增生是一种无侵袭性食管鳞状上皮的肿瘤性改变。在世界不同地区，报道的患病率在 3%～38%[55]。危险因素同发生鳞状细胞癌的危险因素（见下文）。大多数患者通常无症状，约 3.5 年从非典型性增生进展到癌的比例在 5%～65%，这取决于先前存在的非典型性增生状态[56]。

食管癌是全球癌症死亡的主要原因之一[57, 58]。尽管年龄标准化的发病率和死亡率有所下降，但食管癌仍然是全球癌症死亡和负担的主要原因之一[59]。食管癌主要有两种组织学亚型：食管腺癌和食管鳞状细胞癌。确诊依赖于内镜下活检和组织学分析。所有其他类型的食管癌都是非常罕见的，因此在本书中没有进一步讨论。

几乎所有的腺癌都发生在食管下段和食管胃交界处。全球食管腺癌发病率为每年 0.7/10 万，其中北美、北欧和西欧、澳大利亚和新西兰的发病率最高[60]。食管腺癌的危险因素包括 GERD、肥胖、男性、吸烟、非甾体抗炎药和饮食因素。相反，幽门螺杆菌感染与腺癌的风险呈负相关[61, 62]。约有一半的食管腺癌患者先接受新辅助放化疗，食管切除术围术期管理指南指出，最佳手术时间是放射治疗结束后 6～10 周[63]。

在世界范围内，超过 85% 食管癌病例是食管鳞状细胞癌，它是全球第六大最常见癌症相关死亡原因[60]。亚洲食管癌带的发病率最高，从东亚延伸至中亚[64]。鳞状细胞癌最常见位于食管中 1/3 处[65]。危险因素包括低社会经济地位、吸烟或咀嚼烟草、饮酒、饮用非常热的饮料、饮食因素和遗传因素。体重指数的增加与较低的风险相关，而 Plumer-Vinson 综合征、贲门失弛缓症、胸部放射治疗和腐蚀性摄入引起的损伤增加食管鳞状细胞癌的风险[66]。最常见的症状是吞咽困难，也可出现胸痛、吞咽痛和体重减轻。大多数晚期食管鳞状细胞癌患者在手术切除前接受新辅助放化疗，但该类病例的 5 年生存率＜15%，而浅表性肿瘤病例的 5 年生存率约为 85%[65]。

(1) 手术方法（内镜切除术、开放食管切除术、混合微创食管切除术、全微创食管切除术、机器人手术）：食管切除术是目前 T1sm/N_+ 期及以上局限性食管癌患者的标准治疗方法[67]。其他适应证包括对高度非典型性增生和严重非恶性疾病的根治性切除术，如食管损伤、不可扩张性狭窄、严重复发性 GERD 和贲门失弛缓症[68, 69]。食管切除术的标准手术方法一直是开腹手术或胸腹联合手术[70]。开放式食管切除术（OE）的三种经典方法为（表 44-4）：①经膈肌开腹手术；②开腹和右侧开胸两切口手术（Ivor Lewis 术）；③开腹、右侧开胸和颈部切口吻合三切口手术（McKeown 术）。如今，大多数中心使用混合或全微创技术进行食管切除术——用腹腔镜替代开腹手术或用胸腔镜替代开胸手术［混合微创食管切除术（HMIE）］。目前最常见的手术方式是腹腔镜手术游离胃和下段食管，然后经右侧胸腔镜完成切除并进行胸内吻合［全微创食管切除术（TMIE）］。机器人辅助微创胸腹腔镜食管切除术（RAMIE）也越来越普遍（图 44-4）[71]。

经膈肌食管切除术（THE）和经膈腹腔镜食管切除术都可以在整个食管肿瘤手术中进行，但通常是下段食管肿瘤的首选方法。手术切除范围取决于肿瘤淋巴结转移（TNM）范围，见图 44-5[72, 73]。目的是避免通过开胸手术或胸腔镜进入胸腔。一项 Meta 分析显示，THE 可减少住院时间、住院死亡、手术时间和失血量[74]。除了这些益处之外，没有明确的证据表明它对食管胃癌有额外益处，事实上，这种手术的淋巴结清扫可更少[74]。开放 THE 和开放 Ivor Lewis 食管切除术具有相似的围术期并发症发生率和死亡率。Paymond 等回顾胸外科医师学会普胸手术数据库中 164 个参与中心的 4321 例食管切除手术，最常见的手术方法包括 Ivor Lewis（32.5%）、经膈切除术（21.7%）、微创食管切除术、Ivor Lewis 术（21.4%）和 McKeown 术（10.0%）。30 天住院

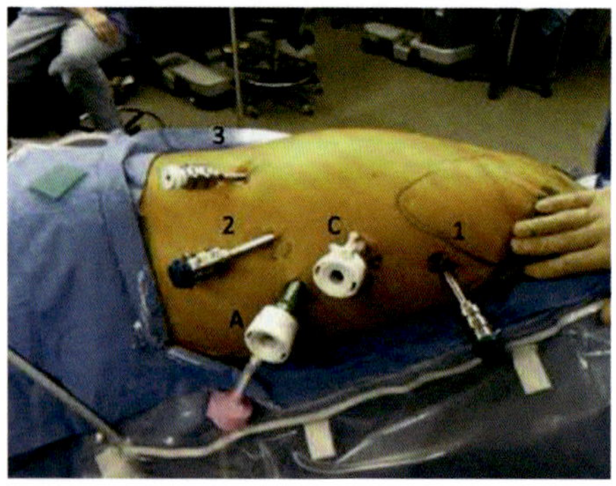

▲ 图 44-4 机器人食管切除术胸外科手术阶段的体位和端口放置

死亡率为 3.4%。1429 例（33.1%）患者出现严重并发症，其中包括非预期中转开胸（15.6%）、吻合口瘘（12.9%）、再次气管插管（12.2%）、初次通气超过 48h（3.5%）、肺炎（12.2%）、肾衰竭（2.0%）和喉返神经麻痹（2.0%）。综合严重并发症或死亡的预测因素包括年龄 65 岁以上、体重指数 35kg/m^2 或以上、术前充血性心力衰竭、McKeown 食管切除术、当前或以前吸烟者和鳞状细胞癌[75, 76]。相反，经胸食管切除术与更长的住院时间和更高、呼吸并发症和伤口感染相关，尽管两种开放入路（McKeown 和 Ivor Lewis 食管切除术）没有进一步区分，但 McKeown 是一种比 Ivor Lewis 风险更高的术式[75, 77]。

经胸食管切除术是最常见的方式，需要腹部切口游离胃，制作管状胃，右侧开胸切除病变食管并进行吻合。其后，胸腔镜和腹腔镜越来越多地应用于食管切除术，无论是 TMIE 还是联合传统开放入路的各种混合术式（如 HMIE）[63]。Meta 分析显示，TMIE 可显著减少围术期失血量和肺部感染[78, 79]。也发现有相似的吻合口瘘、更短的住院时间、相似的死亡率、相似甚至更高的淋巴结计数和相同的总生存率。然而，研究尚未发现肺部并发症发生率的差异，并显示出在行微创食管切除术患者，吻合口瘘和再手术的发生率增加[78, 79]。人们试图通过快速开展 TMIE 来解释这一现象，因为这种术式具有显著的学习曲线，正如一项回顾性多中心研究所示[80, 81]。

最常见的混合手术是对经典的 Ivor-Lewis 术的改进，其中腹腔镜管状胃制作和腹腔淋巴结切除术取代了开腹术式。除了 TMIE 外，与 OE 相比，

表 44-4 开放式食管切除术入路

经膈入路	开腹手术
双切口入路（Ivor Lewis）	开腹手术、右侧开胸术
三切口入路（McKeown）	开腹手术、右侧开胸手术、颈部切口吻合术

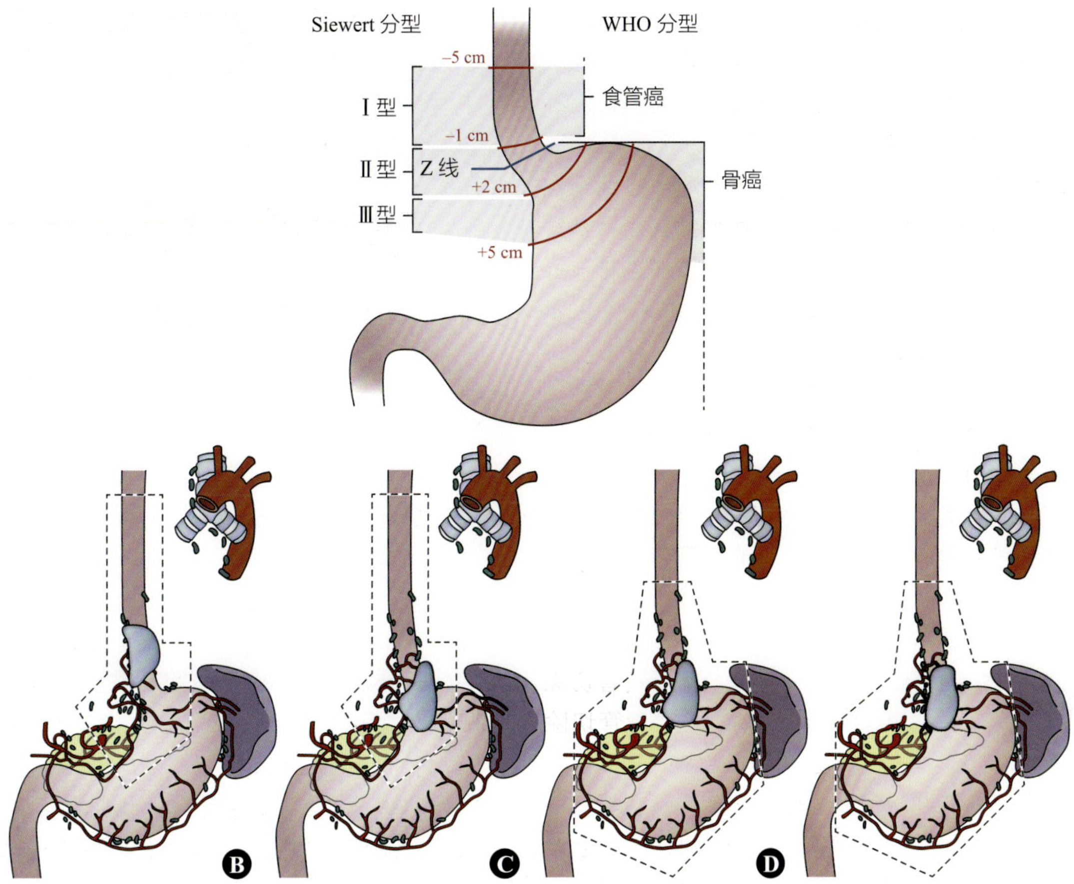

▲ 图 44–5　食管胃交界癌的 Siewert 分类和推荐的手术切除范围

Ⅰ型（A. 食管次全切除术联合近端胃部分切除术）；Ⅱ型（B. 食管次全切除术联合近端胃部分切除术；C. 全胃切除术联合食管下段切除术）；Ⅲ型（D. 全胃切除术）

HMIE 患者的术后并发症和围术期失血量减少，住院时间缩短[82]。

TMIE 通过使用机器人辅助（如 RAMIE）进一步发展（图 44–4）[83]。机器人辅助手术系统提供了一些手术优势，如手术视野的三维放大视图、优越的手眼协调、震颤滤波、运动缩放和人体工程学益处。它们也能使外科医师更容易地到达上纵隔和胸腔开口。最近发表的 ROBOT 研究比较了 RAMIE 与 OE：RAMIE 与较低的术中出血量、较低的术后总并发症发生率、更短的住院时间、更好的短期生活质量和更快的功能恢复相关，而足够的淋巴结清扫数量、根治率和生存率相当[84]。

体位：患者的体位取决于首选术式。行 HMIE，患者仰卧位、轻微扭曲、抬高右胸，以便中转行右侧开胸无须再行体位摆放（图 44–6）。对于腹腔镜手术，患者应摆放反 Trendelenburg 体位。也可以变换患者的体位——特别是在行 RAMIE 或 TMIE 时；腹腔镜手术是仰卧位，而胸腔镜手术则需要左侧卧位。虽然不常见，一些中心也在 TMIE 中使用半卧

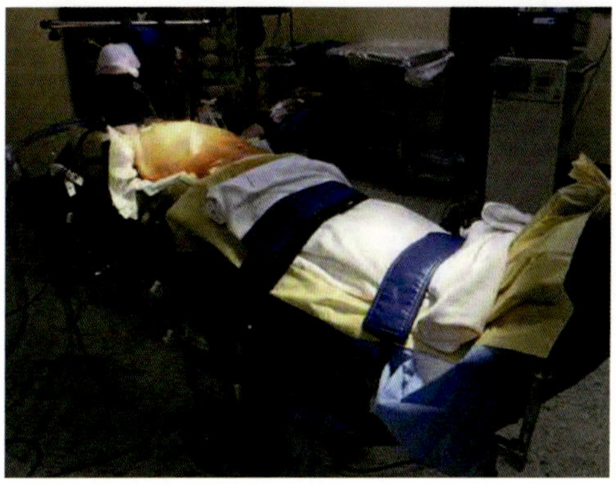

▲ 图 44–6　混合微创食管切除术的体位；患者为仰卧位，右胸抬高

位或俯卧位[67]。

食管重建：食管切除术后最常用的替代是胃通道[70]，还可使用结肠或空肠间置替代。它们有各自特定的优缺点：胃通道的优点包括容易游离至胸腔甚至颈部，只需要一个吻合；而缺点包括敏感性血管化、慢性胃酸和胆汁反流的倾向，以及胃底通常位于术前放射治疗区域，这可能会损害血液供应并影响吻合口的愈合。比较食管切除术后全胃与管状胃重建，使用管状胃替代的患者出现胃排空延迟的风险较低，反流症状较少，生活质量更好[85]。

如果使用胃通道不可行，结肠间置通常是另一个选择。它的优点是长度长、相对耐酸、血供好。通常，在用作食管替代物之前，必须进行术前检查排除异常或肿瘤，以及完成术前肠道准备。结肠间置的缺点是手术时间较长，需要进行三个胃肠吻合，并有血供不足可能。

理论上空肠通道比结肠间置有一些的优势：它们的直径更接近原来的食管，而且通常无疾病，其他优点是具有顺行性节段性收缩和吻合口瘘发生率低。其缺点与结肠间置术相似：手术时间较长，需要三个胃肠吻合。此外，它所需要的技术复杂，上提至上胸部或颈部需要更多的微血管吻合。

(2) 术后并发症（吻合口愈合不良、食管通道坏死、溃疡、狭窄）：食管切除术后并发症发生率高达 50%，尽管大医疗中心可以达到 5% 的低总死亡率[86, 87]。食管手术中最常见的术中并发症是低血压和低氧血症，通常是由外科医师或牵开器压迫心脏或大血管引起的[88]。特别是在食管手术，将游离胃通过裂孔提升到胸腔的操作会引起暂时性的低血压和心律失常。与外科医师的密切沟通至关重要。在微创食管手术或机器人食管手术，持续胸腔充入二氧化碳（CO_2）也会产生压力依赖的血流动力学影响[89]。一般来说，右侧二氧化碳气胸似乎比左侧二氧化碳气胸减少静脉回流和心输出量[89]。在经腹腹腔镜食管手术，由气腹引起的腹腔压力增加和头高脚低位均会影响血流动力学。特别是增高的腹腔内压力（＞15mmHg）阻碍了下半身的静脉回流，从而导致低血压。此外，腹腔镜手术中胃食管交界处的游离常导致 CO_2 进入胸腔，导致胸腔和纵隔压力增高。心律失常在食管手术中很常见，多导致低血压。典型的心律失常是心房颤动、气腹或食管游离引起的迷走神经刺激导致的心动过缓，以及胸内操作引起的室性早搏。术中心律失常多是自限性的，仅 15% 房性心律失常需要干预[87]。由于食管与大血管关系密切，手术过程中随时可能发生危及生命的急性出血，导致严重低血压。然而，现代微创食管手术的围术期总失血量通常很少。许多食管切除术患者合并心血管疾病或冠心病[90]。因此，围术期应避免出现低血压、快速性心律失常或贫血，以减少严重不良心血管事件的发生。

为避免围术期低血压，建议与外科医师密切沟通，并调整腹腔内或胸腔内 CO_2 充气压力。麻醉医师必须熟悉特殊的手术操作，如胃移位至胸腔，这可能导致短时间的低血压。

食管手术中低氧血症的原因与患者共病和手术过程有关。一般来说，肺部并发症是食管手术中死亡的主要原因[91, 92]。在腹腔镜手术因腹压增加导致膈肌向胸腔移位，损害呼吸力学，并导致肺底肺不张。因此，调整合适的气道峰压和呼气末正压通气（PEEP）是必要的，以避免低氧血症。此外，胃食管交界处的手术常导致 CO_2 进入胸腔，从而导致气胸。幸运的是，较少发生张力性气胸，设定气道峰压以恢复足够的潮气量和调整 PEEP 水平常可避免术中低氧血症。气腹期间腹膜对 CO_2 的吸收会导致动脉 CO_2 浓度增加，这可以通过增加呼吸频率来消除。建议接受允许性高碳酸血症，以维持肺保护性通气。

静脉血栓栓塞事件，如深静脉血栓形成和肺栓塞，在癌症患者中常见。特别是食管癌患者，他们在术前或术后 30 天内发生静脉血栓栓塞事件的风险增加[93]。大多数肺栓塞为亚临床事件，无血流动力学损害，术中氧合很少受到肺栓塞的影响，但静脉血栓栓塞患者术后阶段的死亡率显著增加。因此，预防措施如预防血栓形成很重要，此外，手术过程中的下肢间歇性机械按压可能有益[94]。

典型的术后并发症可分为肺、心脏和手术相关并发症。肺部并发症是术后最常见的问题，对死亡有显著影响。1/4 的患者在食管切除术后发生肺炎，其次是需要引流的胸腔积液和气胸[87]。2%～10% 的患者发生急性呼吸窘迫综合征，由多种因素触发[87]。此外，患者在食管手术后发生误吸的风险增加。因此，为减少术后呼吸并发症，充分的疼痛治疗以促进有效的咳嗽和早期胸部物理治疗很重要。如果患者临床情况稳定、体温正常，则在神经肌肉阻滞完全逆转后早期气管拔管。食管手术后的无创正压通气（NIV）存在争议，因为食管吻合口的损伤和胃膨胀可能是一个主要问题。然而，NIV在减少大手术后肺部并发症方面的积极作用已被明确证实，建议间歇使用NIV联合鼻胃管以防止吻合口过度拉伸[95]。建议采取措施减少误吸的风险，如胸部抬高、使用鼻胃管和尽早下床活动。食管手术后密切监测肺功能很重要，包括多次血气分析和肺部影像学，如肺超声或必要时行胸部X线检查。

食管手术后多达60%患者出现手术相关并发症[87]。除术后出血是危及生命、需要立即治疗的并发症外，吻合口瘘和吻合口坏死是食管切除术后最严重的并发症。如果术后5～10天出现脓毒症症状和可疑的引流管内引流液，有必要对新食管进行内镜检查[96]。出现吻合口坏死的迹象需要立即手术，除非发现仅有吻合口瘘而没有坏死；内镜治疗可能是合适的。低血压、液体超负荷或过度使用血管加压药可能会导致食管吻合口愈合不良或裂开[96]。

术后胸腔引流管内引流液可能是肺轻微病变的迹象，不需要额外的治疗，通常随着自主呼吸建立迅速停止。如果仍然存在大量引流液，则必须考虑气管-支气管瘘，需要进行支气管镜检查。可能需要内镜治疗或开胸手术使用补片闭合。如果胸腔积液持续高于胸腔引流，必须考虑乳糜胸。由于死亡率高，必须尽早手术干预[97]。

热损伤、牵拉、血管损伤或过度淋巴结清扫可导致食管手术后喉返神经损伤（5%～14%）[87]。在单侧喉返神经损伤患者，症状在气管拔管后出现，包括吸气喘鸣、声音嘶哑、发音困难和误吸。如果双侧喉返神经损伤，完全性气道梗阻需要立即再次气管插管，然后行气管切开术。当喉返神经发生损伤，术后肺部并发症的发生率明显增加。

（三）全身麻醉注意事项

1. 术前评估（见第8章）

接受食管切除术的患者常伴有共病。一般来说，这些共病可分为心肺疾病和食管疾病本身的症状和体征。

心肺疾病应根据已发表的美国心脏病学会/美国心脏协会或欧洲心脏病学会/欧洲麻醉学会（ACC/ACA/ESC/ ESA）指南进行评估[98, 99]。ACC/ACA/ESC/ESA指南不鼓励随意常规术前心脏检查，因为它耗时、昂贵、有资源限制，且不能改善围术期结局——相反，它更强调了术前心脏个体化评估的重要性[100]。食管切除手术期间发生心血管并发症的风险可因手术和麻醉管理的各种因素而增加，如低氧血症、出血、心律失常和疼痛。

术前心肺系统的评估应包括12导联心电图（ECG），它作为心肌缺血和心律失常的筛查试验，并提供了基线比较。今天的标准手术检查包括胸部和上腹部CT，麻醉医师应评估以确定任何肺部异常，并对心脏异常和脊柱状况进行初步评估，评估胸段硬膜外麻醉的最佳置管位置。心肺评估的重点应该是患者的病史和代谢当量（MET）。如果MET<4，则应考虑进一步的术前检查，如超声心动图、肺功能、平板或多巴酚丁胺运动试验，以优化术前状态。还应该考虑到，许多患者在术前接受了新辅助肿瘤治疗。有研究表明，新辅助化学治疗显著降低患者的无氧阈值，而这种功能储备的降低可能会进一步影响围术期并发症[101]。

麻醉医师应重视食管梗阻、GERD、隐性误吸和营养不良的症状和体征等病史，这些也会影响围术期并发症的风险。梗阻症状，特别是吞咽困难和吞咽痛，可导致进食减少和营养不良，进而导致并发症和死亡增加[102]。严重GERD伴误吸的症状可能包括反流引起的唾液分泌过多、仰卧位咳嗽、异物感、喉炎和哮喘样症状。既往存在严重GERD或其他误吸风险原因的患者可能从预防性药物治疗升高胃pH和减少胃容积而获益——即使没有明确的风险降低证据。可能的药物预防包括质子泵抑制剂或H_2受体拮抗药，两者都能减少胃容量和胃酸[103]。

应鼓励拟行食管切除术的患者在术前戒烟4周，因为吸烟者发生围术期并发症的风险增加，特别是伤口和肺部并发症[104]。酒精成瘾者的术后出血、伤口和心肺并发症也增加2～3倍[104]。

2. 麻醉管理

(1) 气道管理：在行胃上提的胸腹食管切除术，需要用双腔导管（DLT）或支气管封堵器进行肺隔离。详细内容请见第16章。左侧DLT插管可在胸腔内手术操作中提供更好的导管定位。然而，如果需要术后通气支持，支气管封堵器可能更有优势。在这种情况下，没有必要将 DLT 更换为单腔导管，因为大多数医生都避免将带有 DLT 的患者送到 ICU。如果手术时间较长且患者有一定程度的气道水肿，更换导管有一定的风险。由于更换导管时的潜在风险，应考虑使用换管管芯。此外，建议在食管切除术胸腔手术阶段对萎陷肺持续给予气道正压，可以抑制萎陷肺的局部炎症，避免进一步的肺损伤 [105]。

(2) 围术期监测：食管手术的术中监测应根据术中麻醉挑战、患者的基础疾病、共病和身体状况、手术的范围和手术入路而定。液体管理、围术期出血、心血管并发症、肺通气、肺部并发症和体温管理都是手术过程中必须管理的内容。

食管癌患者合并冠状动脉疾病的发生率增加，心肌梗死是导致中位生存期降低的一个重要危险因素 [90, 106]。因此，增加 V_5 导联连续 ST 段分析的 5 个导联 ECG 有助于发现心肌缺血 [107]。食管切除术围术期心律失常的发生率约为 20%，房性心律失常的发生与较高的围术期死亡相关 [108]。建议持续监测Ⅱ导联以发现心律失常。

在所有晚期食管手术，应行动脉置管用于连续血压测量和血气分析。搏动性血压的测定对控制血管升压药和液体治疗很重要。电解质分析可以改善心律失常的治疗，评价动脉氧和二氧化碳浓度有助于发现肺功能恶化。对于胸部入路，鉴于手臂的位置和便于术中可及，建议在手术对侧的手臂行桡动脉穿刺。

围术期微循环受限、低血压、高血管升压药用量和液体过负荷可能与吻合口供血不足和死亡增加有关。因此，监测心输出量可以指导液体和血管升压药的管理 [109]。使用非校准脉冲轮廓分析是可行的，但这些值应谨慎解读，需考虑术中胸内操作的影响。仅严格按照心输出量测量值进行液体和血管升压药治疗似乎对预后的影响有限或有争议，不建议使用 [110, 111]。如果患者有严重的心脏疾病，使用肺动脉导管是合适的，特别是在食管手术中不能使用 TEE 时。

在晚期食管手术中，放置中心静脉导管可用于血管升压药或正性肌力药治疗和术后肠外营养。中心静脉压（CVP）的测量受到许多因素的影响，不适合指导液体治疗。然而，评估 CVP 前后变化，结合术中所有其他血流动力学指标可能有助于指导血流动力学治疗。

患者应给予膀胱留置导尿管，并以尿量作为血流动力学监测的一个参数，并在长时间手术中进行膀胱减压。建议使用带有温度探头的膀胱导尿管，有助于在整个手术过程中监测核心体温；由于胸腹联合手术的体表暴露增加低体温风险和发生术后早期不良事件的风险 [112]。因此，强烈建议监测体温并使用压缩空气毯和保温毯来维护正常体温 [63, 113]。通过脑电图和连续肌松监测来监测麻醉深度，有助于实现和保持适当的麻醉深度，促进患者术后尽早气管拔管。

(3) 液体管理（见第 21 章）：液体管理必须考虑患者的术前状态及其术前缺失、维持需求量和持续丢失量（即尿量、胃肠道和蒸发丢失、出血和组织间隙转移）。此外，必须考虑到微创手术方式往往比开放或混合手术方式需要更少的液体。围术期过多静脉输液会导致液体转移至组织间隙，导致组织水肿、胃肠功能延迟恢复、伤口愈合不良、增加肺水肿和心肺衰竭的风险 [114–116]。一些研究表明，术中和术后的液体正平衡与肺部并发症增加有关 [116–121]。俯卧位胸腔镜食管切除术的患者，术中液体正平衡是肺炎、心律失常、血栓事件和急性肾损伤等并发症高发生率的独立风险因素 [119]。

此外，由于晶体液输注过多，重建的食管和吻合口处的水肿可导致炎症浸润和组织的氧合减少，使得吻合口愈合不良的风险更大 [96, 122]。大多数研究都认同液体超负荷与不良结局相关的观点。这一观点得到了一项 Meta 分析的支持，研究比较了在择期手术中自由和限制性液体管理，结果表明限制性组围术期并发症显著减少 [123]。

因此，建议在食管切除术进行限制性液体管理。过度限制的液体策略可能导致低血容量和并发症，如急性肾衰竭［急性肾损伤（AKI）］，这与各种胃肠道并发症（如出血）相关 [124]。此外，AKI 被证明是感染的一个危险因素 [125]。Markar 等实施了一种多学科的围术期管理路径，术中输入晶体液的目标值为 1.5～2L。结果显示，失血量、ICU 停留时间和住院时间减少，但并发症发生率和死亡率没有变化 [126]。

通过使用有创动脉监测［脉压变异度（PPV）］、

心输出量监测［每搏量变异度（SVV）］或食管多普勒（主动脉血流）进行目标导向治疗，可以优化限制性液体策略。PPV 和 SVV 在小潮气量通气的开胸患者中的益处尚不清楚，在食管切除术使用食管多普勒或 TEE 并不可行[127, 128]。SVV 在评估食管切除术后阶段的容量状态和反应性方面的有效性仍不明确[129]。Haas 等前瞻性地研究了基于 SVV 的目标导向术中液体管理在机械通气的胸外科手术中的效果。根据围术期血管外肺水指数，这些患者没有出现肺水超负荷[130]。临床意义在于预防液体过负荷，而不是液体限制[131, 132]。

限制性输液管理意味着在没有低血容量的情况下，应用血管升压药来维持灌注压力。在行食管切除术患者，管状胃的灌注依赖于右胃网膜动脉，血管收缩可能会对进入管状胃的血流产生不良影响。然而，研究表明，血管升压药治疗可改善由胸段硬膜外麻醉引起的交感神经阻滞和低血压时管状胃的血流量[121, 133, 134]。

一项纳入 23 项研究［10 项研究关于加速术后康复（ERAS）方案关于腹部大手术目标导向液体治疗（GDFT）］的 Meta 分析显示，除了总输液量减少外，还观察到较低的并发症发生率和住院时间缩短。当 GDFT 作为 ERAS 方案的一部分被用于较新的研究时，这些差异就消失了[135]。对择期开腹手术患者的进一步 Meta 分析显示，限制性和标准或自由液体治疗之间没有差异。然而，当比较平衡液体治疗和不平衡液体治疗时，平衡液体组的并发症减少 59%，住院时间减少 3～4 天[136]。

特别是对于食管切除术，建议在腹部手术阶段优化每搏量，在胸外科手术阶段监测每搏量，避免过多的液体输入以达到液体平衡[137]。

食管手术中应用胶体液和（或）晶体液，已有研究得出结论，应用胶体液与晶体液相比并不导致更好的临床结局[138]。相比之下，胶体液羟乙基淀粉（HES）在经胸食管切除术的耐受性良好，在对肾功能的影响方面与白蛋白相当[139]。虽然静脉应用 HES 减少了食管切除术中输液总量，但它与术后多个并发症的发生风险增加相关，如 AKI[140]。

Klevebro 等关于实施标准化血流动力学方案的数据显示，在 501 例食管切除术患者，术中平均液体输入量为 2895ml[141]。术后液体以 0.5ml/（kg·h）输入，最大量可为 100ml/h。在血容量正常的情况下使用去氧肾上腺素将平均动脉压（MAP）维持在 70mmHg 以上。如果 MAP＜70mmHg 超过 15min，则需要进行临床验证。作者报道，由于他们在 2004 年引入标准化血流动力学方案，并发症发生率为 53.2%，吻合口瘘发生率为 5.2%，重建食管坏死率为 0%[141]。食管并发症共识组发表的结果显示，并发症发生率为 59%、吻合口瘘发生率为 11.4%、重建食管坏死率为 1.3%，与其相比，标准化血流动力学方案具有显著优势[63]。

硬膜外导管的放置和应用因为其交感神经效应和低血压会影响液体治疗。如果硬膜外镇痛患者血容量正常但有低血压，应使用血管升压药[115]。在实践中，食管切除术的围术期“最佳”液体治疗的目标应该是使用平衡晶体液和儿茶酚胺使体重增加不超过 2kg/d，同时 MAP＞70mmHg、液体摄入量不超过 30ml/kg。通常，最低尿量为 0.5ml/（kg·h）是公认的标准[63, 137]。

总之，建议采用标准化血流动力学方案，因为它为围术期监测提供了具体的目标，并为每一措施提供了一个结构化框架[141]。

3. 疼痛治疗（见第 24 章）

疼痛治疗在很大程度上取决于食管手术的外科入路。对于开放或混合微创入路的患者，胸段硬膜外麻醉（TEA）仍然是经胸食管切除术疼痛管理的“金标准”[80]。TEA 具有良好的镇痛作用[142]，减少炎症反应[143]，减少食管切除术后肺炎和其他术后肺部并发症的发生率[143, 144]，降低死亡率[144, 145]，以及减少应激反应[142]。TEA 还可减少住院时间和费用[142]。TEA 已被证实能够使患者更快地下床活动，并更快地恢复满意的术后肺功能[146]。目前的 ERAS 协会指南强调了 TEA 在食管切除术后疼痛中的作用[63]。Brown 等推测放置两个硬膜外导管可以获得更好的镇痛效果，但这并不是常规的做法[147]。硬膜外导管放置于 $T_{4\sim5}$ 和 $T_{7\sim8}$ 水平之间，以提供有效的镇痛作用，同时覆盖胸腹手术部位[63, 144, 148]。

系统评价显示，胸椎旁阻滞（TPVB）可以提供与 TEA 相似的镇痛效果，但不良反应比 TEA 更少，因此可以是一种有效的替代方法[149]。

总之，TEA 在开放和混合微创食管切除术中的益处已经被证实。对于全微创食管切除术或不能行 TEA 的情况，TPVB 或其他区域麻醉或静脉注射利多卡因也是一种选择。

4. 典型并发症

食管切除术后并发症发生率约为 50%，大医疗中心的总死亡率为 5%，主要取决于手术类型和患者的共病[87]。食管手术的主要术中并发症为低血压和低氧血症，由多种因素引起。由于食管与大血管的关系密切，在手术过程中随时都可能发生危及生命的急性失血。然而，现代微创食管手术的围术期总失血量通常较低。

为避免围术期低血压，建议与外科医师密切沟通，调整腹腔内或胸腔内 CO_2 充气压力。低血压发作应使用短效血管升压药或正性肌力药治疗。麻醉医师必须熟悉特殊的手术操作，如胃提升至胸腔产生短时间的低血压，以避免过多的容量补充。目前还缺乏减少食管手术中心律失常的推荐，但应纠正电解质失衡，并可以考虑使用具有低不良反应的镁剂来减少室上性心律失常[63]。

肺部并发症是术后最常见的并发症，与术后死亡显著相关。因此，建议仔细评估误吸和快速顺序诱导的风险。笔者一般建议在麻醉诱导和气管拔管时轻微抬高胸部。如果需要单肺通气（OLV），麻醉医师应熟悉 OLV 和在 OLV 期间低氧的处理原则。笔者进一步建议，经过谨慎评估完全逆转神经肌肉阻滞药后，术后尽早气管拔管。

食管切除术后 1/4 的患者发生肺炎，其次是需要引流的胸腔积液和气胸[87]。此外，食管手术后的患者误吸的风险增加。因此，为了减少术后呼吸并发症，有效的疼痛治疗有助于充分的咳嗽和早期的胸部物理治疗是非常重要的。此外，建议在神经肌肉阻滞完全逆转后，体温正常的患者应尽早气管拔管。食管手术后的无创正压通气（NIV）是有争议的，因为损伤食管吻合口和胃扩张是主要考虑问题。然而，NIV 在减少大手术后肺部并发症方面的积极作用已被明确证实，因此建议应用间歇 NIV 联合鼻胃管防止胃过度扩张[150]。减少误吸风险的措施包括胸部抬高、使用鼻胃管和早期下床活动。食管手术后密切监测肺功能是很重要的，包括反复血气分析和肺部影像学，如肺超声或必要时胸部 X 线片检查。

食管手术后低血压是常见的，原因有液体补充不足、胸段硬膜外麻醉后交感神经阻滞、出血、心律失常或充血性心力衰竭。在这里，15% 食管切除术后患者出现的心房颤动需要干预，约 1% 患者发生心肌梗死或心搏骤停[87]。因此，建议进行细致的血流动力学评估以维持患者平稳，避免液体过负荷或血管升压药或正性肌力药使用不足。纠正电解质失衡对稳定心脏节律是必要的。胺碘酮预防性抗心律失常治疗可减少术后心房颤动，但证据并不支持可降低死亡率[63]。心房颤动反复发作的患者，如果没有禁忌证，可以考虑术后开始使用 β 受体拮抗药。

食管切除术后患者发生静脉血栓栓塞的风险增加。因此，食管切除术后应立即使用药物和机械预防[63]。必须考虑在置入和拔除胸段硬膜外导管前后充分中断抗血栓治疗。

食管手术后多达 60% 患者会出现或轻或重的术后外科并发症[87]。术后出血是一种危及生命的并发症，需要立即治疗，吻合口瘘和吻合口坏死是食管切除术后最严重的并发症。如果术后 5～10 天出现脓毒症症状和可疑胸腔积液，则有必要对新食管进行内镜检查。出现吻合口坏死的迹象需要立即手术。如果发现仅有吻合口漏而没有坏死，内镜治疗可能是合适的。低血压、液体超负荷或过度使用血管升压药可能会导致食管吻合口愈合不良或裂开[96]。

术后经胸腔引流管内引流液可能是肺轻微病变的迹象，不需要额外的治疗，通常随着自主呼吸建立迅速停止。如果仍然存在大量引流液，则必须考虑气管 – 支气管瘘，需要进行支气管镜检查。可能需要内镜治疗或开胸手术使用补片闭合。

如果胸腔积液持续存在，则须考虑乳糜胸。由于死亡率高，需尽早手术干预。

热损伤、牵拉、血管损伤或过度淋巴结清扫可导致食管手术后喉返神经损伤（5%～14%）[87]。气管拔管后开始出现症状包括单侧神经损伤时的吸气喘鸣、声音嘶哑、发音困难和误吸。如果双侧喉返神经损伤出现完全性气道梗阻需立即再次气管插管，然后进行气管切开。如果发生喉返神经损伤，术后肺部并发症发生率明显增加[151]。

通过以下措施可以降低经胸食管切除术后肺部并发症的风险。

(1) 全身麻醉采用七氟醚平衡技术或丙泊酚全凭静脉麻醉。

(2) 胸段硬膜外麻醉作为全身麻醉的一个组成部分，是减少肺部并发症的关键因素，因为改善肺功能除了更有效的镇痛外，还有直接因果关系。

(3) OLV 期间肺保护性通气应设置为 PEEP＞5（5～8）mbar，潮气量不超过 5ml/kg 和经常的肺复张。

(4) 目前还没有明确的证据表明，术中常规使用高级血流动力学监测进行液体目标导向治疗，可以减少术后肺部并发症。高危患者似乎受益于使用高级血流动力学监测。术中总输液量应控制在 3000ml 以下，并根据手术时长和失血量进行调整。仅在严格适应证的情况下术中应用 HES 和输注浓缩红细胞。

第 45 章　成人气管瘘
Airway Fistulas in Adults

Dawn P. Desiderio　Jacob C. Jackson　著
韩　非　赵欣宇　译

气管瘘是呼吸道与邻近结构之间形成病理性沟通的一种疾病。气管瘘的分型是根据支气管树与邻近受侵袭的结构而分类。例如，气管食管瘘（TEF）是指气管和食管之间形成的瘘管；支气管胸膜瘘（bronchopleural fistula，BPF）是指叶支气管或段支气管和胸膜之间形成的瘘管。导致瘘管的原因可能是医源性的、外伤或继发于某种疾病。瘘管的大小、位置及对通气的影响对患者的发病状态、治疗方案中起到重要作用，同时也会给麻醉医师或者重症监护医师带来挑战。表 45-1 概述了成人主要的气管瘘类型。

中央气道的大型瘘管（如气管的 TEF 或主支气管的 BPF）可导致严重的呼吸困难，危及患者生命安全，经常需要手术干预，防止发展为肺脓肿。所有类型的气管瘘，即使是经验丰富的麻醉医师，也要做详细的麻醉前计划。通过全面的检查、计算机体层成像（CT）和支气管镜评估以确定病变的位置对麻醉方案的规划至关重要。应用气道管理技术以避免进一步损伤瘘管，保证氧合和通气，隔离瘘管部位以进行手术修复，比如采用喷射通气或放置双腔导管。

气管瘘的另一个类别是肺泡 – 实质 – 胸膜瘘，是支气管树远端（超出段性支气管）与胸膜腔之间进行病理性相通，导致空气进入胸膜腔。肺泡 – 实质 – 胸膜瘘的病因和治疗与 BPF 或普通气管瘘不同。如果肺泡 – 实质 – 胸膜瘘久治不愈，将会导致持续性漏气（PAL）：肺泡内的空气长时间、持续性进入胸膜腔，特别是当患者处于正压通气时更为明显。术后 PAL 被定义为患者术后 4 天仍有 PAL 或因 PAL 而超出预计住院时间[1, 2]，同时 PAL 也会增加患者住院时间和死亡率。但是手术导致的肺泡 – 实质 – 胸膜瘘通常没有大的中央气道瘘那么凶险，大多数肺切除术后的 PAL 患者可以在保守治疗下出院，并将胸导管连接到单向（海姆利希）阀门上，在复诊时取出[1, 3]。而有些肺泡 – 实质 – 胸膜瘘患者需要接受手术或内镜手术治疗，从而加快愈合。

支气管胸膜皮肤瘘是指支气管、胸膜腔和胸壁皮肤下区域之间存在沟通时发生的一种特殊情况。空气通过呼吸进入胸膜腔，然后进入皮下组织，导致弥漫性皮下气肿[4]。当胸壁的穿透性创伤损伤到支气管或其他气道时，可能会发生弥漫性皮下气肿。对于支气管胸膜皮肤瘘患者来说，经皮置入胸导管不能使胸膜腔内的空气排净而使肺复张，因为在自主呼吸或机械通气过程中气道瘘会持续充气。

虽然每种类型瘘管的特点都很独特，但了解每种瘘管的病理生理学对胸科麻醉医师是至关重要的。对凶险性气管瘘的术前评估不仅要确定气管瘘的特点，还要确定患者是否合并并发症，制定明确的手术计划，并保证有充足人员和设备。在处理气道之前应该和外科医师进行沟通，并且告知可能发生的危险。当患者术后氧合和通气出现困难，使用呼吸机支持时，必须提前告知患者。同时应该准备多种方案，其中可能包括体外膜肺氧合（ECMO），以用于高风险病例[5–7]。下面的病例介绍了一个真实的中央型气道瘘患者的管理方案。

一、病例展示

患者男，64 岁，吸烟史 20 年，因“在雪地中

表 45-1 成人获得性气道瘘的特点			
	气管食管瘘	支气管胸膜瘘	肺泡-实质-胸膜瘘
概述	气管与食管之间存在病理性交通	肺叶或段支气管与胸膜腔之间存在病理性交通	支气管远端与胸膜腔之间存在病理性交通
病理	• 恶性肿瘤或者肿瘤侵袭 • 导致穿孔 • 纵隔感染 • 手术 • 摄入腐蚀性液体 • 中毒和医源性损伤 – 食管支架损伤 – 食管、胃、十二指肠镜检查 – 经食管超声心动图探头的损伤 – 气管损伤	• 肺部手术 – 全肺切除术 – 肺叶切除术 – 肺段切除术 • 胸部创伤 • 肺部感染 • 恶性肿瘤的治疗 – 放化疗 – 射频消融 – 微波消融	• 肺部手术 – 肺减容手术 – 肺段切除术 – 楔形切除术 • 胸部创伤 • 肺部感染 • 自发性气胸 • 机械呼吸机创伤
并发症	• 吞咽时呛咳 • 营养不良 • 污染气道 • 肺炎 • 肺源性脓毒血症	• 肺不张 • 张力性气胸 • 气胸 • 皮下气肿 • 肺炎 • 肺脓肿 • 持续漏气	• 持续漏气 • 肺不张 • 张力性气胸 • 气胸 • 皮下气肿 • 肺炎 • 肺脓肿
治疗与处理	• 减少吸入物 • 抑酸疗法 • 抗感染 • 肺泡灌洗 • 置入食管支架 • 食管转流 • 手术修复	• 置入胸管 • 营养支持 • 治疗肺部感染 • 肺泡灌洗 • 优化通气 • 支气管镜治疗 • 手术修复	• 置入胸管 • 使用 Heimlich 阀 • 血补片胸膜固定术 • 化学胸膜固定术 • 支气管镜治疗 • 手术修复

骑行摩托导致脊柱受伤”接受手术治疗，术后患者恢复期间出现了厌食、轻度吞咽困难和恶心等症状。经EGD检查显示食管下1/3诊断为巴雷特食管，在胃食管交界处有蕈状梗阻性肿块，经活检和进一步影像学检查确诊为食管腺癌，分期为 $uT_3N_1M_0$。患者先行放射治疗（50Gy）、新辅助化学治疗（卡铂和紫杉醇）和营养支持，使肿瘤缩小，症状有所改善后接受微创 Ivor Lewis 食管癌切除术和腹腔镜空肠造口术，术后第 6 天出院。术后 2 周，患者因发热、咳嗽和呼吸困难入院，听诊双肺弥漫性啰音，肺 CT 显示双侧基底部磨玻璃样改变和斑片状实变，左主支气管近端和食管相通（图 45-1A）。患者急诊行 EGD 和支气管镜进一步检查。

二、病例管理

（一）术前评估与计划

对于怀疑有气道瘘的患者，术前应进行全面评估，重点关注呼吸状态、血流动力学、气道评估和并发症，这些可能是影响全麻诱导和维持期间平稳的重要因素。并发症包括：系统功能障碍、病态肥胖、感染、相关治疗或者病理过程引起的代谢及血液系统紊乱，以及最近创伤或手术造成的损伤。在此病例中：患者虽然血流动力学稳定，但有持续的发热、咳嗽和呼吸困难，表明存在肺部感染；气道评估结果良好；除胃肠道外无其他重要器官系统功能障碍；没有明显的代谢或血液系统紊乱；CT 扫

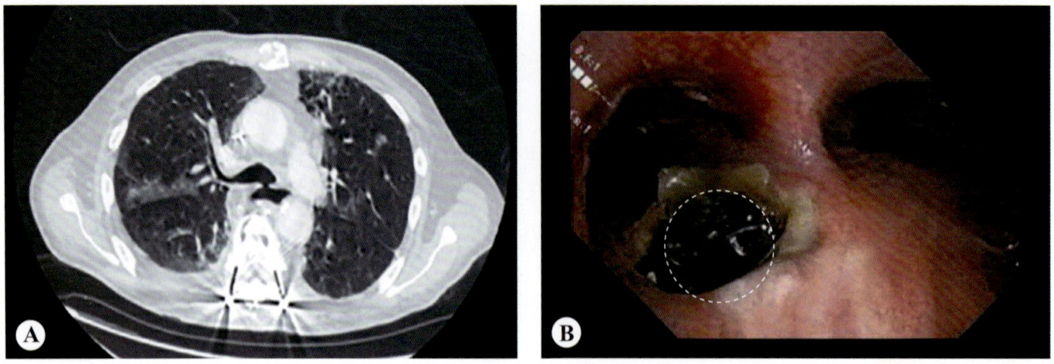

▲ 图 45-1 A. 轴位计算机体层成像（CT）图像显示左主支气管近端有瘘管，双肺因气道污染而感染；B. CT 后 2 天在隆突水平行纤维支气管镜检查，增大的瘘管可见于左主干后支气管膜部

描显示有吻合口漏，怀疑中央瘘管导致的双侧肺感染。

正压通气（PPV）对气管瘘的影响很难预测，因为瘘管的实际大小只是其中考虑的因素之一，还有瘘管的形状、位置，以及其他与患者有关的因素，如肺顺应性。当选择适合的患者或有手术计划时，PPV 对维持自主呼吸是有利的。如果瘘管较大且肺顺应性较差，正压通气将会受到影响。因为吸入的空气通过阻力小的瘘管进入无效腔，而不是参与肺泡气体交换。在临床上有明显的气管瘘的情况下，由于胸腔内负压消失，患者可能会出现呼吸困难和缺氧的情况，从而导致呼吸性酸中毒和无效机械通气。如果在术前评估时有胸腔引流，我们还可以通过观察胸腔引流瓶中气泡大小来进行评估瘘口的大小（框 45-1）[8]。有明显呼吸窘迫或 4 级漏气的患者可能无法耐受通过单腔气管导管插管进行麻醉诱导或 PPV，因为单腔气管导管不能行肺隔离技术。本例患者仅表现为轻度呼吸困难，CT 表现为小瘘口（直径＜8mm）。

在规划气道管理时，麻醉医师必须认识到，与胃肠道相通的气管瘘，PPV 可能导致食管和胃的充盈，加剧胃分泌物反流到肺部。在没有胸腔引流情况下，与胸膜腔形成的气管瘘进行 PPV 时可能导致张力性气胸和血流动力学紊乱。对于与胸膜腔形成的大气道瘘，应放置短口径（≥20Fr）胸管，以避免胸腔内大量气体集聚，防止张力性气胸，并为麻醉提供更安全的条件（框 45-2）[9, 10]。对于近端气管瘘，建议在纤维支气管镜引导下快速序贯诱导，然后在瘘管部位外插管，以避免通气问题。如果可能的话，清醒下可视喉镜单腔气管插管是最安全的做法。

框 45-1　漏气 Cerfolio 分级

胸腔引流瓶漏气室中的气泡可显示瘘管大小；仅在咳嗽时出现的漏气表明瘘管很小，而持续漏气则表明瘘管很大

1 级，仅在强烈呼气时（如咳嗽）

2 级，只有呼气时

3 级，只有吸气时

4 级，有连续气泡

框 45-2　Faning 公式

Fanning 公式描述了胸管引流时管内紊流气体的流动；更短、更大管径的胸导管可以更有效地将气体排出胸膜腔；选择合适的胸导管管径是防止张力性气胸的关键

$$V=\frac{\pi^2 r^5 P}{fl}$$

V. 速度；*P*. 压力；*R*. 半径；*f*. 摩擦系数；*l*. 长度

（二）气管瘘修复术

气管瘘修复手术患者进行快速诱导，避免不必要的面罩通气，患者常采用单腔气管插管。患者机械通气时需小潮气量、低频率、低气道压力，延长呼气相，并且使用低呼气末正压通气（PEEP）减

少气体通过瘘管（框 45-3）[11, 12]。支气管镜检查证实气管导管放置在隆突上方，没有损伤瘘管。该病例见支气管瘘管为 5mm，患者可耐受机械通气。食管镜检查发现胃管部分坏死，并在吻合口部位形成瘘。计划在术中放置自膨胀金属食管支架防止气管污染。胸腔置管引流术也可以引流胸膜腔，同时患者需要静脉注射抗生素。

框 45-3 气管瘘的机械通气

瘘管的漏气量与平均气道压成正比，通过以下策略可以降低漏气

- 自主呼吸（如果可能）
- 降低潮气量
- 降低峰值吸气压
- 降低呼吸频率
- 缩短吸气时间
- 允许高碳酸血症
- 低或无呼气末正压

2 天后，患者在手术室进行支气管镜检查，经右侧开胸手术切除胃管，通过颈部食管造口术进行食管分流修复气管瘘。患者明显呼吸急促，呼吸费力，但此时血流动力学稳定。术前进行有创血流动力学监测，以及开放外周静脉通路和中心静脉通路。患者在快速诱导后行单腔气管插管，连接呼吸机，给予 PPV 模式通气，发现明显漏气。经软支气管镜检查显示左主支气管瘘增大，可能是继发于食管吻合口瘘（图 45-1B）。在纤维支气管镜引导下，行左双腔导管（DLT）置入左主支气管，隔离缺损，避免进一步损伤瘘管，经右侧开胸手术进行瘘管修复。手术结束后拔管送往重症监护病房（ICU）。

支气管瘘的修复一直以来是胸外科医师面临的挑战，因为支气管的血供较差而愈合能力较差[13-18]。本例采用聚丙烯缝线修复支气管瘘，然后用带蒂肋间肌和心包脂肪来支撑闭合。也有文献报道大网膜有时也被用来支撑闭合[19]。然而，由于患者感染控制不良及吻合口的血供受损，没有愈合。患者多次行硅胶气道支架植入术，在胸膜腔气体基本排尽后，再次尝试手术修复气道瘘。然而，患者最后一次住院后约 1 个月内死于肺脓毒症。

三、替代疗法

（一）麻醉诱导

对于气管瘘管患者，选择传统或非传统的麻醉诱导方法主要取决于瘘的大小（CT 片或支气管镜检查），呼吸障碍严重程度和（或）漏气的程度（如果有胸导管）和 PPV 耐受程度。当瘘管较大、瘘管位置不佳会导致面罩通气及机械正压通气交换不足时。此时，保留自主呼吸气管插管将是一种安全有效的保护气道的方法。我们可以先局麻或者神经阻滞从而完成清醒气管插管；或者在麻醉诱导后保留自主呼吸进行插管，例如，吸入全身麻醉或右美托咪定镇静或氯胺酮静脉镇静而不使用苯二氮䓬类；使用阿片类（超短效瑞芬太尼）或小诱导剂量的丙泊酚（即 0.5mg/kg）可直接进行插管，但有呼吸暂停风险。但是在麻醉诱导前有自主呼吸的患者放置 DLT 很难实现。

（二）气道通气管理

对于已知或怀疑气道困难患者，同时需要进行肺隔离时可以先单腔气管导管插管，再换 DLT。禁忌证是瘘管较大且位于中心位置，因为多次插管可能导致额外的气道损伤，并且禁止换管，因为有进入气道瘘管的风险。在瘘管与支气管封堵器有安全距离的情况下，可以在支气管镜引导下通过单腔管放置支气管封堵器。支气管封堵器会限制术中肺换气。根据解剖结构，右侧主支气管的不能放置支气管封堵器。采用单腔导管实施肺隔离尽管有存在封堵器类似的缺点，而作为一种替代方法，单腔导管可以推进到主支气管以实现肺隔离。单腔气管导管只用于儿童病例、紧急情况或 ICU。

对于经验丰富的麻醉医师来说，治疗大型中央瘘管的最佳方案是使用上述一种诱导技术结合可视喉镜、软支气管镜来指导 DLT 的放置。右 DLT 不能应用于右主支气管瘘，因为支气管套囊位于瘘口附近，将导致漏气和气道进一步损伤，因此正确选择右或左 DLT 是至关重要的。同样，如果瘘管位于左主支气管，左 DLT 是禁忌证。在 DLT 不能维持正常通气的情况下，可以考虑进行喷射通气或 ECMO。在手术或支气管镜检查结束后，尽可能的拔管入麻醉恢复室，促进患者愈合。

如果患者术后必须继续插管，应在 ICU 继续治疗。虽然传统的机械通气是首选，但可能仍然需要

使用 DLT 进行肺隔离。在 ICU 中，除了常规机械通气和单肺通气治疗高输出 BPF 患者外，还应用高频喷射通气和高频振荡通气[20-25]。Shekar1 等[11]对在重症监护环境中存在显著气道瘘的患者如何选择机械通气的模式进行了综述[11]。

值得注意的是，对于大气道瘘机械插管的患者，负压吸引导致有大量空气通过瘘管，使呼吸机自动触发增加呼吸频率[20, 26, 27]。这可能导致镇静药和（或）神经肌肉阻断药的使用量增加，来减少患者不良感受[12, 18]。因此，应将胸管吸力调到适当的水平。

四、风险和收益

麻醉诱导和气道管理方法的风险和好处必须在针对每个患者的基础上并结合手术过程进行权衡。最大的风险是，对于不能自主呼吸的患者，无法通过面罩或有创 PPV 进行充分呼吸。麻醉医师必须首先制订一个计划，并与患者及其家属进行告知风险。了解气管瘘的病理生理学，治疗肺部感染，放置胸腔引流管是至关重要的。每一种选择都有风险，但我们的目标是制订一个最佳的手术干预和恢复的过程，以提供瘘愈合的最佳条件。

五、回顾文献

（一）发生率和结果

1. 气管食管瘘

成人获得性 TEF 通常是恶性的，约 50% 病例由纵隔恶性肿瘤导致[29]。创伤性、感染性和医源性导致的，如长期气管插管，比较少见。在恶性肿瘤相关的 TEF 中，77% 可归因于食管肿瘤[29, 30]。病理生理学表现为食管肿瘤扩大并侵犯邻近气管。瘘管的形成是组织坏死和破裂的结果。放射治疗和化学治疗通常会加剧 TEF 形成的病理过程。此外，对于隆突或以上的局部晚期食管癌接受新辅助放化疗后行开胸手术，以及对上纵隔广泛淋巴结清除的患者 TEF 的风险增加。其机制可能是由于放化疗、纵隔淋巴结清除导致继发性缺血，导致气管血液供应不足[31]。食管切除术后的患者出现吻合口漏导致气管周围炎症从而形成气管食管瘘，通常是在气管分叉处或其附近形成。这些原因造成的死亡率非常高，即使接受手术干预（接近 40%），但有许多患者由于太虚弱，而无法耐受手术[29, 30]。从诊断起中位生存期为 1～6 周[32]。食管支架植入术或食管转移术可提供姑息性治疗。

2. 支气管胸膜瘘

到目前为止，BPF 最常见的病因是肺切除术后的并发症，尽管它也可能是由感染、放化疗和其他非恶性病因导致[33]。右肺切除术后 BPF 的发生率高达 8.6%，左肺切除术后发生率为 2.3%，肺叶切除发生率为 1%，肺段切除发生率为 0.3%[34]。然而，据报道，肺切除术后 BPF 的总发生率为 4.5% 至高达 20%[34, 35]。发生 BPF 的易感因素包括糖尿病、低白蛋白血症、肝硬化、免疫抑制、支气管切除术边缘残留肿瘤和长时间插管[36]。肺切除术后 BPF 的死亡率在 16.4%～71.2%[36, 37]。Puskas 等[19]报道了 42 例与 BPF 相关的因素，其中右全肺切除 23 例，左全肺切除 8 例，长支气管残端 16 例，肺炎 13 例，放射治疗 12 例，吻合器闭合 8 例，机械通气时间延长 7 例，复发肿瘤 6 例，肺结核 2 例。作者建议，预防是应对 BPF 的最佳措施，方法是避免中断支气管血液供应、粗暴处理支气管黏膜和缝合张力过大，以及在高危情况下可使用心包脂肪垫或带蒂肋间肌支撑支气管残端的闭合[19]。

3. 肺泡胸膜瘘

原发性自发性气胸的发病率男性为 6/100 000，女性为 2/100 000，很少导致 PAL[38]。继发性自发性气胸合并慢性阻塞性肺疾病（COPD）每年的发病率为 26/100 000[39]，其中 PAL 发生在约 20% 的患者中[40, 41]。肺泡－实质－胸膜瘘，根据手术术式的类型和术后天数的不同，其发生率也不同。据估计，肺切除术后第 1 天的发病率为 25%，术后第 2 天的发病率为 20%[1, 42]。与肺叶切除术相比，第 1 秒用力呼气容积（FEV_1）低、肺气肿、囊性纤维化、吸烟史、长期使用类固醇、上叶切除术和双叶切除的患者肺切除术后 APF 的风险增加[43, 44]。PAL 是肺切除后最常见的并发症，在肺楔形切除或肺段切除术后平均发生率约为 8%，在肺叶切除后平均发生率为 10%，在肺减容手术后高达 45%[45-47]。据报道，与 PAL 相关的死亡率高达 12%，潜在的原因是它与其他严重的肺部并发症相关，如肺不张、肺炎和脓胸[48, 49]。虽然大多数气管瘘都会自行解决或保守治疗，但新的内镜治疗技术已经在那些需要干预的患者中越来越受欢迎。

（二）支气管胸膜瘘和肺泡－实质－胸膜瘘的内镜介入治疗

对于 BPF 的治疗没有达成共识的指南，导致临床医师在管理方法上存在显著差异。BPF 通常不会自发闭合，需要某种类型的手术或支气管镜干预。最初的治疗侧重于识别和处理危及生命的并发症，如张力性气胸、支气管内感染和呼吸衰竭。在接受最终的明确治疗之前，患者接受胸腔造口术、营养支持、肺部灌洗和肺部感染或脓胸的治疗。瘘管定位采用 CT 成像或纤维支气管镜检查完成。一般来说，位于中心气道之外的较小的 BPF（如<8mm）相比较大的中央型 BPF 更容易进行支气管镜介入治疗[11, 33]。如果患者瘘管漏气严重，不适宜手术治疗，可尝试使用支气管镜干预，以达到缓解，为最终手术治疗提供条件。图 45-2 提供了建议的 BPF 管理范例。

有许多支气管镜技术现在可用于治疗气道瘘，尽管缺乏足够的结果优质数据。此外，目前还没有对照研究表明一种模式优于另一种模式。对于治疗技术的选择在很大程度上取决于医疗机构的可用资源、介入治疗的培训水平及瘘管的性质。在没有肿瘤或感染的情况下可使用掺钕铝石榴石激光消融治疗近端小瘘管（<2mm）。激光束直接照射在瘘管周围的黏膜上，使蛋白质变性，引起炎症水肿，从而促进瘘管发生纤维化闭合[50, 51]。在少数病例中，可向瘘管边缘的黏膜下层注入硬化剂。硬化剂包括乙醇、多聚醇和四环素[52–54]。已使用的密封材料的包括戊二醛铅丸[55]、组织胶 -2- 氰基丙烯酸甲酯[56]、白蛋白 - 戊二醛组织黏合剂[57, 58]、自体血补片[59]、可吸收明胶海绵[60]和冷沉淀纤维蛋白胶[61]等。

封闭 BPF 另一种的方法是对缺损处进行直接机械阻塞，这可以通过各种装置来实现：血管造影剂线圈[62, 63]、气道支架[64, 65]和支气管瓣[66, 67]。支气管瓣最初是为肺气肿引起的肺过度充气患者进行肺减容术而开发的。单向瓣膜可以通过引发节段性或叶状肺不张来解决 BPF 或 PAL，这会减少穿过缺陷呼吸道的空气流量，并使其有时间愈合。在解决气道瘘问题后，可以拆卸阀门。Spiration® 支气管内瓣膜（IBV）获得了美国食品药品管理局（FDA）的

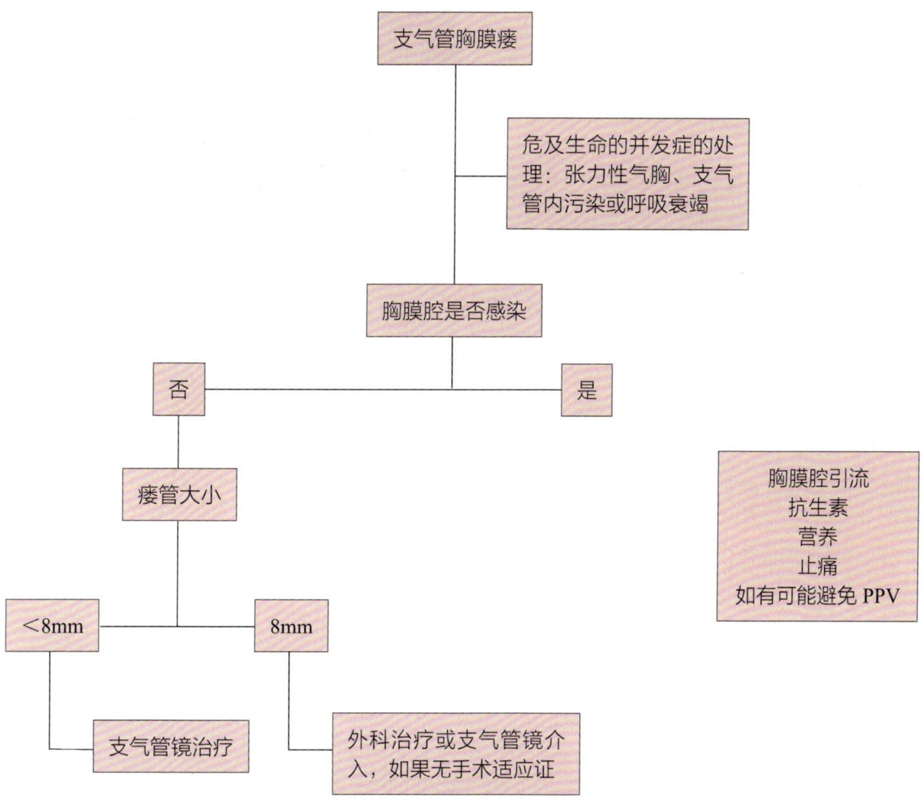

▲ 图 45-2 支气管胸膜瘘（BPF）管理范例

认识到 BPF 危及生命的并发症是治疗的第一步；在尝试手术或支气管镜修复之前，应处理胸膜间隙感染，以确保缺损的成功愈合；较小的瘘管比较大的瘘管更适合接受支气管镜介入治疗；PPV. 正压通气

人道主义设备豁免（HDE），用于治疗 PAL（图 45-3A）。放置支气管内瓣膜的指征包括术后第七天出现气道瘘，2 级以上气道瘘（非仅在用力呼气或咳嗽时出现）。此外，如果第五天出现的气道瘘是持续的（4 级）、在正常吸气阶段（3 级）或在正常呼气（2 级）时出现，并伴有皮下气肿或呼吸损害，则可被认为适合治疗。虽然这些适应证是由 FDA 的 HDE 定义的，但支气管内瓣膜已经成功地用于治疗气胸、肺部感染、创伤和恶性肿瘤后的 PAL 和 BPF。图 45-3B 显示了用于治疗支气管胸膜瘘的段支气管内支气管瓣。

结论

成人气道瘘的存在可能会对麻醉医师和外科医师构成重大挑战。处理大型中央气道瘘时，需要对呼吸力学、气道瘘的病理生理学及先进的气道管理方法有深入的了解。与任何麻醉一样，与外科和护理团队的协调对于规划和确保所有必要的设备和资源的可用性至关重要，特别是在预计困难气道，难以实现充分通气的情况下。了解手术和支气管镜治疗方案对于在高危情况下提供最佳麻醉方法非常重要。虽然外科文献现在认识到，如果要治愈气管支气管树，必须适当地处理胸腔引流和瘘口闭合的支撑，但想让大气道瘘患者从可能出现的严重并发症中完全恢复，仍然是极具挑战性的。气道瘘患者的麻醉后护理应注意避免已知的危险因素，并确保尽可能有利的条件使瘘管愈合和消退。

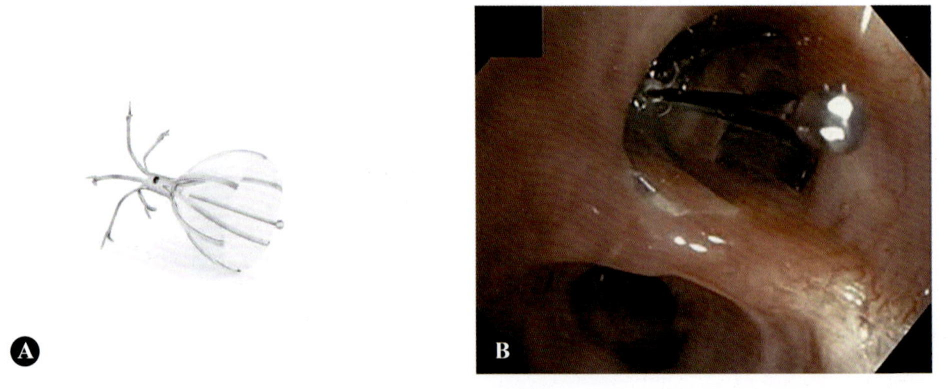

▲ 图 45-3 **A.** 支气管内瓣膜最初设计用于减小肺气肿患者的肺容量，现在用于治疗持续性气道瘘；支气管内瓣膜（IBV）减少了通过泄漏组织的空气流动，促进了局部组织愈合和自发愈合（由 Olympus 美国公司提供）；**B.** IBV 位于节段性支气管处（经许可引自 Dr. Amit K. Mahajan）

第 46 章 脊柱手术的胸腔入路

Thoracic Approach to Spine Procedures

David M. Shapiro　Baron Lonner　Lily Eaker　Jonathan Gal　著

韩　非　赵欣宇　译

胸椎手术可以从前路、后路、联合入路进行手术。手术方式的选择取决于患者的最佳手术方案、手术的复杂程度、病变的位置和程度，以及外科医师对每种入路的熟练程度。胸椎手术历来都是从后路进行。近年来，前路手术方式因其能够减少融合节段并避免对脊柱后方肌肉的影响而备受关注，但由于其再手术率和手术并发症较高，因此并不被所有医生认可。目前，前路手术在各种病症中再次流行起来，包括新颖的前椎体牵引非融合脊柱侧弯矫正术（AVBT）或前路脊柱侧弯矫正术，尤其适用于青少年特发性脊柱侧弯（AIS）。前路手术主要用于脊柱侧弯的矫正，但也可用于胸椎间盘疾病、椎体骨、恶性肿瘤（70% 的脊柱转移瘤发生在胸部区域）[1] 和椎体感染的治疗 [2]。

美国食品药品管理局（FDA）批准的 AVBT 适应证包括脊柱未成熟患者、脊柱侧弯角度在 30°～65°，但轻微的超适应证的情况也很常见。被诊断为 AIS 的患者通常健康状况下降、生活质量差，身体形象扭曲及心理影响 [3, 4]。拒绝早期手术干预的无症状青少年患者会渐进性畸形、疼痛和残疾。与青少年相比，成年人推迟手术往往需要融合更多节段，并发症发生率更高，手术时间更长，失血量更大 [5]。

为胸椎前路手术制订安全的麻醉方案，麻醉医师必须与外科和神经监测小组，以及患者和（或）监护人讨论该病例。对麻醉医师来说胸椎前路手术围术期有众多特殊因素，包括使用单肺通气（OLV）、血液保护策略、术中神经监测和多模式管理术后疼痛的方法。本章将重点介绍脊柱侧弯的治疗，因为这是胸椎前路手术最常见的适应证。

一、病例展示

患者是一名 12 岁的女孩，身高 68 英寸，体重 45kg，患有双重 AIS，其脊柱弯曲成典型的双“S”形状（图 46–1）。没有疼痛表现，但她的脊柱逐渐恶化，出现显著的脊柱畸形。鉴于这位患者脊柱自然进展将导致后背疼痛，并且对肺功能可能产生影响，因此建议进行手术。

术前，患者接受了儿科医师的检查，发现她的健康状况良好，实验室化验检查，包括基本代谢检查、全血细胞计数和凝血功能检查都在正常范围内。

患者及其家属会见了外科医师，并深入讨论了治疗方案。手术选择包括标准的后路器械融合术和新颖的通过胸腔的 AVBT 手术。据悉，AVBT 是一种不影响生长和运动的手术。外科医师与家属就 AVBT 手术与标准脊柱融合术相比的风险和益处进行了详细讨论。该技术可在脊柱凸侧施加压力（减慢生长速度），以允许脊柱的凹侧相对增长，从而形成更笔直的脊柱。与脊柱融合术相比，融合的目的是纠正脊柱畸形并保持脊柱运动，特别是在腰背部。

外科医师解释说，由于患者患有严重的双重脊柱侧弯，她需要通过右侧和左侧的切口来矫正畸形。右侧计划手术方法包括在腋中线的第 7 和第 8 肋骨之间，头侧四个肋腋中线处，腋前线第 8 或第

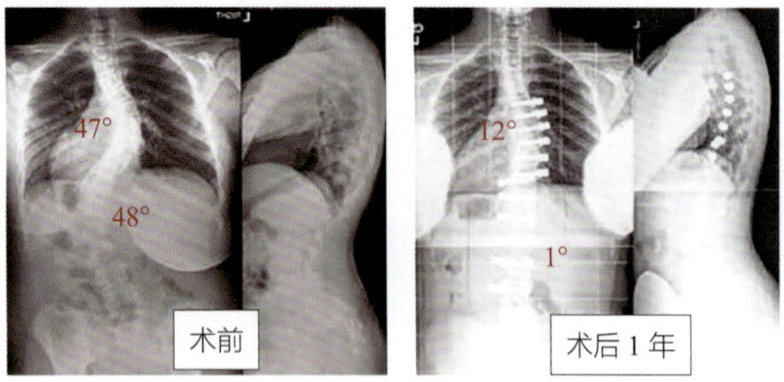

▲ 图 46-1 12 岁女孩双重特发性脊柱侧弯患者经右胸和左胸腰椎前路椎体拴系手术治疗的 X 线片；脊柱侧弯的弧度用红色描述

9 肋骨间处进行 5cm 的微创切口（图 46-2），进入胸腔镜。在完成了 T_5～T_{10} 的右侧胸腔拴系后，外科团队将通过左侧的第 10 和第 11 肋骨之间进行小切口的胸廓切开术，对 T_{10}～L_3 进行左侧矫正。在腋中线处沿肋骨做切口，以便对远端胸椎进行手术（图 46-3）。

患者在手术前服用加巴喷丁 100mg，每日 3 次，持续 1 周。

二、病例管理

患者手术前状态良好。抽血化验血型，并备洗涤红细胞 2 个单位。麻醉医师评估了患者，讨论麻醉计划，包括其风险、利益和替代方案，并回答了患者及其家属的所有问题。然后进行了静脉穿刺置管。

麻醉诱导前，给予 3 种非阿片类镇痛药以减轻术后疼痛：加巴喷丁 300mg 口服（PO），对乙酰氨基酚 650mg 口服，以及塞来昔布 200mg 口服。接着给予咪达唑仑 4mg 用于抗焦虑和顺行性遗忘，并将患者送入手术室。围术期团队协助她采取坐位，在 $T_{6\sim7}$ 椎间隙通过旁正中入路行硬膜外麻醉，该位置在术后胸引流管位置上方 1～2 个肋间。同时也在脊柱侧弯主弯上方，以提供便利。

随后患者仰卧位，连接监护仪，预吸氧后，给予利多卡因（1.5mg/kg）、丙泊酚（2mg/kg）、芬太尼（4μg/kg）、氯胺酮（0.5mg/kg）和琥珀酰胆碱（2mg/kg）诱导全身麻醉。患者经口插入 7.5mm 单腔标准带套囊气管导管（ETT）。在成功插管固定导管。

采用全静脉麻醉（TIVA）来维持麻醉。包括丙泊酚［100～150μg/（kg・min）］、芬太尼［1～3μg/（kg・h）］、右美托咪定［0.2μg/（kg・h）］和氯胺酮输注（1.5～2.5mg/kg）。在手术的关键阶段，采用去氧肾上腺素［0.05～0.5μg/（kg・min）］间歇性输注以维持平均动脉压 85mmHg 以上，从而优化脊髓灌注，特别是在植入物和椎体矫正期间。在手术过程中，共使用了 8.83mg 的去氧肾上腺素。

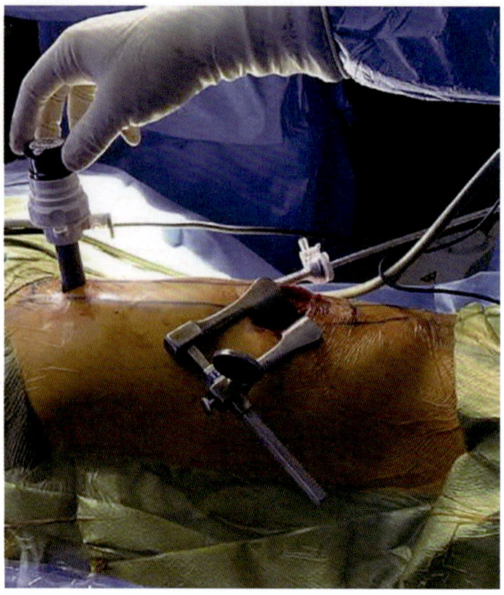

▲ 图 46-2 该图说明了腰椎前路椎体拴系手术的入路，患者为左侧卧位；图像左侧为头侧

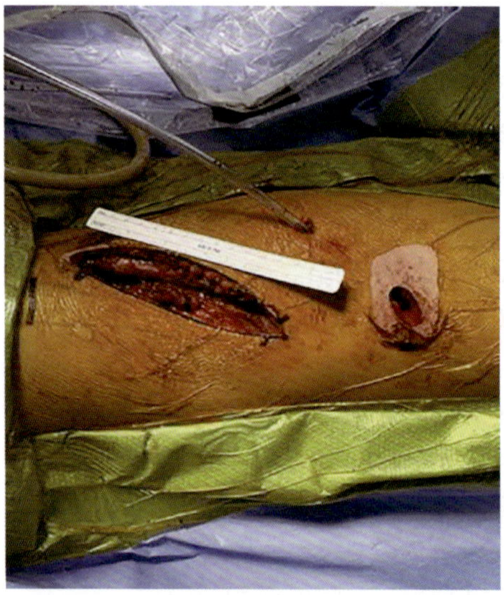

▲ 图 46-3 切口为胸腰椎入路，患者为右侧卧位

通过使用 4.0mm 软性支气管镜，在右主支气管内放置了 9Fr 支气管封堵器（BB）以完成右侧手术。进行中心静脉穿刺，建立第二个 18 号大口径静脉通路，用于输注静脉麻醉药、液体和血液制

品。此外，桡动脉穿刺置管用于密切监测血流动力学、血氧饱和度、血细胞比容和电解质。神经监测团队在患者身上放置了电极，以监测脊髓体感诱发电位（SSEP）、经颅运动诱发电位（TcMEP）和肌电图（EMG）以指导整个手术过程的脊髓完整性的评估。在进行 TcMEP 的过程中，放置牙垫以保护舌头不受伤害。

患者取左侧卧位，放置腋窝垫以减轻对手臂的神经血管的压力。上肢和下肢的所有压力点都有良好的软垫。注意确保对眼睛和耳朵没有过度的压力。在手术准备铺无菌单之前进行了最后的定位检查。

给予地塞米松 10mg 静脉注射以达到消炎和止吐的效果。头孢唑啉和庆大霉素的剂量是按体重计算的，用于抗菌预防。

术前行支气管镜检查以确保 BB 在右主支气管的正确位置。随后，给 BB 的套囊充气，启动单肺通气(OLV)，并柔和吸引 BB 的管腔，促进肺排气，优化术野。为了改善 OLV 氧合，开始时将患者的吸入氧浓度（FiO_2）设为 100%，持续 15～30min，然后在手术期间保持 FiO_2 80%～100%，使氧饱和度（SpO_2）超过 94%。

放置了椎体螺钉，拴线以矫正脊柱侧弯。随后，关闭切口，在第 7 肋间放置胸导管。然后给 BB 套囊放气，重新启动双肺通气，患者恢复仰卧位。通过使用纤维支气管将 BB 放入左主支气管。将患者置于右侧卧位姿势进行左侧脊柱侧弯矫正。手术完成后，在左侧的第 10 肋间置入胸导管。

手术结束前约 1h，停止输注右美托咪定、芬太尼和氯胺酮。关闭膈肌和胸壁后，逐渐减少丙泊酚的用量，以便快速麻醉苏醒和拔管。在手术结束后，患者平卧拔管。手术时间共 300min，估计失血量为 500ml。在手术室里，外科团队进行了神经系统检查，以评估脊髓和神经根的完整性。随后，患者被转移到儿科重症监护室（PICU）进行术后护理和观察。不同的医院情况，儿科普通病房也可能是适合的。

进入 PICU 后，启动了患者自控硬膜外镇痛（PCEA）输注氢吗啡酮（5μg/ml），每小时 3 次，每次 10μg。除 PCEA 外，术后疼痛治疗方案包括对乙酰氨基酚（每 6 小时静脉注射 15mg/kg；最大剂量为每次 1g）、酮咯酸（0.5mg/kg，每 6 小时 1 次，持续 3 天）和加巴喷丁（口服 100mg，每日 3 次）。急性疼痛小组每天早上对患者的疼痛治疗方案进行评估，并酌情调整。氢吗啡酮（0.3～0.6mg，静脉注射，每 2 小时 1 次）用于治疗疼痛，并根据需要使用地西泮（2～4mg，静脉注射，每 8 小时 1 次）治疗脊柱肌肉痉挛。术后第 3 天停止使用 PCEA，并拔出导管。患者的疼痛得到控制并能够行走之后即可出院回家。

出院后的镇痛方案包括多种药物。患者可以使用羟考酮 5mg，口服每 4 小时 1 次（根据急性疼痛的需要增加药量）；地西泮 2mg，每 8 小时 1 次，用于缓解肌肉痉；布洛芬 400mg，口服每日 3 次；对乙酰氨基酚 15mg/kg，口服每 6 小时 1 次；以及加巴喷丁 100mg，口服每日 3 次。此外患者被告知服用聚乙二醇 17g，口服每日 2 次；以及多库酯 100mg，口服每日 3 次，以缓解便秘的不良反应。注意，如果患者因恶心而无法忍受羟考酮，或者它不能提供足够的镇痛作用，手术团队可以提供同等剂量的吗啡或氢吗啡酮。

三、风险、收益和替代方案

（一）术后疼痛的术前处理

这种手术的疼痛管理在患者到达手术日之前就开始了。有证据表明，术前口服非阿片类，包括加巴喷丁[6-10]、普瑞巴林[11, 12]、塞来昔布[7, 10, 11]和对乙酰氨基酚[13]，可以改善术后疼痛评分，减少慢性切口疼痛的发生和术后阿片类的消耗，从而减少阿片类相关的不良反应，如恶心、便秘和镇静。减少这些不良反应可能有助于提高患者的满意度，并最大限度地提高脊柱手术患者的术后早期行走和身体康复。尽管关于这些药物专门用于前路脊柱手术的疗效数据不多，但鉴于其广泛的治疗指数和最小的不良反应，其益处大于风险。

因此，患者在手术前一周接受加巴喷丁（口服 100mg，每日 3 次）的预防性止痛治疗。在手术当天，患者将被给予口服多模式非阿片类治疗方案，包括加巴喷丁 300mg，对乙酰氨基酚 15mg/kg，以及塞来昔布 200mg。对于超过 70kg 的患者，剂量增加到加巴喷丁 600mg、对乙酰氨基酚 1000mg 和塞来昔布 400mg。

（二）硬膜外导管放置和处理

硬膜外导管通常是在诱导全身麻醉之前放置。

这样做的好处是在放置过程中可以得到患者的反馈，并在术后立即进行神经学评估。此外，患者处于坐位时一般比较容易放置，而在患者处于全身麻醉的情况下，不建议也很少采用侧卧位放置。如果一个年轻的患者在使用了轻度到中度的镇静药后仍不能忍受硬膜外操作，那么在诱导全身麻醉后进行操作可能更合理的，但要评估预期的益处大于风险。在放置过程中，可能会增加意外的硬脑膜穿刺或损伤的风险。在侧卧位的全身麻醉下，对椎体定位和硬膜外置管可能更具挑战性，特别是对于有明显脊柱侧弯的患者。因此，在某些情况下，在手术后和拔管前放置硬膜外导管可能是最佳选择，因为此时脊柱侧弯的解剖结构已经得到矫正。

胸段硬膜外导管置入的入路和节段，受到手术侧（如果是单侧）和手术椎体水平，矫正的目标所决定，以便术后镇痛。如果使用旁路放置胸腔硬膜外麻醉，谨慎的做法是在同侧进行手术，以减少气胸，尽管这是一种罕见的置管并发症[14]，并将导管置于计划放置胸引流管间隙的上方，以获得最大的术后镇痛效果。

术后硬膜外输注氢吗啡酮，为胸廓切口和留在原位的胸引流管提供镇痛。硬膜外联合使用氢吗啡酮和局部麻醉药，如布比卡因，可提供良好的镇痛效果，并通过减少两种药物的剂量，将其中一种药物的全身不良反应降至最低。然而，特别是在脊柱手术中，局麻药可能会导致麻木，这可能会混淆神经系统检查的结果，使其难以诊断潜在的手术并发症。因此，建议只使用阿片类硬膜外输注。

（三）气管插管的选择

ETT 的选择和大小取决于患者的体型、手术的范围和侧边、操作者偏好，以及对每种类型的导管的优点和缺点的仔细权衡（表 46-1）。除了年龄小和身材矮小的患者接受手术矫正外，大多数患者可以使用 7.5mm 的标准套囊式 ETT，通过它可以在手术侧放置一个 9Fr 的 BB，以便进行 OLV[15]。如果使用这种尺寸的 ETT 插管有困难，7.0mm 的 ETT 虽然在使用 BB 和纤维支气管镜（用于正确放置和观察）时会显得有些偏细，但也足够了。在少数情况下，双腔导管（DLT）比 BB 管更受欢迎。原因包括：①适合容纳 DLT 的患者（≥35Fr）；②脊柱侧弯曲线顶点在胸腔中部（$T_{8\sim9}$）的患者；③有严重 Cobb 角的患者。后两者使 BB 的操作更具挑战性。也有 32Fr 和 28Fr 的 DLT 可用于青少年，但并不经常使用。因为管腔过细，不能通过标准的 4.0mm 光纤值支气管镜。

在胸腔镜检查或开胸手术时，麻醉医师和手术

表 46-1　气管插管的选择

肺隔离技术	优　点	缺　点
支气管封堵器（BB）	在儿童和已知困难气道中更容易安置	增加了放置和交替使用 OLV 的必要时间
	在放置期间能够通过标准 ETT 进行通气	在患者定位和手术操作过程中，BB 移位的发生率较高
	尺寸选择适用范围广	需要纤维支气管镜检查
	有选择地隔离肺叶（如果需要）	如右肺上叶开口过高，未在右主支气管以下，右上肺叶隔离困难
	移除 BB 后提供术后双肺通气	不能提供 CPAP 或对隔离肺进行支气管镜检查
双腔导管	初始放置快	不是术后机械通气的最佳选择
	减少移位的风险，减少重新定位的次数	喉部和（或）支气管损伤和声音嘶哑的发生率增加
	对非通气侧肺进行 CPAP 治疗	尺寸选择困难
	对非通气侧的肺进行支气管镜检查	困难气道的患者难以放置
	交替进行肺隔离	

CPAP. 持续正压通气；ETT. 气管导管；OLV. 单肺通气

团队之间的密切沟通是必不可少的。使用 OLV 的首要目标是便于术野显露，加快手术的进行。这必须在确保患者安全的前提下进行，尽量减少低氧血症，使用适当的通气策略，并在不良事件发生前及时处理问题。

（四）低氧血症（见第 20 章）

低氧血症，通常定义 SpO_2 读数低于 90%［动脉血氧分压（PaO_2）<60mmHg］，是由于 OLV 期间非通气侧肺仍有血流通过导致的。身体通过一种被称为低氧性肺血管收缩（HPV）的过程来适应这种情况，这是一种防御性机制，在这种机制中，肺血管供应不足或非通气侧的肺血管收缩，将血液重新导向氧张力较高的肺部区域。HPV 可以导致非通气侧肺的血流量减少 50%[17]，但这一过程可能需要 2h 才能完全稳定。鉴于 HPV 的过程缓慢，患者在开始 OLV 时可能会出现低氧血症（SpO_2<90%），因此必须暂时恢复到双肺通气，FiO_2=100%。因为 HPV 是一种具有预处理作用的反射，所以在治疗后 OLV 时对低氧反应更快。

麻醉医师必须准备好处理 OLV 期间可能发生的低氧血症。如果发生低氧血症或 BB 移位，最常见的是由于手术操作引起，此时必须与手术团队沟通，立即进行干预，包括膨肺（即恢复呼吸），尽管可能会扰乱手术视野。通过将给予通气压力 20～30cmH_2O，FiO_2为 100% O_2，持续 15～20s，进行操作。这可能需要每 30 分钟重复几次。

麻醉医师可能还需要使用其他策略来治疗 OLV 术中低氧血症。这些措施包括应用呼气末正压通气（PEEP）或对通气的肺部进行膨肺，以打开肺段，参与气体交换。在每次发生低氧血症时，谨慎的做法是用纤维支气管镜重新评估 BB 或 DLT 位置，因为导管或 BB 移位会导致气管堵塞，从而阻碍充分通气。

用 BB 进行右侧封堵可以防止右肺上叶（RUL）的充气，但同时由于 BB 套囊的位置在 RUL 支气管口，所以会导致右肺上叶萎陷减慢影响外科医师操作。因此，在这种情况下，麻醉科和外科团队必须协同工作，暂停通气，给 BB 套囊放气，通过 BB 管腔进行抽吸或手动压缩 RUL，然后重新给 BB 套囊充气，在整个右肺已经放气的情况下恢复 OLV。

有几种策略可以帮助促进 HPV 并减轻由此产生的低氧血症。对不通气的肺进行持续轻柔地吸引有助于促进不通气的肺部的 HPV，改善手术视野。在 OLV 期间必须注意确保体温正常，因为体温过低会抑制 HPV。挥发性麻醉药可能以剂量依赖的方式抑制 HPV。因此 TIVA 是维持麻醉的理想方法。挥发性药剂和氧化亚氮也会损害神经监测诱发电位，因此在这些情况下应避免使用。血管扩张药，如硝酸甘油和硝普钠，会降低 HPV 反应。但是这些药物是短效的，除非在手术期间用于持续输注，否则不会明显影响 HPV。继发于低通气策略的呼吸性酸中毒可以促进 HPV，但并没有给 OLV 期间的气体交换带来收益，因为它导致了通气肺的肺血管张力增加[18]。在手术过程中，所有患者都应采用保护性肺通气策略。5～6ml/kg 的低潮气量、通气侧肺的 PEEP 和频繁的恢复双肺通气，以减少术后肺部并发症的发生。

患者在侧卧位状态下使用 TIVA 进行维持，通过优化 V/Q 失配来减轻 OLV 期间的低氧血症风险。将患者置于侧卧位对于通过胸腔入路显露胸椎是必要的，因为血液流向通气侧肺来。

（五）血液保护策略

尽管胸椎手术的前路与后路相比，失血量减少，但术前讨论仍然很重要，应根据手术复杂性和持续时间对失血量进行预计。这将有助于确定在每个患者使用血液保护策略的价值。这也将有助于确定需要的静脉通路的类型和大小。异体输血是有风险的，包括输血相关反应、末端器官损伤、感染和伤口愈合受损。为了积极减少前胸椎手术中的失血量，可以采用血液保护策略，包括给予抗纤维蛋白溶解药、红细胞回收和控制性降压。

氨甲环酸（TXA）是一种抗纤维蛋白溶解药，用于减少手术失血。对于预测失血量超过 500ml 的手术病例，可以静脉注射 10mg/kg 氨甲环酸（每 3 小时重新给药 1 次），以减少失血量，并尽量减少对异体血输注的潜在需求。尽管最近的几项研究指出，给予氨甲环酸可以减少接受 AIS 手术矫正的患者的估计失血量和异体输血量[19, 20]，但 2016 年最新的 Cochrane 数据库系统回顾认为，根据目前的数据，支持在接受脊柱侧弯修复的小儿患者中使用抗纤维蛋白溶解药的证据有限，质量不高[21]。尽管支持在儿科患者中使用氨甲环酸的证据有限，但鉴于其高度的安全性和有限的不良反应，给药的益处大于风险。

红细胞回收系统，也被称为自体血液回收系统，可用于预测失血量>500ml 的矫正病例。血液回收优点包括减少对异体血液输注的需求，以及其相关的并发症和费用。事实上，根据一项研究，一个单位的回收血液的价格还不到 1 个单位的异体红细胞的一半[22]。

控制性降压，定义为将患者的平均动脉血压降低至患者基线的 30%，是一种被用来限制术中失血和改善手术视野的技术。尽管在适合的患者中短时间内进行控制性降血压可能是安全的，但麻醉医师必须考虑与之相关的罕见但重要的风险。这些风险包括脊髓缺血、心肌和肾脏损伤，以及因灌注受损而导致的视力丧失。理想情况下，应尽量减少控制性降血压的使用。最好用于脊柱显露时的后路手术，因为在这种情况下，失血量可能很大[23]。

（六）胸椎手术前路入路

AVBT 手术是第一个用于治疗脊柱侧弯的非融合方法。它包括在曲线的凸面放置由系绳连接的椎体螺钉。当系带被拉紧时，它抑制了该侧的生长，同时仍允许曲线凹面的生长，从而促进了手术后正常生长期间的矫正，同时保留了手术段的运动。虽然仍是一种新兴的手术，但无融合矫正术本身就能增加术后的脊柱灵活性。迄今为止，全国只有不到 30 名外科医师进行这种手术。关于这种手术的长期结果的数据很少；然而，关于该手术的安全性和预后的先前研究结果还是比较理想的[24-27]。一项对 11 名患者进行的为期 2 年的研究发现，胸廓弯曲度得到了逐步改善，并且没有出现重大并发症[25]。比较 AVBT 和后路固定融合术（PSIF）发现，与 PSIF 相比，AVBT 导致的曲线矫正百分比变化很大，但在 2 年的随访中，大多数患者仍然避免了融合[28]。

胸椎前路提供了独特的优势。这些优势包括减少失血量和输血量（>50%）[15, 29-32]，减少了椎体的融合（目的是提高术后活动能力）[30]，降低感染的风险[33]，与后路相比，具有切口小、隐蔽性好的优点[30]。此外，患者可能更早的术后行走，减少术后疼痛，改善生活质量，以及更好地矫正平背畸形[34, 35]。一项回顾性研究发现，接受视频辅助前胸腔镜脊柱融合术的患者在自我形象、心理健康方面，SRS-22 卷总得分高于后路脊柱融合术患者。这些可能是因为前路手术与后路手术相比，手术瘢痕更小，创伤更小[35]。前路方法的缺点包括与入路有关的并发症，如肺不张、气胸和乳糜胸，手术后肺功能立即出现更明显的下降，以及外科医师在进行微创前路矫正技术时需要更长的学习周期[36-38]。也有可能是与 PSIF 相比，前路方法与较高的再手术率有关。

PSIF 被认为是脊柱侧弯治疗的金标准[39]，至今仍是美国最主要的手术治疗方法。然而，脊柱融合有几个缺点，AVBT 也是为了解决这些问题而开发的。脊柱融合术阻碍了骨骼未成熟的患者的手术节段的残余生长潜力，并使这些节段内的脊柱无法运动。脊柱运动的减少与运动能力的降低有关，特别是在脊柱远端水平进行融合的患者中[40]。此外，在融合水平相邻的节段可能会发生椎间盘退变，需要在翻修手术中延长融合的脊柱[41]。无论是否需要额外的手术，研究发现，与健康对照组相比，AIS 患者的椎间盘退行性改变增加，并且随着远端融合水平的提高，椎间盘退变的发生率增加[42-45]。最后，在这些年轻患者中约有 40% 出现慢性术后疼痛的风险很高[46]。

（七）术前评估、检查和麻醉计划

在制订手术的麻醉计划时，关键是要明确患者的病史和术前检查，并与手术团队和患者本人进行详细讨论。此外，必须了解患者脊柱侧弯相关病理的细微差别。

首先，明确脊柱侧弯的病因是很重要的。大多数病例（高达 85%）是特发性脊柱侧弯，并根据其发展时不同的年龄进一步定义为：婴儿期、未成年期和青春期。后一种形式是在美国最常见的类型。少数脊柱侧弯病例（15%）是继发于神经肌肉、先天性、遗传性（综合征）、结缔组织或其他疾病。患有神经肌肉疾病的患者通常有更严重的脊柱侧弯表现，手术干预则会导致围术期并发症和失血的发生率较高。此外，对于某些神经肌肉疾病还有特殊的麻醉注意事项[47-49]。

脊柱侧弯的发病年龄对于确定脊柱侧弯的严重程度尤为重要。由于肺实质在人体 8 岁之前一直处于生长和成熟阶段，因此，脊柱侧弯发病的时间越早，肺功能损伤会越大，肺储备能力和气体交换功能则会减弱。这可能会导致肺动脉高压，从而促使右心室肥大和继发性右侧心力衰竭。如果怀疑患者存在上述症状，则应使用经胸超声心动图或右心导管检查对患者进行评估，以进一步确定肺动脉高压的前兆及其对心脏重塑和功能的影响。

图 46-4 显示了一名青春期女孩脊柱矫正前后的情况。

病变的位置和严重程度也会对麻醉计划产生重大影响。严重的胸椎侧弯会阻碍肋骨的运动，降低胸壁的顺应性，并会发生限制性肺部疾病导致呼吸做功增加。肺功能检查，虽然在除有严重的脊柱侧弯和（或）肺部病变的病例外，并不是常规的术前检查项目，但其会显示总肺活量、功能残余量、吸气量的减少[50, 51]。由于脊柱侧弯导致的呼吸机械功能明显受损的患者会出现肺动脉高压，应按前面所述进一步评估。在临床上，患者的运动能力可能会降低，并且在麻醉诱导后会更快地氧合下降。颈椎受累的患者会给气道管理带来困难，并可能与其他先天性畸形有关[52]。这些患者最好用纤维支气管镜或视频喉镜插管，以防止发生任何潜在的颈椎损伤。

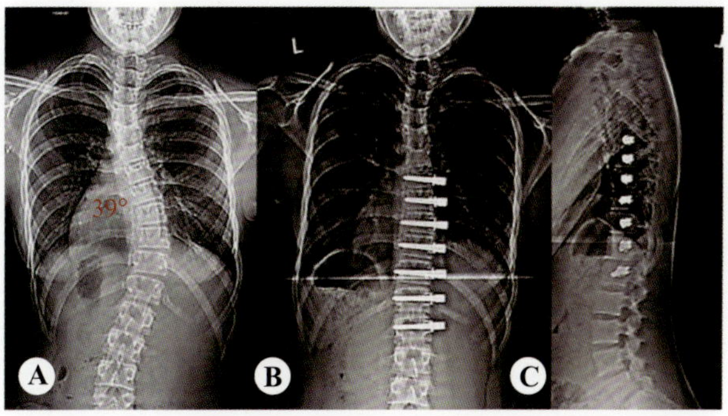

▲ 图 46-4 **14 岁女性，青少年特发性脊柱侧弯手术前（A）和手术后（B 和 C）的 X 线片；采用右侧前方入路**
引自 Coluna/Columna *Print version* ISSN 1808-1851 Coluna/Columna vol.13 no.1 São Paulo Jan./Mar. 2014.

（八）神经监测

胸椎手术有几种潜在的严重并发症。其中包括无力、麻木、排便或膀胱失禁及性功能障碍。根据一项对近 12 000 例脊柱手术患者进行的回顾性研究显示，脊柱手术后围术期主要神经功能障碍的总发生率较低，为 0.178%。然而，在胸椎手术后，发病率几乎是整个脊柱手术后并发症的 3 倍（0.488%）[53]。此类并发症可能会给患者带来生理和心理上的痛苦，降低生活质量，并产生深远的经济影响。由于神经系统并发症的可能性，在进行胸椎手术时，术中的神经监测是必要的。

与外科医师和神经生理学团队确认如何监测脊髓的完整性是很重要的。当使用经颅运动诱发电位来监测脊髓前部时，应将咬合块放置在臼齿之间并固定到位，以防止对舌头造成伤害。此外，应避免使用长效神经肌肉阻滞。

典型的神经监测模式见图 46-5。

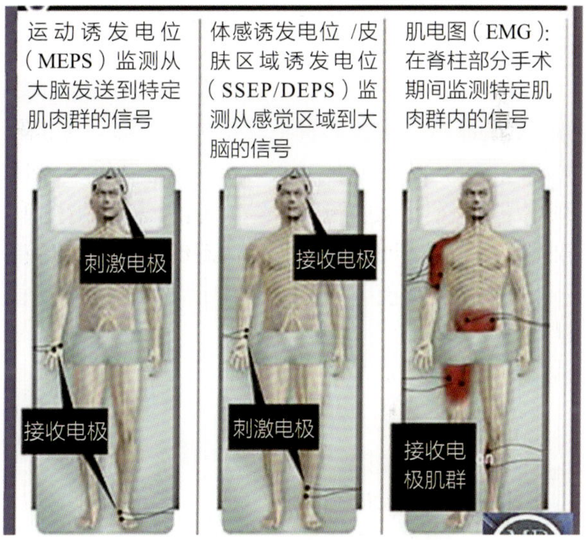

▲ 图 46-5 **典型的神经监测模式**
经 MD Digitas TV 许可转载

在美国通常使用三种主要的神经监测技术来评估脊柱手术期间的脊髓完整性和功能：SSEP、TcMEP 和 EMG。SSEP 用来评估脊髓通过脊髓后柱内的脊髓束将感觉信息从全身周围神经向大脑皮质传导感觉信息的能力。测量振幅（或在大脑皮质内测量的传导信号的强度）和延迟（信号从周围神经到大脑皮质所需的时间），并将其与手术干预前患者的基线振幅和延迟进行比较。类似地，TcMEP 评估了脊髓从运动皮质（使用头皮电极）通过脊髓前列（运动）的皮质脊髓束和周围神经来引起肌肉收缩以传导冲动的能力，同样的，这种信号的振幅和延迟时间被记录下来，并与基线进行比较。在未被证明是其他情况之前，诱发电位的振幅降低 50%、频率增加 10% 或完全丧失是脊髓损伤的前兆[52]，围术期护理小组必须立即处理。SSEP 和 TcMEP 都不是可靠的技术手段，因此，肌电图用于监测脊神经根的完整性。肌电图可以有效地防止在手术操作和脊柱器械安装过程中对脊柱神经根的撞击，以确保正确放置植入物[54]。

如果神经监测出现任何急性变化，基于团队协作的原则，包括外科、麻醉科和神经监测，对于鉴别诊断和制定管理策略至关重要。神经监测信号受损可能是由于手术横断、牵拉、血肿和（或）椎体螺钉或椎体笼错位或移位直接压迫或损伤了神经元结构（即脊髓或流出的神经根）而引起。此外，对供应脊髓的血管的直接损伤也可会引起神经监测的类似变化。另外，低血压或贫血导致神经结构的供氧量减少，也会导致全局信号受损。生理变化，包括低体温、低碳酸血症或电解质失衡（即低钠血症），也可诱发神经损伤或加重原有的损伤。最后，某些挥发性麻醉药可导致神经传导信号的减少。

尽管由外科医师来评估植入物的手术范围和适用性，神经监测团队评估导线放置和信号变化，但麻醉医师可以采取几个步骤来帮助改善信号，并可能减轻持续的神经损伤。这些步骤包括通过减少维持麻醉药量或注射去氧肾上腺素提高平均动脉压来增加脊髓和脊神经根的灌注，不使用挥发性麻醉药，因为挥发性麻醉药可以降低 SSEP 和 TcMEP 信号的振幅并延长潜伏期，确保正常体温，并评估动脉血气和纠正任何明显的电解质异常情况[55]。

结论

经前路的脊柱手术是安全的，并且有可能提高患者护理质量。与 PSIF 相比，该手术具有独特优势，特别是用于矫正脊柱侧弯时，包括避免手术暴露对脊柱肌肉组织的破坏和减少融合椎骨的数量（从而保持术后脊柱灵活性）。此外，有证据表明，围术期感染的风险或输血的需要会减少。

为这种类型的手术方法进行安全和适当的麻醉，需要与手术和神经生理学团队进行仔细的术前计划制订。每个麻醉计划应包括适当的术前检查，放置用于监测血流动力学和血气的动脉导管，以及适当的静脉通路。术中的 OLV 以提供良好手术视野，术后的多模式镇痛以帮助最大限度地实现早期物理治疗，以保持脊柱的活动性。

术中，团队之间的沟通及对胸腔内手术和 OLV 的生理学及并发症的深入了解，对于确保患者的安全和满意的手术效果仍然是至关重要的。虽然在美国很少有外科医师进行胸椎的前路手术，但随着与患者安全相关的结果数据不断更新，这种方法比后路手术具有独特的优势，该方法正在获得广泛的青睐。

第 47 章　重症肌无力和胸腺切除术

Myasthenia Gravis and Thymectomy

Daniel Blech　James B. Eisenkraft　著

胡春华　奚春花　王古岩　译

重症肌无力（MG）是一种神经—肌肉接头处传递功能障碍的自身免疫性疾病，通常将患者的胸腺切除作为最终治疗方法，因此胸科麻醉医师起到重要作用。重症肌无力是一种慢性疾病，其特征是随意肌的波动性、无痛性无力和易疲劳性，运动时加重，休息后减轻。其起病通常缓慢而隐匿，任何骨骼肌或肌肉群都可能受到影响，最常见的发病部位是眼部，表现为上睑下垂和复视。如果眼睛局部症状持续 2 年，则进展为全身的可能性约为 10%。然而，大多数情况下，MG 是全身性的，可累及延髓肌肉组织（受第Ⅸ、Ⅹ、Ⅺ和Ⅻ对脑神经支配的肌肉），导致呼吸、说话、咀嚼和吞咽问题。近端肌肉比远端肌肉更易受累，外周肌无力可表现为笨拙、难以抬头或行走，呼吸肌无力可导致呼吸困难、咳嗽及分泌物清除能力的下降[1]。

MG 的年发病率为（7～23）/100 万，患病率为（150～250）/100 万[1, 2]，女性多于男性。各年龄段均可发病，但发病年龄呈双峰分布，在 20 岁和 30 岁（女性为主）出现早高峰，在 60—80 岁（男性为主）出现晚高峰[3]。

一、病因学和病理生理学

在正常的神经肌肉信号传递中，运动神经末梢释放的乙酰胆碱（ACh）刺激运动终板上的突触后烟碱受体，产生动作电位，导致膜去极化和运动单元收缩。正常的神经肌肉接头有大量的突触后乙酰胆碱受体（AChR），只有当 75% 及以上受体被阻断时，肌无力才会变得明显。这种大量的 ACh 受体被称为“神经肌肉传递的安全界限”，MG 患者显著减少运动终板的突触后 AChR 数量，从而导致神经肌肉传递安全界限的降低[4]。

MG 是一种自身免疫性疾病，约 80% 的患者体循环中可检测到烟碱 AChR 的抗体。这些抗体可能导致补体介导的突触后膜裂解，直接阻断受体；或者可能调节受体更新，使降解速率超过再合成速率。对运动终板区域的研究显示其褶皱消失及突触间隙变宽。约 10% 没有抗 AChR 抗体的 MG 患者具有肌肉特异性酪氨酸激酶（MuSK）抗体，MuSK 抗体阳性的 MG 患者常出现明显的眼肌无力，但症状不仅局限于眼睛。在 MuSK 抗体阳性患者中，应用胆碱酯酶抑制药常常无效，甚至可能引起症状加重[5]。

MG 病因不明，但在一定程度上似乎与胸腺相关。有人提出，胸腺 T 细胞在被类似于 AChR 的蛋白质致敏刺激后产生抗体。MG 患者也有更高的其他自身免疫性疾病发病率，包括自身免疫性甲状腺疾病、类风湿关节炎和系统性红斑狼疮[6]。

二、临床分类

Osserman 和 Genkins[7] 最初根据不同肌肉群的进行性受累和症状的严重程度行临床分类，分为四类和两个亚类。现在最常用的是美国重症肌无力基金会医学科学顾问委员会的分类，总结见表 47–1[8]。值得关注的是，每个类别都由最主要或“严重”的症状所定义，可能包括“较轻”类别的症状。

表 47-1　重症肌无力的临床分类

重症肌无力分类	症　状
Ⅰ	孤立性眼肌无力
Ⅱa	主要影响四肢 / 躯干肌肉的轻度无力
Ⅱb	主要影响口咽 / 呼吸肌的轻度无力
Ⅲa	主要影响四肢 / 躯干肌肉的中度无力
Ⅲb	主要影响口咽 / 呼吸肌的中度无力
Ⅳa	主要影响四肢 / 躯干肌肉的重度无力
Ⅳb	主要影响口咽 / 呼吸肌的重度无力
Ⅴ	需要插管和（或）机械呼吸支持

引自 Jaretzki A 3rd, Barohn RJ, Ernstoff RM, et al. Myasthenia gravis: recommendations for clinical research standards. Task Force of the Medical Scientiffc Advisory Board of the Myasthenia Gravis Foundation of America. *Neurology*. 2000, 55(1):16-23.

三、临床诊断和鉴别诊断

根据病史怀疑 MG 者，通过患者的临床表现、电生理学检查、药理学或免疫学试验来确诊。患者典型症状是不能维持或重复肌肉收缩。临床疲劳试验包括持续向上的凝视、患侧肢体平举和呼吸功能测试（潮气量、最大呼吸容量）。

重复神经刺激（RNS）试验证明了易疲劳的电位特征。RNS 是以 2～5Hz 的频率对周围神经施加超强刺激，如果在第 1 个和第 4 个或第 5 个波形之间的复合肌肉动作电位幅度下降 10% 或更多，则可被诊断为 MG。这是 MG 最特异的神经生理学试验，但只能在特定肌肉上测试，且个体差异小。另一种更灵敏的电生理学试验是单纤维肌电图（EMG）检查，检测判断同一运动单位内两条肌纤维产生动作电位差异或时间是否延长 [9, 10]。

既往重症肌无力（MG）的药理学试验是通过给予抗胆碱酯酶药依酚氯铵（Tensilon）进行的，可观察到肌肉运动功能的快速改善；肌肉机械运动和电学表现(如肌电图)的下降通过静脉注射 2～10mg 的依酚氯铵改善（Tensilon 试验）。目前，此药物在美国已停用，但等剂量的新斯的明或溴吡斯的明可产生类似的改善效果。

80% 的 MG 患者可检测到乙酰胆碱受体(AChR)抗体。通常，抗 AChR 抗体或 MuSK 抗体阳性可诊断重症肌无力。许多疾病症状与重症肌无力相似，应纳入鉴别诊断。

甲状腺炎及引起的甲状腺毒症可表现为全身无力和甲状腺功能异常。神经衰弱患者的特点是无力，当测试个别肌肉群时，无力就会消失。进行性外眼肌麻痹、限制性心肌病、肌营养不良、脑肿瘤、肌萎缩性侧索硬化症和对新斯的明过敏的肌无力性多发性肌炎都会引起 MG 样症状，D- 青霉胺、氨基糖苷类、奎宁、普鲁卡因胺和钙通道阻滞药等药物也会引起肌无力症状 [1, 6]。

Lambert-Eaton 肌无力综合征（LEMS）是一种罕见的免疫介导的神经肌肉传递功能障碍性疾病，与突触前神经末梢的电压门控钙通道产生的自身抗体有关，人口发病率为（3～4）/100 万，50%～60% 的患者合并小细胞肺癌。LEMS 主要临床表现是肌肉无力感，常被误诊为重症肌无力，但其对应用抗胆碱酯酶药或类固醇药无效，并且活动后症状减轻 [11]。这种疾病的缺陷是神经节前的，与运动神经末梢 ACh 释放减少有关，可通过 ACh 释放增强剂（如 4- 氨基吡啶或 2,3- 二氨基吡啶）改善。这些患者对非去极化肌肉松弛药特别敏感，应谨慎或禁止使用 [12]。对所有合并恶性肿瘤和疑似肺癌的患者都应考虑 LEMS 的可能性。MG 和 LEMS 之间的主要区别见表 47-2[13]。

四、药物治疗

Mary Walker 是第一个报道重症肌无力（MG）和箭毒中毒表现相似并使用抗胆碱酯酶治疗 MG 的医生 [14]。抗胆碱酯酶药可延长 ACh 在突触后膜的作用，也可能发挥对突触后膜乙酰胆碱受体的激动作用，它们是 MG 中最常用的疗法。尚未对 MG 患者使用乙酰胆碱酯酶抑制药进行随机对照试验，因为观察性研究中的反应如此之大，无法证明安慰剂组是合理的。MG 患者需要用滴定方法不断调整乙酰胆碱酯酶药剂量以达到最佳效果。如果几个肌肉群同时受累，患者应根据最重要的肌肉群反应来调整剂量。乙酰胆碱酯酶药过量会导致 ACh 的毒蕈碱效应，并可能导致胆碱能危象。神经肌肉接头处过量的 ACh 会导致肌肉膜持续去极化。相比之下，剂量不足会导致虚弱或肌无力危象。可以通过滴定小剂量的新斯的明或通过检查瞳孔大小来区分肌无力和胆碱能危机，瞳孔大小在肌无力危象中较大（散

表 47–2　重症肌无力与 Lambert-Eaton 无力综合征的比较

	重症肌无力	Lambert-Eaton 肌无力综合征
原发性无力	眼部、延髓、面部肌肉	近端肢体
对运动的反应	疲劳加剧	力量增加
肌肉疼痛	异常	正常
反射	正常	消失
性别比例	女性为主	男性为主
相关疾病	胸腺瘤	小细胞肺癌
对神经肌肉阻滞药反应	对去极化 NMBD 抵抗，非去极化 NMBD 敏感	对去极化和非去极化 NMBD 敏感

NMBD. 神经肌肉阻滞药；引自 Dierdorf SF, Walton JS, Stasic AF. Rare coexisting diseases. In: Barash PG, Cullen BF, Stoelting RK, Calahan MK, Stock MC, Ortega R, Eds. *Clinical Anesthesia*. 7th edn. Philadelphia: Wolters Kluwer/Lippincott Williams & Wilkins, 2013:612-640.

瞳），而在胆碱能危象中较小（瞳孔）。毒蕈碱副作用（心动过缓，支气管痉挛，口腔和呼吸道分泌物及胃肠道痉挛）可用阿托品治疗；然而，许多接受抗胆碱酯酶治疗的 MG 患者似乎对毒蕈碱作用产生了抵抗[15]。

溴吡斯的明（Mestinon）是最常用于治疗 MG 的抗胆碱酯酶药，毒蕈碱的不良反应比新斯的明（Prostigmin）少，口服后 15～30min 起效，1～2h 达峰，作用持续 3～4h。每日剂量通常为 30～120mg，分次口服。对于晨起时身体虚弱的患者，可用 180mg 的长效剂型，睡前服用。疾病亚型为非 AChR 抗体特征的 MG 患者通常对抗胆碱酯酶药反应有限。

MG 的免疫学基础决定了应短期或长期使用免疫抑制药。未达到治疗目标的患者通常需要免疫抑制治疗，一线治疗药物通常为类固醇药联合免疫调节药。长期使用类固醇药可能会产生不良影响，如消化性溃疡或骨质疏松症。通常交替服用泼尼松或泼尼松龙以减少不良反应。类固醇药通常会在（患者症状）改善之前产生初始恶化。对于长期改善效果，可使用免疫调节药，如硫唑嘌呤、环磷酰胺、环孢素、甲氨蝶呤、吗替麦考酚酯、利妥昔单抗和他克莫司。快速短期免疫调节已在急性加重期或手术前改善肌肉力量方面取得进展。血浆置换可以短暂显著地改善肌肉力量，同时降低 AChR 抗体、MuSK 抗体，以及其他炎症介质的血液浓度。静脉注射免疫球蛋白（IVIG）和血浆置换通常用于严重的 MG 患者，这两种治疗已被证明疗效相同[16]。血浆置换可以改善术后和非手术MG患者的呼吸功能，还会导致血浆胆碱酯酶水平降低，这可能会延长通常由该系统代谢药（例如琥珀酰胆碱）的作用。

五、胸腺切除术

外科胸腺切除术适用于合并胸腺瘤的 MG 患者，目前被认为是大多数MG患者的首选治疗方法，不包括仅存在眼肌无力的患者。最近的一项随机对照试验表明，与单独使用糖皮质激素治疗相比，AChR 抗体阳性、非胸腺瘤性 MG 患者接受胸腺切除术联合糖皮质激素治疗效果更佳。总体而言，这些患者在 3 年研究期间需要较少的糖皮质激素，症状有所改善，并且因 MG 症状而住院的次数较少。患有非 AChR 抗体阳性疾病的患者不能从胸腺切除术中获益。大约 70% 的 MG 患者表现出胸腺增生；10% 患有胸腺瘤[17]。

表 47–3 展示了 MG 患者胸腺切除术的通用适应证[18]。无论疾病亚型如何，本章前面讨论的药物治疗通常会根据症状的需要进行试验和评估，以评估其个体有效性。

（一）术前评估和管理

在评估胸腺切除术和同期麻醉的患者时，必须考虑患者 MG 病史情况，以及（他们对）与胸腔镜相关的所有预期问题：患者在左侧或右侧卧位进行

表 47-3 重症肌无力疾病亚型胸腺切除术的指征

重症肌无力类型	发病年龄	胸　腺	抗　体	胸腺切除
早发型	＜50 岁	增生	AChR	是
迟发型	＞50 岁	萎缩	AChR	不清楚
胸腺瘤	任何年龄	胸腺瘤	AChR	是
MuSK 抗体	任何年龄	正常	MuSK	否
LRP4 抗体	任何年龄	正常	LRP4	否
血清阴性	任何年龄	多变	未检测到	否
眼肌型	任何年龄	多变	多变	否

AChR. 乙酰胆碱受体；LRP4. 低密度脂蛋白受体相关蛋白；MuSK. 肌肉特异性酪氨酸激酶；引自 Cata JP, Lasala JD, Williams W, Mena GE. Myasthenia gravis and thymoma surgery: a clinical update for the cardiothoracic anesthesiologist. *J Cardiothorac Vasc Anesth*. 2019, 33:2537-2545.

手术，他们对计划的手术或术后过程相关的焦虑/理解[18]。

应术前访视患者来确定增加胸腺切除术后机械通气风险的危险因素。这些因素见表 47-4[19]。

这些信息可以指导麻醉医师制订麻醉计划、选择术前药物和安排术后护理。尽量应安排 MG 患者在缓解期间进行择期手术。理想情况下，应安排 MG 患者在手术室行当天的首台手术，尝试在手术前一天优化患者的身体和情绪状态，审查目前的治疗药物，并考虑可能的药物相互作用。患者应该充分了解术后插管和通气的可能需要[1]。

对患者的实验室检查应实行个体化。除了常规的实验室检查外，应排除电解质异常，特别是低钾血症，这会加重肌肉无力。如果患者正在或近期接受了皮质类固醇药物治疗，则应测定血糖水平。术前动脉血气分析和肺功能检测有助于确定个体化拔管标准。呼吸治疗师应就呼吸练习和肺活量仪器的使用对患者进行教育[5]。

对术前抗胆碱酯酶药的管理应因人而异。抗胆碱酯酶治疗通常在整个围术期持续进行，特别是如果患者在身体或心理上依赖它来维持正常功能。传统做法是在手术当天早上停止使用溴吡斯的明治疗，导致患者到达手术室时身体虚弱，以避免与手术室中使用的其他药物的相互作用。例如，抗胆碱酯酶药抑制血浆胆碱酯酶和乙酰胆碱酯酶，因此琥珀胆碱的代谢会减慢。有其他建议继续使用溴吡斯的明，包括在诱导前口服[5]。临床医师可以根据个体情况权衡风险和收益。

表 47-4 重症肌无力患者术后机械通气需求的预测因素

- 更严重的疾病分类（可能随着疾病严重程度的增加而增加）
- 存在抗 AChR 抗体
- 既往肌无力危象病史
- PFT 肺活量下降（＜2.9L）
- 存在胸腺瘤

AChR. 乙酰胆碱受体；PFT. 肺功能检查；引自 Chigurupati K, Gadhinglajkar S, Sreedhar R, Nair M, Unnikrishnan M, Pillai M. Criteria for postoperative mechanical ventilation after thymectomy in patients with myasthenia gravis: a retrospective analysis. *J Cardiothorac Vasc Anesth*. 2018, 32:325-330.

术前血浆置换在稳定的患者中被认为是过度使用稀缺资源，因为需要多次治疗才能达到潜在的有益效果[18]。使用苯二氮䓬类可以达到令人满意的抗焦虑效果。通常避免使用阿片类，因为它可能导致呼吸抑制。

（二）手术方法

通常，胸腺切除术是一种通过正中线切开胸骨的开放式手术。经颈部胸腺切除术是首次尝试降低手术有创性的方法。最近，许多经腋窝、中线和（或）胸骨上切口的不同视频辅助和机器人辅助方法已被用来行胸腺切除。微创手术（MIS）技术已被证实是一种有效的选择，它可以减少肌无力和手术并发症，并减少失血、术后疼痛和住院时间[18]。在个体化的基础上，MIS 的益处必须考虑手术可视化不全面（因此胸腺不能完全切除）的潜在风险[20]。

（三）麻醉诱导和维持的方法

如果手术需要单肺通气，则进行气管插管全身麻醉（GETA）。某些仅使用区域或局部麻醉就可以进行的手术，应优先考虑使用此类麻醉方法。对于任何情况，尤其是 GETA，首选短效且易于滴定的药物，同时尽可能避免使用神经肌肉阻滞药（NMBD）。预计提供无阿片类的术后镇痛，应考虑术前放置胸腔硬膜外导管并与患者讨论。根据麻醉医师的判断决定，导管也可用于术中镇痛[5, 18]。

必须使用美国麻醉医师协会（ASA）推荐的标准监测。开放有创动脉可用于在术中和术后抽取动脉血进行血气分析，并且是大多数医院进行任何有创胸腔内手术的标准配置。周围神经刺激器应与测量神经肌肉对电刺激的定量反应的装置（例如 EMG、加速度计、运动描记术）结合使用。因吸入麻醉药也会抑制神经肌肉传递，所以即使完全避免使用 NMBD，也应从病例开始就使用肌松监测。因此，可以选择或避免使用吸入麻醉药，使用全静脉麻醉（TIVA），具体取决于患者个体和手术考虑。如果使用 TIVA，经过处理的脑电图监测仪有助于评估麻醉深度并防止患者术中知晓。

大多数胸腺切除术患者可以在全麻诱导后进行气管插管，除非合并气道问题并需要清醒纤维光导插管或在气道管理期间保留自主呼吸（有关此问题的更完整讨论，见第 34 章）。诱导前，患者应使用 100% 氧气进行预充氧，直到呼气末氧浓度＞90%。麻醉诱导可以用麻醉医师最熟悉的静脉药物来实现，这些常用的静脉药物都不会产生较深的神经肌肉阻滞作用。多数情况下，使用强效吸入麻醉药可以达到插管所需的一系列效果，因为 MG 使患者更容易受到这些药物的神经肌肉抑制作用的影响[5]。使用强效吸入麻醉药可增加麻醉深度，并在其作用下行插管气管。MG 患者中，异氟烷在呼气末浓度为 1.9MAC（最低肺泡浓度）时，四个成串刺激比值（TOFr）下降了 41%，而氟烷在 1.8MAC 时，TOFr 降低 28%。七氟烷和地氟烷等溶解度较低的吸入麻醉药吸入和排出速度更快，它们目前是重症肌无力患者最常用的麻醉药[21]。无论使用哪种药物，在手术结束时停药，神经肌肉功能开始恢复[22]。

另一种不使用 NMBD，实现适当插管条件的策略包括使用丙泊酚和瑞芬太尼（3～5μg/kg）。“大剂量”瑞芬太尼可以提供类似于神经肌肉阻滞药的插管条件，但不能保证声带松弛。此外，持续输注瑞芬太尼［0.1～0.3μg/（kg・min）］可以提供极好的手术条件，几乎完全消除患者的体动和呼吸。值得注意的是，瑞芬太尼可导致交感神经张力明显减弱，伴有血流动力学显著的心动过缓。因此麻醉诱导时，给患者联合使用麻黄碱或格隆溴铵可能更有益。瑞芬太尼的主要优点是其通过可靠的血浆酯酶的代谢，导致较短且可预测的时间 – 剂量相关半衰期，从而减轻持续阿片类输注对呼吸抑制的潜在担忧[23]。

一旦患者入睡，应获取对神经肌肉刺激反应的四个成串刺激的基线记录（最好是定量记录）。在重症肌无力患者中，基线时受累肌肉对四个成串刺激和强直刺激的反应减弱[5]。

（四）神经肌肉阻滞药的使用和逆转

如果患者不能耐受使用强效吸入麻醉药或含瑞芬太尼的 TIVA 产生肌肉松弛所需的麻醉深度，则可以使用 NMBD，根据肌松监测的效果滴定剂量。MG 患者对非去极化 NMBD 敏感（与非 MG 患者相比，ED_{50} 和 ED_{95} 均降低），因为运动终板上突触后神经元数量减少。所有非去极化肌松药都已在成功且顺利地用于 MG 患者，并进行了仔细监测。由于 MG 患者个体（对肌松药）的敏感性未知，这些药物应按常用剂量的 1/10 滴定。在与强效吸入麻醉药联合给药期间，MG 患者对非去极化 NMBD 的敏感性增加。手术过程完成后，使用增量剂量的抗胆碱酯酶药可以逆转残余肌松，同时应仔细监测神经肌肉传递功能以获得最大的肌松拮抗作用，并避免胆碱能危象[24]。

舒更葡糖钠是一种新型 γ – 环糊精药，以高亲和力结合罗库溴铵，且还结合维库溴铵。在引入舒更葡糖钠之前，抗胆碱酯酶药是拮抗残余非去极化神经肌肉阻滞作用的唯一选择。在 MG 患者中，必须谨慎使用抗胆碱酯酶药以避免肌无力或胆碱能危象。据报道，舒更葡糖钠可在 117s 内安全逆转罗库溴铵诱导的 MG 患者不同水平的神经肌肉阻滞[25]。它让医生避免了抗胆碱酯酶药的应用风险，对 MG

患者的管理提供了显著优势。对于神经肌肉阻滞的逆转，舒更葡糖钠的推荐剂量为四个成串刺激中，T2 出现时应用 2mg/kg；对于强直刺激后单刺激计数 1～2 次的患者给予 4mg/kg；用于刚刚接受 1.2mg/kg 罗库溴铵插管剂量的患者，立即逆转应用 16mg/kg[26]。如果不能使用舒更葡糖钠，顺阿曲库铵是肌松药的首选，因其消除半衰期短、分布容积小、缺乏累积效应且清除率高[27]。

MG 患者对琥珀酰胆碱的神经肌肉阻滞产生抵抗作用，因为运动终板突触后受体数量减少，其 ED_{95} 是正常值的 2.6 倍（0.8mg/kg vs. 0.3mg/kg）。然而在临床上，琥珀酰胆碱的使用没有发生过任何事故，尽管偶尔有发生早期Ⅱ期阻滞的报道，但通常的临床剂量可以产生足够的气管松弛作用，且恢复时间正常。使用 0.2～1.0mg/kg 琥珀酰胆碱的 MG 患者，大多数在肌肉松弛前没有出现肌震颤。在恢复期间观察到一些患者对四个成串刺激的反应减弱，但恢复时间没有延迟。预先服用抗胆碱酯酶药可能通过延迟琥珀酰胆碱的代谢使其反应复杂化[28]。

尽管众所周知，MG 患者对非去极化肌松药敏感且对去极化肌松药有抵抗反应，但对于这些药物在缓解期的反应尚未达成共识。因此，谨慎的做法是将患者视为有活动性疾病，并在监测反应同时滴定 NMBD[29, 30]。

（五）拔管

术后肌无力是导致 MG 患者围术期呼吸衰竭的最大因素。因此，重要的是要确保患者在尝试拔管之前完全清醒和警觉，并且任何残留的神经肌肉阻滞都已完全被逆转。如果使用定量神经肌肉监测设备，拔管前四个成串刺激比值应达到＞0.9，吸气压力至少 $-20cmH_2O$，以确保足够的呼吸肌力量。尽管 MG 患者在胸腺切除术后经常会出现呼吸功能和其他 MG 症状的改善，但预测对与 MG 无关的手术的反应更为困难。拔管后，必须密切监测患者是否出现疲劳、虚弱或呼吸状态恶化的迹象（高碳酸血症、低氧血症、呼吸急促）。如果患者术前服用溴吡斯的明，拔管后应尽快恢复口服给药；如有必要，可使用替代抗胆碱酯酶药作为过渡措施[5, 18]。剂量当量见表 47-5。

应注意确保与阿片类给药相关的嗜睡不会增加患者通气不足的风险。此外，需要保持警惕，以确保即将发生的肌无力危象不会被可能在麻醉后监护室中失效的术中逆转剂所掩盖。

（六）术后镇痛

MG 患者对肠外阿片类给药的中枢呼吸抑制作用特别敏感。考虑到这种特征是最重要的，术后疼痛治疗不当会抑制呼吸，也会使呼吸状况恶化。应尽可能使用非阿片类镇痛措施。在可行的情况下，MG 患者可因接受胸段硬膜外麻醉获益，术前放置硬膜外导管是金标准[5]。椎管内麻醉在适当时可大大减少达到充分镇痛效果所需的阿片类总剂量。区域麻醉也可以产生深远的有益效果。椎旁阻滞已被证明可以减少开胸术后的肺部并发症，例如肺不张和肺炎[31]。最近，连续竖脊肌平面阻滞已被用于有效控制开胸术后的术后疼痛[32]。静脉注射非甾体抗炎药方案也可有效控制 MG 患者的疼痛，而不会引起呼吸抑制[33]。如果使用口服或肠外阿片类，接受抗胆碱酯酶治疗的 MG 患者应减少剂量，因为据报道这些药物可以增加阿片类的疗效。

（七）术后肌无力和胆碱能危象

术后状态对 MG 患者来说具有独特的危险性，拔管后应仔细观察呼吸失代偿情况。曾有病例报告称，由于术后意外呼吸衰竭而诊断出先前未检测到的 MG[34]。建议重新插管的标准包括呼吸急促（呼吸频率＞40/min）、非阿片类引起的呼吸性酸中毒和肺活量≤8ml/kg[35]。对于肌无力危象患者，吸气压力和呼气压力是反应肌肉力量的更好指标，尽管存在肺不张的影像学检查是需要再次插管的最强预测

表 47-5　用于治疗重症肌无力的常用乙酰胆碱酯酶抑制药

药　品	口　服（mg）	IV（mg）	IM（mg）	功　效
溴吡斯的明（Mestinon）	60	2	2～4	1
新斯的明（Prostigmin）	1.5	0.5	0.7～1.0	1

IM. 肌内注射；IV. 静脉注射

因素。

虽然分泌症状通常与副交感神经过度兴奋相关，但肌无力危象和胆碱能危象都可能表现为肌肉无力、流涎和出汗。胆碱能危象是一种相对比较罕见的并发症。如果可行，肌无力危象的首选疗法是 IVIG 和血浆置换，也可以应用抗胆碱酯酶药治疗并滴定至有效；但是，如果可以使用 IVIG 或血浆置换，则应减少或停用抗胆碱酯酶药以减少肺部分泌物的产生 [36]。胆碱能危象的治疗可结合抗毒蕈碱药（阿托品、格隆溴铵）来治疗流涎和出汗，但主要是支持性的，可能需要机械通气直至危象得以解决 [18]。

由于肌无力和胆碱能危象有时可能很难区分，因此需要进行正式的神经生理学研究，术后安全的真正基石是呼吸衰竭的及时识别和出色的支持治疗。

六、未来发展方向

随着微创胸腺切除术的日益普及和成功，以及麻醉药开发的进步，使胸科麻醉医师能够尝试新技术，以降低脆弱的 MG 患者的麻醉并发症。除了使用舒更葡糖钠和瑞芬太尼（前面讨论过）之外，还有少量但不断增加的证据表明在胸腔镜胸腺切除术中保留自主呼吸并使用喉罩气道通气有可行性和优势 [37, 38]。

表 47–6 提供了迄今为止讨论的避免残留阿片类和 NMBD 效应的麻醉技术总结。必须仔细考虑每种技术的风险 / 收益情况、手术参数和患者个体。该表将长期存在的护理方法与更新颖或尚未实验的技术结合到一个框架中，供试图优化患者护理的麻醉师思考。

表 47–6 在接受手术的重症肌无力患者中使用阿片类和神经肌肉阻断药降低呼吸系统疾病发病率的潜在策略总结

- 椎管内和（或）局部镇痛技术的优先次序
- 使用瑞芬太尼代替长效阿片类或完全代替 NMBD
- 使用舒更葡糖钠而不是乙酰胆碱酯酶抑制药来逆转 NMBD
- 注意利用强效吸入麻醉药的 NMB 效应
- 为微创手术保留自主通气；促进 LMA 使用

LMA. 喉罩气道；NMB. 神经肌肉阻滞；NMBD. 神经肌肉阻滞药

第 48 章　咯血、脓胸

Hemoptysis, Empyema

Mohamed R. El Tahan　著

刘文捷　杨　艺　译

一、咯血

（一）要点

严重咯血是一种危及生命的医学急症。需要进行全面系统的检查，以确定咯血的来源和病因。麻醉医师在识别咯血的严重程度和来源、启动急救管理及根据咯血的严重程度采取系统的治疗方面发挥着重要作用。麻醉医师应选择最佳的方法维持气道通畅并封闭肺部出血点。关于咯血患者的最佳肺隔离工具尚未达成共识，这需要取决于临床情况。

（二）概述

咯血可表现为轻度或危及生命的症状。大咯血是与高死亡率相关的重大医疗紧急事件[1]，不同文献中对大量咯血的定义标准不同，咯血量为 100～600ml，而且咯血时间范围也有较大差异[2, 3]。这些定义的差异受到难以量化咯血量的影响，部分患者可能会高估咯血量[3]。总之，任何危及呼吸功能的咯血都应被视为危及生命的医学急症。

（三）病例展示

一名 22 岁男性背部多处刀伤，刺伤穿透右胸部。患者焦虑不安伴有重度咯血、心动过速、呼吸急促和呼吸困难，遂前往急诊科就诊。体检：发绀，呼吸窘迫体征，右胸呼吸音消失。动脉血氧饱和度为 83%，使用非重复呼吸面罩以 15L/min 供氧。血红蛋白浓度为 75g/L，乳酸浓度为 3.7mmol/L。床旁即时超声和胸部 X 线片显示右侧血气胸。心电图及经胸超声心动图未见异常。

（四）病情管理

右胸插入胸管，共引流 1.2L 血液。在给予乳酸林格液 2.0L 和 2IU 浓缩红细胞后患者血压和意识状态改善。胸部 X 线片和计算机体层成像（CT）证实存在右侧血气胸。颈、腹部 CT 扫描未见异常。随后，患者进手术室行急诊右后外侧开胸探查术。

（五）术中监测

常规监测包括带 ST 段分析的五导联心电图仪、控制麻醉深度的脑电图及尺神经四个成串刺激。将用于监测、除颤和起搏的经皮多功能电极板与胸壁相连。进行桡动脉穿刺并连接传感器，以行血流动力学监测。在右侧颈内静脉置入 8.0Fr 造影导管，并置入福莱导尿管。考虑快速诱导，置入左侧双腔气管导管（DLT），并使用 4.0mm 软支气管镜在仰卧位和侧卧位确认 DLT 位置。支气管镜检查显示右肺下叶有明显出血，排除严重气管 – 支气管损伤。手术包括右侧开胸术和右肺下叶支气管损伤修复术。患者在手术结束时拔管，术后一切正常。

（六）咯血原因

咯血的几种原因见表 48–1。

（七）术前评估

疑似咯血必须得到确认，确定其严重程度、定位出血来源并确定病因[3]。重度咯血的诊断和处理通常具有挑战性，包括胸部 X 线（CXR）、肺部超声检查、CT 扫描、血管造影和支气管镜检查确定出血来源[2, 3]。详细的临床病史和体格检查应侧重于咯血的病因和严重程度，来指导诊断和后续

表 48-1　咯血的常见原因		
来　源	原　因	参考文献
食管	经食管超声心动图诱发的支气管损伤	94
肺血管	血管炎（例如，长期血管炎、Churg-Strauss 综合征）	95、96
	遵循 Fontan 手术	97
	肺动脉动脉瘤	98、99
	肺静脉阻塞和狭窄	100
	动静脉畸形	101
	肺动脉导管致肺动脉破裂	2
气管支气管树	创伤性插管（例如，剧烈插管，在有潜在支气管内膜病变的患者身上深深插入探针插管导管	54、102
	创伤性下气道损伤	103、104
	获得性气管 – 支气管软化	105
	气管支气管	106
	支气管胸膜瘘	2
肺泡	肺结核	
	空洞性肺脓肿	107
	肿瘤	2
	肺大疱	108
	继发于负压肺水肿、大麻制品或七氟烷麻醉的弥漫性肺泡出血	109、110
	肺曲菌病	111
	淋巴管肌瘤病	112
	肺内隔离症	113
心脏	先天性心脏病	97
	二尖瓣狭窄或心力衰竭	2
膈下	肝包虫囊肿胸腔内破裂	114
	胸腔子宫内膜异位症（月经期咯血）	2

治疗[1, 4]。

咯血的诊断是基于对出血的直接观察或患者自述。咯血应与呕血或口腔和鼻腔出血相鉴别[5]。内镜检查包括鼻咽镜检查、胃镜检查及支气管镜检查，可用来确定出血来源。在尽快控制出血后或患者状况稳定时，可以确定并量化咯血的位置和病因。

诊断检查包括以下内容[3, 5–7]。

1. 临床实验室检查，包括全血细胞计数、凝血功能和血生化检查。

2. 脉搏血氧饱和度和动脉血气监测，以确定咯血对氧合和通气的影响。

3. 如果有指征，一旦出血得到控制，可做肺功能测定，以确定患者的肺功能。活动性咯血患者不应使用肺功能测定[6]。

4. 心电图排除肺血栓栓塞。

5. 超声心动图可以检测心内膜炎、二尖瓣狭窄、先天性心脏病、肺动脉高压、主动脉瘤或动静脉畸形引起的分流。

6. 细胞学研究和痰微生物学（例如，革兰和 Ziehl-Neelsen 常规培养及 Lowëstein-Jensen 培养）[5]。结核菌素皮内试验用于疑似结核病患者[5]。

7. 如果怀疑感染性疾病，则进行血培养或血清学检查[5]。

8. 前 – 后和侧位 CXR 是咯血患者通常进行的初始影像检查[3, 5]。CXR 可确定 45%～65% 病例的出血部位和25%～35%病例的出血原因[2, 7, 8]。然而，多达 10% 的肺部恶性肿瘤在 CXR 上是隐匿性的，而其中 96% 可以通过 CT 检测到[8]。

9. 所有大咯血患者必须进行胸部多排 CT[3] 检查。这些检查有助于找到出血来源，并有利于选择适当隔离工具（例如，适用于右主支气管早期分支处出血的支气管封堵器类型，以及合适尺寸和方向的双腔气管导管，例如在左主支气管有梗阻的情况下使用右侧双腔气管导管）。

10. 血管多排 CT（Angio-CT）可用于识别咯血起源的动脉，并可确定是否适合支气管动脉栓塞或保守治疗[3, 9]。进行 CT 检查需要将患者运送到放射科，在那里可能很难处理大出血。所以将患者转运至放射科需对其气道进行保护，特别是对于危及生命的患者[2]（图 48–1）。

11. 纤维支气管镜检查在确定咯血的严重程度（从痰中带血到肉眼咯血）、病因和来源方面具有重要作用。可以在重症监护病房（ICU）或患者床旁快速进行[1, 3]，也可用于采集细胞学和微生物学研究、支气管吸引或支气管肺泡灌洗。

12. 刚性支气管镜更适合进行吸引，但通常不能观察到上叶和外周病变[1, 10]。它可以定位出血部

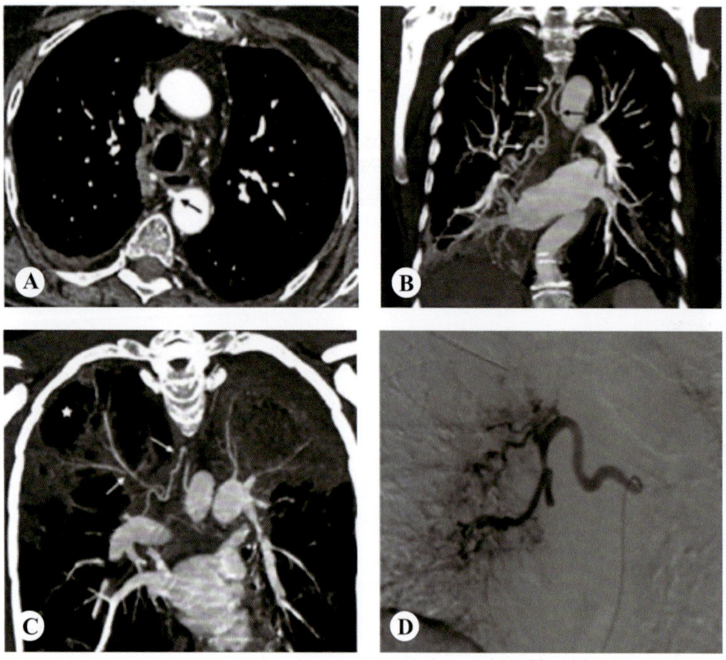

▲ 图 48–1　16 排胸部 CT 血管造影图像

A. 主动脉弓正下方的轴向 1mm 厚 CT 扫描显示支气管动脉扩大（箭），表现为纵隔的气管旁和支气管后区域出现明显强化的结节；B. 冠状薄层最大密度投影图像显示扩大的肋间支气管动脉（箭）平行于支气管气道进入肺实质；C. 在不同患者中获得的冠状薄层最大密度投影图像提供了肋间支气管动脉（箭）腔内霉菌球的整个肺内走行的详细分析；D. 重组图像显示了 CT 血管造影如何提供解剖学信息，这对于规划随后的支气管动脉栓塞是有用的（引自 Bruzzi JF, Rémy-Jardin M, Delhaye D, Teisseire A, Khalil C, Rémy J. Multi-detector row CT of hemoptysis.*RadioGraphics*. 2006, 26:3-22.）

位，并提供更宽敞的通道，用于放置器械、导管或其他材料进入气道[11, 12]。但刚性支气管镜检查需要在手术室进行，并且最好采用间歇喷射通气。

（八）治疗选择[3]

1. 一般初始管理

在管理危及生命的咯血患者时，应谨慎使用经典的 ABCDE 方法（框 48-1）。

框 48-1 咯血患者的一般初步措施

ABCDE 方法

A：用大型 ETT 或 DLT 固定气道

B：补充氧气，如果需要。监测呼吸频率、血氧饱和度并定量咯血

C：监测生命体征（血压、心率、毛细血管充盈时间）。建立中心静脉通路进行液体管理，必要时进行红细胞输注。进行交叉配血试验或者在紧急情况下输入少量 O 型血

D：患者侧卧位卧床。必须避免使用胸部物理治疗技术

E：床旁 X 线检查可用于缩小病变部位的范围

其他措施

1. 给予镇咳药控制咳嗽
2. 经验性抗生素治疗，可用于呼吸道感染相关的咯血，通常可预防后续并发症
3. 抗纤溶药（氨基己酸、氨甲环酸）
4. 富含血浆的血小板
5. 去氨加压素

DLT. 双腔导管；ETT. 气管导管

ABCDE 方法。

(1) 气道：保持呼吸道通畅。建议使用单腔导管（SLT）进行插管，直到定位出血源。在侧位或局部持续出血的患者中，可通过插入 DLT 隔离通气肺，并防止血液溢出至对侧肺，或者通过支气管内填塞支气管封堵器来实现对气道的即时控制[1, 13]。

(2) 呼吸：应向每个咯血患者补充氧气。应密切监测呼吸频率和血氧饱和度，并定量咯血量[1, 3]。

(3) 循环：监测生命体征（血压、心率和毛细血管充盈时间）并建立中心静脉通路快速补液，必要时应考虑输血以稳定血流动力学状态。在紧急出血情况下，可以使用非交叉配对的 O 型压积红细胞（PRBC）[1, 3]。

(4) 体位：如果确定了出血部位，则患者体位应采取出血侧朝下，防止血液污染到未受累的肺部。必须避免使用胸部物理治疗技术[1, 3]。

(5) 检查：床旁 X 线检查可用于缩小咯血来源的范围，但通常结果不确定。

2. 治疗咯血需要考虑的其他措施[3]。

(1) 使用镇咳药控制咳嗽，但应避免过度镇静，以免引起气道阻塞[5]。

(2) 经验性抗生素治疗，可用于呼吸道感染相关的咯血，通常可预防后续并发症。

抗纤溶药（如氨基己酸、氨甲环酸）[3]。文献中使用氨甲环酸的临床获益结果不一。Tscheikuna 等招募了 46 例咯血患者，氨甲环酸组 21 例，安慰剂组 25 例。安慰剂组倾向于无基础肺病，胸部 X 线检查正常的患者更多。在这项研究中没有显示氨甲环酸在缩短咯血天数方面的益处[14]。一些研究者证实，氨甲环酸可有效缩短咯血持续时间和咯血量，且血栓栓塞并发症风险较低。Moen 等对 13 篇代表性文献进行了分析，很好地回答了相关临床问题。主要结局包括治疗开始后的出血时间、出血量和血栓栓塞并发症的发生率。基于 Meta 分析的结果，氨甲环酸组和安慰剂组在 1 周内减少出血的时间无差异。但是，氨甲环酸组的总体出血时间明显更短。使用氨甲环酸治疗咯血的研究有限。由于不同研究之间的咯血病因、治疗持续时间、剂量和氨甲环酸的给药形式存在差异，因此难以给出强有力的建议。然而，目前的最佳证据表明，氨甲环酸可以减少咯血患者的出血时间和出血量，且短期血栓栓塞风险降低[15]。有趣的是，对于非大量咯血的患者，吸入性氨甲环酸（500mg，每日 3 次）可安全有效地控制出血[16]。

(3) 使用自体富含血小板的血浆治疗 20 名大量咯血患者时，有 14 名患者在 7 天内立即停止了出血[17]。

(4) 去氨加压素是一种快速止血药，可用于控制各种遗传性和获得性凝血障碍引起的咯血[18]。

3. 特殊治疗

为了确保患者获得生存机会，应急小组的反应至关重要[7]。根据之前的综述制订了一套系统的方案用来治疗有或无危及生命的咯血患者[2, 3, 5, 19, 20]，见图 48-2。主要步骤如下。

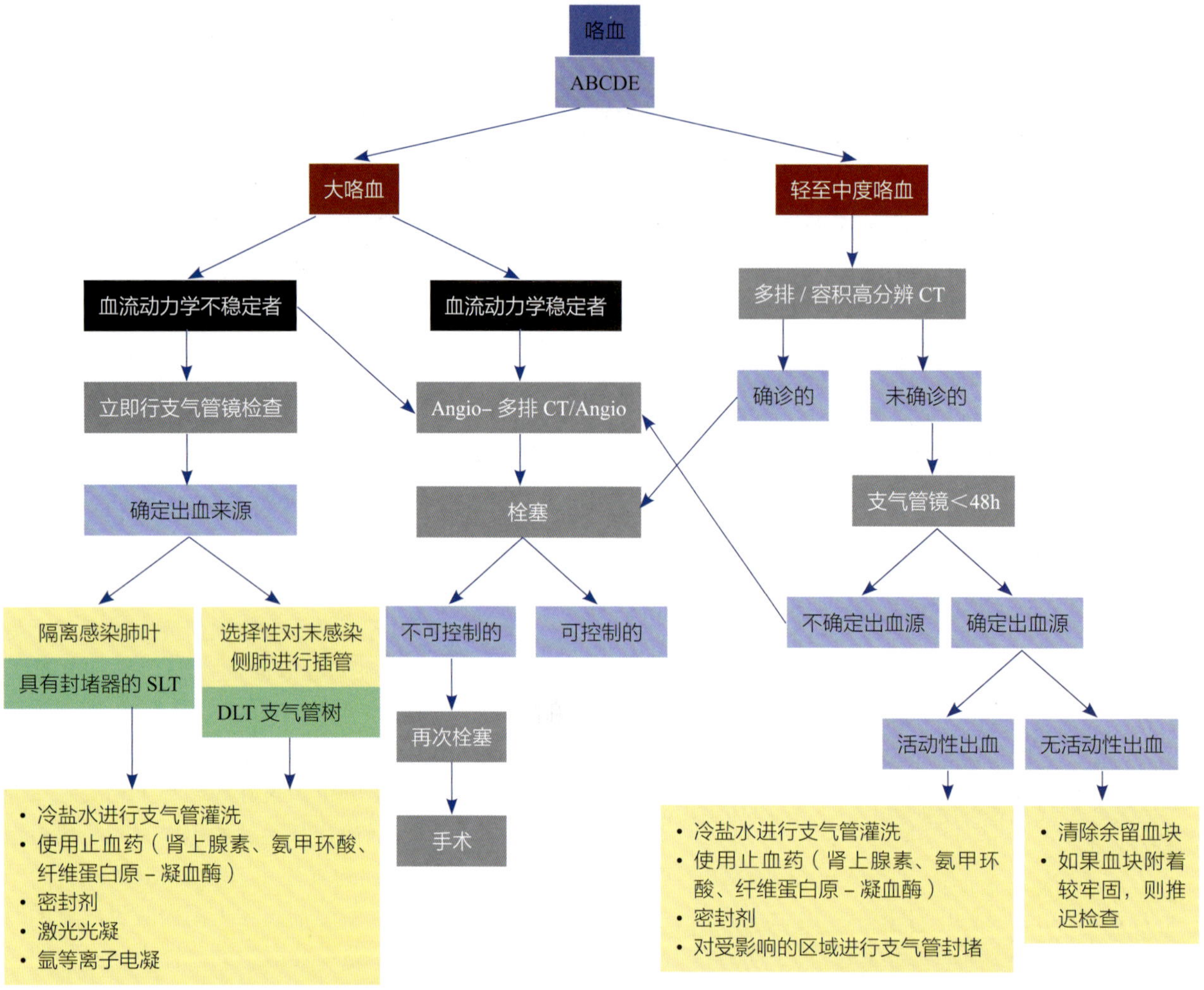

▲ **图 48–2 伴或不伴危及生命的咯血患者的系统性治疗方案，这些方案是通过之前的综述研究得出的结论**

CT. 计算机体层成像；DLT. 双腔支气管导管；SLT. 单腔导管；ABCDE 是一般措施，见框 48–1

(1) 危及生命的大咯血

① 对于血流动力学不稳定的患者，首先要采取一般性的治疗措施来稳定患者的病情。应该在设备齐全的区域（如手术室或重症监护病房）立即进行支气管镜检查，以确定出血的原因和来源，保护气道，为了控制出血，我们可以采取一些局部治疗措施（如支气管灌洗、冷冻疗法）[21, 22]，并使用局部止血药（如冷盐水 [3] 或按 1∶20 000 稀释的低效肾上腺素 [23]）、密封剂［例如纤维蛋白原 – 凝血酶（Tissucol），氧化纤维素补片（Surgicel）或硅胶塞（Watanabe spigot）］[3]、激光光凝 [24] 或氩等离子电凝 [3]。更确切的治疗措施包括血管造影栓塞 [25, 26] 急诊肺切除手术 [27]，或支气管动脉结扎手术 [28]。在危及生命的主动脉支气管瘘的情况下，可考虑使用体外膜肺氧合（ECMO）作为抢救策略 [29]。

② 血流动力学稳定的患者行再次栓塞或急诊手术对于栓塞后无法控制的出血具有重要作用。进行多排 CT 扫描或血管造影检查，以预测支气管动脉栓塞治疗的价值（图 48–3）。再次栓塞或急诊手术对于栓塞后无法控制的出血具有重要作用。

(2) 轻至中度咯血

① 多排或容积高分辨率 CT 扫描应作为诊断工具。

② 在咯血起始后的 48h 内，如果无法确定出血源，应考虑进行早期支气管镜检查。对于有活动性出血的患者，可以考虑进行支气管灌洗、冷冻疗法、应用局部止血药或封闭剂，或选择性地对受影响的区域进行支气管阻塞。对于没有活动性出血的

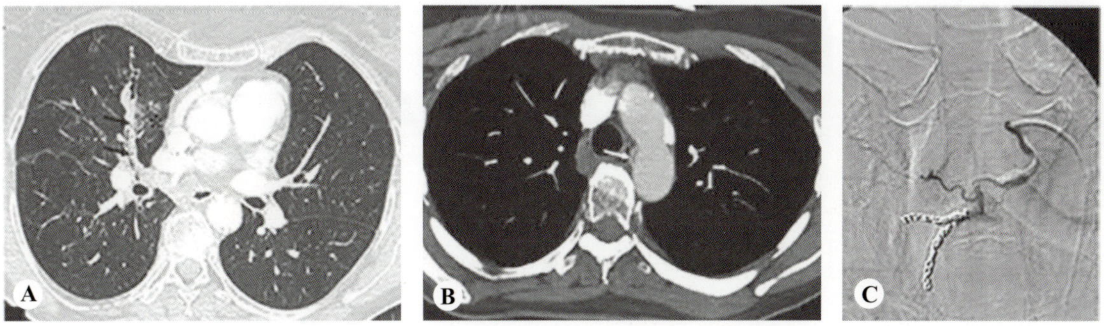

▲ 图 48-3 早期多排螺旋体层成像指导的大咯血管理

A. 出血局限于支气管扩张区域（见血块和血液）；B. 根据支气管动脉解剖规划的介入方法；C. 展开弹簧圈；引自 Khalil A, Fedida B, Parrot A, Haddad S, Fartoukh M, Carette M-F. Severe hemoptysis: from diagnosis to embolization. *Diag Inter Radiol*. 2015, 96:775.

患者，在清除余留血块时应谨慎操作，如果血块附着较牢固，则应推迟检查。

（九）气道保护

1. 目的

在处理咯血时，确保气道通畅是最重要的优先事项。为此，我们会使用最大尺寸的单腔气管导管（内径≥8.0mm），这样能够容纳大型工作通道的软性支气管镜，使其能够顺利取出阻塞的血块并放置支气管封堵器[7, 19]。麻醉的主要目标包括容量复苏、隔离出血肺或肺叶以保护正常肺及提供足够的氧合[30]。

2. 准备和监测

应提供急救药物和设备，包括两根刚性、大口径的 Yankauer 型吸引导管，连接到独立的吸引设备上（可用于清除呼吸道内的血块等）[31]。

除标准监护仪（包括心率、无创血压和脉搏血氧饱和度）外，建议进行动脉穿刺测压，以及中心静脉置管快速补液[30]。

患者体位应采取出血侧朝下的位置[7, 20, 30]，直到实现肺隔离。

3. 清醒气管插管

在紧急情况下，如果出现危及生命的咯血，并有气道阻塞、肺泡充血而窒息，可能会导致不可逆的进行性缺氧[32]，或在快速序列诱导麻醉过程中发生支气管痉挛，则应考虑清醒气管插管[20, 33, 34]。

大咯血患者通常伴有躁动，可能会妨碍纤维支气管的使用[30]。

可视喉镜的使用可能为大量咯血患者进行清醒气管插管提供新的便利[31, 35, 36]。此外，视频喉镜允许使用 DLT 进行清醒支气管插管，尽管可能比使用 SLT 插管更困难[37]。

4. 快速序列诱导

在不危及生命的情况下，可考虑快速序列诱导麻醉，前提是要确保紧急救援设备和药物的可及性。如果气道情况可靠，可以使用短效肌松药。但如果担心气道控制，应考虑采用清醒插管方式。医务人员在处理病情时，应该始终保持应对不同情况的灵活性[33, 34]。依托咪酯或氯胺酮适用于血流动力学状态不稳定患者的全身麻醉诱导[31]。

5. 出血肺 / 肺叶隔离（见第 16 章）

对于咯血患者的最佳肺隔离方法尚未达成共识（病例研究见图 48-4）。

(1) 支气管封堵器：支气管封堵器可用于隔离主支气管或选择性支气管，通过填塞控制肺或肺叶出血。对于需要气管插管的成人患者，支气管封堵器通常可使用 7.0Fr 或 9.0Fr，其最小内径分别为 7.5mm 或 8.0mm。这样在放置 SLT 之前就可以插入外径为 3.8～4.0mm 的软支气管镜[38]。使用可视喉镜可以有效地吸血并直接看到气管插管时使用支气管封堵器的情况。对于已经行气管切开术的患者，支气管封堵器可以通过气管切开管放置[39]。

支气管封堵器比 DLT 更昂贵，置入所需时间更长，并且可能导致更频繁的移位[40, 41]。支气管封堵器的使用由于其狭窄的内腔限制了有效的吸血。此外，封堵器充气套囊的血液淤积作用对肺部可能具有长期副作用[42]。然而，如果患者在 SLT 到位时仍在出血，并且在转换为 DLT 时担心气道的控制，则最好使用支气管封堵器填塞出血侧的主支气管。

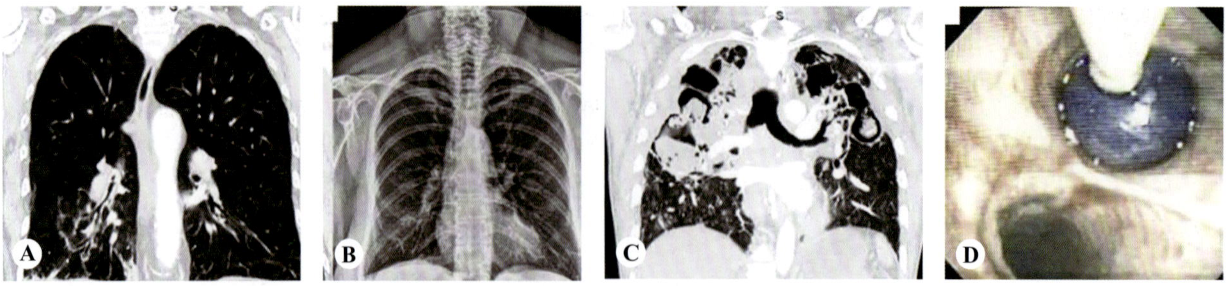

▲ 图 48-4 病例研究——大咯血的系统管理方法

A 和 B. 一名 59 岁的大咯血女性患者，双侧支气管扩张；支气管镜检查显示右肺下叶为出血源；C. 男，47 岁，双侧空洞形成，霉菌球；FOB 确定右上肺叶为出血源；D. 两名受试者在支气管动脉栓塞前均通过 ETT 插管和右侧支气管封堵器稳定出血 [引自 Radchenko C, Alraiyes AH,Shojaee S. Asystematic approach to the management of massive hemoptysis.*Journal of Thoracic Disease*(2017):S1069-S86. https://jtd. amegroups.com/article/view/15576.]

下文和表 48-2 中对几种类型的封堵器进行了详细总结。

① Fogarty 栓子切除导管：高压低容 Fogarty 栓子切除导管（成人 9.0Fr，儿科 5.0Fr）目前被一些胸外科医师用于咯血患者 [39]。然而，将 Fogarty 导管的改良刚性头端置入右肺上叶可能具有挑战性，特别是在气囊未放气的情况下不能用于吸引。鉴于现在有几种类型的封堵器可用，Fogarty 导管小容量高压带导致气管支气管损伤的风险，目前其几乎不再使用，并且限制用于幼儿的选择性阻断。

② Fuji Uniblocker 有灵活的高扭矩控制和良好的导管头端控制，并且可以很容易地定向阻塞选择性大叶支气管（表 48-2）。1.8mm 的管腔比其他封堵器能更好地吸引血液，但不如 DLT。

③ 导丝引导的 Arndt 封堵器（有 7.0Fr 和 9.0Fr 尺寸供成人患者使用）可直接用于任何大叶支气管 [45, 46]。该封堵器有一个 Tuohy-Borst 型阀门，可将封堵器锁定在适当位置并保持气密密封。

④ Cohen 封堵器，9.0Fr 尺寸，中心具有一个直径 1.6mm 的狭窄管腔。一个 2cm 的外部塑料套筒（夹子）可以在置入所需支气管时手动控制封堵器头端旋转 [13, 42, 47]。见图 48-5，通过双腔导管的气管腔置入 Cohen 封堵器，控制右肺出血。

⑤ EZ 封堵器具有独特的 Y 形远端，与气管分叉相对应。已有文献报道其可用于气管支气管插管进行肺隔离 [48, 49]。在严重咯血的情况下，支气管镜的视野受限，甚至可能完全无法观察。EZ 封堵器相对于其他封堵器具有明显优势，该封堵器可以不需要使用纤维支气管镜定位，可以根据临床体征来放置。

⑥ Coopdech 封堵器具有预成型的成角尖端，可以实现选择性阻塞 [50–54]。然而，该尖端可能在气管插管的 Murphy 孔或隆突处损坏 [55]。

(2) 双腔支气管导管（DLT）：使用 DLT 行支气管插管术是挽救大咯血患者生命的重要方法 [56, 57]。除了允许双肺选择性通气外，DLT 定位不需要初步识别出血部位 [2]。DLT 可用于源自肺部任一位置的咯血，除非患者具有罕见的右肺上叶气管开口位置异常，因为这会增加血液流入右肺中叶和右肺下叶的风险（表 48-2）。

为了保障右肺上叶通气，右侧 DLT 的定位所需时间更长，而且还可能导致右肺上叶开口阻塞导致右肺上叶肺不张 [42]。

DLT 在手术室外的使用增加，尤其在 ICU。但是，一些 ICU 医生不愿意在咯血患者中使用 DLT 进行肺隔离，因为其使用技术不如麻醉医师熟练，可能导致误置和血液外溢，影响到健侧肺 [13, 58]。此外，DLT 的管腔狭窄，无法有效清除血凝块或使用标准尺寸的 6.0mm 软性支气管镜，该支气管镜带有大的工作通道，可将出血和血凝块从气道中排出 [7, 19]。

大咯血会妨碍使用小尺寸的灵活支气管镜来观察气道以放置 DLT[20, 30]。通过结构化培训课程，可以培养临床医师使用 DLT 的技能。在放置 DLT 之前，鉴别支气管解剖的变异，以及常规使用纤维支气管镜，可以降低错误放置和血液外溢的发生率 [59, 60]。

(3) 选择性支气管插管：选择性支气管内插管

表 48-2　作者根据现有研究证据推荐的选择性肺 / 肺叶阻塞选择工具

肺 / 肺叶	双腔导管	Fuji Uniblocker 扭矩控制	Arndt 封堵器	Cohen 封堵器	EZ 封堵器	Coopdech 封堵器
右肺	左侧或右侧	● 绿	● 绿	● 绿	● 绿	● 绿
右肺上叶	左	● 黄	● 绿	● 黄	● 黄	● 黄
气管支气管	左	● 黄	● 黄	● 黄	● 红	● 黄
右中叶	左侧或右侧	● 绿	● 绿	● 绿	● 红	● 绿
右下叶	左侧或右侧	● 绿	● 绿	● 绿	● 红	● 绿
左肺	左侧或右侧	● 绿	● 绿	● 绿	● 绿	● 绿
左肺上叶	左侧或右侧	● 绿	● 绿	● 绿	● 红	● 绿
左肺下叶	左侧或右侧	● 绿	● 绿	● 绿	● 红	● 绿
参考文献	42	40、115	45、46	13、42	48、49	50–54

红绿灯符号：绿色 . 该工具绝对有用；黄色 . 该工具有用；红色 . 证据不足以支持使用该工具

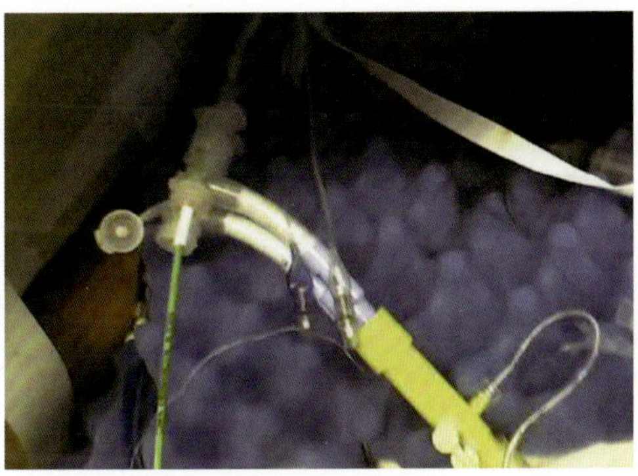

▲ 图 48-5　**通过双腔导管的气管腔置入 Cohen 封堵器，以帮助控制右肺出血**

由 Edmond Cohen, MD 提供

是将气管导管插到出血部位对侧的主支气管，通过支气管镜直接观察插入过程。当对较短的右主支气管进行插管时，存在右肺上叶不通气的风险[2]。

以下是保证最佳密封的技巧。

在咯血的情况下，使用 DLT 来保护气道是黄金标准。DLT 能够确切地实现最佳肺隔离，保护未患病肺免受血液溢出（大咯血情况下）、脓液溢出（脓胸情况下）或在肺洗涤时防止水进入。为了防止血液溢入正常健康的肺或肺叶，可以采取以下措施。

①应确保 DLT 或支气管封堵器头端在靶主支气管或叶支气管中的正确位置。这需要从胸部 X 线片和支气管镜检查中识别支气管解剖结构的变化，选择最佳的隔离工具，并使用软支气管镜来确认适当的头端位置[59, 60]。

② 支气管封堵器（如 Arndt 封堵器或科恩尖端偏转支气管封堵器）的气囊膨胀时，可以使用生理盐水而不是空气，用于持续气囊膨胀以治疗大咯血[13]。同样，Hannallah 等[58]证实，空气气囊密闭或 25cmH_2O 的气囊均不能保证防止误吸。吸入风险最大的情况是当 DLT 定位于下肺，且支气管气囊体积<1ml 时，这很可能无法提供支气管腔的适当密封。

③ 使用润滑凝胶涂抹气囊：一项小型研究观察了使用 DLT 插管的人工气管支气管模型，结果显示支气管气囊上的润滑凝胶涂层可有效减少两肺之间吸入的情况[61]。

6. 危及生命的难治性低氧血症

在一名患有主动脉支气管瘘的患者中，Takahashi 等急诊采用胸主动脉腔内修复术（TEVAR）和 ECMO 联合治疗该患者危及生命的咯血[29]。但这种治疗方法应该谨慎考虑，因为大咯血本身是 ECMO 的罕见并发症，严重咯血时应停止抗凝血治疗[62]。

（十）结论

在诊断和治疗严重危及生命的大咯血情况时，应该由多学科团队采取系统性的方法。对于患有大咯血的患者，应特别注意清醒状态下的气管插管。

可以使用支气管封堵器或 DLT 来实现肺或肺叶的隔离。

二、脓胸

（一）要点

1. 脓胸是发展中国家的一种常见病，可能由多种病原体引起。

2. 作为围术期医师，麻醉医师应确定脓胸的风险因素、脓毒症或脓毒性休克患者、脓胸分期和适当的手术干预时机，包括是否需要转为开放性手术。

3. 根据疾病分期选择脓胸的治疗方式，包括胸管引流、胸膜腔内纤溶、胸腔镜或开放手术。

4. 可以使用 DLT、支气管封堵器或两者结合来实现肺的隔离。

5. 应注意复张长期萎陷的肺或肺叶。

6. 非插管（无管化）胸腔镜手术可能为不稳定的脓胸患者提供新的策略。

（二）概述

脓胸是指胸膜腔内脓液积聚。脓胸不能咳出，必须置入胸导管引流或手术排除。脓胸（定义为非化脓性胸腔积液培养出阳性的脓液）的发生率在所有年龄组中均在增加 [63]。

（三）病例展示

一名 48 岁男性患者因创伤性血胸行开胸探查术后出现左侧脓胸。该患者有创伤性主动脉损伤（使用 TEVAR 治疗）、背侧和腰椎损伤及 90 天前道路交通事故后双侧下肢轻瘫病史。吸入 35% 的氧气行机械通气。Glasgow 昏迷评分为 11/15，心率为 125 次 / 分；血压和心肌肌钙蛋白水平正常。白细胞 4.7/μl，钠离子 138mmol/L，白蛋白 22g/L，乳酸 1.1mmol/L，降钙素原为 17.47μg/L。拟行左胸膜剥脱术和引流术。

（四）病例管理

首先，需要对脓毒症、脓胸、手术最佳时机和术式进行评估。根据病史，患者可能处于脓胸的第三阶段，因为他在 90 天前接受了左侧胸腔探查手术，术后出现胸腔积液和发热。这表明需要通过开胸手术进行胸膜剥脱，而不是胸腔镜手术。降钙素原水平＞0.25μg/L，表明目前并不适合进行胸膜剥脱手术 [64]。

（五）术中管理

在处理感染性休克的患者时，保障气道通畅、肺部隔离、纠正低氧血症，建立静脉通路，早期给药和抗生素是治疗的首要任务。需要对患者进行动脉穿刺置管和中心静脉置管。通过监测脉搏轮廓推导的心脏指数和每搏输出量变化指导液体复苏。在软质支气管镜引导下，通过从气管切开口的导管将 Fuji Uniblocker 9.0Fr 封堵器置入左主支气管。手术中发现了一根先前在另一家医院的手术中遗留的未拆除的腹腔镜手术夹。术中出现了感染性休克，对患者进行液体复苏，采用去甲肾上腺素和血管加压素维持循环稳定，术后第 2 天停药。

（六）脓胸的病因

脓胸有不同的病因，见表 48-3 和图 48-6。

（七）术前风险识别和准备

1. 确定脓胸的风险因素

低白蛋白（＜30g/L）、低钠（＜130mmol/L）、高 C 反应蛋白（CRP）（＞100mg/L）和高血小板计数（＞ 400×10^9/L）、静脉内药物使用和慢性酒精滥用 [65] 可独立预测社区获得性肺炎后胸膜感染的发生 [66]。

2. 识别脓毒症和脓毒性休克体征的患者

脓胸患者表现出感染的临床体征，包括发热、胸痛、呼吸困难、白细胞增多和 CRP 升高。然而，白细胞和 CRP 不足以识别细菌感染或区分全身和局部感染 [64]。应识别脓毒症和脓毒性休克患者，立即开始脓毒症"1h 集束化治疗（hour-1 bundle，H1B）"，以减轻全球脓毒症的负担。3h 和 6h 集束化治疗已合并为单个"1h 集束化治疗"，旨在立即开始复苏和治疗。这反映了对脓毒症和脓毒性休克患者进行治疗的现实情况——临床医师应该立即开始治疗，而不是浪费时间等待或推迟复苏措施。复苏可能需要超过 1h 才能完成，但应立即开始复苏和采取治疗措施，如采集血样测量乳酸和血培养，输液和使用抗生素，以及在血压严重下降的情况下，立即开始使用血管活性药 [67]。

3. 确定脓胸分期

表 48-4 中，脓胸分为三个阶段。3 期和肺纤维化患者由于扩张僵硬、纤维化肺所需的高胸膜负压，增加了气胸的风险，并且其病情的消退明显延迟。在这些情况下，长期胸管引流反过来又容易发生机化性脓胸，后者通常需要开胸行胸膜剥脱术，早期脓胸可采用相对简单的胸腔镜手术 [68]。

4. 适当的手术时机

需要胸膜切除术和剥脱术治疗的"肺炎旁"脓

表 48-3 脓胸的常见原因		
来 源	原 因	参考文献
革兰阳性病原体	金黄色葡萄球菌	66、116、117
	米勒链球菌	118
	咽峡炎链球菌	119
革兰阴性病原体	鲍曼不动杆菌	116、117
	嗜肺军团菌	120
分枝杆菌	结核分枝杆菌	121
厌氧菌	消化链球菌 普雷沃菌属 脆弱拟杆菌	119、122
真菌	烟曲霉	123
多微生物性脓胸	咽峡炎链球菌群和厌氧菌为脓胸中的常见病原体及多种微生物病因	119
外伤后脓胸	通常发生在严重受伤的危重患者身上，患者体内有多种病原体和多种微生物菌群	122、124
膈下	由肠杆菌科（例如，大肠埃希菌和肺炎克雷伯菌）引起的自发性细菌性脓胸，伴有肝硬化和肝性胸腔积液	125、126
其他	沙门菌	127

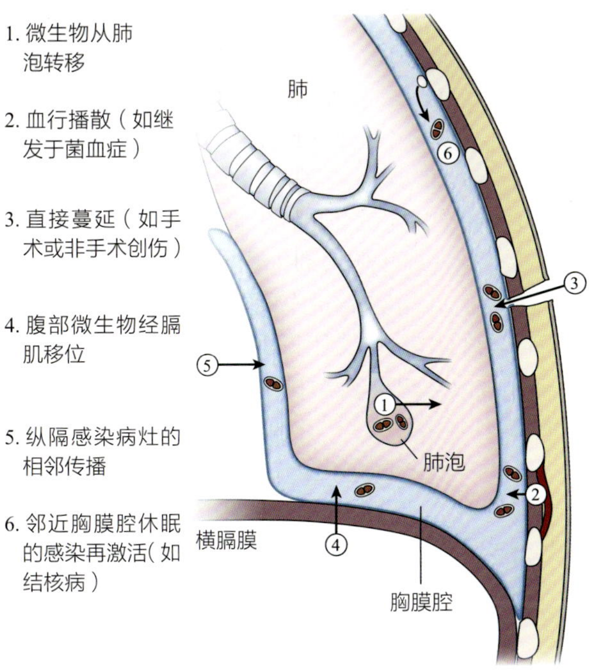

▲ 图 48-6　微生物从肺泡腔转移至胸膜腔

引自 https://www.uptodate.com/contents/image?imageKey=PULM%2F121168&topicKey=PULM%2F6702&source=see_link. © 2020UpToDate.）

胸的最佳手术治疗时间可定义为从诊断脓胸到降钙素水平<0.25mg/L 的时间，降钙素原（PCT）水平是术前血液标志物，用于指导抗生素治疗下呼吸道感染。Caviezel 等试图确定当降钙素原水平降至正常范围时，是否意味着肺炎已经消退，此时进行手术其效果是否会更好。他们回顾性分析了 38 例晚期肺炎旁脓胸患者的结局，这些患者接受了开放胸膜剥离术和胸膜切除术，并获取了术前降钙素原（pPCT）值。根据 pPCT 临界值 0.25μg/L 将患者分为两组。与 pPCT 水平<0.25μg/L 的患者相比，pPCT 为 0.25μg/L 或更高的患者总住院时间显著延长。在 pPCT 值为 0.25μg/L 或更高的组中，有 8 名患者术后出现并发症，其中两名患者死亡，而 pPCT 值<0.25μg/L 组中没有发生任何并发症[64]。通常从症状开始后的四周内，就应该进行这种手术治疗[69]。

5. 预测手术入路

作为围术期医师，麻醉医师在预测胸腔镜手术转为开放性开胸手术的风险因素方面发挥着重要作用。这些预测因素包括从诊断到手术时间的

表 48-4 脓胸分期

	分期 / 阶段 1	分期 / 阶段 2	分期 / 阶段 3
名称	肺炎旁积液	纤维脓性期	慢性机化期
胸腔积液 / 空间	自由流动的渗出液	富含纤维蛋白的包裹性液体	• 瘢痕组织（胸膜皮质）形成 • 在后期，开始形成坚实的纤维性胸膜皮质，可能包裹肺，防止复张
所含之物	• 低白细胞计数 • LDH 水平低于血清中的一半 • 正常 pH 值 • 血糖水平：正常	• 有或无白细胞（脓） • LDH ＞ 1000U/L • pH ＜ 7.20 • 葡萄糖＜ 2.2mmol/L	
微生物	无	细菌侵入受损肺上皮	

LDH. 乳酸脱氢酶；引自 Scarci M,Abah U,Solli P,et al.EACTS expert consensus statement for surgical management of pleural empyema. *Eur J Cardiothorac Surg*. 2015, 48(5): 642–653.

延长、胸腔穿刺术期间出现发热或抽出脓液[70]及 CT 图像上的胸膜厚度[71, 72]。值得注意的是，开胸术患者的手术持续时间和术后并发症发生率显著更高[71]。这些因素也将有助于术前制定合适的术后疼痛控制方案。

6. 肺癌患者

对于同时患有脓胸和肺癌的患者，需要特别谨慎。如条件允许，可在完全控制感染后行肺切除手术。术前可能需要通过胸管进行胸腔引流 20～30 天，直至无感染体征[73]。

（八）诊断检测

1. 胸膜超声检查可以确认胸腔积液的存在并估计液体量，区分胸腔积液和胸膜增厚，并协助进行胸腔穿刺术[74]。

2. CT 扫描有助于评估胸膜增厚的程度和胸管的位置（如果有），预测脓胸的分期，并区分肺脓肿和脓胸。它还有助于选择适当类型和大小的双腔气管插管[74]。

3. 支气管镜检查通常在手术时进行，用于检查气管支气管树的解剖变异，并在手术前清除痰或黏液栓，以便在影像学上观察到肺部肿块或肺容积减少时有助于肺复张[74]。

（九）治疗模式

1. 重度脓毒症或脓毒性休克

应启动脓毒症“1h 集束化治疗”[67]，包括：①测量乳酸盐水平，如果初始乳酸盐＞2mmol/L 则重新测量；②在抗生素给药前进行血培养；③在脓毒症诊断后 1h 内立即给予广谱抗生素[75]；④因低血压和乳酸盐≥4mmol/L 进行液体复苏（晶体液最高 30ml/kg）；⑤早期给予血管活性药以维持平均动脉血压＞65mmHg，以限制过度补液治疗[67]。使用经肺热稀释技术监测液体反应性指导初始的液体复苏，以避免脓胸继发肺顺应性差的患者发生液体超负荷所带来的有害影响[76, 77]。

2. 根据脓胸分期的治疗方案

1 期：肺炎旁积液

治疗早期胸膜腔感染的标准疗法如下。

(1) 胸腔引流和全身抗生素治疗：对于在胸部 X 线检查中发现伴随脓毒症或肺炎疾病的胸腔积液的所有患者，均需要立即进行诊断性胸腔积液采样，因为在临床上无法区分需要胸管引流的复杂性肺炎旁积液与单独使用抗生素就可以解决的简单积液[74]。

采样时出现明显脓性或混浊胸腔积液的情况应及时胸腔引流。通过肺复张和症状消退情况评估引流的效果[65, 74]。

(2) 胸膜腔内纤维蛋白溶解[65, 74]：在胸膜腔内引入纤溶药（链佐星、尿激酶和阿替普酶）可裂解纤维分隔并改善纤维蛋白脓液的引流[65, 74]。通常适用于不适合手术且无法耐受单肺通气的患者。常用剂量为每天 250 000U 链激酶或 100 000U 尿激酶，持续 3～5 天[65]。重组组织型纤溶酶原激活药联合脱氧核糖核酸酶可作为替代疗法[78]。

2 期和 3 期：纤维脓性和慢性机化期

(1) 手术方法

①电视胸腔镜外科手术（VATS）用于胸膜清创和胸膜剥脱术，特别是对于局限性脓胸患者[79]。术中从 VATS 转为开胸术与疾病分期和自症状发作的时间相关[65, 74]。因此，脓胸胸腔镜手术的最佳时间是症状持续时间<4 周的患者[69]。

②开胸手术适用于清除所有脓性物质，彻底剥除壁胸膜和脏胸膜，并将膈肌与肺完全分离。

(2) 手术治疗的适应证[74]

① VATS 适用于 2 期和 3 期患者，由于脓胸无法通过药物治疗而消退（Ⅰ类，B 级证据），因此适合接受手术干预。

②对于处于 2 期的脓胸患者，使用双剂量治疗时，可以考虑进行胸腔内纤溶疗法作为手术的替代疗法（Ⅱ a 类，B 级证据）。

③对于处于 3 期的脓胸患者，如果症状持续时间较长，适用开胸胸膜剥脱手术治疗（Ⅱ b 类，C 级证据）。

（十）围术期注意事项

1. 肺隔离与分离

手术肺萎陷是一种常用技术，用于脓胸患者的胸外科手术过程中，有助于手术可视化并提供肺隔离。

但胸膜剥脱术的手术技术要求较高，需要对手术肺进行间断充气 – 放气，以便为手术肺部确认正确的解剖层面和切除位置，这往往难以明确。确定正确的解剖层面对于避免损伤肺实质至关重要。此外，因为脏层胸膜剥脱术中肺实质不可避免地会受损，单肺通气（OLV）过程中通常使用的富氧混合气体可能泄漏到胸腔中，因此存在着火灾的风险。

对于患有脓胸的患者，如果存在脓肿或支气管扩张，有可能会污染健康的肺叶或肺部，需要仔细“隔离”病变肺或肺叶。在进行充气 – 放气时，双肺通气期间存在健康肺叶被脓液污染的风险，如何避免该风险具有一定挑战性。

2. 肺隔离 / 隔离工具

(1) DLT：DLT 主要由麻醉医师使用。DLT 的宽腔径有助于从两肺抽吸浓稠的脓液，并在单肺和双肺通气之间进行切换。

Primieri 等描述了一种罕见的情况：1 例脓胸患者左主支气管侧壁出现过多炎性组织导致 DLT 左侧开口阻塞[80]。

(2) 支气管封堵器：支气管封堵器为隔离手术肺提供了 DLT 的良好替代方案，特别适用于儿科和气管切开患者[81, 82]。此外，支气管封堵器可用于选择性阻断病变肺叶的肺叶支气管，尤其是既往接受过肺切除术的患者[40, 41]。然而，支气管封堵器在脓胸和肺部感染患者中存在一些缺点。首先，黏稠脓液可轻易阻塞支气管封堵器的小管腔[83]。其次，脓性分泌物容易在支气管套囊远端蓄积，有术后肺不张和动脉血氧饱和度下降的风险[83]。最后，在单肺和双肺通气交替过程中，侧肺可能被污染。手术完成后需要使用大口径软支气管镜进行仔细的支气管肺泡灌洗，尤其是在使用支气管封堵器的情况下。基于上述因素，特别是支气管封堵器气囊不能提供充分的密封以防止脓液扩散，不建议将支气管封堵器用于肺脓肿的肺隔离。

(3) 联合使用 DLT 和支气管封堵器进行选择性肺叶隔离：已有研究描述了在患有脓肿的患者中，联合使用 DLT 和支气管封堵器来有效地阻断受感染的肺叶[52, 84]。首先，将 DLT 放置在主支气管中，然后在支气管镜的引导下，通过 DLT 的腔道内[52, 84]或外侧放置支气管封堵器，选择性地封闭感染的肺叶[52]。该技术有可能提供最佳的密封性能，减少术后并发症，并改善动脉血氧饱和度。

(4) 支气管插管（图 48-5）：既往研究证实了在儿童脓胸患者中，联合使用气管导管和保留气道交换导管（AEC）的可行性和安全性。留置 AEC 可以重新调整导管的位置，以便在胸腔镜手术过程中交替进行单肺和双肺通气[85]。

(5) 气管造瘘患者：对于已经进行气管切开的患者，在胸外科手术时，可以通过气管造瘘口放置支气管封堵器，有选择性地封闭一侧或一叶肺支气管。在欧洲有一种专门用于气管切开患者的短版 DLT（Rüsch Tracheoparts，Teleflex Medical Europe Ltd., Athlone, Co Westmeath, Ireland），但在美国不可用（图 48-7）。此外，如果可进行经口插管，也可选择 DLT 进行经口插管来处理气管切开的患者[86]。

3. 扩张萎陷的肺叶或肺

在胸膜剥脱术后需要较长时间恢复萎陷的肺或肺叶，可能需要使用更高的充气压力或阶梯或静态肺复张策略[87]。在肺膨胀后，有时会出现同侧肺

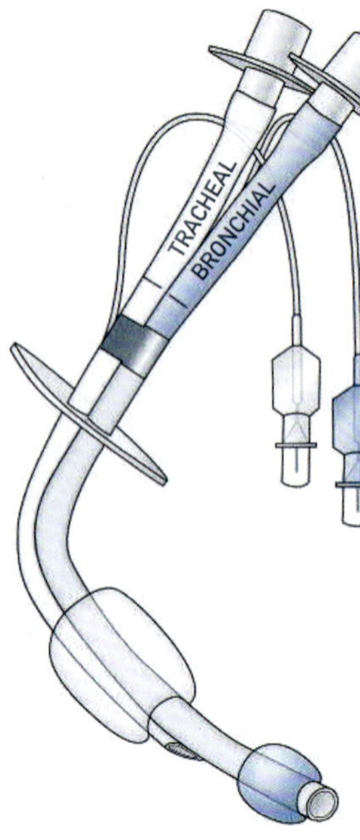

▲ **图 48-7　用于气管切开患者的双腔气管导管**

（引自 RüschTracheoparts，Teleflex Medical Europe Ltd.）

水肿[88]。

在单肺通气期间，使用呼吸暂停氧合或持续气道正压通气对非手术肺可能有助于预防或治疗偶发的低氧血症[68]。

应注意识别胸膜剥脱术后明显的漏气的问题[89]。气漏百分比可以通过以下公式计算：[（吸气潮气量 - 呼气潮气量）/ 吸气潮气量 ×100]，并应在重新开始双肺通气后测量[90]。自主通气是避免漏气的最佳方法。如果可能的话，尽早拔除气管插管，避免进行正压通气。

4. 非插管 VATS 胸膜剥脱术

一项欧洲地区的调查显示，59% 的胸外科手术受访者经历了非插管手术，包括胸膜剥脱术[91]。非插管胸腔镜胸膜剥脱术可为全身麻醉下的手术提供一种可行的替代方案，因为自主呼吸有助于确定正确的解剖平面并进行胸膜剥离，从而减少对肺部的手术损伤。非插管可使 95% 的患者达到满意的肺复张[92]。局部麻醉下的非插管手术为单腔胸腔镜清创复杂性肺炎旁积液提供了一种良好的替代方法[93]。

（十一）结论

麻醉医师的角色不仅仅是提供最佳的肺隔离和手术过程中的安全麻醉，还包括改善患者术后康复情况，帮助确定适当的手术时机，并考虑 VATS 手术的可行性。在进行胸膜剥离手术后，要通过逐渐增加气道压力来复张萎陷的肺部或叶片，并排除明显的漏气情况。

第 49 章　病态肥胖患者的胸科麻醉：阻塞性睡眠呼吸暂停

Thoracic Anesthesia in the Morbidly Obese Patient: Obstructive Sleep Apnea

George W. Kanellakos　Jay B. Brodsky　著
刘文捷　刘程曦　译

过去的 30 年里，肥胖呈全球流行的趋势。肥胖人群在全球各地都在迅速增加，而美国的超重和肥胖率比其他任何发达国家都要高。近期，美国国家健康与营养调查对具有全国代表性的样本进行调查的结果显示，超过 2/3 的成年人（>20 岁）为超重［体重指数（BMI>25kg/m^2）或肥胖（BMI>30kg/m^2］[1]。目前，麻醉医师面临着处理日益增多的肥胖患者的挑战。这些患者需进行各种类型的手术，涵盖了手术室内外的手术操作。通常 BMI 用于定义肥胖及其程度。BMI 的计算方法为体重（kg）除以身高（m）的平方（BMI=kg/m^2）。BMI 仅反映实际体重而非体脂。因此，BMI 的升高可能是由于肥胖以外的原因。BMI>40kg/m^2 时为极端或病态肥胖（morbid obesity，MO）。根据该定义，如今有超过 8% 的美国人为病态肥胖。与正常体重患者相比，肥胖患者在麻醉管理方面存在许多不同之处。肥胖改变患者的解剖结构和生理功能，并与许多共病有关 [2]。阻塞性睡眠呼吸暂停（obstructive sleep apnea，OSA）在肥胖患者中非常常见，进一步加重了护理负担。本章重点探讨肥胖患者胸腔手术的麻醉管理，尤其针对有睡眠呼吸障碍的患者。

一、术前准备

术前检查时，应核查和评估手术的指征。此外，需要综合考虑患者的其他疾病。对于肥胖患者常患有高血压、心血管疾病、2 型糖尿病、睡眠呼吸障碍和骨关节炎。这些通常被称为“高代谢综合征”的共病的术前诊断和处理已在其他地方被广泛介绍 [3–5]。

术前记录患者的身高和体重非常重要，因为麻醉药的剂量是基于体重计算的，要么测量实际体重或总体重（total body weight，TBW），或计算理想体重（ideal body weight，IBW）和去脂体重（lean body weight，LBW）。在正常体重的患者中（BMI 值为 18.5～24.9kg/m^2），理想体重近似于总体重。而肥胖患者则达不到这样的标准。肥胖男性和女性患者的理想体重（IBW）计算公式为：IBW=22×身高的平方（m^2）[6]。

总体重和去脂体重都随着肥胖的增加而增加。去脂体重等于总体重减去脂肪的重量。去脂体重由肌肉、骨骼、肌腱、韧带和身体中的水组成。在正常体重的患者中，男性和女性的去脂体重分别约为总体重的 80% 和 75%。肥胖患者的去脂体重增加的主要原因是肌肉和身体中的水分，两者的增加程度都比脂肪要小得多。由于临床上难以测量去脂体重 [7]，可计算得出理想体重后再加上理想体重的 20% 或 30% 来粗略估计病态肥胖患者的去脂体重。

（一）气道问题

在术前访视期间，需要关注气道管理潜在问题的因素。常规需评估与测量项目：Mallampati 评分，胸颏间距和甲颏间距，颈围，上唇咬合试验，有无牙齿缺失或牙列情况，颈部活动度，有无下颌后缩和切牙间隙，以及张口度情况。然而，这些指标在判断肥胖患者困难气道的筛选测试中预测价值较差[8]。通过涉及了 844 206 名患者的 133 项研究，Roth 等评估了常规床旁检查的诊断准确性，这些检查用于评估无明显解剖异常及计划接受全身麻醉的成人患者的气道。该研究评估了 Mallampati 检测、改良 Mallampati 检测、Wilson 风险评分、甲颏间距、胸颏间距、张口度和上唇咬合试验。研究发现，所有指标的敏感性都相对较低，但变异性较高。尽管上唇咬合试验具有较高的诊断准确性，但常见的床旁检查并不适用于发现预料外的困难气道[9]。

相反，上述检查的“阴性”结果具有一定意义。若病态肥胖患者 Mallampati 分级为 1 或 2 级，无颈部粗短，颈椎活动度正常，甲颏间距、胸颏间距正常，那么通过直接喉镜进行气管插管通常不会遇到任何困难[10]。由于男性和女性的脂肪分布是不同的，上述临床表现更常见于女性患者。

术前，合并大颈围（>65cm）、高 Mallampati 分级（3 或 4 级）且有睡眠呼吸暂停病史的男性病态肥胖患者可能出现气道管理方面的一些问题。在既往麻醉期间的困难气道史可能是预测气管插管困难的最佳方法（图 49–1）。

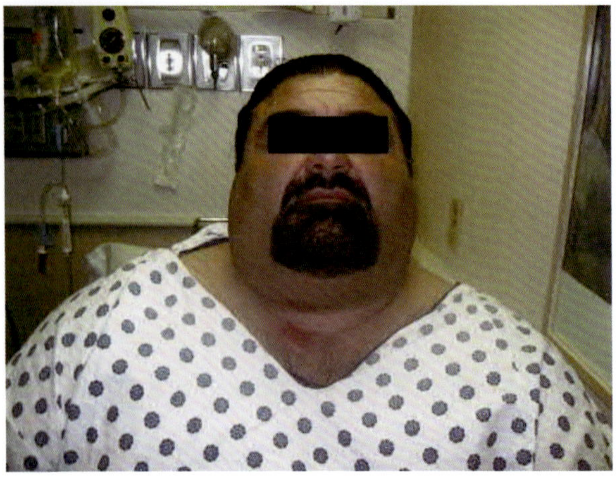

▲ 图 49–1 病态肥胖患者，特别是大颈围、高 Mallampati 分级（3或 4级）的男性，通常患有阻塞性睡眠呼吸暂停；这些患者在气道管理的某些方面可能有困难；络腮胡的存在进一步增加了面罩通气困难的风险

（二）肺功能

在接受胸外科手术的患者中进行的研究发现全身麻醉对肺功能的影响十分显著[11]，却未关注肥胖患者。随着患者体重的增加，胸壁和肺总顺应性降低，导致病态肥胖患者自主呼吸时的气道阻力和呼吸功增加。随着 BMI 的增加，肥胖患者的肺功能检查呈限制性通气模式，功能残气量（FRC）逐渐减少，这主要是由于补呼气量（ERV）的减少。在仰卧位时，上述变化与潮式呼吸时小气道萎陷有关，进而导致空气潴留、通气 / 血流灌注（V/Q）失调、分流分数增加和远低于正常体重患者的动脉氧分压（PaO_2）[12]。

术前肺功能检查常用于预测患者能否安全耐受肺切除术[13, 14]。在非肥胖患者中，第 1 秒用力呼气容积（FEV_1）和扩散容量的 40% 可作为进行肺切除术的可接受指南[15]。一氧化碳扩散容量是术后并发症的最佳预测指标[16]。但上述预测因素尚未在病态肥胖患者中得到验证，目前也无针对这一人群的预测基线肺活量研究。所有患者术后肺功能均有所下降[17]。随着 BMI 的增加，术后 FEV_1 和用力肺活量（FVC）值成比例下降。由此，与瘦型患者相比，进行胸外科手术的肥胖患者术后肺功能可能损伤更大。

（三）睡眠呼吸障碍

打鼾、低通气、阻塞性睡眠呼吸暂停、阻塞性睡眠呼吸暂停低通气综合征和上呼吸道阻力综合征（upper airway resistance syndrome，UARS）都属于睡眠呼吸障碍的范畴。阻塞性睡眠呼吸暂停的特征是在睡眠期间反复出现上呼吸道萎陷，并完全停止呼吸（呼吸暂停，持续至少 10s）或接近完全停止呼吸（低通气，气流下降≥50% 或≤50% 且持续至少 10s）。该特征与氧饱和度下降和交感神经激活相关，进而导致皮质短暂觉醒或完全清醒[18]。若呼吸阻力增加，则被称为“阻塞性呼吸暂停”。中枢性睡眠呼吸暂停无呼吸困难症状。

术前识别阻塞性睡眠呼吸暂停患者具有重要的临床意义。阻塞性睡眠呼吸暂停会导致白天嗜睡、晨间头痛、易怒、个性改变、抑郁、认知障碍和视觉不协调。严重的阻塞性睡眠呼吸暂停患者有睡眠连续性中断、短暂的低氧血症和高碳酸血症，胸内负压大幅波动，血压明显升高[19]。复发性低氧性肺血管收缩最终导致肺动脉高压和左、右心室肥厚。此外，由于口咽通道组织增厚，患有阻塞性睡眠呼吸暂停的患者可能会出现“困难”气道。呼吸暂停或通气不足常导致高碳酸血症及其引发的代谢变化。这可能会导致血清碳酸氢盐水平升高，作为急性呼吸性酸中毒的代偿机制。

通过多导睡眠描记法可明确诊断阻塞性睡眠呼吸暂停。睡眠期间测量呼吸暂停指数（apnea index，AI）（每小时呼吸暂停次数）和低通气指数（hypopnea index，HI）（每小时低通气次数）。呼吸暂停指数和低通气指数之和为呼吸暂停低通气指数（apnea-hypopnea index，AHI）。觉醒指数（arousal index，ARI）是指每小时内出现不符合呼吸暂停或低通气定义的觉醒次数。呼吸紊乱指数（respiratory disturbance index，RDI）与白日过度嗜睡显著相关，是觉醒指数和呼吸暂停低通气指数的总和。AHI＞5次/小时且伴有临床症状可诊断为阻塞性睡眠呼吸暂停。呼吸暂停低通气指数与碳酸氢盐升高具有相关性，结合STOP-Bang评分结果，可提升中重度阻塞性睡眠呼吸暂停诊断的特异性[20]。

通过AHI评分评估阻塞性睡眠呼吸暂停的严重程度：外科患者为中度（AHI＞5次/小时），中度至重度（AHI＞15次/小时）或重度（AHI＞30次/小时）。病态肥胖患者中，中度至重度阻塞性睡眠呼吸暂停（AHI≥15次/小时）的患病率可能高达70%甚至更高，是普通人群的5倍。在缺乏正式睡眠研究的情况下，STOP和STOP-Bang问卷可作为临床术前阻塞性睡眠呼吸暂停筛查工具。STOP问卷包括四个问题，涉及打鼾、疲劳、呼吸暂停和高血压。STOP-Bang量表是在STOP量表4个问题的基础上，增加4个人口统计学问题，共8个与睡眠呼吸暂停的特征相关的问题（打鼾、疲劳、观察到的呼吸暂停、高血压、BMI、年龄、颈围和男性性别）。总分为0～8分，可用于阻塞性睡眠呼吸暂停风险分级。STOP-Bang评分3分及以上对中度至重度阻塞性睡眠呼吸暂停（AHI＞15次/小时）和重度阻塞性睡眠呼吸暂停（AHI＞30次/小时）的诊断敏感性分别为93%和100%[21-23]。

持续气道正压通气（CPAP）可有效治疗中度至重度阻塞性睡眠呼吸暂停。CPAP提供呼吸道正压而达到帮助呼吸的人工呼吸并保持气道通畅。对于需要高水平气道正压通气的患者或患有慢性阻塞性肺疾病的患者，双水平气道正压通气（bilevel positive airway pressure，BiPAP）可独立调节吸气和呼气气道正压[24]。持续气道正压通气治疗可改善许多与阻塞性睡眠呼吸暂停相关的共病，鼓励尽早在术前应用。持续气道正压通气治疗数周后，可稳定充血性心力衰竭（heart failure，HF）、高血压、肺动脉高压，并可能通过减少舌体积和增加咽部间隙改善气道管理。

由于阻塞性睡眠呼吸暂停在肥胖人群中很常见，所以应考虑所有病态肥胖患者患有阻塞性睡眠呼吸暂停，且需要进行相应的治疗。美国麻醉医师协会关于阻塞性睡眠呼吸暂停患者围术期管理的共识指南[17]和麻醉与睡眠医学协会关于成人阻塞性睡眠呼吸暂停患者术中管理的指南[25]对于任何接受胸外科手术的病态肥胖患者的术前治疗OSA对麻醉管理都具有指导意义。

肥胖低通气综合征（OHS）是另一种呼吸障碍，在患有阻塞性睡眠呼吸暂停的病态肥胖患者中的发病率为5%～10%，在超肥胖（BMI＞50kg/m^2）患者中发生率最高。肥胖低通气综合征被定义为在无其他通气不足原因的情况下，伴有睡眠呼吸障碍的肥胖患者（BMI＞30kg/m^2）在日间清醒时出现高碳酸血症（$PaCO_2$＞45mmHg）和低氧血症（PaO_2＜70mmHg）[26]。在肥胖低通气综合征中，尽管$PaCO_2$升高，但呼吸中枢的呼吸驱动减弱。严重的肥胖低通气综合征又称为“Pickwickian综合征”。肥胖低通气综合征患者的症状与阻塞性睡眠呼吸暂停患者相同，但日间低氧血症更严重，并伴有更严重的肺动脉高压。

肥胖低通气综合征患者术前呼吸室内空气状态下的动脉血气分析结果显示$PaCO_2$和碳酸氢盐水平均升高。与伴有阻塞性睡眠呼吸暂停的高碳酸血症病态肥胖患者相比，肥胖低通气综合征患者发展为严重心血管疾病的风险更高，心电图显示右心劳损和肥厚较常见。慢性低氧血症导致红细胞增多症，进一步增加术后肺动脉栓塞风险。

对麻醉医师来说，患有肥胖低通气综合征的病态肥胖患者的麻醉管理是他们遇到的最具挑战性的患者群体之一。全面的术前评估和完善术前准备可有效减少围术期不良事件。术前持续气道正压通气和无创通气均可改善肥胖低通气综合征患者的临床症状、气体交换和生活质量[27, 28]。美国胸科协会的肥胖低通气综合征评估和管理实践指南可为麻醉医师优化此类患者的麻醉管理提供指导[29]。该指南鼓励临床医师检测血清碳酸氢盐水平和血气分析，以协助肥胖低通气综合征的诊断。患有肥胖低通气综合征患者和严重阻塞性睡眠呼吸暂停的病情稳定的门诊患者的一线治疗方案为持续气道正压通气而不是无创通气（NIV）。患有呼吸衰竭并怀疑有肥胖低通气综合征的住院患者应接受无创通气治疗直至接受门诊诊断程序和在睡眠实验室进行气道正压滴定（最好在术前2～3个月内）。建议肥胖低通气综合征患者采用减肥干预措施，持续减轻体重25%～30%。建议患者可通过减肥手术减轻体重以解决肥胖低通气综合征问题。

（四）心血管功能

伴有阻塞性睡眠呼吸暂停和（或）肥胖低通气综合征的病态肥胖患者罹患心脏病的风险较高，除非经检查排除，否则应假定均存在这种风险。病态肥胖患者常因绝对血容量和心输出量的增加（高代谢综合征）而并发全身性高血压。阻塞性睡眠呼吸暂停进一步增加了肺动脉高压的风险。无论是男性还是女性，肥胖都是心力衰竭的危险因素。严重肥胖可导致血流动力学改变，引起心脏形态和心室功能的改变，从而可能导致心力衰竭的发生。全身性高血压、睡眠呼吸暂停和低通气等常见于严重肥胖患者的共病，可能导致心力衰竭。老年病态肥胖患者的偏心右心室肥厚、左心室肥厚和左右心力衰竭发展（"肥胖心肌病"）[30]。

对于大多数病态肥胖患者，甚至是动脉高血压患者，进行常规心电图检查即可。鉴于超声心动图可发现无症状患者存在一定程度的右心室功能障碍，心绞痛或任何其他心脏症状的存在是一个危险信号，需对此类患者进行更彻底的心脏评估。50%的中度或重度阻塞性睡眠呼吸暂停患者存在中度或重度左心室舒张功能不全[31]。长期或重度阻塞性睡眠呼吸暂停提示患者可能存在肺动脉高压和潜在的右心室衰竭，临床医师应及时进一步检查。

二、术中管理

（一）患者体位

禁止清醒、自主呼吸的病态肥胖患者平躺进行麻醉诱导。仰卧位时会进一步降低病态肥胖患者已减少的功能残气量（FRC），这可能会导致危险的低氧血症，尤其是当患者仅呼吸空气时。

"安全窒息时限"（safe apnea period，SAP）是指在预充氧和使用神经肌肉松弛药后呼吸暂停直至脉搏血氧饱和度（pulse oximeter saturation，SpO_2）降至安全水平（在不同研究中通常为88%～92%）之间的持续时间。全身麻醉诱导前及诱导过程中，患者正确体位是延长安全窒息时限的重要手段之一。与常规仰卧位预充氧的肥胖患者相比，坐位预充氧的肥胖患者对呼吸肌麻痹后呼吸暂停的耐受性明显延长。Altermatt等研究了40名接受全身麻醉手术的肥胖患者（BMI＞35kg/m^2），随机分为两组：第1组（坐位，n=20）或第2组（仰卧位，n=20）。在预定的体位下，在60s内进行8次深呼吸进行预充氧，氧流量为10L/min快速诱导和气管插管后，在动脉血氧饱和度降至90%之前，患者保持呼吸暂停并断开麻醉回路。无论是在基线还是在预充氧后，两组间的氧分压和二氧化碳（CO_2）分压相似。然而，与仰卧位组相比，坐位组氧饱和度降至90%的平均时间明显延长[（214 ± 28）s vs.（162 ± 38）s，P＜0.05）][32]。

麻醉诱导前，病态肥胖患者应始终处于"头高斜坡位"或"头抬高喉镜位置"（HELP）。在困难喉镜检查中，该体位有助于调整咽、喉部和口轴线，特别是在体型大的患者中。目标是将病态肥胖患者的上体和头抬高到一定位置使胸骨和外耳道水平齐平，从而减轻呼吸功消耗，提高氧气储备[33]。此外，若患者血流动力学稳定，手术台应采用头高脚低卧位（RTP）[34]。患者上半身抬高25～30°的半坐卧位也可延长安全窒息时限，但30°RTP体位更好[35, 36]。随着上半身抬高和头高脚低手术体位，患者的膈肌"卸载"，横膈膜偏移增加，直接喉镜检查的视野改善。最近一项针对病态肥胖志愿者的研究证实，功能余气量在头高脚低体位时最大，半坐卧位时较小，仰卧位时最小[37]（图49-2）。

对于肥胖患者，除了保持仰卧、身体抬高体位外，还可以采用其他策略来延长安全窒息时限。充分的预充氧是最重要的。肥胖患者自主呼吸时潮气量太小以至于不能复张肺。患者须做深呼吸。预测有困难气道的患者，应考虑采用屏气呼吸或者"扩散"氧合。

呼吸暂停期间，机体代谢仍持续进行，每分钟约消耗250ml O_2，产生200ml CO_2。大部分CO_2（高达90%）停留在血液中，导致呼吸性酸中毒。肺泡中的O_2继续被消耗，肺容量减少。由此产生的压差使得大量气体从上呼吸道进入肺泡。在气道的

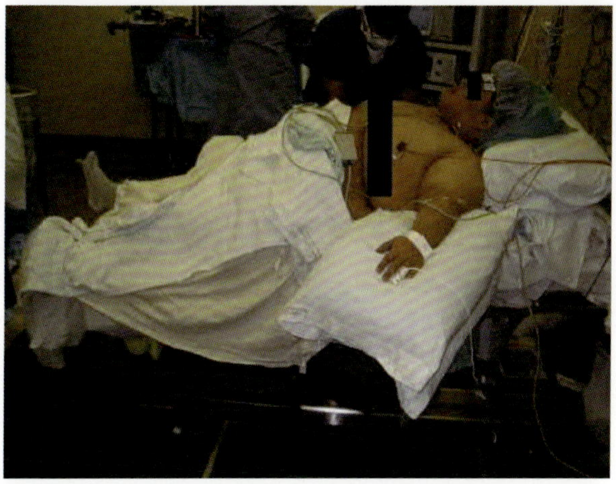

▲ 图 49-2 在麻醉诱导前，肥胖患者应始终处于“头高斜坡位”或“头抬高喉镜位置”；在这个体位，患者上半身和头部抬高使胸骨和外耳道水平齐平；若患者血流动力学稳定，手术台应采用头高脚低卧位；这个体位将使横膈膜大幅度偏移，并改善直接喉镜检查的视野

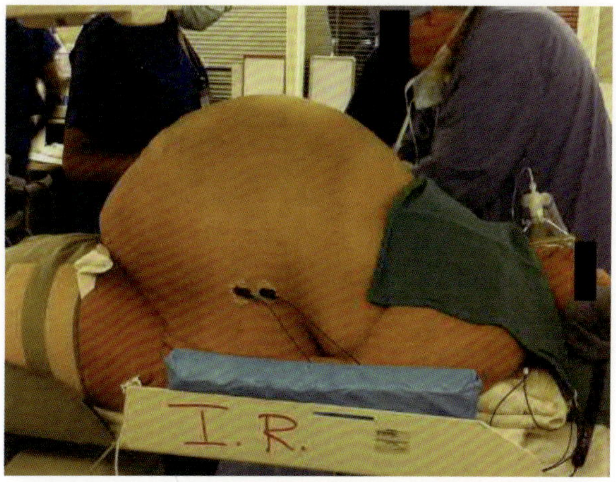

▲ 图 49-3 当病态肥胖患者平躺时，静脉回心血量增加
肺功能容量的进一步丧失导致氧合减少，尤其是在呼吸室内空气时；仰卧位的肥胖患者的氧需求量和二氧化碳生成显著增加；上述变化及在仰卧位患者的心输出量、动脉压和肺动脉压力的增加，可导致急性心肺功能失代偿，称为“肥胖仰卧位死亡综合征”；该综合征不仅可能出现在手术室，也可能出现在手术室外的其他地方，包括内镜检查室、影像和介入放射科，甚至在患者转运期间

任何部位（咽、气管、肺泡）输送高比例的吸入氧（FiO_2）均可增加肺泡中 O_2，从而增加安全窒息时限。经鼻湿化快速通气换气（transnasal humidified rapid-insufflation ventilatory exchange，THRIVE）[38]、高流量鼻导管[39]和（或）颊部经改良气管导管（ETT）[40]经鼻输送氧气，都可用于肥胖患者预充氧并预防上气道手术期间气管插管前呼吸暂停期间的低氧血症。窒息氧合不能补偿无效的预充氧。上呼吸道必须保持通畅。气道阻塞会导致肺泡萎陷及氧饱和度快速下降。为保持气道通畅，患者需抬高头部、推举下颌、鼻塞吸氧或放置口咽通气道。

平躺可增加静脉回心血量，升高心输出量（CO）、肺血流和动脉血压。当肥胖患者仰卧位时，代谢需氧量和 CO_2 生成显著增加，同时心输出量、动脉压和肺动脉压升高。对于生理储备有限的仰卧位病态肥胖患者，可发生急性甚至致命的心肺失代偿，称为“肥胖仰卧位死亡综合征”（图 49-3）。

尽管这种综合征于 1977 年在两名被迫躺下接受治疗的严重肥胖患者中首次被描述[41]，但许多医生并未意识到将麻醉或镇静的肥胖患者置于仰卧位的巨大风险。据推测，肥胖仰卧位死亡综合征不仅是在手术室发生的不明原因死亡的原因，也可能发生在其他地方，如内镜检查室、影像和介入放射学，甚至是在患者转运期间[42]。不明原因的死亡在病态肥胖患者中发生率较高，且在尸检未发现阳性结果的情况下，死亡通常归因于心律失常[43]。其中风险最大的通常是中心性肥胖的男性患者，他们腹部巨大，平躺时主诉呼吸急促。当发生肥胖仰卧位死亡综合征时，首先应立即使患者恢复坐姿或直立姿势。有明显中心肥胖的患者仰卧位时，下腔静脉可能受到压迫，减少静脉回心血量并引起低血压。

在手术室移动麻醉中病态肥胖患者可能会对患者造成许多损害，超出了本章节的范围。试图移动麻醉中病态肥胖患者的工作人员也有受伤的风险。胸外科手术的侧卧位需要额外的身体辅助和设备。在此体位中，除了保护所有的受压部位外，还必须特别注意保持患者头部的位置，以避免臂丛神经牵拉损伤。由于病态肥胖患者的颈部较短，为了保持中立位置，通常需要放置额外的毯子来支撑头部。

肥胖患者在任何非生理性的体位下，不适当的手臂支撑可能导致臂丛神经损伤。改成侧位则需要更大的腋垫和豆袋坐垫（beanbag）作为支撑。豆袋坐垫有可能不够大以至于无法充分容纳患者。可能需要在骨盆上使用安全带或胶带来帮助稳定患者的位置，在将手术台侧向倾斜时应采取特殊的预防措施（图 49-4）。

（二）气道管理

按照定义，“困难气道”是指经过培训的麻醉医

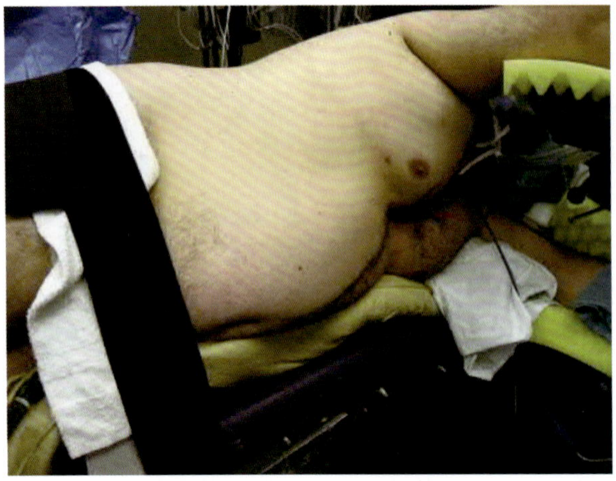

▲ **图 49-4 病态肥胖患者侧位进行胸外科手术需要大的腋垫和豆袋坐垫支撑**

传统尺寸的豆袋坐垫可能不够大，不足以适当地容纳肥胖患者；可能需要在骨盆上使用安全带或胶带来帮助稳定患者的位置

师在气道管理中遇到问题，可以是面罩通气、气管插管和（或）放置声门上气道装置（SGD）[44]。肥胖和“困难气道”之间的联系仍是未知的，因为有关这一主题的医学文献包含了具有相互矛盾结果的异质性研究[45]。“问题”目前并没有很好的定义，这取决于需要考虑气道管理的哪个方面，以及使用什么标准来定义困难。在已发表的研究中发现，“困难”气管插管的发生率在病态肥胖患者中为1.9%～44.4%，在肥胖患者中为3.2%～20.4%[46]。

病态肥胖患者，特别是有阻塞性睡眠呼吸暂停病史或症状的患者，由于咽壁脂肪沉积增加，咽部间隙缩小，使气道进入和面罩通气困难。大多数研究认为，面罩通气困难（bagmask ventilation，DMV）在肥胖患者中很常见。胸壁的重量，特别是当患者仰卧时，再加上其他因素，如面罩不贴合、有胡子、牙列不良、频繁伴有阻塞性睡眠呼吸暂停等，都使面罩通气变得困难。如果存在任何关于患者面罩通气困难的担忧，应考虑清醒纤支镜插管。

面罩通气困难通常被定义为：面罩通气不足以维持氧饱和度 SpO_2 在 92% 以上，不稳定的面罩通气，或者面罩通气需要两个麻醉医师进行。面罩通气不畅的定义是：在有气道辅助器（口腔或鼻咽通气道）和其他人员的情况下，在尝试正压通气中未测到呼气末 CO_2 和可察觉的胸壁运动。肥胖（BMI＞30kg/m^2）是面罩通气困难的独立预测因素之一。其他危险因素包括年龄（＞46 岁）、男性、Mallampati 评分 3 级或 4 级、颈部肿块或放射治疗、甲颏距离受限、阻塞性睡眠呼吸暂停、牙齿或胡须的存在、颈围＞43cm、颈椎活动受限、下颌突出受限[47]。与肥胖和气管插管困难相关的不确定数据不同的是（见下文），已发表研究一致认为肥胖与面罩通气困难有关。

在过去，因胃吸气会增加误吸的风险，麻醉诱导时常避免使用面罩式通气。在正常的面罩通气期间不会发生临床上显著的胃胀，尤其是在峰值压力较低的情况下。除了反流误吸风险较高的情况，肥胖患者的麻醉诱导应采用正压球囊面罩通气，同时应用持续气道正压通气或呼气末正压通气（PEEP）。球囊面罩通气可减少病态肥胖患者的肺不张，并使安全窒息时限增加 50%[48]。

肥胖常被列为困难气管插管的危险因素。尚无研究证明体重和（或）BMI 的增加与插管难度的增加之间存在直接关系。

困难插管量表（IDS）被用作衡量插管难度的标准。它基于七个变量[49]。评分标准如下。

N_1，补充尝试插管次数。

N_2，补充操作者数量。

N_3，使用替代技术数量（例如，声门上气道装置，更换喉镜镜片，探条）。

N_4，由 Cormack 和 Lehane 定义的声门显露度[50]（N_4=0：1 级；N_4=1，2 级；N_4=2，3 级；N_4=3，4 级）。

N_5，喉镜检查时所施加的抬举力（N_5=0：“可忽略”；N_5=1：“不可忽略”）（由喉镜医师主观评估）。

N_6，应用外部喉压以优化声门显露的必要性（N_6=0：未用外部喉压或者仅用 Sellick 手法；N_6=1：应用外部喉压）。

N_7，声带位置状态（N_7=0：外展或者不可见；N_7=1：内收）。IDS 分数是 N_1～N_7 的总和。IDS 为 0 表示第一个操作者首次尝试使用单一技术进行插管，并以最小的力度将气管导管插入完全可视的声门。IDS 得分在 1～5 表示困难程度较轻，＞5 表示困难程度为中至重度。

在一项针对 134 例非肥胖（BMI＜30kg/m^2）和 129 例肥胖（BMI＞35kg/m^2）患者进行的研究中，采用直接喉镜插管时，IDS≥5 的非肥胖患者有 3 例（2.2%），肥胖患者有 20 例（15.5%）[51]。结论是，在 IDS≥5 的肥胖患者中，困难气管插管更常见。

大多数研究认为IDS 5分仅表示“轻微的”插管难度。值得注意的是，在喉镜检查（Cormack-Lehane 3 级或 4 级）中，非肥胖组（10.4%）和肥胖组（10.1%）声门视野差的发生率相同，两组患者均成功进行了直接喉镜插管。Mallampati 评分为 3 级或 4 级是肥胖组插管难度增加的唯一独立危险因素，BMI 增加与插管难度之间无相关性。在一项对 70 名肥胖患者（BMI＞30kg/m^2）和 61 名非肥胖患者（BMI＜30kg/m^2）的类似研究中，14.3% 的肥胖患者和 3.0% 的非肥胖患者的 IDS 评分＞5[52]。

这些研究根据 IDS 标准评估插管难度。相比之下，其他使用不同评估插管难度标准的研究得出了不同的结论。在针对 100 名计划进行减肥手术的病态肥胖（BMI＞40kg/m^2）的患者的研究中发现，如果 Cormack-Lehane 分级喉镜检查结果乘以插管次数＜3，则气管插管被归类为“容易”，当结果≥3 时，则被归类为“有问题”，即潜在困难[53]。除一名患者外，所有患者均在不使用任何辅助手段的情况通过直接喉镜成功插管。颈围（＞65cm）和 Mallampati 评分（3 级或 4 级）是插管潜在困难的唯一预测因素。绝对体重和 BMI 均与有问题的插管无关。

如果肥胖本身是插管困难的主要因素，那么我们将发现体重增加与插管难度和失败次数增加间的直接关系。在众多关于肥胖患者气道管理的研究中，未有研究证明此关系的存在。例如，最近的一项研究发现，在 BMI＞30kg/m^2 的情况下，与非肥胖患者相比，肥胖患者的直接喉镜概率更高（简单定义为需要多次尝试）。然而，插管次数并未随 BMI 的增加而增加。困难气管插管在病态肥胖患者中发生率比在中度肥胖患者中较高的可能性不大。与之前研究一致的是，这项研究发现肥胖程度加重并不意味着插管困难增加[54]。

这些研究存在许多问题。直接喉镜检查获得的图像常被视为困难或失败插管的一个衡量指标；然而，即使喉镜检查结果不理想，也可能可以很容易放置气管导管，而有时即使喉镜检查结果较理想也可能很难插入气管导管。IDS 评分考虑了主观的、可能导致偏差的因素（喉镜检查时所施加的抬举力）和与肥胖无关的因素（声带内收，肌肉松弛程度的衡量）。如果以喉镜检查结果和常规喉镜检查的成功率作为插管困难的衡量标准，那么瘦弱、肥胖和病态肥胖患者之间无显著差异。

上述研究中都是通过绝对体重或 BMI 定义肥胖，而未考虑到脂肪分布。所以并不是体重本身导致喉镜检查困难。由于许多超肥胖患者接受选择性清醒纤支镜插管（FOI）或可视喉镜检查（VL），而被排除在直接喉镜之外，所以研究结果可能存在一定偏差。最后，许多研究的试验对象是正在接受减肥手术的患者，此类患者中女性比例通常高于男性。

部分肥胖患者表现为过量脂肪组织的分布，直接影响气道管理。这部分患者主要是病态肥胖男性，常伴有阻塞性睡眠呼吸暂停，颈短，Mallampati 评分高。尚无研究在肥胖患者的气道研究中单独考虑此类患者。虽然大多数肥胖和病态肥胖患者通常不难插管，但这部分患者的气道管理可能具有一定挑战性。

病态肥胖患者的气管插管处理方式与非肥胖患者不同。非肥胖患者的标准吸气体位是用枕头或头枕将枕骨抬高 8～10cm。另外，需要抬高肥胖患者的头、颈和肩膀（HELP 姿势）以产生相同的插管轴对齐。在对头部位置不理想的病态肥胖患者的研究中（无 HELP 姿势），Cormack-Lehane 分级为 3 级和 4 级的患者直接喉镜的困难程度可能会增加。

对于预期插管困难的患者及麻醉诱导后遇到困难直接喉镜的患者，应考虑采用其他方法建立气道。清醒纤支镜插管曾被认为是困难插管的“金标准”[55]。然而，随着新气道设备的发展，特别是可视喉镜的出现，清醒纤支镜插管的使用频率下降[56]。由于病态肥胖患者的咽部间隙减小，多余组织增多，视野受限，尤其是在麻醉患者中，咽部张力的丧失进一步加大了支气管镜检查的难度时，清醒纤支镜插管较困难。与其他气道设备（如可视喉镜）相比，“睡眠性清醒纤支镜插管”在首次插管成功方面表现不佳。如果发现肥胖患者有困难气道，并计划进行清醒纤支镜插管，则应进行清醒状态下的清醒纤支镜插管[57]。即使是未预料困难气道中的救援措施，纤支镜插管现在也已被可视喉镜所取代。

由于常规直接喉镜在绝大多数肥胖和病态肥胖患者中都是成功的，尚不清楚可视喉镜是否更优越，是否应该成为肥胖患者建立气道的默认方法[58]。一项 Cochrane 评价纳入了 64 项随机对照试验，对 7044 名成年患者进行比较，发现“中等质量”证据表明，可视喉镜可通过改善声门视野减少插管失败的次数，特别是对于预料困难气道患者。可视喉镜也可以减少气道创伤和声音嘶哑，但没有证据表明可减少缺氧发作或死亡率。不同可视喉镜的插管成功率不同。与传统直接喉镜相比，只使用 C-MAC 插管失败的发生率有统计学意义，而 Glidescope、Pentax 和 McGrath 等设备的插管成功率无差异。尽管越来越多的证据表明，与 Macintosh 直接喉镜相比，可视喉镜可改善肥胖患者的声门视野并减少插管尝试次数，但是，是否选择它作为所有肥胖患者的一线应用取决于医生。在对肥胖患者进行大型随机试验以帮助确定在肥胖患者中常规使用可视喉镜是否优于直接喉镜之前，在使用可视喉镜作为肥胖成人气管插管的主要方法时，应考虑患者舒适度和预期的气道困难等因素。没有强有力的证据表明，与直接喉镜相比，可视喉镜减少了插管尝试次数，缩短成功气管插管时间，或者影响了缺氧或呼吸并发症的发生率[59]。本研究未考虑可视喉镜与直接喉镜相比在肥胖中的成功率。另一篇综述报道弱证据证明可视喉镜可能改善声门视野，减少插管次数的证据不足尝试，并提高肥胖患者插管成功率。没有证据表明它缩短成功插管的时间，考虑到肥胖患者的安全窒息时限短，这是一个至关重要的问题[60]。

在过去的 10 年中，声门上气道装置的使用一直在稳步增加。第二代声门上气道装置的引入改善了口咽渗漏压力和插入胃管的通道，增加其使用的适应证。声门上气道装置的潜在优势包括易于放置和气道损伤小于气管插管。然而，关于声门上气道装置在肥胖外科患者中的作用仍存在分歧，在病态肥胖患者中的安全性仍存在争议。

第四次国家审计项目（NAP-4）审查了英国使用的 290 万种麻醉药的记录。肥胖和病态肥胖患者的气道并发症发生率不成比例[61]。在经历重大气道并发症（死亡、脑损伤、紧急手术气道或入住重症监护病房）的患者中，42% 为肥胖。此外，严重肥胖患者出现这些气道问题的可能性是正常人的四倍。反流和误吸占 NAP-4 患者死亡的 50%，在病态肥胖患者中发生率更高。尽管在肥胖患者中声门上气道装置的使用与非肥胖患者没有差异，但肥胖患者中声门上气道装置相关的误吸发生率增加。该研究指出，在病态肥胖患者中使用这些设备表明“未能顾及肥胖患者气道管理相关的风险。”NAP-4 报道发布后，英国肥胖症麻醉协会推荐将气管插管作为 BMI＞35kg/m^2 患者的默认气道管理策略[62]。自 NAP-4 发表以来，已经引入第二代声门上气道装置。它们在增加肥胖中的作用可能会增加，但目前它们在该人群中的安全性仍未知。

在肥胖患者中使用声门上气道装置是有适应证的。在“无法通气，无法插管”的情况下[63]，声门上气道装置仍然是重要的救援工具，尤其是对肥胖和病态肥胖患者，在可放置气管导管或尝试手术气道之前，声门上气道装置是一个救生桥梁[64]。声门上气道装置已被用于在喉镜检查前对肥胖患者进行预氧合以增加安全窒息时限[65]。

（三）麻醉药 / 麻醉维持

镇静药和阿片类可降低肥胖患者对低氧血症和高碳酸血症的通气反应。对于患有阻塞性睡眠呼吸暂停的病态肥胖患者，这些药物会降低咽扩张肌张力和活动，并导致上气道萎陷。大多数麻醉药和药物，包括阿片类、苯二氮䓬类、氧化亚氮、硫喷妥钠、异丙酚，甚至小剂量的神经肌肉松弛药，都会导致咽部塌陷。镇静药会产生长期作用，当存在阻塞性睡眠呼吸暂停时，即使在术后也会增加呼吸抑制的风险。应谨慎使用或完全避免使用镇静药。

在临床上，根据每公斤体重计算药物的给药方案。肥胖中的超重是由脂肪和瘦肉组织增加导致的。脂肪组织的增加程度较瘦肉组织高，且灌注不足。如果基于总体重（TBW）计算给药量，在病态肥胖患者中静脉注射（IV）药物的血药浓度将非常高。

目前首选的麻醉诱导药为丙泊酚。理论上，脂溶性药物如丙泊酚应根据总体重给药，但病态肥胖患者使用如此大的剂量可能导致心血管衰竭，特别是在液体受限的开胸患者中。对于病态肥胖患者，异丙酚诱导剂量应根据去脂体重（LBW）计算。在一项针对 60 名病态肥胖受试者（BMI≥40kg/m^2）的研究中，随机接受以总体重或去脂体重为基准的丙泊酚输注［100mg/（kg・h）］进行麻醉诱导，直至意识丧失（LOC）。30 例对照组（BMI≤25kg/m^2）接受基于总体重的丙泊酚输注［100mg/（kg・h）］。对照组和接受基于去脂体重的丙泊酚的病态肥胖患者间，达到意识丧失所需的总丙泊酚剂量（mg/kg）

相似。基于总体重丙泊酚输注的病态肥胖患者使用丙泊酚的剂量显著增加，达意识丧失的时间显著缩短[66]。

采用阿片类节俭策略、短效麻醉药、镇痛药和（或）区域麻醉是病态肥胖患者更好的选择。所有阿片类都具有呼吸抑制性，应根据患者个体需求仔细调整静脉给药。基于肥胖患者的去脂体重计算丙泊酚和瑞芬太尼剂量的全静脉麻醉技术和吸入麻醉技术可用于开胸手术。基于肥胖患者低体重的异丙酚和瑞芬太尼全静脉麻醉（TIVA），或吸入麻醉可用于开胸手术。在一项针对病态肥胖患者的研究中，上述两种技术都是可接受的，且均与术中知晓无关[67]。

尽管有相反的说法，任何常见的吸入麻醉药（异氟醚、七氟醚、地氟醚）在急性肺损伤患者中都没有明显的优势[68]。存在争议的是，部分麻醉医师认为，与使用七氟醚的患者相比，使用地氟醚的患者苏醒并响应睁眼命令的时间更短，且更加警觉。11 个随机对照试验数据库的 Meta 分析支持上述观点，这些随机对照试验评估了地氟醚、七氟醚、异氟醚或丙泊酚麻醉对病态肥胖患者的效果，以评估恢复时间（睁眼、挤压手、气管拔管和陈述姓名或出生日期），PACU 出院时间、术后并发症发生率及严重程度。作者发现给予地氟醚的患者对睁开眼睛、握紧研究人员的手、准备气管拔管和说出自己姓名等命令的反应时间更短[69]。尽管有这些发现，但两种药物在 PACU 出院时间、恶心或镇痛需求方面均无显著差异，在围术期使用两种药物的血流动力学和呼吸功能方面也无差异[70]。争议的根源可能在于临床医师在滴定挥发性麻醉药剂量时的细心程度。在持续 2～4h 的手术中，在使用双谱指数监测仔细滴定麻醉浓度时，接受地氟醚或七氟醚的病态肥胖患者的苏醒和恢复情况相似[71]。为了降低术中知晓的风险，临床医师通常使用比必要剂量更多的挥发性麻醉药，并且对气体的逐渐减少往往被延迟到手术的最后阶段[72]。地氟醚的血气分配系数是现有吸入麻醉药中最低的，与七氟醚相比，在手术结束时突然停止使用地氟醚更有可能早期苏醒。七氟醚是胸外科手术中常用的吸入麻醉药，包括肥胖和病态肥胖患者。

假性胆碱酯酶（代谢琥珀胆碱的酶）的浓度随着体重的增加而增加。如果在病态肥胖患者气管插管时使用琥珀胆碱，推荐剂量为 1mg/kg（TBW）[73]。

如果使用罗库溴铵，应在可获得舒更葡糖的条件下。非去极化肌松药最初是根据去脂体重给药的，然后在神经肌肉监测仪指导下追加给药。厂商推荐的逆转药物舒更葡糖的剂量为 2mg/kg（TBW）。而一些研究表明，这个剂量对于肥胖患者来说，既不必要又昂贵。在一项研究中，减肥手术患者接受了基于总体重或理想体重的舒更葡糖。理想体重组舒更葡糖的平均剂量为 4mg/kg（IBW + 35% IBW）或者约等于患者的去脂体重。两组完全逆转神经肌肉松弛的时间无显著差异，即使理想体重组舒更葡糖剂量显著较低[74]。甚至更小剂量的舒更葡糖也已成功用于病态肥胖患者[75]。单瓶舒更葡糖为 200mg，足以逆转大多数表现出“四个成串刺激”中至少有一次肌颤的肥胖患者的神经肌肉阻滞。由于病态肥胖患者在气管拔管后存在通气不足和上气道梗阻的风险，神经肌肉阻滞监测对于检测残余神经肌肉阻滞或复发仍然至关重要。

（四）肺隔离（见第 16 章）

胸科麻醉医师的独特技能之一是安全的肺隔离和选择性肺通气。实现肺隔离的标准方法包括双腔气管导管（DLT）或支气管封堵器（BB）。技术的选择取决于具体的手术要求、患者的气道，以及麻醉医师个人的偏好和经验[76]。为了成功进行肺隔离，熟悉气道解剖非常重要。可在 www.thoracicanesthesia.com 或 www.pie.med.utoronto.ca/VB 网站上在线或已发表的评论中查阅支气管镜下的气管支气管解剖结构[77]。

双腔导管和支气管封堵器的优缺点将在本教材的其他章节中介绍。如果患者的体位合适，肥胖患者的直接喉镜和成功放置双腔导管或气管导管进行支气管封堵与非肥胖患者无不同[78, 79]。与正常体重的患者相似，如果直接喉镜困难，许多临床医师选择使用其他设备或技术放置气管导管（可视喉镜，使用纤维支气管镜经声门上气道装置进行气管导管，或其他插管辅助手段）。一旦气管导管放置成功，支气管封堵器可以与气管导管一起使用，或者也可以使用 100cm 长的气道交换导管将气管导管换成双腔导管。尽管更具挑战性，但也可以通过纤维支气管镜直接置入双腔导管[80]。如果不能放置双腔导管，或气管支气管解剖结构不利于双腔导管，则应通过支气管封堵进行肺隔离。可以经口放置支气管封堵器，在极少数情况下也可以经鼻气管导管或气管切开进行插管。对于 Mallampati 评分较高和颈部粗大且可能存在插管困难的病态肥胖患者，支气管封堵器可能是更好的选择（图 49–5）。

尽管有相反的说法，但无论使用支气管封堵器还是双腔导管，都不影响肺萎陷的质量。如果计划术后机械通气，经常规气管导管放置支气管封堵器可能更安全，尤其是可避免在手术完成时将双腔气管导管换为气管导管。

插管前，应进行胸部 X 线片或计算机体层成像检查，以确定患者气管支气管解剖结构和气道直径[81]。与导致气管和支气管扩张的慢性阻塞性肺疾病不同，肥胖患者的限制性肺疾病不会发生类似的后果。相对而言，小气管常见于体积很大的患者中[82]。即使使用较小型号的双腔导管，通过两个管腔通气时应该不会引起气道阻力的问题，因为成年人尺寸的双腔导管与气管导管具有相似的气流阻力。

（五）单肺通气（见第 20 章）

在需要单肺通气（OLV）的胸外科手术中，低氧血症可能是一个重大的临床挑战[83]。一般来说，由于重力和肺不张导致通气和灌注不良，仰卧位单肺通气的耐受性较侧卧位差[84]。与正常体重的患者相比，病态肥胖患者单肺通气期间低氧血症的机制更明显。病态肥胖患者从麻醉诱导后和单肺通气建立前的肺复张中受益[85]，通常需要在整个手术过程中进行肺复张和呼气末正压通气以维持足够的氧合[86]。

当患者在仰卧位、半侧卧位和侧卧位进行手术时，单肺通气后氧合逐渐减少。仰卧位单肺通气与最高程度的低氧血症相关，通常发生吸氧浓度为 100% 的单肺通气后约 10min[87]。尽管病态肥胖患者侧卧位时可在单肺通气期间维持充足地氧合，但其

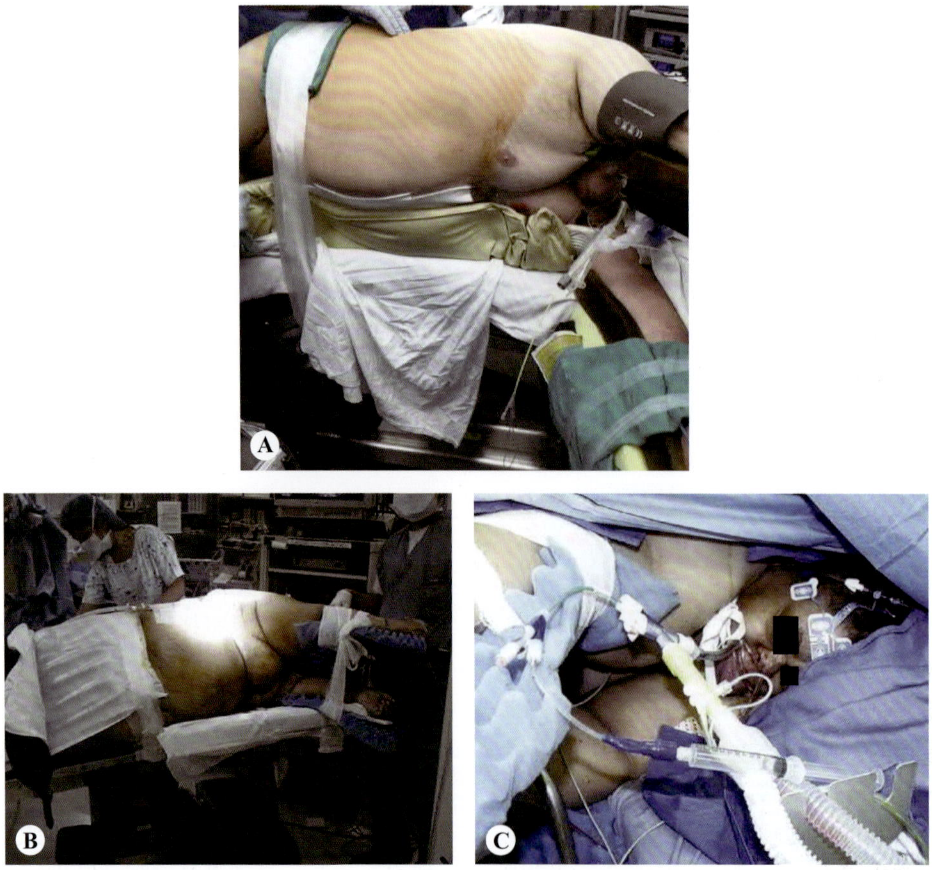

▲ 图 49–5 支气管封堵器可经口或经鼻气管插管置入

对于预期插管困难且计划术后机械通气的患者，支气管封堵器可能是更好的选择；使用支气管封堵器进行肺隔离可避免术后将双腔导管换成气管插管的危险；A. 用于肺隔离的 EZ 封堵器；B 和 C. Cohen 封堵器用于病态肥胖患者（B 和 C 由 Edmund Cohen MD 提供）

动脉氧分压仍显著低于正常体重患者。患者侧卧位进行单肺通气时成功的原因可能是膜从向身体外侧移位，从而减轻了下降的膈肌的负荷[88]。

当开始单肺通气时，所有患者，包括病态肥胖患者，都应该启动肺保护性通气策略[89]。

无肺复张或PEEP的大潮气量与急性呼吸窘迫综合征（ARDS）和其他术后肺部并发症的发生相关，即使是在无肺部疾病病史的患者中也是如此。在过去，单肺通气期间潮气量高达13ml/kg IBW并不能改善氧合，反而导致过高的峰值压力和实质损伤[90]。考虑到计算IBW的难度和临床医师在病态肥胖人群中粗略估计IBW的可能性，给予不适当的大潮气量的风险很大[91]。单肺通气期间的潮气量应以IBW为基准（5～6ml/kg IBW）。

肺保护性通气的另一个组成部分包括气道峰压和平台压。与小潮气量类似，较低的气道压力具有保护作用，可以减少肺损伤。在相同的潮气量下，与容量控制通气（VCV）相比，压力控制通气（PCV）可降低气道压力。因此，许多临床医师认为压力控制通气提供了更大的保护作用，并减少肺损伤。然而，在正常体重患者的研究中，当气道压力保持在25～30cmH_2O范围内时，未发现两种通气策略的结果存在差异[92]。

与正常体重的患者相比，病态肥胖患者通气困难，需要更高的气道压力[93]。在胸外科手术中，对于胸壁活动受限和膈肌偏移受损的病态肥胖患者，单肺通气期间的机械通气可导致气道峰压和平台压过高。在仰卧位腹腔镜肥胖手术中，压力控制通气可以改善氧合[94]。在正常体重的患者的胸外科手术中，在单肺通气期间，伴有PEEP的压力控制通气可改善氧合并降低气道峰压[95]。在病态肥胖人群中，单肺通气时压力控制通气可能会改善氧合和降低气道压力。

对于肺容量低的病态肥胖患者，压力限制的单肺通气可能会降低潮气量，加重低氧血症。PEEP在病态肥胖患者的双肺通气期间有益。单肺通气期间，若呼气末正压没有超过肺泡压－容积环的较低拐点，通气依赖性肺的轻度至中度PEEP水平可减少肺不张并改善氧合。较高的PEEP可导致肺血管阻力增加，从而增加对萎陷肺的分流，加重低氧血症[96]。关于病态肥胖患者单肺通气期间的最佳PEEP，目前尚无共识。

近年来，驱动压（DP）已成为正压通气的重要参数。驱动压的定义为平台压与呼气末正压之差（P_{plat}-PEEP），也可以表示为潮气量与呼吸系统顺应性的比值。在急性呼吸窘迫综合征患者进行机械通气的随机对照试验中，驱动压是与死亡率相关性最强的变量。驱动压的优化被认为是优化术中机械通气和改善结局的一种方式。

Park等[97]证实了单肺通气过程中驱动压的重要性。在一项针对292名接受胸外科手术的患者的双盲、随机、对照研究中，研究者将驱动压引导通气与常规保护性通气进行了比较。保护性通气组（n=147）在单肺通气期间采用常规保护性通气：潮气量6ml/kg、PEEP 5cmH_2O和肺复张。DP组（n=145）接受相同的潮气量和肺复张，但在单肺通气期间滴定个性化PEEP以产生最低的驱动压。DP组发生肺炎或ARDS的患者少于保护性通气组。

目前，尚无数据评估驱动压在病态肥胖患者在胸外科手术中的重要性。

（六）静脉输液管理（见第21章）

在过去，胸外科手术常规的临床操作一直是限制静脉输液，可能是为了降低肺切除术后肺水肿的发生率[98]。因此，围术期血容量（BV）的评估对于行开胸肺切除术的患者尤为重要。非肥胖成年人的血容量的平均值通常为70ml/kg，但对肥胖和病态肥胖患者使用该值会导致高估血容量。随着BMI的逐渐增加，总循环血容量也会增加，但以ml/kg TBW计算的血容量呈非线性方式降低[99]。病态肥胖患者血容量的低估可能导致大出血或外伤时补液不足。目前对胸外科手术的建议是不要实行严格的液体限制，因为可能会导致急性肾损伤，建议使用“目标导向”参数的静脉输液[100]。

（七）苏醒和拔管

在麻醉苏醒和气管拔管时，始终存在急性气道阻塞的风险。目前的做法是避免纯氧，并在苏醒时使用0.8～0.9的FiO_2。

麻醉后苏醒是一个关键时期，有可能发生严重并发症[101]。麻醉结束时气管拔管是可选择的，应根据每个患者的特殊需要进行个性化治疗[102]。在胸腔手术中，正常体重的侧卧位患者可以拔管，然后辅助面罩通气，直到患者完全清醒。尽管深麻醉拔管与更多的呼吸并发症相关[103]，但在肺切除完成后早期拔管可降低正压通气和气道管损伤继发的支气管残端破裂和肺空气渗漏的风险。在正常体重的患者中，并发症可能是短暂的，易于纠正。

同样的做法可能不适用于患有阻塞性睡眠呼吸暂停的病态肥胖患者，因为侧卧位面罩通气非常困难。如果需要重新插管，应避免侧卧位进入气道。与诱导前的准备类似，病态肥胖患者拔管时最好在头抬高喉镜位置进行，手术台为头高脚低卧位。在准备拔管时，完全撤回气管的双腔导管比在支气管中的双腔导管刺激小，许多麻醉医师会同时放气气管和支气管套囊，将导管完全撤回至气管。然后气管套囊重新充气，双腔导管用作单腔管。尽管支气管内的双腔导管更具刺激性，但现代双腔导管与常规气管导管具有相似的流动阻力，大多数患者仍然耐受良好。其他麻醉医师选择将双腔导管直接喉镜停留在支气管位置。如果计划术后机械通气，则应通过气道置换导管将双腔导管替换为气管导管[104]。在这种情况下，支气管封堵器的使用是有利的，因为如果术后需要呼吸支持，支气管封堵器可以从气管导管中取出。

鼻咽通气道较口腔通气道刺激性小，耐受性好。然而，两者均应在拔管前插入麻醉状态的阻塞性睡眠呼吸暂停患者中，并且在口腔通气道拔除后应保留鼻腔通气道（图 49–6）。

在气管拔管之前，准备气管再插管的气道设备（包括探条和声门上气道装置），随时可用并在需要时用于再插管。对于术前一直使用持续气道正压通气或双水平气道正压通气的病态肥胖患者，这些设备应易于用于上气道支架并通过提供呼吸治疗改善气体交换。应始终给予补充氧气，但应谨慎使用，因为氧疗可增加肥胖低通气综合征患者的 AHI、低通气和 $PaCO_2$ 水平。肥胖患者应在术后监测数小时，以检测晚期氧饱和度下降。在大多数医疗机构中，所有 BMI＞40kg/m² 的患者都被转移到指定的监护病房（图 49–7）

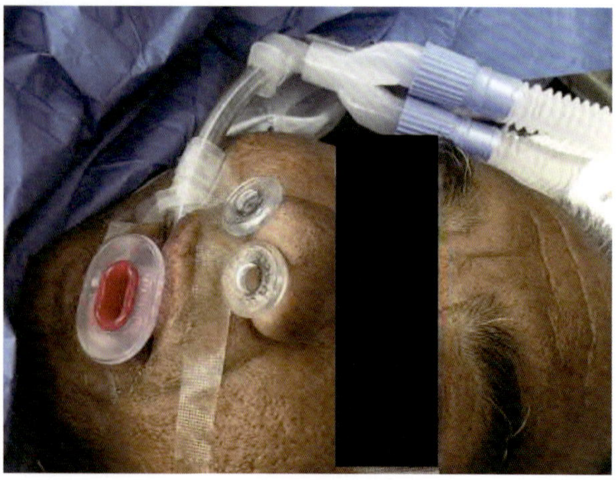

▲ 图 49–6　对于患有阻塞性睡眠呼吸暂停的肥胖患者，在拔管前应同时插入鼻咽和刚性口腔通气道，以防止拔管时气道阻塞；在移除气管导管之前，患者应该完全清醒，并且麻醉气体、镇静药和阿片类药物几乎无残留影响；神经肌肉松弛药必须完全逆转；鼻导管的耐受性较好，在口腔通气道移除后仍可保留

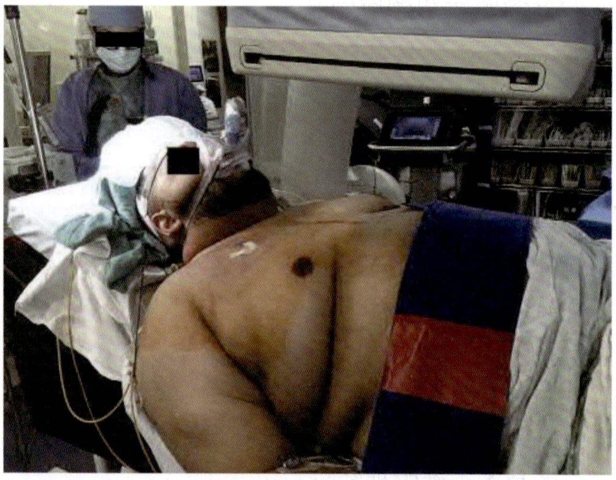

▲ 图 49–7　在气管拔管后，术前一直使用持续气道正压通气或双水平气道正压通气的病态肥胖患者，应将该装置应用于上气道支架置入并改善气体交换

三、术后管理

（一）疼痛控制

开胸术后令人满意的镇痛是极其重要的，在本书的第 25 章中有介绍。可供选择的方法包括椎旁神经阻滞（PVB）和胸段硬膜外麻醉（TEA），每种方法都有各自的优缺点，并在一定程度上还有全身性阿片类的应用。在病态肥胖患者中，由于先前存在的肺功能受限，充分的疼痛控制的重要性被进一步放大。

在所有患者中，术后肺容量显著减少。在对接受剖腹手术的病态肥胖患者的研究中，围术期肺活量值随着 BMI 的增加而显著下降，气管拔管后即刻肺活量下降幅度最大。研究表明，胸段硬膜外麻醉减轻了所有患者的肺活量的下降，但肥胖患者（BMI＞30kg/m²）肺活量的下降比正常患者更明显。

同样，在接受胸段硬膜外麻醉的患者中，肺活量恢复明显更快，尤其是在肥胖患者中[17]。

与静脉注射阿片类相比，加或不加局麻药的硬膜外注射阿片类能减轻疼痛，改善肺功能和氧合，并减少开胸术后并发症[105]。硬膜外注射局部麻醉药可以协助全身麻醉和减少术中的阿片类需求。

对于任何镇痛技术，控制或限制不良作用与实现镇痛的质量一样重要。局麻硬膜外镇痛会导致术后低血压和（或）运动阻滞，这些不良作用限制了病态肥胖患者的行走能力，增加了患者本已很大的肺栓塞风险。

椎旁间隙位于椎管外，此处持续输注局麻药阻滞将限制在手术侧和同侧副交感神经链上。一项 Cochrane 综述显示，椎旁神经阻滞在治疗开胸术后切口疼痛方面与胸椎硬膜外镇痛一样有效。该综述评估了 14 项研究，涉及 698 名患者，这些研究广泛评估了椎旁神经阻滞在开胸手术患者中的镇痛效果是否与胸段硬膜外麻醉一样有效。作者发现椎旁神经阻滞和胸段硬膜外麻醉在 30 天死亡和主要并发症方面没有差异。椎旁神经阻滞在术后疼痛控制方面与胸段硬膜外麻醉一样有效。与椎旁神经阻滞相比，胸段硬膜外麻醉与轻度并发症有关，如低血压、恶心呕吐、瘙痒和尿潴留。椎旁神经阻滞和胸段硬膜外麻醉在住院时间上没有差异[106]。与硬膜外镇痛相比，椎旁神经阻滞显著降低或消除了镇痛相关并发症的发生率[107]。在一些研究中，椎旁神经阻滞对手术的应激反应也比硬膜外镇痛低得多[108]。上述优点，以及病态肥胖患者硬膜外穿刺成功率增高，有力地证明椎旁神经阻滞是肥胖人群的首选技术。椎旁神经阻滞将取代胸段硬膜外麻醉成为开胸术后疼痛控制的首选方法[109]。

已有研究表明胸腔切开术后全身性使用阿片类的镇痛效果较差，不论给药途径如何。尽管采用了多模式镇痛方案，阿片类的不良反应，包括恶心、呕吐、呼吸抑制和谵妄，仍然很难消除。在病态肥胖患者中，由于对阿片类的敏感性增加及先前讨论的估计适当药物剂量的困难，使得并发症发生率增加。对于伴有阻塞性睡眠呼吸暂停的病态肥胖患者，建议术后早期建立多模式镇痛（包括局部麻醉药、胸膜间局部麻醉输注、非甾体抗炎药、加巴喷丁、对乙酰氨基酚、氯胺酮、地塞米松，以及其他协同药），以减少中枢作用药物的呼吸抑制作用。α_2 受体激动药（可乐定、右美托咪定）不抑制呼吸，具有镇痛特性，已被有效地用作开胸术后硬膜外局麻药的辅助用药[110]。

（二）并发症

胸外科医师协会的普通胸外科手术数据库已被用来回顾胸外科手术后的手术结局。在 41 446 名患者的回顾性研究中发现，在食管切除术和择期肺癌切除术后，BMI＞40kg/m^2 的病态肥胖患者（以及 BMI＜18.5kg/m^2 的体重不足患者）的并发症发生率最高[111]。相反，超重或轻度至中度肥胖（BMI＜40kg/m^2）与肺并发症和其他术后不良事件的风险降低相关[112]。

病态肥胖和阻塞性睡眠呼吸暂停患者术后发生呼吸和心脏并发症的风险更高。如前所述，这些患者应尽可能避免或谨慎使用阿片类镇痛[113]。术后氧饱和度下降和呼吸衰竭发生率的增加要求吸氧和持续监测氧[114]。与非阻塞性睡眠呼吸暂停患者相比，阻塞性睡眠呼吸暂停患者术后发生心房颤动、其他主要不良心脑血管事件和 ICU 住院的概率更高[115]。在 ICU 住院的胸部术后患者中，阻塞性睡眠呼吸暂停患者术后谵妄和昏迷持续时间较长[116]。

横纹肌溶解（RML）是一种术后并发症，在病态肥胖手术患者中较为常见，但在正常体重患者中并不常见。横纹肌溶解是由骨骼肌压力性损伤引起的，由长时间处于非生理性体位导致的瘀血引起。在侧卧位的肥胖患者中有报道[117]。长期手术是主要的危险因素，但其他相关因素包括过度肥胖、男性、高血压史、糖尿病和（或）周围血管疾病病史。术中对所有压力点进行填塞，密切注意患者的体位，对于预防病态肥胖患者的横纹肌溶解、压疮和神经损伤至关重要。受伤的肌肉释放肌红蛋白、电解质和蛋白质进入体循环。肌红蛋白尿可导致急性肾衰竭，电解质紊乱可导致心律失常甚至心搏骤停。

横纹肌溶解的局部体征和症状是非特异性的，包括疼痛、压痛、肿胀、瘀伤和虚弱。几乎所有主诉都有麻木和肌肉疼痛，但硬膜外镇痛会掩盖症状和延迟诊断。肌红蛋白尿通常表现为“茶色”或棕色尿。横纹肌溶解的主要诊断指标是血清肌酸磷酸激酶（CPK）水平升高。如果病态肥胖患者术后主诉臀部、髋部或肩部疼痛，且血清 CPK＞1000U/L，则考虑为横纹肌溶解。一旦 CPK 水平增加超过

5000U/L，应开始治疗。虽然术中补液可以降低术后横纹肌溶解的风险，但在肺切除术中通常限制补液。然而，一旦确诊为横纹肌溶解，就需要大量静脉输液和给予利尿药以冲洗肾脏中的肌红蛋白。

结论

胸外科手术患者中肥胖和病态肥胖患者的比例不断增加。在适当的计划下管理肥胖患者，包括病态肥胖和阻塞性睡眠呼吸暂停患者，在胸外科手术期间可耐受单肺通气。关于病态肥胖的胸外科手术患者的研究发表数量在逐渐增加，但目前对伴有阻塞性睡眠呼吸暂停的肥胖患者的麻醉管理仍是基于非胸外科手术的经验。

第 50 章　囊性纤维化

Cystic Fibrosis

Giorgio Della Rocca　Alessandra Della Rocca　著

倪新莉　尹灵子　郭宇豪　译

一、临床病例

患者男性，17 岁，主因肺囊性纤维化、胰腺功能不全及呼吸功能严重减损拟行肺移植手术。15 岁时因肠梗阻行剖腹探查术。入院前数月，患者出现体重进行性下降，反复肺部感染，以及活动耐量严重下降，已影响日常生活。

患者进行肺移植评估时，身高 159cm，体重 50kg。胸部 CT 提示双侧支气管扩张伴支气管周围炎症，肺实变和肺纤维化，双侧部分肺脏可见过度充气和明显的肺实质破坏（图 50–1）。肺灌注显像提示双肺严重灌注缺损，尤其是右肺下叶，出现不规则灌注缺损。

腹部 CT 提示轻度肝脾大，但肝功能检查正常。

呼吸功能检查提示严重的阻塞性肺疾病：第 1 秒用力呼气容积（FEV_1）=0.63L/min（预测值的 16%），用力肺活量（FVC）=1.69L（预测值的 39%）。吸入空气时的血气分析显示：pH=7.39，动脉血氧分压（PaO_2）=61mmHg，动脉血二氧化碳分压（$PaCO_2$）=48.7mmHg，血氧饱和度（SaO_2）=90%。

心电图显示正常。超声心动图显示右心室增大至正常值上限，三尖瓣轻度反流。右心导管检查显示心输出量（CO）为 4.94L/min，轻度肺动脉高压，平均肺动脉压（MPAP）为 25mmHg，肺血管阻力 408dynes/（s · cm^5）。

在等待肺源的一年中，尽管患者接受了持续使用抗生素、支气管扩张药、β 肾上腺素吸入药、胰酶、通便等药物和物理治疗，却仍然因反复肺部感染导致肺功能恶化，只能依赖 O_2 维持生理需求。

患者于 19 岁时接受了肺移植手术。手术当天，患者体重 45kg，安静吸氧状态下，仍表现为呼吸急促。动脉血气分析显示 PaO_2/ 吸入氧浓度（FiO_2）为 240mmHg，$PaCO_2$ 为 54mmHg，SaO_2 为 97%。有创动脉血压（AP）为 140/80mmHg，平均动脉压（MAP）为 100mmHg，心率（HR）为 90 次 / 分。术前置入肺动脉导管显示 CO 为 6L/min，MPAP 升高至 33mmHg（PAP=53/23mmHg）。术前静脉给予小剂量咪达唑仑（1mg）并置入胸段硬膜外导管（T_{4-5}）备术后镇痛用。

（一）麻醉诱导

经过面罩预充氧后，给予咪达唑仑（0.05mg/kg），阿芬太尼（0.01mg/kg），异丙酚（0.5mg/kg）进行麻醉诱导，采用 1% 七氟醚及瑞芬太尼［0.05～0.2μg/（kg · min）］维持麻醉深度，肌松药选择罗库溴铵。整个麻醉过程的吸入氧浓度为 100%。诱导后气管插管先选用大口径单腔导管［外径（OD）9.5］，以便在手术开始前通过纤维支气管镜充分吸痰及清洗支气管，然后通过气道交换气管导管（Cook Critical Care，Bloomington，IN，USA）将气管导管更换为 39Fr（左）双腔支气管导管（Bronchocath，Mallinkrodt，Covidien，Tullamore，Ireland）。为了避免空气潴留和过度通气、降低峰值吸气压（＜30～40cmH_2O）及影响血流动力学的剧烈变化，机械通气参数设置为潮气量（V_T）400ml，呼吸频率（RR）14 次 / 分，吸呼比（I : E）1 : 4。

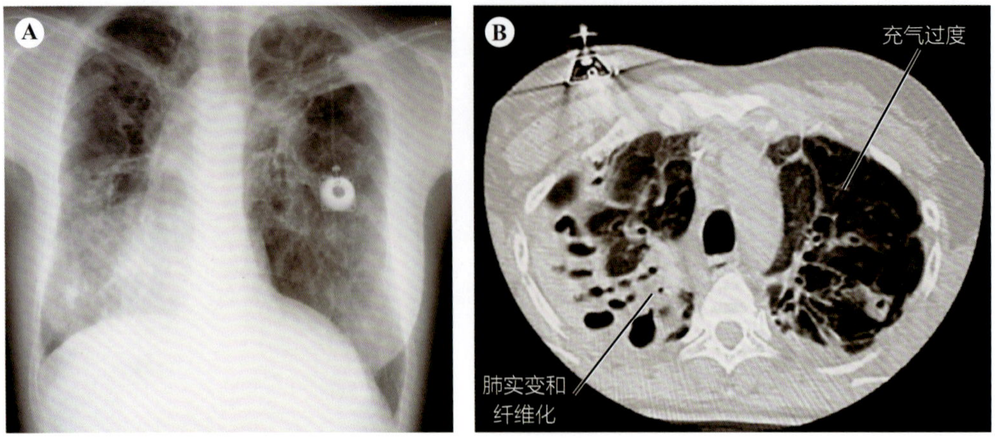

▲ 图 50-1 A. 胸部 X 线；B. 胸部计算机体层成像

术中监测方法除常规监测外，还包括呼吸量测定、呼气末 CO_2（$EtCO_2$）、呼气末挥发性麻醉药浓度、经食管超声心动图（TEE），以及经右侧股动脉置管连续监测心输出量和容量（PiCCO System，Pulsion Medical System-Munich Germany）。

（二）术中管理

麻醉诱导后，进行双肺通气时的血流动力学、容量和氧合指标分别是：HR=90 次 / 分，AP=100/50（MAP=67）mmHg，PAP=48/21（MPAP=30）mmHg，CO=6.2L/min，pH=7.24，PaO_2/FiO_2=350mmHg，$PaCO_2$=74mmHg，胸内血容积指数（ITBVI）=850ml/m^2（n. v.=800～1000），血管外肺水指数（EVLWI）=15ml/kg（n. v.<7）。为了提高右心功能和降低术中肺动脉高压，静脉持续给予多巴酚丁胺[1～10μg/(kg·min)]、前列腺素 E_1（PGE_1）[20ng/（kg · min）] 同时吸入一氧化氮(最高至 10mg/L)、雾化吸入前列环素[IAP 10ng/（kg·min）]，使用去甲肾上腺素 [0.05～0.3μg/（kg · min）] 和麻黄碱（单次 5～10mg）纠正术中低血压。整个手术期间，反复通过支气管导管吸痰，定期监测血糖。新肺移植后，PAP 降低（36/18mmHg），血流动力学稳定（AP=120/55mmHg，CO=6.5L/min，ITBVI=750L/m^2），气体交换改善（pH=7.35，PaO_2/FiO_2=419mmHg，$PaCO_2$=37mmHg，EVLWI=12ml/kg）。

（三）麻醉苏醒

手术结束时，通过硬膜外导管给予 1% 利多卡因 8ml，并开始持续泵入 0.1% 布比卡因（5ml/h）。患者在手术室内拔管，拔管后 30min 动脉血气分析显示：pH=7.43，PaO_2/FiO_2=295mmHg，$PaCO_2$=46.7mmHg。术后患者转至重症监护病房（ICU），48h 后转至普通病房，术后 20 天出院。

二、定义

囊性纤维化（CF）是欧美人群中常见的常染色体隐性遗传病之一，是由 7 号染色体上一个 230kb 基因突变导致的，发病率约为 1/2500 [1]。该基因编码了一个由 1480 个氨基酸组成的多肽链，其功能主要作用于上皮细胞膜的氯离子通道，被称为囊性纤维化跨膜调节剂（CFTR）[2, 3]。

CF 的发病机制是由 CFTR 的基因突变造成上皮细胞膜上氯离子和钠离子的异常转运，导致分泌物电解质含量增高和腔内电位差改变 [4, 5]。这种分泌异常可以发生在胰腺、肺、汗腺、肠、胆道系统、生殖道和呼吸道及唾液腺的上皮细胞内膜上。尤其是氯离子的跨膜转运障碍破坏了渗透梯度和腔内电位差，使管腔内分泌液脱水，造成分泌物异常黏稠和器官内管道阻塞 [6]（图 50-2），不同程度地累及全身各个器官。为了改善预后，提高生活质量，这类患者往往会因为囊性纤维化的共病或其他预计之外的原因接受手术，因此对麻醉医师而言是这类患者的围术期麻醉管理是一种挑战 [6, 7, 8]。

CF 会累及人体多个器官（图 50-3）。汗液氯化物异常、肺部疾病和胰腺疾病是典型的 CF 三联征，但肺或胰腺发生病变或两者同时发生病变在疾病早期并不明显 [9]。CF 最本质的病理生理改变是慢性化脓性阻塞性肺疾病，最终危及患者的生活质量。患有 CF 的新生儿，由于气道电解质转运障碍，气道

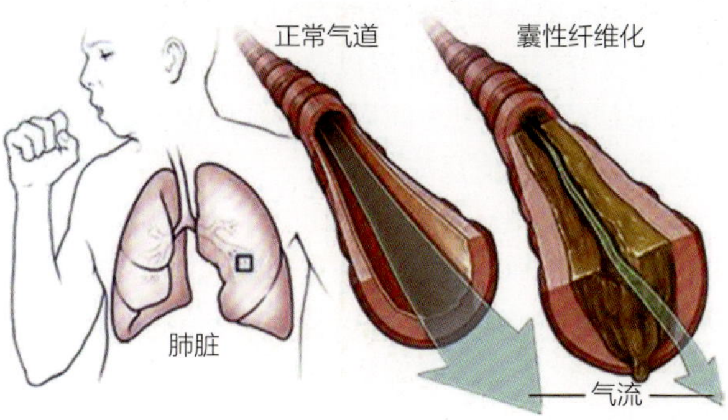

▲ 图 50-2 正常气道的黏液分泌和 CF 气道的黏液分泌

分泌物干燥，细菌滞留增多，纤毛清除能力下降，在出生后数月就会出现反复发作的肺部感染，难以好转，随着病情的发展，持续严重的炎症反应会逐渐破坏气道，损害气体交换，并可能导致死亡[10]。

在疾病初期，婴幼儿肺部会出现大量小气道黏液堵塞，呼吸道炎症感染，小气道和大气道进行性扩张。随后逐渐发展为外周肺组织过度充气以补偿部分被化脓性黏液阻塞的支气管[11]。支气管扩张是CF病程中的主要表现，其特征是气道壁萎缩并伴有致密的纤维炎性淋巴细胞、浆细胞和巨噬细胞浸润[12]。随着患者年龄的增长，反复持续的炎症反应导致支气管坏死形成残腔，黏液阻塞和气道狭窄将气体滞留在残腔内，一些发生病变的支气管终端出现较大的纤维壁空洞，X线片靠近内脏胸膜处可见薄壁囊肿[13]。急性支气管炎进展为慢性毛细支气管炎，然后是慢性狭窄性毛细支气管炎和闭塞性毛细支气管炎[14]。虽然肺气肿不是囊性纤维化的主要早期表现，但多发的间隔气肿可继发产生囊性病变或大疱，并伴随着这些病变区域的间质增厚[15]。

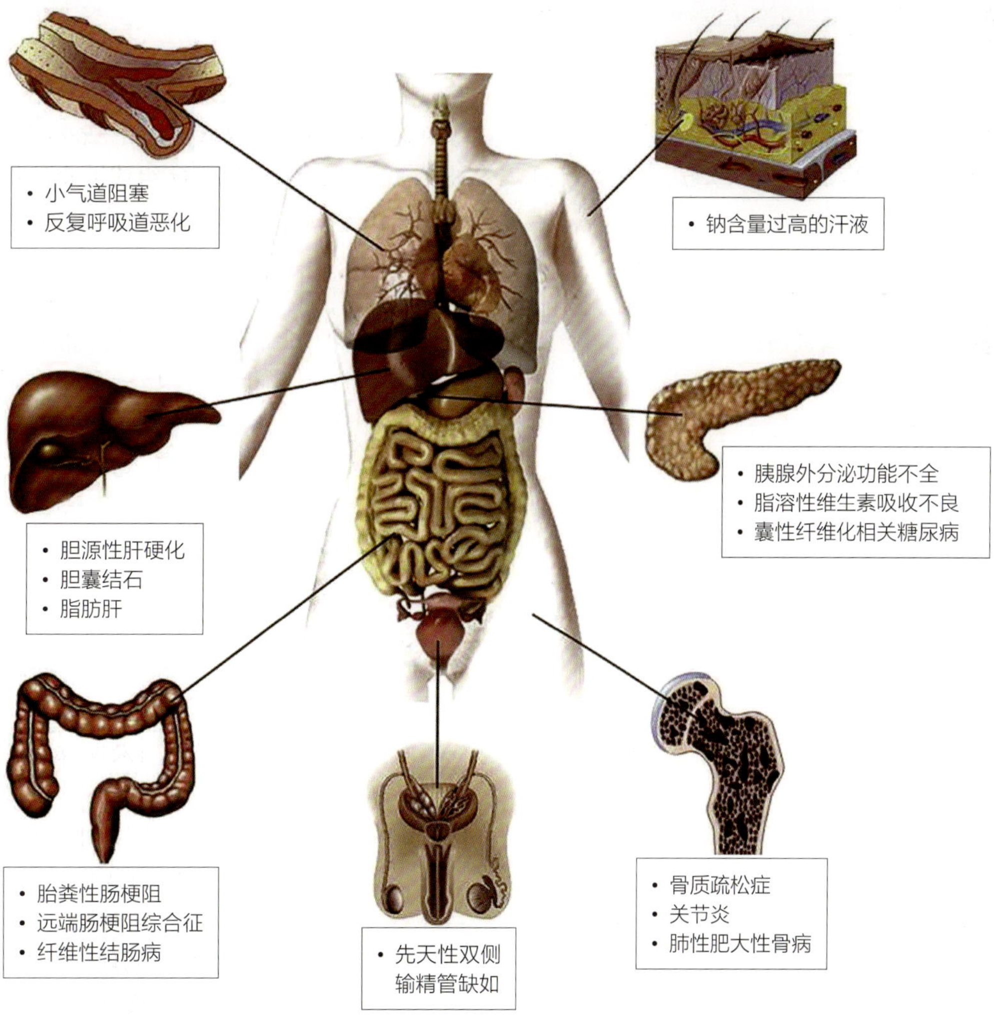

▲ 图 50-3 CF 患者多器官受到影响

肺功能早期的变化是空气潴留引起的残气量与总肺活量的比率下降及与小气道疾病有关的最大呼吸中段流速改变[9]。随后，FEV_1 与肺容量不成比例地减少，出现阻塞性呼吸功能障碍。CF 患者的 FEV_1 会持续地下降并与死亡率密切相关。当 FEV_1 降低至预计值 30% 时，2 年内死亡率约为 50%，因此 FEV_1 水平通常作为评估患者是否需要肺移植手术的指标。

胸部 X 线片在 CF 病程早期就会出现异常，典型表现是肺上叶支气管扩张（囊性改变，环形影，气道壁增厚）。病程初期气体交换功能是正常的，但随着病程的进展，会出现低氧血症和 CO_2 潴留，长期 CF 伴低氧血症又会继发肺动脉高压和肺心病[16, 17]。这些病理生理的改变通常是一个缓慢的过程，但也可因感染或其他原因发生急性加重。虽然少见，但右心射血分数会随着 CF 病程进展出现进行性下降已得到证实[18]。此外，尽管右心功能不全是 CF 常见病理生理改变，但也有报道称 CF 患者会发生左心功能异常或全身性心肌病[16]。

CF 主要以慢性肺部感染发病，主要的死亡原因是继发的呼吸衰竭[19]。气道高反应较为常见，可能与长期多源的抗原刺激引起的免疫反应有关[20, 21]。严重的呼吸道并发症包括气胸、肺气肿和慢性感染引起支气管动脉被侵蚀而出现的咯血。胸膜固定术治疗复发性气胸已经逐渐被内镜治疗所取代。经验丰富的介入放射科医师可以通过栓塞支气管动脉来治疗因支气管动脉侵蚀引起的咯血。

约 90% 的 CF 患者会出现胰腺外分泌功能不全。胰腺功能不全是由于碳酸氢盐（HCO_3^-）浓度低至胰腺分泌不足引起[22]。在没有足够的液体和 HCO_3^- 的情况下，消化酶原保留在胰管中并过早激活，造成胰腺组织破坏和纤维化。胰腺功能不全还会使脂解酶和蛋白水解酶分泌不足，脂肪和蛋白质消化吸收异常，由此产生的低营养状态无法满足反复感染造成的机体高代谢状态所需的能量。肺部感染又会导致食欲下降和呕吐，营养不良进一步加剧，从而加重肺部感染，导致营养不良和感染的恶性循环。所以通常严重胰腺功能不全的患者比胰腺功能较好的患者有更严重的肺部疾病和汗液高氯浓度[23]。胰腺功能不全还可能引起胰腺炎，而且 1% 的儿童和 13% 的成年人 CF 合并胰腺功能不全时会发展为糖尿病[24, 25]。大部分囊性纤维化合并糖尿病的患者，既有 1 型也有 2 型糖尿病的特点，他们往往同时存在胰岛素分泌减少和延迟以及胰岛素抵抗[26, 27]。这类糖尿病患者表现为间歇性高血糖模式，不伴酮症，并对胰岛素有反应[28]。

囊性纤维化对肠道系统也会产生严重的影响，从新生儿胎粪性肠梗阻到儿童和成人的远端肠梗阻综合征，这些疾病大部分与胰腺酶分泌不足、黏液腺分泌减少及肠道内容物的黏稠，容易造成滞留有关。

症状性肝病是囊性纤维化的少见并发症[29]；而囊性纤维化的典型肝脏病变是局灶性或多叶性胆汁性肝硬化，其他表现包括胆总管梗阻引起的胆汁淤积、脂肪肝，以及罕见的新生儿肝炎[30]。

CF 患者自确诊起需要多学科团队综合治疗，主要包括以下四个方面：①营养支持治疗；②纠正受累器官功能障碍，如清除呼吸道分泌物、抗感染、胰酶代替治疗等；③基因治疗；④器官移植。由于 CF 患者的发病机制与支气管和细支气管病理改变所引起的慢性阻塞性肺疾病密切相关（占死亡率 90% 以上），为防止因反复感染引起宿主抗性介导的免疫炎症反应阻塞呼吸道，其治疗方法主要以抗炎为主，如直接使用具有抗铜绿假单胞菌活性的药物，或清除异常黏滞的气道分泌物以保证呼吸通畅。其中呼吸治疗包括体位引流、用力呼气技术、支气管扩张药治疗及吸入 β 受体激动药或抗胆碱能药，以改善呼气流速。清除呼吸道内黏稠的化脓分泌物一直是囊性纤维化治疗的重要手段之一，而"传统的胸部物理治疗"则通过体位引流、胸部拍打及通过手动或机械震动的方式排出分泌物[31]。囊性纤维化患者基础代谢率高，慢性肺部疾病热量需求大，其胰腺功能不足又常导致营养吸收不良，加之食欲缺乏，难以维持热量摄入。因此对于存在慢性肺部炎症的囊性纤维化患者，保持正常的身高体重比非常困难。

器官移植

直到 1984 年对囊性纤维化患者进行器官移植的之前，大多数 CF 患者都不可避免地死于肺部感染。移植的出现彻底地改变了 CF 治疗的重点，并且改善了这些患者的生活质量[33, 34]。

如今，当 CF 患者治疗无效且被列入移植名单时，保证患者处于最佳临床状态就非常重要。对 CF 患者进行最优的围术期管理需要医生理解相关的病理生理学及这些患者所面临的独特挑战[35]。一个营养不良、卧床不起、情绪低落的患者很难在接受移植的残酷挑战下存活下来。在等待肺移植的过程中，机械通气和体外膜肺氧合（ECMO）通常可以给肺移植患者创造最后的机会。然而这两种干预措施均与移植后不良结局和存活率有关。为了改善这些患者的预后，我们需要新的“过渡策略”。采用“清醒的静脉—静脉 ECMO”技术治疗囊性纤维化患者是可行的，并且可以作为肺移植的“过渡疗法”[36]。

囊性纤维化患者因为预期寿命不超过 2 年被列入移植名单，然而又需要患者在尽可能健康的情况下接受手术，这显然是矛盾的。铜绿假单胞菌引起的肺部感染进展相对较慢，患者通常有足够的时间在多学科协作下列入移植名单。肺部感染迅速恶化较少发生，常见于伯克霍尔德菌感染[37]。

2018 年底，美国食品药品管理局批准了 Trikafta（Elexacaftor/Ivacaftor/Tezacaftor），这是第一个用于治疗最常见的囊性纤维化突变的三联合疗法。Trikafta 已经获批用于 *CFTR* 基因中至少有一种 F508del 突变的 12 岁及以上的囊性纤维化患者[38]。

Trikafta 是由三种药物组成的，作用于有缺陷的 CFTR 蛋白，帮助 *CFTR* 基因突变产生的蛋白更有效地发挥功能。Trikafta 显著增加了预计肺活量，即 $ppoFEV_1$，这是一个公认的囊性纤维化肺疾病进展的指标。与安慰剂相比，Trikafta 还可改善汗氯化物浓度、肺部恶化次数（呼吸道症状和肺功能恶化）和体重指数（体重与身高的比例）[39-43]。

但是由于许多患者的突变不符合 Trikafta 适用范围，目前针对缺陷蛋白治疗 CF 的患者人群十分有限。

三、麻醉注意事项

与囊性纤维化（CF）直接相关的手术适应证与年龄密切有关，包括：新生儿的胎粪性肠梗阻、胎粪性腹膜炎和肠闭锁；儿童的鼻息肉切除术、静脉通路和耳鼻喉手术；成年人的食管手术、胸膜粘连松解术、胆囊切除术、肺移植，以及罕见的肝脏手术[44]。目前尚不清楚全身麻醉本身是否会对肺部疾病的长期病程产生影响。由于许多 CF 患者的呼吸储备有限，因此在手术允许的情况下，局部和区域阻滞并保持自主呼吸是首选[45]。局部和区域麻醉结合自主呼吸可以最大限度地减少误吸、支气管痉挛和气压伤的风险，并减少术后阿片类镇痛药的需求，从而降低术后便秘的相关风险。一例成功的个案报道[46]不能证明连续硬膜外麻醉且不实施气管插管的安全性，但对于严重肺部疾病的患者可以考虑用此方式。总体而言，患有轻至中度 CF 肺部疾病的儿童在全身麻醉后没有发生呼吸道功能的恶化，并发症发生率低，表明现代麻醉技术对于 CF 儿童手术的安全是可以接受的[47]。

当 CF 患者的呼吸储备功能即将消耗殆尽时，问题就随之而来。虽然认为当患者的功能储备逐渐下降时，仍然可以考虑进行肺移植[48]，但目前这样的结论仍存在许多争议。

图 50–4 和图 50–5 中的数据是由国际心脏和肺移植学会注册表提供，图 50–4 是进行肺移植的主要诊断分布及存活时间，图 50–5 是囊性纤维化（CF）成年人和儿童进行肺移植的数量及存活时间[49]。

（一）术前评估

术前检查在框 50–1 中进行了总结，术前应尽可能地对患者的器官受累程度和心肺功能进行量化[45]。

该疾病表现为不同严重程度的器官受累。滞留的分泌物和反复的呼吸道感染会导致囊性纤维化患者的呼吸功能在较短时间内发生剧烈变化，甚至在某些情况下仅一天就会发生变化。

择期手术时必须排除活动性感染[44]。直到通过控制支气管感染和促进呼吸道分泌物排出等方法确保肺功能为最佳状态时方可进行择期手术，这样做的目的是降低术中气道阻力和术后肺炎的风险。

建议离手术最近的时间进行胸部 X 线检查并以此作为基线。即使在没有临床症状的情况下，它也是有价值的，尽管没有临床证据，但影像学可以提示肺部塌陷或感染[50]、无症状的气胸、肺不张、肺大疱或小水疱及隐匿性肺炎的征象，这些提示均可能会影响麻醉管理。因此麻醉医师应重视术前对胸部 X 线片的评估。

术前肺功能测试有助于评估疾病的严重程度，但需要患者配合，因此应谨慎评估，特别是儿童。肺功能检查通常表现为阻塞性疾病的特点：功能残气量增加、FEV_1 减少、最大呼气流速降低和肺活量减少。肺纤维化、支气管痉挛和管腔内分泌物导致通气 – 血流灌注比例降低，导致肺泡 – 动脉氧分压差增加，PaO_2 降低。血气分析是反映疾病严重程度

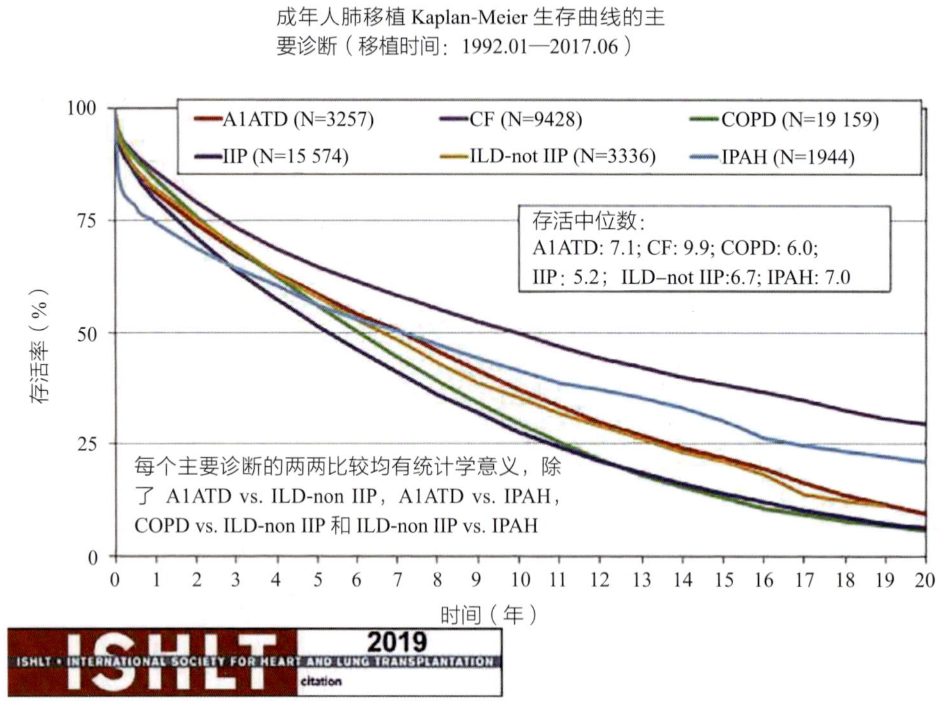

▲ 图 50-4　国际心肺移植学会登记的官方肺移植后存活数据：成年人肺移植的主要诊断

A1ATD. α_1- 抗胰酶缺乏症；CF. 囊性纤维化；COPD. 慢性阻塞性肺疾病；IIP. 特发性间质性肺炎；ILD-non IIP. 间质性肺疾病非 IIP；IPAH. 特发性肺动脉高压

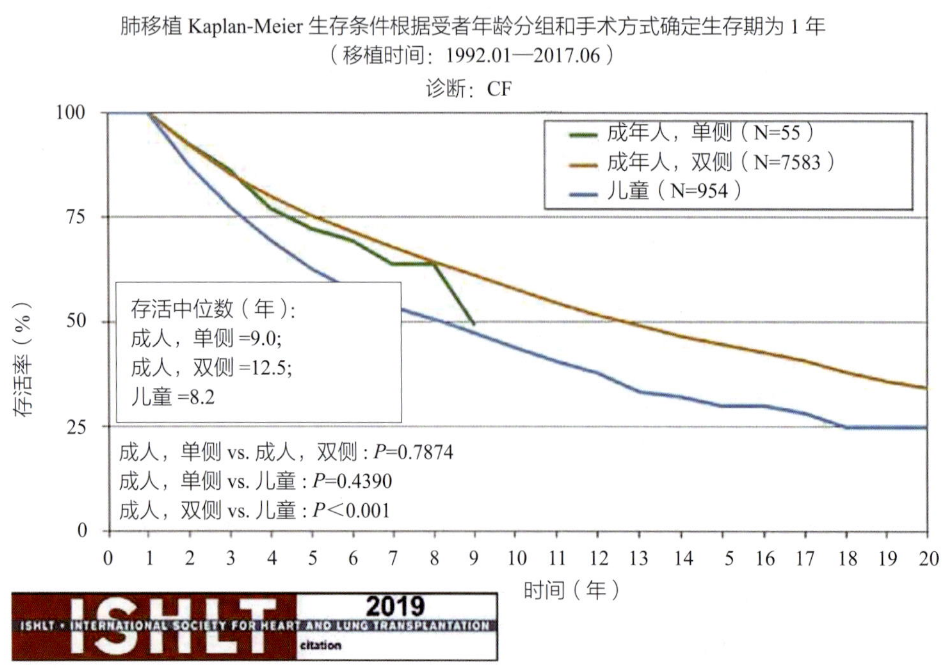

▲ 图 50-5　来自国际心肺移植学会注册中心的官方肺移植后存活数据：囊性纤维化成年人与儿童患者

框 50-1 建议的术前检查

术前评估
- 血细胞计数
- 尿素和电解质
- 肝功能
- 胸部 X 线 /CT 扫描
- 痰培养和药敏实验
- 呼吸功能测试
- 凝血试验
- 动脉血气
- C 反应蛋白 / 降钙素原

ECG
- 超声心动图(必要时使用多巴酚丁胺)
- 右心导管插入术（如果进行）
- 空腹血糖或葡萄糖耐量试验

CT. 计算机体层成像；ECG. 心电图

的良好指标。$PaCO_2$ 通常较低或正常；异常升高的 $PaCO_2$ 往往提示疾病进展到晚期。

患者应在进入手术室之前进行痰液清除和胸部物理治疗。一些患者早上需要较长的时间来清除睡眠期间积聚的分泌物。因此，最好将手术推迟到上午 10 点左右，以便在麻醉诱导之前完成分泌物的清除[45]。

心电图可能显示电轴右偏。临床检查和超声心动图或肺动脉导管插管是评估右心室功能和肺动脉高压更可靠的方法。

肝脏病变会使凝血因子的合成减少，胃肠道吸收功能受损会使维生素 K 吸收减少，患者可能会出现凝血功能障碍、凝血酶原时间和部分凝血活酶时间延长。因此，术前应始终对患者的凝血功能进行评估。

患者还可能会出现低钾和低钠血症。在囊性纤维化患者中，术前镇痛药、镇静药和抗焦虑药应谨慎使用，因为它们可能会引起呼吸抑制和分泌物清除能力受损。Kumle 等指出如果术前患者能够耐受镇静药，推荐使用咪达唑仑[(0.04 ± 0.07)mg/kg][51]。

不建议使用阿片类药物的另一个考虑原因是避免术后便秘，这是一个严重的并发症，因为腹胀可能严重影响呼吸功能。预防性使用渗透性泻药可以预防术后便秘和梗阻。

建议术前使用组胺 H_2 受体拮抗药和抗酸药，因为此类患者胃食管反流的发生率较高[53]。

术中通常不需要胰岛素进行治疗，除非移植受体使用大剂量皮质类固醇进行免疫抑制。建议谨慎控制葡萄糖的使用。

囊性纤维化患者合适的麻醉方法决策见图 50-6。

（二）术中监测

标准监测包括心电图、脉搏血氧饱和度、二氧化碳分压和无创血压。可以根据患者的个人情况和手术类型选择血流动力学监测，见图 50-7。可能需要中心静脉置管（通过颈内静脉）、动脉置管，必要时可能需要肺动脉插管或股动脉插管。在某些特定情况下，可以通过 PiCCO（PiCCO System，Pulsion Medical System，Munich，Germany）连续计算心输出量，并通过动脉温度稀释法估计胸腔内血容量（ITBV）和血管外肺水（EVLW）。对于病情严重的患者，需要进行动脉血气分析。肺动脉高压和（或）右心功能障碍的患者，应准备心脏超声检查(TEE)。

对于接受肺移植手术的患者，TEE 无论在术前、术中还是术后都起着至关重要的作用，操作者需要关注每个时间段的关键点[52]。此外，在机械通气期间和通气结束时，肺部超声检查可能也会有所帮助。

（三）麻醉诱导

对于有明显胃食管反流病史的患者，必须采用快诱导；如果没有，可以采用标准的静脉或吸入诱导[53]。

CF 患者由于呼吸储备减少，氧饱和度下降速度很快，因此无论是否使用快速诱导，对成年人和配合的儿童进行预充氧至关重要。

低剂量丙泊酚具有快速苏醒和不引起组胺释放的特点，因此是全身麻醉较为适合的选择。如果选择吸入麻醉药，较大的残气量、较小的通气量和通气 – 血流灌注比例失衡会延长诱导的时间。氯胺酮会增加支气管分泌物，因此慎用。在麻醉诱导过程中应避免使用对呼吸道刺激性较大的药物如异氟醚或地氟醚，七氟醚是更好的选择[44]。考虑到此类患者的气道高反应性，插管前要确保充分的麻醉深度[54, 55]。喉部局部麻醉可能有助于更顺利地进行气管插管。

麻醉诱导时应小心谨慎。营养不良需减少诱导时所需的麻醉药剂量。最好是按需缓慢给药，而不是根据体重给药。长期慢性缺氧和高碳酸血症会引

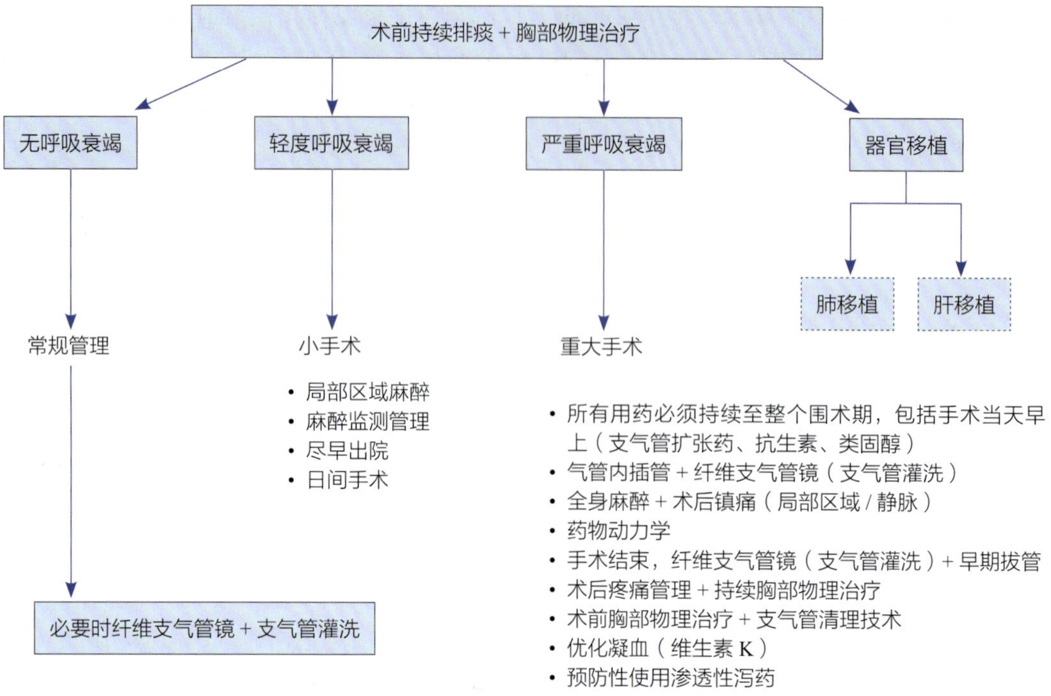

▲ 图 50-6　囊性纤维化患者的麻醉决策

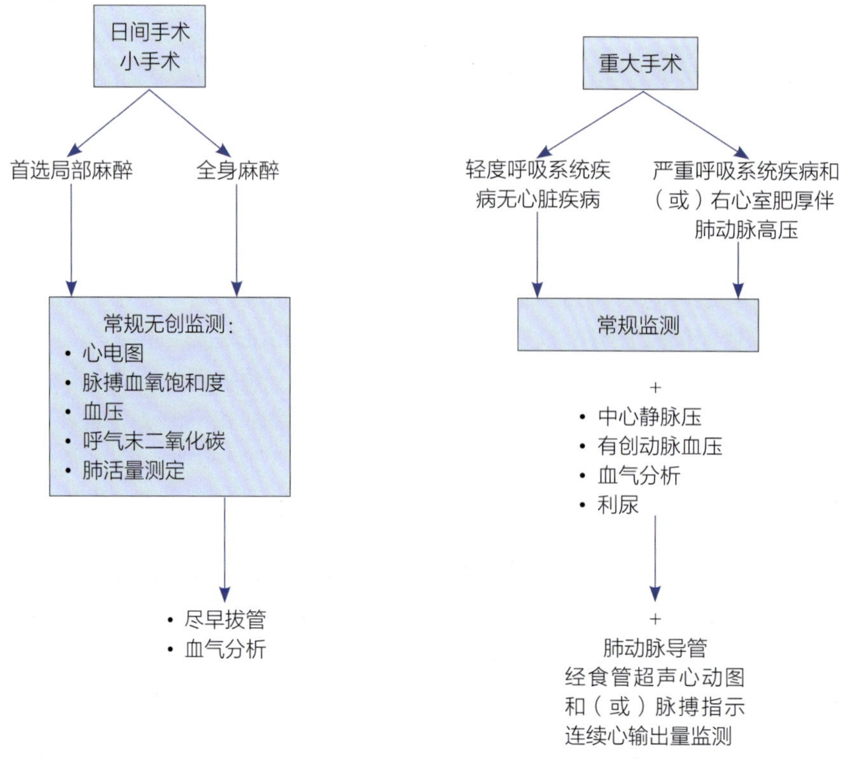

▲ 图 50-7　与手术操作及基础心血管疾病有关的监测手段

起内源性儿茶酚胺"驱动力"增加，如果大剂量给药，可能会使这种驱动力突然中断，造成循环衰竭[56]。

（四）麻醉管理

如果需要全身麻醉，吸入性麻醉药维持麻醉是有优势的，因为它们允许给予高浓度的吸入氧气且有支气管扩张、肌松药剂量减少和抑制气道过度活跃的优势。

对于CF患者，气道压力和呼吸音发生变化是非常危险的，提示患者存在肺大疱破裂引起气胸的风险。重症患者发生气胸的风险较高，应选择空—氧混合气体，避免使用笑气。

在深度麻醉下进行插管可以避免咳嗽和支气管痉挛，并防止分泌物进一步浓缩。如果需要经鼻插管，应该在术前检查是否存在鼻息肉[57]，正常情况下，尽量避免经鼻插管，因为它可能会将鼻腔内的感染带入气管内。尽可能选择内径大的气管导管便于纤维支气管镜进行吸痰、灌洗等操作。

胸外科手术通常选择左侧双腔气管导管以便于更好地吸出黏稠的痰液和脓性分泌物。在气道管理困难的情况下，还可以使用支气管封堵器。

许多囊性纤维化患者可以很好地耐受喉罩。然而，使用喉罩时误吸及分泌物造成的气道梗阻的风险增加。

为了避免缺氧，需要采取充分和保护性的通气策略，但间歇性正压通气可能会导致循环不稳定。较高的胸腔内压力和（或）较大的潮气量会降低心室充盈量和射血量，并增加肺血管阻力。此外，呼气时间不足会增加气体滞留，并减少心脏舒张和收缩容积；进而出现肺填塞。通常建议使用压力控制通气和一定程度的"允许性高碳酸血症"以换取较低的胸腔内压力[58]。漏气可能会干扰正压通气，但在实践中，漏气程度往往很小，不会产生显著影响。因此，气管导管完全可以满足此类患者的通气需求。然而，另有一些人认为如果气体泄漏达到一定程度时需要更换双腔气管导管以限制一侧肺的通气。但是，在允许的前提下，这类患者应尽量避免进行单肺通气，因为即使使用高浓度的氧，也无法确保单肺通气时的氧合。此外，进行单通气会增加气道峰压，增加通气的一侧气胸的风险（通气侧的肺可能需要连续正压通气、高频喷射通气）。

保持吸入气体的湿度可以降低分泌物的黏性，强烈建议在整个手术期间反复吸痰，最大限度地减少分泌物滞留。此外，还需要时刻关注液体及电解质平衡，防止液体过负荷、钠潴留或低钾血症[45]。

肌松药可以选择清除快，安全系数高的药物，如罗库溴铵、维库溴铵或顺势阿曲库铵。罗库溴铵优先，因为它有特异性的拮抗药舒更葡糖。用于治疗感染的氨基糖苷类抗生素可能会延长肌松药的作用时间[59]。对于反流误吸风险较大的患者，诱导应使用琥珀胆碱或双倍剂量的罗库溴铵。对于年轻患者，使用琥珀胆碱后可能会出现肌肉疼痛，并可能严重影响术后物理治疗[53]。麻醉维持期间，应根据需求给予最低剂量的肌松药，并常规使用神经肌肉功能监测指导给药和评估肌肉功能的恢复。建议进行定性神经肌肉传递监测，当四个成串刺激比（TOF）＞0.9时拔除气管插管。

治疗右心功能不全和肺动脉高压时可以使用多巴酚丁胺和肺血管扩张药。吸入一氧化氮似乎能够实现选择性肺血管扩张的目的，并且能在不影响肺移植手术患者血流动力学的情况下改善氧合[60]。同时辅助吸入雾化用的前列腺素，可以增强其疗效[61]。一些研究表明，在单肺隔离或隔离期间，通过药物调节肺循环可以改善氧合，如通过吸入血管扩张药增加不通气侧肺的血流，通过输注肺血管收缩药使低氧性肺血管收缩从而减少通气侧肺血流[62]。如果出现低血压和右心衰竭，为避免右心缺血和心力衰竭，即使可能会增加肺血管阻力，也需要输注去甲肾上腺素。

对于患有慢性严重胸腔内感染的患者行胸膜切除术时，可能会有出血的风险。

对于患有糖尿病的患者，由于胰腺功能不全，应密切监测血糖浓度。

（五）术后治疗

大多数患者，即使进行了肺切除手术的患者，手术结束时也要尽可能地早期拔管[63-65]。术后机械通气会增加感染和气压伤的风险。即便在肺移植术后，如果手术中没有出现严重并发症，也可以考虑立即拔管。46%的囊性纤维化患者在双侧肺移植术后实现拔管，且没有增加术后严重并发症的风险[66]。如果拔管时存在顾虑，可以使用肺部超声进行检查。

手术结束时，所有患者应处于囊性纤维化患者及慢性阻塞性肺疾病患者的理想姿势，即30～40°

的半卧位。

由于这类患者术后应尽早进行积极的呼吸功能康复治疗，麻醉方法及药物剂量要因人而异，要根据咳嗽、深呼吸和清除分泌物的恢复能力及时调整。避免术后肌松药物残余（TOF＜0.9）。多模式镇痛方案中，除了切皮前使用长效局部麻醉药浸润外，术后还应使用非甾体抗炎药和（或）谨慎给予阿片类。

对于自主呼吸和机械通气的患者，术后镇痛应包括小剂量的镇痛药，非甾体抗炎药可能会干扰凝血功能。大多数情况下，应使用对乙酰氨基酚（扑热息痛）。长效局部麻醉药（罗哌卡因 / 左布比卡因）进行局部伤口浸润可以减少术后镇痛的阿片类需求。区域麻醉（硬膜外阿片类和肋间神经阻滞）在保护肺功能和缓解术后疼痛方面是有效的[57]。

囊性纤维化患者术后仍然存在呼吸抑制、气胸、肺炎、肺不张和气道梗阻的风险[67]。因此，轻度至重度呼吸衰竭的患者应在术后监护病房和（或）重症监护病房中密切观察。

有效的湿化非常重要，可以帮助黏稠的痰液更容易咳出。在麻醉过程中，吸入气体应该被湿化。术后可以使用湿化的氧气，并可以通过超声雾化器进行额外的湿化。雾化吸入等渗盐水或高渗盐水有助于顽固的黏痰排出。

结论

囊性纤维化患者的麻醉管理需要经验丰富的麻醉医师，无论是术前还是术中均应熟知患者多器官功能障碍情况。

囊性纤维化累及多个系统，这些系统疾病的治疗影响患者的预后，因此麻醉医师有丰富的胸外科手术麻醉经验和熟练掌握多系统功能障碍的管理至关重要。

多学科合作是如今正确管理囊性纤维化患者的必要条件。

从术前评估开始，到正确的手术操作中选择正确的监测方式，再到适合的术后疼痛管理是囊性纤维化患者麻醉管理成功的基石。

第 51 章　气管支架

Tracheal Stents

Karen Mcrae　著
倪新莉　刘　星　译

气管支架是一种用于维持受损气道管腔内完整性的假体，用于解除气道梗阻或恢复气道通畅，例如在发生气管瘘或气道破裂时。放置中央气管支架是胸外科医师和介入肺科医师共同的工作领域。双方均可从专业的麻醉管理中获益，并需要具备丰富的共同气道管理经验。具有挑战性病理状态的气管支架置入术患者见表 51–1。

理想的气管支架应易于放置、并发症发生率低，同时能可靠地重建气道的完整性。最理想的情况是，气管支架具有最小的迁移趋势，同时能够在需要时轻松移除。理想的支架应具有足够的强度来支撑气道，但又要足够柔韧以清除分泌物，并且具有生物学惰性以最大限度地减少肉芽组织的形成。应保持长期管腔通畅而不引起局部缺血，否则可能侵蚀邻近结构。不幸的是，迄今为止，还没有具备所有这些特性的可用支架（表 51–2）。选择支架时，必须考虑每位患者的基本情况和解剖结构[1, 2]。

最近，对目前可用支架的类型和尺寸进行了全面审查[3]。主要分为三种类型：硅胶和有覆膜（通常采用硅胶或聚氨酯）自膨胀金属支架（SEMS）及无覆膜设计（图 51–1）。SEMS 通常更容易置入，许多中心通常通过软性支气管镜进行放置，但是它们可能很难移除。对于恶性气道梗阻，覆膜型支架可防止肿瘤向内生长。无覆膜的金属支架最适合需要形成肉芽组织的情况，如气管破裂。支架的上皮化在置入后数周内发生，这可以保持黏液纤毛活动并降低黏液堵塞的风险。金属支架的优点是它的薄壁结构，其内外径比硅胶支架大。硅胶支架需要使用硬质支气管镜置入，但更易移除。硅胶支架的迁移率高于金属支架。经典支架设计的其他特征见表 51–2。

一、病例展示及管理

病例 1

49 岁男性食管癌患者接受化学治疗和放射治疗后出现了气管食管瘘，在社区医院放置了食管支架后出现了气管腐蚀，于手术室内进行气管评估和可能的支架置入术。

麻醉采用 50mg 利多卡因、20μg 瑞芬太尼、20mg 氯胺酮和 150mg 丙泊酚诱导，然后静脉输注 80μg/（kg·min）丙泊酚。放置 4 号喉罩气道（LMA Unique，Teleflex Medical），由于没有使用肌肉松弛药，患者保持自主通气。经详细检查，气管中远端有明显的支架侵蚀入膜性气道的区域。在隆突近端也可见到第二个瘘管。置入部分覆膜的自膨式 Ultraflex 金属支架，直径 20mm，覆膜长度 45mm，全长 60mm。通过支气管镜工作通道在直视下将导丝插入气管，在透视检查的帮助下将支架穿过导丝并展开以确认定位（图 51–2）。在支架放置期间先暂时移除 LMA，并通过鼻导管给予高流量氧气，直到导丝移除并更换 LMA。停止输注异丙酚后，苏醒顺利。整个过程持续 1h，全程自主通气，吸入氧浓度（FiO_2）始终维持在 0.8，并且没有发生氧饱和下降。

食管气管联合支架在置入一段时间内是有效的（图 51–3）。然而，在气管支架置入后 3 个月的

表 51-1 传导气道内支架置入的确定适应证

良 / 恶性病变	分 类	举 例
良性	外伤性	插管后、钝性或穿透性创伤
	炎症性	淀粉样变性、结节病、复发性多软骨炎，Wegener 病
	传染性	肺结核、乳头状瘤、病毒感染后
	肿瘤	血管瘤、错构瘤、软骨瘤、神经纤维瘤、支气管结石
	吻合口（狭窄或裂开）	肺移植后，袖状切除术
	血管	血管环、胸主动脉瘤
恶性	支气管内肿瘤	支气管源性、腺样囊性、类癌、黏液表皮样肿瘤或淋巴结肿大引起的外源性压迫
	原发性	食管、胸腺、甲状腺、生殖细胞、淋巴瘤、肉瘤
	转移性	支气管源性、肾细胞性、结肠、黑素瘤、乳腺癌
	气管食管瘘	

表 51-2 常用支架的类型

支架类型	优 点	缺 点
硅胶	• 物美价廉 • 可去除 • 抗外压 • 形成肉芽组织最少	• 需要硬质支气管镜检查 • 移位率更高 • 壁厚、内腔小 • 黏液堵塞 • 无法适应不规则形状的气道 • 易燃（激光治疗期间的风险）
无覆膜自膨胀金属支架（SEMS）	• 可放置软镜 • 较少移位 • 壁更薄，内径增大 • 对纤毛功能影响较小	• 难以移除 • 管壁压力可引起坏死和瘘管形成 • 肿瘤可沿支架长度再生 • 外压可导致塌陷
有覆膜 SEMS	• 沿支架长度方向无肿瘤生长 • 可放置软性支气管镜 • 移位少 • 壁更薄，内径增大 • 对纤毛功能影响较小 • 比裸露金属的 SEMS 更易去除	• 管壁压力可引起坏死和瘘管形成 • 末端肉芽组织的形成可能会阻塞支架 • 含有易燃材料（激光治疗期间的风险） • 外压可导致塌陷

放射学随访中，怀疑食管支架进一步侵蚀到气管的远端膜部，延伸到左主支气管（图 51-4）。在上呼吸道局部化后的清醒软性支气管镜检查中证实了这一点：右支气管正常，左侧食管支架侵蚀左主支气管膜部。左远端支气管、左肺上叶和左肺下叶均正常。确定在移除原位气管支架后需要放置 Y 形支架。测量气管和支气管长度，以便确定适当尺寸的 Y 形支架。

几天后，采用咪达唑仑 1mg、芬太尼 50μg、异丙酚 100mg 和罗库溴铵 25mg 诱导全身麻醉。插入 4 号 LMA Supreme 后，进行 10cmH_2O + 4cmH_2O 呼气末正压（PEEP）的控制性正压通气。输注异丙酚

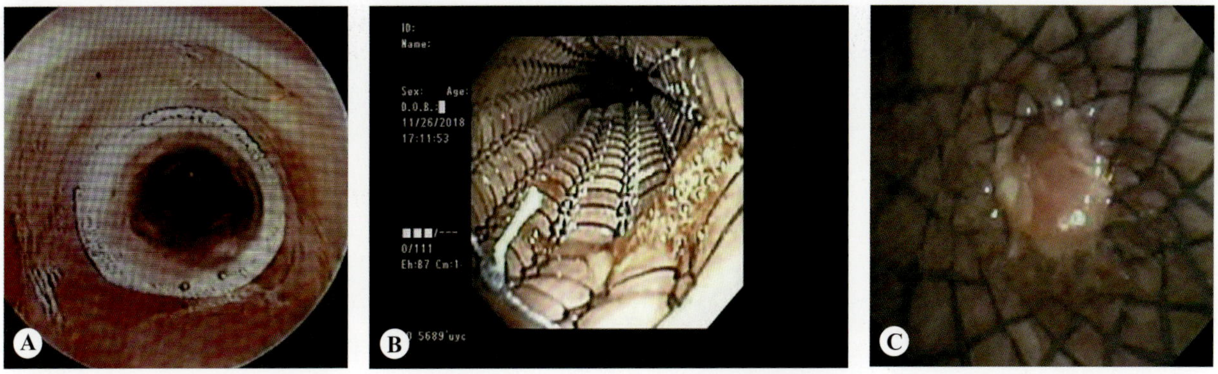

▲ 图 51-1 位于气管内的气管支架

A. 硅胶支架；B. 部分覆膜自膨胀金属支架，未覆膜的近端显示通过网的组织膨出，覆膜部分阻止组织膨出；C. 覆膜支架远端形成的肉芽组织

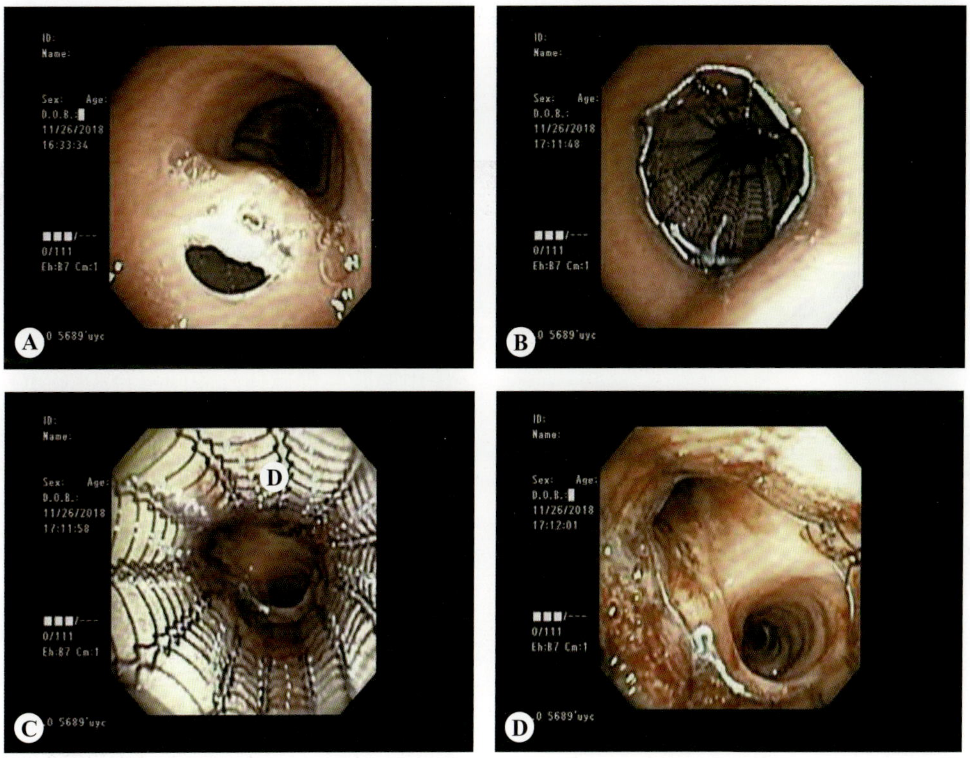

▲ 图 51-2 气管内置入部分覆膜的圆柱形自膨胀金属支架

A. 近端瘘管；B. 刚置入的支架；C. 支架完全膨胀；D. 支架远端可见第二瘘管的边缘

75μg/（kg·min）和瑞芬太尼 0.1μg/（kg·min）维持麻醉。在现有气管支架的远端重新检查气道，食管支架见于左主支气管后段。拔除 LMA 并将 8.5 号硬质支气管镜插入气管。通过手持式 Sanders 注射器装置使用 100% 氧气进行喷射间歇通气，允许通过开放式硬质支气管镜进行通气，期间会出现呼吸暂停，但不会出现氧饱和度下降。使用硬质支气管镜钳夹住气管支架，连同硬质支气管镜一起取出。再重新插入 LMA。软性支气管镜显示气管远端延伸至左主支气管的膜性部分缺失，食管支架清晰可见。置入 Micro-Tech 公司的全覆膜自膨胀金属 Y 形支架，气管直径 20mm，气管长度 40mm，左主支气管长 30mm，右主支气管长 15mm。拔除 LMA，再次用硬质支气管镜插入气管。经硬质支气管镜用

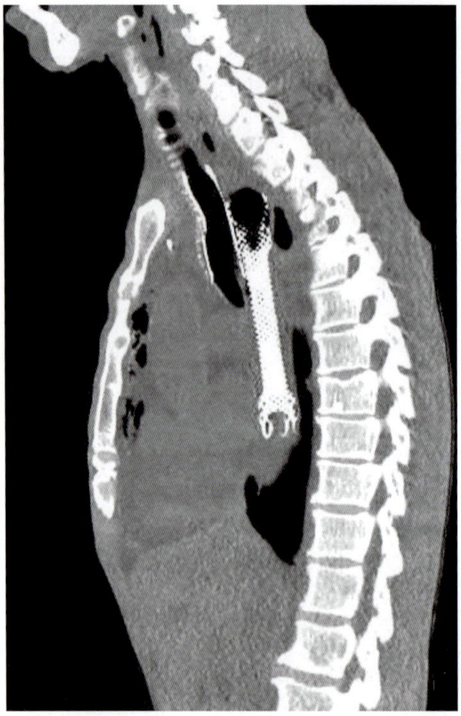

▲ **图 51-3** 两个支架矢状面：气管和食管

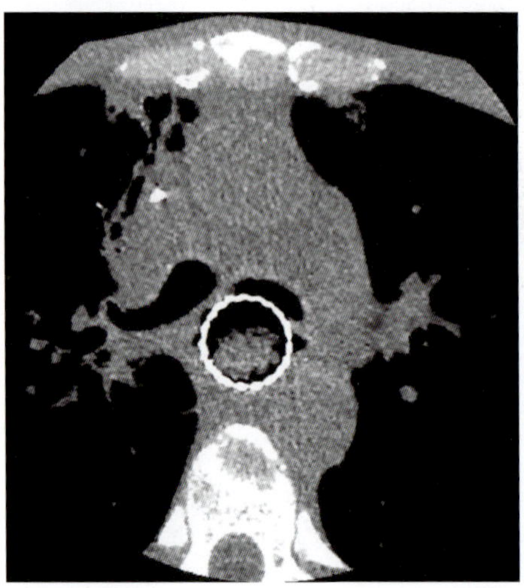

▲ **图 51-4** 怀疑左主支气管有新的瘘管；图像显示计算机体层成像切面在隆突下方、右肺上叶支气管分叉处

软性支气管镜观察，将一根较长的导丝插入左支气管，再将一根较短的导丝插入右主支气管。取出软镜，并尽可能通过喷射通气对患者进行预给氧，取出硬质支气管镜，将导丝留在原处。支架的左右尖端穿过导丝的近端。支架输送系统通过导丝插入气管。在部署之前，将软性支气管镜插入设备旁边，以便能够看到支架的尖端。在确保 Y 形部分位于隆突上后，先将支架置入远端。之后，气管部分支架完全展开。全支架置入需要几分钟，并在呼吸暂停期间进行，短暂的氧饱和下降至 85%，在支架放置后立即通过面罩通气恢复正常。重新插入 LMA 并进行软性支气管镜检查。Y 形支架已完全覆盖气管膜部缺损，并延伸至左主支气管（图 51-5）。拮抗肌松药，停止输注异丙酚和瑞芬太尼后，患者平静地苏醒过来。

这个病例说明了许多患者需要多次干预，不仅包括最初的支架置入，还包括后来的支架移除、翻修和更换。可以使用软性支气管镜放置简单的支架，而更复杂的手术通常需要硬质支气管镜，由纤维支气管镜辅助。

病例 2

38 岁的晚期结直肠癌患者接受了原发性切除术，以及肝脏和双侧肺转移切除术。该患者出现了广泛的纵隔淋巴结增大，表现为明显的呼吸急促和喘息。影像学显示双侧主支气管在隆突水平几乎完全闭塞（图 51-6）。患者气道狭窄似乎是由于气道侵犯和外部压迫所致，因此被紧急送往手术室。计划进行硬质支气管镜检查以进行肿瘤病灶清除和支架置入术。预计该手术困难且时间长，因此决定使用静脉 - 静脉体外膜肺氧合（ECMO）支持气体交换。

经过全面的知情同意讨论后，患者入手术室后开放外周静脉，行桡动脉导管置入。预充氧后，采

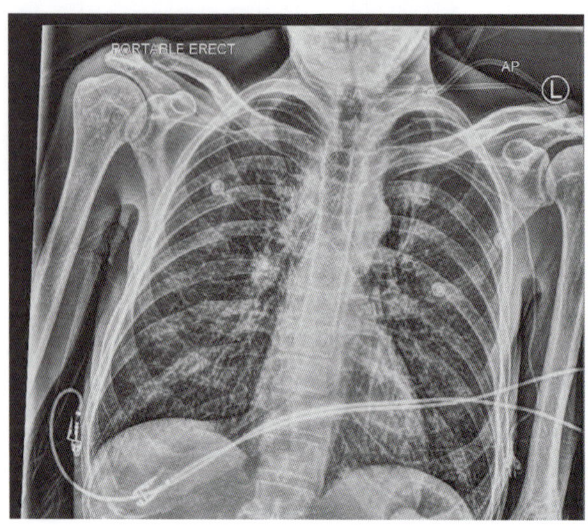

▲ **图 51-5** 患者第二次气管支架置入术后，可以清楚地看到显影的食管支架和 Y 形隆突支架

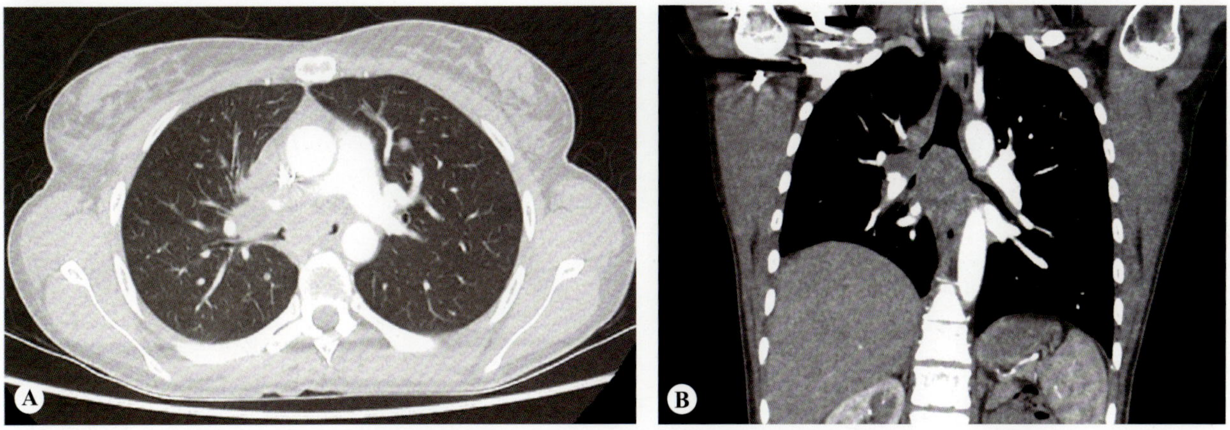

▲ 图 51-6 患者表现为隆突周围大量淋巴结病变，伴严重的远端气管及双侧支气管狭窄
A. 轴向视图；B. 计算机体层成像冠状面

用利多卡因 50mg、芬太尼 100μg、丙泊酚 50mg、氯胺酮 60mg 和罗库溴铵 60mg 诱导麻醉。笔者立即确认患者可以行正压通气，给予 7.5 号标准气管导管（ETT）。首先在软镜检查和 ECMO 插管期间使用低剂量七氟烷，然后转为全静脉麻醉（TIVA），使用异丙酚 100～120μg/（kg·min），瑞芬太尼 0.05～0.1μg/（kg·min）滴定至 ECMO 期间的有效剂量。

软性支气管镜检查示在隆突水平有一个巨大的肿瘤，延伸至左右主支气管（图 51-6）。在无菌条件下，在超声引导下将双腔导管插入右颈静脉，并通过透视检查验证导管位置。使用 28Fr Crescent 套管，目标 ECMO 流量为 3.5～4L/min（图 51-7）。肝素作用的目标是活化凝血时间（ACT）为 160～180s，只需单次团注 4000U。呼吸暂停后，抽取血气并确认氧合和通气良好。拔除 ETT，在支架置入术中患者保持呼吸暂停，持续约 130min（图 51-8 和图 51-9）。

插入 8.5mm 硬质支气管镜，并对隆突和左右支气管中的肿瘤进行广泛清除。大部分支气管内肿瘤已被切除，但仍然存在明显程度的外源性压迫，尤其是在支气管中段。尝试通过球囊扩张右侧气道，但没有明显成功。因此决定放置隆突 Y 形支架：选择 Micro-tech 自膨胀、全覆膜的金属丝 Y 形支架。按照病例 1 中所述方法（图 51-10），气管伸入 4cm、左主支气管伸入 2cm，右主支气管伸入 1cm。由于 ECMO 支持，不需要中断通气。患者在整个手术过程中血流动力学稳定。支架置于不阻塞右肺上叶支气管口的最佳位置。外科医师止血效果满意，尤其是在右侧，气道开口畅通，出血最少。

患者重新置入 7.5 号气管导管，通气压力控制在 $22cmH_2O$，PEEP $5cmH_2O$，肺顺应性良好。关闭 ECMO 通气，同时予以 FiO_2=0.6 通气，患者动脉氧分压为 289mmHg。迅速断开 ECMO 并拔管。使用细胞保护器清除 ECMO 回路中的血液，估计总体失血量为 250ml。无须鱼精蛋白逆转。在 ECMO 终止后 32min，给予肌松拮抗药后在手术室拔管，呼吸通畅转送至麻醉后病房。患者术后胸部 X 线检查（CXR）显示肺下叶通气减少，可能适合未来在支气管中段行支架置入术（图 51-11）。

二、替代方法

（一）手术方案

在放置气管支架之前，可以考虑替代疗法治疗中央气道梗阻。在硬质支气管镜下扩张病灶可以缓解急性症状，但可能会复发。在选择气管镜大小型号时，使用预期能够穿过狭窄的最大型号，一般在阅读患者影像学检查后进行选择，随着连续扩张选择气管镜的型号也随之增大。男性通常使用 8mm 或 9mm，而女性则可以使用 7mm 或 8mm。用球囊或半硬性扩张器进行连续扩张是有效的，而且可能对气道黏膜的创伤较小。球囊支气管成形术可以在深度镇静下用软镜完成。有些狭窄病变是僵硬的，不易扩张。用手术钳对气道进行较大的清创只能通过硬性支气管镜进行。电灼可经支气管镜下金属圈套器应用于带蒂病灶，但必须有适当的电接地。氩等

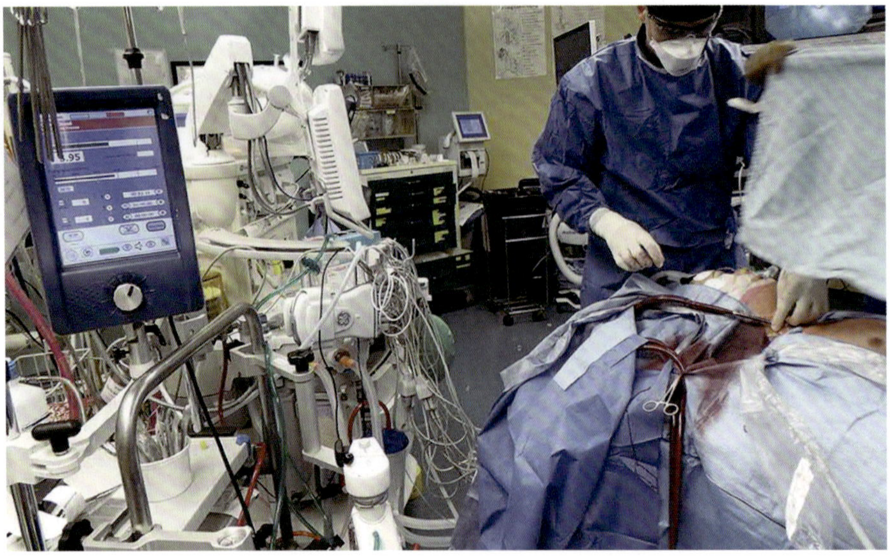

▲ 图 51-7 通过双腔右颈静脉导管开始体外膜肺氧合（ECMO）

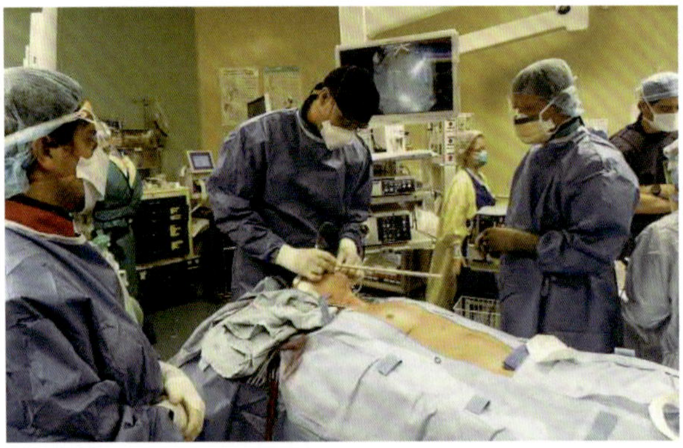

▲ 图 51-8 一旦开始体外膜肺氧合（ECMO），患者就会出现呼吸暂停，外科医师可以畅通无阻地进入气道

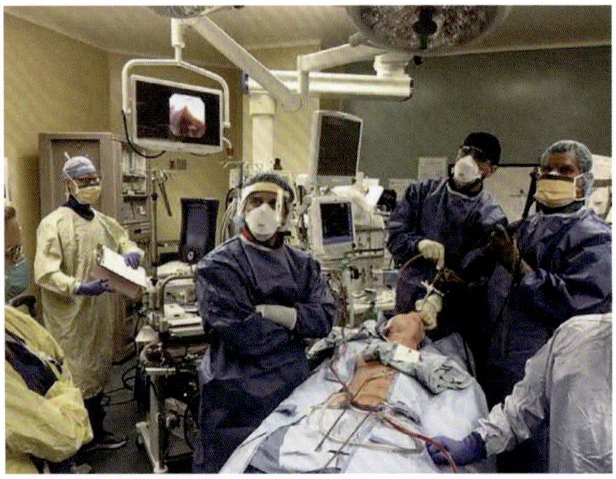

▲ 图 51-9 手术室设备较多，需要对手术室的配置进行规划；体外膜肺氧合（ECMO）回路及设备位于患者头部右侧，软性支气管镜和硬质支气管镜位于患者左侧，清除术和支架置入期间输液泵位于床脚

离子烧灼也使用电流来破坏阻塞性支气管病变。与直接接触组织不同，电离氩等离子体是由钨电极的高压火花在探针的尖端释放出来的。一个显著的优势是能够发送氩光束横向或周围的角落，而不是辅助的烧灼或激光束。随着 Nd:YAG 激光的引入，通过刺激放射（激光）治疗的光放大成为支气管内肿瘤治疗的主流。Nd:YAG 激光器的波长为 1064nm，属于红外光谱，其灯丝可通过软镜的工作通道推进。组织穿透深度可达 10mm，因此可以汽化大量组织。这些替代技术中的任何一种都可用于在支架放置前立即清理气道[2,4]。

（二）软性和硬质支气管镜检查

大多数有经验的手术医生在放置气管支架时都会准备好软性和硬质支气管镜检查设备，这反映了需要根据病情或并发症流畅地过渡进入气道的能力。必要时，可能需要相应地改变通气策略和麻醉方式。软镜检查的优点是操作简单，可以在清醒或轻度镇静患者表面麻醉的气道中进行操作，通过 LMA 或 ETT，或者通过硬质支气管镜。也可以进入远端气道，且创伤风险最小。许多操作支气管镜的工作通道直径>3mm，只有相对较小的仪器才能插入气道：圈套器、活检钳和激光纤维丝。最新一代的

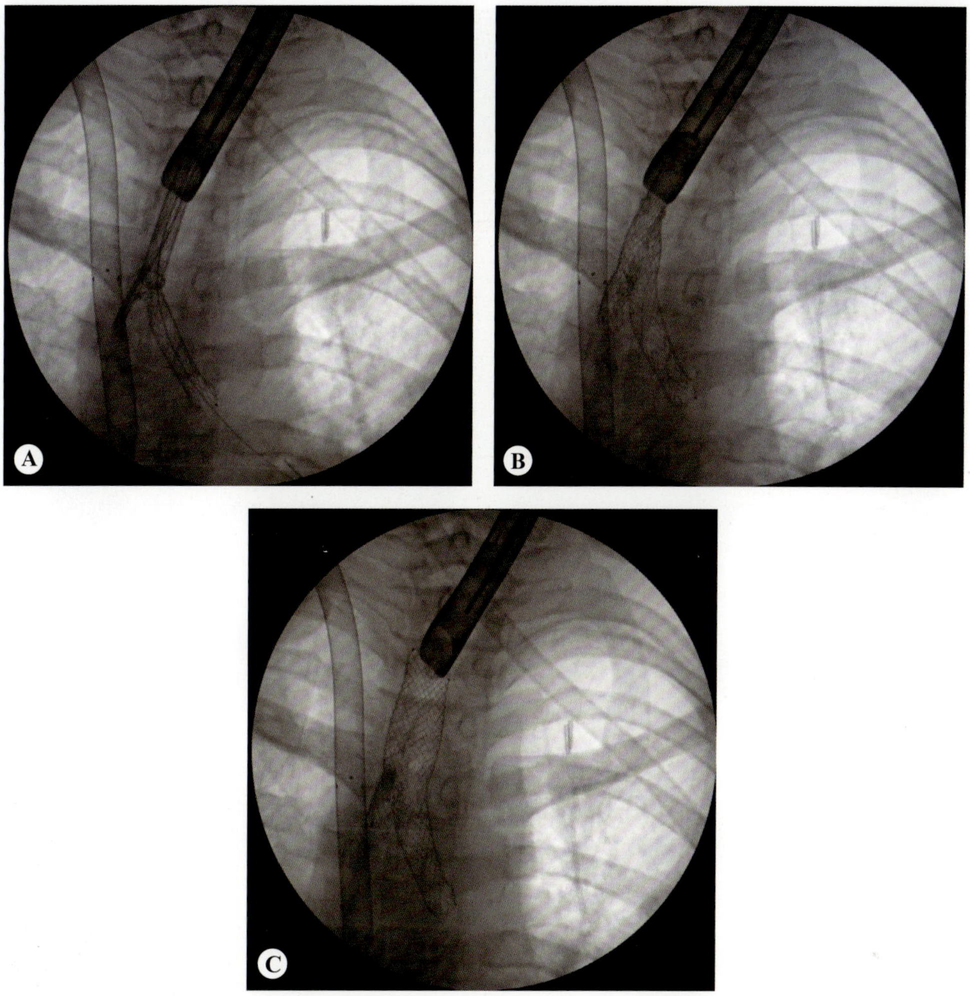

▲ **图 51-10 透视显示金属自膨胀 Y 形支架的放置**

A. 支架被推出输送装置；B. 支架部分扩张；C. 支架完全展开并置于气管隆嵴

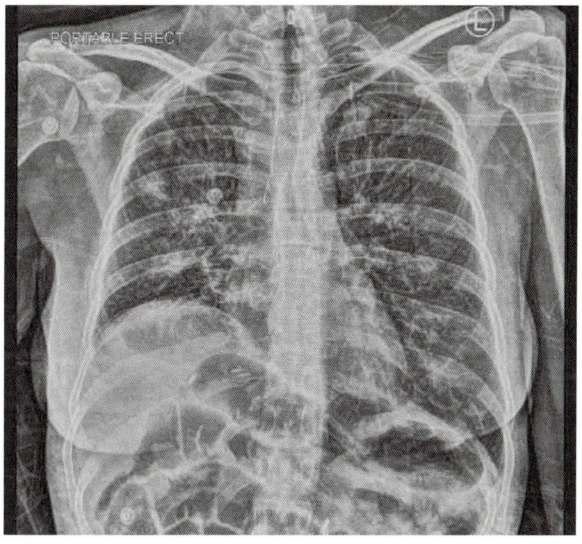

▲ **图 51-11 术后体位胸部 X 线片，患者症状大为好转**

SEMS 包括一些可以通过柔软区域放置的支架[3]。

尽管硬质支气管镜通常由接受过专门培训的操作员执行，但气道损伤的风险比软性支气管镜大得多。患有先天性或后天性疾病导致颈椎不稳的患者禁用硬质支气管镜检查。唐氏综合征和某些形式的侏儒症可导致 C_2 齿状突发育不全或寰枢韧带松弛[5]。类风湿关节炎长期控制不佳的患者，可能由于稳定齿状突的韧带的炎性侵蚀发展为寰枢椎（C_1～C_2）半脱位[6]。此外，尽管放置了保护性牙套，但硬质支气管镜仍可能导致牙齿损伤。硬质支气管镜检查需要全身麻醉，并且不能防止气道发生误吸。硬质区域确实允许使用更大的器械，因此非常适合处理体积较大的肿瘤、更大的支架或大出血。一旦通过病灶，就可以通过硬质镜提供正压通气，这是软性支气管镜无法实现的。

（三）麻醉的选择

气道表面麻醉和镇静时，可长时间使用软性支气管镜检查和直接放置自膨胀支架。清醒状态下的硬质支气管镜检查在现代实践中几乎不存在。然而，偶尔会有关于在患者处于危急状态时通过表面麻醉和最小镇静，使用硬质支气管镜检查和支架置入或支架翻修来挽救生命的报道[7]。

当气道回路关闭时，可以输送强效吸入麻醉药，通常是七氟醚。这种方法常用于经 LMA 进行软性支气管镜检查时，在某些患者中，也可用于硬质支气管镜检查。通气式硬质支气管镜有一个金属管，其管腔直径与支气管镜相等，它通过尽可能靠近范围外端的直角连接[8, 9]，可连接麻醉回路，并在支气管镜的外孔上安装可移动的玻璃窗，以防止通气过程中吸入剂泄漏。移除窗口以进行抽吸或活检。这种技术的一个缺点是吸入剂和气溶胶液滴可能会污染手术室，无论是从支气管镜周围的声门泄漏，还是当支架置入时。如果需要喷射通气，则无法使用吸入性麻醉药。

TIVA 更常用。目前 TIVA 的主要方法是输注丙泊酚，通常还会联合超短效阿片类瑞芬太尼。不过丙泊酚、瑞芬太尼、利多卡因、氯胺酮和右美托咪定联合使用可以实现有效 TIVA。使用丙泊酚和瑞芬太尼对患者进行全身麻醉时，保持患者自主呼吸可能是一项挑战。右美托咪定是一种 α_2 受体激动药，在保护严重受损的气道的同时具有多种理想的镇静特性，包括抗焦虑、镇痛、遗忘及最小的呼吸抑制[10]。当选择保留自主呼吸进行气道操作时，它可能是替代吸入诱导的唯一静脉注射用药[11]。右美托咪定可能在突发情况时更易受控。

肌肉松弛药的使用虽然并不总是必需的，但确实有助于硬质支气管镜的插入，改善胸壁通气顺应性，减少咳嗽，并减少所需的 TIVA 剂量。无论采用何种麻醉方式，选择的药物应具有起效快、持续时间短、可以使患者从全麻中迅速恢复，以及快速恢复自主呼吸的特点，这是一种能够维持上呼吸道通畅和清理分泌物的警觉状态。对于肺功能受损或气道梗阻的患者，完全肌力的恢复尤为重要。通常选择低至中等剂量的罗库溴铵可达到充分的神经肌肉阻滞，用舒更葡糖钠可迅速逆转。一些医生会使用琥珀胆碱辅助硬质支气管镜在气管内的放置，然后采用 TIVA 抑制呛咳。在一些复杂手术中，支气管镜会反复取出并重新插入，因此使作用时间更长的肌肉松弛药更加可行。苏醒时，大多数患者在半坐位时呼吸更舒适，腹部内容物的重量从膈肌上移除，并增加患者的功能性肺活量。

（四）通气方法

作为术前检查的一部分，麻醉和外科团队必须清楚地了解整个诱导过程、气道检查、支架置入和苏醒期间的详细通气计划。一般来说，在处理气道病变时，麻醉医师不应该自断后路，始终有备用计划。应装配并测试适当的气道设备，以确保其处于良好的工作状态，包括各种直径的硬质支气管镜和通过支气管镜的通气方式。应提供各种不同尺寸的 ETT。LMA 是常用的声门上通气设备。必要时，如果支架离气管不太近，可在手术结束时经气管放置 ETT，否则会增加移位的风险。当中央气道严重受损时，是否及何时从自主通气过渡到控制通气是安全的，这个决定十分关键，这一决定将取决于患者的状况、护理团队的经验和协助的有效性。有些团队可能会选择在整个手术过程中保持自主通气。根据团队的经验，他们可能会进行深度麻醉，并使用肌松药来促使硬质支气管镜的放置，通过其侧臂进行常规通气。或者在外科医师确认了支气管镜在小气道内的位置后，可以沿着支气管镜的轴线进行喷射通气。通过 Sanders 注射器进行的低频喷射通气（LFJV）和使用专门呼吸机的高频喷射通气（HFJV）已被证明可以为严重气管狭窄患者充分通气，并在第 14 章中进行了详细描述[12、13]。这两种技术都允许开放气道系统的通气，需要高气体流量，且不产生高气道压力。尽管如此，气压伤仍可能发生。LFJV 和 HFJV 期间的呼吸监测都不精确，室内空气夹带会在不同程度上稀释输送的氧含量，并且采样呼气末 CO_2 是不切实际的（表 51-3）。对于任何冗长或困难的手术，特别是对于严重肺损害的患者，应采用动脉导管监测连续血气。在一些三级医疗中心，ECMO 可用于严重气道梗阻或预期的技术困难的支架置入，如前述的病例 2[14]。ECMO 已被选择性使用，或在紧急情况下启动以抢救生命[15, 16]。这种辅助通气方式适用于颈静脉或股血管外周插管，在出血的情况下可降低抗凝血水平。不应低估在失代偿患者清醒状态下放置套管的技术挑战，尤其是当患者无法平躺时。

表 51-3　气道手术中通气模式的特点

	允许开放气道通气	术野固定	需要专用设备	气道压力监测	气压伤可能	气体夹带	气道气体成分
IPPV	否	否	否	压力取决于呼吸机设置，监测可靠	较小	否	稳定，能准确监测
LFJV	是	否	否	可间歇性较高，难以监测	较高	是	多变，难以监测
HFJV	是	是	是	可较高、气体捕集普遍、难以监测输送压力	存在	是	多变，难以监测

HFJV. 高频喷射通气；IPPV. 间歇正压通气；LFJV. 低频喷射通气

应该强调的是，清醒纤维支气管镜插管不是重度中央气道梗阻患者择期支架置入术的首选方法。即使可以通过支气管镜插入小号 ETT，也需要立即将其取出以进行扩张、清创或支架置入。在严重气管食管瘘的特殊情况下，常规全身麻醉正压通气，可能会因胃肠道充气而导致通气无效。在插入支气管镜之前，使用吸入诱导的自主通气可能有用。通过气管缺损处轴向喷射式通气可以根据需要使用肌松药。

三、风险 / 收益

（一）硬质支气管镜检查的风险

硬质支气管镜是气管支架置入术的重要工具；然而，即使是有经验的医生，也可能发生机械并发症，包括对牙齿、口咽、声带和其他声门结构，以及主要传导气道的损伤。全身性并发症包括血管迷走神经反应、低血压、高血压和通气中断导致的高碳酸血症或缺氧。术后可能会出现咽喉痛、喉痉挛和支气管痉挛。术后未预料到的呼吸困难应提示进行 CXR 以排除气胸 [17]。重复插管可导致气道水肿，进一步影响气道直径。围术期使用类固醇是经验性的，尚缺少对照研究。临床常采用地塞米松（4～10mg），且因其止吐特性被常规使用。在临床上有明显水肿的患者中，雾化肾上腺素具有收缩黏膜血管的特性，可能会有帮助。消旋体形式越来越少，更常见的 1% 左肾上腺素被认为同样有效 [18]。

（二）支架放置的风险

放置气管支架确实会导致高并发症发生率（表 51-4）。支架置入的直接问题包括无法将其放置在期望的位置，特别是在解剖结构复杂的情况下。最初的定位错误和（或）后来的移位会导致中央气道

表 51-4　气管支架置入的并发症

	并发症
早期	支架错位；出血；放置时气道破裂
晚期	支架移位；黏液阻塞；感染；肉芽组织形成；支架断裂；气道侵蚀

梗阻，需要紧急应对。气道损伤或穿孔不仅可以由支架本身引起，也可以由气管病理引起。晚期并发症的发生率为 20%～50%，包括支架移位、黏液阻塞和肉芽组织阻塞。幸运的是，支架置入的死亡率仍很低 [19]。对于患有晚期恶性肿瘤且有明确的姑息获益目标的患者，有必要与患者及其家属讨论与气管支架置入相关的潜在并发症，并记录他们对临终关怀的愿望 [20]。

（三）热疗法的风险

热疗法，包括电灼、氩束和激光治疗，可以在支架放置前减少腔内病变的体积。其使用的一个限制是需要降低吸入氧浓度（<30%）以防止气道着火，这在一些患者中可能无法耐受。患者和医护人员应佩戴护眼用具，以避免激光束对视网膜造成意外伤害 [4]。

（四）传染风险

COVID-19 大流行使人们更加关注参与到产生气溶胶操作（如支气管镜检查、气管吸引和支架置入）的医护人员的风险。特殊的风险归因于开放的硬质支气管镜检查、喷射通气，以及由于反复取出和重新插入支气管镜而中断原本封闭的通气回路。这些操作产生的高气流和高剪切使气溶胶液滴形

成。确诊或疑似 COVID-19 被认为是支气管镜检查的相对禁忌证，考虑到参与的医护人员存在明显风险，因此只在必要的急诊手术时进行。急诊支气管镜检查的适应证包括严重或有症状的气管狭窄和因支架移位引起的中央气道梗阻[21]。针对传染性气溶胶的保护措施包括使用呼吸器级别的呼吸防护、在可行的情况下使用负压室、控制标本的处理，并尽量减少相关人员。其他严重的气溶胶传播感染包括严重急性呼吸系统综合征（SARS）、中东呼吸系统综合征（MERS）和流感，类似的预防措施也是必要的。当气管支架置入术与激光病灶清除术同时进行时，激光产生的烟羽已被证明能够携带人乳头瘤病毒（HPV），并有传播给医护人员的案例，不过风险似乎很低[22]。尽管如此，还是建议将手术区域内的烟羽疏散，当患者已知有 HPV 时，也建议使用防护口罩。

四、文献回顾

气管支架的现代历史始于 1960 年 Montgomery 首次报道的支持声门下气道的 T 形管[23]。第一代可膨胀金属支架的早期报道出现在 20 世纪 80 年代，随后发展了第二代的 SEMS，包括无覆膜金属支架和部分覆膜支架。Dumon 于 20 世纪 90 年代描述了硅胶支架[24]。之前介绍了经典类型的支架的相对优势，以及它们的缺点（表 51–2）。支架有多种长度和直径，以及可用于隆突病变的圆柱形和 Y 形配置。将气管支架的长期并发症发生率降至最低的前景目标正在推动使用更新的医疗级材料的新型设计开发。混合全覆膜 SEMS 被认为是第三代，并且越来越多地被使用，其通常由镍钛合金制成，带有聚合物覆盖层，例如硅树脂或聚氨酯。由于存在多项并发症报道，用于良性疾病的金属支架仍处于美国食品药品管理局（FDA）的警告之下："我们对良性气道疾病患者使用金属气管支架并发症的担忧源于最近发表的文献、我们收到的医疗器械报告及医生提供的信息。这些并发症包括梗阻性肉芽组织、支架末端狭窄、支架移位、黏液阻塞、感染和支架断裂"[25]。值得注意的是，在 FDA 推荐时（2005 年），可用的金属支架大多为无覆膜型且生物力学性能有限。随着制造的进步，第三代金属支架已被用于治疗良性气道狭窄，且具有令人满意的安全性。

目前的研究旨在结合各种支架设计的优点。新推出的支架系列采用聚酯网嵌入硅胶，以实现金属支架的管腔通畅，并可轻松移除硅胶支架。在过去的 10 年里，几个研究小组已经制造出了临时性的生物可吸收支架；但是，这些必须被视为研究性的[26]。药物洗脱支架通过抑制成纤维细胞的生长，靶向肉芽组织的形成，目前正在进行人体试验[3]。复杂的病例表现为气道变形、局部变窄、扭曲和外形不规则。市售支架不符合气道，可能对气道黏膜产生过大的径向力，诱发肉芽组织。3D 打印定制气管支架的可行性正在探索中[27, 28]（图 51–12）。未来规划患者管理将受到 3D 打印技术的影响，有研究发现声门下狭窄模型可以提高临床医师对狭窄程度分级的准确性，从而选择更好的治疗策略[29]（图 51–13）。

成年人支气管镜检查和支架置入麻醉中的许多创新都以病例报道或小病例系列的形式进行了描述。目前尚缺乏比较麻醉药选择、肌松药使用和通气技术的高质量研究。在儿科人群中有更多证据，通常是儿童接受硬质支气管镜检查下异物取出，这是一个相当同质的临床群体。最近的一项随机研究得出结论，静脉注射右美托咪定联合利多卡因局麻和自主通气，比异丙酚、芬太尼和琥珀酰胆碱与手动 LFJV 提供更好的手术条件；不过右美托咪定方案需要更长的诱导时间和苏醒时间[30]。另一项研究得出结论：更高剂量的瑞芬太尼输注［0.2 vs. 0.1μg/（kg・min）］可减少异丙酚所需的输注剂量，改善血流动力学稳定性并缩短恢复时间[31]。目前尚不清楚这些结论是否适用于接受气管支架置入术的成年人群，他们的临床症状更加多样化。一项基于成年人经硬质支气管镜检查接受各种气管支气管干预的随机研究得出结论：使用低剂量罗库溴铵（0.25mg/kg）联合舒更葡糖钠注射液逆转的方法比使用低剂量琥珀胆碱（0.5mg/kg）的术后肌痛更少，患者满意度更高。然而，琥珀酰胆碱能提供更好的插管条件[32]。

中央气道梗阻的程度和部位会影响临床表现。较轻的症状包括咳嗽、喘息和用力时呼吸急促。呼气性喘息通常是胸腔内气道梗阻的征兆，而喘鸣更可能与胸腔外气道梗阻有关。在评估中央气道梗阻患者时，应注意在发生劳力性呼吸困难之前，气管通常会明显变窄至＜8mm。一旦管腔直径＜5mm，休息时就会出现症状。由于在症状出现之前气道横截面显著缩小，大约一半的气管狭窄患者在首次就

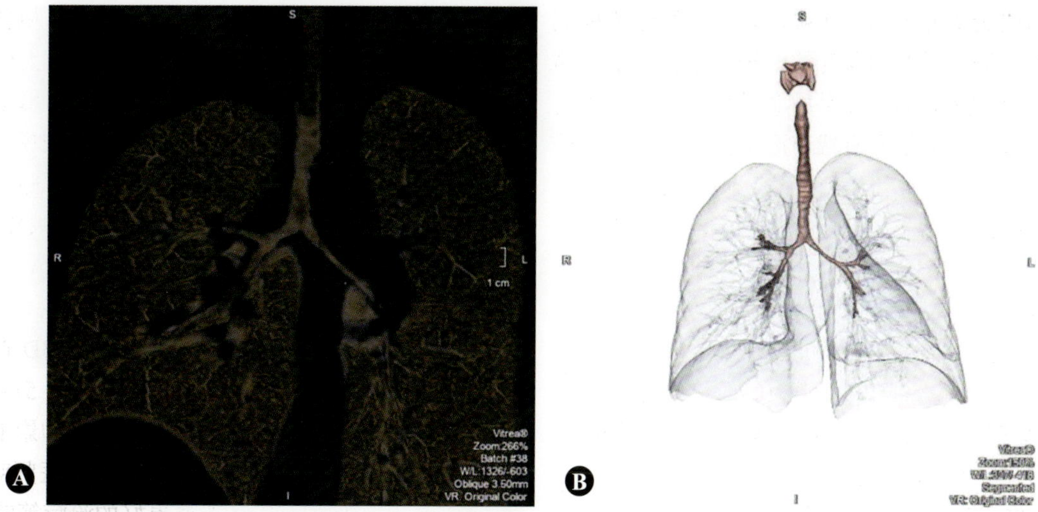

▲ 图 51-12 弥漫性气道受累伴复发性多软骨炎

A. 计算机体层成像图像处理可精确描述气道解剖解构；B. 气道模型 3D 打印程序，应用范围包括手术计划和个性化气道支架的 3D 打印

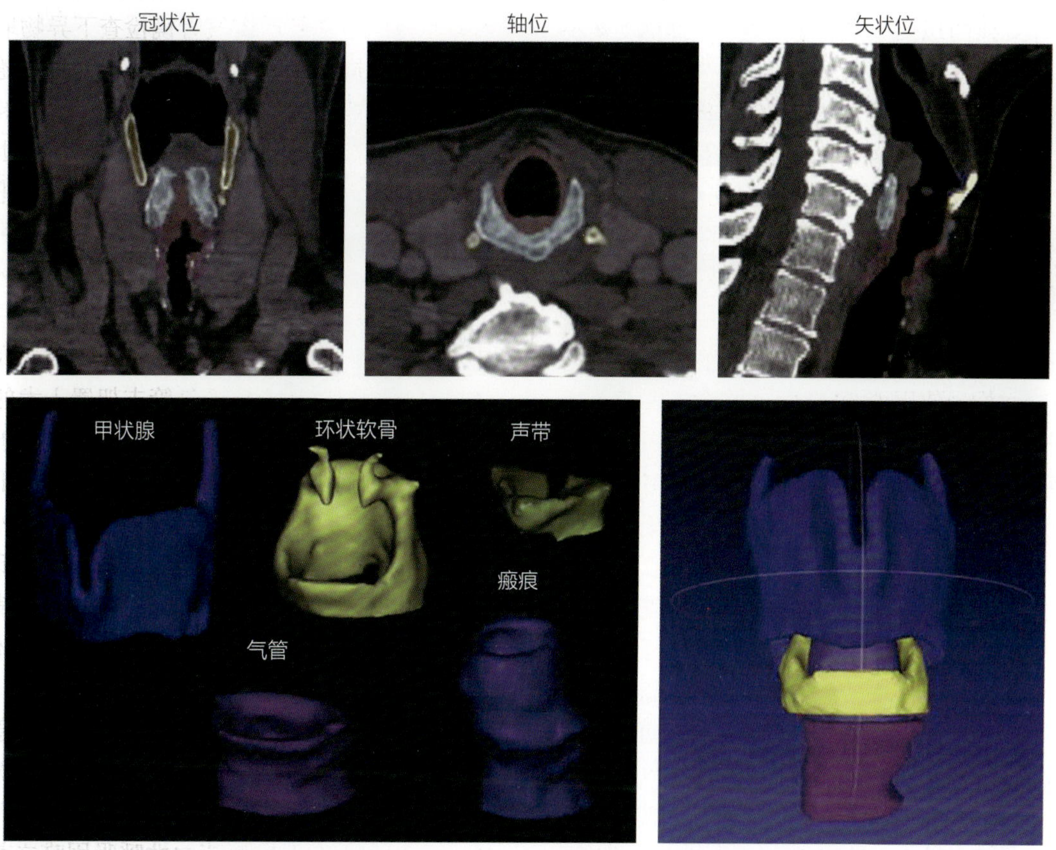

▲ 图 51-13 声门下狭窄 **3D** 模型的制作步骤；解剖结构在计算机体层成像中突出显示，并以多色 **3D** 模型呈现；腔内狭窄清晰可见

经许可引自 Hoetzenecker K, Chan H, Frommlet F, et al. 3D models in the diagnosis of subglottic airway stenosis. *Ann Thorac Surg*. 2019, 107:1060-1865.

诊时存在呼吸窘迫[2]。流量－容积环虽然对转诊医师在支架置入前后评估肺功能有潜在的帮助，但对术中管理的规划没有帮助，术中管理很大程度上依赖于高质量的气道树成像，通常是计算机体层成像。对于呼吸窘迫的患者术前行大量检查往往是不可行的，亦不应尝试。

上呼吸道内使用仪器会引起显著的交感肾上腺应激反应[33]。心率、全身和肺动脉压力的增加已被证实，并可能会持续很长时间。心肌耗氧量增加，可能出现心律失常。在因恶性肿瘤而接受支架置入术的患者中，许多是老年吸烟者，伴有外周和冠状动脉疾病的风险。历史上，硬质支气管镜检查期间和之后心肌缺血的发生率高达 10%～15%[34]。现代平衡麻醉方案允许在 TIVA 期间常规使用瑞芬太尼输注，可以更好地控制心率，并且短效 β 受体拮抗药（如艾司洛尔）的可用性降低了缺血的发生率，尽管缺乏明确的证据。

气管支架原位置入的患者可能需要接受不相关的手术。应尽可能避免气管插管，因为有报道称支架脱落和中央气道梗阻会导致危及生命的并发症。应尽可能使用区域麻醉技术。当需要全身麻醉时，应优先选择声门上气道支持，例如 LMA。当插管不可避免时，在纤维支气管镜引导下放置 ETT 是最安全的选择[35]。

对使用原位 Montgomery T 形管的患者的护理需要特别提及。Montgomery T 形管支架可放置一定时间，以使容易出现软化或瘢痕形成的上呼吸道愈合和稳定，通常应用在声门下狭窄的气道切除期间（图 51-14）。在某些患者中，T 形管基本上成了永久性气道支持。有 T 形管的患者可能需要气道检查或更换或调整 T 形管，一般在全身麻醉下使用硬质支气管镜检查。当提出进行与其气道无关的手术时，T 形管对麻醉医师提出了重大挑战，因为支架的上缘刚好在声带之外，无法进行常规气管插管（图 51-15）。上呼吸道可由 LMA 支持，可以是自主通气或控制通气，其气管造口分支被覆盖。另一种方法是使用固定良好的喉罩，然后将其盖上，以阻止气体从近端气管分支逸出，同时通过气管造瘘分支对患者进行通气[36]。气管造口分支可使用小型 ETT（通常为 5.5 号或 6 号）的接头连接到呼吸回路。还报道了一种技术，是将充气的 Fogarty 导管通过气管造口分支置入近端分支，以阻止气体进入上呼吸道，同时通过气管切开分支进行通气。大多数通过 T 形管通气的方法只能提供部分气道保护以防止误吸。有研究称在清醒时将小型 ETT 纤维光导伸缩到 T 形管的近端气管分支中，但在 T 形管周围仍可能误吸。在胃饱和的情况下，有报道称在清醒状态下，用纤维镜完全通过 T 形管的近端和远端分支置入 5mm 显微喉镜管，并给套囊充气以防止误吸[37]。成人 T 形管外径尺寸为 8～16mm，这种方法可能只适用于较大的尺寸。最后，T 形管可以由患者的外科医师取出，并用气管切开管代替。如果气管造瘘保留一段时间，患者的上呼吸道狭窄可能会复发。T 形管更换通常需要全身麻醉。

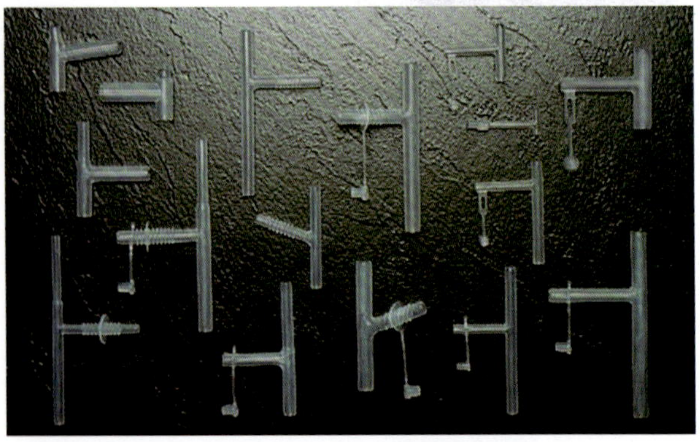

▲ 图 51-14 **Montgomery T 形管的各种尺寸和配置；T 形管由硅胶制成，外科医师可以在置入之前对其进行修剪，以进一步根据患者的解剖结构进行定制**

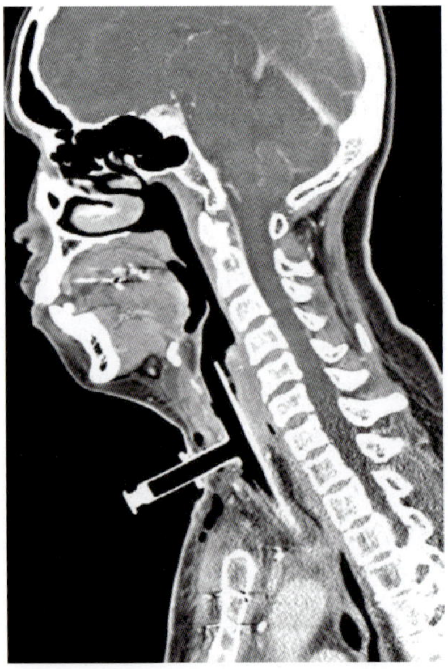

▲ 图 51-15 **一例置入 Montgomery T 形管的患者侧面；注意在这个病例中，近端分支轻微地突出穿过患者的声带**

第 52 章　机器人胸外科手术

Robotic Thoracic Surgery

Laszlo L. Szegedi　著

倪新莉　李　娜　译

机器人已经越来越多地出现在现代生活中。你可以发现他们在人类因生物限制而无法到达的地方工作，在不同的领域帮助人们，比如在卫生保健领域。在这里，重点介绍了这些设备在不同的外科手术中的应用进展，其中包括胸外科手术，以及在各种胸外科手术中均取得了良好的效果[1]。

从古文明时代开始，就有许多关于自动化设备或机器人的描述。在工业时代，出现了更多的实际应用，通过代替人类执行重复的或危险的任务，这些任务是人类不愿意做的或由于尺寸限制而不能做的，或者是在危险的环境中进行的。

机器人一词在捷克语中的意思是奴隶的劳动，它最早于 1921 年初由 Karel Capek 在他的戏剧 "Rossum's Universal Robots" 中使用及出现，并将机器人一词引入英语和其他语言。

实际上，机器人是指能够自动执行一系列复杂动作的机器。机器人要么由内部的嵌入式控制，要么由外部的人类控制引导。在过去的半个世纪里，机器人已经融入了人们的日常生活：曾经只是科学幻想的事情现在已经变成了现实。机器人被广泛应用于各种类型的活动和领域：从家务管理、到搬运草坪、到休闲、到工业，以及最近的医学，促进了某些类型的外科手术的发展。今天，生活在发达国家的每个人都受益于日常生活中机器人技术的进步。虽然机器人通常用于医疗保健实验室，但它们已经越来越多地融入临床医学中。在过去的 20 年里，外科手术机器人的研究一直在持续增长，这从每年增加的发表论文的数量可以明显看出。外科手术机器人是一个不断发展的领域，旨在利用机器人的特性，这些特性使它们在其他行业非常有价值。

1985 年，机器人技术在医学上的首次外科应用被描述，当时一个工业机器人手臂被修改以执行具有 0.05mm 精度的脑立体定位活检。这是 1999 年获得美国食品药品管理局（FDA）批准的 Neuromate（Integrated Surgical Systems，Sacramento，CA，USA）的原型装置[2]。1992 年，Robodoc（Integrated Surgical Systems，Sacramento，CA，USA）被引入在髋关节置换术中使用。尽管 Robodoc 已在欧洲数千名患者中使用，但由于对其并发症发生率的担忧，它尚未在美国获得 FDA 批准[3–5]。类似的装置已被设计用于膝关节置换术和颞骨手术，但这些装置既没有完成临床测试也没有获得 FDA 批准[6, 7]。

1997 年，Intuitive Surgical 公司的达・芬奇机器人操作系统在比利时被用于进行腹腔镜胆囊切除术，新开发的远程机器人设备的广泛临床应用潜力得到了商业上的认可[8]。1999 年，Computer Motion 公司推出了 Zeus 手术系统（在其前身 AESOP 之后，于 1994 年推出），它与达・芬奇机器人操作系统的区别主要在于外科医师工作站的配置。它得到了 FDA 的批准，但在对一家竞争对手的医疗机器人公司提起几起诉讼后，2003 年，Computer Motion 和 Intuitive Surgical 合并为一家公司。

达・芬奇机器人操作系统是由美国 Intuitive Surgical 公司制造的机器人手术系统，并于 2000 年获得 FDA 批准。它由坐在控制台前的外科医师控制，该控制台为他提供手术区域的三维（3D）图像。机器人的第二部分是真正的机器人——患者侧推车——由三个或四个机械臂组成，并容纳不同的仪器和带有摄像头的内镜。该系统的第三部分是视频监视器，包括机器人的光学装置。

在手术过程中，外科医师可以使用全系列的 Endo Wrists（Surgical Intuitive）器械。这些机械臂可提供七个自由度的运动，这超过了正常手在开放性手术中的能力，并可进行两个自由度的轴向腕式旋转[9]。这些机械臂通过特殊端口引入，外科医师在控制台的动作以高度敏感的方式传送到连接机器人手臂的器械上。

通常，第一位外科医师操作控制台，而第二位外科医师在手术台上介绍和更换手术所需的戳卡和不同的器械。

机器人辅助胸外科手术（robotic-assisted thoracic surgery，RATS）于 20 世纪 90 年代中后期在一些中心开始实施。第一份报告是在 2000 年初编写的[10]。

尽管胸外科手术是发展最快的技术之一，但 RATS 的结果并没有被广泛报道。然而，与电视胸腔镜外科手术（VATS）相比，我们可能没有认识到它在结果上主要的优势，但可以肯定的是，机器人手术的优越性是有益的。积累更多的 RATS 经验可能会在肿瘤学、生理学和生活质量测量方面提供更好的结果[11]。

一、优点、缺点、学习曲线

起初，RATS 主要是与 VATS 进行比较。自 20 世纪 90 年代以来，VATS 技术在胸外科领域得到了认可，一些文章甚至报道了与开放手术相比有明显的改进。VATS 的优点是创伤小[12]，胸腔引流时间短，住院时间缩短[13-15]，短期肺功能得以保留[16]，减少疼痛和减少并发症。当然，机器人手术也是一种微创技术，因此很难显示出与 VATS 的差异。

与几年前引进的 VATS 类似，RATS 是一种越来越融入胸外科领域的外科技术。考虑到局限性（有限的可操作性和不稳定的摄像平台）[10] 和不良的人体工程学，最初的微创技术的推广非常缓慢。通常情况下，一个特定的技术，无论是 VATS 还是 RATS，都会被一个特定的外科医师所选择。只有少数胸外科医师接受过这两种微创技术的培训，因此很难与那些实力相当的专家进行大规模的对比研究。同样，在世界范围内，经验是广泛不同的；在一些国家，机器人平台已经整合得很好，而在其他国家，RATS 项目还处于起步阶段。

当然，使用机器人系统的成本是一个重要因素。因为 VATS 的价格较低，其普及速度较快。遗憾的是，VATS 没有标准化，而 RATS 似乎也是如此。此外，RATS 的学习曲线比 VATS 更长（需由被认证的外科医师操作 50 例和 25 例）[17, 18]。显然，必须考虑传统的外科培训方式。以前，每个人都接受过开胸手术或胸骨切开术的训练；后来，开始使用 VATS。在没有改用 VATS 的人群中，有许多外科医师立即改用 RATS，绕过了 VATS。大多数从 VATS 转到 RATS 的外科医师已经有了微创胸外科手术的经验。

毋庸置疑，RATS 的优点是 3D 视觉、机器人控制和铰链式器械的使用，以及外科医师的人体工程学方面。动作更精确，更轻巧，更有规模。因此，提高外科手术的精确性和准确性是可能的。

机器人系统并不完美，缺点是失去了触觉反馈，增加手术时间，以及外科医师和患者之间的距离。显著的缺点是系统和手术所需部件的成本很高。仪器只能在有限的时间内使用（10～20 次），这导致了相当大的成本。一些数据表明，较短的住院时间将抵消部分较高的成本。

另一个方面是所需的特殊培训。如果这可以在双控制台系统上完成，当然可以更好地指导启动工作。学员和有经验的外科医师（监察员）有相同的画面，在两个控制台之间切换器械很容易。此外，达·芬奇机器人手术系统还推出了达·芬奇技能模拟器，外科医师和手术团队可以在模拟器中心参与特定技能的开发。

在出血的情况下，通常会有更好的控制，可能是因为机器人的手臂保持在同一位置，不依赖于人类的因素，如移动或分散注意力。当出血保持稳定时，可以进行紧急开胸手术，并且可以比 VATS 手术更好地控制出血。

主要的优势实际上是对外科医师而言的。外科医师在机器人控制台的工效是无法与电视辅助胸腔手术的情况相比的。在身体上，即使坐在控制台的舒适椅子上，也与两个外科医师站在患者旁边看屏幕完全不同。

与此同时，该技术被认为是安全且可重复的，并且与缩短住院时间及降低发病率和死亡率有关[14]。

最近的一份出版物证实，RATS 取得了同样好的肿瘤学效果。较大的系列研究显示，纵隔淋巴结的可视化和解剖可以更顺利地进行，因此在解剖过程中可以达到清理更多的淋巴结水平。这提供了更好的疾病分期，从而提供了更适合的治疗方法[13]。该机器人主要用于心脏手术，但目前该机器人的临床使用涵盖了广泛的外科专业。

二、机器人辅助肺叶切除术

肺叶切除术是最常进行的肿瘤手术，在此过程中要对肺部进行精确的解剖。现在每个中心都开发了一种技术，通常是根据机器人系统的类型。现代机器人已经从三臂系统增加到四臂系统，这使得护理人员可以更好地接近患者，也使得该技术更加标准化（三臂或四臂），并且可用于所有肺叶的安全切除。旧系统更依赖于患者上方的正确定位，因为机械臂中央附件的移动性较差。这造成了麻醉医师对患者的可及性受到影响，而这在危急情况下可能是至关重要的。

死亡率与其他技术，如开放手术和视频辅助手术相当。长期肿瘤学结果与其他使用 VATS 或开胸手术的大型研究一致[18]。发病率是相同的，并且在文献中没有描述机器人系统的特殊并发症（在胸外科手术中）。Bao 等的一项回顾性研究比较了 184 名接受 RATS 和 VATS 肺叶切除术的患者，发现临床结果没有改善，而 RATS 手术时间更长，费用也明显更高[19]。

在 VATS 和 RATS 之间的比较范围内，失血量没有显著的差异[20]。

三、机器人辅助的肺段切除术

由于人口的增长和老龄化，以及高危人群的低剂量胸部计算机体层成像筛查计划，早期肺癌的数量和比例可能会增加。

由于机械臂可在更大范围内进行良好的控制性运动，并通过吲哚菁绿改善血管结构的可视化技术，以及为术前规划创建解剖学 3D 模型，更多的外科医师可以使用这种微创方法进行肺段切除术。RATS 手术使得对肺癌早期正确分期非常重要的肺门、支气管和血管淋巴结的细致解剖更加容易。

因此，肺部的转移灶可以被切除，并且可以获得更宽的切除边缘。在机器人系统的帮助下，对高危人群的早期小细胞肺癌进行切除也是可能的。为了确定对早期小细胞肺癌进行肺段切除的肿瘤学验证，目前正在进行两项研究，即 CATGB 140503(美国）和 JCOG 0802（日本）。未来的结果将决定这种方法是否可以应用于所有临床 1A 期疾病的患者而不影响肿瘤学。事实证明，肺段切除术比肺叶切除术更安全[21, 22]，而且与开胸手术相比，在胸腔镜下进行肺段切除术的并发症更少。由于这个原因，一些外科医师主张必须在胸腔镜下进行肺段切除术，而机器人平台对这种手术是很有用的。

笔者所在机构使用的手术技术是一个四臂设置。麻醉后通气的患者侧卧位躺在真空床垫上。用一个可移动的充气气囊垫高患者的胸部，使胸部成为最高点。机器人被放置在患者的背部。使用四个端口和一个助手的端口。

摄像头位于第 8 或第 9 肋间和腋后线的交汇处。从这里开始，第二个端口放置在前侧 8cm 处，第三个端口放置在后侧 8cm 处，第四个端口放置在向上和向后 45° 的 8cm 处，距脊柱中线 6cm 处。在 30° 摄像机的观察下，在 5～10mmHg 的压力下注入二氧化碳（CO_2）后，将一个 12mm 的腹腔镜端口置于膈上。这个端口用于抽吸、缝合和回缩，在手术结束时将扩大到约 4cm，用于回收标本。使用的器械是右手的压板、右手的双极镊子和右手的尖头镊子。压板与 Cadière 镊子换用，以通过结构后面。辅助端口用于缝合设备（图 52-1）。

取出标本后，在机器人前部端口放置一根引流管。患者在手术室内被唤醒并拔管。

四、机器人辅助胸腺切除术

微创胸腺切除术适用于大多数重症肌无力和早期胸腺瘤患者[23]。机器人方法可以更好地进行纵隔剥离，可以改善美容效果，减少术后疼痛，从而加快恢复[23]。尺寸被普遍认为是选择手术方式的一个因素，尽管没有指南。在影像学技术上直径＜4cm 的肿块通过 RATS 切除，术后生活质量会更好。Balduyck 等评估了机器人辅助胸腔镜或开放式前纵隔肿瘤切除术后的生活质量（QoL）。共有 14 名患者使用达 · 芬奇机器人系统进行了胸腔镜切除术，22 名患者通过胸骨切开术进行了开放式切除。在术前和术后第 1、3、6 和 12 个月进行问卷调查：通过胸骨切开的开放式切除术的特点是术后 1 个月

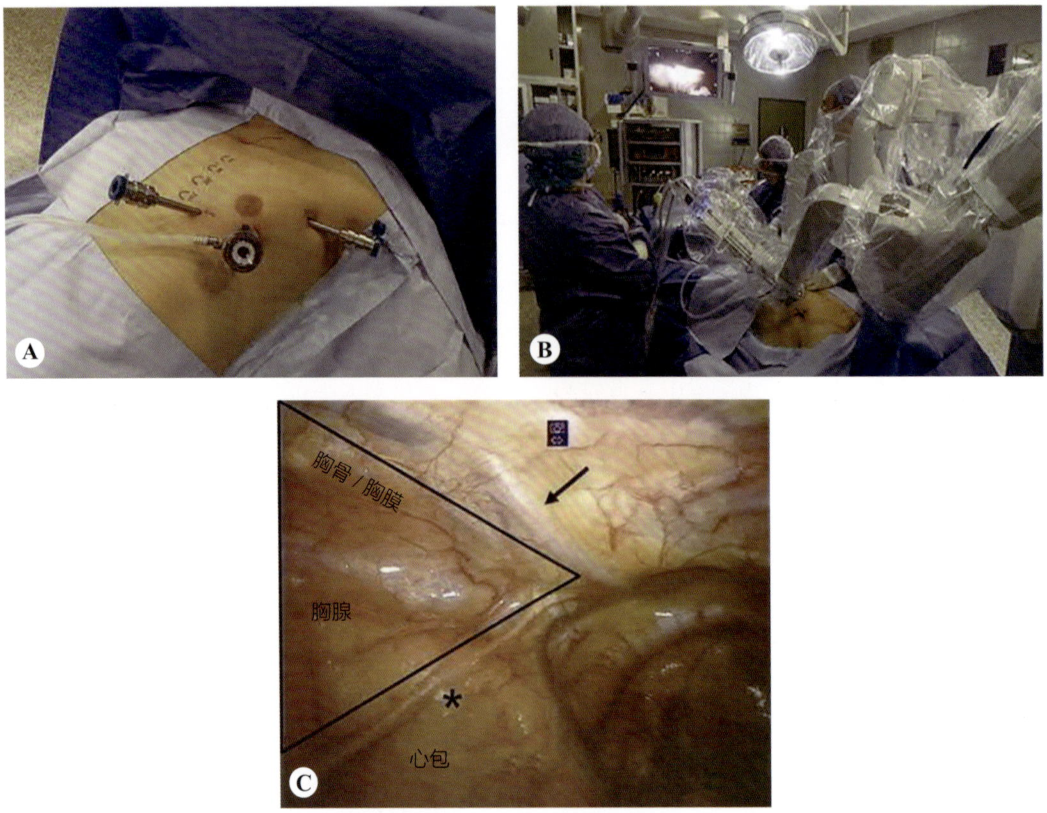

▲ 图 52-1 机器人胸腺切除术

A. 手术钳的位置；B. 手术室的景象；C. 胸腔内视图

总体功能明显下降（身体功能 P=0.001，角色功能 P=0.001，和社会功能 P=0.044）。患者还主诉在手术后的前 3 个月胸腔疼痛加剧。达·芬奇机器人切除术后 1 个月的 QoL 评分接近术前基线值，除了术后前 3 个月的胸腔和肩部疼痛增加 [24]。

大多数情况下使用三臂技术，但是如果患者的胸廓尺寸允许的话，四臂技术是首选。患者仰卧在真空床垫上，稍微倾斜（30°～45°）到进入部位的对面。摄像端口位于第 4 肋间隙和腋中线的交叉点。第二个端口几乎在腋窝，腋前皱襞下；第三个端口在摄像端口的远端 8cm 处。助手的端口放在第 8 或第 9 肋间，腋后线的横膈膜上（图 52-2）。在压力为 5～10mmHg 的 CO_2 下，可以很好地观察纵隔。从尾部开始解剖，直到释放胸腺的上极。将标本装入袋中取出，并放置一根胸腔引流管。

五、机器人辅助食管切除术（见第 44 章）

食管手术在本书中有专门的一章进行描述，因此我们在这里非常简要地介绍机器人手术的一些具体问题。

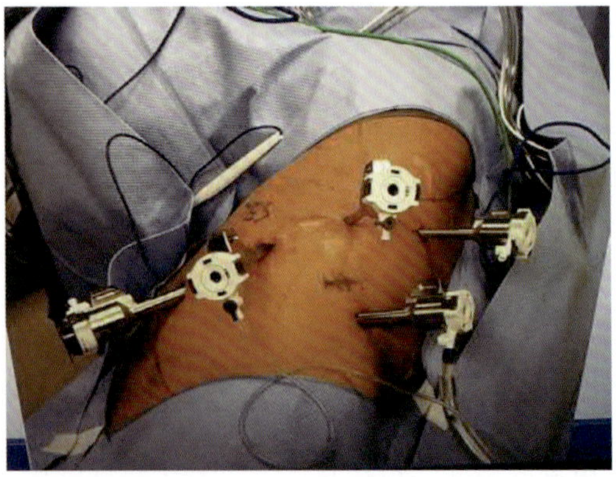

▲ 图 52-2 三臂技术

机器人辅助食管切除术与微创食管切除术类似，采用经食管途径或经胸和经腹联合途径进行 [9, 25]。机器人食管切除术的经验非常有限；因此，只报道了病例报告或病例系列。没有数据表明，与微创技术相比，在手术发病率、疼痛、住院时间、手术时间或总费用方面有所改善 [9]。据报道，食管癌手术后的并发症[26, 27]是由于粘连或出血、吻合口漏、心律失常、急性肺损伤、声带麻痹而转为开放性手术——这种最新的并发症似乎比传统手术的情况要少[28]。另一份关于机器人辅助的食管裂孔经食管切除术的报道指出，这是一项安全可行的技术。Kernstine 等[27]及 Nifong 和 Chitwood[29]在一篇社论中报道了在机器人食管切除术中采用团队方法的必要性，在机器人手术过程中有训练有素的护师、外科医师和麻醉医师。

一项研究比较了俯卧位食管切除术中压力控制和容量控制单肺通气（OLV）的效果，两种通气模式之间没有显著的差异[30]。

六、关于麻醉管理的特殊问题

由于 RATS 技术在胸外科手术中的应用时间相对较短，因此很少有研究描述 RATS 手术中使用的麻醉和镇痛技术。然而，有证据表明，与传统的 VATS 相比，有一些不同之处：一些是特殊的要点，而另一些则是所有类型的机器人手术都应该考虑的。

（一）了解外科技术、设备和患者选择

首先，机器人操作技术的庞大性和特殊性是手术室中的一个干扰因素（图 52-3 和图 52-4）。此外，与开放手术相比，需要增加手术室人员的数量。胸腔机器人与其他机器人辅助手术不同，因为常规使用 CO_2 灌注，人工气胸，长时间的 OLV 和其他因素可能会显著影响呼吸和循环功能。与普通机器人外科手术的麻醉相比，胸部机器人外科手术的麻醉要求更高。

为了确保手术的成功和患者的安全，不仅要充分了解手术技术，而且还要了解相关设备、它们对患者的影响及相应的病理生理学变化。

患者的情况，包括身高超过 130cm 和体重超过 30kg，是 RATS 手术的必要条件，这些手术包括肺叶切除术、淋巴结清扫术、食管手术或直径<5cm 的纵隔肿瘤切除术。所有计划进行 RATS 的患者都应满足常规开胸手术或胸腔镜手术的要求。肺功能、动脉血气、胸部 X 线和气管插管的气道可行性，以及耐受长时间的 OLV 是必要的。患有急性冠状动脉综合征、心力衰竭、严重心律失常或瓣膜病的患者最好不要接受 RATS 手术。凝血功能、肾脏和肝脏疾病的实验室检查应呈阴性。

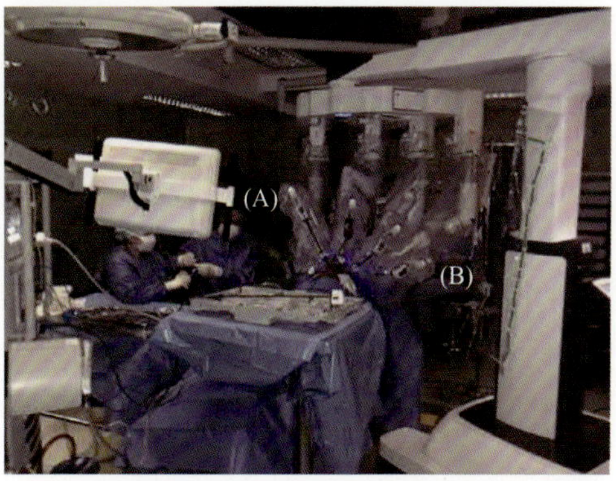

▲ 图 52-3　使用达·芬奇机器人操作系统的实际操作
请注意机器人所占据的空间，外科医师在控制台；A. 麻醉医师和麻醉机；B. 勉强可见

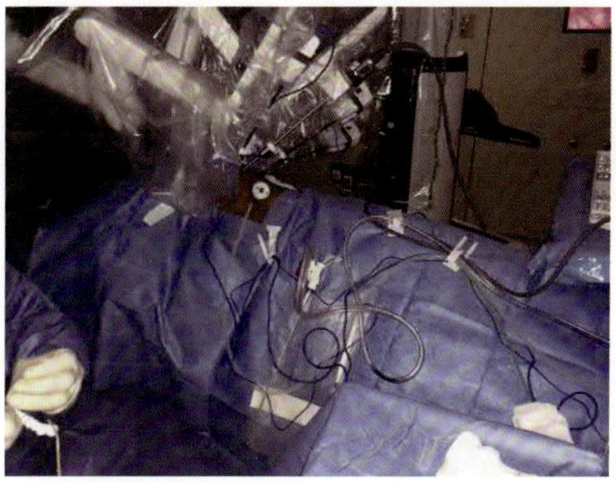

▲ 图 52-4　达·芬奇机器人操作系统的手臂

手术持续时间比传统的 VATS 手术长，因此延长了 OLV 的时间，从而可能对手术效果产生负面影响。对于外科医师来说，不需要明确的病例数来缩短手术时间；然而，如前所述，通过学习曲线，手术持续时间最小限度地超过 VATS 手术的持续时间，而要使外科医师有资格进行手术，必须有 50 次 RATS 手术的经验。

（二）接触患者

除了延长 OLV 时间外，接触患者是另一个主要问题；此外，通过纤维支气管镜检查来控制肺隔离装置的位置时，接近患者的头部可能是有限的。

（三）患者的体位（见第 10 章）

考虑到手术持续时间较长及患者的侧卧位，应注意正确的体位。在使用绑带包裹头部，而不是使用保护泡沫装置的情况下，已经描述了耳朵受伤或面部麻木的情况。

使用由两个眼罩和胶带组成的“传统”简易装

置来保护眼睛，并不能有效地防止眼睛受压。有几家公司正在将一次性护眼器商业化，这种护眼器由泡沫制成，有一个透明的外壳来保护和观察眼睛，有不同的尺寸可供选择。

对于患者的体位，应注意手臂的弯曲，在标准的侧卧位中，手臂被限制在＜90°。应该有足够的空间让机器人的手臂不接触到患者。

有报道称，机器人辅助食管切除术是在患者处于俯卧位的情况下进行的，但在这些病例中没有重大麻醉并发症的报道；尽管中心静脉压和平均肺动脉压上升，但没有提到血流动力学不稳定的情况[31]。

（四）术中监测、二氧化碳隔离、液体

与标准外科技术相比，不需要额外的术中监测。然而，应该提到的是，由于难以接近患者和难以看到“真实的”手术视野，术中诊断可能会改变。

动脉血压的急性下降可能是由戳卡的插入。然而，还有其他可能导致术中低血压的原因，例如，还应该评估患者的非独立腿弯曲和悬空的位置。

吸入 CO_2 会增加胸腔内压力，继而降低前负荷，甚至可能导致气胸和皮下气肿。在容量控制通气过程中，气道峰压增加，肺动态顺应性降低，而潮气量或分钟通气量没有变化[32]。麻醉医师必须警惕双腔气管导管（DLT）或支气管封堵器（BB）可能因气管支气管树的移动而移位，以及潮气量的频繁变化。平均中心静脉压、肺动脉压和肺毛细血管压都会增加，当充气发生在右侧时，这种增加会更高[32, 33]。在低流量（＜2L/min）的情况下，CO_2 的充气压力应从不超过 5cmH$_2$O 开始，并限制在最大 10cmH$_2$O 甚至更低，如果可能的话，这是相对安全的[34]。患者应以高呼吸频率通气，以消除因 CO_2 不足导致的高碳酸血症。应考虑增加前负荷的潜在补救措施，如降低充气压力、收缩力和容量负荷，和（或）重新安置患者。一项研究表明，在 CO_2 灌注期间，压力控制通气与容量控制通气相比，具有积极的效果。

关于液体的使用，虽然它们不是肺切除术后肺水肿的诱因，但它们确实会导致其恶化。限制性和目标导向的液体方法仍有争议。在 RATS 手术中，由于手术区域的“封闭性”和隐蔽性，很难对液体损失进行全面监测，有时也很难评估失血量。随着手术时间的延长，应强制性监测尿量和体温。

不幸的是，在 RATS 的情况下，鉴于接触患者头部的机会有限，在手术中监测经食管超声心动图是很困难的。另外，创伤性很大的肺压力和心输出量监测设备已被现代监测设备（Nicco，Picco，FloTrac，Hemosphere 等）所取代。

在手术过程中，与开放手术甚至 VATS 手术相比，尽管屏幕上可以看到一个或两个操作机械臂，但却无法看到其他机械臂，因此很难快速诊断术中出现的手术问题和并发症，如出血或用牵引器推左心房。

（五）沟通

机器人、它的手臂、外科医师的控制台和不同的屏幕所占据的空间不仅限制了麻醉医师接近患者和手术区域（尽管它在屏幕上是可视化的），而且使与外科医师的视觉和语言交流变得困难。让外科医师坐在他的控制台前通过麦克风说话，而其他人则必须大声回应，这使得口头交流变得困难，有时对误解的反应时间会延长。虽然听起来很容易就能沟通，但后勤并不总是足够适应这种情况。

控制台可能在房间的正对角，有许多障碍物需要跨越（悬挂的电缆、便携式监视器、擦洗台等）（图 52-3）。手术室的布局应是外科医师坐在他的控制台前，而旁边是麻醉医师，这可能对此有帮助[35]（图 52-5）。清晰的指令、协同的行动和良好的团队合作是手术取得积极成果的必要条件。

（六）肺隔离技术（见第 16 章）

肺隔离和肺隔离将在另一章中描述。然而，如上所述，当机器人的臂在患者上方工作时，难以接近帷帘下侧卧位的患者的头部，肺隔离装置移位的可能性是目前的风险。最好的肺隔离方法是麻醉医师最熟悉和最适应的方法。可以使用左侧或右侧的 DLT，但要记住，如果是右侧的双腔导管，定位的安全系数比左侧的要小。DLT 的一个替代方案是使用带有独立 BB 的单腔导管，这可以减少麻醉后咽喉痛的发生率。对每个麻醉医师来说，最好在他或她的“工具箱”里准备一个 DLT 的替代物[36]。连续监测肺隔离装置位置的有用方法可能是最近推出的在气管导管中嵌入摄像头的左侧双腔导管（Viva-Sight DL，Ambu），它可以连接到屏幕连续观察 DLT 的位置，或者是带有嵌入式摄像头（Viva-Sight SL，Ambu）并使用 BB 的单腔导管，这在本书关于肺隔离的章节中有详细描述[37, 38]。此外，一项新的研究发现，与可重复使用的纤维支气管镜相比，

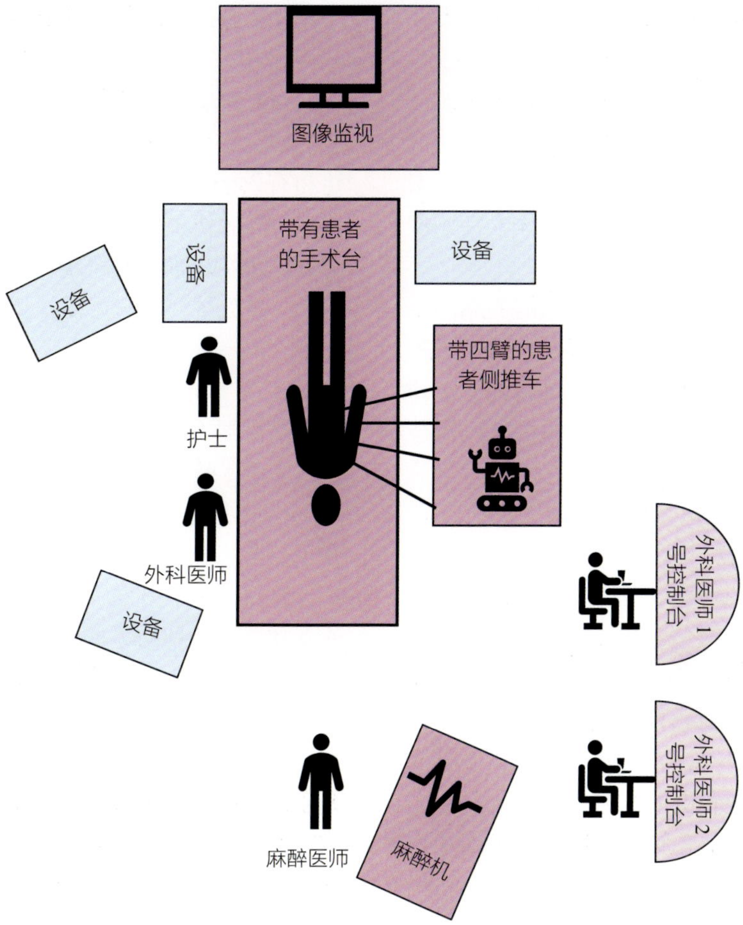

▲ 图 52-5 用于机器人胸腔手术的手术室布局

控制台、机器人、屏幕和患者之间的不同光纤和电线没有体现，呼吸机的管道、患者的监测电缆、纤维支气管镜或超声心动图设备也没有体现

一次性纤维支气管镜更具成本效益，而且感染风险更低[39]。

（七）疼痛管理

关于RATS术后疼痛的研究还很缺乏；然而，尽管机器人手臂的手术端口数量增加，但似乎RATS术后疼痛较少，很可能是因为RVAT手术中使用的套管针直径较小。事实上，患者注意到的疼痛区域较少，如膀胱导管引起的疼痛、咽喉疼痛、胸管引起的疼痛，当然还有体位引起的疼痛，有时从颈面部麻木到肩部疼痛。为了减少这些疼痛区域，可以使用单腔导管代替双腔导管的BB；应评估是否需要非常严格的定位和术后膀胱导管，并对胸腔导管插入处进行局部麻醉。第24章讨论了胸腔手术后的疼痛管理，但在大多数RATS病例中，胸段硬膜外麻醉是金标准，而椎旁阻滞或肋间浸润是有效的替代方法。

（八）责任和道德考量

尽管是由Capek描述的，但在1938—1942年出版的短篇小说集中，将机器人普及归功于俄罗斯作家Isaac Asimov。Asimor最著名的是他的机器人行为三定律。Asimor构思了他的机器人法则，以将秩序强加于他的功能机器人的自由意志上（Astounding Science-Fiction, March 1942, ed. John W Campbell jr, Street & Smith Publications Inc., 1942.03.00）。无论它们是被嵌入控制还是被外部控制，都有一些应该被尊重的机器人法则：它们不应该伤害人类，它们必须服从人类的命令，它们必须在不违反第一法则的情况下保护自己的存在。机器人法则假定“人类”和“机器人”这两个术语已经被理解和定义好了。

人为因素在安全提供患者护理方面发挥着重要作用。它们是造成不良后果的主要因素。用于内科和外科及胸外科的机器人是远程操作的机器人，这就产生了在使用机器人造成伤害时的责任问题。

在 RATS 中还没有描述过机器人功能障碍的案例；然而，在其他类型的机器人手术中却有一些案例。

机器人胸外科手术可能为胸腔手术的实践打开新的视角。要提供最先进的治疗，需要特殊的培训和经验，以及高质量的评估。虽然职业责任的法律基础仍然保持不变，但使用机器人手术的诉讼可能更加复杂。如果出现不理想的结果，除了医生和医院之外，机器人系统的制造商也可能被起诉。关于机器人手术的伦理问题，设备的安全性和可靠性，向患者提供足够的信息和保密性是至关重要的。机器人手术的成本和大多数公立医院缺乏对这种系统的财政支持，可能会限制大多数人享受到新技术带来的好处。有些人甚至提出这样的问题：与标准的 VATS 相比，RATS 是否只是一种简单的营销策略，而没有任何有益的效果？

虽然外科机器人技术将对外科实践产生重大影响，但它在法律和伦理领域，以及医学和卫生保健领域都提出了挑战。

伊利诺伊大学厄巴纳－香槟分校、麻省理工学院和芝加哥拉什大学医学中心的研究人员进行的一项研究[40]显示，在2000年1月至2013年12月期间，美国共进行了 170 多万次机器人手术，其中记录了 144 例死亡、1391 例受伤和 8061 例设备故障。这是基于医院、患者、设备制造商和其他机构提交给 FDA 的报告，研究指出真实的数字可能更高。然而，研究人员没有将事故率与没有使用机器人的类似操作进行比较，并且该研究没有经过同行评审，因此这些数据应该仔细考虑。

所有的并发症都来自其他类型的机器人手术，在 RATS 中还没有严重的设备故障的报道。需要更多的研究来提供关于 RATS 与标准技术相比的安全性和有效性的信息，并描述 RATS 与 VATS 的细微差别。尽管机器人手术存在各种问题，但这种手术的数量仍在增加，这可能是因为人们认为机器人手术是一种尖端技术，可以提高机构的声誉。

结论

对机器人胸外科手术患者的管理需要涉及胸部的微创手术技术的知识。

在过去的 10 年中，机器人辅助胸外科手术得到了发展，在未来，它将在复杂的胸部病理治疗中发挥重要作用。机器人增强的灵活性和 3D 可视化使其在胸腔的狭小空间内进行手术成为可能。麻醉医师必须熟悉机器人手术系统。

需要对长时间的 OLV 与左侧 DLT 或独立的 BB 进行管理，同时采用灵活的纤维支气管镜检查技术（最好是连续监测）。

在使用机器人系统时，正确的患者体位和预防并发症，如眼睛或神经或撞伤是必需的。

需要认识到胸腔充气时 CO_2 的血流动力学影响。

与 VATS 相比，成本较高，而且结果还没有被证明是更好的。还应牢记转换为开胸手术的可能性。

团队合作是必需的，而且手术室的所有参与者之间要有良好的沟通。

我们不知道未来的经验会给我们带来什么；但是，我们应该牢记机器人技术的第一条法则：“机器人不得伤害人类，也不得因疏忽而使人类受到伤害。”

第 53 章　加速胸外科术后康复

Enhanced Recovery After Thoracic Surgery

Emily G. Teeter　Anoushka M. Afonso　Wanda M. Popescu　著
倪新莉　尹灵子　译

加速术后康复（enhanced recovery after surgery，ERAS）是基于循证医学依据提出的关于围术期以患者为中心的一系列优化处理措施，主要目标是有效地促进患者基础功能的恢复和避免并发症的发生，达到快速康复。加速术后康复在多个外科专业领域已突显优势，特别是结直肠手术。虽然加速胸外科术后康复（ERAS for thoracic surgery，ERATS）研究仅占据 ERAS 相关文献的一小部分，但目前也开始迅速发展。这种快速的发展得益于最近发布的两版独立的强化康复指南：一版适用于肺切除术，另一版适用于食管癌切除术。两者的一般原则相似，因此在本章中，将回顾最新的肺切除术 ERATS 术指南的核心原则和具体内容。

一、背景

尽管 ERAS 近年来才受到欢迎并得到发展，但 ERAS［既往也被称为加速康复计划（enhanced recovery program，ERP）］并不是一个新的概念。最初是由丹麦 Kehlet 教授等 [1] 在 20 世纪 90 年代提出，主要包括外科患者多模式、多学科的围术期康复理念。ERP 的目标是顺利、有效地恢复到患者基本功能状态。既提高医疗健康管理质量，同时又降低成本。顺利地康复对患者、医疗系统和治疗效果都是有利的。此外，在癌症治疗中应用加速康复理念也有助于患者更快地开始新辅助治疗。

尽管最初缺乏相关文献，也缺乏正式指南，但目前 ERATS 已成为 ERAS 中不断扩展的领域。除了几项 Meta 分析和机构经验的描述外，2018 年还发布了两套独立的加速胸外科术后康复指南 [2–4]。ERAS/ 欧洲胸外科医师协会（ESTS）的联合指南是第一个相关指南，内容包括代表多国家多学科的外科医师和麻醉医师的文献回顾和专家共识。在本章中，将重点讨论肺切除手术的 ERATS 指南。相关指南总结见表 53–1。

二、快通道外科与加速术后康复

“快通道外科”和“加速术后康复”这两个概念经常被混淆，两者的重要区别在于主要目标不同。20 世纪 90 年代，“快通道拔管及恢复”主要应用于心外科手术，目的是快速拔管和减少住院时间，其次多见于胸外科手术 [5–7]。但其与 ERP 有很多不同之处，首先，“快通道”方案往往是由外科医师主导的，较少关注多学科合作的作用。其次，“快通道”的某些策略是为早期拔管量身定制，因此仅提出尽量减少阿片类使用的理念，而较少提出多模式镇痛理念。最后，快通道方案的实施多集中在术中和术后，通常不涉及整个围术期。

三、加速术后康复总体概述

无论何种外科专业，在 ERP 中存在几个共同的主题和目标。核心内容的整理由 ERAS 的管理机构完成，包括 ERAS 协会和美国强化康复协会（ASER）。表 53–2 中，ERP 核心组成部分涵盖了整个围术期，从患者的初次会诊到出院，甚至可能更长时间。术前包括：患者宣教和评估，术前 2h 内摄入碳水化合物饮料，术前优化基础病，以及超前

表 53-1 加速胸外科术后康复的内容摘要及相应的级别证据和建议

内容摘要	证据等级	推荐程度
手术前 2h 内饮用液体	高	强
避免使用镇静药	中等	强
机械性和药物性的 VTE 预防措施	中等	强
高危患者的延长 VTE 预防措施	低	弱
围术期的抗生素预防措施	高	强
主动警示	高	强
连续监测核心温度	高	强
单肺通气时的肺保护性通气	中等	强
区域麻醉联合全身麻醉	低	强
短效麻醉药	低	强
非药物性的 PONV 预防措施	高	强
多模式药物治疗 PONV 的方法	中等	强
多模式镇痛：对乙酰氨基酚和非甾体抗炎药的联合使用	高	强
多模式镇痛：使用氯胺酮	中等	强
多模式镇痛：使用地塞米松	低	强
液体管理	中等	强
平衡晶体液	高	强
早期肠内途径	中等	强

PONV. 术后恶心和呕吐；VTE. 静脉血栓栓塞；经许可引自 Teeter EG, Kolarczyk LM, Popescu WM. Examination of the enhanced recovery guidelines in thoracic surgery. *Curr Opin Anesthesiol*. 2019.

表 53-2 加速术后康复理念的核心要素

术 前	术 中	术 后
患者宣教和积极参与程度	液体疗法以避免盐分和晶体液过量	尽早移除管道和引流
减少 NPO 时间间隔	微创手术方式	早期活动
麻醉诱导＞2h 前饮用碳水化合物饮料	抗生素和静脉血栓栓塞症预防措施	早期胃肠内营养
多模式镇痛	多模式镇痛	多模式镇痛
	积极活动	
	确定血压目标	

多模式镇痛。术中包括：持续多模式镇痛、肺保护性通气和避免盐/晶体过量[2, 8-10]。术后包括：早期肠内营养、尽早活动和拔除引流管。图53-1总结了加速胸部术后康复的组成部分。

四、加速胸外科术后康复：合理性和适用性

相比其他外科，胸外科手术术后并发症发生率和死亡率都很高[11]，且患者常合并很多基础疾病，特别是肺部和心血管疾病。因此，患者个体情况对ERP的潜在影响是巨大的。从医疗机构甚至更大的医疗保健角度来看，提高患者管理质量和效率不仅可以让更多的患者在有限的时间内完成诊疗，同时也可以减少医疗财政的投入。

最初，肺切除术相关ERATS的证据很少，而且来源于单一的医疗机构。在过去的10年里，从回顾性综述转向Meta分析或针对某些策略的随机对照试验，关于胸外科ERP的文献和总体途径变得更加严格。尽管在结直肠外科和其他专业明确且反复地证明了ERAS的成功，但直到最近几年，加速胸外科术后康复才在降低成本、降低并发症和减少住院时间方面显示出了前景[12]。

ERAS/ESTS指南对ERATS中的特定建议综合了现有证据，对于每个组成部分，使用GRADE系统（www.gradeworkinggroup.org）：①描述文献的强度；②根据专家共识确定推荐级别。尽管一些常被接受和经常执行的ERATS部分缺乏坚实的客观证据，但根据编写指南的专家组的共同意见，仍然推荐这些方案。

五、加速胸外科术后康复：术前要素

（一）术前共病的优化

胸外科手术患者的围术期管理旨在评估患者危险因素，并根据这些危险因素进行分层，术前干预以改善基础情况。为了突显患者个体化管理，特别是患者的术前优化管理，ERP更注重多学科合作，

术前咨询、有针对性的宣教和个性化护理可以减轻和改善患者压力、恐惧或焦虑的发生，在胸外科手术术后更快实现功能和心理恢复发挥着关键作用。Refai等[13]阐述了胸外科手术患者术前宣教和护理的重要性。通过口头、书面或多媒体材料进行术前患者咨询对于实现ERAS项目的目标至关重要：

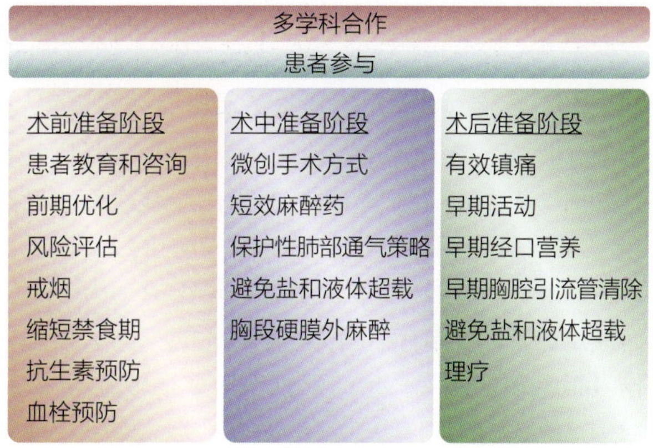

▲ 图53-1 肺切除术加速康复方案

使患者成为潜在的积极参与者和康复过程的主角，能够在手术和康复过程中产生积极影响。

由于胸外科手术患者的共病多，所以术后并发症的风险增加。Stokes等系统地评估了择期胸外科手术术前可改变的危险因素，确定了镇痛、营养、运动/身体健康和戒烟是对胸外科手术患者围术期有实质性影响的危险因素[14]。标准化术前指导，可促进患者和家属的依从性。在胸外科手术中，多学科团队应该在术前通过心肺功能分层风险评估来评估患者的心肺状态。风险评估模型有助于计算和评估个体化结局，并可以与患者讨论，帮助患者做出明智的决策。通过适当的术前优化管理可以将本来不太可能进行手术的患者，转变为可能符合手术治疗条件的患者。

（二）戒烟戒酒

吸烟是胸外科手术术后肺部并发症（PPC）最大的危险因素。PPC的发生是胸外科手术患者院内死亡和住院时间延长及费用增加的主要原因[15]。Lugg等[16]的一项研究探索了术前戒烟对非小细胞肺癌（NSCLC）切除术后患者长期生存的影响。通过观察发现，462例患者中有111例（24%）吸烟者，55例（12%）为6周以下的戒烟者，245例（53%）戒烟6周或更长时间，51例（11%）从不吸烟。有60例（13%）患者发生了PPC。与从不吸烟者相比，吸烟者的PPC发生率更高（22% vs. 2%），重症监护病房（ICU）入住率更高（14% vs. 0%）和住院时间（LOS）更长［6（5）vs. 5（2）］。在戒烟者中，PPC的发生率（<6周，10.9% vs.≥6周，11.8%），ICU收治率（<6周，5.5% vs.≥6周，4.5%，但术前戒烟6周以下和6周以上组间没有差异）。在长

达 29.8 个月随访中，术前不同戒烟时间组间的长期生存无显著性差异。最后得出结论，在非小细胞肺癌术后，术前不戒烟患者比术前戒烟患者有更高的术后并发症风险。虽然以前的研究表明术前戒烟超过 6 周会有好处，但本研究并没有得出这种结果。在一项评估戒烟对早期肺癌预后影响的系统评价中，Parsons 等估计不戒烟患者 5 年存活率为 33%，而戒烟患者的 5 年存活率为 70%。通过寿命表模型，作者得出结论：观察到的死亡率增加很可能与戒烟对癌症进展的影响有关 [17]。

Fukui 等进行的另一项回顾性研究中对 Ⅰ～Ⅲ 期原发肺癌切除术的患者进行观察，结果显示戒烟时间较长能更有效地降低肺部并发症的风险 [18]。然而，Matsuoka 等通过观察 1248 例肺叶切除术患者，发现术前戒烟时间长短与术后并发症发生率无明显关系 [19]。但 ERAS 协会仍建议术前戒烟应至少持续 4 周 [4]。

ERP 应将术前检查与术前咨询相结合以最大限度地优化患者状态，这样不仅能降低死亡率，还能降低成本，改善肺癌手术患者的生活质量 [20]。

在肺切除术中大量饮酒是一个可调整的风险因素。Graf 等在退伍军人健康管理局的报道中强调，13% 接受肺切除手术的患者术前每天饮酒超过两杯，增加了相关术后并发症的风险 [21]。此外，对于 NSCLC 患者，每天至少饮酒 5 杯的患者在术后 30 天内的死亡率增加 [22]。从肿瘤学的角度来看，酗酒已被证明是 NSCLC 患者无进展生存率下降的独立危险因素 [23]。尽管戒酒的最佳时机尚不清楚，但 ERATS 指南的建议是在手术前至少 4 周内避免饮酒 [4]。

（三）预康复（见第 9 章）

预康复在胸外科手术中的作用多年来一直在不断加强。大多数运动项目侧重于有监督或无监督地将项目结合起来，包括有氧训练、呼吸肌训练和（或）阻力训练 [24]。最近一项涉及 806 名参与者的系统评价显示，术前锻炼可显著降低并发症发生率和住院时间 [25]。最近 Rosero 等发表了一项系统评价和 Meta 分析，包括来自 10 个随机对照试验的 676 例患者，发现胸外科手术术前 1～4 周，每周 1～3 次中等水平的有氧运动、阻力运动和吸入性肌肉训练相结合的运动策略可提高步行耐力，减少呼吸困难，降低再住院风险，以及 PPC 的发生率 [26]。在接受电视胸腔镜外科手术（VATS）的患者中，术前肺部康复计划与基线运动耐力的增加与术后 3 个月运动能力的差异有关 [27]。一项针对 68 名患者的小型随机临床试验表明接受预康复的患者在食管手术前后的功能恢复均有改善 [28]。

尽管一些高强度的术前干预措施无论是从花费还是身体机制的角度来看，都是对医疗系统的挑战。但是，这些干预措施是可以减少住院时间和发病率的，尤其是高危胸外科手术患者群体。因此针对这些群体应该考虑使用预康复策略。

（四）营养问题

营养状况对术后结局起着重要作用，特别是在胸外科手术中。人群中营养不良的发生率是不同的。通过生物标志物发现约 40% 的肺切除患者存在营养不良 [29]。术前可以使用多种营养筛查工具识别营养不良的患者，并对那些适合干预的患者进行分层 [30]。其中一项是营养风险指数，它使用体重、血清白蛋白和前白蛋白的组合来计算风险分数 [31]，在较大的肺部切除手术中，体重指数超过 30kg/m^2 与总生存率的提高有关 [32]。在这一人群中，肥胖可能会发挥一定的保护作用，可能是独立发挥作用，也可能与较低的吸烟负担和肿瘤消耗有关 [33]。

围术期的营养补充可以减少并发症的风险，如感染风险和减少住院时间 [31]。免疫营养（IMN）被认为可以对抗术后的免疫抑制，并改善胸外科手术患者的临床结局。一项前瞻性的随机对照研究纳入 40 例患者，以评估围术期免疫营养支持（术前 7 天和术后 7 天）对术后病程和长期生存的影响。虽然各组间在术后 ICU 入住率及住院时间方面没有差异，但免疫营养支持组的术后感染相关并发症发生率明显低于对照组 [34]。然而，IMN 的优势整体而言证据并不充分。虽然强烈建议对胸外科手术患者进行营养筛查和口服补充剂（如有必要），但目前在营养的管理上还没有统一的最佳管理标准 [4]。

六、加速胸外科术后康复：术中操作

（一）多模式镇痛（见第 24 章）

接受胸外科手术的患者，即使是 VATS，也有很高的急性和慢性疼痛的风险 [35]，这是由多种因素造成的，这种疼痛可能会影响患者的恢复，容易出现肺部和心血管并发症 [36]。多模式镇痛是指使用具有协同作用的非阿片类镇痛药来减少术后疼痛及对阿片类的依赖。在目前“阿片类流行”的背景下，这种模式尤为重要，既可以减少阿片类的不良反应，也可以减轻对阿片类的依赖。多模式镇痛应在术前开始并持续到出院。Martin 等[9]通过一项研究很好地证明了 ERAS 在胸腔镜手术(ERAS-VATS)相比开胸手术（ERAS-T）中的优势。研究中所有患者均接受术前宣教、碳水化合物摄入、多模式药物镇痛，保守的液体管理，以及早期下床活动。通过对比，传统 VATS 患者（n=162）与 ERAS-VATS 患者（n=81），术后吗啡用量的中位数（86mg vs. 22mg）、总的液体平衡（1279ml vs. 227ml），以及平均住院费用（20 169 美元 vs. 14 870 美元）都显著下降，从而得出结论，胸外科手术 ERAS 的实施是一个动态过程，有可能改善胸外科手术的结局。该研究证明在术后一年内 ERAS 可以缩短住院时间，减少阿片类的使用，最大限度地减少液体过量，并降低住院费用。

尽管存在多种不同类别的药物，但任何多模式镇痛途径的基石应当是局部区域阻滞技术，而这一建议也在 ERAS/ESTS 指南中得到了体现[4]。胸段硬膜外麻醉被认为是胸外科手术疼痛控制的“黄金标准”，特别是开胸手术，但近些年出现了一些可以替代的阻滞技术。许多非硬膜外技术具有更低风险和较少不良反应的优势，有些技术甚至可在抗凝血状态下进行。尤为突出的是椎旁神经阻滞技术，可由外科医师或麻醉医师执行，且已被证明在减少不良反应的同时提供了与胸段硬膜外麻醉相当的镇痛效果[37]。其他常用的区域阻滞方法包括肋间阻滞、胸肌Ⅰ和Ⅱ阻滞、前锯肌阻滞和竖脊肌阻滞，且这些方法越来越受欢迎。

多模式镇痛的药物选择最常见的是对乙酰氨基酚、加巴喷丁类、非甾体抗炎药（NSAID）、N-甲基-D天冬氨酸（NMDA）受体拮抗药、类固醇和 α 受体激动药。其中，前三种药物可以在术前应用，即“超前镇痛”。ERATS 指南及美国疼痛协会的术后疼痛指南都支持在肺切除手术中使用对乙酰氨基酚和非甾体抗炎药，除非有相关禁忌证，并提出两者有潜在的协同作用[4, 38]。加巴喷丁类的使用尚有争议[39]，最近一项回顾性分析表明该类药物具有节约阿片类的作用。中枢作用的 α_2 受体激动药，如右美托咪定，也可减少对对阿片类的需求，并有可能改善患者的肺功能[40, 41]。对于有慢性疼痛病史的患者，应予以考虑 NMDA 受体拮抗药，如氯胺酮[4]。

（二）麻醉的维持

尽管多项研究试图阐明是否有特定的麻醉维持药物，在结果方面优于其他药物，但均没有发现明显的优势。挥发性麻醉药和丙泊酚的抗炎作用已经在分子水平上得到了描述。理论上这种作用会有助于改善单肺通气时的再灌注损伤。然而在临床结果上两种药物没有明显区别，因此仍需要进一步研究[42, 43]。无论如何，ERATS 指南明确建议尽可能避免使用抗焦虑药，并使用短效麻醉药以促进早期苏醒[4]。

（三）机械通气策略（见第 20 章）

由于肺部疾病的潜在负担，以及单肺通气的特点，肺部并发症在胸外科手术患者中很常见，发生率为 15%～32%[44]。术中的通气策略可降低急性呼吸窘迫综合征的风险，因此作为加速康复外科的一部分，我们需要讨论如何优化胸外科手术患者机械通气策略。

目前，保护性肺通气策略的应用包括低潮气量、呼气末正压通气（PEEP）和频繁的肺复张。根据预测体重，适度（4～8ml/kg）潮气量的优势在普外科和胸外科研究中得到了很好的证实[11, 45–47]，这是肺保护性通气策略中的重要组成部分。目前，优化 PEEP 得到了更多关注[44]。最近的一项前瞻性研究表明，对于需要单肺通气的患者，个性化应用 PEEP 与开放肺通气策略相结合，肺部并发症的发生率低于预期。驱动压（DP）被定义为平台压与 PEEP 之间的差值（P_{plat}–PEEP）。也可以表示为潮气量与呼吸系统顺应性之比。DP 是与死亡率关系最密切的变量。DP 被认为是手术期间的优化机械通气并改善手术结局的方法[48]。ERAS/ESTS 指南强烈建议使用肺保护性通气，包括适度的潮气量、充分的 PEEP，并注意限制气道峰压[4]。

（四）液体管理（见第 21 章）

在胸外科手术中，液体管理一直是一个重要的讨论话题。过多补液可能导致肺部并发症，特别是在单肺通气的情况下，并且与肺切除的范围直接相关。但限制性输液策略与急性肾脏损伤和器官缺血有关。虽然其他 ERAS 途径依赖于目标导向的液体治疗（GDFT）策略，但这些算法在胸外科手术中难以应用。通常用于指导 GDFT 的动态监测仪器在胸外科常见的单肺通气、低潮气量、开胸和侧卧位的情况下可能是无效的。

与传统胸外科手术患者液体限制策略相反，ERATS 指南建议采用零平衡或全容量体液治疗的方法。这种策略从术前开始，在麻醉诱导前 2h 内补液。允许饮用碳水化合物饮料和放宽空腹时间窗可以获得患者更高的满意度，减少恶心，改善糖耐量[4, 9, 49, 50]，并不增加误吸风险。在术中，正常容量管理已被证明（在一项小的研究中）不会增加血管外肺水肿的风险，但还需要更多的研究来指导手术室内的液体管理方案[51]。

（五）其他部分

虽然 ERAS 方案是以循证医学为依据，可能会颠覆传统的外科理念，但更多麻醉常规部分不应被忽视。尽管 ERATS 相关文献并不健全，但 ERATS 指南支持胸外科手术患者围术期使用静脉血栓栓塞预防措施，包括机械和化学预防[4, 52]。此外，应根据外科护理改进项目指南预防性输注抗生素，以减少手术部位的感染[9, 49, 53]。考虑到肺切除手术暴露面积较大，应进行主动加温和核心温度监测。因为胸外科手术患者肺部疾病较多，因此低体温与伤口感染、心律失常、心肌氧耗增加等相关问题更为突出[4, 54]。最后，应酌情给予术后恶心和呕吐的预防措施，以促进顺利恢复。但具有镇静作用的止吐药（氟哌利多、苯海明）应尽量避免使用。

七、术后影响因素

术后应继续使用多模式镇痛，甚至考虑在出院后继续使用[55]。术后医护人员应定期大力宣教，鼓励早期下床活动、肠内营养和拔除引流管，这些有利于基础生理功能的恢复。传统的术后疗养模式应该被积极的、以患者为中心的康复模式所取代。值得注意的是，拔除胸腔引流管的时机方面存在争议，通常持续的漏气或引流管输出限制了患者出院。研究支持，较为宽松的胸腔引流管移除条件，即（≥200ml/d），并且手术密封剂的使用也有一定帮助[56, 57]。有关肺切除手术的文献中提倡在可行的情况下，尽量采用单根胸腔引流管，而不是多根引流管[58, 59]。一些创伤性较低的手术术式，例如单孔胸腔镜手术，不放置胸腔引流管并不会增加并发症的发生。

八、实施中的困难和决策

实施和维持 ERP 需要实时了解管理策略的更新并遵循流程，否则就会出现问题。虽然加速康复路径的许多单个策略都很容易实施，但 ERP 作为一个整体执行下去具有挑战性。如果有明确、全面和既定的实施计划和指导方针，则成功的机会更大[60]。改变卫生专业人员行为的尝试可能会受到各种不同的障碍，最重要的是医疗工作人员的传统做法。如果应用具体选择性实施策略来解决这一问题，那么改变的可能性会更大。

根据 Pearsall 及其同事的研究[61]，ERP 的成功关键点取决于以下因素（图 53-2）。

(1) 实施前对阻碍因素和促进因素进行评估。

(2) 所有多学科团队的参与。

(3) 具有持续的数据统计和反馈机制，以监测实时变化。

有许多执行模式可以帮助 ERP 团队规划变革战略[62]。Kotter 的 8 步模型通常适用于持续变化的方案，并以营造紧迫感作为第一步[63]。这 8 个步骤包括以下内容：①营造紧迫感；②形成权威的指导团队；③制订目标；④沟通目标；⑤授权他人根据目标行动；⑥规划并创建短期效果；⑦巩固获得进步，并实时改进；⑧新方法制度化。变更管理模式被用来协助医疗团队以更有组织的方式完成实施过程。然而，还需要对变革模式和维持的过程进行更多的研究。ERP 的一个重要因素是合规性和审计。事实上，一个关于 2352 例结肠和直肠切除术的国际多中心 ERAS 注册数据库显示，提高 ERP 依从性与较少的并发症和较短的住院时间相关[64]。这种趋势同样存在于胸外科手术患者身上。Rogers 等[49]对 422 名接受肺切除手术的患者进行了队列研究。所有患者都遵循标准化的 15 元素的 ERAS 方案。

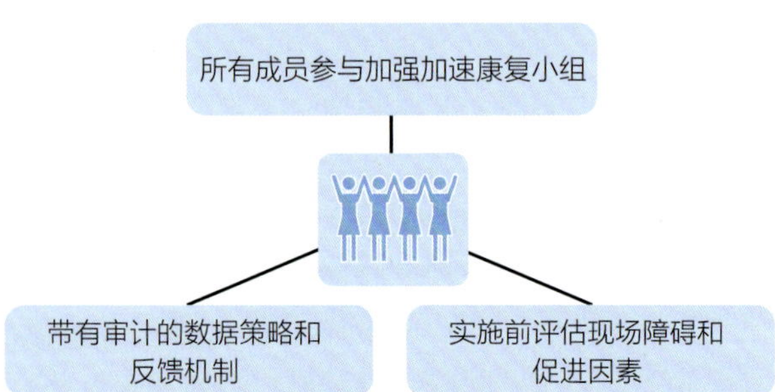

▲ 图 53-2 加速康复计划的实施成功策略

关键数据包括对各个要素的遵守情况、病理生理学和手术因素，主要有：年龄、术前禁食碳水化合物饮料、计划中的高危病房/重症治疗室，延迟活动，以及开放性手术是延迟出院的独立预测因素（住院时间>5天）。治疗方案的依从性和术后发病率之间存在显著负相关、延迟下床活动是独立的预测因素之一。保持对加速康复路径要素的高度依从性，是ERP团队的主要目标之一。

九、加速胸外科术后康复的未来

近年来，随着第一个标准化的ERATS指南的发布，ERATS有了明显的进展。尽管如此，仍然需要进一步的研究，包括对缺乏有力证据支持的各个部分的研究，也需要从大局出发，了解所有这些组成部分如何相互作用。最终，通过加强对这些途径及其组成部分的理解，我们可以提供更多的证据支持ERATS管理，从而促进我们胸外科手术患者顺利和有效地康复。

第 54 章 肺部超声：临床应用

Ultrasound of the Lung: Clinical Applications

Massimiliano Meineri 著

彭 媛 吴镜湘 译

肺部超声检查（LUS）[1] 已经成为许多临床场景中的标准医疗手段，用于床边检测危及生命情况（如气胸）的可行性也得到了证明，其敏感性和特异性往往优于标准胸部 X 线 [2]。一段时间以来，因为超声仪器的固有物理特性及胸部和呼吸系统的结构特点，使用超声（US）来检查肺部受到过质疑。正常通气的肺由 80% 以上的空气和周围的胸腔肋骨构成。超声波几乎完全被软组织、空气或骨骼之间的界面反射，因此超声波无法穿透这两种组织，导致其结构无法成像。

实际上，胸部超声显示的是探头与胸膜之间的软组织图像，以及其后的伪影（图 54–1）。肺组织中的气体被液体（水肿）、组织（感染）替换或排空的肺泡（肺不张）取代时肺才可见。

由于这些原因，LUS 其实是基于对伪影模式的解释。

一、探头选择和操作说明

任何类型的超声探头均可用于 LUS。通常可用的超声探头包括线阵探头 (通常用于血管检查)、凸阵探头（通常用于腹部检查）和相控阵探头（通常用于心脏检查）。微凸探头是一种尺寸更小的凸阵探头，虽然并不常见，但它最适用于 LUS[3]。探头之间的主要区别是超声的频率，线性探头的频率最高，相控阵探头的频率最低。探头的频率与图像分辨率直接相关，而与软组织的穿透率成反比。因此，线性探针只能用于评估表面结构（图 54–2）。

LUS 检查时探头垂直于肋骨并将探头标记指向患者的头部。LUS 可用心脏病学（右上方标记）或影像学（左上方标记）方式呈现（图 54–3）。这意味着该标记物指向颅骨。

一些肺部超声使用教程介绍了完整的 LUS 检查需包含一系列不同层面的超声视图 [4]。整个胸部基于腋前线和腋后线被分为胸前区、胸外侧区及胸后区。胸部的前后区被进一步划分为上区和下区，共构成五个象限 (图 54–4)。当前的指南建议 [5]，一项完整的检查至少呈现出所有象限的超声图。因为空气易向上移动，液体易向低处流动。在紧急情况下，扫描胸部的最高部分可用于排除气胸，而扫描胸部的最低部分可检查是否存在胸腔积液。

二、解剖学上的相关性与正常的生理表现

LUS 包括两个标准视图：胸膜视图（图 54–5）（从膈肌上方的所有扫描点获得）和膈肌视图（图 54–6）(在膈肌顶水平)。胸膜视图是用于评估胸膜滑动、底层胸膜和肺实质。膈肌视图用于评估膈肌运动并排除胸腔积液。

为了获得胸膜视图，探头垂直于肋骨放置分开，然后倾斜探头直到显示胸膜图像最佳。使用线性探头，肋骨将在超声上显示为两个黑色圆形结构，在下面投出阴影 (图 54–5)。胸膜线可以被确定识别为肋骨上缘下方的第一条明亮的白线。探头和胸膜线之间的空间由肋间肌填充。若将这张超声图像比作是鸵鸟头，那么肋骨则是眼睛，而胸膜线则是喙。这个图像也与蝙蝠翅膀的形状相似，蝙蝠

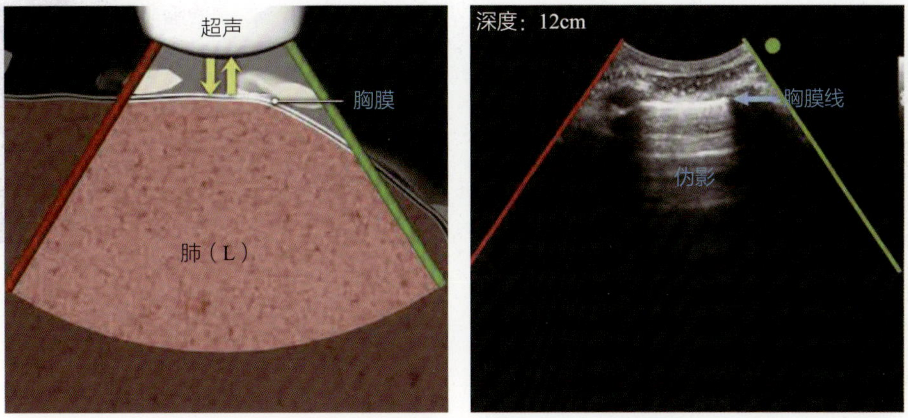

▲ 图 54-1　使用凸阵探头拍摄的胸膜肺超声图像，显示胸膜线以外的皮下组织和伪影
修改自 http://pie.med.utoronto.ca/POCUS/POCUS_content/lungUS.html.

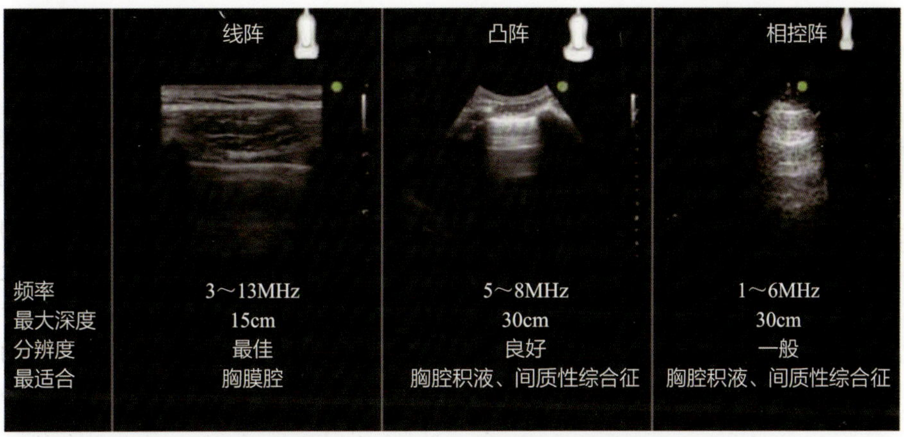

▲ 图 54-2　常用的超声探头及其特点
修改自 http://pie .med.utoronto.ca/POCUS/POCUS _content/lungUS.html.

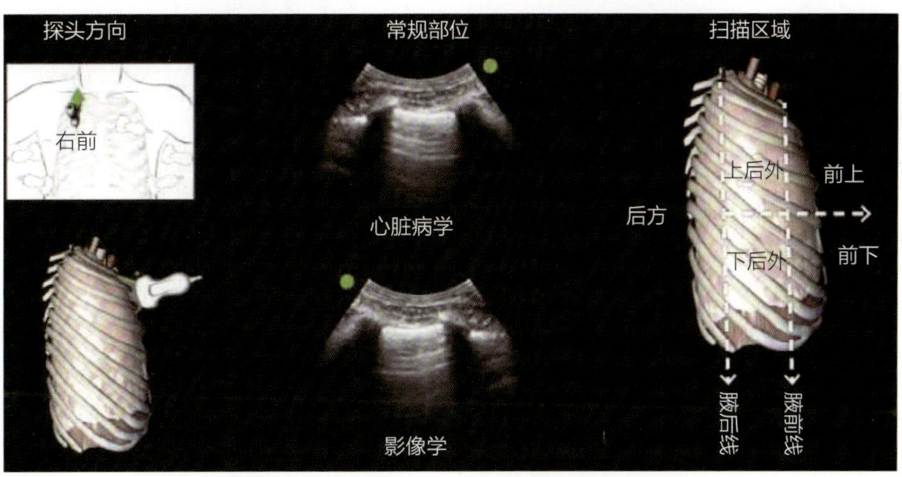

▲ 图 54-3　探头定位、常规部位和扫描区域
修改自 http://pie.med.utoronto.ca/POCUS /POCUS_content/lungUS.html.

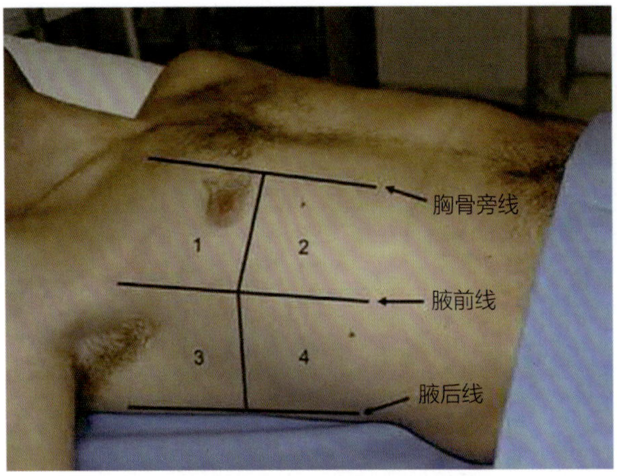

▲ **图 54-4　肺超声扫描区；每侧四个胸部区域考虑进行完整的八区肺超声检查；这些区域被用来评估是否存在间质性综合征；区域 1 和区域 2 分别表示胸部上前区和下前区；区域 3 和区域 4 分别表示胸部上外侧和胸部下外侧**

修改自 Volpicelli G,Elbarbary M,Blaivas M, et al. International evidence-based recommendations forpoint-of-care lung ultrasound. *Intensive Care Med*.2012, 38(4):577-591.

翅膀对应于肋骨的上缘，胸部对应于胸膜线，所有的探头都可以获得类似的视图（图 54-2），然而，随着扇形深度的增加（超过几厘米），可以在胸膜下得到一系列平行于胸膜线的水平线。这些被称为 A 线，是正常肺部出现的回声伪影。胸膜是强反射体，因此从胸膜反射到探头的超声波也很强，超声波可在探头和胸膜之间多次反射。由于探头到胸膜的来回距离是恒定的，A 线之间的距离相等，与探头和胸膜之间的距离也相等（图 54-7）。

肺间质间隙增厚及肺泡中液体的存在导致最浅的肺泡和壁胸膜之间产生回声，形成源自并垂直于胸膜线激光样的线，随着胸膜的滑动而移动，传播深度约 15cm[5]。这些线被称为 B 线（图 54-8），只能通过使用凸阵或相控阵探头检测到。B 线是非特异性的征象，并不对应于某一种的病理状态。在一个超声视图中，单一的 B 线没有病理意义，其产生的原因可能是间质不规则或局部肺不张。

胸膜线对应于壁胸膜。在正常肺中，脏胸膜紧贴壁胸膜并随着呼吸运动而滑动。胸膜滑动在超声中显示为胸膜线上的闪烁如果我们把胸膜线想象成小白点和小黑点在左右移动，那这个征象也可被描述为“蚂蚁行进征”。肺滑动可用于评估肺通气状态，并排除了气胸的可能。

当使用凸阵或相控阵探头时，减少图像的深度将有助于评估胸膜滑动情况。肺滑动可用于排除气

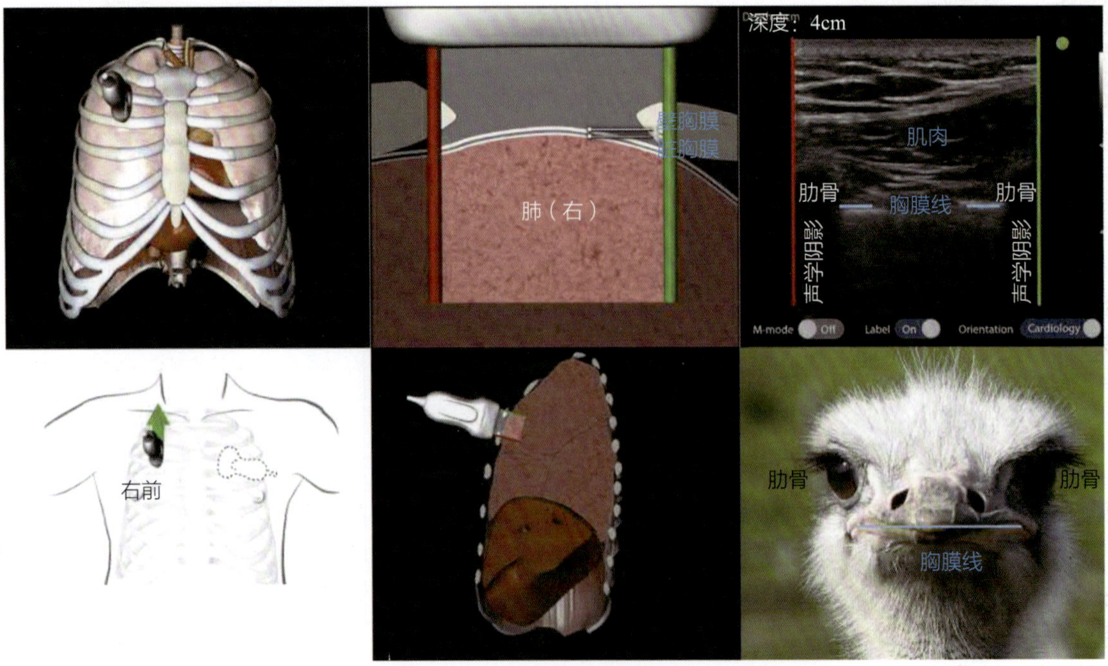

▲ **图 54-5　胸膜视图**

探头定位、超声－解剖相关性，以及“鸵鸟”征；（修改自 http://pie.med.utoronto.ca/POCUS/POCUS_content/lungUS.html.）

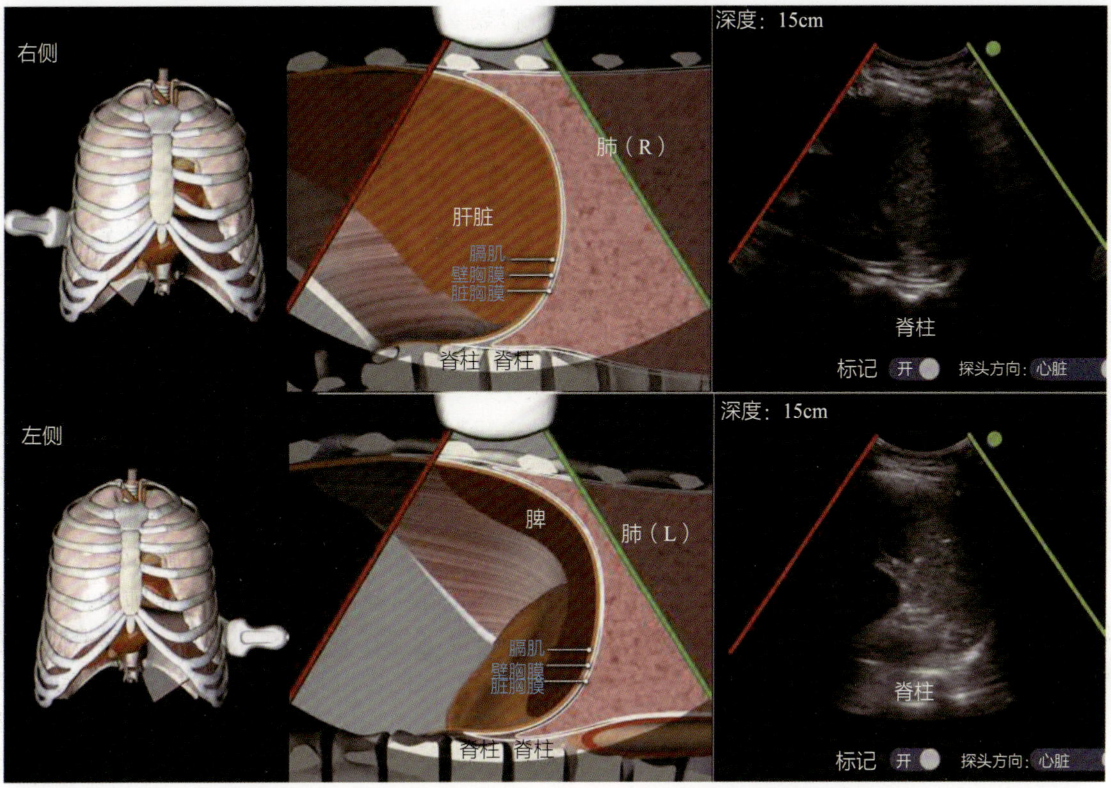

▲ 图 54-6　左右胸膜视图及脊柱阴性征；椎体只能在膈下的肺上可见

修改自 http:/pie.med.utoronto.ca/POCUS/POCUS_content/lungUS.html.

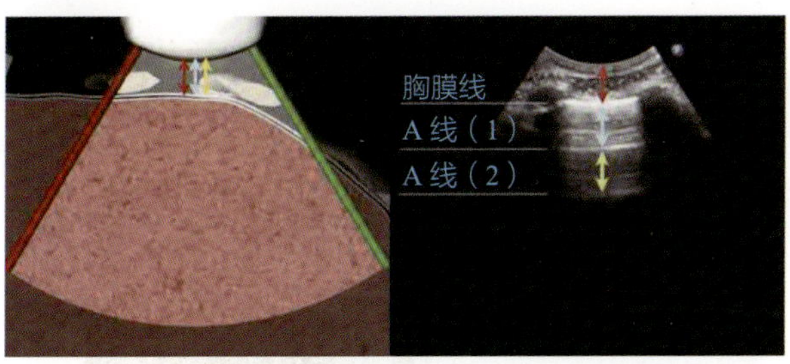

▲ 图 54-7　A 线是由混响引起的；胸膜线具有强反射性，同样的超声波经多次反射（红色、蓝色、黄色）返回探头，并被探头反射回胸膜

修改自 http://pie.med.utoronto.ca/POCUS/POCUS_content/lungUS.html.

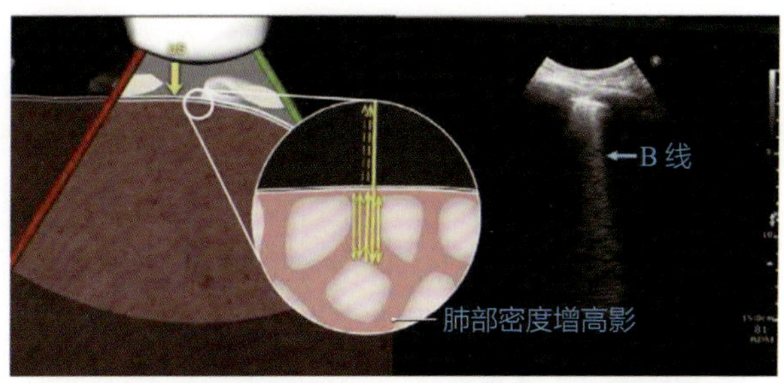

▲ 图 54-8　B 线是源自胸膜线的激光样垂直线，是肺密度增加导致组织间隙与胸膜顶叶之间超声混响的结果

修改自 http://pie.med.utoronto.ca /POCUS/POCUS_content/lungUS.html.

胸，同时也可检测同侧肺通气情况。目前，LUS 已应用于确认气管插管成功 [6] 和有效的肺隔离 [7]。

在呼吸暂停期间，心跳可通过肺实质传递，使脏胸膜与壁胸膜进行短暂滑动。这种短暂的肺滑动与心跳同步，被称为“肺搏动”，由于左胸靠近心室，左侧的肺搏动更明显，但通常会忽视这个非常短暂而微妙的肺滑动，最好在观察胸膜线时触诊脉搏。

使用运动模式（M 模式）技术可以更好地观察到肺滑动和肺搏动（图 54-8）。这种技术是在超声图像的中间投射了一条垂直线，沿着这条线的所有点随着时间向右移动。如果有一个点没有移动，出现一条直线；如果向着探头移动，然后远离探头，则形成一个正弦曲线。在正常肺部呼吸过程中，任何激活 M 模式的超声探头都会显示出一种独特的视图，在胸膜线上下有着两种截然不同的模式，胸膜线上是平行线，胸膜线下是沙粒状。线性模式对应于肋间肌层之间不动的界面，颗粒模式是由肺滑动产生的。这种组合类似于海岸（沙滩、海浪和天空），海岸征代表了正常的肺通气。在呼吸暂停期间，超声 M 模式显示出肺搏动是起源于胸膜线并向远端发展的伪影，当心电图信号可用时，这些伪影跟随 QRS 波，与心跳同步（图 54-9）。在心脏收缩时，随着探头的移动无法避免 M 模式下垂直伪影的发生，但它们会横跨整个图像（在胸膜线的上、下方），并且与心跳无关。

膈肌视图（图 54-6）旨在深入扫描胸膜腔，以显示胸腔内最低点——后肋膈角，这需要更深的扫描距离（15～20cm），因此不能使用线性阵列探头进行检查。这个点利用了两个实质性的超声传导器官（右侧的肝脏和左侧的脾）来可视化脊柱和相邻的后肋膈角，后肋膈角是胸膜腔中最低的点。探头放置于右侧腋前线上，在左腋前线与腋后线之间，探头指向患者的头部，将探头倾斜以对准脊椎。

在没有胸腔积液的情况下，超声通过肝脏和脾脏到达脊柱，被膈肌上方的肺反射。因此，在膈肌下方可见锥体，而在其上方不可见（即脊柱阴性征象），这排除了在没有胸腔积液的情况下胸膜粘连。

随着膈肌运动，肺在探头和肝脏之间形成阴影，这是一种低回声伪影，在探头一侧动态性的消失，这称为“窗帘征”，表明膈肌运动正常，并证实同侧肺通气。

三、气胸检测

据报道，LUS 在检测气胸方面比标准的胸部 X 线更具敏感性和特异性[2]。如前所述，在正常的通气肺中，肺泡内的空气量减少了肺实质的显影。

换句话说，在一个正常的肺中，所有能成像的就是气体。这意味着，当一层气体将脏胸膜与壁胸膜分开时，例如在气胸情况下，LUS 图像与健康通气的肺无区别，但动态征象发生了变化。

在发生气胸时，脏胸膜与胸膜顶被一层空气所隔开，因此在肺通气过程中，两者不接触也发生滑动，也由于心脏收缩（肺搏动）的振动传递，肺滑动不再存在。在 M 模式时，典型的“海岸征”被一系列水平平行线所取代，如“平流层”或“条形码”征（图 54-10）。

因壁胸膜和脏胸膜之间缺乏接触而不会形成 B

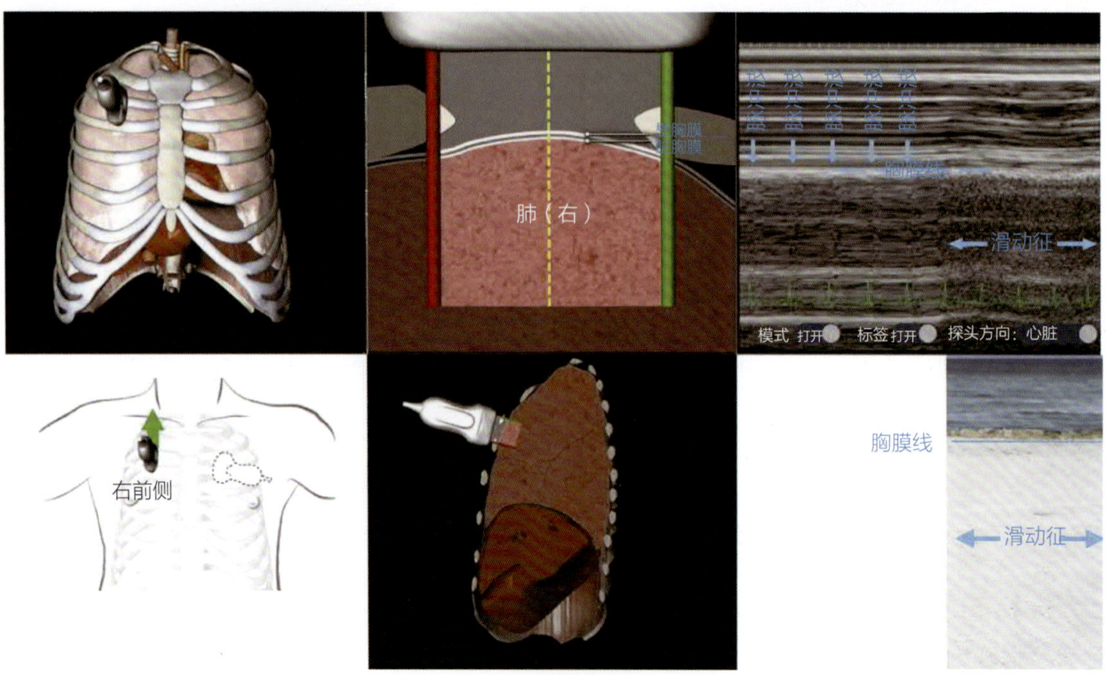

▲ **图 54-9　M 模式显示肺滑动与“海岸征”和肺搏动**

M 模式即运动模式；（修改自 http://pie.med.utoronto.ca/POCUS/POCUS_content/lungUS.html.）

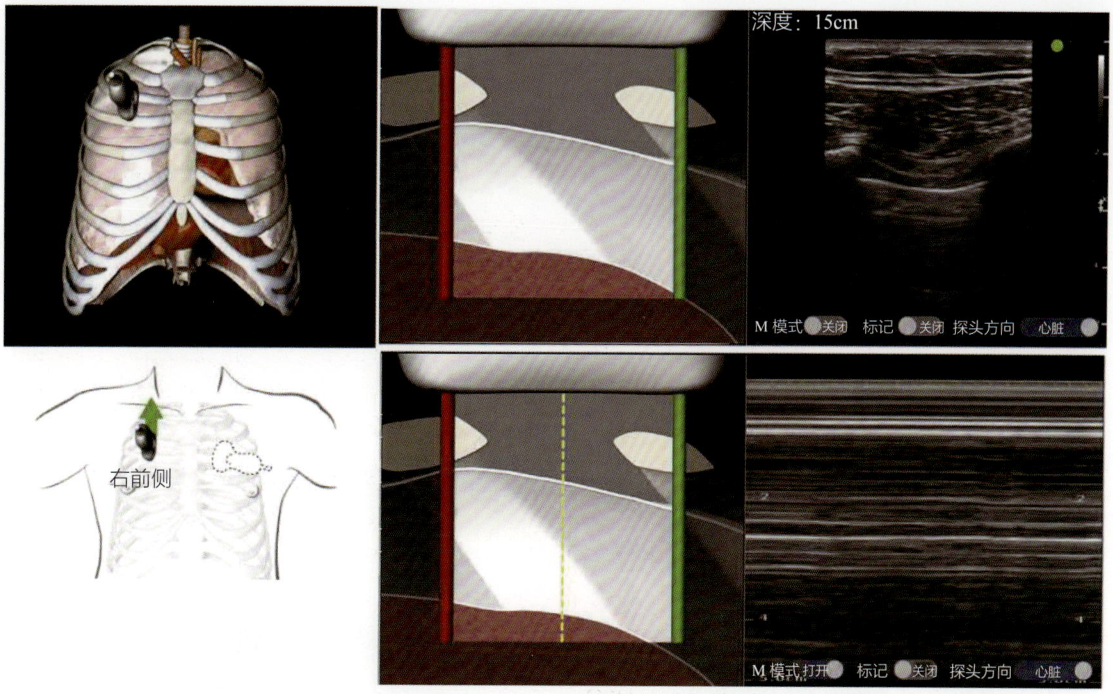

▲ **图 54-10　为右侧气胸的表现；在 M 模式（运动模式）"条形码"征上缺乏动态肺滑动结果**

修改自 http://pie.med.utoronto.ca/POCUS/POCUS_content/lungUS.html.

线。因此，检查区域内一条 B 线的出现即可排除气胸。LUS[5] 的国际共识基于这些表征制定了一个简单的诊断流程（图 54-11）。

虽然气体在胸壁的聚集不太依赖于胸壁，但当排除气胸时，患者的体位非常重要。大多数研究表明，LUS 在仰卧位的患者中检测气胸时具有更高的敏感性和特异性。胸膜腔中依赖性最小的点对应于锁骨中线与第 3～4 肋间交汇的点 [2]。当躯干抬高超过 45° 时，肺滑动的存在可能无法排除肺尖处小的气胸，因此患者需要调整体位提高检查的敏感性。

肺滑动、肺搏动和 B 线的缺乏表明扫描部位出现了气胸。量化气胸的大小，应从锁骨中线上的第 3～4 肋间开始扫描整个半胸，然后移动到下一个点，每次向尾部和侧方挪动一个肋间距离，直至到达膈肌。在完全气胸的情况下，肺组织向肺门方向收缩，所有的扫描点中都有相同的发现。在部分气胸的情况下，通过 LUS 识别胸膜脱离的边缘，即在存在和不存在肺滑动之间的转换（图 54-12），这个典型的超声特征被称为肺点。这是气胸的病理征象，当临床需要插管引流时，插管点应在肺点的顶部。

四、胸腔积液检测

LUS 在检测胸腔积液方面比胸部 X 线具有更高的敏感性和特异性 [8]。

与气体不同，液体往往积聚在胸膜腔中最低的部位，在没有粘连的情况下，对应于患者半坐位时临近脊柱的后肋膈角。如前所述，这部位在使用相控阵列或凸阵探头可见膈肌视图（图 54-5）。

这种视图已整合并拓展到创伤患者的快速广泛的腹部扫描以排除血胸。当液体充满肋膈角，并使肺上移，超声将通过液体到达脊柱。在这种情况下，超声上可看到脊柱，分别在胸部的两侧，在膈肌的上下方（图 54-13），这是胸腔积液的病理征象。肺膈肌移位程度与胸膜腔内液体量直接相关。为了估计胸腔积液的体积（以 ml 为单位），一个简单的公式是将肺和膈肌之间的最大距离（以 cm 为单位）乘以 200（例如，2cm 的肺膈肌间距 =400ml 胸腔积液）。LUS 不能区分积液的液体类型，因为它们都呈低回声（新鲜血液、渗出液、渗出液在超声图像上都呈黑色）；然而，在胸膜液中血凝块回声更密集，纤维蛋白样渗出液很容易被识别。通过"浮游生物"征象这一特征的名字，可能从渗出液中区分

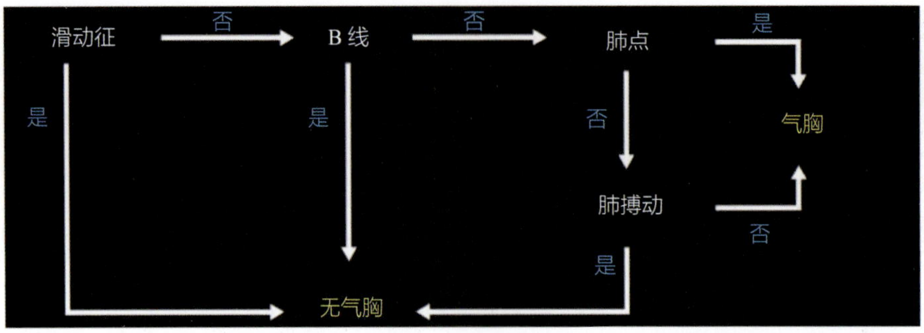

▲ 图 54-11　气胸的诊断算法

修改自 http://pie.med.utoronto.ca/POCUS/POCUS_content/lungUS.html.

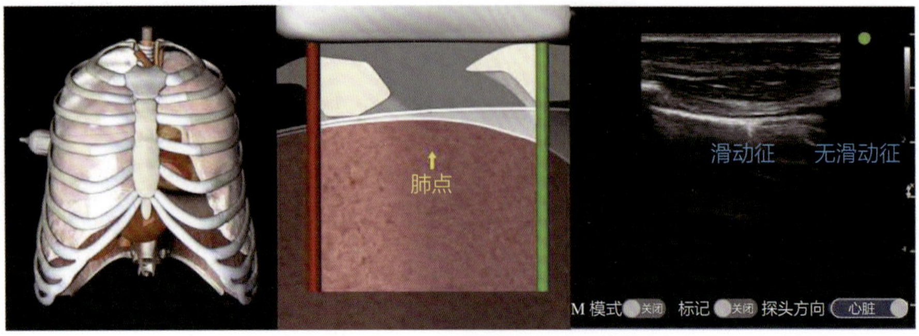

▲ 图 54-12　显示肺胸边缘的肺点

修改自 http://pie.med .utoronto.ca/POCUS/POCUS_content/lungUS.html.

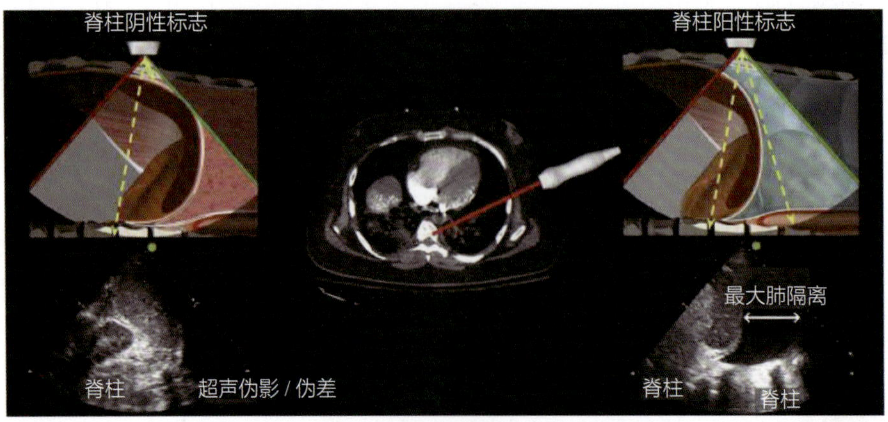

▲ 图 54-13　后上膈角视图及胸腔积液显示导致脊柱阳性征

最大肺隔离度（以 cm 为单位）乘以 200 提供了胸膜积液量的估计值；（修改自 http://pie.med.utoronto.ca/POCUS/POCUS_content/lungUS.html.）

渗透液。在典型的胸腔积液中出现许多膈膜和纤维蛋白，这在脓胸的情况下可以观察到，并被描述为"蜂窝状"外观（图 54-14）。分隔往往提示有复杂的胸腔积液，可能需要有针对性的引流治疗。LUS 也已成功用于指导胸腔积液的引流。理想化的经皮穿刺术是在超声引导下安全地将引流针头插入、导丝定位、扩张和引流[10]。

在胸廓视图中，在脏胸膜和壁胸膜之间存在的液体形成了一个受肋骨阴影横向限制的无回声（黑色）空间，被称为"四边形征"。肺膨胀导致脏胸

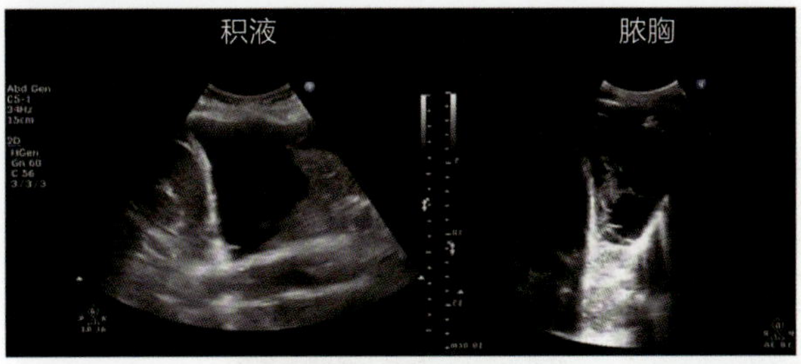

▲ 图 54-14 左侧大量胸腔积液，左侧胸腔脓胸，典型蜂窝状外观

膜向胸壁侧移位，M 模式下可显示为典型的正弦曲线（图 54-15）。

五、间质性综合征和肺实变

如前所述，亚胸膜间叶膜增厚可形成 B 线（图 54-8）。这与肺密度增加有关，肺重量增加（纤维蛋白、水、渗出物的积累）或空气含量减少（肺不张）。因此，B 线存在于各种被称为"间质综合征"的病理过程中，是一种非特异性的表征。在单一 LUS 视图中存在 3 个或 3 个以上的 B 线可确定肺密度增加的区域。B 线在胸部的分布模式（双侧与单侧；前部与后部）可能有助于呼吸衰竭病例的鉴别诊断。床边 LUS 将 6 个象限（前、侧、后）检查的超声结果与 9 种可能的表型相结合，在急诊环境中确定呼吸衰竭的病因方面的准确性达 95%[3]。

正常的肺，单独使用晶体液就会出现 B 线。B 线作为一种"开关"现象，已在重症护理环境中用于指导容量管理[肺部超声指导液体管理（FALLS）]。B 线的数量与肺通气呈负相关，并已用于量化肺水肿（图 54-16）[11]。它通常表现为一个肋间隙中的三条或更多条线，随着线的完全融合而进展，这些线合并为胸膜线下方的单一宽广的高回声伪影。LUS 可以检测到肺间质水分的变化，例如在血液透析后 B 线数量会减少[12]。

当肺一部分的肺泡腔内气体消失时，肺会表现为一个回声增强的实质器官（如肝脏），称为肺泡综合征，可见于肺泡扩张、感染性实变、肿瘤、肺梗死和挫伤这种病变在进展到胸膜的情况时才能在 LUS 上观察到。LUS 结果中病变的形状、分布模式和气—液支气管征有助于确定病因。

在感染性实变的情况下，残余肺泡空气的存在及其通气过程中的运动会产生典型的动态空气支气管征。在检测肺实变方面，LUS 比胸部 X 线片有更高的敏感性和特异性[13]。

总结

LUS 在麻醉师手中是一种非常强大的工具，它可以比传统胸部 X 线片更高的灵敏度和特异性进行关键护理点诊断（如肺气肿）。它可以用可用的 US 系统和几个探针进行操作。它仍然依赖于操作员，需要进行专门的培训。它的使用必须纳入临床决策的框架，以缩小诊断的不确定性。

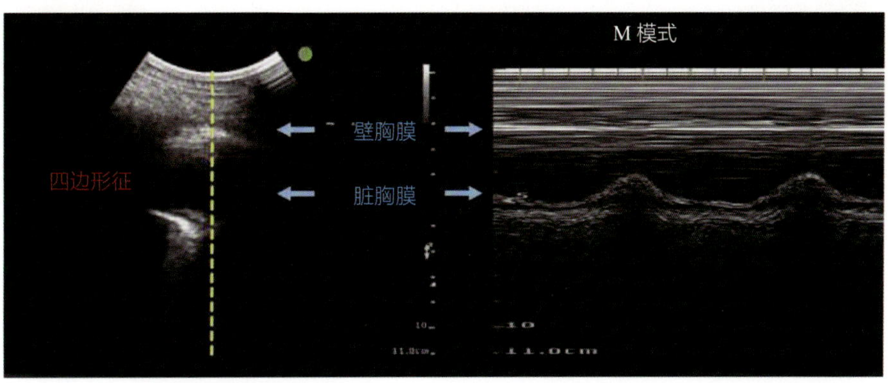

▲ 图 54-15 脏胸膜和壁胸膜之间存在胸膜液，头部和尾部的界限由肋骨阴影界定为方形（四征）；脏胸膜在通气时向顶侧胸膜的运动被描述为正弦 M 型；M 模式即运动模式
修改自 http://pie.med.utoronto.ca/POCUS/POCUS_content/lungUS.html.

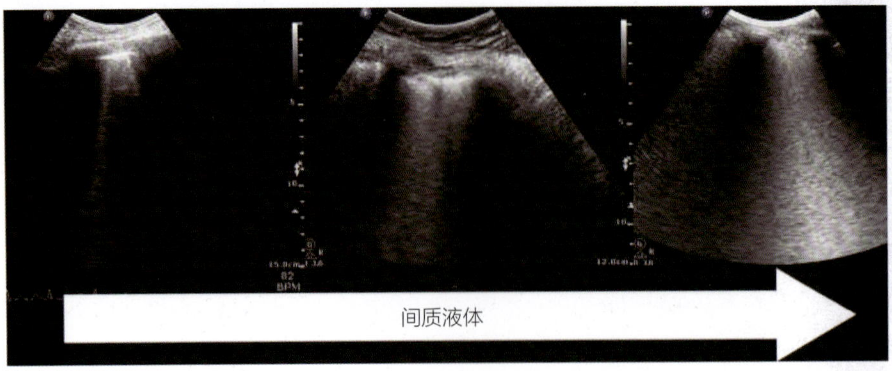

▲ 图 54-16　B 线进行性增加并伴有间质水肿

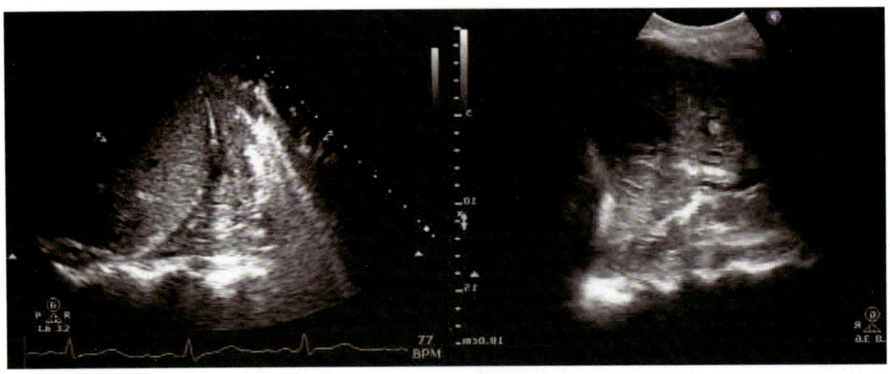

▲ 图 54-17　右下叶和左下叶实变各 1 例

第 55 章 经食管超声心动图在非心脏胸外科手术中的应用

Transesophageal Echocardiography in Noncardiac Thoracic Surgery

Breandan Sullivan　Eric Leiendecker　著
李龙云　刘芮竹　译

近年来，由麻醉医师进行的经食管超声心动图（TEE）在心脏外科手术中已变得司空见惯。随着 Swan-Ganz 导管的使用减少，这一点尤为突出。到目前为止，除心脏外科手术外，TEE 主要用于不明原因的低血压、缺氧、不稳定或所谓的“抢救 TEE”。然而，这种情况正逐渐发生变化，TEE 正越来越多地应用于普通外科病例的血流动力学监测中。TEE 在胸外科手术中的应用是其在心脏外科手术中应用的自然演变，因为经过 TEE 培训的心脏手术麻醉医师也经常提供胸外科患者的麻醉，并且呼吸系统与心血管系统之间存在明显的相互作用。此外，随着手术病例变得越来越复杂和具有挑战性，或者依赖于先进的治疗手段，如体外膜肺氧合（ECMO）技术，都扩大了 TEE 在这个领域的使用。

迄今为止，除“抢救 TEE”，对于胸外科手术中使用 TEE 的适应证还没有达成共识，就像在心脏手术中使用 TEE 一样。然而，实践模式正在以某种方式发展，使 TEE 成为指导管理这一复杂具有挑战性患者的强大工具。

一、经食管超声心动图的适应证

心血管麻醉医师协会与美国超声心动图医师协会（American Society of Echocardiographers，ASE）联合发布的指南指出，非心脏手术术中 TEE 适用于已知或疑似心血管病变，并可能影响手术结果的患者。美国麻醉医师协会（ASA）对此进行了扩展，指出当患者的心血管疾病可能导致严重的血流动力学、肺或神经系统损害时，也是 TEE 的适应证[1]。此外，ASA 指出，在无法解释的危及生命的血流动力学损害难以采取纠正措施的情况下，TEE 的使用是合理的[2]。在心脏外科手术中，TEE 的适应证仍然广泛，包括所有接受直视下心脏手术的患者，特别是瓣膜手术和胸主动脉手术，同时也适用于选择性的冠状动脉旁路移植术（coronary artery bypass grafting，CABG）。随着以经导管为基础的心内手术的出现，TEE 的作用已扩展到包括这些手术中的指导。

除此之外，围术期 TEE 的更多适应证我们正在研究中。TEE 越来越多地适用于肝移植领域，美国肝病研究协会建议 TEE 在原位肝移植（OLT）中使用，以评估以下情况：心内腔大小、心室肥厚、收缩功能、舒张功能、瓣膜功能和左心室（LV）流出道梗阻[3]。Wax 等[4]对每年进行 40 次以上原位肝移植的麻醉医师进行了调查，发现 86% 的病例至少偶尔使用 TEE，13% 的受访者在每个病例中都使用 TEE。此外，移植手术各阶段的 TEE 结果已被证明可以预测移植手术后的主要不良心脏事件（major adverse cardiac events，MACE）。例如，术中发现双心室功能障碍的患者发生 MACE 的可能性是对照组的 3 倍；而心内血栓栓塞的患者发生 MACE 的可能性几乎是对照组的 5 倍[5]。大多数进行肝脏移植手术的机构要求麻醉医师须获得基本的 TEE 认证。

在一些泌尿外科手术中，同样应用 TEE 进行监测。最近发表的一项随机对照试验（RCT）将根治性膀胱切除术中使用 TEE 与传统管理进行了比较。在该研究中，作者随机纳入 80 例患者，发现接受 TEE 监测的患者接受中心置管的次数较少，机械通气的时间更短，肺部并发症更少，且心律失常发生率较低[6]。但在这项研究中有一处局限性，只有接受过高级围术期 TEE 培训的心脏外科麻醉医师被纳入研究，而不是基础麻醉医师，所以研究结果可能是由于麻醉医师的选择，而不是因为 TEE 的使用本身。无论如何，这突出了对新用途的探索并认识到 TEE 作为一种监测工具的价值。在其他泌尿外科手术中，如肾细胞癌合并下腔静脉癌栓的切除术中，TEE 可用于评估下腔静脉的肿瘤血栓的位置和延伸、是否需要体外循环，以及术中肿瘤栓塞的监测[7]。

在紧急情况下，床旁即刻超声（US）已被广泛用于心肌周围和心内骤停。系统综述和 Meta 分析表明，US 在识别可逆性病因方面具有很高的准确性，预测短期生存率的准确性高达 95% 以上[8]。另外，US 显示无心脏活动也是自发循环无法恢复的高度预测因素[9]。在手术室，所谓的“抢救 TEE”已经成为评估难治性血流动力学不稳定的公认工具。这可能是由于尽管正在进行抢救，但获得的图像具有较高的准确性。心脏压塞、肺栓塞（pulmonary embolism，PE）、主动脉夹层、双心室功能障碍和血容量状况等诊断都可以用 TEE 进行准确评估[10]。因此，在术中发生心搏骤停时，TEE 的优势也就不足为奇了[11]。与经胸超声心动图（TTE）相比，TEE 的优点是，采集的图像精准且不受正在进行的心肺复苏的影响，也不需要中断胸外按压。

尽管 TEE 的应用包括多种适应证，其中一些有明确的证据支持，但目前还没有关于 TEE 作为非心脏胸外科手术监测的随机试验。无论如何，TEE 似乎是一个可以帮助麻醉医师和外科医师管理复杂患者的有力工具。

二、经食管超声心动图监护

在 1992 年的年度会议上，ASA 首次直接讨论了“警惕性”这一主题，这个概念已经演变成对该专业的很大影响[12]。这种在手术室中对患者进行监控的想法推动了无数的技术进步，使医生能够更好地监测、解释和应对手术过程中遇到的生理变化（及理想的预测）。尽管人们对无创心输出量监测仪、动脉波形分析和 TEE 的兴趣越来越大，但传统上来讲肺动脉导管（pulmonary artery catheter，PAC）是首选的监护方法。目前，PAC 仍然是最常用的血流动力学监护方法，而不是 ASA 要求的标准监测仪。尽管缺乏证据证明使用 PAC 的好处，而且至少在一项研究中提示 PAC 存在潜在的危害，但 PAC 使用似乎仍在持续。

血流动力学监测的目标是将患者的变量信息整合一起分析，以改善患者的结局。关于 PAC 目前没有令人信服的证据来支持其使用可以改善结果。2005 年发表的心力衰竭和肺动脉导管疗效试验将心力衰竭患者随机分为两组，一组接受 PAC 指导治疗，另一组根据临床评估的进行治疗。这项研究表明，接受 PAC 的患者 6 个月内的存活率并不高，或者在院时间更短[13]，这一发现与危重患者文献中的多个报道一致，提示使用 PAC 没有明显益处。这些研究与 2003 年发表文献一致，评估 PAC 在接受非心脏手术的高危老年患者中的使用，该研究显示 6 个月的死亡率没有改善，并且肺动脉栓塞率增加。对抽样组的亚组分析显示，应用 PAC 的胸外科手术组患者死亡率可能增加。因此，这应该使 PAC 在胸外科手术中的使用更仔细[14]。

鉴于有证据表明肺动脉导管在治疗心力衰竭和高危患者中没有好处，那么一个意料之中问题是：超声心动图有什么好处？这一点需要特别指出，在一个简单的监测模式中，即心输出量的测量，PAC 和 TEE 之间存在着巨大的差异。Su 等[15]在 2002 年对接受冠状动脉旁路移植术的患者进行 TEE 和 PAC 的直接比较，发现 PAC 与 TEE 获得的心输出量值之间有很好的线性关系。有一些回顾性研究对两者进行了比较，显示出较低水平的相关性。尽管这些研究有其局限性，但足以说明在纳入的患者中，TEE 可以得到与 PAC 相似的价值。最近，人们开始重视无创心输出量监测仪，这似乎很有前景。在主动脉瓣置换术治疗主动脉瓣狭窄的预搭桥阶段，至少有一组将一种设备（LIDCO）与 TEE 和 PAC 进行比较，发现该设备对心输出量的趋势具有高度的可靠性[16]。目前有更多的研究在评估这些设备及它们在心脏手术不同阶段的不同生理条件下的反应。

尽管有这些结果，但 TEE 为医生提供了 PAC 或无创心输出量监测仪无法提供的信息。TEE 是唯一可以提供关于瓣膜病变或心室功能的瞬时反馈的监测手段。虽然其他的监护仪可以提供心输出量监护，TEE 能够向医生展示心输出量是如何产生的，以及是否存在室壁运动异常或舒张功能障碍。TEE 在评估心包疾病和心包积液时至关重要，这在 PAC 和其他监测仪上是无法检测到的。此外，在肺移植的情况下 TEE 可以提供关于肺血管吻合的信息，还可以显示右心室（RV）的功能。在胸主动脉手术中，TEE 可以评估有无夹层和动脉瘤，这在其他监护手段中不会被发现。

显然，其他监测仪也可提供有用的信息。然而，这些监测仪的效果充其量是可疑的，而且有些监测仪只提供非常有限的信息（无创心输出量监测仪）。尽管没有 RCT 来验证 TEE 对患者预后的影响，但它提供了可靠的信息，不仅可以帮助指导麻醉医师对患者的管理，还可以指导低风险手术的计划和执行。

三、经食管超声心动图的风险

使用 TEE 确实有很大的潜在好处，但如果我们不谈及使用 TEE 的潜在危害，那就是一种疏忽。使用 TEE 的绝大部分固有风险与超声心动图探头插入口咽部、舌根部周围及随后进入食管有关。最令人担忧的并发症是对食管的直接损害。有多例食管穿孔的报道与 TEE 探头插入有关。据报道，这些最令人担心的并发症发生率为 0.03%～0.09%。这些损伤大部分（54.3%）发生在胸段食管，少部分发生在咽部或颈部（分别为 11.8% 和 20.6%）。在一项研究中，尽管大多数患者接受了穿孔修复手术，但直接导致死亡率高达 28%[17]。

尽管对食管的损害是非常令人担忧的，但 TEE 仍然是一个安全的监护方法，尤其是当患者在术中处于全麻状态时。2001 年进行了一个大型术中 TEE 的病例研究，纳入超过 7000 例患者。结果显示，食管损伤的发生率为 0.01%，上消化道出血的发生率为 0.03%。此外，与 TEE 相关的死亡率为 0%。从这个病例研究中我们还看到，较常见的并发症往往是相对较轻的，0.1% 的病例出现吞咽痛，0.03% 的病例出现牙齿损伤[18]。2007 年，Piercy 等评估了大约 10 000 例心脏手术患者，发现主要并发症的发生率相似，约为 1/1000[19]。

鉴于这些非零风险的潜在并发症，讨论 TEE 使用的安全性及避免这些潜在破坏性的并发症的方法是很重要的。首先，与医学上的任何程序一样，安全性始于医生进行详细的病史和身体检查。很大程度上，会诊的主要内容是阐明潜在的胃肠道病变，这将阻碍 TEE 探头通过。如果有食管或胃部手术史，或有吞咽困难史，应引起医生对可能并发症的怀疑。会诊中发现有明显的、未经调查的吞咽困难的病史，钡餐测试仍然是调查的金标准方法，以确认是否存在食管狭窄或食管憩室，否则可能会导致并发症[20]。此外，正如前面所讨论的，必须注意 TEE 检查的好处，这可能是一个强有力的工具，在某些情况下会改变手术计划。然而，这种可能性必须与引起并发症的潜在机会进行权衡。

安全处理 TEE 探头是必需的，一旦做了适当的筛查，医生的安全操作是防止并发症的最后一道防线。患者被充分麻醉后，TEE 探头通过会产生强烈的刺激，食管插管可以在直视下或盲视下进行。在直视下，可以推下颌拉出舌头，以显露出口咽部，从而引导探头通过。如果是盲试下操作，可以一只手插入探针，另一只手沿着舌背引导探头进入食管。偶尔也会出现在插入 TEE 探头时有困难，需要直接进行喉镜检查，以显露食管，从而将探头插入。对于小个子患者或有吞咽困难的患者，可以考虑使用小儿 TEE 探头，因为它的孔径较小，理论上不太可能造成创伤。探头应该充分润滑以减少摩擦，探头在插入或取出时应始终解锁并处于中立位置（图 55-1）。

四、术中血流动力学检查

TEE 是唯一可以对双心室功能、瓣膜功能、容积状态、室壁运动或有无渗出进行实时、即时评估的监测仪。为了获得所有必要的信息，标准的 28 个视图应该是最低限度的检查项目[1]。但指南中没有指出检查的时间点或检查频率。此外，目前还没有建议在初次检查完成后如何使用 TEE 进行持续监测。持续监测心室功能用以寻找观察室壁运动、整体功能和充盈情况的改变似乎是合理的（表 55-1）。

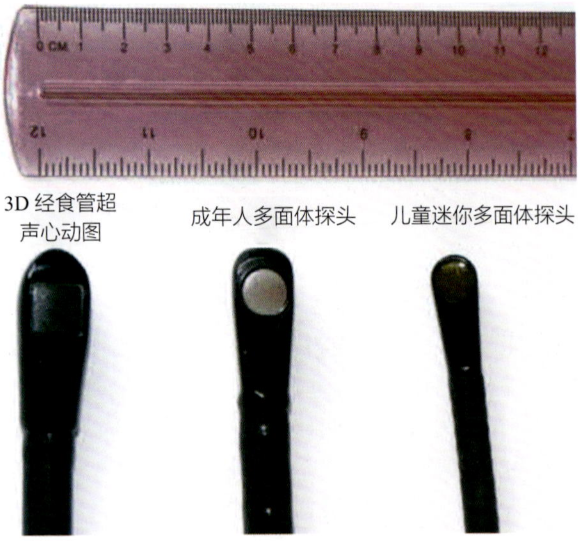

▲ **图 55-1　成年人和小儿经食管超声心动图探头的比较**
与直尺比较供参考；3D. 三维；引自 Hui L, Sahn DJ. Instrumentation for transesophageal echocardiography. In: Wong P, Miller Hance W (eds). *Transesophageal Echocardiography for Congenital Heart Disease*. Springer: London, 2014:Fig.2.11.

检查结束后，可将探头留在中段食管四腔心（ME-4C）位置作为监护，这将提供对双心室功能的实时评估，而双心室功能在胸腔手术期间可能会发生巨大的变化。单肺通气或选择性夹闭肺动脉（PA）可能会严重增加右心室的后负荷，导致功能障碍。夹住心房袖口进行吻合术时，可能导致冠状动脉闭塞和局部室壁运动异常。所有这些并发症在基本检查图像的 TEE 上很容易观察到（图 55-2）。

五、经食管超声心动图右心室的评估

在 1821 年的著作 *A Treatise on Diseases of the Chest* 中，RT Laennec 指出："所有引起严重的、长期的呼吸困难的疾病，几乎必然产生心脏肥大或扩张。因为心脏需要不断努力，将血液推进肺部。"[21] 可以说，这种病理生理在他发表后的近 200 年里肯定没有改变。幸运的是，我们已经更多地了解了这种病理生理和它对患者及其生活的影响。相对来说，肺动脉高压（PH）可以伴随和反映严重的肺部疾病的发展，这是比较普遍的认识。在一项接受肺移植检查的研究中，49% 的患者在右心导管检查中发现平均肺动脉压（MPAP）至少为 25mmHg，在排除了那些患有毛细血管病变的肺动脉高压后，作者认为他们的队列中有 36% 有毛细血管前的肺动脉高压。此外，这些患者往往有较低的 1 秒率，并且低氧血症发生率较高，6min 步行测试表现较差。换句话说，这些患者可能发展为进行性的肺动脉高压[22]。肺动脉压（PAP）的升高可能是多因素的，由缺氧、高二氧化碳和实质损伤引起肺血管丢失共同作用引起的[23]。间质性肺疾病（interstitial lung disease，ILD）患者的肺动脉高压与肺部疾病的严重程度之间有类似的关系。与慢性阻塞性肺疾病（chronic obstructive pulmonary disease，COPD）类似，ILD 引起的肺动脉高压会显著缩短预期寿命，因此一些作者认为这些患者应及时进行移植[24]。

无论病因如何，右心室后负荷的增加可导致不同程度的右心室功能障碍。这种影响主要表现为保留收缩功能的右心室肥大，主要是由于肺动脉压力的缓慢上升使右心室得以重构。事实上，高达 2/3 的 COPD 患者在尸检时有右心室重构的证据[25]。Hilde 及其合作伙伴在 2013 年发表令人信服的证据，即使是最小的肺血管阻力和 MPAP 的升高也会导致

表 55-1　术中血流动力学评估可将患者归入特定的模型，对其进行的管理将是不同的

血流动力学评估	左心室收缩率	填充（左心室舒张末期容积）	舒张期肌电图	右心室肌张力
正常	正常	正常	正常	正常
左心室衰竭	减少	增加	正常或减少	正常
血管痉挛	正常或增加	正常或减少	正常	正常
低血容量	正常或增加	减少	正常	正常
右心室衰竭	正常	减少	正常	减少

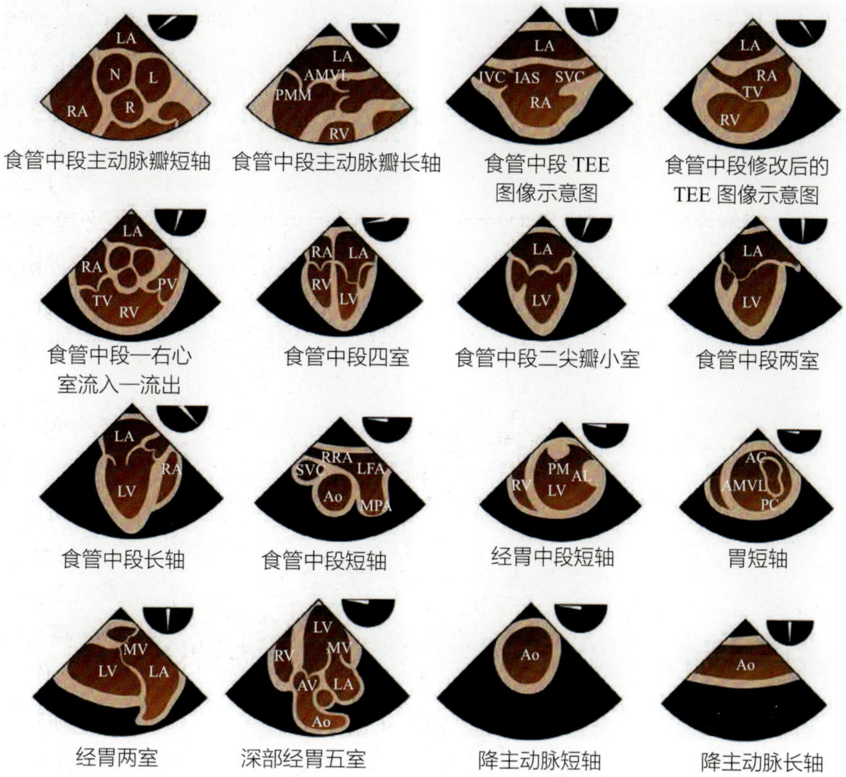

▲ 图 55-2　经食管超声心动图的 16 个视图的横断面图像（右上角标明大致角度）

AMVL. 二尖瓣前叶；Ao. 主动脉；AV. 主动脉瓣；IAS. 心房内隔；IVC. 心室下隔；IAS. 房间隔；IVC. 下腔静脉；L. 左冠状动脉尖；LA. 左心房；LAX. 长轴；LPA. 左肺动脉；LV. 左心室；ME. 食管中段；MPA. 主肺动脉；MV. 二尖瓣；N. 非冠状动脉尖；PM 和 AL. 后内侧和前外侧乳头肌；PMVL. 二尖瓣后方的二尖瓣小叶；R. 右冠状动脉尖；RPA. 右肺动脉；RV. 右心室；SAX. 短轴；SVC. 上腔静脉；TG. 经胃；TV. 三尖瓣 [引自 Fayad A, et al: Perioperative transesophageal echocardiography for non-cardiac surgery. Can J Anaesth. 2018，65（4）:381–398.]

右心室重塑、扩张，并随后降低右心室收缩功能。此外，这些研究者还表明 MPAP 与恶化右心室收缩功能指标之间存在明显的关系 [26]。

在解剖学上，右心室不同于左心室的形态和结构。它不是一个厚壁的圆形结构，而是一个薄壁的锥形结构，包裹着左心室的隔膜。这个结构在功能上可分为三部分。流入道由三尖瓣环、脊索和相关的乳头肌构成，心尖是由大量的小梁肌组成，流出道基本上是平滑肌形成右心室流出道（RV outflow tract，RVOT）。右心室的功能很大程度上依赖静脉回流以提供前负荷，以及提供右心室后负荷的肺血管之间的平衡阻力。这些力量与房室壁和室间隔的固有收缩力相结合，产生右心室输出。从左心室的压力容积环可以看出，与左心室相比右心室每搏所需做功要少得多。这些环路显示缺乏等容性收缩并显示较低的收缩压峰值，并仅存在于较高的基线容积水平 [27]。这使得右心室对生理性扰动相对敏感。

为了充分评估右心室，医生必须获得该房室的多个视图以进行多普勒测量和解剖学测量。这些视图最好是在 ME-4C、食管中段右心室流入 – 流出（MERV in-out）、经胃短轴切面（TG-SAX）经胃右心室流入 – 流出（TGRV in-out）（图 55–3）。

从 ME-4C 视图可以很好地评估 RV 的功能和大小。在这个视图中，可以清楚地观察到右心室和左心室，并且可以看到两者之间的关系。在 ME-4C 切面中，很容易将舒张末期面积（end-diastolic area，EDA）及收缩末期面积（end-systolic area，ESA）进行量化。变化分数（fractional area of change，FAC）被定义为：[（RVEDA-RVESA)/RVEDA］× 100。这些区域是通过在心动周期的必要点上暂停画面而获得的，注意确保右心室不短缩，包括心尖。图像可以追踪到右心室腔内，包括小梁 [28]。右心室 FAC 正

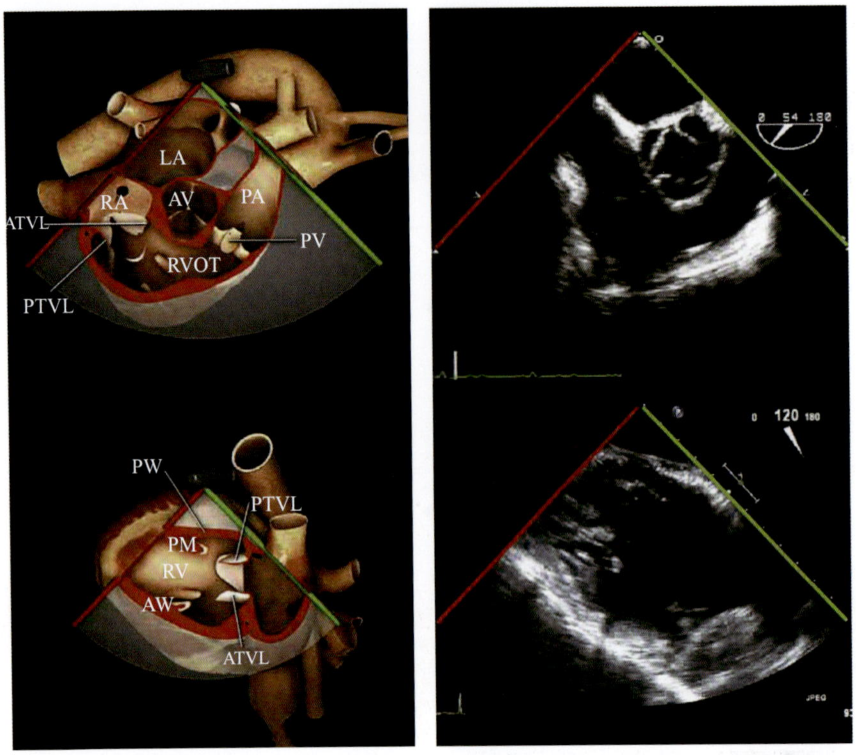

▲ 图 55-3 食管中段右心室流入 - 流出和经胃右心室流入视图用于三尖瓣环收缩期偏移和右心室的测量

ATML. 主动脉瓣前部瓣膜小叶；AV. 主动脉瓣；AW. 前壁；LA. 左心房；PA. 肺动脉；PTVL. 后瓣膜小叶；PW. 心包壁；RA. 右心房；RV. 右心室；RVOT. 右心室流出道（经许可转载自 http://pie.med.utoronto.ca/tee.）

常值至少为 35%，少于 35% 表示有不同程度的右心室收缩功能障碍。这种方法的一个局限性是没有考虑 RVOT，而 RVOT 至少对右心室收缩功能具有意义。而磁共振成像（MRI）同时考虑了纵向收缩及右心室游离壁的收缩功能，从而确保了 FAC 与射血分数（EF）之间有很好的相关性 [29, 30]。

在 ME-4C 切面视图中，还可以评估右心室的大小和形状，以及与左心室的关系和形状。与圆润的左心室相比，右心室呈楔形，其大小约为左心室的 2/3，扩张的右心室将逐渐占到心尖的更多部分，以及接近与左心室相同的大小。在舒张末期，左心室与右心室的面积很容易测量，任何情况下 RV：LV＞1 都表明右心室严重扩张。随着右心室的扩张，压力和（或）容积过大、在 TG-SAX 视图中，室间隔向左移位，左心室呈 D 形，显得扁平。这种转变导致两个不利的影响，导致心输出量减少。首先，室间隔向左心室移动减少左心室的大小，降低了左心室的舒张末期容积（LVEDV），从而减少了每搏输出量。其次，室间隔内的移位降低了间隔的收缩力，而室间隔的收缩力是右心室收缩时所依赖的力量 [30]。

在 ME-4C 视图中，许多医生会试图测量三尖瓣（TV）的收缩期偏移，称为三尖瓣环收缩期偏移（tricuspid annular plane systolic excursion，TAPSE）。在 TTE 中，这已经是一个长期有效的评估右心室功能的方法，由于它依赖于获得运动模式（MMode），观察时，多普勒光束必须与视觉运动保持一致，因此在 TEE 中有些受限。然而，有医生选择了某些方法来克服这一局限性并获得可靠的 TAPSE 测量值 [31]，他们选择通过对图像进行后处理，对三尖瓣环在心动周期中的移动距离进行非标记性测量，以弥补对位不良的问题。虽然烦琐，但这是一种补偿多普勒对准不良的方法。在现代机器上，有对传统的 MMode 模式进行了调整，称为“解剖 MMode”，该模式可纠正换能器相对于被测平面的位置。Korshin 等在 2018 年发现，在经胃右室流出切面，解剖 MMode 给出了高的精确性和可重复性，与 TTE 上测量的 TAPSE 有很强的相关性。同样的方法当然可以用于 ME-4C 视图，但与 TTE 视图对比，一致性较低[32]。尽管 TAPSE 被广泛接受为右心室功能的标志，重要的是要注意特定的疾病状态，尤其是在胸外科手术中，TAPSE 测量会影响预后和临床效果。多位研究者研究表明，TAPSE 与充血性心力衰竭（congestive heart failure，CHF）患者的生存率相关。其中一项超过 1500 例患者的研究显示，TAPSE＜15.9mm 的 CHF 患者，其预后要比 TAPSE 值高的患者差。后续工作表明，较低的 TAPSE 值与住院率和发病率的增加有关。在患有 COPD 的患者中，TAPSE 也被证明与较差的预后和较高的发病率相关（表 55–2）[33]。

在 ME-4C 视图中，医生可以把右心室放在视野中心，尽可能减少右室缩短，聚焦右心室。大多数新的 TEE 机器能够通过测量心动周期中这些心肌斑点的位移，从而直接测量心肌纤维的收缩。这样做可准确地量化三尖瓣到漏斗部（或 RVOT）的纵向收缩。尽管对这项技术的深入讨论远远超出了本章的范围，但我们仍要简要地回顾一下。所谓的“斑点”实际上是心肌内干扰的特定模式（即心肌组织与超声波束的相互作用）。这些“斑点”能够随着时间的推移被追踪，从而形成“应变”的测量。[应

表 55–2　右心室评估方法可以提供有关右心室性能的信息

衡量标准	测量方法	正常值
三尖瓣环面收缩期偏移 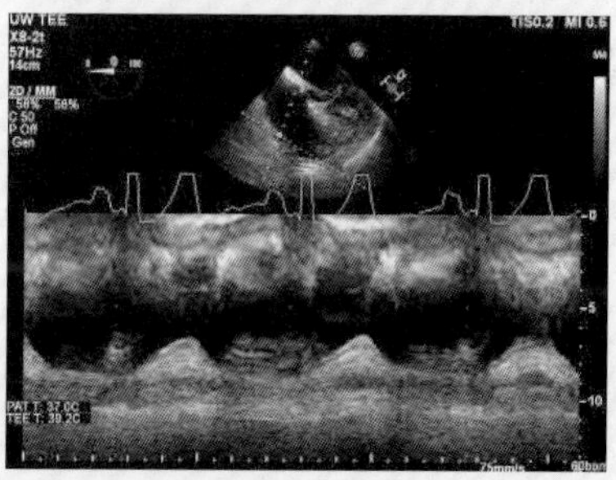	测量在运动模式之间的距离和峰值侧面的行程潮流环的距离	＞1.6cm
面积变化分数 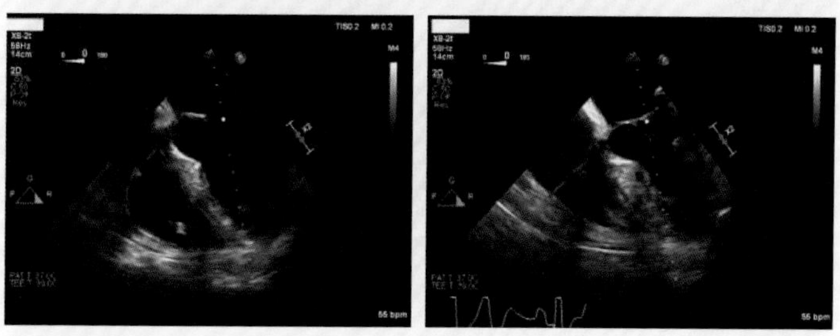	[（EDA-ESA）/EDA] × 100	＞35%
纵向应变 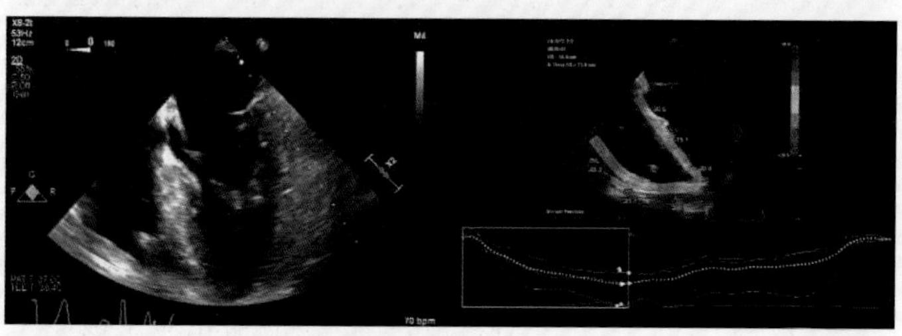	（收缩期长度 – 舒张期长度）/ 舒张期的长度	阴性结果超过 –20

EDA. 舒张末期面积；ESA. 收缩末期面积

变 =（收缩期的长度 – 舒张期的长度）/ 舒张期的长度]。鉴于此，右心室游离壁从三尖瓣向漏斗部纵向收缩，应变测量将被报告为一个负值，–20 或更大的负值为正常。负值<–20 被认为是不正常的。使用这种技术可以得到两个右心室的测量值，整体纵向应变（global longitudinal strain，GLS）和游离壁应变（free wall strain，FWS）。尽管这两种测量方法都是对纵向收缩的测量，但 GLS 是所有右心室节段（3 个游离壁 + 房间隔）的平均值，而 FWS 则忽略了房间隔的贡献。这个技术不像 TAPSE 那样与角度有关；但是，在发生平面外收缩时，具有局限性。这可以通过使用新的三维（3D）软件来改善，该软件将测量“应变面积”，而不是纵向应变[34]。

3D 技术在右心室成像中的应用是相对较新的，至少在手术中是这样。与 TTE 或 MRI 相比，TEE 在手术中应用时，对重复性和准确性存在一定担忧，然而，这已被证明是评估右心室大小和功能的一个有价值的工具。Fusini 等报道了一个研究，共纳入 150 例接受瓣膜手术的患者。作者获得了 3D 容积数据，对房室收缩末期容积（ESV）、房室舒张末期容积（EDV）和右心室射血分数（RVEF），以及 FAC 和 TAPSE 的二维（2D）测量。在 92.7% 的患者中获得了充足的数据，这些患者的 3D EF 值与 2D FAC 和 TAPSE 都显示出高度的相关性，这两者之前都已在 MRI 上得到验证[35]。后续的工作不仅证实了获取 3D 数据的可行性，而且还证实了不同医生测量的可重复性。此外，再次发现这些数据集与 2D、TTE 和 MRI 测量的房室功能有很好的相关性[36]。

当右心室扩张时，外力作用于三尖瓣环。这种力使椭圆形的三尖瓣环变得更圆，导致瓣叶被拉开，引起三尖瓣反流（tricuspid regurgitation，TR）。由于压力过大导致的瓣膜活动变化这种情况并不罕见，如发生肺动脉栓塞时，引起平均肺动脉压升高。重要的是，三尖瓣反流的程度与右心室功能障碍的程度不一定相关。随着右心室扩张和功能减退，收缩力降低，将导致三尖瓣反流速度和射流量减少、因此成为右心室功能的一个相对较差的标志[37, 38]。

六、卵圆孔未闭

尽管卵圆孔未闭（patent foramen ovale，PFO）通常是良性的，但与脑卒中和低氧血症有关。在正常负荷条件下，左心房（LA）的压力超过右心房（RA）的压力、形成一个从左到右的分流。除了罕见病例外，这通常是生理性表现，并不构成疾病。随着右心房压力升高，有可能逆转这种心内分流，从右心房通过 PFO 分流到左心房。脑卒中的发生，有几种机制被认为与 PFO 有关。首先，PFO 可能是右向左分流的阻力最小的路径，这种流动可能会携带栓塞物质，如微栓子、空气或血栓。其次，在某些患者中，PFO 与房间隔瘤样膨出有关，血栓通常在此部位形成。房间隔瘤在普通人群中是罕见的。然而，尸检报告称，脑卒中患者中房间隔瘤发生率显著增高。并且，PFO 通常与房性心律失常相关，而房性心律失常本身就会增加脑卒中的风险[39]。无论机制如何，脑卒中都可能是非心脏手术的一个潜在的破坏性并发症。遗憾的是，脑卒中在预先存在的房间隔缺损（atrial septal defect，ASD）或 PFO 的患者中更为普遍。在一项超过 60 万例非心脏手术病例的研究中，术前行超声心动图检查时约有 9000 例患者被发现患有 PFO 或 ASD。超过 40 000 例患者在围术期发生脑卒中；35% 患有 PFO/ASD 的患者发生了脑卒中，而心房隔膜完好患者出现脑卒中只有 6%[40]。

PFO 和右向左分流的另一个可能结果是低氧。这种分流引起静脉血与动脉血混合，导致低氧混合，这反过来又会促进肺动脉高压[41]。这种机制与一些胸外科手术后患者出现缺氧有关。这种分流很可能是由于肺血管床切除导致 RV 后负荷增加，再加上手术期间一定程度的液体过载，这会降低 RV 的功能。这些因素导致右心房压力增高形成右至左分流，导致缺氧[42]。此外，术中单肺通气引起的高碳酸血症或在夹闭肺动脉后，使得右心房压力急剧升高。

如前所述，PFO 一般是一种无关紧要的疾病，其发病率因年龄而异。从 1984 年开始，Hagen 和他的同事对 965 例患者尸体进行了心脏方面的尸检。他们发现，PFO 的总体发病率为 27.3%，从生命前 30 年的 34.3% 到生命第 9 个和第 13 个 10 年的 20.2%[43]。卵圆孔形成的原因是胎儿时期存在的原始孔未闭，在左右心房之间留下一个小裂隙。出生后，肌肉性裂隙口立即被移动的、更多的纤维性隔膜所覆盖。迫使这房间隔成分相互对抗、在随后的几年里，卵圆孔闭合。TEE 在检测这些病变方面表现良好，其敏感性接近 90%，特异性约为 91%[44]。

一项旨在调查是否存在 PFO 的研究从 ME-4C 视图检查开展，2D 成像不太可能显示出视觉上可探测到的 PFO。增加彩色血流多普勒，其 Nyquist 限值在 45～55cm/s，能够观察到跨膈血流的证据，表明有分流。为了全面评估房间隔的完整性，它必须将全平面从 0° 增加到 130° 扫描房间隔，以保证整个结构的可视化。最终，通过添加造影剂获得最高的灵敏度；在这种情况下，添加搅拌过的生理盐水来进行“气泡研究”。在正常的负荷条件下，左心房压力大于右心房，如果存在房间隔缺损的话，这将阻止其通过。为了克服这个问题，在注射的搅拌生理盐水时，应采用 Valsalva 动作，由于 Valsalva 的突然释放会使右心房上的前负荷急剧上升，从而增加右心房压力。如果存在 PFO，可以看到气泡穿过房间隔并出现在左心房中。

目前，关于是否关闭术中发现的 PFO 的决定还有些不明确。很大程度上，关于在术中偶然发现 PFO 是否闭合的研究较少，而首选闭合方法的文献更少。PFO 的临床意义尚不清楚，是否关闭 PFO 的决定似乎并不明确，取决于外科医师的偏好、缺氧的可能性及完成关闭的手术计划是否会出现偏差[45]。PFO 闭合的适应证包括术中心房开放，二尖瓣（MV）修复，以及年龄较小或曾有脑卒中 / 短暂性脑缺血发作病史的患者。然而，有证据表明，偶然发现的 PFO 修复后，脑卒中发生率会有所增加[46]。这与隐源性脑卒中患者中发现的 PFO 的封堵形成鲜明对比。在这一患者群体中，与仅接受药物治疗的患者相比，经皮关闭房间隔缺损的患者，脑卒中复发率较低[47]。

综上所述，PFO 是常见的缺陷，可能会增加人群中脑卒中风险，尽管手术关闭偶发的 PFO 似乎不能降低这种风险。术中，PFO 或 ASD 可能导致右向左分流，由于右心室的负荷条件改变，可能导致缺氧（图 55-4）。

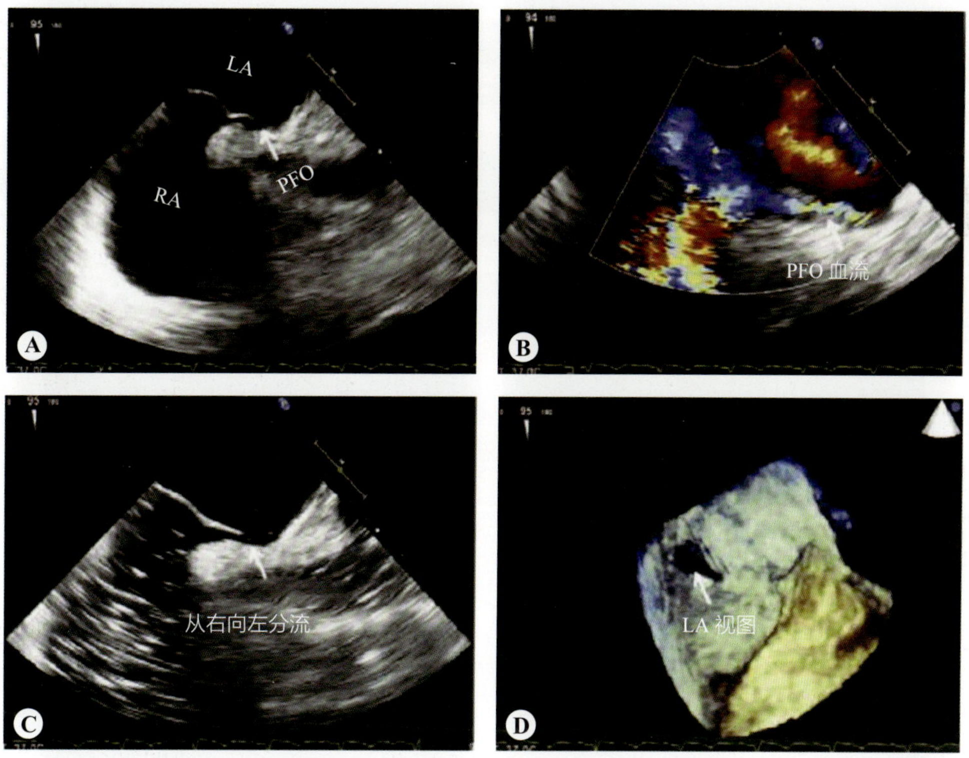

▲ 图 55-4 **A. 2D 成像显示房间隔（IAS）可能有缺损；B. 彩色血流多普勒（CFD）证实了这种缺陷，可显示分流的方向；C. 流动的生理盐水研究很容易显示出从右到左的分流，因为气泡穿过房间隔的速度比它们在体内循环的速度快；D. 最后，3D 成像可以提供高度准确的缺陷图像**

LA. 左心房；PFO. 卵圆孔未闭；RA. 右心房（引自 Chen Z, Li C, Li Y, Tang H, Rao Li, Wang M. Concomitant coronary and pulmonary embolism associated with patent foramen ovale: a case report. *Medicine.* 2017, 96; E9480.）

七、经食管超声心动图对左心室的评估

术中对左心室功能的检查可为术中遇到的血流动力学变异提供许多证据。基础检查应评估左心室的前负荷、整体收缩功能、局部收缩功能和舒张功能。为实现这个基础分析，应获得三个标准视图：TG-SAX、ME-4C 和 ME-2C。获得这些视图将可以对整体心室壁段和冠状动脉灌注区进行评估，也可以对舒张功能进行鉴定。在血流动力学测量中评估左心室功能的一个框架如下：第一，评估前负荷；第二，量化收缩功能；第三，估算充盈压；第四，将这些结果纳入血流动力学状态的最终分析（图 55–5）。

为了评估左心室的前负荷，必须测量左心室舒张末期容积（LVEDV）。以前，LVEDV 或前负荷

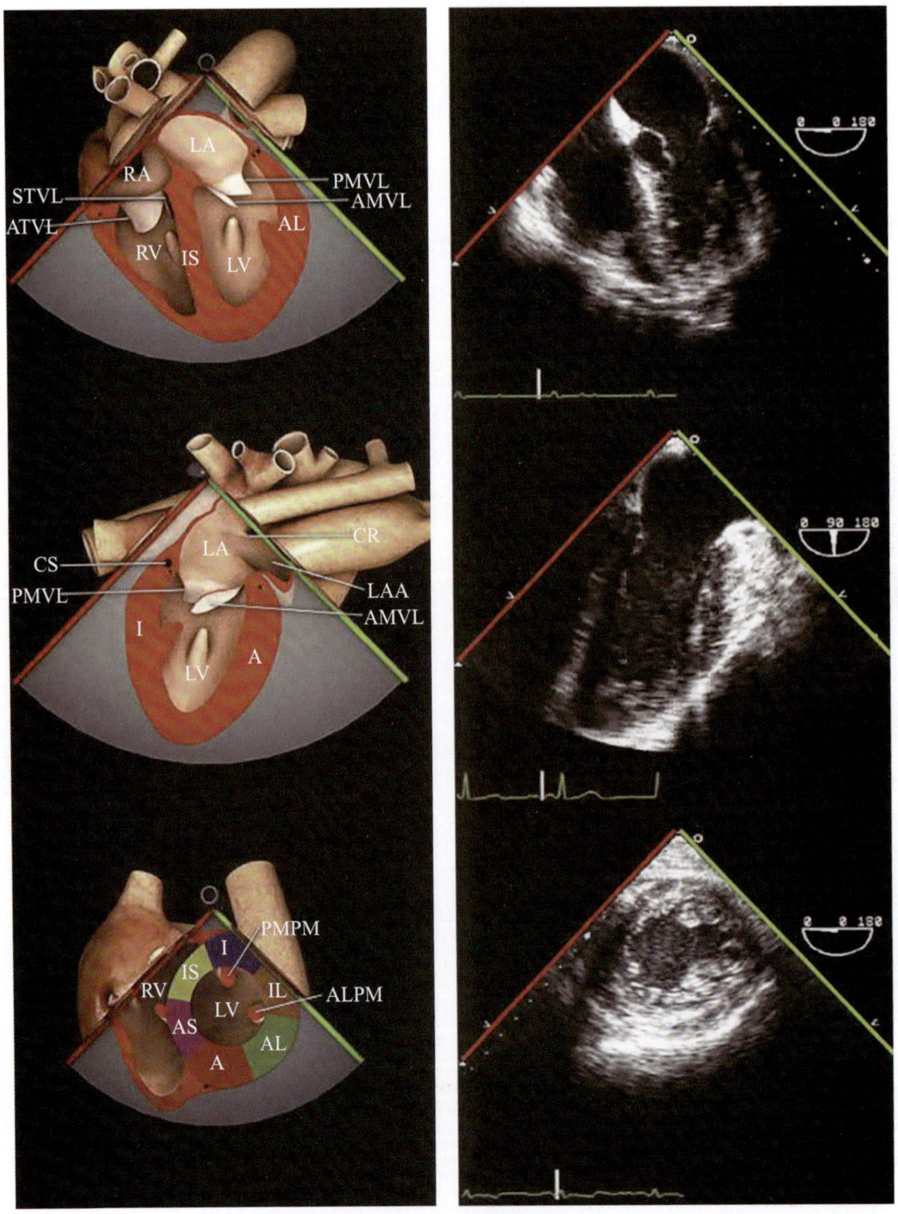

▲ 图 55–5 评价左心室收缩功能需要对所有心室壁节段进行成像；通过获取食管中段四腔心、食管中段两腔心和经胃短轴视图，很容易完成

A. 前部；AL. 前外侧；AS. 前间壁；ATVL. 前三尖瓣；CR. 冠状窦；I. 下位；IL. 下侧；IS. 间隔；LAA. 左心房附属物；STVL. 室间隔瓣小叶（经许可转载自 http://pie.med.utoronto.ca/tee.）

是由肺毛细血管楔压（PCWP）推算出来的。而现在通常是在 TEE 上直接测量 LVEDV，这已经取代了 PCWP，成为首选的、经过验证的前负荷测量方法[48, 49]。评估 LVEDV 的最基本方法是使用 MMode。在经胃短轴（TG-SAX）切面，MMode 多普勒光束可以通过下壁和前壁定向，以 QRS 波群的起始点或二尖瓣的闭合点作为舒张末期的标志，就很容易测量出左心室舒张末期尺寸（LVEDD）。正常的 LVEDD 被认为是 3.0～5.6cm，＜3cm 代表左心室充盈不足，而扩张的左心室则＞5.6cm。在同一视图中，通过追踪舒张末期的心内膜边界，也可以得到左心室舒张末期面积（LVEDA）。尽管操作容易，但必须注意的是，与所有的回声定量一样，单次测量存在误差。例如，如果有明显的室壁运动异常，则 LVEDD 可能出现假增高，导致前负荷增高这一错误结论。反之，心室完全排空并持续 LVEDV 偏低，则可能导致假性前负荷降低。

这些测量属于 2D 面积，作为 LVEDV 的代用指标，可以用 Simpson 圆盘法获得合理的估计。在这种方法中，操作者获得一个最优的 ME-4C，左心室位于屏幕中央。在左心室舒张末期固定画面突出心内膜的边界，用多个椭圆体圆盘来填满心室内部。将此与 ME-2C 视图中的相同过程结合，可以准确地量化舒张末期和收缩末期的心室容积。通过与 MRI 成像进行比较，证实了 Simpson 圆盘法的可靠性。该方法已与 MRI 成像进行了比较，并发现该方法是可靠的，但有一点需要注意的是，图像不能被前缩，而且要假定 LV 腔为椭圆体[50]。

在收缩功能方面，可以同时估算出 EF，及左心室的应变。EF 值简单来讲，是每搏量除以 EDV，得出每次收缩时射血的百分比［（LVEDV-LVESV）/ LVEDV］。对于大多数 TEE 应用程序，这些计算是基于 2D 图像。在经胃短轴（TG-SAX）切面，可以使用 FAC 获得 LVEF 测量值。这实质上是以百分比表示左心室面积的变化。在舒张末期，对心内膜边界进行追踪，产生一个面积，然后用于计算百分比变化。FAC 的正常值是＞55%。显然，这只是简单地测量一个非常特定位置的左心室的面积，而忽略了心室其他部位，这就容易产生误差（图 55-6）。

应用 Simpson 圆盘法可做出更全面和准确的估计。该方法是在 ME-4C 和 ME-2C 视图中显示左心室，通过描绘心内膜轮廓形成 20 个椭圆盘“填充”左心室，来测量舒张期和收缩期左心室容积。在双平面上对整个心室进行成像，有助于提高精确度。然而，需要注意的是，与 FAC 一样，Simpson 圆盘法也是从 2D 图像中推算出 3D 容量的方法，因此容易出现误差。最常见的就是短径测量误差及错误的心尖切面。克服这些限制的方法之一是将 3D 技术直接应用于左心室成像，该技术目前可与 MRI 相媲美[51]。一旦在 ME-4C 上获得了足够的 2D 左心室图像，就创建了 ME-2C 视图的双平面视图，然后使用多点图像采集，创建一个精确的 3D 模型。这样做的好处是能够进入这些剪辑片段，并改变图像的方向，以避免前倾变形。然后通常对心内膜边界进行自动监测，以获得良好的准确性和可重复性的左心室容积和 EF 值（图 55-7）[52]。

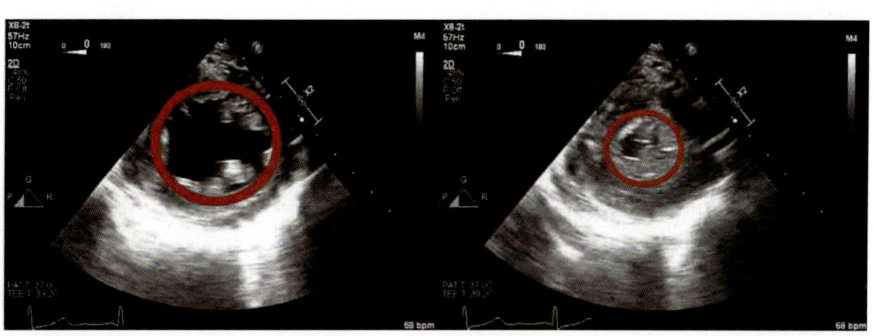

▲ **图 55-6　在经胃短轴切面上，很容易获得左心室面积变化分数（FAC）**

在舒张末期和收缩末期固定图像可以定位心内膜边界，得到左心室舒张末期面积（LVEDA）和左心室收缩末期面积（LVESA）；然后，FAC 的计算方法是：［（LVEDA-LVESA）/ LVEDA］× 100；如果超过 55%，则认为 FAC 正常

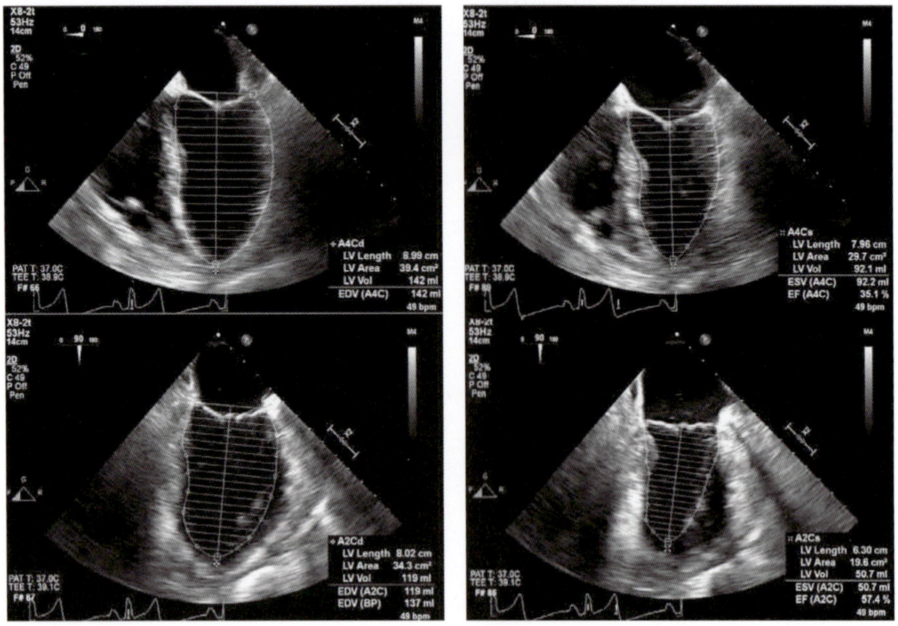

▲ **图 55-7 Simpson 圆盘法用于获得准确的左心室射血分数（LVEF）测量**

这种方法需要获得食管中部四腔心和两腔心视图；然后在舒张末期和收缩末期冻结图像，描画出心内膜边界；在此区域放置 20 个"圆盘"以计算左心室舒张末期和收缩末期容积（LVEDV 和 LVESV）；然后由超声计算 EF 值；LVEF 如果超过 55% 则被认为是正常的

在 TEE 出现之前，使用肺动脉导管进行监测的一个理论上的好处是能够计算出术中的每搏量和心输出量。但这些信息现在可以通过多种方式直接通过 TEE 获得。如前所述，在计算 LVEF 的过程中，可以计算出每搏量。在 2D 和 3D 模式中均具有可行性。另一个简单的方法是获得 LVOT 面积和速度时间积分（velocity time integral，VTI），从而计算出每次收缩时通过 LVOT 的血液量。LVOT 面积是在中段食管（ME）房室长轴切面上获得的，其直径可在收缩中期获得，然后用于计算 LVOT 面积。VTI，本质是血液在单位时间内移动的距离。是脉冲波多普勒（PWD）放置在经胃左心室流出道视图中获得的。因为多普勒光束与 LVOT 和血流路径的对准是最佳的，因此该视图是最理想的，误差最小。搏出量可计算为搏出量 =（LVOT 直径）×（LVOT VTI），而心输出量的计算方法是将每搏量乘以心率（图 55-8）。

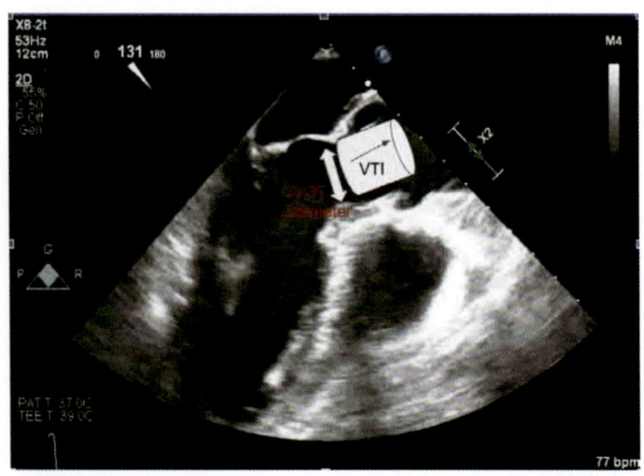

▲ **图 55-8 经食管超声心动图可以计算出搏出量（SV）和随后的心输出量（CO）**

在食管中段主动脉瓣长轴切面上测量的左心室流出道（LVOT）直径，可与经胃切面上的左心室流出道速度时间积分（VTI）一起使用，以获得 SV 和最终的 CO；SV= $LVOT_{面积} \times LVOT_{VTI}$；然后通过将 SV 与心率相乘得到 CO

所有这些方法都可以用来评价左心室的整体收缩功能，但注意识别局部室壁运动，这是非常重要的，有必要进一步研究。区域性室壁运动异常会影响左心室的整体功能，同时提示可能正在发生缺血事件。ASE 将左心室标准化为 17 个不同的节段。6 个基底节段、6 个心室中节段、4 个心尖节段和 1 个心尖节段[53]。这 17 个节段中的每一个节段都对应必要的冠状动脉供血，见后文。而 TG-SAX 视图可以观察到所有 3 个主要的冠状动脉分布，但这只能在心室中节段成像。因此，必须使用 ME-4C 和 ME-2C 切面视图彻底评估所有心室节段

（图 55-9）。

如前所述，3D 量化左心室容积和左心室射血分数提高评估左心室功能的精确性。在非同步性研究中，这项技术也可以应用。在 ME-4C 视图中，以左心室为中心并进行优化观察，在 4 或 8 个心搏中获取数据，然后进行心动周期的 3D 重建。利用这些数据，可对 16 个节段中的每个节段（心尖阶段被排除）进行非同步评估。观察这 16 个节段分别达到最大和最小的体积，代表收缩期的室壁增厚。各节段之间进行比较收缩期室壁增厚情况，以得出运动障碍的节段。结果以“非同步指数（DI）”的形式报告，定义为的节段的平均收缩时间的标准偏差。从图形上，根据 DI 值增高，可识别出不同步的节段。与现有的 2D 维技术（如组织多普勒）相比，这种技术已经得到了很好的验证（图 55-10）[54, 55]。

与右心室一样，斑点追踪和应变测量是评估左心室功能的重要工具，尽管 LVEF 测量值正常，但应变已被证明可以预测瓣膜置换术后的左心室功能障碍，并且对检测细微的左心室功能障碍更为敏感。与右心室一样，应变是测量心室中肌肉纤维的纵向位移。因为应变测量的是心室肌纤维的缩短，因此是一个负值。负值越大，说明左心室的收缩越剧烈。< -20 代表左心室功能的病理性改变[56]。应变测量除了可以提供对左心室整体功能的评估外，还可用于提示缺血或梗死发生的区域变化。应变 < -14 或 -6 的节段出现缺血或梗死的可能性大（图 55-11）[57]。

最后，应注意评估左心室舒张功能。在社区中，舒张功能障碍的发病率很高，有 50% 以上的心力衰竭患者的收缩功能实际上是正常的[58]。此外，围术期出现舒张功能障碍是预测 MACE 的一个独立危险因素[59]。有研究发现血管手术患者围术期左心室舒张功能障碍与术后恢复和住院时间独立相关。这在更大程度上超过了与收缩功能相关的程度，说明了舒张功能在心脏功能中的重要性[60]。低级别（1～2）的舒张功能障碍不太可能显著提高左心房压力，并且在术中临床意义不大，但是较高级别的舒张功能障碍可能会导致左心房压力的升高，在管理血流动力学时应考虑到这一点（图 55-12）。

ASE 建议采用四种不同的测量方法来评估左心室舒张功能：左心房大小、二尖瓣内流（E/A）、二尖瓣环运动速度 e’值（室间隔和左心室侧壁）和三

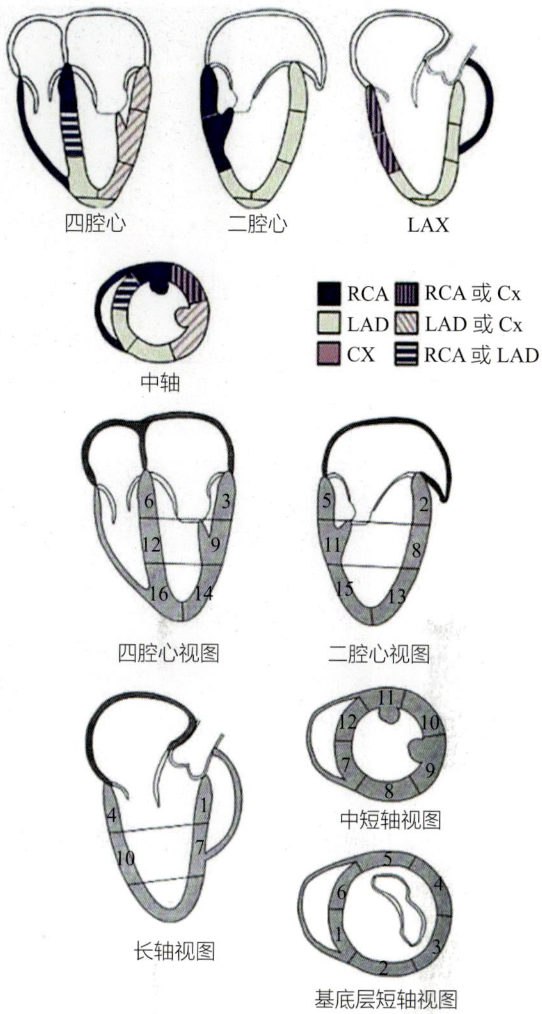

基底段	中段	顶端部分
1= 基底层 边缘层	7= 中段边缘层	13= 顶端前部
2= 基层 前部	8= 中段前部	14= 顶端侧面
3= 基层侧面	9= 中段侧面	15= 顶端下层
4= 基层后部	10= 中段后部	16= 顶端隔膜
5= 基层下层	11= 中段下层	
6= 基层隔膜	12= 中段隔膜	

▲ 图 55-9　美国超声心动图协会图表显示左心室区域壁和冠状动脉的分布

RCA. 右冠状动脉；LAX. 心室长轴位；LAD. 左冠状动脉前降支；Cx. 冠状动脉左回旋支

尖瓣反流峰值速度。这是对以往单纯获取二尖瓣反流量和肺静脉血流多普勒测量做法的扩展。如果有超过一半的变量存在异常，则存在左心室舒张功能障碍（图 55-13）[61]。

Swaminathan 提出了一种监测舒张功能障碍的简化方法，其主要依赖于左心室侧壁 e’值。e’值<10cm/s 代表舒张功能障碍，而 E/e’值代表功能障碍的程

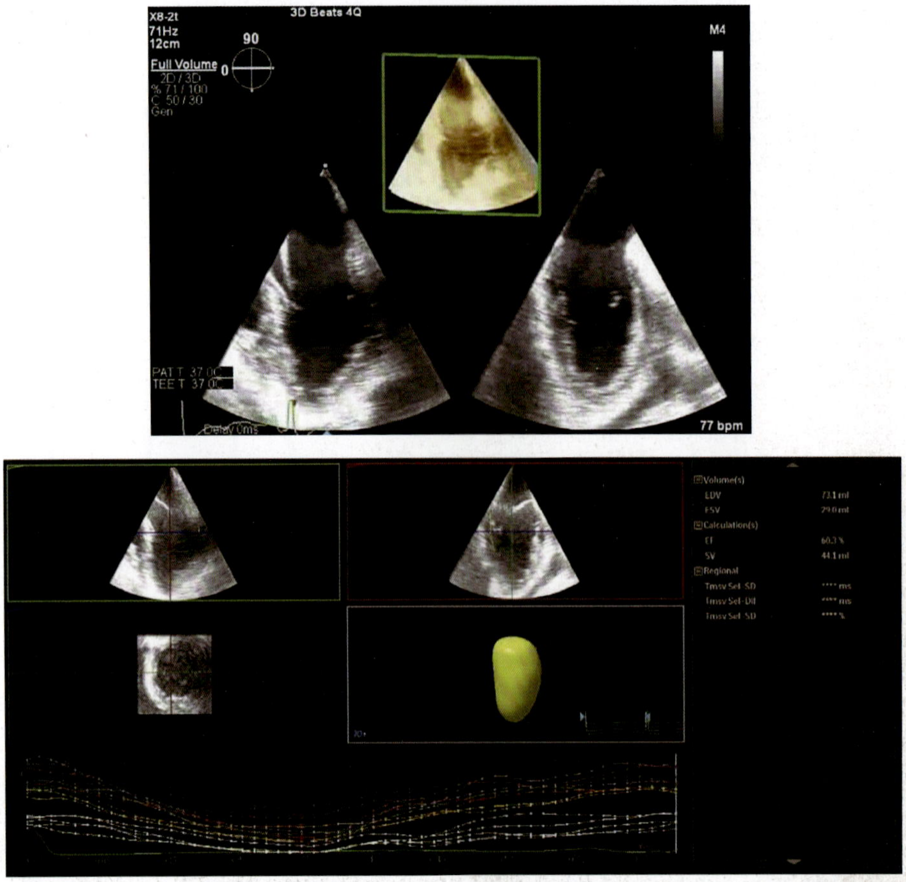

▲ 图 55-10　许多经食管超声心动图仪上都有较新的三维（3D）软件，可以准确估计左心室射血分数（LVEF）；这需要获得左心室的全容积 3D 片段，然后在舒张末期和收缩末期追踪心内膜的边界

度[62]。这种方法目前已得到广泛认可，应用于心脏手术中进行监测是很有意义的，特别是在冠状动脉旁路移植术（包括体外循环和非体外循环），有利于监测舒张功能障碍的发生和变化（图 55-14）[63]。

八、经食管超声心动图诊断急性肺动脉高压

虽然肺动脉高压可能存在于胸外科手术的某些患者中，但病因可能差异很大。这一点可以通过右心和左心导管来更好地检查。然而，手术中急性肺动脉高压可能与肺动脉栓塞，血管床减少或鱼精蛋白反应有关。在食管上段主动脉弓短轴（UE-ArchSAX）上可以获得肺动脉（PA）和肺动脉瓣（PV）的成像（图 55-15）。在这个切面视图中，探头可以稍微向左转并向后弯曲，产生血流通过肺动脉瓣进入肺动脉的最佳图像。通过多普勒梯度，可估计肺动脉压力和右心室搏出量。在食管上段升主动脉短轴（UE-Asc SAX）视图中也可获得类似的视图。方法是将探针从五腔心视图中后退，反折打出主动脉短轴切面，并将主动脉分叉纳入观察范围。在改进后的双平面视图中，可以清楚地对三尖瓣成像，并识别任何程度的三尖瓣反流。使用 Bernoulli 方程，可估计右心室收缩压，从而替代了肺动脉压的直接测量。肺动脉加速时间（PAAT）也可用于鉴别肺动脉高压。测量时，脉冲波多普勒（PWD）光束与通过肺动脉的血流保持一致，那么 PAAT 就是从射血开始到峰值速度的时间。一个更尖更陡的波提示存在肺动脉高压（图 55-16）[64]。

急性肺动脉栓塞引起的肺动脉压升高的情况下，TEE 可以提供关于病因的宝贵信息。手术室外，V/Q 扫描或 CT 扫描可在亚节段水平成像，因此是诊断栓塞的理想方式。但在术中很少使用。TEE 在

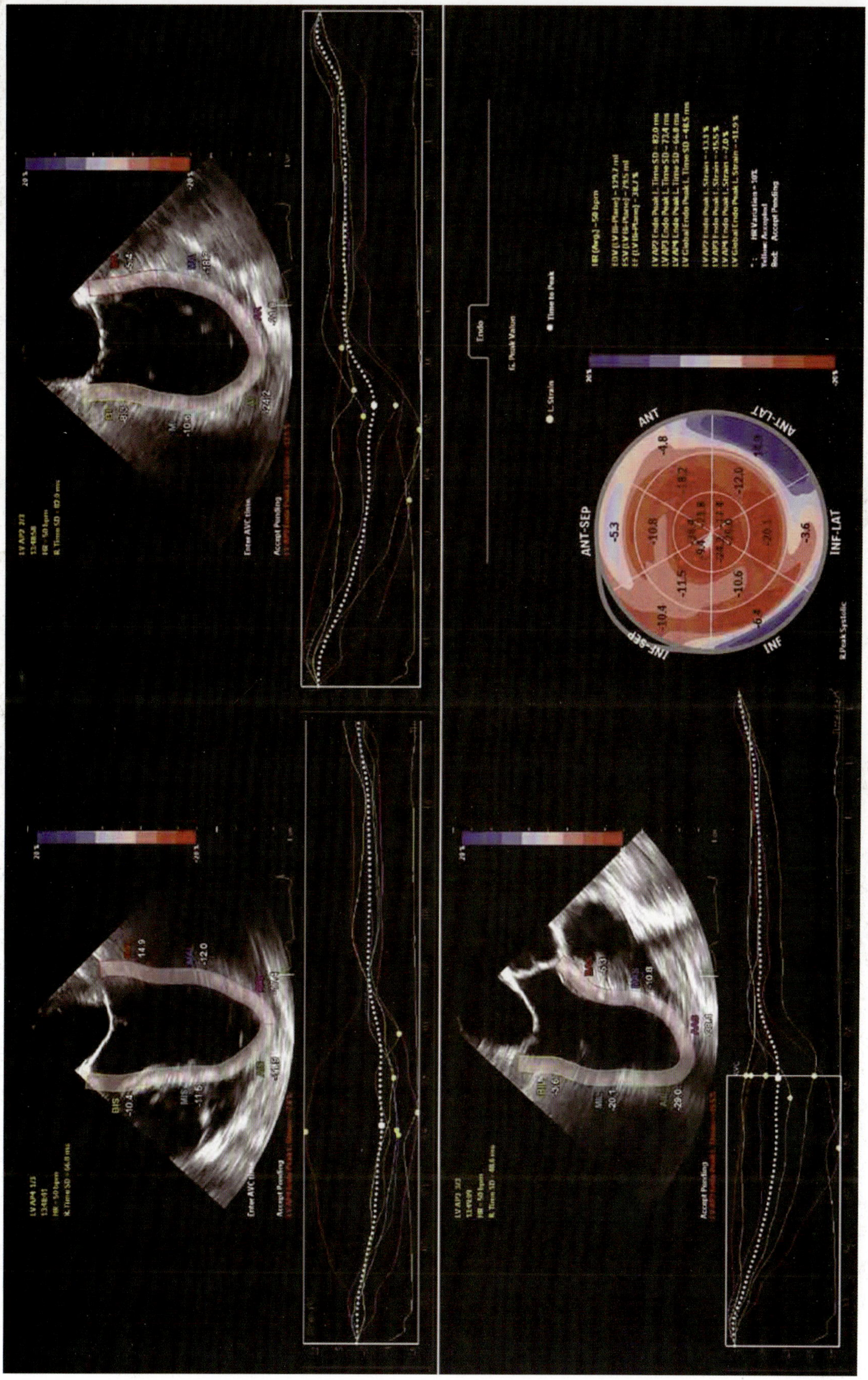

▲ 图 55-11　在食管中段四腔心、食管中段二腔心和食管中段主动脉瓣长轴平面测量；整体纵向应变（GLS）为 −20 或更大的负值被认为是正常的

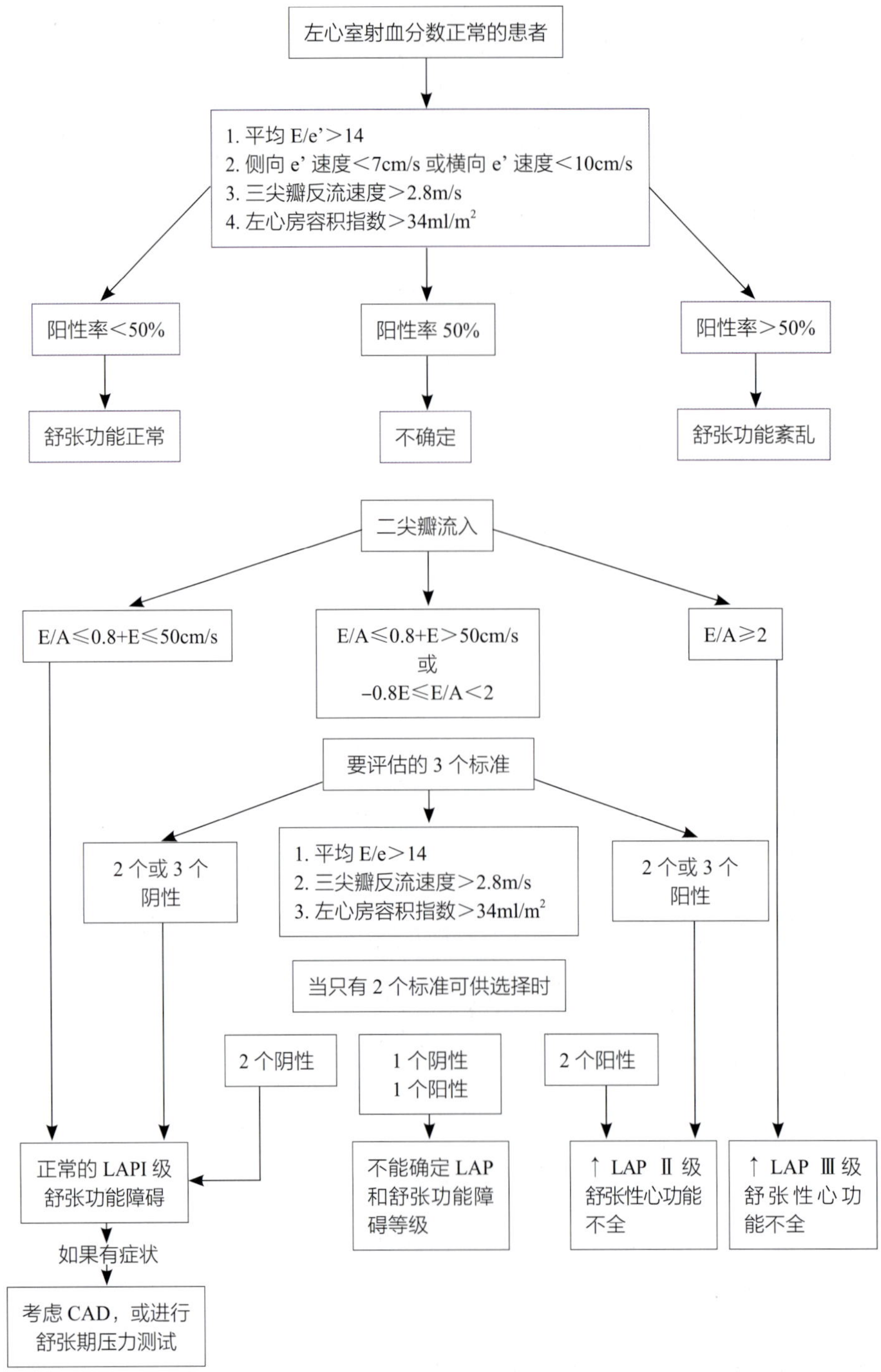

▲ **图 55-12 按照美国超声心动图学会的指示，对舒张功能进行评估**

引自 Nagueh SF, Smiseth OA, Appleton CP, et al. Recommendations for the evaluation of left ventricular diastolic function by echocardiography: an update from the American Society of Echocardiography and the European Association of Cardiovascular Imaging. *J Am Soc Echocardiogr*. 2016, 29:277-314.

急性失代偿期患者中的抢救作用在前面的章节中得到了阐述。具体而言，肺动脉栓塞时，超声心动图可以提示引起肺动脉高压和（或）右心室失代偿的急性栓子的存在。值得注意的是 McConnell 征，即非正常的游离壁运动，对肺动脉高压具有高度的特异度（80%～90%），但灵敏度较差（–15%～30%）[65]。

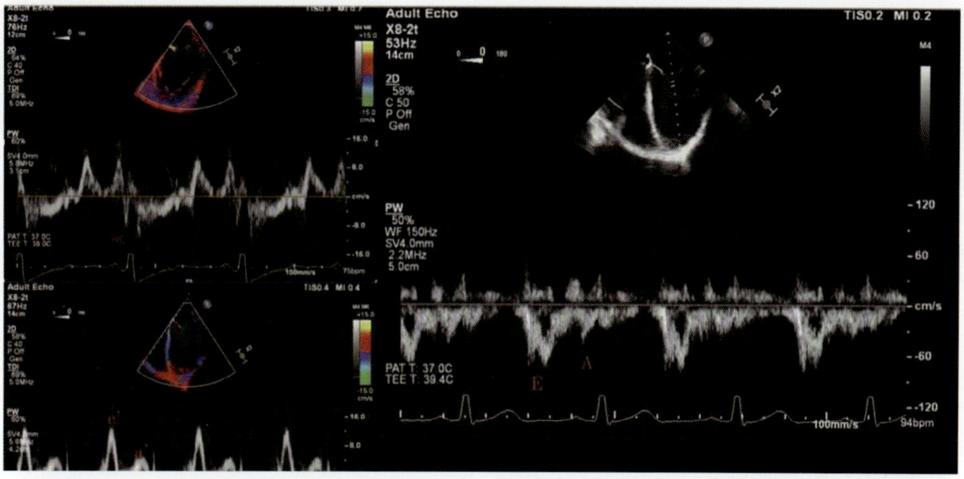

▲ **图 55-13 评价舒张功能所需的信息包括二尖瓣（MV）E 波和 A 波速度，以及室间隔和侧向 E' 波速度；二尖瓣内流速度（E 和 A 波）及室间隔和侧方二尖瓣瓣环的组织多普勒（E' 和 e'）在此显示**

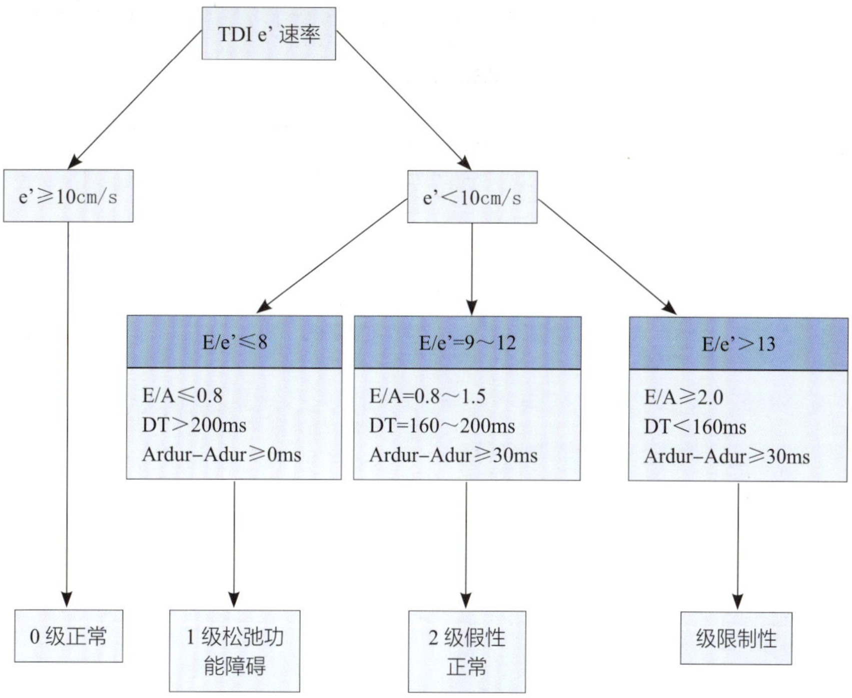

▲ **图 55-14 Swaminathan 简化的基于 e' 的算法，用于评估患者的舒张功能障碍**

引自 Swaminathan M, Nicoara A, Philips-Bute BG, et al. Utility of a simple algorithm to grade diastolic dysfunction and predict outcome after coronary artery bypass graft surgery. *Ann Thorac Surg*. 2011;91:1844-1851.

右心室 / 左心室舒张末期直径比值超过 0.7 对肺动脉高压也是高度敏感，综合这些结果可提高诊断的敏感（图 55-17）[66]。栓塞的可视化能力受限于这样一个事实，即 TEE 实际上只能显示肺动脉主干到左、右肺动脉的图像，不能超过这个主分叉。有病例报道建议使用回声对比可以增加 TEE 识别中心位置栓子的能力[67]。尽管在前面的章节中已经讨论了卵圆孔未闭的问题，在肺动脉栓塞的问题上再次提出。TEE 可以捕捉到逆流的栓子的影像，确实增加脑卒中风险。无论如何，鉴于前面提到的与隐源性脑卒中的关系，应该对卵圆孔未闭进行评估。

如前所述，肺动脉栓塞可以急剧提高右心室后

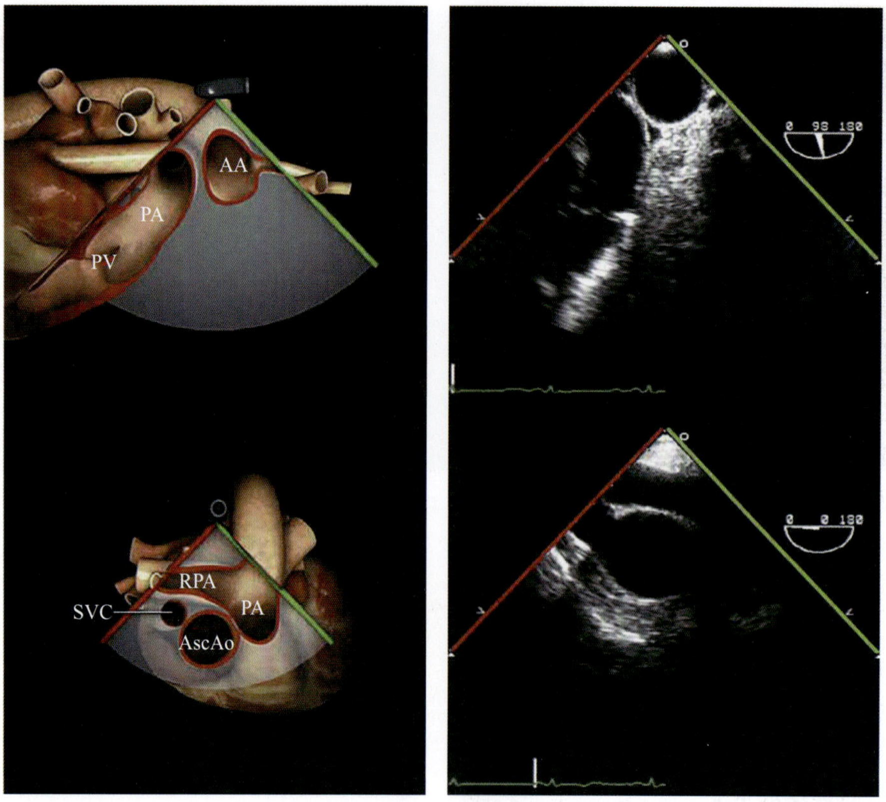

▲ 图 55-15　肺主动脉在食管上段主动脉弓短轴上和食管中段升主动脉短轴切面的成像效果最好；食管上段提供了最佳的多普勒对准视图

AscAo. 升主动脉；PA. 肺动脉；PV. 肺静脉；RPA. 右肺动脉；RPA. 右肺动脉；SVC. 上腔静脉（经许可转载 http://pie.med.utoronto.ca/tee.）

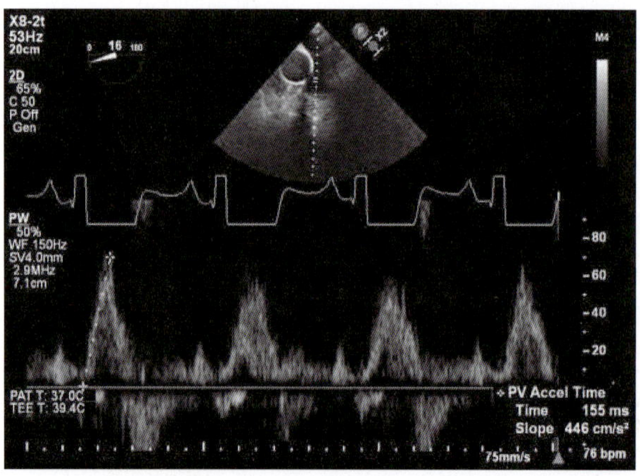

▲ 图 55-16　通过将脉冲波多普勒放置在通过肺主动脉（MPA）的血流路径上，可以获得速度时间积分；肺动脉加速时间（PAAT）是血流达到最大速度所需的时间。在压力较高的动脉中，这将在较短的时间内发生；图示患者的 PAAT 的测量值为 155ms，表明肺动脉压力正常

负荷。这种突然的压力剧增导致肺动脉扩张、右心室扩张和三尖瓣反流。慢性的血栓栓塞性疾病可以导致相同的生理变化。肺动脉内膜血栓切除术（pulmonary thromboendarterectomy，PTE）仍然是因疾病而发展为肺动脉高压的患者的首选治疗方法[68]。手术是在体外循环的基础上，连续进行深低温循环暂停（deep hypothermic circulatory arrest，DHCA），每次可达 20min，以提供肺动脉无血流条件。在 DHCA 期间，肺动脉被开放，将血栓栓塞部位从动脉中剥离出来。术中 TEE 用于评估右心室功能和肺动脉压力的变化，并期望在术后改善右心室功能（图 55-18）。

衡量右心室变化的一种方法是测量收缩压。这需要对三尖瓣进行评估并对反流量进行量化。右心室流入 / 流出血流视图和改良的双平面视图中，生成右心房和右心室之间的压力梯度。这个压力梯度与右心房压力相加，可以估算出右心室的收缩压。

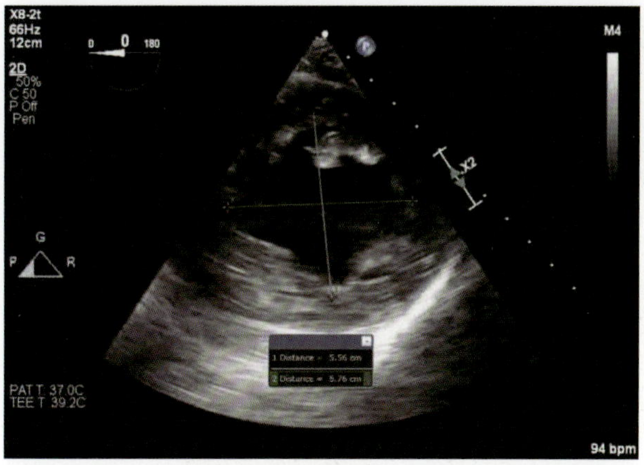

▲ **图 55-17　偏心率指数可以对室间隔的扁平化进行量化，计算公式为 EI=D1/D2；随着房间隔的变平，D2 将减少，提高 EI**

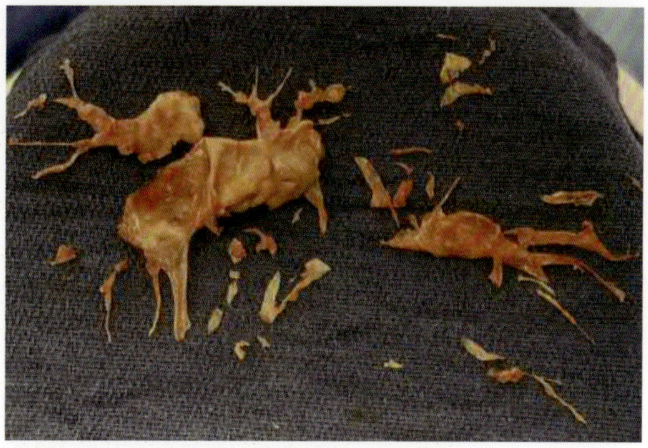

▲ **图 55-18　图为在慢性血栓性肺动脉高压的肺动脉内膜血栓切除术中取出的血块**

同时，随着 ME-4C 视图的增加，通过测量血管收缩、射流大小及多普勒信号的密度来评估三尖瓣反流的程度和分级（图 55-19）[69, 70]。虽然三尖瓣反流的严重程度与右心室衰竭的程度不一致，但随着 PTE 术后右心室收缩压的下降，三尖瓣反流量将减少。然而，要注意的是，即使没有这些变化，并不代表手术失败。在成功的 PTE 手术后的几个月内，右心室会持续重塑和适应[71]。

九、经食管超声心动图用于肺部超声检查（见第 54 章）

在重症监护室使用 US 评估呼吸困难或呼吸衰竭已经是一种成熟的实践。以往的工作表明，常见的病理现象，如气胸、积液、实质或间质性病变，US 检查与胸部 X 线片相当[72]。这种经胸技术依赖于对肺组织、胸膜、肋骨和相关伪影的超声成像。相关的来源于胸膜界面的伪影，被称为 A 线或 B 线。A 线是胸膜的反射，呈水平，并在整个窗口有规则的间隔。是肺部的声阻抗将超声信号反射回探头的结果。部分信号被探头 – 患者界面反射回胸膜，然后再被胸膜 – 肺界面反射。由于这是个比离开探头的初始信号更弱的信号，所以它被反射回探头所需的时间更长，导致这个胸膜伪影在图像中的位置比原胸膜图像更深。与水平的 A 线相反，B 线是垂直的伪影，看起来像彗星一样从胸膜深处延伸出来。B 线是肺部密度增加的表现，表现为超声信号能够穿透胸膜并进入肺部本身。肺部致密性增加的病因可

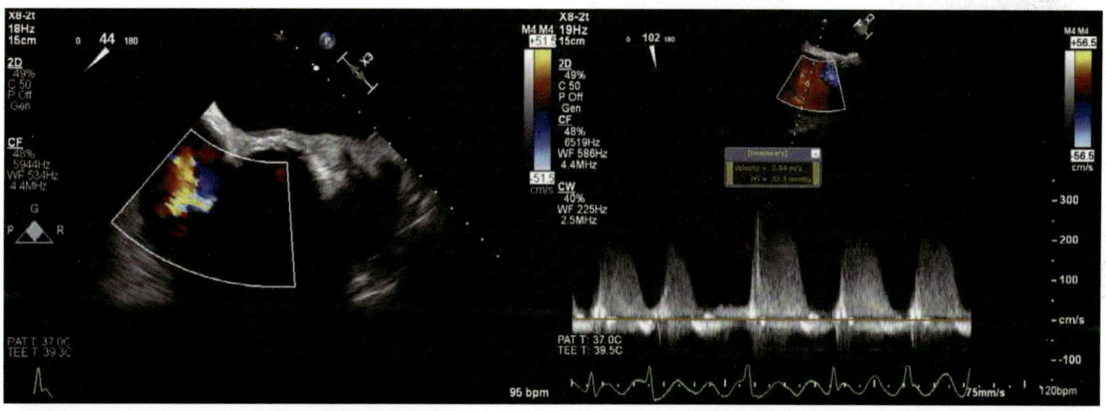

▲ **图 55-19　三尖瓣反流出现在右心室流入 – 流出视图中，增加全平面角度至修改后的双心室视图可使三尖瓣反流（TR）进入最佳多普勒对准状态；在这种情况下，梯度为 32.3mmHg，与中心静脉压（15mmHg）相加后，右心室收缩压为 47mmHg，是升高了**

能是肺不张、实变或水肿。肺部的“肝样变”是肺实变的一个明显发现，代表肺组织脱气，一般是由实变或不张引起的，这与前面列出的伪影不同[73]。

在评估是否存在气胸时，有四种声像图征象应加以评估。首先，是肺滑动征的存在，这是一条明亮的水平线，当脏胸膜和壁胸膜摩擦时，水平线明亮闪烁。如果有空气将它们隔开，在超声检查中就看不到这种闪烁和微小的运动。其次，B 线与气胸的评估有关。因为脏胸膜与壁胸膜没有接触，B 线不可能出现，所以 B 线的存在表明没有气胸。再次，肺搏动征是另一个代用指标，表明两个胸膜层之间有接触。从本质上讲，肺搏动征是单纯的心搏动通过巩固的肺组织传递到胸膜，导致水平或垂直运动的超声影像。因为肺搏动征取决于完整的胸膜界面，这一声像排除了气胸的可能。最后，如果胸腔内有气体，有时可以确定气体出现或消失的过渡点。这个过渡点被称为“肺点”。在仰卧的患者中，可能有气胸的提示（无 B 线，无肺部滑动），通过逐渐横向评估到肺滑动征和 B 线再次显现的点，进行声像图确认。这提示从胸膜分离到胸膜合并的过渡点。

最常见的是，这些伪影被用于观察肺部轮廓的形成。急诊床旁肺超声（bedside lung US in emergency，BLUE）是发现肺部特征变化的方法，并已被证明是高度可靠的。通过评估是否存在气胸，然后通过所看到的主要伪影来表征肺野（如 A 线优势还是 B 线优势），医生能够以良好的可靠性推测出导致缺氧的潜在病理因素。急诊床旁肺超声协议要求评估前胸的预置窗口，重点是评估肺滑动征。一旦看到肺滑动征，注意力就转向评估 A 线，如果 A 线占主导地位，则评估腹股沟和腿部静脉是否存在深静脉血栓（deep vein thrombosis，DVT）。以 A 线为主并同时存在腿部深静脉血栓，则高度提示肺动脉栓塞是缺氧的原因。在没有下肢深静脉血栓的情况下，注意力回到肺野，寻找后外侧肺泡胸膜综合征，最大的可能是存在肺炎。如果这些发现都没有，那么存在慢性阻塞性肺疾病或哮喘的可能性很大。其他间质性肺疾病也可能导致急性呼吸窘迫综合征，此时 B 线优势，提示肺水肿是患者呼吸衰竭的原因（图 55-20）[74]。

应用相控阵超声探头（低频 2～5MHz）可以很容易地进行检查，包括在两侧胸部的三个区域获得肺窗口，注意是否存在肺滑动征、是否以 A 线或 B 线为主，以及有肺实变或胸腔积液。最后，如前所述对下肢静脉的简要扫描可用于来评估深静脉血栓。这一检查过程组成一个决策分级，见后文，可以用来帮助医生解释图像所见的概况。该方法对不同的病理变化具有 90% 以上的阳性和阴性预测值[75]。这些数据被扩展，并于 2012 年发表了一项

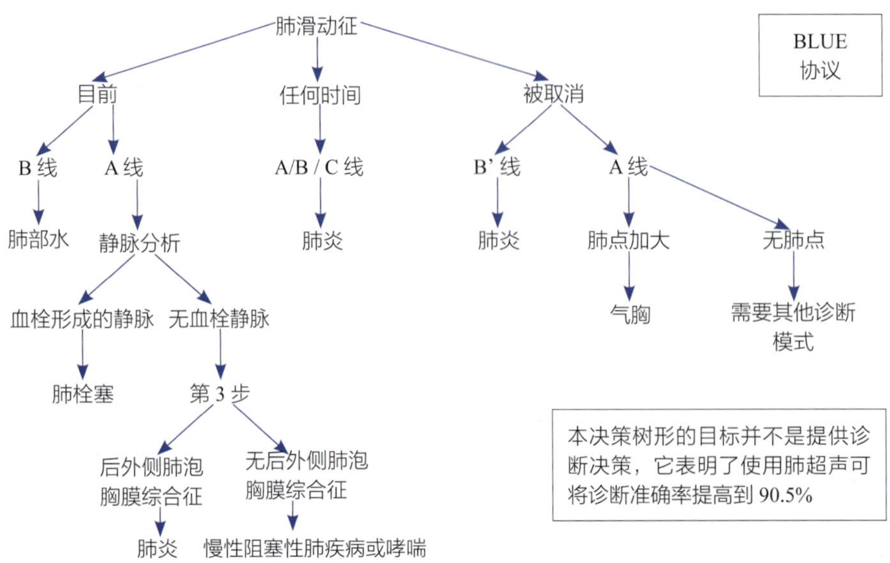

▲ 图 55-20 急诊床旁肺超声（BLUE）协议显示，通过识别在床边看到的伪影模式，就有可能对呼吸衰竭的病因做出准确评估

引自 Lichtenstein DA, Meziere GA. Relevance of lung ultrasound in the diagnosis of acute respiratory failure-The BLUE Protocol. *Chest*.2008;134:117-125.

国际共识，关于美国肺部病理的检查提供了标准化指导。该项共识强烈建议在气胸的情况下立即使用肺部超声检查鉴别，并对呼吸衰竭患者行急诊床旁肺超声。同时，指南指出重复超声检查的效用，用以观察肺部疾病的进展和病理学变化[76]。这份共识还对描述伪影的语言进行了标准化，包括现在称的A线和B线，以及气胸、积液和实变等。

最近，这种方法也开始被推广到TEE的使用上，并取得了一些成功。在经胸肺超声检查中，对图像的解析依赖于前面提到的伪影的形成。由于这些伪影是从胸膜界面形成的，因此使用TEE来评估肺部病变会更加困难。然而，在TEE检查仍有可能看到与经胸超声检查相同的伪影（A线和B线，以及肺滑动征/肺搏动征），而这些图像形成的相关性应与经胸超声成像相似（图55-21和图55-22）[77]。

十、经食管超声心动图用于肺移植（见第43章）

器官共享联合网络（United Network for Organ Sharing，UNOS）跟踪了器官移植的比率。根据该组织提供的数据，肺移植的数量每年在稳步增长。2018年达到2583例。很大程度上，这一增长主要是由扩大了捐赠标准和离体灌注的发展推动的，离体灌注使心脏停搏后的捐赠成为更有效的选择。在一项225例患者的研究中发现，与接受脑死亡捐赠肺移植的患者相比，接受离体灌注肺移植的患者1年生存率相当。然而，频发的原发性移植物功能不全（primary graft dysfunction，PGD）3级及较长时间使用ECMO的患者，短期发病率和死亡率较高[78]。后续的一项超过1000名患者的Meta分析证实了这些发现，显示出相似的PGD率及1年生存率[79]。同时这些证据进一步支持扩大捐赠标准这一主张。体外肺灌注（exvivo lung perfusion，EVLP）已被作为一种方法，不仅可以改善患者的预后，而且还可以提高患者的生活质量，扩大了捐赠标准，包括过去可能会被拒绝的捐赠肺（表55-3）。

简而言之，EVLP需要在左心房和肺动脉插管前，用预冷保存液冲洗供肺。然后用室温灌注液灌注肺部，温度逐渐上升到37℃。当肺部温度达到32℃时，开始通气，频率为7次/分，潮气量为7ml/kg，加用5cmH$_2$O呼气末正压通气和吸入氧浓度（FiO$_2$）为0.21。每小时进行一次肺复张，压力为20cmH$_2$O，FiO$_2$增加到1.0，潮气量增加到10ml/kg，呼吸频率10次/分，持续10min。在预定的EVLP周期结束时，灌注液被冷却到10℃，停止灌注和通气，然后夹住气管以保持肺部充气，于4℃储存直到移植。从2011年开始对体外肺灌注进行的开创性评估显示，与传统选择的肺组织相比，经过4h EVLP的高风险供体肺显示几乎相同的结果。这可能是由于在EVLP结束时能够优化和重新评估这些高风险供者的适合性[80]。随着在扩大标准和EVLP方面的经验越来越多，这显然是一个可行的选择。与接受传统评估的供体肺移植相比，患者1年、3年和5年的生存率几乎相同[81]。

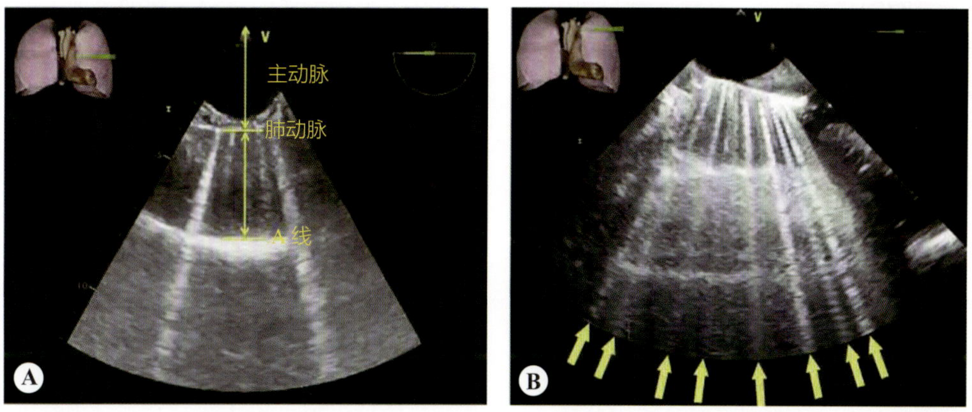

▲ **图55-21 A. A线是探头与胸膜之间的多次反射，是水平的，以固定的间隔出现；B. B线有时被称为“彗尾”，是胸膜界面的垂直投影，延伸到深处**

引自 Cavays YA, Girard M, Desjardins G, Denault AY. Transesophageal lung ultrasonography: a novel technique for investigating hypoxemia. J *Can Anesth.* 2016, 63:1266-1276.

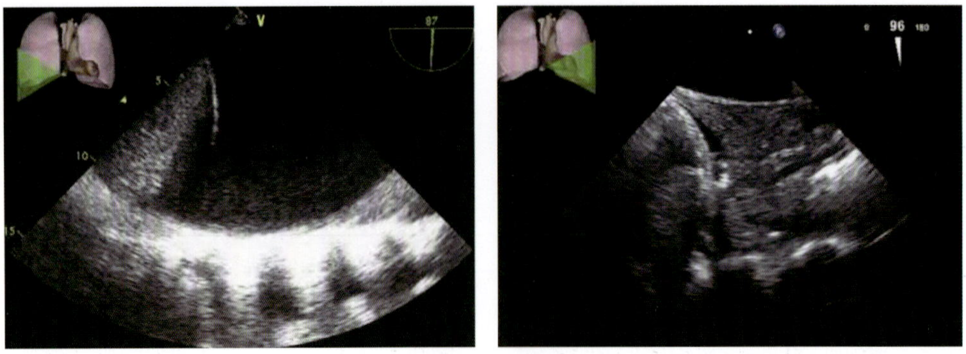

▲ 图 55-22　胸腔积液很容易被看到，特别是在左胸，并可能与同侧肺部的压迫性肺不张有关；肺肝化的结果是肺组织呈现出肝脏样的图像

引自 Cavays YA, Girard M, Desjardins G, Denault AY. Transesophageal lung ultrasonography: a novel technique for investigating hypoxemia. *J Can Anesth.* 2016, 63:1266-1276; Figs. 3 and 7.

表 55-3　器官共享联合网络 2000 年开始的肺移植数据

	截止时间	2019	2018	2017	2016	2015	2014	2013	2012	2011	2010	2009	2008	2007	2006	2005	2004	2003	2002	2001	2000
供者数量	40 833	2501	2530	2449	2327	2057	1925	1923	1754	1822	1769	1661	1478	1468	1405	1406	1172	1085	1042	1059	959
已故供者数量	40 580	2501	2530	2449	2327	2057	1925	1922	1753	1821	1769	1660	1478	1465	1401	1405	1157	1070	1029	1034	941

随着供体库的扩大和肺移植数量的增加，这些程序的复杂性和受体共病的情况也随之增加。这导致了 ECMO 的使用增多，它既可以作为移植的桥梁，也可以作为移植过程中的一种支持方法。在目前的对于供体肺的分配系统下，那些正在接受机械通气支持的患者将获得更高的分数，增加他们获得移植的可能性。然而，随之而来的是越来越多的与患者本身的一般状态和移植后的结果的相关问题。鉴于一旦需要移植前机械通气，移植后结局可能会恶化。由于患者一般状态太差，不能接受移植手术，因此应在移植前脱机并进行康复治疗[82]。对于某些特定的患者，使用 ECMO 呼吸支持同时，允许患者接受物理治疗和康复方面的工作，以改善移植前的身体状况[83]。早期使用 ECMO 作为移植桥梁的研究结果令人鼓舞，大部分接受 ECMO 治疗的患者可实现自主通气和行走，并且接受初次移植患者的 30 天、1 年和 5 年的预后均可接受[84]。

机械支持是一个总括性术语，包括 ECMO、体外循环和其他支持设备，来促进肺移植手术的施行。虽然在理想的情况下，肺移植手术不需要机械支持，但某些患者可能会出现不稳定的生理问题，从而需要使用各种支持方案。常见的需要机械支持的情况包括：难治性低氧血症（P：F＜80mmHg）、高碳酸血症（动脉二氧化碳分压＞80mmHg）、肺动脉高压（MPAP＞30mmHg）或右侧心力衰竭。促使需要机械支持的病理生理学特征决定了所使用的支持方案的选择[85]。在无右侧心力衰竭的单纯低氧或高碳酸血症情况下，静脉 ECMO 可安全地使用。反之，存在肺动脉高压或右侧心力衰竭的情况下，则应使用静脉动脉 ECMO 或完全体外循环。传统上，这被认为是一个二分法的决定（即通过或不通过）；然而，术中应用 ECMO 的做法已越来越普及。在很大程度上，这是由于在术中使用 ECMO 的患者与不使用 ECMO 的患者相比，其结果有所改善，这一益处被认为是与低抗凝血目标有关，同时仍然能提供足够的心肺支持。如果需要继续支持，移植后 ECMO 已被证明可以有效地支持患者渡过 PGD 的早期阶段，在某种程度上可以减轻对高浓度氧的需求，并降低肺动脉压力，这已被证明是 PGD 的驱动因素[86]。

无论移植是如何进行的，有无机械支持，TEE 的使用可以提供有价值的信息，对复杂患者的管理提供指导。目前还没有研究表明肺移植术中使用 TEE 的影响，而目前的 ASE 指南也没有特别提到这种情况[87]。尽管在“心内直视手术”这一类别下缺乏明确的建议，但考虑到术中血流动力学的变化，并且TEE的禁忌证相对较少，使用TEE是有益的。TEE可在全麻诱导插管后立即开始，大多数基线检查在使用电刀前得以完成，电刀的使用对图像存在一定的干扰（表55-4）。

术前经胸超声检查，应关注右心室功能和肺动脉高压的可能性。由于右心室收缩压急性升高导致右向左分流，这可能会加剧原有的缺氧状况，因此应寻找心内分流。存在心内分流同时需要对心脏操作或夹闭肺动脉时，应实施体外循环以纠正这种损伤或减轻肺动脉夹闭的影响。肺移植手术的每个阶段都存在特定的挑战，TEE监护可以实时进行评估。

在一般情况下，开胸阶段通过蚌壳式切口打开胸部，显露心脏、原生肺和相关的气道，以及大血管。这一阶段由于对心脏和大血管及肺部本身机械地压迫或操纵，血流动力学的波动很大。因此，这一阶段的TEE检查应针对双心室功能和充盈状态进行检查，这是可实施的操作。此外，没有其他病理变化，如局部室壁运动异常或新的瓣膜病变，可以保证血流动力学的波动不是其他潜在的心脏疾病引起的。

接下来，夹闭肺动脉，以切除原生肺。在夹闭肺动脉之前，重点是要评估肺动脉导管的位置，确保其在肺主动脉中，并避免在吻合口处被夹住或卷入缝合线。一旦夹闭左或右肺动脉，右心室后负荷会突然增加。后负荷的突然增加可能导致右心功能和充盈的突然变化。以上这两种情况都应该通过TEE来评估，这是右心衰的敏感监测方法[88]。此外，这时右心室压力的突然变化可能会诱发或加剧右向左分流，导致缺氧。这种病理变化也应加以监护，特别是在缺氧恶化的情况下，可能需要使用体外循环。

吻合完成后，移植物进行再灌注。紧接着，重要的是要评估血流动力学不稳定的原因，可能是再灌注引起的炎症反应或移植物血管内的空气夹带。这些空气可能返回到左心室，并填充到主动脉根部，导致冠状动脉空气栓塞，从而引起室壁运动异常。一旦达到稳定，没有明显的空气栓塞的危险，就有必要评估手术吻合口的通畅性和狭窄情况。

可以通过TEE检查肺动脉的吻合口，不过由于左主支气管的存在阻挡了肺动脉的视野，所以右肺动脉更容易显示。应从血管的2D成像开始评价血栓形成和单纯的血管尺寸。血管吻合口的管腔尺寸应至少为原生血管直径的75%，并在彩色血流多普勒显示无湍流，视为正常[89]。到目前为止，没有超声心动图的阈值来评估吻合口的狭窄情况，其中部分归因与前面提到的难以从远端对左、右肺动脉进行成像以捕捉吻合口的情况。因此，除了明显的狭窄或湍流之外，肺动脉导管可能是一个更好的指示器用于检测动脉吻合处的问题。

从右心室流入－流出视图开始，可以看到右室流出道、肺动脉瓣和近端主肺动脉的情况。在这个视图中，可以测量肺动脉的直径，并使用彩色多普勒确认层流。为了对远端肺动脉主干、分叉，以及左、右肺动脉进行成像，需要获得升主动脉短轴切面视图，需要将探头稍稍后退。轻微的向外全角（5°～10°）可以使图像更清晰，使左肺动脉进入视野，但如前所述往往被同侧的支气管影所掩盖。最后，在食管上段主动脉弓短轴切面（UE-Arch SAX），使肺动脉主干进入最佳成像，以允许进行多普勒测量。

与动脉吻合处相比，肺静脉超声检查更容易。静脉吻合处的问题可引起静脉回流不畅，如不纠正可导致移植功能不佳、肺水肿、缺氧，甚至死亡[90]。这种静脉引流不畅可能是肺静脉血栓形成、

表55-4　肺移植术中不同时期TEE评估总结

基线检查	解剖暴露	肺动脉夹闭	再灌注	灌注后
三尖瓣反流	双心室功能及充盈	右心室形态	心内气体	肺静脉（2D、彩色多普勒、脉冲多普勒）
右心室功能		右心室收缩压	双心室功能	肺动脉（2D、彩色多普勒、脉冲多普勒）
左心室功能		三尖瓣反流		双心室功能
卵圆孔未闭/心内分流		右心室功能		右心收缩压

静脉缝合、吻合口扭结或外部压迫的结果。所有四条肺静脉都都要进行评估，最初用 2D 超声来评估血管结构，排除压迫或扭结，并确保血管腔内没有血栓。彩色多普勒有助于这项检查，显示层流且无湍流，提示血管内有血栓。脉冲波多普勒（PWD）应引导通过静脉，S 和 D 模式提示正常。速度超过 100cm/s 怀疑肺静脉吻合的相关问题[91]。如果在一侧肺植入后对静脉进行检查，应该看到速度略高；如果手术是在没有机械支持的情况下进行的，情况更是如此。这是由于对侧肺动脉仍然被夹闭，整个心输出量仅通过单侧的移植肺。因此，在双肺移植再灌注后，应再次对肺静脉进行评估（图 55–23）。

肺静脉吻合口的狭窄和血栓形成均有报道，肺静脉吻合口的速度＜1m/s，左至右静脉梯度为 10～12mmHg，或直径＜5mm 是公认的提示肺静脉狭窄的阈值。最近发表的系列研究表明肺静脉狭窄发生率为 1.4%，血栓的发生率为 2.5%。尽管这两种情况发生率很低，但对血管进行术中检查是非常有意义的[92]。肺静脉可以从 ME-2C 切面开始成像，稍微后退探头，使左肺上静脉进入视野，位于左心耳上方，被 Coumadin 脊分开。在 ME-2C 切面 TEE 探头深入 1～2cm 处可以看到左肺下静脉，尽管该血管往往与左肺上静脉形成一个共同的血管。右肺静脉可以通过 ME-4C 切面开始，将探头前屈，然后稍稍后退，形成升主动脉的短轴视图，就可以看到右肺静脉的短轴视图，左心房位于屏幕的顶部。从这里右转，可以看到右肺上和右肺下静脉。在所有这些视图中，2D 图像，彩色血流多普勒和 PWD 测量都可获得。

移植器官的再灌注后，在脱离机械支持的过程中，TEE 有助于管理血流动力学。与任何涉及体外循环的手术一样，在主动脉根部拔管之前，必须确保心腔的充分排除气体。充分的充盈和双心室性能可按前几节所述进行评估。最后，不仅在体外循环结束后进行常规功能评估，还要密切观察给予鱼精蛋白后，右心功能的变化。经典鱼精蛋白反应有三种主要类型，从组胺引起的低血压到更严重的急性肺动脉高压引起的右侧心力衰竭[93]。如遇这种情况，应采用标准的右侧心力衰竭治疗方法，尽管最终可能需要进一步恢复机械支持。

结论

TEE 是一个强大的、实时的、可操作的工具，用以协助医生管理日益复杂的患者群体的血流动力学变化。TEE 的适应证和使用效果在心脏手术和非心脏胸外科手术中都有很好的描述。而非心脏的胸外科手术是 TEE 应用不断扩大的领域，尽管很大程度上受限于医生需经过 TEE 培训。TEE 的应用风险不高，最令人担忧的并发症是对食管的损伤。TEE 是目前对双心室收缩功能、瓣膜功能、充盈状态、舒张功能、大血管及呼吸状态评估的唯一工具。随着时间推移，TEE 已经取代肺动脉导管，成为评估胸外科患者血流动力学状态的首选工具。TEE 的应用在肺移植或慢性血栓栓塞性肺动脉高压手术中有特殊的益处，通过术中 TEE 获得的信息可以影响手术决策，并最终影响患者的预后结局。

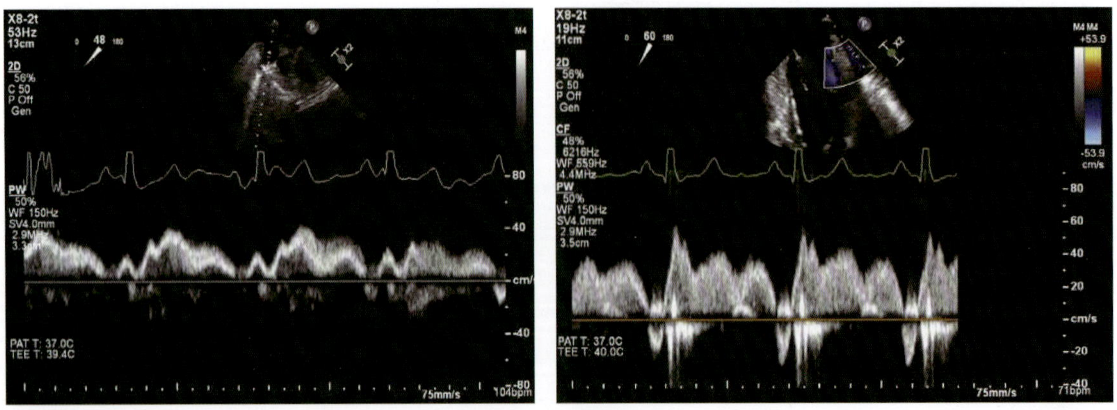

▲ 图 55–23　左侧和右侧的肺静脉都进行了 2D 成像，然后用彩色多普勒来评估湍流；多普勒可用于推断各静脉中的血流速度；在这种情况下，左侧和右侧静脉的速度都远远低于 100cm/s 的界限，这将引起对静脉通畅状况的关注